中医临床必备参考书系

现代中医
肾脏病学

主　审　陈香美　张大宁

主　编　李　平　李顺民　程庆砾

中国健康传媒集团

中国医药科技出版社

内 容 提 要

　　全书共分为三大部分，结合西医学对肾脏病的认识，系统总结梳理中医药诊治肾脏疾病的特点和经验，可为临床诊治肾脏病提供有益的参考。基础理论与现代研究部分主要介绍理论知识，临床诊治部分详细介绍了常见肾病的诊治，可为临床医生诊断治疗提供有价值的参考。中医名家经验部分总结了 21 位肾脏病专业国医大师和名老中医的学术思想和临证经验。全书内容丰富，重点突出，具有极高的学术价值和实用价值，适合中医临床工作者阅读参考。

图书在版编目（CIP）数据

　　现代中医肾脏病学 / 李平，李顺民，程庆砾主编 . — 北京：中国医药科技出版社，2021.2
（中医临床必备参考书系）
　　ISBN 978-7-5214-2188-0

　　Ⅰ . ①现… 　Ⅱ . ①李… ②李… ③程… 　Ⅲ . ①肾病（中医） 　Ⅳ . ① R256.5

　　中国版本图书馆 CIP 数据核字（2020）第 228834 号

美术编辑　陈君杞
版式设计　也　在

出版　**中国健康传媒集团** | 中国医药科技出版社
地址　北京市海淀区文慧园北路甲 22 号
邮编　100082
电话　发行：010-62227427　邮购：010-62236938
网址　www.cmstp.com
规格　787×1092mm $^{1}/_{16}$
印张　56 $^{3}/_{4}$
字数　1450 千字
版次　2021 年 2 月第 1 版
印次　2023 年 4 月第 2 次印刷
印刷　三河市万龙印装有限公司
经销　全国各地新华书店
书号　ISBN 978-7-5214-2188-0
定价　**248.00 元**

获取新书信息、投稿、为图书纠错，请扫码联系我们。

编委会

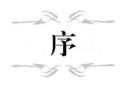

序

　　肾脏病具有患病率高、危害大、医疗负担重等特点，已经成为危害我国人民健康的重大疾病。中医药学源远流长，博大精深，是中华民族的瑰宝，中西医结合在防治慢性肾脏病方面具有其独特的优势。系统总结梳理中医药诊治肾脏疾病的特点和名家经验，对于提升肾科医生的临床诊疗水平、维护人民身心健康具有重要的现实意义。将中医药和中西医结合治疗肾病的理论、方法、技术、经验整理提高，并加以推广应用，造福于肾病患者，是肾脏病专科医师的"中国梦"之一。由中国中西医结合学会会长陈香美院士和中央文史研究馆馆员张大宁国医大师主审，李平教授、李顺民教授、程庆砾教授牵头全国中医及中西医结合著名肾脏病专家共同编写的《现代中医肾脏病学》，是一部高水平指导临床医师进行中西医结合诊疗肾脏病的圆梦之作。

　　全书所列条目清晰、章节合理、收集病种齐备。基础理论与现代研究部分高度概括了中医学对肾和肾脏的认识、肾病中医辨治纲要、肾脏病中医特色疗法、常见肾脏病中成药的合理应用和中医肾病现代研究等内容。临床诊治部分系统介绍了各类临床常见肾脏疾病的中西医发病机制和诊治方法。中医名家经验部分是本书突出的亮点，共总结了 21 位肾脏病专业国医大师和名老中医的学术思想和临证经验，对于今后中医药治疗肾脏病的守正创新具有重要的意义。全书重点突出，特色鲜明，说理透彻，切合实际，紧跟前沿，西医学理论与中医药实践精髓相辅相成，是中西医临床医护人员、研究生、相关教学研究人员和热心人士的有益宝贵读本。

　　先睹为快，并乐为之序！

中国科学院院士

国医大师

陈可冀

2020 年 11 月

前　言

我国每年新发急性肾损伤数百万例，罹患慢性肾脏病者约有 1.4 亿，尿毒症维持透析病人逐年增加现已达到 67 万人。肾脏疾病给社会和病人家庭带来沉重的负担，已经成为危害我国人民健康的重大疾病。中医药在防治肾脏病方面具有独特的优势，《现代中医肾脏病学》是我国中医及中西医结合著名肾脏病专家共同编写的一部可反映当代肾脏病学发展水平的肾脏病专科医生临床诊疗参考书。

全书分三部分，结合西医学对肾脏病的认识，系统总结梳理中医药诊治肾脏疾病的特点和经验，可为临床诊治肾脏病提供有益的参考。基础理论与现代研究部分既反映了中医中药与中西医结合治疗肾脏病的临床实用性、合理性、安全性与特殊性，亦为临床研究中医药治疗肾脏病提供了参考。临床诊治部分简要介绍了临床常见肾脏疾病的西医病因病机、诊断和鉴别诊断与常规治疗，同时对中医病因病机、辨治特点、代表方剂与专家经验进行了系统介绍，可为临床医生诊断治疗提供有价值的参考。中医名家经验部分是由学术继承人整理和总结的 21 位肾脏病专业国医大师和名老中医学术思想和临证经验，对于传承中医药治疗肾脏病经验具有十分重要的意义。

本书从立题到完稿历时三年，中国医药科技出版社的编辑和全体编写人员倾注了大量的心血，在此对大家的付出表示由衷的感谢！谨以本书献给国内中医与中西医结合肾脏病界的同道们，欢迎大家批评、指正。

编　者

2020 年 8 月

目　录

基础理论与现代研究

临床诊治

中医名家经验

基础理论与现代研究

第一章 中医学对肾和肾脏的认识

第一节 肾的生理功能

中医学对肾的生理功能的认识，实际是通过肾藏象理论来概括的，它是中医肾脏病学理论和实践创新的源泉。从西医学来看，它涵盖了泌尿、生殖、内分泌等多系统功能。

一、中医学对肾解剖的认识

肾位于腰部，脊柱两侧，左右各一，右微下，左微上，外形椭圆弯曲，形似豇豆。关于肾的位置，《素问·脉要精微论》："腰者，肾之府也。"明确指出肾的位置。《针灸大成》："肾附脊十四椎，前与脐平。"《类经图翼》："肾有两枚，形如豇豆，相并而曲附于脊之两旁，相去各一寸五分。"进一步指明肾的具体位置，并描述了肾脏的形状。《难经·四十二难》："肾有两枚，重一斤一两。"不仅明确肾有两个，对其重量也进行了描述。《针灸大成》中论述肾："状如石卵，色黄紫。"《医贯》中论述肾："有黄脂包裹，里白外黑。"可见，中医学对肾数量、位置、形态、重量、色泽等的描述与现代解剖学对肾的描述相似。现代解剖学指出肾脏分左右两个，形似蚕豆，表面光滑，呈红黑色。肾脏呈"八"字形位于腹膜后脊柱两旁，左肾上缘相当于第 11 胸椎，下缘相当于第 2 腰椎，右肾比左肾略低 1 个椎体。一般成年男性肾脏体积为长 10~12cm、宽 4~5cm，厚 3~5cm，平均重量为 134~148g。女性肾脏体积与重量略小于同龄男性。

二、肾的生理功能

由于肾藏有"先天之精"，为脏腑阴阳之本，生命之源，故称为"先天之本"。肾为脏属阴，因肾为阴中之极阴，故又称"至阴"。其主要生理功能包括藏精、主水、主骨生髓、又主纳气，与人体生长发育与生殖有密切关系。

（一）藏精

肾具有贮存、封藏精气的作用。《素问·金匮真言论》："夫精者，身之本也。"《素问·六节脏象论》："肾者，主蛰，封藏之本，精之处也。"《灵枢·本神》："肾藏精。"

精气是构成人体的基本物质，也是人体生命活动的基本物质。肾中所藏精气包括禀承于父母"先天之精"，它与生俱来，是构成胚胎发育的原始物质，具有生殖和繁衍后代的功能；包括"后天之精"，来源于饮食物经脾胃运化而生成的水谷精气，可以输布于五脏六腑而成为脏腑之精气，以发挥滋养作用；亦包括五脏六腑之精气，脏腑精气经过代谢后的剩余部分，亦可输注于肾成为肾精的组成部分，《素问·上古天真论》"受五脏六腑之精而藏之"。

肾中所藏"先天之精"和"后天之精"虽来源不同，但两者相互依存、相互为用。"先天之精"有赖于"后天之精"的充养，才能充分发挥其功能；"后天之精"有赖于"先天之精"的滋养，两者相辅相成。肾主藏精的主要生理效应为促进人体的生长、发育和生殖。

1. 主生长、发育

《素问·上古天真论》言："女子七岁，肾气盛，齿更发长；二七，而天癸至，任脉通，太冲脉盛，月事以时下，故有子；三七肾气平均，故真牙生而长极……丈夫八岁肾气实，发长齿更；二八肾气盛，天癸至，精气溢泻，阴阳和，故能有子；三八肾气平均，筋骨劲强，故真牙生而长极……七八肝气衰，筋不能动，天癸竭，精少，肾脏衰，形体皆极；八八则齿发去。"此段详细描述了人体的生、长、壮、老、已与肾中精气的盛衰密切相关。人从幼年开始，肾中精气开始逐渐充盛，人体生长发育迅速，生机旺盛；青春期，由肾精充养的"天癸"成熟，开始具备生殖能力，并且肾中精气旺盛，身体强壮，肌肉饱满，人体功能发展至鼎盛时期；到了老年，肾中精气逐渐衰减，人的生殖功能丧失，形体也衰老。如果肾藏精的功能失常，人体的生长发育过程必然要受到影响，如肾精不足，则小儿发育迟缓或成年人早衰等。

2. 主生殖

人体的生殖功能，包括两个方面，即性功能和生殖功能，它是人类繁衍后代的保证。《素问·上古天真论》提到肾气盛，发育成熟便获得生殖能力，至肾气衰，则人体衰老，失去生殖能力。人体的生殖功能主要与肾有关。一方面，肾精是人体胚胎发育的基本物质，是生命起源的物质基础；另一方面，促进人体生殖功能成熟的物质"天癸"，它主要来源于肾精，由先天之精所化，并依赖后天之精的充养而成熟。当"天癸"达到一定水平，人体出现某些生理变化，如女子月经按时而下，男子出现排精，男女具备生殖能力。从中年到老年，肾精由充盛而逐渐衰减，"天癸"逐渐衰竭，则生殖能力丧失。可见，肾中所藏精气盛衰直接影响人体生殖功能，并主要通过"天癸"这种物质发挥作用。

（二）主水液

肾主水液，主要是指肾中精气的气化功能，对于体内津液的输布和排泄，维持体内津液代谢的平衡起着重要的作用。《素问·上古天真论》："肾者主水。"《素问·水热穴论》曰："黄帝问曰：少阴何以主肾，肾何以主水？岐伯对曰：肾者，至阴也；至阴者，盛水也。……肾者，牝脏也。地气上者属于肾，而生水液也。"《素问·逆调论》曰："肾者水脏，主津液。"

正常生理情况下，津液的代谢是通过胃的受纳、脾的运化和转输、肺的宣发和肃降、肾的蒸腾气化、三焦通调水道，将津液输布于全身，代谢后的津液则化为汗液、尿液和气体排出体外。肾气的蒸腾气化作用主宰整个水液代谢过程。一方面，肺、脾等脏腑对津液的气化，均依赖于肾中精气的蒸腾气化。另一方面，肾的蒸腾气化，可将津液中清者经三焦水道上升复归于肺，再次布散利用，津液中浊者下降，经过代谢后多余的水液在肾的气化作用下，下注于膀胱而为尿。另外，肾的气化作用亦主司膀胱之开合，膀胱是储存和排泄尿液的器官，其排尿功能靠肾的气化作用才能完成。如果肾中精气的蒸腾气化失常，即可引起津液代谢障碍，从而发生小便不利、汗出不畅、水肿等症；亦可引起气不化水，从而出现小便清长、多尿等症。

西医学中的肾脏作为人体重要的排泄器官，起到生成尿液、排泄药物和毒物的作用。血液流经肾小球时，除血细胞和绝大部分血浆白蛋白外，大部分物质都可经肾小球滤出进入肾小囊中生成原尿。正常成人每分钟两肾生成的原尿量即肾小球滤过率为 125mL 左右，每日生成总量约 180 L。原尿经过肾小管，绝大部分被重吸收，重回血液循环，参与人体代谢，正常情况下每日排出尿量平均 1.5L。肾小管不仅重吸收原尿中 99% 的水分，同时调节人体电解质和酸碱平衡。近端肾小管主要负责对原尿的重吸收，原尿中的葡萄糖、氨基酸几乎全部被重吸收，90% 的碳酸氢根、约 70% 的水和氯化钠被重吸收；肾小管细段和髓袢主要重吸收水，对尿液起浓缩作用；远端肾小管分布有较多离子泵，起到排钾保钠、排酸保碱作用。肾脏生成尿液及调节水、电解质和酸碱平衡的功能，与中医肾主水液的代谢和排泄功能相似。

（三）主纳气

肾主纳气是指肾有摄纳肺所吸入清气，防止呼吸表浅的作用，从而保证体内外气体的正常交换。人体的呼吸功能虽为肺所主，但必须依赖于肾的纳气功能，才能保持呼吸的深度。《素问·六节藏象论》："肾者，主蛰，封藏之本。"肾主纳气的功能是肾封藏作用在呼吸运动中的具体体现。《类证治裁·喘证论治》："肺为气之主，肾为气之根，肺主呼气，肾主纳气，阴阳相交，呼吸乃和。"肾气充沛，摄纳正常，才能保证呼吸均匀和调。若肾气虚损，摄纳失常，呼吸表浅，则出现动辄气喘、呼多吸少的病证。

（四）主骨生髓，其华在发

1. 主骨生髓

骨骼是人体的支架，其营养来源于骨髓，骨髓对全身骨骼均有滋养作用。骨髓生成与肾相关。《素问·阴阳应象大论》："肾生骨髓。"《素问·平人气象论》："肾藏骨髓之气也。"

肾中精气充足，骨髓生化有源，骨得髓养，则坚固有力。如果肾中精气亏少，骨髓化源不足，则小儿出现囟门迟闭、骨软无力，老人则出现骨质脆弱易骨折、腰膝酸软、足痿不用等症。牙齿是骨骼的一部分，亦有赖于肾中精气充养，故牙齿的生长和脱落与肾中精气的盛衰有重要的关系。

《素问·逆调论》："肾不生，则髓不能满。"《素问·脉要精微论》："骨者，髓之府。"《灵枢·经脉》："人始生，先成精，精成而脑髓生。"髓包括骨髓、脑髓、脊髓，三者均由肾气所生。因此，肾中精气盛衰，不仅影响骨骼生长发育和运动功能，也影响脑髓和脊髓的充养和发育。脊髓亦上通于脑，脑为髓之所聚，故称为"髓海"，肾中精气充足，髓海得养，脑发育健全，神机正常。若肾中精气不足，髓海失养，则可表现出大脑发育不全、智力低下、健忘、痴呆等症。《素问·灵兰秘典论》："肾者，作强之官，伎巧出焉。"肾主作强出伎巧，均有赖于肾主骨生髓，精足则令人能力坚强、智慧灵巧。

西医学认为肾脏还有内分泌功能。活性维生素 D_3，即 1, 25- 二羟维生素 D_3，主要是皮肤中 7 - 脱氢胆固醇经过紫外线照射后形成维生素 D_3，维生素 D_3 经过肝细胞内的 25- 羟化酶羟化形成 25 - 羟维生素 D_3，后者需要经过由肾脏近曲小管分泌的 1α- 羟化酶催化为具有活性的 1, 25- 二羟维生素 D_3。活性维生素 D_3 可调节钙磷的代谢，升高血钙，在调节机体钙、磷平衡方面起着重要的作用。钙是骨骼形成的主要成分。可见，活性维生素 D_3 的生成过程是肾主骨功能的物质基础。同时，肾间质可以分泌促红细胞生成素，它可以促进骨髓中原始红细胞的分化和成熟，促进网织红细胞释放入血，使红细胞生成增多，还促进骨髓对铁的摄取和利用，从而加速血红蛋白的生成，是肾藏精生髓化血的物质基础。

2. 其华在发

肾其华在发，是指肾中精气充盛，可以外显于头发上，发的生长与脱落、润泽与枯槁有赖于肾中精气充养。青年时期，肾气充足，发长而光泽；老年时期，精气衰少，则发白而脱落。"发为血之余",《病机沙篆》:"血之源在于肾。"《侣山堂类辨》:"肾为水藏,主藏精而化血",肾藏精,精能化血养发。可见,发的生机根本在于肾。

(五)在窍为耳及二阴

肾窍有上下之分,在上开窍于耳,在下开窍于二阴。《灵枢·脉度》:"肾气通于耳,肾和则耳能闻五音矣。"肾中精气充盈,耳窍得养,则听觉灵敏。若肾中精气虚衰,耳窍失养,则听力减退、耳鸣、耳聋,甚至听力丧失。二阴,即前阴和后阴。前阴是排尿和生殖器官,后阴是排泄粪便器官。尿液的排泄虽在膀胱,但有赖于肾的气化功能。肾的封藏功能与生殖之精的固摄与排泄有关。粪便的排泄与大肠传导功能有关,但亦与肾有关,肾阴不足,肠道失养,则津枯便秘;肾阳不足,气化失常,可导致阳虚便秘或泄泻。

三、现代研究进展

自 20 世纪 50 年代起,开展了对中医肾脏生理功能物质基础的研究,对肾生理功能从微观上有了深入的认识。

(一)干细胞及其微环境与"肾藏精,主生长发育"

干细胞是一类具有多向分化潜能和自我复制能力的原始未分化细胞,在一定条件下,可以分化形成各种组织器官。根据干细胞所处的发育阶段分为胚胎干细胞和成体干细胞,成体干细胞包括神经干细胞、血液干细胞、骨髓间充质干细胞、表皮干细胞等。干细胞受多种内在机制和微环境因素的影响,其自身有许多调控因子可对外界信号起反应从而调节其增殖和分化。

胚胎干细胞的内在基因调控及其对微环境的反应与肾中"先天之精"相应,成体干细胞的微环境调控系与"先天之精"与"后天之精"所形成的肾精相应。干细胞的基因特性与微环境是人体生、长、壮、老、已的核心机制,是肾藏精的实质所在。

(二)"神经 – 内分泌 – 免疫网络"学说与"肾藏精"

1977 年 Besedovsky 提出了"神经 – 内分泌 – 免疫网络"(即 NEI 网络)学说,NEI 网络是机体内多维网络调控机构,对人体各系统产生调节。它是神经、内分泌、免疫三大信息通过信息传递系统联系调节着各器官、系统的功能,使之互相配合,互相制约。NEI 网络依靠神经递质、激素、细胞因子传递信息,通过下丘脑 – 垂体 – 靶腺轴以及细胞信号转导调控,对机体各种内外环境刺激进行整体调节防卫反应等功能,与肾藏精主生长发育、生殖,生髓充脑、主骨之间存在着本质联系,NEI 网络反映了中医学"肾藏精"对人体生命活动的调节功能。研究发现,肾阳虚病人,由肾上腺皮质分泌的 17- 羟皮质醇明显下降,经补肾中药治疗可以恢复正常。补肾中药可以提高双氢睾酮亲和力。横断面调查发现,人体生、长、壮、老、已与肾精的盛衰密切相关,其突出表现在 NEI 网络的多巴胺、性激素、5- 羟色胺、生长激素、皮质醇、T 淋巴细胞亚群等的变化。

(三)现代生殖医学与"肾主生殖"

现代生殖医学认为人体具备生殖能力的前提是性腺功能的成熟,主要表现为女性卵巢周期性分泌性激素、月经规律来潮及男性睾丸分泌性激素、正常的遗精。这些生殖生理功能与中医学中"肾藏精、主生殖""天癸"学说相应。如，卵巢性激素与卵泡发育、成熟，排卵及黄体萎缩密切相关，其分泌受下丘脑—垂体—卵巢轴、自分泌调节及各类调节因子的调控。卵泡发育需要一定的物质基础，此基础与中医肾所藏之"精"同属，性腺轴中所分泌的多种激素可以看作是"肾藏精"物质基础的一部分。卵细胞的排出有赖于肾阳之鼓动，肾精的盛衰对卵细胞的生长、发育、成熟、排出起着决定性的作用。现代研究发现补肾中药配合排卵方案可明显减少卵泡刺激素的用量，改善卵子质量，提高妊娠成功率。同样，精子的正常发生及其正常的功能依赖众多激素的调节，都与"肾藏精"功能相似。此外，现代研究证实，补肾中药能使实验动物子宫增重，子宫内膜增厚明显，腺体增多，可以提高子宫内膜雌、孕激素受体含量，促进胚胎着床。可见，胚胎着床期的子宫内膜容受性与肾中精气的盛衰所相关。

（四）Klotho 基因家族与"肾藏精"

Klotho 基因是 1997 年在研究高血压动物模型时发现的一种抗衰老基因，该类基因具有多种生物性能，是人体生长发育及各种功能活动的物质基础。Klotho 基因缺陷的小鼠表现出多器官功能过早衰退的特点，如寿命缩短、性腺功能减退、生长迟缓、皮肤萎缩、血管钙化、骨质减少、肺气肿、认知障碍、听力下降及高磷酸盐血症等。与之相反，Klotho 基因过表达的转基因小鼠与同窝出生的野生型小鼠相比，平均寿命延长 20%~30%。由 Klotho 基因编码的蛋白分为 3 类，包括 α-Klotho、β-Klotho 及 Klotho 相关蛋白（klrp）。其中，α-Klotho 主要表达于远端肾小管上皮细胞，是成纤维细胞生长因子 -23（fibroblast growth factor 23，FGF23）协同受体，在磷代谢中发挥重要作用。FGF23 是骨细胞和成骨细胞分泌的一种内分泌激素，生理情况下，FGF23 具有抑制磷的重吸收、促进磷的排泄，降低维生素 D 及甲状旁腺激素的作用。研究证实，其经典作用是通过 FGF23/Klotho- 成纤维细胞生成因子受体（Fibroblast growth factor receptor，FGFR）途径来实现的。当 FGFR 单独存在时，亲和力较低，而 α-Klotho 与 FGFR 结合后，可显著提高 FGFR 与 FGF23 的亲和力。此外，Klotho 不仅是 FGF23 受体的辅助因子，同时还能独立发挥促进磷排泄的作用。Klotho 具有"先天之精"的部分功能，是先天之精在分子水平的存在形式，可能为先天之精的物质基础之一。Klotho 作为 FGF23 协同受体的作用更是说明"肾藏精，主骨生髓"的理论。

（五）促红细胞生成素与"肾藏精，主骨生髓"

促红细胞生成素（erythropoietin，EPO）主要由肾皮质的 I 型间质细胞合成，是体内促进红细胞产生的主要激素。近年来研究证明，EPO 受体在心血管、消化、呼吸、神经、内分泌、男女生殖系统等非造血系统均有表达。EPO 可通过抗炎、抗凋亡、免疫调节、促新生血管形成等机制产生广泛的非造血功能。研究发现，EPO 可以激活骨髓间充质干细胞向成骨细胞分化，促进骨形成。骨组织损害或骨科手术等刺激，都可以导致 EPO 产生增加，EPO 可以减少炎症因子的表达，促进骨折愈合。动物实验和临床研究发现，EPO 对缺血性脑病、脑灌注损伤具有保护作用，它具有增加神经末梢血管重建、促使损伤神经再生等作用。此外，EPO 可以改善肾脏功能、延缓肾间质纤维化，改善心肌因缺血缺氧所造成的损伤、改善心脏功能，且具有保护肝脏、肺脏及消化系统的作用。可见，EPO 为中医学肾藏精理论的重要物质基础之一，有着广泛的生物学功能。EPO 促进成骨的作用体现中医学"肾主骨"理论，其对脑及神经系统的保护作用则体现了"肾藏精，精生髓，髓聚为脑，脑为髓之海"的肾与脑相联系的理论，对心、肝、肺、肾及消化系统的保护功能则能反映肾为五脏之本，即"五脏之阳气，非此不能发，五脏之阴气，非此不能滋"的理论。

（吴文静　王小琴）

第二节　肾脏疾病的病因病机

一、病因

西医学对肾脏病病因的认识，大致可以概括为免疫介导、代谢相关、感染相关、药物损伤、肿瘤相关、遗传性及先天性肾脏疾病等。中医对肾脏病病因的认识与中医基础理论中对疾病病因的认识一脉相承。对病因的分类仍推崇宋代陈无择的"三因学说"，即六淫侵袭为外所因，七情所伤为内所因，饮食劳倦、跌仆金刃及虫兽所伤等为不内外因。《内经》指出："伏其所主，必先其所因。"探索肾病的中医病因理论对于揭示肾病的病因病机规律具有重要意义。因此，本节从三因学说角度对肾脏病病因进行论述。

（一）外因—外感六淫

1. 风邪

风为百病之长。风邪侵犯人体，多首先客犯肌表，若禀赋内亏，腠理不固，亦可长驱直入，内犯脏腑。早在《内经》中就有风邪导致肾病的记载。风邪犯肾，表现为浮肿的风水病与肾风病。

《素问·水热穴论》记载："肾者至阴也，至阴者盛水也，肺者太阴也，少阴者冬脉也，故其本在肾，其末在肺，皆积水也……，勇而劳甚则肾汗出，肾汗出逢于风，内不得入于脏腑，外不得越于皮肤，客于玄府，行于皮里，传为胕肿，本之于肾，名曰风水。"《金匮要略·水气病脉证并治》中也指出："风水其脉自浮，外证骨节疼痛，恶风""寸口脉弦而紧，弦则卫气不行，即恶寒，水不沾流，走于肠间。少阴脉紧而沉，紧则为痛，沉则为水，小便即难。"此即为风邪致肾病之风水病。

《素问·奇病论》曰："有病庞然如有水状，切其脉大紧，身无痛者，形不瘦，不能食，食少，名为何病？岐伯曰：病生在肾，名曰肾风。"《素问·风论》中说："肾风之状，多汗恶风，面庞然浮肿，脊痛不能正立。"此为风邪犯肾之肾风病。

风邪袭表，肺气郁闭，不得宣降，脾气上归于肺的津液既不能宣发于肌表而为汗，又不能下输于膀胱而为尿，导致水湿内停，水泛肌肤则成水肿。目前对于风水病与肾风病是两种不同的病，还是一病两证，尚有争论，但其发病之本为风邪内传却是中医界的共识。

血尿、蛋白尿是肾病的常见表现。中医理论认为，风邪清扬开泄，若其侵袭肌表，则可导致腠理疏松，津液外泄则汗出；若客之于肾，则可致肾不藏精，精气下泻而精微出，形成蛋白尿；风热犯肺，下迫于肾，损伤血络，则可致血尿。王肯堂《证治准绳》指出："肺金者，肾水之母，谓之连脏，肺有损伤之血，若气逆上者则为呕血矣，气不逆者，此之何不从水道下降入胞中耶，其热亦直抵肾与膀胱可知也。"

现代肾脏病学认为急性肾小球肾炎的发病与急性链球菌感染关系密切，而急性链球菌感染所致上呼吸道感染及皮肤感染从中医角度讲多为"风邪袭表"所致。

2. 寒邪

寒为阴邪，其性凝敛收引，易伤人阳气。肾主一身之阳，人体的阳气本可制约阴寒，但若寒邪过盛或阳气不足，则寒邪可侵袭人体致病。寒邪外束，与卫气相搏，阳气不得宣泄，可见恶寒发热、无汗等症。若寒邪直中少阴，则可见恶寒蜷卧、手足厥冷、下利清谷、精神萎靡、脉微细等症。寒邪伤人，病久损及肾阳，则可见肾阳虚之症。《伤寒·辨少阴病脉证并治》说："少阴病，下利清谷，里寒外热，手足厥逆，脉微欲绝，身反不恶寒，其人面色赤，或腹痛，或干呕，或咽痛，或利止脉不出者，通脉四逆汤主之"，这是寒邪伤肾、虚阳格拒于外或格拒于上的真寒假热之戴阳证。此外，寒邪常与湿邪合患，形成寒湿之邪进而犯肾，导致肾阳衰惫，形成肾着、肾泻、肿胀等病变。寒湿痹阻肾脉，血行不畅，肾失开阖，则水湿内蕴，浊阴不降，肾气受损。

3. 暑邪

暑为火热之邪，其性炎热、升散，其多挟湿。暑邪独见于夏令，故有"暑属外邪，并无内暑"之说。暑邪致病有阴阳之分，在炎夏之日，气温过高，或烈日暴晒过久，或工作场合闷热而引起的暑病，属阳暑。而暑热时节，过食生冷，或贪凉露宿，或冷浴过久引起的暑病，属阴暑。阳暑与肾病有直接发病关系。暑邪为害，直入气分，致腠理开泄而大汗出，耗伤津液，出现口渴，唇干舌燥，尿赤短少，并且气随津泄，出现气虚，甚至猝然昏倒，不省人事。肾为人体元阴之本，若暑邪伤阴过剧，必致肾阴受损，且暑伤津液，水干液涸，则肾无水所主，出现尿少、无尿等症。临床常见因中暑所致急性肾衰竭之症，可为暑邪伤肾之佐证。

4. 湿邪

湿为阴邪，其性重浊黏腻，易阻碍气机，妨碍脾的运化。湿邪的产生有内外之分。外湿多与环境有关，或气候潮湿，或冒雨涉水，或久居湿处，水中劳作等。《素问·六元正纪大论》说："湿胜则濡泄，甚则水闭胕肿。"临床可见感受外湿，湿遏热郁，肾与膀胱失其开阖，气化失职，则水液泛滥，壅于肌肤，发为头面肢体浮肿；湿邪客于膀胱，气化失司，水道不利，则尿涩滞，灼热疼痛。

在多数肾脏病中湿邪以内生为主，内湿则多因素体脾土虚弱，运化失常，或因饮食不节，多食生冷，饥饱无常，损伤脾胃，运化失职，则水湿停聚为病。朱丹溪曰："脾脏则运化，行而清浊分……脾湿不能制水，水渍妄行，甚则水湿泛滥，形成水肿。"可见内湿多因脾虚，脾土亏虚，不能制约肾水，则可生水肿之证。现代慢性肾脏病的中医辨证，多与湿邪有关，如水湿浸渍、湿热壅盛、湿毒浸淫、痰瘀互结等证。湿性黏滞，不易速除，故肾脏病病程一般较长，可反复迁延不愈。

5. 燥邪

燥邪为秋令肃杀之气，其性干涩。一方面，素体阴虚，易招致外燥侵犯，如郑若溪所说："金水相生，得浚其源而安其流，何燥之有。纵值燥金，亦无所说，是燥之袭虚，皆由真阴不足而致之也。"另一方面，无论凉燥、温燥，最后都以伤及肾阴为主。肾主液而恶燥，故燥气盛可伤肾。燥性干枯，易伤津液，故燥邪以体液缺失为其特征。《伤寒杂病论》所载："燥病，咽干喉痛，少腹急痛，小便黄赤，脉沉而急，此燥邪移肾也，地黄黄柏茯苓瓜蒌汤主之"。燥伤肺而穷必及肾，刘恒瑞在《经方杂论》中指出："燥气伤人，必先耗肺液，继耗胃汁肝血，终及肾水真精。"

6. 火（热）邪

火热同气，热为火之微，火为热之极。火热之邪，皆为阳邪，其性燔灼，易伤津耗气。

肾为水脏而主五液，所以火热之邪劫灼津液，穷必及肾。火分外火及六志化火之内火，但无论外火或者内火，皆能火灼真阴而使肾阴不能生长为害。比如温病末期，热邪久伏少阴，肾阴耗伤，见面赤身热、手足心热甚于手足背、口燥咽干、脉虚神疲，皆由热入下焦、伤及肾阴所致。热邪以风邪为先导，形成风热之邪犯肺，下迫于肾，损伤血络，则可致血尿。热邪常兼湿邪，形成湿热之邪，下注膀胱，损伤肾络，迫血妄行，则可致血淋血尿。

（二）内因——内伤七情

七情是人体对客观现象所表现出的精神活动状态，有喜、怒、忧、思、悲、恐、惊的不同情志变化，一般情况下，七情属正常生理范畴，并不致病，但如果这些情志活动过于强烈、持久或失调，则可引起脏腑功能失调、气血紊乱而致病。"人有五脏化五气，以生喜怒思忧恐"，即七情由五脏精气所化，与五脏有密切关系。《素问·阴阳应象大论》说："在脏为肾，在志为恐，恐伤肾"，《素问·宣明五气篇》"精气并于肾为恐"，即在正常情志变化过程中，恐由肾出，因惊与恐属同样的情志，所以惊、恐每相提并论；在病理情况下，惊恐过度每易伤肾，这是因为肾主闭藏，喜静而不喜动，"恐则气下""惊则精却，精却则上焦闭，闭则气还，还则下焦胀，故气不行"（《素问·举痛论》）。因此，在临床上只要见到精神恍惚、意志不宁、遇事多疑、妄见妄闻等症状，基本上都可以定位在肾，其病因主要因肾虚气陷于下而惊恐太过所伤之故。惊、恐伤肾是有区别的，"惊则气乱""恐则气下"，两者虽属同类，但惊出于暂，暂者即可复；恐积于渐，渐则不易解，所以恐甚于惊，临床应加以区别。

此外，情志异常伤及其他脏腑也可间接影响肾脏。如忧思伤脾，脾虚生湿，可引起水液代谢失常，出现水肿等病。"人之初始，以先天生后天；人之既生，以后天生先天"（《血证论·阴阳水火气血论》），故思虑伤脾，水谷化生乏源，肾中精气失以充养，则肾精不足。郁怒伤肝，肝失疏泄，宗筋失养，可致阳痿。《景岳全书》载有："盛怒不惟伤肝，肾亦受其害也。"大悲伤肺，悲则气消，致金气亏虚，久之母病及子，肾失摄纳，临床可见二便失禁，甚至萎软晕厥、滑精等症。另外，肺为水之上源，肾主水的功能有赖于肺的宣发肃降和通调水道，若肺失宣肃，通调水道失职，必累及于肾，致尿少、水肿等症。

情欲太过，致使邪火妄动，损耗其阴，虽无房事，亦可致肾虚。朱丹溪指出："心动则相火亦动，动则精自走，相火翕然而起，虽不交会，亦暗流而疏泄矣。"各种情志活动太过，久之均可造成肾虚，所谓"先伤其气者，气伤必及于精"。

（三）饮食失宜

饮食失宜包括过饥、过饱、五味偏嗜及饮食不洁。《素问·平人气象论》说："人以水谷为本，故人绝水谷则死。"《灵枢·五味》记载："谷不入，半日则气衰，一日则气少矣。"若较长时间处于饥不得食、食物摄入不足的状态，则气血生化乏源，机体缺乏充足的营养供给，后天之精无以充养先天之精，久则肾精不足，影响肾藏精、主水主骨等功能。《素问·痹论》曰："饮食自倍，肠胃乃伤。"暴饮暴食，损伤脾胃，超过脾胃运化功能，精微不布，聚湿生痰，致痰湿内阻，气血阻滞，湿盛伤阳，病及于肾。过食辛辣刺激、肥甘厚味，酿生湿热，蕴结下焦，膀胱气化不利，则易致小便淋沥涩痛，或煎熬成砂，而成"热淋""石淋"；伤及血络而致"尿血""血淋"；湿热蕴结，清浊不分，精微脂液下泄而成尿浊、蛋白尿等。

饮食失宜不仅引起肾病的发生，也是许多肾脏病加重的一个重要因素。西医学证明，对于慢性肾脏病病人，饮食疗法十分重要，若蛋白质摄入过多会加重肾脏负担，使肾小球滤过负荷过重，且尿蛋白的增加对肾小管间质的损害不容忽视。而优质蛋白质摄入不足，将因负氮平衡造成自身蛋白分解代谢加强，不仅使氮质血症加重，还会引起进行性营养不良。

饮食不洁主要指食用不清洁、不卫生或迂腐变质或有毒的食物。腐败变质，或本身具有一定毒性的食物，若食用不当，则会对肾脏产生损害，引起肾脏疾病的发生。《金匮要略》说："六畜自死，皆疫死，则有毒，不可食之。"如误食毒蕈、鱼胆、蛇胆可引起肾小管上皮细胞坏死，诱发急性肾衰竭。此外，肾毒性中药对肾脏的损害也屡见报道，超剂量或长久服用会引起肾脏疾病，如含马兜铃酸的中药过量滥用导致的肾损害，被称为"马兜铃酸肾病"。

（四）劳逸失当

过劳主要指劳力过度、劳神过度、闲逸过度和房劳过度。劳力过度则伤气，轻者损伤肌肉筋骨而致腰背酸痛、腰膝酸软、肢体疲乏；重者可以内伤五脏，形成虚劳之候。正如《素问·举痛论》所说"劳则气耗"。《素问·生气通天论》说："阳气者，烦劳则张，精绝……"，"因而强力，肾气乃伤，高骨乃坏。"这些均说明过度劳累会耗伤气血，久之则耗散肾气。劳神过度则耗伤心血，损伤脾气，而致心脾气血亏虚。《景岳全书·不寐》载有："劳倦思虑太过者，必致血液耗亡。"《类证治裁·不寐》也指出："思虑伤脾，脾血亏虚。"心脾气血损伤，日久可及肾脏，导致肾气亏虚。闲逸过度则容易使人体脾胃功能减弱，气血运行不畅，不仅出现食少乏力、精神不振、肢体软弱、发胖臃肿等病证，还会水湿痰饮内生，肾之气化失司，变生水肿等症，正如王孟英所说："过逸则脾滞，脾气困滞而少健运，则饮停聚湿也。"因此，人体必须劳逸适度，既不过劳，也不过逸，才能气血和达，身强体健，正如华佗所说："人体欲得劳动，但不当使极耳。"

中医学历来重视房劳过度对肾脏的影响，认为其是导致肾虚的重要因素。房劳过度，或早婚早育多产，或思念未遂，或手淫恶习等，均可损伤肾脏，耗散肾气。《灵枢·邪气脏腑病形》云："入房过度则伤肾。"《素问·上古天真论》说："醉以入房，以欲竭其精，以耗散其真，不知持满……，故半百而衰也。"过度的房事，既可使相火偏旺而伤阴，也可使命门火衰而伤阳，而阴阳互根，一损皆损，进而阴阳两虚。一方面，相火偏旺可表现为梦遗、阳强不倒等症。肝肾乙癸同源，皆司相火，色欲过度，肾水亏乏，则相火即亢；或心肾水火不济，心肾不交，从而表现出梦遗或阳强不倒。另一方面，命门火衰表现出阳痿，《素问·痿论》说："思想无穷，所愿不得，意淫于外，入房太甚，宗筋弛纵"，尽管阳痿非独因为命门火衰，但《景岳全书》指出"火衰者，十居七八，而火盛者，仅有之耳"。房劳过度不但损精，而且伤神。临床上，无论遗精、滑精、阳痿、早泄、阳强不倒及淋浊、阴缩等诸症，多与房劳伤肾有关。此外，房劳导致肾虚，命门火衰，肾阳衰微，不仅引起阳痿，还因肾气化失司，表现为水肿、妇女带下等症。

劳力和房劳过度常常是多种肾脏疾病发病的诱因，也是各种慢性肾脏病病情反复或加重的原因。现代研究表明，多数肾脏疾病病程迁延、反复发作、易受感染等临床表现与自身免疫功能低下有密切关系。过度劳累，每可致卫气不足，抗邪卫体之力下降，更易招致外邪的侵袭，进而累及于肾。充分的休息对肾脏病的康复及缓解至关重要。

（五）先天因素

先天因素指先天禀赋、体质差异等。"人始生，先成精"，构成人体先天之精禀受于父母，父母肾精不足，可致子女肾虚。个体体质禀赋的差异性，往往导致对某种疾病因素的易感性和对某种疾病的易发性。如《灵枢·寿夭刚柔》说："人之生也，有刚有柔，有弱有强，有短有长，有阴有阳……"。诸如多囊肾、薄基底膜肾病、Alport综合征等即为遗传性肾病；而免疫介导的肾病、糖尿病肾病的发病与先天禀赋不足、体质偏颇有着密切的关系。西医学也证明先天性基因的多态性与某些肾脏疾病的易感性明显相关。

（六）失治误治

失治误治对于肾病的发生发展是一个很重要的因素。中药有四气五味之分，或寒或热或有毒性，因此须在审证求因基础之上辨证论治，谨慎投药，若肾虚之证而滥用攻伐之品，必伤正气，虚证益虚；或标实之证误用滋补之品，则必增湿助热，加重病情；药过寒凉，则易损伤脾肾之阳；药过辛热，不但易伤阴，而且能酿成湿热，进一步损伤机体。

肾脏是人体排泄体内代谢产物的主要脏器，进入人体的多种药物经过肾脏排除，许多药物如氨基糖苷类抗生素、镇痛剂、含碘或含钆对比剂、汞盐、中药关木通等均具有肾脏毒性作用。误用、过用均可导致肾损伤的发生。

（七）虫兽咬伤

虫兽咬伤，如毒蛇、毒蝎、马蜂等咬伤蜇伤，轻则局部肿痛、出血，重则损害内脏，或毒邪内陷而死亡。若毒邪内陷于肾，肾气耗伤，肾络破损，则见尿血；气化失司，导致尿少、尿闭而成水肿、癃闭之证。临床常见蛇毒、蜂毒所致急性肾衰竭等。

（八）其他发病因素的影响

痰、瘀、水、饮等，既是病理产物，又是致病因素。这些因素导致肾病的主要机制是影响了肾藏精主水的功能。比如，"痰之本，水也，原于肾"（《明医杂著》）；又说"人之一身，气血清顺，则津液流通，何痰之有？惟夫气血浊逆，则津液不清，熏蒸成聚，变而为痰焉"。这说明痰是由于肾的功能失调，津液蒸聚而成。尽管五脏之病，俱能生痰，但正如赵养葵所论，非水泛为痰，即水沸为痰，只是有火与无火之分，水泛、水沸均与肾有关。内伤而气郁，从而血滞渐致停瘀，或脾之浊气下趋入肾而瘀浊互结，如女劳疸、黑疸，均属瘀浊伤肾致病。水指水气病，表现以水肿为主，虽然其发病与肝脾肾有关，但其本在肾。排水泌尿功能障碍亦责在肾。在水肿病过程中，凡因肾主水功能失调，或水泛于上，或水积于下，都与肾阳衰微有关。饮主要指水饮，李时珍云："肾主水，凝则为痰饮，溢则为肿胀"（《本草纲目》）。因痰与饮仅有清稀黏稠之分，故临床上常相提并论。总之，痰、瘀、水、饮等病理产物，皆可导致肾的功能失调而致病。

此外，各组慢性病随着病程的延长，肾虚证的出现亦增多，所谓"久病及肾"。正如张景岳在《景岳全书》中所总结："无论阴阳，凡病至极，皆所必至，总由真阴之败耳，然真阴所居，惟肾为主""虚邪之至，害必归阴；五脏所伤，穷必极肾"。临床所见多种继发性肾脏病，如糖尿病肾病、高血压肾损伤均属"久病及肾"的范畴。

二、病机

病机是疾病发生、发展与变化的原理，所谓"机者，要也、变也，病变所由出也"。肾脏病机即为肾脏病变的机制，是指肾脏功能失常而产生的病理变化，也包含肾与其他脏腑、经络相互影响，互相传变等。肾病病机表现有以下特点。

（一）肾阳虚不固

肾阳虚，始见封藏失职而不固，继则发展下去就会见阳虚欲脱之症。封藏失职，阳虚不固，见于以下两种情况。

其一关门不合：二便失禁，或膀胱不约而为遗溺，或仓廪不藏而为门户不约。尽管遗溺也有肾阴虚而热扰膀胱所致者，但肾阳虚，诸脏气化失调，使三焦、膀胱、肺、督脉等功能失司，因而遗溺，小便量多，大便失禁，亦多命门火衰。王好古说："经言下焦如渎者，正谓大小便也。大便为阴，为有形，乃下焦之下者也。肾脏病，为肾主大便……俱是丹田衰败"（《此事难知》）。可见，大便不禁，或滑泄失脱，都与肾阳虚衰有关。

其二是玉门不固：即滑精等疾病，多为肾精不摄。由于肾主蛰，封藏之本，精之处也，所以肾阳虚衰，尤其日久滑精之症，无不由肾阳之虚。若肾阳虚衰进一步发展，可导致阴阳离决的虚脱症，多见于疾病晚期，阳虚而脱，以汗出淋漓而身寒为重要标志。其中又有上脱、下脱之区分，"凡阳气上绝，阴气不能上交于阳，则为下脱，阴窍漏气是也；阴气下绝，阳气不得下交于阴，则为上脱，耳中出气是也"（《古今医案按》）。无论上脱、下脱，而真阳虚脱均在命门。

（二）肾阴虚失濡

张景岳在《景岳全书》说："虚邪之至，害归少阴，五脏所伤，穷必归肾。"在疾病的发生发展过程中，如因外感内伤，耗伤真阴，可见头目眩晕、腰膝酸软、耳鸣齿摇、心悸健忘、遗精盗汗、月经不调，甚则久病伤阴。肾阴虚可致水泉涸竭诸变。诸如肾消（下消）、男子失精、妇人经闭等病，都与水泉涸竭有关。因肾为先天之本，肾之液谓之精，精由血生，血从津化，津液枯燥，精血耗伤，则形成"水亏火炽"，所以水泉涸竭。

（三）阴阳两虚

因阴阳维系，互为其根，在病变过程中，尤其疾病晚期，易导致阴阳两伤。产生阴阳两虚的病理机制主要是：

（1）素体虚弱　气血日虚，经久不复，渐至阴阳两伤。正如张景岳说："劳损既久，再及大便泻泄，不能禁止者，此肾脏之败也。"这里肾脏之所以败，正是阴阳两伤。

（2）精气空虚　先由于肾气衰，肾气衰而精气竭，互为因果。常出现虚羸、惊悸、梦中遗泄、尿后遗溺、小便白浊，甚则茎弱、小腹里急、解颅、五迟、五软、龟背等症状。

（四）因虚致实

因肾元虚损，阴阳失衡，导致肾主水、主骨生髓等功能失调，进一步产生痰饮、水湿、瘀血、浊毒等病理产物，形成虚实夹杂的病理局面。

1.痰饮、水湿

痰饮水气是水液代谢失常、体液不能正常循环敷布、潴留于体内而成。肾阳虚衰，气化失司，失于温煦，而水为阴邪，得阳气而化，肾虚则水泛。水湿内停，泛溢肌肤则为水肿；水湿痰饮，壅滞肺气，宣降失职，可见喘咳气逆、不能平卧；水饮凌心，阻遏心气，则胸闷、心悸；水饮停滞中焦，脾胃气机不利，清气不升，浊阴不降，则见脘腹胀满、纳呆、恶心呕吐；水饮停留于四肢，阻滞经络，则肢体重浊胀痛等。

2. 瘀血

血瘀主要为血液循行迟缓和不流畅的病理状态。血瘀的成因很多，如跌仆损伤、气虚、气郁、寒凝等均可影响血脉的运行，而致瘀血的产生。瘀血形成之后，不仅失去正常血液的濡养作用，而且反过来又会影响全身或局部血液的运行，产生疼痛、出血、经脉瘀塞不通以及"瘀血不去，新血不生"等不良后果。肾阳虚衰，肾脏气化失司使肾络痹阻，血瘀阻于肾脏，出现水肿、血尿、蛋白尿等。西医学检查中发现的双肾缩小，肾脏病理中出现的血管增厚、肾小球硬化和间质纤维化均与瘀血阻滞有关。

3. 浊毒

浊毒是慢性肾衰竭病程中出现的特征性病理产物，是体内代谢废物积聚而成。浊毒停于气分，可影响脏腑的气化功能，出现恶心呕吐、口有溺臭、肌肤瘙痒、肢体痿软、喘咳、心悸等症。浊毒化热，还可深入血分，蒙蔽清窍，逆犯心包，出现昏迷、抽搐等危重证候。

（五）肾病病机演变规律

在肾脏病病机演变过程中，脏腑病变既可由经络而传，也可脏腑互传，或者经络互传。但无论哪一种传变方式，都有一定规律可循。肾病的传变规律有以下特点。

1. 脏腑互传

肾与膀胱相表里，二者在病理上相互影响，主要病机特点是尿液的贮藏排泄异常。肾病传膀胱，多关系气化，若肾气不化，可直接引起膀胱病变，虽有虚实之分，但都可导致小便不利、小便失禁或夜溺多遗尿等症。《素问·咳论》曰："肾咳不已，则膀胱受之，膀胱咳状，咳而遗溺。"所以，脏病无论移寒、移热皆可致腑病。膀胱病变传肾，多反映在小便不利或失禁等病变，但由于"在经则属太阳，在脏则属肾气"的特殊关系和"实则太阳，虚则少阴"病变规律的影响，所以肾病多表现为虚证。一般脏病传腑是病情渐愈之征，而腑病传脏是病情进一步进展的表现。

2. 脏脏互传

（1）肾脾互传　肾病可以传脾，脾病也可以传肾，故叫肾脾互传。脾传肾，又称为土克水，脾土本制肾水，但克制太过则肾病。龚居中所说："脾贼肾者，必面黄耳枯，胸满时痛，遗精白浊。以黄为脾之色，耳为肾之窍。肾主骨，故胸时痛，余皆水病，此土克水之候也"（《红炉点雪》）。这就是说土克水构成了脾病传肾的一个条件。另一方面"土为防水之堤，肾为置水之器，肾为胃之关，开窍于二阴，土恶湿，肾恶燥，而命门之气藏于肾，为生土之母"（《济阴纲目》），提示肾病可以传脾，主要反映在脾制水功能失调，又称为水侮土。水为什么会侮土呢？因为"肾移热于脾"（《素问·气厥论》），或"肾移寒于脾"（《内经博议》）都可以使肾病向脾病传变，从而表现出肠澼或臃肿少气等症。我们在临床上所见到的"五更肾泻"，子乘母之咳，真阳衰弱而致胸痹、胀满等症，皆是肾病传脾的实例。由此可见，在肾病传变中，肾脾互传是相当多见的，这也是临床医家主张脾肾同治的理论基础。

（2）肾心互传　"水火者，阴阳之征兆也"，水火即是指肾与心。心肾水火相交维持其正常生理，若不相交，则病变互传。但要分清继发、原发。原发在肾而后传于心，心病就是继发，医学上又叫作水克火。例如《素问·气交变大论》："岁水太过，寒气流行，邪害心火，民病身热烦躁心悸。"说明肾水太过，可犯心为害。例如《金匮要略》中苓桂甘枣汤治疗的"脐下悸，欲做奔豚"、桂枝加桂汤的治疗"气从少腹上冲心"，都属于肾水犯心之候。吴昆说"汗后则心液虚，肾者水脏，欲乘心火之虚而克之，故脐下悸，欲作奔豚而上逆凌于心也"

（《医方考》）。说明奔豚乃肾水凌心之候。若原发虽在肾，肾衰则为己所胜之气所侮，医学上叫作火侮水，是谓反克。如不寐关系心肾不交，凡"寤多寐少，悸动不宁，甚则惊惕，是心之亢，亦肾之亏"（《陈良夫医案》），水亏则火旺，火旺则肾水益亏，皆关系火克水。心病为什么传肾呢？不仅因为相火上系心，而且"心为主宰，肾为根本，精神生于坎府，运用出乎离宫，曲运神机，势伤乎心，心神过用，暗及肾阴，劳心倍于劳肾，不拘之于酒色之劳也"（《王九峰医案》），劳心不仅伤心，而且伤肾，是心病传肾的原因。

（3）肾肝互传　肾肝之病互传，也反映在两个方面。一方面肾病可以传肝，通常称为母病及子。另一方面肝病可传肾，通常称为子病及母。由于肝肾是子母之脏，在肾病传变中肾肝互传是较常见的。肾病传肝以肾水亏、肝木旺为最多见，表现为水不涵木的中风、眩晕，阴不涵阳的类中、小儿热痰惊风等症；肝病传肾以火扰精室的遗精证，阳强不倒，疏泄太过而致肾不闭藏，二便不调之风消、风泄等证最为多见。

（4）肾肺互传　肺肾也是母子之脏，又有金水相生、金水同源的内在联系，所以在肾病传变中，也具有互传的规律。一般来说，母病及子，即指肺病累及于肾，其中尤以"肺移寒于肾"表现出涌水，或"肺移热于肾"（《素问·气厥论》）表现为柔痉等证为多见。又如风水一证，证有虚实，但无不关系肺肾，本之于肾而标之于肺；喘亦有虚实，"一为真喘，一为似喘，真喘者其责在肺，似喘者其责在肾"（《景岳全书》）。风水病在水，喘病在气，水与气皆关系肺肾，实者在肺，亦有不少是因肺病而传肾者，传肾则多为虚。例如痨损咳嗽，因肺而传肾病者尤多。若子病而累及于母，肾病而传肺者，亦多反映在水液代谢失调和纳降气机功能失职两个方面。所不同的是，肾病及肺多是"五脏之精乃伤，则病必自下而上，由肾而脾以极于肺，肺肾俱病则他脏尤急矣"（《景岳全书》）。临床常见如子病及母的痨嗽，水病而喘的水气病等，皆是肾病及肺之例证。

3. 经脉互传

肾病经脉互传包括经脉依次相传、表里相传及同经相互影响。所谓依次相传，即是按照三阴三阳的排列次第相传，即循经传。少阴传经之邪，多自太阴传入，但传经有寒有热，少阴下利的白通汤证，即是太阴传少阴。表里相传是指表里两经相传，《伤寒论》少阴篇："少阴病，八九日，一身手足尽热者，以热在膀胱，必便血"，即足少阴肾经传出到足太阳膀胱经。同名经主要指手足少阴二经，手少阴心经与足少阴肾经，是心肾相交的基础。《灵枢·经脉》云："足少阴肾经之脉……从肺出入心，注胸中。是动则病……心如悬若饥状，气不足则善恐，心惕惕如人将捕之。是主肾所生病者，口热舌干，咽痛上气，嗌干及痛，烦心，心痛。"可见，手足少阴两经，病则相互影响。

4. 经脏互传

经脏互传是指少阴脉病变传变至肾，或者肾病传变至少阴经或经脉所属相应部位。如外感寒邪，侵犯少阴经，若未入脏，可见"少阴病，始得之反发热、脉沉"之症；若已入脏，即可见"脉微细，但欲寐"等少阴之症，即经病入脏。脏病外达于经，多是疾病外露的表现，或是疾病向愈的转归，如阳虚水肿，先由肾虚而后腰脚先肿，继而腰疼，《诸病源候论》说："肾者阴气，主水而又主腰脚，肾虚则腰脚血气不足，水之流溢，先从虚而入，故腰脚先肿也。"此即脏病传经之表现。

（陈立　王小琴）

第三节 中医肾脏病学的起源与发展

一、中医肾脏病学的概念

中医肾脏病学是以中医学理论为基础，依据肾的生理特点和病理变化，继承古今医家肾病理论和临床经验，结合西医学研究成果，系统阐述现代肾脏病的病因病机和证治规律的临床学科。肾藏象理论为其核心，以肾为本的防治措施为其特色。它是中医内科学的重要组成部分，其理论体系的形成随着中医理论的丰富在不断的医疗实践中逐步发展和完善起来。

二、中医肾脏病学的起源

中医药防治肾脏病历史源远流长，早在公元前 3 世纪末，由湖南省马王堆出土的《五十二病方》中就有关于"癃闭"的症状分类描述和治疗用药的记载，反映了我国古代早期医家们对此类疾病的认识和探索。《黄帝内经》提出"肾藏精""肾主水"，从肾藏象理论阐述了"水肿""腰痛"等一系列与肾相关疾病的病因病机和防治策略，初步奠定了中医肾病学的理论与辨证基础。东汉末年，张仲景著述《伤寒杂病论》与《金匮要略》，在太阳病、消渴小便不利淋病、水气病等篇章均详细论述了肾脏病的辨证治疗，并创立一系列脍炙人口的治疗肾病的方剂。至隋唐到明清时期，众多的医家均设立肾脏疾病辨证论治专篇，如巢元方的《诸病源候论·诸淋病候》、孙思邈的《备急千金要方·水肿》、严用和的《济生方·水肿门》、张景岳的《景岳全书·癃闭》《医门法律·关格》等，使中医药辨证治疗肾病的理论体系不断拓展，对疾病的认识也不断深入。

20 世纪初，随着西方医学观念的引进，开创了辨病与辨证相结合的中西医结合疾病治疗模式，近代医家们在中医药治疗现代肾脏病领域不断探索，如施今墨、蒲辅周等医家在糖尿病肾病、慢性肾小球肾炎的辨证治疗中积累了丰富的经验。诸多医家在不断总结临床经验和理论的同时，逐步提出中医肾病的相关理论和观点，并随着思想认识和临床实践的不断深入，使中医肾病的有关理论逐步系统化，形成了一门专科性较强的中医肾病学理论体系，并具备自己独特的防病治病特色。1955 年，由著名的中医肾病学家邹云翔教授出版了我国第一部中医肾病专著《中医肾病疗法》，初步确定了中医肾病学的概念、范围、不同病证的辨证论治基本规律。

三、中医肾脏病学的发展

20 世纪中后期开始，随着我国人民生活水平的提高，对医学防病治病的要求也越来越高，西医院科目分类逐渐细化，专科开始出现。在大内科里逐步发展出肾内科，专科分化后，诊疗水平得到明显提高。中医药学的发展在新的时代里，只有实现学科分化，深入到专科专病领域，解决疑难问题，才能发挥其优势，显示其特色。近代科学技术的应用，给这个学科注入了新的内容，使本学科在继承的基础上有了新的发展，为中医肾病学提供了成熟的学科分化条件并逐渐从分化走向成熟。其发展历史大致可分为证治规范、循证研究、转化应用3 个阶段。

（一）证治规范阶段

中医肾脏病学的经验总结阶段，对传统中医经典文献的研习以及近现代中医名家的临证经验予以总结，并对中医肾病学进行系统化、规范化、标准化。

中医学认为"肾"是一个功能单位，具有多种功能：肾藏精，肾主水液，肾主纳气，肾主骨、生髓、其华在发，肾主生殖、主生长发育。不仅涉及西医学泌尿系统，还包括血液、内分泌、呼吸、心血管、皮肤、生殖及免疫、遗传学等诸多学科内容。而随着肾脏病学科的细化，中医肾脏病学的研究范围逐渐缩小，很多研究逐渐集中于肾小球、肾小管结构与功能异常、尿路感染等泌尿系统疾病范畴。然而随着疾病范畴的研究逐步深入，发现肾脏疾病会对血液、内分泌、心血管、骨骼、生殖等系统产生影响，因而又开始重新审视传统中医对于"肾"功能的认识。从某种程度上而言，中医学对于"肾"的认识进展其实是对于肾藏象理论的回归。

针对中医肾脏病病名的规范，以慢性肾衰竭为例，在古代文献中并没有其相应的病名，而是分属于以症状命名的"水肿、癃闭"，以病因命名的"肾风、肾劳、溺毒"，以病机命名的"关格"等范畴。这些疾病名称仅能从某方面或某一阶段反应疾病的规律，不能全面准确地描述疾病的临床表现及发病机制及转归预后。针对上述情况，1997 年国家中医药管理局发布的《中医临床诊疗术语》中明确提出"慢性肾衰"，即"病久正衰之肾衰"，将其作为慢性肾衰竭的中医规范病名。

针对中医肾脏病证候分型的规范，以慢性肾衰竭为例，因古代文献中其分属于"水肿""癃闭""关格"等范畴，故对于其病因、病机、证候分型的认识出现较大差异。通过规范慢性肾衰竭的病名，统一对其病因病机的认识，即内因：先天不足或脏腑久病导致的正虚；标因：湿、热、瘀、毒；诱因：感受外邪、过劳、饮食不节。病机为本虚标实，虚实夹杂，正虚为本，邪实为标。正虚为脾肾阳虚、脾肾气虚、肝肾阴虚、气阴两虚、阴阳两虚等，邪实主要为湿热、湿浊、瘀血、浊毒等，可数邪并见，病位主要在肝、脾、肾三脏，后期可及心、肺。在病名、病因、病机统一认识的基础上，证候分型则在一定程度上得到规范。其本证主要包括 5 型：脾肾气虚型、脾肾阳虚型、肝肾阴虚型、气阴两虚型、阴阳两虚型；标证 3 型：湿浊犯胃型、浊阴上逆型、肝阳上亢型。

中医治疗肾脏病的诊疗方案、指南制定及疗效判定的规范，在中药复方为主的内治法基础上发展出很多的外治法，如中药灌肠、中药洗浴、中药熏蒸、针灸疗法、穴位治疗等。在疗效判定方面，既往主要以病人的自我感觉及疾病的外显症状为主要判定依据，而现有的诊断及疗效标准均在传统标准的基础上融入了西医学的标准，使得对肾脏病的治疗及疗效评定更为客观。国家将《中医常见病诊疗指南》的编撰及发布作为中医药标准化发展纲要（2006~2010 年）确定的重点任务之一。国家中医药管理局、中华中医药学会肾病分会组织制订了多个肾脏常见病的诊疗方案、临床路径及诊疗指南。已更新发布慢性肾衰竭、糖尿病肾病、IgA 肾病、肾病综合征、尿路感染、紫癜性肾炎等疾病的中医诊疗指南，体现了中医肾病专家的集体智慧，具有科学性和实用性。在未来的国际竞争中，中医药标准的研制越来越被关注，已成为中医药发展的战略和竞争力的重要手段，在提高中医药服务能力和水平，满足人民群众不断增长的中医药服务需求，实现中医药事业的全面健康可持续发展中，发挥重要的技术引领和技术支撑作用。

（二）循证研究阶段

循证医学是指慎重、准确和明智地应用当前所能获得的最好的研究依据，同时结合医生的个人专业技能和多年临床经验，考虑病人的价值和愿望，将三者完美的结合，制定出病人的治疗措施，其核心是大样本的临床随机对照试验（RCT）和系统性评价或荟萃分析。早在20世纪80年代，循证研究就已经被引入到中医肾病临床研究中来，大量的RCT数据有力地证明了中医在治疗肾脏病方面的有效性和安全性，高质量的中医治疗肾病的临床研究涌现出来。如陈以平教授带领的团队开展了参芪膜肾颗粒治疗膜性肾病的随机、对照、多中心临床研究，受试者来自全国7个临床研究中心，这是肾病领域第一篇中药复方在国际权威杂志发表的临床研究报告，为中医药治疗难治性膜性肾病获得国际认可提供了重要的循证研究证据。

（三）转化应用阶段

转化医学是近年来国际医学健康领域出现的新概念，其内涵包括两个方面：从实验室到临床以及从临床到实验室（即将实验室的研究成果应用到临床、转化为医药产品或者诊疗技术的过程，再通过临床观察分析为基础医学研究提供思路、指导实验设计的过程），二者相辅相成，构成了转化医学的双向循环。中医肾病的转化不能完全参照西医学的转化途径，而应依据临床到基础研究的思路建立自身的转化途径。陈香美院士带领的团队从中西医结合角度提出IgA肾病"风邪扰肾、致虚、致瘀、致毒"的新理论，创建了IgA肾病宏观与微观相结合"四位一体"的中西医结合诊断评价体系，提出IgA肾病的中医证候数据元，创建了国际认证的集中医证候、西医临床、病理与生物标志物"四位一体"的生物信息资源库；创研了基于IgA肾病创新理论与中医证候的"益气补肾、化瘀、祛风除湿"五型分治，研发具有清利湿热功效、自主知识产权国家创新药物黄葵胶囊，使IgA肾病的新药研发实现产业化。李平教授带领的团队在传承名老中医经验基础上，提出糖尿病肾病显性蛋白尿期核心病机为肾肝脾气机瘀滞，络脉闭阻，由此提出益气柔肝活血通络法治疗糖尿病肾病显性蛋白尿的新治则，形成了以糖肾方为主的治疗方法。通过随机、双盲、安慰剂平行对照的多中心临床试验，证实糖肾方可使糖尿病肾病显性蛋白尿病人延缓进入尿毒症时间。定量代谢组学研究发现，随着糖尿病肾病进展，病人血液中嘌呤/嘧啶类代谢物质逐渐升高，磷脂类代谢物质逐渐下降，这和病人中医证候从阴虚血瘀到气虚血瘀、阴阳两虚的演变规律是一致的，由此建立了"病－证"相关的判别模式，为糖尿病肾病显性蛋白尿期的证候判别提供了客观化方法。研究发现肌苷、黄嘌呤、胞嘧啶等是糖尿病肾病显性蛋白尿期对应的气虚血瘀证代表性标志物。益气活血方药中的卫矛醇抑制了NF-kB信号通路，毛蕊异黄酮苷和大黄酸下调了JAK/STAT信号通路，柚皮苷调控了TGF-β/Smad信号通路，起到抗炎和抗纤维化作用。这些都是中医肾脏病学领域转化医学研究成功的范例。

（邹新蓉　王小琴）

第二章　肾病中医辨治纲要

第一节　辨证论治

一、概述

证是证候的简称，是对疾病的某一阶段在病因作用下的病位、病性、病势的概括，是中医辨证论治的重要依据。辨证论治是中医治疗疾病的精髓，是中医药临床治疗的一个基本原则。它立足于证候的辨与治，充分地反映了中医治疗学的整体、动态及个体化的特色。辨证论治的中医临床思维过程，要求理、法、方、药的一致性，也就是说要以中医理论作指导，进行辨证、立法、处方、用药。辨证论治生动灵活地把同一疾病表现出来的不同证候或不同疾病表现出来的相同证候作为治疗目标，高度个体化地制定切中疾病证候的治疗方案。同为肾脏病病人，因为性别、年龄、体质、原发病、病史等不同，处方用药可以完全不同。再者，不同类型的肾脏病病人也可能处以相同的方剂。即证同治亦同，证异治亦异。同一个病人处于疾病的不同时期，处方也随之不同，若为虚损期，应结合气、血、阴、阳的虚损程度及病位，治以扶助正气为主；若为邪实期，应结合邪气的特征以祛除病邪为首务。中医辨证论治的优势在于可以随时把握病人病程中正气与邪气的状况，而使扶正与祛邪的治法处理得恰到好处，其目的在于祛除病邪、扶助正气，以促使疾病向愈。

中医辨证体系中公认的辨证方法有八种，即八纲辨证、病因辨证、气血津液辨证、脏腑辨证、经络辨证、六经辨证、卫气营血辨证和三焦辨证。肾脏病的病位广泛，病机错综复杂，难以只用一种辨证方法辨证施治。肾脏病不同疾病以及不同阶段的疾病常常表现为正虚邪实、虚实夹杂的证候特点，并且呈现出多虚并存、多实互见和诸多虚证及实证交互错见的局面。中华中医药学会肾病分会也提出了肾脏病中医辨证分型的指导思想是"本虚为纲，标实为目""以本为主，标本结合"。

肾脏病中医证候学的特点表现为：

1. 证的特殊性

同一疾病在不同个体、不同时段、不同条件下的证候特点不尽相同，同一证候又可出现在多种疾病中，而同一疾病在演化过程中亦可出现多种证候，所以证在疾病过程中有其特殊性。

2. 证的从属性

在疾病状态下，病的本质决定着证的变动和表现形式，证从属于病，因此，在辨证论治的基础上，又不可轻视辨病论治的临床意义。

3. 证的相兼性

临床上常见两种或两种以上的临床证候先后或同时出现。如从病位上常出现多脏受累，上下同病、表里同病；从病性上讲，可出现气血两虚、气阴两亏、阴阳俱虚，以及虚实夹杂、寒热错杂等多个证候。

4. 证的可变性

证在疾病过程常随一定条件的变化而发生转化。证候的转化，大多指一种证候转化为对立的另一种证候。

二、肾脏病脏腑辨证

（一）脏腑定病位

1. 从病因定位

陈无择《三因极一病证方论》说"寒喜中肾"，肾为寒水之脏，寒邪致病，最易犯肾。

2. 从临床症状定位

水肿的病位主要在肺、脾、肾三脏；淋证与癃闭的病位主要在肾与膀胱。

3. 从脏腑兼证定位

肾与其他脏腑的关系非常密切，可以相互影响，脏腑之间病变可以相互转化，特别是表里、气血关系的脏腑，其病证更易错杂互见。肾阴亏虚，水不涵木，肝阳上亢，可致眩晕；肾水不足，阴不济阳，虚火上越，心肾不交，可致心悸、不寐；肾不纳气，气不归原，可致哮喘；肾阳虚衰，火不煨土，可致五更泄泻；肾精亏损，脑髓失充，可致健忘、痴呆。肾脏病虽可累及心、肝、肺等脏，但脾肾两脏是损害的主要病位。

（二）虚实定病性

1. 从病因定性

邪气盛则实，故六淫、痰饮、食积、瘀血等病邪侵入人体或停滞体内所致病证可定性为实；精气夺则虚，先天不足、后天失养、久病重病、房劳过度等所致病证多定性为虚。

2. 从病程定性

新病、急性期多实，久病、中晚期多虚。

3. 从体质定性

素体强壮者多实，素体虚弱者多虚。

4. 从临床特点定性

凡人体处于虚弱、衰退、不足状态，抗病力低下者，可定性为虚证；凡人体处于亢盛、兴奋、有余状态，邪正交争剧烈者，可定性为实证。

（三）寒热定病性

1. 寒热可以反映机体阴阳的偏盛偏衰

阴盛或阳虚则表现为寒证，如肾阳虚表现为虚寒证；阳盛或阴虚则表现为热证，如肾阴虚表现为虚热证。

2. 寒热可以反映病邪的属性

临床表现为形寒肢冷，面色㿠白，口淡不渴，或渴喜热饮，静而少言，小便清长，大便稀溏，舌质淡，苔白润，脉沉迟等多为寒证。临床表现为恶热喜冷，口渴喜冷饮，面红目赤，烦躁不宁，痰涕黄稠，吐血衄血，小便短赤，大便干结，舌红，苔黄而干燥，脉数等多为热证。

三、肾脏病基本证候

（一）正虚证

1. 概念

正虚是对人体正气虚弱、不足为主所产生的各种虚弱证候的概括，是以正气虚弱而邪不明显为主要临床特征的一类证候。

2. 正虚的病因

主要由先天不足、后天失调、久病重病、房劳过度等所产生。

3. 正虚的辨证要点

临床表现以脏腑气血阴阳亏虚为主，一般久病、势缓，耗损过多，体质素弱者多属正虚。

4. 正虚的基本证候

（1）气虚证

1）临床表现　①神疲乏力；②少气懒言；③动则气促；④自汗易感；⑤舌胖大有齿痕，脉弱。

2）临证备要　①气虚以少气、乏力、动则气促，脉弱为辨证要点。②气虚证是由于元气亏虚，进而导致整个脏腑功能活动的减退。肾脏病在临床上常有肺气虚证、脾气虚证、肾气虚证等不同，如出现咳嗽少气、自汗气喘多提示有肺气虚，出现腹胀纳呆便溏多提示有脾气虚，出现夜尿增多、腰膝酸软多提示有肾气虚，同时各脏腑气虚证可兼并出现。③气虚进一步发展可导致气陷证，又称"中气下陷"或"脾虚气陷"。是由于脾气虚升举无力，清阳之气不升反陷，内脏位置不能维固而下垂，辨证以气虚证伴内脏下垂为要点。如肾下垂可表现为气虚证加少腹两侧重坠等。④气虚较重时还可表现为气的固摄失职，临床称气虚不固证，辨证以气虚证兼自汗或二便自遗，经、精不固等表现为要点，肾脏病常表现为血尿、蛋白尿以及夜尿频多等。

（2）血虚证

1）临床表现　①面色无华；②唇甲色淡；③经少色淡；④头晕眼花；⑤心悸失眠；⑥舌胖质淡，脉细。

2）临证备要　①血虚证是以血液亏虚，不能濡养脏腑、经络、四肢百骸而表现出的虚弱证候，临床以面、唇、甲、舌及皮肤、黏膜组织呈现淡白色伴随全身虚弱为特征。②慢性肾脏病血虚多由久病肾精肾气亏虚，精不化血，气不生血；或由肾失封藏，溺浊内聚，侵扰脾胃，以致脾胃运化失常，不能化生营血所致。

（3）阴虚证

1）临床表现　①形体消瘦；②潮热颧红；③手足心热或五心烦热；④口燥咽干和（或）大便干燥；⑤盗汗；⑥舌瘦红而裂，脉细数。

2）临证备要　①阴虚证是指体内津液精血等阴液亏少而无以制阳，其滋润、濡养等作用减退所表现的阴伤失养和阴虚生热等证候。临床以瘦、红、热、干、数为辨证要点。②阴虚可与气虚、血虚、阳虚、精亏、津液亏虚、外燥内燥、热毒等证候并存或互为因果；阴虚则热，多见热象并易感热邪；亦可发展成为阳虚、亡阴；可导致动风、气滞、血瘀、水停等。③肾脏病中的阴虚证多见于肝、肺、肾、胃等脏腑。

（4）阳虚证

1）临床表现　①畏寒肢冷；②口不渴或渴喜热饮；③尿少浮肿；④小便清长或夜尿频；

⑤舌淡胖苔白滑，脉沉迟无力。

2）临证备要　①阳虚证是指体内阳气不足，其温煦、推动、蒸腾、气化功能减退所表现的虚寒证。临床以畏寒肢冷、尿少浮肿，小便清长或夜尿频多，苔白滑，脉沉迟为辨证要点。②阳虚常伴有气虚，是气虚的进一步发展，即阳气亏虚证。阳虚则寒，必有寒象并易感寒邪。可导致气滞、血瘀、水停、痰饮等病理变化。③肾脏病中的阳虚证多见于心、脾、肾、胃等脏腑。

（5）肾虚证

1）临床表现　①牙齿、骨骼等生长发育迟缓；②水肿；③腰膝酸软；④耳鸣或耳聋；⑤小便清长或夜尿频，遗尿甚至小便失禁；⑥遗精、滑精、精少、精冷或阳痿；⑦经少、经闭或崩漏。

2）临证备要　①肾虚证是指肾中精气阴阳不足影响肾脏藏精、主水、纳气的功能，临床表现为精神不振、健忘、脱发、头晕耳鸣、腰膝酸痛、阳痿遗精、不孕不育等多种病证的一个综合概念。古人有"肾病多虚证"之说。临床上关于肾虚证的形成有两个原因：一是先天禀赋不足，二是后天失养。临床以腰膝酸软、耳鸣耳聋、小便异常、生长生殖异常为辨证要点。②肾虚的本质是肾精气和阴阳的亏损，肾阴、肾阳均以肾的精气为其物质基础，肾阴、肾阳的不足，不但可表现为肾阴虚或肾阳虚的证候，而且阴虚到一定的程度可以及阳，阳虚到一定的程度可以及阴。阴虚及阳、阳虚及阴，最后导致阴阳两虚之证。③异常的情志变化对肾虚证的发生也是不能忽视的，此外，七情内郁、气火内炽，肾精暗耗，也能使人发生肾虚的病证。

（二）邪实证

1. 概念

邪实是以邪气亢盛为矛盾主要方面的一种病理状态，是对人体感受外邪，或体内病理产物蓄积，形成的各种临床证候的概括。其是以邪气充盛、停积为主，但正气尚未虚衰，有充分的抗邪能力，故邪正斗争一般较为剧烈，而表现为有余、强烈、停聚等一类临床证候。

2. 邪实的病因

主要包括两个方面：一是风寒暑湿燥火、疫疠以及虫毒等邪气侵犯人体；二是内脏功能失调，气化障碍导致气机阻滞，以及形成的痰、饮、水、湿、瘀血、宿食等有形病理产物壅聚停积于体内。

3. 邪实的辨证要点

是以邪气盛实为临床特点，一般新起、暴病多实证，病情激剧多实证，体质壮实者多实证。

4. 邪实的基本证候

（1）肾风证

1）临床表现　①发热恶风（寒）；②头身疼痛；③鼻塞流涕；④咽痒咳嗽；⑤皮肤风团、瘙痒；⑥肢体关节窜痛；⑦可见血尿、泡沫尿；⑧眼睑或颜面浮肿；⑨舌苔薄白，脉浮缓。

2）临证备要　①肾风证是感受风邪而成，以卫阳被郁，肺气不宣，肃降失司和风邪扰肾，邪滞经络、肌肉、关节为病机特点，临床辨证以发热恶风（寒），咽痒咳嗽，皮肤风团、瘙痒，肢体关节窜痛，眼睑或颜面浮肿，血尿、泡沫尿为要点。②风为六淫之首，百病之长，寒、暑、燥、湿、火多依附于风侵袭人体，在肾脏病临床上常见风热证、风寒证和风湿证。

外感风寒以恶寒、无汗、身痛、苔薄白、脉浮紧为辨证要点；外感风热以发热、汗出、咽喉疼痛、舌质红、苔薄黄、脉浮数为辨证要点；外感风湿则以头沉身重、关节窜痛、苔白腻、脉濡为辨证要点。③风为阳邪，其性轻扬开泄，善行而数变，因此风邪致病常犯诸阳之首头部、体表和上焦肺脏，且病位游走不定，发病迅速，变化无常。

（2）水湿证

1）临床表现　①面肢浮肿，腰以下为甚，甚至伴有胸水、腹水和阴户水肿；②肢体困重、酸楚；③胸闷脘痞；④纳呆便溏；⑤舌淡胖苔白腻，脉濡或缓。

2）临证备要　①水湿证是由外感湿邪而成，以水湿泛滥、阻滞气机及脾运失常为病机特点，临床上以水肿、困重、痞闷、腻浊等为要点。②湿性重浊、黏腻淹滞，故湿邪致病多起病缓慢，病势缠绵，病程较长，难以痊愈，不如寒邪一温而散，风邪一散而解。③湿为阴邪，易伤阳气，阻碍气机；脾主运化水湿而又易于为水湿所困，故湿邪为病，最易损伤脾阳；湿性趋下，病多见下部症状；湿性弥漫，致病范围广泛；且易与他邪合病，在肾脏病临床上最常见风湿、湿热和风湿热合邪致病。

（3）湿热证

1）临床表现　①身热不扬；②胸脘烦闷；③口苦口黏；④渴饮不多；⑤大便黏滞；⑥小便黄赤、灼热或涩痛不利；⑦肉眼血尿或镜下血尿；⑧舌质红，苔黄腻，脉滑数或濡数。

2）临证备要　①湿热证是以湿热蕴蒸和气机郁滞为主要病机，临床辨证以胸脘烦闷、口苦口黏、大便黏滞、小便短赤、热涩刺痛为要点。②临床表现：突然起病或缓慢起病，一般病程相对较长，病情缠绵，日久难愈，极易反复。③在肾脏病临床上湿热阻滞，湿重于热者，常以浮肿较为明显、渴而饮水不多、小便色黄量少、舌苔黄白相兼或微黄而厚腻、脉濡或滑为主症；湿热阻滞，热重于湿者，常以身热心烦、口苦口黏、小便短赤、大便黏滞、舌红苔黄腻、脉数为主症。

（4）浊毒证

1）临床表现　①呕恶纳呆；②口腻味秽；③神识呆钝，或烦闷不宁；④皮肤瘙痒，或皮肤疖肿、疮疡；⑤鼻衄、牙宣；⑥舌苔污浊。

2）临证备要　①浊毒证是以肾元衰败，溺浊蕴聚，壅滞三焦，动血、扰神为主要病机。浊毒是一类具有黏滞、重浊、稠厚、污秽特性的内生病理产物和致病因素，临床辨证以呕恶食呆、口腻味臊、神识呆钝为要点。②凡病人突然出现尿少尿闭、恶心呕吐或慢性肾脏病病程久延、夜尿量多、呕恶纳呆、舌苔污浊者即可考虑辨为本证。③急、慢性肾脏病病人肾功能检查，血清肌酐、尿素氮增高，虽无上述症状出现，亦可按本证辨治。

（5）痰浊证

1）临床表现　①胸闷脘痞；②形体肥胖；③呕吐痰涎，或咳嗽有痰；④眩晕、神昏、癫狂；⑤肢体麻木；⑥舌苔白腻，脉滑。

2）临证备要　①痰浊证是由水液凝聚而质地稠厚，停聚于脏腑、组织、经络之间，易于阻滞气机、蒙蔽心神、凝聚成块而引起的病证。痰可分为有形、无形两类。有形之痰易于辨识，如呕吐痰涎，或咳嗽有痰，喉中痰鸣，瘰疬痰核，大便黏稠如涕等。无形之痰多从症测知，如胸闷脘痞，形体肥胖，肢体麻木，眩晕、神昏、癫狂等。临床上可据症状结合舌苔白腻脉滑等来确诊。②痰浊证之病位广泛，症状变幻多端，临床表现复杂，故有"百病皆有痰作祟""顽痰生怪病"之说。对于异常蛋白在肾小球沉积所导致胶原Ⅲ肾病、免疫触须样肾小球病、脂蛋白肾病和淀粉样变肾病等均可从痰辨治。③痰浊阻滞肾络，并与瘀血相互搏结，混积肾络，久不消散可以息以成积。是导致肾积证（肾小球硬化和间质纤维化）的重要因素，方隅《医林绳墨·积聚》指出"积者，痰之积也"。

（6）饮停证

1）临床表现 ①喘闷心悸，倚息不得卧；②肋间饱满，咳唾引痛；③脘腹痞坚，叩之有水声；④肢体困重，水肿；⑤咳呕清稀痰涎；⑥舌苔水滑，脉弦或滑。

2）临证备要 ①饮停证是指水液质地清稀，停滞于胃肠、心肺、胸胁、四肢等处，易于阻滞气机、障碍气化而引起的相关病证。临床以喘闷心悸、肋间饱满、脘腹痞坚、咳呕清稀痰涎、舌苔水滑结合饮停部位为辨证依据。②痰、饮、水、湿同是肺、脾、肾、三焦气化功能失常所产生的病理产物，四者一源四歧。痰质稠而黏，呈半凝固乳胶状，流动性小，随气流窜全身，上下内外，见症复杂，以吐痰为主症；饮质地清稀，流动性小，易停聚于腔隙及胃肠，以停聚处症状为主要表现；水质地清稀成液态，流动性大，以水肿、尿少为主症；湿为弥漫之水，无明显形质，呈"汽态"，以肢体沉重酸困为主要表现。③饮停证在肾脏病临床上常表现为胸、腹腔积液，心包积液等。

（7）血瘀证

1）临床表现 ①面色黧黑或晦暗；②腰痛固定或呈刺痛；③肌肤甲错或肢体麻木；④舌色紫暗或有瘀点、瘀斑，脉细涩；⑤尿纤维蛋白降解产物（FDP）含量升高；⑥血液流变学检测全血黏度、血浆黏度升高；⑦咽部暗红反复发作。

2）临证备要 ①血瘀证是由离经之血，未能及时排出或消散，而停留在某一处，或血运不畅，壅积于经脉或某个器官之内，呈凝滞状态，均属瘀血，由瘀血导内阻而产生的证候，是为血瘀证。血瘀证是以刺痛、肿块、出血、失荣和皮肤、黏膜等组织紫暗及脉涩为辨证要点。②在肾脏病临床上，如蛋白尿或血尿经久不消，尿FDP阳性，血液的高凝状态或高黏状态也可作为诊断瘀血证的要点之一。③近年来的临床与实验研究表明，瘀血是肾小球疾病贯穿病程始终的病机，关乎疾病的发生、发展与预后。其外感、内生之邪入侵肾络并混处络中，致使络气受阻，络经凝滞，络血不畅，络脉瘀滞，入络之邪与络中痰、瘀相互攀援，导致络脉痹阻，日久络息成积。故瘀血是构成癥积的重要病理基础，唐容川《血证论·瘀血》中强调"瘀血在经络脏腑间，则结为癥瘕"。

（8）热毒证

1）临床表现 ①皮肤灼热发斑；②咽喉肿痛或溃烂；③皮肤疮毒；④尿赤涩灼痛；⑤口干口苦；⑥舌红赤苔黄，脉弦数。

2）临证备要 ①热毒证是邪热炽盛，化火成毒，浸淫皮肤，熏灼咽喉，灼伤溺窍，腐肌败肉所表现的证候，以皮肤灼热发斑、咽喉肿痛或溃烂、皮肤疮毒、尿赤涩灼痛为辨证要点。②在原发或继发的肾脏疾病中，热毒是其发生、发展的重要因素，并可导致慢性肾衰竭病人肾功能急剧变化。

（9）气滞证

1）临床表现 ①胸胁脘腹胀闷疼痛，时轻时重，部位移动；②病情随情绪波动而增减，嗳气、善太息；③腹中痞块聚散无常，得嗳气或矢气则减；④舌苔薄，脉弦。

2）临证备要 ①气滞证是指某一脏腑或某一局部气机阻滞，运行不畅所表现的证候，临床以局部胀、闷、痛为辨证要点。②气滞证由于病因不同、部位各异，故其证候表现有各自特点，临床常见有肝郁气滞证、胃肠气滞证和肝胃气滞证。肝郁气滞可见胸胁胀闷疼痛；胃肠气滞则见脘腹胀闷疼痛；肝胃气滞可见胸胁脘腹胀闷疼痛。③气滞日久可引起诸多变证，如影响水津的输布而产生痰、饮、水、湿，出现痰气互结、气滞湿阻和气滞水停证。导致血液运行不畅而表现为气滞血瘀证；亦可郁久化热生火。

（10）药毒证

1）临床表现　①有服用肾毒性药物的用药史；②水肿；③尿频、尿急、尿痛；④少尿、无尿；⑤血尿；⑥尿潴留；⑦过敏反应，包括药物热、药疹、无菌性白细胞尿，尿沉渣见嗜酸性粒细胞占 1/3 以上等。

2）药毒引起肾损害的机制　可能有：①药物本身的肾毒性作用：如关木通、广防己、雷公藤等过量使用可直接对肾小管上皮细胞产生毒性作用，轻者导致肾小管上皮细胞空泡变性，重者发生肾小管坏死，临床表现为急性肾衰竭。②药物引起机械性梗阻：如磺胺类、甲氨蝶呤等可在尿液中形成结晶造成尿道梗阻而导致肾损害。③药物引起过敏反应：某些药物可作为过敏物质，进入体内导致全身过敏，从而引起局部急性过敏间质性肾炎。④药物诱发细胞生长因子的释放：某些药物可引起肾小管上皮细胞的损伤，使其释放某些趋化因子及生长因子，从而导致肾间质炎性细胞浸润与纤维化，也可能是药物直接刺激肌成纤维细胞增生或使其活性提高而导致间质纤维化。⑤药物损害血管壁：有人认为药物最初可能损伤肾脏小血管壁而引起肾缺血，特别是间质细胞的慢性缺血，最终导致肾小管萎缩及间质纤维化。⑥药物引起溶血性反应：海马、独活、蜈蚣、皂荚可引起病人发生溶血性反应而加重肾功能的损害。

3）临证备要　①西医学认为肾脏的解剖和生理特点决定了药毒容易伤肾，应用肾毒性药物或药物用量过大，药邪就会侵犯肾脏而致肾脏功能障碍，产生各种病证。以有肾毒性药物服药史和泌尿系统症状并见为辨证要点。②药毒伤肾的病理性质属邪实伤正，一般初发之期多由药毒内伤，生热化火，伤津灼络，以邪实为主；病至后期，肾气受损，遂转为正虚为主；另由于素体禀赋差异，药毒内入，化火生风，可产生过敏反应。

四、肾脏病复合证候

肾脏病复合证候是由两种或两种以上肾脏病的基本证候构成。从病位上可见两个或两个以上脏腑受累，如肺肾两虚、肺脾肾俱虚等；从病性上讲，可见两个或两个以上虚证或实邪同时出现，也可虚实并见，如气阴两虚、阴阳两虚、瘀水互结以及气虚兼挟湿热，或阴虚兼湿热瘀互结等，以及病位与病性结合之肾气虚证、肺肾气虚、脾肾气虚、脾肾阳虚等证。

（一）正虚的基本证候

1.肺肾气虚证

（1）临床表现　腰膝酸软，头晕耳鸣，神疲体倦，语声低怯，少气懒言，咳喘无力，动则益甚，自汗畏风，易于感冒，舌淡苔白，脉细弱或虚大无力。

（2）临证备要　①多缓慢起病，一般病程较长；临床以肺虚加肾虚加气虚为证候特点。②临床上多见于慢性肾小球肾炎或原发性肾病综合征病人，常因感冒而导致病情反复发作，迁延难愈者即可辨为此证。③易夹兼证：水湿、痰湿、血瘀、浊毒。

2.脾肾气虚证

（1）临床表现　腰膝酸软，头晕耳鸣，腹胀便溏，口淡不渴，食少纳呆，倦怠乏力，气短懒言，下肢浮肿，舌质淡苔白腻，脉弱或沉细。

（2）临证备要　①多缓慢起病，病程较长，临床以脾虚加肾虚加气虚为证候特点。②浮肿以下肢为主，并有晨起减轻，午后加重的特点。③尿蛋白或血尿长期不消，兼见腰膝酸软、腹胀便溏或下肢浮肿者即可辨为此证。④慢性肾小球肾炎或隐匿性肾炎，紫癜性肾炎以及慢性肾功能不全反复发作者多见此证。⑤易夹兼证：水湿、痰湿、血瘀、浊毒。

3. 气阴两虚证

（1）临床表现　神疲乏力，少气懒言，口干咽燥，五心烦热，舌红少苔，脉细数无力。

（2）临证备要　①多缓慢起病，一般病程较长，临床以气虚加阴虚为证候特点。②气阴两虚证是多种肾脏病极为常见的病证，临证时应注意是以阴虚为主，还是以气虚为主。③气阴两虚证在病理演变过程中，可先由气虚继及阴分，或由阴虚继累气分，亦有气阴同时亏耗，临证时对其前后因果关系亦应注意辨析清楚。④气阴两虚证进一步发展，可以气虚及阳，导致阴阳两虚证，亦可因阴亏气竭而酿成不治。⑤易夹兼证：血瘀、湿热。

4. 脾肾阳虚证

（1）临床表现　面色㿠白或黧黑，腰膝酸软，头晕耳鸣，神疲乏力，畏寒水肿，四肢不温，口淡不渴或喜热饮，腹胀纳少，肢体水肿，小便清长或尿少或夜尿增多，大便溏薄，性功能低下或月经失调，舌淡胖有齿痕，苔白腻或水滑，脉沉细或沉迟无力。

（2）临证备要　①多缓慢起病，一般病程较长，临床以脾虚加肾虚加阳虚为证候特点。②本证以脾肾阳虚、阴寒偏盛的临床症状为主，且以虚而有寒为特点。③脾肾阳虚证多见于原发性或继发性肾病综合征、慢性肾小球肾炎、肾上腺皮质激素撤减综合征、慢性肾衰竭的病人。

5. 肝肾阴虚证

（1）临床表现　目睛干涩或视物模糊，耳鸣、腰痛，头目眩晕，急躁易怒，失眠多梦，腰膝酸软，口干口苦，潮热盗汗，五心烦热，梦遗或月经失调，舌质红苔薄黄而干或少苔偏干，脉细数或细弦数。

（2）临证备要　①多缓慢起病，一般病程较长，临床以肝虚加肾虚加阴虚为证候特点。②肝肾阴虚的病人可表现为阴虚火旺或阴虚阳亢二大组症状，为慢性肾脏病较为多见的证候。前者以口干咽燥、五心烦热等虚火偏盛为主要内容，后者以头痛且胀、头重脚轻等阳亢上逆为临床特点。③临床上阴虚火旺证见于急性肾炎恢复期、隐匿性肾炎以血尿为主者和过敏性紫癜性肾炎，也可见于医源性肾上腺皮质功能亢进者。阴虚阳亢证见于慢性肾小球肾炎、慢性肾衰竭、医源性肾上腺皮质功能亢进以高血压为主要表现者。④易夹兼证：肝郁、血瘀、湿热。

6. 阴阳两虚证

（1）临床表现　畏寒肢冷，头晕耳鸣，倦怠乏力，少气懒言，自汗盗汗，手足心热而手足背寒，形体羸瘦，虚烦失眠，舌质胖嫩，脉细数无力。

（2）临证备要　①多缓慢起病，一般病程较长，临床以阴虚加阳虚为证候特点。②本证以虚热和虚寒证并见为临床特点，是虚兼寒热错杂之证。③临床多见于终末期肾病的病人。

（二）标实的基本证候

1. 风水相搏证

（1）临床表现　突然起病，眼睑浮肿，继而遍及全身，来势迅速，小便不利，尿多浊沫，常伴见发热、恶风（寒）、肢节酸楚，伴有咽痒咽痛、咳嗽气喘、舌质红或淡红，苔薄白或薄黄，脉浮滑或浮紧。

（2）临证备要　①多突然起病，一般病程较短；以伤风证加水湿证为证候特点。②由于风邪具有轻扬上浮之性，故风水相搏，浮肿多以眼睑、颜面等上半身部位为主，且多突然起病。临床上应进一步辨其是风寒还是风热。外感风寒以恶寒、无汗、身痛、苔薄白脉浮紧为主症；外感风热以发热恶风、咽喉疼痛、舌质红、苔薄黄、脉浮数为主症。③本证见于急性肾小球肾炎或慢性肾小球肾炎急性发作。

2. 湿热蕴结证

（1）临床表现　浮肿以下肢为重，常伴见身热不扬，午后热重，汗出而黏，胸脘烦闷，口苦口黏，渴饮不多，纳呆泛恶，尿急而频、灼热涩痛或滴沥刺痛，尿量短少，色黄赤混浊，或血尿，或尿有砂石，小腹胀满疼痛或拘急，大便黏滞，舌质红苔黄厚而腻，脉濡数或滑数。

（2）临证备要　①突然起病或缓慢起病，一般病程相对较长，病势缠绵，日久难愈，极易反复。以湿热和气滞为辨证要点；病变以脾胃为中心，亦可见湿热蕴结于下焦，或煎熬尿液，形成砂石，阻滞气机，导致下焦气化功能失常。②由于湿邪具有重浊、下趋之性，伤于湿者，下先受之，故浮肿先起于下部或以下肢为重。③本证见于慢性肾脏病蛋白尿或血尿经久不消，或有血清肌酐、尿素氮逐渐上升的病人；也可见于尿路感染和肾结石的病人。

3. 水湿浸渍证

（1）临床表现　全身浮肿，腰以下为重，按之没指，甚至伴有胸、腹水，小便短少，脘闷腹胀，纳呆泛恶，身体困重，舌淡胖苔白腻，脉沉缓。

（2）临证备要　①缓慢起病，病程较长；临床以水湿和脾运失常为辨证要点；②浮肿较为明显，且以腰以下部位为重，严重者伴有胸水、腹水；③多见于肾病综合征的病人。

4. 瘀水互结证

（1）临床表现　四肢或全身浮肿，以下肢为重，皮肤瘀斑，腰部刺痛，固定不移，血尿，尿多浊沫，舌质紫暗或有瘀斑瘀点，舌下脉络迂曲，苔白腻，脉沉细涩，或弦涩。

（2）临证备要　①多缓慢起病，病程较长，临床以水湿加瘀血为辨证要点。②本证水肿较为顽固，常久延不退，其肿势轻重不一，日久难消，部分病人呈下肢不对称性水肿。③临床常见于难治性肾病综合征高凝状态或肾静脉血栓形成病人。

5. 气滞血瘀证

（1）临床表现　腰部胀痛或刺痛，或小腹胀满疼痛，小便滴沥，或尿细如线，甚则阻塞不通，尿有血块，舌质紫暗，或有瘀斑，苔黄，脉涩或弦涩。

（2）临证备要　①多突然起病，一般病程较短；以气滞加血瘀为辨证要点。②见于肾结石或梗阻性肾病病人。

6. 湿浊内蕴证

（1）临床表现　小便短少，色清，甚则尿闭，面色晦滞，恶心呕吐，口中秽味，肢体困重，食少纳呆，脘腹胀满，口中黏腻，大便溏，舌苔厚腻，脉沉细。

（2）临证备要　①多缓慢起病，一般病程较长；以水湿加浊毒为辨证要点，常兼夹瘀血证。②本证多见于慢性肾脏病迁延不愈，肾功能失代偿期、氮质血症期及尿毒症期的病人。

五、特殊辨证

中医学认为外源性皮质激素为燥热之剂，长期使用易伤阴耗液，导致肝肾阴虚、阴虚阳亢。环磷酰胺、硫唑嘌呤、吗替麦考酚酯、环孢霉素、来氟米特、他克莫司等免疫抑制剂为苦寒之品，长期使用伤阳耗气，导致脾肾阳虚、阳虚阴盛。肾脏病在使用大剂量激素或配合免疫抑制剂治疗的诱导阶段以阴虚火旺、阴虚内热型为主要证型；撤减阶段，以气阴两虚、肝肾阴虚、脾肾阳虚型为主要证型；维持阶段，以脾肾阳虚为主要证型。而瘀血内阻则在不同阶段都有体现。肾脏病经激素或配合免疫抑制剂治疗后，其证型变化规律主要为"阴虚－气阴两虚－阳虚"，这就要求医者在临床激素诱导阶段要以养阴清热为主，减量阶段要逐渐加大益气养阴之品的用量，同时还要兼顾温阳，维持阶段要以温阳为主，且在全程中要酌加养血活血之品。

（金善善　王小琴）

第二节　辨病论治

中医辨病论治是中医理论体系的核心思想之一，东汉医家张仲景所著《伤寒论》和《金匮要略》开启了"辨病论治"的先河，后世医家在此基础上多有发挥。晋代葛洪提出"分别病名，以类相续，不相错杂"，其《肘后备急方》将病分有"内病""外发病""他犯病"，所述"天行发斑疮"，是世界上对天花病的最早记载。隋代巢元方《诸病源候论》更以病为纲，从源分候，罗列有外科、妇科、儿科等多种疾病类别，对疾病的病名分类等有许多精辟论述。

一、单纯辨证论治的局限性

中医学中的证或证候，是对疾病在某一阶段病因病位及发病机制的概括，体现为一组表现稳定、相互关联且能反映疾病某一阶段病变本质的症状和体征。然而临床中常有辨证依据不足的情况出现，尤其当病人出现一些较为隐匿的疾病时，往往只有实验室及影像学检查能提供诊断依据，病人自身缺少自觉症状，传统的望闻问切四诊无法发现异常体征，此时传统中医便会面对难以明确辨证的尴尬处境。

即使病人存在主观不适，但如若症状轻浅、时有时无，加上病人主观感知的偏差，医者也难以获取规范完整的信息和辨证依据，从而极大影响辨证的准确性。现实中病人往往不具备专业医学知识，在陈述病情时往往不具备严谨的逻辑，表达较为随意，具体描述的部分症状并不一定与所患疾病存在紧密联系，病情描述中附有其他合并和兼夹的症状。加上病人表述能力参差不齐，辨证的过程很难做到客观统一。同时传统中医证型自身就有模糊、宽泛的特点，本身归类的标准也缺乏统一性和规范性。而且辨证过程中常常伴有医者主观经验的影响，因此辨证的客观规范难以保障。

二、辨病论治的优势

辨病论治的思想从病的角度出发能以动态延续的角度看待疾病的发生发展。不同于证候体现的是某一时间横向截断的病理特点与规律，病是致病邪气作用于人体并与人体正气相争而引起的机体阴阳失调、脏腑组织损伤、生理功能失常或心理活动障碍的一个完整的生命过程。换句话说，"病"反映的是病理变化的全过程和发生、发展、变化的基本规律，体现为时间上一个纵向连续的过程。辨病论治就是要把握疾病发生发展及预后的规律及核心矛盾。正是基于这样的差异，辨病论治能够很好弥补传统辨证论治的不足。

辨病论治能从病的差异上入手，进行更有针对性的治疗，提高治疗效率。传统辨证论治是在证的基础上确定治疗方案，因此当不同疾病出现同一证时，采用"异病同治"的方法，但这一指导思想并不能适应所有情况。疾病本身是具有差异性的，"证"的相同并不会完全抹灭

"病"的差异和治疗上的区别。例如：中医喘病肾虚证可采用金匮肾气丸和参蛤散加减，泄泻病肾虚证采用四神丸加减，眩晕病肾虚证用左归丸加减，等等。辨病论治能更加强调治疗针对性与专属性，从而解决传统辨证与施治之间的并非完全同证同方的问题。

辨病论治能更好把握病人单纯症状改善与疾病痊愈判定间的关系。疾病的发展过程中，机体的异常往往不是都能体现在病人的主观感受和体征上，以传统辨证论治的角度出发，病人没有异常不适或体征时，就可说明病人已痊愈或好转，但随着现代医疗检验技术的不断发展，更敏感准确的检验设备能够发现病人难以自觉的异常。从辨病论治的角度出发，可以超越传统中医四诊，延伸对病人病情信息收集的范围和渠道，从而更好地把握病人的当前状态。例如早期肿瘤在病人未有自觉症状、舌脉象及体征无异常时，传统中医难以辨证，但借助西医学生化影像等技术尽早明确疾病，及时进行早期中西医药物干预，甚至直接西医手术治疗，便能更好地达到治疗效果。

三、辨病论治限定疾病范围

中医辨病论治其核心是对疾病进行类别的划分，体现对疾病发展范围的预判以及疾病特点属性的归纳，以确定疾病为首要步骤而后确立治疗的原则，区别不同疾病发生发展和相互转化的动态规律。因此辨病确定病名，就是要划定疾病之间清晰的界限，再针对性地制定治疗的原则，选取恰当治疗时机和治疗手段。将辨病的等级优先于辨证也可以较早确定疾病属性，根据病的特点预估病情的转化传变范围。辨病论治就是由症状、体征、辅助检查等手段确定病的范围，再定证候与方药，在症、病、证、方之间逐层深入，相互印证，互为补充构成一个连贯完善的辨治思路。

四、辨病论治应注重动态变化

中医辨病论治不仅仅是确定病名，对疾病的诊断与鉴别诊断，还包括对病的动态观察，辨明病情的转化和预后，深度地探究疾病的病因病位和病理过程。辨病过程中要考虑到不同疾病之间可以互相转化，随着疾病的转化，病名也会随之调整，治疗原则随之变化。在疾病演变过程中，可以恶化或者好转，也可以变生他病，类似于西医所说的并发症。变生他病之后，疾病的根本性质也可能发生颠覆性的改变，甚至与原来疾病发生治疗矛盾，治疗原则、方法就必须随辨病的推进而改变。以中医水肿为例，其可以发展到癃闭、关格，这个过程是随时会出现的，辨病过程中诊断必须随之更改，做到客观准确，符合病人疾病发展状态，解决治疗问题就更容易切中关键点。

临床上若过度依靠首诊，不知灵活运用中医辨病论治的思想认真观察疾病的动态变化，将一个诊断死板地延续至病人的整个病程，就有可能导致误诊误治，加重病情。例如食积内热病人清热导滞后本无大碍，偶感风寒，发热汗出，若在辨病过程中忽视病情变化，错判邪气入里，蒸津外出，从而在太阳病中误用下法，反而使得邪陷入里，迁延难愈。其他例如《伤寒论》中多有对误治的论述，究其原因往往是辨病死板、错判病机所导致。如少阳病，邪在少阳，枢机不利，病在半表半里，错判太阳阳明，误用汗法或误用下法，则变证频出；阳明病，热邪入里，病位在里，错判太阳，误用汗法，复伤津液，反热结更甚，如此不胜枚举。

五、辨病论治与辨证论治相结合

纵观中医学的发展历史，自古以来辨病与辨证就从未孤立地存在，只有辨证论治或辨病论治或主或辅之异。《金匮要略》的绝大多数篇名都是"辨某病脉证并治"，这是中医学重视辨病论治与辨证论治结合的最好证明。例如：《金匮要略》中"问曰：夫饮有四，何谓也？师曰：有痰饮，有悬饮，有溢饮，有支饮"，提出了辨病"四饮"即痰饮、悬饮、溢饮、支饮的疾病概念。同时张仲景则视其病情的发展变化不同，分别论述了"病痰饮者，当以温药和之""心下有痰饮，胸胁支满，目眩，苓桂术甘汤主之"；饮停胁下证，治以破积逐水，"病悬饮者，十枣汤主之"；支饮兼胃家实证，治以疏导肠胃，荡涤实邪之法，"支饮腹满者，厚朴大黄汤主之"；饮结下焦证，应化气利水，"假令瘦人，脐下有悸，吐涎沫而癫眩，此水也，五苓散主之"；内饮外感证，治以温肺化饮、散寒解表，"咳逆倚息不得卧，小青龙汤主之。"我们应善于学习前人辨病与辨证结合的经验，不失偏颇地应用于临床之中。

六、辨病论治与微观辨证相结合

微观辨证强调以微观指标认识与辨别疾病。在微观的层次上认识机体的结构和功能特点，并结合传统的辨证宏观指标进行辨证。在科技高速发展的今天，只局限于通过传统四诊信息来诊断疾病、判断疗效是不切实际的。辨病论治必须与微观辨证相结合，才能不断适应当前医疗环境与技术的快速变化。如今中医临床所面临的"病"，不仅包括传统的中医疾病，更多的还有西医学的专科疾病。如糖尿病、慢性肾炎、恶性肿瘤等一类疾病早期并无明显症状的疾病，通过西医学辅助检查手段，可以实现早期诊断、早期干预。注重辨病论治与微观辨证相结合，将中医传统的疾病证候表现与西医学病理生化检查等客观指标综合参考，将有助于医者更加全面地认识疾病。

以西医学肾脏病为例，将肾脏微观结构病理变化作出发点，根据病变的程度与性质、病程的长短、病势的缓急，结合病因病机，以中医基础理论为指导进行辨证。例如：急进性肾炎中细胞性新月体的形成，可导致肾功能短期内的急剧坏转，与中医六淫中"火"邪其性炎上，"风"邪善行而数变的特性相类似。从中医"风火相煽"的角度出发，急用清热祛风之品控制病情，同时出现的肾小管、间质的炎性细胞浸润也可视为"火热之邪"的表现，可根据病变程度从中医清热解毒的思路出发进行治疗。

在一些微血管病变和增生性疾病中，往往可以从中医"血瘀痰湿"等病理产物的角度论治。如血栓性微血管病在临床上可出现急性肾衰竭，并见紫癜、贫血等，中医可从"血热血瘀"论治，施以清热凉血之法。如红细胞管型是大量红细胞自断裂的肾小球基底膜挤压而出，阻塞于肾小管而形成，与中医学"血溢脉外"相近，药用丹皮、茜草、白茅根等，以凉血止血为总法施治。而对于胶原纤维形成、系膜基质增生等病理表现，因增生成分具有黏滞、流动性差、胶着难化的特点，可从中医学"痰湿"的角度辨识施治。糖尿病肾病早、中期，病理可见系膜基质增生，结合肾小球高灌注、高滤过等"阳亢"表现，辨为痰浊湿热之证，治以清热、燥湿、化痰之法。

通过特定的微观病理变化要辨明虚实，攻补兼施，同时做到分寸得当。如细胞空泡变性的本质是水肿，可看作脾肾不足、水湿内停，在利水渗湿之时，辅以补肾健脾。而在缺血性肾脏病中，致病的根本原因是肾动脉狭窄而导致脏腑"失于濡养"，进而才出现小动脉的硬化，因此在临床治疗中活血化瘀的同时，还要注意益气养血、充养脏腑。

（詹理睿　王小琴）

<h1 style="text-align:center">第三节　微观辨证</h1>

微观辨证是指通过西医学的检查，使一些无法经中医"四诊"取得的临床信息也可作为临床辨证的依据，即以西医学检查结果为中心，配合中医的"四诊"及对检查结果的病因病机认识进行辨证。随着现代医疗技术的进步，肾脏病微观辨证在临床实践中应用越来越广泛。

一、尿液检查与中医辨证

1. 血尿

在尿液常规检查时，新鲜尿沉渣每高倍视野红细胞＞3个或尿沉渣 Addis 计数 12 小时排泄的红细胞数＞50 万，则为血尿。血尿属中医学"尿血"范畴，病因病机概括起来主要是：虚热或实热灼伤脉络；或气虚不能摄血，使其溢于脉外所致；或瘀血内阻致血行不循常道。临床常辨证为湿热证、气阴两虚证、瘀血证等。

2. 蛋白尿

正常人尿中蛋白质的含量很少，当尿中蛋白质含量增加，尿常规蛋白质定性检查呈阳性反应时称为蛋白尿。中医学中无蛋白尿之称，蛋白质作为构成人体和维持生命活动的基本物质，与中医理论的"精气""精微""清气"等相似，蛋白尿属于中医学"尿浊""虚劳"等范畴，其病机多为本虚标实。正虚多由肺系虚损，宣肃不利，不能布精；肾失封藏，精关不固，精微下泄；或脾虚不运，不能升清降浊，反致精气下泄。邪实则多由外风、湿热、瘀血、痰浊所扰，导致肾络瘀阻，精气外溢，下遗尿中。

3. 尿比重异常

正常尿比重在 1.003~1.035 之间。尿比重偏低，常为肾病日久，肾气受损，气化失司，不能蒸腾津液上复心肺所致；尿比重增高为肾病早期，邪热内阻，伤津耗液，加之精微下泄所致；尿比重恒定者，为肾病后期，阴阳俱损，开合失度，常见于慢性肾衰竭。

4. 白细胞尿

指新鲜离心尿液每个高倍镜视野白细胞超过 5 个，或者一小时新鲜尿液白细胞数超过 40 万或者 12 小时尿液中超过 100 万个。大量白细胞尿，多为泌尿系统感染；少量白细胞尿可见于各种肾炎，如狼疮性肾炎等，也可见于伴有渗出的毛细血管内增殖性肾小球肾炎。白细胞尿的发生一般伴有尿频、尿急、尿痛，是由于湿热下注、邪正相争所致。如饮食不节，湿热内蕴，下注膀胱；或下阴不洁，秽浊之邪侵入膀胱，酿成湿热；或久病脾肾亏虚，膀胱气化不利等，皆可发生尿中白细胞增多。

5. 管型尿

管型是由蛋白质、细胞和细胞碎片在肾小管内凝聚而成，为肾小管铸型，管型尿表明病变在肾小球或肾小管。透明管型主要为蛋白组成，多属脾肾气虚，统摄失职，精微下泄，或湿浊瘀血阻滞，肾络受阻，迫精外泄所致。细胞管型由红细胞、白细胞、上皮细胞黏聚在蛋白质上形成，多为湿热蕴结，灼伤肾络，或气虚不摄，血溢脉外；或瘀血阻络，血不循经所致。

6. 菌尿

尿沉渣镜检每高倍视野下细菌数＞15~20 个，或中段尿菌落数＞10^5/mL，则为菌尿。菌尿属于中医"淋证"范畴，常因下阴不洁，秽浊之邪入侵，内犯膀胱或上行至肾；或他脏热毒，移热于肾或膀胱，使气化失司，湿热下注；或素体亏虚，加之劳累或冒雨涉水，使肾气不足，湿热内蕴而致本证。辨证以湿热下注为主。

7. 尿 β_2- 微球蛋白（β_2-MG）

尿 β_2-MG 增加是由于近端肾小管重吸收障碍。中医学认为其病因有药物使用不当，损伤肾气；湿热内蕴，日久伤肾；他脏久病及肾，肾气亏损；先天禀赋薄弱，肾气不足等，中医辨证多属肾气亏虚。

8. 尿纤维蛋白降解物（FDP）

在肾脏疾病中，尿 FDP 增加提示肾脏内有凝血和纤溶现象，因此尿 FDP 阳性可作为中医瘀血阻络的一个指标。常见病因有气虚失血；或血热妄行使血离经脉，或气虚推动无力，或气机不利，或血水互结，使血液运行不畅，瘀滞于肾络；或久病入络，络脉瘀阻等。

9. 氨基酸尿

氨基酸尿多因肾小管病变，使其对氨基酸重吸收功能受损而致。氨基酸作为合成蛋白质的成分，属中医水谷精微，因此氨基酸尿的发生是精微外泄，常见于脾肾亏虚证。脾虚不能升清，肾虚不能固摄，水谷精微不能内留而充养脏腑，精微下遗形成氨基酸尿。

10. 尿渗透压

尿渗透压可反映肾脏的浓缩稀释功能。尿渗透压降低常见于肾浓缩功能受损的疾病，如慢性肾盂肾炎、多囊肾、慢性肾衰竭、尿崩症、尿路梗阻性肾病、尿酸性肾病、急性肾小管功能障碍和原发性肾小球病变等。中医学认为肾主水，主气化，主津液，是机体水液代谢的重要器官，当肾功能健全时，能恰当地回收和排泄水津，以维持水液在机体内的代谢平衡，即"摄客水而为真水"的生理机制，而肾虚时不能恰当地回收和排泄水液，导致水液代谢失衡，即"真水亦从而为客水"的病理机制，特别是肾阳的温化功能失常，开合失司，以致机体水液代谢失常。因此尿渗透压的降低是因肾阳虚衰不能温化水液所致。

二、血生化检查与中医辨证

1. 低蛋白血症

低蛋白血症是指血浆总蛋白和血浆白蛋白的减少，一般认为血浆总蛋白低于 60g/L 或者白蛋白低于 35g/L。肾病病人由于长期或大量的蛋白尿，丢失和消耗了大量的蛋白质，加之久病或胃肠道水肿，使消化吸收功能下降，饮食补充蛋白质不足，致血浆蛋白质进一步降低，从而出现低蛋白血症。血中蛋白应归属中医学中的人体气血精微，属中医学"精、气、血"之范畴，主要靠脾胃化生，肾气封藏。如脾气虚弱，脾失健运，水谷精微无以化生，则体内蛋白降低。肾为封藏之本，凡五脏六腑之精气，皆藏之于肾，若肾气虚弱，或相火内扰，致封藏失职，精微下泄，导致低蛋白血症。常见脾胃气虚、脾阳虚衰、气阴两虚、肾气亏损及肾阳衰微等证。

2. 高脂血症

肾病与脂代谢紊乱的关系愈来愈引人注目，在慢性进行性肾损伤时常伴随脂代谢异常，而高脂血症又可促发肾损害。中医学无"高脂血症"病名，本病属于中医学"痰饮"等范畴。肾性高脂血症的形成为久病脾肾气虚，脾失健运，无力运化水谷精微，肾虚不能蒸化精微，从而使津液不化而转变为痰浊，痰浊之邪积聚体内，酿成膏脂，浸淫脉道，以致气滞血瘀、痹阻脉络，便会形成高脂血症和动脉粥样硬化。另外，因大剂量、长期激素的使用也使血脂代谢紊乱。临床辨证分为实证、虚证、虚实夹杂证，划分 6 个证型，涉及肝、脾、肾三脏。因湿热蕴结、痰湿内阻、痰瘀结滞者，多表现为湿热蕴结、痰湿内阻、痰瘀结滞等证。因虚实夹杂者，多表现为脾虚湿盛证。虚证多表现为脾肾阳虚、肝肾阴虚证。

3. 氮质血症

氮质血症是指血中的尿素氮或肌酐（Cr）等非蛋白氮超出正常范围。肾脏疾病发展到一定阶段，肾功能失代偿时，体内氮质及其他代谢产物潴留，形成氮质血症，甚至尿毒症。高氮质血症的形成可对机体各系统产生不良反应，损害正常的生理功能，甚至危害生命。高氮质血症属中医学"肾衰病""虚劳""关格"等范畴。本病的特点是本虚标实，本虚以脾肾亏虚为主，以"肾"为中心，标实主要是湿热、浊毒、瘀血等。早期多表现为虚证，或虽兼夹浊邪但不严重，后期则多虚实夹杂，脾肾更亏，而湿、浊、瘀、毒壅盛，多脏器受损。中医辨证以正虚及邪实为纲，同时注意正虚与邪实相兼并不是固定不变，甚至每种正虚都可以兼夹数种不同的邪实。本证多见脾肾气虚、肝肾阴虚、脾肾阳虚、气阴两虚及阴阳两虚证。兼证多表现为湿浊证、湿热证、热毒证、瘀血证及风动证。

4. 酸中毒

在正常情况下，人体体液的酸碱度保持在一个相当稳定的范围内，即血 pH 在 7.35~7.45 之间。参与调节机体酸碱平衡的机制有三：血液缓冲系统、肺和肾脏。肾脏调节体液的酸碱平衡主要通过排出 H^+ 及重吸收 HCO_3^-，排出磷酸盐、铵盐等方式完成。由于固定酸（非挥发性酸）的相对或绝对增加，引起血浆中 H^+ 浓度增高，血 pH 降低，二氧化碳结合力降低，即发生代谢性酸中毒。如肾衰竭、肾小管性酸中毒即可由于肾脏的酸碱调节功能损害，酸性物质在体内蓄积而发生酸中毒。中医无酸中毒病名，但根据临床症状及原发病的发生，常可参考"关格"、"呕吐"、"心悸"等病名进行辨证分型。多见湿浊中阻、肺肾气虚、脾肾阳虚、浊毒上蒙等证。

5. 高尿酸血症

正常嘌呤饮食状态下非同日两次空腹血清尿酸水平男性＞ 420μmol/L，女性＞ 360μmol/L 者为高尿酸血症。主要是由于嘌呤代谢紊乱，尿酸生成过多，聚积在体内，或肾脏排泄减少而造成。高尿酸血症除可引起痛风外，尿酸盐结晶在肾脏内沉积可引起急、慢性尿酸性肾病及尿酸性肾结石，导致肾损伤。高尿酸血症在痛风发作前临床症状多不明显，属中医学"未病"或"伏邪"；当并发关节炎或肾脏损害，出现关节肿痛、变形，尿路结石或肾功能不全时，可归入"痹证""历节""淋证""水肿"等范畴。本病中医认为，素因禀赋薄弱，脾肾气虚，复加饮食不节、劳逸无度、七情失调、药毒损伤，导致脾失运化，肾失主水，清浊失司，湿浊内蕴，湿郁化热，湿热为患；湿聚为痰，痰湿相合；气虚及阳，易感寒湿。湿热、寒湿流注关节经络、蕴结痹阻，而现痹痛，晚期痰瘀胶结，关节畸变；气血阻滞肾络，湿热下注膀胱，可见石淋。迁延日久，累及肝肺诸脏。其基本病机为虚实夹杂，其中脾肾不足为本，湿、浊、痰、瘀互结为标。其辨证分型根据病情缓急，分为急性发作期及慢性期进行辨证分类。

在急性发作期（临床表现以痹痛及石淋为主）多见湿热蕴阻、寒湿痹阻、湿热下注、气血阻滞等证。在慢性期（以正虚为本，邪实为标，标本结合作为完整的证型）多见脾肾气虚、肝肾阴虚、脾肾阳虚、气阴两虚、阴阳两虚等证，并夹杂湿热、痰浊、瘀阻、寒湿等证。

三、肾脏超声检查与中医辨证

肾脏超声检查不仅能测定肾脏的大小、位置、形态和内部结构，还能观察肾脏及其周围的各种病变，并且此检查方法无痛苦、无创伤、不受肾功能影响，可重复性强，检查迅速，已成为使用最广泛、最普及的诊断方法之一。中医传统无此检查方法，对肾脏超声的检查结果常结合具体临床表现而进行辨证认识。

1. 肾下垂

超声检查肾脏立位与卧位相比活动度超过3cm时或肾下极低于髂嵴连线，可考虑为肾下垂。肾下垂的肾脏超声为正常肾声像图。根据肾下垂的临床表现，属中医学"腰痛""尿血"等范畴。中医学认为本病病因主要是先天不足、饮食不洁、劳累过度、生育过多、情志不舒等。病机关键为肾亏体虚，脾气不升，肝郁气滞，湿热蕴积。常见中气下陷、肾阳亏虚、肾虚寒湿、肝气郁滞等证。

2. 多囊肾

多囊肾为先天性发育异常疾病，有遗传性，往往两肾受累。超声检查肾脏增大，肾内可见多数大小不等无回声区，肾实质回声增强。严重者肾外形不清、肾内看不到正常肾实质回声，呈许多大小不等重叠无回声区。临床以腰痛、腹块、血尿、高血压等为特征，属中医学"积聚""腰痛""血尿"等范畴，常分为气滞络阻、水湿停聚、痰瘀积聚、正虚邪实等证。

3. 肾结石

肾结石主要分布在肾的集合系统内，位于肾盂者居多，肾盏次之。肾结石可以无临床症状，结石发作时可表现为腰腹部疼痛、尿血、排尿困难等，属中医学"腰痛""淋证"等范畴。多因先天禀赋不足，肾阳素虚，或因久病耗伤肾阳，再加上素食辛热肥甘厚腻，湿热内生，或复感湿热之邪，内传膀胱而致。主要病机为湿热蕴结下焦，肾与膀胱气化不利。常分为下焦湿热、肝经气滞、瘀血内阻、脾肾两虚、气阴不足等证。

四、肾脏病理微观辨证

肾活检病理是肾脏疾病命名分类、明确诊断、指导治疗的重要依据，随着肾活检技术推广，肾活检病理检查已成为肾脏病中医辨证论治中的主要方法。采集病人的四诊资料进行宏观辨证，再结合病人的肾活检病理改变，采用现代的统计学方法进行分析，继而得出某一种病理类型的疾病或某一种病理特点与中医辨证分型的相关性，从而为某一病理类型的疾病的中医辨证论治提供参考。

肾脏的病理变化可根据其病变程度、病变性质、病程长短、病势缓急，结合疾病的病因、发病特点，以中医阴阳学说为指导进行辨证。总体来说，病变迅速的病理变化属阳，缓慢迁延的病理变化属阴。系膜细胞增生、内皮细胞增生、毛细血管襻坏死、新月体形成等，具有"生长"的属性，属"阳"；因其"有形"，故为"实证"。系膜细胞和内皮细胞增生、新月体形成，具有来势急、变性快，治疗及时吸收快等特点，与"风邪"善行数变特性相似；同时细胞增生和新月体形成之后失治或误治，又常表现为缠绵难愈的特征，与湿性黏滞的致病性质相似。因此，肾小球细胞增生及新月体形成临床辨证为风、湿、热、毒。球囊粘连、肾小球硬化及肾小管萎缩、肾间质纤维化在病理上均属于慢性化的表现，具有迁延、缠绵、难治的特点，与痰瘀湿的致病特点相似。肾小球毛细血管狭窄（或扩张）、毛细血管襻皱缩以及肾小球毛细血管壁断裂等均可视为中医之"脉络不和"；肾小球毛细血管内微血栓形成或血栓样物质沉积，或毛细血管闭塞等可辨为"死血凝着"；胞外基质积聚、球囊粘连、瘢痕形成、肾小球局灶或节段硬化、间质纤维化、纤维性新月体、球周纤维化等则可作为肾内"癥积"的微观辨证依据。

　　有学者认为细胞性新月体的形成可导致肾功能短期内的急剧坏转，是急进性肾炎的典型表现，这与中医"火性炎上""风者，善行而数变"相似，可从"风湿热毒壅结"辨证。新近出现的肾小管、间质的炎性细胞浸润也属"火""热"范畴，也可从"热毒"辨证。血栓性微血管病在临床常表现为溶血性尿毒症综合征，包括血小板减少性紫癜、溶血性贫血和急性肾衰竭，以其发斑、贫血表现上看，可从"血热血瘀"辨证。此外如红细胞管型是大量红细胞自断裂的肾小球基底膜挤压而出，阻塞于肾小管而形成，与中医学"血溢脉外"相似，可辨证为"血热妄行"，常以凉血止血为法。糖尿病肾病早中期，病理可见系膜基质重度增生，形成结节性硬化，结合肾小球高灌注、高滤过等"阳热亢盛"的状态，辨为湿热、热痰。肥胖相关性肾小球病可见肾小球体积肥大，参考中医"脾虚则舌胖"的诊断思路，从健脾论治。细胞空泡变性的本质是水肿，可辨证为"脾肾不足，水湿内停"。再如缺血性肾脏病，虽然是以小动脉的硬化为最终后果，但其原因是肾动脉狭窄而导致的"失于濡养"，因此治疗中不可一味活血化瘀通络，而是必须同时益气养血扶正。

　　肾脏病经常出现临床表现与肾活检病理不相符的情况，可表现为临床症状重而病理改变轻，或临床症状轻而病理改变重的情况，此时宏观和微观在辨证中的取舍应遵循"标本缓急"的原则。如肾病综合征微小病变肾病，临床可见高度水肿、体腔积液，甚至发生急性肾衰竭，出现少尿等"关格"危候，而病理仅表现为足细胞足突融合，病变轻微。此时必不能缓缓而治，而是遵循水肿病的治疗原则，以健脾、利水、祛风，甚至攻逐为主。再如伴有新月体的IgA肾病临床可无不适症状，仅实验室检查见蛋白尿、血尿、血清肌酐升高，应及时投以祛风、清热药味，以遏制新月体导致的肾功能进行性恶化。另外，有许多学者还进行了肾病病理类型与中医证候的相关性研究。陈香美等收集了1016例IgA肾病病人的人口学、中医证候学及实验室检查资料，发现概率在10%以上的中医症状包括阴虚、气虚、阳虚、湿热及血瘀症状；其中气阴两虚证最多，脾肾阳虚证最少；随着年龄的增长，脾肺气虚证病人比例下降，而脾肾阳虚证病人比例上升；兼证中湿热和血瘀最为常见。研究结论提示：气虚、阴虚是IgA肾病的主要临床证型，中医证型与尿蛋白、高血压、肾功能损害等预后指标密切相关。总之，肾脏病的微观辨证作为中医传统宏观辨证的补充，极大地丰富了肾脏病的辨证内容，随着大样本量的临床和实验研究的开展，逐步形成客观、有序，甚至量化的肾脏病微观辨证体系，对于中西医结合治疗肾脏病，提高临床疗效具有十分重要的意义。

（郭向东　王小琴）

第三章　肾脏病实验室检查

第一节　尿液检查

常规尿液检查包括三部分：一般性状检查、生化分析和尿沉渣有形成分显微镜检查。

一、尿液一般性状

尿液的一般性状包括尿液的颜色、比重、渗透压和 pH 等。

1. 颜色

尿中由于存在色素而通常呈淡黄色至黄褐色，尿液的颜色受饮食、运动和出汗等因素影响而变化。而当疾病状态下或者服用某些药物或化学品时，尿色会发生改变，在临床上具有重要意义。表 3-1-1 为尿液颜色与常见的原因。

表 3-1-1　尿液颜色与常见的原因

尿液颜色	原因
无色	尿液稀释
云雾状	磷酸盐、草酸盐、尿酸盐、白细胞、细菌、精液、前列腺液、黏液等
牛奶状	脂肪、大量中性粒细胞
黄色	吖啶黄
橘黄色	尿液浓缩、胆红素
黄绿色	胆红素、胆绿素
棕黄色	胆红素、胆绿素
红色	血红蛋白、红细胞、肌红蛋白、月经污染等
紫红色	卟啉尿
棕红色	红细胞、直立性血红蛋白尿等
棕黑色	高铁血红蛋白尿、尿黑酸、黑色素
蓝绿色	叶绿素、铜绿假单胞菌感染

2. 尿比重、尿渗透压

两者均可评价肾脏浓缩与稀释功能。

（1）尿比重　反映的是单位容积尿液中溶质的质量，其高低不仅受溶质分子浓度影响，而且受溶质分子量影响。临床上根据尿比重的不同将尿液分为低渗尿、等渗尿和高渗尿。尿比重 < 1.007 为低渗尿；尿比重 > 1.030 为高渗尿；等渗尿是指反复多次测定尿比重，测定值固定为 1.010，通常提示终末期肾衰竭。正常成人尿比重为 1.016~1.022，尿比重降低主要见于尿崩症、多饮、慢性肾小球肾炎、原发性醛固酮增多症等，而尿比重升高主要见于大量蛋白尿、糖尿病、高热、大量出汗、脱水、心功能不全等。

（2）尿渗透压　反映的是单位容积中溶质分子和离子的颗粒数，其测定值仅与溶质克分子浓度相关，不受溶质分子量影响。正常人尿渗透压为 500~850mOsm/（kg·H₂O），脱水状态下，尿渗透压可升高至 800~1400mOsm/（kg·H₂O）。

3. 尿 pH

尿 pH 测定通常采用 pH 计或试纸法。正常人尿液呈弱酸性，pH 为 6.5 左右。表 3-1-2 显示常见酸性尿或碱性尿的原因。

表 3-1-2　常见酸性尿或碱性尿的原因

酸性尿	碱性尿
高蛋白饮食、酸果蔓果实	素食、柑橘类水果
代谢性酸中毒，除 I 型肾小管性酸中毒	代谢性碱中毒
急性呼吸性酸中毒	急性呼吸性碱中毒
发热、脱水	I 型肾小管性酸中毒
严重失钾	尿路感染
痛风	利尿
药物：维生素 C、氯化铵、排石药物	药物：碳酸氢钠、噻嗪利尿剂

二、尿液生化分析

包括尿液蛋白质、糖、氨基酸和酮体等。

1. 蛋白质

每日尿蛋白持续超过 150mg 或尿蛋白 / 肌酐比值（PCR）> 200mg/g 称为蛋白尿。微量白蛋白尿的定义是：24 小时尿白蛋白排泄在 30~300mg。

产生蛋白尿的原因一般可分为以下四类：

（1）生理性蛋白尿　①功能性蛋白尿，是一轻度、暂时性蛋白尿，常伴发热、运动或充血性心力衰竭。②体位性蛋白尿：常见于青春发育期青少年，于直立和脊柱前凸姿势时出现蛋白尿，卧位时尿蛋白消失，一般量 < 1g/24h。

（2）肾小球性蛋白尿　其起因主要由于肾小球毛细血管壁屏障的损伤，足细胞的细胞骨架结构和它们的裂隙膜或基底膜的损伤，使血浆中大量蛋白尿滤过并超出肾小管重吸收能力，而出现于尿中。如病变较轻，则仅有白蛋白滤过，称为选择性蛋白尿；当病变加重，更高分子量蛋白质（主要是 IgG）无选择性地滤出，称为非选择性蛋白尿。

（3）肾小管性蛋白尿　当肾小管受损或功能紊乱时，抑制了近端肾小管对正常滤过的小分子蛋白质重吸收，导致小分子蛋白质从尿中排出，包括 β₂ 微球蛋白、溶菌酶等。

（4）溢出性蛋白尿　血中低分子量蛋白（如多发性骨髓瘤轻链蛋白、血红蛋白、肌红蛋白等）异常增多，经肾小球滤过而不能被肾小管全部重吸收所致。尿蛋白电泳显示分离的蛋白峰。

2. 糖

尿糖主要是葡萄糖，正常情况下尿糖呈阴性。检测尿糖的方法很多，临床上常用葡萄糖氧化酶法。尿糖阳性多见于以下原因：①糖尿病病人血糖升高超过肾糖阈，即通过肾小球滤过的葡萄糖超过了近端肾小管的重吸收能力。②近端肾小管损伤减少了对糖的重吸收，虽然血糖正常，但尿糖呈阳性，即"肾性糖尿"。

3. 氨基酸

由肾小球滤过的游离氨基酸几乎全部由近端小管重吸收，正常人每天尿液排出的游离氨基酸约1.1g。肾小管对氨基酸的重吸收是依赖肾小管上皮细胞刷状缘载体的主动转运。在一些病理情况下，由于转运缺陷而导致肾小管对一种或一组氨基酸的重吸收产生障碍，从而引起氨基酸尿。常见的引起氨基酸尿的疾病有 Alport 综合征、Fanconi 综合征、氨基糖苷类抗生素中毒、重金属中毒、多发性骨髓瘤等。

4. 酮体

酮体是不饱和脂肪酸的代谢产物，包括乙酰乙酸、β 羟丁酸和丙酮。正常人尿酮体呈阴性。当机体不能有效利用葡萄糖，脂肪酸代谢不完全，导致大量酮体产生，此时尿液中就会出现酮体。除糖尿病酮症酸中毒外，尿酮体阳性也可见于长期饥饿、急性发热、低糖饮食等。

三、尿沉渣有形成分分析

检测尿沉渣有形成分要求留取新鲜的清洁中段晨尿标本，及时送检。如果放置过久，会导致红细胞破碎。偏酸或偏碱性尿液中红细胞可以释放血红蛋白，成为影形红细胞。

1. 干化学法

虽然干化学尿液分析仪检测尿细胞成分大大提高了检测速度，但特异性并不高。如隐血阳性或白细胞阳性均需镜检确认是否为红细胞或白细胞。干化学法通常用于筛查。

2. 显微镜检查

尿沉渣有形成分主要指细胞、管型、结晶、细菌，而细胞又包括红细胞、白细胞、上皮细胞等。

（1）红细胞（RBC）　正常人尿 RBC 计数 < 3 个 /HP。镜下血尿为 RBC ≥ 3 个 /HP，相差显微镜下将尿红细胞分为肾小球源性（形态呈多样型）和非肾小球源性（正常形态）。尿中红细胞可见于：①肾脏疾病；②尿路疾病；③肾外病变；④药物毒性反应；⑤剧烈运动等。尿中棘红细胞（呈指环状有一个或数个囊泡状的红细胞）对判断肾小球源性血尿更有特异性。

（2）白细胞（WBC）　正常人尿 WBC 计数 < 5 个 /HP，计数 < 20 万 /h。尿中白细胞分类需涂片染色才能区分。中性粒细胞为主时，除泌尿系感染外，也见于急性肾小球肾炎、急性间质性肾炎及狼疮性肾炎Ⅳ型。还应注意排除生殖道分泌物污染。检查时应注意不要混淆白细胞、上皮细胞及肿瘤细胞等有核细胞。

（3）上皮细胞　通常情况下尿沉渣中可检出 3 类上皮细胞：肾小管上皮细胞、移行上皮细胞和扁平上皮细胞。尿液各种不同的上皮细胞也可能具有一定的临床意义：少量上皮细胞通常是细胞新老更替的生理现象；肾小管上皮细胞提示肾小管损伤；移性上皮细胞多提示泌尿系统炎症。

（4）肿瘤细胞　泌尿系除肾脏外均为中空器官，脱落细胞可进入尿液中。通过尿脱落细胞检查可为泌尿系统肿瘤诊断提供线索。

（5）管型　管型在远端肾小管和集合管由 Tamm-Horsfall 糖蛋白和（或）各种细胞形成，呈圆柱形。各种管型的临床意义见表 3-1-3。

表 3-1-3　各种管型的临床意义

管型类型	临床意义
透明	少量（正常）
红细胞	肾小球病变、肾小管间质疾病
血红蛋白	血红蛋白尿
白细胞	急性肾盂肾炎、急性间质性肾炎、急性肾小球肾炎、狼疮性肾炎Ⅳ型
肾小管上皮细胞	急性肾小管坏死、急性间质性肾炎、移植肾急性排斥反应
粗颗粒	细胞变性、肾小管间质疾病
蜡样	慢性肾衰竭、肾小管间质疾病
脂肪	肾病综合征

（6）结晶和盐类　新鲜尿液不出现晶体。尿液浓缩、偏酸性，冷藏后出现盐类结晶没有病理意义。影响晶体形成的因素主要有尿溶质浓度、尿 pH 和原尿量。当原尿流经肾小管时，水被重吸收，尿液进一步浓缩。脱水、饮食和服药后导致溶质过饱和，在体内和体外尿液中都会形成结晶。酸性尿常见的结晶有草酸钙结晶、尿酸结晶和非晶型尿酸盐。碱性尿常见的结晶有磷酸盐结晶、尿酸铵结晶和非晶型磷酸盐。

（7）微生物　由于尿液收集并非无菌操作，因此尿沉渣镜检发现细菌或真菌，大多数情况下考虑污染而非感染。当细菌与白细胞并存时通常提示感染。长期应用肾上腺皮质激素或广谱抗生素易发生真菌感染。尿滴虫见于尿道炎或阴道炎。

（郑敏　孙伟）

第二节　肾功能测定

肾功能测定是肾脏病诊断和治疗的重要依据和手段，其内容主要包括肾小球及肾小管功能评估、肾血流量的测定。K/DOQI（kidney disease outcome quality initiative）指南中对慢性肾脏病的定义基于肾脏损伤的证据和肾小球滤过率（glomerular filtration rate，GFR）。当确诊慢性肾脏病后，应依照 K/DOQI 及 KDIGO 的分期标准，对病人肾脏病进行分期。GFR 是反映肾小球滤过功能的灵敏指标及慢性肾脏病分期的主要依据，对慢性肾脏病病人的早期发现和早期干预也十分重要。临床有众多测定 GFR 的方法，主要可通过测定某种滤过标志物的滤过率得到，标志物分为外源性和内源性两种，前者包括菊粉、同位素标志物，后者包括血尿素氮（BUN）、肌酐（Scr）及低分子量蛋白，如胱抑素 C（Cystatin C）、α_1 微球蛋白（α_1-MG）、β_2 微球蛋白（β_2-MG）等。肾小管功能异常见于多种病因引起的肾小管间质病变，部分小管间质病变病人早期肾小球功能、尿常规完全正常，易被忽视。其评估包括近端小管重吸收、浓缩和稀释、酸碱平衡、电解质代谢功能等。肾血流量测定也是肾功能评估的常规检查方法。

一、肾小球功能的检测

肾小球的主要功能是滤过，反映其滤过功能的主要指标是 GFR，即单位时间内经肾小球滤出的血液量，正常为 120~140mL/（min·1.73m^2）。肾脏清除率系指肾脏于单位时间内能将若干毫升血浆中所含的某物质全部加以清除而言，以 mL/min 表示。GFR 尚不能直接测定，只能用某种标志物的肾脏清除率或血浆清除率来推测。

（一）常用外源性标志物

1. 菊粉清除率

菊粉因全部由肾小球滤出，肾小管不吸收，不分泌，故菊粉清除率（Cin）能准确地反映 GFR，是检测 GFR 的公认标准，但因测定法繁琐易受干扰，且菊粉价格昂贵，需要持续输液和留置尿管，多用于医学研究。

2. 放射性核素标记物

常用标记物有 ^{51}Cr-EDTA、^{125}I-Iothalamate、^{99m}Tc-DTPA。与菊粉相比，使用核素作为示踪剂的优点包括：简便易行，安全快捷、准确，重复性好，只需很小剂量的同位素即可达到放射性计数的检测要求；由于放射性核素检查方法进展迅速，可做多种检查，是目前临床测定的"参考标准"。缺点是：其放射性限制了某些病人如孕妇等的使用，同时需专门设备。

（1）肾图 适应证：①肾功能检查：包括总肾功能和单侧肾功能；②尿流情况检测：如尿路梗阻、膀胱 - 输尿管反流、膀胱剩余尿；③肾脏形象：如形态、位置大小和占位性病变；④对造影剂过敏者可用本法检查。

目前常用的示踪剂有 ^{131} 碘 - 领碘马尿酸（^{131}I-OIH）、^{99m} Tc- 巯基乙酰三苷氨酸、^{99m}Tc- 乙三胺五醋酸。

原理：静脉注射示踪剂后，随血液流入肾脏，肾以 98% 的清除率不断将其从血中清除，经原尿流入肾盂，再随尿流排泄到膀胱。用肾图仪在体外分别测定两侧肾区的放射性升降曲线可得知示踪剂在肾内的聚集和排出情况。曲线的上升高度和速度主要反映有效肾血流量和肾小管上皮细胞的功能；曲线的下降速度主要反映尿流量的多少和包括肾小管在内的上尿路通畅情况，这一放射性曲线称肾图。可以左右两肾区分别获得，因此，这是一种检查肾功能和上尿路通畅情况的简便方法，能准确地反映分侧肾功能状态，包括肾脏的有效血流量、肾小管分泌功能、尿流量和上尿路畅通情况。

（2）肾显像 放射性核素标记的显像剂，静脉注射后被肾小球滤过或肾小管上皮细胞吸收聚集和排泄，肾便具有较高的放射性活度，采用 γ 照相和计算机技术获得双肾功能性图像和肾功能的各项参数，通过综合分析对肾疾病做出诊断，进一步提高了对病变检出的灵敏性和准确性。根据显像剂注入后图像采集的时间和方法，分为肾静态显像和肾动态显像，常用的显像剂为 ^{99m} 锝 - 二巯丁二酸（^{99m}Tc-DMSA）。

（3）放射性核素肾小球滤过率测定 采用一次注射只需 1~2 次取血，甚至不取血，根据数学模型或经验公式计算 GFR，目前使用较多的核素是 ^{99m} Tc-DTPA。

原理：根据肾小球对血浆内的某些小分子物质有滤过作用，静脉注射示踪剂 ^{99m} Tc-DTPA 后全部被肾小球滤过而无肾小管分泌和重吸收，采用核素功能仪或 γ 照相机测定其血浆清除率，再通过计算机程序计算出 GFR。

正常参考值：男性（125±15）mL/（min·1.73m^2），女性（115±15）mL/（min·1.73m^2）。

临床意义：判断肾功能的重要指标。

3. 碘海醇（三碘三酰苯，Iohexol）血浆清除率检测

碘海醇不参与体内代谢，经肾小球自由滤过，不被肾小管分泌和重吸收，完全以原型

从尿排出，即使肾功能严重受累者，虽然排泄时间延长，但肾外途径仍忽略不计，其血浆清除率几乎等于 GFR，碘海醇测定 GFR 方法（即 Iohexol-GFR）被称为 GFR 检测新的金标准。2~3 个时间点取血检测 Iohexol-GFR 准确性更高。目前已建数学模型（Jacobsson 法和即 Bubeck 法），只需在注射药物后一定时间内单点采样即可计算血浆清除率。

（二）常用内源性标志物

1. 血清肌酐及尿素氮

肌酐分子量 113D，是肌肉组织中肌酸的代谢终产物，每天的分解量相对恒定。肌酐在血液中不与蛋白结合，可自由通过肾小球，测量经济简便，是目前最常用的间接反映肾小球滤过功能的指标。利用血清肌酐反映 GFR 会受一些因素影响，如肌肉容积变化（肌病、营养不良等导致的肌酐的生成量减少，这时 Scr 会高估 GFR；不同年龄、性别的个体肌肉容积的变化亦可导致肌酐生成的差异）和经饮食摄入的外源性肌酐。此外，肌酐可被肾小管排泌，特别是随着肾功能的下降，由肾小管排泌的肌酐占肾脏肌酐清除的比例增加。因此 Scr 一般在 GFR < 50mL/（min·1.73m^2）才上升，且受肌肉量、蛋白质摄入量、年龄、药物等的影响。

尿素分子量 60D，是人体蛋白质代谢的终末产物。现已证明其评价 GFR 的敏感性欠佳，但 GFR 下降到正常的 1/2 以上时血中尿素浓度才会升高，且受很多肾外因素的影响。高蛋白饮食、消化道出血、感染、有效血容量不足及充血性心力衰竭等因素可使其升高。而低蛋白饮食、大量饮水、慢性肝脏疾病均可导致血中尿素浓度下降。

正常人空腹 BUN 为 3.2~7.1mmo/L（9~20mg/dL）；Scr 苦味酸法为 44~133μmol/L（0.8~1.5mg/dL）；酶法男性为 53~106μmol/L（0.6~1.2mg/dL），女性为 44~97μmol/L（0.5~1.1mg/dL）。值得注意的是，Scr 与肌肉容积有关，每 20g 肌肉每天产生 1mg 肌酐，肌肉容量较大的年轻人 Scr 含量高于瘦小和老年人 Scr。妊娠妇女蛋白合成增加，机体呈正氮平衡，Scr 可较正常人低。此外 Scr 与 GFR 之间的关系呈平方双曲线，即 GFR 在损失 70% 以下时，Scr 可在正常范围，仅在损失达 70%~75% 以后，Scr 才会迅速地升高。

临床上常同时做 Scr 和 BUN 测定，有互相参照的价值。正常情况下，BUN/Scr=10~15（以 mg/dL 为单位），如 Scr 正常而 BUN 增高，此值达 20~30，表明可能有脱水、失血（特别是严重的消化道出血），血容量不足及高分解状态，或者急骤的进食大量蛋白质等肾前性因素，而低蛋白饮食、肝疾病则常使比例降低。

2. 肌酐清除率（Ccr）

Scr 是由肌肉代谢产生的，故称内生肌酐，其释放的速度相当恒定，约每分钟 1mg，其肾排泄的速度亦为每分钟 1mg，故正常人血中常保持恒定的水平。肌酐经肾小球滤出后，不被肾小管重吸收。因此，临床上常用肌酐清除率（Ccr）作为检测肾小球功能的指标。具体公式如下：

Ccr（mL/min）= 尿肌酐浓度（μmol/L）× 每分钟尿量（mL/min）/ 血清肌酐浓度（μmol/L）

上述公式较复杂，且需测定尿肌酐和 Scr 浓度，因此多年来总结了多个基于 Scr 而不用留取 24 小时尿液的经验公式，最常用的是 Cockcroft 公式和 MDRD 方程。K/DOQI 指南明确提出，单独 Scr 不能用于准确评价肾功能，推荐成人应用 Cockcroft-Gault 公式（CG 公式）计算 Ccr。CG 公式考虑了性别、年龄和体重对肌酐的影响，其敏感性高于 Scr。具体公式如下：

Ccr（mL/min）=（男性）(140- 年龄)× 体重（kg）/ [72×Scr（mg/dL）]

Ccr（mL/min）=（女性）(140- 年龄)× 体重（kg）/ [85×Scr（mg/dL）]

儿童应用 Schwartz 公式：Ccr（mL/min）=0.55× 身高（cm）/Scr（mg/dL）

按标准体表面积，正常人 Ccr 为 80~120mL/min。在 40 岁以后，肌酐清除率逐渐减少，到 70 岁时仅为年轻人的 50%。通常 Ccr 能较早反映肾小球功能损害情况，常作为肾功能分期的指标：Ccr50~80 mL/min，为肾功能不全代偿期；20~50mL/min 为肾功能不全失代偿期；10~20mL/min 为肾衰竭期；< 10 mL/min 为尿毒症期。

Ccr 是检验 GFR 最常用的临床指标，可避免肌肉容积变化及肌酐肾清除的影响，比单独使用 Scr 反映 GFR 更准确。临床工作中应注意，由于如下原因它们并非评估 GFR 的最准确方法：

①留尿过程中 Scr 的波动、24 小时尿标本留取的不准确均会影响 Ccr 评价 GFR 的可靠性。

② Ccr 测量重复性不佳，文献报道当操作误差被严格控制，Ccr 变异系数在 3%~14%，否则其变异系数可高达 70%。

③肌酐经肾小球自由滤过，少量也可由近端肾小管排泌，故 Ccr 测定值比 GFR 高。肾小管排泌肌酐量随肾功能减退而增加，严重肾衰竭时，肾小管肌酐分泌量可高达肾脏总排泄量的 40%。

3. 血清胱抑素 C（Cystatin C, cys C）

分子量 13kD，是一种存在于血清中的非糖基化蛋白，属半胱氨酸蛋白酶抑制剂超家族，在所有有核细胞中恒定持续表达，机体产生量恒定，不受肿瘤或炎症、肌肉容量、性别等的影响，有稳定的生成速度及循环水平。肾脏是清除胱抑素 C 的唯一脏器，可经肾小球自由滤过，在近曲小管被重吸收并降解，不被肾小管排泌。所以血清胱抑素 C 浓度主要由 GFR 决定，是较理想的评价 GFR 的内源性物质。特别是在肾功能受损的早期，比 Scr 能更敏感地反映 GFR 的变化。

4.eGFR 估算

通过测定内源性标志物的血浓度，并根据相关公式计算 eGFR 是临床指南所推荐并在当前临床、流行病学研究中广为应用的肾功能评估方法。绝大多数 eGFR 估算是基于 Scr 的评估公式（eGFRcr）。

（1）MDRD 公式　1999 年公布的肾脏病饮食和调整研究系列方程（Modification of Diet in Renal Disease，简称 MDRD 方程）以核素为参考标准开发，计算估计肾小球滤过率（eGFR）。MDRD 公式有多种形式，其中简化四变量公式只需考虑 Scr、年龄、性别、种族，临床实践中容易应用，被 K/DOQI 推荐为临床上评价成人慢性肾脏病病人肾功能的方法。其表达公式为：

eGFR $[$ mL/（min · 1.73m^2）$]$ =186×（Scr，mg/dL）$^{-1.1154}$ ×（年龄）$^{-0.203}$ ×（0.742 女性）×（1.210 非洲裔美国人）

研究显示，MDRD 公式用于 GFR < 90mL/（min · 1.73m^2）的病人可以较准确地估测 GFR，预测结果优于 CG 公式，但在评估正常人、肾功能接近正常或轻度受损、年龄 > 70 岁的老年人以及水肿的人群 GFR 时，MDRD 公式可能出现系统性低估。

由于 MDRD 方程开发源自白种人及黑人，在我国病人中的表现并不尽如人意。因此我国 eGFR 协作组于 2006 年发表了适合我国人群的 GFR 估测公式：

eGFR $[$ mL/（min · 1.73m^2）$]$ =175×（Scr，mg/dL）$^{-1.234}$ ×（年龄）$^{-0.179}$ ×（0.79 女性）

（2）CKD-EPI 公式　不同实验室间 Scr 测量方法的不一致，将导致这些基于 Scr 的公式使用出现误差，因此在使用 GFR 估测公式时，应该首先对 Scr 的测量进行校正和统一。近期美国改良的 MDRD 方程（CKD-EPI）则更为准确，尤其在 GFR 较高水平的人群中，提高了准确度，改善了 MDRD 公式的低估，并在 2012 年 KDIGO 指南中得到推荐。且新公式也与我国的公式更为接近。

除了 Scr 外，基于胱抑素 C、β 痕迹蛋白（BTP）的评估方程（eGFRcys、eGFRcys-cr 或 eGFR$_{BTP}$）也得到验证和应用（表 3-2-1）。在新的 KDIGO 指南建议，如 eGFRcr 在 45~59mL/（min·1.73m^2），没有其他慢性肾脏病肾脏损伤的指标异常，建议检测胱抑素 C，如 eGFRcys 或 eGFRcys-cr ≥ 60mL/（min·1.73m^2），则不诊断慢性肾脏病。

（3）评估公式存在如下问题：原创公式主要基于欧美人群种族数据建立，用于中国人群可能存在偏差；依据这些评估公式得到的 eGFR 与实测 GFR 仍有一定偏差，尤其在一些特定人群（如老年人）中误差可能更明显。

5. 其他

指甲游离端肌酐测定可反映 3~4 个月前，指甲形成时的 Scr 水平，在鉴别急性与慢性肾衰竭中有重要的临床意义。

血 β$_2$- 微球蛋白质（β$_2$-MG）存在于体内几乎所有有核细胞（除成熟红细胞和胎盘滋养层细胞以外），主要由淋巴细胞产生的一种小分子量球蛋白。正常情况下它可自由通过肾小球，在近端小管内几乎全部被重吸收，当肾小球滤过功能下降时，血 β$_2$-MG 水平上升，与年龄、性别、肌肉组织的多少均有关，但当体内有炎症或肿瘤时，血中 β$_2$-MG 亦增高，故应注意鉴别。

新的肾小球滤过标物还包括 BTP，国内尚未作为常规项目开展检测。

此外，血清尿酸因大部分经肾脏排出，肾小球滤过功能受损时，血清尿酸含量明显增高且出现较早，因而有助于早期诊断，但血清尿酸受肾外因素影响较大，其升高程度与肾功能损害程度不平衡。

表 3-2-1 基于 Scr、Scr- 胱抑素 C 的 CKD-EPI 公式表

序号	方程名称	发表时间	性别	肌酐	胱抑素	方程内容
eGFR1	CKD-EPI$_{2012Scr-ScysC}$	2012	女	≤0.7	≤0.8	$130 \times (Scr/0.7)^{-0.248} \times (Scys/0.8)^{-0.375} \times 0.995^{age}$（×1.08, if black）
					>0.8	$130 \times (Scr/0.7)^{-0.248} \times (Scys/0.8)^{-0.711} \times 0.995^{age}$（×1.08, if black）
				>0.7	≤0.8	$130 \times (Scr/0.7)^{-0.601} \times (Scys/0.8)^{-0.375} \times 0.995^{age}$（×1.08, if black）
					>0.8	$130 \times (Scr/0.7)^{-0.601} \times (Scys/0.8)^{-0.711} \times 0.995^{age}$（×1.08, if black）
			男	≤0.9	≤0.8	$135 \times (Scr/0.9)^{-0.207} \times (Scys/0.8)^{-0.375} \times 0.995^{age}$（×1.08, if black）
					>0.8	$135 \times (Scr/0.9)^{-0.207} \times (Scys/0.8)^{-0.711} \times 0.995^{age}$（×1.08, if black）
				>0.9	≤0.8	$135 \times (Scr/0.9)^{-0.601} \times (Scys/0.8)^{-0.375} \times 0.995^{age}$（×1.08, if black）
					>0.8	$135 \times (Scr/0.9)^{-0.601} \times (Scys/0.8)^{-0.711} \times 0.995^{age}$（×1.08, if black）
eGFR2	CKD-EPI$_{2009Scr-ScysC}$	2009				$177.6 \times Scr^{-0.65} \times Scys^{-0.57} \times Age^{-0.207}$（×0.82, if female）
eGFR3	Ma1	2007				$169 \times Scr^{-0.608} \times Scys \times Age^{-0.157}$（×0.83, if female）
eGFR4	Ma2	2007				$\{(86 \times Scr^{-1.132}) \times [175 \times Scr^{-1.234} \times Age^{-0.179}（×0.79, if female）]\}^{0.5}$

注：以上公式中 eGFR 以 mL/（min·1.73m²）为单位、Scys 以 mg/L 为单位、Scr 以 mg/L 为单位，Age 以年为单位

二、肾小管功能检查

一般包括肾小管排泌功能、重吸收功能、浓缩稀释功能、酸碱平衡功能和电解质代谢功能。

（一）近端肾小管排泌功能的检查

1. 酚红排泄试验

酚红排泄试验是利用酚红注入体内后，绝大部分（94%）由近端肾小管上皮细胞主动排泄，从尿液排出的特性，测定酚红在尿中的排出量（酚红排泄率），作为判断近端小管排泄功能的指标。由于此试验受肾血流量及其他肾外因素影响较大，敏感性不高，目前已少用。

2. 尿钠及滤过钠排泄分数（FENa）测定

可反映肾小管功能，并鉴别急性肾小管坏死和肾前性氮质血症：当肾小管坏死时，不能很好地重吸收钠，故尿钠含量增高，尿钠 $> 40mmol/L$，$FENa > 1$；而后者尿钠 $< 20mmol/L$，$FENa < 1$。因方法复杂，临床少用。

3. 对氨马尿酸最大排泄量（TmPAH）测定

可反映近端肾小管主动排泄功能。当急进性肾炎、慢性肾小球肾炎、肾动脉硬化及慢性肾盂肾炎时，其值可降低。

（二）近端肾小管重吸收功能的检查

1. 小分子量蛋白

如 α_1 微球蛋白、β_2 微球蛋白、视黄醇结合蛋白（RBP）、N- 乙酰 -β-D- 氨基葡萄糖苷酶（NAG）等，这些蛋白质主要在近端小管被重吸收，其在尿中浓度的升高，反映近端小管损伤。

（1）尿 α_1- 微球蛋白　分子量 33kD，由肾小球自由滤过，99% 在近端小管重吸收。正常情况下，尿液排泄甚微，血清浓度升高反映合成增加或肾小球滤过减少，如多种血液系统和实体肿瘤。排除合成增加的因素，则尿 α_1- 微球蛋白的增加是近端肾小管重吸收障碍引起的。α_1- 微球蛋白比 β_2- 微球蛋白稳定性高，尿中排出量大，是反映近曲小管损伤的更理想指标。

（2）尿 β_2- 微球蛋白　分子量 11.8kD，尿 β_2- 微球蛋白增高的意义与尿 α_1- 微球蛋白相似，是肾小管重吸收功能障碍的反映。如药物导致的肾小管损伤、重金属中毒性肾病、低钾肾病、子痫等。尿 β_2- 微球蛋白在尿中容易降解，应留新鲜尿液尽快检测。由于含量较低，需用放射免疫分析法测定。

（3）视黄醇结合蛋白　分子量 21kD，经肾小球滤过后大部分在近曲小管吸收。在近曲小管损伤时，尿中视黄醇结合蛋白增加。特别是在酸性尿中，较 β_2- 微球蛋白稳定。

（4）N- 乙酰 -β-D 氨基葡萄糖糖苷酶（NAG）　分子量 130kD 的溶酶体酶，存在于肾小管上皮细胞中。正常情况下，尿中排泄率甚低。当肾小管损伤时，溶酶体活性增强，尿 NAG 增加。

2. 其他

葡萄糖、氨基酸、磷的重吸收均在近端小管，其在尿中排泌增多，反映近端小管损伤。血糖正常，葡萄糖耐量正常而有尿糖阳性可视为肾小管重吸收葡萄糖的能力下降，称为肾性糖尿。肾葡萄糖最大吸收（TmG）测定：可反映近端小管重吸收功能，在某些肾脏疾病，如慢性肾小球肾炎、肾动脉硬化症、慢性肾盂肾炎等致部分肾小球闭塞或肾小管缺血或损伤时，影响葡萄糖滤过或重吸收，则 TmG 减少。

氨基酸尿的出现（单种或多种氨基酸转运障碍），代表近端小管受损。尿磷增加，伴低磷血症，而甲状旁腺激素水平正常，可见于原发或继发性范科尼综合征、NPT2a 基因突变等，但是尿氨基酸和磷的检查受饮食等因素影响较大，并不常用。

（三）肾脏浓缩稀释功能的检查

肾浓缩和稀释尿液功能主要在远端小管和集合管进行。在日常或特定饮食条件下，观察病人尿量和尿比重的变化，称为浓缩稀释试验，作为判断远端小管功能的指标。

1. 尿比重

尿比重是反映远端肾小管浓缩功能的最简便指标，但受尿蛋白及尿糖浓度、尿 pH、温度等多种因素影响。具体评估可采用莫氏试验（尿浓缩稀释试验）：试验前停用利尿剂，病人照常饮食，两餐间禁饮水或流质饮食，晨 8 时排尿弃去，此后至晚 8 时，记取当日 10、12、14、16、18、20 时及次日晨 8 时尿量并测定尿比重，正常人 24 小时尿量一般为 1000~2000mL，昼夜尿量比为（3~4）：1，12 小时夜尿量 < 750mL，最高比重 > 1.020，高低比重差 > 0.009。少尿伴高比重尿见于血容量不足引起的肾前性少尿；多尿、低比重尿、夜尿增多或比重固定在 1.010，见于各种病因所致肾小管间质疾病。

2. 尿渗透压

尿渗透压主要受溶质离子数量影响，不能离子化的物质如蛋白质、葡萄糖对该指标影响小，相较于尿比重，能更好地反映浓缩稀功能。正常情况下，禁饮 8h 后尿渗透压 600~1000mOsm/（kg·H_2O），平均为 800mOsm/（kg·H_2O），而血渗透压正常。尿/血浆渗量值为（3~4.5）：1。如 < 600mOsm/（kg·H_2O），伴尿/血渗透压值 ≤ 1，表明肾浓缩功能障碍。禁饮后尿渗透压在 300mOsm/（kg·H_2O）左右，称为等渗尿；< 300mOsm/（kg·H_2O）称为低渗尿。试验过程中排除利尿剂等药物的影响，尿渗透压的降低反映浓缩功能降低。通过皮下注射血管加压素后检测尿渗透压还有助于鉴别尿崩症类型：用药后尿渗透压不增高为肾性尿崩症的表现，反之支持中枢性尿崩症。

3. 尿浓缩试验

禁水 18 小时，尿渗透压 ≥ 900mOsm/（kg·H_2O）；禁水 12 小时，≥ 800mOsm/（kg·H_2O）；禁水 10 小时，≥ 700mOsm/（kg·H_2O）均表示肾浓缩功能良好。禁水 12 小时后，尿/血渗透压比值应 > 3。当肾小管疾病或肾小球疾病使肾浓缩功能障碍时，尿渗透压下降，尿/血渗透压明显减小。此方法因要限制水分摄入，对肾衰者有一定危险，故不宜于肾衰者使用。

4. 尿稀释试验

30 分钟内饮水 20mL/kg，然后每小时收集尿标本 1 次，共 3 次。如在 3 小时内排出饮水量的 50% 及其中 1 次尿渗透压低于 100mOsm/（kg·H_2O），为稀释功能良好。

5. 自由水清除率

是指每分钟从血浆中清除到尿中的纯水量，与尿渗透压相比，能更准确地反映肾浓缩和稀释能力。此方法较麻烦，临床上少用。

（四）酸碱平衡功能检查

肾脏对酸碱平衡调节的实现是通过重吸收被肾小球滤出的碳酸氢根、再生碳酸氢根、分泌氢离子并产生缓冲物质结合氢离子排出体外。肾小管分泌氢离子或重吸收 HCO_3^- 离子的减退使尿酸化功能失常，通过测定尿中 HCO_3^-、可滴定酸（TA）和尿铵（NH_4^+）、尿 pH，评估尿液酸化功能、近端小管重吸收 HCO_3^- 及远端小管泌氢、产氨的功能。尿酸化试验结合血气分析，可用于鉴别肾小管性酸中毒的类型（表 3-2-2）。

表 3-2-2　尿酸化功能检查鉴别肾小管性酸中毒

	pH	碳酸氢根	可滴定酸	氨离子
Ⅰ型肾小管性酸中毒	↑	↑ /-	↓	↓
Ⅱ型肾小管性酸中毒	↓	↑	-	-
Ⅳ型肾小管性酸中毒	↑ / ↓ /-	↑ /-	↓ /-	↓
肾功能不全	↑	↓ /-	↓	↓

1. 氯化铵负荷试验（酸负荷试验）

判断远端肾小管酸化功能障碍。3 天氯化铵负荷法：口服氯化铵，每日 0.1g/kg，分 3 次服，连服 3 天，第 3 天收集尿液，每小时 1 次，共 5 次。测定每次尿的 pH。单剂法：一次性服用氯化铵 0.1g/kg，服药后 2 小时至 8 小时收集尿液，每小时 1 次，测定每次尿的 pH 值。正常值为：服氯化铵 2 小时后，尿 pH < 5.5。各次尿 pH > 5.5，则提示远端肾小管性酸中毒。

2. 碳酸氢盐重吸收排泄试验（碱负荷试验）

通过观察尿液碳酸氢离子的排泄分数，有助于近端肾小管性酸中毒的诊断，并可鉴别远端肾小管性酸中毒。口服法：每日口服碳酸氢钠 1~10mmol/kg，每三天逐渐加量 1 次，直至酸中毒被纠正，然后测定血浆和尿液中的 HCO_3^- 和肌酐含量，按下列公式计算出尿 HCO_3^- 排出量占其滤过总量的比率，即 HCO_3^- 排泄分数：尿 HCO_3^- 排泄分数 = 尿 HCO_3^-（mmol/L）× Scr（mg/dL）/［血 HCO_3^-（mmol/L）× 尿肌酐（mg/dL）］× 100

静脉注射法：静脉注射 5% $NaHCO_3$ 500mmol，每分钟 4mL，每小时收集尿 1 次，并同时抽血，测定血浆和尿液中的 HCO_3^- 和肌酐含量，按上式计算 HCO_3^- 排泄分数。正常人尿内无碳酸氢离子，其排泄分数为 0，近端肾小管性酸中毒，常 > 15%；远端肾小管性酸中毒，常 < 5%。

（五）电解质代谢功能

包括 24 小时尿钠、尿钾、尿磷、尿钙等。①检测尿钠前勿用利尿剂，肾前性少尿，尿钠 < 20mmol/L；急性肾小管坏死，尿钠 > 40mmol/L，慢性失盐性肾病也可见大量尿钠丢失。②血钾 < 3.5mmol/L，24 小时尿钾 > 25mmol 考虑肾性失钾，见于 RTA、Bartter 综合征、Liddle 及 Gitelman 综合征、原发性醛固酮增多症、肾素瘤等病变。③小管间质病变可见高尿磷，常伴低血磷、软骨病等；慢性肾炎、肾衰竭常见低尿磷及高磷血症。④正常人 24 小时尿钙 2.5~7.5mmol，如尿钙 > 0.1mmol/（kg·d）可诊断为高尿钙症，见于特发性高尿钙及 RTA 等疾病所致继发性高尿钙，后者常伴失盐性肾病、软骨病、低血钙等；低尿钙可见于 Gitelman 综合征，常伴低血钾、低血镁、低血氯、碱血症。

三、肾血流量测定

测定对氨马尿酸（PAH）清除率或碘锐特清除率均可反映肾血流量，但由于操作繁杂，临床多不采用。

放射性核素肾图能比较敏感地反映出每侧肾脏的血浆流量（ERPF），示踪剂 ^{131}I–OIH 静脉注射后几乎全被肾小管细胞排泄，并不再被重吸收，采用核素功能仪或 γ 照相机在心前区连续描记心血池的放射性活度 – 时间曲线测定血浆清除率，通过计算机程序可计算出单位时间内的有效肾血浆流量（ERPF），其正常参考值为 600~750mL/min。其结果与性别关系不大，但随着年龄增大变化明显。

肾功能评估是肾脏病诊治过程中的基础及必要手段，在临床实践中，应根据病人情况，灵活选用外源性和内源性标志物检测 GFR，急性肾损伤（AKI）病人选择外源性标志物虽较准确（危重及需要反复测定病人可采用 Iohexol–GFR），但测定内源性标志物血浓度更方便。基层医院的慢性肾脏病病人，可测定内源性标志物的血浓度，并根据相关估算公式计算 eGFR，但应注意的是，年龄过大、严重营养不良、肥胖、骨骼肌疾病、截瘫或四肢瘫痪等情况，不能单纯用公式而必须测定 Ccr 以评估 GFR。

肾小管功能异常，部分病人早期肾小球功能、尿常规完全正常，易漏诊，应注意清晨新鲜尿 pH、尿比重的筛查，疑诊病例进一步全面评估肾小管功能。

（倪杰　孙伟）

第三节　水电解质及内分泌功能

一、水代谢紊乱

水代谢紊乱是临床上较为常见的现象，分失水和水过多两种。体液丢失过多造成容量不足时称为失水，水分总量过多导致细胞外液增加时称为水过多。水过多时，由于大量水分进入细胞内导致细胞功能障碍，因而又称为水中毒。临床上，水代谢紊乱常合并钠及其他电解质紊乱。

1. 失水

失水在临床上根据严重程度的不同分为：轻度失水，失水量占体重的 2%~3%；中度失水，失水量占体重的 4%~6%；重度失水，失水量占体重的 7% 以上。根据水、钠丢失比例的不同又分为：低渗性失水，病人钠丢失多于水丢失，血浆晶体渗透压 < 280mOsm/（kg·H_2O）；等渗性失水，病人水和电解质以正常比例丢失，血浆渗透压在正常范围；高渗性失水，水丢失多于钠丢失，血浆晶体渗透压 > 310mOsm/（kg·H_2O）。

诊断主要依据病史和临床表现，病人一般有摄入不足、呕吐、腹泻、多尿、高热和大量出汗等病史，如临床合并口渴、尿少、皮肤黏膜干燥、血压下降等，则临床基本可以诊断。进一步完善尿比重、血红蛋白、平均血细胞比容、血钠及渗透压检查，可帮助确诊并了解是何种类型的失水。

2. 水过多

诊断依据相应病因和临床表现，病人常由抗利尿激素分泌增多或失调、排水障碍肾上腺皮质功能减退等因素引起，可见于急性肾衰竭、肝硬化和肾病综合征等疾病，实验室检查显示有血浆渗透压、血钠、血浆蛋白、血红蛋白、血细胞比容（HCT）、平均红细胞血红蛋白浓度等降低。

二、钠代谢紊乱

当任何原因导致水摄入过多、抗利尿激素持续过量分泌或肾脏不能充分稀释和排泄尿液，导致血清钠 < 135mmol/L，即为低钠血症。相反，当饮水明显减少、抗利尿激素释放或作用障碍、大量低渗性体液从机体丢失时，导致血清钠 > 145mmol/L，即为高钠血症。血钠浓度受体液容量的影响，其浓度的降低或升高并不表示体内总钠量一定减少或增多。

1. 低钠血症

可依据病史、临床表现及实验室检查结果进行诊断，首先确定病人是否真正有低钠血症，可测定血清渗透压，如渗透压正常，则可能为严重高脂血症或少见的异常高蛋白血症所致的假性低钠血症，渗透压增高则为高渗性低钠血症。其次还要判断病人血容量的变化，可参照病人病史、血压、尿量、血尿素氮、血清肌酐、尿钠和尿钾等浓度做出判断。

2. 高钠血症

诊断依据病史、临床表现及实验室检查结果进行诊断，病人可出现抽搐、昏迷、过度通气、高热和腱反射亢进等，严重时可出现低血压、血液浓缩、血管栓塞，甚至急性肾损伤。并同时判断病人是否有细胞外液的容量变化，细胞外液容量减少者一般由脱水引起，容量增加者说明钠负荷过高。

三、钾代谢紊乱

肾脏对钾的排泄受多种因素的调节，如血钾浓度、容量负荷、醛固酮分泌水平、远端肾小管及集合管的尿流速度和酸碱紊乱。当细胞内外钾的分布发生改变，或钾的摄入或排泄出现异常时，钾的平衡即被打破。其中，当血清钾小于 3.5mmol/L 时，称为低钾血症，大于 5.5mmol/L 时，称为高钾血症。

1. 低钾血症

有导致血钾过量丢失、血钾从细胞外转运入细胞内或肾脏排钾增多等基础疾病和病史，结合病人的临床表现、心电图改变及血钾浓度，即可做出判断。

2. 高钾血症

根据有大量摄钾、血钾从细胞内转运至细胞外或肾脏排钾减少等基础疾病和病史，结合临床和心电图表现及血清钾升高可诊断高钾血症。高钾血症的诊断要特别重视原发疾病的诊断，并注意排除由标本溶血所导致的假性高钾血症。

四、钙代谢紊乱

钙主要在小肠吸收，经肾脏排泄。体内钙的含量受钙的摄入量、机体对钙的需求状态、甲状旁腺素（Parathyroid hormone，PTH）、活性维生素 D_3 和降钙素等多种因素的调节。血清钙 > 2.75mmol/L 时为高钙血症，主要见于肿瘤、甲状旁腺功能亢进、甲状腺功能亢进和药物影响。血清钙 < 2.2mmol/L 为低钙血症，主要见于甲状旁腺功能减退、维生素 D 缺乏、营养不良和急性胰腺炎等疾病。

1. 高钙血症

钙的紊乱依据血钙水平即可做出诊断，临床上常需根据血清白蛋白水平计算校正的钙浓度：校正的钙浓度（mg/dL）= 总钙浓度（mg/dL）+0.8 × [4.0 − 血清白蛋白浓度（g/dL）]。要重视病因诊断，根据病史、家族史、用药史和体格检查常可确定病因，必要时可参考辅助检查，检测血 PTH、血磷等协助诊断。

2. 低钙血症

根据病史、家族史、用药史和体格检查，参考血钙、校正钙及必要的辅助检查即可确定诊断，同时尽可能明确病因以协助治疗。

五、磷代谢紊乱

磷是体内重要的电解质，在体内以无机盐和有机盐两种形式存在，大部分位于骨骼中，少部分存在于软组织和细胞间液。临床上所测的血磷是以无机磷酸盐形式存在的磷，其中约 15% 与血浆蛋白结合，因而血浆蛋白水平对血磷的浓度影响不大。成人血清磷的正常值为 0.96~1.62mmol/L，血清磷小于 0.96mmol/L 时，为低磷血症，大于 1.62mmol/L 时，为高磷血症。食物中的磷主要来自谷类、乳制品和动物蛋白，其排出主要经过肾脏，影响肾磷排泄的因素主要有 PTH、$1, 25 (OH)_2D_3$、降钙素、糖皮质激素、生长激素和利尿剂。

1. 低磷血症

由于很多病人缺乏明显的症状、体征，或为原发病及伴随的其他电解质紊乱所掩盖，磷代谢紊乱主要根据病史和实验室检查做出诊断。过程中尤其应重视原发病和并发症的诊断，并判断为何种类型。

2. 高磷血症

因本身常无明显的症状、体征，其诊断主要依据血磷测定。

六、镁代谢异常

细胞外液中的镁离子仅占体内总量的 1% 左右，正常血清镁离子浓度为 0.8~1.2mmol/L，血清镁小于 0.8mmol/L 时为低镁血症，大于 1.2mmol/L 时为高镁血症，约 20%~30% 的镁离子与蛋白结合。饮食中的镁主要来源于谷类、绿色蔬菜、硬壳果类、水果、牛奶和肉类等。

1. 低镁血症

血清镁并不完全反映体内镁的含量，肾功能不全时尽管细胞内缺少镁，但血清镁仍可能升高，因而低镁血症的诊断应参考病史、临床表现和实验室检查进行判断。测定红细胞和肌肉组织中镁的含量可协助诊断，但操作困难且并不准确。

2. 高镁血症

与低镁血症相似，高镁血症的诊断需参考病史、临床表现和实验室检查进行综合判断，有条件时可测定红细胞和肌肉组织中镁的含量以协助诊断。

七、酸碱平衡紊乱

机体酸性和碱性物质的来源包括食物和代谢生成，以后者为主。糖、脂肪完全氧化时生成 CO_2，称为挥发酸，经肺排出体外。其余酸性代谢产物均为非挥发酸，经肾脏排泄。主要来自蛋白质和氨基酸分解产生的硫酸、磷酸和尿酸，糖和脂肪的不完全氧化生成的酮酸和乳酸。代谢产生少量碱。机体通过体液缓冲系统、肺和肾脏排泄来调节体液酸碱平衡，其中肺起作用最快，仅需 10~30 分钟；缓冲系统起作用需 2~4 小时；肾起作用在数小时以后，但调节作用最强。缓冲系统的作用是暂时的，不伴有酸的排出，其功能的维持有赖于肺和肾的调节作用。正常动脉血 pH 为 7.35~7.45，$PaCO_2$ 为 35~45mmHg，HCO_3^- 为 22~26mmol/L。pH < 7.35 为酸中毒，pH > 7.45 为碱中毒。HCO_3^- 代表代谢性因素，由 HCO_3^- 变化作为起始因素引起的酸碱失衡属代谢性。血 HCO_3^- 下降引起 pH 下降称代谢性酸中毒；反之，称代谢性碱中毒。H_2CO_3 或 $PaCO_2$ 代表呼吸性因素，由 $PaCO_2$ 变化作为起始因素引起的酸碱失衡属呼吸性。$PaCO_2$ 升高引起 pH 下降称呼吸性酸中毒；反之，称呼吸性碱中毒。正常时，血浆中带阴电荷物质浓度之和与带阳电荷物质浓度之和相等。阴离子间隙（anion gap，AG）指血清中主要阳离子 Na^+ 与主要阴离子 Cl^-、HCO_3^- 浓度之和的差值，表示未测定的带阴电荷物质的浓度之和，主要是无机酸如磷酸、硫酸，有机酸如乙酰乙酸、乳酸、丙酮和白蛋白等，其中白蛋白占 1/2。$AG=Na^\pm（Cl^-+HCO_3^-）$，正常值为 10~12mmol/L。

（一）代谢性酸中毒

代谢性酸中毒（metabolic acidosis）指原发性 HCO_3^- 减少而导致动脉 pH < 7.35、$PaCO_2$ 代偿性下降。根据血 pH、HCO_3^-、$PaCO_2$ 和 AG，结合病史和原发病表现，代谢性酸中毒的诊断和鉴别诊断可分为以下 4 个步骤：①肯定代谢性酸中毒的存在，即 pH 下降而 HCO_3^- 也相应下降。②呼吸代偿是否完全，如 $PaCO_2$ 未下降至预计值，表明同时存在呼吸性酸碱失衡。③检测 AG，确定为 AG 正常抑或 AG 升高的代谢性酸中毒。④如 AG 升高，作进一步鉴别。血清 Cl^- 和 K^+ 测定对诊断有重要帮助，尤其是不能测定 AG 时，血 Cl^- 和 K^+ 升高常提示为 AG 正常的代谢性酸中毒。酒精性酮症酸中毒时主要是 β- 羟丁酸明显增高，而酮体试验测定的是乙酰乙酸，故酮体试验可为阴性。乙烯乙二醇中毒时尿中常有草酸盐结晶，有助于诊断。代谢性酸中毒的诊断和鉴别诊断见图 3-3-1。

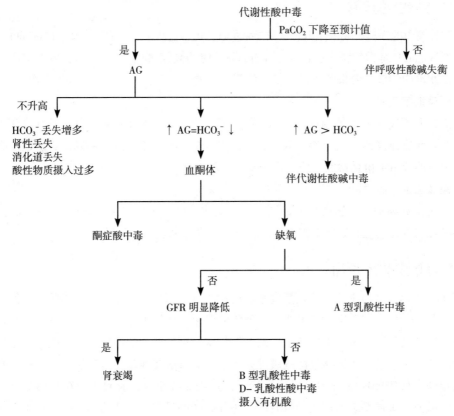

图 3-3-1 代谢性酸中毒的诊断和鉴别诊断示意图

2. 代谢性碱中毒

代谢性碱中毒（metabolic alkalosis）指原发性 HCO_3^- 增多引起动脉血 pH > 7.45、$PaCO_2$ 代偿性升高。可见于各种原因引起的非挥发酸丢失过多、补碱过多、肾脏 HCO_3^- 重吸收或再生成增多，导致净 HCO_3^- 获得过多。

根据血 pH、HCO_3^-、$PaCO_2$、电解质（主要是 K^+ 和 Cl^-）、有效循环血容量状态和原发病的表现，代谢性碱中毒的诊断和鉴别诊断可分为以下 4 个步骤：①肯定代谢性碱中毒的存在，即血 pH 和 HCO_3^- 均上升。②判断呼吸代偿是否完全，如 $PaCO_2$ 未上升至预计值，表明存在呼吸性酸碱失衡。③观察肾功能。肾功能下降提示可能存在碱剂补充过多或胃液丢失等。④如肾功能正常，且代谢性碱中毒持续存在，则观察有效血容量状态，并结合尿 Cl^- 和血肾素 – 醛固酮浓度等，做出原发病诊断。检测尿 Cl^- 并据此分类，对治疗有重要指导意义：①氯反应性代谢性碱中毒：即补充氯化钠可纠正碱中毒，表明机体有 Cl^- 缺乏，尿 $Cl^- < 10mmol/L$，见于容量不足引起的代谢性碱中毒，但 Batter 综合征、Gitelman 综合征、高碳酸血症纠正后、Mg^{2+} 缺乏和严重的 K^+ 缺乏除外。②氯抵抗性代谢性碱中毒：补充氯化钠不能纠正碱中毒，尿 $Cl^- > 20mmol/L$。见于容量过多及上述少数病因引起的容量不足。

3. 呼吸性酸中毒

呼吸性酸中毒（respiratory acidosis）指原发性 H_2CO_3 潴留，导致动脉血 $PaCO_2$ 升高和 pH < 7.35，血 HCO_3^- 代偿性升高。起病24小时以内为急性，超过24小时为慢性。

根据血 pH 和 $PaCO_2$ 可确诊，结合血 HCO_3^- 明确是否存在代谢性因素。肺功能测定有助于确定肺部疾病；详细询问用药史，测定血细胞比容，检查上呼吸道、胸廓、胸膜和神经肌肉功能，则有助于其他原发病的诊断。

4. 呼吸性碱中毒

呼吸性碱中毒（respiratory alkalosis）指过度通气引起的动脉血 $PaCO_2$ 下降和 pH > 7.45、血 HCO_3^- 代偿性下降。

根据动脉血 pH 和 $PaCO_2$ 的变化，诊断并不困难。测定血浆 HCO_3^- 浓度有助于判断是否存在代谢性因素。应尽可能作出原发病诊断。

5. 混合型酸碱平衡紊乱

混合型酸碱平衡紊乱（mixed acid–base disturbance）指同时存在两种或两种以上酸碱平衡紊乱，包括三种情况：两种或两种以上单纯型酸碱平衡紊乱同时存在，如代谢性酸中毒加呼吸性碱中毒，对体液 pH 的影响可相互加重或相互抵消；一种酸碱平衡紊乱有两种机制同时或先后参与发病，如高 AG 和高氯性代谢性酸中毒同时存在，急性和慢性呼吸性酸中毒相继发生，对体液 pH 的影响相互加重；上述两种情况同时存在。单纯型酸碱平衡紊乱时出现的代偿性反应不能列入其中。混合型酸碱平衡紊乱在心脏骤停、败血症、肾、肝、肺等脏器功能衰竭和药物中毒等临床情况下常见。

混合型酸碱平衡紊乱的诊断关键是弄清由哪些单纯型酸碱失衡组成。血 pH 正常仅表示 $HCO_3^-/PaCO_2$ 比值正常，并不表示 HCO_3^- 和 $PaCO_2$ 的绝对值正常，故也不代表酸碱平衡正常。存在相互抵消的多种单纯型酸碱平衡紊乱时，血 pH 可正常。详细的病史询问和体格检查对酸碱平衡的初步判断和鉴别诊断十分重要。病史包括过去疾病史，呕吐、腹泻及其他体液丢失情况，饮食和相关药物应用史，误服毒物史，近期和目前治疗情况。体检应着重了解容量状况、循环和呼吸情况、抽搐等。应注意鉴别代偿性因素和原发致病因素。代谢性酸碱平衡紊乱引起呼吸性代偿反应，而呼吸性酸碱平衡紊乱则引起代谢性代偿反应。HCO_3^- 和 $PaCO_2$ 的变化与代偿预计值相差较多时应考虑混合型酸碱平衡紊乱。

AG 对判断高 AG 代谢性酸中毒是否合并其他类型酸碱平衡紊乱有重要帮助。在高 AG 代谢性酸中毒，血浆 HCO_3^- 下降值与 AG 升高值相等；而其他任何单纯型酸碱平衡紊乱时，HCO_3^- 的变化均伴有 Cl^- 的变化，故 AG 无显著改变。但严重碱中毒尤其是代谢性碱中毒时，蛋白质所带负电荷增多，故 AG 轻度升高；而酸中毒时，AG 轻度下降。因此在高 AG 代谢性酸中毒，HCO_3^- 和 AG 两者的变化值相差 5 以上，提示合并其他类型酸碱平衡紊乱。HCO_3^- 下降值低于 AG 上升值，提示合并代谢性碱中毒或呼吸性酸中毒；HCO_3^- 下降值高于 AG 上升值，提示合并正常 AG 代谢性酸中毒或呼吸性碱中毒；如严重碱中毒时，AG 轻度升高，可能仅为单纯型碱中毒，但需结合 HCO_3^- 和 $PaCO_2$ 判断是否为混合型酸碱平衡紊乱。

电解质中 K^+ 和 Cl^- 的变化对诊断常有重要帮助。代谢性酸碱平衡紊乱对 K^+ 影响较大，高 AG 代谢性酸中毒对 K^+ 影响则较小，血 K^+ 下降和 HCO_3^- 升高提示代谢性碱中毒，而血 K^+ 升高和 HCO_3^- 下降提示代谢性酸中毒。酸碱平衡紊乱诊断明确而无相应血 K^+ 变化提示可能有 K^+ 代谢紊乱。血 Cl^- 变化可因水代谢或酸碱平衡紊乱引起，而酸碱平衡紊乱对血 Na^+ 无明显影响，故血 Cl^- 和 Na^+ 不平衡变化提示存在酸碱平衡紊乱。血 Cl^- 上升比例高于血 Na^+，提示正常 AG 代谢性酸中毒或呼吸性碱中毒；血 Cl^- 下降比例高于血 Na^+，提示代谢性碱中毒或呼吸性酸中毒。

八、肾性贫血

肾性贫血是慢性肾脏病的重要临床表现，是慢性肾脏病病人合并心血管并发症的独立危险因素，有效治疗肾性贫血是慢性肾脏病一体化治疗的重要组成部分。促红细胞生成素（EPO）是一种蛋白激素，分子量约 34kD。血浆中存在的 EPO 根据碳水化合物含量不同，EPO 分为两种类型：α 型和 β 型。两种类型临床应用效果上无明显差别。

贫血定义：世界公共卫生组织（WHO）的贫血诊断标准：成人女性血红蛋白（Hb）< 12g/dL，成人男性 Hb < 13g/dL。但应考虑病人年龄、种族、居住地的海拔高和生理需求对 Hb 的影响。依据我国的标准：成人女性 Hb < 11g/dL，成人男性 Hb < 12g/dL，其红细胞比容分别低于 0.37、0.42，可诊断为贫血。

所有慢性肾脏病病人，不论其分期和病因，都应该定期检查 Hb。女性 Hb < 11g/dL，男性 Hb < 12g/dL 时应实施贫血检查。贫血检查和评估应该在 EPO 治疗前实施。

贫血检查应包括：血红蛋白 / 血细胞比容（Hb/Hct），红细胞指标（红细胞计数、平均红细胞体积、平均红细胞血红蛋白量、平均红细胞血红蛋白浓度等），网织红细胞计数（有条件提倡检测网织红血红蛋白量），铁参数（血清铁、总铁结合力、转铁蛋白饱和度、血清铁蛋白），大便隐血试验。

对于慢性肾脏病病人，如未发现有其他贫血原因，且血清肌酐＞2mg/dL，则贫血最可能的原因是EPO缺乏。但如上述贫血检查提示存在EPO缺乏或铁之外的异常，则需要进一步的评估，以除外其他贫血原因。

九、矿物质（钙磷）代谢紊乱

慢性肾脏病，特别是肾功能不全病人常常存在着矿物质代谢的紊乱，其可以引起全身多系统的损害，包括骨病及心血管疾病。根据K/DOQI指南的建议，从慢性肾脏病3期就应开始进行有关的检测和治疗。监测的指标包括矫正的血清总钙、血磷和全段甲状旁腺激素（iPTH）水平。

根据慢性肾脏病的不同分期，要求血iPTH及钙、磷水平维持在目标值范围（见表3-3-1）。钙磷乘积应＜55mg^2/dl^2（4.52mmol^2/L^2）。

表3-3-1　慢性肾脏病不同时期iPTH及血钙、磷水平的目标范围

慢性肾脏病分期	iPTH目标范围	钙磷维持水平	
		血钙	血磷
3期	35~70pg/mL	8.4~9.5mg/dL	2.7~4.6mg/dL
4期	70~150pg/mL	同　上	
5期	150~300pg/mL	8.4~9.5mg/dL	3.5~5.5mg/dL

＊慢性肾脏病5期病人血钙、磷浓度应尽量接近目标值的低限为佳

（陈珑　孙伟）

第四节　肾脏影像学

肾脏的功能变化常发生在50%~75%以上的形态学改变之后，因此，早期凭借肾脏影像学检测发现肾脏病变，能早期进行诊断及治疗。肾脏的影像学检查主要包括X线、超声、CT以及MRI，原理各不相同。

1. X线

主要包括腹部平片和静脉肾盂造影。平片用于显示肾脏位置、大小、形态、是否有钙化灶及不透光结石等。双侧肾脏位于腹膜后间隙位置，第12胸椎至第3腰椎之间，大多数右侧肾脏较左侧肾脏低1~2cm。正常肾脏呈现蚕豆形、软组织阴影。肾脏的异常影像主要包括：密度改变、位置改变、数目改变、大小改变等类型。但因肠道准备要求高，可提供的信息有限，目前临床已很少应用。静脉肾盂造影是通过静脉弹丸式注入含碘对比剂后以一定的时间间隔，拍摄腹平片，观察对比剂在肾脏的浓缩及排出情况，以及肾脏的大小、外形，可粗略反应肾脏的滤过功能，同时双侧肾脏可分别显影，两侧在含碘对比剂显影强弱及排空时间上应基本一致。同时可通过对比剂在肾盂显影观察肾盂、肾盏的形态，通过输尿管显影观察有无占位及梗阻，但该项检查要使用含碘对比剂，因此在肾功能不全病人中的应用受到一定限制。

2. 超声检查

超声检查是肾内科常用的检查手段。其不仅可以确定肾脏的形状、大小、位置的变化，还可以检查肾脏内部结构的变化，在肾脏病诊断及预后判断中具有重要意义。分为普通超声及彩色多普勒血管超声两种。普通超声检查可明确肾脏大小、肾脏包膜形态，肾实质厚度及回声的强弱，超声检查对发现肾盂积液非常敏感，可帮助临床医生了解是否有肾后梗阻因素导致的急性肾衰竭。对临床常见的肾脏囊肿性疾病，超声检查亦很灵敏，临床医生可借助超声引导行肾囊肿穿刺抽液硬化术，临床损伤小，预后良好。彩色多普勒血管超声主要观察肾脏大血管情况及了解肾内小动脉的阻力情况，可根据肾动脉血流情况判断肾动脉狭窄的部位及程度，目前临床常用彩色超声观察肾脏大小、形态、结构及内部血流情况。除此之外，肾活检术也需要在超声引导下进行，彩色超声能明确穿刺部位肾脏结构及血流情况，另外，如肾穿刺后病人出现明显肉眼血尿，彩色多普勒超声能明确出血情况，甚至可发现肾动脉瘘形成。超声造影检查可以观察肾内血流状况的改变，还可以实时评估肾功能的变化。

3. CT

肾脏 CT 平扫可用于临床及其他影像学资料发现或疑似肾区肿块，如肾区炎性病变、肾结核、肾积水，以及对碘剂过敏，禁忌造影的病人。CT 能查明肿块的位置、大小、形态、侵犯范围；可识别肿块为囊性、实质性、脂肪性或钙化性病变，做出定性诊断；能查出普通 X 线检查不能显影的细小钙化、结石或阴性结石；对肾结核的诊断有较大价值，可显示肾内破坏、病源钙化及肾周脓肿等情况；可判断肾脏损伤的部位、范围和肾周血肿，以及术后并发症。肾脏增强 CT 可以更进一步清晰地观察上述病变，但对含碘对比剂过敏者不能使用。CT 肾动脉血管成像（CTA）与肾动脉造影（DSA）相比，是一种无创、安全、经济的血管造影技术，但 DSA 仍是诊断肾动脉狭窄的金标准。

4. MRI

MRI 原理与 CT 不同，对肾功能受损或对含碘对比剂过敏，不能进行增强 CT 检查的病人是一种选择。其特点如下：①MRI 能清楚地显示肾脏，不用对比剂就可区别肾皮质与肾髓质。②MRI 能查明肿块的位置、大小、形态、侵犯范围；可鉴别肿块为囊性、实质性、脂肪性，比 CT 敏感、定性准确。③磁共振尿路造影（MRU）检查可确定病变的部位、性质或先天性发育异常。④对肾结核的诊断优于 CT。⑤MRI 诊断肾肿瘤是否一定优于 CT 等其他影像检查，目前尚无定论。近年来，"钆"作为对比剂在 MRI 检查中得到普遍应用，可动态观察肾脏及周围结构。尤其是应用钆进行核磁血管成像（MRA），发现其在诊察肾动脉狭窄方面与 CTRA 效果相仿。但需要注意的是钆作为对比剂有引起肾源性系统性纤维化的可能，尤其在肾功能不全病人中最为突出。

（李青　孙伟）

第五节　肾脏病理学

肾脏病理在肾脏疾病的诊断分类、治疗方案制订及预后判断等方面均有不可替代的作用。目前市面上有关肾脏疾病的书籍、文献或者指南等多数以肾脏病理为标准对肾病进行分类、推荐治疗方案及判断疗效等。

肾脏病理检查主要包括取材、制备标本和病理报告 3 个部分。

一、取材

1. 开放式肾穿刺活检

顾名思义，需要在直接暴露肾脏的情况下，采用刀切、针吸、钳取等方式取得肾脏组织，通常在外科手术环境下进行。虽然取材成功率高，但损伤大，病人接受度小，临床较少应用。

2. 经皮肾活检穿刺

此种方法在临床上广泛使用。理想的取材部位为右肾下极。在超声定位后，沿进针路线进行局麻（包括皮肤及较深组织处），然后换用自动活检针，沿原路进入。因病人深吸气和呼气间活检针与肾脏的位置是变动的，因此需嘱咐病人屏气后寻找右肾下极边缘，确定位置后迅速沿定位线进一步进针直至接近肾包膜，然后按动自动活检针的开关，在活检针的针尖侧面凹槽内会取得所需的肾脏组织。

3. 经静脉肾穿刺活检

此法为由外周静脉置入导管至右肾静脉，静脉穿刺针经由导管抵达右肾获取肾组织。此法主要考虑在穿刺引起出血时，血液仍保留在血液循环系统内，但仍有可能出现肾周血肿。因操作复杂，故临床开展少，但可用于影像学显影不清晰以及肥胖等原因影响经皮肾活检穿刺的病人。

二、标本制备

获取合格的肾脏组织后，分割组织分别送免疫病理、光镜及电镜检查。电镜和免疫病理标本应取皮质部分，电镜标本只需 1~3 个肾小球，组织大小在 $1mm^3$ 左右；剩余部分均送光镜检查，需要包含足够的肾小球数，最好包含皮髓交界处。免疫病理所用标本可为石蜡或冷冻切片，因冷冻切片的抗原保存好，目前多数实验室采用冷冻切片的方法，获取标本后，将其置于预先采用 Tris 或 PBS 溶液湿润的洁净纱布上，如条件限制，可使用生理盐水湿润纱布，然后至于冰桶内送实验室处理，但是运送时间不能过长并且标本不能直接置于冰块上。光镜标本常用固定液为 10% 的中性福尔马林；电镜标本常用戊二醛和四氧化锇双重固定；组织分割完成后迅速将组织置入相应的固定液并及时运送至相关实验室。

三、病理报告

1. 免疫病理检查

常规包括 IgG、IgA、IgM、C3、C1q、FRA，此外，还可根据病人的情况检测 κ、λ，移植肾活检需开展 C4d，膜性肾病常加染 IgG 亚型，乙型肝炎病毒感染的病人需加染 HBcAg、HBsAg。

2. 光镜病理检查

常见的光镜组织切片染色如下，必要时可行特殊染色，如刚果红染色等。

HE 染色：可观察各种组织或细胞的一般形态结构和病变情况，进行全面观察。在 HE 染色下细胞染色清晰，对于细胞的识别和分类十分有效。

PAS 染色（Periodic Acid–Schiff stain）：肾小球基底膜、肾小管基底膜、鲍曼囊壁及系膜基质均呈粉红色；淀粉样物质淡粉色。

PASM 染色（过碘酸六胺银染色）：肾小球基底膜、肾小管基底膜、鲍曼囊壁均呈黑色，在观察肾小球基底膜病变的检测中十分重要。

Masson 三色染色：胶原纤维呈绿色，在观察间质纤维化中十分重要；免疫复合物呈红色，在自身免疫性疾病的检查中十分重要。

3. 电镜病理检查

可在超微结构下观察肾小球基底膜、电子致密物沉积的部位以及细胞器结构的变化等。

在不同的肾脏疾病中不同病理检查对诊断的价值程度不一，例如在 IgAN、乙型肝炎病毒相关性肾小球肾炎等疾病的诊断中，免疫病理十分重要；而薄基底膜肾病、Alport 综合征等疾病的诊断中，电镜病理则更为重要。肾脏病理能够为临床提供丰富的信息，但不能代替临床及实验室检查，肾脏病理报告也不能代替临床医师的思维，具体病因的明确尚需临床医师结合临床资料及肾脏病理等综合分析。

四、肾穿刺活检的适应证和禁忌证

1. 适应证

在排除禁忌证的情况下，凡诊断不明确，治疗方案及预后不明朗或原因不明的情况下病情持续恶化等均可进行肾活检以协助诊疗。

（1）不典型的急性肾炎综合征　如果逾期未愈或者肾功能恶化，需要及时肾穿刺活检明确病因以指导治疗。

（2）原发性肾病综合征　因儿童及青少年的原发性肾病综合征多数对激素治疗有效，故起病后不需立即肾穿刺活检，但在激素治疗 8 周后如不敏感，需及时肾穿刺活检以明确诊断。而成人原发性肾病综合征病人中微小病变比例小，膜性肾病、局灶节段硬化、肿瘤等比例增高，建议及时肾活检穿刺明确诊断。

（3）急性肾损伤　典型的急性肾小管坏死不建议肾活检穿刺，但诊断存在疑问或在预期时间内肾功能未能恢复者建议及时肾活检穿刺。

（4）系统性红斑狼疮性肾炎　其治疗方案的选择依赖于病理分类，且肾脏病理对其预后的判断价值高，故建议积极肾活检穿刺。

（5）移植肾　血管疾病、外科并发症排除后，移植肾功能减退仍原因不明，肾活检穿刺在区分急性 / 慢性排斥反应、药物毒性、急性肾小管坏死、原发病复发、新发肾小球疾病、病毒感染等病因方面有着举足轻重的作用。

（6）慢性肾衰竭　如肾脏轮廓仍清晰、肾脏未明显萎缩，虽然此时肾活检穿刺的风险明显升高，但仍可在严格控制血压及凝血指标许可的情况下，酌情进行肾活检穿刺。肾活检穿刺可明确诊断，为肾移植的优先程度提供参考依据；根据病变的可逆程度判断用药；排除部分继发性病变，如淀粉样病变、Fabry 病等。

（7）不典型糖尿病肾病　1/3 的糖尿病病人的肾损害合并非糖尿病病变，故如果糖尿病肾病的病变不典型，如视网膜病变不典型、伴有大量血尿或肾功能恶化迅速等均可行肾活检穿刺，有助于修改诊疗。

另外，在实际临床工作中，病人的临床表现与肾脏病理并不一定平行。部分病人临床表现轻但肾脏病理提示病变严重，例如临床仅为少量蛋白尿合并镜下血尿病人行肾活检穿刺后发现存在细胞性新月体和（或）袢坏死等急性病变，需要及时强化治疗；也有病人尚无明显继发性疾病的临床表现，而由病理提示考虑诊断为继发性肾病，如系统性红斑狼疮、淀粉样变性等等；此类病人均获益于及时肾活检穿刺，依据病理结果修正治疗，从而改善了预后。但是也存在部分病人临床表现和肾脏病理相对平行，肾活检穿刺对治疗和预后判断的帮助意义小。这种情况下，需要根据临床医师的判断及病人对肾活检穿刺的接受程度而定。

2. 禁忌证

在肾活检穿刺开展以前，临床医师需要仔细评估病人的获益及风险，尤其在存在相对禁忌证的情况下。

（1）孤立肾　孤立肾以往为绝对禁忌证，但随着操作安全性的提高，如果评估获益高于风险，在获得充分理解的情况下可进行尝试，但需要严格的术前准备及密切监护。

（2）多囊肾　多囊肾为绝对禁忌证；单纯性肾囊肿及肾脏肿瘤位于拟穿刺部位，且无法避开者也不能开展肾活检穿刺。

（3）凝血异常不能纠正　此为绝对禁忌证。但近期使用抗血小板药物或抗凝药物者，如可停药等待凝血功能恢复者可酌情考虑。

（4）重度高血压不能控制　血压至少需要控制在150/90mmHg以下。

（5）慢性肾衰竭　慢性肾衰竭时如肾脏明显缩小、轮廓不清，此时肾穿刺风险增高明显，严重出血风险高。

（6）不能配合　病人因精神因素或身体畸形等原因不能配合体位及屏气。

（7）合并泌尿系疾病　活动性的泌尿道感染，如上尿路感染及肾周脓肿等为肾活检穿刺的绝对禁忌。

五、肾穿刺活检术的术前准备及术后处理

1. 术前准备

（1）评估　每一例肾活检穿刺之前均进行获益及风险评估。

（2）控制病人血压。

（3）使用抗凝药物及抗血小板药物者需在术前2~3天停用并监测凝血功能。

（4）毒素水平高的病人可无肝素血液透析以减少毒素水平。

（5）改善贫血及血小板减少。

（6）健康宣教　术前谈话，介绍获益及风险，获得病人及家属的理解后签字；俯卧位练习，呼吸屏气练习；平卧位大小便练习。

2. 术后处理

术后应用平车推入病房，仰卧位平躺，绝对制动6小时，6小时后可在床上轻柔活动，24小时后可下床活动，但忌剧烈运动。如有并发症发生，应持续卧床直至症状消失。

术后当积极观察病人尿色变化，连续监测尿常规；监测生命体征，如有条件，术后6小时内予以心电监护，每小时监测血压及脉搏；术后当天及术后第一天建议监测血常规观察血红蛋白水平变化；重视病人的主诉，腰痛的主诉常见于肾周血肿。

3. 并发症及处理

（1）血尿　绝大多数病例在术后会出现镜下血尿，多数1~2天可自行消失，无需特殊处理。如出现肉眼血尿，单次肉眼血尿者可密切观察，延长制动时间，余者除此外需密切监测生命体征及血常规，尚需积极水化（多饮水或加强静脉输液，以增加尿量，冲刷尿路而保持尿路通畅，不致被凝血块堵塞）及常规止血（补充维生素K_1、蛇凝血素酶等，但应避免氨基己酸等抗纤维蛋白溶解的止血剂）。如血压不能稳定，需在充分补液及积极输血的基础上，行外科手术或选择性肾动脉造影并栓塞术。

（2）肾周血肿　肾活检并发肾周血肿较为常见。多数无临床表现，部分可表现为腰痛、

腹胀等。确定为肾周血肿者以卧床休息为主，对症止痛、止血处理。出血量大影响血压稳定时需积极输液输血，必要时行外科手术或选择性肾动脉造影并栓塞术。

（3）腰痛　常与肾周血肿有关，需卧床制动，必要时予以止痛处理。

（4）动静脉瘘　如持续肉眼血尿、并发高血压、一侧肾功能下降或肾脏缩小，需要考虑动静脉瘘。必要时可考虑选择性肾动脉造影并栓塞术。

（5）其他并发症　如感染、其他脏器损伤等并发症已经极为罕见。

（朱玮玮　孙伟）

第四章 肾脏病常见症状诊断及辨治要点

第一节 水肿

【概述】

组织间隙过量的体液潴留称为水肿（edema），通常指皮肤及皮下组织液体潴留，体腔内体液增多。根据分布范围，水肿可表现为局部性或全身性。

全身性水肿主要有肾源性水肿、心源性水肿、肝源性水肿、黏液性水肿、营养不良性水肿、药源性水肿、老年性水肿、特发性水肿等。根据水肿的程度分轻、中、重度水肿。轻度水肿仅见于眼睑、眶下软组织，胫骨前、踝部的皮下组织，指压后可见组织轻度凹陷；中度水肿全身疏松组织均有可见性水肿，指压后可出现明显或较深的组织凹陷，平复缓慢；重度水肿全身组织水肿严重，身体低垂部位皮肤紧张发亮，甚至可有液体渗出，有时可伴有胸腔、腹腔、鞘膜腔积液。

水肿在《内经》中称为"水"，并根据不同症状分为"风水""石水""涌水"。《灵枢·水胀》篇对其症状作了描述，如"水始起也，目窠上微肿，如新卧起之状，其颈脉动，时咳，阴股间寒，足胫肿，腹乃大，其水已成矣。以手按其腹，随手而起，如裹水之状，此其候也"《金匮要略》称水肿为"水气"，按病因、病证分为风水、皮水、正水、石水、黄汗。隋·巢元方《诸病源候论·水肿候》提出："夫水肿病者，皆由荣卫痞涩，肾脾虚弱所为。"将水肿作为各种水病的总称。其后，水肿便作为中医固定的病名沿用至今。

中医水肿是指因感受外邪、饮食失调、劳倦过度等，使肺失宣降通调、脾失健运、肾失开阖、膀胱气化失常，导致体内水液潴留，泛滥肌肤，以头面、眼睑、四肢、腹背，甚至全身浮肿为临床特征的一类病证。常见于急、慢性肾小球肾炎，肾病综合征，急、慢性肾衰竭以及内分泌失调、营养障碍等疾病。

【病因病机】

人体水液的运行，有赖于气的推动，即有赖于脾气的升化转输、肺气的宣降通调、心气的推动、肾气的蒸化开合。这些脏腑功能正常，则三焦发挥决渎作用，膀胱气化畅行，小便通利，可维持正常的水液代谢。《素问·经脉别论》云："饮入于胃，游溢精气，上输于脾，脾气散精，上归于肺，通调水道，下输膀胱，水精四布，五经并行，合于四时，五脏阴阳，揆度以为常也。"即是对水液代谢生理过程的高度概括。在病理状态下，若因外感风寒湿热之邪，水湿浸渍，疮毒浸淫，饮食劳倦，久病体虚等导致肺、脾、肾等功能失调，三焦决渎失司，膀胱气化不利，体内水液潴留，泛滥肌肤，即可发为水肿。

《素问·至真要大论》云："诸湿肿满，皆属于脾"。《素问·阴阳别论》云："三阴结，谓之水。"邪气结于三阴（足太阴脾、手太阴肺、足少阴肾），脾肺受病，水道不利，则发为水肿。明代《景岳全书·肿胀》云："凡水肿等证，乃肺脾肾三脏相干之病。盖水为至阴，故其本在肾；水化于气，故其标在肺；水唯畏土，故其制在脾。今肺虚则气不化精而化水，脾虚则土不制水而反克，肾虚则水无所主而妄行。"均阐明水肿与肺、脾、肾三脏密切相关。具体病因病机如下。

（1）外感风邪 由于感受六淫之邪，导致营卫失和，肺失开阖，通调失司，水溢肌肤，而成水肿。如《素问·水热穴论》曰："勇而劳甚则肾汗出，肾汗出逢于风，……传为跗肿，本之于肾。"《灵枢·水胀》曰："肤胀者，寒气客于皮肤之间。"《景岳全书·肿胀》云："外感毒风……则亦能忽然浮肿。"《医宗金鉴》云："风水得之，内有水气，外受风邪；皮水得之，内有水气，外受湿邪。"皆说明水肿与外感有密切关系。在外感六淫中，尤以风邪为主，风邪外袭，肺失通调，上则津液不能宣发外达以营养肌肤，下则不能通调水道而将津液的代谢废物变化为尿液，以致风遏水阻，风水相搏，水液潴留体内，泛滥肌肤，发为水肿。

（2）湿毒浸淫 痈疡疮毒生于肌肤，未能清解而内归肺脾，脾伤不能升津，肺伤失于宣降，以致水液潴留体内，泛滥肌肤，发为水肿。《济生方·水肿论治》谓："又有年少，血热生疮，变为肿满，烦渴，小便少，此为热肿。"明代《医学入门·水肿》云："阳水多兼食积，或饮毒水，或疮毒所致也。"《古今医统大全》云："因疮洗逼毒归内而肿者，当以消风败毒散。"

（3）水湿浸渍 《素问·至真要大论》指出："诸湿肿满，皆属于脾。"脾喜燥而恶湿，若久居湿地，或冒雨涉水，水湿之气内侵，均可使脾为湿困，而失其运化之职，致水湿停聚不行，潴留体内，泛滥肌肤，发为水肿。如《医宗金鉴·水气病脉证》云："皮水，外无表证，内有水湿也。"

（4）湿热内盛 《素问·灵兰秘典论》中说："三焦者，决渎之官，水道出焉。"湿热内侵，久羁不化；或湿郁化热，湿热内盛，使中焦脾胃失其升清降浊之能，三焦为之壅滞，水道不通，以致水液潴留体内，泛滥肌肤，发为水肿。刘完素在《素问玄机原病式》曰："故诸水肿者，湿热之相兼也。"

（5）饮食不节 长期嗜食肥甘厚味或食物不洁，致脾失健运，运化失司，水液代谢失常，引起水液潴留体内，泛滥肌肤，而成水肿。《诸病源候论》引养生方云："十一月，勿食经夏自死肉脯，内动于肾，喜成水病。"金代刘完素《素问玄机原病式》亦云："或但伤饮食，而怫热郁结，亦如酒病，转成水肿者不为少矣。"《景岳全书·肿胀》曰："大人、小儿素无脾虚泄泻等证，而忽然而通身浮肿，或小便不利，多以饮食失节，或湿热所致。"

（6）久病劳损 劳倦内伤，脾胃元气损伤，或久病及肾，以致肾气虚衰，不能化气行水，遂使膀胱气化失常，开阖不利，引起水液潴留体内，泛滥肌肤，而成水肿。如《济生方·水肿论治》记载："水肿为病，皆由真阳怯少，劳伤脾胃，脾胃既寒，积寒化水。"《诸病源候论·水肿病诸候》云："多因大病之后，或积虚劳损，或新热食毕，入水自渍，及浴冷水，故令水气不散，理宜然也。"

（7）瘀血阻滞 《金匮要略·水气病脉证并治》云："少阳脉卑，少阴脉细，男子则小便不利，妇人则经水不通，经为血，血不利则为水，名曰血分。"《血证论·阴阳水火气血论》云："失血家，其血既病，则亦累及于水""瘀血化水，亦发水肿，是血病兼有水也"。说明瘀血与水肿关系密切。

综上所述，水肿的病因，有单因素者，亦有多因素兼杂而致病者。多与各种原因，如外感风邪、疮毒、湿热及饮食、劳倦、瘀血等导致肺、脾、肾功能失调、水液代谢失常有密切关系。

【诊断与鉴别诊断】

（一）西医对水肿的鉴别诊断

全身性水肿，根据病因不同，其鉴别如下。

1. 肾源性水肿

由于肾脏疾病导致的水肿。肾性水肿原因一般分为两类：一是肾小球滤过率下降，而肾小管对水钠重吸收尚好，从而导致水钠滞留，此时常伴全身毛细血管通透性增加，因此组织间隙中水液滞留，此种情况多见于肾小球肾炎。另一种原因是，由于大量蛋白尿导致血浆蛋白过低所致。肾源性水肿特点：首先发生在组织疏松的部位，如眼睑或颜面部、足踝部，以晨起为明显，严重时可以涉及下肢及全身；水肿的性质是软而易移动，呈现凹陷性浮肿，即用手指按压局部皮肤可出现凹陷。肾源性水肿诊断的主要依据是肾脏病病史和体征，测定尿常规、肾功能、肾脏超声等是诊断的重要依据。

2. 心源性水肿

在右心功能不全、渗出性或缩窄性心包炎时，因体循环的静脉压增高及毛细血管滤过压增加而引起水肿。心源性水肿的特点：首先发生于下垂部位，常从下肢逐渐遍及全身，严重时可出现腹水或胸水；水肿形成的速度较慢；水肿性质坚实，移动性较小。心源性水肿诊断的主要依据是心脏病病史和体征，测定静脉压明显升高是诊断的重要佐征。

3. 肝源性水肿

指由于各种原因引起的肝硬化、重症肝炎及肝脏肿瘤等严重肝脏病变造成低蛋白血症和门脉高压，导致胶体渗透压降低及循环障碍，以腹水为特征的可凹性体液潴留和水肿状态。也可首先出现踝部水肿，逐渐向上蔓延，而头面部、上肢常无水肿。病人常伴有黄疸、肝大、脾大、蜘蛛痣、腹壁静脉曲张等肝功能减退和门脉高压体征。各种慢性肝脏病病史以及肝功能损害的体征和实验室指标等均为诊断的依据。

4. 营养不良性水肿

慢性消耗疾病、长期营养缺乏、蛋白丢失性胃肠病、重度烧伤等所致低蛋白血症、维生素 B_1 缺乏等均可产生水肿。皮下脂肪减少所致的组织松弛、组织压降低，会加重水液的滞留。营养不良性水肿特点：两侧对称，先见于下肢，尤以足背为显著。病程较久者股部、腰骶部、外生殖器，甚至手背及臂，均见显著的凹陷性水肿；严重病例可于腹壁、颜面、眼睑以及结膜等处发生水肿；面部水肿大都为浮肿而不见凹陷现象；下肢的水肿显著，与胸背及上肢的瘦削相比，形成对照。腹水及胸腔积液仅偶见于极重病例。

5. 黏液性水肿

全身黏液性水肿，以皮肤内散在或弥漫性黏蛋白沉积和显微镜下胶原破碎为特征的代谢障碍性疾病。多由甲状腺功能减退引起，伴有出汗减少，怕冷，疲困，智力减退，体温低，面部表情淡漠，面颊及眼睑水肿，面色苍白，贫血，皮肤呈象牙色、干燥粗糙、脱屑而增厚，尤以手臂、大腿明显，有非凹陷黏液水肿，可出现心脏扩大、心包积液。甲状腺功能检测有助于诊断。

6. 其他原因的全身性水肿

（1）药物性水肿　应用某些药物后引起的水肿，其特点为用药后出现轻度水肿，停药后水肿逐渐消退。较常见的药物为糖皮质激素、睾酮、雌激素、某些降压药（硝苯地平、氨氯地平、厄贝沙坦、缬沙坦、依那普利等）、降糖药（罗格列酮、吡格列酮）及大剂量甘草等。

（2）经前期紧张综合征也为水肿的常见原因之一，其特点为月经前1~2周内出现眼睑、踝部及手部轻度水肿，可伴有乳房胀痛及盆腔沉重感，月经后排尿量增加，水肿及其他神经官能症逐渐消退。

（3）特发性水肿　主要表现在身体下垂部位，多见于成年肥胖妇女，常与情感、精神变化有关，伴疲倦、头晕、头痛、焦虑、失眠等神经衰弱表现，立卧位水试验为阳性。

（二）中医水肿的诊断要点与类证鉴别

1. 诊断要点

（1）水肿初起多从眼睑开始，继则延及头面、四肢、腹背，甚者肿遍全身。也有先从下肢足胫开始，然后及于全身者。轻者仅眼睑或足胫浮肿；重者全身皆肿，肿处按之凹陷，其凹陷或快或慢皆可恢复。如肿势严重，可伴有胸腹水而见腹部膨胀、胸闷心悸、气喘不能平卧等症。

（2）可有乳蛾、心悸、疮毒、紫癜、感受外邪及久病体虚的病史。

2. 中医类证鉴别

（1）水肿与鼓胀的鉴别　水肿与鼓胀均可见肢体水肿，腹部膨隆。鼓胀单腹胀大，面色苍黄，腹壁青筋暴露，四肢多不肿，反见瘦削，后期可伴轻度肢体浮肿。由于肝、脾、肾功能失调，导致气、血、瘀、水、湿聚于腹中。类似《金匮要略·水气病脉证并治》对五脏水肿的描述："肝水者，其腹大，不能自转侧，胁下腹痛，时时津液微生，小便续通。"水肿则头面或下肢先肿，继及全身，面色㿠白，腹壁亦无青筋暴露，乃肺、脾、肾三脏气化失调，而导致水液泛滥肌肤，类似《金匮要略·水气病脉证并治》五脏水肿中的"肺水""脾水"和"肾水"。

（2）水肿与支饮、溢饮的鉴别　水肿与支饮、溢饮均可出现水肿和喘息。水肿出现喘息往往是先水肿后喘息发作，部位在皮肤，由肺、脾、肾三脏失调，水液代谢异常，泛滥肌肤。支饮是先喘息后肿，部位在胸肺，由肺、脾、肾三脏阳气不足，水饮上凌心肺，气喘息粗，肺胁支满，甚则全身浮肿。溢饮是风寒闭塞玄府，由肺失输布，饮溢四肢，多见喘咳痰多、胸闷身痛、恶风无汗，甚则肢体浮肿。

【辨证施治】

（一）辨证要点

1. 阳水和阴水鉴别

宋代严用和《济生方·水肿论治》最先将水肿分为阴水、阳水两大类，区分了虚实两类不同性质的水肿，为后世水肿病的临床辨证奠定了基础。《济生方·水肿论治》云："然肿满最慎于下，当辨其阴阳。阴水为病，脉来沉迟，色多青白，不烦不渴，小便涩少而清，大腑多泄，此阴水也，则宜用温暖之剂，如实脾散、复元丹是也；阳水为病，脉来沉数，色多黄赤，或烦或渴，小便赤涩，大腑多闭，此阳水也，则宜用清平之药，如疏凿饮子、鸭头丸是也。又有年少，血热生疮，变为肿满，烦渴，小便少，此为热肿。《素问》所谓'结阳者肿四肢是也'。"

元代朱丹溪详细论述了阴水和阳水。《丹溪心法·水肿》云："阳病水兼阳证者，脉必沉数。阴病水兼阴证者，脉必沉迟。"

根据历代医家对阴水和阳水的认识，阴水和阳水的鉴别见表4-1-1。

表 4-1-1　阴水和阳水的鉴别

分类	阴水	阳水
八纲辨证	属虚、寒、里证	属于实、热、表证
病因病机	多由肺、脾、肾等脏气亏虚所致	多有风、寒、湿及热邪等导致三焦水道不通所致
病势病程	发病慢，病程长	发病快，病程短
症脉特点	不烦渴，胃纳差 小便短少，清白，大便溏 形容憔悴，面色萎黄，下半身水肿明显 脉沉细或弱	咽痛、疮痍、猩红赤斑 小便短少而赤涩 皮肤光亮，上半身水肿明显 脉沉数

2. 辨病邪性质

水肿头面为主，恶风头痛者，多属风；水肿下肢为主，纳呆身重者，多属湿；水肿伴有咽痛、溲赤，多属热；因疮痍、猩红赤斑而至水肿者，多属疮毒。

3. 辨脏腑

水肿有肺、脾、肾、心之差别。若水肿较甚，咳喘少气、不能平卧，多在肺；水肿日久，纳食不佳，身重倦怠，舌苔腻者，多属脾；水肿反复，腰膝酸软，多属肾；水肿下肢明显，心悸怔忡，不能平卧，多属心。

4. 辨虚实

年轻体壮，病程短，发病迅速，肿势急剧，咽喉肿痛或皮肤疮痒，小便短赤，大便秘结者多属于实证；年老体弱，病程长，浮肿按之如泥，畏寒肢冷，腰膝酸软，小便清长，大便稀溏，多属于虚证；阳水病久，失治误治形成阴水，由实转虚；阴水复外感，导致水肿加重，本虚标实。

5. 辨危重程度

水肿出现下列情况属于水肿的变证，病情危重。水毒内留，上凌心肺，可见全身肿胀，喘咳心悸，不能平卧；浊阴上泛可见关格、癃闭，出现全身肿胀，恶心呕吐，二便不通，头晕目眩，呃逆频作，口有尿臭，齿衄，精神萎靡；水毒内闭、元气欲脱可见神昏谵语、手足抽搐、呼吸急促。

（二）治疗原则

1. 发汗、利小便、下法与活血法

《素问·汤液醪醴论》云："平治于权衡，去菀陈莝，微动四极，温衣，缪刺其处，以复其形，开鬼门，洁净府，精以时服，五阳已布，疏涤五脏，故精自生，形自盛，骨肉相保，巨气乃平。"刘河间在《素问病机气宜保命集》解释"去菀陈莝""开鬼门""洁净府"时云："平治权衡者，察脉之浮沉也，去菀陈莝者，疏涤肠胃也，开鬼门、洁净府者，发汗利小便也。"张仲景《金匮要略·水气病脉证并治》提出"腰以下肿，当利小便；腰以上肿，当发汗，乃愈""夫水病人，目下有卧蚕，面目鲜泽，脉伏，其人消渴，病水腹大，小便不利，其脉沉绝者，有水，可下之"，对水气病治疗提出了可遵循的法则。

金元时代，张子和对下法更有所发挥，《儒门事亲》云："《内经》一书，惟以气血通流为贵……《内经》之所谓下者，乃所谓补也，陈莝去而肠胃洁，癥瘕尽而荣卫昌，不补之中，有真补者存焉。"阐述了下法的治疗意义在于推陈致新，疏通气血，畅达荣卫，并指出运用此法应守分寸，不可过剂，且制定了禹功散等下水方剂。

《素问·调经论》云："瘀血不去，其水乃成。"张仲景《金匮要略·水气病》也有"血不利则为水，名曰血分"之谓。清代医家唐容川在《血证论》中指出："瘀血化水，是血病而兼水也。"

可见，"开鬼门，洁净府，去菀陈莝"，通常被认识为"发汗、利尿、活血化瘀或下法"，为中医治疗水肿的大法。

2. 温补脾肾及养阴法

严用和《济生方》提出用温肾、补脾治疗水肿的方法。济生肾气丸和实脾饮分别是温肾利水和温脾利水的著名方剂，至今仍广泛应用。《丹溪心法·水肿》云："水肿因脾虚不能制水，水渍妄行，当以参术补脾，使脾气得实，则自健运，自能升降，运动其枢机，则水自行。"明代医家在补脾的基础上，强调了补肾的重要性。张景岳《景岳全书·肿胀》云："证有全由脾肺不足而为肿胀者，治宜以四君、归脾之属为主，固是正治之法，然亦须兼补命门。盖脾土非命门之火不能生，肺气非命门之火不能化。"认为补肾火即可以间接补脾肺。

朱丹溪阳常有余、阴常不足之说是养阴派的主要理论根据，提出了在治疗水病时应当适当地佐以养阴清火之法，《金匮钩玄·水肿》谓："有热当清肺金，麦门冬、黄芩之属。"又谓："佐以黄芩、麦门冬、炒栀子制肝木。"

3. 标本缓急

明代王肯堂《证治准绳·杂病》总结了泻水与温、补的一般法则，云："水气证……小火不能化大水，故必先泻其水，后补其火。开鬼门泻在表在上之水也，洁净府泻在里在下之水也。水势既减，然后用缓药以补元气，使水火交则用药之次第也。"清代李用粹《证治汇补·水肿》归纳总结了前贤关于水肿的治法：治分阴阳、治分汗渗、湿热宜清、寒湿宜温、阴虚宜补、邪实当攻。

（三）证治分类

1. 阳水

（1）风水泛滥

[临床表现] 浮肿起于眼睑，继则四肢及全身皆肿，甚者眼睑浮肿，眼合不能开，来势迅速，多有恶寒发热、肢节酸痛、小便短少等症。偏于风热者，伴咽喉红肿疼痛，口渴，舌质红，脉浮滑数。偏于风寒者，兼恶寒无汗，头痛鼻塞，咳喘，舌苔薄白，脉浮滑或浮紧。如浮肿较甚，此型亦可见沉脉。

[治法] 疏风清热，宣肺行水。

[方药] 越婢加术汤加减。方用麻黄宣散肺气，发汗解表，以去其在表之水气；生石膏解肌清热；白术、甘草、生姜、大枣健脾化湿，有崇土制水之意。可酌加浮萍、茯苓、泽泻，以助宣肺利小便消肿之功。若属风热偏盛，可加连翘、桔梗、板蓝根、鲜白茅根以清热利咽、解毒散结、凉血止血；若风寒偏盛，去石膏加苏叶、桂枝、防风，以助麻黄辛温解表之力；若咳喘较甚，可加杏仁、前胡以降气定喘；若见汗出恶风，为卫阳已虚，则用防己黄芪汤加减，以助卫解表。

（2）湿毒浸淫

［临床表现］身发疮痍，甚则溃烂，或咽喉红肿，或乳蛾肿大疼痛，继则眼睑浮肿，延及全身，小便不利，恶风发热，舌质红，苔薄黄，脉浮数或滑数。

［治法］宣肺解毒，利尿消肿。

［方药］麻黄连翘赤小豆汤合五味消毒饮加减。前方中麻黄、杏仁、桑白皮宣肺行水，连翘清热散结，赤小豆利水消肿；后方以金银花、野菊花、蒲公英、紫花地丁、紫背天葵加强清解湿毒之力。若脓毒甚者，当重用蒲公英、紫花地丁；若湿盛糜烂而分泌物多者，加苦参、土茯苓、黄柏；若风盛而瘙痒者，加白鲜皮、地肤子；若血热而红肿，加丹皮、赤芍；若大便不通，加大黄、芒硝。

（3）水湿浸渍

［临床表现］全身水肿，按之没指，小便短少，身体困重，胸闷腹胀，纳呆，泛恶，苔白腻，脉沉缓，起病较缓，病程较长。

［治法］健脾化湿，通阳利水。

［方药］胃苓汤合五皮饮加减。胃苓汤以白术、茯苓健脾化湿，苍术、厚朴、陈皮健脾燥湿，猪苓、泽泻利尿消肿，肉桂温阳化气行水；五皮饮以桑白皮、陈皮、大腹皮、茯苓皮、生姜皮健脾化湿、行气利水。若上半身肿甚而喘，可加麻黄、杏仁、葶苈子宣肺泻水而止喘。

（4）湿热壅盛

［临床表现］遍体浮肿，皮肤绷急光亮，胸脘痞闷，烦热口渴，或口苦口黏，小便短赤，或大便干结，舌红，苔黄腻，脉滑数或沉数。

［治法］分利湿热。

［方药］疏凿饮子加减。方中羌活、秦艽疏风解表，使在表之水从汗而疏解；大腹皮、茯苓皮、生姜协同羌活、秦艽以去肌肤之水；泽泻、椒目、赤小豆，协同商陆、槟榔通利二便，使在里之水邪从下而夺。疏表有利于通里，通里有助于疏表，如此上下表里分消走泄，使湿热之邪得以清利，则肿热自消。若腹满不减，大便不通者，可合己椒苈黄丸，以助攻泻之力，使水从大便而泄；若肿势严重，兼见气粗喘满，倚息不得平卧，脉弦有力，系胸中有水，可用葶苈大枣泻肺汤合五苓散加杏仁、防己，以泻肺行水，上下分消。

至于攻逐，原为治疗阳水的一种方法，即《内经》"去菀陈莝"之意。但应慎用，只宜于水势壅盛，症见全身高度浮肿，兼有腹水，伴气喘，心悸，小便不利，大便不通或干结，脉沉有力，正气尚旺，他法无效者。此时应抓住时机，急则治其标，用攻逐之法以直夺其水势，使水邪速从大小便而去，可选用十枣汤。俟水退后，再予调补，以善其后。

（5）瘀阻水停

［临床表现］全身水肿，或局部水肿。皮肤紫暗或有瘀斑，面色黧黑，爪甲青紫。舌暗或有瘀斑。脉涩。

［治法］活血化瘀，利水消肿。

［方药］桃红四物汤合五苓散加减。方中桃红四物汤活血汤化瘀，五苓散利水消肿。瘀血明显，还可加用丹参、泽兰、蒲黄等。这些药物能增加肾脏血流量，通过影响肾小球的滤过而增加尿量。水肿明显还可加用葶苈子、猪苓等。

2. 阴水

（1）脾阳虚衰

［临床表现］身肿，腰以下为甚，按之凹陷不易恢复，脘腹胀闷，纳减便溏，食少，面色

眈白，神倦肢冷，小便短少，舌质淡，苔白腻或白滑，脉沉缓或沉弱。

［治法］温阳健脾，化气利水。

［方药］实脾饮加减。方中干姜、附子、草果仁温阳散寒化气，白术、茯苓、炙甘草、生姜、大枣健脾益气，大腹皮、茯苓、木瓜利水去湿，木香、厚朴、大腹皮理气行水。水湿过盛，腹胀大，小便短少，可加苍术、桂枝、猪苓、泽泻以增强化气利水之力。若症见身倦气短，气虚甚者，可加生黄芪、人参以健脾益气。

（2）肾阳衰微

［临床表现］面浮身肿，腰以下为甚，按之凹陷不起，心悸，气促，腰部冷痛酸重，尿量减少，四肢厥冷，怯寒神疲，面色㿠白或灰滞，舌质淡胖，苔白，脉沉细或沉迟无力。

［治法］温肾助阳，化气行水。

［方药］济生肾气丸合真武汤加减。用六味地黄丸以滋补肾阴；用附子、肉桂温补肾阳，两药配合，则补水中之火，温肾中之阳气；用白术、茯苓、泽泻、车前子通利小便；生姜温散水寒之气；白芍开阴结，利小便；牛膝引药下行，直趋下焦，强壮腰膝。

脾阳虚衰证与肾阳虚衰证往往同时出现，而表现为脾肾阳虚，水湿泛滥，因此健脾与温肾两法常同时并进，但需区别脾肾虚的轻重主次，施治当有所侧重。

如有瘀血表现，常配合活血化瘀法，取血行水亦行之意，可在辨证基础上加丹参、三七、益母草、泽兰、桃仁、红花等，加强利尿效果。

【名家经验】

（一）时振声治水肿四法

攻泻逐水：黑白丑各二两一钱，红糖四两，老姜一斤，大枣二两。适合于病程短，血浆蛋白不太低，所谓正虚尚不太显著者。

宣肺利水：越婢汤、麻黄附子细辛汤合五皮饮、五苓散之类。宣肺利水法一般可用于下列三种情况：一为病程短者，二为有肺炎症状者，三为合并外感者。

健脾利水：健脾利湿方，如：五皮饮、五苓散、防己黄芪汤、外台茯苓饮、胃苓汤；行气利湿：大橘皮汤、导水茯苓汤。时老还主张在健脾利湿的基础上加行气药，如木香、槟榔、陈皮、大腹皮、沉香、砂仁等。

温阳利水：脾肾两虚偏脾阳虚为主，可用实脾饮加减；脾肾两虚偏肾阳虚为主，可用真武汤、金匮肾气丸、济生肾气汤加减治疗。

（二）赵绍琴治疗水肿经验

疏风胜湿法：疏风以祛外来之邪。肾病起病于外邪入侵，以风邪为首，故当祛风、疏风以胜湿：肾病湿重，而湿邪难祛。李东垣所谓"湿胜者，助风以平之，因曲而为之直也"。叶天士云："若从风热陷入者，当散风于热外。"赵绍琴教授治疗慢性肾脏病用疏风方法以透热外出，是对叶天士"透热转气"法临床运用的发展。

分消利湿法：肾病湿热居多，湿与热合，如何治疗？叶天士云："若从湿热陷入者，当渗湿于热下，……不与热相搏，势必孤矣。"可知渗湿利水是分消湿热的重要途径。

（三）吴翰香擅用"开鬼门与洁净府"治疗肾性水肿

上海曙光医院主任医师吴翰香尊近代曹颖甫先生治疗水气，认为治疗肾性水肿必先行发汗而利小便始通；又有当用发汗的时候，必兼利小便而始愈。

吴氏对于浮肿而血压高者，禁用麻黄，主以萍翘四苓。认为麻黄不论生用、炙用，均有升血压作用，因此对浮肿兼有高血压症状者，极不适宜，而且服麻黄后血压升高的病例，极难使其恢复正常。吴氏借鉴丹溪有关浮萍发汗甚于麻黄之说，故对风水证候，可以用浮萍代替麻黄。通过临床观察，急性肾炎用浮萍15g，连翘30g，白术、茯苓、猪苓、泽泻各10~15g为主方，能够达到解热、利尿、消肿之目的，毫无不良反应，亦无发汗现象。此六味，吴氏称为萍翘四苓汤。

有浮肿时，禁用甘草。因甘草有抗利尿、促使水钠潴留的作用，可使尿量减少，浮肿加重。

（四）蒋洁尘治水肿经验

蒋氏认为肾炎水肿一病，多由脾肾阳虚引起。临床应注意两点：一是有热象的，不必禁忌温药，如附子、肉桂之类，方中可增入寒凉药如茅根、黄柏、知母、桑白皮之类，自无流弊；二是一般少用或不用柔润药，如熟地、枸杞、何首乌等，因为此类药碍阳助湿，不利于温阳行水。

（五）张琪治疗水肿常用处方

1. 加味越婢汤

方药组成：麻黄15g，生石膏50g，苍术10g，杏仁10g，甘草7g，生姜15g，红枣3枚，西瓜皮50g，红小豆50g，车前子（包煎）25g。

本方功效宣肺解表、利水清热，适用于风寒犯肺、肺气不宣、水气不行而致水肿证。临床多见于慢性肾炎急性发作或肾病综合征，面目浮肿或周身浮肿，尿少黄赤，咽喉肿痛，恶寒发热头痛，咳嗽气喘，苔薄白，舌尖赤，脉滑或滑数。

2. 麻辛附子桂甘姜枣汤

方药组成：桂枝15g，甘草10g，制附子（先煎）15g，麻黄10g，细辛5g，生姜15g，大枣3枚。

本方功效宣肺温肾利水，适用于既有肺气失宣之风水，又具有肾阳衰微、水气内停之水肿证。多见于慢性肾脏病周身浮肿或头面及上半身肿甚，小便不利，畏寒肢冷，周身酸楚，面色㿠白，舌苔白滑，脉沉或弱。

3. 增味疏凿饮子

方药组成：槟榔20g，商陆15g，茯苓皮15g，腹皮15g，椒目15g，红小豆50g，秦艽15g，羌活10g，泽泻15g，姜皮15g，车前子（布包）15g，萹蓄20g，海藻30g，二丑（砸碎）各20g。

本方功效清利三焦水热，主要用于水邪夹热弥漫三焦，水热壅结之水肿证。见于慢性肾炎、肾病综合征高度水肿，头面遍身皆肿，腹膨大，小便不利，尿黄浊量少，大便秘，口舌干燥而渴，脉沉滑或沉数有力，舌苔厚腻。

4. 中满分消饮

方药组成：川厚朴15g，枳实15g，黄连10g，黄芩15g，半夏15g，陈皮15g，知母15g，泽泻 15g，茯苓 10g，砂仁 10g，干姜 10g，姜黄 5g，人参 10g，白术 15g，猪苓 15g，甘草 10g。

本方清热利湿和中，主要用于脾湿胃热、湿热互结于中焦，健运失司，以腹水为主之水肿。见于慢性肾脏病顽固性水肿，腹部膨满，呕恶不食，口苦口干，小便短赤，舌质红，舌苔黄腻或白腻而干，脉滑。

5. 中满分消汤

方药组成：厚朴 15g，制川乌（先煎）10g，吴茱萸 10g，当归 15g，麻黄 7.5g，半夏 15g，升麻 5g，木香 7.5g，干姜 10g，草果 10g，党参 20g，黄芪 30g，茯苓 15g，泽泻 15g。

本方功效温中散寒除湿，主要用于寒湿凝聚中焦，运化失职、水湿潴留，以腹水为主之水肿证。见于慢性肾脏病周身浮肿，脘腹膨隆胀满，面白形寒，四肢厥冷，尿短少，呕恶纳少，舌淡嫩苔白滑，脉沉缓或沉。

6. 加味牡蛎泽泻饮

方药组成：牡蛎 20g，泽泻 20g，葶苈子 15g，商陆 15g，海藻 30g，天花粉 15g，常山 15g，车前子（布包）15g，五加皮 15g。

本方功效清利湿热，散结逐饮，适用于湿热壅滞于下焦、气化失常、水湿泛滥之证。症见腰以下及膝足踝肿甚，阴囊肿大，小便不利，尿色黄赤，舌苔白腻或黄腻，脉沉滑有力。

本方由《伤寒论》牡蛎泽泻散加味而成，《伤寒论·辨阴阳易瘥后劳复病脉证并治》篇云："大病瘥后，从腰以下有水气者，牡蛎泽泻散主之。"慢性肾脏病虽非大病瘥后，但其反复发作、湿热壅滞于下为应用本方的依据。

7. 花粉瞿麦汤

方药组成：天花粉 20g，瞿麦 20g，制附子 10~15g，山药 20g，茯苓 20g，麦冬 15g，知母 15g，泽泻 20g，黄芪 10g，桂枝 15g，甘草 15g。

本方功效温肾利水、清热生脾，针对肾阳亏虚、水气不行、肺中燥热之上热下寒证而设。主要用于慢性肾炎、肾病综合征久病不愈，或屡用肾上腺皮质激素而见寒热夹杂、上热下寒之水肿证。症见周身浮肿、尿少、腰酸痛、口干渴、咽干、畏寒肢冷、四肢困重、大便不实、舌质红、苔白干、脉沉或滑等症。

本方系由《金匮要略》栝楼瞿麦丸加味而成。《金匮要略·消渴小便不利淋病脉证并治》云："小便不利者，有水气，其人若渴，栝楼瞿麦丸主之。"原方由栝楼根、瞿麦、附子、山药、茯苓组成，有清上之燥热、温下之虚寒、助气化利小便之功效。本方最适用于慢性肾脏病水肿属上热下寒者，因此在原方基础上如麦冬、知母以助花粉清热生津之力，加泽泻以助茯苓利水祛湿，加桂枝助附子通阳化气以行水，加生黄芪、甘草补肾气助运化。诸药合用，寒温并施，熔清上温下补中于一炉，使肺脾肾功能协调，故能于错综复杂的病机中取效。

8. 茯苓利水汤

方药组成：茯苓 30g，猪苓 20g，木瓜 10g，槟榔 20g，泽泻 20g，白术 20g，紫苏 15g，陈皮 15g，木香（后下）10g，党参 20g，海藻 30g，麦冬 15g。

本方功效健脾行气利水，适用于脾虚不运、气滞水蓄之腹水证。临床表现腹胀腹满，周身浮肿，小便不利，神疲，食少纳呆，腰痛乏力，大便溏泄，舌质淡，苔白清或白腻，脉沉弱。

9. 坤芍利水汤

方药组成：益母草 50g，赤芍 20g，茯苓 20g，泽泻 15g，桃仁 15g，红花 15g，白花蛇舌草50g, 萹蓄20g, 瞿麦20g, 甘草10g。

本方功效活血化瘀、利水消肿。针对慢性肾脏病水停日久, 瘀血阻滞, 或病久入络, 瘀血内阻, 气化不利、水湿内停之病机而设。症见浮肿屡治不消, 面色晦暗, 腰如刺或痛处固定, 舌质紫暗或瘀点瘀斑, 脉细涩。

（六）王永钧治疗肾性水肿瘀血证用药体会

对瘀血用药, 分活血、逐瘀、消癥三个层次。一是活血药, 多用于轻证, 可选用当归、丹参、川芎、赤芍、生蒲黄、五灵脂、虎杖、红花、马鞭草、泽兰等; 二是逐瘀药, 多见于重证, 可选用大黄、桃仁、水蛭、地龙等; 三是消癥药, 多见于痰瘀互存, 日积月累的久病病人, 可选用积雪草、三棱、莪术、海藻、鳖甲、炮山甲等。由于久病虚与瘀互存, 故宜消补兼施, 可用调荣饮, 对肾性水肿瘀血证, 存在肾微积（肾纤维化）者, 多用自拟复方积雪草方加淡渗水湿药治之。

【评述】

水肿是肾脏疾病最为常见的临床症状之一。肾性水肿的病位主要在肾、脾、肺、三焦。病因与感受水湿、寒邪、风邪、久病正虚等有关, 属于本虚标实之证。本虚包括脾肾阳虚、肾阳亏虚、肾阴亏虚、肺肾阴虚、脾胃气虚、气阴两虚和肾气亏虚等。标实包括湿热、湿浊、风邪与血瘀。

中医治疗水肿, 仍按阴水、阳水分类。水肿病多数病程长、证候大多比较复杂, 常以几种证型复合表现, 只有部分病人以单一的典型证候出现, 如临床常见湿热证型病人又有脾虚, 甚至见有肾虚, 又有瘀血等表现。因此, 临床用药时也常常是复方用药。

对于一般水肿, 上述利水消肿方法一般能奏效。但对于严重水肿, 如慢性肾衰竭引起的水肿, 特别是使用大量利尿剂效果还不理想, 可用峻下逐水法。但此法目前日渐少用, 原因是强有力的西药利尿药不断出现以及病情发展到一定程度均已经开始透析治疗。

（徐大基　王悦芬　谢增林）

第二节　蛋白尿

【概述】

临床上通常将尿蛋白质定性检查为阳性或定量检查大于150mg/24h时称为蛋白尿。

蛋白尿的发生机制与下列因素有关: ①肾小球滤过膜结构和功能异常; ②肾小管结构和功能异常; ③蛋白质大量溢出; ④肾和尿路排泌增加; ⑤组织大量破坏。一般情况下, 肾小球滤过膜只能通过分子量40KD以下的物质。肾小球性蛋白尿的发生与肾小球机械屏障受损（内皮细胞结构异常、基底膜结构异常、足细胞裂隙膜结构异常）、电荷屏障受损、血流动力学异常、肾小球系膜损伤有关。

蛋白尿可以用于慢性肾脏病的诊断、分期和治疗监测, 也可作为终末期肾病、心血管疾病及全因死亡的危险预测指标。

中医学没有蛋白尿的专门称谓, 但蛋白质为人体的基础物质, 因此蛋白尿的形成可从精的生成及异常外泄来理解，如精微随溲而下，表现小便混浊，可参照"尿浊"；表现为气血阴阳不足，可参照"虚劳"；表现为水肿，可参照"水肿"篇章。

【病因病机】

《素问·六节藏象论》："肾者主蛰，封藏之本，精之处也"，脾主统摄升清，若肾虚不足，失于封藏，精关不固，精微下泄；脾气虚脾不升清、脾失统摄，均可致精微下泄，蛋白随小便外排而见蛋白尿。外感、饮食劳倦、情志内伤或禀赋不足等因素出现肾脏受损，都可能导致蛋白尿。

（1）外感六淫　外感六淫邪气犯肺，肺失宣降，不能助脾输布津液精微物质至全身，精微下注而外泄，形成蛋白尿。此外，肺与肾脏通过经络和脏腑联系密切，病理上相互影响。《灵枢·本输》云："肾合膀胱，膀胱者津液之府也，少阴属肾，肾上连肺，故将两脏"，《素问·热论》云："少阴脉贯肾络肺"，《灵枢·经脉》云："肾足少阴之脉……从肾上贯肝膈，入肺中。"故肺病不愈，可循经脉下扰肾络，导致肾蒸腾气化功能失常，出现水肿，或肾不固精，精微下泄，出现蛋白尿。

《伤寒杂病论·伤风病脉证并治第十一》云："风为百病之长……中于项，则下太阳，甚则入肾。"在外感之邪中，风邪常兼他邪合而伤人，为外邪致病的先导，风邪袭于肌表，可出现头项强痛等风邪犯于太阳经气之证，风邪可循太阳经脉入于肾经而致肾脏损伤。

（2）饮食不节　饮食偏嗜，过食辛辣寒凉，醇酒厚味，损伤脾胃。脾主升清，脾虚则不能升清而肺气不行，不能降浊则肾气独沉；脾虚也使肾不能封藏，如《医经精义》说："脾土能制肾水，所以封藏肾气也。"因此脾虚可导致肾封藏失职，谷气下流，精微下注。临床上蛋白尿严重者，除了可见浮肿外，往往并见体倦乏力、面色萎黄、脘痞纳呆、便溏等脾虚湿聚之象。

（3）久病劳伤　久病不愈、年老体虚、劳累过度、房劳不节均可导致脾肾不足。《灵枢·上问》云："中气不足，溲便为之变。"脾气虚弱，升清无力，蛋白质等精微物质易于下泄，清浊相混，发为蛋白尿。

（4）肾虚失藏　先天禀赋不足，或久病伤肾，导致肾虚失藏，精微外泄。《素问·上古天真论》云："肾藏真阴而寓元阳""受五脏六腑之精而藏之。"肾承诸脏之精而藏于内。肾气充盛，精关固涩，精微必能内守，则尿蛋白不现；若肾气虚损，无力固摄精气，精随尿出，可见蛋白尿。

总之，不仅肾脏本脏有病可以导致蛋白尿，而且饮食不节伤脾、外感六淫伤肺均可损伤肾之封藏、固涩功能，致精微下泄而见蛋白尿。另外，脾肾气虚、湿热内蕴，日久可导致瘀血内阻，因此，蛋白尿涉及肺、脾、肾三脏，与饮食、劳倦、湿热、瘀血等因素有关。

【诊断与鉴别诊断】

（一）西医诊断要点

对于首次尿检查发现蛋白尿阳性者，应连续1~2次复查，当复查仍为阳性，则应进一步分析24小时蛋白尿的情况，明确诊断。

注意排除假性蛋白尿，如：①尿中混入血液、脓液、炎症或肿瘤分泌物以及白带等，这种尿的沉渣中可见到多量红细胞、白细胞和扁平上皮细胞，而无管型，将尿离心沉淀或过滤后，蛋白定性检查会明显减少甚至转为阴性。②尿中混入精液或前列腺液，或下尿道炎症分泌物等，尿蛋白反应可呈阳性，此情况，病人有下尿路或前列腺疾病的表现，尿沉渣可找到精子、较多扁平上皮细胞等，可作区别。③有些药物如利福平等从尿中排出时，可使尿色混浊类似蛋白尿，但蛋白定性反应阴性。

蛋白尿的检测方法，主要有尿常规、尿蛋白/肌酐比值、24小时尿蛋白定量（24小时UTP）等。尿蛋白成分的鉴定包括尿蛋白电泳、尿сот白、转铁蛋白、β_2-微球蛋白、α_1-微球蛋白、NAG、视黄醇结合蛋白、溶菌酶、T–H蛋白、α-巨球蛋白、IgG、κ轻链、λ轻链等。

（二）鉴别诊断

当明确为蛋白尿后再结合病史、症状体征、各类辅助检查结果，做出生理性或病理性蛋白尿的鉴别。

1. 生理性蛋白尿

生理性蛋白尿是指在剧烈运动或发热等情况下出现的一过性蛋白尿，病人肾脏并无器质性病变。但是，确定生理性蛋白尿要特别慎重，因为肾脏器质性病变其早期也可能有类似情况，长期随访很有必要。生理性蛋白尿定性一般不超过（+），定量常在0.5g/24h以下，且多见于青少年。常见生理性蛋白尿有以下几种情况。

（1）功能性蛋白尿 指机体由于剧烈运动、精神紧张、发热、低温刺激等所致的轻度、暂时性蛋白尿。短暂的循环变化是造成功能性蛋白尿的主要原因。一旦诱因消除，尿蛋白也迅速消失。其中以热性蛋白尿、运动性蛋白尿最为常见。急性热病早期出现的蛋白尿，通常随着发热减轻而消失；除蛋白尿外，尿中还可有白细胞、上皮细胞和管型，但红细胞较少见。

健康人在剧烈运动后所出现的一过性蛋白尿，其持续的时间与运动强度相关，通常在24小时内消失，如马拉松等激烈而长时间的运动所引起的蛋白尿有的可持续1~3周，甚至3周以上，可伴有轻度的血尿和管型尿，但一般不引起肾实质障碍，尿内增加的蛋白质以白蛋白占主要成分。运动强度大时，分子质量较大的球蛋白相对增加。

（2）体位性蛋白尿或直立性蛋白尿 指由于直立体位或腰部前突时引起的蛋白尿，其发生机制可能与直立时肾的位置下移，使肾静脉扭曲而至肾脏处于淤血状态以及淋巴、血流受阻；或直立时左肾静脉受压，即胡桃夹现象有关。直立性蛋白尿常见于青春期青少年，尤其是体型瘦长者为多见，通常尿蛋白在1.0g/24h以下，超过2.0g/24h者十分罕见。

体位性蛋白尿有时也被分类于生理性蛋白尿之外，因为部分体位性蛋白尿仍有可能隐藏着器质性肾脏病的背景。根据其出现时间的不同，又可区分为一过性及固定再现性两类。前者只是暂时性，变换体位后有时出现、有时不出现。后者每逢体位改变即可出现，这种情况甚至可持续5~10年以上。目前大多认为间歇性直立性蛋白尿属于功能性者居多，而固定性直立性蛋白尿有可能包括一部分极早期或轻型的肾小球疾病。

（3）妊娠期蛋白尿 妊娠过程中，母体心排血量增加，全身血流重新分布，肾脏血流动力学变化较大，肾脏生理功能发生相应调整，包括肾血流量及肾小球滤过率增加、肾脏体积增大、尿路扩张等，进而导致蛋白尿的产生，同时可能会损伤肾脏。一过性的妊娠期蛋白尿多为生理现象，若蛋白尿持续阳性时间超过12周，则提示可能存在慢性肾脏病。

2. 病理性蛋白尿

蛋白尿持续存在，尿中蛋白含量较多，尿常规检查常合并有血尿、管型尿、白细胞尿等。并可伴有其他肾脏病表现，如水肿、血压升高等。病理性蛋白尿主要见于各种原发性或继发性肾小球疾病、肾小管间质疾病、遗传性肾病和肾血管疾病等。

（1）肾小球性蛋白尿　是最常见的一种蛋白尿。由于肾小球滤过膜因炎症、免疫、代谢等因素损伤后，滤过膜孔径增大、断裂和（或）静电屏障作用减弱，血浆蛋白质特别是白蛋白滤出，超出近端肾小管重吸收能力而形成的蛋白尿。若肾小球损害较重，球蛋白及其他大相对分子质量蛋白滤出也可增加。其特点是尿蛋白一般量较多，24 小时尿蛋白定量大于 2g，且通常为大分子量蛋白。

（2）肾小管间质性蛋白尿　是指肾小管间质在受到感染、中毒损伤，如肾盂肾炎、间质性肾炎等或继发于肾小球疾病时，因重吸收能力降低或抑制，而出现的以相对分子质量较小的蛋白为主的蛋白尿。其特点：尿 β_2-MG、尿溶菌酶、尿 NAG、尿 α_1- 微球蛋白增高；尿液白蛋白正常或轻度增多，尿蛋白定性（++）以下，24 小时尿蛋白定量在 2g 以下；尿 α_1- 微球蛋白 / 白蛋白比值＞ 0.1，常见于肾小管损害疾病。

（3）混合性蛋白尿　指肾脏病变同时或相继累及肾小球和肾小管时而产生的蛋白尿。兼具两种蛋白尿特点，但各组分所占比例因病变损害部位不同而不一致，也可因肾小球或肾小管受损害程度的不同而有所差异。其特点：尿总蛋白升高，白蛋白、转铁蛋白、IgG 升高；尿 α_1- 微球蛋白 / 白蛋白比值＞ 0.1。

（4）溢出性蛋白尿　是指肾小球滤过、肾小管重吸收均正常，因血浆中相对分子质量较小或阳性电荷蛋白异常增多，经肾小球滤过，超过肾小管重吸收能力所形成的蛋白尿。异常增多的蛋白有游离血红蛋白、肌红蛋白、溶菌酶、本周蛋白等。其特点：尿蛋白定性多为（+~++），定量在 2g/24h 以下；（尿白蛋白 + IgG +α_1- 微球蛋白）/ 总蛋白比值＜ 0.6；尿轻链升高、κ/λ 比值＜ 1 或＞ 5.2，尿 β_2- 微球蛋白明显升高。常见于多发性骨髓瘤等。

（5）组织性蛋白尿　指来源于肾小管代谢、组织破坏分解以及炎症或药物刺激泌尿系统分泌的蛋白质，进入尿液而形成的蛋白尿。其特点：尿蛋白以 T-H 糖蛋白为主，生理性约为 20mg/24h，尿蛋白定性（± ~+），定量 0.5~1.0g/24h。

3. 分析蛋白尿产生的原因

蛋白尿只是一个临床现象，并非疾病的终末诊断，还需要进一步对其病因进行确定。

（三）中医诊断要点与类证鉴别

1. 诊断要点

（1）蛋白尿以虚劳为主要表现的，多见形神衰败、身体羸瘦、大肉尽脱、食少厌食、心悸气短、自汗盗汗、面容憔悴，或五心烦热，或畏寒肢冷，脉虚无力等症。若病程较长，久虚不复，症状可进行性加重。

（2）有较长的蛋白尿病史。

2. 类证鉴别

应与其他病证中的虚证进行鉴别。

【辨证施治】

（一）辨证要点

长期大量蛋白尿，精微物质大量随小便而去，不能正常滋养五脏，则病久迁延难愈。故本病多以正气亏虚为主，兼有风邪者多有发热恶寒、咳嗽咳痰、脉浮等症；兼有湿热者有尿黄、口苦、大便黏腻不爽、脉濡数或滑数等症。其病变过程与脾、肾两脏关系最为密切，脾虚多伴有疲倦乏力、腹泻腹胀症状，肾阴虚多有耳如蝉鸣、腰膝酸软、五心烦热症状，肾阳虚多有畏寒肢冷、腰酸腿软、脉沉细症状。

（二）证治分类

1. 风热犯肺

[临床表现] 发热重，恶寒轻，咽喉肿痛，咳嗽，面目浮肿，小便短赤或见血尿，舌尖红，苔薄黄，脉浮偏数。尿常规检查除有蛋白外，尚有少量红细胞或颗粒管型。

[治法] 疏风清热，宣肺利水。

[方药] 越婢汤和五苓散加减。由于肺为水之上源，肺气不宣，则水道不利，故用麻黄宣肺气而解表；杏仁降肺气；苍术燥湿；湿热除则脾得健运；五苓散合冬瓜皮、赤小豆、车前子利水清热。如肺热重者加石膏，与麻黄合用，一宣一清，奏宣发肃降之效。如浮肿明显者，麻黄量可适当加大些；并发咽喉肿痛者，加金荞麦、白花蛇舌草、重楼、射干；兼发疖肿、脓疱疮者，选加蒲公英、金银花、连翘、苦参、蝉蜕等；血尿者，加生侧柏叶、生贯众、生地榆、白茅根等。

2. 风寒束表

[临床表现] 恶寒重，发热轻，全身浮肿，头面为甚，咳嗽或有气促，痰稀色白，小便不利，苔白腻，脉浮紧。

[治法] 疏风祛寒，解表利水。

[方药] 桂枝汤合五皮饮加麻黄加减。方中麻黄入手太阴，与桂枝、生姜合用有温阳宣肺之功，且麻、桂系足太阳膀胱经之药，膀胱气化失司得麻、桂则小便通利；与诸药合而用之，奏利水消肿之功。

3. 脾气亏虚

[临床表现] 浮肿，面色㿠白，倦怠乏力，纳呆便溏，脘闷，小便短少，舌淡，苔白腻，脉濡缓。多呈大量蛋白尿。

[治法] 健脾利湿。

[方药] 参苓白术散加减。方中人参、白术、茯苓、炙甘草、陈皮属健脾益气、淡渗利湿之品；莲子补脾佳品；扁豆、薏苡仁炒黄后增加了健脾之功；砂仁理气和胃；桔梗引诸药上行，还能防止辛温香燥之品损伤肺阴；黄芪增加健脾益气之力。如气虚明显，气虚下陷者，用补中益气汤加减，以升举下陷。如畏寒肢冷、面色㿠白、体倦乏力、脉沉迟，兼有脾阳虚者，可加附子、干姜等。

4. 气阴两虚

[临床表现] 浮肿，气怯神疲，心慌心悸，面色无华，或两颧潮红，头晕肢麻，耳如蝉鸣，腰膝酸软，五心烦热，便溏，口干少饮，小便淡黄而少，舌淡红边有齿痕，脉细数或沉细。多呈中等量以上之蛋白尿。

[治法] 益气养阴，佐以清热利湿。

[方药] 清心莲子饮加减。方中党参、黄芪补气健脾，助气化以摄尿中蛋白；地骨皮、黄芩、麦冬、莲子养阴清心肺之热；茯苓、车前子利湿。另外，白花蛇舌草、半枝莲清热解毒。此为清补兼施之剂，有益气固摄清热利湿解毒之功、补中寓清之妙。

5. 阴阳两虚

[临床表现] 畏寒肢冷，面色㿠白，腰酸腿软，舌红舌体胖大，脉沉细或细数。长期蛋白尿不消。

[治法] 滋阴温阳。

[方药] 济生肾气汤加减。肾为水火之脏，缘阴阳互根之理，善补阳者以阴中求阳，则生化无穷，故以六味地黄丸滋补肾阴，以附子、桂枝温补肾阳，两药配伍能补水中之火、温肾中之阳；白术、茯苓、泽泻、车前通利小便，牛膝引药下行，直趋下焦，强壮腰膝。如小便清长量多者，去泽泻、车前子，加菟丝子、补骨脂以温固下元；心悸，唇绀，脉虚数或结代，乃水邪上逆、心阳被遏、瘀血内阻，应重用附子，再加三七、丹参以温阳化瘀。

6. 湿热内蕴

[临床表现] 下肢浮肿明显，腰痛，口干欲饮，小便黄赤或尿混浊，大便秘结，咽痛，口苦，舌红苔白腻，脉濡数或滑数。尿蛋白反复出现。

[治法] 清利湿热。

[方药] 八正散加减。方以萹蓄、瞿麦、通草、车前子利湿清热；栀子清泄三焦之热，大黄通导腑热，引邪热自大便而解。血尿者，加旱莲草、大蓟、小蓟；尿中见脓细胞和管型者，加茜草、败酱草、白花蛇舌草等。肾病蛋白尿经常兼夹血瘀证，可在上述辨证基础上加用桃红四物汤等活血化瘀方剂或药物。

【名家经验】

（一）陈瑞春教授消除蛋白尿足疗程及守方原则

消除蛋白尿要注意两点：一是足疗程，在急性期尿蛋白消失后，继续服药 3 个月或半年，蛋白不反复出现，方可停药观察；二是要守方，慢性肾炎蛋白尿相当不易消减，只要能取效者，不能任意改方。

（二）赵绍琴教授对慢性肾脏病病机认识

赵绍琴教授提出慢性肾脏病病机是热郁于内、湿阻不化。在治疗蛋白尿时，宣展肺气，擅用风药，如防风、荆芥、枇杷叶、苏叶、杏仁、浮萍、前胡之属，且少量轻投，取其治上焦如羽之意也。同时还提出了清透、化湿、活血、通络等方法。

（三）叶景华教授蛋白尿的伏邪理论

叶景华教授根据温病的伏邪理论，认为肾病病人本虚居多，伴有风邪入络留而不发。提出祛风先治肺的观点，强调应根据虚实寒热的不同，灵活采用疏风宣肺、疏风散寒、清热利咽、搜风剔络等治法。对此宜用搜风剔络重剂，药如接骨木、落得打、肿节风、菝葜、僵蚕、地龙等。对于久病、蛋白尿反复难愈者，加入金樱子、芡实、五味子、覆盆子、龙骨、牡蛎等以益肾固摄。但强调不宜早用，更不能盲目应用，以免妨碍祛湿化瘀，闭门留寇。

【评述】

人体蛋白乃人体精微物质，是构成人体和维持生命活动的基础物质，由脾化生为精，由肾封藏，故肾气不足，气化无权，精关不固，封藏失司，或脾的统摄功能下降，导致精微下泄，则出现蛋白尿。又由于肺肾经络的联系，肺失清肃也是导致蛋白尿的重要原因。另外，风、寒、湿热、瘀血等也是蛋白尿的重要诱因或加重因素。长期或反复大量蛋白尿，会引起肾小球基底膜增厚，系膜基质增加而致肾小球硬化，最终导致肾衰竭，还可造成低蛋白血症、营养不良。因此，对于蛋白尿的治疗，主要还是从原发性疾病的角度进行分析治疗。

（徐大基　王悦芬）

第三节　血　尿

【概述】

血尿指尿液中含有过多的红细胞，尿沉渣镜检出现每高倍镜视野超过 3 个红细胞。正常情况下，人的尿液没有红细胞，剧烈运动或久立之后尿液中可出现一过性红细胞轻度增多。

血尿包括肉眼血尿和镜下血尿。仅显微镜下发现红细胞增多，称为镜下血尿；小便外观呈洗肉水样或含有血凝块，称为肉眼血尿。通常每升尿液中有 1mL 血液时即肉眼可见。

血尿分肾小球源性血尿和非肾小球源性血尿。非肾小球源性血尿多见于泌尿系统感染、结核、结石、前列腺炎、抗凝药物（如长期使用华法林等药）使用以及泌尿系邻近器官组织疾病和一些全身性疾病等。肾小球源性血尿见于原发性和继发性肾小球疾病。

血尿属于中医学"血证""尿血""溺血""溲血"等范畴。最早记载于《素问·气厥论》："胞移热于膀胱，则癃溺血。"《素问·痿论》曰："悲哀太甚则胞络绝，胞络绝则阳气内动，发则心下崩，数溲血也。"《素问·四时刺逆从论》曰："少阴……涩则病积，溲血。"

【病因病机】

血尿的主要内因为禀赋不足、正气亏虚，脏腑热盛；外因主要涉及感受外邪、饮食不节、劳倦过度、情志所伤、气机郁结、湿热瘀阻等。

（1）禀赋不足　禀赋不足、正气虚弱是血尿发生的主要内因。《脉经》云："尺脉芤，下焦虚，小便去血。"《证治汇补·溺血》云："或肺气有伤，妄行之血，随气化而下降……或肝伤血枯，或肾虚火动，或劳力伤脾……俱使热乘下焦，血随火溢。"

（2）脏腑热盛　脏腑热盛，血脉受扰，血不循常经溢于脉外，则见尿血。《素问·气厥论》云："胞移热于膀胱，则癃溺血。"《素问·至真要大论》云："厥阴之胜……化而为热，小便黄赤。"《金匮要略》云："热在下焦者，则尿血。"《诸病源候论》云："若心家有热，结于小肠，故小便血也""劳伤则生客热，血渗于胞故也"。清《医学心悟》云："心气热，则遗热于膀胱，阴血妄行而溺出焉。又肝主疏泄，肝火盛，亦令尿血。"

（3）外感六淫　风、寒、暑、湿、燥、火皆可致尿血，风热尤为明显。《诸病源候论》："风邪入于少阴，则尿血。"或平素饮食不节，嗜食肥甘厚味辛辣之品，湿热内生，下注膀胱，络脉受损，血溢脉外，则见尿血。如《证治准绳》云："脾土者，胜水之贼邪也。水精不布则壅成湿热，湿热必陷下，伤于水道，肾与膀胱俱受其害，害则阴络伤，伤则血散入胞中矣。"《太平圣惠方·治尿血诸方》云："夫尿血者，是膀胱有客热，血溶于脬故也。血得热而妄行，故因热流散，渗于脬内而尿血也。"

（4）情志失调　清吴鞠通《医医病书·溺血论》云："溺血一症，今人概用导赤散，不知此证肝郁最多，当活肝络。"肝郁气滞血瘀，血瘀则血失其常道，故尿血。

（5）劳倦内伤 《诸病源候论·虚劳尿血候》云："劳伤而生客热，血渗于胞故也，渗于胞而尿血也。"《三因极一病证方论》云："病者小便出血，多因心肾气结所致，或因忧劳，房室过度。"《杂病源流犀烛》云："溺血者，一因下元虚冷，即尿血，溺出不痛。"

综上所述，血尿分虚实两端，虚证主要由于禀赋不足、劳倦内伤，导致脾肾之气阴亏虚，致血不循常道，溢于脉外，而致尿血。实证是火热结于膀胱，脉络受伤，亦可产生血尿。或气虚推动无力或热伤津液或气滞，可致瘀血内阻，瘀血又进一步导致血尿缠绵难愈。

【诊断与鉴别诊断】

（一）西医诊断要点

尿沉渣镜检出现每高倍镜视野超过3个红细胞，或非离心尿液超过1个，或1小时尿红细胞计数超过10万个，或12小时尿沉渣计数超过50万个，这些情况都属于血尿。

对于检查发现血尿，可进一步进行尿红细胞位相检查，一般需要检查3次以上。如果属于肾小球性血尿可以考虑进一步行尿微量白蛋白/肌酐、尿常规蛋白定性或24h尿蛋白定量等检查确定是否有肾炎或肾病的情况，必要时行肾穿病理检查。对于非肾小球源性血尿可根据病人的具体情况考虑进行超声波检查、CT扫描、静脉肾盂造影、逆行造影、膀胱镜或肾动脉造影等以除外泌尿系炎症、血管病变或肿瘤等问题。

发现红色尿后，要排除假性血尿。如有些药物可以引起红色尿，如苯妥英钠、利福平等。肌红蛋白尿和血红蛋白尿仅仅表现为尿潜血阳性，但尿沉渣检查中无红细胞。

（二）鉴别诊断

1. 分段尿异常有助于鉴别血尿的部位

尿三杯试验：用三个清洁玻璃杯分别留起始段、中段和终末段尿液进行观察，如起始段血尿提示病变在尿道；终末段血尿提示出血部位在膀胱颈部、三角区或后尿道的前列腺和精囊腺；三段尿均呈红色即全程血尿，提示血尿来自肾脏或输尿管。

2. 血尿与伴随症状有助于病因诊断

血尿常常伴有全身或局部症状。如伴肾区钝痛或绞痛提示病变在肾脏；如伴尿频尿急和排尿困难等常提示病变在膀胱和尿道，可见于膀胱炎和尿道炎；部分病人血尿既无泌尿道症状也无全身症状，可见于某些疾病的早期，如肾结核、肾癌或膀胱癌早期。

血尿伴肾绞痛是肾或输尿管结石的特征；血尿伴尿流中断见于膀胱和尿道结石；血尿伴尿流细和排尿困难见于前列腺炎、前列腺癌；血尿伴有腰痛、高热畏寒等常为肾盂肾炎；血尿伴有水肿、高血压、蛋白尿常见于肾小球肾炎；血尿伴肾肿块，单侧可见于肿瘤、肾积水；血尿伴有双侧肿大见于先天性多囊肾；触及移动性肾脏见于肾下垂或游走肾；血尿伴有皮肤黏膜及其他部位出血，见于血液病和某些感染性疾病；血尿合并乳糜尿见于丝虫病、慢性肾盂肾炎。

3. 尿红细胞形态检查有助于血尿的分类

肾小球源性血尿常见于各类原发性和继发性肾小球肾炎及间质性肾炎等。

非肾小球源性血尿常见于：

（1）泌尿系统疾病 急慢性肾盂肾炎、急性膀胱炎、尿道炎、泌尿系统结石、泌尿系统霉菌感染等炎症；肾盂、输尿管、膀胱、尿道等任何部位结石；泌尿系统任何部位的恶性肿瘤或邻近器官的恶性肿瘤侵及泌尿道；暴力伤及泌尿系统；先天畸形、先天性多囊肾、胡桃夹现象等。

（2）全身性疾病　血小板减少性紫癜、过敏性紫癜、血友病、白血病、恶性组织细胞病、再生障碍性贫血等出血性疾病；系统性红斑狼疮、皮肌炎、结节性多动脉炎、硬皮病等结缔组织病；钩端螺旋体病、流行性出血热、丝虫病、感染性细菌性心内膜炎、猩红热等感染性疾患；充血性心力衰竭、肾栓塞、肾静脉血栓形成等心血管疾病；痛风肾、糖尿病肾病、甲状旁腺功能亢进症内分泌代谢疾病；食物过敏、放射线照射、药物（如磺胺、酚、汞、铅、砷中毒，大量输注甘露醇、甘油等）、毒物、运动后等物理化学因素。

（3）邻近器官疾病　子宫、阴道或直肠的肿瘤侵及尿路。

（三）中医诊断要点与类证鉴别

1. 诊断要点
古代医家所谓尿血主要指肉眼血尿，现代则宜将镜下血尿包括在内。

2. 类证鉴别
尿血与血淋的鉴别：血淋在淋证的基础上多伴有尿血。《丹溪心法·溺血》云："大抵小便出血……痛者谓之淋，不痛谓之溺血。"

【辨证施治】

（一）辨证要点

1. 辨虚实
急性起病，尿色红伴有咽痛，心烦口渴，面赤口疮，夜寐不安，小腹作胀，腰部酸痛，为热蓄膀胱，迫血妄行而血尿，临床大多由外邪入侵，多属实证；病程日久，尿色淡或肉眼观小便尚清，但镜检有红细胞，多由于脾肾亏损，脾不统血，肾虚不能固摄，则精血不能循常道下泄而见血尿，此种血尿反复不已，多属于虚证。若疾病日久，在虚证基础上加外感可虚实夹杂。

2. 辨外感内伤
恶风头痛者，多属风；纳呆身重者，多属湿；咽痛、溲赤，多数热；尿血日久，纳食不佳，身重倦怠，舌苔腻者，多属脾；腰膝酸软，多属肾。

（二）治疗原则

实热证血尿以清利凉血为主，虚热证血尿宜扶正清利并用，脾肾虚血尿治宜固本为主，离经之血必有瘀，治血尿毋忘化瘀利小便。

（三）证治分类

1. 风邪犯肺
［临床表现］小便出血始于恶风发热、眼睑浮肿之后，伴咽喉疼痛，咳嗽，苔薄白，脉浮或浮数。

［治法］疏风宣肺，清热止血。

［方药］越婢加术汤加减。方中麻黄宣散肺气，发汗解表；生石膏解肌清热；白术、甘

草、生姜、大枣健脾化湿。加金银花、连翘以清热利咽；白茅根、生地黄、小蓟以清热凉血止血。嗽者加桑白皮、黄芩；若发病于盛夏伏暑，加益元散、黄连以清暑热。

2. 下焦湿热

[临床表现] 小便黄赤灼热，尿血鲜红，短涩，滴沥不爽，心烦口渴，面赤口疮，夜寐不安，小腹作胀，腰部酸痛，舌质红，苔黄，脉数。

[治法] 清热泻火，凉血止血。

[方药] 小蓟饮子加减。方中以小蓟、生地、藕节、蒲黄凉血止血；栀子、通草、竹叶清热泻火；滑石、甘草利水清热、导热下行；当归养血活血，共奏清热泻火、凉血止血之功。热盛而心烦口渴者，加黄芩、天花粉清热生津；尿血较甚者，加槐花、白茅根凉血止血；尿中夹有血块者，加桃仁、红花、牛膝活血化瘀。

3. 阴虚火旺

[临床表现] 尿血屡发，色鲜红或淡红，头晕目眩，耳鸣心悸，颧红潮热，咽干盗汗，虚烦不寐，腰膝酸软，遗精。舌红，苔少，脉细数。

[治法] 滋阴降火，凉血止血。

[方药] 知柏地黄丸加味。方中熟地黄养血补肾、益阴填精；山茱萸补肾滋肝、固涩精气；怀山药健脾补肺；茯苓、泽泻渗利湿热；丹皮泻火凉血；知母、黄柏滋阴降火、兼清虚热。加旱莲草、大蓟、小蓟、藕节、蒲黄以凉血止血。若尿血经久不愈，排尿不畅者，可配用琥珀末、车前子以利水通淋、活血化瘀；咽干，加玄参、麦冬、芦根以养阴生津；腰膝酸软者，加川续断、狗脊、女贞子、旱莲草以调补肝肾。

4. 火毒迫血

[临床表现] 初起多见恶寒发热，继则高热头痛，骨节酸痛，烦躁，口渴喜饮，神疲乏力，尿血血色鲜红，可伴有衄血、便血、肌衄，舌红，苔黄腻，脉弦数。

[治法] 泻火解毒，凉血止血。

[方药] 黄连解毒汤加味。方中黄芩清泻上焦之火，黄连泻中焦之火，黄柏泻下焦之火，栀子通泻三焦之火从膀胱而出，共为泻火解毒之剂。若病久瘀血内阻，尿血挟有血条，小便淋沥不爽者，加猪苓、白茅根、白花蛇舌草、琥珀等清热解毒、凉血止血；加浙贝母、丹参、血竭以清热散结。

5. 脾不统血

[临床表现] 久病尿血，甚或兼见齿衄、肌衄，食少，体倦乏力，气短声低，面色不华，舌质淡，脉细弱。

[治法] 补脾摄血。

[方药] 归脾汤加减。可加熟地、阿胶、仙鹤草、槐花等养血止血；气虚下陷而且少腹坠胀者，可加升麻、柴胡，配合原方中的党参、黄芪、白术，以起到益气升阳的作用。

6. 肾气不固

[临床表现] 久病尿色淡，头晕耳鸣，腰脊酸痛，小便频数而清长，畏寒怯冷，手足不温，便溏或五更泄泻，舌淡，苔薄白，脉沉细弱无力。

[治法] 补肾益气，固摄止血。

[方药] 无比山药丸加减。方中熟地黄、山药、山茱萸、牛膝补肾益精；肉苁蓉、菟丝子、杜仲、巴戟肉温肾助阳；茯神安神；泽泻泄浊，使补阳而不致生火。腰脊酸痛、畏寒者，加鹿角片、狗脊以温补督脉；尿血不止者，加仙鹤草、蒲黄、炒阿胶、女贞子、旱莲草、白

茅根等止血。

7. 瘀血内阻

[临床表现] 尿血，血色紫暗成块，或鲜血与紫暗瘀块混挟而出，尿血反复不止，小腹刺痛拒按，或可触及积块，时有低热，舌暗或有瘀点瘀斑，苔薄，脉细涩或沉细。

[治法] 行滞化瘀，养血止血。

[方药] 血府逐瘀汤加减。方中桃仁、红花、赤芍、牛膝活血化瘀；当归、生地养血和血、引血归经；枳壳、柴胡、甘草疏肝理气、缓急止痛；川芎为血中气药能行气活血。若尿血量多者，加齿草根、侧柏叶以凉血止血；三七、琥珀以行瘀止血；若瘀阻不通者，加冬葵子、生蒲黄以化之。少腹癥积者，加牡蛎、丹参、三棱、莪术、贝母以祛瘀软坚散结。

【名家经验】

（一）叶任高三法治血尿

肾炎血尿初期多阴虚内热，治疗以滋阴清热为主，常用二至丸合小蓟饮子加减；中期多气阴两虚，治以补益为主，切忌温燥，常用大补元煎加减；后期多脾肾气虚，治以补肾为主，须防外感，常用无比山药饮加减。

（二）陈以平从络辨治血尿

陈以平教授认为肾源性血尿多由肾络受损所致，即《灵枢·百病始生》"阴络伤则血内溢"之谓。提出止血三法：息火宁络、化瘀通络、补虚充络。

（1）息火宁络　对于热毒客咽者，当"治上焦如羽"，苦寒清解之中佐以金银花、蝉蜕、薄荷、荆芥等药辛凉宣散；对于湿热损及肾络者，治当苦寒清解之中佐以车前子、土茯苓、六一散等药淡渗利湿，则湿去热孤；对于阴虚火旺者，治当甘寒清降之中佐以肉桂引火归元，如是则络宁血自静守。

（2）化瘀通络　络中瘀血极易与湿、热、毒邪交相缠错，将化瘀通络法贯穿血尿治疗的全过程。药用活血中有凉血之功的生蒲黄、生茜草、粉丹皮、赤芍药、桃仁等，善用路路通、地龙等通络药物，使瘀去络通，阴血归经。

（3）补虚充络　血行络脉之中全依阴（血）滋络体，气（阳）摄络体，缺一不可。常以生地滋阴、阿胶补血、黄芪补气、肉苁蓉温阳。四药滋阴养血不呆滞脾胃，补气温阳不化躁动火，以达络体得养、络气得充、络血得摄之效。

【评述】

肾性血尿病因多种，其发生与血瘀、湿热及肾虚有密切关系，涉及脾、肺、肾、肝等多脏，属本虚标实，外感风邪多为诱发或加重病情的主因。其常见的治法包括清热利湿止血、凉血止血、温肾止血、滋阴止血、益气止血、补肾止血等法。

针对病人伴有下焦湿热，可用冬葵子、金钱草、芦根、白茅根、车前草、车前子、滑石等微寒或甘淡药物，以清利下焦湿热。湿热重者，可用萹蓄、瞿麦、白花蛇舌草、半枝莲、连翘等苦寒清热之药。对于脾肾气虚者，常用黄芪、山药、党参、枸杞子、太子参、杜仲等。对于阴虚湿热者可用生地黄、女贞子、旱莲草、藕节、大小蓟、赤芍、丹皮、白茅根等。如兼有肾阳亏虚，则可加用巴戟天、枸杞子、淫羊藿、菟丝子、沙苑子等。

部分血尿与咽喉炎症有关，则常重用金银花、连翘、桔梗、玄参、大青叶、牛蒡子、蒲公英、重楼等清利咽喉、清热解毒、祛邪安正。若出血量多，也可按急则治标，可给予蒲黄、侧柏叶、白及、仙鹤草等止血为先。

（徐大基　王悦芬）

第四节　乳糜尿

【概述】

乳糜尿是因淋巴液逆流进入尿中所致，外观呈不同程度的乳白色，尿乳糜试验阳性。如含有较多的血液则称为乳糜血尿，有时尿液中可出现大量乳糜冻，引起继发性尿路梗阻，可导致肾绞痛或尿潴留等并发症。

乳糜尿其主要原因为寄生虫引起，少数可由淋巴管炎性损伤导致。寄生虫多由丝虫病所致，由于丝虫进入淋巴管，造成淋巴管损伤；结核、恶性肿瘤等广泛侵犯腹膜后淋巴管、淋巴结；胸腹部创伤或手术损伤腹腔淋巴管或胸导管，均可导致淋巴回流障碍、淤滞，淋巴液向肾盂溃破，进入尿液，而致乳糜尿。根据病情的严重程度，乳糜尿可分为轻度、中度和重度。

中医学并无乳糜尿的名称，根据临床症状可归属中医学"尿浊""膏淋"等范畴。尿浊是指小便浑浊，白如泔浆，如伴有淋漓涩痛称膏淋。隋代巢元方《诸病源候论·淋病诸候》云："膏淋者，淋而有肥，状似膏故谓之膏淋，亦曰肉淋，此肾虚不能制于肥液，故与小便俱出也。"《杂病源流犀烛·五淋二浊源流》云："膏淋者，似淋非淋，小便如米泔，如鼻涕……欲出不快而痛也。"张璐《张氏医通·大小府门·淋》云："膏淋者便若脂膏，或便中有如蜒蚰之状。"从膏淋症状、病机进行了描述。

【病因病机】

乳糜尿的病因，多由饮食不节、劳倦所伤或久病不愈所致。实者责之于湿热下注膀胱，虚者责之于脾肾亏损，清浊泌别失常。《时方妙用》曰："浊者，小水不清也"；《景岳全书·淋浊》云："溺白证如泔如浆者，亦多属膀胱水道之热。"

（1）膀胱湿热　饮食不节，嗜食肥甘，脾失健运，酿生湿热，蕴结下焦，清浊不分。若热盛灼伤脉络，络损血溢，则尿浊夹血。

（2）脾肾亏虚　病延日久，脾肾两伤，脾虚中气下陷，肾虚固摄无权，则精微脂液下流；若脾不统血，或肾阴亏损，虚火灼络，也可导致尿浊带血。

无论湿热实邪侵及下焦，还是脾肾两虚，泌别失司，均可导致本病的发生，同时，湿热阻滞血络，气虚推动无力，致瘀血。

总之，乳糜尿的发生与脾、肾与膀胱有关，与湿热、瘀血等病理因素有关。

【诊断与鉴别诊断】

（一）西医诊断要点

（1）根据反复发作的乳白色尿，结合在高脂肪餐或劳累后诱发或加重等病史，必要时可配合脂肪餐试验，可做出乳糜尿的诊断。

（2）排除脓尿、结晶尿、蛋白尿等。

（3）实验室检查　①尿液检查：尿乳糜试验阳性（尿标本中加入乙醚后混浊消失，离心后上有脂肪环）。②血液检查：如果为丝虫感染，夜间抽血可查到微丝蚴，急性期血白细胞计数增多，嗜酸性粒细胞亦显著增多。③影像学检查：膀胱镜、逆行肾盂造影和淋巴造影等可明确淋巴管损伤的部位及程度。

（二）鉴别诊断

确定是寄生虫性还是非寄生虫性，寻找乳糜尿的原因。

（三）中医诊断要点与类证鉴别

1. 诊断要点

尿浊是全程尿液出现浑浊，尿液呈乳糜状。

2. 类证鉴别

（1）尿浊与膏淋鉴别　膏淋与尿浊在小便浑浊症状上相似，伴有疼痛者为膏淋，不伴有疼痛者为尿浊。如《临证指南医案·淋浊》所言："大凡痛则为淋，不痛为浊。"

（2）尿浊与精浊鉴别　尿浊与精浊两者均有白浊之物从茎端流出。精浊为大小便时茎端流出之物，而尿液不浑浊；尿浊是全程尿液出现浑浊，尿液呈乳糜状。

【辨证施治】

（一）辨证要点

初病多实，尿道热涩，脘胀口渴，苔黄腻，脉濡数；久病多虚，小便混浊如白浆，小腹坠胀，尿意不畅，面色不华，神疲乏力，消瘦，劳倦或进食油腻则发作或加重，舌淡，脉虚数，多属于脾虚，兼有腰膝酸软、形寒肢冷多属于肾元不足；疾病后期多虚实夹杂。

（二）治疗原则

本病初起以湿热为多，治宜清热利湿；病久多脾肾亏虚，治宜培补脾肾、固摄下元。

（三）证治分类

1. 湿热内蕴

[临床表现]小便混浊或夹凝块，上有浮油，或带血色，或夹有血丝、血块，或尿道有热涩感，脘胀口渴，苔黄腻，脉濡数。

[治法]清热化湿。

[方药]程氏萆薢分清饮加减。萆薢、菖蒲清利湿浊；黄柏、车前子清热利湿；白术、茯苓健脾除湿；莲子心、丹参清心活血通络，使清浊分，湿热去，络脉通，脂液重归其道。若湿热较重，胃脘胀满较重，莲子心宜改用莲米，可加土茯苓、荠菜以加强清热利湿、分清泄浊之力；若小腹胀，尿涩不畅者，加乌药、青皮；小便夹血者，加小蓟、蒲黄、藕节、白茅根等。

2. 脾虚气陷

[临床表现]尿浊反复发作，小便混浊如白浆，小腹坠胀，尿意不畅，面色不华，神疲乏

力，消瘦，劳倦或进食油腻则发作或加重，舌淡，脉虚数。

[治法]健脾益气，升清固涩。

[方药]补中益气汤加减。可加苍术以健脾化湿浊；若尿浊夹血者，酌加小蓟、藕节、阿胶、旱莲草；若脾虚及肾而见肢冷便溏者，可加附子、炮姜。若小便涩痛，服补益药后，反增小腹胀满，为兼湿热，可加车前草、白茅根、滑石以清热利湿。

3. 肾元亏虚

[临床表现]尿浊迁延日久，小便乳白如凝脂或冻胶，精神萎靡，消瘦无力，腰酸膝软，头晕耳鸣。偏于阴虚者，烦热，口干，舌质红，脉细数；偏于阳虚者，面色㿠白，形寒肢冷，舌质淡白，脉沉细。

[治法]偏肾阴虚者，宜滋阴益肾；偏肾阳虚者，宜温肾固涩。

[方药]偏肾阴虚者，用知柏地黄丸合二至丸；偏肾阳虚者，用鹿茸补涩丸。鹿茸补涩丸出自《杂病源流犀烛》卷九，由鹿茸、附子、肉桂、补骨脂、菟丝子、人参、黄芪、茯苓、山药、龙骨、五味子、桑螵蛸、莲肉、桑白皮组成。鹿茸壮元阳，益肾精，附桂温肾助阳，共为君；臣以补骨脂补肾助阳，菟丝子补肝肾、益精髓，参、芪、药、苓共补肺、脾、肾，以资肾元；佐以龙骨、五味子、桑螵蛸、莲子补脾益肾、固涩精液，尤以五味子、莲子既能养心又能滋肾，既能生津又能涩精。诸药合用，共奏温肾固涩之功。

【名家验案】

李济仁医案

病人，男，36岁，2012年3月22日初诊。

主诉：小便浑浊10年余。

病史：10年前无明显诱因出现小便浑浊如白浆，不伴疼痛，反复发作，尿检乳糜试验阳性，血检丝虫试验阴性。曾服中药治疗，效果不佳。刻症：小便浑浊，色如白泔。腰酸腿软，时伴早泄。饮食、睡眠、二便正常。舌淡红苔薄黄，脉细滑。

[西医诊断]乳糜尿。

[中医诊断]尿浊。

[中医辨证]肾虚湿热。

[治法]益肾清热利湿。

[方药]苦参消浊汤加减。苦参20g，黄芪30g，熟地黄15g，怀山药20g，山茱萸15g，土茯苓25g，川萆薢15g，车前草15g，车前子（包煎）15g，石菖蒲15g，台乌药15g，益智仁20g，炮山甲（先煎）8g，翻白草30g，射干15g。14剂，水煎服，每日1剂。嘱其忌生冷、油腻、辛辣之品。

二诊：2012年4月5日。药后小便转清，偶有晨起小便黄，晚间口干，大便稀溏，余无特殊不适。舌淡红，苔薄黄，脉滑略数。宗"效不更方"之训，药用2012年3月22日方去炮山甲；加生、炒薏苡仁各20g，白茅根20g。14剂，水煎服，每日1剂。

三诊：2012年4月26日。服药后诸症缓解。但近期因劳累复发一次，小便混浊如泔水，大便溏。舌淡红苔薄白，脉滑。3月22日方去炮山甲；加白茅根20g、芡实25g、淡全蝎6g。14剂，水煎服，每日1剂。

李时珍本草中记载："苦参补肾……治风杀虫……"。以熟地滋腻补肾，养阴益血；山茱萸涩精止遗；山药补益脾肾，固本培元；重用黄芪益气健脾，以助生化之源，并能益气行水；土茯苓、射干清热解毒；复取萆薢分清饮利湿消浊；翻白草清热解毒、分清泌浊；炮山甲破血消瘀、通利水道。全方共奏益肾养精、清热利湿、澄清尿源的作用。二诊因大便稀溏，而去炮山甲，加生、炒薏仁以健脾渗湿清热，用白茅根养阴利水。三诊，因病人劳累复发，仿照前方继服，加芡实健脾固涩以实大便，淡全蝎活血通络以治顽症久病。本案病人患病 10 年之久，虚实夹杂，治以攻补兼施，取效后守法守方，虽有反复，灵活加减，疗效仍佳。

【评述】

乳糜尿病情有轻有重，病变较轻者通常采用对症处理及病因治疗。如果疾病长期不能缓解或者得到有效治疗，会导致长期蛋白、脂肪的丢失，因此产生营养不良，免疫力下降；有的则导致严重低蛋白血症、贫血等。常因此而被迫采用手术等疗法。

中医药治疗乳糜尿仍被广泛采用。辨证施治方面，脾肾亏虚、湿热阻滞为常见的证型。治疗方法常见的包括补益脾肾、益气固精、清利湿热等。采用补中益气汤，大剂量使用黄芪、党参；或补气养血、活血化瘀、泌清别浊，用补阳还五汤加减等。常用处方还有失笑散加味、程氏萆薢分清饮等。在辨证论治基础上，常用经验用药，如露蜂房、刺猬皮、金毛狗脊、漏芦等。

（徐大基　王悦芬）

第五节　尿路刺激征

【概述】

尿路刺激征包括尿频、尿急、尿痛。尿频指单位时间内排尿次数增加；尿急指有尿意即要排尿，不能忍尿；尿痛指排尿时膀胱区及尿道疼痛或烧灼感。

尿路刺激征的主要原因：膀胱、尿道受刺激，最常见的为炎症性刺激，膀胱异物、肿瘤、药物刺激等；膀胱容量减少，如膀胱肿瘤或膀胱壁炎症、硬化、挛缩以及妊娠子宫压迫膀胱等；膀胱神经功能调节异常，如精神性尿频、尿道综合征及膀胱敏感症等。

尿路刺激征属于中医学"淋证"范畴。淋证以小便频急、滴沥不尽、尿道涩痛、小腹拘急、痛引腰腹为基本特征。淋之名称始见于《内经》，《素问·六元正纪大论》云："阳明司天之政……初之气……小便黄赤，甚则淋。"指出了淋证为小便淋漓不畅甚或闭阻不通之意。

【病因病机】

淋证的病因主要由外感湿热、饮食不节、肝郁不舒或久病劳倦所致。实证责之湿热下注膀胱，虚证责之脾肾亏虚，中气下陷。《金匮要略·五脏风寒积聚病脉证并治》认为淋证的病因是"热在下焦"。《诸病源候论·淋病诸候》中："诸淋者，由肾虚而膀胱热故也。……肾虚则小便数，膀胱热则水下涩，数而且涩，则淋沥不宣，故谓之淋。""石淋者，淋而出石也。肾主水，水结则化为石，故肾客沙石。肾虚为热所乘，热则成淋，其病之状，小便则茎里痛，尿不能卒出，痛引少腹，膀胱里急，沙石从小便道出，甚者塞痛令闷绝。""膏淋者，淋而有肥，状似膏，故谓之膏淋，亦曰肉淋。此肾虚不能制于肥液，故与小便俱出也。""劳淋者，谓劳伤肾气而生热成淋也。肾气通于阴，其状尿留茎内，数起不出，引小腹痛，小便不利，劳倦即发也。""热淋者，三焦有热，气搏于肾，流入于胞而成淋也，其状小便赤涩。""血淋者，是热淋之甚者，则尿血，谓之血淋。心主血，血之行身，通遍经络，循环腑脏，劳甚者则散失其常经，溢渗入胞，而成血淋也。""寒淋者，其病状先寒战然后尿是也，由肾气虚弱，下焦受于冷气，入胞与正气交争，寒气胜则战寒而成淋，正气胜战寒解，故得小便也。""宿病淋，今得热而发者。"根据历代医家论述，结合近代认识，淋证主要病因病机如下。

（1）膀胱湿热　膀胱湿热多受之于外，亦可由内而生。感于外者，或外阴不洁，秽浊之邪侵入膀胱，或由他脏传入膀胱，如小肠邪热、心经火热炽盛，传于其腹，移入膀胱。生于内者，多因过食辛辣肥甘之品，或嗜酒太过，酿成湿热，下注膀胱，酿成湿热，湿热蕴结下焦，气化阻滞，下窍不利而引起小便淋漓频数、尿痛、尿急等症，发为淋证。其中小便灼热刺痛者为热淋；湿热蕴积，尿液受其煎熬，日积月累，尿中杂质结为砂石者，称为石淋；湿热蕴结于下，以致气化不利，无以分清泌浊，脂溢随小便而去，小便如脂如膏者称为膏淋；热伤络脉，迫血妄行，小便涩痛有血者称为血淋。

（2）脾气亏虚　素体脾胃虚弱，或后天失于调养，或饮食不节，饥饱失常，或过用苦寒辛香之药，或思虑劳伤心脾等可致脾气亏虚。脾气虚弱，中气下陷，而为劳淋及气淋。《灵枢·口问》："中气不足，溲便为之变也。"

（3）肝郁气滞　郁怒伤肝，气滞不宣，气郁化火，流注下焦，膀胱气化不利，则少腹作胀，小便艰涩而痛，余沥不尽，发为气淋。《证治要诀》曰："气淋，气郁所致。"

（4）肾元亏虚　肾与膀胱互为表里，其间有经脉连属，水道相通，关系至为密切。若因先天畸形，禀赋不足，肾气虚弱；或因房劳、多产、导尿、砂石积聚，损伤肾气；或因年迈、妊娠、产后等均可导致肾元亏虚。肾气虚则蒸腾气化的功能失调，膀胱开阖失度，气化不利，导致水道通调受阻，可出现尿频、尿急、排尿不畅等。肾阴虚则阳亢，易生内热，肾与膀胱相表里，内热侵及膀胱，亦可出现尿频、尿急。肾虚则下元不固，小便淋沥不已，遇劳即发者，则为劳淋；不能制约脂液，脂液下泄，尿液浑浊，则为膏淋；肾阴亏虚，虚火灼络，尿中夹血，则为血淋。

总之，淋证主要病位在肾与膀胱，与肝脾两脏有关，其病机主要是肾气亏虚，膀胱湿热，气化失司。在发病初期，多见实证，久病多虚，初病体弱及久病病人，亦虚实并见。

【诊断与鉴别诊断】

（一）西医诊断要点

尿路刺激征是一组症状，指尿频、尿急、尿痛的症状。

（二）鉴别诊断

需要针对相关症状进行必要的检查、分析其具体原因，以免误诊或漏诊。

1. 尿路感染

尿路感染可出现尿路刺激征，有的症状比较轻微，可能只有尿频、尿急、尿痛其中症状之一；如属于较为严重感染，或为上尿路感染，则可伴发热、腰痛等全身症状。通常尿常规检查可出现白细胞和脓细胞增多，尿培养可能有细菌生长等。

2. 泌尿系统结核

早期尿频较轻，晚期尿路刺激征明显，常伴有肺结核病史和全身性结核中毒症状，尿常规检查白细胞或脓细胞增多，可培养出或找见抗酸杆菌，尿路造影显示肾实质出现破坏性病变。

3. 神经性尿频及尿道综合征

神经性尿频可有尿频、尿急，无明显尿痛，尿常规检查正常，无细菌尿等。尿道综合征则有尿频、尿急、尿痛尿路刺激症状，有的还出现排尿困难等症状，但尿常规正常，多次中段尿培养无细菌生长。目前两者通常统称为膀胱过度活跃症，可伴或不伴有急迫性尿失禁；尿动力学上可表现为逼尿肌过度活动。

（三）中医淋证的诊断要点与类证鉴别

1. 诊断要点

（1）小便频数，淋沥涩痛，小腹拘急引痛，为各种淋证的主症，是诊断淋证的主要依据。但还需要根据各种淋证的不同临床类型特征，确定淋证类型。

（2）病久或反复发作后，常伴有低热、腰痛、小腹坠胀、疲劳等。

（3）多见于已婚女性，每因疲劳、情志变化、不洁房事而诱发。

2. 类证鉴别

小便频数、淋沥涩痛、小腹拘急引痛为各种淋证的主症，是诊断淋证的主要依据，与癃闭、尿血、尿浊鉴别。

（1）淋证与癃闭的鉴别　二者均有小便量少、排尿困难。淋证尿频而尿痛，每日排尿总量正常；癃闭无尿痛，每日少尿或无尿。但癃闭复感湿热，可并发淋证，而淋证日久不愈，亦可发展成癃闭。

（2）淋证与尿血的鉴别　血淋与尿血都有小便出血，尿色红赤，甚至溺出纯血等症状。其鉴别如《丹溪心法·淋》所说："痛者为血淋，不痛者为尿血。"

（3）淋证与尿浊的鉴别　膏淋与尿浊在小便浑浊症状上相似。鉴别如《临证指南医案·淋浊》所言："大凡痛则为淋，不痛为浊。"

【辨证施治】

（一）辨证要点

1. 辨淋证的类别

中医对淋证分类甚详。淋证临床上，首先需要辨明淋证类别，分清热淋、石淋、气淋、血淋、膏淋及劳淋。热淋起病多急，小便赤热灼痛，或伴有发热，腰痛拒按；石淋以小便排出砂石为主症，或排尿时突然中断，尿道窘迫疼痛，或腰腹绞痛；气淋是小腹胀满，小便艰涩疼痛，尿后余沥不尽；血淋为溺血而痛；膏淋症见小便浑浊如米泔水，或滑腻如膏脂；劳淋小便不甚赤涩，溺痛不甚，但淋沥不已，时作时止，遇劳即发。

2. 辨证候虚实

根据病程、症状和脉象等辨别淋证的虚实，初起或在急性发作阶段属实，以膀胱湿热、砂石结聚、气滞不利为主，主要表现为小便涩痛不利，舌红，脉实数；久病多虚，病在脾肾，以脾虚、肾虚、气阴两虚为主。同一种淋证，也有虚实之分，疾病日久多虚实夹杂。

3. 辨标本缓急

各种淋证可以互相转化，也可以同时存在，这就有一个标本缓急。一般是以正气为本，邪气为标；病因为本，证候为标；旧病为本，新病为标，来进行分析。治疗上急则治其标，缓则治其本。如劳淋复感外邪，发作时治标为主，缓解时固本为主。

4. 辨疾病的危重程度

一般说来，淋证初起多较易治愈，但少数热淋、血淋有时可发生湿热弥漫三焦，热毒陷入营血，出现高热、神昏、谵语等危重证候。淋证日久不愈或反复发作，可以转为劳淋，导致脾肾两虚，甚至脾肾衰败，肾亏肝旺，肝风上扰，而出现头晕肢倦、恶心呕吐、不思纳食、烦躁不安，甚则昏迷抽搐等证候。至于淋证日久，尿血绵绵不止，病人面色憔悴，形体瘦削，或少腹扪及肿块，此乃气滞血瘀，进而可导致癥积形成。

（二）治疗原则

实则清利，虚则补益，是治疗淋证的基本原则。

（三）证治分类

1. 热淋

[临床表现] 小便频急短涩，尿道灼热刺痛，尿色黄赤，少腹拘急胀痛，或有寒热，口苦，呕恶，或腰痛拒按，或有大便秘结，苔黄腻，脉滑数。

[治法] 清热解毒，利湿通淋。

[方药] 八正散加减。本方的功效是清热解毒、利尿通淋。其中通草、萹蓄、瞿麦、滑石利尿通淋，大黄、栀子、甘草梢清热解毒。若大便秘结，腹胀者，可重用生大黄，并加枳实以通腑泄热；若腹满便溏，则去大黄；若伴见寒热、口苦、呕恶者，可合用小柴胡汤以和解少阳；若湿热伤阴者，去大黄，加生地、牛膝、白茅根以养阴清热；若小腹胀满，加乌药、川楝子行气止痛；若热毒弥漫三焦，入营入血，又当急则治标，用黄连解毒汤合五味消毒饮，以清热泻火解毒；若头身疼痛，恶寒发热，鼻塞流涕，有表证者，加柴胡、金银花、连翘等宣透热邪。

2. 石淋

[临床表现] 尿中时夹砂石，小便艰涩，或排尿时突然中断，尿道窘迫疼痛，少腹拘急，或腰腹绞痛难忍，痛引少腹，连及外阴，尿中带血，舌红，苔薄黄。若病久砂石不去，可伴见面色少华，精神萎顿，少气乏力，舌淡边有齿印，脉细而弱；或腰腹隐痛，手足心热，舌红少苔，脉细带数。

[治法] 清热利尿，通淋排石。

[方药] 石韦散加减。方中石韦、冬葵子、瞿麦、滑石、车前子清热利尿、通淋排石。可加金钱草、海金沙、鸡内金等以加强排石消坚的作用。若腰腹绞痛者，可加芍药、甘草以缓急止痛；若见尿中带血，可加小蓟、生地、藕节以凉血止血；尿中有血条血块者，加川牛膝、赤芍、血竭以活血祛瘀；若兼有发热，可加蒲公英、黄柏、大黄以清热泻火。石淋日久，虚实并见，当标本兼治。气血亏虚者，宜二神散合八珍汤；阴液耗伤者，宜六味地黄丸合石韦散；肾阳不足者，宜金匮肾气丸合石韦散。

3. 气淋

[临床表现] 实证表现为小便涩痛，淋沥不已，小腹胀满疼痛，苔薄白，脉多沉弦。虚证

表现为尿时涩滞，小腹坠胀，尿有余沥，面白不华，舌质淡，脉虚细无力。

［治法］实证宜利气疏导，虚证宜补中益气。

［方药］实证用沉香散，虚证用补中益气汤加减。沉香散中沉香、橘皮利气，当归、白芍柔肝，甘草清热，石韦、冬葵子、滑石、王不留行利尿通淋。胸闷胁胀者，可加青皮、乌药、小茴香以疏肝理气；日久气滞血瘀者，可加红花、赤芍、川牛膝以活血化瘀。补中益气汤补中益气，以治中气不足、气虚下陷之气淋。若小便涩痛，服补益药后，反增小腹胀满，为兼湿热，可加车前草、白茅根、滑石以清热利湿；若兼血虚肾亏者，可用八珍汤倍茯苓加杜仲、枸杞、怀牛膝，以益气养血，脾肾双补。

4. 血淋

［临床表现］实证表现为小便热涩刺痛，尿色深红，或夹有血块，疼痛满急加剧，或见心烦，舌苔黄，脉滑数。虚证表现为尿色淡红，尿痛涩滞不明显，腰酸膝软，神疲乏力，舌淡红，脉细数。

［治法］实证宜清热通淋，凉血止血；虚证宜滋阴清热，补虚止血。

［方药］实证用小蓟饮子，虚证用知柏地黄丸加减。小蓟饮子方中小蓟、生地、蒲黄、藕节清热凉血止血，小蓟可重用至30g，生地以生者为宜；淡竹叶通淋利小便、降心火；栀子清三焦之湿热；滑石利尿通淋；当归引血归经；生甘草梢泻火而能达茎中以止痛。若热重出血多者，可加黄芩、白茅根，重用生地；若血多痛甚者，可另服参三七、琥珀粉，以化瘀通淋止血。知柏地黄丸滋阴清热以治血淋虚证，亦可加旱莲草、阿胶、小蓟、地榆等以补虚止血。

5. 膏淋

［临床表现］实证表现为小便浑浊如米泔水，置之沉淀如絮状，上有浮油如脂，或夹有凝块，或混有血液，尿道热涩疼痛，舌红，苔黄腻，脉濡数。虚证表现为病久不已，反复发作，淋出如脂，小便涩痛反见减轻，但形体日渐消瘦，头晕无力，腰酸膝软，舌淡，苔腻，脉细弱无力。

［治法］实证宜清热利湿，分清泄浊；虚证宜补虚固涩。

［方药］实证用程氏萆薢分清饮，虚证用膏淋汤加减。程氏萆薢分清饮中萆薢、菖蒲清利湿浊；黄柏、车前子清热利湿；白术、茯苓健脾除湿；莲子心、丹参清心活血通络，使清浊分，湿热去，络脉通，脂液重归其道。若小腹胀，尿涩不畅者，加乌药、青皮；小便夹血者，加小蓟、蒲黄、藕节、白茅根。膏淋汤中党参、山药补脾，地黄、芡实滋肾，白芍养阴，龙骨、牡蛎固摄脂液。若脾肾两虚，中气下陷，肾失固涩者，可用补中益气汤合七味都气丸益气升陷、滋肾固涩。

6. 劳淋

［临床表现］小便不甚赤涩，但淋沥不已，时作时止，遇劳即发，腰酸膝软，神疲乏力，舌质淡，脉细弱。

［治法］健脾益肾。

［方药］无比山药丸加减。本方有健脾利湿、益肾固涩之功。其中山药、茯苓、泽泻健脾利湿，熟地、山茱萸、巴戟天、菟丝子、杜仲、牛膝、五味子、肉苁蓉、赤石脂益肾固涩。若脾虚气陷，症见小腹坠胀、小便点滴而出者，可与补中益气汤同用，以益气升陷；若肾阴亏虚，症见面色潮红、五心烦热、舌红少苔、脉细数者，可与知柏地黄丸同用，以滋阴降火；若肾阳虚衰，症见面色少华、畏寒怯冷、四肢欠温、舌淡、苔薄白、脉沉细者，合右归丸以温补肾阳，或用鹿角粉吞服。

【经典传承】

朱良春经验

淋证急发——清淋须合凉血。急性期或慢性急性发作期主张清热利湿的同时，须用凉血之品，并指出凉血有助于泄热，遣用苦寒峻剂，多能挫邪于病始，可迅速复旧如初。常用"清淋合剂"方，由生地榆、生槐角、大青叶、半枝莲、白花蛇舌草、白槿花、飞滑石、甘草组成。

淋证迁绵——通利宜顾气阴。淋证日久往往存在气阴亏虚。用药不可妄投苦寒，宜用甘淡通利，顾及气阴。一般用土茯苓、白槿花、鸭跖草、白花蛇舌草、萆草、虎杖、石韦、泽泻、飞滑石、车前草等渗湿通利之品。在淡渗通利的前提下，伍以生黄芪、太子参、怀山药、女贞子、生地黄、川石斛等补益气阴。

【评述】

淋证的预后，往往与其类型和病情轻重有关，一般说来，淋证初起多较易治愈，但少数热淋、血淋有时可发生湿热弥漫三焦，热毒陷入营血，出现高热、神昏、谵语等危重证候。淋证日久不愈或反复发作，可以转为劳淋。

尿路刺激征是一个临床症候群，临床主要据其病因治疗。以尿频、尿急为主要症状又没有感染及器质性病变的一些疾病，目前统称为膀胱过度活跃症。过去还有多种不同的名称，如尿道综合征、老年尿频等。这类病人临床上更多寻求中医药治疗，疗效显著。

（徐大基　王悦芬）

第六节　少尿、无尿

【概况】

少尿指24小时尿量少于400mL或者每小时尿量少于17mL，无尿指24小时总尿量少于100mL或12小时内完全无尿。

少尿与无尿多从肾前性、肾性、肾后性进行鉴别，常见的病因有：有效血容量减少、心排血功能降低、肾血管病变、肾实质损害及各种原因所致的尿路梗阻等。

少尿、无尿在中医古医籍中有类似描述，如"癃闭""小便闭""水肿"和"关格"等。《素问·宣明五气篇》云："膀胱不利为癃，不约为遗溺"；《素问·标本病传论篇》："膀胱病，小便闭"；清代林佩琴《类证治裁·闭癃遗溺》云："闭者，小便不通；癃者，小便不利……闭为暴病，癃为久病。闭则点滴不通……癃则滴沥不爽。"

如果出现肾性、肾前性少尿无尿，伴有水肿或恶心呕吐可参照"水肿"和"关格"。各种原因引起的尿潴留多参照"癃闭"。

【病因病机】

癃闭的病位在膀胱，与肺、肾、脾、肝等脏器功能有关，癃闭病因病机可归纳如下。

（1）湿热蕴结　过食辛辣肥腻，酿湿生热，湿热不解，下注膀胱，或湿热素盛，肾热下移膀胱，或下阴不洁，湿热侵袭，膀胱湿热阻滞，气化不利，小便不通，或尿量极少，而为癃闭。《千金方》谓其病机为："热结下焦"。《诸病源候论·小便病诸候》提出："小便不通，由膀胱与肾俱有热故也""小便难者，此是肾与膀胱热故也"。

（2）肺热气壅　肺为水之上源，热邪袭肺，肺热气壅，肺气不能肃降，津液输布失常，水道通调不利，不能下输膀胱；又因热气过盛，下移膀胱，以致上下焦均为热气闭阻，气化不利，而成癃闭。《证治汇补·癃闭》云："有热结下焦，壅塞胞内，而气道涩滞者；有肺中伏热，不能生水而气化不施者……"认为癃闭与热邪热结下焦及肺中伏热有密切关系。

（3）脾气不升　"劳倦伤脾，饮食不节，或久病体弱，致脾虚清气不能上升，则浊气难以下降，小便因而不通，而成癃闭。《灵枢·口问》云："中气不足，溲便为之变。"

（4）肾元亏虚　年老体弱或久病体虚，肾阳不足，命门火衰，气不化水，而致尿不得出；或因下焦炽热，日久不愈，耗损津液，以致肾阴亏虚，水府枯竭，而成癃闭。或因过汗伤液，出现小便难，如《伤寒论·辨太阳病脉证并治》："太阳病，发汗，遂漏不止，其人恶风，小便难，四肢微急""大下之后，复发汗，小便不利者，亡津液故也"。

（5）肝郁气滞　七情所伤，引起肝气郁结，疏泄不及，从而影响三焦水液的运行和气化功能，致使水道通调受阻，形成癃闭。且肝经经脉绕阴器，抵少腹，这也是肝经有病可导致癃闭的原因。《灵枢·经脉》云："肝足厥阴之脉……是主肝所生病者……遗溺、闭癃。"

（6）尿路阻塞　瘀血败精，或肿块结石，阻塞尿道，小便难以排出，因而形成癃闭。《诸病源候论·小便病诸候》记载："胞屈辟不通，名为胞转；其病状，脐下急痛，小便不通是也。"《景岳全书·癃闭》云："或以败精，或以槁血，阻塞水道而不通也。"

综上所述，虚证可责之脾肾，实证或由于湿热结于下焦，或伏热于肺中，或肝气郁结，或瘀血结石等阻塞尿路，两者均可导致膀胱气化失调，水道不通，出现少尿甚至无尿，如不能及时治疗可能危及生命。

【诊断与鉴别诊断】

（一）西医诊断要点

在临床上，当病人历经 12~24 小时排尿甚少或无尿排出时，即应考虑少尿或无尿的可能性。

（二）鉴别肾前性、肾后性、肾性因素

对于少尿、无尿病人，还应鉴别尿潴留与肾衰竭所致的少尿和无尿。常从以下三方面进行鉴别。

1. 肾前性因素

常存在明确的病因和相应的临床症状和体征。包括：①有效血容量减少：多种原因引起的休克、重度失水、大出血、肾病综合征低蛋白血症和肝肾综合征致大量水分渗入组织间隙和浆膜腔，血容量减少，肾血流减少；②心脏排血功能下降：各种原因所致的心功能不全，严重的心律失常，心肺复苏后体循环功能不稳定；③血压下降所致肾血流减少；④肾血管病变：肾血管狭窄或炎症、肾病综合征、狼疮性肾炎、长期卧床不起所致的肾动脉栓塞血栓形成；高血压危象、妊娠高血压等引起肾动脉持续痉挛，肾缺血导致急性肾损伤等。

2. 肾性因素

肾性少尿、无尿的病因较为复杂，一般可根据详细的病史、临床症状、体征、尿常规与肾功能检查等做出临床诊断。进一步的检查包括放射线检查、肾组织病理活检等。急进性肾炎的少尿持续时间长，病情呈进行性，经数周至数月，即可进入尿毒症期，预后差。各种慢性肾脏病所致肾衰期的少尿，常常亦有各种肾病的临床特征。急性肾小管坏死所致的少尿多有原发病因，如休克、中毒、严重感染、外伤或血管内溶血等。重症急性肾盂肾炎、肾乳头坏死的少尿，常伴有高热、尿频、肾区痛、尿白细胞增多，常可见白细胞管型、尿细菌检查阳性，肾乳头坏死者可从尿液中找到坏死乳头组织块。急性间质性肾炎所致少尿，可根据病史如药物过敏或中毒、感染史等作出诊断。至于其他原因如系统性红斑狼疮、过敏性紫癜、溶血尿毒综合征、高尿酸血症、血栓性血小板减少性紫癜等所致的肾损害造成的少尿，可根据原发病本身固有的特征进行诊断。

3. 肾后性因素

如病人本来尿量正常而突然出现少尿，或少尿与多尿交替出现，则应考虑肾后梗阻性少尿。根据伴随的肾绞痛、血尿或肾盂积液等临床表现，一般不难诊断。但需要对肾后性原因作出判断，如：机械性尿路梗阻如结石、血凝块、坏死组织阻塞输尿管、膀胱进出口或后尿道；尿路外压（肿瘤、腹膜后淋巴癌、特发性腹膜后纤维化、前列腺肥大）；其他输尿管手术后、结核或溃疡愈合后瘢痕挛缩、肾严重下垂或游走肾所致的肾扭转、神经源性膀胱等。

（三）中医癃闭的诊断要点与类证鉴别

1. 诊断要点

（1）起病急骤或逐渐加重，主症为小便不利，点滴不畅，甚或小便闭塞，点滴全无，每日尿量明显减少。

（2）触叩小腹部可发现膀胱明显膨隆等水蓄膀胱证候，或查膀胱内无尿液，甚或伴有水肿、头晕、喘促等肾元衰竭证候。

（3）多见于老年男性或产后妇女及腹部手术后病人，或患有水肿、淋证、消渴等病，迁延日久不愈等病人。

2. 类证鉴别

（1）癃闭与淋证的鉴别　癃闭与淋证皆有排尿困难，小便不利。癃闭无尿道刺痛，每日尿量少于正常，甚或无尿排出，而淋证则小便频数短涩，滴沥刺痛，欲出未尽，而每日排尿量正常。正如《医学心悟·小便不通》所言："癃闭与淋证不同，淋则便数而茎痛，癃闭则小便点滴而难通。"但淋证日久而不愈，可发展为癃闭，而癃闭感受外邪，常可并发淋证。

（2）癃闭与关格、小便不利水肿的鉴别　癃闭与关格、小便不利水肿三者主症都有小便量少或闭塞不通。关格常由水肿、淋证、癃闭等经久不愈发展而来，是小便不通与呕吐并见的病证，常伴有皮肤瘙痒、口中尿味、四肢搐搦、甚或昏迷等症状。而癃闭小便排出困难，点滴难出不伴有呕吐，部分病人有水蓄膀胱之证候，以此可资鉴别。小便不利水肿指小便量少而排出困难，常伴有皮肤、眼睑、全身水肿，由肺、脾、肾三脏失调，水液代谢异常，泛滥肌肤而水肿。癃闭、水肿和关格常互相转化。

【辨证施治】

（一）辨证要点

癃闭的辨证首先要辨别病之虚实。实证当辨湿热、瘀血、肺热、肝郁之偏胜；虚证当辨脾肾虚衰之不同、阴阳亏虚之差别。其次要了解病情之缓急、病势之轻重。水蓄膀胱，小便闭塞不通为急病；小便量少，但点滴能出，无水蓄膀胱者为缓证。由"癃"转"闭"为病势加重，由"闭"转"癃"为病势减轻。

（二）治疗原则

癃闭的治疗应根据"六腑以通为用"的原则，着眼于通，即通利小便。但通之之法，有直接、间接之分，因证候的虚实而异。

实证治宜清湿热、散瘀结、利气机而通利水道。虚证治宜补脾肾、助气化，使气化得行，小便自通。《证治汇补·癃闭》："故小便不通，由肺气不能宣布者居多，宜清金降气为主，并参他症治之。若肺燥不能生水，当滋肾涤热。夫滋肾涤热，名为正治；清金润燥，名为隔二之治；燥脾健胃，名为隔三之治。又有水液只渗大肠，小肠因而燥竭者，分利而已。有气滞不通，水道因而闭塞者，顺气为急。实热者，非咸寒则阳无以化。虚寒者，非温补则阴无以生。痰闭者，吐提可法。瘀血者，疏导兼行。脾虚气陷者，升提中气。"《景岳全书·癃闭》："若素无内热之气者，是必阳虚无疑也，或病未至甚，须常用左归、右归、六味、八味等汤丸或壮水以分清，或益火以化气，随宜用之，自可渐杜其源；若病已至甚，则必用八味丸料或加减金匮肾气汤大剂煎服，庶可挽回。……若素禀阳脏内热，不堪温补，而小便闭绝者，此必真阴败绝，无阴则阳无以化，水亏证也，治宜补阴抑阳，以化阴煎之类主之；或偏于阳亢而水不制火者，如东垣之用滋肾丸亦可。"

若小腹胀急，小便点滴不下，内服药物缓不济急时，应配合导尿或针灸以急通小便。

（三）证治分类

1. 膀胱湿热

[临床表现]小便点滴不通，或量少而短赤灼热，小腹胀满，口苦口黏，或口渴不欲饮，或大便不畅，苔根黄腻，舌质红，脉数。

[治法]清热利湿，通利小便。

[方药]八正散加减。方中通草、车前子、萹蓄、瞿麦通闭利小便，栀子清化三焦之湿热，滑石、甘草清利下焦之湿热，大黄通便泻火、清热解毒。若舌苔厚腻者，可加苍术、黄柏，以加强其清化湿热的作用；若兼心烦，口舌生疮糜烂者，可合导赤散，以清心火、利湿热；若湿热久恋下焦，又可导致肾阴灼伤而出现口干咽燥、潮热盗汗、手足心热、舌光红，可改用滋肾通关丸加生地、车前子、川牛膝等，以滋肾阴、清湿热而助气化。

2. 肺热壅盛

[临床表现]全日总尿量极少或点滴不通，咽干，烦渴欲饮，呼吸急促或咳嗽，苔薄黄，脉数。

[治法]清肺热，利水道。

[方药]清肺饮加减。方中以黄芩、桑白皮清泄肺热，源清而流自洁；麦冬滋养肺阴，上

源有水水自流；车前子、栀子、茯苓清热而利小便。可加金银花、连翘、虎杖、鱼腥草等以增清肺解毒之力。若症见心烦、舌尖红、口舌生疮等，乃为心火旺盛之征象，可加黄连、竹叶等以清泻心火；若大便不通，可加杏仁、大黄以宣肺通便、通腑泄热；若口渴引饮、神疲气短，为气阴两伤之象，可合生脉散，以益气养阴；若兼表证而见头痛、鼻塞、脉浮者，可加薄荷、桔梗以解表宣肺。

3. 肝郁气滞

［临床表现］小便不通，或通而不爽，胁腹胀满，情志抑郁，或多烦易怒，舌红，苔薄黄，脉弦。

［治法］疏利气机，通利小便。

［方药］沉香散加减。方用沉香、橘皮疏达肝气，当归、王不留行行气活血，石韦、冬葵子、滑石通利水道，白芍、甘草柔肝缓急。若肝郁气滞症状重，可合六磨汤加减，以增强其疏肝理气的作用；若气郁化火，而见舌红、苔薄黄者，可加丹皮、栀子等以清肝泻火。

4. 尿道阻塞

［临床表现］小便点滴而下，或尿细如线，甚则阻塞不通，小腹胀满疼痛，舌质紫暗或有瘀点，脉细涩。

［治法］行瘀散结，通利水道。

［方药］代抵当丸加减。方中归尾、穿山甲、桃仁、大黄、芒硝通瘀散结，生地凉血滋阴，肉桂助膀胱气化以通尿闭，用量宜小，以免助热伤阴。若瘀血现象较重，可加红花、川牛膝、三棱、莪术以增强其活血化瘀的作用；若病久血虚，面色不华，治宜养血行瘀，可加黄芪、丹参、赤芍；若由于尿路结石而致尿道阻塞，小便不通，可加用金钱草、鸡内金、冬葵子、萹蓄、瞿麦以通淋利尿排石。

5. 脾气不升

［临床表现］时欲小便而不得出，或量少而不爽利，气短，语声低微，小腹坠胀，精神疲乏，食欲不振，舌质淡，脉弱。

［治法］益气健脾，升清降浊，化气利尿。

［方药］补中益气汤合春泽汤加减。方中人参、黄芪益气；白术健脾运湿；桂枝通阳，以助膀胱之气化；升麻、柴胡升清气而降浊阴；猪苓、泽泻、茯苓利尿渗湿，诸药配合，共奏益气健脾、升清降浊、化气利尿之功。若气虚及阴，脾阴不足，清气不升，气阴两虚，症见舌质红，可改用补阴益气煎；若脾虚及肾，而见肾虚证候者，可加用济生肾气丸，以温补脾肾、化气利尿。小便涩滞者，可合滋肾通关丸。

6. 肾阳衰惫

［临床表现］小便不通或点滴不爽，排出无力，面色㿠白，神气怯弱，畏寒怕冷，腰膝冷而酸软无力，舌淡，苔薄白，脉沉细而弱。

［治法］温补肾阳，化气利尿。

［方药］济生肾气丸加减。方中肉桂、附子补下焦之阳，以鼓动肾气；六味地黄丸滋补肾阴；牛膝、车前子补肾利水，故本方可温补肾阳、化气行水，使小便得以通利。若兼有脾虚证候者，可合补中益气汤或春泽汤，以补中益气、化气行水；若老人精血俱亏，病及督脉，而见形神萎顿、腰脊酸痛，治宜香茸丸，以补养精血、助阳通窍；若因肾阳衰惫，命火式微，致三焦气化无权，浊阴不化，症见小便量少、甚至无尿、头晕头痛、恶心呕吐、烦躁、神昏者，治宜千金温脾汤合吴茱萸汤温补脾肾、和胃降逆。

【评述】

少尿、无尿作为临床症状，及时分清少尿、无尿的病因，对采用合理的治疗方式至关重要。如属于肾前性或肾性，通常给予病因治疗和内科对症治疗。但对于梗阻性肾病，通常指上尿路结石、肿瘤等原因所导致的少尿、无尿，要及时进行泌尿外科疏通梗阻的治疗方式。

上尿路梗阻并发少尿、无尿，临床上颇为常见。多见于一侧肾缺如、肾无功能或已行肾切除，对侧又发生梗阻者。对这类情况，应准确判断少尿、无尿是肾前性、肾性还是肾后性，以便及时采取不同的检查方法，即使既往有肾炎等疾病也不能轻易诊断为肾性少尿或无尿，因为一旦确定了肾性少尿、无尿的判断，可能就会忽视了泌尿外科的相关检查。尿路急性梗阻引起的少尿、无尿，是一种可逆性急性肾衰竭，是否获得及时解除梗阻是决定预后的关键。

急性上尿路梗阻病人，在梗阻解除后通常会出现多尿期，此时应注意维持水、电解质及酸碱平衡。

（徐大基　王悦芬）

第七节　多　尿

【概况】

多尿指 24 小时尿量超过 2500mL，尿崩症时一般超过 4000mL。生理性多尿见于过多饮水，持续性多尿则属于病理性。

多尿病因可分为高渗性多尿和低渗性多尿。高渗性多尿，尿渗透压明显超过血浆渗透压，尿比重在 1.020 以上。常见原因有：葡萄糖排泄过多，如糖尿病；尿素排泄过多，如高蛋白饮食、高热量鼻饲症候群等；尿钠排泄过多，如慢性肾上腺皮质功能减退症等。低渗性多尿，尿渗透压明显低于血浆渗透压，尿比重低于 1.005，常由于无溶质的水排泄过多所致。分为两种：一是加压素不敏感性多尿（即肾性多尿），注射加压素无效，如肾性尿崩症和其他先天性肾小管病变，以及原发性肾小球疾病后期、急性肾衰竭多尿期、低钾性肾病、高钙性肾病、慢性肾盂肾炎及高血压肾病导致肾小管功能受损等；二是加压素敏感性多尿，注射加压素后尿量显著减少，尿比重明显升高，如垂体性尿崩症、精神性多尿。

多尿古医籍有类似描述，如"小便反多""水泉不止"等，但无专篇论述，可散见于"消渴""下消""肾消"等篇。消渴病名最早出自《内经》，在《素问·奇病论》中提到："此人必数食甘美而多肥也，肥者令人内热，甘者令人中满，故其气上溢，转为消渴。"《医学纲目》有下消和肾消病名的记载："下消者，经谓之肾消。肾消者，饮一溲二，其溲如膏油。"《幼幼集成》："乃上消之传变，肺胃之热久不清，乃至动而消肾，移热于膀胱，小便浑浊，色如膏脂，名曰下消。"对下消病机进行了补充。

【病因病机】

中医学认为多尿与禀赋不足、肝郁化火、饮食不节、房劳过度、燥邪伤肺或药毒伤肾等有关。肺受燥邪所伤，津液直驱下行于膀胱，则尿频尿多。湿热内蕴，热伤胃肾，津液干枯，则烦渴多饮。肺脾气虚不能摄水，水液下行膀胱，而尿频量多。肾阳不足，膀胱虚寒，开阖失司，小便频多。其本质为水液下趋无度，肾失开阖，与肺、脾、肾等功能失调相关。

（1）素禀不足　先天禀赋不足，阴虚体质者易患此病，《灵枢·五变》说："五脏皆柔弱者，善病消瘅。"或膀胱发育不全，或膀胱虚寒，不能贮存小便，《素问·脉要精微论》指出："水泉不止者，膀胱不藏也。"

（2）肝郁化火　五志过极，肝失疏泄，郁而化火，煎灼肾阴，津液外流，烦渴多饮。

（3）饮食不节　过食肥甘、辛辣香燥之品，损伤脾胃，脾虚运化失司，水湿内生；胃阴不足，内热由生，湿热内阻，日久及肾。

（4）房劳过度　房劳不节，损耗肾阴，《东医宝鉴》云："热伏于下，肾虚受之，精走髓虚，引水自救，抉水不多，随即尿下，小便多而渴，病属下焦，谓之肾消。"日久伤及肾阳，肾阳不足，气化不利，膀胱开阖失司，小便频多。《普济方》云："肾与膀胱俱冷，内气不充，故胞中自滑，所以多而色白，故夜尿频多。"《景岳全书·三消干渴》云："有阳不化气，则水精不布，水不得火，则有降无升，所以直入膀胱，而饮一溲二，以致泉源不滋，天壤枯涸者，是皆真阳不足，火亏于下之消证也。"

（5）肺热伤津　肺受燥热所伤，则津液直驱下行于膀胱，故见尿频量多。肺不能输布津液，则口渴而多饮。如《医贯·消渴论》云："至于肺无所禀，不能四布水津，并行五经，其所饮之水，未经火化，直入膀胱，正谓饮一溲二。"

本病病位主要在肾与膀胱，可涉及肺、脾、胃等脏腑，基本病机为肾精亏虚，膀胱气化不利。早期多为肺脾气虚，气虚不能摄水，水液下行膀胱，而尿频尿多。病情迁延，渐及于肾，伤及肾阴，虚火内盛，灼伤津液，阴虚日甚。阴阳互根，阴损及阳，逐渐进展而成阴阳俱虚。

【诊断与鉴别诊断】

（一）西医诊断标准

多尿指每天 24 小时排尿多于 2500mL。当饮水过多或食用含水较多的食物时，健康人可出现暂时性生理性多尿。持续性多尿则属于病理性。结合实验室检查可确诊。

（二）鉴别诊断

1. 肾性多尿

有肾脏病史及相应的临床表现。以夜尿增多为主，呈低渗尿。可伴尿检异常或肾功能减退。对垂体加压素无反应。

2. 精神性多尿

往往有精神刺激史，多见于绝经期妇女。尿量也可增多，尿比重也降低，但尿检正常。高渗盐水试验可使尿量减少。注射垂体加压素后，虽可使尿量减少，但口渴感及多饮仍不缓解，甚至更为不适。

3. 中枢性多尿

又称为尿崩症，通常有家族史或颅脑疾病史。尿量增多通常特别明显，如通常多于4000mL/24h，为低渗尿，尿比重小于 1.005。禁止饮水和高渗盐水试验无影响或不明显。注射垂体加压素后可使尿量减少，尿比重增高，症状缓解。

4.糖尿病性多尿

有糖尿病病史，常见于 1 型糖尿病或未获得良好控制的 2 型糖尿病。呈高渗尿。检查提示血糖升高，尿糖阳性。

（三）病因诊断

对病因进行诊断。根据病情选做血糖、钾、钙、氯化物、pH、二氧化碳分压、碳酸氢盐及尿 pH 测定。必要时可做禁水试验、禁水 – 加压素试验或高渗盐水试验，蝶鞍 X 线摄片或 CT，脑脊液检查等，有助于诊断。

（四）中医下消的诊断要点与类证鉴别

1.诊断要点

（1）口渴多饮、多食易饥、尿频量多、形体消瘦，或夜尿增多、色白，或尿有甜味等具有特征性的临床症状，是诊断下消的主要依据。

（2）由于本病的发生与久病、禀赋不足等有关，故消渴病的家族史及慢性肾脏病病史可供参考诊断。

2.类证鉴别

（1）上消、中消和下消的鉴别　以口渴为主的是上消，以食多为主是中消，以尿多为主是下消。

（2）消渴与消中鉴别　两者均有多饮、多尿、烦渴。两者区别如刘河间《河间六书》中所云"若饮水多而小便多者，名曰消渴；若饮食多而又甚饥，小便数而渐瘦者，命曰消中"，以上、下消为消渴，中、下消为消中。

【辨证施治】

（一）辨证要点

首先要辨寒热虚实、标本缓急。本病是本虚标实，脏腑虚是本，湿热、燥火是标。实证当辨肺热、肝郁之偏胜；虚证当辨脾肾虚衰之不同、阴阳亏虚之差别。疾病初起大都偏于阴虚燥热，病久阴损及阳，致阴阳两虚之候，而成难治之症。

（二）治疗原则

总的治疗原则是滋肾养阴、益气生津、平衡阴阳、固肾缩尿。

（三）证治分类

1.肺热津伤

［临床表现］烦渴多饮，尿频量多，口干舌燥，舌边尖红，苔薄黄，脉洪数。

［治法］清热润肺。

［方药］消渴方合二冬汤加减。方中以天花粉生津清热；黄连、黄芩、知母清热降火；生地黄、藕汁养阴增液，人参、麦冬、天冬益气生津止渴。加葛根清热生津解渴。

2.脾肾阳虚

［临床表现］神疲乏力，少气懒言，面色苍黄，尿频清长，或伴遗尿失禁，兼见唇淡口

渴，头眩气短，形寒神疲，纳减便溏，形寒怯冷，舌淡苔白，脉虚弱。

［治法］温补脾肾。

［方药］补中益气汤合缩泉丸加减。在补中益气方中，黄芪、党参、白术、炙甘草健脾益气，培土以生金，使脾肺之气足。升麻、柴胡升举阳气，清气上升则肺脾开合有司。当归配伍黄芪，以调补气血，陈皮和中理气、调达气机。上药合用，补益脾肺、升举清阳，使开合有司，膀胱约束有权。更添缩泉丸，方中益智仁温肾固涩，山药健脾益肾，乌药温脬化气，合之温肾健脾、温脬固涩。二方相辅相成，用于脾肾阳虚、膀胱失约之多尿。

3. 阴虚内热

［临床表现］尿频量多，混浊如脂膏，腰膝酸软，头晕耳鸣，五心烦热，咽干口燥，舌红少苔，脉细数。

［治法］滋阴固肾。

［方药］知柏地黄丸加减。黄柏、知母滋阴清热；熟地黄、山药、山茱萸、茯苓、丹皮、泽泻滋补肾阴；煅龙骨、桑螵蛸补肾固涩。

4. 肾气不固

［临床表现］尿频而清长，或兼尿遗失禁，伴面色㿠白，头晕耳鸣，气短喘逆，腰膝无力，四肢不温，舌质淡胖，舌苔薄白，脉沉细弱。

［治法］温补肾气，固摄下元。

［方药］菟丝子丸去鹿茸，加补骨脂治疗。方中菟丝子、肉苁蓉、附子、补骨脂、益智仁温补肾阳，以暖下元；桑螵蛸、牡蛎、五味子益肾固涩；山药、鸡内金、乌药健脾助运、温脬化气，以止多尿。

【评述】

临床诊治多尿，首先明确多尿的病因，然后针对病因进行治疗。多尿最常见的病因是内分泌代谢异常、肾性疾病和精神因素。多尿归属于中医学"消渴"病下消范畴。然而历代医家认为"消渴"主要是指糖尿病，尿崩症一直混同于消渴病中，可作为参考，也可参照各论的肾小管疾病及糖尿病肾病等相关章节，进行辨证论治。多尿的西医学治疗主要分两大部分：一是针对疾病原因的治疗；二是纠正因多尿所致的内环境紊乱，如血电解质失衡等，低钾、低钠要及时补充。

（徐大基　王悦芬　谢增林）

第八节　尿失禁

【概述】

在正常情况下，膀胱的排尿功能是在大脑和脊髓的排尿中枢调节下，靠膀胱逼尿肌和膀胱括约肌之间的张力平衡来维持。如果某些原因打破这种平衡，使膀胱不能保持正常有节制的排尿功能，尿液便可不自主地从尿道流出，称为尿失禁。

根据不同的病因，尿失禁可分为真性尿失禁、假性尿失禁、应力性尿失禁和先天性尿失禁四类。

根据尿失禁临床表现，可归属于中医"遗溺""小便失禁""小便不禁"等病证范畴。《素问·宣明五气论》云："膀胱不利为癃，不约为遗溺"；《素问·咳论》云："膀胱咳状，咳而遗溺"；《灵枢·本输》："三焦者，足少阳太阴之所将，太阳之别也……并太阳之正，入络膀胱，约下焦，实则闭癃，虚则遗溺。遗溺则补之。"不仅认识到遗溺的病位在膀胱，病性多属虚，还指出补法为一治疗原则。小便失禁出自《备急千金要方·淋闭》，又称小便不禁。

【病因病机】

小便不禁的主要病因有内伤和外感。内伤方面，主要有劳伤和忧思损伤肝脾肺、房劳伤肾、病后气虚、老年肾亏等，导致肾与膀胱虚冷是致遗尿、小便不禁的重要原因。外感方面有湿热太盛，迫水妄行。此外，下焦蓄血亦可导致小便不禁。

（1）五脏虚损 《类证治裁·闭癃遗溺》说："夫膀胱仅主藏溺；主出溺者，三焦气化耳。"因此，尿自遗与上焦肺、中焦脾、下焦肾的功能有关。肺主气，能通调水道，下输于膀胱，肺虚治节失司，则膀胱不约。脾主运化，职司转输水液，如脾气不足，中气下陷，水液无制而自遗。肾主水，其气下通于阴，肾虚下寒，不能温化水液而尿自遗。

此外，当心气亏损或心肾不交之时，亦可发生遗尿或不禁。如《奇效良方·遗溺失禁门》云："盖心属火，与小肠为表里，二气所以受盛，是为传送；又肾属水，合膀胱为表里，膀胱为水之府，水注于膀胱，而泄于小肠，实相交通也。若心肾气弱，阴道衰冷，传送失度，必遗尿失禁。"

（2）肝失疏泄 《灵枢·经脉》云："肝足厥阴之脉……是主肝所生病者……遗溺，闭癃。"《灵枢·邪气脏腑病形》亦云："肝脉微滑为遗溺。"《黄帝内经灵枢集注》云："肝主疏泄。肝气盛而热，故遗溺也。"《类证治裁·闭癃遗溺》云："小便不禁，虽膀胱见症，实肝与督脉三焦主病也"。

由于足厥阴肝经及督脉循阴器，系廷孔（即尿道口），若督脉虚衰，失于固摄，不能约束膀胱和尿道，或肝气不调、疏泄失司，均可尿自遗。

（3）湿热下注 湿热蕴结，下注膀胱，膀胱失约，亦可致小便不禁。《医学六要·遗尿》云："亦有下部湿热太盛，迫水妄行者，其人必嗜酒"，即指湿热病机而言。

（4）下焦蓄血 各种原因所致瘀血，积于膀胱，阻于尿道，而致膀气不固，故尿自遗。《仁斋直指附遗方论》谓："下焦蓄血，其与虚劳内损，则便溺自遗而不知"。《类证治裁·闭癃遗溺》："产者不顺，致伤膀胱，或收生不慎，损破尿脬，皆能致小水失禁也"。因产后损伤而致小便不禁者，亦属膀胱瘀血范畴。

小便失禁多为虚实夹杂，虚证可能由于五脏虚损致水液失约，实证可由气滞、湿热、瘀血等导致小便自遗，二者相互错杂，互相转化。

【诊断与鉴别诊断】

（一）西医诊断要点

凡在清醒状态，小便不自主地流出，即可诊断为尿失禁。包括咳嗽、喷嚏、行走、直立、心急、大笑、高声、惊吓时尿液不自觉喷出，以及老年体虚、产后小便不能自禁等，均属尿失禁。

（二）鉴别诊断

1.不同类型尿失禁的鉴别诊断

（1）真性尿失禁　有先天性疾病史或尿道、脊髓损伤手术史，尿呈滴状持续流出，膀胱内无残余尿，局部神经系统检查常有异常，尿道测压压力低。

（2）压力性尿失禁　多见于经产妇，腹压增高时尿失禁发生或加重，膀胱颈抬高试验（病人取膀胱截石位，用中指和食指插入阴道，指腹面向阴道前壁，指尖位于膀胱尿道交界处两侧，向前上方将膀胱颈抬高，嘱病人用力咳嗽，观察尿道有无尿液喷出或溢出）阳性，棉签试验（病人取膀胱截石位，取一光滑消毒长棉签，蘸局麻药，轻轻插入尿道内约4cm，观察外露部分与水平线的夹角。嘱病人用力屏气增加腹压，再观察棉签外露部分与水平线的夹角，并与屏气前比较）阳性，X线造影膀胱尿道后角消失，不排尿时膀胱颈呈漏斗状，尿道测压压力下降。

（3）逼尿肌运动失调　多见于中年女性，咳嗽、大笑时尿液不自觉喷出，无排尿急迫感，与压力性尿失禁相似，但膀胱颈抬高试验阳性，膀胱尿道造影膀胱尿道后角正常，膀胱颈位置正常，咳嗽时逼尿肌压力升高，尿常规细菌培养多属正常。

（4）急迫性尿失禁　常同时有压力性尿失禁。但急迫性尿失禁时尿意感强烈；尿失禁流出的尿量较多，有的可完全排空；多伴有尿频、尿急等膀胱刺激症状；膀胱镜检查，可以发现黏膜充血、出血、肿瘤等病变；膀胱尿道造影显示膀胱后角及倾斜角均正常；尿道压力正常；膀胱测压逼尿肌异常收缩，反射亢进。

（5）充盈性尿失禁　常有膀胱颈部、尿道梗阻疾病史，如尿道狭窄、前列腺增生症、肿瘤等，体格检查可发现充盈的膀胱。根据病史、体格检查、膀胱尿道造影、超声检查、膀胱镜、尿道镜可发现膀胱及尿道梗阻的原因。

2.需与尿失禁鉴别的疾病

（1）尿瘘　输尿管阴道瘘、膀胱或尿道阴道瘘等疾病，尿液经阴道漏出时，往往误认为尿失禁。

（2）遗尿症　发生于3岁以上儿童，没有器质性病变，白天能控制尿，夜间睡眠时无意识地排尿，偶有在白天入睡后也有遗尿者，但体格检查及其他特殊检查均无异常。

（3）输尿管开口异位　输尿管开口异位于尿道，有尿液从尿道口溢出。但溢尿为持续性，与膀胱内压力增加无关，而且有正常的排尿。排泄性尿路造影、超声检查可发现双肾盂。尿道镜检查，可以看到异位的输尿管开口而明确诊断。

（4）膀胱膨出　有压力性尿失禁的病史，伴有下腹及会阴部坠感，测膀胱残余尿量多，用力时阴道前壁膨出。膀胱尿道造影的X线征象是尿道后角及尿道倾斜角均在正常范围内，膀胱造影可显示部分膀胱壁膨出。膀胱膨出行阴道前壁修补后症状改善，但压力性尿失禁症状如故，甚至会加重。

（三）病因诊断

尿失禁的诊断根据病史和体检一般不难。明确尿失禁的病因，根据病史、体格检查及有关的实验室检查，大多可明确。可根据需要有选择地进行尿常规、尿细菌学检查、前列腺检查、内窥镜检查、尿路造影、膀胱测压、膀胱残余尿量、应力试验等相关检查。

（四）中医诊断要点与类证鉴别

1. 诊断要点

小便不禁，是指在神志清醒或昏迷的情况下，小便不能随意控制而自行溺出的表现。

2. 类证鉴别

遗尿、小便不禁与癃闭鉴别：《医宗金鉴》谓："闭者，即小便闭无点滴下出，故少腹满胀痛也。癃者，即淋沥点滴而出，一日数十次，或勤出无度，故茎中涩痛也。不知而尿出，谓之遗尿。知而不能固，谓之小便不禁。"《素问·宣明五气论篇》："膀胱不利为癃，不约为遗尿。"

【辨证施治】

（一）辨证要点

小便不禁应辨寒热虚实，虚寒小便清长，虚热尿黄、尿量少，湿热尿黄、尿灼热。还要注意辨脏腑、辨气血。伴有咳喘的病位在肺；伴有乏力、气短、小腹坠胀、面色萎黄，病位在脾；伴有腰膝酸软、阳痿早泄，病位在肾。

（二）治疗原则

小便不禁有虚有实，虚则补之，实则泻之。虚寒者，温补为治本之大法，佐以固涩治其标。如夹杂实邪，有湿热、瘀血者，则大忌补涩之品，必待湿热清，瘀血去，方可用之，否则，易留邪为患，反生变证。

（三）证治分类

1. 下焦虚冷

[临床表现]尿自遗或不禁，小便清长。神疲怯寒，腰膝酸软，两足无力，畏寒背冷。舌质淡，苔薄，脉沉细无力，或脉沉缓。

[治法]温补肾阳，固涩下元。

[方药]《济生》菟丝子丸加减。方中菟丝子、肉苁蓉、附子、鹿茸温补肾阳；牡蛎、五味子、桑螵蛸、益智仁、山药固涩缩尿。若下焦虚冷好转，应减少温补肾阳之品，可在缩泉丸的基础上加用菟丝子、补骨脂、肉苁蓉等。

2. 肺脾气虚

[临床表现]溺自遗或不禁，尿意频急，面色苍黄气短。甚则谈笑、咳嗽间出现尿不禁，小腹坠胀，舌淡，苔薄白，脉虚软无力。

[治法]补肺健脾。

[方药]补中益气汤加牡蛎、五味子。以补益中气汤升举下陷之气，恢复升降转输之机，使膀胱之气化与约束之力恢复正常；加牡蛎、五味子固涩，为标本同治之法。若肺脾肾三脏气虚者，可用黄芪束气汤，加山药、白术之类。

3. 心肾亏损

[临床表现]睡中遗尿而无梦或尿不禁，形体消瘦，精神不振，夜寐不佳，心烦，溲频淋沥。舌尖有红刺，苔薄，脉细沉而数。

［治法］调补心肾。

［方药］蔻氏桑螵蛸散。药用人参、茯神、远志、菖蒲补心开窍；龟板、桑螵蛸、龙骨补肾固涩。若心阴不足而心火偏亢者，可配合应用导赤散。若心肾不交而夜寐不安者，可配合应用交泰丸。若肾阴不足而肝火偏亢者，宜用滋水清肝饮，加补脬固涩之品，如益智仁、山药、五味子等。

4. 肾阳不足

［临床表现］溺自遗，或阳痿遗精，头晕目花，腰膝酸痛，脊背酸楚，舌质淡，苔白，脉弦细无力。

［治法］补益肾阳。

［方药］沈氏菟丝子丸加女贞子、旱莲草、川续断、狗脊等；亦可加入固涩之品，如牡蛎、龙骨、桑螵蛸等。若兼有阴虚者，可配合服用杞菊地黄丸。

5. 湿热下注

［临床表现］时有尿自遗，溲赤而臭，小便频数，尿热，或尿滴涩淋沥，或有腰酸低热，舌红，苔薄腻，脉细滑而数。

［治法］清利湿热。

［方药］八正散加减。方用瞿麦、萹蓄、车前草、大黄、山栀、通草、滑石、甘草梢、灯心草等品，清热泻火、利水化湿。湿热下注多属肾虚脬热，故在清利湿热时，可适当加用补肾之品，如山药、山茱萸、菟丝子等；或清利湿热后改用补肾之品以调理之。

6. 下焦蓄血

［临床表现］小便滴沥不畅，时有尿自遗。小腹胀满隐痛，可触及块物。舌质暗或有紫斑，苔薄，脉涩或细数。

［治法］活血化瘀。

［方药］用代抵当丸或少腹逐瘀汤。挟瘀热者，加栀子、黄连之类。下焦蓄血的治疗一般忌用涩法，宜通因通用。如因难产致伤膀胱而下焦蓄血者，可用补中益气汤加入桃仁、红花之类。

7. 肺气不宣

［临床表现］小便失禁，或伴小便不利、尿少。伴咳嗽、胸闷、呼吸不畅，甚则喘息。舌红，苔黄，脉滑。

［治法］宣降肺气。

［方药］麻黄杏仁石膏甘草汤加减。痰热明显，可加鱼腥草、金荞麦、黄芩等。

【评述】

尿失禁有不同的病因，大多数情况下到泌尿外科就诊，只有小部分病人首先会考虑内科治疗。内科治疗也是根据病人具体的病因进行处理。针灸治疗对压力性尿失禁亦有较好的效果，包括使用毫针、电针、穴位注射以及针灸并用、针灸结合盆底肌训练等。

（徐大基　王悦芬　谢增林）

第九节　腰　痛

【概述】

腰痛是临床常见的症状，以腰部一侧或两侧疼痛为主，可放射到腿部，常伴有外感或内伤症状。引起腰痛的原因很多，除运动系统疾病与外伤以外，其他器官的疾病也可引起腰痛。如泌尿系炎症或结石、肾小球肾炎、某些妇女疾病（盆腔炎、子宫后倾等）、妊娠、腰部神经根炎和某些腹部疾病皆可出现腰痛。腰痛治疗方法可采用手术治疗和非手术治疗。

肾脏病的腰痛表现为肾区胀痛、隐痛或绞痛，通常有以下三大原因：肾肿胀、肾周围炎症和肾脏移位。

中医学认为腰痛是腰部由于感受外邪，或因劳伤，或由肾虚而引起气血运行失调、脉络绌急、腰府失养所致的以腰部一侧或两侧疼痛为主要症状的一类病证。常可放射到腿部，常伴有外感或内伤症状。

腰痛，古代文献早有论述，《素问·脉要精微论》曰："腰者，肾之府，转摇不能，肾将惫矣。"说明了肾虚腰痛的特点。《素问·刺腰痛》曰："足太阳脉令人腰痛，引项脊尻背如重状，刺其郄中，太阳正经出血，春无见血。"认为腰痛主要属于足六经之病，并分别阐述了足三阳、足三阴及奇经八脉经络病变时发生腰痛的特征和相应的针灸治疗。《内经》在其他篇章还分别叙述了腰痛的性质、部位与范围，并提出病因以虚、寒、湿为主。

【病因病机】

腰为肾之府，乃肾之精气所溉之域。肾与膀胱相表里，足太阳经过之。此外，任、督、冲、带诸脉，亦布其间，故内伤则不外肾虚。而外感风寒湿热诸邪，以湿性黏滞，湿流下，最易痹着腰部，所以外感总离不开湿邪为患。

（1）外邪侵袭　多由居处潮湿，或劳作汗出当风，衣裹冷湿，或冒雨着凉，或长夏之季，劳作于湿热交蒸之处，寒湿、湿热、暑热等六淫邪毒乘劳作之虚，侵袭腰府，造成腰部经脉受阻，气血不畅而发生腰痛。若寒邪为病，寒伤阳，主收引，腰府阳气既虚，络脉又壅遏拘急故生腰痛。若湿邪为病，湿性重着、黏滞、下趋，滞碍气机，可使腰府经气郁而不行，血络瘀而不畅，以致肌肉筋脉拘急而发腰痛。感受湿热之邪，热伤阴，湿伤阳，且湿热黏滞，壅遏经脉，气血郁而不行而腰痛。

（2）跌仆闪挫　腰部持续用力，劳作太过，或长期体位不正，或腰部用力不当，屏气闪挫，跌仆外伤，劳损腰府筋脉气血，或久病入络，气血运行不畅，均可使腰部气机壅滞，血络瘀阻而生腰痛。

（3）体虚年衰　肾亏体虚、先天禀赋不足，加之劳累太过，或久病体虚，或年老体衰，或房室不节，以致肾精亏损，无以濡养腰府筋脉而发生腰痛。历代医家都重视肾亏体虚是腰痛的重要病机。如《素问·脉要精微论》曰："腰者，肾之府，转摇不能，肾将惫矣。"说明了肾虚腰痛的特点。《灵枢·五癃津液别》说："虚，故腰背痛而胫酸。"《景岳全书·腰痛》也认为："腰痛之虚证十居八九。"

腰痛病因及病性如郑树珪《七松岩集·腰痛》所云："然痛有虚实之分，所谓虚者，是两肾之精神气血虚也，凡言虚证，皆两肾自病耳。所谓实者，非肾家自实，是两腰经络血脉之中，为风寒湿之所侵，闪肭挫气之所碍，腰内空腔之中，为湿痰瘀血凝滞不通而为痛，当依据脉证辨悉而分治之。"

【诊断与鉴别诊断】

（一）西医诊断要点

1.腰痛的病因诊断

腰痛是一个很常见的症状，一般需要综合病史、体格检查、辅助检查才有可能做出正确的诊断。

（1）病史　病史是诊断的基础，病史的采集包括病人的一般情况如病人的年龄、性别、职业等；病人的既往史、家族史、过去史如有无外伤和类似情况发作史等；疼痛的发病情况、有无放射痛等；疼痛的部位与性质；疼痛与体位和活动的关系等。根据这些病史做出初步判断。

（2）体格检查　腰痛检查遵循一般骨科检查的望触动量顺序进行。要注意病人行走的步态、腰部有无畸形、局部有无红肿热痛、腰椎的活动度、其他如直腿抬高试验、直腿抬高加强试验、腰骶关节过伸试验及双下肢的理学检查等。若局部有红肿热痛、窦道形成等情况多考虑为结核性或化脓性炎症；腰骶部局部有毛发多为先天畸形如隐形脊柱裂等；棘突间有压痛应考虑棘上或棘间韧带的损伤；第三腰椎横突压痛考虑第三腰椎横突综合征；直腿抬高试验阳性且有下肢的麻木或感觉障碍多考虑椎间盘突出或椎管内的占位病变；腰椎活动明显受限曲度变直应考虑强直性脊柱炎；肾区压痛、叩击痛应考虑肾脏疾病等。

（3）实验室与影像学检查　实验室检查在腰痛的诊断中起重要作用，一般包括血常规、尿常规、血生化检查、血沉测定、ASO（抗链球菌溶血素"O"）、RF（类风湿因子）、HLA-B27等。病人肾区绞痛、尿流中断、排尿不畅、肉眼血尿等多考虑尿路梗阻；蛋白尿、血尿、肾功能异常考虑肾脏病；白细胞数增多，尤其是中性粒细胞比例增高提示有炎症的存在，多考虑感染的可能；血沉加快提示结核的可能；碱性磷酸酶或酸性磷酸酶增高多考虑原发性或转移性骨肿瘤；ASO、RF阳性时多考虑类风湿关节炎或其他自身免疫性疾病；HLA-B27阳性多为强直性脊柱炎的特异性指标。影像学检查在腰痛评定中的作用非常重要，通过对脊柱和肾脏的影像学检查常可确认病损的部位和发病原因等，一般包括X线、CT、MRI、放射性核素和超声检查等。其中，肾脏超声检查是临床中最常用的无创的检测方法；X线检查可以发现椎体的骨折、脱位、肿瘤等并确定病变的程度；CT可以发现X线所不能发现的微观病变如椎间盘脱出、椎管狭窄、椎管内占位病变等；MRI则主要观察脊髓的情况及其与周围组织的关系以及软组织内的病变等；放射性核素主要用于对肿瘤的评估，等等。在临床上，如40岁以上的病人出现骨骼隐痛或弥漫性下腰痛、乏力、苍白、轻度体重下降，应怀疑骨髓瘤的可能。

2.肾性腰痛的诊断要点

凡自觉腰部不适或疼痛，体检发现肾区压痛或叩击痛，即可确立肾性腰痛的诊断。体征上可有上输尿管压痛点、中输尿管压痛点、脊肋角压痛点和肋腰压痛点。根据疼痛的性质，与肾脏相关的一些腰痛有以下几种类型。

（1）酸痛　自觉腰部酸软不适或轻微痛感，多为刺激性或牵引性疼痛。常见于肾下垂、慢性肾炎、慢性肾盂肾炎及尿路的静止性结石等。

（2）隐痛或钝痛　呈慢性持续性隐痛，常于站立或劳累后加重。见于非感染性肾脏疾病，如梗阻性肾病、慢性肾盂积水、多囊肾、肾肿瘤等。

（3）剧痛　呈持续性剧烈胀痛，腰部活动时疼痛加剧，多见于肾实质或肾周围化脓性炎症，如肾脓肿、肾周围炎、肾周围脓肿、急性肾盂肾炎等，亦见于急性缺血、破裂，或创伤性肾脏病变。

（4）绞痛　呈突然发生的间歇性或持续性而阵发性加剧的胁腹部剧烈疼痛，常放射至下腹部、会阴部、外生殖器及大腿内侧，伴面色苍白、冷汗淋漓、恶心呕吐等症状。多为上尿路梗阻所致，常见于肾、输尿管被结石、血块、坏死组织所堵塞，及肾蒂血管、输尿管扭曲，导致恶性血流障碍或肾盂积液。

（二）鉴别诊断

1. 急性肾脏病所致腰痛需与急腹症相鉴别

前者有急性肾脏病史，疼痛部位多局限于腰部，且与腰部运动关系不大，腹部体征很少，而且常有血尿存在；后者有明显的腹部阳性体征，且较少出现血尿。

2. 慢性肾脏病所致腰痛与其他疾病所致的腰痛鉴别

前者一般有肾脏病的症状、肾区体征以及肾功能和尿液检查的异常发现；后者所引起的腰痛常因腰部运动和体位变动而加剧，多呈放射性，且具有相应的特征性临床表现和相关辅助检查的阳性发现。

（三）中医腰痛的诊断要点与类证鉴别

1. 诊断要点

（1）急性腰痛，病程较短，轻微活动即可引起一侧或两侧腰部疼痛加重，脊柱两旁常有明显的按压痛。

（2）慢性腰痛，病程较长，缠绵难愈，腰部多隐痛或酸痛。常因为体位不当、劳累过度、天气变化等因素加重。

（3）本病常有居处潮湿阴冷、涉水冒雨、跌仆闪挫或劳损等相关病史。

2. 类证鉴别

（1）腰痛与背痛、尻痛、胯痛的鉴别　腰痛是指腰背及其两侧部位的疼痛；背痛为背脊以上部位疼痛；尻痛是尻骶部位的疼痛；胯痛是指尻尾以下及两侧胯部的疼痛。疼痛的部位不同，应予区别。

（2）腰痛与肾痹的鉴别　腰痛是以腰部疼痛为主；肾痹是指腰背强直弯曲，不能屈伸，行动困难，多由骨痹日久发展而成。

【辨证施治】

（一）辨证要点

腰痛临床上首先要辨外感内伤，有久居冷湿、劳汗当风、冒受湿热，或腰部过度劳累、跌扑伤损病史，起病急骤，或腰痛不能转侧，表现为气滞血瘀征象者，为外感腰痛；年老体虚，或具烦劳过度、七情内伤、气血亏虚病史，起病缓慢，腰痛绵绵，时作时止，表现为肾虚证候者，属内伤腰痛。其次还要辨标本虚实：肾精不足、气血亏虚为本；邪气内阻、经络壅滞为标。

（二）治疗原则

在治疗方面，腰痛分虚实论治，虚者以补肾壮腰为主，兼调养气血；实者祛邪活络为要，针对病因，施之以活血化瘀、散寒除湿、清泻湿热等法。虚实兼夹者，分清主次，标本兼顾治疗。

《证治汇补·腰痛》指出："惟补肾为先，而后随邪之所见者以施治，标急则治标，本急则治本，初痛宜疏邪滞，理经隧，久痛宜补真元，养血气。"这种分清标本先后缓急的治疗原则，对临床很有意义。

（三）证治分类

1.寒湿腰痛

［临床表现］腰部冷痛重着，转侧不利，逐渐加重，每遇阴雨天或腰部感寒后加剧，痛处喜温，得热则减，苔白腻而润，脉沉紧或沉迟。

［治法］散寒除湿，温经通络。

［方药］渗湿汤加减。方中干姜、甘草、丁香散寒温中，以壮脾阳；苍术、白术、橘红健脾燥湿；茯苓健脾渗湿。诸药合用，温运脾阳以散寒，健运脾气以化湿利湿，故寒去湿除，诸症可解。寒甚痛剧，拘急不适，肢冷面白者，加附子、肉桂、白芷以温阳散寒。湿盛阳微，腰身重滞，加独活、五加皮除湿通络。兼有风象，痛走不定者，加防风、羌活疏风散邪。兼寒湿者，治当散寒除湿为主，兼补肾阳，酌加菟丝子、补骨脂、金毛狗脊，以助温阳散寒。

2.湿热腰痛

［临床表现］腰髋弛痛，牵掣拘急，痛处伴有热感，每于夏季或腰部着热后痛剧，遇冷痛减，口渴不欲饮，尿色黄赤，或午后身热，微汗出，舌红苔黄腻，脉濡数或弦数。

［治法］清热利湿，舒筋活络。

［方药］加味二妙散。方中以黄柏、苍术辛开苦燥以清化湿热，绝其病源；防己、草薢利湿活络，畅达气机；当归、牛膝养血活血，引药下行直达病所；龟甲补肾滋肾，既防苦燥伤阴，又寓已病防变。诸药合用，寓攻于补，攻补兼施，使湿热去而不伤正。临证多加土茯苓、木瓜以渗湿舒筋，加强药效。热重烦痛，口渴尿赤者，加栀子、生石膏、银花藤、滑石以清热除烦。湿偏重，伴身重痛、纳呆者，加防己、草薢、蚕沙、川木通等除湿通络。兼有风象而见咽喉肿痛，脉浮数者，加柴胡、黄芩、僵蚕发散风邪。湿热日久兼有伤阴之象者，加二至丸以滋阴补肾。

3.瘀血腰痛

［临床表现］痛处固定，或胀痛不适，或痛如锥刺，日轻夜重，或持续不解，活动不利，甚则不能转侧，痛处拒按，面晦唇暗，舌质隐青或有瘀斑，脉多弦涩或细数。病程迁延，常有外伤、劳损史。

［治法］活血化瘀，理气止痛。

［方药］身痛逐瘀汤。方中以当归、川芎、桃仁、红花活血化瘀，以疏达经络；配以没药、五灵脂、地龙化瘀消肿止痛；香附理气行血；牛膝强腰补肾、活血化瘀，又能引药下行直达病所。诸药合用，可使瘀去壅解，经络气血畅达而腰痛止。

因无周身疼痛，故可去原方中之秦艽、羌活，若兼风湿痹痛者，仍可保留应用，甚至再加入独活、威灵仙等以兼祛风除湿。若疼痛剧烈，日轻夜重，瘀血痼结者，可酌加土鳖虫、山甲珠协同方中地龙起虫类搜剔、通络祛瘀作用。由于闪挫扭伤，或体位不正而引起者，加乳香配方中之没药以活络止痛，加青皮配方中香附以行气通络之力，若为新伤也可配服七厘散。有肾虚之象而出现腰膝酸软者，加杜仲、川续断、桑寄生以强壮腰肾。

4. 肾虚腰痛

［临床表现］腰痛以酸软为主，喜按喜揉，腿膝无力，遇劳则甚，卧则减轻，常反复发作。偏阳虚者，则少腹拘急，面色㿠白，手足不温，少气乏力，舌淡脉沉细；偏阴虚者，则心烦失眠，口燥咽干，面色潮红，手足心热，舌红少苔，脉弦细数。

［治法］偏阳虚者，宜温补肾阳；偏阴虚者，宜滋补肾阴。

［方药］偏阳虚者以右归丸为主方温养命门之火。方中用熟地、山药、山茱萸、枸杞子培补肾精，是为阴中求阳之用；杜仲强腰益精；菟丝子补益肝肾；当归补血行血。诸药合用，共奏温肾壮腰之功。

偏阴虚者以左归丸为主方以滋补肾阴。方中熟地、枸杞、山茱萸、龟甲胶填补肾阴；配菟丝子、鹿角胶、牛膝以温肾壮腰，肾得滋养则虚痛可除。若虚火甚者，可酌加大补阴丸送服。如腰痛日久不愈，无明显的阴阳偏虚者，可服用青娥丸补肾以治腰痛。

中气下陷，治当补肾为主，佐以健脾益气、升举清阳，酌加党参、黄芪、升麻、柴胡、白术等补气升提之药，以助肾升举。

【评述】

由于导致腰痛的原因较多，腰痛的治疗主要在于病因治疗。与肾脏相关的腰痛，如肾结石、肾积水、肾感染、多囊肾或肾创伤等，主要治疗原发病，腰痛则仅仅作为对症治疗。

近年的文献中，中医所针对的定义为腰痛的疾病，大多数属于非特异性腰痛。其中，脊神经后支性腰痛、椎间盘源性腰痛、脊柱不稳定性腰痛是最常见的几种非特异性腰痛。

（徐大基　王悦芬）

第十节　肾性高血压

【概述】

肾性高血压主要是由于肾脏实质性病变和肾动脉病变引起的血压升高。

肾性高血压临床上具有高血压的一般症状外，更表现出不同阶段肾病所表现出的不同症状，如水肿、蛋白尿、血尿、恶心、呕吐、少尿或无尿等。因此基于以头晕为主的病因病机及治疗，对以高血压为主要表现者可作参考。而对于以肾病水肿或肾功能衰竭为主要表现者，还可参照"水肿""尿浊""关格""癃闭"等。

【病因病机】

肾性高血压发病机制与病理特点：一是肾实质病的病理特点表现为肾小动脉玻璃样变性、间质组织和结缔组织增生、肾小管萎缩、肾细小动脉狭窄，造成了肾脏既有实质性损害，也有血液供应不足；二是肾动脉壁的中层黏液性肌纤维增生，形成多数小动脉瘤，使肾小动脉内壁呈串珠样突出，造成肾动脉呈节段性狭窄；三是非特异性大动脉炎，引起肾脏血流灌注不足。

肾性高血压的形成与感受外邪、脾胃亏虚、情志抑郁、久病伤肾等有关，出现肝阳上亢、肝风内动；或水湿精微运化失常，浊毒内蕴，上泛于清窍；或气血亏虚，气虚无力推动血液运行，血虚不能濡养脏腑，瘀血内生，脑失濡养等而致病。

（1）先后天受损　肾为先天之本，脾为后天之本，脾肾亏虚，运化失司，水液输布失常，聚集体内，则见水肿；久则聚湿成痰化瘀，气血运行不畅，脑窍失养，故见头晕不适。

（2）饮食不节　偏食咸食，长期水钠摄入过多，导致脉凝泣而变色；嗜食肥甘厚腻，损伤脾胃，导致脉管变硬；嗜酒者，长期消耗肝阴，导致肝肾亏虚；或饮食不节，导致津精液输布失衡。

（3）劳作过度　长期高强度劳作，耗气伤阴；过度房劳，精血亏虚；皆可导致脏腑亏虚，邪毒内生。

（4）情志不畅　长期抑郁，情志失调，忧愁不断，夜不能眠，或恶梦连连，心肾失调，肝木旺亢，久则伤肾。如《素问·至真要大论》中云："诸风掉眩，皆属于肝"，阐述了肝肾阴虚，内风上扰，导致眩晕不适。如《素问·五脏生成论》云："头痛巅疾，下虚上实"，肾精亏虚，可形成髓海不足，进而发展为肝肾阴虚，导致阴阳失调；而肝阳上亢，扰动清窍。

肾性高血压继发于多种肾脏疾病，多属于本虚标实，其根本在于阴阳的失调、脏腑功能虚衰。早期主要表现为脏腑功能失调，主要涉及肝脾肾三脏。肝肾亏虚是高血压病重要的发病机制，或肝阳上亢，或肝郁气滞，或肝火偏旺及瘀血、痰浊、内风均是其标证。后期，往往会出现血气不足、气阴亏虚，终致阴阳两虚等。久病入络为瘀，慢性肾脏病是一长期过程，往往伴有瘀血，瘀不仅是病理产物，同时也是进一步加重肾性高血压发展的重要因素。

【诊断与鉴别诊断】

（一）西医诊断要点

1. 高血压

高血压一共分为三级：一级高血压收缩压 140~159mmHg，舒张压 90~99mmHg；二级高血压收缩压 160~179mmHg，舒张压 100~109mmHg；三级高血压收缩压 ≥ 180mmHg，舒张压 ≥ 110mmHg。

高血压的危险分层：主要分为低危、中危、高危以及极高危。高血压一级不伴有其他危险因素，为低危。高血压一级伴有 1~2 个危险因素或者高血压二级不伴有危险因素，为中危。高危指的是高血压 1~2 级，伴有至少 3 个危险因素，称之为高危。极高危指的是高血压三级或者有高血压，伴有 1~2 个靶器官损害以及相应的临床疾病，包括糖尿病。

2. 体征

肾实质性高血压通常较少有明显的体征，而肾血管性高血压约半数可在上腹部、患侧腰背部或肋缘下，听到连续的血管收缩期杂音。

3. 症状

肾实质性高血压病人部分可出现浮肿等表现。在 30 岁前或 50 岁后，长期高血压突然加剧或高血压突然出现，病程短、进展快，舒张期血压增高尤为明显，伴腰背或肋腹部疼痛，一般降压药物治疗无效者应警惕肾血管性高血压。

4. 实验室检查

尿和肾功能检查通常无明显异常，部分病人可伴低钾血症。肾动脉造影是目前确诊肾血管性高血压的金标准，非介入性的成像如多普勒超声、磁共振血管造影及计算机断层扫描血管造影检查等，灵敏度较低，目前尚无法取代肾动脉造影。由于肾动脉造影为侵入性的检查，因此推荐在临床体征、实验室检查及非侵入性成像检查提示肾血管性疾病后再进行。

（二）鉴别诊断

如要确诊为肾性高血压需与以下疾病相鉴别。

1. 内分泌性高血压

内分泌疾患中皮质醇增多症、嗜铬细胞瘤、原发性醛固酮增多症、甲状腺功能亢进症和绝经期等均有高血压发生。但一般可根据内分泌的病史、特殊临床表现及内分泌试验检查做出相应诊断。

2. 血管病

先天性主动脉缩窄、多发性大动脉炎等可引起高血压。可根据上、下肢血压不平行、无脉症及相关检查加以鉴别。

3. 颅内病

某些脑炎或肿瘤、颅内高压等常有高血压出现。这些病人神经系统症状常较突出，通过神经系统的详细检查可明确诊断。

4. 其他继发性高血压

妊娠中毒症以及一些少见的疾病可以出现高血压，如肾素分泌瘤等。

5. 原发性高血压

原发性高血压肾损害多发生于年龄较大，有原发性高血压家族史，在先有高血压的情况下，出现肾损害。除恶性高血压外，原发性高血压较少出现严重的蛋白尿，血尿不明显；当发生肾功能衰退时，首先出现肾小管浓缩功能减退，肾小球滤过功能下降缓慢。而肾实质性高血压往往在发现血压升高时即已出现明显蛋白尿、血尿等，贫血、肾小球滤过功能减退以及肌酐清除率下降等。

（三）中医眩晕的诊断要点与类证鉴别

1. 诊断要点

（1）头晕目眩，视物旋转，轻者闭目即止，重者如坐车坐船，甚则仆倒。

（2）可伴有水肿、蛋白尿、血尿、恶心、呕吐、少尿或无尿等表现。

（3）多有情志不遂、年高体虚、饮食不节、跌仆损伤和肾脏病等病史。

2. 类证鉴别

（1）眩晕与中风的鉴别　中风以猝然昏仆、不省人事、口舌歪斜、半身不遂、失语、或不经昏仆仅以歪僻不遂为特征。中风昏仆与眩晕之甚者相似，眩晕之甚者亦可仆倒，但无半身不遂及不省人事、口舌歪斜诸症。也有部分中风病人，以眩晕、头痛为先兆表现，故临证当注意中风与眩晕的区别和联系。

（2）眩晕与厥证的鉴别　厥证以突然昏仆、不省人事、四肢厥冷为特征，发作后可在短时间内苏醒。严重者可一厥不复而死亡。眩晕严重者也有欲仆或晕眩仆倒的表现，但眩晕病人无昏迷、不省人事的表现。

【辨证施治】

（一）辨证要点

1. 辨相关脏腑

眩晕病在清窍，但与肝、脾、肾三脏功能失调密切相关。肝阳上亢之眩晕兼见头胀痛、面色潮红、易躁易怒、口苦脉弦等症状。脾胃虚弱，气血不足之眩晕，兼有纳呆、乏力、面色白等症状。脾失健运、痰湿中阻之眩晕，兼见纳呆呕恶、头痛、苔腻诸症。肾精不足之眩晕，多兼有腰膝酸软、耳鸣如蝉等症状。

2. 辨标本虚实

凡病程较长、反复发作、遇劳即发、伴两目干涩、腰膝酸软或面色白、神疲乏力、脉细或弱者，多属虚证，由精血不足或气血亏虚所致。凡病程较短，或突然发作，眩晕重，视物旋转，伴呕恶痰涎、头痛面赤、形体壮实者，多属实证。其中，痰湿所致者，头重昏蒙，胸闷呕恶，苔腻脉滑；瘀血所致者，头晕头痛，痛点固定，唇舌紫暗，舌有瘀斑；肝阳风火所致者，眩晕、面赤、烦躁、口苦、肢麻震颤，甚则昏仆，脉弦有力。

（二）治疗原则

眩晕的治疗原则是补虚泄实，调整阴阳。虚证当滋养肝肾、补益气血、填精生髓。实证当平肝潜阳、清肝泻火、化痰行瘀。

（三）证治分类

1. 肝肾阴虚，肝阳上扰

[临床表现] 眩晕耳鸣，头痛且胀，遇情绪波动加重，肢麻震颤，腰膝酸软；舌红，苔薄黄或无苔，脉弦细数。

[治法] 平肝潜阳，滋养肝肾。

[方药] 杞菊地黄丸加减。方中重用熟地滋阴补肾、填精益髓，为君；山茱萸补养肝肾，并能涩精，山药补益脾阴，亦可固精，共为臣；三药相配，自养肝肾脾，为"三补"；茯苓、丹皮、泽泻具有健脾利水、清热泄浊作用，为"三泻"；加入枸杞子补益肝肾，菊花清利头目。若肝阳上亢较重，可加用天麻、钩藤；阴虚较甚可加生地、麦冬、玄参；肝火旺盛可加丹皮、菊花、夏枯草等；眩晕剧烈，手足震颤麻木有化风之势可加珍珠母、生龙骨、生牡蛎平肝潜阳息风。

2. 气滞血瘀

[临床表现] 头晕，头胀头痛，午后或夜间较重，精神萎靡，健忘，反应迟钝。舌暗而有瘀斑，脉弦细或涩。

[治法] 活血祛瘀。

[方药] 血府逐瘀汤合五苓散加减。方中当归、川芎、赤芍、桃仁、红花活血化瘀通络，枳壳、柴胡理气，以取"气行则血行、血行则水行"之意；生地滋阴养血，活血而不伤正；桔梗、牛膝使血从下行；猪苓、泽泻利水渗湿，白术、茯苓健脾祛湿，桂枝温阳化气行水。诸药配合，活血祛瘀。

3. 脾肾亏虚，气血不足

［临床表现］肢体困重虚浮，或有头晕，动则加剧，劳累则发，视物旋转，腰酸膝软，面色不华，唇甲苍白，或心悸，神疲气短，乏力懒言。小便多泡沫。舌淡，边有齿印，脉细弱。

［治法］健脾补肾，补益气血。

［方药］归脾汤加减。方中白术、茯苓健运脾气，脾土健则气血生化有源；黄芪益气，当归补血活血，取当归补血汤之意补气生血；桂圆肉补血养心；党参补气健脾；炒枣仁、远志养血安神；木香调理气机、健运脾胃；甘草调和诸药共成补气养血、健运脾胃之剂。血虚甚者，重用人参、黄芪补气生血，可加熟地黄、阿胶、紫河车等补血生血之品。另加续断、桑寄生、山茱萸等补肾之品。

4. 阳虚水泛，瘀浊内阻

［临床表现］头晕眼花，耳鸣健忘，神疲懒言，腰膝酸软，四肢不温，周身水肿，纳呆、呕恶。小便多泡沫。舌淡暗，有瘀斑，舌体肥大有齿痕，脉沉迟。

［治法］温阳利水，活血降浊。

［方药］真武汤加减。方中附子温肾阳以化水气，暖脾土以温运水湿。茯苓、白术健脾利湿、淡渗利水，使水气从小便而出，佐制上逆之气，生姜辛温散逆行之水，加黄芪益气行水，毛冬青、丹参、三七活血利水，加牛膝、桑寄生、杜仲佐芍药引血归阴。加土茯苓、积雪草、陈皮等化浊降逆。

【名家经验】

叶任高教授经验——强调瘀血病机

叶任高教授拟有治疗肾性高血压的基本方，组成为生地 20g、生牡蛎（先煎）25g、丹参 15g、牛膝 9g、菊花 9g。伴眩晕重着、恶心者加胆南星 12g、石菖蒲 15g、僵蚕 9g。叶教授认为中医治疗肾实质性高血压的处方原则是：尽量使用经现代药理研究证明有降压作用的中药（如桑寄生、牛膝、菊花、钩藤等），不用或少用无降压作用的中药，尽量避免使用有升压作用的中药（如陈皮、青皮、枳实、枳壳、细辛、款冬花等）。此外，还强调肾实质性高血压病人往往存在瘀血内阻的情况，因此在各型中均宜加用红花 6g、赤芍 10g、益母草 20~30g 等。

【评述】

无论单侧或双侧肾实质疾患，几乎每一种肾脏病都可引起高血压。肾小球肾炎、狼疮性肾炎、多囊肾、先天性肾发育不全等疾病，如果病变较广泛并伴有血管病变或肾缺血较广泛者，常伴发高血压。弥漫性增殖性肾炎常因病变广泛、肾缺血严重，高血压极为常见；反之，微小病变、局灶性增殖性肾炎很少发生高血压。肾结核、肾结石、肾淀粉样变性、肾盂积水、单纯的肾盂肾炎、肾髓质囊肿病以及其他主要表现为肾小管间质性损坏的病变产生高血压的机会较少，但这些疾病一旦发展到影响肾小球功能时常出现高血压。因此肾实质性高血压的发生率与肾小球的功能状态关系密切。肾小球功能减退时，血压趋向升高，终末期肾脏病高血压的发生率可达 80% 以上。

（徐大基　王悦芬　谢增林）

第十一节　恶心、呕吐

【概述】

恶心是一种可以引起呕吐冲动的胃内不适感，常为呕吐的前驱感觉，但也可单独出现。恶心、呕吐主要原因有：反射性呕吐、中枢性呕吐、前庭障碍性呕吐和神经官能性呕吐。

慢性肾衰竭、尿毒症并发恶心、呕吐症状与代谢异常出现反射性呕吐有关。肾与胃在生理和病理方面发病机制包括：肾脏对胃泌素等激素不能充分灭活，导致血浆胃泌素含量明显升高，胃酸分泌增多，胃炎、上消化道出血及十二指肠溃疡的发生率升高；尿毒症毒素直接对胃刺激；酸中毒、电解质紊乱、继发性甲状旁腺功能亢进、消化道循环障碍和贫血等影响消化吸收功能；慢性肾脏病使用多种药物也可加重慢性肾衰病人恶心、呕吐等消化系统症状。

慢性肾衰竭、尿毒症出现的恶心呕吐常与小便不通并见，中医称"关格"，多见于水肿、癃闭、淋证等病的晚期，为危重证候。汉·张仲景《伤寒论》将关格作为病名提出，认为"关则不得小便，格则吐逆"。何廉臣在《重订广温热论》中首次提出其病机为"溺毒入血，血毒上脑"。

【病因病机】

水肿、癃闭、淋证等病证，在反复感邪、饮食劳倦等因素作用下，或失治误治，使其反复发作，迁延不愈，以致脾肾阴阳衰惫，气化不行，湿浊毒邪内蕴，气不化水，肾关不开，则小便不通；湿浊毒邪上逆犯胃，则呕吐，遂发为关格。关格常见的病因如下。

（1）创伤失血　创伤导致快速、大量失血，使五脏无以濡养，脏腑功能减退，甚至导致阴阳衰败，而见关格。

（2）尿路阻塞　或结石或肿物或瘀血，阻塞于尿道，导致浊毒不能外排，湿浊毒气上逆，发为恶心、呕吐。

（3）先天不足　肾精不足，祛邪无力，致邪毒壅盛，三焦不通，升降失常，而见关格。

（4）饮食不节　饮食多肥甘厚味，损伤脾胃。嗜食辛辣咸香，可伤及肝肾，脾之健运失司，肾之开阖无度，水湿浊毒不能排于体外，导致浊毒内蕴。

（5）失治误治　水肿、癃闭、淋证等病证，迁延不愈，以致脾肾阴阳衰惫，气化不行，湿浊毒邪阻塞三焦。

（6）毒物伤肾　毒物包括药毒、虫毒、疫毒、环境毒等，毒邪损伤肾脏，壅塞三焦，浊毒上犯发为关格。

脾肾阴阳衰惫是本，湿浊毒邪内蕴是标，故本病病理表现为本虚标实。在本病病变过程中，湿浊内阻中焦，脾胃升降失司，可致恶心呕吐、腹泻便秘；湿浊毒邪外溢肌肤，可致皮肤瘙痒，或有霜样析出；湿浊毒邪上熏，可致口中臭秽，或有尿味，舌苔厚腻；湿浊上蒙清窍，可致昏睡或神识不清。随人体禀赋素质的差异，湿浊毒邪在体内又有寒化和热化的不同，寒化则表现为寒浊上犯的证候，热化则表现为湿热内蕴的证候。

随着病情的发展，正虚不复，可由虚致损。肾病可以累及他脏。肾病及肝，肝肾阴虚，虚风内动，可致手足搐搦，甚至抽搐；肾病及心，邪陷心包，可致胸闷心悸，或心前区痛，甚则神志昏迷；肾病及肺，可致咳喘，胸闷，气短难续，不能平卧。

综上所述，关格的病机往往表现为本虚标实，寒热错杂，病位以肾为主，肾、脾、胃、心、肝、肺同病，其基本病机为脾肾阴阳衰惫，气化不利，湿浊毒邪上逆犯胃。由于标实与本虚并存，两者互相影响，使病情不断恶化，发生内闭外脱、阴竭阳亡的极危之候。

【诊断与鉴别诊断】

（一）西医诊断要点

呕吐病因较多，须详细了解病史，呕吐与食物、药物及精神因素的关系，呕吐时间与进食的关系，呕吐物的质和量等。配合详细体检和必要的实验室检查，多能明确诊断。

（二）鉴别诊断

1. 肾源性呕吐

多见于慢性肾衰竭尿毒症期，其特点有慢性肾脏病病史，出现间断性恶心呕吐，口臭，呼气有氨味，伴尿量减少，贫血，水肿，尿检异常，血清肌酐、尿素氮升高等。

2. 胃源性呕吐

见于各型胃炎、胃过度充盈、幽门梗阻及药物刺激，其特点是呕吐与进食或服用药物有关，有恶心先兆，呕吐后感觉轻松。

3. 颅内高压性呕吐

见于脑炎、脑膜炎、脑血管疾病等，其特点是呕吐呈喷射性，无恶心先兆，吐后不觉轻松，常伴头痛、项强及相关病理反射阳性。

4. 前庭障碍性呕吐

见于迷路炎、梅尼埃病等，其特点是呕吐常伴眩晕，有时天旋地转感觉，依据病史及耳科检查不难鉴别。

5. 神经官能症性呕吐

呕吐与精神因素关系密切，进食后可立即发生，呕吐不费力，呕吐后可再进食，而一般状态通常无明显改变。

（三）病因诊断

进一步明确病因，可行血常规、血生化、肾功能、尿常规、血气分析、肾脏超声、头颅CT或胃镜等检查以明确诊断。

（四）中医关格的诊断要点与类证鉴别

1. 诊断要点

（1）临床表现　小便不通名曰关，呕吐不止名曰格，关格的临床表现以小便不通与呕吐并见为主症。小便不通发生在前，呕吐出现在后，呕吐出现后则表现为小便不通与呕吐并见的证候。

（2）实验室检查　肾功能异常。

2. 中医类证鉴别

（1）关格与呕吐鉴别　两者皆有呕吐症状。然关格是以脾肾虚衰，气化不利，由于肾的主水功能失职，"下关"水液代谢异常，导致胃的生理功能失调，胃气不能通降而致小便不通与呕吐并见的症状。呕吐病位主要在脾胃，病情较轻。关格病情较重，病程缠绵，预后欠佳。

（2）关格与癃闭鉴别　癃闭是以尿量减少、排尿困难、甚至小便不通为症状，无呕吐。而关格是以小便不通与呕吐并见为症状。癃闭可发展为关格，而关格不一定都由癃闭发展而来，还可由水肿、淋证等发展而来。

（3）关格与走哺的鉴别　走哺是以呕吐伴有大小便不通为症状（肠梗阻）。往往先有大便不通，而后出现呕吐，呕吐物可以是胃内的饮食痰涎，也可带有胆汁和粪便，常伴有腹痛，最后出现小便不通。关格则是以小便不通与呕吐并见为症状。

【辨证施治】

（一）辨证要点

关格的辨证包括：脾肾虚损程度、浊邪之性质和是否累及他脏。关格早期，脾肾虚衰和浊毒的症状不重，治疗以延缓关格的进程或逆转病情为要；关格中期，肾脾衰惫，浊毒较盛，治疗可望延缓进程；关格晚期，出现肝风内动，邪陷心包，病势险恶，生命垂危，除用中药外，应采取肾脏替代治疗。

（二）治疗原则

治疗宜攻补兼施、标本兼顾。《证治准则·关格》提出的"治主当缓，治客当急"的原则。其中主是指本，脾肾阴阳衰惫，治本应长期调理，缓缓补之，分别采取健脾补肾、滋补肝肾；客是指标，湿浊邪毒，应尽快祛除。可采用芳香化浊、辛开苦泄、淡渗利湿、通腑泄浊，主要是化浊和泄浊。

（三）证治分类

1.脾肾阳虚，湿浊内蕴

[临床表现] 小便短少，色清。甚则尿闭，面色晦暗，形寒肢冷，神疲乏力，浮肿，腰以下为主，纳差，腹胀，泛恶呕吐，大便溏薄，舌淡体胖，边有齿痕，苔白腻，脉沉细。

[治法] 温补脾肾，化湿降浊。

[方药] 温脾汤合吴茱萸汤加减。常用药：附子、干姜、淫羊藿、人参、白术、茯苓、姜半夏、陈皮、制大黄、六月雪、吴茱萸、生姜。水饮凌心，加己椒苈黄丸；尿少或小便不通，合用滋肾通关丸；皮肤瘙痒，加白鲜皮、土茯苓、地肤子。

2.肝肾阴虚，肝风内动

[临床表现] 小便短少，呕恶频作，头晕头痛，面部烘热，腰膝酸软，手足抽搐，舌红，苔黄腻，脉弦细。

[治法] 滋补肝肾，平肝息风。

[方药] 杞菊地黄丸合羚角钩藤汤加减。常用药：熟地黄、山药、山茱萸、枸杞子、羚羊角、钩藤、石决明、贝母、竹茹。痰多者，加胆南星、竹沥；便秘者，加制大黄、六月雪；若风阳内动，导致中风者，按中风论治。

3.肾气衰微，邪陷心包

[临床表现] 无尿或少尿，全身浮肿。面白唇暗，四肢厥冷，口中尿臭，神识昏蒙，循衣摸床，舌卷缩，淡胖，苔白腻或灰黑，脉沉细欲绝。

［治法］温阳固脱，豁痰开窍。

［方药］急用参附汤合苏合香丸，继用涤痰汤。常用药：人参、附子、胆南星、石菖蒲、半夏、竹茹、苏合香。如狂躁惊厥，加紫雪丹；心阳欲脱，急用参附龙牡汤。

【名家经验】

张琪教授提出调脾胃四法治疗关格

1. 诊病问疾，首调脾胃

慢性肾衰竭临床若见呕吐纳差、便秘、胃脘胀满者当急则泄浊解毒通便为先，方可快速缓解症状控制病情。反之缓以治本调理脾胃肾。如遇到慢性肾衰竭尿毒症期的病人，恶心呕吐、难以进食，此时暂不考虑血清肌酐的水平，治疗以辛开苦降、重镇降逆止呕为急，常用半夏泻心汤合旋覆代赭石汤治疗，重用代赭石 30g，嘱病人少量频饮，使其吐止。慢性肾衰竭病人辨证为脾胃湿热之恶心呕吐、纳差腹胀者予甘露饮加减治疗调理脾胃。待脾胃功能恢复，根据辨证给予健脾补肾、活血化瘀解毒等法治疗。

2. 精于辨证，善调脾胃

善从脾胃着手调治肾脏疾病，如对于肾小球肾炎或肾病综合征水肿消退后，当病人表现体倦乏力，头沉昏蒙，面色萎黄，口苦咽干，大便稀溏或黏滞不畅，纳呆泛恶，舌淡，苔白或黄腻，脉细无力，辨证以脾胃虚弱，清阳不升，湿邪留恋为主要病机之特点，临证常以东垣之升阳益胃汤化裁。

3. 遣方用药，顾护脾胃

部分尿毒症病人由于种种原因未能进行透析或透析不充分，此时宜先用中药调理脾胃，使胃纳脾运的功能得以恢复，以后天补先天，促进脾肾功能的恢复。治疗脾胃气虚，常以益气健脾为主，往往治疗主症同时合用四君子汤、六君子汤等方药。有脾胃不足之象，加神曲、麦芽、山药等健脾醒脾之品。伴有胃阴不足者多用石斛。

4. 病后防复，培补脾胃

肾病初愈或初获缓解，不宜马上停药，张琪教授主张用益气健脾养阴之品，并少佐清热利湿之药，以补中寓通，培补脾胃，巩固疗效。常用药物为黄芪、党参、茯苓、麦冬、石莲子、车前子、白花蛇舌草、益母草、白术、甘草等。并常酌加熟地、山茱萸等益肾之品，益肾有利于培土。

【评述】

慢性肾脏病出现消化系统症状，一方面是病情发展，作为慢性肾衰竭晚期的一个症状出现；另一方面是慢性肾脏病合并了消化系统疾患，常见的胃和十二指肠病变，如消化性溃疡、急性胃黏膜病变、弥漫性胃炎和十二指肠炎及其并发的消化道出血等。

慢性肾衰竭是多种原因所致以脾肾气虚为主的本虚标实之证，病程迁延，常出现多个脏腑受累，诸虚损俱现，标实严重。胃肠道症状也多较突出，表现为纳食不进、恶心呕吐、腹胀腹泻等。面对众多的矛盾，中医在众多的证候面前应突出调理脾胃。清代叶天士指出："上下交损，当治其中"，王旭高认为："五脏皆虚，独治后天脾胃"，都强调了调理脾胃的重要性。尤其是对于一般状态差，合并营养不良、胃肠功能紊乱者，务必使其食欲开、腹泻止，方能加强营养。清代黄凯钧指出："长病与高年病，大要在保全胃气，保全胃气在食不在药，倘其力能食时，宁可因食而废药，不可因药而弃食。"而对于呕吐不止的病人，应卧床休息，密切观察病情变化。服药时，尽量选择刺激性气味小的，否则随服随呕，更伤胃气。服药方法，应少量频服为佳，以减少胃的负担。根据病人情况，以热饮为宜，并可加入少量生姜或生姜汁，以免格拒难下，逆而复出。

（徐大基　王悦芬　谢增林）

第十二节　肾性贫血

【概述】

肾性贫血是指各种因素造成肾脏促红细胞生成素产生不足或尿毒症血浆中一些毒素物质干扰红细胞的生成和代谢而导致的贫血。

【病因病机】

目前认为该病的发生机制主要如下。

（1）肾衰竭时肾脏的内分泌和排泄功能均明显减退，经由肾脏分泌能刺激骨髓制造红细胞的红细胞生成素减少，而通过肾脏排泄的红细胞生成抑制因子却潴留增多，故使红细胞的生成障碍。

（2）肾衰竭时体内代谢产物蓄积，影响了红细胞的代谢和正常形态，而使其破坏加速。

（3）尿毒症毒素影响骨髓造血微环境。

（4）尿毒物质可引起毛细血管脆性增加和血小板功能障碍，因而容易导致慢性或急性出血使贫血加重。

（5）由于营养不良，各种造血物质的缺乏而影响红细胞的生成。

肾性贫血根据其临床特点可归属于中医学"虚劳""血劳"等病证范畴。

中医学认为脾胃为后天之本、气血生化之源。肾精充足，生化之源充盈，自能生髓化血。水肿、癃闭、淋证等病证，在反复感邪、饮食劳倦等因素作用下，或失治误治，使其反复发作，迁延不愈，湿浊瘀毒内蕴日久，肾脾精血生化乏源，出现疲乏、困倦无力、消瘦、嗜睡等慢性肾衰竭贫血的虚劳表现。

（1）脾胃虚弱，生化乏源　《灵枢·邪客》云："营气者，泌其津液，注之于脉，化以为血，以营四末，内注五脏六腑。"指出了脾与生血有关。生血的原料来自饮食物中的精微部分，要通过脾对食物的消化和精微物质的吸收与转运，因此，血的旺盛与否和脾气健旺与否有着非常密切的关系。另一方面，脾气虚血液统摄失调，肝气虚不能正常调节血量，还可导致失血而使血虚加重。

（2）肾元亏虚，精血不生　肾藏精、主骨生髓，而髓造血。如肾精不足，骨失所养，则不能化生骨髓造血，可致贫血。《素问·阴阳应象大论》曰："肾生骨髓，髓生肝。"《张氏医通·诸血门》曰："气不耗，归经于肾而为精；精不泄，归经于肝而化清血。"

（3）脾肾亏虚，湿浊瘀阻 肾中精气不足，则五脏功能均有所损，气血运行不畅，气滞血瘀水停，聚湿成痰成浊；肾关不利，溺毒不能正常排泄，则湿浊、溺毒、瘀血内停，久而成患。唐容川《血证论》指出："气为血之帅，血随之而运行……气结则血凝，气虚则血脱""此血在身，不能加于好血，而反阻新血之化机"，说明因虚可致瘀，因瘀又可致血虚。

肾性贫血是肾脏发展到中末期的临床表现，多为虚实夹杂，本虚多涉及脾、肾，标实为湿、瘀、浊、毒。辨证时应分清本虚与标实的轻重，正本清源。

【诊断与鉴别诊断】

（一）西医诊断要点

根据临床表现及实验室检查，结合发病原因作出肾性贫血的诊断。

1. 贫血常见临床表现

疲乏、困倦无力是贫血最早症状；食欲减退，腹胀恶心较为常见；中重度贫血可出现头疼、头晕目眩、耳鸣、注意力不集中、嗜睡。外在表现有面色萎黄、眼结膜苍白、唇甲苍白无光泽等症状。肾性贫血未治疗或治疗不当，可引起多种生理异常，包括氧转运及组织氧利用减少、心排血量增加、心脏扩大、心室肥厚、心绞痛、心力衰竭及免疫功能下降等。

2. 实验室检查

（1）血常规 肾性贫血的检查多为正细胞正色素贫血。网织红细胞大多正常，可有轻度增加或减低；白细胞和血小板数量大多正常；血小板功能可有异常。

（2）骨髓涂片检查 一般骨髓象正常。在肾功能进展、尿素氮水平高度上升时，骨髓可呈低增生状态，幼红细胞成熟受到明显抑制。

（3）铁代谢检查 血清铁正常或轻度减低，总铁结合力正常或降低。

（二）鉴别诊断

临床上肾性贫血还必须排除其他原因贫血，如消化道出血、肿瘤、月经过多等导致的贫血。尤其是在贫血与肾功能下降的程度不一致时，要特别警惕是否合并了其他疾病，如轻度肾衰竭者出现了重度贫血，常需要考虑是否合并多发性骨髓瘤、溶血性贫血等血液系统病变。

（1）多发性骨髓瘤 常伴有骨痛、高钙血症，血尿免疫固定电泳有单克隆免疫球蛋白，骨髓象浆细胞增多。

（2）溶血性贫血 临床上慢性溶血有贫血、黄疸和脾大表现。实验室检查有红细胞破坏增多和红系造血代偿性增生的证据，血红蛋白尿强烈提示急性血管内溶血，可考虑溶血性贫血的诊断。根据初步诊断再选用针对各种溶血性贫血的特殊检查，确定溶血的性质和类型。

（三）中医虚劳的诊断依据与类证鉴别

1. 诊断依据

（1）多见形神衰败，身体羸瘦，大肉尽脱，食少厌食，心悸气短，自汗盗汗，面容憔悴，或五心烦热，或畏寒肢冷、脉虚无力等症。若病程较长，久虚不复，症状可进行性加重。

（2）具有引起虚劳的致病因素及较长的病史。

（3）应着重排除其他病证中的虚证。

2. 类证鉴别

虚劳与肺痨的鉴别：肺痨系正气不足而被痨虫侵袭所致，主要病位在肺，具有传染性，以阴虚火旺为病理特点，以咳嗽、咳痰、咳血、潮热、盗汗、消瘦为主要临床症状；而虚劳则由多种原因所导致，久虚不复、病程较长，无传染性，以脏腑气、血、阴、阳亏虚为其基本病机，分别出现五脏气、血、阴、阳亏虚的多种症状。

【辨证施治】

（一）辨证要点

1. 辨五脏气血阴阳亏虚

虚劳的证候虽多，但离不开五脏，而五脏之辨，又不外乎气、血、阴、阳，故对虚劳的辨证应该以气、血、阴、阳为纲，五脏虚候为目。由于气血同源、阴阳互根、五脏相关，所以各种原因所致的虚损往往相互影响，由一虚渐至两虚，由一脏而累及他脏，使病情趋于复杂和严重，辨证时应加以重视。

2. 辨有无兼夹病证

（1）因病致虚　久虚不复者，应辨明原有疾病是否还继续存在。如因热病、寒病或瘀结致虚者，原有疾病是否已经痊愈。

（2）因虚致实　如因气血运化无力，形成瘀血；脾气虚不能运化水湿，以致水湿内停；等等。

（3）兼夹外邪　虚劳之人由于卫外不固，易感外邪为患，且感邪之后不易恢复，故治疗用药也有所不同。

（二）治疗原则

对于虚劳的治疗，根据"虚则补之""损者益之"的理论，当以补益为基本原则。在进行补益的时候，一是必须根据病理属性的不同，分别采用益气、养血、滋阴、温阳的治疗方法；二是要密切结合五脏病位的不同而选方用药，以加强治疗的针对性。

同时应注意以下3点：①重视补益肝肾在治疗虚劳中的作用；②对于虚中夹实及兼感外邪者，当补中有泻、扶正祛邪；③虚劳既可以因虚致病，亦可以因病致虚，因此，应辨证结合辨病，针对不同疾病的特殊性，一方面补正以复其虚，一方面求因以治其病。

（三）证治分类

1. 脾胃虚弱，生化乏源

[临床表现] 面色萎黄，口唇色淡，倦怠，少气乏力，纳少恶心，时有呕吐，腹胀便溏。舌淡，苔白，脉细弱。

[治法] 健脾益气，养血补血。

[方药] 补中益气汤加减。药物由当归、黄芪、陈皮、人参、茯苓、白术、炙甘草、升麻、柴胡、桑椹、炒鸡内金等组成。

方中重用黄芪，味甘微温，入脾、肺经，补中益气，升阳固表。配伍人参、炙甘草、白术、茯苓补气健脾，与黄芪合用，以增强其补中益气之功。用当归养血和营，是恐气虚时久以致营血亏虚，以协助人参、黄芪以补气养血；陈皮理气和胃、化痰湿而醒脾气，使诸药补而不滞，共为佐药。并以少量升麻、柴胡升阳举陷，协助君药以升提下陷之中气，为佐使。炙甘草调和诸药。加入桑椹以益肾补血；鸡内金以加强脾胃运化之力，使其补而不滞。

2. 肾元亏虚，精血不生

[临床表现] 面色暗淡无华，神情萎顿，短气乏力，头晕耳鸣，健忘失聪，动作迟缓，腰膝酸软，少气乏力。舌淡，苔白，脉沉细弱。

[治法] 益肾填精，生髓养血。

[方药] 河车大造丸加减。药物由紫河车、熟地黄、天冬、龟甲胶、杜仲、怀牛膝、人参、当归、茯苓、山茱萸、枸杞子、砂仁等组成。

方中用紫河车、龟甲胶、熟地黄、天冬、怀牛膝、杜仲等血肉有情及味厚质醇者补肾填精生髓；人参、当归益气养血；茯苓健脾渗湿；砂仁行气，并防诸药之壅滞；山茱萸、枸杞子补益肝肾；还可加入或兼服牛、羊脊髓以增强填精充髓之力。若眩晕耳鸣较甚，可加磁石、生牡蛎以镇摄潜敛；足痿不用，可加狗脊、川续断强壮筋骨。

3. 脾肾亏虚，湿浊瘀阻

[临床表现] 面色萎黄晦滞，形瘦爪枯，神倦思睡，形寒肢冷，神疲乏力，少腹冷痛，气短懒言，腰膝酸软，皮肤瘙痒；尿少，大便干结，泛恶欲呕，口中尿臭或衄血等。舌体瘦、质淡暗，苔白腻或黄腻，脉细数尺弱。

[治法] 健脾补肾，活血化湿降浊。

[方药] 大补元煎合黄连温胆汤加减。药物由人参、熟地黄、山茱萸、枸杞子、当归、黄连、枳实、附子、大黄、竹茹、丹参、泽兰等组成。

方中附子、熟地黄、山茱萸、枸杞子调补肾中阴阳以固元气；人参、当归益气养血；大黄通腑泄浊；黄连、枳实、竹茹和胃解毒，降逆止呕；还可加入滑石、通草以开涩利尿。若烦躁较甚，可加莲子心、水牛角，或配入少量安宫牛黄丸；若手足抽动，可加羚羊角、龟甲；齿鼻衄血，可加牡丹皮、青黛；肌肤甲错，皮肤瘙痒，可加桃仁、赤芍、炮穿山甲、地肤子。

【评述】

肾性贫血是肾衰竭的并发症，治疗肾衰竭才是治本。促红细胞生成素是促进红细胞生成的主要激素，产生于肾脏，肾脏广泛受损时，促红细胞生成素产生减少；脾脏具有一定的造血功能，当骨髓功能受损时，脾脏可代偿性髓外造血。与中医学"肾精化血""脾气化血"理论相一致。脾得健运，肾精充足，生化之源充盈，自能生髓化血；脾肾气充盛，气血自可源源不断地产生和运布，从而使贫血状况得以改善。

脾胃为后天之本、气血生化之源。因此，对于肾性贫血的治疗强调健脾补肾、大补气血。但如过用温补刚燥之药，易使阴气受损；若用甘寒益阴之品，其阴柔滋腻之性有碍机体阳气之布化，进而影响脾的运化功能，则药难达病所，故健运脾胃、调理阴阳成为治疗肾性贫血的重要环节。因此，处方可选六君子汤、大补元煎、参芪地黄汤、河车大造丸等加减治疗。尤其是可重加黄芪、归、芍等药，既大补元气，又柔肝养血，如归芍六君子汤等。肾病日久，逐渐进展到肾衰竭，此时贫血多较严重，脏腑功能失调，常有水湿、湿热、浊毒、瘀血等邪实。故治肾要不泥于治肾，补血也不限于补血，要重视整体调理。

（徐大基　谢增林　王悦芬）

第五章 肾脏病中医特色疗法

中医学强调整体观念和辨证论治，既有多靶点整体调节作用，又有个体化诊疗的优势。从古到今，中医药特色疗法治疗肾脏病取得了较好的疗效。近年来，广大中医工作者在肾脏病的中医治疗方面又进行了许多有益的探索，从中药内服到灌肠、外敷，从药物到针灸、穴位电疗等，在一定程度上弥补了西医学治疗上的不足。

第一节 中药结肠透析延缓肾衰竭

中药结肠透析疗法是将中药药液通过肛管直肠灌入结肠并保留一段时间以达到治疗作用的一种外治方法。中药结肠透析可通过肠道黏膜对药物的吸收，使药物由肠静脉进入血液循环，发挥改善肾脏功能、延缓肾功能进展的作用。此外，肠道给药可通过刺激肠道黏膜，增加毛细血管通透性，促进体内部分毒素通过肠道排出体外，同时灌肠药物具有导泻作用可减少肠腔内食物残渣中蛋白分解，减少肠源性氮质的产生。中药结肠透析疗法是继口服、注射外，中医药治疗肾衰竭的一种常用给药治疗途径。

早在东汉时期，医圣张仲景即在《伤寒杂病论》中记载了蜜煎导法、猪胆汁导法，开创了中医直肠给药的先河。唐代以后各代医家沿用和发展了这一给药方法，但仍主要适用于便秘病人的润肠通便。以大黄为主的中药保留灌肠的结肠透析法，从 20 世纪 60 年代就开始应用于慢性肾衰竭的治疗，其疗效肯定，至今仍广泛应用于临床。随着科技的发展，结肠治疗仪的问世，在一些有条件的医疗单位传统保留灌肠法正在逐步被结肠治疗仪所替代。应用结肠治疗仪的全结肠灌洗疗法以其安全无创、成本低廉、疗效肯定、适应面广等优点而被病人广泛接受。

一、传统保留灌肠法

多用于早中期肾功能不全及非透析晚期肾功能衰竭病人，急性肾炎、肾病综合征等引起的重度水肿及肝腹水病人，电解质紊乱、代谢性酸中毒引起的恶心、呕吐、腹胀满等胃肠功能紊乱病人。

1. 基础方

可选用生大黄 30g，生牡蛎 30g，蒲公英 30g。气虚者加生黄芪 30g；阳虚者加制附子 30g；湿热蕴毒者加土茯苓 30g，白花蛇舌草 30g；血瘀者加赤芍 30g，红花 20g；水湿者加桂枝 30g，槐花 30g，泽兰 30g；肿瘤相关性肾损害加当归 20g，瓜蒌 30g，丹参 30g；合并痛风者加六月雪 30g，蒲公英 30g，白头翁 30g；等等。

将上述方药浓煎成 100~150mL，每晚 1 次，高位保留灌肠，2 周为 1 个疗程。

2. 操作步骤

排空大便，取左侧卧位，臀下垫小枕以抬高臀部，润滑肛管前段，轻轻插入直肠

15~20cm，固定肛管，缓慢输入药液，拔出肛管，转平卧位，稍垫高臀部，并尽量保留 1 小时以上方可排便。

3. 禁忌证

肛门、直肠、结肠等术后病人；排便失禁、人造肛门、肠道肿瘤或有活动性出血者；孕妇，严重高血压、肠穿孔、肠坏死、腹膜炎、急性肠炎及精神异常不能配合者。

4. 注意事项

①灌肠前嘱病人排便，以增大药液与肠黏膜的接触面，有利于药液吸收且避免肛管阻塞。②中药灌入后药液尽量保留 1 小时以上。灌肠后取舒适卧位，可垫高臀部。③保留灌肠时，应选择稍细的肛管，液量不宜过多，压力要低，灌入速度宜慢，以减少刺激，使灌入的药液保留较长时间。

二、中药结肠透析

采用全结肠清洗、透析、高位保留灌肠依序进行结肠透析净化排毒。

1. 慢性肾衰竭早中期中药结肠灌洗治疗的中药方剂

（1）中药基本方一　大黄 15g，蒲公英 30g，芒硝 10g，生龙骨 30g。

（2）中药基本方二　大黄 30g，蒲公英 30g，益母草 30g，牡蛎 30g。阳虚者加熟附子 20g。

（3）中药基本方三　大黄、丹参各 10g，煅龙骨 30g，煅牡蛎 30g。气虚加生黄芪 15g；湿热加土茯苓 15g；热毒加金银花 20g。

（4）气阴两虚血瘀方　生地 30g，太子参 30g，黄芪 20g，生大黄 30g，牡蛎 20g，益母草 20g，六月雪 30g。

（5）脾肾阳虚痰浊方　黄芪 20g，酒大黄 30g，冬虫夏草（菌丝体）10g，附子 10g，杜仲 20g，当归 20g，法半夏 20g。

将上述方药煎成 100 mL 备用。每周 2 次，1 个月为 1 个疗程。

2. 操作步骤

（1）肠道清洗　病人取左侧卧位，行肛门检查，将插肛器润滑后轻轻插入肛内约 5cm，连接插肛器与进水管和出水管，固定。病人改为屈膝平卧位，循环注入 35℃~37℃清水 2500mL 以清洗肠道，并予腹部按摩，注水时逆时针按摩，排水时顺时针按摩。当病人自觉腹部不适或胀痛感时，打开排水开关，同时继续按摩腹部，将水及大量的粪便排出，如此反复至无粪便排出，拔除肛门插管，全过程 30~45 分钟。

（2）结肠透析　将碳酸盐透析液加纯净水稀释至 2500 mL 注入离子水恒温导入装置，加温至 38℃~40℃。设定透析参数：注水水压 5~8 kPa，流量 40~60L/h，时间 30 分钟。启动床边结肠透析，当病人自觉腹胀时，暂停注入透析液，嘱病人尽量保留一定时间（30~40 分钟），然后排出透析液，如此反复多次，直至透析结束为止。

（3）中药保留灌肠　结肠透析结束后嘱病人起身排大便，排空肠内透析液，将中药保留灌肠液 100mL 加 38℃~40℃纯净水至 500mL，注入结肠透析机的保留灌肠罐内，启动保留灌肠程序，夹闭排便管，把中药缓缓灌入肠内，灌完后将结肠透析管拔出。保留灌肠后让病人平卧，尽可能延长中药保留时间。

适应证、禁忌证同上。

第二节　中药药浴治疗慢性肾脏病

在中医治疗慢性肾脏病中，药浴法是外治法之一，即用药液或含有药液的水洗浴全身或局部的一种方法，其形式多种多样。洗浴全身的称"药水澡"，局部洗浴有"烫洗""熏洗""坐浴""足浴"等，尤其烫洗最为常用。药浴用药与内服药一样，亦需遵循处方原则，辨病辨证选药。即根据各自的体质、时间、地点、病情等因素，选用不同的方药，以达到最佳的治疗效果。

中药药浴，古已有之。我国最早的医方《五十二病方》中就有治婴儿癫痫的药浴方。《礼记》中讲"头有疮则沐，身有疡则浴"，《黄帝内经》中有"其受外邪者，渍形以为汗"的记载，可以讲，药浴的历史源远流长，奠基于秦代，发展于汉唐，充实于宋明，成熟于清代。

药浴分为局部药浴和全身药浴两种。局部药浴多选用足部、小腿为浸泡部位，足部乃运行气血、联系脏腑、沟通内外上下经络的重要起止部位，足三阳与足三阴经脉均交接于此，足部有内脏及全身反射区，被誉为"人体的第二心脏"，而小腿的角质层较薄，且血管、神经、肌肉丰富，更利于药物透皮吸收。全身药浴是浸泡和熏蒸除头颈部外全身其他部位，作用面积更大，药物利用度更高，适合病变部位广泛的全身性疾患。药浴洗浴，可起到疏通经络、活血化瘀、祛风散寒、清热解毒、消肿止痛、调理气血等养生功效。临床中药浴常应用于糖尿病肾病、慢性肾功能不全、尿毒症皮肤瘙痒、失眠、肾病综合征、慢性肾炎等病人。

文献报道的处方中，药浴常用的中药有防风、细辛、桂枝、麻黄、当归、川芎、白鲜皮、苦参、地肤子、艾叶等，以祛风解表、养血活血、渗湿排毒药为多见，而前两类药以更高的使用率成为药浴治疗慢性肾脏病的首选。

一、全身浸浴疗法

1. 常用方

（1）周身水肿方一　炙麻黄 5g、桃杏仁各 10g、忍冬藤 30g、桑白皮 15g、水蛭 5g、牡丹皮 10g 加减。功效：发汗解毒，活血通经，利水消肿。适应证：慢性肾衰竭、肾病综合征水肿。

（2）周身水肿方二　生姜 250g，桂枝 15g，羌活 15g，紫苏叶 15g，桃仁 10g，红花 10g，当归 15g，川芎 10g，防风 15g，荆芥 15g，细辛 12g，薄荷 15g。功效：祛风解表，活血通经，利水消肿。适应证：肾病综合征水肿。

（3）尿毒症全身浸浴方　麻黄、桂枝、紫苏叶、浮萍、羌活、独活、防风、川芎、当归、红花、益母草、杜仲各 30g，制川乌 20g，细辛 10g。功效：疏通腠理，温阳散寒，利水消肿。适应证：慢性肾衰竭水肿等症状。

（4）皮肤瘙痒方一　桑白皮 15g、牡丹皮 10g、白鲜皮 15g、地肤子 20g、蝉蜕 10g、青风藤 15g、赤芍 10g 加减。功效：祛风排毒止痒，利水消肿。适应证：慢性肾衰竭湿热浊毒型皮肤瘙痒。

（5）皮肤瘙痒方二　桂枝 50g，大黄 100g，皂角刺 50g，当归 100g，地肤子 200g。功效：活血化瘀，养血止痒，温阳利水。适应证：慢性肾衰竭血虚所致的皮肤瘙痒。（上述煎剂加小苏打 250g，浸泡 30 分钟，再淋浴 5 分钟，每日 1 次。）

（6）糖尿病肾病药浴方一　川椒、红花、苍术、防风、羌活、独活、麻黄、桂枝、细辛、艾叶各30g。功效：活血通络、发汗排毒、利水消肿。适应证：糖尿病肾病血脉瘀阻伴有水肿。

（7）糖尿病肾病药浴方二　制附子9g，菟丝子、生黄芪、丹参、山药、当归、白术、茯苓各20g，川芎15g。功效：温补脾肾、活血通经、利水消肿。适应证：糖尿病肾病大量蛋白尿、肾衰竭脾肾阳虚伴有水肿。

2. 方法

将药物粉碎后用纱布包好（或直接把药物放在锅内加水煎取亦可）。制作时，加清水适量，浸泡20分钟，然后再煮30分钟，将药液倒进盆内，待温度适度时即可洗浴。

3. 禁忌证

心脏病、心肺功能衰竭、高血压、中风、急性感染期、开放性伤口、重度水肿者，各种传染性皮肤病、高热病人，孕妇及月经期妇女，婴儿幼子，醉酒及精神异常不能合作者。

4. 注意事项

①治疗过程中需及时补充水分和电解质，防止虚脱。②治疗后应及时擦干皮肤，勿吹风，避免着凉。③病人在进入浴盆前，操作者应用手背感应浴液温度（39℃~42℃）。

二、足浴疗法

1. 常用方

（1）尿毒症皮肤瘙痒方一　川椒、红花、苍术、细辛、防风、羌活、独活、麻黄、桂枝、艾叶各30g。加水煮沸20分钟后，将药液倒入水桶中，待温时将双足浸入水中，然后逐渐加热水以保持水温，直到桶满，共浸泡40分钟，使周身汗出，每日1次。功效：祛风排毒止痒，利水消肿。适应证：慢性肾衰竭湿浊毒型皮肤瘙痒。

（2）尿毒症皮肤瘙痒方二　当归、白鲜皮、苦参、川芎、地肤子、萆薢各15g，鸡血藤10g，白芷20g，丹参30g。每次取药液60 mL加温水至约5 L。每次足浴30分钟，起始温度38℃，后渐加温至42℃~45℃，以病人能耐受为准。1~2次/日，1个月为1个疗程。功效：发散肌表，祛湿泄浊，排毒止痒。适应证：慢性肾衰竭湿热浊毒壅盛皮肤瘙痒。

（3）尿毒症睡眠障碍方　白芍10g，甘草6g，桂枝3g，当归10g，怀牛膝10g。加入2000mL水煎煮30分钟，水开后待水温适宜时泡入双足。每日睡前泡洗20~30分钟。

2. 禁忌证

对伴有心脑缺血性疾病、心功能衰竭、容量缺失、低血压、急性或活动性出血、急性感染的病人应禁忌或相对禁忌。

3. 注意事项

①首次足浴前，应向病人进行适当解释，并予安慰、鼓励，告知足疗的原理、操作过程、可能发生的反应，并嘱病人及时提供不适的主诉。②每次足浴前后均应评估局部皮肤情况，如水肿程度，有无皮肤破损、瘀点瘀斑等。③足疗前后应测体温、脉搏和血压，并随时观察病情变化。④适时调节水温，可从38℃开始逐渐上调至42℃，使病人适应，若遇不适反应，在对症处理的同时，可将水温下调1℃~2℃。对于合并糖尿病的病人如有肢体末梢温觉反应降低，应严格控制水温，防止烫伤。⑤询问病人有无头晕、心悸、胸闷等不适，若心率大于120次/分、面色苍白、大汗，应立即停止足疗，平卧并予吸氧。⑥掌握出汗的程度，出汗过多应适量饮温开水，以防虚脱。⑦足浴结束后，让病人平卧休息，切忌突然站立，以防直立

性低血压。⑧严格消毒隔离，每位病人足疗后用 0.5% 含氯消毒液浸泡脚盆消毒 30 分钟，防止可能发生的交叉感染。

另外，特别值得注意的是对于长期口服中药的病人来说，中药方都是根据病人所患疾病对症下药的，因此利用煎过的中药渣泡脚也适合自身体质。因为药渣中还残存一些药性，仍然可以"废物利用"，病人可以将自己的中药残渣加水煮热后用来泡脚。

附：定向透药

将药物浸湿治疗贴片，用中药定向透药治疗仪，将被药物浸湿的贴片平整贴在病变部位或所选择的穴位后，启动治疗，一般治疗时间为半小时 / 次。

选穴应根据病人的病情，辨证选取涌泉、曲池、关元、足三里、阴陵泉、三阴交、太溪等穴位。根据不同证型选择用药处方及适应证同中药药浴。

（王悦芬　王泽厚　文玉敏）

第三节　针灸治疗慢性肾脏病

针灸是针法和灸法的总称。针法是在中医理论的指导下把针具（通常指毫针）按照一定的角度刺入病人体内，运用捻转与提插等针刺手法来对人体特定部位进行刺激从而达到治疗疾病的目的。刺入点称为人体腧穴，简称穴位。灸法是以预制的灸炷或灸草在体表一定的穴位上烧灼、熏熨，利用热的刺激来预防和治疗疾病。通常以艾草最为常用，故而称为艾灸。另有隔姜灸、柳条灸、灯芯灸、桑枝灸等方法。如今人们生活中经常用到的多是艾条灸。温针灸是针刺与艾灸相结合的方法，即在留针过程中，将艾绒搓团捻裹于针柄上点燃，通过针体将热力传入穴位，每次燃烧枣核大艾团 1~3 团。温针灸既操作简单又能提高疗效，广泛用于临床。

针灸具有调理营卫气血、改善经络和脏腑功能的作用。在泌尿系统疾病临床应用中，对尿道综合征、遗尿、尿失禁、尿潴留、泌尿系结石所致肾绞痛等疗效明确，对慢性肾炎、肾衰竭、糖尿病肾病有效，对减轻肾病综合征治疗中激素的不良反应有一定效果。

现代研究显示，针灸可以对交感神经系统、内分泌系统、免疫系统及 RAS 系统等方面产生影响，可治疗肾性高血压，减少蛋白尿，延缓肾功能进展，改善慢性肾衰竭水肿、皮肤瘙痒、失眠等并发症，减轻糖尿病肾病进展。

泌尿系疾病与中医学肾、膀胱关系密切。足少阴肾经与足太阳膀胱经相表里，足少阴肾经入肺、络心、贯膈，任脉、督脉、冲脉、带脉均与肾相联系，故肾系证治与膀胱、心、脾、肺和奇经八脉关系甚密。

一、常见疾病的治疗

（一）慢性肾小球肾炎

针灸治疗慢性肾小球肾炎的文献报道较多，针灸可通过改善肾脏血液灌注、抑制 RAS 活性、促进尿液生成、调节免疫反应等方面发挥作用，从而减轻水肿、减少蛋白尿血尿、延缓肾脏病进展、降低高血压。临床研究中，有单纯针灸治疗发挥作用的，有些报道的是针灸联合中药治疗发挥作用。

1. 针刺治疗

［常见证型］脾肾两虚。

［治则］健脾益肾，利水消肿。

［选穴］肾俞、脾俞、水分、足三里。

［操作方法］针刺，平补平泻手法，留针 20 分钟，每日 1 次，10 日为 1 个疗程。

［方义］肾俞为肾的背俞穴，具有温肾助阳、强腰利水的功效，主治腰痛、肾脏病等，现代研究表明针刺肾俞穴能增加肾脏的血流量、改善肾功能；足三里为胃之下合穴，具有调理脾胃、补中益气、扶正祛邪等功效，现代研究表明足三里能调节机体免疫力、增强抗病能力；脾俞为脾经的背俞穴，有健脾化湿、益气生血的功效，主治腹胀、水肿等。水分位于任脉上，具有温阳化气、利水消肿、培本固元的功效。因此，针灸肾俞、脾俞、水分、足三里等穴具有对细胞免疫调节和体液免疫调节的作用，可通过神经反射机制影响肾小球滤过率，又可通过抗利尿素的分泌影响肾小管重吸收的过程，从而起到降低尿蛋白排泄、减轻血尿、改善肾功能及缓解临床症状的功效。

［随症加减］水肿严重者，针刺并灸命门、足三里、百会；面部肿，加水沟、合谷、列缺；上肢肿，加偏历、太渊、尺泽；下肢肿，加阴陵泉、三阴交、太溪；血尿显著者，加隐白、血海；蛋白尿显著者，加阴陵泉、复溜、肓门、志室；单纯尿蛋白不伴有水肿者，可单纯针刺命门、三焦俞、气海俞三穴；改善肾功能加百会、关元、中脘、阴陵泉；失眠加风池、涌泉；外感加大椎、列缺；咽痛加合谷、天容。

2. 敷贴法

［常见证型］脾肾阳虚，水湿内停。

［治则］温阳补肾，利水消肿，提高机体自身免疫力。

［选穴］肾俞、腰阳关、命门、志室。

［操作方法］①穴位敷贴法：用附子、肉桂、川椒等打成粉，调成饼状，外敷于穴位。②敷脐法：萱草根、马鞭草、乌桕叶各 60g，葱白 7 根，带皮生姜 6 片捣绒混匀，以塑料纸覆盖、包扎固定，另用热水袋热敷半小时，药饼每日更换 2 次，可增多尿量、减轻水肿。

3. 灸法

［常见证型］脾肾阳虚。

［治则］温经散寒，健脾补肾。

［选穴］中脘、关元、气海；足三里、涌泉；肾俞、命门。

［操作方法］每次从上述三组不同组中选取 2~3 个穴位，灸 15 分钟，每穴局部发热为止，每天 1 次，1 周为 1 个疗程。

4. 温针灸

［常见证型］脾肾阳虚。

［治则］温经散寒，健脾补肾。

［选穴］第一组：双肾俞、双脾俞、命门。第二组：双足三里、气海、关元、双三阴交、百会（热敏灸）、双隐白（针刺）。

［操作方法］①常规穴位皮肤消毒，取长度 1.5 寸毫针，刺入穴位，行提插、捻转补法，得气后固定针体，留针。②在针柄上套以长约 2cm 的药艾条一段，距皮肤 2~3cm，从其下端点燃施灸。在燃烧过程中，若病人觉灼烫难忍，可在该穴区置一硬纸片，以稍减火力，每穴需灸艾条段 2 壮，一壮艾条充分燃尽后取下再行第 2 壮，艾条充分燃尽后出针，迅速按压

针孔为毕。上述 2 组穴位交替使用，每天 1 组，每天 1 次，治疗 2 周为 1 个疗程，总共 4 个疗程。

（二）肾病综合征

针灸治疗肾病综合征的文献报道尚少，关于其疗效，更多是与中药或激素免疫抑制剂的协同治疗作用及减少并发症。

[常见证型]脾肾两虚，水湿内停。

[治则]温肾健脾，行气利水。

[选穴]脾俞、肾俞、足三里、三阴交、太溪、关元、腰阳关、委中、照海、水分、委阳等穴位。

[操作方法]将以上穴位分为两组，第一组主穴为脾俞和肾俞，第二组主穴为足三里和三阴交。两组穴位交替针刺，留针 20 分钟。2 周为 1 个疗程，休息 2 周再进行下一疗程。

[方义]肾俞、脾俞温补脾肾之阳，健脾行水；关元，主治百病之损，配水分补气以通调手足太阳经经气，而奏泌别清浊、共行水道之功；足三里、三阴交疏通足太阳、足阳明经气，脾胃健行，水液输布自行正常；阴陵泉，为脾经合穴，奏排渗脾湿之功；委阳，为手少阳、三焦经下合穴，通经活络，使浊阴出下窍。诸穴合用，温任督、通十二经、培脾肾之阳、利水通水，共奏消肿之功。

[随症加减]上肢肿，加偏历；下肢肿，加阴陵泉；足背肿，加商丘；尿少，加水分、中极；便溏，加天枢。减少蛋白尿选取两组穴位交替而用：①气海、关元、右带脉；②双肾俞、左带脉。气虚，加丰隆、复溜、交信、合谷；阴虚火旺，加太白、涌泉。

如长期使用激素、免疫抑制剂所导致的免疫力低下的病人配合三伏灸、三九贴，平日灸气海、关元、足三里。

[注意事项]有学者提出高度水肿病人禁针刺治疗。笔者认为肾病综合征、严重低蛋白血症、高度水肿病人因免疫力低下，针刺后可有水液从针孔漏出，易皮肤感染，应作为相对禁忌证。

（三）慢性肾衰竭

针灸对慢性肾衰竭的各种并发症，如高血压、皮肤瘙痒、失眠、便秘等疗效较好。在延缓肾脏病进展、改善肾功能方面，也有一定疗效。

1. 肾性高血压

[常见证型]肝肾阴虚，肝阳上亢。

[治则]滋补肝肾，平肝潜阳。

[选穴]太冲、合谷、足三里、曲池。

[操作方法]运用泻法，留针 20 分钟，2 周为 1 个疗程。

[方义]太冲具有疏肝理气、平肝降逆作用；足三里为足阳明胃经腧穴，具有调脾胃、降气机、通经络、补中气之功；曲池为大肠经的合穴，具有降压、清热明目作用；合谷穴为手阳明大肠经的原穴，具有理气和血、通经止痛、镇静的作用。四穴配伍，共奏滋补肝肾、平肝潜阳、理气和血、降压止痛的作用。

[随症加减]头晕耳鸣者，加翳风、百会；头痛者，加风池、风府、阿是穴；头重者，加头维；失眠者，加神门。

对于血液透析过程中的高血压，也可采用针灸治疗，选取曲池、合谷、太冲、足三里、太溪、中注及百会，针刺得气后留针 20 分钟。

2. 慢性肾衰竭并发消化功能紊乱

［常见证型］脾肾阳虚，湿浊内蕴。

［治则］温经通络，健脾补肾，降逆止呕。

［选穴］内关、足三里、中脘。

［操作方法］艾灸治疗，每次施灸 30 分钟，早晚各灸 1 次，7 天为 1 个疗程，治疗时间为 4 个疗程。呕吐发作时，可在内关穴行强刺激并持续运针 1~3 分钟。

［方义］足三里为足阳明胃经腧穴，具有调脾胃、降气逆、通经络、补中气之功；内关为手厥阴心包经之穴，八脉交会穴之一，通于阴维脉，可健脾理气、和中止呕；中脘为胃之募穴，主通任脉经气，和胃降逆、制酸止痛。采用灸法，诸穴配合，以达到温经通络、健脾补肾、降逆止呕、调节人体气血阴阳之效。

［随症加减］寒邪客胃者，加上脘、胃俞；热邪内蕴者，加合谷，并可用金津玉液点刺出血；痰饮内阻者，加膻中、丰隆；肝气犯胃者，加阳陵泉、太冲；脾胃虚弱者，加脾俞、胃俞；腹胀者，加天枢；肠鸣者，加脾俞、大肠俞；泛酸欲呕者，加公孙；食滞者，加梁门、天枢。

3. 睡眠障碍

［常见证型］肝肾阴虚，痰湿瘀火上扰。

［治则］补益肝肾，祛湿化痰，通经活络。

［选穴］阳陵泉、足三里、承山、委中、肝俞、肾俞、太溪、三阴交、阿是穴。

［操作方法］肝俞、肾俞向脊柱方向斜刺 25mm，用提插捻转补法；余穴平补平泻手法，得气为度。留针 30 分钟，10 次为 1 个疗程。

［方义］三阴交、太溪、肝俞、肾俞滋补肝肾；阳陵泉、足三里舒筋活络，调和气血；阿是穴、委中、承山理气化湿。全方共达补益肝肾、调理气血、祛湿化痰、通经活络之功。

4. 延缓肾功能进展

（1）针灸治疗

［常见证型］脾肾两虚，水湿内停。

［治则］健脾益肾，通经活络，利水消肿。

［选穴］太溪、肾俞、三阴交、脾俞、气海、关元、中脘、足三里、内关、胃俞、气海俞、大肠俞、阴陵泉、水分、血海和丰隆。

［操作方法］针刺以平补平泻为手法；水分至关元穴位选用艾灸。疗程为每周 3 次，治疗6 周。

［方义］太溪穴为足少阴肾经的原穴和俞穴，与肾俞相配伍具有滋肾阴、益肾气、壮肾阳之效；气海穴可以益气温阳；关元穴为元气所存之处，补之使真元得冲，恢复肾之作强功能；三阴交调理三阴经之气血，与脾俞结合以健运脾土、利水渗湿；足三里乃胃之下合穴，"合治内腑"，可疏调胃腑气机；阴陵泉为足太阴脾经合穴，具有清利湿热、健脾理气、通经活络之功；水分穴可分流水湿、利水消肿；血海穴与丰隆穴共奏祛瘀化痰之效；胃俞与中脘穴为俞募配穴，理气和胃止呕；内关穴为手厥阴心包经络穴，宽胸利气、降逆止呕。全方共达温通经脉、调和气血、协调阴阳、扶正祛邪等功效。

（2）隔药灸　隔药灸具有温肾健脾、温经通络、祛风解表、温中散寒、回阳固脱、益气升阳、消瘀散结、拔毒泄热、防病保健等作用，可促使肾脏功能恢复，延缓肾脏病进展。分以下 3 个证型。

①脾肾两虚

［治则］温脾补肾。

［药物］制附子、肉桂、黄芪、当归、补骨脂、仙茅、大黄、地龙等药加工成粉备用。

［选穴］大椎、命门、肾俞、脾俞、中脘、中极、足三里、三阴交。上述穴位分 2 组交替使用。

②中气不足

［治则］补中益气。

［药物］黄芪 18g，甘草炙 9g，当归 3g，人参、橘皮、升麻、柴胡、白术各 6g。共研细粉，贮于瓶中，备用。

［选穴］百会、中脘、气海、足三里、三阴交、太渊等。

③五脏不足

［治则］五脏俱补。

［药物］人参、肉桂、川芎、地黄、茯苓、白术、炙甘草、当归、白芍各等份，共研细粉，贮于瓶中备用。

［选穴］肺俞、心俞、膈俞、肝俞、脾俞、肾俞、章门等。

［操作方法］隔药饼灸：以上各型各取药粉适量，用醋和黄酒等量，调成稠糊状，做成药饼置于穴位上，将艾炷置于药饼正中点燃，以局部有温热感、病人能耐受为度。每次灸 3~6 壮，每日 1 次，7 日为 1 个疗程。

5. 皮肤瘙痒

［常见证型］脾肾阴阳衰惫，湿浊毒邪外溢肌肤。

［治则］补益脾肾，养血润燥，解毒止痒。

［选穴］足三里、三阴交、风市、阴陵泉、委中、脾俞、血海、曲池、合谷、太冲、太溪、肾俞、命门。

［操作方法］脾俞、肾俞向脊柱方向斜刺 25mm，用提插捻转补法；余穴平补平泻手法，得气为度。留针 30 分钟，10 次为 1 个疗程。

［方义］太溪、肾俞、脾俞、三阴交、命门相配伍具有滋补脾肾、益气壮阳之效；足三里乃胃之下合穴，"合治内腑"，可疏调胃腑气机，与阴陵泉、委中相配，具有清利湿热、健脾理气、通经活络之功；血海为引血归经、调和气血作用；曲池、合谷同为手阳明大肠经穴，既可疏风解表，又能清泻阳明；风市具有祛风化湿、通经活络功效；血海、曲池、合谷和风市相配，具有养血和血祛风止痒之效；太冲是足厥阴肝经的俞穴、原穴，具有降血压、平肝清热、清利头目的功效。全方共达补益脾肾、养血润燥、解毒止痒之功。

（四）糖尿病肾病

针灸、穴贴治疗糖尿病肾病的文献报道较多，均有一定辅助治疗作用。

1. 针灸治疗

（1）肾虚湿浊瘀阻

［治则］补肾活血，分利浊毒。

［选穴］中脘、足三里、地机、天枢、支沟、太溪、肾俞、膏肓俞、中极。

［操作方法］留针 30 分钟，每日 1 次，连针 6 天后休息 1 天，连续治疗 30 天为 1 个疗程。

［方义］太溪、肾俞、膏肓俞、中极相配伍滋补脾肾；地机、天枢、支沟有辅助脾胃运化、分清泌浊、益气壮阳之效；中脘为任脉之穴，从阴引阳，壮阳补虚，使阳生而阴寒去；足三里为足阳明之合穴，可补后天之气。

（2）脾虚湿盛

［治则］调理脾胃，补后天而养先天。

［选穴］支沟、尺泽、足三里、阴陵泉、丰隆、地机、三阴交、太冲、天枢、膏肓俞、肾俞、中脘、中极。

［操作方法］留针30分钟，每日1次，连针6天后休息1天，连续治疗30天为1个疗程。

［方义］中脘为任脉之穴，从阴引阳，壮阳补虚，使阳生而阴寒去；足三里为足阳明之合穴，可补后天之气；地机、三阴交、尺泽、天枢、支沟可辅助脾胃运化、分清泌浊，以利阳气伸展而振奋；肾俞、膏肓俞、中极相配伍具有滋补脾肾的作用。全方具有调理脾胃、分清泌浊、补后天而养先天的作用。

（3）气阴两虚兼血瘀

［治则］益气养阴，活血化瘀。

［选穴］肝俞、脾俞、肾俞、关元、足三里、阴陵泉、三阴交、太溪。

［操作方法］脾俞、肾俞、关元、足三里、太溪行捻转补法；其他穴位行小幅度平补平泻捻转手法。留针30分钟，每日针刺1次，连针6天后休息1天，连续治疗30天为1个疗程。可选择脾俞、肾俞、足三里、关元、气海等穴位，在穴位上方10~30mm处熏灸，一般每个穴位10分钟左右，至皮肤温热发红。

［方义］脾俞、肾俞、关元、足三里、太溪具有滋补脾肾、益气壮阳之效；肝俞、三阴交、阴陵泉配伍，滋补肝肾之阴、清利湿热、通经活络。全方具有清利湿热、益气养阴、通经活络之功。

（4）肝肾阴虚

［治则］滋补肝肾。

［选穴］肝俞、肾俞、三阴交、阴陵泉。

［操作方法］留针30分钟，每日1次，连针6天后休息1天，连续治疗30天为1个疗程。或在穴位上方10~30mm处熏灸，一般每个穴位10分钟左右，至皮肤温热发红。

［方义］肝俞、肾俞、三阴交、阴陵泉四穴配伍，滋补肝肾之阴。

2. 中药外敷

（1）肾衰膏脐疗

［证型］脾肾两虚，湿浊瘀毒内蕴。

［治则］利湿泄浊，化瘀解毒。

［药物］丁香、肉桂、生大黄、炮穿山甲、水蛭、王不留行。

［选穴］神阙。

［操作方法］将药物按1∶1∶2∶2∶2∶2研末，甘油调糊，搓成桂圆大小，外敷神阙，每日1次，共治疗2个月。

［方义］丁香、肉桂芳香醒脾、利湿泄浊，生大黄、炮穿山甲、水蛭、王不留行活血化瘀解毒。神阙穴是任脉的一个主要腧穴，与督脉相表里，又是冲脉循行之地。西医学研究认为脐部皮肤角质层最薄，皮下有丰富的血管丛和神经末梢丛，渗透性强，有利于药物透皮吸收。肾衰膏脐疗，具有利湿泄浊、化瘀解毒的功效。

（2）活肾散穴位贴敷

[证型] 脾肾两虚，湿浊瘀毒内蕴。

[治则] 健脾益肾，活血化瘀通络。

[药物] 川椒 24g，红花 15g，防风 24g，麻黄 20g，桂枝 24g，细辛 15g，艾叶 25g，制乳香 15g，制没药 15g，冰片 2g。

[选穴] 肾俞。

[操作方法] 将药物碾粗末，醋调外敷肾俞穴。共治疗 2 个月。

[方义] 活肾散中川椒、艾叶、细辛、防风有温经理气、散寒通络之功效；制乳香、制没药、红花有活血化瘀之效；细辛、桂枝、冰片走窜开窍，有利于诸药经皮吸收。肾俞穴为肾经在背部的俞穴、原穴，有温补肾阳的作用。

（3）平消降浊汤内服并穴位贴敷

[证型] 脾肾两虚，湿浊瘀毒内蕴。

[治则] 健脾益肾，滋阴降浊。

[药物] 黄芪 20g，人参 15g，生地 20g，麦冬 12g，山药 20g，茯苓 15g，淫羊藿 12g，泽兰 15g，益母草 30g，大黄 10g，牡蛎 30g，当归 15g，红花 15g，赤芍 15g，牛膝 12g，川芎 12g。

[选穴] 脾俞、肾俞、关元、三阴交、足三里。

[操作方法] ①内服：上方浓煎取汁 100mL，每日 1 剂口服。②穴位贴敷：上方研粉，生姜汁调成膏状，贴敷以上穴位，共治疗 2 个月。

[方义] 平消降浊汤以参芪地黄汤、桃红四物汤加减利水、肠道排毒药物组成，有健脾益肾、活血滋阴、降浊之功。配合选用脾俞、肾俞、关元、三阴交、足三里穴位贴敷，增加健脾益肾、活血通络、滋阴降浊之效。

（五）尿潴留

多因中枢神经系统疾患、癔病、结石、前列腺肥大、尿道周围脓肿引起的周围疾患导致反射性、机械性尿潴留。因此，治疗上以利尿通闭为主，体现急则治其标的学术思想。肾脏实质性病变引起的无尿症不在此治疗范围。

1. 急症基础方

[治则] 通尿利尿。

[选穴] 内关、水海、秩边透水道、中极、归来。

[操作方法] 内关直刺，捻转提插泻法，施术 1 分钟；水沟，针尖方向刺向鼻中隔，施雀啄手法，以眼球充满泪水为度；秩边透水道，令病人侧卧位，双腿屈膝，由秩边进针，迅速的提插泻法透向水道，至麻电感到达前阴和肛门会阴为度；中极、归来，令病人仰卧位，均直刺，提插泻法，令麻电感向前阴放射。

[方义] 以任脉、督脉、手厥阴心包经、足太阳膀胱经、足阳明胃经穴为主。内关、水沟醒脑调神。神者，五脏六腑之大主，治癃闭首先调神，使元神之府——脑的调控排尿功能恢复正常运转，主明则下安矣。秩边透水道取膀胱经俞穴以治本腑病；中极、归来分别为任脉与足阳明胃经之穴，以健中州、利水道、通小便。

备用方1：中极、横骨、三阴交、八髎。

备用方2：照海、肾俞、中极透关元、曲泉透阴包、列缺。

2.脾肾阳虚

[治则] 补肾健脾，温阳利水。

[选穴] 内关、水沟、秩边透水道、中极、归来、肾俞、命门、脾俞、关元、三阴交。

[操作方法] 令病人俯卧位，肾俞、命门、脾俞直刺，捻转补法，得气后起针；复仰卧位，关元直刺，针而灸之，以提插补法得气后用 1 寸艾炷置针柄上做温针灸，燃尽为度；三阴交直刺，捻转提插补法；余穴刺法同前。留针 30 分钟，每隔 10 分钟行针 1 次，每日治疗 2 次。

[方义] 以任脉、督脉、足阳明胃经、足太阳膀胱经、手厥阴心包经穴为主。肾俞补益肾气，配关元补元气振奋肾阳；取命门补相火，以助蒸化水气；佐脾俞、三阴交以健脾；关元为人身元气之根，补元气、助气化、利小便。

备用方 1：三焦俞、小肠俞、中极、至阴、三阴交 、太溪。

备用方 2：阴谷、肾俞、命门、气海、中极。

3.肺热壅盛

[治则] 清肺热，利水道。

[选穴] 内关、水沟、秩边透水道、中极、归来、尺泽、曲池、三焦俞、大椎。

[操作方法] 大椎三棱针点刺 3~5 点，深达皮肉，用大号玻璃罐拔之，出血量 2~3mL；尺泽、曲池均直刺，提插泻法；三焦俞直刺，捻转提插泻法；余穴刺法同前。留针 30 分钟，每隔 10 分钟行针 1 次，勿灸，每日治疗 2 次。

[方义] 以任脉、督脉、足阳明胃经、足太阳膀胱经、手厥阴心包经穴及背俞穴为主。取肺经之合穴尺泽清肺热，取其表里经之合穴曲池清大肠之热以肃降肺气；三焦俞宜通三焦气机，主决渎以通利小便；大椎为督脉穴，督脉统一身之阳，取之刺络拔罐以泄邪热。

备用方 1：三焦俞、小肠俞、中极、至阴、三阴交、太溪。

备用方 2：阴谷、肾俞、命门、气海、中极。

4.膀胱湿热

[治则] 清热利水。

[选穴] 内关、水沟、秩边透水道、中极、归来、三阴交、阴陵泉、膀胱俞、复溜。

[操作方法] 三阴交、阴陵泉、复溜均为直刺，提插泻法；膀胱俞直刺，提插泻法；余穴同前。留针 30 分钟，每隔 10 分钟行针 1 次，勿灸。每日治疗 2 次。

[方义] 本证为中焦湿热、热注膀胱，故取足太阴合穴阴陵泉，配三阴交，疏通脾经经气，清利湿热；复溜清肾之虚热，通利小便；膀胱为州都之官，气化所出，故取膀胱俞以疏理下焦膀胱气机而利湿热。

备用方 1：中极、膀胱俞、至阴、阴陵泉、阴谷。

备用方 2：委阳、阴陵泉、阳陵泉、三焦俞。

5.外伤

[治则] 疏通气机。

[选穴] 内关、水沟、秩边透水道、中极、归来、横骨、三阴交。

[操作方法] 横骨直刺，提插泻法；三阴交直刺，提插泻法；余穴同前。留针 30 分钟，每隔 10 分钟行针 1 次，勿灸，每日治疗 2 次。

[方义] 以任脉、督脉、足阳明胃经、手厥阴心包经、足太阳膀胱经等穴为主。横骨益肾气，助气化；三阴交通三阴经，因三阴经皆行于少腹，故取之，以通利下焦气机。

（六）尿失禁

针灸治疗压力性尿失禁、中风后尿失禁的报道较多。尿失禁多因肾气不固、脾气亏虚、膀胱不固所致，临床上多用补肾培元、温阳固脱的方法治疗。

1. 肺脾气虚

［治则］益气升陷，补益脾肺。

［选穴］气海、膈俞、足三里、三阴交、脾俞。

［操作方法］气海直刺 1.5 寸，施呼吸补法，令酸胀感放散至前阴部；膈俞、脾俞直刺 1 寸，施捻转补法，令局部酸胀为度；足三里直刺 1.5 寸，施捻转补法；三阴交直刺 1.5 寸，施捻转提插补法，令酸胀感沿经脉上行。针刺后重灸气海和三阴交。

［方义］用足三里、气海、脾俞、膈俞以补中气、益肺脾；三阴交调肝补脾利湿。诸穴相配使脾肺气充而能制水。

2. 肾气不足

［治则］温肾固涩。

［选穴］关元、三阴交、肾俞、膀胱俞、中极、太溪、三焦俞。

［操作方法］关元、中极直刺 1.5 寸，施呼吸补法，令酸胀感放散至前阴部，针后加灸；肾俞、三焦俞、膀胱俞直刺 1.5 寸，施捻转补法，令酸胀感向腹部放散；三阴交直刺 1.5 寸，施捻转提插补法，令酸胀感沿经脉上行；太溪穴直刺 0.8 寸，施捻转补法。

［方义］关元为足三阴经与任脉之会穴，三阴交为肝、脾、肾三阴经之交会穴，二穴相合，重用灸疗，既能调补肝脾肾三脏之阴，又可温补下元之虚寒，而达温补固摄的目的；关元、肾俞、太溪补益肾气；肾与膀胱相表里，故又取膀胱俞、中极俞募相配，肾气充实则膀胱约束有权；三焦俞通调水道，促进膀胱功能恢复。

（七）泌尿系感染

根据临床表现，本病属中医学"淋证"范畴。针灸治疗泌尿系感染，能全面调整机体，解除病人的许多伴随症状，如尿路刺激征、水肿、夜尿多等。急性期可配合抗生素治疗，缓解期可单纯中药治疗。常见证型有湿热内蕴、脾肾亏虚、气滞血瘀和气阴两虚。

1. 湿热内蕴

［治则］清热利湿通淋。

［选穴］肾俞、膀胱俞、三焦俞、肺俞、中极、阴陵泉、蠡沟。

［操作方法］以上诸穴均用泻法。背俞穴向脊柱方向斜刺，余穴针感以向远端传导为宜。

［方义］肾俞、膀胱俞疏利膀胱气机而通淋，配膀胱经募穴中极，俞募配穴以通利水道；三焦俞以利气化、运水液而利尿通淋；阴陵泉为脾经合穴，取之以清热利湿；肺俞、蠡沟清血分之热。

2. 脾肾亏虚

［治则］健脾益肾通淋。

［选穴］肾俞、脾俞、膀胱俞、中极、关元、太溪、足三里、太白、次髎。

［操作方法］诸穴均用补法，躯干部穴位及足三里均可用灸疗或温针灸，中极、关元之针感以传至阴部为佳。病人取仰卧位，常规消毒后，中极、关元、水道选用 2 寸毫针稍向下斜刺，使针感向会阴部放射，将小段（长度约为 1.5cm）艾条置于针柄上点燃，灸量为 2 壮；

阴陵泉、三阴交、太溪选用 1.5 寸毫针常规针刺即可。次日病人取俯卧位，取穴脾俞和肾俞，温针灸操作如上。如此分为腹部和背部两组穴位交替进行。每日 1 次，10 次为 1 个疗程。

[方义]中极为任脉与足太阴、厥阴、少阴交会穴，亦为足太阳膀胱经募穴，功善培补肾元、理下焦、调血室；关元为任脉与足太阴、厥阴、少阴交会穴，手太阳小肠经募穴，具有培肾固本、回阳固脱、温经散寒的作用；膀胱俞、肾俞培补肾气；太溪、太白为脾肾两经之原穴，加之胃经合穴足三里，以补益脾肾，助膀胱开合气化；次髎为足太阳膀胱经俞穴，位于骶部，当髂后上棘内下方，适对第二骶后孔处，功善清热利湿、活血止痛。上述配伍具有补肾培元、健脾利湿、行气活血、通经止痛的作用。

3.气滞血瘀

[治则]行气活血通淋。

[选穴]膀胱俞、中极、膈俞、血海、太冲。

[操作方法]诸穴均用泻法。

[方义]膈俞为血之会，配血海以活血化瘀；太冲为肝经原穴，取之以理气活血；膀胱俞与中极为俞募配穴，旨在通淋利尿。

4.气阴两虚

[治则]益气养阴。

[选穴]脾俞、肾俞、中极、三阴交、气海。

[操作方法]诸穴均用补法。

[方义]脾俞、肾俞为背俞穴，配气海培补先后天之气；三阴交为足三阴之交会，滋补三阴；中极利尿通淋。

（八）泌尿系结石

泌尿系结石病变脏腑在肾和膀胱，病机多因肾虚、湿热、气滞血瘀。针灸治疗泌尿系结石及结石引起的疼痛有明显优势，其机制可能为针灸可提高痛觉阈，使内脏引起疼痛反应得到抑制、舒张输尿管平滑肌及减少前列腺素分泌。荟萃分析结果显示，针灸治疗组总有效率、治愈率高于对照组，在镇痛起效时间、结石排出时间、疼痛缓解时间等方面均有较好的疗效。常选用补肾祛湿、理气活血、止痛排石为主要治疗原则。

[选穴]临床中若结石在肾或在输尿管上段者，选肾俞、脊中、天枢、气海、京门、阴陵泉、三阴交。若结石在输尿管中段、下段者，选阿是穴、气海、水道、阴陵泉、三阴交。若结石位于膀胱者，选腰阳关、中极、归来、阴陵泉、三阴交。

[操作方法]每次选穴 3~4 个，交替使用。针刺得气后施用泻法。留针 30 分钟，每隔 10 分钟行针 1 次。急性发作每天针刺 2~3 次，平时不发作每天针刺 1 次，10 次为 1 个疗程。

[方义]针灸治疗泌尿系结石使用频率最高的是膀胱经和脾经的肾俞、三阴交、膀胱俞等通经活络、通淋排石腧穴，以及阿是穴。肾俞、膀胱俞为足太阳膀胱经，且肾俞为肾之背俞，京门是肾之募穴，俞募配合，以增强腰补肾、通经活络之功效。足太阴脾经行循于阴陵泉、三阴交，且三阴交为肝、脾、肾三经交会穴，是治疗少腹及泌尿系疾患之要穴，阴陵泉为脾经合穴，阴陵泉、三阴交配合具有利湿、行气通淋、调经络之功效，可增加尿量，促进结石排出。中极属膀胱经之募穴，亦是任脉、足少阴肾经、足太阴脾经和足厥阴肝经的交会穴，有补肾调经、清热利湿、调理气血之功，与气海配伍有补气理气、益肾固精、益气助阳的作用。腰阳关为督脉穴位，具有祛寒除湿、舒筋活络的作用；所谓"不通则痛"，泌尿系结石引

起的疼痛点以针刺阿是穴、腰阳关，可通经活络、畅行气血而止痛，兴奋平滑肌、促进排石。

（九）尿道综合征

针刺治疗尿道综合征疗效确切。临床常见证型有肾气不足、湿热下注、肝郁脾虚。其中肝气郁结和下焦湿热是尿道综合征的始动因素，脉络瘀阻是病变发展的重要病理环节，肾虚和膀胱失约是尿道综合征顽固不愈的原因所在，脾虚是本病发生、发展的内在基础。

［常见证型］肾元不足，气化不利。

［治则］益元化气，通络利水。

［选穴］关元、中极、阴廉（双侧）、阴陵泉（双侧）、三阴交（双侧）。

［操作手法］在针刺关元、中极穴位时，针感须向下阴部放射；针刺阴廉时针感向上放射至阴部；其余穴位以酸胀为度。每周治疗 3 次，每次 20 分钟，其中留针过程中每 10 分钟行针 1 次，每 10 次为 1 个疗程，治疗 3 个疗程。

［方义］选用关元，任脉经穴，是阴经中的阳穴，针之可调补元气、温煦元阳；中极，膀胱经募穴，两穴相配，命门火旺，肾气充足，膀胱固摄有度，气化有权，则水道通利；阴廉，肝经穴位，阴器、经筋聚集而成，为肝经所主，针刺此穴，可疏通经脉、通利尿道；阴陵泉，脾经合穴，针之可健脾化湿利水；三阴交是肝、脾、肾三经交会穴，调和诸经气血。

（1）备用方一

［选穴］百会、列缺（双）、三阴交（双）、次髎等。

［操作方法］采用仰卧位常规针刺百会、列缺（双）、三阴交（双）20 分钟；俯卧位取次髎（双），2 寸或 2.5 寸毫针向下斜刺入第二骶后孔中 1.5~2 寸，要求触电样放射至前阴再留针 15 分钟。隔日针治 1 次，5 次为 1 个疗程，疗程间隔休息 3 天，继续下一疗程。

［随症加减］肾气亏虚者，补气海、肾俞；肝郁者，泻太冲；湿热下注者，泻阴陵泉。

（2）备用方二

①肝郁气滞型

［选穴］在疏肝解郁药物基础上，选择 2 组穴位：一组是气海、中极、曲骨、水道、会阳、太冲、三阴交；一组是肾俞、膀胱俞、会阳、肝俞、八髎。

［操作方法］气海、曲骨、三阴交、肝俞、肾俞、膀胱俞等提插补法，其他穴位采用提插泻法。10 天为 1 个疗程，每个疗程间隔 3 天，治疗 2 个疗程。

②肾气不足型

［选穴］阴谷、肾俞、三焦俞、气海、维道。

［操作方法］补法，加灸。10 天为 1 个疗程，每个疗程间隔 3 天，治疗 2 个疗程。

③湿热下注型

［选穴］三阴交、阴陵泉、膀胱俞、中极。

［操作方法］用泻法，不灸。10 天为 1 个疗程。

（3）备用方三

［选穴］以人中、中极、关元、阴陵泉透阳陵泉、三阴交、太冲、太溪为基础方。

［操作方法］用 1 寸毫针刺人中穴，针尖向鼻中隔，施雀啄法，进针深度 0.3~0.5 寸，以眼球充满泪水为度出针；关元、中极穴，以 45° 针尖向会阴方向斜刺（深度为 2 寸左右），使针感传至膀胱及尿道为度，针后加灸；三阴交向上斜刺，以针感局部产生或沿经脉向上传导为度；余穴中强度刺激，留针时间以病人出现尿意为止。每日 1 次，10 天为 1 个疗程，2

个疗程间休息 1 周，治疗 3 个疗程。

［随症加减］肾阳虚，加灸命门、肾俞、气海；肝肾阴虚，加肝俞、复溜；脾虚气陷，加脾俞、足三里，针后加灸；湿热甚，加膀胱俞、大赫、水道，用泻法。

（十）遗尿

中医针灸治疗遗尿有一定疗效。遗尿常见的证型有肾阳虚和肺脾气虚。

1. 肾阳虚

［治则］温补肾阳。

［选穴］关元、中极、肾俞、膀胱俞、太溪。

［操作方法］每次取穴 3~4 个，交替使用。针刺得气后施用补法，留针 30 分钟，每隔 10 分钟行针 1 次。关元穴针后加灸。每日治疗 1 次，10 次为 1 个疗程。

［方义］关元为足三阴经与任脉之会穴，重用灸疗，既能调补肝脾肾三脏之阴，又可温补下元之虚寒，而达温补固摄的目的；关元、肾俞、太溪补益肾气；肾与膀胱相表里，故又取膀胱俞、中极俞募相配，使肾气充实则膀胱约束有权。

2. 肺脾气虚

［治则］补肺益脾。

［选穴］气海、太渊、列缺、足三里、三阴交。

［操作方法］针刺得气后施用补法，留针 30 分钟，每隔 10 分钟行针 1 次。气海穴针后加灸。每日治疗 1 次，10 次为 1 个疗程。

［方义］用气海补益元气；太渊、列缺属于手太阴肺经，太渊是手太阴肺经之原穴、俞穴，亦是八会穴之脉会，有补肺益气的作用；列缺属于手太阴肺经之络穴，亦是八脉交会穴（通于任脉），有宣肺解表、通经活络的作用，两穴共取宣肺益气的作用；取胃经足三里、脾经三阴交，以补脾健运。诸穴相配，使脾肺气充而固涩有权。

（十一）乳糜尿

中医针灸治疗乳糜尿有一定疗效。乳糜尿多属脾肾两虚。

［选穴］关元、气海、足三里、三阴交、曲池、曲泉。

［治则］补脾益肾。

［操作方法］在手法上，根据《内经》"虚则补之"的原则用补法，有针感应后留针 12 分钟左右，并用艾条灸关元、气海、命门、肾俞等，以合"陷下则灸之"的原则。

［方义］多取任脉经过之关元、气海以补下元，取督脉命门及膀胱经肾俞，以补肾固摄；取胃经足三里、脾经三阴交、大肠经曲池，以补脾健运；取肝经之曲泉，以清肝通利。全方有补中益气、健脾益肾之功。

二、针灸的注意事项及禁忌证

（1）精神紧张、过度劳累、体质虚弱的病人不宜立即针灸。

（2）有出血性疾病或者出血倾向的病人不建议针灸。

（3）年老体弱者，针刺应尽量采取卧位，取穴宜少，手法宜轻。

（4）有皮肤感染、开放性伤口、皮肤传染病的病人，以及肿瘤的部位，不建议针灸。

（5）孕妇及月经期妇女不建议针灸。

（6）耻骨联合区针刺时应注意排空小便；如有尿潴留，一定要注意针刺的方向、角度及深度，禁用直刺。

（7）眼区、胸背、肾区、项部、腹部不建议针刺直刺过深，防止误伤重要脏器。

（8）肾脏病病人免疫功能低下，一定要严格消毒，保持针刺部位的干燥和清洁，避免针孔出现感染。有学者认为糖尿病肾病、肾病综合征严重水肿者应禁针。

（9）糖尿病合并周围神经病变，皮肤感觉迟钝且皮肤完好，可以针刺，但注意勿艾灸。

（10）心脏病、心肺功能衰竭、中风、急性感染期、高热、糖尿病急性代谢紊乱如酮症酸中毒或高渗昏迷病人，醉酒及精神异常不能合作者不宜针灸。

第四节　耳穴疗法和穴位低频治疗肾脏病

一、耳穴疗法

耳穴压豆、耳针具有疏通经络、调节脏腑等功能。在治疗慢性肾衰竭、失眠、便秘、排尿异常等方面报道较多，有一定辅助治疗作用。由于操作方便、费用低、无不良反应，在临床中广泛应用，值得推广。

1. 辨证选穴

（1）慢性肾衰竭便秘　辨证选穴压豆。虚秘：三焦、便秘点、脾、肾、内分泌；实秘：三焦、便秘点、大肠、直肠、肺。

（2）慢性肾衰竭睡眠障碍　辨证选穴压豆。主穴：神门、内分泌、肾、心、肝、脾；配穴：交感、肺、三焦。

（3）慢性肾衰竭恶心呕吐　选胃、交感、肝、皮质下、神门，每次2~3穴，毫针刺，留针20~30分钟，或用埋针法，或贴压法。

（4）慢性肾衰竭合并高血压　辨证选穴压豆。主穴：降压沟、内分泌、肾、皮质下；配穴：神门、交感、三焦。

（5）肾病综合征水肿　取肝、脾、肾、皮质下、膀胱、腹穴，每次选2~3穴，毫针浅刺，中等刺激，隔日1次。

（6）尿道综合征　辨证选穴压豆。取膀胱、尿道、肾、枕、脑点、神门等穴。有外阴过敏者加过敏区；失眠、多梦者可加皮质下、心、口、神衰点；心烦、易怒者可加心、肝、胆、内分泌；尿道功能障碍者加肝、三焦；面色萎黄、纳呆者加脾、胃；气阴两虚者加脾、肾、肝、肾上腺。

2. 禁忌证

耳廓上有湿疹、溃疡者不宜；孕妇尤其是习惯性流产者慎用。

3. 注意事项

（1）耳穴压豆敷贴应该注意防水，以防脱落。

（2）坚持用手指按压贴好的王不留行籽，1日3~4次，每次3分钟，以感觉酸麻胀痛为度，睡前加强按压，2~3天更换1次，两耳交替施治，7天为1个疗程。饥饿、疲劳、年老体弱者按压宜轻。

二、穴位低频疗法

低频疗法是应用低频微波通过理疗头输出到待理疗的组织，使该组织内的血管扩张，从而提高血液灌注的一种治疗方法。穴位低频疗法对肾病综合征、慢性肾衰竭均有一定辅助治疗作用。

1. 辨证选穴

（1）肾病综合征取穴　肾俞、关元、足三里、阴陵泉、三阴交等穴位。

（2）慢性肾衰竭取穴　涌泉、曲池、关元、足三里、阴陵泉、三阴交、太溪等穴位。

2. 禁忌证

（1）病人体内有金属植入物，一般不可治疗。

（2）植入心脏起搏器或心脏电极的病人不能接受低频治疗。

3. 注意事项

（1）低频仪功率大小以舒适感为好，不能设置过高。

（2）佩戴心脏起搏器的病人要远离处于工作状态的低频治疗仪。

（3）穴位局部皮肤应保持清洁、干燥。

（王悦芬　王泽厚　罗懋婧）

第六章 中医肾脏病现代研究

第一节 肾脏病的中医研究思路和方法

中医学博大精深，具有完整而独特的理论体系，是由历代中医名家长期医疗实践发展而成的一门科学。中医学对肾脏病的认识及诊治有其独特优势，近年来中医肾脏病的基础理论与临床试验研究均取得很大进展，特别是现代研究技术的兴起和循证医学等方法的应用，为实现肾脏病中医证候的客观化和临床疗效评价提供了新的手段；而系统生物学等研究方法有助于阐明中医肾脏病整体观与复杂性的科学内涵。因此，本节重点梳理与归纳中医肾脏病临床与基础研究证据，逐步建立肾脏病的中医研究思路与方法，为未来肾脏病的中医诊治、研究与发展指明方向。

一、肾脏病的中医临床研究思路和方法

中医肾脏病临床研究多注重方药疗效的统计和临床病例的积累，故许多研究都是相同水平的重复，鲜有突破性进展。多数临床研究存在着科研设计不够严密、诊断与疗效标准不统一、辨证分型不规范、观察疗效不够严格，以及缺少大样本多中心的临床研究和长周期有计划的定期随访等，这样无形之中就降低了临床观察研究的可信度和科学性，妨碍了中医肾病临床研究成果在国内外的进一步推广应用。

（一）中医诊断学的临床研究思路和方法

中医诊断学的临床研究应该基于中医经典理论，在证候规范化、辨病与辨证相结合的前提下，引入微观辨证等现代理念，利于研究和完善中医理论，促进中医发展。

1. 证候规范化

证候规范化工作是对已经产生的知识进行分析、整理、鉴别和运用，是知识的规范化、系统化，主要是隶属于知识的继承，但继承中应有创新。在临床实践的基础上，对原有症状性或病类性的所谓病名加以分化，使每一病名都能代表具有独立诊断意义的病种。通过临床大样本、跨地区、多中心对病例进行观察总结，对中医肾病各个证型的临床症状进行统计，对出现频率较高的症状加以归纳，通过证候要素、证候量表研究，运用积分量化指标，区分证型的轻、中、重，制定出科学、可行、通用的各种证型的诊断标准和疗效标准。通过临床研究不断完善中医理论和确定证的适用范围，为中医药临床诊治疑难肾病提供精准的科学依据，这亦是目前中医肾病证候规范化临床研究的目的。

2. 辨病与辨证相结合

中医肾病临床研究不论是从中医的证入手，还是从西医的病入手，皆不可避免要涉及到证与病的关系问题。从理论上说，西医发展是纵向的，即"辨病论治"，而中医则走上横向发展的道路，所谓"辨证论治"。辨病与辨证各有其适用范围，但在临床实践时应该互为结合、取长补短，尤应突出中医辨证。例如：肾病综合征分阶段论治，其中肺肾气虚、肝肾阴虚、

脾肾阳虚、湿热血瘀是其重要环节；狼疮性肾炎分为毒热炽盛、阴虚内热、气阴两虚和脾肾阳虚型。此外，针对诸如 IgA 肾病、膜性肾病等依据病理特征命名的肾脏疾病，虽尚未能在中医古籍经典中找到其相对应的中医学病名，但通过开展辨病与辨证相结合的方法，不仅可以完善中医学对这些疾病的认识和诊治，更能够促进西医学体系的完整，提高临床疗效，为病人实现最佳医疗。

3. 微观辨证

（1）从实验室指标微观辨证　将中医证候与西医学的各项生化指标相互关联，为中医辨证论治提供客观依据，促使中医客观化，是当下以实验室指标进行微观辨证的主要内容。例如：原发性肾小球疾病肾小球内血清补体 C_3（Complement C_3，C_3）、补体 C_{1q}（Complement C_{1q}，C_{1q}）的沉积与湿热证相关，尿 NAG 酶、溶菌酶等含量升高可见于慢性肾炎湿热证病人，而肺肾气虚、气阴两虚证可见尿表皮生长因子含量增高。实验室指标的微观辨证是近几年的研究热点，因此也发现了众多具有中医证候相关性的西医指标。但如何规范化和系统化这些指标与中医辨证的关系，使其能够真正应用到临床实践中，仍是该部分研究亟待解决的问题。同时，部分微观辨证指标的敏感性和特异性也是值得注意的研究要点。

（2）从肾脏病理微观辨证　通过临床上采集病人的中医四诊情况进行宏观辨证，再与其肾活检所示的病理学改变相关联，以探索中医证候与肾脏病理学改变的相关性。例如：IgA 肾病临床辨证为气阴两虚证者多见 IgA、IgM、IgG 和 C_3 等免疫复合物在肾脏的沉积；下焦湿热证者病理改变多以新月体、节段性病变为主等。王永钧教授等以中医经典理论为基础，依据病人的肾活检病理形态微观辨证，以探明 IgA 肾病病理改变对现代中医辨证的启示。例如：IgA 肾病风湿证候在肾病理的表现是肾小球系膜细胞增生活跃或毛细血管内皮细胞增生，足细胞肥大、脱落，足突融合，大或小细胞性新月体形成，祥坏死及间质炎细胞浸润等活动性炎症的相关指标。"肾络微型癥瘕理论"也是该方面的重要理论。

4. 研究方法

进行证候规范化研究时，可通过叙述法、主次证法以及计分法得出辨证标准。叙述法是将某一证候的症状进行罗列，如血瘀证的头痛如针刺、痛处不移、口唇紫暗、爪甲青紫、舌质紫暗有瘀斑瘀点、舌背脉络瘀张青紫、脉涩等。主次证法是根据常见症状不同的组合方式，抓住某一证候的常见症状和体征，但它存在主症与次症之间难以界定的问题。计分法的特点是选择一些常见的症状和体征，分别赋予权重分，以分数累计判断属于哪一证候，以及证候的轻、中、重程度。

辨病与辨证相结合的研究，应该将重点落在辨证标准的建立上，通过确定证候分类、筛选辨证条目进而得出辨证标准。确定证候分类需依靠辨证分型标准、文献研究、专家乃至个人意见以及聚类分析、因子分析等多元统计方法，同时结合专业知识；检验辨证标准则需与回顾性研究对比、与专家辨证结果对比及以临床疗效验证。从以上过程，可以看出其涉及的方法包括循证医学方法（Meta 分析等）、描述性流行病学调查方法（横断面研究、病例对照研究等）、文献研究、专家咨询法（Delphi 法）等。其中在进行文献研究时，应首先筛选辨证条目，可综合运用频数分析、主成分分析、多元逐步回归分析、logistic 回归分析、逐步判别分析的方法。

（二）中医治疗学的临床研究思路和方法

评价中医药临床疗效的两个关键环节，其一是建立中医药干预措施的有效性科学假说，必须包括辨证依据、整体调节在内的中医理论和临床治疗基本特点，而其治疗也不应局限于单纯中医治疗，也应包括中西医联合治疗和透析、移植与中药联合治疗；其二是应用科学方法检验假说，主要涉及试验性临床流行病学和循证医学。

1. 中西药联合治疗

中西医药物联合应用应根据病人的临床情况及中西药物所长灵活应用，从而为病人制定最优治疗方案。如：慢性肾衰竭早、中期病人以中医药辨证论治，减轻症状、改善肾功能，同时联合西药对症处理；或以中药吸附排毒，辅以西药利多卡因减少肠蠕动、延长中药保留时间、扩张微小血管、增大毛细血管交换面积。肾病综合征、狼疮性肾炎尿毒症采用激素、细胞毒药物控制病情，配合中药拮抗激素不良反应和整体调治。中西医结合治疗肾脏病不仅拓宽了治疗手段，更重要的是能提高治疗效果、减轻不良反应、降低复发率。

2. 透析、移植与中药联合治疗

腹膜透析和血液透析是目前最常用的透析方法，采用中西医联合治疗可有效降低腹膜透析性营养不良发生率，例如采用健脾和胃的中药改善食欲，同时补充氨基酸、白蛋白等高营养物质，以此达到相得益彰的效果。血液透析病人皮肤瘙痒症采用维生素 A 丸、仙特敏片、皮炎酊加服养血温肾的中药治疗，能有效控制血透病人皮肤瘙痒的症状。肾脏移植术后加服中药（杜仲、桑寄生等），可显著降低急性排异反应发生率、减少巨细胞病毒感染发生率。以上说明，即使进行透析、移植的病人，配合中药治疗仍有一定的治疗价值，肾脏病临床研究不能盲目剔除此类病人。

3. 研究方法

现代中医引入的试验性临床流行病学研究，既结合中医药特色，从与临床疗效评定有密切关系的证候、软指标评测方面开展研究，同时也重视对中药不良反应的评价。其中以设计、测量与评价（Design-measure-evaluate，DME）关于随机、对照、盲法、重复的原理和方法为准则进行中药的临床试验设计和数据的处理、总结，形成中药临床试验程序，对证候量化、软指标评测研究及促进中药临床试验规范化有示范作用。大样本、多中心、随机对照的前瞻性临床试验（Randomized controlled trial，RCT）是评估一种治疗措施的最佳方法，也是该疗法有效性和安全性最可靠的依据。此外，循证医学通过大样本标准化研究，对中医药的疗效、安全性、剂型剂量给予科学的评价，使中医辨证论治的临床实践有据可循。循证医学中的荟萃分析得到的更加接近真实情况的统计分析结果，也已被列为较高的证据级别。

（三）中医临床研究与基础研究的桥接方法

对于治疗肾脏病临床疗效确切的中医药，采用先进的现代科学技术阐明并验证其有效活性物质的分子结构、作用靶点和信号通路，是中医肾脏病研究的重要方向。例如：中日友好医院李平教授团队针对近 30 年来中医药治疗糖尿病肾脏疾病的临床 RCT 文献进行回顾性研究和临床病例分析，发现糖尿病肾脏疾病早、中期病人主要表现为气阴两虚夹血瘀证，其病机为肝失疏泄、肾络瘀阻、肝肾两虚。根据中医学"肝肾同源"理论，提出"从肝论治糖尿病肾病"的治疗思路。针对糖尿病肾脏疾病早期（微量白蛋白尿期）在临床实践的基础上，结合名老中医经验及现代研究成果，研发了具有"益气疏肝，活血利水"功效的中药复方制剂——柴黄益肾颗粒（柴胡、黄芪、穿山龙、水蛭、当归、猪苓、石韦）。实验研究发现：柴黄益肾颗粒具有显著减轻糖尿病肾脏和肝脏病理损害的作用，同时下调 microRNA21

表达，抑制 NF-κB 信号通路驱动的炎症反应和 TGF-β/Smads 介导的纤维化。利用代谢组学和脂质组学研究发现：柴黄益肾颗粒有效抑制了糖尿病肾病状态下肾脏中尿毒素、葡萄糖苷酸等有机毒素的异常升高，上调磷脂特别是鞘磷脂的水平。针对糖尿病肾脏疾病中期（临床白蛋白尿期）缺乏有效的治疗药物，李平教授对已故名老中医时振声教授治疗糖尿病肾病经验进行了系统的分析和整理，对有代表性的 13 个省市 30 多家医院中医主任医师进行了问卷访谈，针对糖尿病肾脏疾病的主要病机"气阴两虚夹血瘀证"，立法"益气柔肝，活血通络"，组方"糖肾方"（黄芪、生地、山茱萸、枳壳、鬼箭羽、三七、熟大黄）。经过开展多中心 RCT 临床试验，证实"糖肾方"可以减少糖尿病肾脏疾病临床蛋白尿并改善肾小球滤过率。

赵英永教授团队采用代谢组学和生物信息学技术对多中心来源的临床慢性肾脏病（Chronic Kidney Disease，CKD）病人血清研究发现：5- 甲氧基色氨酸（5-methoxytryptophan，5-MTP）、刀豆氨酸琥珀酸、乙酰肉碱、tiglylcarnitine 和牛磺酸可作为 CKD 进展的生物标志物。五苓散（猪苓、茯苓、白术、泽泻、桂枝）能显著改善 CKD 病人尿液中尿蛋白水平和血清中 5 种代谢标志物的水平，因此，上述 5 种生物标志物可用于五苓散治疗 CKD 的临床疗效评价。体内、体外实验发现 5- 甲氧基色氨酸显著抑制 UUO 模型小鼠的肾脏炎症和肾纤维化。色氨酸羟化酶 -1（TPH-1）（一种参与 5-MTP 合成的酶）的过度表达通过减轻肾脏炎症和纤维化来减轻肾损伤，而 TPH-1 缺乏通过激活 NF-κB 和抑制 Nrf2 途径加剧肾损伤和纤维化，因此 TPH-1 可以作为 CKD 治疗的靶标。以上研究为采用代谢组学、分子生物学和生物信息学等现代研究方法，揭示中药治疗肾脏病的作用机制及寻找新的疗法靶点提供了新的研究思路。

二、肾脏病的中医基础研究思路和方法

中医学的历代文献中没有"肾脏病"这一概念的描述，但根据其病程发展和各阶段临床症状特点，普遍认为该病的不同阶段当分属中医学的"肾风""关格""肾劳""溺毒"等范畴。目前应用中医理论知识，以辨证论治为核心，采用中医药方法治疗肾脏病临床疗效确切。肾脏病中医基础研究主要是为了探讨肾脏病中医学理论的本质和规律，促进肾脏病中医学理论的发展，解决肾脏病中医临床治疗的科学难题。

（一）疾病模型是肾脏病中医药实验研究的基础

疾病模型可应用于中医基础病理研究和基础药理研究，是肾脏病中医药基础研究中的首要问题。利用疾病模型证明中医药治疗肾脏病的药理和作用机制，增强了中医药治疗肾脏病的特异性，将肾脏病的治疗从宏观辨证过渡到微观辨证，进而提高了中医药治疗肾脏病的整体疗效。

1. 肾脏病中医实验研究动物模型的开创与发展

在中医学理论指导下运用现代实验方法建立相应的中医证候动物模型，已成为研究中医药治疗肾脏疾病机制的主要途径。20 世纪 60 年代，邝安堃教授等就已经建立了"氢化考的松肾阳虚动物模型"，得到广泛的认可与应用。之后相继出现了"腺嘌呤诱导 SD 大鼠肾阳虚模型""肾切除加阿霉素注射法诱导肾阳虚证动物模型""他巴唑建立 SD 大鼠肾阳虚模型"等。目前，研究中应用较多的肾脏病中医证候动物模型有肾阳虚证动物模型、肾阴虚证动物模型、肾虚血瘀证动物模型和湿热证动物模型等。肾脏病中医药机制研究动物模型包括：①肾小球

疾病动物模型，如抗肾小球基底膜抗体肾炎模型 – 马杉肾炎、膜性肾病模型 –Heymann 肾炎、急性肾小球肾炎模型 –BSA 肾炎等；②肾小管间质疾病动物模型，如单侧输尿管结扎动物模型、阿霉素诱导动物模型等；③急性肾衰竭动物模型，如缺血再灌注肾损伤模型、顺铂诱导模型、氯化汞诱导模型等；④慢性肾衰竭动物模型，如 5/6 肾切除动物模型、腺嘌呤诱导模型等；⑤自然发病动物模型，如 IgA 肾病模型 –HIGA 小鼠、自发性 db/db 小鼠、MRL/lpr 小鼠狼疮性肾炎模型等。

2. 疾病模型肾脏病中医治疗的方法与疗效

（1）研究经方的作用机制　例如出自于张仲景《伤寒论》的真武汤，主要用于治疗太阳病发汗伤阳，致阳虚水动及少阴寒化之阳虚水泛诸症，具有温肾回阳、利水燥湿等功效，为临床治疗肾系疾病的常用验方。现代医家多以真武汤治疗慢性肾炎、糖尿病肾病、肾病综合征、慢性肾衰竭等肾脏病，并总结分析真武汤的方药源流、方证主治，开展临床研究与基础实验，探讨真武汤治疗慢性肾脏病的作用机制。动物相关实验证实真武汤可减轻肾脏炎症及肾组织纤维化，改善肾小球硬化，还可纠正肾阳虚大鼠（小鼠）下丘脑 – 垂体 – 肾上腺皮质轴（HPA）功能紊乱，改善下丘脑渗透压感受器的敏感性，具有健脾补肾、温阳利水之功。

（2）研究名老中医经验疗法的作用机制　滋肾活血方是名老中医刘志明教授治疗冠心病的原创方药，临床疗效确切。蛋白组学研究证实滋肾活血方能改善冠心病肾虚血瘀型大鼠心肌缺血，有效抑制炎症反应，减少心肌细胞凋亡，稳定动脉斑块，提高心肌能量代谢，保护细胞骨架。从分子水平阐释了滋肾活血方的药效机制。

（3）应用于肾脏病中药新药开发　中药药理动物模型是评价中药新药有效性的中药工具。利用动物模型开展中药新药基础理论、药效物质基础、制药关键技术等研究，可产出新理论、新方法、新技术和新药，促进中药现代化发展。

3. 肾脏病中医基础理论研究及应用

中医学理论认为肾为先天之本、正气之根，受五脏六腑之精而藏之，肾的阴阳亏损都可导致其他脏器的损害；而肾气的盛衰也是决定体质强弱的重要因素。上文提到的邝安堃教授首创的"肾阳虚"动物模型即是用于研究中医基础理论的代表。有学者根据中医肾气理论，建立了肾虚体质动物模型，揭示了肾虚体质防御、修复、适应能力降低与免疫功能失调相关的分子机制，为肾虚体质病证的认识和防治奠定了理论的基础。

（二）分子生物学技术在肾脏病中医药实验研究中的应用

肾脏病中医药实验研究适时引入现代科学的研究思维及先进的分子生物学技术，可以将肾脏病中医药防治由宏观辨证引领到微观辨证，从分子或基因水平阐明中医药对于肾脏疾病治疗的理论基础，这对于肾脏病领域中医学理论发展和创新具有重大意义。

1. 利用分子生物学手段研究中医证候

李平教授和清华大学罗国安教授团队合作，借助系统生物学方法阐述中医药治疗复杂疾病的科学内涵，寻找"病 – 证"相关的代谢标志物。首先，他们梳理了近 30 年以来中医药治疗糖尿病肾病的文献及团队既往开展的回顾性病例研究，建立了糖尿病肾病中医证型数据库。对糖尿病肾病中医辨证方法进行了数据挖掘及德尔菲法的专家问卷调查，同时开展横断面病例研究，运用聚类分析、主成分分析、最大似然法的因子分析及典型相关分析等方法，证实了糖尿病肾病从气阴两虚到阴阳两虚最终发展到气血阴阳俱虚的过程，而血瘀贯穿整个病程。以糖尿病肾病病人血液样本为示范，分别建立了整体代谢指纹谱分析、七大类百余种磷脂定性与定量分析、15 种脂肪酸定量分析、21 种嘌呤/嘧啶相关代谢物定量分析和 8 种硫醇氨基酸定量分析的系列方法，他们研究发现随着糖尿病向糖尿病肾病的微量白蛋白尿期、临床蛋白尿期和尿毒症期的进展，磷脂类代谢物呈下降趋势；嘌呤/嘧啶核苷类代谢物呈上升趋势。这与中医辨证从阴虚证向气虚证转化，进而转化为气阴两虚证和阴阳两虚证的代谢标志物变化趋势具有良好相关性。进一步研究发现，糖尿病肾病阴虚证代表性代谢标志物是一些磷脂类的物质，如 PE750，PG747 和 PC802 等；糖尿病肾病阳虚证代表性代谢标志物是肌苷、肌酐、胸苷、腺苷、胞嘧啶、胸腺嘧啶、同型半胱氨酸和 S 腺苷同型半胱氨酸等。

2. 利用分子生物学技术探讨肾脏病防治中药的作用机制

中药的化学实体是活性物质群，作用于多靶点，呈现多效性。中药及复方的药效物质和作用机制研究是中药现代化基础研究的关键，从细胞水平、分子水平验证并揭示中药及复方的药效物质基础的研究，已成为当今中药研究的一个重要方向。李平教授团队研究发现：柴黄益肾颗粒和糖肾方都有肝肾保护作用，这些作用的机制都涉及到抗炎、抗氧化和抗纤维化作用。糖尿病肾病有效治疗中药糖肾方可显著降低模型小鼠的尿白蛋白水平和细胞外基质沉积，减轻肾损伤；模型小鼠肾脏基因表达谱芯片表明早幼粒细胞白血病锌指蛋白（PLZF）可能是糖肾方改善糖尿病肾病的分子靶点；进一步机制研究揭示糖肾方可通过下调高糖诱导肾小管上皮细胞的 PLZF 表达激活细胞自噬水平，减轻细胞胶原等的积聚。另外，他们通过 3 种动物模型发现糖肾方对于脂肪肝具有确切的疗效，并对该复方的活性成分及相关治疗机制进行了深入研究，首次发现糖肾方治疗脂肪肝依赖于 SIRT1-AMPK 通路介导的脂质自噬。他们采用液质联用方法鉴定了糖肾方的 29 种主要入血单体成分，通过体外脂质沉积的细胞模型和荧光筛选方法发现了糖肾方中的一种异黄酮化合物——刺芒柄花素是其主要的有效成分。进一步的机制研究发现，刺芒柄花素可以激活 AMPK，抑制 mTORC1 磷酸化，促进 TFEB 核易位，增强溶酶体生成、自噬体–溶酶体融合，改善自噬流，最终增加脂质自噬，减轻肝脏脂质蓄积。上述研究为中药糖肾方"肝肾同治"提供了科学依据。

赵英永教授团队研究发现：利水渗湿药茯苓皮、猪苓、泽泻、车前子等有肾保护作用，这些作用的机制都与抗肾纤维化和改善代谢紊乱相关。茯苓皮的有效化学成分通过靶向抑制 Smad3 磷酸化、肾素–血管紧张素系统（RAS）和 Wnt/β-catenin 信号通路，抑制肾纤维化，发挥肾保护作用。猪苓通过抑制 RAS、Wnt/β-catenin、IκB/NF-κB 和 Keap1/Nrf2 信号通路，减轻肾小管上皮细胞和足细胞损伤，抑制纤维化。泽泻通过阻断 Smad3 与 TGF-βRI 和 SARA 间的相互作用抑制 Smad3 磷酸化、促进 Smad7 表达，同时阻断 RAS 和抑制 Wnt/β-catenin 信号通路活化，减少细胞外基质沉积和成纤维细胞活化，发挥肾保护作用。车前子则通过阻断芳烃受体（AhR）信号通路而减轻细胞外基质沉积，抑制肾纤维化。上述研究的完成为利水渗湿药治疗 CKD 提供了新的研究思路。

（三）系统生物学方法在肾脏病中医药实验研究中的应用

系统生物学是将研究对象看作一个整体，通过基因组学、转录组学、蛋白质组学和代谢组学等各种高通量的组学平台全方位地获取海量的数据信息，并利用生物信息学及各种数据统计分析方法，寻找规律。运用系统生物学的研究方法和思路，开展中医证候研究，可以更好地阐明证候实质，使证候得到客观、定量的描述。目前已经有学者通过系统生物学技术，在分子水平上对"证"的实质研究作出了有益探索。例如，王米渠等以糖尿病为载体研究肾虚证的遗传倾向及其分子基础，收集 2 型糖尿病（T2DM）家系、T2DM 双生子及非家系

T2DM 病人为研究对象，通过基因表达谱芯片筛选，揭示了 DM 肾虚证的关键病机之一是免疫紊乱的遗传相关性，4 个免疫紊乱关键基因与 DM 肾虚证关系密切。袁宏伟等利用蛋白质组学技术探索冠心病不同证型的差异表达蛋白，这些差异蛋白与不同证候的形成有关，有望作为证候实质的标志性蛋白。代谢组学是通过对体液中小分子代谢产物的检测反映人体的生理或病理状态。代谢产物的变化与脏腑生理、病理密切相关，更能反映中医学"证"的本质。近年来，众多学者运用代谢组学对人体体液如血液、尿液、唾液等代谢终产物的定性定量分析，对中医证型的实质研究有了更多新的认识。陈竺、陈赛娟院士领导团队采用蛋白质组学方法，系统地诠释了中药复方黄黛片"君、臣、佐、使"配伍规律，并在一定程度上揭示了其治疗急性早幼粒细胞性白血病多靶点协同作用的机制。赵英永教授团队将系统生物学与信息生物学技术相结合，系统地阐释了利水渗湿药茯苓皮、猪苓、泽泻、车前子等对多种肾脏病动物模型中血液、尿液和肾脏组织中紊乱的氨基酸代谢和脂质代谢等有改善作用，明确了利水渗湿药在 CKD 治疗中多靶点协同的作用机制。特别是近年来以系统生物学和网络生物学基本理论为基础的网络药理学，从药物、靶点与疾病间相互作用的整体性和系统性出发，在中药多成分、多靶点的阐释和中药活性成分筛选中发挥关键作用。

总之，中医肾脏病实验研究应源于临床、结合临床，开创和发展被医学界接受的中医肾病动物模型，才能更为客观地评价中医药的疗效，并从病理形态学及生物化学等多方面探讨中医药防治肾脏病的深层次机制，进而创新中医肾脏病基础理论，为综合提高临床疗效服务，为人类攻克肾脏疾病作出应有的贡献。

（李平　赵英永　赵海玲　王艳　王倩）

参考文献

［1］Zhao TT, Zhang HJ, Lu XG, et al. Chaihuang-Yishen Granule Inhibits Diabetic Kidney Disease in Rats through Blocking TGF-β/Smad3 Signaling. Plos One, 2014, 9（3）: e90807［2014-03-19］. https://doi.org/10.1371/journal. Pone. 0090807.

［2］Li P, Chen Y, Liu J, et al. Efficacy and safety of Tangshen Formula on patients with Type 2 diabetic kidney disease: A multicenter double-blinded randomizedplacebo-controlled trial. Plos One, 2015, 10（5）: e0126027［2015-05-04］. http://doi.org/10.1371/journal. Pone. 0126027.

［3］Chen DQ, Cao G, Chen H, et al. Identification of serum metabolites associating with chronic kidney disease progression and anti-fibrotic effect of 5-methoxytryptophan. Nature Communications, 2019, 10（1）: 1476. http://doi.org/10.1038/S41467-019-09329-0.

［4］Zhao H, Li X, Zhao T, et al. Tangshen formula attenuates diabetic renal injuries by upregulating autophagy via inhibition of PLZF expression. PLos One. 2017, 12（2）: e0171475［2017-02-09］. http://doi.org/10.1371/journal. Pone. 0171475.

［5］Wang Y, Zhao H, Wang Q, et al. Chinese Herbal Medicine in Ameliorating Diabetic Kidney-Disease via Activating Autophagy. J Diabetes Res, 2019 Nov 16; 2019: 9030893［2019-11-16］. http://doi.org//10.1155/2019/9030893.

［6］Wang Y, Zhao H, Li X, et al. Tangshen Formula Alleviates Hepatic Steatosis by Inducing Autophagy Through the AMPK/SIRT1 Pathway. Front Physiol. 2019, 10（4）: 10494［2019-

04-26]. http：//doi.org/10.3389/fghys. 2019. 00494.

[7] Wang Y, Zhao H, Li X, et al. Formononetin alleviates hepatic steatosis by facilitating TFEB-mediated lysosome biogenesis and lipophagy. J Nutr Biochem. 2019, 73：108214. http：//doi. org/10.1016/j. jnutbio. 2019. 07. 005.

[8] Wang M, Chen D Q, Chen L, et al. Novel inhibitors of the cellular renin - angiotensin system components, poricoic acids, target Smad3 phosphorylation and Wnt/β - catenin pathway against renal fibrosis. British Journal of Pharmacology, 2018, 175（13）：2689-2708. http：//doi. org/10.1111/bph. 14333.

[9] Feng YL, Cao G, Chen DQ, et al. Microbiome-metabolomics reveals gut microbiota associated with glycine-conjugated metabolites and polyamine metabolism in chronic kidney disease. Cellular and molecular life sciences, 2019, 76（24）：4961-4978. http：//doi.org/10.1007/S00018-019-03155-9.

[10] Feng YL, Chen DQ, Vaziri ND, et al. Small molecule inhibitors of epithelial-mesenchymal transition for the treatment of cancer and fibrosis. Medicinal Research Reviews, 2020, 40（1）：54-78.

[11] Wang L, Zhou GB, Liu P, et al. Dissection of mechanisms of Chinese medicinal formula Realgar-Indigo naturalis as an effective treatment for promyelocytic leukemia. Proc Natl Acad Sci U S A. 2008, 105（12）：4826-4831.

第二节　肾脏病常用中药的现代药理学研究

慢性肾脏病是指肾脏出现病理改变或血、尿、影像学检查异常等肾损害或 GFR ＜ 60mL/（min · 1.73m²）持续 3 个月以上。慢性肾脏病在人群中的患病率逐年升高，已成为严重危害人类健康的全球性公共卫生问题。中医药作为天然药物，在控制蛋白尿方面有着激素及免疫抑制剂不可比拟的优越性。已有大量研究表明，中药在降低蛋白尿、减轻病理损害、改善氮质血症等方面均显示出良好的临床疗效。现代药理研究表明，部分肾病常用中药具有降蛋白尿及抗炎、抗氧化、抗纤维化等多种药理药效作用。

一、大黄

本品为蓼科植物掌叶大黄（*Rheum palmatum* L.）、唐古特大黄（*Rheum tanguticum* Maxim. ex Balf.）或药用大黄（*Rheum officinale* Baill.）的干燥根及根茎。其味苦，性寒，归脾、胃、大肠、肝、心包经。功能泄热通肠、凉血解毒、逐瘀通经。主治实热便秘，积滞腹痛，泻痢不爽，湿热黄疸，血热吐衄，目赤，咽肿，肠痈腹痛，痈肿疔疮，瘀血经闭，跌打损伤，上消化道出血；外治水火烫伤。其药理作用如下。

1. 加速机体排泄有害物质

人体摄入的蛋白质代谢产物尿素氮 75% 从肾脏排泄，25% 由肠道排除。但在慢性肾衰竭时，肾脏排泄尿素氮能力下降，蛋白代谢产物在结肠中积聚，同时由于结肠中细菌繁殖产生大量毒素，加重病情。大黄能通过泻下作用减少氨等代谢产物的重吸收。有研究发现大黄提取物给慢性肾衰竭大鼠灌胃 8 小时后，大鼠肝脏的尿素氮水平下降了 21%，4~8 小时大鼠肾脏的尿素氮水平下降了 46%~51%；血浆中多种氨基酸水平也有明显下降。提示大黄在明显加快实验大鼠排泄尿素氮速度的同时，还能纠正钙磷代谢异常。

2. 对细胞因子的调节作用

肾脏固有细胞包括肾小管上皮细胞、肾小球系膜细胞、内皮细胞及足细胞等，这些细胞可分泌多种细胞因子如白细胞介素（IL）、肿瘤坏死因子（TNF）、转化生长因子（TGF）等，其可通过自分泌或旁分泌作用促使系膜细胞和血管内皮细胞增殖，细胞外基质合成增加、降解减少等一系列病理改变，最终导致肾小球硬化及肾小管间质纤维化。

（1）对转化生长因子 -β（TGF-β）的影响　TGF-β 是肾脏纤维化复杂的细胞因子网络中的核心因子，它可以促使肾脏固有细胞肥大、细胞外基质沉积，最终造成肾小球硬化和间质纤维化。细胞实验提示大黄酸不仅能抑制 TGF-β 诱导的肾小球系膜细胞增生、肥大及细胞外基质的产生，还能够降低系膜细胞 GLUT-1 表达及对葡萄糖的异常摄入。进一步研究证实大黄酸可逆转 TGF-β 诱导的近端肾小管细胞肥大，明显降低 1 型胶原和纤维连接蛋白 mRNA 表达水平，抑制细胞外基质合成，表明大黄酸能阻断 TGF-β 的下游作用途径。动物实验发现，经大黄酸处理的大鼠肾小球中 TGF-β 表达明显降低，大黄酸对 TGF-β 的上下游均有抑制作用，从而延缓了肾损伤。

（2）对白细胞介素 -6（IL-6）的影响　近期研究证实 IL-6 与 1 型糖尿病的发病密切相关。体外实验显示大黄素可以显著抑制脂多糖刺激下系膜细胞中 IL-6 基因表达。临床研究中证实经大黄治疗的慢性肾衰竭病人血中 IL-6 显著下降，肾功能指标好转，提示大黄可通过抑制 IL-6 分泌，减轻肾脏免疫性炎症反应，改善肾功能。

（3）对肿瘤坏死因子 α（TNF-α）的影响　TNF-α 主要由单核 - 巨噬细胞和内皮细胞产生，具有广泛的生物学效应，包括活化多种炎症细胞、减低血管张力、增加血管通透性等。研究发现大黄素能够抑制糖尿病肾病大鼠血及尿 TNF-α 水平，其作用与苯那普利类似，提示大黄素能抑制 TNF-α 的肾内合成与释放，阻断其降低血管张力作用，减轻肾小球高滤过，改善糖尿病大鼠早期肾损伤。

3. 对成纤维细胞的作用

肾间质纤维化是终末期肾病进展的主要原因，而成纤维细胞作为肾间质的主要重构细胞，其异常增生和凋亡与肾间质纤维化密切相关。大黄素能剂量依赖性地降低体外培养人肾成纤维细胞 ^{3}H-tDR 掺入率，抑制成纤维细胞增生。研究还发现大黄素通过促使 c-myc 蛋白高水平表达，诱导细胞发生凋亡。

4. 抗氧化应激作用

自由基生成过多在肾脏病发病过程中具有重要作用。肾脏病病人不仅存在自由基生成过多，而且自由基清除系统如超氧化物歧化酶、过氧化物酶及过氧化氢酶活性降低。自由基积聚过多使肾固有细胞过氧化损伤，血管通透性增加，肾小球基底膜增厚。利用化学发光体系检验大黄清除多种活性氧的作用结果显示，大黄能清除 O_2^-、H_2O_2 和其他活性氧，抑制脂质过氧化。日本学者发现大黄抑制活性氧 IC50 为 0.031g/L。

5. 对脂质代谢的影响

多种脂质异常代谢产物参与影响了肾脏病的进程。其中氧化低密度脂蛋白 ox-LDL 作用至为重要。LDL 免疫复合物可刺激单核 - 巨噬细胞向泡沫细胞转化，而后者是肾小球动脉硬化的关键。动物实验证实大黄可改善糖尿病肾病大鼠血脂代谢紊乱，表现为血甘油三酯和胆固醇的降低、高密度脂蛋白升高、低密度脂蛋白降低。

6. 对血流动力学的影响

肾内血流动力学改变直接导致多种肾脏病的发生，造成血流动力学改变的因素包括体循环血压、肾小球灌注压及血管活性物质的释放等。其中肾小球高滤过起关键作用。动物实验发现大黄对血液流变学具有双向调节作用，大黄素能抑制血浆中血栓素 B_2 合成、增加 6-酮-前列腺素水平，使其比值下降，血小板最大聚集率和聚集速度均显著降低，表明大黄素具有改善微循环、抗凝、抗血栓等多种活性，从而发挥调节肾组织血流动力学达到保护肾功能的作用。

7. 保护残存肾单位功能

大黄保护残留肾单位功能主要通过以下两方面的机制。一是抑制残余肾单位的病理性增生。大黄能够改善 CRF 大鼠和糖尿病肾病大鼠的氮质血症，抑制残余肾单位的代偿性肥大，降低残余肾的高代谢状态。二是大黄能抑制肾细胞外基质的增生。将大黄蒽醌和大黄酸酮葡萄糖加入培养液中能直接抑制肾系膜细胞生长，大黄能抑制狼疮性肾炎及其他慢性肾炎的肾间质纤维化病变，从而延缓终末期肾病发生。

8. 利尿作用

家兔实验证实，大黄素和大黄酸灌胃给药 2~4 小时之后，尿量、排 Na^+ 和 K^+ 量均达到最高峰，而芦荟大黄素、大黄酸作用相对较弱。其作用机制是大黄素、芦荟大黄素及大黄酸能抑制肾髓质 Na^+、K^+-ATP 酶的活性，减少肾小管重吸收 Na^+，增加尿钠，从而起到利尿的作用。

二、雷公藤

本品为卫矛科植物雷公藤（Tripteryqium wilfordii Hook.f.）干燥根的木质部。味苦、辛，性凉，大毒，归心、肝经。功能祛风除湿、活血通络、消肿止痛、杀虫解毒。主治类风湿关节炎、风湿性关节炎、肾小球肾炎、肾病综合征、红斑狼疮、口眼干燥综合征、白塞病、湿疹、银屑病、麻风病、疥疮、顽癣等。其药理作用如下。

1. 抗炎作用

核因子-κB（NF-κB）是介导肾脏炎症介质的主要信号传导通路，多种细胞因子通过活化 IκB，导致 NF-κB 解离入核，调控炎症介质和细胞因子基因的转录，导致炎症反应。雷公藤甲素对 TNF-α 和血管紧张素 II（Ang-II）诱导的肾小球系膜细胞具有抑制 IκB 的磷酸化降解，抑制 NF-κB 的活化，下调 MCP-1 与 ICAM-1 等炎症介质的释放，减少肾小球系膜区单核细胞的浸润，从而减轻肾小球炎症反应。而且雷公藤甲素对糖尿病肾病模型大鼠具有抑制肾组织 MCP-1 的表达，减少肾组织单核-巨噬细胞浸润的作用，改善肾小球硬化及肾间质纤维化。雷公藤多苷对系膜增生性肾小球肾炎模型大鼠具有抑制 TNF-α 的表达、抑制肾小球系膜增生的作用，同时雷公藤甲素能显著抑制 TNF-α 诱导的肾小球系膜细胞分泌 MCP-1 和 ICAM-1 等促炎因子的 mRNA 及蛋白表达，减轻肾小球炎症反应。

2. 抗纤维化作用

肾小管间质损伤表现为肾小管上皮细胞变性、萎缩和消失，肾间质单核-淋巴细胞浸润、成纤维细胞及细胞外基质聚集。有研究发现雷公藤甲素抑制糖尿病肾病模型大鼠肾小管上皮细胞及肾间质 TGF-β1、Smad2 及结缔组织生长因子（CTGF）表达，恢复骨形态发生蛋白-7（BMP-7）表达，改善肾小管间质病理损伤，如正常肾小管增多、萎缩肾小管和间质纤维化明显减少等。

3. 减轻细胞介导的肾脏免疫损伤

细胞免疫直接介导肾脏病的发生及发展，其中肾小球和肾间质内淋巴细胞等炎症细胞浸润是慢性肾脏病的病理特征。雷公藤对 T 淋巴细胞亚群有非选择性、非平衡性的抑制作用。临床应用雷公藤多苷治疗 IgA 肾病者，发现雷公藤能够抑制血清 T 诱导性淋巴细胞亚群（CD_4）水平、提高 T 抑制淋巴细胞亚群（CD_8）水平，提示雷公藤多苷可能是通过降低 T 淋巴细胞凋亡、维持免疫稳态实现改善肾小球损伤。动物实验研究表明雷公藤多苷显著降低 CIM 百分比以及 T 淋巴细胞增殖能力，显著升高 CD_8 百分比，具有细胞免疫抑制作用。同时雷公藤多苷通过维持 CD_4/CD_8 的动态平衡，达到对 T 细胞亚群紊乱的纠正调节作用，使免疫反应趋于稳定。

4. 诱导肾组织细胞凋亡

凋亡诱导因子（AIF）是线粒体膜间蛋白，具有介导细胞凋亡的作用，肾脏缺血再灌注（Ischemia/reperfusion，I/R）损伤时，AIF 转移到细胞核导致核 DNA 片段化断裂，最终导致细胞凋亡。利用雷公藤内酯醇干预肾脏 I/R 损伤，发现 AIF 表达及细胞凋亡程度减低，肾脏病理损伤亦减轻，提示雷公藤内酯醇可通过抑制 AIF 的表达，进而抑制细胞凋亡而改善肾损伤。

5. 体液免疫抑制

体液免疫紊乱在肾脏病的发生和发展中起到重要作用，且与肾脏病的临床和病理程度密切相关。雷公藤具有体液免疫抑制，能够减轻免疫复合物介导的肾脏免疫损伤，研究发现雷公藤内酯醇能显著减少 IgA 肾病模型大鼠肾小球系膜区中转铁蛋白受体（IgA 在系膜细胞的受体）的表达，减少 IgA 沉积，改善肾组织病理损伤。此外利用雷公藤甲素治疗 Heymann 肾炎模型大鼠后，肾小球毛细血管袢 IgG 和 C5b-9 的荧光强度减弱，肾小球基底膜上皮侧电子致密物减少，表明雷公藤能够抑制肾小球免疫复合物沉积，减轻肾组织免疫损伤。

6. 改善肾小球滤过膜通透性

雷公藤甲素具有保护肾小球足细胞作用。体内外实验发现雷公藤甲素可稳定、恢复足细胞的骨架结构，纠正裂孔膜蛋白的分布异常，上调裂孔膜蛋白 nephrin、Podocin 等的表达水平。雷公藤多苷也能改善糖尿病肾病模型小鼠肾小球足细胞病变，表现为足细胞密度增加、足突宽度降低、足细胞裂孔膜蛋白 nephrin 表达增加、足细胞损伤标记蛋白 desmin 表达降低。此外，雷公藤总苷也具有改善肾小球基底膜的电荷状态、恢复毛细血管负电荷、改善肾小球基底膜病变的作用。

7. 抑制系膜细胞增殖及细胞外基质增生

雷公藤具有抑制肾成纤维细胞分泌细胞外基质的作用。雷公藤多苷干预糖尿病肾病小鼠模型能够改善肾小球硬化性损伤，免疫组化染色证实药物治疗组肾小球系膜区 α-SMA 和 I 型胶原染色明显减弱，提示雷公藤多苷可以抑制系膜细胞增生和细胞外基质积聚。

三、青风藤

本品为防己科植物青藤或毛青藤（Caulis Sinomenii）等的藤茎。味苦辛，性平，归肝、脾经。功能祛风湿、通经络、利小便。用于风湿痹痛、关节肿胀、麻痹瘙痒。其药理作用如下。

1. 抗炎作用

青藤碱是青风藤中提取的纯化水溶性生物碱，具有抑制炎症反应的药理学特性。肾脏缺血再灌注损伤小鼠模型中，青藤碱能够降低血清肌酐及血尿素氮水平，减轻肾组织形态学病变并抑制肾小管上皮细胞凋亡，抑制多种炎症介质表达，包括趋化因子 CXCL-10 及其受体 CXCR-3、细胞间黏附分子 1 及 P 选择素、TNF-α 和 IL-6，并抑制炎症相关转录因子 NF-κB 及促分裂原活化蛋白激酶的活化。在系膜增生性肾小球肾炎小鼠模型中，青藤碱可改善系膜细胞明显增殖及系膜基质积聚，抑制肾小球分泌 TNF-α，减轻肾脏炎症反应。

2. 抗纤维化作用

在单侧输尿管结扎（Unilateral Ureteral Obstruction，UUO）小鼠模型中，青藤碱可减轻小鼠肾间质纤维化程度，抑制 α-平滑肌肌动蛋白（α-SMA）和波形蛋白（Vimentin）蛋白表达，降低肌成纤维细胞的积聚，改善肾脏纤维化损伤。

3. 抗氧化应激作用

在肾缺血再灌注大鼠模型中，青藤碱可抑制肾脏 NF-κB 及诱导型一氧化氮合酶（iNOS）的表达，抑制肾脏氧化应激反应，减轻大鼠肾缺血再灌注损伤。

4. 减轻细胞介导的肾脏免疫损伤

青藤碱具有抑制大鼠肾移植术后急性排斥反应的作用，能下调大鼠外周血淋巴细胞穿孔素的表达水平，干预参与急性排斥反应的淋巴细胞发挥的作用，延长受体鼠的存活时间。

5. 诱导肾组织细胞凋亡

在肾缺血再灌注大鼠模型中，青藤碱可抑制 JNK 信号通路的激活和 caspase-3 蛋白的表达，从而减少肾小管上皮细胞凋亡，减轻大鼠肾缺血再灌注损伤。

四、黄芪

本品为豆科植物蒙古黄芪 [Astragalus membranaceus（Fisch）Bge.var.mongholicus（Bge.）Hsiao] 或膜荚黄芪 [Astragalus membranaceus（Fisch.）Bge.] 的干燥根。味甘，性微温，归肺、脾经。功能补气升阳、固表止汗、利水消肿、生津养血、行滞通痹、托毒排脓、敛疮生肌。主治气虚乏力，食少便溏，中气下陷，久泻脱肛，便血崩漏，表虚自汗，气虚水肿，内热消渴，血虚萎黄，半身不遂，痹痛麻木，痈疽难溃、久溃不敛。其药理作用如下。

1. 降尿蛋白作用

黄芪是临床上治疗各种原因引起蛋白尿的常用药物，其控制肾性蛋白尿可能与其含硒有关。肾病蛋白尿病人往往有硒的缺乏，而硒具有保护机体免受氧化损害的功能，并能加强某些自由基清除剂的抗氧化作用。而黄芪富含微量元素硒，因此可能通过上述作用，保护肾小球基底膜的电荷屏障和机械屏障，由此降低蛋白尿。有报道黄芪注射液治疗 30 例肾小球肾炎病人 3 周后，24 小时尿蛋白定量均有明显减少，并发现黄芪注射液对于以系膜免疫复合物沉积的系膜增生性为病理表现的肾炎降蛋白尿作用最明显。

2. 抗炎作用

血清可溶性 IL-2R（sIL-2R）作为活化淋巴细胞 IL-2R 的 α 成分，可从细胞脱落进入血循环，其血中的水平与免疫性肾脏病的发生发展有关。体外实验发现低浓度黄芪能诱导 IL-2 高表达，但高浓度黄芪能抑制 IL-2 的生成，证实黄芪具有免疫双相调节的作用。临床研究发现黄芪注射液治疗肾炎病人血清 IL-2R 下降，减轻对肾小球的损伤，从而保护肾脏功能。现有研究已证实 IL-6 等多种细胞因子可刺激、活化系膜细胞，合成并分泌多种炎症递质（包括 IL-6）和基质成分，从而形成一个不断放大的病理过程，最终导致肾小球炎症和硬化，加重病理损害。实验研究证实，黄芪能抑制大鼠肾小球系膜细胞产生炎症因子 IL-6，其抑制强度有一定剂量依赖性，其抑制强度高、中浓度组无显著性差异，低浓度组抑制作用较前明显减弱。此研究亦为黄芪防治肾小球硬化提供了理论依据。

3. 抗纤维化作用

黄芪可明显减轻 UUO 大鼠肾组织的肾小管损伤及肾间质纤维化，抑制肾组织中 TGF-β_1 和 α-SMA 表达，减轻和改善 UUO 大鼠肾间质纤维化。黄芪注射液减少 2 型糖尿病肾大鼠组织 CTGF 高表达，上调肝细胞生长因子的表达，也是其减轻肾间质纤维化的作用机制之一。体外实验发现，黄芪含药血清可以显著抑制高糖诱导的细胞 PAI-1 和 IV 型胶原表达，减少细胞外基质积聚，起到抗纤维化作用。

体外研究发现黄芪可显著抑制 IL-1β 诱导的肾小球增殖和阻止细胞进入合成周期，显著降低纤连蛋白、IV 型胶原产生，磷酸化 p38 蛋白和磷酸化 MKK3/MKK6 的表达显著受抑制，提示黄芪通过抑制磷酸化 MKK3/6 和磷酸化 p38MAPK 蛋白的表达，发挥抑制 IL-1β 诱导的肾小球系膜细胞增殖作用。细胞周期研究发现黄芪皂苷将系膜细胞阻滞在 G0/G1 期，从而抑制细胞增殖。此外，黄芪还能抑制肾小球系膜细胞分泌 IL-6，减少细胞外基质（ECM）积聚，减轻肾小球硬化，延缓肾脏病进展。

4. 对足细胞的保护作用

体外研究发现黄芪注射液可以通过抑制 Ang II 引起的足细胞分泌血管内皮生长因子（VEGF）的增高而减轻肾小球的损伤。其机制可能与黄芪甲苷上调 α3β1 整合素 mRNA 及蛋白表达有关。

5. 对腹膜的保护作用

黄芪注射液可减轻高浓度葡萄糖腹透液对间皮细胞的损伤，升高 AQP-1 在腹膜间皮细胞的表达，改善透析液留腹早期跨细胞水转运功能，从而提高腹膜对水的清除，增加透析超滤量。腹透液中加入黄芪可以保护腹膜间皮层，提高腹膜对尿素、肌酐的清除，提高透析效能，但不增加腹膜对葡萄糖的吸收；高浓度含黄芪腹透液尚能提高腹膜对水的清除，增加透析超滤量。体外研究发现，Ang II 可诱导腹膜间皮细胞转分化标志因子 α-SMA mRNA 和蛋白水平表达上调，经黄芪注射液预处理后可抑制由 Ang II 诱导的 α-SMA 表达上调，表明黄芪注射液对腹膜间皮细胞向间充质细胞转分化过程有抑制作用，这些研究为其防治腹膜纤维化提供了依据。

6. 调节免疫淋巴细胞作用

T 淋巴细胞是影响机体免疫功能最重要的一大细胞群。T 淋巴细胞的功能失调是导致肾组织损伤的一个重要因素。慢性肾炎病人多伴有 T 细胞亚群的比例失调、功能紊乱。动物实验表明，黄芪具有免疫增强和免疫抑制的双相调节作用，低浓度黄芪可促进淋巴细胞转化能力，而高浓度反而使之活力受到抑制。高浓度黄芪注射液能够调节 T 细胞亚群、抑制 T 辅助细胞、减少蛋白漏出，从而发挥对肾脏保护作用。

7. 对水钠代谢的影响

大量研究提示黄芪有利尿的功效，它能提高肾小球滤过率，改善多种疾病状态下的水钠潴留。黄芪治疗肾病综合征大鼠不仅可明显改善肾病综合征中 AVP 系统的高表达，也明显改善糖尿病肾病和充血性心力衰竭动物模型的 AVP 系统，表明黄芪改善肾病水钠潴留状态是通过影响 AVP 系统而实现的。黄芪水提物显著改善阿霉素肾病大鼠心钠肽（ANP）抵抗，其机制可能与其抑制 PDE5 活性及蛋白表达有关。

8. 治疗肾病的其他作用

研究发现，黄芪除提高肾病综合征大鼠血浆白蛋白水平外，还可使肾病综合征大鼠血脂水平恢复到正常范围。黄芪合剂不仅降低胆固醇和甘油三酯，还能降低载脂蛋白 B 和低密度脂蛋白。其机制与调节脂质降解的两个关键酶（脂蛋白酯酶和卵磷脂胆固醇酰基转移酶）活性，促进循环中载脂蛋白 B（ApoB）、三酰甘油及胆固醇脂蛋白的降解，提升 ApoA□，降低ApoB 有关。黄芪还能能部分纠正肾脏的高灌注、高滤过，这可能与抑制肾脏一氧化氮合成有关。此外，黄芪还具有降压、减轻庆大霉素肾毒性等作用。

五、人参

本品为五加科植物人参（Panax ginseng C. A. Mey.）的干燥根和根茎。味甘、微苦，性微温，归脾、肺、心、肾经。功能大补元气、复脉固脱、补脾益肺、生津养血、安神益智。主治体虚欲脱，肢冷脉微，脾虚食少，肺虚喘咳，津伤口渴，内热消渴，气血亏虚，久病虚羸，惊悸失眠，阳痿宫冷。其药理作用如下。

1. 抗炎作用

人参皂苷可以控制中性粒细胞活化募集，减少组织炎症损伤，通过多途径调节细胞因子的释放，减轻全身及局部炎症反应损伤程度，减少单核 – 巨噬细胞活化聚集，参与了环氧合酶（COX）介导的炎症反应。人参皂苷 Rg1、Rb1 能不同程度地降低单核细胞趋化因子 –1（MCP–1）mRNA 及蛋白在实验性糖尿病肾病大鼠肾组织中的表达，明显改善糖尿病肾病导致的病理损伤。

2. 减轻肾间质纤维化

人参皂苷 Rg1 能有效抑制 TGF–β_1 诱导的肾小管上皮细胞表型转化和细胞外基质合成，改善肾间质纤维化。人参皂苷可提高自发性高血压 SHR 大鼠肾脏基质金属蛋白酶 2（MMP–2）的表达，减少Ⅳ型胶原积聚，减轻尿白蛋白排泄，延缓了肾间质损害。

3. 抗氧化应激作用

人参皂苷 Rb1 可减轻 UUO 大鼠肾脏模型中羟自由基与 MDA 的表达，显著降低 MDA 的水平，增强超氧化物歧化酶（SOD）的表达，从而减少 UUO 大鼠胶原在肾间质的沉积，减轻肾间质纤维化。人参皂苷 Rg3 具有对脂多糖所致大鼠组织氧化损伤的预防作用，给予人参皂苷 Rg3 干预后，血清肌酐水平明显降低，通过降低脂多糖所致肾中增多的细胞核因子（NF–κB）、环氧酶 –2（COX–2）、诱导型氧化一氧化氮合成酶（iNOS）、血红素氧化酶（HO–1）蛋白的表达起到抗氧化作用。

4. 对 Ca^{2+} 的拮抗作用

细胞内 Ca^{2+} 超载是缺血再灌注和缺氧再复氧（Hypoxia/reoxygenation，H/R）损伤中最为重要的机制。人参皂苷 Re 可提高肾脏组织 Na^+，K^+–ATP 酶和 Ca^{2+}–ATP 酶的活力，抑制细胞内钙离子浓度的升高，减轻由于钙超载引起的各种细胞损伤和细胞凋亡发生，减轻肾小管上皮细胞损伤，起到保护肾脏缺血再灌注损伤的作用。在 OGD — Rep（氧和葡萄糖损伤和修复）诱导的缺血损伤实验中，人参皂苷 Rb3 显著抑制缺血性损伤导致的细胞凋亡、Ca^{2+} 升高、线粒体膜电位的减少，增加细胞 Bcl–2 蛋白的表达，同时减少细胞色素 c、caspase–3 和 Bax 蛋白表达，抑制细胞凋亡蛋白酶 caspase–3、caspase–8、caspase–9 的活性。

5. 对足细胞的保护作用

人参皂苷 Rg1 对多柔比星肾病模型足细胞有保护作用，能明显改善足突融合，增加足细胞裂孔膜分子 nephrin 表达；可以抑制补体诱导的足细胞损伤，抑制细胞凋亡，其分子机制与抑制细胞内活性氧产生、降低 p38 蛋白磷酸化水平有关。

六、三七

本品为五加科人参属植物三七［Panax notoginseng（Burk.）F.H.Chen］的干燥根和根茎，又称田七、人参三七、田三七等。味甘、微苦，性温，归肝、胃经。功能散瘀止血、消肿定痛。主治咯血，吐血，衄血，便血，崩漏，外伤出血，胸腹刺痛，跌仆肿痛。其药理作用如下。

1. 改善血液流变学及肾脏微循环，减少尿蛋白排泄

三七具有抑制血小板聚集、降低血黏度、抗凝、抗栓、改善血液流变学及肾脏微循环、减少尿蛋白排泄、保护肾功能的作用。三七在改善血液流变学及肾脏微循环方面有独特疗效，其作用机制可能包括：①三七可抗血小板聚集、抗凝、抗栓、扩张小血管、增加肾血流量，从而调节机体血流动力学，改善肾脏微循环；②慢性缺血可致微循环损害、血管通透性增加及血浆蛋白渗透增加，三七总皂苷可降低缺氧微血管的扩张程度，延长微血流加速期时程，推迟微血流停止时间，故可减少微血管损伤；③三七总皂苷主要通过阻断受体依赖的 Ca^{2+} 通道开放导致细胞外钙内流而抑制血管收缩，增加肾血流及降低动脉压；④三七总皂苷可直接扩张肾动脉及小血管，改善肾脏循环。

此外，三七中含有的三七皂苷等多种成分，有改善血液循环、降低毛细血管通透性以及降低血脂的作用，也能降低糖尿病肾病病人血液和尿液中 β_2- 微球蛋白的含量，减少尿微量蛋白的排泄。

2. 抗氧化应激作用

糖尿病大鼠肾组织局部氧耗量增多，自由基产生过多，SOD、谷胱甘肽过氧化酶（GSH-Px）及过氧化氢酶等活性降低。氧自由基生成、中和及清除失衡在糖尿病肾病发生发展中起重要作用。三七可增加丙二醛（MDA）、还原型谷胱甘肽（GSH）和 SOD 的活性，发挥抗氧化应激作用。肾衰竭病人使用非透析治疗时加用血塞通（三七总皂苷）治疗后，血浆、红细胞脂质过氧化物（LPO）含量下降，血浆与红细胞 SOD 活性增加，全血 GSH-Px 活性增加，并可能通过提高红细胞流动性来延长红细胞寿命。

3. 免疫调节作用

三七可调节细胞免疫功能，提高慢性肾炎大鼠血液中 CD_3、CD_4 的含量以及 CD_4 /CD_8 比值，减少过多的 CD_8，对机体非特异性免疫功能和特异性体液免疫功能具有调节作用。三七可使过低或过高的免疫反应恢复正常，而不干扰机体正常免疫反应。三七对免疫系统的双向调节作用能使慢性肾脏病病人紊乱的免疫功能恢复有序，对治疗慢性肾脏病极为有利。

4. 影响物质代谢

三七可调节机体内的多种物质的含量。①三七具有降脂作用，能降低糖尿病肾病病人血清中甘油三酯及胆固醇水平，改善血脂紊乱；②三七对糖原的合成分解以及糖原的氧化利用具有双向调节作用，维持血糖稳定，延缓糖尿病肾病进展；③三七可促进蛋白质合成，减轻慢性肾衰竭病人的低蛋白血症。

此外，三七还具有抑制间质细胞、系膜细胞增殖及细胞外基质沉积的作用，减轻肾脏损害。三七皂苷可通过抑制碱性成纤维生长因子（bFGF）的表达，抑制肾成纤维细胞（KFB）增殖、KFB分泌Ⅰ型胶原及表达β1整合素增加等作用，阻止肾间质纤维化。还可通过上调c-myc蛋白表达促进KFB凋亡，导致细胞数量减少，延缓肾间质纤维化。

七、冬虫夏草

本品为麦角菌科真菌冬虫夏草菌［Cordyceps sinensis（BerK.）Sacc.］寄生在蝙蝠蛾科昆虫幼虫上的子座和幼虫尸体的干燥复合体。味甘，性平，归肺、肾经。功能补肾益肺、止血化痰。用于肾虚精亏、阳痿遗精、腰膝酸痛、久咳虚喘、劳嗽咯血。其药理作用如下。

1. 免疫调节作用

冬虫夏草可增强单核 – 吞噬细胞系统功能，调节体液免疫，可对细胞免疫功能进行双重调节，还可增强自然杀伤细胞活性。不同剂量的人工虫草水提醇沉后的多糖提取物对小鼠进行灌胃，结果显示虫草多糖提取物可显著提高小鼠胸腺指数，改善2,4- 二硝基氟苯诱发的迟发型变态反应（DTH），对特异性细胞免疫具有促进作用；高剂量组可明显提高小鼠碳廓清能力，并提高巨噬细胞吞噬红细胞的能力。

2. 抗纤维化作用

冬虫夏草可下调UUO肾损害、腺嘌呤诱导的肾衰竭等动物模型肾脏中转化生长因子 –β_1（TGF-β_1）、α- 平滑肌肌动蛋白（α-SMA）的表达，抑制成纤维细胞、肾小管上皮细胞向成肌纤维细胞的表型转化，防治肾小管间质纤维化。

3. 抗氧化应激作用

在高血压大鼠以及血管紧张素Ⅱ刺激的大鼠肾小管上皮细胞NRK-52E等多种模型中发现，冬虫夏草具有上调肾小管抗衰老基因Klotho的mRNA及蛋白表达的作用，减轻肾小管损伤，同时可下调肾脏中ROS和MDA的表达，发挥抗氧化作用。

4. 调血脂作用

冬虫夏草具有调节血脂紊乱的作用，在高脂饮食诱导的高脂血症金黄地鼠模型中，冬虫夏草可降低金黄地鼠血清中TC、TG、LDL-C的含量，并可升高HDL- C/LDL-C比值，显著改善肾脏疾病过程中的血脂紊乱。

5. 促进造血作用

在5/6肾切除大鼠肾衰竭模型中，冬虫夏草具有促进肾皮质肾小管周围间质细胞中促红细胞生成素的合成及释放，纠正终末期肾病导致的贫血。

6. 对药物肾毒性损伤的保护作用

百令胶囊及提取液对环孢素肾毒性模型大鼠干预治疗后，发现药物可以改善环孢素引起的肾小管上皮细胞空泡样变性和细胞坏死，减少肾间质纤维化及炎症细胞浸润。此外，实验证实，冬虫夏草对其他药物如顺铂、庆大霉素等引起的肾脏毒性损害均有保护作用。

八、姜黄

本品为姜科植物姜黄（Curcuma longa L.）的干燥根茎，冬季茎叶枯萎时采挖。味辛、苦，性温，归脾、肝经。功能破血行气、通经止痛。主治胸胁刺痛，胸痹心痛，痛经经闭，癥瘕，风湿肩臂疼痛，跌仆肿痛。其药理作用如下。

1. 抗炎作用

在肾小管上皮细胞体外再灌注损伤的实验研究中，姜黄素可抑制Toll样受体4（TLR-4）

信号通路的活化，下调 TNF-α 及 IL-6 等炎症因子的表达，减轻肾小管损伤及间质炎症，降低实验动物的血清肌酐及尿素氮水平，保护肾脏功能。在糖尿病肾病小鼠模型中，姜黄素可抑制 NF-κB 以及 IL-6 的表达，减轻肾脏炎症损伤。

2. 抗纤维化作用

姜黄的有效成分姜黄素在多种动物及细胞模型中均可抑制肾脏纤维化。①在醛固酮诱导的肾纤维化大鼠模型中，姜黄素可抑制肾脏中血清和糖皮质激素诱导的蛋白激酶（SGK）及 TGF-β_1 的表达，减轻肾脏纤维化损伤；②在 UUO 大鼠模型中，姜黄素可抑制肾脏中 CTGF、TGF-β_1、α- 平滑肌肌动蛋白以及 Ⅰ 型胶原表达，抑制肾脏纤维化；③在 STZ 诱导的糖尿病肾病大鼠模型中，姜黄素可通过抑制鞘氨醇激酶 -1- 一磷酸鞘氨醇（SphK1-S1P）信号通路的表达，改善肾脏纤维化损伤；④在 TGF-β_1 诱导的肾小管上皮细胞（HKC）模型中，姜黄素可抑制细胞中 TGF-β_1 和 Ⅰ 型胶原的表达，促进骨形态发生蛋白 -7（BMP-7）的表达，抑制 HKC 向梭形细胞转化，减轻细胞纤维化损伤。

3. 抗氧化应激作用

姜黄素可通过激活 Nrf2/ARE 信号通路，降低糖尿病肾病大鼠氧化应激，发挥肾脏保护作用。在大鼠肾脏缺血再灌注损伤模型中，姜黄素可升高肾脏组织匀浆 SOD 活性，降低 MDA 含量，减轻肾小管损伤。

九、茯苓和茯苓皮

本品为多孔菌科真菌茯苓［Poria cocos（Schw.）Wolf］的干燥菌核。味甘、淡，性平，归心、肺、脾、肾经。功能利水渗湿、健脾、宁心。用于治疗水肿尿少，痰饮眩悸，脾虚食少，便溏泄泻，心神不安，惊悸失眠。其药理作用如下。

1. 抗肾纤维化作用

四环三萜类化合物和多糖是茯苓的主要化学成分。UUO 大鼠以及链脲佐菌素（STZ）诱导的糖尿病肾病小鼠等模型显示茯苓多糖具有抑制肾间质纤维化、延缓进展性肾功能衰竭的作用，可改善肾小管管腔内蛋白管型，减弱肾间质淋巴细胞浸润，抑制肾间质纤维化。

四环三萜类化合物同样具有抗肾纤维化作用。茯苓酸 A 是茯苓皮中含量较高的四环三萜类化合物。在肾脏缺血再灌注损伤大鼠模型和缺氧 / 复氧诱导的肾小管上皮细胞 HK-2 中，茯苓酸 A 通过选择性阻断 Smad3 与 TGF-βRI 和 SARA 间的相互作用而减少 Smad3 磷酸化，抑制 TGF-β/Smad 信号通路；通过抑制 Wnt 配体表达和 β-catenin 核转录，抑制 Wnt/β-catenin 信号通路活化。免疫共沉淀结果表明，缺血再灌注损伤模型和缺氧 / 复氧诱导损伤模型也能增强 Smad2 和 Smad3 与 β-catenin 间相互作用，介导 TGF-β/Smad 和 Wnt/β-catenin 信号通路间相互作用，加速肾纤维化；而茯苓酸 A 通过选择性阻断 Smad3 和 β-catenin 的相互作用，抑制肾纤维化。

茯苓皮中分离鉴定的 11 个四环三萜类新化合物具有抗肾纤维化作用。11 个四环三萜类新化合物茯苓酸 ZA、茯苓酸 ZC、茯苓酸 ZD、茯苓酸 ZE、茯苓酸 ZF、茯苓酸 ZG、茯苓酸 ZH、茯苓酸 ZI、茯苓酸 ZJ、茯苓酸 ZK 和茯苓酸 ZL 能改善 TGF-β_1 和血管紧张素 Ⅱ 介导 HK-2 细胞中导致 Collagen Ⅰ、α-SMA、fibronectin 和 vimentin 的 mRNA 和蛋白质表达显著的升高以及 E-cadherin 的 mRNA 和蛋白质表达显著的降低。这些化合物对 TGF-β_1 和血管紧张素 Ⅱ 诱导的 TGF-β/Smad 信号通路有显著的抑制作用，通过选择性阻断 Smad3 与 TGF-βRI 和 SARA 互相作用而抑制 Smad3 磷酸化，减少下游靶基因 Collagen Ⅰ 等表达。这些化合物能抑制

RAS 成分中血管紧张素原、肾素、血管紧张素转化酶和血管紧张素转化酶 I 型受体的表达，进而抑制 TGF-β_1 和血管紧张素 II 诱导的 RAS 活化。茯苓酸 ZC、茯苓酸 ZD、茯苓酸 ZE、茯苓酸 ZG 和茯苓酸 ZH 通过抑制 β-catenin 核转录，抑制 Wnt/β-catenin 信号通路活化，减少下游促纤维因子 Snail1、Twist、基质金属蛋白酶 -7（MMP-7）、血浆纤溶酶原激活物抑制物 -1（PAI-1）、成纤维细胞特异性蛋白 1（FSP1）等表达。构效关系分析表明 3,4- 裂环羊毛甾烷型四环三萜化合物的活性强于羊毛甾烷型四环三萜化合物。茯苓酸 ZC、茯苓酸 ZD 和茯苓酸 ZE 同样对 UUO 小鼠梗阻肾中 Smad3 磷酸化、RAS 活化和 Wnt/β-catenin 信号通路活化具有显著的抑制作用，进而减少 Collagen I、α-SMA、fibronectin 和 vimentin 等细胞外基质沉积，阻断上皮 - 间质细胞转分化（EMT），减轻肾小管上皮细胞损伤，抑制肾纤维化。茯苓酸 ZI、茯苓酸 ZJ、茯苓酸 ZK 和茯苓酸 ZL 对 TGF-β_1 诱导的 HK-2 细胞、NRK-52E 细胞和成纤维细胞 NRK-49F 中 Collagen I、α-SMA、fibronectin 和 vimentin 蛋白质表达升高以及 E-cadherin 蛋白质表达降低具有显著的抑制作用。分子对接研究发现这些化合物能结合到 MMP-7、MMP-9 和 MMP-13 蛋白的小分子结合位点，且对 MMP-13 显示最强的结合作用。四个化合物对 UUO 小鼠梗阻肾和 TGF-β_1 诱导 HK-2 细胞中 MMP-13 蛋白表达具有显著的抑制作用，且茯苓酸 ZI（PZI）具有最强的抑制作用，这些结果表明 PZI 的抗肾纤维化作用与 MMP-13 的表达相关。

2. 抗氧化作用

茯苓多糖可上调糖尿病小鼠肾组织中 SOD、谷胱甘肽过氧化物酶（GPx）水平，下调 MDA 的水平，增强机体肾脏的抗氧化性，降低脂质过氧化，保护自由基介导的氧化损伤，减轻糖尿病对肾脏的损害。能抑制小鼠肾组织中 Bax 基因过多表达，使糖尿病状态下肾组织细胞凋亡趋势受到抑制，对糖尿病肾病具有一定预防作用。在肾脏缺血再灌注大鼠模型和中缺氧 / 复氧诱导的肾小管上皮细胞 NRK-52E 中，Gas6/Axl 信号通路通过调节下游 NF-κB/Nrf2 信号通路，调控氧化应激和炎症反应。茯苓酸 A 抑制 Gas6/Axl 信号通路，进而通过抑制 p-IκBα 表达和 NF-κB p65 核转录，抑制 IκBα/NF-κB 信号通路活化，减少下游促炎因子 MCP-1、COX-2 和 iNOS 等的表达；通过上调 Nrf2 和下调 Keap1 表达，促进 Keap1/Nrf2 信号通路活性，上调下游抗抗氧化蛋白 HO-1、catalase、GCLC 和 NQO-1 等表达。这一结果表明，茯苓酸 A 通过调控 Gas6/Axl-NF-κB/Nrf2 信号通路抑制氧化应激和炎症。

3. 降尿酸作用

茯苓水提物可上调高尿酸血症大鼠肾脏组织中尿酸转运蛋白 -1（URAT1）、有机阴离子转运体 1（rOAT1）和有机阳离子转运体 2（rOCT2）的表达，从而发挥促进高尿酸血症大鼠尿酸的排泄作用。此外，茯苓多糖还可抑制肾组织细胞凋亡趋势，延缓肾病的进展。

4. 足细胞保护作用

四环三萜类化合物是抗足细胞损伤的活性成分。茯苓酸 A 对肾脏缺血再灌注损伤大鼠肾组织中 nephrin、podocin、podocalyxin、synaptopodin 及 WT1 蛋白表达降低和 desmin 蛋白表达升高具有较好的改善作用。茯苓酸 ZA（PZA）和茯苓酸 B 通过下调足细胞 MPC5 中血管紧张素原、肾素、血管紧张素转化酶和血管紧张素转化酶 I 型受体表达，阻断血管紧张素 II 诱导的 RAS 活化，抑制足细胞损伤；PZA 能通过选择性抑制 TGF-β_1 诱导足细胞中 Smad3 磷酸化减轻足细胞损伤，而茯苓酸 B 则通过抑制 IκB/NF-κB 和 Wnt/β-catenin 信号通路减轻足细胞损伤。

5. 代谢调节作用

代谢组学作为系统生物学的重要组成部分而广泛用于揭示疾病发生及药物干预的生物化

学作用机制。茯苓皮乙醇提取物对腺嘌呤诱导大鼠血清中升高的肌酐和尿素水平以及尿蛋白水平具有较好的改善作用。采用 UPLC-HDMS 基于的代谢组学技术证明茯苓皮乙醇提取物改善血浆中棕榈酸、二十四碳六烯酸、鞘氨醇、色氨酸、溶血卵磷脂、溶血磷脂酰乙醇胺、硫酸吲哚酚等代谢产物的紊乱；改善肾脏组织中二十二碳六烯酸、二十二碳四烯酸、二十碳五烯酸、棕榈酸、花生四烯酸、二十二碳五烯酸、马尿酸、硫酸吲哚酚等代谢产物的紊乱；改善尿液中 L-乙酰肉碱、8-羟基腺嘌呤和次黄嘌呤等代谢产物的紊乱。这些研究证明茯苓皮乙醇提取物通过调节脂质代谢和氨基酸代谢等而抗肾纤维化。

6. 肠道菌群改善作用

利用 16S rRNA 测序和基于 UPLC-HDMS 的代谢组学技术对 5/6 肾切除大鼠结肠菌群结构和血清代谢组进行研究，发现 5/6 肾切除导致大鼠结肠菌群组成和结构显著改变，同时紧密连接蛋白 ZO-1、Occludin 和 Claudin-1 表达降低、结肠上皮通透性增强，5/6 肾切除导致血清中甘氨酸和多聚胺代谢紊乱；茯苓皮乙醇提取物和茯苓酸 A 干预后改善大鼠结肠中菌群结构和减弱肠道上皮通透性，改善了血清中甘氨酸和多聚胺代谢紊乱，增强了肾功能降低。

7. 利尿作用

茯苓皮水提取物和乙醇提取物灌胃生理盐水负荷的水潴留大鼠显示乙醇提取物具有较好的利尿作用，乙醇提取物能显著增加 Na^+ 排泄。进而采用石油醚、乙酸乙酯和正丁醇对乙醇提取物进行萃取，结果证明乙酸乙酯提取部位能显著增加水潴留大鼠的尿液排泄，促进 Na^+ 和 Cl^- 排泄，增加 Na^+/K^+，但对 K^+ 的排泄没有影响。四环三萜类化合物可能是发挥利尿活性的主要化学成分。

十、猪苓

本品是多孔菌科真菌猪苓［*Polyporus umbellatus*（Pers.）Fries］的干燥菌核。临床上常用于治疗急性肾炎、淋病、糖尿病、全身浮肿、小便不畅、尿急尿频、尿道疼痛等病症。

1. 抗肾纤维化作用

有学者采用腺嘌呤诱导的慢性肾衰竭大鼠模型，研究了猪苓中的麦角甾酮对慢性肾损伤的防治作用。研究发现，麦角甾酮可提高红细胞、血红蛋白、红细胞压积及甘油三酯含量；降低血肌酐、尿素氮、胆固醇和白细胞含量；同时下调肾组织中 $TGF-\beta_1$、$\alpha-SMA$ 和 $NF-\kappa B$ 的表达，改善肾功能，减少腺嘌呤代谢产物对肾脏的病理性损害。进一步采用 UUO 大鼠模型证明猪苓石油醚提取物和麦角甾酮通过抑制 $\alpha-SMA$、fibronectin 和 Collagen Ⅰ 的表达而对间质纤维化有较好的改善作用。作用机制上，猪苓石油醚提取物和麦角甾酮通过抑制 $p-I\kappa B\alpha$ 和 $NF-\kappa B$ p65 上调，减少下游靶基因 MCP-1 和 COX-2 表达；通过促进 Nrf2 表达，上调下游靶基因 HO-1、catalase 和 NQO-1 表达，证明猪苓石油醚提取物和麦角甾酮通过调控肾组织中促炎症的 $I\kappa B/NF-\kappa B$ 信号通路和抗氧化的 Keap1/Nrf2 信号通路改善肾损伤作用，结果显示麦角甾酮对 CKD 大鼠慢性肾损伤具有较好防治作用。

采用 HPLC-MS/MS、RRLC-MS^n 和 HPLC-FLD 等方法测定了麦角甾酮及代谢产物在血浆、大便、尿液中的分布。实验发现，麦角甾酮在大便中含量较高。在给药 24 小时内，约占给药量 57% 的麦角甾酮通过大便排出体外，同时在大便中亦可检测到代谢产物 epoxyergone，但在尿液中几乎检测不到麦角甾酮及其代谢产物。上述结果表明麦角甾酮的排泄途径是通过大便排泄而不是通过尿液（药物经尿排泄可能造成肾损伤）进行的。

2. 代谢调节作用

采用基于 UPLC-HDMS 的代谢组学方法对腺嘌呤诱导的慢性肾功能衰竭大鼠进行了研究，证明麦角甾酮对腺嘌呤诱导大鼠血清、肾组织、尿液和粪便等中多不饱和脂肪酸和尿毒症毒素硫酸吲哚酚和硫酸对甲酚的紊乱有较好的改善作用。进一步证明多不饱和脂肪酸和尿毒症毒素与 TGF-β_1 有着密切的联系，研究结果显示多不饱和脂肪酸异常和尿毒症毒素的上调均能引起 TGF-β_1 的上调表达，而麦角甾酮能改善多不饱和脂肪酸异常、尿毒症等代谢产物的紊乱和抑制 TGF-β_1 的上调。采用 UUO 大鼠模型证明猪苓石油醚提取物和麦角甾酮对 UUO 大鼠血清中降低的色氨酸和增加的犬尿氨酸、犬尿酸、5- 羟基色氨酸、5- 羟色胺、p-Cresyl sulfate、谷氨酸、硫酸吲哚酚、p-Cresyl glucuronide 和鹅去氧胆酸水平显示改善作用。这些研究证明猪苓和麦角甾酮对肾纤维化中氨基酸代谢和脂质代谢紊乱显示较好的干预作用。

3. 对损伤肠道上皮屏障的改善作用

采用 UUO 大鼠模型评价猪苓石油醚提取物和麦角甾酮对损伤的肠道上皮屏障的影响，证明猪苓石油醚提取物和麦角甾酮对肠道上皮紧密连接蛋白 ZO-1、Occludin 和 Claudin-1 的表达显示较好的改善改善作用。

4. 利尿作用

采用色谱分离的方法，已证明猪苓包括甾体、三萜、生物碱、蒽醌、苯丙素和神经酰胺类化合物。HPLC 法定量测定结果证明，麦角甾醇、麦角甾 -4, 6, 8 (14), 22- 四烯 -3- 酮（麦角甾酮）、5α, 8α- 环二氧 - 麦角甾 -6, 22- 二烯 -3β- 醇、麦角甾 -7, 22- 二烯 -3β- 醇及麦角甾 -7, 22- 二烯 -3β, 5α, 6β- 三醇等为猪苓主要成分。在此基础上，建立了简单、快速、灵敏的 HPLC-MS 和 HPLC-FLD 等方法测定猪苓中若干甾体类成分的含量，HPLC 测定结果进一步证明这些甾体类成分是主要成分。为了明确猪苓的利尿成分，首先通过生理盐水负荷的水潴留大鼠模型，以活性追踪的方式，对猪苓不同部位（正己烷、乙酸乙酯、正丁醇和水）粗提物进行利尿活性筛选，发现正己烷和正丁醇部位有利尿作用，再进一步通过利尿模型与色谱分离方法相结合，分离得到了麦角甾酮、麦角甾醇和甘露醇等猪苓的利尿活性成分。随后的药效学研究显示，麦角甾酮（5、10、20 mg/kg）使大鼠排尿量增加率均超过30%，同时对 Na$^+$、K$^+$ 及 Cl$^-$ 排出也有一定影响，此表明麦角甾酮有较好的利尿效果；而麦角甾醇仅在大剂量时显示利尿作用。鉴于此，申请者以麦角甾醇为底物合成了麦角甾酮，其得率已达 40%。结果表明麦角甾酮和麦角甾醇不仅是猪苓的主要成分，亦是其利尿作用的活性成分。

十一、泽泻

本品为泽泻科植物泽泻 [*Alisma orientatle* (Sam.) Juzep.] 的干燥块茎。味甘，性寒，归肾、膀胱经。功能利水、渗湿、泄热。主治小便不利，水肿胀满，呕吐，泻痢，痰饮，脚气，淋病，尿血。

1. 抗肾纤维化作用

泽泻乙酸乙酯提取物显著降低腺嘌呤大鼠血清肌酐和尿素水平，改善肾脏损伤。乙酸乙酯提取物通过抑制 NF-κB p65 核转录，下调下游促炎因子 COX-2、MCP-1、iNOS 和 TNF-α 的蛋白表达，同时促进抗氧化转录因子 Nrf2 及下游靶蛋白 HO-1 表达，抑制 IκB/NF-κB 信号通路和激活 Keap1/Nrf2 信号通路；通过下调 TGF-β_1、Smad2、Smad3、Smad4 表达和促进 Smad7 表达，抑制 TGF-β/Smad 信号通路，减轻肾间质纤维化。

2. 抑制肾成纤维细胞活化作用

泽泻中分离得到的四环三萜类新化合物 25-O-甲基泽泻醇 F 对 TGF-β_1 和血管紧张素 Ⅱ 诱导的成纤维细胞 NRK-49F 活化有较强的抑制作用。25-O-甲基泽泻醇 F 选择性抑制 Smad3 与 TGF-βRI 和 SARA 间相互作用，选择性抑制 Smad3 磷酸化，促进 Smad7 表达，减少下游 Collagen Ⅰ、α-SMA 和 fibronectin 等表达，抑制肾成纤维细胞活化。25-O-甲基泽泻醇 F 可通过阻断 RAS 活化和 Wnt/β-catenin 信号通路活化，抑制肾成纤维细胞活化。

3. 代谢改善作用

泽泻乙酸乙酯提取物能显著地抑制腺嘌呤诱导大鼠肾组织中肾小管损伤和肾间质纤维化，同时还抑制了总胆固醇和甘油三酯的水平。代谢组学研究表明腺嘌呤引起大鼠血清中脂质代谢紊乱，涉及到 30 多种代谢通路，其中改变最显著的是多不饱和脂肪酸和甘油脂代谢。灌胃乙酸乙酯提取物显著改善了多不饱和脂肪酸和甘油脂代谢的失调。

4. 利尿和抗利尿作用

泽泻具有利尿和抗利尿的双重作用。采用生理盐水负荷的水潴留的大鼠模型研究泽泻提取物的利尿活性，发现乙醇提取物在低剂量时具有利尿作用，而在高剂量时具有抗利尿作用。低剂量乙醇提取物均显著增加 Na^+、K^+ 和 Cl^- 排泄，但对 Na^+/K^+ 无影响；而高剂量乙醇提取物能显著抑制 Na^+ 和 Cl^- 排泄，Na^+/K^+ 显著降低，但对 K^+ 排泄无影响。水提取物则对尿量和尿液中的离子排泄无明显作用。乙酸乙酯提取物具有类似的利尿和抗利尿作用，是泽泻利尿和抗利尿的活性部位。乙酸乙酯提取物在高剂量时有抗利尿作用，而在低剂量时有利尿作用，显著促进尿液中 Na^+、K^+ 和 Cl^- 排泄。经色谱分离和生物活性评价，发现泽泻醇 A、泽泻醇 B、泽泻醇 A-23-醋酸酯、泽泻醇 A-24-醋酸酯、泽泻醇 B-23-醋酸酯、泽泻醇 C-23-醋酸酯、泽泻醇 M-23-醋酸酯等三萜类化合物具有显著的利尿作用。

5. 抑制肾结石作用

泽泻乙酸乙酯提取物及三萜类化合物通过降低肾脏中 α 胰蛋白酶的表达并减少草酸钙晶体的形成，发挥抑制肾结石作用。进一步进行研究鉴定泽泻醇 A-24-醋酸酯、泽泻醇 F-24-醋酸酯和环氧泽泻烯为泽泻中抗肾结石的活性成分。

十二、车前子

本品为车前科植物车前（*Plantago asiatica* L.）或平车前（*Plantago depressa* Willd.）的干燥成熟种子。味甘，性寒，归肾、膀胱经。功能利水、清热、明目、祛痰。主治小便不通，淋浊，带下，尿血，暑湿泻痢，咳嗽多痰，湿痹，目赤障翳。

1. 代谢调节作用

5/6 肾切除大鼠残余肾组织中 1-氨基芘、1-羟基芘和 1-甲氧基芘、硫酸吲哚酚等多环芳烃类代谢产物以及硫酸吲哚酚等色氨酸代谢产物水平显著上调，这些代谢产物可作为芳烃受体（AhR）的配体，介导 AhR 信号通路激活，启动下游 CYP1A1、CYP1A2 和 CYP1B1 的表达，导致肾损伤和纤维化。从车前子中分离得到的黄酮类化合物 5，7，3′，4′，5′-五羟基二氢黄酮和 barleriside A 对多环芳烃代谢和色氨酸代谢紊乱有显著的改善作用，车前子中黄酮是抑制 AhR 信号通路的活性成分。

2. 抗纤维化作用

5/6 肾切除大鼠血清中 1-氨基芘水平显著升高，与肾功能降低密切相关。灌胃 1-氨基芘通过激活 AhR 信号通路诱导小鼠肾脏纤维化；上皮细胞 NRK-52 实验证明 1-氨基芘能介导肾纤维化的结论，1-氨基芘刺激 NRK-52E 细胞中上调 AhR 表达和核转录，导致细胞损伤。5，7，3′，4′，5′-五羟基二氢黄酮和 barleriside A 能改善 1-氨基芘诱导的小鼠肾脏纤维化和 NRK-52E 细胞损伤，抑制 AhR 核转录和蛋白表达，进而抑制 AhR 信号通路活化，减少 Collagen I、α-SMA、vimentin 和 fibronectin 的表达，抑制肾纤维化。

3. 利尿作用

车前子和车前草乙醇提取物对生理盐水负荷的水潴留大鼠均能增加大鼠的排尿量及尿液中 Na$^+$、K$^+$ 和 Cl$^-$ 排泄量，且车前子表现出更强的利尿作用，车前子乙醇提取物通过下调肾脏中 AQP1 和 AQP2 的 mRNA 水平发挥利尿作用。

十三、土茯苓

本品为百合科植物光叶菝葜（Smilax glabra Roxb.）的干燥根茎。味甘、淡，性平，归肝、胃经。功能解毒、除湿、通利关节。主治湿热淋浊，带下，痈肿，瘰疬，疥癣，梅毒，以及汞中毒所致的肢体拘挛、筋骨疼痛。其药理作用如下。

1. 降低肾性高血压，改善血液流变学

土茯苓显著降低了肾性高血压大鼠收缩压、舒张压和平均压，其作用途径可能与降低心房利钠肽、内皮素（ET）、降钙素基因相关肽的表达和升高一氧化氮的水平有关。可降低肾性高血压大鼠全血黏度（高、中、低切）、红细胞聚集指数、血沉方程 K 值、红细胞计数、红细胞电泳时间。

2. 抗纤维化作用

土茯苓可下调 STZ 诱导的糖尿病肾病大鼠肾组织中 TGF-β$_1$ 的基因表达及蛋白分泌，改善大鼠的肾小球肥大、肾小球硬化，保护肾脏功能。土茯苓总黄酮可抑制 UUO 大鼠肾脏 TGF-β$_1$ 的表达，明显改善肾实质萎缩、肾小管结构毁损等病理损伤。

3. 抗氧化应激作用

土茯苓显著升高了肾性高血压大鼠模型中肾脏 SOD、GSH 含量，发挥抗氧化作用，减轻肾脏损伤。

4. 调节血糖作用

土茯苓显著降低糖尿病大鼠的血糖、尿糖和果糖胺的水平，减轻高血糖状态对于肾脏的损伤；还可降低尿蛋白含量及血清肌酐水平，改善肾脏功能。

5. 降尿酸作用

在氧嗪酸钾盐建立高尿酸血症大鼠模型中，土茯苓可抑制肾脏尿酸转运蛋白 -1（URAT1）的表达，促进尿酸排泄。在酵母诱导的高尿酸血症小鼠模型中，土茯苓可降低小鼠血清尿酸及尿酸合成的关键酶黄嘌呤氧化酶的含量，保护肾脏功能。

6. 对肾毒性损伤的保护作用

土茯苓能够改善汞中毒大鼠肝肾功能，去除体内汞蓄积的作用，降低尿乳酸脱氢酶和尿碱性磷酸酶活性，减轻汞在体内产生的氧化损伤，对汞中毒大鼠具有一定的防治作用。

十四、芡实

本品为睡莲科植物芡（Euryale ferox Salisb.）的干燥成熟种仁。味甘、涩，性平，归脾、肾经。功能益肾固精、补脾止泻、除湿止带。用于遗精滑精，遗尿尿频，脾虚久泻，白浊，带下。其药理作用如下。

1. 抗纤维化作用

在 STZ 诱导的糖尿病肾病大鼠模型中，芡实可改善大鼠系膜细胞增殖、细胞外基质增加、基底膜增宽、部分肾小管出现萎缩及间质中纤维组织增加等病理现象，上调 MMP-9 的表达，下调基质金属蛋白酶抑制剂（TIMP-1）的表达，促进 Collagen Ⅳ 的降解，减轻肾小球的硬化，减少尿蛋白，保护肾脏功能，延缓糖尿病肾病病变的进展。芡实还可通过表达细胞因子信号抑制因子 -3（suppressor of cytokine signaling-3，SOCS-3），显著下调 TGF-β_1 及 α-SMA 在糖尿病肾病大鼠肾组织中的表达，而起到延缓肾间质纤维化的功效。

2. 抗氧化应激作用

在 STZ 诱导的糖尿病肾病大鼠模型中，芡实醇提物可显著改善大鼠尿蛋白、尿微量白蛋白、血清肌酐（Cr）和尿素氮（BUN）水平；体外实验发现芡实醇提物有一定的抗氧化能力，表现为对 Fe^{3+} 的还原，对 DPPH、O_2^- 和 OH^- 的清除。

十五、金樱子

本品为为蔷薇科植物金樱子（Rosa laevigata Michx.）的干燥成熟果实。味酸、甘、涩，性平，归肾、膀胱、大肠经。功能固精缩尿、固崩止带、涩肠止泻。用于遗精滑精，遗尿尿频，崩漏带下，久泻久痢。目前金樱子对于慢性肾衰竭的实验研究主要关注糖尿病肾病以及 IgA 肾病。其药理作用如下。

1. 抗炎作用

在 STZ 诱导的糖尿病肾病大鼠以及 IgA 肾病大鼠模型中，金樱子能明显改善肾功能，降低实验性糖尿病大鼠血糖、血清肌酐、血尿素氮、胆固醇、甘油三酯、24 小时尿蛋白定量，降低肾小球硬化指数与肾小管损伤指数，同时抑制肾脏中 MCP-1 的表达，减轻炎症损伤。

2. 抗纤维化作用

在 STZ 诱导的糖尿病肾病大鼠模型中，金樱子可降低大鼠血糖，改善肾脏肥大，下调 TGF-β_1 和 Ⅳ 型胶原表达，改善肾脏病理损伤。在 IgA 肾病大鼠模型中，金樱子水醇萃取液也可有效抑制肾脏 TGF-β_1 的表达。

3. 抗氧化应激作用

转录因子 NF-E2 相关因子 / 抗氧化反应元件（Nuclear factor erythroid2-related factor2/antioxidantresponsive element，Nrf2/ARE）信号通路是机体最重要的内源性抗氧化应激途径，Nrf2 是内源性抗氧化应激的中枢调节者。核转录因子 NF-κB 是调控炎症基因表达的枢纽，与 Nrf2 存在交互作用，共同调控氧化应激反应和炎症反应。在 STZ 诱导的糖尿病肾病大鼠以及 IgA 肾病大鼠模型中，金樱子可增强肾组织总抗氧化能力（Total antioxidant capacity，T-AOC）以及 SOD 的活性，降低 MDA 含量，显著下调肾组织中 NF-κB 的表达，抑制氧化应激，抑制 Nrf2/ARE 信号通路的表达，起到保护肾脏的作用。

十六、黄蜀葵花

本品为锦葵科植物黄蜀葵 [Abelmoschusmanihot（L.）] 的干燥花冠。味甘，性寒，归肾、膀胱经。功能清利湿热、消肿解毒。用于湿热壅遏、淋浊水肿，外治痈疽肿毒、水火烫伤。其药理作用如下。

1. 抗纤维化作用

在阿霉素大鼠模型中，黄蜀葵花可显著改善大鼠尿 III 型胶原、N- 乙酰 β-D- 氨基葡萄糖苷酶（NAG）、β_2- 微球蛋白（β_2-MG）总排泄量，减轻肾小管间质损害。在 UUO 大鼠模型中，黄蜀葵花的有效成分黄蜀葵花总黄酮可显著上调大鼠肾组织中 Smad7 和 Smad 核转录共抑制因子 SnoN 蛋白的表达，同时下调 CTGF 蛋白的表达，发挥抗肾间质纤维化的作用。

2. 抗炎作用

在阿霉素大鼠模型中，黄蜀葵花提取物制剂黄葵胶囊下调大鼠肾组织 p38MAPK 信号通路中关键信号分子 p-p38MAPK 的蛋白表达，干预其相关信号通路的信号转导途径，减少肾组织内炎症细胞的浸润、活化，从而改善肾组织的炎症性损伤。

3. 保护足细胞功能

在阿霉素大鼠模型中，黄蜀葵花可减轻足细胞的足突损伤，改善足突融合程度和范围，上调足细胞 nephrin 蛋白的表达，减轻肾组织损伤。

4. 抑制细胞免疫作用

在家兔系膜增生性肾炎模型中，黄蜀葵花可明显升高红细胞免疫复合物花环率及 T 淋巴细胞亚群 T3、T4 水平，并显著改善肾小球系膜增生病变。在湿热型慢性肾炎大鼠模型中，黄葵胶囊能够提升模型大鼠的红细胞免疫黏附能力，增强机体中免疫复合物的转运与清除，减少免疫复合物在肾脏中的沉积。

附

表 6-2-1 中药激活自噬治疗糖尿病肾脏疾病

中药	模型	核心机制
雷公藤甲素	STZ+HFD 诱导大鼠和高糖培养的人系膜细胞	miR-141-3p/PTEN/Akt/mTOR pathway
芒果苷	STZ 诱导大鼠；高糖培养的足细胞	AMPK/mTOR
高车前素	高糖培养的足细胞	Pin1/p21/mTOR
黄芪甲苷	STZ 诱导小鼠；高糖培养的足细胞	AMPK；Sirt1/NF-κB
黄连素	高糖培养的足细胞	AMPK
青钱柳三萜酸	STZ 诱导大鼠；HG 培养的 HK-2	AMPK/mTOR
白藜芦醇	db/db 小鼠；STZ 诱导大鼠；高糖培养的足细胞；缺氧诱导的 NRK52E	Sirtl；miRNA-18a-5p miR-383-5P
赤小豆提取物	STZ 诱导大鼠	Sirt1
黄蜀葵	单侧肾切 + 高脂 +STZ 诱导小鼠	Sirt1
糖肾方	db/db 小鼠；高糖培养的 NRK52E	PLZF
阿魏酸	STZ 诱导大鼠；高糖培养的 NRK52E	beclinl and LC3- II
南蛇藤醇	高糖培养的足细胞	HO-1
雷公藤多苷	db/db 小鼠血清培养的足细胞	β arrestin1
姜黄素	AGEs 培养的 NRK52E	PI3K/Akt

（赵英永　张浩军　刘鹏　申正日　王宇阳）

参考文献

［1］李超民，罗薇，李慧，等．人参皂苷 Rg2 对 SHR 大鼠血压及肾脏 MMP2、MMP9 表达的影响．心脏杂志，2017，（1）：44–47．

［2］仝旭珍，俞东容．人参皂苷在肾脏的作用及机制研究．中华中医药学刊，2012，（3）：579–582．

［3］倪赛宏，傅水莲，何丽明，等．人参皂苷在肾脏疾病中的药理作用研究进展．人参研究，2018，（2）：37–40．

［4］王宓，樊均明．三七在肾脏疾病中的应用及其作用机制．中国中西医结合肾病杂志，2002，（3）：184–186．

［5］荆莹飞，赵盼盼，唐世英．冬虫夏草治疗慢性肾脏病的研究进展．中国中西医结合肾病杂志，2017，（6）：563–564．

［6］韩鹏飞，李洪志，于晶，等．姜黄素及其类似物通过抑制炎症因子对糖尿病肾病小鼠的治疗作用．时珍国医国药，2017，（1）：77–81．

［7］朱方强，陈民佳，朱明，等．姜黄素抗肾纤维化的分子生物学机制实验研究．重庆医学，2016，（26）：3601–3604．

［8］Chen DQ, Cao G, Zhao H, et al. Combined melatonin and poricoic acid A inhibits renal fibrosis through modulating the interaction of Smad3 and beta–catenin pathway in AKI–to–CKD continuum. Ther Adv Chronic Dis, 2019, (10): 2040622319869116. http://doi.org / 10.1177 / 2040622319869116.

［9］Chen L, Cao G, Wang M, et al. The Matrix Metalloproteinase–13 Inhibitor Poricoic Acid ZI Ameliorates Renal Fibrosis by Mitigating Epithelial–Mesenchymal Transition. Molecular Nutrition & Food Research, 2019, 0 (0): 1900132. http://doi.org / 10.1002 / mnfr. 201900132.

［10］黄聪亮，郑佳俐，李凤林，等．茯苓多糖对 2 型糖尿病小鼠肾组织抗氧化能力及 Bax、Bcl-2 蛋白表达影响．食品与生物技术学报，2016，（1）：82–88．

［11］张利棕，寿旗扬，王德军，等．土茯苓对肾性高血压大鼠血液流变学和氧化应激的影响．浙江中医药大学学报，2012，（7）：803–804，808．

第七章 常见肾脏病中成药的合理应用

目前在我国肾脏病治疗中涉及大量中成药的使用，一项对病人的调查研究发现，52.6%的慢性肾脏病病人采用中成药治疗，且其中82.9%的中成药处方来自西医肾脏科医生。据调查显示，我国慢性肾脏病病人在使用口服中成药治疗时，近60%存在不合理用药情况，如用药与辨证不符、重复用药和不了解药物相互作用。不合理的用药情况不仅影响了中成药疗效的发挥，严重者可能出现不良反应甚至危及病人生命安全。本章将治疗肾脏疾病常用的中成药进行归纳总结，按照不同疾病及临床症状分别阐述，以期能达到便于临床医师查阅、协助药品选用的目的。对于入选药物，我们参考了《中华人民共和国药典》（2015版）、国家基本药物目录，使用循证医学的方法筛选出临床确证有效的药物。

第一节　治疗蛋白尿中成药的临床应用及辨证要点

蛋白尿是多种肾脏疾病所共有的临床表现，中医学认为蛋白为人体的精微物质，精微随溲而下即为蛋白尿，从外观上可见到小便浑浊，因此归属于中医学"尿浊"范畴。本病的发生，或由饮食肥甘，脾失健运，酿湿生热，湿热蕴结下焦，清浊不分，而成尿浊；或因肾气虚损，无力固摄精气，精随尿出见蛋白尿。而外邪侵袭是蛋白尿诱发和加重的因素，风、湿、热、毒、瘀血等因素在蛋白尿的发生及病情加重的过程中有重要的影响，直接关系着病程的进展及病情的预后。蛋白尿的中医治疗主要以清热利湿、补肾固摄为主要原则，或辅助以调理脾胃、活血化瘀。现将具有降低尿蛋白作用的常用中成药，依据主要功能、主要适应疾病等列表如下，见表7-1-1。

表7-1-1　治疗蛋白尿中成药的临床应用要点

主要功能	主要适应疾病	药品名称	药物组成	功能主治	次要适应疾病	辨证要点	用法用量
清利湿热	慢性肾小球肾炎	黄葵胶囊	黄蜀葵花	清利湿热，解毒消肿		浮肿、腰痛、蛋白尿、血尿、舌苔黄腻	口服，1次5粒，1日3次；8周为1个疗程
		肾炎四味片	细梗胡枝子、黄芩、石韦、黄芪	清热利尿，补气健脾		湿热内蕴兼气虚所致的水肿，症见浮肿、腰痛、乏力、小便不利	口服，1次8片，1日3次
补气益精	慢性肾小球肾炎	金水宝胶囊	发酵冬虫夏草菌粉	补益肺肾，秘精益气	慢性支气管炎	久咳虚喘、神疲乏力、不寐健忘、腰膝酸软、月经不调、阳痿早泄	口服，1次3粒，1日3次
		百令胶囊	发酵冬虫夏草菌粉	补肺肾，益精气	慢性支气管炎	咳嗽、气喘、咯血、腰背酸痛等	口服，1次2g，1日3次

（续表）

主要功能	主要适应疾病	药品名称	药物组成	功能主治	次要适应疾病	辨证要点	用法用量
疏风除湿	慢性肾炎	雷公藤多苷片	雷公藤多苷	祛风解毒，除湿消肿，舒筋通络	类风湿关节炎	慢性肾炎各症	按体重每 1kg 每日 1~1.5mg，分 3 次饭后服用
		火把花根片	昆明山海棠	疏风除湿，清热解毒	系统性红斑狼疮，类风湿关节炎，风湿性关节炎	慢性肾炎各症	口服，1 次 3~5 片，1 日 3 次
		昆明山海棠片	昆明山海棠	祛风除湿，舒筋活络，清热解毒		慢性肾炎各症	口服，1 次 2 片，1 日 3 次
		昆仙胶囊	昆明山海棠、淫羊藿、枸杞子、菟丝子	补肾通络，祛风除湿	风湿性关节炎	慢性肾炎各症	1 次 2 粒，1 日 3 次，饭后服用。一般 12 周为 1 个疗程
益气养阴	糖尿病肾病	渴络欣胶囊	黄芪、女贞子、水蛭、大黄、太子参、枸杞子	益气养阴，活血化瘀		咽干口燥、倦怠乏力、多食易饥、气短懒言、五心烦热、肢体疼痛、尿混或浑浊	口服，1 次 4 粒，1 日 3 次，疗程 8 周
	慢性肾小球肾炎	肾炎康复片	西洋参、人参、地黄、杜仲（炒）、山药、白花蛇舌草、黑豆、土茯苓、益母草、丹参、泽泻、白茅根、桔梗	益气养阴，补肾健脾，清解余毒		神疲乏力、腰酸腿软、面浮肢肿、头晕耳鸣、蛋白尿、血尿等	口服，1 次 8 片，1 日 3 次
		黄蛭益肾胶囊	黄芪、枸杞子、山药、薏苡仁、玄参、北沙参、墨旱莲、紫河车、杜仲、三七、益母草、水蛭、蝉蜕、车前子、牛膝	补气养阴，健脾益肾，化瘀利水		腰膝酸痛、疲乏无力、纳呆便溏、面色无华或见浮肿、舌质紫暗	口服，1 次 5 粒，1 日 3 次

治疗蛋白尿的中成药的作用大体分为四类：清热利湿、补气益肾、益气养阴、祛风解毒。

（1）清热利湿类药物　主要有黄葵胶囊，适用于浮肿、胸闷烦热、气粗口干、小便短赤、大便干结、舌红苔黄腻、脉数。

（2）补气益肾类药物　主要有百令胶囊、金水宝胶囊，主要适用于气短自汗、腰膝酸软无力、面色㿠白、舌淡苔白、脉细弱。

（3）益气养阴类药物　主要有渴络欣胶囊、黄蛭益肾胶囊、地黄叶总苷胶囊，前两者还兼有活血之效。渴络欣胶囊适用于糖尿病肾病属气阴两虚兼血瘀证的病人，主要症状可见倦怠乏力、咽干口燥、气短懒言、五心烦热、自汗盗汗、溲赤便秘、口唇紫暗、舌红少苔、脉细弱。黄蛭益肾胶囊除具有补气养阴的作用外，还有健脾益肾、化瘀利水的功效，可以用在治疗慢性肾炎、肾病综合征、膜性肾病、IgA 肾病、糖尿病肾病等各期出现蛋白尿，同时症见腰膝酸痛、疲乏无力、纳呆便溏、面色无华或见浮肿、舌质紫暗。地黄叶总苷胶囊作用为滋阴补肾、凉血活血，适用于辨证属气阴两虚的 IgA 肾病、膜性肾病、糖尿病肾病、紫癜性肾炎。

（4）祛风解毒类药物　主要指雷公藤类药物，具体有昆明山海棠（火把花根）片、雷公藤多苷（苷）片、昆仙胶囊等，此类药物在肾内科应用时间较长，广泛应用于原发、继发性肾小球疾病，如 IgA 肾病、特发性膜性肾病、糖尿病肾病、过敏性紫癜性肾炎、狼疮性肾炎。其作用机制包括免疫调节作用、抑制细胞免疫、减轻细胞介导的肾脏免疫损伤、抑制体液免疫、减轻免疫复合物介导的肾脏免疫损伤、抑制炎性细胞因子及炎症介质的释放、减轻肾组织炎症反应、改善肾小球滤过膜通透性、抑制系膜细胞增殖及细胞外基质增生、肾小管间质损伤的保护作用、保护肾脏足细胞作用。

临床上雷公藤类制剂主要包括 2 种：以雷公藤为原料的雷公藤片、雷公藤多苷片等；以昆明山海棠为原料的昆明山海棠片、火把花根片、昆仙胶囊等。在以下情况时可优先考虑使用雷公藤类制剂：存在糖皮质激素使用的相对禁忌证，如有精神类疾病史、合并糖尿病或代谢综合征、肥胖、消化道溃疡史等；对已知糖皮质激素不敏感的肾病理类型，如膜性肾病、局灶节段性肾小球硬化、糖尿病肾病、紫癜性肾炎等，尤其老年膜性肾病病人；糖皮质激素撤减过程中病情反复发作者，可在病情复发时或在糖皮质激素减量至接近复发剂量时加用雷公藤多苷片，往往有助于糖皮质激素顺利撤减；原治疗方案对疾病控制不够满意，如糖皮质激素或合用其他免疫抑制剂情况下仍未获得完全缓解，此时加用小剂量雷公藤多苷片，可以起到类似增敏剂的作用；病人拒用糖皮质激素，或经济条件有限、难以承担如他克莫司等较昂贵药物。雷公藤类制剂治疗肾病综合征的疗效与肾病理类型有一定相关性，微小病变和轻度系膜增生疗效较佳，甚至可替代激素单独用药。雷公藤引起的不良反应主要为药物性肝炎、肾功能不全、生殖系统损伤、内分泌系统损伤和消化系统损害，其次是血液系统和皮肤黏膜损害。其中，消化系统不良反应的发生率最高，泌尿系统和生殖系统的损害最严重，另外严重心律失常者禁用，因此在使用此类药物时需注意监测药物不良反应。昆明山海棠、雷公藤多苷片、昆仙胶囊一般成人常用量：1 次 2 粒，1 日 3 次，饭后口服，一般 12 周为 1 个疗程。

除上述所列药物之外，其他治疗慢性肾炎、肾功能不全的中药，如海昆肾喜胶囊、尿毒清颗粒、肾衰宁、肾康注射液（栓）等均具有一定程度的降低尿蛋白作用，因这些药物不以降尿蛋白为主要治疗目标，在此不作推荐，临床医师可根据病人病情酌情使用。根据中医理论，其他可能具有降低尿蛋白作用，但缺乏临床研究验证疗效的中成药包括以下几类。①活血类：三七通舒胶囊、复方丹参滴丸、血塞通、通心络胶囊、脑心通胶囊、水蛭通胶囊、银杏叶滴丸。②补肾类：六味地黄丸、肾元胶囊、玉泉丸、益肾胶囊。③降糖类（主要针对糖尿病肾病）：芪蛭降糖胶囊、芪药消渴胶囊、糖脉康、丹蛭降糖胶囊、糖肾康胶囊。④免疫抑制剂类：正清风痛宁、白芍总苷。⑤其他：绞股蓝总苷、血脂康。

第二节　治疗血尿中成药的临床应用及辨证要点

血尿指尿中有血，属于中医学"尿血""血淋"范畴，后者同时还伴有尿频、尿急、尿痛等排尿不适。血尿的病因有感受外邪、饮酒过多或嗜食辛辣厚味、情志过极、劳倦过度、久病。病机可分为虚实两端：湿热之邪熏蒸，迫血妄行；气阴两虚，不能摄血，血溢脉外，阴虚火旺，灼伤脉络，而见尿血。血尿常见于多种泌尿系统疾病，如感染、结石、肿瘤及肾小球肾炎，是病人就诊于肾内科的重要主诉之一。本章将治疗血尿的常用中成药单独列出，依据主要功能、主要适应疾病等列表如下，见表7-2-1。

表7-2-1　治疗血尿中成药的临床应用要点

主要功能	主要适应疾病	药品名称	药物组成	功能主治	次要适应疾病	辨证要点	用法用量
清热利湿	泌尿系感染	血尿安胶囊	白茅根、小蓟、肾茶、黄柏	清热利湿，凉血止血		尿血、尿频、尿急、尿痛	口服，1次4粒，1日3次
		银花泌炎灵片	金银花、半枝莲、萹蓄、瞿麦、石韦、川木通、车前子、淡竹叶、桑寄生、灯心草	清热解毒，利湿通淋		发热恶寒、尿频急、尿道刺痛或尿血、腰痛等	1次4片，1日4次。两周为1个疗程。可连服3个疗程
		泌淋清胶囊	黄柏、白茅根、车前草、四季红、败酱草、仙鹤草	清热解毒，利尿通淋	前列腺炎	小便不利、淋漓涩痛、尿血	口服，1次3粒，1日3次
		裸花紫珠片	裸花紫珠	消炎，解毒，收敛，止血	尿路结石，慢性肾炎	尿血、尿频、尿急、尿痛	口服，1次2片，1日3次
	尿路结石	结石通片	广金钱草、海金沙草、石韦、车前子、鸡骨草、茯苓、玉米须、白茅根	清热利湿，通淋排石，镇痛止血		血尿、淋沥浑浊、尿道灼痛等	1次5片，1日3次
		排石颗粒	连钱草、车前子、木通、徐长卿、石韦、瞿麦、忍冬藤、滑石、茼麻子、甘草	清热利水，通淋排石		血尿、淋沥浑浊、尿道灼痛等	口服，1次1袋，1日3次
	急、慢性肾小球肾炎	血尿胶囊	棕榈子、菝葜、薏苡仁；辅料：碳酸钙	清热利湿，凉血止血	急、慢性肾盂肾炎和泌尿系结石及肾挫伤引起的血尿，泌尿系统肿瘤	血尿、小便黄赤、口苦咽干、大便秘结或黏腻不爽	1次5粒，1日3次，饭后开水吞服或遵医嘱
益气养阴	慢性肾小球肾炎	肾炎康复片	西洋参、人参、地黄、杜仲、山药、白花蛇舌草、黑豆、土茯苓、益母草、丹参、泽泻、白茅根、桔梗	益气养阴，补肾健脾，清解余毒		神疲乏力、腰酸腿软、面浮肢肿、头晕耳鸣	口服，1次8片，1日3次
		槐杞黄颗粒	槐耳菌质、枸杞子、黄精	益气养阴	神经性厌食，便秘，感冒	反复感冒、头晕、神疲乏力、口干气短、心悸、易出汗、食欲不振、大便秘结	口服，成人每次1~2袋，1日2次；儿童：1~3周岁1次半袋，1日2次，3~12周岁1次1袋，1日2次

治疗血尿的中成药作用大体分为两类：清热利湿、益气养阴。

（1）清热利湿类药物　适用于下焦膀胱湿热引起的血尿。此类病证多伴有尿频、尿急、尿痛、小便黄赤、口苦咽干、大便秘结或黏腻不爽、舌红苔黄或腻等实热症状，其中病因大致分为3类：尿路结石、尿路感染、肾小球疾病。如果是尿路结石引起血尿可选用结石通，清热通淋排石；如果是尿路感染引起的血尿，可以用血尿安胶囊、银花泌炎灵片、泌淋清胶囊、裸花紫珠片等，血尿安胶囊适用于淋证血淋湿热内盛、脉络受损证，还可以用于治疗IgA肾病、系统性红斑狼疮性肾炎引起的血尿；原发性肾小球疾病引起的血尿可选用血尿胶囊等。治疗血尿的清热利湿中成药性味多苦寒，有些药物有滑胎的可能，如血尿安胶囊、银花泌炎灵片、血尿胶囊、排石通片、排石颗粒等，孕妇慎用或禁用。

（2）益气养阴类药物　适用于气阴两虚引起的血尿。此类病证多为久病体虚，伴有神疲乏力、腰酸腿软、面浮肢肿、头晕耳鸣、口干气短、心悸、易出汗、食欲不振、舌红苔薄白或少苔、脉沉细或细数等症状。槐杞黄颗粒和肾炎康复片均以益气养阴为主要功效，不同点是肾炎康复片还兼清解余毒；槐杞黄颗粒尤其适于儿童使用，近年来有医家使用此药治疗IgA肾病的病人，伴有血尿和（或）蛋白尿（≤2g/日），治疗时间12周，本药偶见腹泻，糖尿病病人禁服。

值得注意的是，根据"久病入络""久病多瘀"的中医临床理论，慢性镜下血尿使用以上常规中成药治疗效果不佳者，须考虑到瘀血内阻导致尿血的可能。治疗上不能一味地收敛止血、凉血止血，活血止血也是临床上尿血的重要治法之一，可灵活选用血府逐瘀口服液等以活血化瘀为主要功效的药物。除以上药物之外，有报道称地锦草片、金砂五淋丸也有治疗血尿的作用，临床可酌情选用。

第三节　治疗急性肾小球肾炎中成药的临床应用及辨证要点

急性肾小球肾炎常见于儿童及青少年，病人多有咽部或皮肤链球菌感染史。初起皆为实证，可因风、寒、湿、热、毒等邪气外袭，肺气失宣，不能通调水道，以致风遏水阻，风水相搏，流溢肌肤，发为水肿；或因饮食不节，水湿内侵，以致脾为湿困，健运失司，不能升清降浊，水湿不得下行，泛于肌肤而成水肿；或因湿热壅盛，下注膀胱，伤及血络，而致尿血。至恢复期虽邪衰正虚，但一般皆为余邪留恋、正虚不甚，以脾肾气虚、肾之阴阳亏损多见。总之，本病初期以邪盛为主，水肿表现突出；恢复期呈虚实夹杂之势；病久则正虚邪恋。治疗原则不外乎扶正与祛邪两大方面，急性期以祛邪为主，祛邪以疏风解表、宣肺利水、清热解毒、活血化瘀、凉血止血等为法；恢复期以扶正祛邪为主，扶正则以益气养阴、健脾益肾为主，并需要根据邪正的盛衰决定扶正与祛邪的轻重。现将治疗急性肾小球肾炎的常用中成药，依据主要功能、主要适应疾病等列表如下，见表7-3-1。

表 7-3-1　治疗急性肾小球肾炎中成药的临床应用要点

主要功能	主要适应证	药品名称	药物组成	功能主治	次要适应证	辨证要点	用法用量
清热解毒	急性肾小球肾炎（急性期）	银黄口服液	金银花提取物、黄芩提取物	疏风宣肺，清热解毒	上呼吸道感染	水肿以头面部为重、恶风寒或发热汗出，或有口苦、烦热口渴、小便短赤甚至尿血	开水冲服，1次1~2袋，1日2次
		蓝芩口服液	板蓝根、黄芩、栀子、黄柏、胖大海	清热解毒，利咽消肿	上呼吸道感染	口渴、口苦口黏、发热或不发热、乳蛾红肿疼痛	口服，1次20毫升（2支），1日3次
		清开灵注射液	胆酸、珍珠母、猪去氧胆酸、栀子、水牛角、板蓝根、黄芩苷、金银花	清热解毒，镇静安神	上呼吸道感染、肺炎	烦躁不安、头痛眩晕、惊厥、抽搐，甚至昏迷	10~20mL溶入10%葡萄糖注射液200mL或0.9%氯化钠注射液100mL中静脉滴注，1日1次，连用2~3天
		防风通圣丸	麻黄、荆芥穗、防风、薄荷、大黄、芒硝、滑石、栀子、石膏、黄芩、连翘、桔梗、当归、白芍、川芎、白术（炒）、甘草	解表通里，清热解毒	流行性感冒，便秘，湿疹	恶寒壮热、头痛咽干、小便短赤、大便秘结	口服，1次6g，1日2次
		银翘解毒丸（颗粒、片）	金银花、连翘、薄荷、荆芥、淡豆豉、牛蒡子（炒）、桔梗、淡竹叶、甘草	辛凉解表，清热解毒	扁桃体炎，风热头痛	发热头痛、咳嗽口干、咽喉疼痛	口服，1次15g，1日3次
		肾复康胶囊（片）	土茯苓、槐花、白茅根、益母草、藿香	清热利尿，益肾化浊	慢性肾炎急性发作	热淋涩痛、水肿	口服，1次4~6粒，1日3次
温阳利水	急性肾小球肾炎（缓解期）	五苓胶囊	泽泻、茯苓、猪苓、肉桂、白术（炒）	温阳化气，利湿行水	肾盂肾炎	小便不利、水肿腹胀、呕逆泄泻、渴不思饮	口服，1次3粒，1日2次
		济生肾气丸（片）	熟地黄、山茱萸（制）、牡丹皮、山药、茯苓、泽泻、肉桂、附子（制）、牛膝、车前子	温肾化气，利水消肿		水肿、腰膝酸重，小便不利、痰饮咳喘	口服，1次6~9g，1日2~3次

急性肾小球肾炎是一自限性疾病，治疗以急性期的对症治疗为主。急性期常见证无外乎风水相搏、湿热内侵两大类，其中风水相搏又有偏寒、偏热之分，湿热内侵需要进一步明确湿邪和热邪孰多孰少。因此治疗方面有两大类：疏风散邪、清热利湿。

（1）疏风散邪的中成药　主要有银黄口服液、银翘解毒丸（颗粒、片）、蓝芩口服液、防风通圣丸。银黄口服液主要是疏风清热，用于风热之邪在表，症见恶风寒或发热汗出，或有口苦、烦热口渴、小便短赤等；银翘解毒丸（颗粒、片）、蓝芩口服液的作用为清热解毒，症见发热头痛、咳嗽口干、咽喉疼痛等；防风通圣丸解表通里，症见恶寒壮热、头痛咽干、小便短赤、大便秘结等。

（2）清热利湿的中成药　有三妙丸、龙胆泻肝丸。龙胆泻肝丸为清利肝胆湿热，症见胁胀、口苦、纳差、舌红苔黄腻、脉弦数；三妙丸为清泄下焦湿热，症见乏力、纳差、小便短赤等。发热病人，可以静脉滴注清开灵注射液。

对于急性肾炎迁延两个月或半年以上，或病情常有反复者，不可一味应用祛邪之法，可考虑正气不足的因素，辨证根据气虚、阴虚、阳虚的不同，分别选用玉屏风散、知柏地黄丸、济生肾气丸。对症治疗可选用八正胶囊、五苓胶囊、肾复康胶囊。八正胶囊能治疗湿热下注引起的小便短赤、淋沥涩痛，五苓胶囊用于膀胱气化不利引起的水肿，肾复康胶囊用于肾虚湿热引起的水肿。

第四节　治疗慢性肾小球肾炎中成药的临床应用及辨证要点

慢性肾小球肾炎多因先天禀赋不足，复感水湿、湿热、瘀血等后天因素致病。肺、脾、肾三脏功能紊乱，肺失通调、脾失转输、肾失固摄，从而导致水湿内蕴，泛溢肌肤，发为水肿；水湿日久，蕴而化热，湿热内生加重水肿；肾虚精微不固或脾虚升清降浊失司，可见蛋白尿；加之湿热、瘀血可使虚之益虚，虚实夹杂，脾肾两虚，湿热下注，伤及肾络可见血尿。本病病位在肾，与肺、脾密切相关。病性为本虚标实，本虚指肺、脾、肾三脏的亏虚，标实指外感六淫、水湿、湿热、瘀血等。因慢性肾小球肾炎的病机复杂，在临床选用中成药时需要先辨明标本虚实，分清邪正盛衰。治疗慢性肾小球肾炎的常用中成药的主要功能、主要适应疾病等见表7-4-1。

表7-4-1　治疗慢性肾小球肾炎中成药的临床应用要点

主要功能	药品名称	药物组成	功能主治	次要适应证	辨证要点	用法用量
清利湿热	黄葵胶囊	黄蜀葵花	清利湿热，解毒消肿		浮肿、腰痛、蛋白尿、血尿、舌苔黄腻	口服，1次5粒，1日3次，8周为1个疗程
	肾炎四味片	细梗胡枝子、黄芩、石韦、黄芪	清热利尿，补气健脾		湿热内蕴兼气虚所致的水肿，症见浮肿、腰痛、乏力、小便不利	口服，1次8片，1日3次

（续表）

主要功能	药品名称	药物组成	功能主治	次要适应证	辨证要点	用法用量
益气养阴	肾炎康复片	西洋参、人参、地黄、杜仲（炒）、山药、白花蛇舌草、黑豆、土茯苓、益母草、丹参、泽泻、白茅根、桔梗	益气养阴，补肾健脾，清解余毒		神疲乏力、腰酸腿软、面浮肢肿、头晕耳鸣、蛋白尿、血尿等	口服，1次5片，1日3次
	地黄叶总苷胶囊	毛蕊花糖	滋阴补肾，凉血活血		蛋白尿、血尿、面色无华、少气无力、手足心热、腰痛、浮肿、疲倦乏力、口干咽燥、头晕、耳鸣、舌红少苔、脉细弱	口服，1次2粒，1日2次，疗程8周
祛风除湿	正清风痛宁片	盐酸青藤碱	祛风除湿，清热解毒，活血通络，行水利尿		慢性肾炎各症	口服，1次3片，1日3次
	火把花根片	昆明山海棠	疏风除湿，清热解毒	系统性红斑狼疮，类风湿关节炎，风湿性关节炎	慢性肾炎各症	口服，1次3~5片，1日3次
	昆明山海棠片	昆明山海棠	祛风除湿，舒筋活络，清热解毒		慢性肾炎各症	口服，1次2粒，1日3次
	昆仙胶囊	昆明山海棠、淫羊藿、枸杞子、菟丝子	补肾通络，祛风除湿	风湿性关节炎	慢性肾炎各症	口服，1次2片，1日3次
	雷公藤多苷片	雷公藤多苷	祛风解毒，除湿消肿，舒筋通络	类风湿关节炎	慢性肾炎各症	按体重每1kg每日1~1.5mg，分3次饭后服用
温肾行水	肾炎温阳片	人参、黄芪、附子、党参、茯苓、肉桂、北五加皮、木香、大黄、白术、葶苈子	温肾健脾，化气行水		全身浮肿、面色苍白、脘腹胀满、纳少便滞、神倦尿少	口服，1次4~5片，1日3次
活血清热	肾炎四味片	细梗胡枝子、黄芩、石韦、黄芪	活血化瘀，清热解毒，补肾益气		湿热内蕴兼气虚所致的水肿，症见浮肿、腰痛、乏力、小便不利	口服，1次8片，1日3次
健脾利水	肾炎舒片	苍术、茯苓、白茅根、防己、人参（去芦）、黄精、菟丝子、枸杞子、金银花、蒲公英	益肾健脾，利水消肿		浮肿、腰痛、头晕、乏力	口服，1次6片，1日3次
活血利水	复方肾炎片	益母草、丹参、黄芪、茯苓、牵牛子、车前子、白茅根、芦根、黄精、半枝莲、菟丝子、山楂	活血化瘀，利尿消肿	急性肾炎	湿热蕴结所致急、慢性肾炎水肿、血尿、蛋白尿	口服，1次3片，1日3次

主要功能	药品名称	药物组成	功能主治	次要适应证	辨证要点	用法用量
益气泄浊	尿毒清颗粒	大黄、黄芪、党参、白术、茯苓、半夏（姜制）、菊花、柴胡、白芍、何首乌（制）、丹参、川芎、桑白皮、苦参、车前草、甘草	通腑降浊，健脾利湿，活血化瘀	慢性肾衰竭	少气乏力、腰膝酸软、恶心呕吐、肢体浮肿、面色萎黄等	开水冲服，1 日 4 次，6、12、18 时各服 1 袋，22 时服 2 袋，每日最大量 8 袋
补气益精	金水宝胶囊	发酵冬虫夏草菌粉	补益肺肾，秘精益气		久咳虚喘、神疲乏力、不寐健忘、腰膝酸软、月经不调、阳痿早泄等	口服，1 次 3 粒，1 日 3 次
	百令胶囊	发酵冬虫夏草菌粉	补肺肾，益精气		肺肾两虚引起的咳嗽、气喘、咯血、腰背酸痛等	口服，1 次 2g，1 日 3 次

治疗慢性肾炎时，需分清标本虚实。

（1）属本虚者，应辨脏腑之气血阴阳　肾气虚者，选金水宝、百令胶囊；肾阳虚可选用肾炎温阳片；肾之气阴两虚者，可用地黄叶总苷胶囊、肾炎康复片。地黄叶总苷胶囊能够滋阴补肾、凉血活血，有类似免疫抑制剂作用，在辨证的前提下，在 IgA 肾病、膜性肾病、糖尿病肾病、紫癜性肾炎的早中期，可以单独使用，也可以与激素、血管紧张素转换酶抑制剂（ACEI）或 ARB 联用，起到协同增效的作用。肾炎康复片在益气养阴的作用外，还能够清解余毒。由于脾肾气虚引起的水肿，可以用肾炎舒片益肾健脾、利水消肿。

（2）标实为主的，须分外感、水湿、湿热、瘀血等　清热利湿可选用黄葵胶囊，活血化瘀可选复方肾炎片，气虚湿阻者可选尿毒清颗粒，湿热内阻选肾炎四味片，祛风除湿者，可选用正清风痛宁片、昆明山海棠（火把花根）片、雷公藤多苷片、昆仙胶囊等。由于慢性肾小球肾炎的主要症状为血尿、蛋白尿，因此相关药物已经在前面有所涉及，不再赘述。

其他具有治疗慢性肾炎功效，但仍需大样本临床研究验证疗效的药物有黄蛭益肾胶囊、益肾康胶囊、康肾丸、肾炎灵胶囊、肾炎安颗粒、肾炎片等。根据病情可辨证选用黄芪注射液、生脉注射液、丹参注射液、红花注射液、参芎葡萄糖注射液、灯盏细辛注射液等。黄芪注射液及灯盏花素注射液是传统中药黄芪和灯盏花经现代工艺萃取而成。现代药理表明，黄芪可双向调节机体免疫，改善血液高凝状态，提高血浆白蛋白水平，降低氧自由基的损伤，保护肾小球基底膜，多机制协同作用，抑制肾小球硬化，减轻肾脏损害，降低尿蛋白。灯盏花可抑制多元酶、蛋白激酶 C 活性，降低肾小球及其基底膜通透性，恢复肾小球正常结构，减少蛋白尿，并明显地促纤溶及抑制机体凝血功能与血小板聚集作用，可显著改善血液高凝及肾脏微循环，减轻肾脏损伤。而丹参注射液、红花注射液、参芎葡萄糖注射液均以活血化瘀见长，临床辨证属瘀血阻络者可酌情选用。

第五节　治疗尿酸性肾病中成药的临床应用及辨证要点

尿酸性肾病的主要病机为先天禀赋缺陷或年老体虚，又嗜食肥甘厚味，饮酒无节，损伤脾肾；脾肾不足，清浊失司，湿邪痰浊蕴结于肾络，蕴邪成毒。因此在尿酸性肾病急性发作期以湿浊毒邪瘀蓄为病机特点，而尿酸性肾病慢性缓解期则以气血阴阳脏腑亏虚为主要病机。急性期的治疗总的围绕清热利湿解毒进行，慢性缓解期则主要固护脏腑气血。治疗痛风急性发作的西药有较多的不良反应，如秋水仙碱具有恶心、腹泻等不良反应，非甾体抗炎药会导致肾损伤、胃肠道溃疡和出血等。中医药的干预从一定程度上解决了以上问题。治疗尿酸性肾病的常用中成药的主要功能、主要适应疾病等见表7-5-1。

表 7-5-1　治疗尿酸性肾病中成药的临床应用要点

主要功能	主要适应证	药品名称	药物组成	功能主治	次要适应证	辨证要点	用法用量
清热利湿	尿酸性肾病（急性期、缓解期）	四妙丸	苍术、牛膝、黄柏（盐炒）、薏苡仁	清热利湿	筋膜炎、附件炎	小便涩痛、灼热、黄赤或拘急，关节痛风石形成，局部红肿，大便黏滞不爽或便秘，舌苔厚腻	口服，1次6g，1日2次
		黄葵胶囊	黄蜀葵花	清热利湿	慢性肾炎	小便黄赤、灼热或涩痛不利，关节灼热肿痛，皮肤疖肿，咽喉肿痛，舌红，苔黄腻，脉滑数	口服，1次5粒，1日3次，8周为1个疗程
	尿酸性肾病（急性期）	新癀片	肿节风、三七、人工牛黄、肖梵天花、珍珠层粉等	清热解毒，活血化瘀，消肿止痛	扁桃体炎	热毒瘀血所致的咽喉肿痛、牙痛、痹痛、胁痛、黄疸、无明肿痛等。	口服，1次2~4片，1日3次
		痛风舒片	大黄、车前子、泽泻、川牛膝、防己	清热，利湿，解毒		湿热瘀阻所致的痛风病	1次2~4片，1日3次，饭后服用
益气活血泄浊	慢性尿酸性肾病	肾康注射液	大黄、丹参、红花、黄芪	降逆泄浊，益气活血，通腑利湿	慢性肾衰竭	面色苍白或黧黑、浮肿、纳呆、恶心呕吐	静脉滴注，1次100mL，1日1次，连续使用1个月
		百令胶囊	发酵冬虫夏草菌粉	补肺肾，益精气	慢性支气管炎	面色无华、腰膝酸软、食欲不振、舌淡红有齿痕、苔薄、脉细	口服，1次2g，1日3次
活血化瘀	慢性尿酸性肾病	丹参注射液	丹参	活血化瘀		关节刺痛，面色黧黑或晦暗，肌肤甲错或身有瘀斑，肢体麻木、屈伸不利，尿涩不畅，舌紫暗或有瘀斑、瘀点，脉涩	20mL加入0.9%氯化钠溶液250mL中静脉滴注，每日1次，2周为1个疗程

尿酸性肾病急性期以清热利湿、解毒为治疗大法，可选用四妙丸、新癀片、痛风舒片，其中四妙丸还可以在尿酸性肾病缓解期使用；新癀片清热解毒的效果较强，同时还有活血化瘀的作用。除上述药物外，有研究表明在别嘌醇基础上加用黄葵胶囊，能进一步降低血清尿酸和减少24小时尿蛋白定量，减轻肾损害，改善肾功能，延缓慢性尿酸性肾病的进展，对于蛋白尿突出或伴有肾功能异常、中医辨证属湿热者适用。肾康注射液以大黄为君，生大黄对黄嘌呤氧化酶有较强的竞争性抑制作用，可抑制黄嘌呤酶的活力，影响尿酸形成，同时大黄的泻下及利尿作用有利于尿酸排泻，此为肾康注射液治疗尿酸性肾病的主要药理学基础，无论是否伴有肾功能受损均可以使用。在痛风早期肾损害病人中，静脉滴注丹参注射液与别嘌醇治疗相比能显著改善肾有效血浆流量及肾脏对尿 β_2-MG、α_1-MG 排泄作用，但二者对病人血清肌酐及尿素氮均无明显的影响。虫草肾康胶囊剂、百令胶囊均以冬虫夏草为主要有效成分，已有大量研究证实冬虫夏草具有保护肾功能、调节免疫的功效。百令胶囊联合别嘌醇治疗痛风性肾病具有较好的临床疗效，可以明显改善病人的临床症状，改善肾功能，调节细胞免疫紊乱。

第六节　治疗泌尿系感染中成药的临床应用及辨证要点

泌尿系感染应归属于中医学"淋证"的范畴。本病的主要病因病机是脾肾亏虚、热邪内侵。脾肾亏虚的原因主要有禀赋不足、年老体衰、耗损过度；热邪主要是郁热、湿热、热毒。转为慢性以后，除热邪留恋不解外，脾肾亏虚可累及肝，还可逐渐出现气郁、血瘀、痰饮症状。急性期其病位在肾、脾、膀胱；若转为慢性，常涉及肝、脾脏，反复发作、迁延不愈，辨证多属本虚标实、虚实夹杂，故一般将其归为"劳淋"证，亦称复杂性尿路感染。根据以上病因病机，对于急性膀胱炎、急性肾盂肾炎及慢性肾盂肾炎急性发作期多以清利下焦膀胱湿热为主；对于慢性肾盂肾炎缓解期的治疗则多以补益脾肾为主。治疗泌尿系感染的常用中成药的主要功能、主要适应疾病等见表 7-6-1。

表 7-6-1　治疗泌尿系感染中成药的临床应用要点

主要功能	主要适应证	药品名称	药物组成	功能主治	辨证要点	用法用量
清热利湿通淋	急性尿路感染	复方石韦片	石韦、黄芪、苦参、萹蓄	清热燥湿，利尿通淋	小便不利、尿频、尿急、尿痛、下肢浮肿	口服，1次5片，1日3次，15天为1个疗程，可连服2个疗程
		三金片	金樱根、菝葜、羊开口、金沙藤、积雪草	清热解毒，利湿通淋，益肾	小便短赤、淋沥涩痛、尿急频数	口服，1次3片，1日3~4次
		热淋清颗粒	头花蓼	清热泻火，利尿通淋	尿频、尿急、尿痛	开水冲服，1次1~2袋，1日3次
		八正胶囊	栀子、车前子（炒）、瞿麦、萹蓄、滑石、大黄、川木通、灯心草、甘草	清热利尿通淋	湿热下注、小便短赤、淋沥涩痛、口燥咽干	口服，1次4粒，1日3次

（续表）

主要功能	主要适应证	药品名称	药物组成	功能主治	辨证要点	用法用量
清热利湿通淋	急性尿路感染	导赤丸	连翘、黄连、栀子、木通、玄参、天花粉、赤芍、大黄、黄芩、滑石	清热泻火，利尿通便	口舌生疮、咽喉疼痛、心烦口渴、尿黄、大便秘结	口服，水蜜丸1次2g，大蜜丸1次1丸，1日2次；周岁以内小儿酌减
		癃清片	泽泻、车前子、败酱草、金银花、牡丹皮、白花蛇舌草、赤芍、仙鹤草、黄连、黄柏	清热解毒，凉血通淋	尿频、尿急、尿痛、腰痛、小腹坠胀	口服。1次6片，1日2次；重症1次8片，1日3次
		尿感宁颗粒	海金沙藤、连钱草、凤尾草、葎草、紫花地丁	清热解毒，通淋利尿	尿频、尿急、尿道涩痛、尿色偏黄，小便淋沥不尽	开水冲服，1次5g，1日3~4次
		尿清舒颗粒	车前草、虎杖、地胆草、山木通、野菊花、重楼	清热利湿，利水通淋	湿热蕴结所致淋证、小便不利、淋沥涩痛	口服，1次10~20g，1日3次
		分清五淋丸	木通、车前子（盐炒）、黄芩、茯苓、猪苓、黄柏、大黄、萹蓄、瞿麦、知母、泽泻、栀子、甘草、滑石	清热泻火，利尿通淋	小便黄赤、尿频尿急、尿道灼热涩痛	口服，1次6g（1袋），1日2~3次
		泌淋清胶囊	四季红、黄柏、酢浆草、仙鹤草、白茅根、车前草	清热解毒，利尿通淋	小便不利、淋沥涩痛、尿血	口服，1次3粒，1日3次
		清热通淋胶囊	爵床、苦参、白茅根、硼砂	清热利湿，通淋	小便频急、尿道刺痛、尿液浑浊、口干苦等	口服。1次4粒，1日3次，或遵医嘱。2周为1个疗程
温阳行水	慢性尿路感染	大补阴丸	熟地黄、盐知母、盐黄柏、醋龟甲、猪脊髓	滋阴降火，滋补肝肾	尿频、小便淋沥不尽、五心烦热	口服，水蜜丸1次6g，1日2~3次
		济生肾气丸	熟地黄、山茱萸（制）、牡丹皮、山药、茯苓、泽泻、肉桂、附子（制）、牛膝、车前子	温补肾阳，化气行水	尿频余沥或小便不利、腰肿脚肿	口服，大蜜丸1次1丸，1日2~3次
		右归丸	熟地黄、附子（炮附子）、肉桂、山药、山茱萸（酒炙）、菟丝子、鹿角胶、枸杞子、当归、杜仲（盐炒）	温补肾阳，化气行水	尿频余沥、畏寒肢冷、腰膝酸软、气衰神疲	口服，小蜜丸1次9g，大蜜丸1次1丸，1日3次

泌尿系感染的急性期主要病机是湿热蕴结下焦，治疗以清热利湿为主。近年来研发的药物多属此类药物，临床上常用的有三金片、复方石韦片、热淋清颗粒、癃清片、尿感宁颗粒、尿清舒颗粒、分清五淋丸、泌淋清胶囊、清热通淋胶囊，这些药物均能清热利湿通淋，临床可根据辨证要点灵活选用。八正胶囊、导赤丸来源于古方八正散和导赤散，八正散是治疗湿热淋证的经典方剂，而导赤散使用时还需注意有无心烦、口舌生疮等心火上炎的症状。在应用中需要引起注意的是，清热药性苦寒，对胃肠道有一定刺激，如服药后胃部不适，可改为

餐后服用。另外，有些苦寒药物有滑胎的可能，如尿清舒颗粒、分清五淋丸等，孕妇慎用、禁用。病久肾气亏虚、膀胱气化无权，而成劳淋，治以培补肾气，须滋阴者选大补阴丸，须补阳者选济生肾气丸和右归丸。

第七节 治疗慢性肾功能不全及其并发症中成药的临床应用及辨证要点

慢性肾功能不全为本虚标实之证，正虚以脾肾阳（气）虚为基本病机，邪实则包括水湿、痰瘀、浊毒等病理变化。随着疾病进展，正虚由气虚逐渐向阴阳两虚进展，邪实则呈湿瘀互阻、浊毒内蕴之势。慢性肾脏病各期常见中医症状为倦怠乏力、腰膝酸软、夜尿清长、少气懒言及水肿。我们根据其临床特点将治疗慢性肾功能不全的中成药分为延缓肾功能进展类、治疗肾性贫血类、治疗血液透析并发症类。

一、延缓肾功能进展的中成药

目前已经过临床研究证实具有延缓肾功能进展的中成药，依据主要功能、主要适应疾病等列表如下，见表 7-7-1。

表 7-7-1　治疗慢性肾功能不全中成药的临床应用要点

主要功能	药物名称	药物组成	功能主治	次要适应证	辨证要点	用法用量
补肺益肾	百令胶囊	发酵冬虫夏草菌粉	补肺肾，益精气	慢性支气管炎	咳嗽、气喘、咯血、腰背酸痛等	口服，1 次 2g，1 日 3 次
	金水宝胶囊	发酵冬虫夏草菌粉	补肾保肺，秘精益气		久咳虚喘、神疲乏力、不寐健忘、腰膝酸软、月经不调、阳痿早泄等	口服，1 次 6 粒，1 日 3 次
	至灵胶囊	冬虫夏草	补肺益肾		咳喘、浮肿等	口服，1 次 2~3 粒，1 日 2~3 次
通腑泄浊	尿毒清颗粒	大黄、黄芪、党参、白术、茯苓、半夏（姜制）、菊花、柴胡、白芍、何首乌（制）、丹参、川芎、桑白皮、苦参、车前草、甘草	通腑降浊，健脾利湿，活血化瘀		少气乏力、腰膝酸软、恶心呕吐、肢体浮肿、面色萎黄等	开水冲服，每日 4 次，6、12、18 时各服 1 袋，22 时服 2 袋，每日最大量 8 袋
	海昆肾喜胶囊	褐藻多糖硫酸酯	化浊排毒		恶心、呕吐、纳差、腹胀、身重困倦、尿少、浮肿、苔厚腻	口服，1 次 2 粒，1 日 3 次，2 个月为 1 个疗程，餐后 1 小时服用

（续表）

主要功能	药物名称	药物组成	功能主治	次要适应证	辨证要点	用法用量
通腑泄浊	肾衰宁胶囊／颗粒	太子参、大黄、茯苓、法半夏、陈皮、黄连、丹参、红花、牛膝、甘草	益气健脾，活血化瘀，通腑泄浊		面色萎黄、腰痛倦怠、恶心呕吐、食欲不振、小便不利、大便黏滞等	口服，1次4~6粒，1日3~4次
	肾炎康复片	西洋参、人参、地黄、杜仲（炒）、山药、白花蛇舌草、黑豆、土茯苓、益母草、丹参、泽泻、白茅根、桔梗	益气养阴，补肾健脾，清解余毒	慢性肾炎	神疲乏力、腰酸腿软、面浮肢肿、头晕耳鸣、蛋白尿、血尿等	口服。1次8片，1日3次
	大黄胶囊	生大黄	通腑泄浊，泄热通肠		证属湿热瘀毒阻滞经脉肠腑者	口服，1次2~4粒，1日3~4次
	肾康注射液、肾康栓	大黄、丹参、红花、黄芪	降逆泄浊，益气活血，通腑利湿		恶心呕吐、口中黏腻、面色晦暗、身重困倦、腰疼、纳呆、腹胀、肌肤甲错、肢体麻木、舌质紫暗或有瘀点、舌苔厚腻、脉涩或细涩	注射液：静脉滴注，1次100mL，1日1次，使用时用10%葡萄糖液300mL稀释。每分钟20~30滴。疗程4周。栓剂：用食指将栓塞入肛门内2cm以上，1日5粒，分4次使用，早、中、晚各1粒，睡前2粒。8周为1个疗程

在辨证使用治疗慢性肾脏病的中成药时，重点在于辨清虚实，将以上药物的主治功效进行虚实的区分，可帮助正确选用。

（1）补虚药物 主要有金水宝胶囊、百令胶囊、至灵胶囊，三种药物的成分均为冬虫夏草菌粉，主要功效均为补气益肾，是为纯补益药物，适用于老年、久病体虚、乏力气短、腰酸背困、面目虚浮、夜尿清长、易感冒等舌淡、舌体胖大或边有齿痕者，辨证为肺气虚或肾虚。如果病人出现口干、口苦、咽喉或牙龈肿痛或头胀痛、失眠、大便干燥等症状时，应该进行重新辨证，必要时减量或停用。

（2）通腑泄浊的药物 有尿毒清颗粒、海昆肾喜胶囊、肾衰宁、肾康注射液、肾康栓、大黄胶囊，对于恶心呕吐、小便不利、大便秘结或黏滞、舌红苔黄或腻者尤其适宜使用，可根据每日大便次数的情调整服药量，保持每日1~3次大便为宜。尿毒清通腑降浊、健脾利湿、活血化瘀，适用于慢性肾衰竭早期。肾衰宁胶囊作用与尿毒清相似，但其通便作用较强，尤其用于大便秘结的慢性肾衰竭病人，不建议用于大便次数较多或腹泻的病人。临床表现为面色晦暗、皮肤粗糙、舌质紫暗有瘀点等"血瘀证"明显的病人，在住院期间推荐使用肾康注射液，静脉滴注肾康注射液时，偶见发红、疼痛、瘙痒、皮疹等局部刺激症状和口渴现象，建议使用带滤器的精密输液器，可减少输液反应的发生率；对于不住院病人，可考虑使用与肾康注射液成分相同的肾康栓，栓剂使用时可有肛门灼热、腹痛、腹泻、全身怕冷等不良反应，肛周、直肠重度疾病者禁用，内出血倾向、过敏体质者禁用。口黏、苔白腻等"湿浊"证为主的早期肾衰竭病人，可以使用海昆肾喜胶囊，这个药物不含有大黄，泻下作用较弱，但对有明显出血征象者应慎用。慢性肾衰竭的基本病机为本虚标实，因此大量使用祛邪的通腑泄浊药物可能使正气更虚，因此不推荐此类药物联合、长期使用，可根据具体情况，辨证、序贯使用。对于虚实夹杂的病人，亦可选用补虚药与具有排毒作用的一种药物联合使用，起到扶正祛邪作用。

我们在临床工作中常常见到病人同时使用 2 种及以上治疗慢性肾功能不全的药物，应注意避免功效相同的药物重复使用、功效相反的药物盲目联合使用。其他有报道可用于慢性肾功能不全治疗的中成药，由于文献质量较差，目前的循证医学证据不足，未被列入上述表格。这些药物包括贞芪扶正颗粒、益肾养元合剂、肾宝合剂、强肾片、五苓胶囊、脉血康合剂、大黄䗪虫丸、香砂六君子丸，各临床医师可参照药品说明书酌情使用。

二、治疗肾性贫血的中成药

贫血是慢性肾衰竭最常见的并发症，其主要机制是促红细胞生成素及造血原料不足、红细胞破坏增多两方面共同作用，临床表现为乏力、气短、心悸、面色苍白、结膜苍白等，如不及时纠正，将会严重影响病人的生活质量及远期生存率。肾性贫血是在慢性肾衰竭进展过程中形成的血虚并发症，慢性肾衰竭病人肾气由虚及损、由损及劳，水湿、浊毒、瘀血内停，久而久之出现肾性贫血。肾性贫血可归属于中医学"虚劳""血劳"等证范畴。几乎所有针对贫血的中成药均可以被用作肾性贫血的治疗，临床使用时仍需要根据中医辨证进行选择。肾性贫血的治则主要采用补益气血、健脾补肾、填精、活血化瘀、泄浊排毒。中医药在协助纠正肾性贫血的优势主要体现在减少并发症、增加病人对促红细胞生成素的反应性方面。为了方便检索，我们将各药物的名称、主治功效、辨证要点等归纳汇总为如下表格（见表 7-7-2），并针对每一种药物的临床研究结果进行简要的概括。

表 7-7-2　治疗肾性贫血中成药的临床应用要点

药品名称	药物组成	功能主治	辨证要点	用法用量
生血宁片	蚕沙提取物	益气补血	缺铁性贫血属气血两虚证，见面部、肌肤萎黄或苍白、神疲乏力、眩晕耳鸣、心悸气短、舌淡或胖、脉弱	轻度缺铁性贫血病人，1 次 2 片，1 日 2 次；中、重度病人，1 次 2 片，1 日 3 次；儿童病人，1 次 1 片，1 日 3 次。30 天为 1 个疗程
益气维血颗粒	猪血提取物、黄芪、大枣	补血益气	肾性贫血气血两虚证，见面色萎黄或苍白、头晕目眩、神疲乏力、少气懒言、自汗、唇舌色淡、脉细弱	开水冲服，1 次 1 袋，1 日 3 次
生血宝合剂	制何首乌、女贞子、桑椹、墨旱莲、白芍、黄芪、狗脊	滋补肝肾，益气生血	神疲乏力、腰膝酸软、头晕耳鸣、心悸、气短、失眠、咽干、纳差食少	口服。1 次 15mL，1 日 3 次

生血宁片是以铁叶绿酸钠为主要成分，其不仅补充造血原料铁剂，而且还补充造血母环卟啉环基团，提高铁离子的生物利用度，故生血宁片具有双效生血效果。研究发现叶绿素衍生物具有抗炎、抗氧化作用。生血宁片可有效提高慢性肾脏病非透析期病人及维持性腹膜透析病人血红蛋白、红细胞压积、血清铁蛋白及转铁蛋白饱和度，疗效优于口服铁剂，且上腹部不适、恶心等不良反应发生较少。生血宁片与促红细胞生成素联用还可减少促红细胞生成素的用量。

益气维血颗粒是以动物血液中提取的血红素铁为原料制成，血红素铁可直接被胃肠道黏膜上皮细胞吸收，在细胞分解出原卟啉和铁离子以供机体利用。该药含有黄芪、大枣，还可益气健脾、养血补血。有研究报道在维持性血液透析或腹膜透析病人中，益气维血颗粒可升高血红蛋白、血红细胞数，其疗效与多糖铁复合物相当，但含有猪血提取物，回民或素食主义者避免使用。

生血宝合剂根据中医学"精血相生"原理，具有补肝肾、生气血、填精髓、扶正固本等功效。生血宝合剂除能有效补铁外，还可以促进铁的吸收和利用。动物实验研究也证实，生血宝颗粒能使全血铁的含量增加，对铁的吸收利用提高 10% 左右。有研究显示生血宝合剂治疗 60 例慢性肾脏病 3~5 期（未透析）病人 2 个月，其提升血红蛋白的作用与促红细胞生成素及琥珀酸亚铁对照组相当，此外还有潜在的保护肾功能、改善营养状况的作用。需要注意的是，生血宝合剂含有制何首乌，应定期监测肝功能。

其他治疗慢性肾脏病的中成药也具有治疗肾性贫血的功效，但因其不以治疗贫血见长，未被列入上述表格。这些药物包括肾衰宁胶囊、尿毒清颗粒，可在临床治疗中酌情选用。此外尚有其他常用治疗贫血的中成药，如八珍丸、人参养荣丸、生血丸、当归补血丸，由于没有特异性针对肾性贫血的文献研究报道，在临床中大家可以辨证使用。

三、治疗血液透析并发症的中成药

中成药使用在血液透析病人中极为普遍，有调查研究显示约 85% 的血液透析病人曾使用过口服中成药治疗，病人更倾向于使用中成药改善临床症状，维护内瘘，治疗透析低血压等问题。现将治疗血液透析并发症的常用中成药依据主要适应并发症和功效等列表如下，见表 7-7-3。

表 7-7-3　治疗血透并发症中成药的临床应用要点

并发症	中成药	药物组成	功效	用法用量
低血压	生脉注射液	红参、麦冬、五味子	益气养阴，复脉固脱	透析管路滴注，30~150mL/次
	参麦注射液	红参、麦冬	益气固脱，养阴生津，生脉	透析管路滴注，100mL/次
	黄芪注射液	黄芪	益气养元，扶正祛邪，养心通脉，健脾利湿	静脉滴注，40mL/次，4 周为 1 个疗程
冠心病、心绞痛	复方丹参滴丸	丹参、三七、冰片	活血化瘀，理气止痛	口服或舌下含服，每次 10 丸
内瘘维护	疏血通注射液	水蛭、地龙	活血化瘀，通经活络	静脉滴注，6mL/天，1 周为 1 个疗程
	丹参注射液	丹参	活血化瘀，通脉养心	静脉滴注 20 mL，每日 1 次，共 10 天

低血压在血液透析过程中发生率较高，约占血液透析并发症的 39%。主要原因是超滤过快和过量超滤所致。临床规律血液透析病人辨证多属气阴两虚，病人原已有脾肾衰败、气血先亏，又因透析时脱水过多、过快，阴液短时间大量丢失造成阴虚之势。中医对透析低血压的治疗多以益气养阴、复脉固脱为法，可在血液透析 1.5 小时后，或发生低血压症状时，用生脉注射液、参麦注射液、参附注射液或黄芪注射液由透析管路内注入，通常在缓慢注入 30

分钟后症状逐渐缓解，从长期观察来看还可增加超滤量、提高透析充分性。黄芪注射液除了治疗低血压外，还可减轻透析病人微炎症状态，保护残肾功能，减轻心血管并发症等。

心血管事件是血液透析最主要的并发症，也是病人的主要死因。胸闷、心悸、憋气等是血液透析过程中的常见症状，病人往往因此不能坚持透析治疗。其病机主要为本虚标实，本虚方面，主要以气虚为主，标实则以血瘀为主，加之病人的长期血透史，脾肾气虚血瘀愈发明显，故临床治疗以益气活血为主。可选用的药物包括复方丹参滴丸、复方血栓通片/胶囊、复方丹参片、稳心颗粒、速效救心丸、血塞通软胶囊等，目前临床证据较多的是复方丹参滴丸，可在症状发作时舌下含服。

如何维护好动静脉内瘘、保证其正常的使用功能，对血液透析病人具有重要的意义。中医治疗或者预防，主要以益气活血化瘀类药物为主，可软化血管、改善皮下淤血及维护血流量。疏血通注射液可预防和减少动静脉内瘘血栓形成，同时防止内瘘血管纤维化和穿刺处的瘢痕形成，使内瘘血管保持弹性，降低狭窄的发生率，有效维持动静脉内瘘的正常功能。动静脉内瘘术后持续静脉滴注丹参注射液10天可以降低血栓的形成率，增加内瘘成熟率，增加头静脉血管直径、平均流速、头静脉峰值血流量。

在肾脏病治疗中合理使用中成药，应该注意以下几个方面。

（1）辨证用药　临床医生应当了解慢性肾脏病本虚标实的基本病机及随着疾病进展的证候演变规律，熟悉药品说明书的适应证，见到相应的临床表现和舌脉方能使用该药物。

（2）避免重复使用具有相同功效或相似药物组成的药物　祛邪类中成药联合使用过度，将会耗伤正气，使正虚邪实，加重病情。补益类中成药联合使用过度，则不利于祛邪外出，病情缠绵。治疗慢性肾脏病的药物多含有通腑泄浊的大黄，如大黄制剂大剂量长期联合使用，将可能导致腹泻、习惯性便秘或增加结肠黑变病的风险。尿毒清颗粒与肾衰宁胶囊有5味药的相同成分（大黄、丹参、半夏、茯苓、甘草），不宜联合使用。中成药配合中药汤剂使用时，也应该注重上述问题。

（3）配伍禁忌　如尿毒清颗粒中含有半夏，根据"半夏反乌头"的理论，尿毒清颗粒不宜与含附子的制剂如右归丸长期服用。

（4）监测血钾水平　某些中药制剂有升高血钾的可能，如泽泻、益母草、茯苓可能会抑制钾的排出，含钾较高的中草药有大青叶、马齿苋、白豆蔻、茵陈、旱莲草、鸭跖草、半边莲、紫花地丁、金钱草、蒲公英、细辛、淡竹叶、红花等。对于慢性肾脏病3~5期、血钾偏高或有血钾升高风险的病人，应注意监测血钾水平，避免使用有血钾升高的药物，必要时及时给予对症处理。

按语　中成药是指根据疗效确切、应用广泛的处方、验方或秘方，以中药材为原料配制加工而成的药品。在合理使用的情况下，成药的安全性是较高的，并且服用方便，病人的依从性较好。由于其种类繁多，国家有关部门发布了《中成药临床应用指导原则》进行管理，肾科医生应该遵照临床基本的辨证施治原则，开具中成药处方，以提高临床疗效。

（钱雅玉　文玉敏　严美花　李平）

第八章　治疗肾脏病中药使用中值得注意的问题

中医药是中华民族的宝贵财富，在治疗一些复杂疑难疾病中起了重要的作用，近年来已逐渐在世界范围内被普遍应用于预防和治疗疾病。然而由于中草药成分复杂，临床用药的安全性近年来受到越来越多业内外人士关注，在中药的使用中我们仍然需要十分关注药物的不良反应。大多数药物均经肾脏排泄，因此，药物引起的肾损害也是临床医生关注的热点问题。最为人所熟知"中草药肾损害"是 1993 年比利时人报道的马兜铃酸肾病，即病人服用含有马兜铃酸的中草药引起的快速进展性间质性肾炎，最终导致终末期肾病，甚至有的病人发生了尿路上皮癌。古代医家对中药毒性的认识可分为广义和狭义。广义的毒性是指对药物的总称或专指药物的偏性，认为凡药皆有毒，毒性就是偏性，药物治疗疾病是以偏纠偏。如《黄帝内经》中"大毒治病，十去其六"；《类经》中记载"药以治病，因毒为能，所谓毒药，以气味之有偏也"。狭义的毒性是指性质强烈、作用峻猛，治疗剂量和中毒剂量接近，极易毒害人体的药物。含有马兜铃酸的中药关木通、广防己、马兜铃、天仙藤、青木香等中药对肾脏造成的损伤已经引起肾脏病学者的高度关注。本章就目前肾科医生经常使用且存在争议的中药的安全问题进行论述。

第一节　临床常用治疗肾脏病中药的安全问题

一、雷公藤

雷公藤（Tripterygium wilfordii Hook，f.）又称黄藤、红药、断肠草等，属卫矛科、雷公藤属植物。主要分布在长江以南地域，是我国传统的民间药材。它的主要活性成分集中在根部。是目前免疫抑制作用最明确的中药之一。雷公藤药用作用最早记录于《神农本草经》中，其属于"从肾论治"药物，味苦、辛，性寒，归肝、肾经，具有祛风除湿、通络止痛、消肿止痛、杀虫止痒之功效。近年来研究发现，雷公藤具有抗炎、调节免疫、镇痛、抗动脉粥样硬化、抗排异、抗肿瘤、抗生育、抗血管生成、抗解脲支原体、抗艾滋病毒、保护神经、保护肾脏固有细胞、保护关节软骨等多种药理作用。雷公藤治疗肾脏疾病主要机制包括：抑制细胞免疫，减轻细胞介导的肾脏免疫损伤，诱导淋巴细胞凋亡；抑制炎症细胞浸润，抑制核因子 $-\kappa B$（$NF-\kappa B$）的活化，抑制肾组织细胞凋亡；抑制体液免疫，减轻免疫复合物介导的肾脏免疫损伤；抑制炎症细胞因子及炎症介质的释放，减轻肾组织炎症反应，改善肾小球滤过膜通透性；抑制系膜细胞增殖及细胞外基质增生，保护肾脏足细胞；等等。目前雷公藤制剂在临床广为使用，本文重点介绍其在治疗肾病中的临床应用及可能发生的肾毒性和不良反应。

（一）雷公藤在肾病临床中的应用

1.IgA 肾病（IgAN）

临床研究显示，雷公藤制剂对单纯肾病综合征为表现的 IgAN 的缓解率可达 87.5%，对中等量蛋白尿或伴镜下血尿病人的有效率在 76.9% 以上。短期用雷公藤（单用或联合其他药物使用）治疗 IgAN 的疗效不亚于糖皮质激素，且优于单纯使用 ACEI/ARB；对糖皮质激素抵抗的 IgAN 病人，雷公藤也具有一定疗效，且复发率低于单用糖皮质激素。其疗效以肾脏病理 Lee 分级＜Ⅲ级者较好，Ⅳ级以上疗效较差，轻度系膜增殖优于中度以上系膜增殖者，雷公藤对蛋白尿的缓解作用优于血尿。

2. 特发性膜性肾病（IMN）

刘志红教授团队的前瞻性研究发现单用雷公藤治疗 IMN 3 个月有效率为 51.2%，1 年有效率为 43.9%。雷公藤联合小剂量激素能明显提高疗效，1 年的完全缓解率明显高于单用雷公藤组，而两组之间不良反应没有显著差异。此外，雷公藤联合小剂量激素治疗效果好于环孢素 A（Cyclosporin A，CsA）和 FK506，1 年的完全缓解率也显著高于 CsA 和 FK506 的治疗效果。另有学者的雷公藤多苷联合小剂量激素与环磷酰胺（Cyclophosphamide，CTX）对照性实验发现，前者对膜性肾病总体疗效较好，不良反应显著少于 CTX 组。也有一项前瞻性随机对照研究显示，雷公藤多苷联合小剂量激素治疗 IMN 在缓解率及平均缓解时间上虽与 FK506 联合激素相当，但在停药后复发率更低，治疗过程中血清肌酐倍增病人更少。

3. 局灶节段性肾小球硬化（FSGS）

Tang 等回顾分析了 104 位原发性成人 FSGS 病人的长期预后，在初治病例中雷公藤多苷片的总缓解率低于糖皮质激素组（50% 对 94%），但对于糖皮质激素抵抗的病人，使用大剂量的雷公藤多苷片［2mg/（kg·d）］可达到 80% 的总缓解率，这为激素抵抗型的 FSGS 病人治疗提供了新思路。刘志红教授的一项对 411 例特发性 FSGS 病人的回顾性研究得出结论，雷公藤多苷片或雷公藤多苷片联合激素对塌陷型和细胞型均有较高的治疗缓解率。

4. 原发性肾病综合征

雷公藤制剂治疗肾病综合征的疗效与肾脏病理类型有一定相关性，微小病变和轻度系膜增殖疗效较佳，甚至可替代激素单独用药。雷公藤在治疗难治性肾病综合征（如难治性膜性肾病、FSGS）上具有其他免疫抑制剂所不具备的独特疗效，这与它对足细胞的保护作用密不可分。国内的一项 Meta 分析显示，在成人原发性肾病综合征的治疗上，雷公藤多苷联合糖皮质激素疗效优于单用糖皮质激素的对照组（$P < 0.001$），且不良反应少于对照组。雷公藤也可作为多靶点治疗膜性肾病的药物之一，与其他免疫抑制剂联用达到增强疗效的作用。雷公藤还可单独或联合糖皮质激素作为肾病综合征维持期用药，对于激素依赖的病人常可起到帮助撤减激素、防止疾病复发的效果。

5. 糖尿病肾病

对于大量蛋白尿的糖尿病肾病病人，以往治疗方法较为单一，仅采取控制血糖、血压以及降脂的方法并不能有效缓解疾病的进展。随着发现代谢性炎症是糖尿病肾病发生与持续进展的重要因素，雷公藤凭借抗炎、足细胞保护作用显示出令人可喜的临床疗效。其能有效减少尿蛋白、延缓肾功能下降速度，疗效优于 ARB，且病人耐受性良好。临床常可用于 24 小时尿蛋白定量＞1.0g 者，多联合 ACEI/ARB 使用。

6.过敏性紫癜性肾炎

过敏性紫癜性肾炎病人大多对糖皮质激素不敏感，多项 Meta 分析显示雷公藤多苷联合糖皮质激素能显著改善病人 24 小时尿蛋白排泄、提高血浆白蛋白、降低疾病的复发率。过敏性紫癜性肾炎是导致小儿肾病综合征的常见病因。Wu 等将雷公藤多苷用于中重度过敏性紫癜性肾炎患儿的治疗。入选患儿肾功能正常，蛋白尿＞3.5g/24h，肾活检显示新月体或硬化损伤＜50%。治疗组采用雷公藤多苷片［1mg/（kg·d）］＋醋酸泼尼松［2mg/（kg·d）］，对照组仅采用醋酸泼尼松。经过 6~9 个月的治疗，治疗组在短期缓解率上优于对照组（95% 对 72%），但经过长期随访，两组在长期缓解率、蛋白尿水平等指标上无显著差异。由此可见，雷公藤多苷片的短期效果较好、起效较快，但远期预后仍需进一步研究。

7.狼疮性肾炎

狼疮性肾炎单用糖皮质激素往往不能取得理想疗效，尤其是 V 型狼疮性肾炎，还有部分病人对 CTX 不耐受，故在免疫抑制剂的选用上可考虑雷公藤制剂。临床研究表明糖皮质激素联合雷公藤治疗 V 型狼疮性肾炎的总缓解率可达 87%，随访 5 年人、肾存活率均为 100%；维持治疗期，雷公藤与硫唑嘌呤治疗的复发率相当（25.0% 与 20.5%），虽然雷公藤导致月经紊乱的发生率高于硫唑嘌呤，但总的不良事件两者间无差异。王晶晶等以雷公藤多苷片联合醋酸泼尼松维持治疗狼疮性肾炎，试验组与对照组相比较，白细胞减少发生率低，而复发率与总体不良事件两组相近，可见雷公藤可有效用于狼疮性肾炎维持期的治疗。陈国文等研究发现雷公藤多苷联合小剂量醋酸泼尼松治疗狼疮性肾炎优于标准疗程的醋酸泼尼松治疗。

（二）雷公藤的肾毒性

雷公藤的肾毒性主要表现为服药后迅速或逐步发生少尿、浮肿、血尿、蛋白尿、管型尿，严重者可出现药物性急性肾衰竭。检查可见血清肌酐、尿素氮升高，肌酐清除率降低。雷公藤引起的肾损害与马兜铃酸引起的肾损害比较有以下特点：①雷公藤引起的肾损害一般停药后，对症处理可以恢复；而马兜铃酸引起的肾损害往往像一种胞浆毒作用，停药后疾病仍在进展。②雷公藤引起的肾损害与马兜铃酸引起的肾损害一样主要表现在肾小管间质病变。雷公藤肾损害光镜下可见小管间质中明显炎症细胞浸润，小管上皮变性、坏死及萎缩；马兜铃酸引起的肾损害光镜下可见小管间质中炎症细胞浸润较少，表现为寡细胞性肾小管间质的纤维化。③雷公藤引起的肾损害以急性肾衰竭为主，马兜铃酸引起的肾损害多表现为慢性肾衰竭。④雷公藤肾外毒性比较明显，特别是对消化系统、生殖系统和造血系统的影响更为多见；马兜铃酸主要造成肾损害，部分病人可伴有消化系统的症状。

（三）雷公藤的肾外不良反应

1.消化系统

消化系统的不良反应是雷公藤临床应用中发生频率最高的症候群，且在正常的剂量范围内就会发生。主要表现为恶心、纳差、腹胀、腹泻、腹痛及呕吐等。长期服用雷公藤制剂，部分病人出现肝区肿大、肝区疼痛、丙氨酸氨基转移酶（ALT）升高等中毒症状。而且，研究表明，雷公藤可能有肝脏蓄积性，提示肝病病人应该慎用或忌用雷公藤制剂。

2.心血管系统

雷公藤可引起心肌多发性微小肌溶灶，并呈剂量依赖性。主要表现为心悸、气短、心律失常。严重者血压可急剧下降，个别病人出现室颤而导致死亡。

3. 骨髓及血液系统

雷公藤对骨髓及血液系统的影响往往见于白细胞减少，特别是中性粒细胞减少、红细胞减少、血小板减少及再生障碍性贫血。

4. 免疫系统

雷公藤治疗剂量显示出对免疫功能的抑制，超量、中毒剂量则会引起淋巴器官的萎缩和淋巴细胞的坏死。不论生药还是提取物的制剂，均能导致本不良反应。

5. 皮肤过敏反应

雷公藤对皮肤过敏反应主要表现为皮肤瘙痒、发红、多形性红斑药疹、结节性红斑、固定性药疹。发病率为 10%，一般在服药半个月后发生，也有的病人在服药 2 天后便出现过敏症状。停药后，给予相应的激素、维生素 C 和抗过敏药物治疗，多数在 1 周内症状消失。

6. 生殖系统

雷公藤对生殖系统产生的不良反应见于男性常表现为精子数量显著减少、活动力下降、畸形率增加；女性表现为月经紊乱、经量减少或闭经。停药后均可恢复正常。

7. 其他

雷公藤不良反应还可见复视、听力减退、色素沉着、水肿、血糖升高、纵隔淋巴瘤、不宁腿综合征等。

（四）雷公藤的临床应用建议

临床存在糖皮质激素使用的相对禁忌证，如有精神类疾病史、合并糖尿病或代谢综合征、肥胖、消化道溃疡史等肾病病人，可考虑选用雷公藤；对已知糖皮质激素不敏感的肾脏病理类型，如 MN、FSGS、DN、HSPN 等，尤其老年 MN 病人，建议使用雷公藤制剂；糖皮质激素撤减过程中病情反复发作者，可在病情复发时或在糖皮质激素减量至接近复发剂量时加用雷公藤多苷片，往往有助于糖皮质激素顺利撤减；原治疗方案对疾病控制不够满意，如糖皮质激素或合用其他免疫抑制剂情况下仍未获得完全缓解，此时加用小剂量雷公藤多苷片，可以起到类似增敏剂的作用；病人拒用糖皮质激素，或经济条件有限，难以承担如他克莫司等较昂贵药物者，可考虑用雷公藤制剂。

雷公藤不良反应与所用剂量呈正相关，小剂量用药，不良反应发生率明显降低；其不良反应与病人的年龄呈负相关，年龄增大，不良反应发生率减少。老人用药起效快、不良反应少，可能与老人内分泌功能及免疫功能减退有关。临床应用时，注意掌握用药的剂量和适应证，发现问题及时停药并对症处理，确保用药的安全、合理、有效。

（丁昕宇　李平）

二、大黄

大黄，蓼科植物掌叶大黄（Rheum palmatum L.）、唐古特大黄（R.tanguticum Maxim.ex Balf.）或药用大黄（R.officinale Baill.）的干燥根及根茎。始载于《神农本草经》"下瘀血、血闭、寒热，破癥瘕积聚，留饮宿食，荡涤肠胃，推陈致新，通利水谷，调中化食，安和五脏"。性味苦、寒，归脾、胃、大肠、肝、心经，是传统的泻下类中药之一，具有泻下攻积、清热泻火、凉血解毒、逐瘀通经的功效。现代药理学研究其化学成分主要为蒽醌衍生物，主要包括蒽醌苷和双蒽醌苷。双蒽醌苷中有番泻苷 A、B、C、D、E、F；游离型的苷元有大黄酸、大黄酚、大黄素、芦荟大黄素、大黄素甲醚等。另含鞣质类物质、有机酸和雌激素样物质等。大黄药理作用有：增加肠蠕动，抑制肠内水分吸收，促进排便；抗感染，可抑制多种革兰阳性和阴性菌，其中最敏感的是葡萄球菌和链球菌；由于含有鞣质，故泻后长期使用又容易出现便秘现象；又能利胆和健胃，还有止血、保肝、降压、降低血清胆固醇等作用。据不完全统计，国家标准中含有大黄的复方中成药有801种。大黄临床应用范围涉及消化系统、泌尿系统、循环系统等各系统疾病。近年来大黄制剂被广泛应用于慢性肾衰竭的治疗，并开发出多个含有大黄的中成药制剂，如尿毒清颗粒、肾衰宁胶囊、肾康注射液、肾康栓等，本文将针对大黄临床应用及安全问题加以介绍。

（一）大黄在肾衰竭中的临床应用

1. 大黄的临床辨证应用

时振声教授认为，慢性肾衰竭多有湿浊贮留，血尿素氮、肌酐明显升高者，通腑泄浊，用大黄灌肠有一定疗效，但终末阶段用之疗效不佳。慢性肾衰竭血尿素氮下降，同时血红蛋白也下降、贫血加重、体力大减，主张结合扶正同用为好。脾气虚损者，香砂六君子汤加大黄；气阴两虚者，参芪地黄汤加大黄。张琪教授认为，慢性肾衰竭大多辨证为湿浊邪毒贮留日久，湿热上泛，脾胃升降失司，转枢不利。大黄苦寒清泄热结、蠲除浊毒，同时配以砂仁、草果仁、苍术、藿香芳香醒脾、化湿辟秽，二者相互调济，既不苦寒伤胃，又无辛燥伤阴之弊。

2. 大黄灌肠治疗慢性肾衰竭

慢性肾衰竭主要病机为"虚、瘀、湿、毒"，多为脾肾亏虚、瘀阻脉络、湿浊壅滞，蓄而成毒。中药保留灌肠常用于治疗慢性肾衰竭，达到泄浊排毒的作用。20世纪60年代，我国学者就注意到应用大黄治疗慢性肾衰竭，并用大黄、牡蛎等灌肠治疗尿毒症。许佩兰运用大黄附子汤保留灌肠治疗慢性肾衰竭，药物可直接作用于直肠黏膜，增加毛细血管的通透性，促进肠蠕动，从而起到排毒泻下的作用，改善肾功能。张坤将91例慢性肾衰竭病人随机分为治疗组和对照组，分别使用大黄龙牡汤和活性炭高位灌肠治疗，结果显示：大黄龙牡汤高位灌肠治疗慢性肾衰竭疗效优于活性炭保留灌肠。

3. 以大黄为主要成分的中成药治疗慢性肾衰竭

含大黄的中成药目前在临床上广泛应用，根据病人不同临床症状，常常辨证使用。常用的有尿毒清颗粒、肾康注射液、肾衰宁胶囊（片）、大黄䗪虫丸等。陈香美院士牵头22家单位开展评价尿毒清颗粒改善肾功能、延缓慢性肾脏病（慢性肾脏病3~4期）进展的有效性及安全性的随机双盲多中心临床研究。试验组150例在常规治疗基础上给予尿毒清颗粒，温开水冲服，每日4次，间隔4小时服用1袋，最后1次服用2袋；对照组150例在常规治疗基础上给予同样方法的安慰剂。双盲期设计24周，即6个月的观察周期，开放期设置6个月。治疗结束时，试验组较基线肌酐上升$1.05\mu mol/L$，对照组较基线肌酐上升$11.70\mu mol/L$，两组间有统计学差异（$P=0.008$）；治疗结束时，试验组eGFR较基线变化$-0.20mL/（min \cdot 1.73m^2）$，对照组较基线变化$-2.21mL/（min \cdot 1.73m^2）$，两组间有统计学差异（$P=0.016$）。研究的结论是：双盲对照尿毒清颗粒治疗组（24周），可以有效延缓肾功能减退；继续开放治疗48周，尿毒清颗粒有效维持肾功能的作用；早期给予尿毒清颗粒，可以获得更好的肾功能保护效果；不良事件发生率两组间没有显著性差异。

4. 大黄在慢性肾衰竭并发症中的临床应用

慢性肾衰竭合并肾性贫血的病人，在补肾生血同时佐以少量制大黄活血祛瘀，使补而不腻。尿毒症皮肤瘙痒病人，在祛风养血止痒的基础上，加用大黄粉、苏打粉外洗，可有效缓解瘙痒症状。慢性肾衰竭伴血脂紊乱者，用生大黄同半夏、生山楂、丹参等为基础方加减。

5. 大黄制剂用于急性肾衰竭的治疗

在急性肾衰竭发病过程中，超敏 C- 反应蛋白（hs-CRP）表达升高，其可激活补体、促进吞噬细胞活性和刺激单核细胞表面组织因子表达等。石媛等将 184 位急性肾衰竭病人分为观察组和对照组，对照组予常规治疗，观察组在常规治疗的基础上加用生大黄汤剂口服及灌肠联合复方丹参注射液，结果显示观察组疗效明显。大黄可通过逐积导滞、促进肠蠕动、消除肠麻痹，加速体内致炎因子的排泄，还可以下调血清中 hs-CRP 的表达，阻止其引发的级联反应，减轻炎症反应。

（二）大黄使用中的安全问题

1. 腹泻与继发性便秘

大黄中的蒽醌类有刺激性泻下作用，导致大便次数增多、大便稀溏，严重者可出现眼眶凹陷、口唇干燥、精神疲乏等脱水症状。大黄中的鞣酸及其他成分又有收敛止泻的作用，久服大黄可致肠壁神经感受细胞应激性降低，形成大黄依赖性便秘。

2. 结肠黑变病

长期应用含有大黄的中药是结肠黑变病的主要病因，致泻类成分蒽醌类衍生物是引起结肠黑变病的主要因素。临床表现：根据镜下检查和标本活检结肠黏膜表面有褐色素沉着，黏膜下层巨噬细胞胞质中含褐色质颗粒。结肠黑变病可能会增加大肠腺瘤的发病风险。

3. 肝肾损伤

过度服用含大黄的药物可导致肾损伤：血清肌酐升高，水、电解质紊乱和酸碱平衡失调等急性肾小管坏死。亦可造成肝损伤，主要表现为 ALT、TBIL 升高，活检示肝细胞坏死、肝纤维化。长期应用还可造成草酸盐肾病。

（三）大黄的临床应用建议

大黄作为治疗慢性肾衰竭的主要中药之一，临床应用要辨证论治，因人施治。避免大剂量长期应用。注意与其他药物联用的不良反应：①与其他含蒽醌成分的药物如决明子、番泻叶、首乌片、芦荟、虎杖联用时可能增加蒽醌毒性的风险；②联用非甾体抗炎药可导致急性肝、肾损伤；③与药性峻猛的动物类药联用，可能会引起肾功能的损害。

（王颖 李平）

三、益母草

益母草（Leonurus heteriphyllus Sweet）为唇形科益母草属 1 年或 2 年生草本植物，原名茺蔚，始载于《神农本草经》，别名益母艾、苦草、坤草、月母草等，其味辛、微苦，性微寒，入心包、肝经，具有活血调经、利尿消肿的功能。《本草求真》载其能"消水行血，祛瘀生新"，《硕本草拾遗》言"其苗绞汁服，主浮肿，下水兼去寒肿"，可见该药活血通利之功显著。益母草作为一味"经产良药"在临床中广泛为人们所使用。我们熟知的益母草注射液、益母草膏、益母草口服液、益母草流浸膏、益母草颗粒、益母草胶囊等，均具有活血调经的功能，临床主要用于血瘀所致的月经不调、产后恶露不绝，症见经水量少、淋漓不净或产后出血时间过长及产后子宫复旧不全等的治疗。根据中医学"血不利则为水"的理论，临床亦常用其以活血利水、清热解毒的方法来消除水肿、治疗肾脏疾病，临床上取得良好的疗效。益母草在《神农本草经》中被列为上品，认为久服可以轻身延年，但近年来有关益母草不良反应的报道及研究使得益母草是否存在毒性及不良反应备受人们争议。

（一）益母草及提取物在肾脏病治疗中的临床应用与研究

1. 治疗慢性肾脏病的临床应用

益母草治疗慢性肾脏病的历史最早可追溯至 20 世纪 60 年代。山西省中医研究所内科肾病组于家菊教授根据中西医结合的原则，以中医辨证论治为基础，重用以活血化瘀、清热解毒药物为主的方法，制定了益肾汤（当归、赤芍、川芎、桃仁、红花、益母草、板蓝根等）治疗慢性肾脏病，临床上疗效显著。刘宝厚教授在治疗慢性肾脏病时认为此病普遍存在血液高黏、高凝状态，中医辨证也常发现病人有面色晦暗、腰部疼痛、舌质暗红或有瘀点等血瘀见症，因此提出"瘀血不去，肾气难复"的治疗观，在疾病的各个阶段主方中均加入活血化瘀药，如益母草、当归等，往往取得好的疗效。

2. 益母草碱治疗急性肾损伤的研究

近年来亦有文献报道，益母草碱能下调 LPS 诱导的急性肾损害小鼠 TNF-α、IL-1、IL-6、IL-8、肾损伤分子 -1（KIM-1）的表达及 IκBα 磷酸化和 p65 核转移，通过降低细胞内活性氧抑制 NF-κB 激活和抑制促炎细胞因子的产生，提高动物生存率和维持氧化还原平衡，减少肾损伤，保护肾功能。

3. 益母草碱治疗慢性肾脏病的机制研究

有报道益母草碱可通过阻断 TGF-β/Smad3 和 NF-κB 通路活化，抑制纤维连接蛋白、α- 平滑肌肌动蛋白（α-SMA）和 I、Ⅲ 型胶原以及波形蛋白的表达，同时减少 TGF-β、TNF-α、IL-1 和 IL-6 含量，抑制单侧输尿管梗阻所致的慢性肾脏病大鼠肾小管间质性纤维化和肾脏炎症应答反应，从而起到肾脏保护作用。

（二）益母草使用中的安全问题

1. 肾脏不良反应

益母草由于不含马兜铃酸成分，因而其肾毒性未引起临床足够的重视，但临床不良反应和肾毒性的报道屡见不鲜。益母草可引起妇女和孕妇肾间质轻度炎症及纤维组织增生、肾小管轻度脂肪变性等不良反应。我国大剂量服用益母草出现严重不良反应的首例报道为：一名 33 岁女性，因闭经用益母草 400g 煎服，24 小时后出现头痛、腹痛、周身发抖、无食欲、上消化道出血、尿血、阴道出血、柏油样便、多汗、双下肢麻木等。最终因益母草用量大、反复多次使用引起肾衰竭并发结核性脑膜炎与双肺播散型结核而致死亡。另有报道，病人连续服用含益母草达 30g 的活血调经药 3 天，同服药物包括当归、熟地黄、赤芍、红花、桃仁、川芎、枳壳、女贞子，即出现了腰部不适、尿血、尿红细胞显著增加等肾脏损伤的不良反应。停服该药，并予对症处理后，血尿消失，并认为血尿与服用益母草有关。

2. 生殖系统不良反应

益母草可对生殖系统造成一定的损伤。益母草对子宫的收缩作用是益母草用于妇科疾病治疗的基础，但林元秀曾发表 1 例关于益母草加重痛经的报告。在诊治一名因人流手术导致痛经的病人时，用含益母草的复方连续服用 5 日，每日 1 剂，导致病人出现痛经加重。故原方仅去益母草以观其效，结果病人服药后，行经时腹痛减轻。亦有文献报道病人服用益母草膏、益母草冲剂和益母草片后出现了阵发性剧烈宫缩痛的反应，这些不良反应可能与本品使子宫兴奋、紧张度与收缩增强的药理作用，加之病人个体因素有关。由于子宫的过度收缩，导致子宫肌组织缺血缺氧而引起疼痛。

3. 神经系统不良反应

益母草中的益母草碱对中枢神经系统有先兴奋后麻醉的作用，可能引起呼吸中枢兴奋，能扩张小动脉，使血压下降。主要的症状表现为突感全身乏力、疼痛酥麻，下肢呈瘫痪状态，重者伴有大汗、血压下降、甚或虚脱，呼吸增快、增强，甚则呼吸麻痹。张耀庭等报道了18例过量服用益母草的病人（具体服用剂量不详）的不良反应，包括出现乏力、肢体麻痹、多汗、血压过低、呼吸加快乃至休克，同时伴有腰痛、血尿，或是流产、宫血等症状。停服该药并对症治疗后症状好转。张友志等亦有报道，一名38岁患有妇科疾病女性服用含有15g益母草复方汤剂20分钟后出现咽喉麻木、面部潮红发胀、头晕，随后出现心慌、双下肢乏力、行走不稳，面部随即通红、有紧绷感。后将方剂中益母草改为泽兰，连续服用7剂未出现上述不适症状，考虑该不良反应由益母草所致。

4. 其他不良反应

有病人在过量服用益母草膏30~60g之后出现了腹痛腹泻症状。林树松报道了32例产后精神病病人由于服用含益母草的制剂而出现腹痛症状，经验证发现益母草不能缓解反而加重腹痛。根据益母草的毒性和毒理学研究，本品含烃胺生物碱类，以益母草碱和水苏碱活性最强，有缩宫、利尿、降压和溶血作用，对神经－肌肉有箭毒样作用，故而益母草剂量太大就会出现上述的中毒症状。

另，茺蔚子为益母草的种子，性微寒，味辛、苦，归心包、肝经，其功能为活血调经、清肝明目。我国有些地区，习惯将茺蔚子炒熟研粉烙饼或掺入炒米粉中作为补药服食，易引起中毒。据25例中毒病例的报道，病人多为一次服食茺蔚子粉30g左右，于4~10小时发病。最小中毒剂量为一次服食20g，在10天连续服食500g而开始发病。症状大致相似，表现为突然全身无力，下肢不能活动，呈瘫痪状，周身酸麻疼痛，胸闷，甚至汗出、呈休克状态。茺蔚子含益母草素，用量过大可麻痹中枢神经系统，使呼吸暂时兴奋后即处于麻痹状态，对运动神经末梢呈箭毒样麻痹作用。其中毒的临床表现与益母草的毒性作用一致。

（三）益母草的临床应用建议

益母草广泛应用于临床，素有"血家圣药""经产良药"之称，具有极其广泛的生物学活性和重要的临床应用价值，但人体对中药的疗效反应常因个人体质差异而不同，如种族、性别、年龄、体重、遗传、生理状况等不同，对中药的敏感性、耐受性也不同。在正常的用法与用量的情况下，其出现的不良反应可能与病人本身体质有一定的关系。其次在临床中使用益母草时，控制用量是预防益母草发生不良反应的关键，且服用时间不可过长，以防蓄积中毒。临床应用中对益母草的种类及炮制也应考虑；合理使用复方配伍，规范临床应用方法。对孕妇和既往已有过肾损伤的病人，益母草应忌用或慎服；确因病情需要，应考虑病人的个体性差异，详细询问病人的情况如过敏史、既往史等，尽量避免不良反应的发生。

（罗懿婧　李平）

四、柴胡

柴胡为伞形科植物柴胡（Bupleurum chinense DC.）或狭叶柴胡（Bupleurum scorzonerifolium

Wild.）的干燥根。始载于《神农本草经》，言其久服可轻身、明目、益睛，归为上品药。因其归肝、胆经，能条达肝气而疏肝解郁，临床上多用于治疗肝气郁结、胸胁胀痛等肝胆疾病相关病证。中医学认为，"肝肾同源"，肝、肾的结构和功能虽然有所不同，但肝藏血、肾藏精，精血互生，在生理病理上也密切相关，故慢性肾脏病的发生发展与肝脏的功能有一定的关联。中医根据"肝肾同源"的理论基础，从肝入手，根据不同的证型，在治疗慢性肾脏病补肾、益肾、滋肾的同时采用疏肝、平肝、柔肝等方法，在治疗药物中加入柴胡等归肝经的药物，使肝肾同调、标本同治，大多能取得良好的疗效，为延缓慢性肾脏病的进展作出巨大贡献。但是，有关柴胡的临床使用不良反应存在一定的争议，本文将近年来柴胡在肾脏病中的临床应用及有关其不良反应的文献进行整理和归纳，为柴胡在治疗肾脏病中的临床合理用药提供文献依据。

（一）柴胡在慢性肾脏病治疗中的临床应用

1. 柴胡组方辨证治疗慢性肾脏病

针对慢性肾炎、慢性肾衰竭合并外感，见寒热往来，时振声教授自拟加味小柴胡汤（组方：柴胡 30g，黄芩 15g，太子参 15g，法半夏 9g，甘草 6g，生姜 3 片，大枣 4 枚，茯苓 30g），方中以柴胡为君药，和解表里、清热利湿。对于急性肾盂肾炎或慢性肾盂肾炎急性发作，下焦湿热显著者，或妇女湿热带下，或头痛目赤、胁痛口苦、耳聋耳肿等肝胆实火上扰者，时振声教授自拟加减龙胆泻肝汤〔组方：龙胆草 6g，黄芩 9g，生地 12g，牡丹皮 9g，车前子（包煎）15g，泽泻 9g，柴胡 9g，炒栀子 9g，生甘草 6g〕。方以龙胆草苦寒泻火为君；黄芩、栀子清热，泽泻、车前子利湿为臣；生地、牡丹皮凉血为佐，避免苦寒化燥及利湿伤阴；柴胡为使以引诸药入肝胆，甘草则调和诸药。方中泻中有补、利中有滋，使肝胆实火得泻、下焦湿热得清。

2. 斡旋枢机法治疗慢性肾脏病

以陈以平教授为代表的国内学者提出"斡旋三焦法治疗慢性肾脏病"。小柴胡汤斡旋枢机、和解少阳，可以使相争于半表半里之邪得以枢转而出，是"和法"的代表方剂。方中重用柴胡为君，取其和解表里、疏肝升阳之功，临床上用于治疗肾炎、肾病综合征、慢性肾衰竭等，大多取得明显疗效。据现代研究发现小柴胡汤可以通过促进抗炎性细胞因子 IL-4 分泌、拮抗致炎细胞因子 IL-17 与 IFN-γ、降低病人尿蛋白量等方式，促进 Th1 与 Th2 亚群功能平衡恢复，减轻炎症反应，从而减轻病人临床症状。由此可见，柴胡在治疗肾脏病中的地位不可小觑。

3. 实验研究证实柴胡及有效成分具有肾脏保护作用

由小柴胡汤和五苓散组成的柴苓汤临床治疗慢性肾脏病引起日本学者的广泛重视。李平教授曾对柴苓汤进行系列研究，发现柴苓汤中最有效的单体成分是柴胡，柴胡中的活性成分柴胡皂苷 -d（Saikosaponin-d，SSd）具有抗炎和抗纤维化的作用，从而起到肾脏保护作用。

（二）柴胡使用中的安全问题

柴胡虽在《本经》中列为上品，但其毒性及不良反应也在使用过程中不断被认识，如《幼科要略》中即对"柴胡劫肝阴"有相关记载。近年来，有关柴胡肝毒性的报道日益增多，尤以日本大规模"柴胡中毒事件"为甚，并指出其肝毒性与柴胡原浆毒有关，使医疗界更加重视柴胡的正确使用与安全性。

1. 古有"柴胡劫肝阴"之说

"柴胡劫肝阴"之说,最早见于明代张凤逵的《伤暑全书》中,其序言有"柴胡劫肝阴,葛根竭胃汁"之论。清代周禹载又在其《温热暑疫全书》中提及此论。叶天士熟谙《伤暑全书》,颇主"柴胡劫肝阴"之说,在其书《幼科要略·疟门》中提到"大方治疟证,须分十二经。若幼科庸俗,但以小柴胡去参,或香薷、葛根之属,不知柴胡劫肝阴、葛根竭胃汁"。王孟英在《温热经纬》中赞同叶天士的看法:"幼科一见发热,即以柴葛解肌,初不究其因何而发热出也。表热不清,柴葛不撤,虽肝风已动、瘛已形,犹以风药相虐,亦不慎乎";张畹香《张氏温暑医旨》中治疟"误服小柴胡汤,愈治愈重"。肝为刚脏,体阴而用阳,肝阴肝血易亏,肝气肝阳易亢,而柴胡升发,使用柴胡可使原本已亏之阴精更加亏耗,故曰"柴胡劫肝阴"。

2. 柴胡不良反应的动物实验研究

现代动物实验也有支持柴胡具有肝损害的相关研究,如孙蓉等研究发现长时间、大剂量使用柴胡水煎剂可造成大鼠明显的肝毒性损伤,与临床报道相一致。为了进一步发现其导致肝毒性的物质基础,他们进行了不同组分之间的大鼠肝毒性比较研究,发现柴胡不同组分均可导致大鼠肝毒性损伤,其途径与过氧化损伤机制有关;且醇提组分的肝毒性损伤程度高于水提组分,而醇提组分的柴胡皂苷的含量明显高于水提组分。并发现柴胡醇水提取物可导致血 ALT、AST 活性增高;血和肝内 MDA 含量增加,GSH 含量降低,SOD、GSH-Px 活性下降。上述变化随剂量的增加而逐渐加重,与蒸馏水对照组相比有明显差异。提示柴胡醇水提取物长期给药后可导致大鼠明显的肝毒性损伤,其损伤途径与机体氧化应激后诱导脂质过氧化、组织内活性分子巯基损耗而造成肝组织损伤有关。孙蓉等还考察了柴胡皂苷的肝毒性,结果发现长期给柴胡皂苷可致大鼠明显的肝毒性损伤,既可致肝功能指标的改变,又可致肝细胞器质性病变,并指出其导致大鼠肝毒性损伤途径与氧化损伤机制密切相关。

3. 柴胡不良反应的临床报道

柴胡临床使用剂型多为饮片、注射液和颗粒剂等,其中有关柴胡不良反应的临床报道主要集中于柴胡注射液的临床使用。柴胡注射液是我国自行创制成功的第一个中药注射剂,其物质基础为柴胡挥发油部位,主要含有正己醛、正庚醛、2-戊基呋喃等化学成分,具有解热、抗炎、抗病毒、抗惊厥、保肝等药理作用。作为一种临床上常用的退热药,柴胡注射液主要用于治疗感冒、流行性感冒和疟疾等疾病引起的发热。其不良反应的临床表现比较复杂,涉及到人体多个器官系统的损伤,主要有以下几个方面。①过敏性休克:头晕心慌、面色苍白、意识不清、呼吸困难、四肢厥冷、血压骤降等。②皮肤系统及其附件的损害:局部出现红肿发热,并有散在的丘疹、皮疹、荨麻疹或大疱性表皮松解型药疹等,伴有瘙痒等。③神经系统的损害:神志不清、头晕、眩晕、晕厥等。④循环系统的损害:胸闷、气短、心慌、烦躁不安、心律不齐、心动过速、冠状动脉痉挛、心肌缺血、低血钾症。⑤消化系统的损害:恶心、呕吐等。⑥泌尿系统的损害:急性肾衰竭。⑦呼吸系统的损害:急性肺水肿、呼吸困难等。其中,柴胡注射液的不良反应主要表现在对神经系统方面的损害,其次为对皮肤系统及其附件的损害和危害较为严重的过敏性休克。总的来说,其不良反应的发生与性别的关系并不是很大,但是对病人的年龄有一定的选择性;一般是在用药过程中或用药后 30 分钟内出现不良反应,以即发型和速发型为主;采用联合应用、静脉滴注等不合理用药方式,不良反应的发生率相对较高。

（三）柴胡及相关制剂的临床应用建议

柴胡作为一味中药用于中医临床已有两千多年的历史，在临床应用中极其广泛，但随着柴胡应用的不断推广，其注射液制剂不良反应的发生已引起国内外学者的高度重视。根据上述结果分析，就柴胡及相关制剂的临床应用提出以下建议。

（1）在使用柴胡饮片制剂时应注意根据中医理论辨证论治与配伍，在升散的同时予以固护阴分，如小柴胡汤中柴胡配黄芩，柴胡升散疏达、利气机和肝脾，黄芩善清肝胆热、抑肝之刚躁；又如四逆散，柴胡配芍药，柴胡疏肝解郁、透达阳气，芍药通络止痛又柔肝。

（2）需注意柴胡的用量，《药品化义》谓柴胡"若多用二三钱，能祛散肌表……若少用三四分，能升提下陷"。现医者多认为柴胡解表用量在15g以上，用于疏肝解郁6~12g，升阳举陷用量最小，以3g为宜。若新病如感外邪发热者，病程短，柴胡用量可偏大，但应中病即止；若用于升提量宜小，盖属虚者病程长，药以缓图；若兼久病伤阴者更当慎用予以小量。

（3）在应用柴胡注射液的同时应注意，虽然柴胡注射液是单味药，但其内含化学成分多达数十种，主要为长链醛、烯醛、酮类化合物、萜类化合物和脂肪酸类化合物。由于这些成分的本身性质不很稳定，在光照、空气等条件下，难免会发生一些化学变化，从而有可能引起不良反应。

（4）由于遗传、病理、生理、环境等多种因素，不同个体对药物的耐受性存在着一些差异。因此在临床应用中应考虑病人的个体差异，详细询问病人的情况如过敏史、既往史等，尽量避免不良反应的发生。

（罗懋婧　李平）

五、附子

附子为毛茛科多年生草本植物乌头旁生块根的加工品，因其附生于母根乌头之上，如子附母，因而得名附子。主产于四川，故习称川附子，属人工栽培。附子始载于《神农本草经》，"味辛温。主风寒咳逆邪气，温中，金创，破癥坚积聚，血瘕，寒温痿躄，拘挛，脚痛，不能行步"。《医学正传》云："附子禀雄壮之质，有斩关夺将之气。能引补气药行十二经，以追复散失之元阳；引补血药入血分，以滋养不足之真阴；引发散药开腠理，以驱逐在表之风寒；引温暖药达下焦，以祛除在里之冷湿。"可见附子作为通十二经纯阳之要药，其补火助阳之功效显著。临床上随着慢性肾脏病的进展，病机错综复杂，尤其是晚期慢性肾衰竭病人病情沉重，既有正气的虚损，又有实邪蕴阻，属本虚标实、虚实夹杂之证，非一般轻灵药物能取效，故历代医家用药多首选附子为帅，温扶阳气，其药峻性亦强，可速达病所，复其阳气。然亦因其毒性峻猛，存在药效毒性双向影响，很大程度上限制了其临床应用。

（一）附子在慢性肾脏病治疗中的临床运用

1. 附子与肾病综合征

肾病综合征是临床上一种反复发作、有多种肾脏病理损害、病程较长的疾病，可由多种不同病理类型的肾小球疾病所引起，临床上主要表现为水肿、蛋白尿等。中医古籍中并无相关病名的记载，根据其临床表现，可归属于"水肿""癃闭""虚损"等范畴；而从其病理机制上考虑，《灵枢·水胀》称其为"水"，有"水病""水胀""风水"等记载。《素问·至真要大论》云："诸湿肿满，皆属于脾。"《素问·水热穴论》云："肾者，胃之关也，关门不利，故聚水而从其类也，上下溢于皮肤，故为胕肿。胕肿者聚水而生病也。"可见此病多责于脾肾二脏，若以阴阳辨识，临床上阳虚证居多。病机多为湿盛伤阳、脾肾阳虚易见。脾为后天生化之源，肾为一身阳气之根本，脾运化水谷精微，需要肾阳的温煦，肾脏精气亦依赖于水谷精微的补充与化生。脾肾阳虚多是由于脾肾久病，耗气伤阳，以致肾阳虚衰不能温养脾阳；或脾阳久虚不能充养肾阳，终致脾肾阳气俱伤。故治疗上注重以温补脾肾为主。《古今名医方论》云："脾家得附子，则火能生土，而水有所归矣；肾中得附子，则坎阳鼓动，而水有所摄矣。"可见附子可以有效改善脾肾阳虚，使用附子类制剂治疗脾肾阳虚型肾病综合征，临床上能取得较好的疗效。

邹云翔教授从肺脾肾三脏着手，用防己黄芪汤合五皮饮加温肾助阳之品以图效，行气利水的同时重用附子 30~60g（久煎 1~3 小时）补元阳，疗效显著。张琪教授临证发现对于西医常规利尿无效的顽固病人，由于病情反复发作而易致各种并发症的发生，仅用一般健脾利湿药茯苓、薏苡仁之类收效甚微，须用峻烈迅猛之剂利水消肿，截断病势进一步恶化的趋势。故以附子配伍麻黄拟为麻辛附子桂甘姜枣汤加味治疗阳水；而在治疗脾肾阳虚无力运化水湿而形成的阴水时，则以真武汤合生脉饮加用附子温肾利水，临床疗效满意。姚正平教授在临床经验中，认为慢性肾炎水肿多属阴水，以温肾扶阳作为其治疗原则，在其施治过程中，不论使用宣肺利水的麻黄附子细辛汤、温肾健脾的实脾饮，还是温肾助阳的真武汤，方中均含有附子。现代西医治疗肾病综合征多使用糖皮质激素及免疫抑制剂等药物，而在其治疗后期，尤其是在撤减激素阶段，由于外源性糖皮质激素撤减至生理剂量以下，病人体内糖皮质激素水平不足，多出现食欲减退、畏寒肢冷、神疲乏力等棘手问题，有研究表明，此时加用附子、肉桂等温热之品益气温阳，可减轻激素不良反应。对于激素无效或不耐受或反复发作的难治性肾病综合征，附子亦可振奋脾肾阳气，发挥一定的作用，如陆敏君等运用大剂量炮附子 20~60g 为君药配伍组方治疗难治性肾病综合征 22 例，经 2 个疗程治疗后复查有关生化指标，总有效率可达 90%。

2. 附子与慢性肾衰竭

慢性肾衰竭在中医学古典文献中没有明确记载，但按临床症状所见，似与"尿血""癃闭""水肿""溺毒"等证有关。回顾众多现代医家对于本病的认识，不外是肾阳虚衰、命门火衰，加之水湿、浊毒、瘀血兼夹，是一种本虚标实之证。此类病人多病程长、病情重，晚期以肾中阳气衰微表现更为明显。温补肾阳，佐以祛邪是中医临床治疗慢性肾衰竭的重要方法。附子能补益肾脏、振奋阳气，是治疗本病的常用药物。

张喜奎认为慢性肾衰竭脾肾阳气衰微，阴寒内生，故临证时需佐以温通之药以祛里寒，喜用炮附子，达到下温肾阳、中温脾阳、脾肾同调的作用。刘宝厚教授在临床辨证论治慢性肾衰竭时注重"标本兼顾，以本为主""祛邪安正"，治疗时常以炮附子 15~45g 为君药补火助阳，能上助心阳、中温脾阳、下补肾阳，用于肾、脾、心阳虚之证最为适宜。"血逢寒则凝，逢热则行"，早在《神农本草经》中就有提到附子具有破癥瘕、散瘀血的作用。西医学研究发现，慢性肾衰竭病人肾内多呈高凝状态，因此彭培初教授在临床诊治过程中常将附子与活血药同用，可逐散阴邪、温通络脉，有效地改善肾脏病病人机体的微循环和高凝状态，从而更好地稳定肾功能，延缓肾衰竭的进展。而附子所含的去甲乌药碱可明显扩张血管，降低血管阻力，增加供血供氧量，改善微循环。可见附子改善肾功能的作用可能与改善肾血流、抗凝及消除肾内癥瘕即肾内微血栓有关。

3. 附子在肾脏病中的应用指征

张仲景为应用附子的大家。在其所著的《伤寒论》《金匮要略》中，用附子之方达 20 余首，并明确指出使用附子的指征，即"少阴病，脉微细，但欲寐"。现今临床应用中，我们可将阳虚阴寒作为辨证应用附子的指征。基于对"肾病"的理解，杨洪涛教授在临床应用附子治疗慢性肾脏病中总结了肾病病人常见的"附子证"：神疲，面色白，精神萎靡，嗜卧欲寐，畏寒，四肢厥冷，尤其下半身、膝以下清冷，尿清，便溏，等等；"附子脉"：脉微弱、沉伏、细弱，或脉突然浮大而空软无力，其中两尺脉沉细无力为应用附子的鉴定要点；"附子舌象"：凡舌淡胖、苔薄白或水滑或白腻、边有齿痕，或舌虽暗但舌质较嫩，即舌无热象者，均为附子的使用指征。然临证时还应考虑病人体质以及性别、年龄、居住环境、既往用药乃至性格等方面的差异，以决定用药剂量和配伍。

（二）附子在肾脏病中的毒性及不良反应

附子是大辛大热大毒之药，对附子毒性的认识自古有之，始载于《神农本草经》，将其归为"有毒"之下品。临床报道附子治疗引发的的不良反应多表现于心血管系统、神经系统、消化系统、呼吸系统等方面。然其所谓毒性，即药物之偏性，是药物发挥效用的基础，附子对人体的药效作用多具有双向性，药效作用与毒性作用关联影响。故而附子虽在肾脏病中应用广泛，但仍需警惕其肾脏毒性及不良反应。现代药理研究发现乌头碱、美沙乌头碱、次乌头碱是附子的主要毒性成分。有研究给予大鼠口服附子15天，采用液相色谱－质谱联用的方法发现大鼠血清中代谢轮廓发生显著变化，其中甜菜碱含量显著下降，磷脂酰胆碱含量显著上升，可作为附子的肾毒性生物标志物。亦有研究利用基于核磁共振的代谢组学技术方法研究了附子对大鼠体内代谢谱的影响，其中急性毒性实验结果表明，乌头碱、新乌头碱、次乌头碱给药开始后6~12小时尿谱图改变最为显著，表现为牛磺酸、乙酸、葡萄糖增高，而肌酐、柠檬酸和马尿酸降低；给药组尿液中牛磺酸水平随后下降，而乙酸水平继续保持较高水平，说明毒性效应可能涉及到了肾脏。可见毒性作为中药最基本的性能，用之得当，可发挥治疗效应；用之失宜，则可损害机体。正如王孟英所云："用的其宜，硝黄可称补剂；用之失当，参术不异砒砒"。因此如何对附子减毒增效，一直是历代医家研究的热点。

（三）附子毒性及不良反应的对策

1. 炮制

由于附子毒性大，所以附子内服一般需要经过炮制达到减毒增效的目的。附子在战国时期已作为药用，但均为生用。从汉代开始应用炮法加工附子，唐宋时期已经发展为单纯火制和辅料（黑豆水浸）制两种方法。随着科学不断进步，炮制附子的技术也不断改进，目前附子的炮制多为产地加工，以四川江油为主，加工过程分浸泡、煮制、浸漂、蒸煮等步骤，通过炮制使其毒性较强的双酯型二萜类生物碱水解成毒性较弱的单酯型苯甲酰乌头碱、乌头原碱等，从而降低其毒性，但其镇痛作用大致与生品相近。所得以黑附子、白附子、淡附子和炮附子等入药。另外还出现一些现代炮制方法，如王莉等采用加压加热的方法，卢文清等采用的塘灰火炮附子的煨制方法，目的均在于使其毒性变小、不良反应减少。现代研究证实炮制可使附子中有毒成分破坏或转变为低毒物质并保留发挥"回阳救逆"效果的有效成分。对于附子的炮制，质量好的判定标准是既有疗效，又有安全性，临床医生考虑最多的是使用同样炮制方法炮制出的附子的用量和剂型的搭配，若能够把此两者结合，对于临床医生安全应用附子将会有很大的帮助。

2. 剂量的选择

附子的量效与毒性关系十分密切，因此临床应用剂量的权衡尤为重要。分析国内因服用乌头类药物而引起中毒者700余例，中毒主要原因是用量过大。《中药大辞典》载附子煎汤内服剂量为3~9g；《中国药典》附子常用量为3~15g。张仲景用附子，生者用于回阳救逆，炮者用于温经扶阳、散寒除湿；用量一般为1枚，中等量2枚，最多则用3枚。仝小林等研究认为仲景时代的附子1枚约合12g，可供现代临床研究应用参考。现在火神派诸家用附子多为大剂量，尤以吴佩衡、范中林用量惊人，吴佩衡处方每剂附子动辄用60g，重则每剂量250~500g，剂量之大，实为少见，与权威规定相差甚远。然附子毒性很大，故而朱良春老中医提出附子临床运用应注意因不同之人对附子有不同的耐受性，除急危情况外，应当慎用，可从小剂量开始，采取逐渐递增的方法，得效后可保持为度。

3. 煎煮

明·李时珍曰："凡服汤药，虽品物专精，修治如法，而煎药者，鲁莽造次，水火不良，火候失度，则药亦无功。如剂多水少，则药不出；剂少水多，又煎耗药力也。"尤其是含有有毒中药的复方，其药效、毒性的大小，与煎煮时间的长短及方法得当密切相关。煎煮是破坏其毒性而保存其有效成分的关键，是保证其安全运用的重要环节。吴荣祖曾评价"中药附子不在于制透而在于煮透"，此种说法可映射出煎煮环节对于附子安全使用的重要性。2015版《中华人民共和国药典》明确提出附子应先煎、久煎。现代药理研究发现附子所含主要成分乌头碱为双酯型二萜类生物碱，性质不稳定，久煎可显著降低含量，将乌头碱转换为无酯键乌头碱，毒性仅为乌头碱的0.5%，可明显降低附子的毒性。传统煎药法煎煮含附子复方时，要求一剂一煎，附子一般需要先煎，后与他药文火同煎，每煎30~40分钟，煎煮2~3次，混合后分次服用。近代火神派兴起，使用附子等热药量大，且效果极佳，大多数火神医家在用附子时皆主张先煎久煎。如祝味菊认为"服各类附子，必须先以热水煎煮至0.5小时以上，再纳他药同煎，则附子之麻味消失"。亦有煎煮时间达4小时以上者，但过煎可能导致有效成分过度破坏。经换算，汤剂中乌头碱含量明显低于《中华人民共和国药典》2015年版（一部）所载乌头碱限量规定，故认为附子汤剂以先煎30分钟为宜。

4. 配伍

中药配伍使用可以提高药物的疗效，减轻毒性及不良反应。但不合理的配伍，则可能增加药物的毒性及不良反应。

（1）配伍禁忌　十八反中有"半蒌贝蔹及攻乌"一句，张锡纯亦称"附子乌头天雄皆反半夏"，《神农本草经》载有防风能"杀附子毒"。对于附子、半夏同用，历来有不同意见。2010年版的《中华人民共和国药典》曾明确指出：附子不宜与半夏同用。然而，从古至今的大量医学文献中记载的两者同用共方的情况却比比皆是，在肾脏疾病的治疗中同样获得了众多医家的青睐。如刘宝厚教授用附子配伍姜半夏、生姜等治疗脾肾气虚、血瘀浊毒型的慢性肾功能不全；而由附子、法半夏、大黄等组成的中成药尿毒清胶囊在临床研究中发现其能改善慢性肾功能不全病人的肾功能，延缓尿毒症病人接受透析治疗的时间。可见附子、半夏均是治疗肾脏疾病的"良药"，只要辨证得当、使用合理，无论单用还是合用都能在肾脏疾病的治疗中起到积极作用。

（2）配伍减毒　《本草经集注》曰："俗方每用附子，皆须甘草、人参、生姜相配者，正制其毒故也。"《伤寒论》记载有多个含附子方剂，像四逆汤类，附子虽为生用，但方中有干姜或甘草。火神派名家李可凡用乌附剂，必加2倍量炙甘草；如用附子剂量超过30g，皆加炙甘草60g，可有效监制附子毒性，这也是其治万人、无一例中毒的重要原因。在现代研究中，很多人通过实验证实多种药物如白芍、干姜、白术等，对附子有减毒解毒作用，故临床用药时若用到附子，可加用上述药物与附子同用，以制约其毒性，增强临床的安全用药。

5.服法

服用附子类温热方药，趁热温服效果更好，凉服药效稍减。但若阴寒太盛，格拒热药，服后即吐，则宜先冷藏药汤使之冰凉后服用。服用不当也可导致附子不良反应的发生，有报道误服和长时间服用可致不良反应的发生，特别是年老体弱、久病多疾之人和排泄功能不全者，长时间服用附子更易发生蓄积性中毒，故服用一段时间后，要停用一段时间，以减少中毒的风险。此外，在进服附子类方药期间，一般应禁食性质相反的生冷寒凉食物或药品，包括西药抗生素、激素等，以免降低药效；同时忌食肥甘厚腻、辛辣煎炸食品，特别是应避免在服用附子复方的同时饮酒，且应禁房事。

（罗懿婧　李平）

第二节　常用免疫抑制剂与中药协同治疗肾脏病

免疫异常是肾小球疾病发病的重要机制之一，因此，免疫抑制剂在肾小球疾病治疗中占有举足轻重的地位。免疫抑制剂的主要作用是通过抑制机体的免疫应答和免疫病理反应达到治疗免疫性疾病和对抗器官移植排斥等。20世纪60年代糖皮质激素开始首先用于肾病综合征的治疗，随着肾脏病免疫机制研究逐渐深入，新的免疫抑制剂或生物制剂不断用于肾脏疾病的治疗，取得了可喜的成绩。同时，免疫抑制剂在临床中的应用也带来许多问题，比如：糖皮质激素和免疫抑制剂使用时间通常较长，增加感染、肝肾功能损害、骨髓抑制以及诱发肿瘤等风险；难治性肾病综合征治疗过程中激素抵抗、激素依赖等增加了治疗难度；在诱导缓解、维持缓解以及复发的治疗中免疫抑制剂疗程或剂量选择需要个体化。所以临床上亟需可以代替或辅助西药免疫调节剂的药物，以减少西药免疫调节剂不良反应，或增加其疗效。

中药正作为新兴的力量登上免疫疗法的舞台。中药大多取自于自然界可以食用的生物，经过炮制、配伍后，具有毒性及不良反应小、可选择范围大、不易产生耐药和可长期服用特点。而且最重要的是中药同样具有免疫调节的作用，其对免疫的双向调节及类激素样作用的特点是中药协同西药免疫抑制剂减毒增效的重要的物质基础。

一、中药发挥免疫调节作用的物质基础及功效分类

（一）中药发挥免疫调节作用的物质基础

1.多糖类

中药多糖是一类具有免疫调节活性的杂多糖，并以促进免疫为主，主要通过增强网状内皮系统、T细胞、B细胞、自然杀伤细胞（NK）、杀伤性T细胞（CTL）、淋巴因子激活的杀伤细胞（LAK）等免疫细胞，还能促进细胞因子的生成，作用于免体，对免疫系统发挥多方面的调节作用。现在研究较多的黄芪、山药、香菇、当归、灵芝等药中多具有此成分。

2.苷类

苷是由糖或糖衍生物中端基碳原子与另一类非糖物质（称为苷元、配基或甙元）连接形

成的化合物。其中皂苷类起到免疫调节作用的较多，在吞噬细胞的吞噬功能、淋巴细胞的转化及抗体和干扰素的产生方面也有明显的促进作用，比如黄芪皂苷、人参皂苷、白芍皂苷、柴胡皂苷等。总苷也是苷类的一种，此类多起免疫抑制作用，比如雷公藤总苷能显著抑制小鼠脾淋巴细胞的转化，致小鼠胸腺萎缩。

3. 生物碱类

生物碱是来源于中草药中的一类含氮有机物，也对机体免疫功能具有促进、抑制或双向调节作用。比如苦参碱可明显抑制 T 淋巴细胞酯酶染色率及增强网状内皮系统吞噬功能，抑制免疫低下小鼠的细胞免疫及增强其非特异性免疫。

4. 挥发油类

挥发油类是中药中一般具有香味的挥发性成分，是一类可随水蒸气蒸馏的与水不相溶的油状液体，以解表药及清热药类含有此种成分为多。莪术挥发油不仅具有行气破血、消积止痛、抗炎、抗病毒作用，还有增强机体免疫和减少血栓形成等作用。

5. 有机酸类

中草药中含有以金属离子（如钾、钠、钙等）及与生物碱结合成盐的形式并与免疫相关但不包括氨基酸的有机酸，以游离形式存在较少，大多具有促进及调节机体免疫作用。如川芎及当归中的阿魏酸，白花蛇舌草及景天三七中的羟基桂皮酸、斑蝥酸，女贞子中的齐墩果酸、桂皮酸，山茱萸中的角果酸等。

（二）中药按照功效分类的免疫调节作用

1. 解表药

本类药物主要应用于抗感染、抗炎和抑制变态反应。见表 8-2-1。

表 8-2-1　解表药的免疫调节作用

分类	中药	对白细胞的影响	对单核－巨噬细胞的影响	对特异性免疫的影响		特殊作用
				体液免疫	细胞免疫	
辛温解表	麻黄		+	±		抗过敏；抑制补体系统活性
	桂枝		+	±		抗过敏；兴奋下丘脑－垂体－肾上腺皮质（HPA）轴，促糖皮质激素分泌
	紫苏叶		+			诱生干扰素
	荆芥		−		−	抑制补体系统活性
	防风		+		+	拮抗糖皮质激素作用
	香薷		+	+	+	提高脾脏指数
	白芷			±		诱生干扰素；增强黏膜免疫；抗过敏
	葛根		+	±	±	
	苍耳子		−		−	
	生姜		+	+		
	细辛	−	−	−	−	抗过敏

分类	中药	对白细胞的影响	对单核-巨噬细胞的影响	对特异性免疫的影响		特殊作用
				体液免疫	细胞免疫	
辛凉解表	蝉蜕		−	−	−	诱生干扰素；抑制免疫器官活性
	芦根				+	
	薄荷		−	−	−	抑制免疫器官活性
	牛蒡子		+	+	+	
	柴胡	−	±	±	±	兴奋 HPA 轴，促进糖皮质激素分泌

2. 清热解毒药

许多清热解毒药都能提高机体免疫功能，增强抗病能力，抑制对机体不利的免疫反应。见表 8-2-2。

表 8-2-2　清热解毒药的免疫调节作用

分类	中药	对白细胞的影响	对单核-巨噬细胞的影响	对特异性免疫的影响		特殊作用
				体液免疫	细胞免疫	
清热泻火	石膏		+	+		
	天花粉	+		+	±	诱生干扰素；提高脾脏指数
	夏枯草		+	−	−	促进糖皮质激素分泌；抑制免疫器官活性
	知母			+	+	促进糖皮质激素分泌
清热燥湿	黄芩		+	±	±	抗过敏
	黄柏			−	−	
	苦参		−	−		抗过敏
	白鲜皮					
	黄连		+	+	−	
清热解毒	金银花		+	+	+	增强自然杀伤细胞活性
	连翘		+		+	
	白花蛇舌草	+	+	+	+	拮抗环磷酰胺；促进糖皮质激素分泌
	蒲公英		+	+	+	
	大青叶		+	+	+	
	金荞麦		+			
	板蓝根	+	+	+	+	增强自然杀伤细胞活性
	穿心莲		+		+	

分类	中药	对白细胞的影响	对单核－巨噬细胞的影响	对特异性免疫的影响		特殊作用
				体液免疫	细胞免疫	
清热解毒	野菊花		+	+		提高脾、胸腺脏器指数
	鱼腥草		+	+	+	抗过敏
	北豆根		±	±	±	
	冬凌草		+	+	+	增强自然杀伤细胞活性
	玄参	+	+	+	+	兴奋 HPA 轴，促进糖皮质激素分泌
	白头翁		+			提高脾脏、胸腺脏器指数
清热凉血	生地黄		－	－	－	可拮抗糖皮质激素对 HPA 轴的抑制作用
	水牛角		+			兴奋 HPA 轴，促进糖皮质激素分泌
	赤芍		±	－	±	对免疫器官双向调节；抗移植后免疫
	牡丹皮		+	+	+	提高脾脏、胸腺脏器指数；抗过敏
清虚热	青蒿		±	－	+	
	地骨皮			+	+	

3. 祛风除湿药

此类药物大部分具有明显的抗炎作用；多表现免疫抑制作用，如昆明山海棠、雷公藤等；部分有免疫促进作用，如五加皮可激发 T、B 淋巴细胞的功能，对其增殖反应有增强效应。见表 8-2-3。

表 8-2-3　祛风除湿药的免疫调节作用

分类	中药	对白细胞的影响	对单核－巨噬细胞的影响	对特异性免疫的影响		特殊作用
				体液免疫	细胞免疫	
祛风寒湿	青风藤		－	－	－	兴奋 HPA 轴，促进糖皮质激素分泌
	昆明山海棠		－	－	－	对胸腺指数具有双向调节作用
	徐长卿		+	+	+	
	五加皮		+	±		
	独活		+	+	+	提高胸腺、脾脏指数；抑制 I 型和 IV 型超敏反应
	丁公藤		+	+	+	
	威灵仙					

（续表）

分类	中药	对白细胞的影响	对单核－巨噬细胞的影响	对特异性免疫的影响		特殊作用
				体液免疫	细胞免疫	
祛风湿热	雷公藤	－	±（低促高抑）	－	－	兴奋 HPA 轴；可双向调节自然杀伤细胞；提高补体水平；清除免疫复合物；抑制四种超敏反应；抗移植后排异反应
	秦艽			－	－	兴奋 HPA 轴；抑制 I 型、IV 型超敏反应
	防己	＋	－	±	－	兴奋 HPA 轴，促进糖皮质激素分泌

4. 利水渗湿药

本类药物中，如茯苓、猪苓的有效成分多糖类有着明显的促进免疫功能作用，薏苡仁具有抗炎、增强肾上腺皮质激素以及促进细胞、体液免疫的作用，而地肤子等可以抑制单核－吞噬细胞系统吞噬功能等。见表 8-2-4。

表 8-2-4　利水渗湿药的免疫调节作用

分类	中药	对白细胞的影响	对单核－巨噬细胞的影响	对特异性免疫的影响		特殊作用
				体液免疫	细胞免疫	
利水渗湿	茯苓	＋	＋	＋	＋	拮抗环磷酰胺免疫抑制作用；抑制IV型超敏；诱生干扰素
	猪苓	＋	＋		±	促进皮质激素分泌
	薏苡仁		＋	＋	＋	
	茵陈蒿	＋	＋		＋	增强IV型超敏
	虎杖	＋	＋	＋	＋	提高补体系统活性
	垂盆草	＋		＋		抑制IV型超敏
	瞿麦			－		
	地肤子		－	－	－	抑制IV型超敏
	石韦	－	－	－	－	
	泽泻		－	－	－	抑制IV型超敏
	车前子		＋		＋	
	茵陈		－			抗过敏

5. 理血药

许多理血药有明显抗炎作用，其机制与促进巨噬细胞吞噬功能、抑制炎症介质等相关。如大黄能抑制 IL-1、IL-6、IL-8、TNF-α 等炎症因子过度产生，与蒲黄、郁金等主要呈免疫抑制作用。另外，艾叶、三七、牛膝、丹参等，具有促进 T 淋巴细胞增殖及特异性抗体生成等作用。见表 8-2-5。

表 8-2-5　理血药的免疫调节作用

分类	中药	对白细胞的影响	对单核－巨噬细胞的影响	对特异性免疫的影响		特殊作用
				体液免疫	细胞免疫	
活血类	大黄	-	-	±	-	大黄多糖可拮抗环磷酰胺降低白细胞的不良反应；保护肠黏膜免疫
	川芎	±	+		±	
	牛膝	+		+	+	促进肾上腺皮质功能
	郁金		±	-	-	抑制免疫器官活性
	莪术	+	+			拮抗细胞毒性药物的毒性及不良反应
	丹参		-	±	-	抗过敏
	桃仁			+	+	抑制抗体系统活性；促进免疫复合物清除
	鬼箭羽		±		±	抑制Ⅳ型超敏
	独一味		+	+	+	
	益母草		+	±	+	抗移植免疫
止血类	蒲黄	-	-	-	-	中、大剂量抑制免疫器官活性
	三七	+	+	+	+	提高胸腺、脾脏指数；兴奋HPA轴
	侧柏叶			+	+	抗过敏
	茜草	+				促进骨髓造血

6. 补虚药

虚证病人常见免疫力低下，补虚药可增强机体免疫功能，如：改善免疫器官萎缩，拮抗免疫抑制剂致脾、胸腺器官指数下降的不良反应；改善天然免疫，升高白细胞，增强巨噬细胞功能；增强特异性免疫功能，对 T、B 淋巴细胞功能提高明显。部分滋阴药、补气药、补肾药具有提高肾上腺皮质功能、促进糖皮质激素分泌、提高机体糖皮质激素水平的作用。此外，少数补虚药的成分具有免疫抑制作用，如沙参多糖能降低淋巴细胞的增殖转换率。见表8-2-6。

表 8-2-6　补虚药的免疫调节作用

分类	中药	对白细胞的影响	对单核－巨噬细胞的影响	对特异性免疫的影响		特殊作用
				体液免疫	细胞免疫	
补气类	人参	+	+	+	+	促进糖皮质激素分泌；拮抗免疫抑制剂免疫抑制作用
	党参		+	+	+	拮抗糖皮质激素免疫抑制作用
	黄芪	+	+	±	+	提高补体水平；拮抗免疫抑制剂免疫抑制作用

（续表）

分类	中药	对白细胞的影响	对单核－巨噬细胞的影响	对特异性免疫的影响		特殊作用
				体液免疫	细胞免疫	
补气类	甘草		+		+	类皮质激素作用
	白术	+	+	+	+	
	刺五加	+	+	+	+	促进抗体生成；诱生干扰素；拮抗环磷酰胺免疫抑制作用
	山药		+	+	+	拮抗环磷酰胺免疫抑制作用
	灵芝		+	+	+	提高胸腺、脾脏指数；拮抗环磷酰胺免疫抑制作用
	沙棘		+	+	+	提高脾脏指数
	大枣	+	+	±		
	绞股蓝	+		+	+	提高胸腺、脾脏指数；拮抗环磷酰胺免疫抑制作用
补阳药	蛤蚧		+	+	+	提高胸腺、脾脏指数；拮抗免疫抑制剂作用
	锁阳		+	+	+	提高胸腺、脾脏指数；有类糖皮质激素样作用
	鹿茸	+	+	+	+	提高脾脏指数；拮抗糖皮质激素、环磷酰胺免疫抑制作用
	巴戟天		+		+	提高胸腺、脾脏指数；拮抗糖皮质激素免疫抑制作用；促进糖皮质激素分泌
	淫羊藿	+	+	+	+	
	菟丝子		+	+	+	
	杜仲		±		±	升高血中糖皮质激素浓度；抑制IV型超敏反应
	冬虫夏草		+	±	±	提高胸腺、脾脏指数；增强自然杀伤细胞活性；促糖皮质激素分泌
	补骨脂		+	+	+	雌激素样作用
	肉苁蓉		+	+	+	增强自然杀伤细胞活性
滋阴药	枸杞子	+	+	±	+	拮抗环磷酰胺免疫抑制作用
	北沙参		+	－	－	
	南沙参	+	+	±	±	
	女贞子	+	+	+	+	提高胸腺、脾脏指数；对糖皮质激素双向调节
	黄精	+		+	+	拮抗环磷酰胺免疫抑制作用

分类	中药	对白细胞的影响	对单核－巨噬细胞的影响	对特异性免疫的影响		特殊作用
				体液免疫	细胞免疫	
滋阴药	墨旱莲		+		+	
	龟甲		+	±		提高脾脏指数；促进糖皮质激素分泌；拮抗环磷酰胺毒性及不良反应
	石斛	+	+	+	+	
	天冬	+	+	+	+	拮抗环磷酰胺免疫抑制作用
	麦冬	+	+	+	±	提高脾脏指数；升抗体水平；拮抗环磷酰胺免疫抑制作用
	鳖甲		+	+	+	
	山茱萸	±	±	±	±	抗移植后免疫
补血药	当归	+	+	+	+	对免疫器官指数有双向调节作用；对补体系统有活化作用
	白芍	+	±	±	±	
	何首乌	+	+	+	+	提高胸腺、脾脏指数；促进糖皮质激素分泌；拮抗环磷酰胺免疫抑制作用
	酸枣仁	+	+		+	拮抗环磷酰胺免疫抑制作用；抑制Ⅳ型超敏
	熟地黄	+			+	提高胸腺、脾脏指数
	桑椹		+	±		提高胸腺、脾脏指数
	阿胶		+		+	提高脾脏指数

7. 其他药

肾脏病常用的其他类的药物亦具有免疫调节作用。见表 8-2-7。

表 8-2-7　其他药的免疫调节作用

分类	中药	对白细胞的影响	对单核－巨噬细胞影响	对特异性免疫的影响		特殊作用
				体液免疫	细胞免疫	
化痰止咳平喘	白芥子		+	±	+	兴奋 HPA 轴，促进糖皮质激素分泌
	射干			±	±	降低胸腺指数
	桔梗		+		±	兴奋 HPA 轴，促进糖皮质激素分泌
	海藻		+	+	±	提高胸腺、脾脏指数；抑制Ⅳ型超敏反应
	桑白皮		－	+	±	
	葶苈子		+	+	+	

（续表）

分类	中药	对白细胞的影响	对单核－巨噬细胞影响	对特异性免疫的影响		特殊作用
				体液免疫	细胞免疫	
平肝息风	地龙	+	+	+	+	提高胸腺、脾脏指数；增强自然杀伤细胞活性
	天麻		+	+	+	诱生干扰素
	罗布麻叶		+	+		提高胸腺指数；拮抗环磷酰胺免疫抑制作用
泻下药	商陆	+		+	+	诱生干扰素；提高脾脏指数
	芦荟		+		+	对细胞因子分泌有双向调节作用
理气类	陈皮	+	+		+	
	厚朴		+	±	±	
	枳壳		+			
	香附			+	+	
	附子		+	+	+	拮抗糖皮质激素免疫抑制作用；兴奋 HPA 轴，促进糖皮质激素分泌
温里药	干姜		+			
	肉桂		－	－	－	促进糖皮质激素分泌
	吴茱萸					抑制免疫器官活性

二、肾脏病常用激素与免疫调节药作用靶点及其不良反应

糖皮质激素由于其确切而强大的抗炎和免疫抑制作用，在肾脏病临床治疗中应用十分广泛，无论是单独使用还是与其他免疫抑制药物联合使用，仍是多种肾小球疾病的基础治疗。由于不同肾脏病发病机制不同，活化的免疫细胞及免疫反应不同，现就肾脏病治疗中常用免疫抑制药物的作用靶点及其不良反应总结如下，见表 8-2-8。

表 8-2-8　肾脏病常用激素与免疫调节药作用靶点及其不良反应

免疫药物	对白细胞的影响	对单核－巨噬细胞的影响	对细胞免疫的影响	对体液免疫的影响	其他方面的不良反应
糖皮质激素	减少白细胞的吞噬和浸润	抑制单核－巨噬细胞对抗原的吞噬和处理	促进淋巴细胞的破坏和解体，促进其移出血管而减少循环中淋巴细胞数量	抑制 B 淋巴细胞向浆细胞的转化；减少抗体生成	骨质疏松；类固醇糖尿病；消化道出血；下丘脑－垂体－肾上腺轴的抑制；性腺功能减退。
环磷酰胺	白细胞数量减少	降低单核－巨噬细胞吞噬能力	免疫器官损伤，细胞毒性	免疫器官损伤，细胞毒性	骨髓抑制；生殖系统毒性；肝损伤；化学性膀胱炎；胃肠道症状

免疫药物	对白细胞的影响	对单核－巨噬细胞的影响	对细胞免疫的影响	对体液免疫的影响	其他方面的不良反应
硫唑嘌呤	白细胞数量减少		抑制嘌呤核苷酸的生物合成，抑制 DNA、RNA 的合成，下调 T 细胞功能；通过线粒体途径激活 T 细胞的凋亡	抑制嘌呤核苷酸的生物合成，下调 B 细胞功能	骨髓抑制；肝损伤
环孢素			选择性地作用于 T 淋巴细胞活化初期，抑制 T 细胞的活化；增加 T 细胞中转化生长因子 β 表达		肝毒性，肾毒性，胰岛毒性，神经毒性，牙龈增生
他克莫司			抑制 T 细胞的活化作用及 T 辅助细胞依赖 B 细胞的增生作用		肝毒性，肾毒性，胰岛毒性，神经毒性
来氟米特		抑制巨噬细胞分泌细胞因子		抑制活化淋巴细胞的嘧啶合成	部分病人出现白细胞增多等不良反应
利妥昔单抗				靶向 B 淋巴细胞表面抗原，可清除成熟的 B 细胞	是生物制剂，有过敏性瘙痒、皮疹、发热和颤栗等不良反应；乙肝携带者可能出现肝功能不全。
霉酚酸酯	抑制白细胞向炎症部位聚集	存在细胞毒性	抑制活化 T 淋巴细胞	抑制活化 B 淋巴细胞	出现粒细胞减少

三、中西药协同作用在肾脏病免疫调节中的应用

在肾脏病治疗中，无论原发性、继发性肾小球疾病还是小管间质疾病，中医药均发挥重要作用。虽然中医药对肾病综合征治疗总体缓解率方面不能令人满意，但在缓解西药药物抵抗、病情反复、不良反应及严重并发症等方面发挥了重要作用。关于中医的遣方用药原则，应按照中医理论，辨病与辨证结合论治，同时也要注意结合中药药理进行选药。

（一）中药联合糖皮质激素的应用及中药协同增效减毒作用

糖皮质激素通过经典的基因组效应和非基因组效应发挥作用。非基因组效应不需要蛋白质合成，其特点是起效快（几秒到几分钟）、作用时间短（60~90 分钟）。由糖皮质激素膜受体和胞浆中糖皮质激素受体介导。基因组效应较非基因组效应滞后 4~24 小时，这些效应与合成糖皮质激素的剂量以及糖皮质激素受体的密度和亲和力有关。在细胞质中，糖皮质激素与特定的糖皮质激素受体结合，形成进入细胞核的复合物，通过特定的基因和糖皮质激素的反应元件，以转录激活增加抗炎蛋白的表达或者转录抑制以减少促炎蛋白的生成，从而发挥作用。

目前认为转录激活是引起糖皮质激素的不良反应发生的主要机制，而转录抑制的抗炎作用是有益。在糖皮质激素使用过程中，随着疗程和剂量的变化，常出现以下综合征：①医源

性皮质醇增多症，主要发生在激素初治阶段，其发生机制是由于发病早期激素蓄积作用造成；②肾上腺皮质功能不全，主要发生在激素治疗维持阶段，其发生机制为外源性糖皮质激素对HPA轴负反馈抑制作用所致；③糖皮质激素停用综合征，包括外源性糖皮质激素戒断综合征和反跳现象，多发生于突然停药或迅速减量时，与HPA轴暂时性功能紊乱有关。

西医学对于医源性皮质醇增多症的预防与治疗尚无特效药物。对于皮质激素造成的肾上腺皮质功能不全，可以改变给药方法、减少激素用量，以及使用促肾上腺皮质激素（ACTH）。

近30年来，大量有关中医药防治医源性皮质醇增多症的临床实验研究结果表明，中药对不同时期激素的不良反应均有一定的作用，其机制可通过保护HPA轴、改善机体代谢、调节免疫系统等多种途径实现。

1. 糖皮质激素使用对机体阴阳平衡的影响

生理剂量的糖皮质激素具有类似中医学"少火"样生理作用，能激发肾阳，回阳救逆，扶正祛邪，化气利水，调整阴阳。然而在外源性糖皮质激素长期超生理剂量使用的情况下，此"纯阳"之性的药物容易"阳盛耗阴"，成为发越、耗损人体正气的"壮火"。

大剂量或长期服用糖皮质激素势必引起阴虚火旺，火盛伤阴，阴不足不能制心火，心神失养又为虚火所扰，则可出现烦躁、多言善惊等精神症状；热盛灼伤胃阴，胃失濡养，则可出现胃脘灼热、食后饱胀等消化道症状，以及诱发和加重消化道溃疡；肾为先天之本，主生长发育，肾阴耗伤，肾气被损，则可抑制生长发育。

当糖皮质激素治疗进入逐渐减量阶段，由于使用了大剂量长疗程的糖皮质激素，阴虚已甚，"壮火以食气"，阴虚必然伴随气虚。糖皮质激素撤减后，阴虚较前好转，但失去大剂量外源性"纯阳"之性的药物支持，表现为气阴两虚继而气损及阳、阴损及阳，最终表现为阳虚为主，临床表现为头晕耳鸣、腰膝酸软、少气懒言、神疲肢倦、面色发白、畏寒肢冷、纳差、舌苔白、脉沉细等。

糖皮质激素减至维持量，病变发展致阴损及阳，阳气生化无源、无所依附而耗散，继而形成阴阳两虚病理状态。故随着糖皮质激素用量的变化，"首剂量–减量–维持量–停用"，机体相应出现"阴虚–气阴两虚–阳虚–阴阳两虚"的病理改变。

在糖皮质激素使用过程中，湿浊、血瘀、痰湿贯穿疾病始终。长期使用糖皮质激素"阴伤"常伴湿浊而生，加之糖皮质激素的阳热之性，就会形成痰湿或湿热；或过用温补，使阴阳失调、气机不畅、水湿不化，湿与热合亦成湿热之邪；阴虚阳亢，热盛血耗，血液黏稠而致瘀；或阴虚生火，灼伤血络，血溢脉外而成瘀。

2. 糖皮质激素使用中，中医分阶段辨证论治

（1）糖皮质激素初治阶段　全身悉肿或腰以下肿，按之凹陷不起，腹胀身肿，小便不利，舌淡胖，苔薄白或腻，脉沉细；证属脾肾阳虚、水湿内蕴。往往应治以通阳化气、利水消肿，方药以五苓散合五皮饮或实脾饮为主。水肿明显，表现为风遏水阻，宜疏风宣肺，选用越婢加术汤加减。

（2）糖皮质激素早期阶段　水肿消退或退而未净，面色少华，舌淡胖，苔薄腻，脉沉细；证属肾阳虚。治以温补脾肾，方药以金匮肾气丸或济生肾气丸为主。此时邪实渐消，虚证渐显，可合猪苓汤或六一散等。

（3）糖皮质激素起效中期　此纯阳之品渐耗阴液，阴虚火旺，并酿生湿热，出现面色潮红，口干自汗，心烦失眠，胃纳亢进，舌红绛，苔白腻或黄厚，脉细数或滑数；证属阴

虚内热。治以滋阴清热，方药以知柏地黄丸或大补阴丸为主。若湿重于热，可配伍五苓散；若热重于湿，可配伍八正散等；兼血瘀可加用当归、赤芍、川芎、桃仁、红花、三七粉等。

（4）糖皮质激素撤减阶段　糖皮质激素逐渐减量时邪热渐去，内源性激素的分泌功能尚未完全恢复，可出现面红口干、手足心热、时有乏力、舌红苔薄、脉细数；证属气阴两虚。治以益气养阴，方药以六君子汤合六味地黄丸为主，再根据湿热的多少，加用清热解毒、活血祛风的药物，如蝉蜕、白花蛇舌草、蒲公英、丹参、地龙、水蛭等，减少尿蛋白。

（5）糖皮质激素维持量阶段　可健脾益肾，方药以金匮肾气丸合左归丸或参苓白术散为主，此时配伍健脾益气、补肾养阴类中药，如生黄芪、党参、熟地、枸杞子、山药、杜仲、补骨脂、龟甲、巴戟天、鹿茸、何首乌、杜仲等。

3. 中药减毒增效作用

中药分阶段辨证施治可拮抗外源性糖皮质激素对 HPA 轴的抑制，调节机体内源性糖皮质激素的分泌，以减少激素不良反应的发生。根据现代中药药理研究，在辨证基础上可随症加减。

（1）使用糖皮质激素早初期阶段　可选用有类糖皮质激素作用或促进 HPA 轴的中药（可参见本节相关表格），如：温里药附子、肉桂；利水药猪苓、防己；解表药桂枝、柴胡；止咳平喘药白芥子、桔梗；清热解毒药白花蛇舌草；补益药黄芪、人参、巴戟天、玄参、冬虫夏草、杜仲、何首乌、淫羊藿、地黄等。上述药物有类似糖皮质激素作用，无激素不良反应，与糖皮质激素起协同增效作用。

可选用具有免疫抑制或双向调节的中药，如：解表药桂枝、柴胡、麻黄、葛根、紫苏叶、白芷、荆芥、蝉蜕；利水药泽泻、石韦；清热解毒药北豆根；清热燥湿药白鲜皮、苦参、黄柏；活血药鬼箭羽、丹参、莪术、蒲黄；补益药北沙参、冬虫夏草等。上述药物与糖皮质激素起协同抗炎作用。

如果合并感染，在加用抗生素同时，可选用几味增强黏膜免疫和单核－巨噬细胞功能的药物。这类中药较多，以清热解毒类中药和补益药为主。

（2）激素大剂量使用起效阶段　该阶段由于大剂量激素使用，主要目的预防医源性皮质醇增多症或类库欣综合征、无菌性股骨头坏死、感染等各种并发症。中医在改善 HPA 轴功能同时，围绕满月面、向心性胸腹肥胖、无菌性股骨头坏死及脂质代谢障碍的机制进行治疗。医源性皮质醇增多症具有湿盛和瘀血病机特点，针对性滋阴降火药物的基础上加用祛湿和活血药临床收效显著。免疫调节方面可以选用免疫双向的药物或者抑制体液免疫、促进细胞免疫的药物预防感染。

常用的养阴清热、活血化瘀、祛风除湿类药物中，生地、知母、玄参、杜仲、龟甲、柴胡、青风藤、忍冬藤、槐花、甘草、水牛角、冬虫夏草均有促进 ACTH 或兴奋肾上腺皮质、促进糖皮质激素分泌的作用，抑制外源性糖皮质激素不良反应。

可以选用具有免疫抑制和免疫双向的药物，如北沙参、郁金、土茯苓、决明子、苦参、黄连、青蒿、生地、玄参、制何首乌、莪术、忍冬藤、蒲黄等。

在此基础上，根据病人体质和感染情况酌情选用几种有激活体液免疫和细胞免疫的药物，健脾益气、养阴清热、活血利水药，如枸杞子、石斛、女贞子、当归、薏苡仁、猪苓、白花蛇舌草、鳖甲、芦根、黄连、金银花、败酱草。但是，免疫增强剂不应长期作为主要药物使用，以防减弱糖皮质激素的疗效。

（3）激素撤减阶段和激素维持量阶段　可选用有类糖皮质激素作用或促进 HPA 轴的中药。激素撤减阶段和维持量及停药后阶段的气阴双补药物和温阳益气药物，如生黄芪、白术、人参、熟地、枸杞子、龟甲、补骨脂、淫羊藿、仙茅、鹿角片、肉桂等多数有类糖皮质激素作用。

在免疫调节方面，可选用促进免疫或双向调节的药物，不宜长期使用抑制免疫的药物，以减少病情反复，巩固疗效。

4.不同功效中药的临床应用

（1）养阴、益气、补肾类中药　养阴类中药如生地、知母、玄参、麦冬、沙参等，方剂如六味地黄丸、杞菊地黄丸、左归丸等，可以针对疾病出现的手足心热、低热、口干多饮等阴虚内热症状，还可以提高糖皮质激素水平，调节免疫功能；益气、补肾类中药，如龟甲、何首乌、巴戟天、冬虫夏草等，能调节内分泌功能，有提高肾上腺皮质功能、促进糖皮质激素分泌、提高机体糖皮质激素水平，并能拮抗激素导致的肾上腺萎缩等作用。

（2）清热、化瘀、祛风类中药　清热药如石膏、地骨皮、水牛角、青蒿等，化瘀药如牡丹皮、川芎、鬼箭羽、莪术、赤芍等，祛风药如雷公藤、昆明山海棠、羌活、独活、防己、麻黄等，都有退热消炎、抗超敏反应、调节免疫、调节内脏功能等作用，尤其是祛风类药物中的祛风湿类中药，大多能够发挥抗炎、免疫抑制作用。

（3）利水、散结、养血、安神类中药　由于肾脏病多与水液代谢失调相关，所以利水类药物如茯苓、猪苓、泽泻、车前子等对改善肾脏病所致的水肿往往能收获较好的疗效，并且其中某些多糖、挥发油类成分能够起到降脂、预防肝损伤等作用，临床上此类药物使用较为安全。散结、养血、安神类中药多属于对症使用，可根据病人病情随证加减。

（4）活血化瘀类中药　桃仁、莪术、川芎、牡丹皮等多具有抑制体液免疫的作用。

（二）环磷酰胺对中医证型的影响及中药协同增效减毒药物选择

环磷酰胺属细胞周期非特异性药，可干扰 DNA 及 RNA 功能，尤以对前者的影响更大，它与 DNA 发生交叉联结，抑制 DNA 合成，主要通过杀伤多种免疫细胞而抑制免疫，作用缓慢而持久。

1.环磷酰胺使用对中医病机的影响及辨证论治

研究表明环磷酰胺治疗后容易伤及五脏六腑，导致肺、脾、肾脏器亏虚。临床会出现以下证型。

（1）脾肾亏虚证　症见：乏力，纳差，嗜睡，面色萎黄，舌淡苔白，脉沉细。治法：温补脾肾。方药：归脾汤合肾气丸加减。

（2）肺肾气虚证　症见：易反复感冒，发热，咳嗽，舌淡苔白，脉沉细或浮滑。治法：补肺益肾。方药：玉屏风散合二至丸加减。若出现外感证候，则根据辨证，予清热解表之银翘散加减，或予散寒解表之麻黄汤加减。

（3）肝肾阴虚证　症见：头晕头痛，视物不清，急躁不安。治法：滋补肝肾，镇肝潜阳。方药：六味地黄汤合二至丸加龟甲、鳖甲、石决明。

（4）肾精亏虚证　症见：腰膝酸软，头晕耳鸣，失眠健忘，口干口苦，食纳不佳，男子精子减少，女子闭经；不能固摄精微，出现血尿、蛋白尿等。治法：滋养肝肾，填精补血。方药：滋水清肝饮加减。

2. 增效减毒中药

（1）保护免疫器官，增强免疫作用　主要为含多糖类成分的益气养血、健脾补肾类中药，如黄芪、党参、山药、茯苓、白术、枸杞子、鹿角胶、当归、补骨脂等。

（2）防治骨髓抑制的作用　千金藤、姜黄汤、当归补血汤、苦参。

（3）保护性腺作用　细胞毒药物尤其是常用的环磷酰胺的一个积累毒性及不良反应是造成部分或完全不生育，可损害睾丸的生精能力。此不良反应与本药的疗程长短呈正相关，小于 100 天者，很少发生精子缺乏症；大于 100 天者，发生率可达 60%。对女性生殖系统不良反应较轻，但亦有报道偶可发生停经及卵巢纤维化。常用中药紫河车、黄芪、枸杞子、菟丝子、淫羊藿、龟甲、砂仁、丹参等具有保护性腺作用。

（三）环孢素对中医证型的影响及中药协同增效减毒药物选择

环孢素 A（CsA）是一种钙调素抑制剂，有关资料表明，CsA 肾毒性发生率为 30% ~ 74%，病理生理主要表现为肾血管阻力增加、肾血流量及肾小球滤过率降低。预防环孢素肾毒性的药物有钙通道阻滞剂和 ACEI 药物等，中医药也有一定优势。

1. 环孢素使用对中医病机影响及辨证论治

中医学认为 CsA 引起的慢性肾毒性病因为药毒犯肾，而在疾病的演变过程中药毒又可伤阴耗气、滋生湿热、壅滞血脉，致药毒犯肾、气虚血瘀、阴虚湿热。治疗原则为益气养阴、活血化瘀。方药：冬虫夏草、知母、三七、甘草。随症加减：舌质暗红、有瘀点，可加赤芍、桃仁、当归、红花、川芎、丹参等；心烦口渴、消谷善饥、尿黄、大便秘结、苔黄腻，可加用黄芩、黄连、羚羊角。

2. 使用环孢素增效减毒中药及复方

（1）引起环孢素血药浓度升高的中药（有部分增效作用）　①中药单体：小檗碱、羟基喜树碱等。②清热解表类中成药：感冒清热冲剂、小柴胡冲剂等。③补益类中成药：参苓白术散、六味地黄丸等。④大黄制剂：大黄苏打片、牛黄解毒片等。⑤单味中药：大黄、茯苓、山药、柴胡、黄芩、桔梗、大枣、甘草等。

（2）引起环孢素血药浓度降低的中药（有部分减毒作用，但有可能降低疗效）　①贯叶连翘。②绿豆。

（3）其他具有增效减毒作用的中药及单体　①黄柏苷、槲皮素。②汉防己甲素、川芎嗪。③薄荷油、姜黄素等。④百令胶囊、人参、丹参、粉防己等。

（四）其他免疫抑制剂

来氟米特、利妥昔单抗和霉酚酸酯等其他免疫抑制剂在肾脏病使用中，对中医病机影响及辨证论治方面的文章很少，随着临床应用增加，将会有更多的新认识。从西医学的药物靶点分析其不良反应，包括免疫调节、改善骨髓抑制、生殖毒性等方面，在遵从西医学微观辨证的同时，注重中医学的整体观，发挥减毒增效作用。

四、中药减毒增效使用中注意事项

1. 慎用有肾毒性的中药

雷公藤、关木通和鱼胆，可直接损害肾小管；苍耳子可直接损害肾小球；水蛭、蜈蚣和海马等中药可能引起病人溶血性反应从而导致肾功能的损害；土荆芥、槟榔、鸦胆子、防己、白头翁、芦荟、巴豆和牵牛子可引起肾炎性改变；含重金属的朱砂、雄黄和轻粉等使用不当会抑制某些酶的活性而导致肾损害。

对于常用药物，如厚朴、益母草、艾叶、天花粉、柴胡、泽泻、三七、天麻、决明子、肉桂、独活、补骨脂、全蝎、蜈蚣和大黄等也有肾损害报道，使用时注意服用时间和剂量。

2. 慎用有肝毒性的中药

慎用川楝子、雷公藤、何首乌、黄药子、苍耳子、艾叶、细辛、薄荷、吴茱萸、紫菀、款冬花、大黄等可发生药物性肝损伤的药物。必须选用时，可通过配伍减少肝损害。如生地黄、白芍、甘草、三七、菟丝子可减低雷公藤制剂肝损伤，何首乌与茯苓或甘草配伍也具有减轻肝损伤的作用。

3. 注意保护胃肠道功能

由于肾脏病治疗时间较长，养阴药、清热药物具有甘寒、苦寒特点，长时间使用可以出现胃肠道反应，因此注意选用健脾理气药物保护胃肠功能。

健脾药物人参、黄芪激活抗体产生，对自身免疫疾病应谨慎选用。理气药，在阴虚病人不宜选用辛燥药物，如木香、砂仁、苍术、白豆蔻等，可以选用青皮、枳壳、佛手、陈皮、香橼、大腹皮等理气药。黄连、黄芩具有清热解毒厚肠作用，在临床中应用较多。炮姜炭、芡实、石榴皮对大便稀、大便次数多疗效较好。川楝子除有肝毒性外，还有胃肠毒性，能刺激胃黏膜，导致肠炎和溃疡，加重激素不良反应。

4. 注意含钾中药的使用

含钾高的中药对于慢性肾衰竭病人易导致高钾血症，而对于糖皮质激素使用病人，为了减轻低钾血症的不良反应，可选用含钾高的中药。

中药中以全草、叶、花入药的含钾量较高，种子类、根茎次之，石类、昆虫类、根类含钾量最低。

含钾高的药物：大青叶、马齿苋、白豆蔻、茵陈、旱莲草、鸭跖草、半边莲、紫花地丁、金钱草、蒲公英、细辛、淡竹叶、红花等。

含钾量较低的药物：青礞石、石决明、珍珠母、天竺黄、蝉蜕、磁石、琥珀、代赭石、龙骨、浮海石、茯苓、附子、半夏、枸杞子、山茱萸、怀山药等。

5. 具有免疫调节中药的选择

长期使用糖皮质激素，可出现免疫功能下降及应激功能下降，出现感染的并发症，包括细菌、真菌、结核等感染，因此，中药的选择可以选用具有提高免疫的中药。

应熟知常用药物的免疫调节特性。补气健脾药大多能提高细胞免疫和体液免疫。对于自身免疫病的病人，可选用具有免疫抑制和免疫双向调节的作用的药物，如北沙参、郁金、土茯苓、决明子、苦参、黄连、青蒿、生地、玄参、制何首乌、莪术、忍冬藤、蒲黄等。

6. 注意保护 HPA 轴

糖皮质激素疗效的关键与其并发症有着密切关系，因此，中药对 HPA 轴的保护作用应贯穿疾病治疗的始终，应根据不同阶段、不同激素撤减情况、应激状况灵活增加类糖皮质激素中药。

治疗量的醋酸泼尼松 1 个月即可抑制下丘脑 – 垂体 – 肾上腺系统，引起 ACTH 减少，肾上腺皮质功能抑制、萎缩，皮质分泌激素减少。当感染、外伤、腹泻、寒冷、精神刺激、手术等应激状态时，会出现应激能力减弱，影响药效并可能导致疾病反复。

对于激素依赖、激素抵抗等难治性肾病综合征的病人应适当增加中药治疗时间，由于中药恢复皮质功能的过程很慢，因此激素停用后，应继续服用中药最少1年，以巩固疗效。

7. 预防骨质疏松和股骨头坏死

注意激素使用期间大量补钙和骨化三醇等药物导致的高钙血症、尿路结石等并发症。因股骨头坏死与脂代谢异常有关，因此在补肾药物中，增加活血、舒筋通络中药，可选用怀牛膝、川续断、杜仲、狗脊、龟甲、鳖甲、川芎、骨碎补、僵蚕、忍冬藤等。

8. 注意服用时间

中西药口服时间应分开，最好间隔2~4小时，以减少药物吸收的相互影响。

（李一民　张宗金　周文靖　张雪娟　王悦芬）

参考文献

［1］卢晓梅，唐雪莲，秦登优，等. 雷公藤多苷联合 RAS 阻断治疗慢性肾脏病 2~3 期 IgA 肾病. 实用医学杂志，2016，32（1）：137-138.

［2］张洋洋，曾淑菲，闫冰，等. 雷公藤多苷联合糖皮质激素治疗成年人原发性肾病综合征效果的 Meta 分析. 中国全科医学，2017，20（14）：1742-1748.

［3］赵盼盼，佟继铭，张树峰，等. 大黄毒性及其合理应用研究进展. 湖南中医药大学学报，2016，36（9）：93-97.

［4］许佩兰. 大黄附子汤保留灌肠治疗慢性肾衰竭的观察及评估. 中国现代药物应用，2017，11（3）：175-177.

［5］袁小飞. 小柴胡汤对慢性肾小球肾炎病人血清 IL-4、IFN-γ、IL-17 及 24h 尿蛋白量影响. 光明中医，2019，34（5）：708-711.

［6］山西省中医研究所内科肾病组. 重用活血化瘀、清热解毒药物——以益肾汤为主治疗慢性肾炎 64 例报告. 新医药学杂志，1975，（6）：29-32.

［7］商俊芳. 刘宝厚教授学术思想及从湿热论治肾病蛋白尿临证经验整理研究. 北京：中国中医科学院，2016.

［8］林元秀. 益母草加重痛经 1 例报告. 实用中医药杂志，2000，16（10）：471.

［9］王莹莹，魏锦慧，马鸿斌. 肾病综合征的中医药治疗概况. 湖南中医杂志，2019，35（10）：179-180.

［10］陈万佳，邓跃毅，高洪志. 附子、半夏在肾脏病中的运用. 中医文献杂志，2017，35（3）：65-67.

［11］张武德，刘宝厚. 刘宝厚教授运用温肾健脾泄浊汤治疗慢性肾衰经验探析. 西部中医药，2018，31（12）：26-28.

［12］杨洪涛. 附子的毒副作用及在肾病中的合理应用. 中华肾病研究电子杂志，2018，7（1）：8-12.

［13］项瑞. 附子的临床合理用药和不良反应分析. 北方药学，2018，15（11）：182-183.

［14］国家药典委员会. 中华人民共和国药典（第一部）. 北京：中国医药科技出版社，2015：191.

［15］郝希山，马腾骧. 免疫肾脏病学. 沈阳：辽宁科学技术出版社，2006.

［16］李娜，余璇，于巧，等. 中药多糖类成分稳定性研究进展. 中国中药杂志，2019，44（22），4793-4799.

［17］周悦芳，范培红．中药免疫调节作用研究进展．时珍国医国药，2017，28（1）：204-207.

［18］沈丕安．现代中医免疫学．北京：人民卫生出版社，2003.

［19］杨世杰．药理学．北京：人民卫生出版社，2016.

［20］国家药典委员会．临床用药须知．北京：人民卫生出版社，2016.

［21］Zhang H，Liu Z，Zhou M，et al．Multitarget Therapy for Maintenance Treatment of Lupus Nephritis．Washington，DC：Journal of the American Society of Nephrology，2017.

［22］刁金囡，胡建慧，朱辟疆，等．中药分阶段辨证施治对糖皮质激素治疗肾病综合征血清ACTH、皮质醇的影响．中国中西医结合肾病杂志，2016，17（11）：988-990.

［23］冯雪，方赛男，高雨鑫，等．中药肾毒性国内外研究现状．中国中药杂志，2018，43（3）：417-424.

［24］陈庆淑，汪小惠，王带媚，等．中药引起高钾血症药学分析．中国中医药信息杂志，2019，26（4）：133-135.

［25］窦正伟，王钢，厉小梅，等．长期糖皮质激素维持治疗对缓解期系统性红斑狼疮病人下丘脑－垂体－肾上腺轴的影响．中华临床免疫和变态反应杂志，2018，12（3）：296-301.

第九章　肾病饮食疗法

第一节　肾脏病饮食疗法概述

中医学非常重视饮食疗法，其在我国源远流长，是用于治病防疾的重要手段之一。随着国民经济的快速发展和全民生活水平的提高，饮食结构变得越来越多样化和复杂化。流行病学研究显示慢性病患病率越来越高，同时肾脏病病人也日渐增加，饮食疗法是预防和阻止肾脏病进展过程中最基本的手段，能延缓疾病进展，延迟进入透析治疗的时间。

中医学经常讲饮食养生、饮食疗疾，然而饮食不当同样可致病折寿，如"膏粱之变、足生大丁""夜饱损一日之寿，夜醉损一月之寿"。故在疾病状态时，饮食调整显得更为重要。早在三千多年前的周朝，就设有"掌和王之六食、六饮、六膳、百馐、百酱、八珍之齐"的"食医"；《黄帝内经》写到："谷肉果菜、食养尽之，无使过之"；《备急千金要方》指出"食能排邪而安脏腑、悦情爽志以资气血""若能用食平疴、释情遣疾者，可谓良工""夫为医者，当须先洞晓病源，知其所犯，以食治之，食疗不愈，然后命药"，提到水肿的饮食原则为"慎予口味，莫恣意咸物""秋冬暖饮，常食不得至饱，止得免饥而已"；叶天士提到虚劳的食疗原则为"少而精，补以血肉有情之品"。上述观点，对当代饮食疗法仍具有重要的指导意义。

一、肾脏病饮食疗法的定义

所谓饮食疗法，就是根据食物的偏胜来纠正机体阴阳气血的失衡，从而使人体达到阴平阳秘的状态。食物和药物一样，也可以分成四性五味，即寒、热、温、凉和酸、苦、甘、辛、咸。饮食不当可引起疾病的发生，饮食调养有助于机体的恢复。自古以来，饮食疗法在疾病的治疗中处于不可替代的地位。中医学在水肿、关格、尿血、虚劳、淋证、癃闭等疾病治疗方面有着丰富的临床经验，其中饮食疗法颇具特色。

俗话说："病乃自家生。"许多肾脏疾病为慢性疾病，需要"三分治，七分养"，应该把饮食疗法和药物干预放在同等重要的位置。肾脏病病人需要严格的饮食管理，系统研究表明：饮食疗法对肾功能不全有良好作用，能够减慢肾小球滤过率的下降速度，减轻肾小球的负荷，延缓肾小球硬化和肾衰竭的进展速度。

二、肾脏病饮食疗法的指导原则

1. 平衡膳食

对于肾脏病病人，在适当限制蛋白质摄入的同时常常需要保证充足的能量供应，为防止营养不良的发生，要选择多样化和营养合理的食物，以利于机体合理利用蛋白质。

2. 合理计划餐次及能量的分配

定时定量进餐，早、中、晚三餐的能量可占总能量 20%~30%、30%~35%、30%~35%。为保证摄取能量的充足，可在三餐间增加点心，占总能量的 5%~10%。

3. 饮食疗法个体化

肾脏病常见有不同程度的水肿，水、电解质紊乱和酸碱失衡，蛋白质、脂肪和糖类的代谢失调，进入慢性肾衰竭尤为突出。纠正上述紊乱和失调是最基本的措施，其中以蛋白质、能量、水、盐的控制最为关键。应根据病人肾脏病变、肾功能情况而个体化制定。

（1）仅有蛋白尿和血尿，而肾功能正常的病人，可不加以严格的饮食控制，或适当减少蛋白质和盐类的摄入。

（2）有水肿和（或）高血压的病人，应该控制水和钠盐的摄入。如果伴有心力衰竭或严重高血压，则更应严格限制钠盐。

（3）肾功能异常病人，对蛋白质的摄入应该注重质和量，以进食优质蛋白为宜，摄入量根据病情和肾功能决定。

三、营养状况的评估

定期、规范地评估肾脏病病人的营养状况至关重要。营养评估的首要原则是采用综合方法评估营养状态。国际肾脏营养和代谢协会（ISRNM）推荐使用蛋白能量消耗（protein-energy wasting，PEW）来描述慢性肾脏病病人营养不良、慢性消耗、恶病质状态。病人营养状态也可通过下列指标来判断：蛋白质能量摄入情况、生化参数（血白蛋白、前白蛋白、转铁蛋白、肌酐及肌酐指数、胰岛素样生长因子等）、人体测量（透后体重/标准体重百分比、体重指数、三头肌皮褶厚度、臂中肌直径、周径和面积）、身体组成测定（脂肪及瘦肌肉重量）、功能状态（总淋巴细胞计数、迟发的皮肤敏感实验、握力）、主观综合性营养评估法（根据病人饮食、症状、体征及功能检查结果进行综合评估）及其各种派生版。多种方法相结合使营养不良的诊断更加敏感和特异。一旦上述指标有不良变化，应及时寻找原因，调整治疗方案。如果已有营养不良发生应每月判断1次。

四、具体措施

1. 热量供应

慢性肾脏病1~3期，能量摄入以达到和维持目标体重为准。目标体重可以参考国际推荐使用于东方人的标准体重计算方法：（男性）标准体重=[身高（cm）-100]×0.9（kg），（女性）标准体重=[身高（cm）-100]×0.9（kg）-2.5（kg）。当体重下降或出现其他营养不良时，还应增加能量供给。而慢性肾脏病4~5期病人，在限制蛋白质摄入量的同时，能量摄入需维持在146kJ（35kcal）/（kg·d）（年龄<60岁）或126~146kJ（30~35kacl）/（kg·d）（年龄≥60岁）。再根据病人的身高、体重、性别、年龄、活动量、饮食史、合并疾病及应激状况进行调整。

众所周知，三大宏量营养素分别为碳水化合物、蛋白质和脂肪。其中每克碳水化合物可产生4kcal热量，每克蛋白质4kcal热量，每克脂肪9kcal热量。在适当限制蛋白质摄入的同时，要保证充足的能量供应，可适当增加脂肪和碳水化合物的摄入量，从而避免蛋白质的过度分解代谢。

2. 蛋白质的控制

西医学认为，过低或者过高的蛋白质摄入对肾脏病病人都没有益处。前者会导致营养不良的发生，后者会导致机体产生过多的蛋白质代谢产物（毒素），比如肌酐、尿素、胍类和多胺等，加速肾功能恶化。正确应用低蛋白饮食可以延缓肾功能进展已经是肾科医生的共识。

（1）低蛋白饮食（LPD）的定义　LPD是一种限制饮食中的蛋白质，补充或不补充酮酸/氨基酸的，同时保证足够能量摄入的饮食治疗方法。LPD主要针对慢性肾脏病3~4期的病人，其目的在于延缓慢性肾脏病的进展，推迟其进入终末期肾脏病（End stage renal disease，ESRD）。

（2）LPD的益处　LPD已被认可能减缓肾脏疾病的进展。严格限制每日蛋白摄入量可有效缓解残余肾单位的高灌注和高滤过，降低尿蛋白的排出，延缓肾小球硬化，减慢肾功能衰竭的速度。优质低蛋白高能量饮食还可以减少代谢性酸中毒、高磷低钙血症、高钾血症和其他电解质紊乱的产生。

（3）LPD的实施　①开始控制蛋白质的时机：对于肾功能异常的病人，过早限制蛋白质的摄入，往往会导致病人的依从性降低，无法长期坚持，还容易发生营养不良。一般当血清肌酐大于220μmol/L或者内生肌酐清除率在20~25mL/min以下时才开始进行。②LPD治疗的方案：对于肾功能正常的病人，不论是否患有糖尿病，推荐蛋白摄入量为0.8~1.0g/（kg·d）；对于估算肾小球滤过率（eGFR）<60mL/（min·1.73m²）的非透析病人，推荐蛋白摄入量为0.6~0.8g/（kg·d）；血液透析及腹膜透析病人，蛋白质摄入推荐量为1.0~1.2g/（kg·d），当合并高分解代谢急性疾病时，蛋白质摄入推荐量增加到1.2~1.3g/（kg·d）。其中至少50%来自优质蛋白质，可同时补充复方α-酮酸制剂0.075~0.12g/（kg·d）。需要注意的是，上述单位中的体重均为标准体重。③蛋白质的控制程度：低蛋白饮食并不意味着蛋白质摄入越少越好，过分限制蛋白质［<0.5g/（kg·d）］容易发生营养不良，出现体重下降、机体免疫力低下。如果所需能量不足，为了保持能量平衡，机体将不得不动用自身存储的蛋白质，会增加体内蛋白代谢，尿素、尿酸等有毒物质的浓度升高，加速肾功能的进展。

（4）LPD的注意点　优质蛋白又称高生物价蛋白质，其氨基酸利用率高，各种氨基酸的比例符合人体蛋白质氨基酸的比例。优质蛋白的特点有：容易被人体消化、吸收，被人体吸收后利用率高，必需氨基酸含量丰富。其主要包括奶、蛋、肉、鱼及大豆蛋白。在进行LPD时，要保证50%~70%是优质蛋白。

但应注意摄入不同种类的氨基酸对肾脏会产生不同的影响。由于肉类食物（猪、牛、羊肉）所含甘氨酸、丙氨酸、精氨酸等含量较高，此类氨基酸有增强肾血流量和肾小球滤过率的作用，不利于对肾脏的保护。鸡、鱼中含有较多亚麻酸，以及深海鱼中含有的多不饱和脂肪酸可改善肾小球高滤过状态。故推荐鸡蛋白、牛奶、鱼、瘦肉。（注：500g肉含80~100g蛋白质，200mL牛奶含6~7g蛋白质，1个鸡蛋含6~7g蛋白质）也有研究表明：大豆蛋白质的氨基酸模式与人体蛋白质氨基酸模式接近，所含的必需氨基酸在体内的利用率较高；大豆蛋白不仅必需氨基酸含量较高而且能减轻蛋白尿，从而使肾小球硬化减少；大豆异黄酮为主要生物活性成分。有研究还发现，动物蛋白使肾血流量和GFR升高，而大豆蛋白对餐后肾血流和GFR未见明显影响。在计算蛋白质摄入量时要考虑日常摄入的蔬菜、水果、面条、米饭、啤酒等均含有的蛋白质。

实施低蛋白饮食治疗需注意防止营养不良发生，保证足量热卡、病人饮食依从性及各种营养指标的检测。尤其是糖尿病肾病病人在限食治疗过程中要谨防营养不良，是因为糖尿病病人体内胰岛素缺乏和胰岛素抵抗，均可使肌肉蛋白合成减弱；临床糖尿病肾病病人常有大量蛋白尿（甚至进入肾功能衰竭期），蛋白丢失严重；糖尿病病人常合并胃肠自主神经功能紊乱，食欲不佳，吸收不良，所以易导致机体负氮平衡。

（5）LPD的监控和评价　LPD是一种规范的、严格的治疗方法，但在实际生活中往往难以真正实施。需要加强对病人的健康教育，来保证其依从性。评估依从性的金标准是氮平衡法，即假设慢性肾脏病病人处于氮平衡状态，那么病人尿便中尿素氮和非尿素氮形式的氮排出量就等于实际的氮摄入量。评价氮平衡的简便法是测定尿中的尿素氮，可通过公式估算，氮排出量 = 尿尿素氮（g）+ 0.031 × 体重（kg），估算的氮排出量约等于实际氮摄入量，而推荐氮摄入量 = 推荐蛋白质入量（g）× 16%。一般认为实际氮摄入量不超过推荐氮摄入量的20% 为饮食依从性好。需要注意的是，当慢性肾脏病病人处于各种高分解状态或临床情况不稳定时不能使用此方法。除根据 24 小时尿中尿素氮排出量的计算方法外，临床中通常采取测量血中总蛋白量来判断，一般 70g/L 左右，病人体重有所增加，浮肿减轻或者消失，肾功能指标如尿素氮、血清肌酐没有明显升高。

（6）LPD的禁忌　对于终末期肾病合并有明显消化道症状、心包炎或外周神经病变者不宜采用；对原有营养状况较差，年龄过高或合并慢性消耗性疾病、感染（例如结核病）者不宜采用；对于那些营养状况差，合并严重低蛋白血症和多浆膜腔积液的晚期糖尿病肾病病人，为了改善心肺功能、提高日后肾脏替代治疗的耐受性及远期预后，并不主张严格限制蛋白质摄入；对有重度蛋白尿或严重水钠潴留者禁用。

3. 碳水化合物的摄入

碳水化合物每日供能占比 55%~65%，主要以淀粉和糖的形式出现，主要来源有米饭、馒头、谷物、水果和蔬菜。碳水化合物种类应以小麦淀粉替代淀粉，因前者植物蛋白质含量（0.9%）远低于普通主食的植物蛋白质含量，可减少植物蛋白质的摄入，同时饮食中增加土豆、玉米等含抗性淀粉（难消化淀粉）高的食物，可延缓餐后血糖上升速度，延缓病情进展。

麦淀粉的蛋白质含量低，适宜作为低蛋白饮食的主食，但其黏性不足，成型性差，由麦淀粉所制食品缺少韧劲、易糊化、口感、口味差，缺乏天然食物固有的香甜，很多病人无法耐受长期食用，希望将来能完善相关制作工艺。

糖尿病病人既要限制碳水化合物的摄入，又需要保证充足的热量，此时解决的办法多为：坚持给予足够的碳水化合物，需要时可增加注射胰岛素量，以控制血糖。此时，需要更加关注碳水化合物的两个指标：血糖指数（glycemic index，GI）和血糖负荷（glycemic load，GL）。GI 是反映进食后食物引起血糖升高程度的重要指标，其表示健康人摄入含 50g 碳水化合物的食物与相当量的葡萄糖相比，在一定时间内（一般为餐后 2 小时）引起体内血糖应答水平的百分比值。GI > 70 为高 GI 食物，进入胃肠后消化快、吸收率高；GI < 55 为低 GI 食物。GL 是指单位食物中可利用碳水化合物数量与血糖生成指数的乘积。GL > 20 为高 GL 食物，GL < 10 为低 GL 食物。对于糖尿病病人，尽量选择低 GI 和 GL 食物。进入血液透析的糖尿病病人，由于肾脏对胰岛素灭活能力减低，半衰期延长，且不能被透析排泄，更容易出现低血糖反应，可以适当减少胰岛素等降糖药物，或者尽量选择含糖透析液以避免透析后期低血糖。

4. 脂肪的摄入

脂肪每日供能占比 25%~35%，其中饱和脂肪酸不超过 10%，反式脂肪酸不超过 1%。可适当提高 ω-3 脂肪酸和单不饱和脂肪酸摄入量。动物脂肪含饱和脂肪酸和单不饱和脂肪酸相对较多，植物油主要含不饱和脂肪酸。橄榄油、坚果油、菜籽油、玉米油、花生油的单不饱和脂肪酸多，葵花籽油、粟米油、大豆油等植物油和海洋鱼类的多不饱和脂肪酸多。对含胆固醇高的食物，如动物内脏、蛋黄、鱼子、蟹黄等应尽量少用。常见食物（100g）中胆固醇含量如下：猪脑 2571mg，蟹黄 466mg，猪肝 288mg，鸡蛋黄 280mg，鲜鱿鱼 233mg，基围虾 181mg，猪大肠 137mg，猪后臀尖 109mg，带鱼 76mg，海参 51mg。

如果 BMI 超标，或存在心脑血管及脂质代谢方面的问题，可以通过限制饮食中的脂肪摄入，按需配合降胆固醇、甘油三酯的药物。

5. 钠盐的摄入

高血压是肾脏病病人的常见临床表现，同时肾脏也是高血压常见的靶器官之一。钠潴留是慢性肾脏病病人高血压的主要因素。钠盐摄入过多对肾脏的有害作用主要指高钠盐摄入对肾小球血液动力学的影响，包括肾小球超滤过、滤过分数增加及可能导致肾小球内压力升高，长期作用可导致肾小球损害；并且过多摄入钠导致 GBM 选择性渗透改变，使白蛋白尿和蛋白尿增加，并降低某些药物的降蛋白作用；同时高钠盐摄入还可能直接引起肾脏肥大和纤维化，使促硬化因子（如 $TGF-\beta_1$ 等）的表达增强是其诱导的组织纤维化的发病机制之一。

低钠饮食能加强血管紧张素转换酶抑制剂 / 血管紧张素受体拮抗剂的降压及抗尿蛋白作用，增强肾脏保护，有效增强肾素 - 血管紧张素 - 醛固酮系统抑制剂的疗效。限制钠盐摄入不仅可以降低系统性高血压，而且还能减少其对肾脏局部血液动力学的影响，同时可改善降压药物的效果。

一般建议各期慢性肾脏病病人摄入钠 < 2g/d，即氯化钠少于 5g/d。（注：一啤酒瓶盖可容纳约 3g 氯化钠，即 1.2g 钠；一牙膏盖可容纳约 2g 氯化钠，即 0.8g 钠）如果有明显血压升高或者水肿，应该进一步限制钠的摄入。避免选用高钠盐的配料如咸菜、榨菜等。尽量采用清蒸、油浸等少油、少盐的方法进行烹调。

钠盐的摄入客观评价指标有 24 小时饮食回顾法和 24 小时尿钠监测。24 小时饮食回顾法是指通过询问的方法，使被调查对象回顾和描述在调查时刻以前 24 小时内摄入的所有食物的数量和种类，借助食物模型、家用量具或食物图谱对其食物摄入进行计算和评价。钠主要通过尿液排出，尿钠的排泄量与饮食中钠的摄入量密切相关，因此，根据尿钠的含量来计算钠的摄入量是较为科学和简便易行的方法。有研究表明：24 小时尿排钠量与尿蛋白量呈正相关。个体总的 24 小时尿肌酐排泄是相对恒定的，且不会受肾功能显著影响，将 24 小时尿钠 / 肌酐 < 100mmol/g 定义为限盐理想。为纠正代谢性酸中毒，慢性肾脏病病人常有口服或静脉补充碳酸氢钠，还有病人使用利尿剂，这都可能使 24 小时尿钠不能正确反映饮食钠盐的摄入，因此，必须结合 24 小时饮食回顾法才可分析病人饮食钠盐控制情况。

控制钠盐的摄入量时，根据病人病情和肾功能程度作调整，并非所有的慢性肾功能不全病人都要严格限制钠盐。由于肾衰竭病人长期的味觉习惯，突然限制钠盐的话，常常难以配合和实施；过早限制钠盐会引起钠的负平衡，如血钠 < 130mmol/L 时，要增加食盐摄入量，血钠 < 120mmol/L，应静脉补充氯化钠。

6. 水的摄入

各种肾脏疾病由于发病原因不同、病程不同，对于水的摄入方式也不相同。在肾衰竭早期，由于肾脏浓缩功能下降，代谢产物的排出需要较多的水分参与。对于透析病人，如果每日尿量多于 1500mL，饮水量一般不用加以限制，只要保证透析期间体重增加不超过干体重的 5% 即可。因此，如果不存在严重的水肿、心力衰竭、高血压时，不应该限制水的摄入。而对于急性肾炎、肾病综合征等有明显水肿的病人应限制水的摄入。此类病人的计算每日摄水量的一般原则是"量出为入"，即前一日尿量再加上 400~500mL，同时要注意病人有无口渴、眼球弹性、口舌黏膜及皮肤的充实度，观察病人的尿量和血压变化，必要时可每日称量体重的变化。

7. 矿物质的摄入

（1）钾　肾功能不全的病人容易出现高钾血症，应尽量避免进食含钾高的食物。尤其是应用血管紧张素转换酶抑制剂、血管紧张素受体拮抗剂的病人，更应注意控制血钾水平。当出现高钾血症时，应限制钾的摄入，如忌吃海带、紫菜、蘑菇等，以及西瓜、香蕉、菠萝、芒果、香瓜等水果及枣。果汁含钾量尤其丰富。每100g食物含钾量在100mg以上的有蛋类、猪肠、猪血、面筋、藕粉、粉皮、南瓜、菜瓜等；含钾量在300mg以上的有肉类、内脏、鸡、鱼、虾米、鳝鱼、花生、豆类、土豆、红薯、油菜、菜花、香菜、榨菜、蘑菇、海带、红枣、柿饼等；含钾量在800mg以上的食物有麸皮、赤豆、杏干、蚕豆、扁豆、冬菇、黄豆、竹笋、紫菜等。含钾的食物可通过浸泡加水煮去汤汁，水果可加糖水煮后弃水，均可减少钾的摄入。更应注意的是慢性肾功能不全的病人要严防使用低钠盐，因为低钠盐为高钾盐。

（2）钙、磷　慢性肾脏病病人晚期容易出现钙磷代谢紊乱，此时食物中的磷不仅可导致肾组织钙化，而且直接损害肾小球，因此高磷饮食是肾衰竭的重要恶化因素。磷摄入量应低于0.8g/d，钙摄入量不应超过2g/d。每100g食物含磷量在400mg以上的有精制奶酪、脱脂奶粉、鱼干、海带等；300~400mg的有鳝鱼、猪肉、牛肉、鸡肉、肝、花生等；200~300mg的有蚕豆、鸡蛋、沙丁鱼、青鱼、金枪鱼、大马哈鱼、比目鱼、虾、鸡肉、火腿、香肠、核桃等；100~200mg的有豆类及豆制品、鱼贝类、乌贼、章鱼、螃蟹、咸肉等；100mg的有米饭、面条、面包、牛奶、酸奶、鱼丸、干贝等。食品中的添加剂如防腐剂、增鲜剂等含有大量的磷，肾脏病病人应尽量少用。肾衰竭病人往往出现高磷低钙，含钙较多的食物有蛋类、虾类、酸奶、牡蛎、奶、带可食软骨的鱼、海带、干无花果、鱼子酱、杏仁、芝麻、黑豆、赤小豆、各种瓜子等，肾脏病病人可以酌情选用。

8. 维生素的摄入

长期接受治疗的慢性肾脏病病人需要适当补充天然维生素 D，以改善矿物质和骨代谢紊乱。必要时可选择推荐摄入量范围内的多种维生素制剂，以补充日常膳食的不足，防止维生素缺乏。动物性食物是天然维生素 D 的主要来源，如海鱼、鱼卵、肝脏、蛋黄、奶油和奶酪等。但是要警惕维生素 D 中毒，主要表现为食欲不振、体重减轻、恶心、呕吐、腹泻、头痛、多尿、烦渴、发热等，严重者会出现软组织转移性钙化和肾结石。当血清 25（OH）D 水平达到 120nmol/L 时，应该停止补充维生素 D。

有报道指出慢性肾脏病病人血浆的维生素 A 浓度较高，其中毒表现为皮肤、中枢神经系统发生变化，脱发以及高血钙。维生素 A 浓度较高的病人不宜多吃胡萝卜、番薯、甜瓜、桃子、玉米、芒果、柑桔等。

对于 B 族维生素，唯一的建议是来自于澳大利亚肾功能不全照护指导（CARI）的营养与生长指引（Pollock，2005），其建议遵循低蛋白饮食的慢性肾脏病病人每日需补充维生素 B_1 ＞ 1mg，维生素 $B_2$1~2mg，维生素 $B_6$1.5~2.0mg。透析者如果饮食良好可以不补充。维生素 B_1 和维生素 B_2 在天然食物中广泛存在，在动物内脏、肉类、乳类、蛋类及未加工的粮谷类中含量丰富；维生素 B_6 虽普遍存在于动植物性食物中，但含量一般不高，较丰富的是白色肉类（如鸡肉、鱼肉），其次为肝脏、蛋黄、肉类和坚果等。

有研究报道高血清浓度的维生素 C 可能会降低动脉硬化的风险及降低血压。对慢性肾脏病病人给予维生素 C 补充后，其对于促红细胞生成素的反应会增加，目前推荐：给予慢性肾脏病 3~5 期病人每日摄入量为 60mg。但对于已行透析治疗且饮食良好的病人，多数指南并不建议补充维生素 C。维生素 C 的主要来源为水果和深色蔬菜，柑橘、红果、柚子、韭菜、菠菜中含量较高，猕猴桃、沙棘、苋菜中尤为丰富。

9. 微量元素的摄入

（1）铁　慢性肾脏病病人随着肾功能的下降，都会出现不同程度的贫血，贫血不但可以出现在慢性肾脏病的早期，到了慢性肾脏病 5 期贫血则是非常普遍的现象。铁缺乏在慢性肾衰竭及透析病人中是非常常见的，这主要是和摄入不足、透析丢失（每年 1~3g）以及各种原因造成的失血有关。铁缺乏使亚铁血红和珠蛋白的合成缓慢，影响红细胞的生成。

当出现贫血时，要适当补充含铁量高的食物。膳食中铁的良好来源为动物血、肝脏、大豆、黑木耳、芝麻酱。一般来源为瘦肉、红糖、鱼类、干果、扁豆、豌豆、芥菜等。多吃含维生素 C 的食物和水果可增加铁的吸收。

（2）其他微量元素　以维持血液中正常范围为宜，避免发生血液电解质紊乱。

10. 膳食纤维

许多富含膳食纤维的食物，有抗氧化、抗纤维化的作用，从而降低蛋白尿、延缓慢性肾脏病进展。有长达 8 年的研究表明每增加 10g/d 的膳食纤维，肾脏病病人 C- 反应蛋白（CRP）水平下降 38%，而无肾损伤的病人 CRP 下降 11%，在肾脏病病人中饮食纤维摄入与炎症状态和死亡率呈负相关。

除了传统的肌酐、尿素等尿毒症毒素外，硫酸对甲酚和硫酸吲哚酚这类具有代表性的蛋白结合类毒素越来越受到大家的关注。硫酸对甲酚和硫酸吲哚酚可通过损伤肾小管上皮细胞、加速细胞凋亡、促进肾脏纤维化、减少毒素的排泄，从而促进肾功能的减退。上述两种毒素均来自结肠，是肠道细菌对膳食蛋白酵解产生的毒素。而膳食纤维可以从蛋白酶水解到糖酵解模式，改变肠道微生物活动，从而减少毒素的产生；加快肠蠕动，缩短有害菌及其不良产物在肠道内的停留时间。

根据每日摄入的能量，推荐膳食纤维摄入量为 14g/4180kJ（1000kcal）。在主食的基础上添加一定量的膳食纤维，还可降低餐后血糖。富含膳食纤维的食物有粗粮（全麦制品、糙米、小米、玉米等）、蔬菜（芹菜、韭菜、大白菜、莴笋等）、菌藻类（海带、木耳等）等。但是也要注意避免膳食纤维过量，导致消化不良，以及影响钙、铁等的吸收。

第二节　慢性肾脏病个体化饮食疗法

一、慢性肾衰竭

慢性肾衰竭的饮食疗法的要点为"三低二高"。"三低"指低蛋白、低磷、低脂；"二高"指高热量、高必需氨基酸。

1. 热量

60 岁以下为 35kcal/（kg·d），60 岁或以上者为 30~35kacl/（kg·d），仍然要保持充足的热量。

2. 蛋白质、碳水化合物和脂肪

以优质蛋白质为首要要求，推荐非透析病人蛋白摄入量为 0.6~0.8g/（kg·d），且应限制在 40g/d 内，但过低的蛋白质摄入 [＜0.6g/（kg·d）]，则需结合必需氨基酸或复方 α- 酮酸。碳水化合物以蛋白质含量低的淀粉类食品为首选，如麦淀粉、马铃薯、藕粉、山药、芋头等，大米饭、标准面食不宜食用。脂肪宜少，限制动物脂肪，宜用植物油。典型的 LPD 处方包括麦淀粉、低脂奶、蛋、少量瘦肉和豆类、蔬菜、水果。

3. 水和钠盐

若存在浮肿、心力衰竭、高血压时，要积极限制水分和钠盐的摄入。水分"量出为入"，为前日尿量加 400~500mL；氯化钠 ≤ 4g/d，但如果出现低钠血症，则不宜限钠。

4. 矿物质、维生素和微量元素

随着肾功能的持续恶化，会逐渐出现电解质紊乱——高钾、高磷、低钙，故需严格限制钾、磷的摄入。

二、血液透析和腹膜透析

尿毒症病人进行长期的透析治疗，其饮食要求与未透析病人有很大的差别，关键为"优质中高蛋白、低磷"。

1. 热量

60 岁以下为 35kcal/（kg·d），60 岁或以上者为 30~35kcal/（kg·d）。

2. 蛋白质和脂肪

进入透析阶段，依靠人工肾脏代替肾脏功能时，不再考虑高蛋白食物摄入加重肾脏负担。相反的，透析病人很容易出现营养不良。一是由于透析前消化道症状如恶心、呕吐及长期的低蛋白饮食使蛋白质摄入不足；二是由于蛋白质的丢失过多，如血液透析每次丢失氨基酸及肽类 10~30g，腹膜透析每日丢失 5~15g 蛋白质、2g 氨基酸，如果并发腹膜炎，丢失量可增加 2~3 倍以上。不同人群蛋白质推荐摄入量有所不同，《美国肾脏病预后质量指南》推荐血液透析者蛋白质摄入量应达到 1.2g/（kg·d），腹膜透析者蛋白质摄入量应达到 1.2~1.3g/（kg·d），其中至少 50% 为优质蛋白。由于常合并有高脂血症，要适当进行限制高胆固醇高脂食物，胆固醇每日摄入量应小于 0.2g，鼓励病人多食用植物油。

3. 水和钠盐

透析病人保持水平衡至关重要，水平衡是指其液体摄入量与清除量保持平衡。液体超负荷容易加重心脏负担，发生心力衰竭；过度脱水或利尿会导致血容量不足、血压下降、组织灌注不足而缺血。

每周血透 2~3 次者，如果尿量比较充分（多于 1500mL），一般每日可进水 1500~2000mL；如果有高血压、水肿、心力衰竭等则要限制水和钠盐。随着透析的治疗，尿量可能会减少，最后出现少尿或者无尿，此时进水量为前日尿量加 500mL。对于有高血压、心力衰竭且少尿或无尿的病人，一定要严格限制水摄入量，否则在两次透析间期，体重会过度增加，迫使加大透析脱水量，血容量出现较大幅度的波动，血压不平稳，从而加重心脏负担。可记录透析病人每日的体重变化，通过测定水分排出量，再估算水分摄入量，其中除饮用水外包括饭菜及固体食物和药物的含水量。

4. 矿物质、维生素和微量元素

透析病人宜选低磷食物。腹透病人每日排出的水分较多，一般来讲不限制钾的摄入，反而常出现低钾血症，因此要经常检测血钾。而血透病人要限制高钾饮食以防高钾血症的发生。

水溶性维生素会随着透析被清除，因此大多数透析者存在维生素缺乏，但维生素 A 缺乏较为罕见，故无需补充。其他维生素，若透析病人饮食良好，也可以不补充。

微量元素在透析治疗中可能会出现过度补充或丢失，这主要取决于微量元素在血浆或透析液中的相对浓度及其与蛋白质或红细胞结合的程度。

三、急性肾衰竭

急性肾衰竭的饮食疗法以"优质低蛋白、充足热量、限制水和钠盐"为主要要求。

1. 热量

充足的热量，以 35~45kcal/（kg·d）较佳，以糖和脂肪作为热量的主要来源。

2. 蛋白质的摄入

少尿期为 0.5g/（kg·d），多尿期为 0.5~0.8g/（kg·d），尽可能为动物蛋白。

3. 水和钠盐

水的摄入量为前一日尿量加 500mL，多尿期为尿量的 1/3~1/2。早期病人应严格限制钠、钾盐，晚期多尿时要注意电解质的平衡。

四、急性肾炎

急性肾炎的饮食疗法的基本要求为"低蛋白、高热量、限制水和钠盐"。

1. 热量

急性肾炎好发在处于生长发育阶段的儿童和青少年，故要保证充足的热量。每日应供应 1500~2000kcal，以免消耗自身蛋白质。

2. 蛋白质、碳水化合物和脂肪

急性肾炎早期一般浮肿明显、尿少、胆汁潴留，要严格限制蛋白质的摄入。儿童及青少年为 0.5g/（kg·d），成年为 20~30g/d。以优质蛋白质为主，病情好转后可逐渐增加至 1g/（kg·d）。热量提供方面，以碳水化合物为主，脂肪宜少，尤其是动物脂肪。

3. 水和钠盐

急性肾炎和其他肾脏疾病一样，若出现水肿、高血压和心力衰竭时，需严格限制水和钠盐。每日进水量为前日尿量加 500mL，但应限制在 1000mL 以内；氯化钠 ≤ 3g/d。浮肿消退、高血压控制后可逐渐过渡到正常饮食。

4. 钾

出现少尿甚或无尿时，限制含钾多的水果和蔬菜。

5. 其他

宜进食易消化、性平、无刺激性食物，以及有利尿作用的食物，如冬瓜、鲫鱼等，多进食富含维生素的食品。

五、慢性肾炎

这里主要讨论肾功能正常及肾功能不全代偿期慢性肾炎的饮食要求，一般不做严格的蛋白质限制。

1. 热量

以维持正常体重为原则，成人每日 2200~2400kcal。

2. 蛋白质、碳水化合物和脂肪

尿蛋白流失量在 1~3g/d，且无明显水肿和高血压的，可以普通饮食，蛋白质补偿为每日

尿蛋白 ×1.45+1g/kg，优质蛋白要求达到 35%~50%。如果尿蛋白流失量大于 3g/d，可参考肾病综合征的饮食要求。以碳水化合物和脂肪为主来提供热量。对于合并有高血压、脂质代谢紊乱的病人要减少动物油脂的摄入。

3. 水和钠盐

出现浮肿和高血压的病人要限制水分，每日 1000~1500mL；氯化钠 ≤ 4g/d。无浮肿、血压正常者可普通饮食。

4. 钾、维生素

高血钾和尿量在 1000mL 以下时应低钾饮食。宜多吃含维生素丰富的食物，尤其是 B 族维生素和维生素 C 的补充，维生素 C 的每日摄入量应大于 300mg/d。

5. 其他

慢性肾炎病人饮食要做到定时定量，不可饥饱失常；要冷热适宜，不可寒凉或者温热太过；少食或不食刺激性食物及海鲜。当慢性肾炎急性加重时，要遵循急性肾炎的饮食原则。

六、肾病综合征

1. 热量

保持正氮平衡的同时，实行 35kcal/（kg·d）为宜。

2. 蛋白质、碳水化合物和脂肪

肾病综合征表现为大量蛋白尿，不可大量摄入蛋白质，也不宜摄入蛋白质过少，应优质适量蛋白质饮食。《日本临床实践指南：肾病综合征》推荐：微小病变型肾病综合征病人蛋白质摄入量为 1.0~1.1 g/（kg·d），其他肾病综合征病人蛋白质摄入量为 0.8 g/（kg·d）。如果出现严重的低蛋白血症，建议短期内静脉补充蛋白和血浆。

肾病综合征几乎均呈现脂代谢异常，推荐脂质占总热量的 30% 以下，胆固醇每日 200mg 以下，多价不饱和脂肪酸（PUFA）占总热量 10%。PUFA 又分为鱼虾类海洋生物富含的 ω–3PUFA（廿二碳六烯酸、廿碳五烯酸）和植物油中富含的 ω–6PUFA（亚油酸、γ–亚麻酸、花生四烯酸）。

3. 水和钠盐

肾病综合征多伴有水肿，限制水和钠盐非常必要。每日进水量为前日尿量加 500mL，一般在 1500mL 内；氯化钠 ≤ 2g/d。具体的水和钠盐管理有必要根据病情的变化而做相应的变化，特别是急性期应通过体重、血压、脉搏和尿量等生命体征来把握液体量和循环血容量的变化，同时测定血清和尿中的电解质来衡量出入平衡。

4. 矿物质、维生素和微量元素

不必限制钾、磷饮食。肾病综合征时由于与蛋白结合的某些微量元素丢失，致钙、镁、铁、锌等元素的缺失，可用食物补充。补肾中药淫羊藿、仙茅、巴戟天、肉苁蓉、锁阳、狗脊等含丰富的微量元素。

七、糖尿病肾脏疾病

糖尿病肾脏疾病饮食疗法要兼顾糖尿病和肾脏病两方面的特点来制定。基本特点为"保证热量、优质低蛋白、低脂、适量糖"。

1. 热量

美国营养和糖尿病协会推荐糖尿病肾脏疾病（Diabetic kidney diease，DKD）早期能量需求为 23~35kcal/（kg·d），对于肥胖的病人鼓励适当减肥。随着 DKD 的发展，推荐更高的能量需求 30~35kcal/（kg·d）以维持氮平衡、血白蛋白的稳定。

也可根据病人的标准体重估算每日所需的总热量。其中，休息者，25~30kcal/（kg·d）；脑力劳动或轻体力劳动者，30~35kcal/（kg·d）；中等体力劳动者，35~40kcal/（kg·d）；重体力劳动者，> 40kcal/（kg·d）。如果是孕妇或者营养不良的病人可酌情增加热卡，肥胖者（体重超过标准体重的 20%），热量应减少正常标准的 5%~10%。三餐平均分配，或早 1/5、中 2/5、晚 2/5。

2. 蛋白质、碳水化合物和脂肪

K/DOQ 推荐 DKD1~4 期病人每天适宜的蛋白质摄入量为 0.8~0.9g/（kg·d），终末期透析时推荐 1.2~1.3g/（kg·d），避免摄入量 > 1.3g/（kg·d）。当蛋白摄入量 ≤ 0.7g/（kg·d），蛋白营养不良的发生风险增加，因此不推荐。蛋白质来源的种类也会影响肾脏血流动力学，研究表明对肾小球滤过率的影响大小依次为：牛肉＞禽肉＞鱼＞植物蛋白。同时强调优质蛋白要占 70% 以上，体现"限量保质"的原则，必要时可输白蛋白、血浆。和动物蛋白相比，大豆蛋白具有降低肾小球高滤过、减少肾脏血流量和降低微量蛋白尿的作用。因此，在没有钾、磷的限制和贫血的情况下，可优先选择大豆蛋白。DKD 中蛋白质占总供能比 < 20%。

碳水化合物占总供能比 45%~60%。一般宜选用含多糖类的复合碳水化合物，如各种粮食和薯类含的淀粉，这些食物消化后（在胰岛素作用下）转化为热能。长期坚持饮食疗法，对提高胰岛素的敏感性和改善葡萄糖耐量均有一定的作用。

脂肪占总供能比 25%~35%，糖尿病病人经常伴有血脂异常，通常采用低脂肪饮食（< 50g/d）。肥胖型者每日不宜超过 40g，其中饱和脂肪应少于总热量的 10%。尽量少吃或不吃动物性脂肪，宜用植物油，减少饱和脂肪酸和反式脂肪酸的摄入。

3. 水和钠盐

如有水肿和高血压，应限制水和盐，每日氯化钠 < 3g/d，每日水分限制在 1000mL 以下。

4. 膳食纤维

由于膳食纤维可延缓碳水化合物的吸收，有利于血糖控制和心血管健康，可增加膳食纤维的摄入，达到每日 20~35g。

八、痛风、尿酸性肾病

尿酸性肾病病人的饮食要点是"低营养、多饮水"。低营养指限制嘌呤、低脂肪、低糖、低蛋白质（一限三低），但热量要保证，若肥胖可减少热量摄入。

1. 限制嘌呤饮食

每日嘌呤摄入量不超过 150mg，不吃含嘌呤量高的食物（100g 食物含嘌呤在 150mg 以上的），如沙丁鱼、凤尾鱼、动物内脏、肉汁、肉汤、浓鸡汤及火锅汤；含嘌呤中等食物应限量食用（100g 食物含嘌呤在 75mg 以上，150mg 以下），如鱼虾类、牛肉、猪肉、羊肉、鸡、鸭、鹅、鸽、兔肉、豌豆、菠菜、蘑菇、香菇、花生米、扁豆等。同时避免含高果糖谷物糖浆的饮料（如汽水、果汁）或食物，限制天然水果汁、糖、甜点、盐（包括酱油和调味汁）的摄入。

2. 其他

应多食碱性食物（指食物经燃烧后所得灰分的化学成分中主要含有钾、钠、钙、镁等元素，其溶于水后生成碱性溶液），这类食物包括各种蔬菜、水果、豆类、奶类以及硬果中的杏仁、栗子等。其可促进尿液中尿酸溶解，增加尿酸排出量，防止形成尿酸性结石。

宜多饮水，每日饮水量保证尿量在每天 1500mL 以上，最好在每天 2000mL 以上。同时严格禁啤酒和白酒，红酒适量。

九、尿路结石

尿路结石的主要饮食要求是"调整饮食、大量饮水"。尿路结石的主要成分是草酸盐、尿酸盐以及磷酸盐。

1. 调整饮食

（1）草酸钙结石　低草酸、低钙饮食。少吃菠菜、芦笋、茭白、荸荠、苋菜、青蒜、油菜、洋葱头、萝卜、甜菜、辣椒、芹菜、各种豆类、豆腐、牛奶、榨菜、海带、芝麻酱、香菇、虾米、巧克力、核桃、果仁等。

（2）磷酸钙和磷酸镁铵结石　低钙、低磷饮食及酸化尿液。限制高磷饮食，包括蛋类、动物内脏、鱼卵、沙丁鱼、黄豆及花生等；提供产酸饮食，如粮食制品、面条、面包等。

（3）尿酸结石　低嘌呤饮食。可见尿酸性肾病的饮食要求。

2. 大量饮水

无论何种结石，病人每日饮水量应在 2000mL 以上，最好是 3000~4000mL，并保持一定的夜间尿量，要求睡前饮 500mL，夜间起床排尿后再饮水 200mL。

十、肾性贫血

1. 含蛋白质和铁元素丰富的食物

比如动物血制品、肉类、奶类、蛋类、豆类。蛋白质是合成血红蛋白的重要原料，对慢性消耗性疾病和营养不良的病人，应加强优质蛋白质的补充。

2. 含维生素 B_{12} 较多的食物

维生素 B_{12} 主要来源于动物性食物，肉类、内脏类中含量丰富，蛋类、乳制品中含有少量维生素 B_{12}，植物性食物中基本不含维生素 B_{12}。

3. 含叶酸较多的食物

叶酸含量丰富的食物主要有动物肝、肾、鸡蛋、绿叶蔬菜、酵母等，坚果、豆类中含量也较高。应该注意食物加热时间过长可使叶酸的破坏性增加（100℃加热超过 15 分钟叶酸破坏超过 50%）。同时，要注意动物内脏和蔬菜中的钾、磷含量问题。

第三节　药食同源治肾脏病

食疗源于《黄帝内经》，《素问·脏气法时论》曰："毒药攻邪，五谷为养，五果为助，五畜为益，五菜为充，气味合而服之，以补益精气。"但第一个提出系统理论与具体应用、明确区分食养与食治的当推孙思邈。孙氏把以食充饥与食养、食疗、食治、药治作了严格的区别，对食治展开了系统的理论撰述，并阐述了每味食物的功效与性能，道："夫为医者，当须先洞晓病源，知其所犯，以食治之，食疗不愈，然后命药"，并指出"食能排邪而安脏腑，悦神爽志，以资血气"，《备急千金要方》卷二十四专论食治。《黄帝内经太素》中言："空腹食之为食物，病人食之为药物。"

中医学认为，食物和药物一样，药材和食材都来源于自然界，两者的性味区分都是建立在"四气五味"的基础上。"以食疗病"和"以药入膳"是治病和养生的重要手段。

一、药食同源的发展

2016年底，中华中医药学会发布了《药食同源药膳标准通则》，将"药食同源"定义为："按照传统既是食品又是中药材的物质，是指具有传统食用习惯，且列入国家中药材标准（包括《中华人民共和国药典》及相关中药材标准）中的动物和植物可使用部分（包括食品原料、香辛料和调味品）"。将"药膳"定义为：在中医理论指导下，运用药食同源的基本思想，将药食同源中药与食物相配伍，经传统或现代技术加工而成的，具有调养、康复、保健作用的一类膳食。《通则》还进一步规范了药食同源药膳调理应遵循的使用原则：总原则为平衡阴阳、扶正祛邪，具体表现在寒者热之、热者寒之、虚则补之、实则泻之，以及三因制宜等原则；配伍应遵循君、臣、佐、使的原则；还应遵循传统中医药膳学的配伍禁忌；将适用范围限定于亚健康人群和疾病病人（尤其是疾病康复阶段病人或慢性病病人）。

同时，原卫生部颁布了《既是食品又是药品的物品》的名单，对指导临床应用可提供参考性证据。名单如下，可分为四类。

1. 辛香调味类

丁香、八角茴香、刀豆、小茴香、肉豆蔻、肉桂、花椒、姜（生姜、干姜）、高良姜、淡豆豉、黑胡椒、荜茇、草果、薄荷、紫苏、芫荽。

2. 日常食品

莲子、龙眼肉（桂圆）、桑椹、百合、黑芝麻、白扁豆、薏苡仁、蜂蜜、沙棘、芡实、赤小豆、枣（大枣、酸枣、黑枣）、山楂、马齿苋、昆布、甜杏仁、山药、青果。

3. 药效明显

代代花、金银花、菊花、玫瑰花、黄精、茯苓、益智仁、阿胶、玉竹、甘草、香薷、紫苏子、桑叶、白芷、葛根、栀子、蒲公英、淡竹叶、决明子、鱼腥草、余甘子、鲜芦根、木瓜、乌梢蛇、蝮蛇、麦芽、莱菔子、鸡内金、覆盆子、乌梅、薤白、佛手、香橼、橘红、橘皮、桔梗、黄芥子、苦杏仁、白果、罗汉果、胖大海、酸枣仁、郁李仁、火麻仁、榧子、藿香、白扁豆花、砂仁、小蓟、槐花、鲜白茅根、荷叶、桃仁、牡蛎、枳椇子、松花粉、山银花、枸杞子、粉葛、菊苣。

4. 剂量要求（在限定使用范围和剂量内作为药食两用）

人参、布渣叶、夏枯草、当归、山柰、西红花、草果、姜黄、荜茇。

二、"药食同源"在肾脏病中的应用

古医籍中未出现"慢性肾脏病"的病名，根据发病特点和临床表现，可将其归属于"水肿""肾风""虚劳""癃闭""关格"等病证范畴。

《外台秘要》中治疗水肿病证时，赤小豆和鲤鱼的频率非常多。代表方剂为赤小豆鲤鱼汤，多用于治疗脾虚气化不足、水气泛溢肌肤，达到健脾利水消肿之功。赤小豆性平、味甘酸，《神农本草经》曰其"主下水，排痈肿脓血"，《食疗本草》言其"和鲤鱼烂煮食之，甚治脚气及大腹水肿"，现代研究其利水消肿主要与其所含有的皂角苷相关。鲤鱼性平味甘，《本草纲目》言"煮食，下水气、利小便"，现代研究其含有丰富的优质蛋白，人体消化吸收率可达96%，并提供人体必需氨基酸、维生素A和维生素D；脂肪多为不饱和脂肪酸，且钾含量较高。聂莉芳教授在前人经验上自拟黄芪鲤鱼汤（鲤鱼250g，生黄芪30g，赤小豆30g，芡实

30g，冬瓜皮 30g，薏苡仁 30g，车前子 30g，白术 12g，砂仁 10g，生姜 10g。鱼药同煎，不入盐）用来治疗肾性水肿，主要通过进食富含优质蛋白的鲤鱼和服用益气健脾补肾的中药，以补充生化之源。

芡实性平、味甘涩，《本草从新》言其"补脾固肾，助气涩精"，现代研究表明其具有抗氧化、降血糖、降低尿蛋白、抗心肌缺血等药理活性。其最主要的营养物质为碳水化合物，淀粉含量占 70% 以上，还富含多种氨基酸，其配比合理、种类齐全，以谷氨酸和亮氨酸为主要氨基酸。

冬瓜皮性味甘凉，《滇南本草》记载冬瓜皮可"止咳、消痰、利小便"，现代研究发现其具有抗氧化、降糖、降压、利尿的作用。

薏仁性味甘凉，《本草纲目》谓其"健脾益胃、补肺清热、祛风胜湿，煎饮利小便热淋"。现代研究发现其有增强机体免疫力、降血糖、抗炎镇痛等功效，含有丰富的蛋白质和碳水化合物，其中薏米多糖为降糖的主要药效成分。

山药（薯蓣）性味甘平，在《金匮要略》中为治疗虚劳的主要药物，《别录》谓山药"补虚劳羸瘦，主五脏"。山药含有丰富的淀粉、皂苷、黏液质（主要是甘露聚糖、植酸等）、胆碱、精蛋白和多种氨基酸，是药食兼用的名品。现代研究发现其有抗氧化、调节免疫、降血糖、降血脂的作用。

茯苓性味甘淡平，古代治疗水肿的许多方剂中常配伍茯苓，如五苓散、真武汤、苓桂术甘汤等，其主要化学成分为三萜类、二萜类、甾醇类及多糖类。现代实验研究茯苓中含有的茯苓素具有和醛固酮及其拮抗剂相似的结构，是茯苓利尿的有效成分，其对 Na^+，K^+-ATP 酶具有激活作用，可促进机体的水和钠盐代谢系统。除利尿功效外，其还有免疫调节、肠道菌群调节、抗炎、抗肿瘤、抗纤维化等多种作用。

山楂性味酸甘微温，《滇南本草》谓"消肉积滞，下气；治吞酸、积块"。现代研究发现山楂叶总黄酮为主要有效成分，其在心脑血管方面具有降压、降脂、降糖、抗动脉粥样硬化等多种作用，且对糖尿病并发症也具有防治作用。

荷叶味苦涩、性平，具有清心解暑、活血化瘀、升发清阳、凉血止血等作用，在食用和药用两方面均有广泛的应用，其主要成分有生物碱类、挥发油类、有机酸类和黄酮类，具有调脂减肥、降压、抗氧化、抗菌等生物学活性。

金银花性味甘寒，现代研究发现其具有抗病毒、抗氧化、抗肿瘤、抗菌、降血糖等多方面的作用，其中金银花多糖具有降血糖和降血脂作用，金银花乙醇提取物可通过抑制 α- 葡萄糖苷酶起到降糖作用。

蒲公英性味苦甘寒，《滇南本草》中记载其"止小便血，治五淋癃闭，利膀胱"。现代药理学研究发现其有抑菌、抗炎、利胆保肝、利尿、抗氧化、抗肿瘤、抗血栓等作用。其利尿作用与蒲公英含有大量的钾有关。

玉米须性味甘淡平，具有利尿、泄热等作用，现代药理学研究发现其有降血糖、抗尿路结石形成、调节免疫功能、抗肿瘤、抗氧化等生物活性，目前研究较多的是玉米须总皂苷和玉米须多糖的降糖作用。玉米须荠菜汤可养阴清热、凉血止血利尿，尤其宜用于治疗阴虚兼有水肿病人。

枸杞子性味甘平，始载于《神农本草经》，列为上品。《食疗本草》中记载其"坚筋耐老，除风，补益筋骨，能益人、去虚劳"。现代药理研究其具有抑菌、降血脂、降血糖、抗诱变、抗衰老、调节免疫等功效，枸杞多糖为其主要活性成分。枸杞子的营养成分丰富，含有丰富的枸杞多糖、脂肪、蛋白质、游离氨基酸、牛磺酸、甜菜碱等，具有不可替代的药用价值。

核桃仁性味甘温，有敛肺平喘、温补肾阳、润肠通便等功效，现代药理学发现其有抗菌、抗肿瘤、抗氧化、镇痛等作用。（核桃楸果：含有丰富的蛋白质和氨基酸，以及硬脂酸、油酸、亚油酸和花生四烯酸等不饱和脂肪酸，可降低血液中胆固醇的含量，防止动脉粥样硬化和心脑血管疾病，也可作为高级食用油。）

黑豆性味甘平，黑豆为肾之谷，入肾，《本草纲目》谓"治肾病，利水下气，制诸风热，活血"。黑豆能够滋补肝肾，黑豆中富含抗氧化成分花色素和维生素 A。用陈醋泡能促进黑豆中的营养元素溶出，有助于高效摄取营养成分。

藜麦具有高营养价值，富含蛋白质、氨基酸、淀粉、纤维素、脂肪酸、矿物质、维生素等营养物质，且必需氨基酸的含量十分均衡，尤其还含有丰富的特殊蛋白质（含硫氨基酸和赖氨酸）。藜麦被联合国粮农组织认为是唯一一种单体植物就能满足人体基本营养需求的全营养食品。藜麦皂苷具有抗氧化、抗炎性、抑菌性、抗病毒、抗癌、降胆固醇、降血糖、抗血栓等药理活性（皂苷影响藜麦口感和消化，食用前必须除去）。

黑芝麻性味甘平，始载于《神农本草经》，主伤中虚羸，补五内，益气力，长肌肉，填脑髓。黑芝麻及其有效成分芝麻素等有多种药理作用，具有对心脏及肾脏的保护作用，抗氧化、抗衰老、抗肿瘤、抗炎、降压作用及促黑素生成、生发与乌发等作用。现代常用炒黑芝麻，炒后香气浓，具有补益肝肾、填精补血、润肠通便的功效。

鸡内金性味甘平，《滇南本草》言"宽中健脾，消食磨胃"，其含有丰富的蛋白，如胃蛋白酶、淀粉酶是不可缺少的活性蛋白，还含有大量的氨基酸和多糖。现代药理学研究显示：大剂量的鸡内金能加速肠道蠕动，加快肠道排泄，还可调节血糖，改善脂代谢紊乱和血液流变学。

决明子性味甘苦咸微寒，《医林纂要》言其"泻邪水"；《湖南药物志》载"明目，利尿。治昏眩、脚气、浮肿、肺痈、胸痹"。蒽醌类成分为决明子主要功效物质之一，现代研究发现其有降血压、降血脂、保肝、明目、抗氧化、抑菌等作用。实验表明决明子可通过抑制 NF-κB 活性，减少尿蛋白排泄，降低血脂，改善肾功能指标。

绞股蓝性味苦寒，其含有绞股蓝皂苷、绞股蓝多糖、黄酮类等多种生物活性成分，现代药理学研究表明：绞股蓝具有调节血脂、抗肿瘤、降血糖、抗衰老、降血压、增强免疫力和镇静止痛等作用。实验研究发现：绞股蓝皂苷可抑制晚期糖基化终末产物（Advanced glycation end products，AGEs）及其特异性受体（Receptor of advanced glycation end prodncts，RAGE）的表达，降低 TGF-β$_1$ 活性及表达，从而可能延缓肾纤维化的进展。绞股蓝还能够抑制糖尿病肾病状态下异常活化的局部肾素 - 血管紧张素系统，延缓糖尿病肾病的发展。

野菊花性味甘苦微寒，黄酮类化合物是其主要有效成分之一，现代药理学发现其有抗炎、抗氧化、抗肿瘤和保肝等作用。实验研究显示：对于糖尿病肾病大鼠，野菊花提取物可通过有效降低血糖、提高机体抗氧化能力、减少肾脏醛糖还原酶（Aldose reductase，AR）活性及其基因表达以抑制多元醇同路的激活来发挥其肾功能保护作用。

药食同源植物或者动物的研究古来已久，食物可同样具有药用价值，在预防和缓解疾病方面具有重要作用。当前社会对药食同源植物或者动物缺少进一步的研究，应加强其科学分析，并重视其安全性评价，从而提高效益。

（王颖　钱雅玉　石劢）

参考文献

［1］WS/T557-2017，中华人民共和国卫生行业标准——慢性肾脏病病人膳食指导．

［2］张凌．透析饮食宝典．北京：科学出版社，2019．

［3］刘洁，滑丽美．糖尿病肾病的营养状况及膳食治疗的相关性研究．武警医学，2017，28（10）：1057-1060．

［4］姚颖．糖尿病肾脏疾病的营养治疗．临床肾脏病杂志，2016，16（7）：388-392．

临床诊治

第十章　原发性肾小球疾病

第一节　急性肾小球肾炎

急性肾小球肾炎（acute glomerulonephritis）是急性起病，以血尿、蛋白尿、高血压、肾小球滤过率下降以及水钠潴留为主要表现的一组临床综合征。本病常出现于感染之后，以链球菌感染后急性肾小球肾炎最为常见。该病好发于 3~10 岁儿童，成人亦可发病。本病属中医学"水肿""尿血""肾风"等范畴。

【病因病机】

（一）中医病因病机

急性肾小球肾炎病因不外乎内、外两端。内因主要是禀赋不足，饮食不节，或劳逸不当，导致脾肾亏虚；外因则多为六淫外袭，尤以风邪袭表为主，疮毒内陷。

1. 病因

（1）六淫外袭　六淫之邪外袭，以风邪为主，首先犯肺，肺失宣降，水道通调失司，以致风水相搏，水气外不得越于玄府而为汗，下不得达于膀胱而为尿，水湿泛溢肌肤而发病。《景岳全书·肿胀》所言："凡外感毒风，邪留肌肤，则亦能忽然浮肿。"

（2）疮毒内陷　肺主皮毛，脾主肌肉，疮疮湿毒侵于肌肤，犯于肺脾，导致肺失治节，宣降失职；脾失运化，水湿内停，进而引起三焦水道失畅，外侵皮肤，内溃脏腑；如热毒之邪灼伤血络，可见尿血。

（3）饮食失节　脾为后天之本，脾主运化，若平素嗜食肥甘厚味或饥饱失常，则易损伤脾气，以致脾失健运，转输失司，水液内停聚而成湿，水湿壅滞而发病。

（4）禀赋不足，劳逸不当　先天禀赋不足，或过劳，或纵欲无节，导致肾元亏虚，脾肾损伤，肾气化失常，水湿内聚，泛溢肌肤，发为水肿；肾失固摄，精微外泄，可见蛋白尿；脾失统血，则见尿血。

2. 病机

外邪侵袭是导致急性肾小球肾炎的主要病因，而肺、脾、肾三脏功能失调是本病发生的内在基础，亦是本病进一步发展的根源；水湿、湿热、瘀血等既是病理产物，又可作为致病因素影响病程和疾病的发展。故本病病位在肺、脾、肾；病理因素为六淫（以风邪为主）、水湿、疮毒、瘀血。

全身水液正常代谢平衡，有赖于肺之通调，脾气之转输，肾气之开阖，三焦之决渎，膀胱之气化。若各脏腑受邪，功能失调，则致疾病发生。外邪犯肺，致肺失宣降，水气外不得越于玄府而为汗，下不得达于膀胱而为尿，泛溢肌肤而为肿；疮疮湿毒浸于肌肤，或饮食劳逸等损伤脾气，水液不能正常运化与敷布，溢于肌肤而发病；湿邪内蕴日久化热，湿热下注，灼伤血络；或下焦血瘀，损伤血络；以及脾虚受损，气不摄血，故本病亦可引起尿血。肾元亏虚可因先天不足，亦可因后天失养，调理失宜，先有脾胃虚弱，后有肾元不足，肾元亏虚，精微外泄，故可见蛋白尿。

急性肾小球肾炎证候演变趋向是从表及里，由上焦、中焦而达下焦，从标实为主逐渐向正虚邪实、虚实夹杂演变。急性水肿期为正邪剧争的病理过程，水肿消退期则进入正虚邪恋阶段。若经治疗邪去正安，疾病向愈；若失治误治，病情发展，以致五脏俱病，诸证丛生，迁延难愈，严重者可有水气凌心，上蒙清窍，甚至肾元衰竭，血脉受阻，湿毒潴留，危及生命。

（二）西医病因病机

多数急性肾小球肾炎是由 A 族溶血性链球菌感染引起的免疫反应性肾小球肾炎，即急性链球菌感染后肾小球肾炎（acute poststreptococcal glomerulonephritis，APSGN）；A 族溶血性链球菌感染占该病病因的 80%；肺炎球菌、葡萄球菌、病毒等也可导致急性肾炎综合征。

目前研究认为体液免疫和细胞免疫机制共同参与 APSGN 的发病。多种带正电荷的链球菌抗原成分种植于肾小球基底膜（GBM），引发原位复合物形成而致病。A 族溶血性链球菌的 IgG Fc 受体蛋白可诱导血液循环免疫复合物中 IgG 增多，同时 IgG Fc 受体蛋白激活炎症因子（如 TNF-α 等）、补体，诱导产生抗 A 族溶血性链球菌 IgG Fc 受体蛋白的抗体，并在肾小球沉积，破坏肾小球结构。主要致病抗原有：

1. 链球菌蛋白酶或链球菌致热原外毒素 B（streptococcal pyrogenic exotoxin B，Spe-B）

Spe-B 是一种阳离子性蛋白，通过选择性通路激活补体系统，因此，容易种植于具有阴离子电荷的 GBM 上。

2. 肾炎相关纤溶酶受体（nephritis-associated plasmin receptor，NAPLr）

此蛋白被鉴定为链球菌胞浆抗原，可强烈激活补体 C_3，具有容易与系膜基质及 GBM 结合的特性。

3. 链球菌蛋白酶（红细胞毒素 B）及它的前体——胶素原

是纯化的肾炎性抗原，与肾小球基底膜有共同抗原。

与其他感染相比，APSGN 罕见再发，但也有报道 APSGN 再发的发生率为 0.7%~7.0%。

【临床表现】

1. 前驱期

多数有前驱感染，以呼吸道感染最常见，如急性扁桃体炎、咽峡炎；其他如腮腺炎、风疹、猩红热、淋巴结炎、中耳炎；皮肤感染如脓皮病、脓疱疮；皮疹伴感染如疖痈、疥疮、疱疹；无明显前驱感染史者占少数。

2. 一般表现

（1）水肿、少尿　由于水钠潴留可导致眼睑、下肢水肿，全身性水肿少见，且症状较轻，但小儿病人有时可见肺水肿。

（2）高血压　高血压是由于水钠潴留、循环血容量增多所致。80% 的病人可出现，多为中等程度高血压，舒张压升高者较为多见。

（3）血尿、蛋白尿　几乎所有病人均有血尿，肉眼血尿发生率40%左右；蛋白尿一般不重，常为非选择性蛋白尿，少数病人可出现肾病水平蛋白尿（＞3.5g/24h）。

（4）氮质血症　由于肾小球滤过功能受损，常出现一过性血清肌酐（Scr）、尿素氮（BUN）升高，严重者可出现急性肾衰竭。

（5）全身表现　病人常出现与氮质血症程度不平行的疲乏、厌食、恶心；部分病人有头晕、嗜睡、视物模糊（与高血压、脑水肿有关）、腰痛等。

（6）肾病综合征（nephrotic syndrome，NS）　国内外学者报道ASPGN并发NS的概率达19%~32%。有学者报道NS既可出现于APSGN的急性期，也可出现于APSGN的急性期后。

3. 并发症

（1）心力衰竭　由于循环血容量急骤增加导致心力衰竭，多见于成年及老年人。

（2）脑病　儿童病人较多见，主要表现为剧烈头痛、呕吐、嗜睡、神志不清，严重者有阵发性惊厥及昏迷。

（3）急性肾损伤　55岁以上病人中易出现GFR下降，常伴高钾血症。

【实验室及其他辅助检查】

1. 尿液检查

除血尿、蛋白尿外，还常见红细胞管型（此类病人常出现较明显的氮质血症）、颗粒管型。出现非感染性白细胞尿的比例较高，与肾小球内白细胞浸润有关。尿检改变常迁延数月至1年，少数病人镜下红细胞尿可迁延1~2年恢复。

2. 血液学检查

可有轻度正细胞性贫血和（或）低白蛋白血症（主要与水钠潴留血液稀释有关），少数呈NS表现者可有明显的低白蛋白血症。血沉增快，补体下降是本病的重要特点，以C_3下降多见，少数有C_{1q}、C_4下降，常于8周内恢复（如持续低补体血症需考虑其他疾病）。

3. 肾脏病理检查

在急性期，急性肾小球肾炎典型病理表现为毛细血管内增生性肾炎（EPGN）。

（1）光镜　毛细血管内皮细胞增生肿胀和系膜细胞增生，伴有中性粒细胞在肾小球浸润。

（2）免疫荧光　IgG和（或）C_3在肾小球系膜和毛细血管壁沉积（APSGN均有C_3系统的激活，故肾组织C_3免疫荧光的阳性率高达100%）。

（3）电镜　系膜细胞和内皮细胞增生肿胀，毛细血管腔狭窄，上皮侧电子致密物沉积，呈驼峰状，上皮细胞足突融合、扁平。

【诊断与鉴别诊断】

（一）诊断要点

1. 中医辨证要点

本病多分阶段论治。水肿急性期，多为风邪外袭，风邪常兼热、寒、湿等合而为病，以头面部浮肿为著，恶寒、发热、咽痛等症常见；因脓毒者，多于脓毒疮疡感染后出现浮肿、小便不利；因湿热蕴结者，症见周身浮肿、脘闷纳差、小便黄赤。疾病恢复期，肿势渐退，以身倦乏力、气短懒言、纳差为主要表现，多为脾肾气虚邪恋；神倦乏力，腰酸盗汗，或手足心热者，多属阴虚邪恋。

2. 西医诊断要点

（1）有明确的前驱病（上感、扁桃体炎或脓皮病）及一定的前驱期。

（2）有水肿、少尿、血尿和高血压的表现。

（3）尿检查　红细胞 > 5 个 /HP，可有蛋白、管型［颗粒和（或）透明管型］。

（4）血液检查　血沉增快（ > 20mm/h），抗链球菌溶血素"O"升高（ > 400U），血液补体 C_3 下降（ C_3 < 600mg/L）。

（二）鉴别诊断

临床表现为急性肾炎综合征可见于多种原发性肾小球疾病和累及肾脏的系统性疾病，需根据流行病学、链球菌感染史、水肿、尿少、高血压、ASO 阳性、C_3 动态变化以及肾活检病理等予以鉴别。

1. 发热性一过性蛋白尿

各种原因的高热均可导致蛋白尿，伴或不伴有血尿，但一般不伴有水肿和高血压，随发热消退，蛋白尿消失。

2. 急性肾盂肾炎

急性肾盂肾炎病人有全身及局部感染的表现，如发热、尿路刺激征、尿中出现大量白细胞甚至白细胞管型、尿细菌学培养阳性、超声等影像学检查常发现尿路梗阻或结石等，且抗感染治疗有效。

3.IgA 肾病

约 1/5 的 IgA 肾病病人呈急性肾炎综合征表现。此病多于前驱感染后数小时或 1~3 天内出现肉眼血尿或伴有蛋白尿，链球菌培养阴性，ASO 滴度不高，血清补体正常，部分病人血IgA 升高。病程反复发作，鉴别诊断困难者，可行肾活检明确诊断。

4. 膜增生性肾炎

本病常有前驱呼吸道感染史及链球菌感染史、ASO 滴度升高及低补体血症，起病与APSGN 极其相似。若病程无自愈倾向，大量蛋白尿，低补体血症持续超过 8 周不恢复，应考虑本病并及时肾活检明确诊断。

5. 急进性肾炎

本病发病过程与急性肾炎相似，但其进行性少尿至无尿，进行性肾功能减退并于短期内进展至尿毒症。若急性肾炎综合征病程超过 1 个月不缓解，应及时肾活检除外本病。

6. 急性间质性肾炎

本病常有用药史（以抗生素、止痛剂常见），肾功能短期内急剧下降并伴过敏表现，如皮疹、外周血嗜酸性粒细胞增多，确诊需肾活检。

7. 全身系统性疾病肾损害

可呈急性肾炎综合征表现，但多伴有其他系统受累表现，可资鉴别。如系统性红斑狼疮，可伴有发热、皮疹、关节痛、脱发、紫外线过敏等，以及血清抗体谱改变；过敏性紫癜常可通过体检及详细询问病史发现皮肤紫癜；小血管炎有发热、体重下降、关节痛等全身非特异性炎症反应，以及抗中性粒细胞胞浆抗体（ANCA）阳性；冷球蛋白血症常伴有遇冷体表温度降低，寒冷性荨麻疹，关节痛，肝、脾、淋巴结肿大等，血液中检测到冷球蛋白。

8.急性肾小球肾炎并发症（如心力衰竭、高血压、脑病等）

若并发症严重而临床表现突出时，常掩盖肾炎综合征的临床表现，要重视尿检、链球菌感染史等，以免误诊、漏诊。

【治疗】

（一）中医治疗

1.治疗原则

治疗方面，急性肾小球肾炎分为急性期与恢复期两个阶段，急性期以祛邪为主，治疗原则多为疏风清热、宣肺利水、清热活血、解毒利湿；恢复期以扶正祛邪为要，治疗宜补气养阴，兼以清利湿热，并根据正虚与余邪胜负，确定补虚与祛邪的轻重，以补益不助邪、祛邪不伤正为原则。

2.辨证施治

（1）急性期

①肺失宣肃，风水泛滥

[临床表现]外感后出现尿少，浮肿、腰以上为著，伴恶风（寒），发热、咳嗽等，舌质淡、苔薄白或薄黄，脉浮紧或浮数。

[治法]疏风清热，宣肺利水。

[方药]越婢加术汤合五皮饮加减（越婢加术汤出自《金匮要略》，五皮饮出自《中藏经》）。

[参考处方]炙麻黄6g，生石膏（先煎）15g，生白术12g，茯苓15g，陈皮12g，大腹皮15g，桑白皮12g，生姜6g，浮萍9g，泽泻15g，泽兰12g，车前草15g，大枣3枚，甘草3g。

方中麻黄、浮萍、生姜疏风宣肺；白术、茯苓、泽泻、大腹皮、泽兰、车前草淡渗利水；石膏、桑白皮清热宣肺。

[临床应用]咳嗽气喘者，加葶苈子、紫苏子、射干宣肺平喘；发热、汗出、口干渴、苔薄黄，加金银花、黄芩清热解毒；头痛者加夏枯草、钩藤平肝潜阳；血尿明显者，加地榆、小蓟、白茅根、侧柏叶凉血止血。

②热毒壅盛

[临床表现]发热、咽痛、扁桃体或颌下淋巴结肿大，皮肤疖肿，尿少、尿黄赤，浮肿，舌红、苔黄，脉数或滑数。

[治法]清热解毒，利水消肿。

[方药]五味消毒饮合麻黄连翘赤小豆汤加减（五味消毒饮出自《医宗金鉴》，麻黄连翘赤小豆汤出自《伤寒论》）。

[参考处方]金银花15g，野菊花12g，蒲公英15g，紫花地丁12g，连翘15g，麻黄6g，赤小豆9g，黄芩12g，栀子12g，茯苓15g，泽泻12g，车前草15g，甘草3g。

方中金银花、野菊花、蒲公英、紫花地丁、连翘、栀子清热解毒；麻黄、赤小豆宣肺利水；黄芩清热宣肺；茯苓、泽泻、车前草利水渗湿。

[临床应用]咽痛甚者，加大青叶、板蓝根、蝉蜕清热利咽；小便赤涩者，加白花蛇舌

草、石韦、金钱草清热利湿通淋；皮肤有丘疹瘙痒或疖肿者，加白鲜皮、土茯苓、苦参、地肤子燥湿祛风止痒。

③湿热内壅

[临床表现]周身浮肿，胸脘痞闷，恶心纳差，头晕，烦热口渴，舌质红，苔黄腻或厚腻，脉数或滑数。

[治法]清热利湿消肿。

[方药]四妙散合三仁汤加减（四妙散出自《圣济总录》，三仁汤出自《温病条辨》）。

[参考处方]苍术12g，黄柏12g，怀牛膝12g，生薏苡仁30g，汉防己12g，萆薢12g，泽泻12g，茯苓15g，车前草15g，白蔻仁9g，杏仁9g，六一散12g。

方中杏仁宣肺利水；白蔻仁化湿行气；薏苡仁、泽泻、茯苓、车前草、六一散渗湿利水；苍术、黄柏燥湿利水；萆薢清热利湿；汉防己清热利水。

[临床应用]蛋白尿多者，加金樱子、芡实固肾涩精；脘胀、纳少者，加鸡内金、焦三仙、莱菔子消食和胃；口苦口黏者，加黄连、吴茱萸清肝泻火、降逆止呕；氮质血症者，加生大黄通腑泄浊。

（2）恢复期

①脾肾气虚，邪毒未尽

[临床表现]水肿渐消，身倦乏力，气短懒言，纳差，小便短少，舌质淡红，苔薄、白腻，脉濡缓。

[治法]健脾益肾，清化余邪。

[方药]参苓白术散合竹叶石膏汤加减（参苓白术散出自《太平惠民和剂局方》，竹叶石膏汤出自《伤寒论》）。

[参考处方]太子参12g，生黄芪15g，茯苓12g，白术12g，泽泻12g，淡竹叶6g，麦门冬10g，清半夏6g，车前草15g，白茅根15g，生甘草6g。

方中太子参、黄芪益气健脾；白术、茯苓、甘草健脾补气；泽泻、车前草利水消肿；半夏燥湿健脾；白茅根清热利水。

[临床应用]纳食呆滞者，加谷麦芽、山楂、神曲、砂仁消食和胃；为防止邪毒未尽，加连翘、鱼腥草清热解毒；镜下血尿明显者，加小蓟、仙鹤草凉血止血。

②阴虚湿热，肾络瘀阻

[临床表现]腰酸、神疲乏力，或手足心热，或盗汗，镜下血尿长期迁延，舌质红，苔薄白或薄黄，脉细滑。

[治法]滋阴清热，活血化瘀。

[方药]知柏地黄合桃红四物汤（知柏地黄汤出自《医宗金鉴》，桃红四物汤出自《医宗金鉴》）。

[参考处方]生地24g，山药12g，山茱萸12g，丹皮12g，泽泻12g，茯苓12g，知母12g，黄柏12g，桃仁6g，红花6g，川芎8g，当归10g，赤白芍各12g，甘草3g。

方中生地、山药、山茱萸、泽泻、茯苓、丹皮、知母、黄柏养阴补肾，滋阴清热；桃仁、红花活血通络；川芎、当归、赤白芍养血活血。

[临床应用]气阴两虚者，加生黄芪、太子参益气养阴；血尿明显者，加阿胶、茜草、地榆等滋阴止血；血尿长期不愈者，加血余炭、三七粉、藕节炭、蒲黄炭等活血止血；咽喉肿痛者，加蝉蜕、牛蒡子、连翘、金银花等清热利咽。

（二）西医常规治疗

急性肾小球肾炎以休息、对症支持治疗为主。

1. 前期感染灶治疗

青霉素、头孢菌素可作为首选（青霉素可使链球菌感染后血 ASO 的阳性率从 70%~80% 降为 15%），红霉素、阿奇霉素可作为替代。由于柯萨奇病毒和支原体抗体等的检出率有所增高，如有明确的病原血清学证据，可配合抗病毒治疗。

2. 对症治疗

（1）水肿、少尿　水肿通过适当限制钠盐摄入等饮食疗法和休息可以改善，轻症水肿可口服氢氯噻嗪，严重时需使用袢利尿剂。因该病容易导致高钾血症，故不推荐使用保钾利尿剂。如果对利尿剂及原发病的治疗无反应，持续少尿，甚至心力衰竭者，可透析治疗。

（2）高血压　轻度高血压应控制饮食（低盐、适当限水），中度以上时合理应用以利尿剂为基础的降压药治疗。使用利尿剂会激活肾素 – 血管紧张素 – 醛固酮系统，可进一步导致出球小动脉收缩，血管紧张素 Ⅱ 增加使肾小球毛细血管内压（PGC）升高，因此，使用 ACEI/ARB 可抑制血管紧张素 Ⅱ 的增加，起到抑制 PGC 升高作用。临床实际工作中以舒张压降至 90mmHg 以下为目标值，如果单独应用利尿剂不能有效控制血压时，常首选 ACEI 或 ARB。大部分病例两种药物合用能够控制血压，若治疗效果不佳时可联用钙离子拮抗剂、α_1 受体阻滞剂和中枢性交感神经抑制剂等。

（3）氮质血症　Scr、BUN 持续上升达到尿毒症水平时，需考虑透析治疗。

（4）血尿、蛋白尿　血尿以及非肾病范围的蛋白尿多无需特殊治疗。

（5）临床表现为 NS 和（或）肾活检病理伴有大量新月体　对处于病变急性期，临床呈 NS 和（或）肾组织病理表现严重的成年病人，可考虑给予激素治疗，从而明显减少疾病进一步发展和出现严重后遗症的危险。肾活检病理呈新月体肾炎或新月体较大且多于 40% 的肾小球出现新月体，则需大剂量免疫抑制剂治疗。

（6）心力衰竭　控制心力衰竭主要措施为利尿、降压，必要时可用硝普钠静脉滴注以减轻心脏前后负荷；对于限盐、利尿后仍不能控制心力衰竭时，可考虑透析治疗。

【经典传承】

（一）吕仁和教授

吕老认为本病病因主要为风邪，常合并"寒、热、湿"邪，袭入体内化毒，乘肾虚之际而致病。当邪正交争剧烈时，临床多表现为风热、风寒或夹湿邪致病的"急性肾风"。吕老治疗上主要依病因辨证论治，按病因多将本病分为四型。

（1）风热化毒　以尿少短赤、腰腿酸疼、面目浮肿为主要临床表现，治宜清热解毒、活血疏风，方选清热养肾方（经验方：银花 20g，连翘 20g，黄芩 10g，野菊花 10g，猪苓 20g，赤芍 20g，地龙 20g，蝉蜕 10g，玄参 20g）。

（2）风热夹湿　以肢节重着、尿浊短赤、脘腹痞闷为主要表现，治宜清解化湿、祛风活络，方选清化利肾方（经验方：银花 20g，连翘 20g，黄芩 20g，藿香 10g，佩兰 10g，厚朴 6g，猪苓 20g，茯苓 20g，泽泻 15g，羌活 10g，独活 10g，鸡血藤 20g）。

（3）风寒化热　以畏寒肢冷、尿少黄浊、面目浮肿、咽痒咳嗽为主要表现，治宜疏风散寒、清热利水，方选疏散清肾方（经验方：麻黄 6g，桂枝 10g，蝉蜕 10g，银花 20g，连翘 20g，黄芩 10g，赤小豆 30g，猪苓 20g，山楂 10g）。

（4）风寒夹湿　以肢节困重、全身轻肿、畏寒肢冷为主要表现，治宜疏风散寒、健脾利湿，方选疏利益肾方（经验方：麻黄 6g，桂枝 9g，防风 6g，白术 10g，茯苓 20g，猪苓 20g，泽泻 15g，陈皮 10g，半夏 10g，车前子 10g）。待病情缓解后予以补肾、健脾之法收功，以防复燃。

（二）时振声教授

1. 将急性肾炎水肿的中医辨证分为风寒、风热、湿毒三类病证

（1）风寒者　初起有外感风寒的表证，经过一周后出现面部或眼睑部浮肿，仍有风寒束肺证候。治宜疏散风寒、宣肺利水，方用麻桂五皮饮（麻黄汤合五皮饮加减）。

（2）风热者　初期发热微恶寒，或但发热不恶寒，随后出现面部及眼睑水肿，并伴有风热证候。治宜疏风散热、宣肺利水，方用越婢五皮饮（越婢汤合五皮饮化裁）。

（3）湿毒型　初起有脓毒疮疡，以后出现浮肿而疮疡未愈。治宜清热解毒、利湿消肿，方用麻黄连翘赤小豆汤合五皮饮或五味消毒饮合五皮饮。

当肿渐消退，进入疾病恢复期，治宜滋养肾阴为主，佐以清利之品。

2. 另一方面认为急性肾炎尿血多为热伤血络所致

如《证治准绳》"五脏之热皆得如膀胱之移热传于下焦""是溺血未有不本于热者"。中医辨证分为外感风热证，治宜清上治下，方选银蒲玄麦甘桔汤（药如方名）；肾阴亏虚证，治宜滋肾凉血、清热止血，方用小蓟饮子加减。

（三）叶传蕙教授

叶教授认为本病以肺、脾、肾三脏为病变中心，外感六淫及皮肤疮毒内侵是本病的主要病因。急性肾炎初期，风邪从外袭入或疮毒自表内发，病变重在肺脾二脏，水肿偏于身半以上，突出表现为风水相搏或湿毒浸淫，以邪气盛实为病机特点；故当宣肺达邪，发汗散水，使邪从表入还从表出。病至后期，邪已入里，病变重在脾肾二脏，水肿偏于身半以下，病机特点为正虚邪恋，虚实错杂，故当渗利于前或攻遂于后，因势利导。

叶教授认为本病证候演变趋向是从表及里，由上焦而达下焦，从实向虚实夹杂方面演化，辨证分为五型：①风水泛滥：治宜疏散风邪、宣肺行水，偏风寒者方用越婢加术汤加减；偏风热者以麻黄连翘赤小豆汤加减。②湿毒浸淫：治宜清热解毒、利湿消肿，方用麻黄连翘赤小豆汤合五味消毒饮加减。③水湿浸渍：治宜健脾化湿、通阳利水，方用五皮饮合胃苓汤加减。④湿热壅盛：治宜分利湿热、导水下行，方用己椒苈黄丸加减。⑤阴虚湿热：治宜滋阴清热利湿，方用知柏地黄汤合猪苓汤加减。

治疗上叶教授亦认为清热解毒是治疗急性肾炎之关键，不仅为风热之邪犯表或肌表疮毒浸淫肺脾所必须，即使是寒邪侵袭也易久郁化热，临床上常用的清热解毒药有金银花、鱼腥草、蒲公英、紫花地丁、白花蛇舌草、蚤休、败酱草等。急性肾炎的不同阶段均可导致瘀血的产生，治疗中注重活血，方药中常酌情加入活血化瘀之品，如丹参、赤芍、益母草、川芎、

地龙、僵蚕、全蝎、三七等中药。

（四）裴正学教授

裴教授认为本病以本虚标实为基本病机，但以标实为突出表现。标实有风水相搏、湿热浸淫、瘀血内生等不同；本虚主要表现为肾、肺、脾等脏腑的虚损，而以肾虚最为明显。裴教授多将急性肾炎辨证分型为：①风水相搏，辨为风水袭肺，当开鬼门、宣肺气以利水，选用越婢加术汤疏风利水。②湿毒浸淫，当洁净腑、清热毒，利尿通淋，以五味消毒饮合龙胆泻肝汤为主方。③依肺脾肾三脏亏虚程度兼以治本，肺气不足当健脾益肺，予玉屏风散；脾肾不足，当健脾温肾，予真武汤、实脾饮。

治疗上遵"急则治标、缓则治本"之法，裴教授重视：①治肺为先，兼顾脾肾。外邪侵袭，以肺脏的表现为主，亦有脾肾之变，故当顾及。②去瘀陈莝。《血证论》指出："瘀血化水是血病而兼水也。"裴教授认为活血以利水，利水当活血，中药予益母草、当归、丹参之属。③高原导水。急性肾炎以肺脏病变为主，故其治在肺。高原导水指宣肺利水之法，升肺气以降肾气，开鬼门才能洁净府，水液才能通畅，常选用苏梗、蝉蜕、麻黄、杏仁、白茅根宣肺利水。④温药和之。水为阴邪，得阳则化，常选用炒白术、干姜、附子、桂枝之类以化饮利水。

（五）杨光华教授

杨光华教授在本病治疗上提出退肿宜汗、血尿宜通、始终清热的原则。一方面，认为急性肾炎的水肿治疗以发汗为主，从而使其肺气通畅，上源得清，水道得通，并认为解表发汗药中促进血管扩张的药物成分除了可以扩张血管而达到发汗退热的作用以外，对于提高肾小球的滤过率也有一定的促进作用，并且可以影响肾小管的重吸收，有助于减轻水潴留症状，达到消肿利尿的疗效。另一方面，认为急性肾炎血尿是因水病而起，水血并治，上下兼顾，是急性肾炎初起水肿与血尿俱重时的治疗要点。水与血，血与瘀，同存共见，有共同的微观病理基础；相应的水血并治，利水行血，活血止血，共达疗效。此外，热是贯穿急性肾炎全病程的主要因素。热毒壅盛，水热并重，瘀热交阻，乃至阴伤邪恋，虚热缠绵。疾病的不同类型，不同阶段，各有侧重，而清热应成为贯穿始终的大法。

【预防与调护】

1.预防措施

（1）注意保暖，加强体能锻炼，提高机体防御疾病的能力，防止感染细菌、病毒后免疫反应性损害的发生。

（2）加强个人卫生，注意保持皮肤、口腔的清洁，预防皮肤疖肿等皮肤化脓性感染。

（3）劳逸结合，起居规律。多摄入高热量、高维生素、易消化的饮食。

（4）预防或慎重用肾毒性药物。

2.调护

（1）休息　无论病情轻重，早期均应卧床休息，直至水肿显著消退，血压正常及肉眼血尿消失。通常需要休息2~3周。

（2）饮食　急性期1~2周内应限制水、钠盐、蛋白质的摄入，予以低钠盐、低蛋白、高糖、高维生素饮食，每日钠盐量 1~2g，尿多后要多饮果汁或服用钾片，以防出现低血钾。

（3）其他　注意监测尿量、尿色，若尿量持续减少，出现恶心、呕吐等，要警惕发生急性肾衰竭；观察血压变化，若血压出现突然增高、剧烈头痛、头晕眼花、呕吐等，提示高血压脑病；密切观察呼吸、心率或脉率、生命体征等变化，警惕发生心力衰竭。

【注意事项】

多数急性肾小球肾炎具自限性，近期预后良好，但相当一部分病人遗留高血压。本病并发持续高血压、NS 及肾功能受损者预后差；而前驱感染史及严重程度、肉眼血尿严重程度、血补体下降程度、血 ASO 滴度上升程度与本病预后无关。从肾脏病理方面，急性肾炎的免疫荧光可分为花环型、星天型及系膜型。花环型病人并发 NS 的概率明显高于星天型与系膜型病人，星天型及系膜型病人蛋白尿消退快，恢复好，而花环型病人蛋白尿量大，消退慢；有驼峰状样电子致密物者较无驼峰者预后差，不典型驼峰样电子致密物者较典型驼峰者预后差；伴间质病变、血管损害及严重系膜增生者预后差。

【临证提要】

急性肾小球肾炎多是由链球菌感染后以急性肾炎综合征为主要临床表现的疾病，具有自限性，预后良好，但尤要警惕合并急性肾衰竭、急性心力衰竭的发生。西医治疗以休息、对症支持为主。其多属中医学"水肿、尿血"范畴，以本虚标实为基本病机，病变部位多在肺脾肾三脏，辨病论治分急性期与恢复期，急性期以祛邪为主，治疗原则多为疏风清热、宣肺利水、清热活血、解毒利湿；恢复期以扶正祛邪为要，治疗宜补气养阴，兼以清利湿热，并根据正虚与余邪胜负，确定补虚与祛邪的轻重，把握补益不助邪、祛邪不伤正的原则。

（占永立）

第二节　急进性肾小球肾炎

【概述】

急进性肾小球肾炎（rapidly progressive glomerulonephritis，RPGN），是引起急性肾衰竭的重要肾小球疾病。临床表现为在血尿、蛋白尿、高血压和水肿等肾炎综合征基础上，短期内出现少尿（尿量＜ 400mL/d）或无尿（尿量＜ 100mL/d），肾功能急骤下降，短期内（数周或数月）进入肾衰竭。其病理类型为新月体性肾炎（crescentic glomerulonephritis，CGN），即＞ 50% 的肾小球有新月体形成。

RPGN 分为三种类型：①Ⅰ型抗基底膜抗体型：即抗 GBM 抗体型。血抗 GBM 抗体阳性，免疫病理特点为 IgG 和 C3 沿肾小球毛细血管壁呈线状沉积，有时也沿肾小球基底膜沉积。此型又可分为两类：伴肺出血（Goodpasture 病）和无肺出血的抗 GBM 肾炎。②Ⅱ型免疫复合物型：免疫病理显示免疫球蛋白和补体成分呈颗粒样或团块样沿肾小球系膜区和毛细血管壁沉积。③Ⅲ型寡免疫复合物型：免疫病理特点为免疫球蛋白和补体均阴性，或非特异性微弱沉积。此型中 70%~80% 病人血 ANCA 阳性，又称 ANCA 相关性肾炎。

本病可发生于任何年龄段及不同性别，国内有资料显示Ⅰ型RPGN以男性病人为主，具有青年（20~39岁，占40.3%）和老年（60~79岁，占24.4%）两个发病高峰；Ⅱ型RPGN以青中年和女性多见；Ⅲ型RPGN以中老年和男性多见。国内两个大样本研究中RPGN在肾活检病例中占1.6%~3.0%。

中医文献中无急进性肾小球肾炎的系统记载，依据疾病发生与发展特点及主要临床特征，按不同时期归属中医学"关格""水肿""癃闭"等范畴。

【病因病机】

（一）中医病因病机

本病病因复杂，但归纳起来不外乎肾元亏虚和感受外邪两大因素。多因先天禀赋不足，或饮食不节、劳倦过度等引起正气不足，肾气亏损，风热毒邪或湿热毒邪乘虚而入而发病。

1. 病因

（1）禀赋不足或劳倦过度　先天禀赋不足，或后天失养，水谷精微不充，易致自身体质虚弱；劳伤过度，耗伤正气，脏腑阴阳气血失调，正不胜邪，外邪乘虚而入致病。

（2）饮食不节　多食辛辣肥甘之品，或嗜酒太过，或生活饥馑，营养不足，损伤脾气，一方面，脾失健运，水谷精微生成不利，先天失于濡养；另一方面，脾失转输，水液输布不利，水湿内聚，水湿与外感热毒相合，致湿热毒邪壅塞三焦而发病。

（3）外邪内袭　外邪如风热毒邪等侵袭，首先犯肺，肺失通调，脾失转输，肾失开阖，津液不通，水湿泛滥，与热毒相合，致三焦气机升降逆乱致病。

2. 病机

本病病机为本虚标实、虚实夹杂。正虚为脾肾两虚，脏腑阴阳气血失调；邪实为风热毒邪、湿浊、瘀血，内外相引而为害。病位主要在肾、肺、脾、三焦。正气不足，风热毒邪乘虚而入，首先犯肺，导致肺失宣降，水道通调失职，以致水液内停，风水相搏，泛溢肌表，发为水肿。继而风热化为毒邪，热毒炽盛与湿相合，氤氲蒸腾，弥漫三焦，困阻脾胃，损伤肾脏，导致肺、脾、肾、三焦功能失常，水液代谢紊乱加剧，出现三焦水道壅塞，脾胃升降逆乱，肾关开合失常等一系列病理变化，临床表现为浮肿、呕恶、尿少甚至尿闭等关格、癃闭的危重证候。另外，邪毒内蕴，肾络瘀阻，三焦壅滞，或化热生火，耗气伤阴，或上犯心肺，或阴虚阳亢，甚至肝风内动，后期阴阳俱损，肾元衰竭而危及生命。

此外，多数学者认为参与新月体性肾炎病理变化过程中毛细血管壁破裂、微血栓形成，继而（细胞性、细胞纤维性或纤维性）新月体形成，最后球性硬化、肾间质纤维化等与中医学"血瘀证"致病机制类似。大多认为瘀血病机贯穿本病的始终，而毒热壅结、气机阻滞、气滞血瘀或邪热伤正，以致阴伤血灼或气虚不运均导致瘀血的形成。

（二）西医病因病机

1. 病因

RPGN病因可能与以下几个因素有关：①感染：RPGN病人约半数以上有上呼吸道感染的前驱病史，其中仅少数为典型的链球菌感染，其他多为病毒性感染。②药物：某些有机化学溶剂、强氧化剂和碳氢化合物如汽油，可能与Ⅰ型RPGN发病有密切的关系；某些药物如肼屈嗪、丙基硫氧嘧啶（PTU）可诱发部分Ⅲ型RPGN。③遗传：Ⅰ型RPGN病人HLA-DR2

的阳性率较正常人显著高（88% 比 32%），且与 HLA-DRB1 基因密切相关。

2. 病机

RPGN 在病因学和病理学上有一个显著的特征，即多种病因拥有一个基本的病理类型，表明本病起始阶段多种途径致病，最终可能会有一共同的环节导致肾小球内新月体形成。新月体形成过程和机制大致如下：①肾小球基底膜损伤进而断裂：抗体的直接作用、活化的巨噬细胞蛋白水解酶活性、多种炎性介质（如补体成分膜攻击复合体 C_{5b-9}、白介素、生长因子、肿瘤坏死因子、细胞黏附分子等）激活及系膜细胞增生挤压等均可导致基底膜损伤和断裂。②炎症细胞和血浆蛋白进入 Bowman 囊。③新月体形成：纤维蛋白刺激肾小球壁层上皮细胞不断增生，进而形成新月体，巨噬细胞和间质成纤维细胞在新月体形成中也发挥了重要作用。新月体最初以细胞成分为主（即细胞性新月体），以后为细胞纤维性新月体，最终变为纤维性新月体。

【临床表现】

1. 前驱症状

Ⅰ型 RPGN 和Ⅲ型 RPGN 病人常有上感或流感样前驱症状，常伴有发热、疲乏无力、厌食、体重下降及关节疼痛等非特异性全身症状。

2. 肾脏损害

临床上 RPGN 病人可急性起病，也可隐匿起病，但病情进展急骤，临床呈急进性肾炎综合征（镜下血尿或肉眼血尿、蛋白尿、水肿及高血压），血清肌酐于数周内迅速升高，出现少尿或无尿，进入肾衰竭。部分病人有肉眼血尿（多见于Ⅰ型 RPGN 和Ⅲ型 RPGN）。蛋白尿一般为少量或中等量，也可出现肾病综合征（主要见于Ⅱ型 RPGN）。Ⅰ型及Ⅱ型病人血压轻、中度升高，Ⅲ型病人病变累及肾小球和肾小血管，且病人年龄偏大，偶可见血压明显升高。随肾功能恶化病人常出现中度以上贫血。

3. 肾外表现

部分Ⅰ型 RPGN 病人（如 Goodpasture 病者）可有明显的咯血、咳嗽、呼吸困难、发热及胸痛等症状。原发性小血管炎引起的Ⅲ型 RPGN 病人可表现为咯血、咳嗽、呼吸困难，胸片见两肺中下部炎症改变；韦格纳肉芽肿病多有侵犯肾外器官，如鼻、鼻旁窦、咽、软腭及肺等，导致脏器炎症性病变，病人亦可有发热、皮疹、紫癜、关节肌肉疼痛、腹痛及神经炎症状；变应性肉芽肿性血管炎病人多有过敏性哮喘、过敏性鼻炎症状。

【实验室及其他辅助检查】

1. 一般检查

（1）尿液检查　尿蛋白量从微量到肾病综合征范围不等，为非选择性蛋白尿；除肉眼血尿外几乎所有病人均有镜下血尿，异形红细胞尿，红细胞管型亦常见。

（2）血液检查　一般均有不同程度的贫血，甚至严重贫血，白细胞多升高，血小板可增高。血清补体 C_3 多为正常。血清尿素氮、血清肌酐进行性升高，数周内血清肌酐可升高超过 500mmol/L。

2. 免疫学检查

Ⅰ型 RPGN 病人血清抗 GBM 抗体阳性；Ⅱ型 RPGN 病人可有血循环免疫复合物阳性、血清补体水平下降和血清冷球蛋白阳性；Ⅲ型 RPGN 病人除 ANCA 阳性外，常有血沉快

（≥ 100mm/h）、C- 反应蛋白阳性、类风湿因子阳性、γ 球蛋白增高等。

3. 病理表现

肾脏病理可见肾小囊内大新月体形成（新月体为闭塞肾小球囊腔 50% 以上，且新月体数占肾小球数的 50% 以上），为 RPGN 的特征性改变。各型 RPGN 的肾脏病理特征如下：

（1）光镜　Ⅰ型 RPGN 主要是 GBM 断裂、突出，但毛细血管内增生不明显；Ⅱ型 RPGN 中毛细血管襻细胞及系膜细胞增生明显；Ⅲ型 RPGN 则可见毛细血管襻节段性纤维素样坏死、缺血，甚至节段性硬化，系膜细胞增生不明显。

（2）免疫荧光　Ⅰ型 RPGN 可见 IgG 和 C₃ 沿肾小球毛细血管壁呈线状或细颗粒状沉积，有时也沿肾小球基底膜沉积；Ⅱ型 RPGN 可见免疫球蛋白和补体成分呈颗粒样或团块样沿肾小球系膜区和毛细血管襻沉积；Ⅲ型 RPGN 则多为阴性或微量免疫球蛋白和补体成分。

（3）电镜　均可见 GBM 呈卷曲压缩状，可见断裂。Ⅰ、Ⅲ型无或仅少量电子致密物沉积，Ⅱ型在肾小球内皮下及系膜区均有电子致密物沉积。

【诊断与鉴别诊断】

（一）诊断要点

1. 中医辨证要点

急进性肾炎多分期进行辨证。疾病初期，主要以风热湿毒蕴结之实证为主，以发热头痛，无汗或少汗，咽干咽痛，面肢浮肿，身体困重，脘闷纳呆，恶心呕吐等为主要临床表现。继而出现正虚邪实之虚实相兼的证候，临床上多见精神萎靡，全身浮肿，腰膝酸软，纳呆腹胀，泛恶呕吐，口气秽浊，尿少尿闭等。进一步发展，导致正气渐衰，邪气独居，脏腑功能逐渐衰竭，最终阴阳离决。

2. 西医诊断要点

（1）起病急骤，类似严重急性肾炎。

（2）有急进性肾炎综合征的临床表现　少尿突出，血尿明显，病情急剧恶化，常有迅速发生和发展的贫血和低蛋白血症。肾功能进行性恶化，如未能及时有效控制，多在几周至几个月内发展至肾衰竭。

（3）肾活检为新月体性肾炎。

（4）排除继发性急进性肾炎综合征（如狼疮性肾炎、过敏性紫癜性肾炎等）即可诊断为原发性。

（二）鉴别诊断

1. 引起少尿性急性肾衰竭的非肾小球疾病

（1）急性肾小管坏死　病程一般不超过 7 天，常有明确的病因，如中毒因素（药物、鱼胆中毒等）、休克、挤压伤、异型输血等，病变主要在肾小管，故见尿少、低比重尿及低渗透压尿，尿中有特征性的大量肾小管上皮细胞，一般无急性肾炎综合征表现。

（2）尿路梗阻性肾衰竭　常见于肾盂或双侧输尿管结石，或一侧无功能肾伴另侧结石梗阻，膀胱或前列腺肿瘤压迫或血块梗阻等。病人常突发或急骤出现无尿，有肾绞痛或明显腰痛史，无急性肾炎综合征表现，超声、膀胱镜等检查或逆行尿路造影可证实存在尿路梗阻。

（3）急性间质性肾炎　可以急性肾衰竭起病，但常伴发热、皮疹、嗜酸性粒细胞增高等过敏表现，尿中嗜酸性粒细胞增高，常可查出药物过敏的原因。

（4）双侧肾皮质坏死　高龄孕妇的妊娠后期，尤其合并胎盘早期剥离者，或各种严重感染及脱水之后亦有发生。本病由于反射性小动脉（尤其肾皮质外层 2/3 小动脉）收缩所致，病史及肾活检有助鉴别。

（5）急性肾静脉血栓或肾动脉血栓　多有引起血液浓缩、血小板黏附性增高、动脉硬化或肾动脉损伤病史，血管造影可以确诊。

2. 其他原发性肾小球肾炎伴新月体形成

系膜毛细血管性肾炎、IgA 肾病、局灶节段性肾小球硬化症、链球菌感染后肾炎等的重症病人可伴有新月体形成，甚至表现为新月体性肾炎，但这些疾病在光镜、电镜及免疫荧光有相应特征性表现。

3. 继发性急进性肾小球肾炎

主要依靠临床表现和血清学检查，如狼疮性肾炎病人多伴有多脏器损害，抗核抗体及抗dsDNA 抗体阳性；过敏性紫癜性肾炎伴有皮肤紫癜；恶性肿瘤及某些药物引起的新月体性肾炎应有相应临床表现和用药史。

【治疗】

（一）中医治疗

1. 治疗原则

中医治疗急进性肾小球肾炎常根据病情标本缓急进行分期辨证论治。疾病初期正盛邪实，治当以祛邪为主，后期以正虚为主，治应温补脾肾、滋养肝肾为主。由于本病病情变化迅速且复杂，各分期常有交错，主要治法有清热解毒、利湿泄浊、活血化瘀、温补脾肾、滋养肝肾等。

2. 辨证施治

（1）外邪侵袭，热毒壅盛

［临床表现］急性起病，发热头痛，咽喉疼痛，无汗或少汗，咳嗽或痰中带血，面浮肢肿，小便短少，尿色红赤或便秘溲黄，舌质红，苔薄黄，脉浮数。

［治法］疏风清热，解毒利湿。

［方药］银翘散合黄连解毒汤加减（银翘散出自《温病条辨》，黄连解毒汤出自《肘后备急方》）。

［参考处方］金银花 12g，连翘 12g，荆芥 6g，薄荷 6g，牛蒡子 6g，淡竹叶 6g，桔梗 12g，芦根 15g，栀子 10g，黄连 9g，黄芩 15g，黄柏 12g，甘草 6g。

方中金银花、连翘、荆芥、薄荷、牛蒡子疏风清热透表；淡竹叶、芦根清热生津；栀子、黄连、黄芩、黄柏清利三焦湿热之毒。

［临床应用］头痛剧烈者，加野菊花、川芎疏风清热、活血止痛；咽喉肿痛者加马勃、射干清热利咽；水肿重者加泽泻、茯苓、猪苓利水消肿；大便秘结者，加芒硝、大黄通腑泄浊；尿血重者，加大蓟、小蓟、白茅根、丹皮等凉血止血。

（2）湿毒内壅，弥漫三焦

[临床表现] 全身浮肿，身体困重，脘闷纳呆，恶心呕吐，心烦急躁，口苦口黏，尿少色赤或无尿，腹胀便秘，或大便黏滞不爽，舌质红，苔黄腻，脉滑数。

[治法] 分利湿热，清热解毒。

[方药] 己椒苈黄丸合黄连解毒汤加减（己椒苈黄丸出自《金匮要略》，黄连解毒汤出自《肘后备急方》）。

[参考处方] 汉防己12g，葶苈子15g，椒目9g，栀子12g，黄芩15g，黄连12g，黄柏12g，泽泻12g，茯苓15g，车前草30g，大黄9g，甘草3g。

方中栀子、黄芩、黄连、黄柏清利三焦湿热之毒；汉防己、椒目、茯苓、泽泻、车前草利水消肿；葶苈子泻肺利水；大黄逐水消肿、通腑降浊。

[临床应用] 尿血者，加蒲黄、生茜草、参三七、白茅根等止血化瘀；大便黏滞不爽者，加枳实、槟榔、白豆蔻、薏苡仁等行气利湿；恶心呕吐者，加姜半夏、姜竹茹、苏叶等和胃止呕。

（3）脾肾衰败，浊毒弥漫

[临床表现] 精神萎靡，神疲乏力，面色晦暗，全身浮肿，气促心悸，纳呆腹胀，泛恶呕吐，口气秽浊，尿少尿闭，或兼见皮肤瘙痒、衄血、便血、呕血、尿血、皮肤瘀斑等，舌质淡，苔白腻，脉沉细弦。

[治法] 温补脾肾，解毒降浊。

[方药] 真武汤合旋覆代赭汤加减（真武汤合旋覆代赭汤均出自《伤寒论》）。

[参考处方] 党参24g，熟附子（先煎）9g，白术15g，茯苓15g，黄连6g，旋覆花9g，代赭石12g，姜半夏9g，生大黄（后下）9g，紫苏9g，生姜6g，甘草3g。

方中党参、附子、白术、茯苓温补脾肾；旋覆花、代赭石、姜半夏、生姜降逆止呕；黄连清中焦湿热止呕；紫苏行气宽中和胃；大黄通腑泄浊。

[临床应用] 肤痒者，加苦参、地肤子、白鲜皮燥湿祛风止痒；水肿重者，加泽泻、大腹皮、猪苓利水消肿；血尿明显者，加蒲黄、白茅根、生茜草等凉血止血；气促、心悸并心包积液者，加用葶苈子、桂枝等温通心阳、泻肺利水。

（4）肝肾阴虚，浊毒内蕴

[临床表现] 面色枯槁晦暗，咽干口渴，腰酸乏力，头晕目眩，下肢浮肿，口干饮水不多，恶心呕吐，口气秽浊，尿黄赤或尿血，少尿或无尿，舌质红，苔黄腻或中有裂纹，脉沉细数。

[治法] 滋补肝肾，解毒降浊。

[方药] 知柏地黄汤合泻心汤加减（知柏地黄汤出自《医宗金鉴》，泻心汤出自《金匮要略》）。

[参考处方] 生、熟地各15g，山茱萸12g，山药12g，茯苓12g，泽泻12g，丹皮12g，黄柏12g，知母12g，黄连6g，黄芩9g，生大黄（后下）9g，甘草3g。

方中地黄、山茱萸、山药、茯苓、泽泻、丹皮滋阴补肾；知母、黄柏养阴清热利湿；黄连、黄芩泻火解毒；大黄通腑泄浊、兼以化瘀。

[临床应用] 头晕目眩者，加钩藤、天麻、菊花、夏枯草平肝息风；恶心呕吐，口气秽浊者，加佩兰、苏叶、姜竹茹、姜半夏芳香化浊、和胃止呕；血尿者，加蒲黄、生茜草、紫草、白茅根等凉血止血。

（二）西医常规治疗

1. I 型 RPGN

本病较为少见，且发病急、病情重、进展快，预后差。此病的主要治疗有：血浆置换（或免疫吸附）、糖皮质激素（包括大剂量甲泼尼龙冲击及醋酸泼尼松口服）及免疫抑制（首选环磷酰胺）治疗，以迅速清除体内致病抗体和炎性介质，并阻止致病抗体再合成。

（1）急性进展期强化治疗　①血浆置换或免疫吸附治疗：每次应用新鲜血浆或5%白蛋白置换病人血浆2~4L，每日或隔日置换1次，直到血清中抗GBM抗体浓度很低，或直至抗GBM抗体转阴。对有肺出血或近期手术（包括肾活检）的病人，可在置换结束时给予150~300mL新鲜冰冻血浆。有条件者，还可以应用免疫吸附治疗。血浆置换联合激素及免疫抑制治疗能提高病人存活率。②冲击治疗：采用糖皮质激素和（或）环磷酰胺（cyclophosphamide，CTX）冲击治疗。如甲泼尼龙0.2~0.5g/d连续静脉滴注3~5天，此后口服醋酸泼尼松1mg/（kg·d），最大剂量不超过80mg/d，维持1个月后继续减量治疗。CTX冲击使用为每月冲击0.5~1.0g/㎡，连续6个月，累计达6~8g；口服CTX为1~2mg/（kg·d）口服，共3~6个月。

（2）支持和替代治疗　对进入肾衰竭阶段或治疗无效、肾功能急速恶化的病人，应尽早行透析治疗以维持生命。肾移植治疗主张在抗GBM抗体转阴半年以上进行，以防再次因自身免疫作用产生抗GBM肾炎。

2. III 型 RPGN

（1）诱导期治疗　①糖皮质激素联合CTX：作为本病的初始治疗，糖皮质激素常用醋酸泼尼松或醋酸泼尼松龙口服，用药初始剂量要足量，为1mg/（kg·d），最大剂量60mg/d，共服4~6周，待病情控制后逐渐减量（每2~3周减去原剂量的1/10），最后以小剂量维持（10~15mg/d）长期口服（2~3年或更长）。CTX口服剂量为1.5~2mg/（kg·d），持续3~6个月。CTX冲击治疗为每月冲击0.5~1.0g/㎡，连续6个月，累计达6~8g停药。CTX冲击治疗与口服治疗的诱导缓解率和复发率均相似，但冲击治疗感染等不良反应发生率明显偏低。对肾功能严重受损或（和）有明显肾外损害（如咯血）的重症病人，应给予甲泼尼龙冲击治疗（每日或隔日静脉滴注0.5g~1.0g，3次为1疗程，间隔3~7日开始下一疗程，可用3个疗程），随后口服糖皮质激素治疗。②糖皮质激素联合利妥昔单抗：是应用CTX有禁忌或CTX无效的病人另一种选择方案。③血浆置换：对于同时合并抗GBM抗体阳性、急性肾衰竭需要透析以及弥漫性肺泡出血的病人，推荐血浆置换治疗。如弥漫性肺出血则每日置换1次，出血停止后改为隔日置换1次，总共7~10次；如果合并抗GBM抗体阳性则每日置换1次，直至抗GBM抗体浓度很低或抗GBM转阴。血浆置换同时必须给予病人糖皮质激素及细胞毒药物治疗。

（2）维持期治疗　对诱导治疗后病情已缓解的病人，建议进行维持治疗，建议至少治疗18个月；对已依赖透析的病人或无肾外疾病表现的病人，不做维持治疗。鉴于长期应用环磷酰胺的不良反应，在进入维持缓解治疗之后，推荐使用低毒的硫唑嘌呤、吗替麦考酚酯、甲氨蝶呤、来氟米特等。

①硫唑嘌呤　硫唑嘌呤为维持缓解治疗期能够替代CTX证据最强的药物。口服剂量为1~2mg/（kg·d），维持1~2年。

②吗替麦考酚酯　吗替麦考酚酯具有不良反应小的优势，可用于替代环磷酰胺用于轻中

度血管炎诱导及维持治疗，剂量为 0.5g~1g，每日 2 次，以后逐渐减至 0.5g/d 维持。

③甲氨蝶呤　甲氨蝶呤可用于Ⅲ型 RPGN 维持缓解治疗。口服剂量每周 0.3mg/kg，最大剂量每周 25mg。对前两种药均不耐受且肾小球滤过率 ≥ 60mL/（min·1.73 ㎡）病人建议使用，治疗期间应注意补充叶酸。当血清肌酐 > 178μmol/L 时，因对肝脏和骨髓毒性增加，不应使用。

④来氟米特　研究表明，来氟米特 20~30mg/d 可用于维持缓解治疗，与甲氨蝶呤相比，复发少，但不良反应较多，包括高血压、白细胞减少等。

3.Ⅱ型 RPGN（免疫复合物型）

此类型治疗可参照Ⅲ型 RPGN（寡免疫复合物型）治疗方案进行，即用甲泼尼龙冲击做强化治疗，并以口服醋酸泼尼松及环磷酰胺作为基础治疗。

（三）中西医协同治疗

本病多发病急、病情重、进展快，西医是控制或延缓肾功能急剧恶化的快速有效途径；中医多辨病与辨证相结合治疗急进性肾小球肾炎，中医药治疗本病在以下几个方面有一定优势：改善病人肾炎综合征的临床表现；减轻针对各时期西药治疗的毒性及不良反应；缓解本病活动性病变控制后向慢性化（肾小球硬化、肾小管萎缩、肾间质纤维化等）进展程度；改善慢性期需依靠替代疗法病人的急、慢性并发症；增强西药治疗效果等。

具体而言，如由于大剂量激素起始治疗阶段，引起医源性肾上腺皮质功能亢进，可致阴液耗伤，正气亏虚，以致湿热与药毒交织，而出现阴虚热毒湿浊互为纠缠之势，药用生地、知母、黄柏、牡丹皮、玄参滋阴清热；在使用细胞毒性药物过程中易发生骨髓抑制和细胞减少症，加用补益气血药如当归、黄芪、黄精、鸡血藤、淫羊藿等滋养阴血；存在胃肠道反应者，加陈皮、半夏、竹茹、紫苏梗等降逆止呕。另外，中药灌注的运用，可适当减轻病人因消化道功能紊乱而不能服药或服药困难的问题，避免药物对消化道的刺激及消化液对药物作用的影响，尽量避免服药造成原有水肿的加重；同时直肠给药又避开了肝脏的"首过"作用，从而保证有效的血药浓度，既使中药发挥更好的全身治疗作用，又减轻病人服药困难的问题。

【经典传承】

（一）陈以平教授

陈以平教授认为本病中医病机以脾肾亏虚为本，外邪侵袭为标，虚实夹杂，互为因果。本病早期以实证为主，多因毒热壅结、气机阻滞、气滞血瘀，之后迅速累及五脏、气、血、阴阳，同时水湿潴留，瘀血内阻，形成虚实夹杂证候；后期毒热灼伤阴液，气血亏耗，正气衰败，阴阳俱损。病位在肾，与肺、脾、肝、膀胱、三焦等脏腑密切相关。陈教授将本病辨证分为 3 型：①湿热蕴结，肾络瘀阻。②肾阴耗损，肾络瘀阻。③脾肾两虚，肾络瘀阻。陈教授认为清热解毒、活血化瘀法适用于新月体性肾炎早期、急性发作阶段，以细胞性新月体为主者；滋阴补肾、活血化瘀法、温补脾肾及化瘀泄浊法适用于新月体性肾炎中晚期，以纤维性新月体为主者，具有较好的临床实用性。

陈教授对本病有以下几点体会：①本病发病急，初起以水肿、腹胀、恶心、纳差、口苦、少尿、便干、舌苔黄腻等标实症状为主，湿热证多见，故治疗以清热解毒、化湿泄浊为主，使邪去而正安。即使病邪渐去，湿热渐退，亦应避免温补滋腻之品，一则防其助邪复燃，二则防其滋腻碍胃，应以性味甘平的益气扶正、补肾填精之品为主，如党参、黄精、枸杞子等；②新月体肾炎的病理变化如肾小球毛细血管破裂、微血栓形成、细胞增生、细胞性新月体或纤维性新月体形成，后期的肾小球硬化、间质纤维化等都与中医血瘀之病变相类似。因此，活血化瘀法应贯穿始终，无论疾病的早期、晚期，都可应用活血化瘀之品，以丹参、赤芍、川芎、桃仁等为主；③新月体性肾炎进展迅速，多在短期内进入肾衰竭期，治疗时不可能一蹴而就，尤其激素的使用，要保证足够的疗程和剂量，而中药多起效较慢，疗程较长，更应守方治疗。

（二）钟阳先教授

钟阳先教授认为本病病因以正虚（脾肾亏虚）为主。病机关键在脾肾亏虚，湿热毒蕴。病位在肾与三焦，与肺脾密切相关。本病的治疗上，钟教授认为应分期施治：早期可选用银翘散加减以宣肺解表、清热解毒；中期湿热毒邪内盛、壅塞三焦，并有脾肾虚损者，可选用温肾解毒汤，组方为紫苏、六月雪、绿豆、丹参各30g，党参20g，白术、半夏各15g，熟附子（先煎）9g，生大黄10g，黄连3g，砂仁（后下）9g，生姜6g，以温肾健脾、解毒泄浊；后期热毒伤阴较重，湿热留恋不去，可用参苓白术散、六味地黄汤或参芪滋肾汤，组方为黄芪、白茅根各24g，太子参、生地黄、女贞子、旱莲草、益母草各15g，当归、赤芍、苍术、黄柏、大黄各9g，川牛膝18g，以益气养阴、清热降浊、活血化瘀。且钟教授认为治疗本病各期常纵横交错，治疗应以温补肾阳、益气健脾、解毒泄浊为宜，辅以活血化瘀，自拟专方施治，方选二仙芪坤汤，药选仙茅、淫羊藿、肉桂、黄芪、党参、白术、半枝莲、白花蛇舌草、瞿麦、六月雪、大黄、丹参、桃仁、益母草等。上述补肾健脾、清热解毒、活血化瘀药，经实验证明均有一定的调整机体免疫功能和改善肾功能的作用。

（三）高志卿教授

高志卿教授认为急进性肾炎从毒邪论治，毒邪为主要因素。此"毒"多指内毒，即指一般邪气在其致病过程中产生的毒，并成为继发性致病因素，如热毒、寒毒、湿毒、风毒、痰毒、瘀毒等。急进性肾炎发生时，因体质、气候环境、工作生活、饮食失调、保健品滥用等多种因素导致脏腑功能失常，火热之邪内生，煎熬熏蒸，炼血为瘀；与血相搏，蕴结经络为瘀；伤津耗液，阴伤血滞为瘀；损伤肾络，迫血妄行为瘀。同时火热之邪也可炼液为痰，从而形成痰、瘀、热同病，三者胶结，阻碍气机，气机升降出入失常。气行则血行，气运则津布，气机郁滞则津血停聚，产生痰浊、瘀血，如此形成火热—气郁—痰瘀的恶性循环。火热、痰浊、瘀血伏于体内，不能及时清除，蕴积不解，即成为毒，毒邪伤肾，从而导致各种急进性肾炎的临床症状。三者之间相互为患，共同构成了毒邪伤肾的病理基础。

在治疗上，高志卿教授认为本病早期以实证为主，多因热毒壅结，气滞血瘀，痰浊壅盛，以后迅速累及五脏、气血、阴阳，形成虚实夹杂证候。后期毒邪伤及阴液、气血亏耗、正气衰败，阴阳俱损。病位在肾，与肺、脾、肝、膀胱、三焦等脏腑密切相关。辨证论治上认为火热、痰浊、瘀血等毒邪伏于体内，治疗应解毒以治本：①清热泻火以减轻毒势，常用药物白花蛇舌草、蚤休、半枝莲、野菊花、夏枯草、忍冬藤、紫花地丁等。②通腑泄浊以使毒邪有所出路，毒邪伤人津液，败坏脏腑而使腑气不通，腑气不通又可促进毒邪的生成，可加入生大黄、芒硝之类。③活血化瘀以清除瘀毒之邪，新月体形成如细胞新月体、纤维新月体病理变化过程与中医瘀血病变类似，常用药物以丹参、赤芍、川芎、桃仁等为主，还可选用虫类药物以"入络搜剔"如蜈蚣、全蝎、僵蚕、水蛭、地龙、土鳖虫、蝉蜕等。

【经典案例】

陈以平医案

病人，女，30岁，2001年2月28日初诊。

主诉：间断颜面及双下肢水肿、恶心3月余。

现病史：2000年11月病人因颜面及双下肢浮肿、恶心就诊于上海某医院，查Scr 277μmol/L、BUN 16.9mmol/L，24小时UPT 3.75g，FIB 5.8g/L。行肾组织活检，免疫荧光：IgA（－），IgG（＋），IgM（＋），C_3（＋）。光镜：6个肾小球均有环形新月体形成，多为纤维性或混合性，个别为细胞性，毛细血管襻多数受压；部分肾小管灶性萎缩，有蛋白管型。电镜：肾小球系膜区有少量电子致密物伴基质轻度增多，细胞轻度增生，上皮足突部分融合。肾脏病理诊断：新月体性肾炎。予甲泼尼龙冲击及吗替麦考酚酯、醋酸泼尼松口服，复查Scr波动在在180~200μmol/L，24小时UPT波动在2~3g。2001年2月28日病人为求中西医结合治疗就诊于我院。入院症见：颜面虚浮，眼睑及双下肢浮肿，咽喉干痛，恶心纳差，失眠，小便短赤，大便干结，舌苔厚腻，脉弦细。

中医诊断：水肿，证属湿热内蕴，瘀毒内阻。

西医诊断：新月体性肾炎。

治法：清热解毒，活血祛瘀，化湿泄浊。

方药：五味消毒饮合桃仁四物汤加减：白花蛇舌草、紫花地丁、半枝莲、忍冬藤各30g，蒲公英、金银花12g，桃仁、当归、赤芍、丹参、槟榔各15g，生地、白术、制大黄各12g。

同时静脉点滴甲泼尼龙200mg/d×3天，以后改为醋酸泼尼松25mg/d；环磷酰胺，静脉点滴，0.6g/月；吗替麦考酚酯750mg，口服，2次/天。

二诊 2001年3月28日。

上方28剂后，大便通畅，咽痛好转，仍时有恶心，纳差，失眠，苔黄腻，脉弦细数。此为病邪渐减，正虚未复，加以滋阴益肾，化湿和胃之品，药用：白花蛇舌草、半枝莲、桃仁、灵芝各30g，黄精、枸杞子、谷芽、麦芽、制大黄各15g，葛根12g，白术、藿香各10g。

三诊 2001年7月2日。

加减调治3个月后，复查Scr 134μmol/L、BUN 9.6mmol/L，24小时尿蛋白2.58g，FIB 5.0g/L。停用甲泼尼龙及环磷酰胺，吗替麦考酚酯减改为500mg，口服，2次/天，醋酸泼尼松减为20mg/d。

四诊 2002年3月15日。

复查Scr 126μmol/L、BUN7.7mmol/L，24小时UPT 0.7g，FIB 4.5g/L。胃纳转佳，失眠好转，苔腻渐化，时感腰酸乏力，脉细。此为邪气渐除，正气渐复，宜加大益气养阴补肾之力。同时为防病邪复燃，方中仍应酌加清热解毒之品。药用：白花蛇舌草、半枝莲、黄芪、苡仁、桃仁各30g，黄精20g，党参、丹参、葛根、枸杞子、蝉蜕各15g，山茱萸、苍术、白术各12g。

五诊 2002年12月7日。

复查Scr 125μmol/L、BUN 8.6mmol/L，24小时尿蛋白0.85g，FIB 1.83g/L。腰酸乏力好转，

舌薄白，脉细。上方改党参 30g，丹参 30g。吗替麦考酚酯 250mg/d，醋酸泼尼松 10mg/d。症情平稳，续治。

按语 新月体性肾炎起病急、进展快，故发病初期或病情波动之时应使用大剂量激素冲击联合使用免疫抑制剂，同时可辨证施治，根据不同时期的病机特点配合中药治疗。本病急则治其标，缓则治其本。当处于急性进展期时，多投以清热解毒、活血祛瘀、化湿泄浊之剂。药用白花蛇舌草、半枝莲、忍冬藤、紫花地丁、丹参、赤芍、川芎、葛根、槟榔、木瓜、制大黄等。随着病情的发展及药物治疗，湿热渐去，瘀毒渐除，但正气耗伤；加之激素的长期应用，出现气阴两虚之证，此时应以益气养阴、补肾活血为主。但本病病邪顽固，难以尽除，故此期仍应酌加清热解毒之品，以防病邪复燃。药用党参、黄芪、黄精、山茱萸、蝉花、丹参、川芎、葛根、制大黄、白花蛇舌草、半枝莲等。此外，新月体肾炎病变较重，属难治性肾病，故疗程长短也是影响本病预后的重要因素，尤其激素的使用，要保证足够的疗程及剂量；而中药多起效较慢，疗程较长，更应守方续治。

【预防与调护】

（1）注意休息，避免感冒，加强个人卫生，注意保持皮肤、口腔的清洁，预防感染。

（2）限盐限水，以清淡、易消化、优质蛋白质、高热量、高维生素的饮食为佳，忌烟酒，忌辛辣刺激食物。

（3）心理疏导，使病人了解病情并做好心理准备，增加其恢复健康的信心。

（4）监测水肿、贫血、血压升高的程度、电解质和酸碱平衡等情况；注意观察血浆置换的不良反应及糖皮质激素、细胞毒药物等引起的药物毒性及不良反应。

【注意事项】

本病进展快，病情危重，需及时行肾活检穿刺明确诊断并根据各种不同的病因及时采取正确的治疗。在治疗时，一定要根据疾病类型及病人具体情况（年龄、体表面积、有无相对禁忌证等）来个体化制定治疗方案，而且实施治疗过程中还要据情实时调整方案。此外，还要熟悉并监测各种药物及治疗措施的不良反应，尤其要警惕各种病原体导致的严重感染；对已发生急性肾衰竭的病人，要及时行血液净化治疗，以维持机体内环境平衡，赢得治疗时间。目前多认为影响此疾病预后的因素有：尿量、新月体形成程度、肾小球毛细血管袢病理改变、免疫沉积类型和间质病变。少尿、新月体形成＞80%、肾小球毛细血管袢呈纤维素样坏死、免疫球蛋白呈线状沉积、间质纤维化及小管萎缩均为预后不良表现。

【临证提要】

本病临床多表现为急进性肾炎综合征，西医常需要强化免疫抑制治疗或血浆置换治疗，预后差。其属中医学"关格""水肿""癃闭"范畴，治疗上以清热解毒、利湿泄浊、活血化瘀、温补脾肾、滋养肝肾为宜。中医药治疗本病在改善病人临床症状、减轻西药毒性及不良反应、缓解疾病慢性化进展、增强西药治疗效果等方面有一定优势。中医结合邪正盛实及标本缓急进行分期辨证论治的，疾病初期正盛邪实，治当以祛邪为主，后期以正虚为主，治疗以温补脾肾之阳、滋养肝肾之阴为主。

（占永立）

第三节　慢性肾小球肾炎

【概述】

慢性肾小球肾炎（chronic glomerulonephritis，CGN）系指各种病因引起双侧肾小球弥漫性或局灶性炎症性或非炎症性改变，是临床起病隐匿、病程冗长、病情发展缓慢的一组原发性肾小球疾病的总称。

慢性肾小球肾炎是我国最主要的慢性肾脏病，也是导致慢性肾衰竭的主要原因。慢性肾小球肾炎可发生于任何年龄阶段，青壮年及儿童发病率较高，男性多于女性，多数病人病程较长而缠绵，轻者可以治愈，重症及发展迅速者，可以在起病数月内直入尿毒症阶段。1982年全国13个省市自治区中188697人接受尿检普查，泌尿系疾患的检出率是2.25%，而肾小球肾炎病人占21.63%。对1397例慢性肾衰导致死亡者病因分析发现慢性肾小球肾炎占首位（64.1%）。

中医古籍对类似慢性肾炎的论述散见于"水肿""虚劳""腰痛""血尿"等篇章中。历代医家根据水肿出现的部位不同而有不同的名称，如眼睑浮肿有"目窠上微肿""目下肿"；下肢浮肿的有"跗肿""足胫肿"等；四肢浮肿有"四肢肿""结阳"等；全身肿有"面跗庞然肿""通身肿""一身悉肿"等。还有"腰以上肿""腰以下肿"等名称。

【病因病机】

（一）中医病因病机

1. 病因

慢性肾炎主因先天禀赋不足或劳倦太甚、饮食不节、情志不遂等引起肺、脾、肾虚损，气血阴阳不足所致，又常因外感风、寒、湿、热之邪而发病。

（1）禀赋不足，肾元亏虚　先天禀赋不足、后天失养、房劳过度、生育不节等，内伤肾元，使肾之精气内耗，肾阳亏虚，气化不行。肾阳受伤则火不暖土，脾失温煦不能转输水液而成肿。张景岳："夫所谓气化者，即肾中之气也，阴中之火也，阴中无阳则气不能化，所以水道不通，溢而为肿。"

（2）饮食劳倦，内伤脾胃　过食肥甘，酗酒成癖，或过食生冷，或思虑劳倦太过，或为寒凉之药误治，饮食不足，脾胃虚弱，使湿蕴中焦，脾失健运，津液不化，聚留为水，泛溢肌肤而成水肿。脾虚不能升清，而致精微下泄，尿中可见蛋白；脾虚不能统摄，致血溢脉外而成尿血。

（3）湿热内盛，三焦壅滞　三焦为水液运行的通道，也是气化的场所。湿热内盛，三焦为之壅滞，直接导致水道不通，发为水肿。

（4）风邪外袭，肺失通调　肺为水之上源，外合皮毛，最易遭受外邪侵袭，一旦为风邪（兼热或夹寒）所伤，则宣发肃降失常，不能通调水道而下输膀胱，以致风遏水阻，风水相搏，溢于肌肤，发为水肿。《景岳全书·肿胀》篇所言："凡外感毒风，邪留肌肤，则亦能忽然浮肿。"《医宗金鉴》："风水，得之内有水气，外感风邪。"

（5）水湿浸渍，脾阳受困　久居湿地，冒雨涉水，衣着冷湿，或水中劳作，汗出渍衣，水湿之气内侵，脾阳为寒湿所困，失健运之职而难以升清降浊，水湿既不能下趋，则泛于肌肤成肿；或湿邪化热，湿热留恋，灼伤肾络，损伤肾阴，精微失固而成蛋白尿、血尿之证。《医宗金鉴·水气病脉证》曰："皮水，外无表证，内有水湿也。"

（6）湿毒浸淫，内归脾肺　肌肤之痈疡疮毒，大多因湿毒所致，若未能及时清解消透，疮毒内归脾肺，致脾失健运而不能运化水湿，肺失宣降而致水道不通，水湿不行，运行受阻，溢于肌肤四肢，发为水肿；或热毒内归，下焦热盛，则可灼伤肾络而为血尿。《沈氏尊生书·杂病源流犀烛》："有血热生疮，变为肿病。"

（7）药毒伤肾　用药不当，长期滥用中、西药物，可直接损伤肾气，而出现肾病或加重肾病。对某些肾气不足或已患肾疾者药毒可直接克伐肾气，而致气化失司，水湿不行，泛溢肌肤，而成水肿、蛋白尿、血尿或肾功能损害。

2. 病机

本病病机为本虚标实，虚实夹杂。正虚为肾精亏虚，邪实为风邪、水湿、湿热、瘀血。病位主要在肾，但可影响肺脾，出现多脏同病。其原因之一是脏腑相互传变，如肾病及脾，脾病及肾，肺病及肾等。《素问·玉机真脏论》说："五脏相通，移皆有次，五脏有病，则各传其所胜。"二是因为水液代谢主要由肺脾肾共同完成，肺主通调，脾主运化，肾主开合，通利三焦，使得水精四布，五经并行。故水湿为患，多影响数脏，而表现为几脏兼病。肺脾肾三脏虚损，尤其是肾之精气损伤，可导致肾不藏精，封藏失职，开阖失节，水湿内蕴导致水肿、蛋白尿、血尿的产生。风邪、湿热、瘀血与本虚相互作用，是本病复发、加重及病程迁延难愈的原因。

（二）西医病因病机

1. 病因

大多数慢性肾小球肾炎的病因不明，可能与细菌、病毒或原虫感染、过敏等因素有关。急性链球菌感染后肾炎迁延不愈，病程超过1年以上者可转入慢性肾炎，但仅占15%~20%。大部分慢性肾炎并非由急性肾炎迁延所致。

2. 病机

慢性肾炎发病机制有免疫和非免疫机制两类。

（1）免疫因素　①循环免疫复合物（circulating immunocomplex，CIC）沉积引起的肾小球肾炎：外源性抗原或内源性抗原刺激机体产生相应抗体，在血液循环中形成CIC，CIC在某些情况下可沉积或为肾小球所捕捉，沉积于肾小球系膜区和内皮下；②原位免疫复合物（in situs immune complex，in situs IC）所致的肾小球肾炎：循环中游离抗体（或抗原）与肾小球固有抗原或已种植于肾小球的外源性抗原（或抗体）相结合，在肾脏局部形成免疫复合物；③细胞免疫、炎性介质（如补体、白细胞介素、活性氧、多肽生长因子和细胞因子等）等可导致肾小球损伤，产生临床症状。

（2）非免疫因素　①肾小球内血流动力学改变：当肾小球硬化及肾实质减少后，其健存肾单位出现代偿，毛细血管内静水压和单个肾小球滤过率上升，形成过度滤过，促使肾小球进一步硬化；②肾小球系膜基质合成增加：肾小球内压的升高，可增加系膜细胞机械性伸展的程度，系膜细胞合成Ⅰ型、Ⅱ型、Ⅳ型胶原增加，层粘连蛋白及纤维结合素也增加，可导致系膜细胞基质的改变，形成肾小球硬化；③肾内动脉硬化：高血压通过影响肾小球毛细血管静水压、引起肾小球高滤过，导致或加速肾动脉硬化，肾内动脉的硬化可进一步引起肾缺血，从而加速肾损害；④脂质代谢异常：脂质代谢异常是肾小球硬化的重要机制之一。

【临床表现】

1. 起病特点

（1）隐匿起病　有的病人可无明显临床症状。偶有轻度浮肿，血压可正常或轻度升高。多通过化验检查发现此病。

（2）慢性起病　病人可有乏力、疲倦、腰痛、纳差，眼睑和（或）下肢水肿，伴有不同程度的血尿或蛋白尿，部分病人可表现为肾病性大量蛋白尿。也有病人以高血压为突出表现，伴有肾功能正常或不同程度受损。

（3）部分病人因劳累、感染、血压增高、水与电解质紊乱使病情呈急性发作，或用肾毒性药物后病情急骤恶化。

2. 症状表现

（1）水肿　多数病人有不同程度的水肿，轻者仅有面部、眼睑等组织松弛部位的水肿，晨起比较明显，进而可发展至踝、下肢。重者则全身普遍水肿，并可有腹水、胸水（少见）。引起肾性水肿的主要原因是：①肾小球滤过率降低，水钠潴留；②全身毛细血管通透性改变，使体液进入组织间隙；③球管失衡；④血浆白蛋白水平降低，引起血浆胶体渗透压水平降低；⑤有效血容量减少，致继发性醛固酮增多。

（2）高血压　慢性肾炎病人高血压的程度差异很大。引起肾性高血压的原因有：①水钠潴留；②肾素－血管紧张素－醛固酮系统激活；③肾炎后期继发肾小动脉硬化，外周血管阻力增高等。慢性肾炎病变过程中逐渐出现高血压或高血压持续不降，甚至持续上升，是病情进一步恶化的征兆。

（3）尿液异常改变　尿液异常是慢性肾炎的基本标志。水肿期间尿量可能减少，无水肿者一般尿量接近正常；肾功能明显减退，尿浓缩功能障碍者，常有夜尿及多尿，尿比重不超过 1.020，疾病晚期常固定在 1.010，禁水 12 小时后尿渗量低于 550mOsm/（kg·H_2O），至尿毒症期，即可出现少尿（小于 400mL/d）或无尿（小于 100mL/d）；有不同程度的尿蛋白，从微量蛋白尿到大量蛋白尿不等，一般在 1~3g/24h，也可呈大量的蛋白尿（＞3.5g/24h），蛋白尿可呈选择性或非选择性；尿沉渣可见颗粒管型和透明管型；血尿一般较轻，甚至可完全没有，但在急性发作期可出现镜下血尿，甚至肉眼血尿，尿沉渣镜检多为肾小球源性血尿。

（4）贫血　水肿明显时可有轻度贫血，可能与血液稀释有关；中度以上贫血与机体内促红细胞生成素减少、红细胞寿命缩短有关，提示肾单位损坏及肾功能损害已很严重。慢性肾炎发展到晚期可出现严重的贫血。

（5）肾功能不全　主要表现为肾小球滤过率（GFR）下降，肌酐清除率（Ccr）降低。但由于肾脏的代偿功能很强，当 Ccr 降至正常值的 50% 以下时，血清肌酐及尿素氮才会升高。

【实验室及其他辅助检查】

1. 尿液检查

可见轻重不等的蛋白尿，多为非选择性蛋白尿，可有镜下血尿，尿畸形红细胞＞80%，尿红细胞 MCV（平均红细胞体积）＜75fl，可见颗粒管型。

2. 肾功能

早期正常或轻度受损（Ccr 下降或轻度氮质血症），晚期出现血清肌酐升高、Ccr 下降。

3. 超声

双肾病变呈一致性，早期双肾多大小正常，或见双肾弥漫性损害，回声不均匀，后期双肾对称性缩小、肾皮质变薄或肾内结构紊乱。

4. 肾脏病理

如无禁忌证，或治疗效果欠佳且病情进展者应做肾脏穿刺病理检查。根据病理类型，可有助于指导治疗方案，判断预后。我国常见慢性肾炎的类型有系膜增生性肾小球肾炎（包括 IgA 肾病和非 IgA 系膜增生性肾小球肾炎）、局灶节段性肾小球硬化、膜性肾病及系膜毛细血管性肾小球肾炎等。病变后期均可转化为硬化性肾小球肾炎。

【诊断与鉴别诊断】

（一）诊断要点

1. 中医辨证要点（参照中华中医药学会肾病分会 2006 年拟定标准进行诊断）

（1）起病隐匿、进展缓慢，病情迁延，临床表现可轻可重，或时轻时重。随着病情发展，肾功能逐渐减退，后期可出现贫血、电解质紊乱、血尿素氮、血清肌酐升高等情况。

（2）尿检查异常，常有长期持续性蛋白尿，尿蛋白定量常＜3.5g/24h，血尿（相差显微镜多见多形态改变的红细胞），可有管型尿，不同程度的水肿、高血压等表现。

（3）病程中可因呼吸道感染等原因诱发急性发作，出现类似急性肾炎的表现。

（4）排除继发性肾小球肾炎后，方可诊断为原发性肾小球肾炎。

2. 西医诊断要点

一般而言，凡有尿检异常（血尿、蛋白尿、管型尿）、水肿及高血压，病程迁延，无论有无肾功能损害均应考虑此病。慢性肾炎个体间差异较大，临床表现多样，易造成误诊，肾活检病理检查可确诊并有利于指导治疗。

（二）鉴别诊断

本病临床表现多样，慢性肾小球肾炎应注意要与下列疾病鉴别。

（1）感染后急性肾小球肾炎与慢性肾小球肾炎急性发作鉴别。二者的转归不同，前者有前驱感染，多 1~2 个月可自愈；后者急性发作多在短期（数日）内病情急骤恶化，血清 C₃ 一般无动态变化。

（2）原发性高血压继发肾损害与慢性肾小球肾炎高血压型鉴别。原发性高血压肾损害（即良性肾小动脉性硬化症）多有高血压家族史，先有较长期高血压，其后出现肾损害，尿改变轻微（微量至轻度蛋白尿，可有镜下血尿及管型），远曲小管功能损伤（如尿浓缩功能减退、夜尿增多）多比肾小球功能受损早，常有高血压的其他靶器官（心、脑、视网膜）并发症。

（3）继发性肾小球肾炎。如狼疮肾炎、过敏性紫癜肾炎、痛风性肾病等，可从相应疾病的全身性系统症状及特异性实验室检查（自身抗体阳性及其他免疫学异常）鉴别。

（4）遗传性肾炎（Alport综合征）与慢性肾小球肾炎鉴别。前者常见于青少年，多在10岁之前起病，有阳性家族史（多为性连锁显性遗传），病人同时有眼（球型晶状体等）、耳（神经性耳聋）、肾（血尿，轻、中度蛋白尿及进行性肾功能损害）异常。

（5）慢性肾盂肾炎与慢性肾小球肾炎鉴别。慢性肾盂肾炎晚期可有大量蛋白尿或高血压，较难与慢性肾小球肾炎鉴别，慢性肾盂肾炎以女性病人较多，有反复尿路感染病史、尿细菌培养阳性、尿沉渣、超声或静脉肾盂造影检查有助于诊断。

【治疗】

（一）中医治疗

1. 治疗原则

慢性肾炎的中医病机特点为本虚标实，虚实相兼。肺、脾、肾虚为本；风寒湿热浊毒侵袭、瘀血交阻为标。脏腑虚损与外邪侵袭为本病的中心环节，故慢性肾小球肾炎的治疗，以治本和治标相兼为原则。脏腑虚损以脾肾两脏气虚为主，故以培补脾肾、温阳化气为基础，兼以活血化瘀、清热利水去湿为法。

2. 辨证施治

中医辨证分型：国家中医药管理局慢肾风（慢性肾炎）中医诊疗方案（2012年）将本病的证候分为本证与标证，本证包括5型，标证包括4型。

（1）本证

①脾肾气虚证

［临床表现］腰脊酸痛，疲倦乏力，或浮肿，纳少或脘胀。大便溏，尿频或夜尿多。舌质淡红、有齿痕，苔薄白，脉细。

［治法］补气健脾益肾。

［方药］异功散加减（出自《小儿药证直诀》）。

［参考处方］党参10g，生黄芪20g，生白术20g，茯苓10g，薏苡仁20g，杜仲10g，淮牛膝10g，泽泻10g，甘草10g。

方中党参、黄芪、山药、茯苓、白术、薏苡仁、甘草补益脾气，利水消肿，杜仲、怀牛膝、泽泻温阳补肾，活血利水。

［临床应用］脾虚湿困者，可加制苍术、藿香、佩兰、厚朴化湿健脾；脾虚便溏加炒扁豆、炒芡实健脾助运；水肿明显者加车前子、猪苓利水消肿。

②肺肾气虚证

［临床表现］颜面浮肿或肢体肿胀，疲倦乏力，少气懒言，易感冒，腰脊酸痛。面色萎黄。舌淡，苔白润、有齿痕，脉细弱。

［治法］补益肺肾。

［方药］益气补肾汤加减（经验方）。

［参考处方］党参 10g，黄芪 20g，白术 10g，茯苓 10g，山药 10g，炙甘草 10g，大枣 10g。

方中党参、黄芪益肾补肺气，白术、茯苓健脾理气，山药益气补肾，甘草、大枣调和众药。

［临床应用］兼有外感表证者，宜先解表，兼风寒者可用麻黄汤加减，兼风热者可用银翘散加减；若头面肿甚，咽干咽痛者，可用麻黄连翘赤小豆汤；若水气壅滞，遍及三焦，水肿甚，尿少，大便干结者，可用己椒苈黄丸合五苓散加减；尿蛋白多者可加芡实、金樱子；尿中红细胞多加旱莲草、白茅根、茜草。

③气阴两虚证

［临床表现］面色无华，少气乏力，或易感冒，午后低热，或手足心热，腰痛或浮肿，口干咽燥或咽部暗红、咽痛。舌质红或偏红，少苔，脉细或弱。

［治法］益气养阴。

［方药］参芪地黄汤加减（出自《杂病源流犀烛》）。

［参考处方］人参（另煎兑入）10g，黄芪 20g，熟地 10g，山药 15g，茯苓 10g，丹皮 10g，山茱萸 10g。

方中人参、茯苓、山药、黄芪益气健脾，熟地、山茱萸滋补肾阴，丹皮凉血活血。

［临床应用］若大便干者，可加玄参、柏子仁、生大黄以清热润肠通便；若口干咽燥，干咳少痰，小便短赤、大便干者，可改用人参固本丸加减；若咽痛日久，咽喉暗红者，可加沙参、麦冬、桃仁、赤芍以活血养阴；若兼见纳呆腹胀者，可加砂仁、木香以理气和胃；若兼心气虚者，可加麦冬、五味子以养心气；若肾气虚甚者，可加菟丝子、覆盆子以养肾气。

④脾肾阳虚证

［临床表现］全身浮肿，面色㿠白，畏寒肢冷，腰脊冷痛（腰膝酸痛），纳少或便溏（泄泻、五更泄泻），精神萎靡，性功能失常（遗精、阳痿、早泄）或月经失调。苔白，舌嫩淡胖，有齿痕，脉沉细或沉迟无力。

［治法］温补脾肾。

［方药］附子理中丸或济生肾气丸加减（附子理中丸出自《太平惠民和剂局方》，济生肾气丸出自《张氏医通》）。

［参考处方］附子 9g（先煎），炙桂枝 10g，党参 15g，炒白术 15g，生黄芪 30g，茯苓皮 15g，车前子 15g（包），泽泻 9g，干姜 9g，炙甘草 9g。

方中附子、桂枝温阳祛寒、化气利水，配以党参益气健脾，炮姜温运中阳，炒白术健脾燥湿，泽泻、车前子、茯苓利水渗湿消肿，山药滋补脾肾，炙甘草补中扶正，调和诸药。全方配伍，共奏温补脾肾、利水消肿之功。

［临床应用］若肾阳虚甚，形寒肢冷、大便溏薄明显者，可加肉桂、补骨脂以助温补脾肾之力；水肿明显者，可用实脾饮合真武汤以温阳利水；伴有胸水而咳逆上气，不能平卧者，可加用葶苈大枣泻肺汤，泻肺行水，下气平喘；若伴腹水者，可加用五皮饮以利其水。

⑤肝肾阴虚证

［临床表现］目睛干涩或视物模糊，头晕耳鸣，五心烦热或手足心热或口干咽燥，腰脊酸

痛。遗精、滑精，或月经失调。舌红少苔，脉弦细或细数。

［治法］滋养肝肾。

［方药］杞菊地黄丸加减（出自《医级宝鉴》）。

［参考处方］熟地15g，山茱萸15g，山药15g，泽泻9g，丹皮15g，茯苓15g，枸杞子15g，菊花9g。

方中熟地、枸杞子益肾阳，养精髓；泽泻泻肾降浊；丹皮泻肝火；山茱萸滋肾益肝；山药滋肾补脾；茯苓利脾湿；菊花清肝明目。全方配伍，有滋肾养肝、益精明目之疗效。

［临床应用］肝阴虚甚者，可加当归、白芍以加强养肝阴之力；兼心阴虚者，可加柏子仁、炒枣仁、五味子以养心安神；兼肺阴虚者，可加天门冬、麦门冬、五味子以养肺滋阴；兼有肝阳上亢者，可加天麻、钩藤、僵蚕以平肝潜阳；兼有下焦湿热者，可加知母、黄柏、石韦以清热利湿；伴血尿者，可去熟地，加生地、大蓟、小蓟、白茅根以清热凉血止血；若大便干结者，可加生大黄以泻热通便。

（2）标证

①水湿证

［临床表现］颜面或肢体浮肿。舌苔白或白腻，脉细或细沉。

［治法］利水消肿。

［方药］五皮饮加减（出自《中藏经》）。

［参考处方］生姜皮9g，桑白皮9g，陈皮9g，大腹皮9g，茯苓皮9g。

方中以茯苓皮利水化湿，兼以补脾益运；生姜皮辛散水饮；大腹皮行水气，消胀满；陈橘皮和胃气，桑白皮肃降肺气，以通调水道，化湿浊。五药配伍，共奏理气健脾、利湿消肿之效。

［临床应用］若腰以上肿甚兼风邪者，当加防风、羌活以散风除湿；腰以下肿甚为水湿下注者，加防己、生薏苡仁以利水消肿；兼寒者，酌加制附子、干姜以温阳行水；兼热者，酌加通草、滑石以利湿清热。

②湿热证

［临床表现］皮肤疖肿、疮疡，咽喉肿痛，小溲黄赤、灼热或涩痛不利，面目或肢体浮肿，口苦或口干、口黏，脘闷纳呆，口干不欲饮。苔黄腻，脉濡数或滑数。

［治法］清利湿热。

［方药］龙胆泻肝汤加减（出自《兰室秘藏》）。

［参考处方］龙胆草9g，柴胡9g，泽泻6g，车前子12g（包），通草3g，生地15g，当归9g，炒栀子9g，炒黄芩9g，生甘草9g。

方中龙胆草泻肝胆之火；黄芩、栀子清热解毒；生地凉血解毒；泽泻、通草、车前子、生甘草清热通利除湿；当归补血；柴胡疏肝解郁。全方配伍，共奏清利湿热、解毒消肿之效。

［临床应用］湿热蕴积上焦，见咯吐黄痰甚者，可用杏仁滑石汤加减；湿热中阻，以痞满腹胀为主者，可用黄连温胆汤加减；湿热蕴结下焦者，可用八正散加减；热结咽喉，咽喉肿痛明显者，可用银翘散合玄麦甘桔汤加减。

③血瘀证

［临床表现］面色黧黑或晦暗，腰痛固定或呈刺痛，肌肤甲错或肢体麻木。舌色紫暗或有

瘀点、瘀斑，脉象细涩。

[治法] 活血化瘀。

[方药] 血府逐瘀汤加减（出自《医林改错》）。

[参考处方] 桃仁 12g，红花 10g，当归 9g，生地 9g，川芎 5g，赤芍 6g，柴胡 3g，牛膝 9g，桔梗 5g，枳壳 6g，甘草 3g。

方中当归、川芎、赤芍、桃仁、红花活血化瘀；牛膝祛瘀血，通血脉，引瘀血下行。柴胡疏肝解郁，升达清阳；桔梗开宣肺气，载药上行，又可合枳壳一升一降，开胸行气，使气行则血行；生地凉血清热，合当归又能养阴润燥，使祛瘀而不伤阴血；甘草调和诸药。全方的配伍特点是既行血分瘀滞，又解气分郁结，活血而不耗血，祛瘀又能生新。合而用之，使瘀去气行，则诸症可愈。

[临床应用] 病人虚实皆重，可按正虚辨证中加入丹参、赤芍、泽兰、红花活血化瘀治疗；若兼气虚、阳虚者，可改用桂枝茯苓丸加味，以益气活血。

④湿浊证

[临床表现] 纳呆，恶心或呕吐，口中黏腻，脘胀或腹胀，身重困倦，精神萎靡。舌苔腻，脉濡滑。

[治法] 健脾化湿泄浊。

[方药] 胃苓汤加减（出自《丹溪心法》）。

[参考处方] 制苍术 10g，白术 12g，茯苓 15g，泽泻 10g，猪苓 15g，车前子 20g（包），姜半夏 9g，陈皮 10g，制大黄 6g，六月雪 15g。

方中以苍术、陈皮、姜半夏燥湿运脾、行气和胃；以白术、泽泻、茯苓、猪苓健脾助阳、化气利水渗湿；加车前子利水消肿。诸药配伍，共奏除湿泄浊、健脾利水之功。

[临床应用] 若恶心呕吐较甚者，可加姜竹茹以和胃降逆；若血清肌酐、尿素氮升高明显者，可配合生大黄、蒲公英、六月雪、煅牡蛎保留灌肠，也可于方中加六月雪以化湿降浊。

（二）西医常规治疗

慢性肾炎早期应该针对其病理类型给予相应的治疗，抑制免疫介导炎症、抑制细胞增殖、减轻肾脏硬化。并应以防止或延缓肾功能进行性恶化、改善或缓解临床症状以及防治并发症为主要目的。可采用下列综合治疗措施。

1. 积极控制高血压

可以防止肾功能减退或使已经受损的肾功能有所改善，防止心血管并发症，并改善远期预后。

（1）治疗原则

①力争达到目标值　如尿蛋白 < 1g/24h，血压应该控制在 130/80mmHg 以下；如蛋白尿 ≥ 1g/24h，无心脑血管并发症者，血压应控制在 125/75mmHg 以下。

②降压不能过低过快，保持降压平稳。

③一种药物小剂量开始调整，必要时联合用药，直至血压控制满意。

④优选具有肾保护作用、能延缓肾功能恶化的降压药物。

（2）治疗方法

①非药物治疗　限制饮食钠的摄入，伴高血压病人应限钠（＜3g/d），钠入量控制在

80~100mmol 之间，降压药物应该在限制钠摄入的基础上进行；调整饮食蛋白质与含钾食物的摄入；戒烟、限制饮酒；减肥；适当锻炼等。

②药物治疗 常用的降压药物有血管紧张素转换酶抑制剂（ACEI）、血管紧张素Ⅱ受体拮抗剂（ARB）、长效钙通道阻滞剂（CCB）、利尿剂、β受体阻滞剂等。由于ACEI与ARB除具有降低血压作用外，还有减少尿蛋白和延缓肾功能恶化的肾保护作用，应优选。使用ACEI与ARB类药物应该定期检测血压、肾功能和血钾。部分病人首次应用ACEI与ARB两周左右出现血清肌酐升高，需要检查有无危险因素，如果未超过基础水平的30%，仍然可以继续应用；有双侧肾动脉狭窄者禁用。肾功能不全病人应用ACEI与ARB要慎重，尤其注意防止高血钾。少数病人应用ACEI有持续性干咳的不良反应，可以换用ARB类。发生急进性高血压和高血压危象时，需用硝普钠0.5~1mg/（kg·min）静脉滴注，控制血压在正常上限并严密观察血压和心功能的变化。

2. 减少尿蛋白并延缓肾功能的减退

蛋白尿与肾脏功能减退密切相关，ACEI与ARB具有降低尿蛋白作用，其用药剂量常需要高于其降压所需剂量，需预防低血压的发生。

3. 限制食物中蛋白及磷的摄入

低蛋白与低磷饮食可以减轻肾小球高压力、高灌注与高滤过状态，延缓肾小球硬化，根据肾功能的状况给予优质低蛋白饮食，保证进食优质蛋白质（动物蛋白为主）。在进食低蛋白饮食时，应适当增加碳水化合物的摄入以满足机体生理代谢所需要的热量，防止负氮平衡。限制蛋白入量后同样可以达到低磷饮食的作用。

4. 避免加重肾损害的因素

感染、低血容量、脱水、劳累、水电解质和酸碱平衡紊乱、妊娠及应用肾毒性药物（如氨基糖苷类抗生素、含有马兜铃酸中药、非甾体类抗炎药、造影剂等）均可能损伤肾，应避免使用或者慎用。

5. 糖皮质激素和细胞毒药物

由于慢性肾炎是包括多种疾病在内的临床综合征，其病因、病理类型及其程度、临床表现和肾功能等差异较大，故是否应用应根据病因及病理类型确定。

6. 其他

抗血小板聚集药、抗凝药、他汀类降脂药、中药也可以使用。

【典型案例】

（一）时振声医案

防己黄芪汤合当归芍药散加减治疗脾虚夹瘀夹湿浊证

张某，女，46岁。1992年2月26日初诊。

主诉：蛋白尿12年，高血压6年。近日检查尿常规：PRO（++++），WBC 0~3个/高倍视野，服硝苯地平后血压133/80mmHg。肾功能正常。现症见：眼睑、下肢轻度浮肿，腰痛，口干不欲饮，大便不成形，每日2~3次，尿黄，舌暗红、苔薄白，脉沉弦。西医诊断为慢性肾炎高血压型。中医诊断水肿，证属脾虚夹瘀夹湿浊。治宜健脾益气，活血利湿。方用防己黄芪汤合当归芍药散加减。药用：生黄芪15g，赤芍15g，茯苓15g，泽泻15g，当归10g，苏叶10g，川芎10g，白术10g，牛膝10g，防己30g，车前子30g（包），焦山楂30g，丹参30g，鸡血藤 30g。15 剂，水煎服，每日 1 剂。

二诊　药后复查尿常规：PRO（+++），WBC 0~1 个/HP，血压 133/80mmHg。浮肿消失，腰痛减轻，仍感乏力，纳可，口干喜饮，大便调，尿黄，舌暗红，苔稍黄腻，脉沉弦。宗前方加白花蛇舌草 30g，石韦 30g。30 剂，水煎服，每日 1 剂。

三诊　药后查尿常规：PRO（+），已停用硝苯地平，血压测量为 150/90mmHg，纳睡佳，二便调。继守上方 30 剂，水煎服，每日 1 剂。

四诊　用药后检查尿常规：PRO（-），血压 133/85mmHg。无明显自觉症状。

继前方去白花蛇舌草、石韦，服用 1 个月。随访至今，多次反复查小便均正常，血压正常，感觉良好。

按语　时氏认为慢性肾小球肾病水肿消退后蛋白尿长期不消失，其形成与脾肾两虚有关。脾虚则健运失司，清浊不分；肾虚则气化无权，封藏失司，以至精微下泄所致。若脾肾气虚复感外邪再现蛋白尿加重者，时氏则从肺论治；兼夹瘀血者，佐以活血化瘀；气损及阴导致气阴两虚者，宜益气养阴等。时氏认为要时时注意把握好扶正与祛邪关系，先天之精又赖后天之精的滋养，因此，健脾益气在本病中尤为重要。临床以健脾益气，活血清利为时氏治疗蛋白尿常用方法之一，常用防己黄芪汤合当归芍药散加减，临床疗效显著。

（二）柴浩然医案

麻黄附子汤治疗表闭阳虚之风水重证

薛某，女，56 岁。1967 年 7 月 6 日初诊。主诉：蛋白尿 1 年。病人 1 年前患急性肾炎，因治疗不当，迁延为慢性肾炎，经常下肢浮肿，时轻时重，近因感冒加重，面目、下肢浮肿，并渐及全身，确诊为慢性肾炎急性发作，住某医院治疗半月余未见好转，后求治于柴氏。现症：全身高度浮肿，皮色光亮，按之没指，脘腹膨胀，兼见恶寒无汗，食少神疲，大便溏薄，小便不利，舌质淡，舌体胖，苔白，脉沉弱。尿常规：PRO（+++），上皮细胞（++），RBC（+），WBC 0~3 个/HP，颗粒管型 2~4 个/HP。证属脾肾阳虚，水气不化，复感风寒，表气闭塞，发为风水重证。治宜温经助阳、发汗解表。方用《金匮要略》麻黄附子汤。药用：附子 10g（先煎），甘草 6g，麻黄 15g。水煎服，每天 1 剂。2 剂。同时配合葱浴疗法：用红皮葱根茎（带须）500g，水煎两次置浴盘中，令病人坐其上，用被单围至齐颈，借热汽蒸浴以助药力。

二诊　服药及浴后，身汗徐徐透出，恶寒尽除，水肿明显消退，小便渐畅，皮肤已显皱纹，脉转沉弦有力。治宜通阳宣肺、健脾利水。方用麻桂五皮饮加味。药用：麻黄 10g，桂枝 10g，茯苓皮 10g，大腹皮 10g，桑白皮 10g，陈皮 10g，生姜皮 10g，白术 30g。水煎服，每天 1 剂。

三诊　脘腹胀已除，唯面、足轻度浮肿，再拟五苓五皮饮加味。药用：白术 30g，桂枝 10g，猪苓 12g，茯苓 12g，茯苓皮 18g，泽泻 10g，大腹皮 15g，桑白皮 12g，陈皮 10g，生姜皮 10g，鸡内金 10g。水煎服，每天 1 剂。5 剂。

四诊　面、身、脘腹肿胀俱退，食欲增多，精神转佳，大便成形，小便清长，改用《金匮》肾气丸为汤，并用白术 30g，善后治疗月余而愈。追访 1 年，尿化验正常，未复发。

按语　本案病情较长，缠绵不愈，肾阳渐衰；又因复感风邪，表闭肺部，急性发作，逐成表闭阳虚之风水重症。由于表闭阳虚同出一体，单用越婢汤宣肺法，则因阳气不足而无力鼓汗外出；或强发其汗则阳气更伤，而有祛邪伤正之弊；若纯用真武汤温阳利水，则风水无由宣泄外达，反致壅滞留邪之虞。故方用仲景麻黄附子汤以标本兼顾，方中麻黄解表发汗，宣肺利水，使风水从表而解；附子温经助阳，化气行水，使肾阳恢复；甘草调和其中，间制麻黄、附子，以防辛散宣泄太过。全方助阳以祛水邪，发汗不伤正气。再借葱浴以助药力，使表闭得开。继用化气利水除湿之法，肺气宣降正常，脾肾阳气得复，水肿得愈。

（三）蔡浔远医案

曹某，男，58 岁，2005 年 9 月 24 日初诊。主诉：蛋白尿 16 年。病人 1989 年在铁道部队服役，于青藏高原施工作业期间患"急性肾小球肾炎"，限于当时医疗条件，未能及时彻底治愈而转为"慢性肾炎"，随后转业到地方工作。16 年来，小便始终带有蛋白，每当感冒或劳累后蛋白尿增多，浮肿反复发作，期间从未间断过治疗，甚至遍访民间草药偏方，但浮肿始终不退、蛋白不消，近半年来症状加重前来就诊。症见：身材高大，形体肥硕，腹大肚圆，颜面及双下肢浮肿、按之凹陷，脚踝处肿胀明显，久站加重，面色少华，神疲乏力，头晕耳鸣，纳食一般，咽痒咳嗽，痰黄量多，扁桃体偏红稍大，腰部酸胀伴有灼热感，小便量少多泡，舌淡红，苔薄黄略腻，脉弦滑。血压 175/70mmHg，尿常规示：PRO（+++），镜检少量红细胞和管型，24 小时 UPT 2.3g。

中医诊断：水肿（脾肾气虚，水湿内蕴），咳嗽（风热犯肺）。

西医诊断：慢性肾小球肾炎。

治法：化痰止咳，利水消肿。

方药：银翘马勃散合四苓汤加减。

银花 15g，连翘 12g，牛蒡子 12g，射干 12g，马勃 6g，前胡 12g，白前 12g，炙枇杷叶 12g，蝉蜕 6g，桔梗 12g，天竺黄 12g，茯苓 30g，猪苓 15g，白术 12g，泽兰 10g，甘草 6g。7 剂，水煎服。并给硝苯地平控释片，每日 1 次，每次 1 片。

二诊　病人服药后，咳嗽消失，水肿稍退，精神疲倦，头晕减轻，耳鸣声低，纳食一般，腰部酸胀伴有灼热感，小便量增、泡沫较多，舌淡红、苔薄黄，脉弦滑。血压 136/72mmHg。

治法：祛风胜湿，利水消肿。

方药：徐长卿 15g，鹿衔草 15g，石韦 15g，蝉蜕 15g，爵床 15g，地龙 12g，泽兰 30g，茯苓 30g，猪苓 15g，白术 12g，大腹皮 15g，续断 15g，狗脊 15g，冬瓜皮 30g，鸟不宿 15g，萆薢 30g。15 剂，水煎服，日 1 剂，分 2 次口服。

三诊　水肿续有消退，头晕及腰部酸胀感减轻，精神纳食尚可，夜寐安静，小便有泡，大便一日一次，舌淡红、苔薄黄，脉弦滑。尿常规：PRO（++）。

方药：徐长卿 15g，鹿衔草 15g，石韦 15g，蝉蜕 15g，爵床 15g，地龙 12g，泽兰 30g，茯苓 30g，猪苓 15g，莲须 10g，炒芡实 30g，大腹皮 15g，续断 15g，狗脊 15g，车前仁 15g，鸟不宿 15g。15 剂，水煎服，日 1 剂，分 2 次口服。

四诊　颜面及双下肢浮肿基本消失，精神明显好转，纳食正常，仍感两腰胀痛，时感头晕，动则汗出。尿量正常，舌淡红，苔薄白，脉弦滑。尿常规：PRO（+），有少量红细胞和管型。

药用：徐长卿 15g，鹿衔草 15g，石韦 15g，蝉蜕 15g，益母草 15g，地龙 12g，金樱子 15g，炒芡实 30g，太子参 15g，五爪龙 30g，白茅根 30g，麦冬 10g，乌梅 12g，鸟不宿 15g。15 剂，水煎服，日 1 剂，分 2 次口服。

五诊　精神明显好转，纳食正常，颜面及双下肢浮肿基本消失，眩晕止、汗出停，尿量正常，两腰过久劳累后仍有酸胀感，下肢无水肿，舌淡红苔薄白，脉弦滑。尿常规：PRO（－）。

药用：徐长卿 15g，鹿衔草 15g，石韦 15g，党参 12g，白术 12g，茯苓 15g，炒芡实 30g，金樱子 15g，续断 15g，狗脊 15g，女贞子 15g，旱莲草 15g，地龙 12g，蝉蜕 15g，鸟不宿 15g，甘草 6g。15 剂，水煎服，日 1 剂，分 2 次口服。

六诊　病人精神纳食正常，腰痛基本消失，睡眠安静，尿量正常，大便平调，舌淡红苔薄白，脉滑，尿常规：PRO（－）。

药用：生地 10g，山茱萸 10g，山药 20g，茯苓 15g，泽兰 10g，续断 15g，杜仲 15g，莲须 10g，炒芡实 30g，徐长卿 15g，鹿衔草 15g，石韦 15g，黑大豆 15g，鸟不宿 15g。水煎服，日 1 剂，分 2 次口服。

病人守上方加减调治半年之久，每半个月查 1 次尿常规，尿蛋白维持阴性，肾功能正常，随访至今未再复发。

按语　慢性肾炎的病理基础是肺脾肾三脏虚损，堤防不固，精微下泄所致。本例病人初起时水肿兼有外感，治以疏风止咳，利水消肿，水肿消退后，根据"风能胜湿""久病入络"的理论，大量使用祛风胜湿通络之药，佐以活血利水之剂，使水肿得以消退、蛋白尿得以消失，后期以健脾滋阴补肾法调理达半年之久，巩固疗效，终使病人 16 年的病程得以痊愈。

【预防与调护】

（1）生活起居　预防感冒，节制房事，忌食烟酒，减肥，适当锻炼。重症病人应绝对卧床休息。高度水肿而致胸闷憋气者，可取半坐卧位。下肢水肿严重者，适当抬高患肢。水肿减轻后可适当活动。

（2）饮食调护　低盐、低脂、优质蛋白质饮食。伴高血压病人应限盐＜3g/d，调整饮食蛋白质与含钾食物的摄入。避免辛辣刺激之物及海鲜发物。

（3）情志调摄　鼓励病人树立与疾病做斗争的信心，消除恐惧、忧虑、急躁、悲观失望情绪，使其采取积极态度配合治疗。

（4）严密观察水肿的部位、程度、消长规律，尿量及颜色。保持皮肤清洁干燥，避免溃破感染。

（5）本病一般为慢性过程，如出现肾功能急剧恶化，或蛋白尿增多，需及时行肾活检穿刺明确诊断，并根据各种不同的病因及时采取正确的治疗。肾病理有活动性表现，根据病情需要增加糖皮质激素和（或）细胞毒类药物。对已发生急性肾衰竭的病人，要及时行血液净化治疗。

【临证提要】

本病临床多表现为慢性肾炎综合征。一般而言，凡有尿检异常（血尿、蛋白尿、管型尿）、水肿及高血压，病程迁延，无论有无肾功能损害均应考虑此病，肾活检病理检查可确诊并有利于指导治疗。多属中医学"水肿""尿血""慢肾风""关格"范畴，慢性肾炎的中医病机特点为本虚标实，虚实相兼。肺、脾、肾虚为本；风寒湿热浊毒侵袭、瘀血交阻为标。脏腑虚损与外邪侵袭为本病的中心环节，故慢性肾小球肾炎的治疗，以治本和治标相兼为原则。

脏腑虚损以脾肾两脏气虚为主，故以培补脾肾、温阳化气为基本治疗大法。

慢性肾小球肾炎分级治疗：轻型以中医药为主，如果伴有高血压，应用血管紧张素转换酶抑制剂（ACEI）；重型在中医治疗基础上，加用雷公藤多苷片、激素或其他免疫抑制剂控制尿蛋白。出现肾功能急剧恶化，或病情进展至终末期肾衰，需要肾替代治疗。

（蔡浔远　王悦芬）

第四节　无症状血尿或（和）蛋白尿

【概述】

无症状性血尿或（和）蛋白尿（asymptomatic hematuria and/or proteinuria）既往称为隐匿性肾小球肾炎（latent glomerulonephritis），系指无水肿、高血压及肾功能损害，而仅表现为肾小球源性血尿或（和）蛋白尿的一组肾小球疾病。中医学并无无症状性血尿或（和）蛋白尿这一病名，临床中如以镜下血尿为主者属中医学"尿血""溺血""溲血""小便血"等范畴。如以尿蛋白阳性为主者则属中医学"尿浊""水肿""虚劳""腰痛"等病证范畴。

【病因病机】

（一）中医病因病机

1. 病因

（1）感受外邪　外感六淫，无论外感风寒入里化热或外感风热邪郁咽喉，均可循经下行，伤及膀胱脉络而致尿血。风为百病之长，性主开泄，肾脏病人，精亏为本，正虚不固，致使风邪兼夹寒、湿、热等病邪入少阴，扰动肾关，封藏失司，精微外泄，而成蛋白尿。

（2）饮食不节　饮酒过多以及过食辛辣厚味，湿热内生，困阻脾胃；热伤血络，血溢脉外，下移肾与膀胱而尿血。饮食失调，损伤脾胃，清阳不升，或脾虚不能摄精，谷气下流，精微下注，形成蛋白尿。

（3）情志过极　情志过极，思虑过度，耗伤阴血，导致心肾阴虚，心火亢盛，移热于小肠，结于膀胱，损伤血络而尿血。情志不遂，肝气郁结，或久而化火，熏蒸肝胆络脉，血溢脉道，从尿道而出则尿血；或气机阻滞，瘀血凝聚，壅塞脉络，久瘀则络破血溢而尿血。郁怒伤肝，肝气犯脾，或思虑过度均可伤脾，脾虚则运化功能失司，清气不升反下注则发为蛋白尿。

（4）劳欲体虚　先天禀赋不足或房劳过度，均可导致肾阴亏虚，使虚火内动，损及肾及膀胱血络，而成尿血；肾气肾精亏虚，肾失封藏，精气外泄，则见蛋白尿。素体脾胃虚弱，或饮食不节，损伤脾胃，脾不统血，可出现尿血；脾不升清则见蛋白尿。

2. 病机

（1）无症状血尿的病机　尿血的病机以"热伤血络"者居多，其中热亦有虚实之分，外感六淫，以及心肝脾肺之热所致尿血者，多以实热为主；心肾阴虚，相火妄动则为虚热。脾肾亏虚亦是尿血的常见病机之一。此外，瘀血伤络亦是尿血不容忽视的病机，离经之血为瘀血，可视为只要有出血就肯定有瘀血。

（2）无症状蛋白尿的病机 蛋白尿多为本虚标实，本虚多指肺脾肾三脏虚损，肺虚宣肃不利，不能布精；肾失封藏，纳精不固，精微下泄；脾虚不运，不能升清降浊，摄纳无力，精气下泄。标实则多为风动、水湿、瘀血等，导致精气外泄，下遗尿中。

风为百病之长，风性开泄，疾病早期风邪侵袭，首犯肺卫，腠理开泄而汗出，肺气不利，失于宣降，通调失司，引起本病。湿为无形之水，水湿内停，郁而化热，最终湿热壅结，湿热之邪既可困阻中焦，脾不升清而清浊俱下；又可扰乱下焦，致封藏失职，精微下泄致蛋白尿。瘀血也是导致蛋白尿产生的重要因素之一，疾病初期，邪气侵扰肾络，致肾络气血郁滞，形成瘀血之候，疾病中后期，邪实留恋，湿热浊邪阻于络脉，气滞气虚推动无力等因素均可引起瘀阻，是为久病必瘀，瘀阻肾络，精气不能畅流，涌而外溢，精微下泄，而成蛋白尿。

（二）西医病因病机

无症状血尿的病因可分为两大类：①肾小球源性血尿：为原发性肾小球病所致，但病理改变多较轻。如可见于轻微病变性肾小球肾炎（肾小球中仅有轻微节段性系膜细胞及基质增生）、轻度系膜增生性肾小球肾炎及局灶性节段性肾小球肾炎（局灶性肾小球病，病变肾小球内节段性内皮及系膜细胞增生）等病理类型。根据免疫病理表现，又可将系膜增生性肾小球肾炎分为 IgA 肾病和非 IgA 系膜增生性肾小球肾炎；②其他疾病引起的非肾小球源性血尿：肾脏和上尿路的病变包括肿瘤、结石、囊性病（包括多囊肾和髓质海绵肾）、乳头坏死、代谢缺陷（如高钙尿、高尿酸尿）等；下尿路的病变包括膀胱、尿道和前列腺疾病；肾血管病变或血流动力学改变如左肾静脉受压综合征（胡桃夹征）、体位性蛋白尿等。

【临床表现】

病人没有泌尿系统的局部症状，亦没有全身症状，常常在常规体检或其他疾病就诊筛查时发现镜下血尿或（和）蛋白尿，不合并浮肿、高血压、腰痛等症状。

【实验室及其他辅助检查】

1. 实验室检查

（1）尿常规 简单、快速、价格低廉。应多次重复检查，以明确是一过性、体位性或持续性血尿或（和）蛋白尿。在长期随访过程中，应定期进行尿常规检查。

（2）24 小时 UTP 检查 明确尿蛋白的排泄量并观察其变化，一般 2g 以上的蛋白尿多为肾小球疾病性蛋白尿，2g 以下蛋白尿的病因较复杂，可以是肾小球源性、肾小管性、组织性或渗出性蛋白尿等。

（3）微量白蛋白尿及尿白蛋白/肌酐检测 微量白蛋白尿常在糖尿病肾病或高血压肾损害的早期检测到，在胰岛素抵抗型糖尿病病人中，微量白蛋白尿是有用的预示进展至糖尿病肾病的指标。尿微量白蛋白/肌酐的测定则校正了脱水引起的尿液浓度变化，能更好地反映尿微量白蛋白的排泄情况。

（4）血常规 了解病人有无贫血及血液方面异常。

（5）血生化检查 包括血糖（空腹和餐后）、肝肾功能、血脂等，了解有无糖尿病、高血脂等伴发疾病，了解肾功能情况。

（6）肝炎病毒指标检查 包括乙型肝炎病毒、丙型肝炎病毒、艾滋病病毒等，以了解有无慢性病毒性肝炎及肝炎病毒相关性肾病。

（7）免疫指标及血、尿免疫蛋白电泳检查　包括血免疫球蛋白、血沉、补体、类风湿因子、抗核抗体、抗双链 DNA 抗体、可提取性核抗原（ENA）等，排除系统性红斑狼疮、多发性骨髓瘤、轻链沉积病等继发性肾小球疾病。

2. 肾活检病理检查

一般功能性、特发性一过性、特发性间断性、直立性蛋白尿或单纯镜下血尿不需行肾活检；持续性蛋白尿者一般不需立即行活检，但必须密切随访，根据尿蛋白定量及肾功能情况决定肾活检时机，一般 24 小时 UTP 大于 1g 或出现肾功能损害时应考虑肾活检；蛋白尿伴显著肾脏病者应及时肾活检明确病理类型、病变程度，为指导临床治疗和判断预后提供依据。

3. 影像学检查

包括 X 线、超声、CT、磁共振检查等，以排除继发性、遗传性肾脏病。

【诊断与鉴别诊断】

（一）诊断要点

1. 中医辨证要点

（1）辨外感内伤　引起无症状尿血和（或）蛋白尿的原因有外感与内伤之分。由外感所致者，以邪热为主，发病急骤，初起多见恶寒发热等表症；由内伤所致者，起病比较缓慢，先有阴阳偏盛、气血亏虚或脾肾虚衰的全身症状，其后表现为尿血或蛋白尿。外感多属实证，内伤多属虚证。

（2）辨虚实　根据病程和全身症状来辨虚实。凡起病急骤，病程短，尿道有艰涩灼热感，或伴恶寒发热等症，舌质红，苔黄腻，脉弦数或浮数者，多属实证。若起病缓慢，病程长，腰膝酸软，潮热盗汗，面红口干，或面色萎黄，倦怠无力，舌质淡或淡红，苔薄白，脉细数或细弱者，多属虚证。

2. 西医诊断要点

（1）确认是否存在无症状血尿或（和）蛋白尿的诊断标准。

①3 次尿常规检查中有 2 次检查发现每高倍镜视野红细胞数 ≥ 3 个，或尿沉渣 Addis 计数，每小时红细胞数 ≥ 10 万或 12 小时尿红细胞数 ≥ 50 万，称为血尿。蛋白尿的定义是尿蛋白排泄量 > 150mg/24h。

②不伴有泌尿系统局部和全身症状的镜下血尿称为无症状性血尿。

（2）排除假性镜下血尿、良性孤立性蛋白尿、体位性（直立性）蛋白尿、特发性一过性蛋白尿。剧烈运动、月经污染、泌尿系轻度外伤及性交后均可引起一过性血尿，因此当发现无症状性镜下血尿时，需 48 小时后复查尿常规，以除外假性血尿。

良性孤立性蛋白尿是在发热、剧烈运动、遇寒、精神压力和怀孕时常发生的蛋白尿类型，在一些急性疾病如充血性心力衰竭时也可出现蛋白尿而无肾实质病变，故认为是功能性的。蛋白尿是由于肾血流动力学改变造成的。发热可增加肾小球对血浆蛋白的滤过率，一般在症状控制数天后蛋白尿就消失，与进展性肾病无关。运动后蛋白尿则是由于肾小球通透性增加和肾小管重吸收降低所致。

体位性（直立性）蛋白尿指在直立位或腰部前凸时出现的蛋白尿，卧位后即消失。通常见于儿童和青春期，其发生率各家报道不一，多数认为在青少年的发生率约为 2%～10%。诊断本型蛋白尿应具备下列条件：①无肾脏病病史及临床表现；②无其他与肾脏病有关的全身性疾病；③无高血压；④无尿沉渣异常；⑤肾功能正常；⑥血生化及血清学检查正常；⑦尿路 X 线检查正常；⑧ 24 小时 UTP 一般小于 1g，偶可达 2～3g，但卧位 12 小时尿蛋白总量应小于 75mg。体位性蛋白尿的发生机制可能是血流动力学和神经内分泌素调节改变，导致滤过分数增加、肾小球毛细血管通透性增加而产生蛋白尿。10～20 年的随访资料发现，67.4%～83%的病人蛋白尿消失，肾功能、血压均正常，无进展性肾病的迹象。但部分在肾活检中存在肾实质病变的病人，随访中发现有病情进展者。故对体位性蛋白尿病人，在确切原因尚未确定之前，需长期随访。

特发性一过性蛋白尿多见于儿童、青春期和年轻成人，是最常见的良性孤立性蛋白尿。病人无症状，蛋白尿往往在常规筛查、体检时发现。尿沉渣检查无明显异常，复查时蛋白尿消失，可能是生理性的肾血流动力学改变所致。对于此型病人需重复进行尿蛋白检测，以确定是一过性、间断性还是持续型的蛋白尿。

（二）鉴别诊断

1. 无症状血尿

无症状血尿的病因很多，从无需治疗的轻微病变到危及病人生命的恶性病变，既可见于一过性良性病变，如运动性血尿，或某些疾病的早期如 IgA 肾病、薄基底膜肾病、肾结核，亦可见于泌尿系统恶性肿瘤。但因无伴随症状而不易发现，因而易被漏诊，只有在偶然行尿液常规检查时才可能会被发现。目前主要将其分为肾小球源性和非肾小球源性两大类。目前，IgA 肾病和薄基底膜肾病被公认为肾小球源性血尿的最常见原因，另外遗传性肾炎（Alport's 综合征）及其他原因所致的局灶性肾小球肾炎也是导致无症状血尿的常见原因。在非肾小球源性血尿中，肾脏和上尿路的病变包括肿瘤、结石、感染、囊性病（包括多囊肾和髓质海绵肾）、乳头坏死、代谢缺陷（如高钙尿、高尿酸尿）等；下尿路的病变包括膀胱、尿道和前列腺疾病。

2. 无症状蛋白尿

进一步完善风湿免疫、肿瘤、感染、代谢等相关检查，除外继发性肾脏疾病。原发性肾小球疾病进一步肾活检明确病理诊断。

【治疗】

（一）中医治疗

1. 治疗原则

无症状血尿与蛋白尿的病机各异，因此其治疗原则也不尽相同。尿血的治疗可归纳为治火、治气、治血。治火，根据证候虚实的不同，实火当清热泻火，虚火当滋阴降火；治气，实证当清气降气，虚证当补气益气；治血，主要包括凉血止血、收敛止血或祛瘀止血等。

无症状蛋白尿的病机主要是本虚标实，因此其治疗往往需扶正与祛邪兼顾。我们认为调理肺脾肾功能，使肺之升降有序、脾之健运有常、肾之开合有司，这三者是治疗蛋白尿的基础，所谓扶正是也。同时，祛风（寒）除湿（浊）行瘀也不可忽视，所谓祛邪是也。

2. 辨证施治

（1）风邪犯肺

[临床表现]尿潜血和（或）尿蛋白始于恶风发热之后，伴眼睑及下肢浮肿、咽喉疼痛、咳嗽，舌苔薄白，脉浮或浮数。

[治法]疏风宣肺，清热止血。

[方药]越婢加术汤加减（出自《金匮要略》）。

[参考处方]麻黄10g，生石膏30g，白术15g，甘草6g，生姜3片，大枣5枚，金银花20g，白茅根30g，小蓟15g。

方中麻黄宣肺利水，石膏清里热，麻黄与石膏配伍制约了麻黄的发汗解表的作用，彰显其宣肺利水之功。脾主运化，白术、甘草、大枣健运中土，促进水湿消散。白茅根、小蓟凉血止血，金银花清热利咽。

[临床应用]如外感风寒，兼有湿热内蕴，可用麻黄连翘赤小豆汤为主方加减。

（2）心火亢盛

[临床表现]尿潜血阳性为主，小便黄赤灼热，心烦口渴，面赤口疮，夜寐不安，舌质红，苔黄，脉数。

[治法]清热利尿，凉血止血。

[方药]小蓟饮子加减（出自《济生方》）。

[参考处方]生地黄15g，小蓟15g，滑石15g，蒲黄10g，藕节10g，淡竹叶6g，通草6g，当归12g，栀子6g，炙甘草6g。

方中小蓟、生地黄、藕节、蒲黄凉血止血；栀子、竹叶清热泻火；滑石、甘草利水清热导热下行；当归养血活血。

[临床应用]热盛而心烦口渴者，加黄芩、麦冬清热生津；尿血较甚者，加白茅根、槐花凉血止血；尿中夹有血块者，加桃仁、红花、川牛膝活血化瘀；大便秘结者，加大黄通腑泄热。

（3）湿热下注

[临床表现]尿潜血和（或）尿蛋白阳性，胸脘烦闷，小便赤而浑浊，男子可有阴囊潮湿，女子可见带下多色黄，舌苔黄腻，脉象弦数。

[治法]清热利湿，凉血止血。

[方药]八正散加减（出自《太平惠民和剂局方》）。

[参考处方]通草9g，瞿麦9g，萹蓄9g，车前子12g，滑石15g，栀子9g，大黄9g，甘草梢6g，小蓟10g，白茅根15g。

方中通草、瞿麦、萹蓄、车前子、滑石均为清热除湿、利尿通淋药，为主药。配栀子清利三焦湿热，大黄泄热降火，导热下行，增强了泻火解毒功力，是辅药。甘草梢调和诸药。诸药合用，具有清热利湿、凉血止血之作用。

[临床应用]热甚者，可加银花、黄芩、柴胡、青蒿等；湿重可合四妙散；如尿中夹有砂石者可加入金钱草、海金沙、鸡内金等。

（4）气滞血瘀

[临床表现]尿潜血阳性和（或）尿蛋白阳性，多反复发作，伴腰部酸困，少腹刺痛拒按，或可触及积块，时有低热，舌质紫暗，或有瘀斑，苔薄白，脉沉涩。

[治法]行滞化瘀止血。

[方药]血府逐瘀汤加减（出自《医林改错》）。

[参考处方]桃仁 10g，红花 10g，当归 10g，生地黄 15g，川芎 10g，赤芍 15g，川牛膝 10g，桔梗 10g，柴胡 10g，枳壳 6g，甘草 6g。

方中柴胡、枳壳、桔梗理气，桃仁、红花、当归、川芎、赤芍、川牛膝活血化瘀。

[临床应用]瘀血严重者，可加茜草、三七等化瘀止血；少腹有癥积痞块者，可加软坚散结消癥之品，如牡蛎、土鳖虫等。

（5）阴虚火旺

[临床表现]尿潜血阳性为主，头晕耳鸣，神疲乏力，颧红潮热，腰膝酸软，舌质红，脉细数。

[治法]滋阴降火，凉血止血。

[方药]知柏地黄汤加减（出自《医宗金鉴》）。

[参考处方]熟地黄 15g，山茱萸 10g，怀山药 15g，泽泻 15g，牡丹皮 10g，茯苓 30g，知母 10g，黄柏 10g。

方中熟地黄、山药、山茱萸、茯苓、泽泻、牡丹皮滋补肾阴，"壮水之主，以制阳光"；知母、黄柏滋阴降火。

[临床应用]颧红潮热者，加地骨皮、白薇清退虚热。

（6）脾不统血

[临床表现]尿中潜血阳性为主，面色萎黄，体倦乏力，气短声低，或兼牙龈出血，肌衄，纳呆便溏，舌质淡，脉细弱。

[治法]补中健脾，益气摄血。

[方药]归脾汤加减（出自《证体类要》）。

[参考处方]当归 12g，白术 12g，党参 15g，茯神 15g，黄芪 15g，龙眼肉 15g，酸枣仁 20g，木香 6g，甘草 6g，远志 10g。

方中党参、白术、甘草益气健脾；当归、黄芪益气生血；酸枣仁、远志、龙眼肉补心益脾，安神定志；木香理气醒脾。

[临床应用]气虚下陷而少腹坠胀者，可加升麻、柴胡，以起到益气升阳的作用。

（7）脾肾气虚

[临床表现]尿潜血或尿蛋白阳性，纳食减少，精神疲惫，面色萎黄，头晕目眩，腰膝酸痛，舌质淡红，苔白，脉弱。

[治法]健脾益气，补肾固涩。

[方药]补中益气汤合六味地黄丸加减（补中益气汤出自《内外伤辨惑论》，六味地黄丸出自《小儿药证直诀》）。

[参考处方]黄芪 30g，甘草 6g，党参 10g，当归 12g，橘皮 12g，升麻 6g，柴胡 6g，熟地黄 15g，山茱萸 10g，山药 15g，泽泻 12g，牡丹皮 10g，茯苓 15g。

方中黄芪、甘草、党参、陈皮、茯苓、升麻、柴胡健脾升阳，熟地、山茱萸、山药、泽泻、牡丹皮补肾益精。

[临床应用]尿血或蛋白尿严重者，可加牡蛎、金樱子、补骨脂固涩止血；如兼有口燥咽干、大便干，表现以气阴两虚为主者，可用参芪地黄汤加减。

（8）脾肾阳虚

[临床表现]以尿蛋白阳性为主，可伴有尿潜血阳性，面色苍白，畏寒肢冷，神疲倦怠，

腰膝冷痛，舌质淡，苔白，脉微弱。

[治法]温补脾肾，收敛固涩。

[方药]金匮肾气丸加减（出自《金匮要略》）。

[参考处方]制附子（先煎）10g，肉桂 3g，熟地黄 15g，山茱萸 10g，山药 15g，泽泻 12g，牡丹皮 10g，茯苓 15g。

方中熟地、山茱萸、山药、泽泻、茯苓、牡丹皮补肾益精健脾，附子、肉桂温阳。

[临床应用]少火生气，宜酌加莲须、五味子、覆盆子、金樱子、桑螵蛸等固涩摄精之品。

（二）西医常规治疗

1. 无症状血尿

对明确的肾小球源性血尿应采取以下措施：①对病人定期（至少每 3~6 个月 1 次）检查，检测尿沉渣、尿蛋白、肾功能和血压的变化；②保护肾功能，避免肾损伤的因素。

对明确为非肾小球源性血尿需进行病因的进一步筛查，根据病因的不同采取相应的内科或外科治疗。

2. 无症状蛋白尿

（1）一般治疗　①饮食控制：无症状蛋白尿病人食物中蛋白质摄入量不宜过高，与一般正常人相似即可。在无高血压和（或）浮肿时可正常盐饮食；②避免诱因：包括祛除潜在感染病灶、避免感染；从事较轻工作、生活有规律；避免使用肾毒性药物等；③控制伴发疾病：如糖尿病、高血压、高血脂、高尿酸、冠心病等。

（2）持续性单纯性蛋白尿的治疗　长期严密随访，根据蛋白尿情况可使用 ACEI/ARB。

（3）伴有肾病的蛋白尿的治疗　此类病人一般需使用 ACEI/ARB、抗凝药物等。肾脏病理改变以系膜增生性肾炎（IgA 或非 IgA）、局灶节段性肾小球肾炎、轻微病变肾病、膜性肾病等为主，根据肾脏病理类型和肾组织具体病变情况，决定是否使用肾上腺皮质激素和（或）免疫抑制剂。

【经典传承】

（一）陈以平教授

陈以平教授在长期临床实践中发现肾源性血尿的发生是由肾络受损所致，即《灵枢·百病始生》"阴络伤则血内溢"之谓。在治疗上提出止血三法：息火宁络，化瘀通络，补虚充络。

首当息火宁络：血尿的发生或加重常由热毒客咽，或湿热侵肠所致，从而导致肺燥肠热，进而移热于肾。对于热毒客咽者，当"治上焦如羽"，在苦寒清解之中佐以金银花、蝉蜕、薄荷、荆芥等药辛凉宣散；对于湿热损及肾络者，治当在苦寒清解之中佐以车前子、土茯苓、六一散等药淡渗利湿，则湿去热孤；对于阴虚火旺者，治当在甘寒清降之中佐以肉桂引火归元，如是则络宁血自静守。

次当化瘀通络：陈教授认为肾络瘀阻也是血尿病机中不可忽视的重要方面。络中瘀血极易与湿、热、毒邪交相缠错，使病机更趋复杂，因此将化瘀通络法贯穿血尿治疗的全过程。药用活血中有凉血之功的生蒲黄、生茜草、粉丹皮、赤芍药等，尤其善用路路通、地龙等通络药物，使瘀去络通，阴血归经。

三当补虚充络：陈教授认为血行络脉之中全依阴（血）滋络体，气（阳）摄络体，缺一不可，虚则当补，因此常以此法作为治疗血尿的收功之法。常以生地滋阴，阿胶补血，黄芪补气，肉苁蓉温阳。四药滋阴养血不呆滞脾胃，补气温阳不化躁动火，以达络体得养、络气得充、络血得摄之效。

（二）时振声教授

时振声教授认为血尿的病机错综复杂，细究其病位多在于肾，其病性多属阴虚，故时教授以《医方集解》中二至丸为源，立滋养肾阴为治本之法。除此，标实亦为血尿的重要因素。时老认为血尿病人出血必有瘀滞，见血休止血，瘀化血自止；肾又主水，湿热极易相合；湿、热、瘀互结，更使病性复杂，因此单纯一法一方难于取效。故而将滋养肾阴、活血化瘀、清热利湿、凉血止血诸法融为一体，如此标本结合，使肾阴得复，湿热得清，瘀化水行，血气调和。并自拟"滋肾化瘀清利汤"，组方：女贞子、旱莲草各10g，白花蛇舌草、生侧柏、马鞭草各15g，大蓟、小蓟、益母草、白茅根、石韦各30g，经长期临床验证于血尿的治疗，疗效十分显著。

（三）王永钧教授

王永钧教授认为肾小球性血尿，最常见于IgA肾病。而王教授认为IgA肾病中最为常见的证型有气阴（血）两虚证、肾络瘀痹证、风湿内扰证，其中风湿内扰是长期临床实践与观察中提出的新证候，内生之风湿与外感之风湿同气相求，常合邪为患。湿本滞重性黏，借风力则善行多变，风借湿势直袭于肾，则缠绵难愈，导致疾病呈现慢性进展的过程。另外，以"离经之血便是瘀""久病必瘀"的理论来指导辨证，将持续血尿（包括肉眼血尿和显微镜下血尿）、病程持续半年以上的病人视为瘀血，进一步采用现代科学技术如检测甲皱微循环、血液黏度，进行肾活检病理分析，从微观角度诊断"瘀血"，则可发现多数IgA肾病病人都有瘀血证候。据此王教授认为"风湿扰肾"的病机演变规律是：风湿之邪影响肾主封藏、主水、司开阖之职。其中，风邪开泄之性易使肾失封藏，致精微随尿泄漏，从而出现血尿、蛋白尿；久闭成痹，导致肾络瘀痹及肾内微癥积形成；由体及用，肾的气化功能进一步衰减；终致湿浊溺毒内留，甚而累及多脏。因此临床治疗肾小球性血尿时常在益气健脾、活血化瘀的基础上佐以祛风除湿之药，如穿山龙、鬼箭羽、豨莶草、伸筋草、青风藤、萆薢、威灵仙、薏苡仁等，有时亦用提取物如雷公藤多苷片等。

（四）李济仁国医大师

对于蛋白尿的辨证论治，李老遵从新安医家"张一帖"治疗心法，重视固本培元，从脾肾论治，健脾补肾，通过近数十年临床经验积累，自拟"蛋白转阴方"为基本方治疗。药用十三味：黄芪50g，潞党参20g，炒白术15g，茯苓15g，川续断15g，金樱子15g，诃子肉15g，乌梅炭15g，川萆薢15g，石韦20g，白茅根20g，墨旱莲15g，车前草15g。方中重用黄芪、党参、白术健脾益气为主药治其本；辅以川续断、金樱子、诃子肉、乌梅炭补肾壮腰、收敛固涩，以防蛋白的大量流失；川萆薢、车前草、茯苓、石韦利湿清热、分清泌浊；白茅根、墨旱莲凉血止血治其标。全方共奏健脾补肾，收敛固涩之功。李老以此方为主，再结合具体病情，化裁治之，辨证加减治疗 200 余例慢性肾炎蛋白尿病人，屡获良效。李老认为慢性肾炎蛋白尿除治疗外，预防及调护亦很有必要，应注意以下几点：①加强锻炼，增强体质，避免外邪侵袭。②注意饮食调摄，饮食要清淡易消化，忌食辛辣肥甘之品，若不浮肿，无需过于忌盐。③保持皮肤清洁，特别是水肿时要避免抓破皮肤，以防感染。④注意休息，避免过劳。调摄情志，树立战胜疾病的信心。⑤慢性肾炎若已治愈，仍应坚持治疗，定期检查，以防病复。

（五）张大宁国医大师

张老提出蛋白尿的发病基础是脾肾亏虚，固摄失司，而血瘀、湿热是蛋白尿缠绵难愈的重要因素。故在治疗过程中，以补益脾肾、固涩升提为主，兼以活血化瘀、清热利湿。张老认为慢性肾炎蛋白尿的发病以脾肾亏虚为主，临床应从脾肾论治，治疗的关键是补益脾肾，使肾气充足，脾气健运，精微得固。在临床治疗中，张老常用黄芪、党参、山药、白术以补肾益气，健脾祛湿；山茱萸、补骨脂、益智仁、菟丝子以温补脾肾，益气固精。张老对于大量蛋白尿病人的治疗，黄芪用量达到 120~160g，使脾肾气旺，统摄气血津液正常运行，固摄精微物质，疗效显著。张老认为，蛋白尿的治疗既要补益脾肾以固精，还要有固涩和升提之力，以加强精微物质的正常运行，常加芡实、五味子、金樱子、覆盆子以固肾涩精，加升麻以升脾阳，泌别清浊。张老认为慢性肾脏病病程日久，脏腑受损，久病及肾，气血瘀滞肾络，而致精微外泄，指出血瘀可加重蛋白尿的持续发展，因此常加活血化瘀之品，以改善肾络血液运行，减少蛋白尿。因此，张老在蛋白尿的治疗过程中多加用三棱、莪术、川芎等温性活血理气之品，取其血热则行、气行血行之义。三棱、莪术性温，行气活血祛瘀而不伤正气，川芎辛温，为"血中之气药"，行气活血，通达气血；丹参活血化瘀，补血养血而不伤正气。在补益脾肾的同时加以活血化瘀，取"补中有泻"之义，使补而不滞，调达气机，使脉络疏通，精微得以封藏，而使尿蛋白外泄减少。对于慢性肾炎蛋白尿反复发作，病程缠绵，兼见湿热之象者，张老在治疗过程中常加用清热利湿之品，以疏通脉络，减少尿蛋白，常用土茯苓、败酱草、蒲公英、车前子或车前草等。

【典型案例】

（一）李顺民医案

王某某，男性，39 岁。初诊时间：2012 年 10 月 16 日。

主诉：发现镜下血尿 7 个月。病人 7 月前因腰痛于外院查尿常规：PRO（+），ERY（+++），RBC385/µL。诊断为"隐匿性肾炎"，未予系统诊治，此后多次复查尿 ERY（+++）。刻诊：腰酸不痛，疲乏，劳累后加重，无尿频尿急尿痛，纳眠可，大便调。查体：舌胖，边有齿印，苔薄黄，脉细；双肾区叩击痛阴性，双下肢无水肿。尿常规：PRO（+），ERY（+），RBC362/µL。西医诊断：慢性肾炎综合征，中医诊断：尿血（脾肾气虚，夹有湿热）；治以健脾益肾，清利湿热为法，方以加减小蓟饮子加减，方药：黄芪 30g，生地黄 20g，山药 20g，山茱萸 10g，小蓟炭 15g，墨旱莲 15g，白茅根 30g，蒲黄炭 10g，仙鹤草 15g，甘草 5g，白术 10g，牛膝 30g。7 剂，日 1 剂，水煎分两次服。

2012 年 10 月 23 日二诊：腰酸乏力稍改善，舌暗，边有齿印，苔薄黄，脉细。尿常规：PRO（±），ERY（+++），RBC145/µL。原方加莪术 30g，莲须 10g。7 剂，煎服方法同前。

2012 年 11 月 13 日三诊：病人已无明显不适，舌边齿印变浅，苔薄白，脉细。尿常规：PRO（一），ERY（＋），RBC 11/µL。前方去莪术，加芡实 30g。7 剂，煎服方法同前。

按语 一般认为血尿多因下焦湿热引起，治疗多以清利下焦湿热、凉血止血为主，但李教授经多年临床发现，单纯热结下焦所致血尿临床并不多见，许多肉眼血尿及镜下血尿病人都不同程度存在脾肾亏虚或气阴两虚，因此，对于这类病人李教授主张从脾论治，其惯用方为加减小蓟饮子。小蓟饮子出自《玉机微义》，为凉血止血的名方，其组成有：生地黄 12g，小蓟根、滑石、通草、炒蒲黄、淡竹叶、藕节、当归、栀子子、炙甘草各 15g。原方有凉血止血、利水通淋之功，主要用于热结下焦之血淋、尿血。李教授在小蓟饮子的基础上去滑石、通草、淡竹叶、藕节、当归、栀子子，加黄芪、淮山健脾益气，加山茱萸益肾固摄，加墨旱莲清虚热，加白茅根、茜草炭凉血止血。经改良后的加减小蓟饮子（黄芪 30g，生地黄 20g，山药 20g，山茱萸 10g，小蓟炭 15g，墨旱莲 15g，白茅根 30g，蒲黄炭 10g，茜草炭 15g，甘草 5g）主要从健脾益肾入手，兼以凉血活血止血，常应用于气阴两虚或脾肾气虚夹有明显下焦湿热者，大大拓展了其应用范围。

（二）刘宝厚医案

鄢某，男，19 岁，初诊日期 2009 年 5 月 8 日。

主诉：腰痛易感 3 月余。病人于今年 3 月份腰痛，无水肿，尿中泡沫多，化验检查：尿常规：PRO（＋＋＋），ERY（＋＋），镜下 RBC 10~12/HP。肝、肾功能及血浆蛋白均正常，肾穿刺病理诊断：IgA 肾病（Ⅱ~Ⅲ级），予以雷公藤多苷片、厄贝沙坦治疗，于 5 月 8 日就诊于门诊。病人无明显不适，平日易感冒，咽喉部干痛。BP 130/80mmHg。检查：咽部微红，扁桃体Ⅱ度肿大、充血，舌质红，苔微黄厚，脉弦数。尿常规：PRO（＋＋），ERY（＋＋＋），镜下 RBC 6~10/HP。辨证：湿热蕴结，脉络瘀阻。治则：清热解毒，活血止血。选方：清热健肾汤（刘教授经验方）加减。用药：白花蛇舌草 30g，半枝莲 30g，青风藤 30g，石韦 30g，白茅根 30g，藕节 10g，龙葵 15g，丹参 15g，当归 15g，地龙 15g，莪术 15g，玄参 15g，僵蚕 15，马勃 15g，水煎 2 次兑匀，分 3 次服，14 剂。

二诊：乏力，咽部无不适，BP 120/70mmHg，扁桃体Ⅱ度肿大，无充血，舌质红，苔薄白，脉弦数，尿常规：PRO（±），ERY（＋＋），镜下 RBC 0~2/HP。

按语 本例病人为 IgA 肾病（肾炎综合征型），曾采用雷公藤多苷片＋厄贝沙坦治疗 2 个多月，蛋白尿、血尿一直不消，原因就在于病人的上焦湿热（扁桃体炎）未得到控制。后清热解毒、活血止血。选方：清热健肾汤加减治疗 2 周，蛋白尿、血尿显著减少，印证了刘教授提出的"湿热不除，蛋白难消"的观点。

【预防与调护】

在预防与调护中，需积极检测实验室指标变化，由于无症状明显特征异常，病人易于忽略病情的演变，预防中嘱其定期检测尿液常规及相关生化指标。调护中注意监测血压、水肿等病情变化，饮食调护需避免高蛋白饮食等。

【注意事项】

在疾病过程中注意避免感染等因素，同时治疗疾病过程中需注意避免使用肾毒性药物，如避免不合理抗生素的使用等。动态观察血尿及蛋白尿病情变化，必要时给予肾活检病理检查以明确病理类型，早期根据肾脏病理使用合理治疗方案。

【临证提要】

单纯无症状血尿及无症状蛋白尿病人，由于临床症状轻，多会拒绝肾脏病理检查，在未明确诊断前，西医学一般无特殊治疗，或给予 ACEI/ARB 和抗凝药物以减少尿蛋白、改善肾脏微循环。中医学主要是根据病人的体质、舌脉象及临床证候进行宏观辨证施治，不受病理检查限制，因此对治疗单纯无症状血尿或无症状蛋白尿有一定优势，通过健脾、固肾、活血止血等治疗，可以减轻血尿与蛋白尿，同时改善病人体质，减少复发。尽管中医学治疗无症状血尿、蛋白尿有一定优势，但仍有一部分病人会久治不愈，如在治疗期间病情逐渐加重，则需做肾脏病理检查以进一步明确诊断，采用中西医结合方法治疗，以免延误病情。

（宋高峰　杨栋　李顺民）

第五节　肾病综合征

【概述】

肾病综合征（nephrotic syndrome）是多种病因导致的包括大量蛋白尿（$\geq$ 3.5g/24h）及因此而引发的低蛋白血症（$\leq$ 30g/L）、水肿和高脂血症等特征一组临床综合征，大量蛋白尿、低蛋白血症是诊断的必要条件。该病在中医学中可归属于"水肿""腰痛""尿浊"等范畴。肾病综合征流行病学资料主要来源于儿童数据，每十万儿童大约 2~7 名发病，与种族背景有一定关系，非裔美国人和拉美裔人发病率较高。肾病综合征大约占原发性肾小球疾病的 34%~49.5%。

【病因病机】

（一）中医病因病机

肾病综合征的中医病机是外邪侵袭（风邪、水湿、疮毒等）与脏腑功能不足（主要涉及肺、脾、肾）相互作用的结果。

1.病因

（1）外邪侵袭　劳汗当风、久居湿地、冒雨涉水、痈疡疮毒内归等致使脏腑失和，气血不调，肺失宣降、脾失健运，而成水肿；热伤血络、血溢脉外，出现血尿。

（2）脏腑功能不足　先天禀赋不足、久病体虚或饮食不洁、劳倦内伤、房劳过度等导致脾气受损、肾精亏耗；出现运化失司、气化不利，水湿内停，加之外邪诱发，水湿泛溢肌肤，形成水肿；脾虚运化失司，清阳不升，水谷精微下泄；肾虚封藏失职，肾不藏精，则精微物质外泄，从而出现尿蛋白。脾虚血失统摄，渗于膀胱而见血尿，肾气不足，封藏不固，血随尿出。

2.病机

外邪侵袭可以导致肺脾肾等脏腑功能失调：肺失通调、脾失转输、肾失开合，继而膀胱气化不利、三焦水道不通、水液集聚于颜面、四肢、甚至全身，日久诸邪愈盛，脏腑功能愈虚，更易招致外邪侵袭，二者互为因果，导致病情反复，不断加重。其本在肾，其标在肺，其制在脾。病理因素包括瘀血与湿热，两者交阻，每使病情加重。

其中湿热与下列因素有关：①肺脾肾气化不利，水湿潴留，郁久化热，湿与热合为湿热之邪；②感受热毒之邪，热淫水湿蕴结，则湿从热化；③气阴两虚，气虚易留湿，阴虚易蕴热，故成湿热，而湿热之邪又耗气伤阴，使之缠绵难消；④长期使用激素，或过用温补，使阴阳失调，气机不畅，水湿不得宣行，湿与热合亦成湿热之邪。

瘀血形成多与下列因素有关：①因虚致瘀：阳气虚衰，无力推动血液运行，血行瘀阻，或气不摄血，血从下溢，离经之血留而不去；或脾肾阳虚，失于温煦，日久寒凝血滞，均可导致血瘀；②水停致瘀：水停则气阻，气滞则血瘀；③病邪致瘀：外邪入侵，客于经络，使脉络不和，血涩不通，易于成瘀；④激素致瘀：长期应用激素而助火生热，阴虚阳亢，热盛血耗，血液黏稠，流动不畅而致瘀；或阴虚生火，灼伤血络，血溢脉外，停于脏腑之间而成瘀；⑤病邪致瘀：痰浊、湿热阻滞气机，气血与痰浊、湿热相互搏结，形成痰瘀、湿瘀，壅于肾络，病久则可形成癥瘕，最终导致肾小球硬化；⑥久病入络致瘀：阴阳失调，久病耗气，阳气不足，则寒凝郁滞；阴虚则脉凝涩不能养，加之虚热内生，煎熬津液，血液凝滞而为瘀血。血瘀一旦形成便很难消退，并且与原发因素相互纠缠，病久难愈。

肾病综合征由于不同病理类型其发病机制略有不同，分述于膜性肾病、局灶增生性肾小球肾炎、局灶节段硬化性肾小球肾炎、微小病变、系膜增生性肾小球肾炎等章节。

（二）西医病因病机

根据发病原因，肾病综合征可以分为原发性和继发性两大类。

1. 原发性肾病综合征

原发性肾病综合征病因不明，其病因和发病机制大致和以下因素有关。

（1）基因突变　至少发现50余种基因突变与肾病综合征相关，特别是类固醇激素抵抗类型的肾病综合征。这50余种突变基因几乎均可引起足细胞结构或功能损伤，滤过屏障受损，引起蛋白尿。

（2）免疫机制　自身免疫功能紊乱，可导致免疫复合物在肾内沉积和（或）T淋巴细胞活化，诱发免疫反应，基底膜受损，蛋白漏出，形成蛋白尿。

2. 继发性肾病综合征

（1）感染　包括细菌、病毒、寄生虫等感染。链球菌感染后肾炎、细菌性心内膜炎肾炎、梅毒、麻风、结核、慢性肾盂肾炎伴反流性肾病，乙型、丙型肝炎、传染性单核细胞增多症、巨细胞病毒感染后肾炎，疟原虫、血吸虫、弓形虫等感染后肾炎。

（2）药物中毒　汞、有机金、银、锂、青霉胺、丙磺舒、海洛因、华法林等。

（3）过敏　蜂毒、蛇毒、疫苗过敏等。

（4）实体瘤　肺、结肠、胃、乳腺、肾、甲状腺、卵巢、肾上腺、Wilm's瘤等肿瘤。

（5）淋巴瘤及白血病。

（6）系统性疾病　系统性红斑狼疮、过敏性紫癜、坏死性血管炎、多动脉炎、冷球蛋白血症、淀粉样变、混合性结缔组织病、重链或轻链沉积病、干燥综合征、类风湿关节炎、溃疡性结肠炎。

（7）代谢性疾病　糖尿病、黏液水肿。

（8）遗传性疾病　Alport 综合征、Fabry 病、指甲髌骨综合征、脂蛋白肾病、先天性肾病综合征、镰刀状红细胞贫血。

（9）妊娠高血压综合征、肾移植慢性排斥、肾动脉狭窄等。

【临床表现】

1. 一般表现

（1）大量蛋白尿　各种原因导致肾小球滤过膜通透性异常，大量蛋白（主要是白蛋白以及和白蛋白大小类似的其他蛋白，也包括其他血浆蛋白成分）通过滤过膜，使原尿中蛋白质含量增多，超过肾小管的回吸收量时，表现为蛋白尿。

（2）低蛋白血症　大量蛋白从尿中丢失，同时蛋白分解代谢增加，当肝脏代偿性合成蛋白不足以补充尿中丢失蛋白时，则出现低蛋白血症。但血浆白蛋白的水平与尿蛋白丢失量不完全平行，这可能与蛋白质的摄入、肝脏功能、肾小管分解代谢及胃肠道蛋白丢失、吸收减少等有关系。

（3）水肿　临床最典型的初发表现为眼睑、脚踝水肿，随着水肿加重，可出现四肢、躯干、外阴水肿、胸水、腹水，严重时有气短、腹部膨隆表现。水肿的原因主要与大量蛋白尿、低蛋白血症导致血浆胶体渗透压降低，血管内水分向组织间液移动相关。

（4）高脂血症　主要表现为胆固醇、甘油三酯水平明显升高，伴随低密度脂蛋白、极低密度脂蛋白、载脂蛋白升高，高密度脂蛋白正常或异常。

2. 并发症

（1）感染　感染是肾病综合征的常见并发症。肾病综合征可并发呼吸道、泌尿道、皮肤等部位的感染，伴大量腹水时可有自发性腹膜炎。发病多隐匿，且表现不典型。并发感染的原因主要有：尿中大量免疫球蛋白丢失、淋巴细胞合成 IgG 下降；补体活化的相关因子，如 B 因子、D 因子等，因肾小球滤过膜通透性增加而从尿中一并丢失；锌结合蛋白等丢失导致淋巴细胞功能受限；糖皮质激素及免疫抑制剂的应用，使全身抵抗力降低。

（2）血栓栓塞　血栓栓塞是肾病综合征最严重的并发症。肾病综合征容易并发血栓、栓塞并发症，以肾静脉血栓最为常见（膜性肾病可达 50%），其次下肢深静脉、腋静脉、锁骨下静脉等血栓也可发生。动脉血栓也偶有发生，各种动脉均可发生，如冠状动脉、股动脉、脑血栓、肺血栓等。

（3）急性肾损伤　肾病综合征病人有效血容量减低、高凝状态、大量利尿药应用、ACEI 或 ARB 应用、呕吐、腹泻等可导致肾前性急性肾损伤；肾间质高度水肿及肾小管上皮细胞变性、坏死、脱落、大量管型形成等导致的少尿、无尿；使用抗生素、利尿剂、大量输注蛋白可导致急性肾小管损伤、坏死等。

（4）蛋白质代谢紊乱　金属结合蛋白丢失导致使铁、锌、铜等微量元素缺乏及其他蛋白丢失引起乏力、营养不良，小儿生长发育迟缓；内分泌素结合蛋白丢失，引起内分泌紊乱，如低 T_3 综合征；维生素 D 缺乏、钙磷代谢障碍；药物结合蛋白缺乏，影响药物疗效并增加药物的毒性；铁蛋白减少引起小细胞低色素性贫血等。

【实验室及其他辅助检查】

1. 实验室检查

（1）尿液检查

①尿常规及尿蛋白定量　尿常规定性　PRO（+++）~（++++）；24 小时 UTP > 3.5g。

②尿 N- 乙酰 -β-D- 葡萄糖苷酶（NAG）　NAG 是肾小管功能损害最敏感的指标之一，肾病综合征时可用于监测肾小管的损伤情况。

③尿本周蛋白　尿本周蛋白是免疫球蛋白的轻链单或二聚体，当血浆中浓度异常增高超过肾小管重吸收阈值时可从尿液中排出。其增高可提示多发性骨髓瘤、淀粉样变性等导致的继发性肾病综合征。

（2）血生化检测

血清白蛋白< 30g/l；血清总胆固醇、甘油三酯明显升高，伴低密度脂蛋白、极低密度脂蛋白及载脂蛋白升高；肝肾功能测定。

2. 免疫学检测

（1）免疫球蛋白及补体

免疫球蛋白 IgG 可出现减低，明显减低可导致机体容易并发感染；IgG、IgA 或 IgM 增加可提示多发性骨髓瘤；补体 C_3 降低可能反映补体活化、参与异常的免疫反应，肾组织病变处于活动期。

（2）血清蛋白电泳及免疫固定电泳

对诊断及分析肾病综合征表现的多发性骨髓瘤、重链或轻链沉积病等具有重要意义。血清蛋白电泳在 γ 区或 β 区可见异常的 M 峰，免疫固定电泳可进一步明确哪一种免疫球蛋白或轻链，对其进行分型。

（3）血清抗磷脂酶 A_2 受体抗体

人的肾小球足细胞表达抗磷脂酶 A_2 受体（PLA_2R），其抗体（主要是 IgG_4）在血清及肾组织的表达可提示原发性膜性肾病，大约 70%~80% 的原发性膜性肾病病人 Anti-PLA_2R 阳性。其滴度亦可反映原发性膜性肾病的病情活动。

（4）自身抗体系列

可排除狼疮性肾炎等导致的继发性肾病综合征。

3. 病毒学检测

对乙型肝炎病毒、丙型肝炎病毒等导致的继发性肾病有提示作用。

4. 肾穿刺活检

活检的肾组织通过免疫荧光、免疫组织化学、电子显微镜等检查，确定肾病综合征的病理类型，为诊断、治疗、预后提供可靠的依据。

【诊断与鉴别诊断】

（一）诊断要点

1. 中医辨证要点

肾病综合征辨证首先要明确本虚标实之主次。病变早期，水肿较甚时，以标实为主，需辨清外邪、水湿、湿浊、湿热、瘀血之偏盛，再辨本虚不足之脏腑及脏腑本虚不足之表现（气虚、阳虚、阴虚等）；疾病后期水邪退后，尿蛋白持续不消，病变重在本虚，也需辨明本虚之脏腑（主要在脾肾），并注意气虚、阳虚和阴虚之不同。整个辨证过程也需结合西医糖皮质激素等药物的应用时间、剂量，协助辨证之准确，提高中西医结合疗效。

2. 西医诊断要点

包括大量蛋白尿（＞3.5g/d），低蛋白血症（＜30g/l），水肿和高脂血症。其中前两点为诊断所必须，其次，原发性肾病综合征的诊断必须排除继发性因素，才能诊断。在没有禁忌证的情况下，应该积极行肾穿刺活检以明确病理诊断。诊断肾病综合征后，应积极预防和治疗感染、血栓栓塞、急性肾损伤等并发症。

（二）鉴别诊断

原发性肾病综合征之诊断，需要排除继发性肾病综合征，继发性肾病综合征主要病因如下。

1. 糖尿病肾病

糖尿病肾病好发于中老年，多有10年以上的糖尿病病史，尿蛋白量逐渐增加，最后可表现为肾病综合征。糖尿病病史、糖尿病的眼底改变等利于鉴别。

2. 过敏性紫癜性肾炎

过敏性紫癜肾炎有典型的皮肤紫癜病史，可伴有关节痛、腹痛及黑便，好发于青少年，典型的皮疹利于鉴别，但应注意一般皮疹1~4周后才有血尿和（或）蛋白尿。

3. 系统性红斑狼疮性肾炎

好发于青中年女性，有多系统受损的临床表现及自身抗体的异常，鉴别不难。

4. 肾淀粉样变性

多有全身多器官（如心、肾、消化道、皮肤、神经等）受累表现，肾活检可进一步鉴别。

5. 乙型肝炎病毒相关性肾炎

肾活检肾组织可见乙型肝炎病毒抗原阳性，可鉴别。

6. 骨髓瘤性肾病

病人多为中老年，有多发性骨髓瘤的表现，如骨痛、免疫球蛋白增高、蛋白电泳可见M峰及尿本－周蛋白阳性，骨髓象提示浆细胞增生，并伴有质的改变，据上述表现可鉴别。

【治疗】

（一）中医治疗

1. 治疗原则

对于肾病综合征的病因病机基本上已经形成了共识，即本虚标实，正虚是本，兼夹邪实是标。在进行治疗时要坚持以脏腑辨证治疗为主，注意辨别气血阴阳及脏腑病位之本虚，以健脾、温肾、补虚为主，兼夹实证或外邪者，宜扶正祛邪、补中有泻、标本兼治。但注意祛邪与扶正关系，本病初期，邪盛正实，主要祛邪外出，避免邪恋正伤，过量温补可能闭门留寇；本病后期，缠绵难愈，正气日衰，扶正同时，兼以祛邪。

2. 辨证施治

（1）本虚辨证

①脾气虚

[临床表现]面色萎黄，少气懒言，倦怠乏力，食少纳呆，腰部酸困，舌淡胖嫩或边有齿痕，苔白腻或白滑，脉沉细无力。

[治法]补脾益气。

[方药]补中益气汤加减（补中益气汤出自《内外伤辨惑论》）。

[参考处方]黄芪18g，炙甘草9g，白术9g，人参6g，当归6g，升麻6g，柴胡6g，陈皮6g。

方中黄芪、人参、白术、炙甘草益气健脾，升麻、柴胡升举阳气，陈皮理气醒脾，当归养血不伤阴。

[临床应用]浮肿甚，加肉苁蓉、补骨脂温肾助阳。

②脾肾阳虚

[临床表现]腰以下水肿较甚，面色㿠白，形寒肢冷，脘腹胀闷，食少纳呆，大便溏薄，舌淡胖，苔薄白，脉沉细。

[治法]温补脾肾，化气行水。

[方药]真武汤、实脾饮加减（真武汤出自《伤寒论》，实脾饮出自《济生方》）。

[参考处方]茯苓12g，白芍15g，白术10g，附子3g，厚朴6g，木香6g，草果仁6g，大腹皮6g，附子3g，木瓜6g，甘草3g，干姜3g。

方中茯苓、白术、附子、干姜温补脾肾，厚朴、木香、草果仁芳香化浊，大腹皮利水消肿，白芍、木瓜养阴柔肝。

[临床应用]浮肿甚者，加黄芪、桂枝益气通阳；小便清长量多者，加菟丝子、补骨脂以温固下元；形寒肢冷者，加肉桂、淫羊藿、巴戟天温补肾阳。

③肝肾阴虚

[临床表现]浮肿，腰酸痛，口苦而干，或五心烦热，失眠盗汗，舌质红或有裂纹，脉弦或细数。

[治法]滋养肝肾，淡渗利水。

[方药]知柏地黄汤合二至丸加减（知柏地黄汤出自《医宗金鉴》，二至丸出自《医便》）。

[参考处方]知母24g，黄柏24g，熟地黄24g，山茱萸12g，山药12g，茯苓9g，丹皮9g，泽泻9g，女贞子9g，墨旱莲9g。

方中知母、黄柏滋阴降火，熟地黄、山茱萸、山药、茯苓、丹皮、泽泻滋补肝肾之阴，女贞子、墨旱莲养血柔肝。

[临床应用]肝阳偏亢者加石决明、夏枯草、地龙干、蝉蜕等。

④气阴两虚

[临床表现]神疲乏力、面浮肢肿、手足心热、咽燥口干，少气懒言、腰酸身重，或自汗、易感冒；心烦少寐、便结、尿短赤，舌嫩或胖，偏红，少苔，脉虚细或偏数。

[治法]益气养阴，兼利水湿。

[方药]参芪地黄汤加减（出自《杂病源流犀烛》）。

[参考处方]黄芪30g，人参6g，熟地黄24g，山茱萸12g，山药12g，茯苓9g，丹皮9g，泽泻9g。

方中黄芪、人参健脾益气，熟地黄、山茱萸、山药、茯苓、丹皮、泽泻滋补肝肾之阴。

［临床应用］如见腰膝酸软，神疲乏力，可合用济生肾气丸以温补脾肾、利水消肿；自汗、易感冒者，可合用玉屏风散；便结、尿短赤者，可合用疏凿饮子。

（2）标实辨证

①外感风热

［临床表现］恶寒发热，咽喉肿痛，头痛，咳嗽痰多，风热者用银翘散、麻黄连翘赤小豆汤加减。

［治法］清热解毒，利水消肿。

［方药］银翘散合麻黄连翘赤小豆汤加减（银翘散出自《温病条辨》，麻黄连翘赤小豆汤出自《伤寒论》）。

［参考处方］金银花 15g，连翘 15g，荆芥 6g，薄荷 6g，牛蒡子 6g，桔梗 12g，芦根 15g，麻黄 6g，赤小豆 9g，茯苓 15g，泽泻 12g，车前草 15g，甘草 3g。

方中金银花、连翘、牛蒡子清热解毒；麻黄、赤小豆宣肺利水；荆芥、薄荷、桔梗祛风宣肺；茯苓、泽泻、车前草利水渗湿。

［临床应用］风寒者加苏叶、桂枝、防风等。

②水湿内蕴

［临床表现］颜面、双下肢或全身浮肿，胃脘胀满，舌淡，苔白腻，脉滑。

［治法］健脾利水。

［方药］五皮饮合五苓散加减（五皮饮出自《中藏经》，五苓散出自《伤寒论》）。

［参考处方］生白术 12g，茯苓 15g，陈皮 12g，大腹皮 15g，桑白皮 12g，生姜 6g，浮萍 9g，泽泻 15g，泽兰 12g，车前草 15g，大枣 3 枚，甘草 3g。

方中白术、茯苓、泽泻、大腹皮、泽兰、车前草淡渗利水；桑白皮清热宣肺。

［临床应用］脘胀、纳少者，加鸡内金、焦三仙、莱菔子、砂仁消食和胃。

③湿热内壅

［临床表现］周身浮肿，胸脘痞闷，恶心纳差，皮肤疖疮，恶热，心烦，口苦口干，小便赤涩，舌质红，苔黄或黄腻，脉弦或滑数。

［治法］清热利湿消肿。

［方药］五味消毒饮或八正散加减（五味消毒饮出自《医宗金鉴》，八正散出自《太平惠民和剂局方》）。

［参考处方］金银花 15g，野菊花 12g，蒲公英 15g，紫花地丁 12g，连翘 15g，瞿麦 9g，萹蓄 9g，车前子 12g，栀子 9g，甘草梢 6g，茯苓 15g，炒白术 15g。

方中金银花、野菊花、蒲公英、紫花地丁、连翘清热解毒，瞿麦、萹蓄、车前子均为清热除湿、利尿通淋药，配栀子清利三焦湿热，甘草梢调和诸药。

［临床应用］恶心纳差者，加木香、砂仁、厚朴芳香化浊，和胃降腻。

④瘀血阻络

［临床表现］面色晦暗，口唇黧黑，病情迁延不愈，舌质暗红或瘀点瘀斑，脉细涩。

［治法］活血化瘀。

［方药］桃红四物汤（出自《医宗金鉴》）。

［参考处方］桃仁 6g，红花 6g，川芎 8g，当归 10g，赤白芍各 12g，甘草 3g。

方中桃仁、红花活血通络；川芎、当归、赤白芍养血活血。

[临床应用] 气阴两虚者，加生黄芪、太子参益气养阴。

（二）西医常规治疗

1. 一般治疗

（1）休息　肾病综合征病人卧床休息利于增加肾血流量、利尿消肿及避免感染，但应注意床上肢体活动，避免血栓形成。

（2）饮食　优质蛋白饮食 [0.8~1.0g/（kg·d）] 及低盐（<3.0g/d）饮食，但要保证热卡（126~147kJ/kg），并注意补充维生素及微量元素，为减轻高脂血症，少进富含饱和脂肪酸的饮食，多吃富含多聚不饱和脂肪酸的饮食。

2. 对症治疗

（1）利尿消肿　有效血容量不足时，应先静脉输注胶体液扩张血容量，如低分子右旋糖酐、淀粉代血浆等，然后再给予利尿剂，否则易导致血容量进一步降低、血液黏稠度进一步增加，导致血栓、栓塞并发症。利尿剂具体用法：可先静脉给予袢利尿剂的负荷剂量（如呋塞米40mg），然后再持续泵注（5~10mg/h）；另外，袢利尿剂与氢氯噻嗪、螺内酯等作用于远端肾小管或集合管的利尿剂合用，利尿效果可能更好，也能降低电解质紊乱的发生率。尽管输注血浆或人血白蛋白后再用利尿剂效果应该会更好，但应注意避免多用、滥用，否则可能加重肾脏负担，漏出蛋白阻塞肾小管及增加肾小球高滤过、肾小管高代谢造成肾小管上皮细胞损伤、促进间质纤维化，严重者可能损害肾功能。

（2）减轻蛋白尿　ACEI 或 ARB 类药物可以通过降低肾小球内压、抑制系膜细胞增殖、控制高血压等减轻蛋白尿。但应注意此类药物可能加重肾脏缺血，特别是应用利尿剂的情况下，可能导致血清肌酐升高，如升高超过30%应停药，或应用利尿剂情况下不服用此类药物，避免肾功能受损。

（3）调脂治疗　明显的高血脂增加血栓、血管粥样硬化等风险，应服用降脂药物。以血浆胆固醇增高为主者，服用他汀类药物，以甘油三酯升高为主者，可服用贝特类药物治疗。

3. 抑制免疫与炎症反应

（1）糖皮质激素　是治疗肾病综合征的主要药物，可通过抑制免疫炎症反应、抑制醛固酮和抗利尿激素分泌等作用减低尿蛋白。遵循：①起始足量：醋酸泼尼松或醋酸泼尼松龙1mg/（kg·d），最大不超过60mg/d，服用1~2个月（完全缓解病例）至3~4个月（未缓解病例），其后减量；②缓慢减量：每2~3周减原用量的10%；③长期维持：减至最小有效剂量10mg/d 或 20mg/隔日（减少不良反应）再维持半年到一年。

根据糖皮质激素治疗的效果及时间长短，把激素作用分为：①激素敏感：激素足量治疗12周内病情完全缓解；②激素抵抗：足量激素治疗12周（局灶节段性肾小球硬化症为16周）无效；③激素依赖：激素治疗有效，但减撤药物过程中2周之内复发。

（2）细胞毒药物　一般不单独应用，常与糖皮质激素联合应用控制激素抵抗与激素依赖型病例。多用环磷酰胺，其对增殖周期中各期细胞均有杀伤作用，主要阻断 G_0 期细胞。可通过杀伤淋巴细胞，阻止其繁殖而抑制免疫反应，对细胞免疫及体液免疫均有抑制作用。口服多为2mg/（kg·d），分1~2次；静脉多为隔日0.2g，累积量达到6~12g后停药。主要不良反应为骨髓抑制、性腺抑制、肝损害、胃肠道反应及出血性膀胱炎等。苯丁酸氮芥为最早用于治疗肾病综合征的药物，效果较佳，但因其严重的胃肠道、骨髓抑制等不良反应，现已少用。

（3）钙调神经磷酸酶抑制剂　包括环孢素 A 及他克莫司。二者均能通过抑制白介素 –2 的生成抑制 T 细胞活化。他克莫司的免疫抑制作用是环孢素的数十倍到数百倍。环孢素 A 一般 3~4mg/（kg·d），最多不超过 5mg/（kg·d），早晚 2 次空腹服用，监测血药浓度为 100~200mg/mL，服用 3~6 个月后减量，共服用 6~12 个月。病情需要时，可以减量为 1~1.5mg/（kg·d）后，维持服药大 1~2 年。常与糖皮质激素［醋酸泼尼松减量为 0.5mg/（kg·d）］联合应用。他克莫司也常与糖皮质激素［醋酸泼尼松减量为 0.5mg/（kg·d）］配伍应用，免疫抑制作用是环孢素的 100 倍，一般 0.05~0.1mg/（kg·d），早晚 2 次空腹服用，持续 6 个月，维持血药浓度谷值为 5~10ng/mL，然后减量至血药浓度谷值为 3~6ng/mL，维持 6~12 个月。

（4）吗替麦考酚酯　一种新型的免疫抑制剂，抑制鸟嘌呤核苷酸的经典合成途径，选择性地抑制 T、B 淋巴细胞，通过抑制免疫反应而发挥治疗作用。主要用于难治性肾病综合征的治疗，也常与激素配伍。一般起始用量为 1.5~2.0g/d，分 2 次空腹口服，共用 3~6 个月，维持期常用量为 0.5~1.0g/d，维持 6~12 个月。

（5）其他　雷公藤多苷也常与激素配合应用，10~20mg/ 次，每日 3 次；来氟米特、雷帕霉素、利妥昔单抗也有报道用于肾病综合征治疗，尚缺乏大样本数据。

（三）中西医协同治疗

中医药对肾病综合征治疗采用辨证分型论治是有效的，并可能一定程度上改善某些病理过程，但在总体缓解率方面不能令人满意。西医治疗肾病综合征，一些病例疗效满意，但也存在药物抵抗、病情反复及不良反应大、严重并发症难以控制等情况。中医药辨证论治与激素、细胞毒性药物或钙调神经磷酸酶抑制剂联合治疗时，不仅能提高疗效，还可明显减少和减轻激素、细胞毒性药物或钙调神经磷酸酶抑制剂的不良反应，而且复发率低，远期疗效巩固。中医药整体辨证论治见上文，下面专对应用激素、细胞毒性药物或钙调神经磷酸酶抑制剂时中医药的辨证论治进行论述。

1. 激素应用的初期

水肿明显，表现为风遏水阻，宜疏风宣肺，选用越婢加术汤加减；表现为脾肾阳虚，治以温阳利水，方用真武汤、参苓白术散、五苓散、五皮饮、济生肾气汤等治疗。

2. 大剂量激素使用阶段

激素为阳刚之品，服用剂量大、时间长，势必产生阳亢，易助阳耗精，阳亢则伤阴，出现阴虚阳亢，同时本病多见湿浊痰瘀热毒内生，导致气机升降出入失调，脏腑脉络肌腠受阻，表现湿热、热毒、瘀血等标实证候。临床常见的情况有以下几个方面：①可见浮肿不甚，但口干、咽喉干痛、头晕目眩、性情急躁、尿赤，尿中有不同程度之蛋白及红细胞，伴有腰酸、盗汗、烦热，舌红，脉细弦数，属阴虚阳亢型。病位主要在肝肾，药用知母、黄柏、生地黄、牡丹皮、茯苓、枸杞子、旱莲草、女贞子、赤芍等补肝肾清热凉血药物，对抗激素酿湿生热的不良反应。②因湿热之邪侵袭所致，起病多急，遍身浮肿，皮色润泽光亮，胸腹痞闷，烦热口渴，大便干结，小便短赤，或皮肤有疮疡疖肿，尿检有大量蛋白及红细胞等，舌红苔黄或腻，脉滑数。此型多见于应用皮质激素后肾病未愈而继发感染及 Cushing 综合征时。药用商陆、泽泻、赤小豆、川椒目、带皮槟榔、茯苓皮、秦艽、大黄等。③由于水肿日久，由气及血而致气滞血瘀。临床可见面浮肢肿，肌肤甲错，或现瘀点瘀斑，或腰痛尿赤，尿检有蛋白及多形性红细胞，舌淡或红，舌边有瘀点，舌下脉络瘀紫，苔薄黄或腻，脉涩或结代。亦有仅表现为水肿迁延，久治不愈，缺乏其他明显的瘀血征者；药用干地黄、当归、赤芍、川芎、桃仁、红花、淫羊藿、三七粉（冲）等。

3. 激素减量治疗阶段

在激素撤减过程中，这时多数病人出现所谓的"皮质激素撤减综合征"，由阴虚向气虚、阳虚转化，加上细胞毒药伤及脾肾，则出现脾肾气虚、脾肾阳虚或阴阳两虚表现，该阶段以肾虚为中心进行辨证治疗，有助于改善激素撤减时的肾上腺皮质功能减退，常用方剂有右归丸、大补元煎等。

4. 激素维持治疗阶段

对已经完全缓解的病人，治疗的重点应该是恢复元气、巩固激素疗效、防止复发。健脾补肾、益气养阴为基本治则。并注意及时去除诱发因素。部分缓解的病人争取完全缓解，此时宜在健脾补肾、益气养阴的基础上加用清热解毒、活血祛风的药物，如黄芪、山药、太子参、蝉蜕、白花蛇舌草、蒲公英、丹参、地龙、全蝎等，可以减少尿蛋白的漏出。

5. 细胞毒性药物或钙调神经磷酸酶抑制剂应用期间

出现骨髓抑制不良反应，表现为气血两亏，宜补气养血，选用八珍汤扶正固本；若有胃肠症状，宜和胃降逆，选用橘皮竹茹汤等。

此外，中医药现也提倡宏观辨证与微观辨证相结合，根据肾脏病理分型及病理特征改变不同，采用不同的中药方剂。

【经典传承】

颜德馨重在化气

颜德馨治疗肾病综合征蛋白尿，重在化气。气化而愈者，愈之自然，固涩也偶然有得，愈之勉强。实为标本法，气化失常是本，固涩为标。扬汤止沸偶有功，不若釜底抽薪求病机。颜氏经验方：①益肾汤：生地黄、太子参、党参、黄芪、茯苓、巴戟天、补骨脂、胡芦巴；②龙蜂方：龙葵、蒲公英、蛇莓、露蜂房；③白僵蚕粉：白僵蚕研末，每服 1.5g，日 3 次，也可用蚕蛹代替；④疏风汤：紫苏、荆芥、防风、莞荽、浮萍、西河柳、蝉蜕、薄荷、薏苡根。肾病综合征则先投白僵蚕粉，病程较长症情复杂，且一再反复者，配以龙蜂方或疏风汤；对血浆蛋白偏低者，则给益肾汤；疗程较长加活血化瘀药如益母草、泽兰根、水蛭粉。颜氏代激素方：何首乌、山药、黄芪、太子参、甘草、胎盘等 6 味，等份，合成散剂，每服 1.5g，日 3 次。对激素依赖型，在减退激素时出现反跳加服代激素方，能较为顺利地撤减激素。而使用激素后产生不良反应或不耐激素治疗的病人，用本方也能有效地控制蛋白尿和改善高胆固醇血症。

【典型案例】

（一）张琪医案

申某，男，14 岁，2001 年 4 月 6 日初诊。

患肾病综合征 3 年，曾用醋酸泼尼松治疗病情缓解。2001 年 2 月因感冒疾病复发，经治疗感冒已愈，但全身水肿不消，腹胀满，小便不利，手足厥冷，畏寒，下肢尤甚，面色㿠白，大便溏，尿常规：PRO（+++），TP46g/L，ALB26g/L，GLO20g/L，脉沉，舌紫，苔滑润，舌体胖嫩。

辨证思路：全身水肿，尿常规：PRO（+++），TP46g/L，ALB26g/L，符合肾病综合征大量蛋白尿、低蛋白血症、水肿的诊断标准。病人手足厥冷，畏寒，面色㿠白，大便溏，脉沉，舌紫，苔滑润，舌体胖嫩，为脾肾阳虚无力温运水湿形成水肿，病人患病 3 年，久病必瘀，故有舌质紫暗之象。所以辨证为脾肾阳虚夹有瘀血。

治则：温补脾肾，活血利水。

方剂：方选真武汤加减。附子（先煎）20g，白术 20g，茯苓 25g，白芍 15g，党参 15g，生姜 10g，益母草 30g，红花 15g，桃仁 15g，泽泻 20g，甘草 15g。水煎，日 1 剂，早晚 2 次分服。

疗效：连服上药 14 剂，24 小时尿量由 200mL 增加至 2500mL，浮肿消退，继以升阳益胃汤调治脾胃 2 个月，尿常规：PRO（+++）减少至（±），TP60g/L，ALB36g/L，GLO24g/L，脉象沉而有力，舌质红润，痊愈出院。

（二）赵绍琴医案

张某，男，22 岁，1989 年 3 月初诊。

病人 1988 年秋季参加军训后出现浮肿，经多次检查确诊为肾病综合征。尿常规：PRO（+++）。先用激素冲击疗法未见效果，加用环磷酰胺等免疫抑制剂也无效。父母为其精心安排了高蛋白饮食谱，并强制其卧床休息。治疗一年有余，病人浮肿加剧，尿常规：PRO（++++），24 小时 UPT 20g，面色惨白，体力衰弱，以至不能下床行走。1989 年春于赵绍琴处诊治：舌红苔腻厚，脉濡滑数，按之有力。

辨证思路：病人全身浮肿，尿常规：PRO（++++），24 小时 UPT 高达 20g，诊断符合肾病综合征。病人应用及细胞毒药物，加之高蛋白饮食及卧床休息 1 年余，湿浊易瘀而化热，结合舌脉，辨证属湿热蕴郁，热入血分，络脉瘀阻，因其食补太过，致使三焦不畅，气血壅滞。面色惨白，体力衰弱诸般虚弱之症，非真虚也，乃大实若羸之象也。

治则：凉血化瘀，清化湿热，疏调三焦。

方剂：予适当活动同时，处以荆芥 6g，防风 6g，白芷 6g，独活 6g，生地榆 10g，炒槐花 10g，丹参 10g，茜草 10g，焦三仙 10g，水红花子 10g，大腹皮 10g，槟榔 10g，大黄 2g。水煎服，每日 1 剂。

疗效：2 周后，尿蛋白开始下降，浮肿也开始渐渐消退。继之依上方随症加减治疗 3 个月，在病人的密切配合下，其尿蛋白完全转阴，浮肿全消，体力也大大增加，继续巩固治疗半年，停药观察。至今未复发。

【预防与调护】

1. 病前预防

（1）防寒保暖，预防感染　注意天气变化，及时防寒保暖，在日常生活中要保持室内整洁、经常开窗通风。经常用淡盐水清洁口腔和鼻腔。

（2）强身护体　"正气存内，邪不可干"，在晴朗天气可适当进行步行、打太极拳等锻炼，但不要过于劳累。

2. 病后防护

（1）低盐低脂优质蛋白饮食　合理的饮食结构能改善其营养状况和减轻肾脏的负担。钠盐摄入过多会导致水钠潴留从而加重水肿及高血压。钠摄入量应控制在 2~3g/d，禁食腌制食品，尽量减少食盐及味精的食用。此外，对于某些个体，应将高盐膳食考虑为蛋白尿恶化的基础原因。病人每日从尿中丢失大量蛋白，导致低蛋白血症。但高蛋白饮食又会加重肾小球高滤过以及肾小管高代谢状态。故蛋白摄入当以优质蛋白为主，以每日 0.8~1.0g/kg 为妥。病人由于脂代谢异常而出现高脂血症，故饮食上应避免食用高胆固醇、高脂肪的动物内脏、肥肉等。并注意饮食中各种维生素及微量元素的补充。

（2）保持良好心态　心理状态对于肾病综合征病人的治疗和预后都很重要。肾病综合征病程长，常反复发作，且多数病人对激素不良反应产生误解，易产生消极抵触情绪，要充分与病人积极沟通，让病人加深对此病及激素的了解，鼓励其理性对待疾病，树立信心，用良好的心态与疾病抗争，以达到气体顺畅、气血调和，促进其脏腑功能恢复。

（3）适当锻炼，避免过劳　病情缓解后平时可以外出散散步，干一些力所能及的家务，可改善血液循环，防止血栓的形成，利于康复，同时还可以提高身体免疫力，避免感冒。严重水肿、胸腹腔积液时应卧床休息，在床上做各关节的活动，并经常改变体位。卧床休息可改善肾血流量。一方面利于利尿，减轻水肿；另一方面可减少肾小球压力，缓解蛋白尿。

（4）观察水肿的部位、范围、程度及消长情况　每天测量并记录体重、24 小时尿量，体重与尿量的变化可较灵敏地反映水肿消退情况。有腹水的病人应记录腹围。

（5）用药监护　应用糖皮质激素期间，正确指导病人服药时间，并告之突然减药或停药的危险及长时间服用导致的不良反应，如出现满月脸、水牛背、皮肤变薄、痤疮、多毛等症状，并告知停药后可自行消退，以消除焦虑。环磷酰胺用药期间注意观察有无出血性膀胱炎、肝功能损害、骨髓抑制、恶心呕吐等胃肠道反应等。

（6）并发症防护　肾病综合征病人易并发呼吸道、皮肤、泌尿系等感染。要保持病房内通风、室内温度和湿度适宜、房间定期消毒。及时更换床单，定时翻身，定时更换衣服，衣服要干燥，柔软，并定期行口腔护理。为防护血栓、栓塞并发症，应鼓励病人适当活动，定期观察病人尿量及肢体是否出现麻木、发凉等。进行免疫抑制治疗的病人应注意保护全身皮肤的清洁与完整，尤其是保持口腔及会阴部清洁；密切监测生命体征，尤其是体温。

【注意事项】

（1）原发性肾病综合征之诊断，需要认真排除继发因素，特别是老年人之肾病综合征。

（2）注意辨别肾病综合征之并发症及并发症之轻重，特别是糖皮质激素等药物应用后并发的严重感染，严重者危及生命。

【临证提要】

肾病综合征是肾小球疾病引起的一个临床综合征。除外继发性肾病综合征（如狼疮性肾炎、乙肝病毒相关性肾炎及糖尿病肾病等导致的肾病综合征）后，即可诊断为原发性肾病综合征。原发性肾病综合征的主要病理类型为微小病变肾病、膜性肾病、非 IgA 系膜增生性肾小球肾炎、膜增生性肾小球肾炎、局灶节段性肾小球硬化及 IgA 肾病。由于不同病理类型的疗效十分不同，故需进行肾穿刺病理检查，参考病理类型等因素个体化治疗。西医治疗包括特异性治疗和非特异性治疗，特异性治疗包括糖皮质激素、细胞毒药物及其他免疫抑制剂治疗，是治疗肾病综合征的关键方法。非特异性治疗包括一般治疗、对症治疗以及并发症的治疗。中医治疗则根据糖皮质激素等药物应用后的中医辨证，以健脾、温肾、补虚为主，兼夹实证或外邪者，宜扶正祛邪、补中有泻，标本兼治。对于难治性肾病综合征诊治时，应重视痰瘀、湿热等病因，治以消痰软坚、化瘀通络、清热利湿之法。

第六节　膜性肾病

【概述】

膜性肾病（membranous nephropathy，MN）是成人肾病综合征最常见的病理改变之一，在肾活检诊断中的比例高达 1/3，近年来，膜性肾病在我国的患病率显著增高。MN 是原发性肾小球疾病的第二大病因，是 60 岁以上病人最常见的原发性肾小球疾病，而且男性患病率是女性的 2 倍。中医经典中并无"膜性肾病"这一病名，因大部分病人以水肿为首发症状，故该病可归为中医学"水肿"范畴。

【病因病机】

（一）中医病因病机

本病基本病机为阳气衰少，水湿阻遏。病理产物以水湿、血瘀为主。病位涉及肺脾肾三脏。结合病因，若由外所得，病人素体阳虚，外邪袭表，虽不至于直中于里，但又无力祛邪，津液因此充斥肌腠，反为水湿之邪，发为水肿；由内所得，病人中焦阳虚不能化水谷为精血津液，反生水湿之邪，水湿之邪留滞肌腠，发为水肿。水湿之邪阻遏经隧，络脉不利，水停血瘀。

（二）西医病因病机

1. 特发性膜性肾病

特发性膜性肾病（IMN）的发病原因目前并不完全清楚，一般认为属于自身免疫性疾病。其发病机制主要是自身抗体识别肾小球足细胞靶抗原，在足突下和上皮细胞下形成原位免疫复合物，激活补体形成膜攻击复合物并损伤足细胞，从而引发大量蛋白尿。2009 年 Beck 等发现的磷脂酶 A_2 受体和 2014 年 Tomas 等发现的 1 型血小板反应蛋白 7A 域先后被确定为

IMN 病人的自身抗原。

（1）磷脂酶 A_2 受体（phospholipase A_2 receptor，PLA_2R） PLA_2R 是一种在肾小球足细胞中高度表达的跨膜受体，被认为是人类特发性膜性肾病的主要抗原。循环中的抗 PLA_2R 抗体主要为 IgG4，这也是特发性（而非继发性）膜性肾病肾小球免疫沉积物中最丰富的 IgG 亚类。虽然这些抗 PLA_2R 自身抗体与疾病活动性的关系可能提示存在因果作用，但尚未证实这些抗体引起了人类膜性肾病。

由于其他蛋白尿性肾脏病不能检测到 PLA_2R 抗体，理论上来讲，PLA_2R 抗体阳性的病人可不经肾活检即可诊断 MN。抗 PLA_2R 抗体水平还可反映疾病的活动状态、蛋白尿缓解程度及疾病预后的判断，其效价变化对治疗效果也有一定的指导意义。

（2）1 型血小板反应蛋白 7A 域（thrombospondin type-1 domaincontaining 7A，THSD7A） THSD7A 同 PLA_2R 一样，是一种表达于足细胞的跨膜蛋白。THSD7A 是第二个发现的 MN 相关靶抗原，可能是约 10% 特发性膜性肾病病人（抗 PLA_2R 抗体阴性）的责任抗原。

由于健康人及非 MN 的肾小球疾病病人的血清 THSD7A 抗体检测都是阴性，因此 THSD7A 抗体检测可以帮助 IMN 与其他肾小球病进行鉴别，在血清抗 THSD7A 抗体阳性的 IMN 病人中，血清抗体水平与蛋白尿严重程度相关。血清抗 THSD7A 抗体阳性的 IMN 病人容易并发恶性肿瘤。

（3）其他 中性内肽酶（neutral endopeptidase，NEP）被认为是罕见的产前膜性肾病的可能靶点。可引起胎儿 / 新生儿出现伴上皮下免疫沉积物（抗 NEP 抗体和 NEP）的膜性肾病。除了 PLA_2R、THSD7A 和 NEP，足细胞损伤可引起细胞内酶移位至细胞表面与循环抗体接触，从而导致免疫损伤放大使病程恶化。

2. 继发性膜性肾病

在继发性膜性肾病病人的肾小球免疫沉积物中发现的抗原包括 SLE 中的双链 DNA、甲状腺炎中的甲状腺球蛋白、乙型肝炎抗原、相关感染中的梅毒螺旋体抗原和幽门螺杆菌以及恶性肿瘤中的癌胚抗原和前列腺特异性抗原。但缺乏足够证据证实其致病性。

【临床表现】

本病好发中老年，常隐袭起病，大多数膜性肾病病人（大约 80%）都表现为肾病综合征。尿蛋白量可随每日蛋白质摄入量及活动量而波动。20%~55% 的病人存在轻度血尿，不出现肉眼血尿。若出现肉眼血尿，则临床上应注意继发性膜性肾病或 IMN 出现并发症。17%~50% 成年病人起病时伴随高血压。年龄、尿蛋白程度、肾功能等因素影响病人的预后。早期肾功能多正常，4%~8% 的病人在起病时即存在肾功能不全，预后较差。大约 1/3 的 IMN 病人可完全缓解，另外 1/3 的病人发展成持续蛋白尿，剩下 1/3 的病人将进展为终末期肾病。

【实验室检查及其他辅助检查】

（1）当病人表现为肾病综合征时，实验室检查结果多表现如下。

①尿常规：尿蛋白阳性，伴或不伴尿中红细胞大于 3 个 /HP。

②血生化：血白蛋白小于 30g/L，并伴有严重的高脂血症。

③24 小时 UTP：大于 3.5g。

（2）另外，对于发现膜性肾病的病人，应积极寻找可能的继发原因。

①血清 C_3：在特发性膜性肾病中应为正常，但在狼疮或者乙肝相关膜性肾病中可能降低。

②抗核抗体：高滴度阳性结果可提示狼疮相关，尤其是在伴有低补体血症的情况下。同时应检查抗双链 DNA 是否为阳性。

③乙型病毒性肝炎、丙型病毒性肝炎的血清学检查。

④恶性肿瘤筛查：5%~20% 的成人膜性肾病病人会伴发恶性肿瘤，特别是 65 岁以上病人；其中以实体瘤最为常见（主要是前列腺癌、肺癌或胃肠道癌），其次是血液系统恶性肿瘤。然而，这些恶性肿瘤不一定与膜性肾病有因果联系。

（3）病理学方面　膜性肾病的病理学特征为光学显微镜下肾小球基底膜（glomerular basement membrane，GBM）弥漫性增厚、上皮下嗜复红蛋白沉积，并常显示"钉突"（Ⅱ期）、"链环"（Ⅲ期）；免疫荧光显示弥漫性颗粒状 IgG 和补体沉积物及电子显微镜显示上皮下致密沉积物。继发性膜性肾病中还可见系膜和（或）内皮下沉积物，提示相关的免疫复合物疾病。目前公认的 Ehrenreich-Churg 分期法，是以电镜表现为主，光镜表现为辅，针对 IMN 的分期法，共分为如下 4 期。

Ⅰ期：GBM 无明显增厚，GBM 外侧上皮细胞下有少数电子致密物。

Ⅱ期：GBM 弥漫增厚，上皮细胞下有许多排列有序的电子致密物，其间可见"钉突"。

Ⅲ期：电子致密物被增多的 GBM 包绕，部分电子致密物被吸收而呈现大小不等、形状不一的透亮区。

Ⅳ期：GBM 明显增厚，较多的电子致密物被吸收，使 GBM 呈虫蚀状。系膜基质逐渐增多，直至肾小球硬化。

继发性膜性肾病虽亦以 GBM 弥漫性增厚为主要病理表现，但其通常伴有系膜和（或）内皮下沉积物。另外，特发性膜性肾病中的 IgG 沉积物主要为 IgG_4，而继发性膜性肾病中则存在其他亚型。例如，在狼疮相关膜性肾病中可能以 IgG_1 和 IgG_3 为主。

【诊断与鉴别诊断】

（一）诊断要点

1. 中医辨证要点

（1）本病常由水肿起病。

（2）轻者仅眼睑浮肿，或伴足跗肿，重者全身皆肿；甚则腹大胀满，气喘不能平卧；更严重者，可见尿少或尿闭、恶心呕吐、口中秽味、鼻衄牙宣、神昏谵语等危象。

（3）部分病人病史可有狼疮、梅毒、癌病等。

2. 西医诊断要点

对于肾病综合征病人，应采取肾组织活检来做出该诊断。诊断特发性膜性肾病之前，当排除继发性膜性肾病。对于无法进行肾活检的病人，可检测血中 PLA_2R、THSD7A、C_{1q} 和免疫球蛋白亚类。PLA_2R 抗体阳性、活检组织染色增加和以 IgG_4 为主提示原发性膜性肾病。以 IgG_1 或 IgG_3 为主及 C_{1q} 染色和白细胞侵袭肾小球毛细血管丛更符合继发性膜性肾病表现。

（二）鉴别诊断

1. 不典型膜性肾病（atypical membranous nephropathy）

不典型膜性肾病是原发性肾小球疾病的一个病理类型，其病理特征与 IMN 相似：光学显微镜检查 GBM 弥漫性增厚，伴系膜细胞和基质增生。免疫荧光显微镜检查可见弥漫性颗粒状

IgG（IgG_1、IgG_2、IgG_3、IgG_4 均可见，非以 IgG_4 为主）、IgM、IgA 和补体 C_1、C_3 沉积于上皮下，亦可见 IgM、IgA 沉积于毛细血管壁。电镜检查可见电子致密物于上皮下、内皮下和系膜区沉积。本病属于 MN，但不像继发性膜性肾病有明确病因，病理表现又不同于 IMN，故称为"不典型"。

2. 微小病变肾病

本病的光学显微镜检查肾小球基本正常，肾小管上皮细胞颗粒空泡变性及脂肪变性。免疫荧光检查阴性。电镜检查肾小球足突广泛融合消失。临床表现上，本病好发于少年儿童，老年又有一发病高峰；起病急，发病前多有上呼吸道感染或过敏；几乎全部表现为肾病综合征；一般不出现持续的高血压及肾功能损害；绝大多数病人对激素敏感；疾病易复发。

3. 局灶节段性肾小球硬化

该病的光学显微镜检查肾小球呈局灶分布，出现节段性硬化，并可见玻璃样变及足细胞增生。免疫荧光显微镜检查可见 IgM 及 C_3 呈团块样沉积于受累节段上。电镜可见足细胞从基底膜上剥脱，足突广泛融合。临床表现上，本病起病隐袭，好发于中青年，约 $1/2$ 病例出现肾病综合征；镜下血尿常见；肾功能不全、高血压、肾性贫血常见；糖皮质激素及免疫力抑制剂疗效较差，仅部分病人能获得缓解，但仍有少数可自发缓解。

4. 系膜增生性肾小球肾炎

本病光镜下可见肾小球呈弥漫性病变，表现为系膜细胞增生，伴或不伴系膜基质增加，系膜区及内皮侧有嗜复红蛋白沉积。免疫荧光显微镜可见 IgM 或（和）IgG 及补体 C_3 十系膜区呈颗粒样沉积。电镜可见低密度电子致密物于系膜区沉积，足细胞节段性融合。临床表现上，本病好发于中青年；有前驱上呼吸道感染病人，起病急，无前驱感染病人，起病缓；表现多样，可见无症状血尿或（和）蛋白尿、急性肾炎综合征、慢性肾炎及肾病综合征；肾功能不全及高血压发生率随肾脏病理改变的加重而逐渐增加。

5. 膜增生性肾小球肾炎

病理特点是光学显微镜检查肾小球呈弥漫性病变，系膜细胞明显增生伴系膜基质增加，并广泛插入至内皮及基底膜间形成双轨征或多轨征，肾小球毛细血管祥成分叶状，乃至结节状。Ⅰ型可见嗜复红蛋白沉积于系膜区及内皮下，Ⅲ型除此以外也可见上皮下沉积。免疫荧光显微镜检查可见 IgG 及补体 C_3 呈颗粒样沉积于系膜及毛细血管壁，成花瓣状。电子显微镜检查Ⅰ型可见电子致密物沉积于系膜区及内皮下，Ⅲ型也可见上皮下沉积。临床表现上，本病好发于中青年，起病可急可缓；几乎全部病人具有镜下血尿，20%~30% 可见肉眼血尿；约 50% 表现为肾病综合征；肾功能不全出现较早，进展较快，常伴高血压及贫血；大部分病人血清补体 C_3 水平持续降低；糖皮质激素及免疫力抑制剂疗效较差。

【治疗】

（一）中医治疗

1. 治疗原则

解表、利水、温中，是中医治疗膜性肾病的三条基本原则。具体应用当视阴阳虚实不同而异。阳水应针对湿热，予以清热燥湿或清热利湿类药物；阴水应针对阴寒，加强温中益气的力度。同时可根据兼证，配合活血、祛瘀、养阴等治疗。对于阴阳错杂者，应当兼顾，或调整治疗顺序。

2. 辨证施治

（1）阳水

阳水多为水肿从头面开始，由上而下，继及全身，肿处皮肤绷急光亮，初期水肿按之凹陷即起，伴见肢节酸楚、口渴口黏、小便赤涩等湿热相关症状。

①风水相搏

[临床表现] 恶风、汗出多或不汗出、口渴不甚，舌质偏红苔薄白，脉浮。

[治法] 开表、疏风、清热。

[方药] 越婢汤加减（出自《金匮要略》）。

[参考处方] 麻黄20g，石膏（先煎）30g，生姜10g，甘草10g，大枣10g。

方中麻黄为君药，发汗解表，宣肺行水；佐以生姜、大枣则增强发越水气之功，使风邪水气从汗而解，尤可借宣肺通调水道之力，使水邪从小便而去。因肺胃有热，故加石膏以清其热。使以甘草，调和药性，与大枣相伍，则和脾胃而运化水湿之邪。

[临床应用] 若恶风明显者可加荆芥、防风，若口渴明显者可加生地、麦冬等。

②中虚湿热

[临床表现] 怠惰嗜卧、口干舌干、饮食无味，舌淡苔黄腻，脉缓。

[治法] 建中益气、清热燥湿。

[方药] 升阳益胃汤加减（出自《内外伤辨惑论》）。

[参考处方] 黄芪30g，半夏15g，人参（另煎兑入）15g，炙甘草15g，独活10g，防风10g，白芍10g，羌活10g，橘皮10g，茯苓10g，柴胡10g，泽泻10g，白术10g，黄连5g。

方中重用黄芪，并配伍人参、白术、甘草补气养胃；柴胡、防风、羌活、独活升举清阳，祛风除湿；半夏、陈皮、茯苓、泽泻、黄连除湿清热；白芍养血和营。

[临床应用] 气虚乏力明显者加党参，气虚下陷者可加升麻等。

（2）阴水

阴水多为水肿由下而上，继及全身，肿处皮肤松弛，按之凹陷不易恢复，甚则按之如泥，出现畏寒肢冷、纳少便溏、小便清长等寒湿相关症状。

①阳虚寒凝

[临床表现] 神疲乏力、腰重腰痛，舌淡，边有齿痕苔白腻或滑腻，脉沉。

[治法] 通阳、温中、利水。

[方药] 麻黄附子汤合肾着汤加减（出自《金匮要略》）。

[参考处方] 麻黄15g，黑附子（先煎）30g，干姜30g，茯苓50g，生白术30g，白茅根30g，赤小豆30g，桂枝30g，泽兰30g，木瓜20g，清半夏20g，槟榔20g，吴茱萸6g，陈皮20g，桔梗15g，细辛3g。

方中麻黄辛温，发汗解表，为君药。附子辛热，温肾助阳，为臣药。麻黄行表以开泄皮毛，逐邪于外；附子温里以振奋阳气，鼓邪达外。二药配合，相辅相成，为助阳解表的常用组合。细辛归肺、肾二经，芳香气浓，性善走窜，通彻表里，既能祛风散寒，助麻黄解表，又可鼓动肾中真阳之气，协附子温里，为佐药。三药并用，补散兼施，使外感风寒之邪得以表散，在里之阳气得以维护，则阳虚外感可愈。

[临床应用] 若乏力明显者可加党参，腰酸不适者可加杜仲等。

②瘀水互结

[临床表现] 面色晦暗、肌肤甲错、有血栓栓塞事件、舌暗质嫩苔薄滑、脉弦涩。

[治法] 活血利水。

[方药] 当归芍药散加减（出自《金匮要略》）。

[参考处方] 当归 10g，芍药 20g，茯苓 10g，白术 10g，泽泻 10g，川芎 10g。

方中重用芍药以敛肝止痛，白术、茯苓健脾益气，合泽泻淡渗利湿，佐当归、川芎调肝养血。诸药合用，共奏肝脾两调、补虚渗湿之功。

[临床应用] 若气郁胁胀者，加柴胡、枳实以疏肝理气，若气郁不食者，加香附、麦芽以行气消食；若气郁有热者，加栀子以清热。

（二）西医治疗

对于继发性膜性肾病，治疗原发病或停止诱发疾病的药物通常可以获得改善。对于特发性膜性肾病，治疗方案分为一般治疗和免疫抑制治疗。

1. 一般治疗

特发性膜性肾病约 30% 的病人可自发缓解。因此，只有疾病严重或处于进展状态的病人才有必要接受免疫抑制治疗。而一般治疗，如控制血压、降脂治疗、抗凝治疗、利尿以及控制饮食适用于所有膜性肾病病人。详细如下。

（1）血管紧张素抑制剂　血管紧张素抑制剂主要通过拮抗血管紧张素 Ⅱ 受体，阻断血管紧张素系统，使肾脏出球小动脉扩张，从而减少蛋白尿，防止肾脏发生纤维化，推荐使用 ACEI/ARB，服药期间密切监测血清肌酐变化，如果升高超过基线的 30%，则提示肾缺血，应暂时停药。血压最好能控制在 125/75mmHg 以下。由于 ACEI/ARB 有皮疹、低血压、血管神经性水肿、刺激性干咳、发热等不良反应，因此血管性水肿、妊娠高血压、严重肾功能损害或高钾血症的病人禁用。

（2）低盐低脂优质蛋白膳食　本部分内容将于【预防与调护】中详细阐释。

（3）利尿消肿　水肿明显又无低血容量的少尿病人，在限制钠盐无效时，可适当应用利尿剂。

（4）降脂治疗　对于高胆固醇病人主要降脂类药物应选择他汀类药物；对于高甘油三酯病人应选择贝特类药物。血脂控制目标：血清总胆固醇 < 2.6mmol/L，甘油三酯 < 2.3mmol/L。

（5）抗凝、抗血小板治疗　对于大量蛋白尿、严重低蛋白血症及长期卧床的高危病人，建议常规抗凝治疗。血清白蛋白小于 20g/L（有国外指南将此放宽至 25g/L）时，即应给予抗凝药物预防血栓。对存在血栓栓塞事件的病人应该使用低分子量肝素或普通肝素进行初始治疗，然后口服抗凝药物（如华法林）。抗血小板药常口服双嘧达莫或阿司匹林，若无禁忌证可长期服用。

2. 免疫抑制治疗

基于本病的自发缓解率及免疫抑制剂的毒性及不良反应，并非所有病人皆适用免疫抑制治疗。2012 年 KIDGO 指南对 IMN 病人进行免疫抑制治疗的适应证与禁忌证进行了明确阐释。指南推荐只有表现为肾病综合征且具备如下之一条件的病人，才用免疫抑制治疗作为初始治疗：①经过至少 6 个月的降血压和降蛋白治疗，尿蛋白持续大于 4g/24h 和超过基线的 50% 以上，并无下降（证据强度 1B）。②出现肾病综合征引起的严重的、致残或威胁生命的临床症状（证据强度 1C）。③明确诊断后 6~12 个月内血清肌酐升高 ≥ 30%，但肾小球滤过率不低于 25~30mL/（min·1.73m^2），且上述改变并非由肾病综合征并发症所致（证据强度 2C）。

而对于血清肌酐持续＞305μmol/L 或肾小球滤过率＜30mL/（min·1.73m^2），及双肾体积明显缩小者（例如，长度小于 8cm），或并发严重的或潜在危及生命的感染，建议避免使用免疫抑制治疗（无证据强度分级）。

常用的免疫抑制治疗方法如下。

（1）细胞毒药物加糖皮质激素　即足量糖皮质激素（醋酸泼尼松每日 1mg/kg 口服（最大剂量不超过 60mg/d）联合细胞毒药物（环磷酰胺每日 0.1g 口服，或隔日 0.2g 静脉注射，累积量达 6~12g 停药）。亦可使用苯丁酸氮芥，但因环磷酰胺较苯丁酸氮芥毒性及不良反应轻，故现临床多以使用环磷酰胺为主。

（2）钙调神经磷酸酶抑制剂　即环孢素（每日 3~4mg/kg，最多不超过每日 5mg/kg，分早晚 2 次空腹口服，维持血药浓度谷值于 125~175ng/mL，服用 3~6 个月后逐渐减量，共服药 6~12 个月。对于部分缓解病例，可减量至每日 1~1.5mg/kg，维持 1~2 年）或他克莫司（每日 0.05~0.1mg/kg，分早晚两次空腹口服，持续 6 个月，维持血药浓度谷值于 5~10ng/mL，然后逐渐减量至血药浓度谷值为 3~6ng/mL，再服用 6~12 个月）联合或不联合较小剂量糖皮质激素（醋酸泼尼松或醋酸泼尼松龙每日 0.5mg/kg）。因为疗效相近，环孢素的一些不良反应（如多毛症、牙龈增生等）在使用他克莫司时很少出现，所以他克莫司常作为环孢素的替代药物。他克莫司能显著提高膜性肾病病人的早期缓解率，但停药后复发率高（50%~73.3%），且他克莫司还有肾损伤和糖代谢的问题。故具体应该选择哪种药物，还需根据临床具体斟酌。

（3）利妥昔单抗　是一种有选择性地针对 B 淋巴细胞表面抗原 CD$_{20}$ 的人鼠嵌合型单克隆抗体，可特异性抑制 B 淋巴细胞增殖及其活性，抑制免疫复合物形成。由于试验规模较小、证据等级较低等原因，"KIDGO 指南"不建议利妥昔单抗用于 IMN 初次治疗。

近年利妥昔单抗治疗本病的研究逐渐增多，突显了其治疗 IMN 的优势。该药已开始用于先前应用其他免疫抑制治疗方案效果不显著的病人，起始方案为每周按 375mg/m^2 静脉注射一次，持续 4 周，或为 2 剂 1000mg 或按 375mg/m^2 静脉注射，间隔 14 天。当一剂利妥昔单抗治疗（按 375mg/m^2）后 1 周，外周血 B 淋巴细胞计数恢复到超过 5 个 /mm^3，立即再给予一剂相同剂量利妥昔单抗，称为 B 淋巴细胞驱动疗法。利妥昔单抗单药与糖皮质激素联合环磷酰胺的经典方案对比的回顾性、观察性的队列研究表明，平均随访 40 个月，两组完全缓解率组间差异无显著性。以利妥昔单抗治疗免疫抑制疗效不明的 IMN 病人，有效率 41.7%，甚至肾功能受损病人的蛋白尿也有所减轻。另有研究发现利妥昔单抗在 12 个月时诱导完全或部分缓解蛋白尿方面不劣于环孢素，在 24 个月时维持蛋白尿缓解优于环孢素。

由于单剂量成本较高，限制了利妥昔单抗的临床应用，但考虑到长期疗效、更高的缓解质量、更好的肾功能保护作用和较低的复发率，所以总体成本未必偏高。利妥昔单抗治疗 IMN 的优势，仍需要更多前瞻性、随机、对照研究以验证其有效性，该药可能是替代目前一线治疗方案的一种有前景的选择。

（4）其他免疫抑制治疗方案　①吗替麦考酚酯（MMF）：对于持续蛋白尿且肾功能恶化者，或缓解后蛋白尿再次复发（＞4g/d）或肾功能恶化者，可考虑应用。1.5~2g/d，分 2 次空腹口服，半年后逐渐减量至 0.5~0.75g/d，维持服药 0.5~1 年。MMF 单药治疗 IMN 的有效性尚未得到证实。即便 MMF 联合糖皮质激素，在治疗 23 个月时，仅使 44% 病人病情缓解，而环磷酰胺治疗的缓解率为 75%。因此，"2012 年 KDIGO 肾小球肾炎临床实践指南"并不推荐 MMF 作为 MN 的起始治疗方案。②雷公藤多苷：与激素联合应用。用法：每次 10~20mg，每日 3 次口服。

（5）针对疾病复发的治疗　在免疫抑制治疗初始有效后，疾病复发至肾病范围蛋白尿的情况可能需要再次治疗。然而，在考虑免疫抑制治疗前，应先排除蛋白尿增加是由高盐和（或）高蛋白膳食摄入所致。

2012 年 KDIGO 指南建议：肾病综合征复发的 IMN 病人，建议使用与初始诱导缓解相同的治疗方案（证据强度 2D）；对于初始治疗应用糖皮质激素与烷化剂（如环磷酰胺）交替治疗 6 个月的病人，疾病复发时建议此方案仅能重复一次（证据强度 2B）。

（6）难治性膜性肾病　2012 年 KIDGO 指南建议如下：对烷化剂及激素为基础的初始治疗抵抗者，建议使用钙调神经磷酸酶抑制剂治疗（证据强度 2C）；对钙调神经磷酸酶抑制剂为基础的初始治疗抵抗者，建议应用烷化剂及激素治疗（证据强度 2C）。

越来越多的研究证明利妥昔单抗对难治性膜性肾病有效，目前有望成为治疗膜性肾病的一线用药。但应用利妥昔单抗有效者的复发率约为 30%，复发常伴随循环 B 细胞和 PLA_2R 抗体回升，可能与抗利妥昔单抗抗体的产生有关。目前第二、三代抗 CD_{20} 单抗奥滨尤妥珠单抗（Obinutuzumab）和奥法木单抗（Ofatumumab）已经上市，结合 CD_{20} 的不同位点，有望解决部分利妥昔单抗抵抗的问题。

【经典传承】

（一）刘宝利教授

刘宝利教授认为膜性肾病，阴证居多，以少阴太阴合病为主，阳虚癥积形成为其核心病机。本病多发于中老年，隐袭起病，以水肿为首发症状，易发生血栓栓塞事件。《伤寒论》云："病有发热恶寒者，发于阳也；无热恶寒者，发于阴也。"本病起病方式隐袭，与其他发病急骤的水肿不同，恰恰说明膜性肾病水肿为"发于阴"，故膜性肾病属阴证之病，阳虚阴盛是其辨证核心，血栓栓塞说明病理产物存在"血瘀"。《素问·调经论》言，"温气去寒独留，则血凝泣，凝则脉不通"，而导致阴盛的原因正是水湿之邪过盛。故其基本病机为阳气衰少，水湿阻遏。病理产物以水湿、血瘀为主。水湿之邪阻遏经隧，络脉不利，水停血瘀。

因此辨证以少阴太阴合病为主。判断少阴病主要依据的条文是《伤寒论》第 281 条："少阴之为病，脉微细，但欲寐。"《金匮要略》云："水之为病，其脉沉小，属少阴，……，水，发其汗即已，脉沉者，宜麻黄附子汤。《灵枢·本输》云："少阴属肾，其上连肺，故将两脏。"故少阴病为肺肾同治之法，生麻黄宣肺解表行水，黑附子温肾助阳利水。判断太阴病的主要依据是《伤寒论》第 273 条："太阴之为病，……自利益甚，……，必胸下结硬。"《伤寒论》第 277 条："自利不渴者，属太阴，以其脏有寒故也，当温之，宜服四逆辈。"《金匮要略》云："肾着之病……甘草干姜茯苓白术汤主之。"故太阴病在温运脾阳，干姜配伍白术、茯苓温阳健脾利水。临床上治疗膜性肾病拟麻黄附子汤合肾着汤，白术、茯苓利水渗湿治其标，麻黄宣肺、附子温肾、干姜健脾治其本，标本同治，上下同调。据《本经》所言，麻黄、附子除其温阳散寒之力，二者均可"破癥坚积聚"，故本方尚有逐瘀化积之功，既有助于清除膜性肾病沉积的免疫复合物致异常增生的形成，又可抑制其高凝形成导致血栓栓塞的病理进程。全方共奏驱除阴邪、通畅水道、化瘀通络之功，则水肿自消。

（二）邹燕勤教授

邹燕勤教授认为本病涉及肺脾肾三脏，瘀病理因素为风湿（寒/热）。《诸病源候论》认为："风水病者，由脾肾气虚弱所为也。肾劳则虚……风气内入，还客于肾，脾虚又不能制于水，故水散于皮肤。"《景岳全书·肿胀》进一步阐述了肺脾肾三脏功能障碍是水肿发病的关键环节："凡水肿等证，乃肺脾肾三脏相干之病。盖水为至阴，故其本在肾；水化于气，故其标在肺；水唯畏土，故其制在脾。"《金匮要略》开创性地提出了"水分"与"血分"互相转化，是久病致瘀、瘀血致病的重要理论依据。治疗上需健脾益肾、大补肾元、健运脾胃、搜风剔络、活血利水，兼有咽喉肿痛则需兼以清肺利咽。

治疗方面，邹教授主张脾肾同补，以川续断、寄生、生黄芪、党参（太子参）、炒白术、茯苓、生薏苡仁、甘草等组成基本方药，尤其采用大剂量生黄芪大补脾肾之气，以治疗脾肾衰惫。对于风寒湿或风湿热交结，湿性黏滞下趋，流注肾脏，致肾气失固，精微物质流失，产生蛋白尿、血尿，甚则胶顽不解，阻碍气血运行，导致肾脏硬化、纤维化。邹教授常在脾肾同补基础上，采用祛风通络之法，常用僵蚕、蝉蜕等虫类药钻透剔邪、搜风通络，兼以息风化痰。另外，邹燕勤教授认为喉咙是肾经循行的重要部位，外邪可通过咽喉长驱直入，导致肾脏关门不利，产生蛋白尿、血尿。临床慢性肾脏病病人大多合并慢性咽炎，有的甚至从幼时起反复扁桃体炎，致扁桃体肿大，局部咽喉炎症，充血明显，亦有病人用嗓过度，或吸烟饮酒而致慢性咽喉炎，临床亦多见。因此治疗上，要善于"抓喉咙"，采用清咽渗利法，喜用玄参、麦冬、银花、射干、桔梗、生甘草、僵蚕、蝉蜕，热毒甚者加黄芩、栀子，配合茯苓、生苡仁、车前草、猫爪草、蛇舌草等同用，一方面清热解毒，控制咽炎，另一方面清利湿热，使热毒湿热之邪从下而走，邪有出路，避免及减轻肾脏损伤。

（三）陈以平教授

陈以平教授长期从事肾病临床研究，总结出本病存在着"虚""湿""瘀""热"四大病机。其一，脾肾气虚是膜性肾病发病的基本病机。脾为制水之脏，脾虚则水无所制而泛滥，肾为主水之脏，肾虚则水失所主而妄行，终致水湿外淫肌肤、内渍脏腑，从而出现面部四肢水肿、胸腹腔积液；脾主升清，若脾虚则精微失升而下陷，肾司封藏，肾虚则精微失藏而外泄，则又可导致蛋白尿。而脾肾阳虚是病变中后期病情久延、气伤及阳的病理转变。其二，脉络瘀滞、湿热内蕴是膜性肾病反复发作、缠绵难愈的病理基础。病程中常因气虚无以推血，则血行瘀滞；瘀血形成之后又可作为新的致病因素而阻滞经络，妨碍气化，从而形成瘀、水互结。脾肾气虚，水湿不化，则易招引外邪，以致湿热之客邪再至，内外相引而为害，终成湿热蕴滞，胶着不化；水瘀积久，氤蕴化热，又造成湿热瘀相互攀援、纠集结聚、交相济恶之势，常可导致水肿、蛋白尿加重，病情反复发作、缠绵难愈，甚至出现下关闭塞，溺毒内聚，中焦气逆之下关上格之"关格"危候。

根据膜性肾病之"虚、湿、瘀、热"四大病机，结合膜性肾病的西医发病机制，陈教授将肾脏病理诊断引入中医辨证论治中，认为免疫复合物在上皮下沉积、基底膜增厚等病理变化当归于中医微观辨证之"瘀血"证；而补体活化、膜攻击复合物形成归属微观辨证之湿热或热毒之候，提出了"湿热胶着成瘀"这一中医病理过程是影响疾病发生、发展的关键。并针对这一重要机制，提出了健脾益气、清利湿热、活血化瘀之治疗大法。具体方案主要包括：所有病人均给予中药膜肾方（组成：黄芪 30g，苍术 15g，白术 15g，当归 15g，半枝莲 30g 等）。伴水肿者给予黄芪注射液静脉滴注，伴低蛋白血症者给予黑料豆丸（主要组成：黑料豆、黄芪等），伴血瘀者给予活血通脉胶囊口服；在恢复期给予清热膜肾冲剂（院内制剂，主要药物包括党参、当归、益母草、茯苓等）。

（四）刘玉宁教授

刘玉宁教授认为，膜性肾病好发于中老年人。《素问·上古天真论》中记载，女子"五七阳明脉衰"，男子"五八肾气衰"。所以无论是饮食损伤肠胃，还是房劳、体劳、神劳损伤肾脏（脑为髓海，脑力劳动过度损伤肾脏），脾肾虚衰是这个年龄段的体质特点，即脾肾亏虚是膜性肾病的发病基础。又因邪气伏于络脉之内不去，久而成积，形成络积证。其实质是肾小球硬化、间质纤维化。另外，膜性肾病更易出现血栓栓塞性并发症。也是因为久病邪伤入络，产生血瘀。水瘀日久，化热化火。所以膜性肾病的病机是脾肾亏虚，湿热血瘀。脾肾气阳两虚是它的发病基础。湿热血瘀是其病机的重要方面。

治疗上，刘玉宁教授善用黄芪治疗膜性肾病。《神农本草经》云黄芪主治"痈疽久败疮，排脓止痛，大风癞疾，五痔鼠瘘，五虚，小儿百病"。疮疡科用它脱毒生肌。膜性肾病中，黄芪能深入络道，托邪外出。另外，黄芪味甘色黄性温。土之色、气、味俱全，最能补脾。治疗上以脾为主。四方江河湖海，未有泽于土上，行于土中。水行在土上，受土的制约。所以肾主蛰藏，必借土封。对于肾精丢失，必须健脾才能封藏肾精。对于血瘀证，刘玉宁教授主张使用虫类和藤类药，取二者通络祛瘀之功。对于湿热证的治疗，则是以辛开苦降法为主。中焦湿热，用厚朴和黄连；下焦湿热，用黄柏和砂仁。

（五）聂莉芳教授

聂莉芳教授认为膜性肾病的主要病因是脾肾两虚，脾居中州，斡旋三焦，主运化水湿，脾为制水之脏，脾虚则水无所制而泛滥，发为水肿，正如《黄帝内经》所云"诸湿肿满，皆属于脾"；肾为主水之脏，《素问·水热穴论》说："肾者，胃之关也，关门不利，故聚水而从其类也，上下溢于皮肤，故为肿"，肾虚则水失所主而妄行，终致水湿外淫肌肤、内渍脏腑，从而出现面部四肢水肿、胸腹腔积液。脾主升清，若脾虚则精微失升而下陷；肾司封藏，肾虚则精微失藏而外泄，则又可导致蛋白尿。其次是湿热毒邪内蕴，湿热是膜性肾病的重要病因，也是膜性肾病反复发作、缠绵难愈的病理因素。脾肾两虚，水湿不化，郁而化热，或再感湿热之客邪，内外相引而为害，终成湿热蕴滞，胶着不化，湿热之邪阻碍三焦之决渎，气道为之不利，水湿内停而发为水肿。聂教授强调在本病的演变过程中，瘀血停滞是贯穿始终的重要因素。

聂教授在诊治膜性肾病的临床实践中,形成了一整套以健脾补肾、活血化湿解毒法为主的中医治疗方案。

1. 健脾益气和胃法

方用参苓白术丸和香砂六君子汤加减,常用药物为生黄芪、党参、炒白术、陈皮、莲子肉、当归、茯苓、炒薏苡仁、扁豆、芡实、金樱子、砂仁、苏梗、山药等。

2. 补肾涩精法

方用参芪地黄汤加减,常用药物有党参、生黄芪、生地黄、山药、山茱萸、牡丹皮、茯苓、泽泻、川牛膝、怀牛膝、丹参、白芍、当归、芡实、金樱子、菟丝子。

3. 活血化瘀法

方用自拟加味当归芍药散,常用药物有当归尾、赤芍、白芍、川芎、丹参、白术、茯苓、泽兰叶、川牛膝、怀牛膝、干地龙等。

4. 清热解毒法

方用五味消毒饮加减,常用药物有连翘、金银花、蒲公英、野菊花、紫花地丁、半枝莲等。

【典型案例】

刘宝利医案

高某,女,65岁,2015年10月8日初诊。

主诉:双下肢水肿一年余。

现病史:2014年2月无明显诱因出现双下肢水肿,伴眼睑水肿,无尿少,无肉眼血尿。于当地医院查尿常规:PRO(+),ERY(++++),24小时UTP 4.3g。4月于北京某医院肾活检:膜性肾病I期,对症治疗,复查24小时UTP 2.9g。7月开始口服环孢素(具体剂量不详),10月加醋酸泼尼松15mg,半月后减撤,效果不明显。2015年3月查血ALB 17.7g/L,4月查24小时UTP 3.9g。现因震颤、齿龈增生等不适症状停止免疫抑制治疗,进行单纯中医药治疗。刻下症见:双下肢轻度水肿,眼睑水肿,恶寒,手足心热,口中和,自汗出,无盗汗,纳可,大便日一行,眠可。舌淡嫩苔薄,脉沉细。既往史:糖尿病病史18年。

中医诊断:水肿病阳虚寒凝证。

西医诊断:肾病综合征膜性肾病I期。

处方:麻黄附子汤合肾着汤加减(麻黄15g,黑附子30g,干姜30g,茯苓50g,生白术30g,白茅根30g,赤小豆30g,桂枝30g,泽兰30g,木瓜20g,清半夏20g,槟榔20g,吴茱萸6g,陈皮20g,桔梗15g,细辛10g),7剂,水煎,日一服;中成药予脉血康胶囊2粒每日3次。后继与此方加减治疗。10月22日查ALB 22.5g/L。

2015年12月复诊,病人药后双下肢无浮肿,眼睑水肿减轻,口中和,无恶寒,纳可,大便干日二行,无腰痛,眠可。舌淡嫩苔薄白边齿痕,脉沉弱。处方继予麻黄附子汤合肾着汤加减(麻黄20g,黑附子30g,干姜30g,茯苓50g,生白术30g,赤小豆30g,桂枝30g,泽兰30g,木瓜20g,生黄芪30g,槟榔20g,陈皮30g,淫羊藿20g,木香15g,紫苏叶10g,14剂),查ALB 25.2g/L。

2016年4月复查ALB 27.1g/L。7月查ALB 31.0g/L,24小时UTP 2.9g。10月查24小时UTP 3.8g。12月查ALB 33.2g/L,24小时UTP 2.1g。

2017 年 4 查 ALB 39g/L，24 小时 UTP 1.4g。9 月查 ALB 40.8g/L，24 小时 UTP 151.4mg/24h。

2018 年 2 月 ALB 41.4g/L。病告瘥，仍在随访中。

按语　本案病人老年女性，隐袭起病。水肿、恶寒、口中和、舌淡嫩、脉沉，此为阴水，属于阳虚寒凝证。自汗出为机体欲祛邪外出的表现。手足心热为激素不良反应所致，无盗汗，故知非阴虚证。因此治疗方面当选择通阳解表以逐邪外出，配合温中利水以消肿，故方选麻黄附子汤合肾着汤加减。本方为临床实际中治疗 MN 最为常用的方子，因其与本病病机最为契合。病人阳虚，予干姜、附子温阳；水肿无论因于外感或内伤，若无兼证、变证，皆当以麻黄逐邪外出；再以白术、茯苓建中，助水谷运化，恢复正常的津液运转。

【注意事项】

（1）"足量"激素的减撤方法（慢减）　一般每 2~3 周左右减去前用量的 1/10，并以隔日服 20mg 作为维持量，持续半年或更长时间。

（2）膜性肾病易发生血栓栓塞事件，因此在肾病综合征未缓解前，必须认真预防血栓的发生。防止过度利尿及治疗高脂血症对于防止血栓栓塞形成也很重要。

（3）中老年病人，尤其是长期服用激素治疗的，还需注意激素导致的骨质疏松，可配合维生素 D（或活性维生素 D）及钙片预防。

【临证提要】

膜性肾病为我国常见的肾脏疾病，在中医辨证分型中着重以阳水、阴水为辨证分型，阳水者多发病较急，阴水者多为疾病后期，治疗中阳水多见风水相搏证与中虚湿热证，方药可用越婢汤与升阳益胃汤加减。阴水者多见阳虚寒凝证与瘀水互结证，方药用麻黄附子汤合肾着汤与当归芍药散加减。同时在临床随访中其具有一定的自发缓解趋势，免疫治疗多根据尿蛋白的多少和特异性抗体具体而定，并发症需积极预防感染、血栓栓塞等并发症。

（戴浩然　董兆理　刘宝利）

第七节　膜增殖性肾小球肾炎

【概述】

膜增殖性肾小球肾炎（Membrano proliferative GlomemLo nephritis，MPGN），也称系膜毛细血管性肾炎或分叶性肾炎，是根据肾活检组织病理学特点定义的一种肾小球损伤病理类型。典型的病理改变为肾小球系膜细胞和基质的增生，毛细血管壁的重构（系膜组织的插入和基底膜"双轨征"形成），肾小球毛细血管襻成分叶状改变。这是一种患病率比较低的肾小球疾病。MPGN 可分为特发性和继发性，其中特发性分别占儿童和成人原发性肾病综合征病理类型的 4%、7%，特发性原因未明。继发性常见病因见表 10-7-1。

表 10-7-1　继发性膜增殖性肾小球肾炎常见原因

病因	相关的感染性疾病和系统性疾病
感染性疾病	病毒：乙型病毒性肝炎、丙型病毒性肝炎、HIV 细菌：分流性肾炎、内脏脓肿、感染性心内膜炎、寄生虫、疟疾、血吸虫病 其他：支原体、分枝杆菌、麻风杆菌
自身免疫性疾病	混合型冷球蛋白血症、系统性红斑狼疮、硬皮病、干燥综合征、遗传性补体缺陷病、低补体血症、荨麻疹性血管炎
肿瘤	白血病和淋巴瘤、癌、轻链病和浆细胞病
慢性肝脏疾病	慢性肝炎、肝硬化
其他	局部脂肪代谢障碍、α_1-抗胰蛋白酶缺乏症、囊性纤维化、药物（如海洛因、α-干扰素）、结节病、镰状细胞病、溶血尿毒综合征、移植肾肾病

MPGN 是一种病理诊断，临床表现多样，治疗有难度，中医没有相应的病名，诊断为 MPGN 的肾病综合征病人临床上多表现为顽固的水肿、蛋白尿等，多见于难治性的肾病综合征，多将其归属于"水气病"之"皮水、正水"及"虚损"等范畴。

【病因病机】

（一）中医病因病机

本病属本虚标实，虚实夹杂之证。本虚主要是脾肾虚损；病理因素多为湿、热、瘀、水互结。此外，本病每因感受外邪诱发或加剧。湿热与瘀血互结是疾病反复难愈的重要病理机制。

中医学对肾脏超微结构变化病机认识，认为免疫复合物和补体的沉积与毒邪伤肾有关。毒邪的性质主要可归纳为以下两个方面，一是毒具火热之性，具备火热之邪的致病特点；二是邪盛化毒，其对人体的攻击力和破坏力极强。该免疫复合物多数是血液中循环免疫复合物滞留在肾组织中。其一经形成和沉积后，便可激活补体，形成膜攻击复合物，致使肾小球相对应的局部结构和功能的破坏。此外，沉积在肾小球上皮细胞下的原位免疫复合物，不但引起补体反应，还激发局部 T 细胞针对足突细胞抗原的免疫反应，能产生大量炎症介质以及活性氧、蛋白酶、细胞因子、生长因子、血管活性分子、细胞外基质等，并激发局部 T 细胞免疫反应，对肾组织构成极大破坏作用的免疫复合物及补体成分，与中医学"毒邪"类似，肾络瘀阻是肾小球疾病贯穿病程始终的病机，病理上表现为肾小球基底膜增厚、毛细血管腔狭窄或闭塞、管腔内微血栓形成等。

（二）西医病因病机

1. 环境和损伤因素

损伤和环境因素包括感染、肿瘤等。补体激活相关的感染发生后，补体调节机制可能会失控，导致补体因子在肾小球沉积。在单克隆丙种球蛋白相关性 MPGN 病人中，单克隆蛋白可与补体调节蛋白结合，导致补体旁路途径的激活。

2. 自身免疫异常和遗传因素

部分 MPGN Ⅲ型病人体内可检测出终末肾炎因子，能稳定备解素依赖的 C_5 转化酶，导致 3 条补体代谢途径共同末端通路激活。补体介导性 MPGN 可能与失控的补体旁路途径激活有关。在很多致密物沉积病病人血清中可以检测出 C_3 肾炎因子，是一种针对自身 C_3 转化酶的 IgG 抗体，增加了 C_3 转化酶的稳定性与活性，从而增加 C_3 的裂解。很多致密物沉积病病人同时可能存在基因异常（如编码因子 H 的基因异常），或补体调节蛋白自身抗体的产生如因子 H、I 的自身抗体，抑或 C_3 转化酶的自身抗体，如因子 C_{3b} 和补体因子 B 的自身抗体。

【临床表现】

特发性 MPGN 临床表现可为肾病综合征、急性肾炎综合征、无症状性蛋白尿和（或）血尿、反复肉眼血尿。约 1/2 病人有前驱呼吸道感染病史。1/3 病人存在高血压，通常发生在疾病的进展期。超过 50% 病人发生肾功能不全。贫血程度与肾功能衰竭程度不成比例，可能与补体介导的红细胞裂解有关。儿童起病时常表现为血尿，较少表现为肾功能不全和高血压。补体介导的 MPGN 出现视网膜病变的概率明显高于免疫复合物介导的 MPGN，故所有补体介导的 MPGN 病人均应行眼科检查。病人合并眼底玻璃膜疣或获得性部分脂肪营养不良症，常提示可能为致密物沉积病。

低补体血症是 MPGN 的重要临床特征。Ⅰ型 MPGN：C_3 降低或正常、C_4 和 CH_{50} 降低；Ⅱ型 MPGN：C_3 降低、C_4 正常、CH_{50} 降低；Ⅲ型 MPGN：C_3 降低、C_4 正常、C_5–C_9 降低。

【实验室及其他辅助检查】

MPGN 的实验室检查有如下特点：

（1）肾脏方面的检查多表现为镜下或肉眼血尿，一半的病人为肾病综合征水平的大量蛋白尿，30% 的病人为少量蛋白尿，较多病人可出现肾小球滤过率的下降。

（2）血清学中最具特点的是补体系统的异常，约 75% 的病人 C_3 持续降低，这与急性链球菌感染后肾炎中降低的 C_3 在 8 周内能够恢复是不同的，也为Ⅰ型临床上的鉴别诊断提供了重要的线索。在Ⅱ型中高达 80% 病人还存在抗 C_3 转化酶的自身抗体 –C_3 肾炎因子（C_3 Nephritic Factor，C_3NF），且超过 50% 病人在病程中持续阳性，该抗体与其靶抗原结合后，增加了 C_3 转化酶的稳定性与活性，造成补体旁路途径激活的扩大，最终引起 C_3 水平的持续下降。

【诊断与鉴别诊断】

（一）诊断要点

1. 中医辨证要点

本病以因感受外邪引发水肿起病多见，辨证上以阴阳为纲，感受风邪、水湿、湿热，症见表、实、热者，多按阳水论治；饮食劳倦、正气亏虚，症见里、虚、寒者，多按阴水论治。并且阳水和阴水之间可以相互转化，阳水迁延日久，致正气虚衰，邪实日盛，可转化为阴水；而阴水复感外邪，水肿剧增，标证突出，治疗应急则治其标，按阳水治疗，本病脾肾亏虚为其根本，治疗标证时用药应注意脾肾亏虚的一面。因此在辨证中阴阳为纲，分清标本、虚实、缓急，方可遣方用药。

2. 西医诊断要点

临床上有以下线索应怀疑 MPGN：①持续非选择性蛋白尿（或肾病综合征）伴有肾小球源性血尿；②血清补体持续降低；③有眼部病变（脉络膜疣）及局部脂肪萎缩者。当病人出现如上提示 MPGN 的临床表现及实验室检查特点时，需要行肾穿刺活检来确诊。病理特点为肾小球基底膜增厚及系膜细胞增生，依据电子致密物的沉积部位及基底膜病变特点的不同，又可将 MPGN 分为 3 型。

（1）MPGN Ⅰ 型　光镜下最常见的组织学表现为广泛的肾小球毛细血管壁增厚及内皮细胞增生，系膜细胞及基质可插入基底膜及内皮细胞间而形成"双轨征"。可见单核细胞及中性粒细胞的浸润，当系膜增生明显时可将肾小球分隔为分叶状结构，故又称为"分叶性肾炎"。

免疫荧光下可见颗粒状及条带状 C_3 及免疫球蛋白沿基底膜周边的沉积，也可见于系膜区。免疫球蛋白通常为 IgG 及 IgM，很少出现 IgA。

电镜下的突出表现为系膜区及内皮下有免疫复合物沉积及系膜插入现象。

（2）MPGN Ⅱ 型　由于该型中可见到沿肾小球基底膜断续的电子致密物条带样沉积，故该型也被称为"致密物沉积病"（DDD），但这些致密物的具体组成成分及性质目前尚不清楚。免疫荧光下可见到较强的 C_3 呈线样或条带状沉积在毛细血管壁，而免疫球蛋白的沉积较少见。目前认为本型属于补体 C_3 肾小球病，该病的光镜表现多样，可与 Ⅰ 型相似，也可以毛细血管壁增厚或细胞增生为主。

（3）MPGN Ⅲ 型　该型的光镜及荧光表现与 Ⅰ 型基本一致，只是在电镜下还表现为上皮下大量的电子致密物的沉积，并可见到与膜性肾病中相近的基底膜"钉突"样表现。

（二）鉴别诊断

1.继发性膜增生性肾小球肾炎

如 IgA 肾病、SLE、丙型病毒性肝炎、乙型病毒性肝炎、单克隆球蛋白沉积肾损伤、淋巴瘤、冷球蛋白血症肾损伤等，需通过临床病史和实验室检查共同鉴别。

2.血栓性微血管病（TMA）

光镜下常会表现为节段性或弥漫性的双轨征形成，但其实质是内皮细胞的损伤，常有内皮细胞下间隙明显增宽表现，且免疫荧光多为阴性。

3.C_3 肾小球病

一般可通过免疫荧光，是否仅仅表现为高强度的 C_3 沉积，以及电镜（DDD：肾小球基底膜内条带样电子致密物沉积），并结合临床病史和实验室检查（补体相关调节因子检测）等鉴别，但在某些肾炎的中后期阶段，也会出现仅仅以 C_3 沉积为主的免疫荧光，如急性链球菌感染后毛细血管内增生性肾小球肾炎、膜性肾病、单克隆球蛋白沉积肾损害等，需要结合临床病史、电镜表现等进行综合鉴别。

后期如系膜基质重度增多，系膜区形成结节状改变，需要与结节性糖尿病肾小球硬化症、淀粉样变、单克隆球蛋白沉积肾损害、纤维样肾小球病等鉴别。

【治疗】

（一）中医治疗

1.治疗原则

本病总属本虚标实、虚实错杂之证。故其辨证，首当辨标实本虚之主次。在整个病变过程中，以脾肾功能失调，阴阳气血不足为病变之本，以风邪、水湿、湿热、瘀血为病变之标，治疗以"治实勿忘其虚""补虚当顾其实"为原则。

2. 辨证施治

（1）风水相搏

[临床表现]起始眼睑浮肿，继则四肢、全身亦肿，皮色光泽，伴发热、咽痛、咳嗽等症，舌暗红，苔薄白，脉浮。

[治法]疏风清热，宣肺行水。

[方药]越婢加术汤合五皮散加减（越婢加术汤出自《金匮要略》，五皮散出自《中藏经》）。

[参考处方]炙麻黄6g，生石膏（先煎）15g，生白术12g，茯苓15g，陈皮12g，大腹皮15g，桑白皮12g，生姜6g，浮萍9g，泽泻15g，泽兰12g，车前草15g，大枣3枚，甘草3g。

方中麻黄、浮萍、生姜疏风宣肺；白术、茯苓、泽泻、大腹皮、泽兰、车前草淡渗利水；石膏、桑白皮清热宣肺。

[临床应用]偏于风热者，加金银花、连翘、板蓝根、桔梗疏解风热；偏于风寒者加紫苏、桂枝发散风寒；水肿明显者加白茅根、车前子等加强利水消肿。

（2）水湿浸渍

[临床表现]全身浮肿，小便短少，身体困重，神疲乏力，胸闷呕恶，纳呆，舌质淡，苔白腻，脉沉缓。

[治法]健脾化湿，温阳利水。

[方药]五苓散合五皮散加减（五苓散出自《伤寒论》，五皮散出自《中藏经》）。

[参考处方]生白术12g，茯苓15g，陈皮12g，大腹皮15g，桑白皮12g，生姜6g，浮萍9g，泽泻15g，泽兰12g，车前草15g，大枣3枚，甘草3g。

方中白术、茯苓、泽泻、大腹皮、泽兰、车前草淡渗利水；浮萍、桑白皮清热宣肺利水，陈皮理气。

[临床应用]脘胀、纳少者，加鸡内金、焦三仙、莱菔子、砂仁消食和胃。

（3）湿热内蕴

[临床表现]身肿，胸脘痞满，烦热口渴，渴而不欲饮，大便干结，小便不利，或肌肤疖肿疮疡，舌质红，苔黄腻，脉滑数。

[治法]清热利水渗湿。

[方药]四妙散合参苓白术散加减（四妙散出自《圣济总录》，参苓白术散出自《和剂局方》）。

[参考处方]黄芪15g，党参15g，白术12g，陈皮10g，当归10g，升麻6g，柴胡6g，杜仲10g，川续断10g，菟丝子15g，小蓟30g，荷叶12g，蒲黄10g，怀牛膝15g。

方中黄芪补中益气、升阳固表，党参、白术、炙甘草健脾益气，陈皮理气和中，当归补血和营，升麻、柴胡升阳举陷，菟丝子、杜仲、川续断、怀牛膝补肾强腰，小蓟、荷叶止血，蒲黄止血散瘀。

[临床应用]肌肤疖肿疮疡加五味消毒饮等。若湿热化燥伤阴，宜用猪苓汤加减治疗；尿血者，加大小蓟、白茅根等凉血止血。

（4）瘀血内阻

［临床表现］浮肿，面色晦暗或黧黑，大便不畅，小便不利，倦怠乏力，皮肤干燥或瘙痒，或见瘀斑，舌苔薄或腻，舌质紫暗或见瘀斑。

［治法］行气活血，化瘀利水。

［方药］桃红四物汤加减（桃红四物汤出自《医宗金鉴》）。

［参考处方］桃仁 6g，红花 6g，川芎 8g，当归 10g，赤白芍各 12g，甘草 3g。

方中桃仁、红花活血通络；川芎、当归、赤白芍养血活血。

［临床应用］气阴两虚者，加生黄芪、太子参益气养阴。

（5）脾肾亏虚

［临床表现］面色白，腰膝酸软，面浮肿，纳少腹胀，大便溏薄，小便短少，形寒肢冷，舌淡有齿痕，苔薄白，脉沉细。

［治法］温肾健脾，化气行水。

［方药］五苓散合济生肾气丸加减（五苓散出自《伤寒论》，济生肾气丸出自《张氏医通》）。

［参考处方］附子 9g（先煎），炙桂枝 10g，党参 15g，炒白术 15g，生黄芪 30g，茯苓皮 15g，车前子 15g（包），泽泻 9g，干姜 9g，炙甘草 9g。

方中附子、桂枝温阳祛寒、化气利水，配以党参益气健脾，炮姜温运中阳，炒白术健脾燥湿，泽泻、车前子、茯苓利水渗湿消肿，山药滋补脾肾，炙甘草补中扶正，调和诸药。全方配伍，共奏温补脾肾、利水消肿之功。

［临床应用］阳虚甚者，肉桂易桂枝，并加补骨脂、淫羊藿、菟丝子等，气虚甚者加党参、黄芪；脾胃虚弱者，加陈皮、焦三仙等。

（6）气阴两虚

［临床表现］面色无华，自汗出，少气懒言，手足心热，腰膝酸软，舌质红，苔少，脉细弱。

［治法］益气养阴。

［方药］参芪地黄汤加减（出自《杂病源流犀烛》）。

［参考处方］太子参 15g，生黄芪 15g，生地 12g，山茱萸 10g，山药 10g，茯苓 15g，丹皮 10g，泽泻 15g，丹参 6g，银花 30g，小蓟 30g，旱莲草 12g，当归 10g，白芍 15g。

方中太子参、生黄芪益气，生地、山茱萸、山药清热养阴，辅以茯苓、泽泻利水，当归、白芍、旱莲草养血柔肝，可增强肝脏清除抗原的功能，丹皮、小蓟凉血止血，少佐丹参活血，使止血不留瘀，银花清热解毒。全方益气滋肾、养血柔肝，可提高机体的免疫功能，减轻机体的免疫损伤。

［临床应用］腰酸软加杜仲、续断片补肝肾；有血尿者加地榆炭、茜草、藕节，收涩止血；兼湿浊者加陈皮、法半夏、竹茹、砂仁健脾祛湿。

（7）肝肾阴虚

［临床表现］头晕耳鸣，口燥咽干，腰膝酸，心烦热，目睛干涩，梦遗，月经不调，下肢浮肿，舌质红，少苔，脉细数。

［治法］滋补肝肾。

［方药］一贯煎合杞菊地黄汤加减（一贯煎出自《续名医类案》，杞菊地黄汤出自《医级

宝鉴》)。

［参考处方］生地 24g，山药 12g，山茱萸 12g，丹皮 12g，泽泻 12g，茯苓 12g，枸杞子 12g，菊花 10g，川芎 8g，当归 10g，赤白芍各 12g，甘草 3g。

方中生地、山药、山茱萸、泽泻、茯苓、丹皮、枸杞子、菊花养阴补肾，滋阴清热；川芎、当归、赤白芍养血活血。

［临床应用］阴虚火旺者加知母、黄柏、地骨皮；气虚者加黄芪、党参；阴虚兼湿热证用知柏地黄丸合猪苓汤加减。

（二）西医治疗

MPGN 目前尚无明确有效的治疗方案。针对成人和儿童特发性 MPGN 病人，KDIGO 指南建议成人和儿童特发性 MPGN 病人，如临床表现为肾病综合征和进行性肾功能减退者，需接受口服环磷酰胺或吗替麦考酚酯联合隔日或每日小剂量激素进行初始治疗，疗程不超过 6 个月。

1. 糖皮质激素

多项非对照研究和一项 RCT 研究表明，对儿童特发性 MPGN 长期隔日应用糖皮质激素治疗是有益的。一项在 3~4 年内隔天使用激素的对照研究结果显示病人 10 年时肾功能稳定率在激素治疗组显著高于非治疗组。但激素相关的不良反应特别是高血压也较为明显。目前对于糖皮质激素用于成人特发性 MPGN 的治疗尚无系统评价。回顾性研究表明，糖皮质激素治疗对于成人特发性 MPGN 无明确获益。

2. 细胞毒药物及其他免疫抑制剂

免疫抑制疗法经常与大剂量静脉或口服激素合用，但其益处从未被 RCT 研究证实过。一项针对 5 例成人 MPGN 病人治疗的研究显示：使用吗替麦考酚酯（起始最大剂量为 2g/d，维持剂量平均为 1.1g/d，共应用 18 个月）联合激素治疗后，12 个月后尿蛋白由 5g/24h 降至 2g/24h，18 个月后为 2.6g/24h，但在未治疗组尿蛋白水平无变化。此外有限的非对照数据表明，钙调磷酸酶抑制剂可能会减少某些 MPGN 病人的蛋白尿。进展期肾功能不全的病人以及肾活检表现为严重小管间质纤维化的病人不太可能从免疫抑制疗法中受益。

3. 抗血小板和抗凝治疗

对于成人 MPGN，早期有证据提示抗血小板治疗可延缓病变进展。一项研究结果表明联合使用阿司匹林（975mg/d）和双嘧达莫（225mg/d）1 年，较对照组延缓了肾小球滤过率的下降［$1.3mL/(min \cdot 1.73m^2)$：$19.6mL/(min \cdot 1.73m^2)$］，减少了 3~5 年内进入终末期肾脏病的比例（14%：47%）。但在 10 年时，以上的差异并不显著。目前尚不能确定"抗血小板疗法"是否对"特发性"MPGN 有益。

4. 保守治疗方法

由于肾功能正常、没有活动性尿沉渣以及没有肾病范围蛋白尿的病人的长期转归相对良好，对这些病人可以采取保守治疗，应用 ACEI 或 ARB 以控制血压和减少蛋白尿。

5. 抗补体治疗

对于补体介导的 MPGN 的病因和发病机制更多的了解，使新的药物（如利妥昔单抗、依库珠单抗等）的治疗理论上成为可行。血浆置换试用于 Ⅱ 型 MPGN 的治疗可能有效，但仅限于个例报告。

（1）利妥昔单抗（rituximab，RTX）是一种人鼠嵌合单克隆抗体，可与前 B 细胞和成熟 B 淋巴细胞表面的 CD_{20} 抗原特异性结合，引发 B 淋巴细胞溶解。RTX 可能作用机制如下：抑制 T、B 细胞间的相互作用；重塑调节 T 细胞的功能；B 细胞来源的因子，包括细胞因子和自身抗体，可能参与肾病综合征发病过程。治疗方案：利妥昔单抗起始剂量 $375mg/m^2$，后续治疗根据外周血 CD_{19}^+B 细胞计数决定。

（2）依库珠单抗（eculizumab） 系重组人抗补体 C_5 单克隆抗体，与补体 C_5 结合后可防止 C_5 转化酶将其裂解为 C_{5a} 及 C_{5b}，进而阻断补体终末产物的形成及细胞的溶解。补体旁路途径网络中补体蛋白存在液相和固相，如可溶性血浆蛋白和膜结合蛋白。大部分 C_3 肾小球病病人存在补体旁路途径液相蛋白的过度活化。部分液相调节异常的 C_3 肾小球病病人 C_3 转化酶调节异常占主导，另外一部分病人 C_5 转化酶调节异常占主导，依库珠单抗可能对后者治疗有效，而前者 C_5 被阻断后，可能反馈影响 C_3 转化酶活性，导致病情加重。因此从 C_3 肾小球病病人中选取 C_5 转化酶调节异常为主的病例至关重要。但也可能带来影响补体途径早期成分、感染及费用巨大等问题。

【经典传承】

刘宏伟教授认为，早期多见阴虚湿热型，临床表现：腰膝酸软，口燥咽干，手足心热，头晕耳鸣，眼目干涩，口苦口黏，或见颜面肢体轻度浮肿，小便黄赤，大便偏干，舌苔薄黄或黄腻，脉弦细或弦数。治宜滋阴补肾，清利湿热。方选自拟滋肾清利汤或知柏地黄汤加减。

气阴两虚，湿热互结型多见于早中期病人。临床表现：腰膝酸软，倦怠乏力，畏寒或肢冷而手足心热，口干而不欲饮水，尿少色黄，大便时干时稀，肢体浮肿，舌质暗红体胖大有齿痕，苔薄白或薄黄或黄腻，脉弦细或沉细。治宜益气养阴，活血清利。方选自拟益气滋肾化瘀清利汤、参芪地黄汤、大补元煎加减。

脾肾亏虚瘀水互阻型多见于晚期病人。临床表现：腰膝酸痛，倦怠乏力，全身浮肿，甚者伴有胸、腹水，畏寒肢冷，腹胀纳差，小便量少，舌质淡暗或暗红，舌体胖大而润，苔白或腻，脉沉细或细弱。治宜补益脾肾、活血利水。偏气虚，可用当归芍药散加减；偏阳虚可用桂枝茯苓等丸；偏阴虚可用血府逐瘀汤加减。

【典型案例】

（一）病例一

许某，男，66 岁。病人 2015 年 4 月无明显诱因出现双下肢浮肿，腹胀，伴大量泡沫尿，5 月于当地医院查尿常规：PRO（+++），RBC（+），ALB23.2g/L，肾功能未见异常。7 月住院行肾活检组织检查，诊断为膜增生性肾小球肾炎 I 型。24 小时 UPT4.6g。血生化：TP 28.3g/L、ALB 15.3g/L、TC 5.56mmol/L。自身抗体及肝炎系列未见异常。予以激素及吗替麦考酚酯等治疗。经治疗 3 月，病人仍水肿，尿蛋白未见减少。自行撤减激素。2015 年 12 月 12 日病人上感后，咽干，咳嗽，咯黄痰。复查尿常规：PRO（+++），RBC（±），24 小时 UPT 8.15g，肾功能未见异常，双肾大小正常，再次住院治疗。入院症见：双下肢中度浮肿，头痛，恶心，偶有呕吐，小便量少，大便稀，舌质红、苔薄黄腻，脉细。入院中医诊断：水肿（风热犯肺水泛肌肤）；西医诊断：肾病综合征。

中医治以疏风宣肺，利水消肿。处方：金银花 15g，连翘 15g，桔梗 6g，黄芩 12g，桑白皮 15g，紫菀 15g，款冬花 15g，鱼腥草 30g，制僵蚕 10g，蝉蜕 6g，大腹皮 15g，茯苓皮

30g，猪苓 15g，泽兰、泽泻各 10g。水煎，每日 1 剂，分 2 次服。经治疗半月，复查尿常规：PRO（+++），24 小时 UPT 8.23g，ALB 18g/L，病人咳嗽、咳痰消失，双下肢浮肿减轻，自觉腰痛，间断烦躁，食纳一般，夜眠可，大便调，舌质红、苔黄腻，脉滑数。辨证属肝脾不调，肾气阴不足。治以益气养阴，通络祛湿。处方：柴胡 10g，黄芩 10g，半夏 12g，陈皮 6g，白术 12g，茯苓皮 40g，猪苓 15g，泽泻 12g，生地 12g，山茱萸 10g，白花蛇舌草 10g，合欢皮 10g，丹皮 10g，赤芍 10g，酸枣仁 15g。治疗 2 月后，复查 24 小时 UTP5.76g，ALB 28g/L，病人浮肿明显减轻，仍偶感恶心，口干，纳差，夜眠可，舌质红、苔黄腻，脉细数。辨证属阴虚湿热，胃失和降。治以益气养阴，泄浊降逆。改方：生黄芪 40g，太子参 15g，赤白芍各 15g，旱莲草 15g，黄连 3g，吴茱萸 15g，玄参 12g，制首乌 15g，天花粉 15g，当归 15g，蒲公英 30g，百合 15g，土茯苓 30g。病人病情好转，门诊随诊。

按语 该病人表现为肾病综合征，病理诊断膜增生性肾炎。本次发病外邪侵袭而诱发或加重，临床首先表现风热证，此时治疗应以祛邪为先，治以祛风清热化湿之法，调整脏腑气化功能。气阴两虚，阴虚与湿热夹杂贯穿疾病全过程，益气不宜太温，温热易伤阴化燥，宜平；补阴不宜滋腻，避免碍湿留邪，宜甘微寒。

（二）病例二

李某某，男，55 岁，于 2014 年 12 月末出现双下肢浮肿，化验尿常规：PRO（++++），ERY（+++），在某医院诊断为肾病综合征（实验室检查不详）。2015 年 2 月化验尿常规：PRO（+++），ERY（+++）。生化：TC 5.08mmol/L，ALB 28.29g/L，24 小时 UTP4.8g。住院治疗，诊断"肾病综合征"，口服醋酸泼尼松、雷公藤多苷及其他常规治疗，双下肢浮肿消失，复检尿常规：PRO（+++），ERY（+++），未再进一步缓解，停服雷公藤多苷。2015 年 3 月再次住院治疗，住院后行肾穿刺术，肾脏病理示：膜增生性肾小球肾炎。入院时病人腰酸乏力，余无明显不适，舌红，苔白，脉细滑。查：Bp110/80mmHg；血常规正常；尿常规：ERY（++）、PRO（+~+++），RBC10~15 个/Hp，24 小时 UTP 3.76g；血生化：CHOL 4.46mmol/L，BUN 7.61mmol/L，Scr 136.9μmol/L，UA 537.3μmol/L，TP 56.9g/L；ALB 28.0g/L；超声检查：双肾弥漫性改变。入院中医诊断：虚劳，气阴两虚，湿热内蕴；西医诊断：肾病综合征（膜增生性肾小球肾炎）。

住院后西医治疗给予醋酸泼尼松 30mg/d，福辛普利 10mg/d，双嘧达莫 100mg 每日 3 次，口服。中药汤剂治以益气养阴，清热利湿为主。方药如下：黄芪 50g，太子参 25g，沙参 20g，玄参 20g，怀山药 20g，薏苡仁 20g，土茯苓 30g，怀牛膝 20g，白茅根 30g，白花蛇舌草 30g，半枝莲 25g，僵蚕 15g，防风 15g，甘草 15g。每日 1 剂，水煎服。服药一月后，病人乏力明显好转，仍感劳累后腰酸，舌淡红，苔薄白，脉细滑。复检：血常规正常，尿常规：ERY（++）、PRO（+）、RBC3~10 个/Hp，24 小时 UTP1.49g；生化：CHOL 4.51mmol/L，BUN 7.02mmol/L，Scr 101.0μmol/L，UA 425.4μmol/L，TP 64.6g/L，ALB 38.5g/L。病人病情好转，本次辨证属肾精亏虚，湿浊内停，治疗以益肾化浊为主。方药调整如下：黄芪 50g，党参 20g，山茱萸 15g，熟地黄 20g，枸杞子 15g，菟丝子 18g，桃仁 15g，赤芍药 20g，丹参 20g，川芎 15g，莪术 15g，白花蛇舌草 30g，女贞子 20g，巴戟天 15g，锁阳 15g，芡实 20g，桑螵蛸 20g。水煎服。服药半月后病人腰酸明显减轻，复检血常规正常；尿常规：ERY（+）、PRO（+），24 小时 UPT 1.64g；生化：CHOL 4.29mmol/L，BUN 5.18mmol/L，Scr 88.9μmol/L，UA 432.5μmol/L，TP 62.6g/L，ALB 38.8g/L。病情稳定，于门诊随诊。

按语 该病人肾脏病理示膜增生性肾小球肾炎，经激素及雷公藤治疗，疗效不佳，属难治性肾病范畴，治疗目的是减少尿蛋白，防治肾功能继续进展。在西医基础治疗的基础上，病人大量蛋白尿，血清肌酐升高，辨证正虚邪实，而治以标本兼治为主，先予祛邪。邪实去，继予扶正气，培护先天之本，而使正气强盛。后据病情而采用两种方法交替应用，使病情稳定从而达到治疗疾病的目的。

【注意事项】

MPGN 中原发性占比很低，因此，病理诊断 MPGN 后，一定要除外系统性疾病继发的 MPGN，如系统性红斑狼疮、混合型冷球蛋白血症、乙型或丙型病毒性肝炎等。

【临证提要】

MPGN 好发于青中年，临床表现为镜下血尿、肉眼血尿、血清补体 C_3 持续下降及肾病综合征。该病肾功能不全出现较早，进展较快，常伴随高血压及肾性贫血。西医治疗可试用糖皮质激素加环磷酰胺，无效者可改用较小剂量糖皮质激素加吗替麦考酚酯治疗。本病总属本虚标实、虚实错杂之证。故其辨证，首当辨标实本虚之主次。在整个病变过程中，以脾肾功能失调、阴阳气血不足为病变之本，以风邪、水湿、湿热、瘀血为病变之标，治疗以"治实勿忘其虚""补虚当顾其实"为原则。

（成晓萍　程小红）

第八节　局灶节段硬化性肾小球肾炎

【概述】

局灶节段硬化性肾小球肾炎（focal segmental glomerulosclerosis，FSGS）是全球范围内终末期肾病的主要原因。FSGS 约占成人原发性肾小球疾病肾活检的 10%~30%。国内有研究显示，FSGS 占我国成人原发性肾小球肾炎的 9%，男女发病比例为 2.2：1。FSGS 预后较差，是成人及儿童激素抵抗型肾病综合征（SRNS）和终末期肾病最常见的原因之一，50% 持续性蛋白尿不缓解的 FSGS 肾病综合征病人 5~10 年内将进展为终末期肾脏病（ESRD）。

FSGS 是现代病理学诊断名词，根据其蛋白尿、肾病综合征水肿的表现，可将其归于中医学"水肿""尿浊""血尿""肾痹""虚劳""微型癥瘕"等范畴。

【病因病机】

（一）中医病因病机

无论外感或者内伤，导致脏腑功能失调，肾失封藏、脾失摄纳，水液代谢失常，出现蛋白尿、水肿，久病入络，瘀而成痹，出现肾络瘀痹，形成肾小球硬化。瘀血、痰浊、风湿、湿热是疾病过程中的重要病理因素，在疾病的产生和发展中发挥重要作用。本病大多本虚标实，虚实夹杂者多见。

"虚"与"瘀"是 FSGS 两大病理基础，"久病入肾""久病必瘀"。FSGS 是慢性肾脏病进展的后期过程，日久耗气，疾病可由实转虚。FSGS 初期会有湿热、痰浊、瘀血、风湿、毒邪等实邪，干预脏腑经络，脾肾等脏腑功能失调，出现蛋白尿、水肿等表现。病程日久，正气渐虚，逐渐出现纳差、乏力、腰酸等脾肾亏虚表现，湿热、痰浊、邪毒都可阻滞气机，气血不畅，加重瘀血，并且可出现痰瘀互结、湿瘀互结等，表现为虚实夹杂，病难向愈。所以，在临床中发现肾虚血瘀证在 FSGS 中最为常见，虚主要在肾虚或脾肾两虚，实主要为血瘀。

（二）西医病因病机

1.FSGS 的病因

分类如下：

（1）原发性 FSGS。

（2）家族性（遗传性）FSGS。

① podocin 基因突变，常染色体隐性遗传。

② α-actinin 基因突变，常染色体显性遗传。

③ TRPC6 基因突变，常染色体显性遗传。

④ WT-1 基因突变（Frasier 综合征）。

（3）继发性 FSGS（表 10-8-1）

表 10-8-1　继发性 FSGS 的类型和常见疾病或原因

类型	常见疾病或原因
病毒相关性	HIV、微小病毒 B_{19} 等
药物相关性	海洛因、干扰素、锂、Pamidronate 等
肾组织减少	孤立肾、一侧肾组织发育不良、寡巨肾小球病、反流性肾病等
肾缺血、缺氧	高血压肾损害、缺血性肾病（肾动脉狭窄）、胆固醇栓塞、发绀型先天性心脏病、镰状红细胞性贫血等
肥胖相关性	肥胖

2. 发病机制

足细胞损伤和细胞外基质沉积是 FSGS 发病的两个主要环节。

（1）足细胞损伤　随着对遗传性（家族性）FSGS 的研究深入，人们发现足细胞与 FSGS 发病密切相关。许多研究表明，FSGS 是一种以足细胞损伤为特征的进行性发展的肾小球硬化疾病。

（2）细胞外基质（ECM）沉积　ECM 积聚是导致肾小球硬化（GS）的重要因素，而 ECM 的生成增多和（或）降解减少是 ECM 积聚的主要原因。

① ECM 的来源　肾小球三大固有细胞（系膜细胞、内皮细胞、足细胞）均能产生 ECM，尤以系膜细胞（Mesangial cell，MC）能力最强。在病理状态下，系膜细胞增殖、炎症介质的释放以及系膜基质蓄积是大多数肾小球疾病发生、发展的同表现，最终结果可能造成肾小球硬化和肾间质纤维化。

②介导沉积的相关因子　$TGF-\beta_1$ 为肾小球硬化的关键介质。$TGF-\beta_1$ 可以促进肾小球固

有细胞大量合成 FN，IV、I 型胶原。此外，许多生长因子和细胞因子（如 PDGF、bFGF、EGF、IGF、ET、IL-1、IL-6、血栓素、肾素 – 血管紧张素等）通过 TGF-β_1 介导胶原在肾小球沉积引起肾纤维化。CTGF 是 TGF-β_1 的下游因子，TGF-β_1 作用广泛，而 CTGF 仅介导 TGF-β_1 的细胞增殖和 ECM 合成，两者在肾纤维化中起协同作用。CTGF 可增加细胞外基质及纤维原细胞；介导 TGF-β_1 致细胞肥大的作用；介导 TGF-β_1 致上皮细胞转型表达的作用，刺激肾小管上皮细胞向肌成纤维细胞转分化。

③FSGS 的形成　足细胞发生损伤后出现了变性并从肾小球基底膜脱落或分离，使毛细血管襻扩张，外侧的肾小球基底膜和包曼囊随即发生了粘连，而在此处滤过的血浆成分直接进入到壁层上皮细胞与包曼囊壁之间，使分离进一步扩大，迫使健康的肾小球向病变发展。

④FSGS 的进展、恶化　当局灶节段硬化形成后，在致病因子作用下节段性的肾小球硬化不断增多、扩大并融合，血浆通过球囊粘连处时不再进入包曼囊腔，而是直接进入壁层上皮细胞和包曼囊壁之间，在血液作用下进一步剥离壁层的上皮细胞，进入尚未硬化的部分，使其进一步发展成弥漫性的球性硬化。

【临床表现】

本病在任何年龄均可发病，青少年稍多，无显著发病高峰，男性较常见。主要临床表现：100% 有不同程度的蛋白尿，60% 以上为肾病综合征，约 50% 病人有不同程度血尿，1/3 病人起病时伴有高血压、肾功能不全，常有肾小管功能受损表现。病人的临床表现在儿童和成人中有所不同（表 10-8-2）。另外，病人蛋白尿的程度还与 FSGS 的病理类型有关。如 FSGS 为顶端型、细胞型，尤其是塌陷型者，超大量蛋白尿（> 10g/24h）的发生率明显高于表现为经典型的病人。肾脏 FSGS 样病变还可见于很多继发性因素，在这种情况下，蛋白的程度相对较轻，很多病人表现为非肾病范围的蛋白尿，低蛋白血症的发生率也较低。

表 10-8-2　儿童和成人 FSGS 病人临床表现

	儿童（%）（n=506）	成人（%）（n=786）
肾病综合征	88	76
男性	54	62
高血压	26	43
镜下血尿	50	40
肾功能受损	19	34

【实验室及其他辅助检查】

FSGS 的实验室检查有如下特点：

（1）肾脏方面的检查　多表现为镜下或肉眼血尿，100% 的病人有不同程度的蛋白尿，60% 病人为肾病范围的蛋白尿，部分病人为非肾病范围蛋白尿。

（2）血清学中的检查　60% 病人可出现低蛋白血症、高脂血症。部分病人可出现肾功能异常。

【诊断与鉴别诊断】

（一）诊断要点

1. 中医辨证要点

FSGS辨证以阴阳为纲，结合脏腑辨证，分清脏腑虚实。虚证包括：脾肾气虚证、肺肾气虚证、脾肾阳虚证、肝肾阴虚证、气阴两虚证；标实包括：水湿证、湿热证、瘀血证、湿浊证。随证遣方用药。脾肾阳虚证多见面色无华、气短乏力、神疲懒言、畏寒肢冷、舌淡、脉虚。肝肾阴虚证多见口苦而干、五心烦热、失眠盗汗、舌质红、脉细数。气虚血瘀证多见气短乏力、神疲懒言、自汗、舌淡、脉虚。气阴两虚证多见面色无华、少气乏力、头晕、耳鸣、午后低热或手足心热、腰酸腰痛或浮肿。

2. 西医诊断要点

（1）目前肾穿刺活检是诊断FSGS的主要手段和金标准，经肾穿刺活检明确病理类型为FSGS，并排除其他全身疾病（如过敏性紫癜性肾炎、IgA肾病、糖尿病肾病等）引起的继发性FSGS。

根据哥伦比亚分型，原发性FSGS病理表现有五个亚型：非特异型、门部型、细胞型、尖端型、塌陷型。

①非特异型FSGS（NOS）　至少一个肾小球呈节段性细胞外基质增多、毛细血管闭塞，可伴有节段性毛细血管塌陷而无相应的足细胞增生。要先除外门部型、细胞型、塌陷型、尖端型。

②门部型FSGS　至少一个肾小球呈现门部周围（肾小球血管极）玻璃样变，或者＞50%的节段性硬化的肾小球具有门部周围的硬化和（或）玻璃样变。要先除外细胞型、塌陷型、尖端型。

③细胞型FSGS　至少一个肾小球呈节段性毛细血管内增生堵塞管腔，伴或不伴泡沫细胞及核碎裂。要先除外塌陷型、尖端型。

④尖端型FSGS　至少一个肾小球呈现位于尿极的节段性病变（靠近尿极的25%的外围毛细血管祥），可以是细胞性病变或硬化，但一定要有球囊粘连或者是足细胞与壁层上皮细胞、肾小管上皮细胞的汇合。要先除外塌陷型、门部型。

⑤塌陷型FSGS　至少一个肾小球呈节段性或球性塌陷并且伴有足细胞增生和肥大。

（2）临床上多表现为肾病综合征。

（3）起病隐袭，伴高血压、肾功能减退者，糖皮质激素的疗效不理想。

（二）鉴别诊断

1. 继发性FSGS

在病因上尽可能寻找继发性因素，如病毒、药物、肾组织减少、肾缺血、缺氧、肥胖等。

2. 家族遗传性FSGS

对于家族中具有相同或类似的病人，应首先考虑遗传性FSGS。在遗传性FSGS病人中，存在常染色体隐性遗传以及极少数的不外显的显性遗传，临床常规手段难以将其从原发性FSGS中鉴别出来，在条件许可时，应主动筛查其突变基因。

3. 与肾小球微小病变（MCD）及轻度系膜增生性肾小球肾炎鉴别

由于FSGS的局灶节段性特点，在肾活检或病理切片时未取到节段性硬化的肾小球而造成误诊。对于此类病人，如出现以下情况应高度警惕 FSGS 的可能：①以蛋白尿为主要临床表现的原发性肾小球疾病，光镜下肾小球病变轻微，但肾小球体积大小不一，或存在球囊粘连、灶状肾小管萎缩、肾间质纤维化显著；②初步诊断为 MCD 或轻度系膜增生性肾小球肾炎的肾病综合征病人，经相应正规的糖皮质激素治疗无效；③在电镜下，见到足突与肾小球基底膜分离（detach）；或在病人尿中，找到脱落的足细胞（不属于临床常规检查）。在出现上述情况时，对这类病人的肾组织标本应增加连续切片，必要时重复肾活检。

【治疗】

（一）中医治疗

1. 治疗原则

本病大多本虚标实，虚实夹杂者多见。因风、湿、热、痰、瘀等致病因素使肺、肝、脾、肾诸脏不调而致。治疗以急则治其标，缓则治其本，补虚泻实，扶正祛邪为原则。

2. 辨证施治

（1）脾肾阳虚证

[临床表现] 面色无华，气短乏力，神疲懒言，畏寒肢冷，腰膝酸困，食少纳呆，小便清长，大便溏薄，舌质淡或暗，苔薄白，脉细弱。

[治法] 温补脾肾，化气行水。

[方药] 真武汤、实脾饮加减（真武汤出自《伤寒论》，温脾汤出自《备急千金要方》）。

[参考处方] 附子（先煎）15g，草果 9g，干姜 6g，炒白术 12g，白芍 9g，木香 3g，猪苓 12g，茯苓 12g，泽泻 12g。

方中茯苓、白术、附子、干姜温补脾肾，木香、草果仁芳香化浊，猪苓利水消肿，白芍养阴柔肝。

（2）肝肾阴虚证

[临床表现] 腰酸痛，面浮肢肿，口苦而干，或五心烦热，失眠盗汗，便结、尿短赤，舌质红或有裂纹，脉弦或细数。

[治法] 滋补肝肾，清热利湿。

[方药] 知柏地黄丸、二至丸加减（知柏地黄丸出自《医宗金鉴》，二至丸出自《医便》）。

[参考处方] 山茱萸、熟地、怀山药、茯苓、丹皮、女贞子、旱莲草、白芍、泽泻、枸杞各 15g。

方中山茱萸、熟地、枸杞、女贞子、白芍、旱莲草滋补肝肾，泽泻、怀山药、茯苓健脾利湿，丹皮凉血活血。

（3）气虚血瘀证

[临床表现] 腰膝酸痛，疼痛拒按，气短乏力，神疲懒言，自汗，舌紫或有斑点，脉弦涩等。

[治法] 益气活血。

[方药] 桃红四物汤加减（出自《医宗金鉴》）。

[参考处方] 桃仁、红花、当归、川芎各 10g，生地、赤芍、莪术各 15g，酒大黄 6g。

方中当归、川芎、生地、赤芍养血活血，桃仁、红花、莪术活血化瘀，酒大黄清热活血通腑。

（4）气阴两虚证

［临床表现］面色无华，少气乏力，午后低热或手足心热，腰酸腰痛或浮肿，口干咽燥或咽部暗红、咽痛，舌质红或暗红，少苔，脉细弱或细涩。

［治法］益气养阴。

［方药］参芪地黄汤加减（出自《杂病源流犀烛》）。

［参考处方］黄芪 30g，人参 6g，熟地黄 24g，山茱萸 12g，山药 12g，茯苓 9g，丹皮 9g，泽泻 9g。

方中黄芪、人参健脾益气，熟地黄、山茱萸、山药、茯苓、丹皮、泽泻滋补肝肾之阴。

（二）西医治疗

FSGS 治疗目标是尽快减少蛋白尿，保护肾脏功能。继发性 FSGS 应积极寻找病因，以治疗原发病为主。原发性 FSGS 自发缓解率低，除糖皮质激素治疗外，以免疫抑制治疗为主，蛋白尿程度及持续时间与肾脏预后密切相关。

1. ACEI 或 ARBs

原发或继发性 FSGS（非肾病及肾病）蛋白尿的病人，治疗的重点在于减少尿蛋白及防止硬化的进展，采用 ACEI/ARBs 可控制血压并减少尿蛋白。

2. 糖皮质激素

临床表现为肾病综合征的原发性 FSGS，糖皮质激素是初始治疗的一线药物。过去认为，FSGS 对糖皮质激素的治疗反应差，其完全缓解率低于 20%。目前有研究通过加大激素起始用量、延长用药时间发现疗效明显改善。对于肾功能尚好的病人（Scr < 255μmol/L），建议足量激素［醋酸泼尼松 1mg/（kg·d）或 40~60mg/d］治疗应持续 4~6 个月。激素抵抗是治疗 FSGS 的难题，KDIGO 将激素抵抗定义为：儿童足量激素治疗 8 周或成人足量激素治疗 16 周后无效。2016 年中华医学会儿科学分会肾脏学组发表的激素耐药型肾病综合征诊治循证指南（简称指南）定义激素耐药为足量醋酸泼尼松治疗 > 4 周尿蛋白仍阳性者，并除外感染、遗传等因素所致者。部分 FSGS 的发生与多种基因突变有关，临床上表现为激素抵抗的病人要注意排除遗传性 FSGS。开展 FSGS 相关遗传学检查能够帮助明确诊断，使病人免受不必要免疫抑制剂治疗带来的不良反应。

3. 钙调蛋白抑制剂

（1）激素抵抗者或依赖者可试用环孢素（CsA）。CsA 剂量应为 3~5mg/（kg·d），维持血浓度（谷值）125~175ng/mL，用药至少 6 个月（一般小于 12 个月），减药或停药后复发者，再用 CsA 仍可能有效。

（2）他克莫司对部分难治性 FSGS 有一定疗效，剂量为 0.1~0.2mg/（kg·d），分 2 次服用，目标血药浓度 5~10ng/mL。

4. 其他免疫抑制剂

环磷酰胺是非选择细胞毒药物，主要用于激素依赖型 FSGS，其疗效主要依赖于病人对激素的敏感程度。对于激素敏感型 FSGS，其缓解率可达 70% 以上。KDIGO 指南建议，对于激素依赖性 FSGS 成人病人，推荐口服环磷酰胺 2~2.5mg/（kg·d），共 8 周；儿童则建议以大剂量甲泼尼龙冲击 1~3 个疗程后序贯醋酸泼尼松口服联合静脉环磷酰胺治疗。若使用环磷酰胺后仍复发或希望保留生育能力者，建议使用钙神经蛋白抑制剂（CNI）。

吗替麦考酚酯（MMF）免疫抑制作用强，不良反应小，是较为安全的免疫抑制药。

KDIGO 指南建议不能耐受激素、环磷酰胺和 CNI 儿童可以使用 MMF 20~30 mg/（kg·d）。MMF 还可联合小剂量醋酸泼尼松治疗，使激素抵抗性 FSGS 病人蛋白尿得到缓解。MMF 虽有一定临床疗效，但目前尚缺乏较好的临床证据。

利妥昔单抗是一种针对 CD_{20} 阳性的前 B 细胞单克隆抗体，有学者认为，利妥昔单抗对难治性的 FSGS 病人治疗有效。但也有研究发现利妥昔单抗并不能明显减少蛋白尿。

5. 血浆置换和免疫吸附

该法对于原发性难治性 FSGS 目前尚无充分证据证明其有效性，可以试用于上述药物治疗都无效的肾病综合征病人，但即使获得一些疗效，停止后病情多会反复。对于肾移植后短期内复发者则有相对较多的报道，推荐采用血浆置换（约 10 次左右）配合激素治疗。

在影响病人预后的临床因素中，最主要的是尿蛋白程度。非肾病综合征病人若起病时无高血压或肾衰竭，则预后较好，自然病程中其 10 年肾存活率约为 90%，而肾病综合征病人仅为 50%；肾病综合征经激素治疗缓解者的 10 年肾存活率可高达 90%，与非肾病综合征病人相同，而无效者则低于 40%，说明积极治疗肾病综合征使其缓解是干预预后的最重要手段。另外，血压、起病时的肾功能情况，也是非常重要的影响因素，严格的血压控制以及保护尚存的肾功能也是治疗的重要组成部分。

在影响病人预后的病理因素中，肾间质纤维化程度是首要因素，因此，如何减少肾间质纤维化的进展速度也应是治疗的重要环节，但目前尚无有针对性的措施。其次是 FSGS 的亚型对治疗反应及预后的影响。通常认为尖端型对激素治疗反应好、预后最好（接近 MCD）；塌陷型临床表现重，治疗效果差，约 50% 以上病人于诊断 2 年后肾衰竭，预后最差；其他各型介于两者之间，治疗效果及预后从较差到较好依次为细胞型、门部型、周缘型（或称非特异型）。

【典型案例】

病人王某，女，43 岁，于 2011 年 6 月 14 日初诊。

主诉：双下肢水肿半年余，加重 2 天。

半年前病人无诱因出现双下肢水肿，伴腹胀、乏力，检查示尿常规：PRO（++++），24 小时 UTP 2.48g，血白蛋白减低具体不详，肾功能正常。行肾活检穿刺术诊断为"局灶节段硬化性肾小球肾炎"。既往有高血压病史（最高达 140/110mmHg）。给予醋酸泼尼松，配合低分子肝素、双嘧达莫、ARB 类药物、钙片等治疗。初诊症见：双下肢浮肿，按之凹而不起，面色㿠白肚腹肿胀如鼓，小便不利，大便艰涩难下，舌质淡暗有齿痕，苔薄腻，脉沉细。

中医诊断：水肿（脾肾气虚，湿聚血瘀）。

西医诊断：肾病综合征局灶节段硬化性肾小球肾炎。

中医辨病辨证依据：病人表现为双下肢浮肿、肚腹肿胀如鼓、自觉胀满小便不利、大便艰涩难下的肾病综合征；四诊合参，当属中医学"水肿病"范畴，主要与脾肾有关。病人病程较长，久病损及脾肾，脾肾气虚，脾不运化水，肾不能主水，以致水湿泛滥而浮肿；脾肾气虚，不能固摄而精微下泄，致蛋白尿。舌质淡暗有齿痕，苔薄腻，脉沉细均为"脾肾气虚，湿聚血瘀"之象。故辨证为"脾肾气虚，湿聚血瘀"。

治法：益肾健脾，化瘀利水。

处方：党参 30g，黄芪 30g，山药 30g，茯苓皮 30g，大腹皮 30g，丹参 30g，积雪草 30g，白花蛇舌草 30g，白术 30g，陈皮 10g，薏苡仁 20g，鸡内金 20g。14 剂，水煎服 300mL，早晚分两次温服。

二诊　半个月后复诊，24 小时 UTP 降至 1.78g，病人出现口干、烦躁失眠、多汗等症状，舌质暗，苔薄黄，脉细数，辨证属阴虚火旺，湿热内蕴。西药如前。方用知柏地黄汤加减，重在滋阴清热，活瘀利湿。

处方：党参 30g，黄芪 30g，山药 30g，黄柏 10g，知母 15g，丹参 30g，积雪草 30g，白花蛇舌草 30g，牡丹皮 30g，鱼腥草 30g，赤芍 10g，茯苓 30g，吴茱萸 6g。30 剂，水煎服 300mL，早晚分两次温服。

三诊　复查 24 小时 UTP 3.37g，考虑激素耐药，故合用环磷酰胺静脉冲击治疗（1g/ 月，分 2 天用），醋酸泼尼松开始半月减 5mg，此阶段病人主要有乏力、手足心热、腰膝酸软、舌质淡暗、苔薄白、脉沉弱，辨证属气阴两虚，湿聚血瘀，方用生脉散加减，加入活血利湿药。

处方：黄芪 30g，党参 30g，麦冬 15g，五味子 15g，益母草 20g，川芎 15g，赤芍 12g，白芍 20g，熟地黄 24g，白术 30g，茯苓 20g，泽泻 20g，杜仲 20g，薏苡仁 20g。14 剂，水煎服 300mL，早晚分两次温服。

四诊　冲击 7 次后，24 小时 UTP 0.48g，尿蛋白维持在（＋）。此阶段病人出现畏寒怕冷、手足冰凉，大便溏，舌质淡胖，苔白，脉沉弱，辨证属脾肾阳虚，湿浊血瘀，方用实脾饮加减，加入活血化瘀药。

处方：党参 30g，黄芪 30g，附子 10g，干姜 20g，白术 30g，茯苓 30g，炙甘草 30g，大腹皮 30g，厚朴 15g，丹参 20g，莪术 15g，积雪草 30g，益母草 20g，川芎 30g，吴茱萸 6g，白花蛇舌草 30g。14 剂，水煎服 300mL，早晚分两次温服。

此后，随着激素的减量和冲击间隔的延长，尿蛋白反复波动于（0~+）。坚持将上方制成蜜丸剂治疗 1 年后，尿蛋白持续阴性，随访 2 年病人停服药物后，未再复发。

按语　此为阴证水肿，缘于阳气衰微，阴寒内盛，闭阻络脉，气血不得流通，三焦不得通畅，水湿无由泄越，溢于肌肤而为水肿。仲景云：病痰饮者当以温药和之。治疗此证当以温阳为先，使阳气振奋，则寒湿自去。其方用附子、干姜、吴萸三者合用，最善温阳散寒，再合健脾利水之茯苓，故能振奋脾肾之阳气，而泄寒湿之壅盛。此证以温阳为急，故不可加入阴柔之药，若援引张介宾阴中求阳之例，加入熟地等补肾滋腻之药则误，故初诊、二诊皆不用之。水肿消退之后，以丸药善后调理则可用之。

【注意事项】

（1）发病后应尽快明确诊断、积极治疗，建议应用足量激素治疗，如出现激素抵抗 / 依赖，应采用激素联合免疫抑制剂治疗。

（2）疾病缓解后，避免激素减量过快，导致疾病复发。

（3）对于合并高血压及肾功能不全的病人，应严格控制血压及保护尚存的肾功能。

【临证提要】

FSGS 好发于青中年，隐匿起病，部分病人表现为肾病综合征，部分病人表现为镜下血尿，并可见肉眼血尿。常见肾功能不全、高血压和肾性贫血。本病呈肾病综合征者，推荐使用糖皮质激素或（和）免疫抑制剂治疗，若无法获得肾病综合征缓解或部分缓解时，则应将减轻症状、减少尿蛋白排泄、延缓肾损害进展及防治并发症作为治疗重点。FSGS 属本虚标实之证，虚实夹杂者多见。因风、湿、热、痰、瘀邪等致病因素使肺、肝、脾、肾诸脏不调而致，治疗以急则治其标、缓则治其本、补虚泻实、扶正祛邪为原则，予以健脾温肾、滋养肝肾、益气活血、补益气血之法。

（张晓风　程小红）

第九节　微小病变肾病

【概述】

微小病变肾病（Minimal Change Disease，MCD）约占成人特发性肾病综合征的10%~15%，MCD是＞1岁儿童肾病综合征最常见的原因，约占70%~90%；青春期前后，MCD显著减少。成人和儿童 MCD 组织学改变完全相同。MCD 的诊断依靠肾穿刺活检，MCD 在光镜下（组织学缺乏特征性改变，MCD 超微结构的异常主要表现为足突广泛融合，无电子致密物沉积。MCD 命名重点强调了光镜下肾小球的轻微改变。MCD 发病率文献报道不尽一致，16 岁以下人口发病率约为 2/10 万 ~7/10 万，患病率大约 10/10 万 ~50/10 万，男性幼儿略占优势（大约 2∶1）。成人 MCD 不多见，发病率未知。

激素敏感型 MCD 通常不会进展至慢性肾衰竭，激素治疗后常可完全缓解。首次发病后，大约 50% 儿童糖皮质激素治疗后 8 天内缓解，大多数病人在 4 周内对糖皮激素治疗完全应答。而成人平均缓解时间超过 2 个月。不论儿童还是成人，MCD 均有较高的复发率，尤其儿童复发的速度更快。

基于对治疗的反应，将儿童和成人微小病变进一步进行临床亚组分类、评估（表 10-9-1 和表 10-9-2）。该儿童分类是国际儿童肾脏病研究协作组（ISKDC）首先提出。此外，MCD 分为原发和继发两类，继发性 MCD 原因如表 10-9-3 所示。现代中医医家认为其应属于"肾风""水肿""尿浊"等范畴。

表 10-9-1　基于文献和临床经验 MCD 定义

名称	定义
肾病综合征	水肿
	大量蛋白尿（儿童＞40mg/（m²·h），成人＞3.5g/24h）
	低白蛋白血症（＜25 g/L）
缓解	水肿消失
	血清白蛋白正常（≥35 g/L）
	蛋白尿明显减少
	完全缓解（儿童＜4mg/（m²·h）或尿试纸阴性，成人＜0.3g/24h）
	部分缓解（儿童＜2g/（1.73m²·d），或下降50%和血清白蛋白≥25 g/L，成人＜3.5g/24h或下降50%）
复发	大量蛋白尿复发（儿童＞40mg/（m²·h），成人＞3.5g/24h）
	尿试纸阳性（3d≥+++或7d阳性，适用于儿童）
	±水肿

表 10-9-2 基于文献和临床经验 MCD 分类

分类	定义
激素敏感型肾病综合征	儿童 PDN 60mg/（m²·d），4～6 周应答；±MPD 冲击
	成人 PDN 1mg/（kg·d）或 2mg/kg/ 隔日，16 周内反应
无复发型肾病综合征	肾病综合征首次发病治疗缓解后＞2 年未复发（适用于儿童，成人无定义）
很少复发型肾病综合征	复发＜2 次 /6 月（或＜4 次 /12 月）
频繁复发型肾病综合征	复发≥2 次 /6 月（或≥4 次 /12 月）
激素依赖型肾病综合征	激素治疗期间或停药 15 天内复发
激素抵抗型肾病综合征	儿童 PDN 60mg/（m²·d）治疗 4～6 周 ±MPD 冲击，无应答
	成人 PDN 1mg/（kg·d）或 2mg/kg/ 隔日 16 周，无应答
多种药物抵抗型肾病综合征	定义模糊，6 月后没有部分缓解或 2 年后没有完全缓解
	治疗方案包括 MPD 冲击 + 口服醋酸泼尼松 6 月 +CSA，部分病例也使用了利妥昔单抗或其他协议药物

注：PDN（醋酸泼尼松）；MPD（甲泼尼龙）；CSA（环孢素 A）。

表 10-9-3 继发性微小病变的原因

名称	常见原因
过敏	花粉
	灰尘
	蜂蛰伤
	猫皮毛
	食物过敏（牛奶、鸡蛋）
恶性肿瘤	霍奇金病
	非霍奇金淋巴瘤
	白血病
	多发性骨髓瘤
	胸腺瘤
	支气管癌
	结肠癌
	嗜酸性淋巴肉芽肿（木村病）

（续表）

名称	常见原因
药物	非甾体抗炎药
	柳氮磺吡啶
	D-青霉素
	水银
	金
	硫普罗宁
	锂
	酪氨酸激酶抑制剂
感染	病毒
	寄生虫
	肺炎支原体
自身免疫性疾病	SLE
	糖尿病
	重症肌无力
	自身免疫性胰腺炎
	乳糜泻
	同种异体干细胞移植
免疫接种	免疫接种

【病因病机】

（一）中医病因病机

微小病变多为内因驱动，外感诱发不多；且起病急、进展迅速，治之得当复常也快速，但功能复常较易、形质则较慢、易于再次反复。本病少有进展至"关格""癃闭"等。

先天不足在本病的发生过程中占有较大比例，包括生殖之精缺陷和脏腑稚嫩气血津液未充；烦劳过度、耗损正气；他病日久、失治误治；年老体弱，水液代谢功能衰退；也有少部分感受外邪诱发。机体水液代谢障碍，水气湿浊四溢致病，导致头面、眼睑、四肢、腹背，甚至全身浮肿之水肿病，MCD常以阳水居多。

本病脾肾亏损是本，亏损不仅仅是功能失常，形质也受损，这是本病与其他非肾性水肿病不同的重要特征，但MCD形质受损不若其他肾性水肿病严重。肾气（阳）亏损则封藏不能，精微外溢，蛋白尿出现，精微越泻本虚越重，本虚重精微越泻；另外先天温养后天（脾土）功能下降，脾胃易于受累。先天之气有赖于后天及五脏精微的滋养，后天（脾胃）亏损一则机体精微生化乏源，精微泻得多、生化减少，加重肾损；二则后天本身滋养先天的精微衰少，肾损越重；三则后天充养五脏的精微减少，五脏无力资助肾精；蛋白尿加重、低蛋白血症显著。脾肾在MCD水肿病中处于发病核心环节。先后天功能失常，精微丢失到一定节点，必然影响肾（膀胱）之气化、脾之制水功能；因此水液布散的初始、终末环节不能正常运转，超越了水之上源肺、水道之三焦自身调节代偿能力，水肿发生，也是一个渐进过程，不过对于 MCD 这个过程来的过于迅速。精微丢失一旦发生，势必引起水肿，继发湿热、血瘀，外邪（六淫）、热毒以及烦劳均是本病病理机转过程的必然或加重因素。MCD 水肿病的核心病机：脾肾亏损，以功能失常为主、形质受损为辅；涉及病变脏腑：肺、三焦、膀胱；就阴阳而言，阳（气）损阴（水）聚。本病以阳水居多，但与常见阳水尚有不同，外邪直接引动可能不是主因。水湿、湿热、热毒、瘀血等属标实。本虚标实是本病的基本病理过程。

（二）西医病因病机

MCD 主要表现为足细胞的损伤，涉及 T 细胞功能和调节的不同方面。研究表明，小鼠肾病综合征模型中 CD_8^+ 的调节性 T 细胞加剧了肾脏损伤；MCD 病人中 2 型 T 辅助细胞（Th2；IL-4、IL-5、IL-9、IL-10 和 IL-13）分泌的细胞因子，可导致特发性肾病综合征模型（Buffalo/Mna 小鼠），IL-13 的过表达可诱导足突弥漫融合及蛋白尿。成人 MCD 调节性 T 细胞功能下降，如 MCD 可见免疫调节异常、多发内分泌病、肠下垂、X 综合征、先天性免疫缺陷伴严重调节性 T 细胞功能减退。

另一个与 MCD 发病机制有关的介质是血凝素，这是一种血浆蛋白，能结合足细胞上的唾液酸糖蛋白，引起大鼠模型蛋白尿发生、足突融合和人类足细胞细胞骨架重排。在 MCD 和 FSGS 中又发现了一种关键蛋白质，这种上调的蛋白质是 c-mip。在没有任何炎症损伤或细胞浸润的转基因小鼠中 c-mip 高表达可导致严重蛋白尿的发生，其机制可能是 c-mip 干扰了足细胞信号，导致细胞骨架破坏和足突弥漫融合。此外，足细胞血管生成素样蛋白 -4 表达的变化能够诱导发生蛋白尿、足突融合和血脂异常，这均为 MCD 关键的特征。

【临床表现】

微小病变起病急，进展快，最常见的临床表现是肾病综合征，以眶周（常误认为过敏）、阴囊或阴唇和下肢水肿为特征，起病时常伴上呼吸道感染。全身水肿可伴腹水、胸腔及心包积液，灌注不足和（或）血栓常导致腹痛、呼吸困难（少见）和四肢发凉伴低血压。严重感染、肺炎和腹膜炎可见于儿童微小病变。

血容量下降、少尿合并其他因素（脓毒症、腹泻、利尿剂）可能继发急性肾损伤，多见于成人，但也占到儿童肾病综合征住院总数的一半左右。若出现急性肾损伤（AKI）伴肉眼血尿、随之无尿多提示双侧肾静脉血栓形成。肉眼血尿较罕见。

【实验室及其他辅助检查】

尿常规检查显示 PRO（+++~++++）（尿蛋白 ≥ 300mg/dL），大约 20% 病人表现为镜下血尿，蛋白尿缓解，镜下血尿可能同时缓解。尿蛋白定量显示肾病范围蛋白尿（儿童尿蛋白 > 40mg/（h·m²）或尿蛋白 / 肌酐比值 > 200mg/mmol，成人尿蛋白 > 3.5g/24h）。血生化检查显示总蛋白和白蛋白下降，白蛋白常 < 20g/L，α_2- 球蛋白和 γ 球蛋白增加。血清蛋白下降导致血清总钙降低，但离子钙常在正常范围内。IgG 明显减少，IgA 轻微下降，IgM 升高，IgE 正常或升高。高脂血症由于肝脏合成胆固醇、甘油三酯、脂蛋白增加；脂蛋白酯酶活性下降，极低密度脂蛋白（VLDL）转化为低密度脂蛋白（LDL）减少，脂蛋白分解代谢下降；LDL 受体活性下降，高密度脂蛋白（HDL）和有抗凝特性的蛋白尿中丢失增加，如抗凝血酶Ⅲ。血液浓缩导致血红蛋白、红细胞压积和血小板升高。由于循环纤维蛋白原、V 和 Ⅷ 因子、辅

助因子蛋白 C 增加导致这一系列改变（血容量减少、高脂血症、抗凝因子由尿液丢失、血小板增加）恶化，形成高凝状态，因此血栓形成的风险增加，静脉血栓形成常见（97% 的病人）。

【诊断与鉴别诊断】

（一）诊断要点

1.中医辨证要点

辨病要点：起病急，病程短，进展迅速；或有乳蛾等病史；水肿先从眼睑或下肢开始，继及四肢全身；少数病人仅眼睑或足胫浮肿，多全身皆肿，甚则腹大胀满，气喘不能平卧；尿量减少，罕见神昏、抽搐、谵语等。MCD 多见于肾性水肿病阳水范畴，与传统阳水病因不同的是可见风热或风寒，少见疮毒、水湿等，以先天不足、他病诱发、年老体弱等更为常见。本病起病以急、短、快为特点。水肿迅速由局部波及全身，肿处皮肤绷急光亮、按之凹陷，多为实证，频繁反复发作可见虚实并见。病位：肺、脾、肾、三焦。

2.西医诊断要点

MCD 是一个病理诊断，临床表现常见肾病综合征（NS）。MCD 占儿童特发性 NS 的绝大多数，特别是激素敏感型。成人 NS 病理类型呈多样化，MCD 排在膜性肾病和 FSGS 之后，位于第三位（国内可能位于 IgA 肾病后，处于第四位）。光镜表现：肾小球无病变或仅轻度局灶系膜区增生，每个节段系膜细胞不超过 3 个或 4 个。免疫荧光通常阴性，偶可见低强度 IgM（有时伴 C_3 或 C_{1q}）着色。电镜表现：足细胞足突融合是 MCD 形态学上唯一的特征性改变。诊断要点：①无免疫复合物沉积；②无节段性硬化；③足突弥漫融合。

（二）鉴别诊断

（1）儿童 NS 多为 MCD，但下列情况需要肾活检进行鉴别诊断：发病年龄 < 1 岁或 > 12 岁，伴有肉眼血尿、低血清补体 C_3、明显高血压，或出现肾损伤但不伴严重低血容量等病史，或对激素或钙调磷酸酶抑制剂抵抗者。

（2）与儿童经典 MCD 改变不同的一个 MCD 类型：光镜下 80% 系膜区系膜细胞超过 4 个，临床可表现为血尿、高血压，免疫荧光偶见伴肾小球 IgA 沉积，其组织学改变被定义为 IgA 肾病伴 MCD。

（3）免疫荧光 IgM 和 C_3 着色呈局灶节段分布，强烈提示 FSGS，即使光镜下未捕捉到节段硬化性病变。未取到样本的 FSGS：适当的样本量（理想 > 25 肾小球，包含髓质旁区域）是排除 FSGS 必须具备的条件。足突融合的程度不能鉴别未取到样本的原发性 FSGS 和 MCD。

（4）MCD 是一个排他性诊断，如果存在其他病理学改变则排除 MCD 的诊断。

【治疗】

（一）中医治疗

1.治疗原则

治疗原则与其他水肿病类似，发汗、利尿、泻下逐水。本病以阳水为主，常用发汗、利水或攻逐，同时与清热解毒、活血通络等法配合。反复发作、经久不愈，往往虚实并见，但也不同于常见阴水，当兼顾扶正，健脾补肾，或攻补兼施。本病虽儿童多见，但以下所列均为成人中医治疗方案，儿童病人酌情考虑。

2. 辨证施治

（1）热邪扰络

[临床表现] 咽痛或不适，泡沫尿，脉浮数或滑数或尿黄赤，尿量减少，苔薄白或薄黄。

[治法] 清热解毒，活血利水。

[方药] 麻黄连翘赤豆汤加减（出自《伤寒论》）。

[参考处方] 麻黄10g，连翘10g，半枝莲10g，蝉蜕10g，杏仁10g，赤小豆20g，赤芍10g，当归10g，桑白皮20g，猪苓10g，白茅根20g，生姜10g。

方中麻黄、杏仁、生姜辛温发散，解表散邪，开水之上源；蝉蜕疏风清热；连翘、半枝莲清热解毒；桑白皮、赤小豆宣肺利水，猪苓、白茅根加强利水；赤芍、当归清热凉血、养血和血。诸药合用，共奏清热解毒、活血利水之功。

[临床应用] 热重者加生石膏、知母；痰多者加竹茹、贝母。

（2）水饮凌心

[临床表现] 双下肢重度水肿，腹胀满，气短，脉沉或滑，或咳嗽，或不能平卧，或胸闷，或恶心呕吐、纳差、尿量减少，苔薄白。

[治法] 温阳强心，泻肺逐水。

[方药] 真武汤合葶苈大枣泻肺汤（真武汤出自《伤寒论》，葶苈大枣泻肺汤出自《金匮要略》）。

[参考处方] 制附子10g，茯苓10g，葶苈子10g，泽泻10g，猪苓10g，生姜10g，白术20g，桂枝10g，前胡10g。

方中制附子大辛大热，温暖少阴太阴；桂枝温阳通络，以助阳化气行水；茯苓、泽泻、猪苓利水渗湿，助白术健脾、桂枝通阳，呈五苓散之法；葶苈子、前胡泻肺利水平喘降逆；生姜，既除皮里之水，又助附子温阳，还协同茯苓温散水气。全方共成温阳强心、泻肺逐水之功。

[临床应用] 腹胀重者加大腹皮、槟榔；恶心呕吐者可配伍黄连苏叶汤或生姜汁频服。

（3）脾肾气虚

[临床表现] 神疲乏力、腰酸腿软，易感冒，舌淡，苔薄腻，脉细。或纳差，舌淡胖或有齿痕，脉弱。

[治法] 健脾益气，补肾固涩。

[方药] 参芪麦味地黄汤合水陆二仙丹化裁（水陆二仙丹出自《洪氏经验集》）。

[参考处方] 黄芪30g，党参20g，麦冬10g，五味子10g，生地黄10g，山茱萸10g，丹参10g，川芎10g，金樱子20g，芡实20g，葛根10g，白术20g，茯苓10g。

方中黄芪、党参、生地、山茱萸、葛根、白术、茯苓升清健脾、益气补肾；麦冬、五味子益阴敛阴，配伍党参呈生脉饮之意；丹参、川芎养血活血行气；金樱子、芡实益精滋阴固涩，减少蛋白尿。全方共成健脾益气、补肾固涩之功。

[临床应用] 便溏者加干姜。

（4）肺肾阴虚

[临床表现] 乏力，腰酸腿软，咽不适，舌偏红苔薄，脉细数。或干咳，尿赤，舌红少津。

［治法］益气养阴，补肾填精。

［方药］麦味地黄丸加味（出自《疡科心得集·方汇》）。

［参考处方］麦冬10g，五味子10g，生地黄10g，山茱萸10g，桔梗10g，黄芪20g，党参20g，丹参10g，生白术10g，茯苓10g，泽兰10g，水蛭5g，生甘草5g。

方中麦冬、五味子、黄芪、党参益气养阴敛蛋白；生白术、茯苓健脾渗湿缓补其子；生地、山茱萸补肾填精；丹参、水蛭活血通络；桔梗、生甘草利咽止干咳；泽兰活血利水。全方共成益气养阴、补肾填精之功。

［临床应用］阴虚火旺者加龟甲、地骨皮；大便不通者加生山药、杏仁、厚朴。

（二）西医常规治疗

MCD急性期，必须限制盐和液体摄入，改善临床症状（水肿）。以醋酸泼尼松为代表的激素，其活性产物醋酸泼尼松龙是治疗MCD的主要药物。目前对于激素使用的最佳剂量和疗程没有明确的共识，治疗目标为力求获得最大程度的缓解和最小不良反应，不良反应包括儿童发育迟缓、肥胖、骨质减少、白内障、葡萄糖耐受不良、高血压和行为障碍。因此，总结了儿童（表10-9-4）和成人（表10-9-5）以证据为基础的标准化治疗。

表10-9-4　不同国家及组织儿童MCD治疗原则

治疗方案	美国 2009	印度 2008	法国 2008	KDIGO 2012	意大利2016（SINePe准备推荐）
PDN初始	2mg/（kg·d），6周；1.5mg/kg，qod，6周，无逐渐减量；持续12周	2mg/（kg·d），6周；1.5mg/kg，qod，6周，无逐渐减量；持续12周	60mg/m²·d，4周；60mg/m²，qod，8周，缓慢减量；持续18周	60mg/m²·d［或2mg/（kg·d）］，4~6周；40mg/m²，qod（或1.5mg/kg，qod），2~5个月，逐渐减量；最少持续12周	60mg/m²·d，6周；40mg/m²，qod，6周，无逐渐减量；持续12周
PDN复发（第1次复发，NRNS）	2mg/（kg·d）至缓解后3天；1.5mg/kg，qod，4周；无逐渐减量	2mg/（kg·d）至缓解后3天；1.5mg/kg，qod，4周；无逐渐减量	60mg/（m²·d）至缓解后6天；60mg/m²，qod，4周，逐渐减量	60mg/（m²·d）［或2mg/（kg·d）］至缓解后3天；40mg/（m²·d）［或1.5mg/kg，qod］4周；无缓慢减量	60mg/（m²·d）至缓解后5天；40mg/m²，qod，4周；无缓慢减量
长期PDN（FRNS或SDNS）	2mg/（kg·d）至缓解后3天；1.2mg/kg，qod，4周；逐渐减量0.5mg/kg，qod维持2月以上	2mg/（kg·d）至缓解后3天；1.2mg/kg，qod，4周；逐渐减量0.5~0.7mg/kg，qod继续9~18月	60mg/（m²·d）至缓解后6天；60mg/m²，qod，4周；逐渐减量至15mg/m²，qod，每2周减量直至15mg/m²，qod；继续12~18月	60mg/（m²·d）［或2mg/（kg·d）］直至缓解后3天；40mg/m²，qod（或1.5mg/kg，qod）；逐渐减量≥3月；每日或隔日最小剂量维持缓解	无

（续表）

治疗方案	美国 2009	印度 2008	法国 2008	KDIGO 2012	意大利 2016（SINePe 准备推荐）
非类固醇药物	FRNS：CPA 12 周；MMF 1~2 年；CsA/TAC 2~5 年。SDNS：CsA/TAC MMF CPA	Lev1~2 年；CPA12 周；CsA/TAC 1~2 年；MMF1~2 年	Lev CPA CsA/TAC MMF	CPA 8~12 周；苯丁酸氮芥 8 周；Lev > 1 年；CsA/TAC > 1 年；MMF > 1 年；利妥昔单抗	无

KDIGO（改善全球肾脏病预后组织）；SINePe（意大利儿科肾脏病学会）；PDN（醋酸泼尼松）；NRNS（非复发肾病综合征）；FRNS（频繁复发型肾病综合征）；SDNS（激素依赖型肾病综合征）；CPA（环磷酰胺）；MMF（吗替麦考酚酯）；CsA（环孢素 A）；TAC（他克莫司）；Lev（左旋咪唑）

  1979 年，国际儿童肾脏病研究协作组（ISKDC）主导发布了以小儿肾病综合征为适应证的初始最佳治疗，治疗方案为醋酸泼尼松 60mg/（$m^2 \cdot d$），4 周；40mg/m^2 每周 3 天，4 周。后来的研究比较了不同治疗方案的持续时间，其中大部分是增加了激素的总剂量，但有一些方案在两个不同的时间段使用了匹配的累计剂量。那些激素总剂量增加的方案，12 个或 24 个月后复发的可能性更低，但这些研究不完全是随机性，多数是回顾性研究。在这些研究结果的基础上，2012 年改善全球肾脏病预后组织（KDIGO）指南发布（表 10-9-4）。近期大多数 Cochrance 评价证实的，延长治疗方案＞12 周或给予大剂量激素治疗并不能显著改变频繁复发型 NS 的发生。

  复发性 NS 的治疗仍然存在很大争议。众所周知，MCD 进程中 80%~90% 儿童激素敏感型 NS 至少复发一次，频繁复发型 NS 或激素依赖型 NS 治疗最困难。KDIGO 推荐关于复发的治疗方案，也是建立在现有证据的基础上，其推荐等级不高于 C 或 D。尽管缺乏（随机）对照研究，隔日小剂量激素仍然被推荐用于频繁复发型 NS 的治疗。由于轻微感染即可触发 MCD 极度频繁复发，近期研究证实了儿科医生的临床经验：少量蛋白尿复发，将小剂量醋酸泼尼松由隔日服用切换到每日服用，常常足以预防 NS 完全复发。

  儿童 MCD 表现为频繁复发 NS 或激素依赖 NS 需要应用非类固醇药物，以减少长期使用醋酸泼尼松带来的不良反应。当前应用的药物：左旋咪唑、烷化剂、钙调神经磷酸酶抑制剂、抗增殖药物、利妥昔单抗。另外还有一些没有推荐的药物临床上也在使用：硫唑嘌呤、长春新碱、咪唑立宾、夫西地酸。

  左旋咪唑是一种有免疫刺激作用的广谱驱虫药物（动物），与醋酸泼尼松相比，可延长频繁复发型 NS 复发的时间，但缺乏明确的队列研究数据。20 世纪 90 年代，环孢素 A（CsA）引入 NS 的治疗。CsA 能抑制钙调神经磷酸酶、阻断 T 细胞激活，因此免疫反应被改变（抑制）。但与烷化剂的首个比较性研究，CsA 比苯丁酸氮芥、CsA 比环磷酰胺并未显示出优势，但 CsA 可以有效控制许多激素依赖型 NS，有利于醋酸泼尼松的顺利撤减、停止；CsA 也有缺点，停药后 60%~90% 病人复发、长期使用肾毒性显著增加。吗替麦考酚酯（MMF）被用于治疗 MCD，因 MMF 有抗 B 细胞和 T 细胞增殖的作用，但研究并未显示出较 CsA 优势。利妥昔单抗是一种嵌合单克隆抗体，这种抗体能与 B 细胞上表达的 CD_{20} 抗原结合，诱导 B 细胞耗竭。一些随机对照研究证实，利妥昔单抗可以减少激素依赖性、有利于终止激素治疗。

儿童激素抵抗型 NS 的定义：口服足量醋酸泼尼松（表 10-9-4）数周仍未缓解。由于 95% 儿童激素敏感型 NS 对醋酸泼尼松的应答在 4 周内，因此多数中心认为激素治疗 4 周无应答即为激素抵抗。激素抵抗，除了基因筛查排除遗传性肾病综合征和肾活检，即给予 3 次甲泼尼龙静脉冲击后加用钙调神经磷酸酶抑制剂，最常见的推荐药物是 CsA。醋酸泼尼松口服常常减至隔天口服、逐渐减量，直到 6 月内停止。病人对 CsA 的应答呈渐进性，大约 80% 的病人给药数月后可见反应。但约 30% 的儿童由于基因突变决定了其疾病进程，这种情况对治疗的应答机会非常低。复发后对 CsA 应答的儿童变为激素敏感型（次级激素敏感），部分这些应用钙调神经磷酸酶抑制剂的病人表现为长期缓解，因此可以逐步转为 MMF 治疗。CsA 6~12 月无应答的儿童，在无已知遗传原因致病的情况下，可以尝试他克莫司（TAC）。利妥昔单抗仍有争议。血浆置换和免疫吸附也可能对部分病人有益。

成人 MCD 治疗的大多数来自儿童临床试验或各年龄段的观察性研究，如目前公认的醋酸泼尼松 1mg/（kg·d）（最大 80mg/d）或 2mg/（kg·2d）（最大 120mg/d）16 周（如果迅速获得缓解最少 4 周；证据等级 2C）的诱导缓解治疗方案。成人 MCD 治疗原则见表 10-9-5。

表 10-9-5　成人 MCD 治疗原则

疾病特征	治疗原则
肾病综合征初发 a	PDN 1mg/（kg·d）或 2mg/kg/ 隔天（最大剂量 80mg/d 或 120mg/ 隔天），4~16 周（证据等级 2C）
	缓解后缓慢减量 b，总疗程最长 6 月（证据等级 2D）
很少复发型	PDN 1mg/（kg·d）或 2mg/kg/ 隔天（最大剂量 80mg/d 或 120mg/ 隔天），4~16 周（证据等级 2C）
	缓解后缓慢减量 b，总疗程最长 6 月（证据等级 2D）
频繁复发与激素依赖型 c	CPA 2~2.5mg/（kg·d），8 周（单药）（证据等级 2C）
	如果使用 CPA 后复发或拟保留生育功能：CsA 3~5mg/（kg·d），分 2 次；1~2 年（证据等级 2C）
频繁复发与激素依赖型 c	或 TAC 0.05~0.1mg/（kg·d），分 2 次；直到缓解后 3 个月，然后缓慢减量到最小有效剂量维持 1~2 年（证据等级 2C）
	如果不能耐受 PDN、CPA 和 CsA 或 TAC：MMF 500~1000mg，每日 2 次，1~2 年（证据等级 2D）

注：PDN（醋酸泼尼松）；CPA（环磷酰胺）；CsA（环孢素 A）；TAC（他克莫司）；MMF（霉酚酸酯）。
a 首次发病期间，未显示他汀类药物治疗高胆固醇血症、ACEI/ARB 治疗血压正常患者的蛋白尿。
b 缓慢减量到 5~10mg/ 周（最大糖皮质激素暴露最好不超过 24 个月）。
c 频繁复发型肾病综合征或激素依赖型肾病综合征，出现激素相关副作用的患者（证据等级 1B）。

CsA 联合激素诱导缓解首次复发的 NS 较单用醋酸泼尼松更迅速。然而，CsA 的最佳剂量尚无定论，KDIGO 指南建议为 3~5mg/（kg·d）。MMF 仅有一些小规模队列研究，约 60%~70% 病人有效。KDIGO 指南建议环磷酰胺用于频繁复发型 NS 或激素依赖型 NS 的一线治疗，需要保留生育能力则使用 CsA，而 MMF 仅用于其他药物无法耐受的病人（表 10-9-5）。另外，利妥昔单抗被证实治疗成人 NS 也有效。

10%~20% 成人 MCD 对糖皮质激素治疗抵抗，其定义为每日或隔日口服醋酸泼尼松 16

周无应答，这些病人若再次肾活检，部分可能为 FSGS。激素抵抗型 MCD 应当遵循激素抵抗型 FSGS 的 KDIGO 指南进行治疗。遗传性 NS 较儿童更为罕见，但应该对青少年、有阳性家族史者进行筛查，尤其是 ACTN$_4$ 突变。这类病人治疗的主要手段是钙调神经磷酸酶抑制剂，但口服或静脉输注环磷酰胺用于部分病人也是有效的。一项开放性试验比较了 TAC 与静脉输注环磷酰胺治疗激素抵抗型 NS，结果发现 TAC 诱导缓解更有效、更迅速。MMF、苯丁酸氮芥、硫唑嘌呤、ACTH 和利妥昔单抗治疗仅有一些小规模系列报道，而且结论不尽相同。

【典型案例】

王钢教授 –MCD 肾病综合征浊邪壅滞证

杨某，女，6 岁。初诊日期：2010 年 8 月 11 日。

2008 年 1 月患儿出现颜面部浮肿，曾给予青霉素抗感染、低分子右旋糖酐疏通微循环等对症治疗，水肿消失，尿蛋白定量 4.85g。转至复旦大学附属儿科医院就诊，诊断为原发性肾病综合征，给予醋酸泼尼松龙 10mg，每日 3 次，病人尿蛋白转阴，此后多次因激素减量复发，于 2009 年 6 月至复旦大学附属儿科医院行肾穿刺活检术，病理示微小病变，给予醋酸泼尼松、环孢素 A 等口服。2011 年 8 月，病人出现呕吐、腹痛、少尿。尿常规 PRO 持续（+++），ALB（< 20g/L）下降，TC 水平（9.6mmo/L）升高。来诊时周身浮肿，小便少，恶心欲呕，精神萎靡，舌质暗红，苔腻，脉弦细。中医辨证：浊邪壅滞证。治拟化浊降逆，通利二便。

处方：苏叶 10g，川连 3g，姜半夏 6g，陈皮 6g，竹茹 10g，苍术 6g，生薏苡仁 10g，泽兰 15g，枳实 10g，茯苓 20g，车前子（包煎）60g，白芍 15g，炙甘草 6g，制大黄 5g，神曲 15g，麦芽 15g，小红枣 10g。

二诊（8 月 17 日） 用上药 1 周，恶心腹痛已消失，纳食正常，下肢浮肿，尿少，苔薄，脉弦细。上方去竹茹、白芍、苍术，加附子 6g，水蛭 6g，雷公藤（先煎）6g。

三诊（8 月 24 日） 经用上方，患儿尿量开始增多，浮肿明显消退，尿常规 PRO（++）。上方减苏叶、川连、半夏、陈皮，加北沙参 10g，制僵蚕 10g，全蝎 3g，山茱萸 10g，穿山龙 15g。

四诊（9 月 1 日） 患儿经以上治疗 1 月，尿蛋白转阴，无明显不适，出院时醋酸泼尼松 15mg，环孢素 25mg，每日 3 次，经上方加减，巩固治疗一年半，终将醋酸泼尼松、环孢素全部减除，未复发。

按语 王钢认为 MCD 水肿病由于先天不足，或烦劳过度，损伤正气，或久病失治、误治，引起脏腑气血、阴阳不足，尤其是脾肾亏虚。病变过程中，以肺脾肾功能失调为重心，致阴阳气血不足，为本病之本，水湿、湿热、瘀血阻滞为本病之标，表现为虚中夹实之复杂病理过程。因正气虚弱，易复感外邪而加重病情，形成恶性循环，正气愈衰，湿浊诸邪更甚，致病情迁延难愈。首诊处方中用苏叶、川连、半夏、陈皮、竹茹和胃降逆为主药，用苍术、生薏苡仁、神曲、麦芽、泽兰、枳实、车前子健脾化湿利水为辅药，佐以白芍、炙甘草缓急治腹痛，制大黄通腑泄浊，以小红枣调和诸药。二诊恶心腹痛消失，苔黄腻已化，故去竹茹、白芍、苍术，加用附子、水蛭温阳活血、消水肿，加雷公藤祛风通络、降蛋白。三诊去掉和胃的苏叶、川连、半夏、陈皮，加用北沙参、山茱萸养肺益肾，制僵蚕、全蝎、穿山龙祛风通络降蛋白，并以此处方为基本方加减治疗一年半，缓慢将醋酸泼尼松、环孢素减除，至今尚未复发。

【注意事项】

本病儿童高发，也可见于部分老年人，起病迅速、来势猛烈。发病或复发尽快明确诊断、积极治疗，应用足量激素，一般不建议上台阶式地给药。本病自发缓解者少见。疾病缓解后，避免激素减量过快，导致疾病复发。对于反复复发及激素抵抗的 MCD，谨慎选择非类固醇药物，积极肾穿刺及基因检测。切忌反复试用治疗方案。

【临证提要】

微小病变是原发性肾小球疾病的一个病理类型，易于复发，自发缓解少见，预后一般，少有进展至慢性肾衰竭者，多次复发后可以转型为局灶节段性肾小球硬化。本病好发于少年儿童，其次为老年人，发病前多有上呼吸道感染或过敏史，起病急，临床呈现肾病综合征表现。预后不良的因素包括：严重感染，静脉血栓，急性肾衰竭，频繁复发，激素依赖或激素抵抗，激素和免疫抑制剂用量增加，用时延长。

MCD 发病期（初发、复发）：激素为主，中医中药辅助。中医中药的切入时机：疾病缓解期以及频繁复发型肾病综合征、激素依赖型肾病综合征、激素抵抗型肾病综合征以及多种药物抵抗型肾病综合征。西医标准治疗（或减少激素用量），中医辨证论治，预防激素不良反应、MCD 并发症（感染、血栓等）、缓解临床症状等，协同提高疗效、减少不良事件、改善 MCD 的预后。

中医中药切入仍以辨证论治为指导，MCD 不同阶段证候亦不同。发病期大剂量激素治疗阶段宜滋阴降火益气、清热活血解毒；激素维持撤减阶段宜健脾温肾化气、利湿去浊、填补精髓；激素停止阶段为防止复发，以补肾健脾益气为主。

（于小勇　程小红）

第十节　系膜增生性肾小球肾炎

【概述】

系膜增生性肾小球肾炎（Mesangial proliferative glomerulonephritis，MsPGN）是一组以光镜下肾小球呈弥漫性肾小球系膜细胞（GlomemLus mesangial cell，GMC）增生和（或）细胞外基质（Extracelluar matrix，ECM）增多，而毛细血管壁正常为特征的肾小球性肾炎。其发病年龄无明显特点，临床表现多样；隐匿性肾炎、血尿、蛋白尿、肾病综合征等均可出现。

根据免疫病理改变可以将 MsPGN 分为 IgA 肾病和非 IgA 肾病，IgA 肾病将在下节详细介绍，本节仅讲述非 IgA 系膜增生型肾炎。

20 世纪 80 年代，世界卫生组织（WHO）将 MsPGN 正式列为一种原发性肾小球肾炎病理类型。根据肾脏活检病理流行病学研究结果显示，在原发性肾小球肾炎检查中，MsPGN 在东亚地区发病率为 15.6%，巴基斯坦为 3.1%，日本为 9.2%，而我国的 MsPGN 患病率则最高，为 28.8%~47.8%。目前关于 MsPGN 的发病诱因及发病机制尚未阐明，但可以肯定的是，疾病一旦发生，系膜细胞不仅是免疫损伤的靶细胞，更重要的是各种因素诱导的大量增殖，将引起系膜细胞释放大量炎症因子和系膜外基质，从而将促进肾脏的损伤，导致肾脏纤维化，并最终导致 ESRD 的发生。

中医古籍中无 MsPGN 之名称，但从 MsPGN 发病过程和临床表现分析，本病多归属于中医学"腰痛""虚劳""尿血""水肿"等范畴。

【病因病机】

（一）中医病因病机

本虚标实是本病的基本病理过程。MsPGN 与肺、脾、肾三脏有关，脾肾气阴两虚为本。湿热、瘀血贯穿于 MsPGN 发展过程，也是疾病缠绵难愈反复发作的重要因素。另外，系膜增生性肾炎多伴有高血压，由于肝肾阴虚，水不涵木，肝阳上亢所致。

水肿发生发展与脾肾虚损密切相关。脾肾两虚，脾虚不能运化水湿，则水液潴留，泛溢肌肤而为水肿；肾虚不能蒸腾气化水液，水液化为痰饮，则真水不生，客水留滞，可加重水肿。脾虚不能散精上输于肺，水道不通，亦可为水肿。

尿蛋白是 MsPGN 病理发展过程中的重要标志。其发生主要责之于脾虚运化失司，清阳不升，水谷精微下泄；肾虚封藏失职，肾不藏精，则精微物质外泄，从而出现尿蛋白。

血尿可能贯穿于疾病始终，因劳累、感染多发。其病因：①脾虚血失统摄，渗于膀胱而见血尿；②肾气不足，封藏不固，血随尿出；③热伤血络、血溢脉外。

（二）西医病因病机

肾小球系膜细胞是肾小球内反应最活跃的固有细胞，在肾小球病变的形成过程中，既是受损者，也是参与者。系膜细胞对任何刺激（免疫复合物、大分子物质、缺氧等）均可产生增生反应，特别是大分子的免疫复合物和对系膜细胞有一定亲和力的免疫复合物，是导致系膜增生性肾小球肾炎的常见原因。被激活的和增生的系膜细胞，可产生多种血管活性物质（组胺、5-羟色胺等）和细胞因子（白介素、细胞生长因子等），通过自分泌作用使自身增生，通过旁分泌影响其他细胞。因此，多种有害因素，包括免疫因素和高血压、蛋白尿、高血脂等非免疫因素，均可导致系膜增生而形成系膜增生性肾小球肾炎。

【临床表现】

本病常隐袭起病，多见于青少年，男性多于女性，部分病人有前驱感染史。临床表现多种多样。约 70%~90% 的病人可出现血尿，以镜下血尿为主，15%~30% 可以为肉眼血尿。多为非选择性蛋白尿，部分病人可以肾病综合征。20%~40% 可以出现高血压。少数病人出现肾功能减退。

【实验室及其他辅助检查】

1.尿液生化检查

尿常规中尿蛋白定性（±~++++），常伴有镜下血尿，尿红细胞形态提示多型红细胞为主，24 小时 UPT > 0.15g。

2. 血液生化检查

血常规变化常不明显，出现肾功能不全者可表现为正细胞正色素性贫血。血清白蛋白可以降低，血脂可以升高。初期血清肌酐、尿素氮大多正常，后期可能会逐渐升高。血清补体 C_3 正常。

3. 超声检查

早期肾脏形态大多正常。后期可能出现肾脏体积缩小，肾皮质变薄。

4. 肾活检

这是确定临床病理类型的唯一手段，且对明确诊断、制定治疗方案及判断预后有帮助。

【诊断与鉴别诊断】

（一）诊断要点

1. 中医辨证要点

以全身或局部水肿，尤其是颜、睑、足胫浮肿，按之窅而不起，小便不利或有腹水为辨证着眼点。其中，阳水发病急骤，进展迅速，初期兼表证；阴水多逐渐起病，进展缓慢，以里证、虚证、寒证为主。

2. 西医诊断要点

MsPGN 临床表现多样，可隐匿起病或者表现为急性肾小球肾炎、肾病综合征、无症状血尿和（或）蛋白尿，确诊依赖肾活检，特点是弥漫性肾小球系膜增生，弥漫性系膜区免疫球蛋白和补体沉积，无内皮细胞及肾小管间质损害。并需免疫荧光检查除外 IgA 肾病。

（二）鉴别诊断

本病应与肾脏病理表现为系膜增生的原发和（或）继发性肾小球肾炎相鉴别。

1. 原发性肾小球疾病

（1）IgA 肾病　该病理以 IgA 及 C_3 为主沉积于系膜区和毛细血管壁。一般为上呼吸道感染 3 天左右出现肉眼血尿和（或）伴血清 IgA 增高为主要临床提示点。

（2）微小病变肾病　MsPGN 可见 IgM 或 IgG 或 C_3 在系膜区呈颗粒样沉积，而微小病变阴性。微小病变肾病多起病急骤，临床多表现为典型的肾病综合征。

（3）局灶节段性肾小球硬化症（FSGS）　重度 MsPGN 常继发局灶节段性硬化病变。MsPGN 继发局灶节段性硬化病变时仍存在弥漫系膜细胞增生及系膜基质增多的背景。

2. 继发性肾小球疾病

（1）糖尿病肾病　糖尿病弥漫性肾小球硬化症需与 MsPGN 鉴别。糖尿病肾病，肾脏病理早期可见肾小球肥大，GBM 轻度增厚，系膜轻度增生。进而形成典型的 Kimmelstiel Wilson 结节。电镜下 GBM 呈均质性增厚和系膜基质增多。

（2）紫癜性肾炎　临床上有过敏性紫癜表现，化验血清 IgA 有时增高，肾组织免疫病理检查能见 IgA 伴 C_3 在系膜区沉积。

（3）狼疮性肾炎　Ⅱ型为系膜增生型，应与 MsPGN 相鉴别。狼疮性肾炎多伴多系统损伤，实验室检查以自身抗体系列中的抗核抗体阳性为主，活动期血清 IgG 增高，补体 C_3 下降。肾组织光镜检查除系膜增生外，病变有多样性及不典型性特点，免疫病理检查呈"满堂亮"。

【治疗】

（一）中医治疗

1. 治疗原则

本病治疗上要以澄源、塞流和复本为原则。澄源是以祛邪解毒、化湿利水为主；塞流是以扶正祛邪、益肾祛瘀为主；复本是以固本培元为主。

2. 辨证施治

（1）风水犯肺

[临床表现] 眼睑或头面水肿，发热恶寒或恶风，咽喉肿痛，舌红苔薄白，脉浮紧或浮数。

[治法] 疏风清热，宣肺行水。

[方药] 越婢加术汤加减（出自《金匮要略》）。

[参考处方] 麻黄 9g，石膏（先煎）30g，白术 12g，猪苓 12g，茯苓 15g，泽泻 12g，羌活 9g，车前子（包煎）30g，生姜 6g，甘草 3g，大枣 9g。

方中麻黄宣肺利水，石膏清里热，麻黄与石膏配伍制约了麻黄发汗解表的作用，彰显其宣肺利水之功。生姜、羌活辛宣药配伍增加其宣肺疗效。茯苓、白术、甘草、大枣健运中土，利水消肿。猪苓、泽泻、车前子淡渗利水。

[临床应用] 风寒重者，加紫苏叶 12g、防风 6g 以疏风散寒；风热重者，去羌活，加金银花 15g、连翘 9g、芦根 30g 以清热解表；咽喉红肿疼痛严重者，加板蓝根 12g、牛蒡子 9g、射干 3g 以解毒利咽；咳喘重者，加前胡 9g、杏仁 9g、葶苈子（包煎）9g、紫苏子 9g 以宣肺止咳平喘。

（2）水湿浸淫

[临床表现] 全身浮肿，按之没指，身体困重，苔白腻，脉沉缓。

[治法] 宣肺利水，健脾除湿。

[方药] 五苓散合五皮饮加减（五苓散出自《伤寒论》，五皮饮出自《中藏经》）。

[参考处方] 猪苓 9g，泽泻 15g，白术 9g，桂枝 6g，生姜皮 9g，桑白皮 9g，陈皮 9g，大腹皮 9g，茯苓皮 15g。

方中猪苓、白术、茯苓皮、泽泻、陈皮、大腹皮健脾理气除湿利水；桑白皮清热宣肺利水；桂枝、生姜皮温阳利水。

[临床应用] 湿热重者，加滑石 9g（包煎）、阿胶 9g（烊化）以清热利湿通淋、滋阴润燥；卫表不固，加黄芪 15g、防己 12g 以益气固表、祛风行水。

（3）湿热壅盛

[临床表现] 遍体浮肿，色泽光亮，烦热口渴，苔黄腻，脉沉数。

[治法] 分利湿热。

[方药] 疏凿饮子加减（出自《重订严氏济生方》）。

[参考处方] 茯苓皮 15g，大腹皮 12g，赤小豆 30g，石韦 15g，秦艽 9g，生姜 3g，苦参 12g，大黄（后下）9g，枳实 15g，泽泻 12g。

方中泽泻、赤小豆、茯苓皮、石韦利水泻湿，消退水肿；大腹皮行气导滞，使气畅水行；秦艽、生姜疏风发表，开泄腠理，使表之水湿从肌肤而泄。苦参、大黄、枳实清热燥湿，通利大便。

［临床应用］尿痛尿血者，加大小蓟各15g、白茅根30g以泻热凉血止血；腹满便结者，加大黄6g以通腑泄热。胸满气喘、不得平卧者，合葶苈大枣泻肺汤、五皮饮及三子养亲汤加减；口咽干燥、大便干结者，合猪苓汤加减。

（4）肾络瘀阻

［临床表现］面目、四肢浮肿，皮肤甲错，或见瘀点瘀斑，舌质淡暗或暗红，边有瘀点，舌下络脉迂曲青紫，苔薄黄或腻，脉细涩。

［治法］益肾通络，活血化瘀。

［方药］桃红四物汤加减（出自《医宗金鉴》）。

［参考处方］当归12g，生地黄15g，赤芍12g，桃仁9g，红花6g，川芎3g，益母草12g，淫羊藿12g，丹参12g，续断10g。

方中当归、生地黄、赤芍、桃仁、红花、川芎、丹参、益母草养血活血利水，淫羊藿、续断温补肾阳。

［临床应用］瘀阻严重，加水蛭（研末冲服）3g，僵蚕6g，云南白药（冲服）5g。

（5）脾肾阳虚

［临床表现］身肿腰以下为甚，按之凹陷，脘闷腹胀，纳呆便溏，舌质淡，体胖有齿痕，苔白滑，脉沉缓。

［治法］健脾温肾，通阳利水。

［方药］实脾饮合真武汤加减（实脾饮出自《济生方》，真武汤出自《伤寒论》）。

［参考处方］附子（先煎）15g，草果9g，干姜6g，炒白术12g，槟榔9g，白芍9g，木香3g，猪苓12g，茯苓12g，泽泻12g，甘草3g，大枣9g。

方中茯苓、白术、附子、干姜温补脾肾，木香、草果仁芳香化浊，大腹皮、猪苓利水消肿，白芍养阴柔肝。

［临床应用］兼恶寒无汗，加麻黄9g，细辛3g；兼喘逆不能平卧者，合己椒苈黄丸。

（6）肝郁脾虚

［临床表现］面目、四肢浮肿，脘闷腹胀，纳呆便溏，心烦易怒，脉沉弦。

［治法］疏肝健脾，利水渗湿。

［方药］柴芍六君子加减（出自《医宗金鉴》）。

［参考处方］柴胡12g，炒白芍8g，党参10g，白术10g，茯苓10g，陈皮10g，姜半夏8g，炙甘草6g。

方中党参、白术、茯苓、炙甘草益气健脾利水、陈皮、姜半夏理气化痰，柴胡、炒白芍养肝柔肝。

［临床应用］相火旺，加黄芩6g。

（二）西医常规治疗

1. 治疗原则

（1）防治感染，祛除诱因，对上呼吸道感染等前驱症状应积极治疗。对孤立性或反复发作性肉眼血尿病人，必要时可行扁桃体手术摘除。

（2）对症处理　包括利尿、控制血压等。

（3）减少蛋白尿，保护肾功能　可用血管紧张素转化酶抑制剂（ACEI）或血管紧张素受体拮抗剂（ARB）。注意定期监测血压和肾功能。

2. 依据临床表现和肾脏病理改变进行治疗

（1）对于临床表现为单纯血尿或少量蛋白尿（< 1g/24h），病理改变仅有轻度系膜增生的系膜增生性肾小球肾炎病人，其预后良好，一般无需特殊治疗，应避免上呼吸道感染，控制血压，以免加速疾病的进展。

（2）对于临床表现为慢性肾炎综合征，病理改变为轻度到中度系膜增生的系膜增生性肾小球肾炎病人，首先使用 ACEI/ARB 进行治疗。对于临床表现为大量蛋白尿或肾病综合征者，根据病理改变轻重不同采用不同的治疗方案，酌情使用激素和（或）免疫抑制剂，以减少蛋白尿，减轻肾脏病理改变。

（3）合并有高血压及慢性肾功能不全的系膜增生性肾小球肾炎病人，其病理改变多为重度系膜增生，并伴有系膜硬化或肾小球硬化、肾小管萎缩、间质纤维化，其对激素治疗的效果不佳，预后较差。此类病人应严格控制血压，应用 ACEI/ARB 药物及抗凝或抗血小板治疗，按照慢性肾炎进行治疗，以保护肾功能、延缓肾病进展为主。

【临证提要】

系膜增生性肾小球肾炎发病年龄无明显特点，有前驱上呼吸道感染者，起病急，可呈现为急性肾炎综合征（包括出现肉眼血尿）；无前驱感染者，常隐匿起病。临床表现多样，包括隐匿性肾炎、血尿、蛋白尿、慢性肾炎和肾病综合征等。临床呈肾病综合征者，糖皮质激素及免疫抑制剂的治疗疗效与病理改变轻重密切相关，轻者治疗效果好，重者治疗效果差，并能逐渐进展至终末期肾病。该病治疗上要以澄源、塞流和复本为原则。澄源是以祛邪解毒、化湿利水为主；塞流是以扶正祛邪、益肾祛瘀为主；复本是以固本培元为主。

（屈凯　程小红）

第十一节　IgA 肾病

【概述】

IgA 肾病是指一组不伴系统性疾病，肾组织免疫病理检查在肾小球系膜区有以 IgA 为主的颗粒样沉积，临床以血尿、蛋白尿为主要表现的肾小球疾病。

在原发性肾小球疾病中 IgA 肾病所占比例，在美、英仅为 5% 左右，欧洲为 20%，而在亚洲和太平洋地区高达 30%~40%，我国 IgA 肾病约占原发性肾小球疾病的 45%~50%。IgA 肾病可发生于任何年龄，但 80% 的病人在 16~35 岁之间发病，大多数病人病情呈慢性进行性发展，约 1/3 的病人在发病 10 年后进展到终末期肾病，是我国尿毒症的主要病因之一。IgA 肾病中医病名存在较大的争议，有专家认为本病的临床表现以肉眼或镜下血尿为主，其中医病名应属"血尿"范畴。亦有部分病人出现水肿、腰痛为主要表现，属"水肿""腰痛"范畴。

【病因病机】

（一）中医病因病机

根据 IgA 肾病的发病特点及其临床表现，按照中医理论，其病因病机可概括为如下几点。

1.病因

（1）素体脾胃虚弱　脾为后天之本，脾不升清，而出现蛋白尿，脾不统血，而出现尿血。

（2）风热毒邪　上犯肺卫，日久不解，损伤肾络，迫血妄行或肾失封藏，出现血尿和蛋白尿。

（3）饮食不节　损伤脾胃，以致肠胃湿热积滞，湿热内蕴，影响肾之封藏。

（4）肝郁化火　肝气郁结，郁而化火，劫伤肝阴；或湿热毒邪内侵肝胆，湿热中阻，肝失疏泄，枢机不利，致肝不藏血而尿血。

（5）禀赋不足或房劳过度　先天禀赋不足，素体肾虚，肾失充养，或房劳伤肾，以致肾精不足，肾气不固，出现血尿和蛋白尿。

2.病机

IgA 肾病病机为本虚标实，虚实夹杂之证。正虚为脾肾亏虚，邪实为风热毒邪、湿浊、瘀血，内外相引而为害，也是疾病缠绵难愈的主要因素。病位主要在肾、脾、肺三脏。

（二）西医病因病机

1.遗传因素

IgA 肾病可发生在同一家族的兄弟姐妹及在移植肾后，提示遗传机制和宿主的免疫反应可影响本病的发生。目前认为 IgA 肾病是一个多基因、多因素复杂性疾病，遗传因素在 IgA 肾病的疾病易感性与病变进展过程的各个环节中都起着重要的作用。

2.IgA$_1$糖基化异常

IgA 肾病病人血清 IgA$_1$ 存在铰链区 O- 糖基化的缺陷。IgA 肾病病人血清异常糖基化 IgA$_1$ 水平较健康人群和其他肾脏病人群显著升高。异常糖基化 IgA$_1$ 分子可通过自我聚集或形成免疫复合物沉积于系膜区，进而刺激系膜细胞增殖、分泌系膜基质、细胞因子、趋化因子、生长因子等，导致肾小球炎性反应。

3.食物抗原的影响

食物抗原是 IgA 肾病发病机制中的一部分，这些食物抗原包括卵蛋白、酪蛋白、谷胶蛋白、牛血清白蛋白等。

4.黏膜免疫异常

临床上 IgA 肾病病人常伴有甲状腺疾病、皮肤、消化道、尿道黏膜异常等。从临床表现来看，肉眼血尿往往发生于黏膜感染，如上呼吸道、胃肠道或泌尿系感染后，全身或局部黏膜的自身免疫反应可导致免疫复合物在肾小球系膜区的沉积。

【临床表现】

绝大多数 IgA 肾病病人都有不同程度的血尿，可以表现为发作性肉眼血尿，也可以是持

续性镜下血尿伴 / 不伴蛋白尿。少数病人可出现大量蛋白尿，甚至肾病综合征。IgA 肾病病人还可伴有高血压。随着疾病的迁延进展，部分 IgA 肾病病人可出现肾功能不全。

1. 发作性肉眼血尿

反复性肉眼血尿通常于上呼吸道感染、急性胃肠炎、泌尿系感染、腹膜炎、带状疱疹等感染后，或剧烈运动后出现。多数病人在感染发生后数小时或 1~3 日内出现肉眼血尿，持续几个小时至数日内消失。少数发作性肉眼血尿病人可出现一过性尿量减少、水肿、高血压或血清肌酐及尿素氮的升高。肉眼血尿发作时，病人可伴有低热、周身不适、腹痛、腰痛等全身症状。肉眼血尿多见于儿童和青少年，80%~90% 的儿童 IgA 肾病病人有肉眼血尿发作史，而成年人约为 30%~40%。

2. 无症状镜下血尿，伴或不伴蛋白尿

无症状性镜下血尿，伴或不伴蛋白尿，多半在健康检查时发现。在 IgA 肾病中，以血尿伴蛋白尿最多见，约占 60% 以上，其次为单纯血尿。血尿对预后的影响尚无定论，有研究发现持续镜下血尿是进行性低程度炎症的反应，是 IgA 肾病预后相对较差的危险因素之一。

3. 蛋白尿

多数病人为轻度的蛋白尿，24 小时蛋白尿 < 1g，少数病人出现大量蛋白尿，甚至肾病综合征。蛋白尿是独立于其他危险因素以外的 IgA 肾病进展的危险因素，然而目前这一危险因素的界值尚不清楚，建议将病人的 24h 小时尿蛋白控制在小于 1g 以内。

4. 高血压

高血压是 IgA 肾病的常见症状之一，成年病人中高血压的发生率为 20%。随着病程的进展，高血压发生率逐渐升高，当血清肌酐 ≥ 133μmol/L 者高血压患病率可达 88.4%。IgA 肾病病人可发生恶性高血压，多见于青壮年男性。伴有高血压的病人肾脏病理多有弥漫性肾小动脉内膜病变，严重的肾血管损伤加重了肾小球缺血。高血压是 IgA 肾病预后不良的临床指征之一。影响 IgA 肾病高血压发生的因素有：遗传、发病年龄、出生时体重，肾脏病变程度，血管紧张素转化酶（ACE）基因多态性等。多因素回归分析发现：年龄、高血压家族史、血清肌酐水平，蛋白尿程度，血尿程度，体重及肾小动脉病变程度均是影响 IgA 肾病高血压发生的独立因素。

5. 急性肾衰竭

5% 左右 IgA 肾病病人可表现为急性肾衰竭，肾脏病理改变为新月体性肾炎。

6. 慢性肾衰竭

IgA 肾病病人在确诊后 10~20 年后部分逐渐进入慢性肾衰竭期。部分病人因病史不清，初诊时已表现为肾衰竭。

7. 腰痛

大约有 1/3 的病人在初诊或肾穿刺确诊前就有腰痛，部分病人可有腰和 / 或腹部剧烈疼痛，其机制可能与输尿管或肠道黏膜下小动脉炎症性改变有关。当 IgA 肾病出现肉眼血尿时，病人多伴有不同程度的腰痛。

【实验室及其他辅助检查】

1. 尿液检查

主要包括尿蛋白定量和尿蛋白的成分、尿红细胞计数和形态。

IgA 肾病病人典型的尿检特点为镜下血尿和（或）蛋白尿。尿红细胞相位差显微镜检查，异形红细胞大于 80%，提示肾小球源性血尿，部分病人表现为混合型血尿，有时可见红细胞管型。多数病人为轻度蛋白尿，少部分可见大量蛋白尿。尿蛋白成分分析包括尿微量白蛋白、NAG、β_2 微球蛋白、IgG 蛋白等，可进一步了解肾脏损伤的部位。

2. 肾功能检查

IgA 肾病病人可能有不同程度的肾功能减退，主要表现为肾小球滤过率下降和血清肌酐、血尿素氮的升高。

3. 肾脏超声

可监测双侧肾脏体积的变化。体型较瘦的 IgA 肾病血尿的病人，可通过肾脏血管超声排除左肾静脉压迫综合征引起的血尿。

【诊断与鉴别诊断】

（一）诊断要点

1. 中医辨证要点

中医辨病与辨证常分为急性发作期和慢性迁延期，急性发作期见发热微恶风寒，头痛咳嗽，咽喉肿痛，尿红赤或镜下血尿者，为肺胃风热毒邪壅盛；口舌生疮，尿红赤或镜下血尿，为心火炽盛；腹痛即泻，泻下秽臭，为肠胃湿热。慢性迁延期中，见镜下血尿或伴见蛋白尿，身倦乏力，咽干，目干涩，为气阴两虚；五心烦热，咽干而痛，头目眩晕，为肝肾阴虚；神疲乏力，腰膝酸软，夜尿偏多，大便溏薄，口淡不渴，舌淡胖边有齿痕为脾肾气虚。

2. 西医诊断要点

IgA 肾病是一个临床免疫病理诊断，肾组织病理及免疫病理检查是本病确诊的必备诊断手段。

（1）免疫荧光检查　特征性表现为 IgA 或以 IgA 为主的免疫球蛋白在肾小球系膜区呈颗粒状或团块状弥漫沉积，部分病人可沿毛细血管襻沉积。部分病人可伴有 IgG、IgM 和 C_3 沉积。

（2）光镜检查　IgA 肾病主要病变为肾小球系膜细胞增生和系膜基质增多。病变可以是局灶性病变，也可以是弥漫性病变；可以是系膜增生性病变、肾小球轻微病变、局灶节段性病变，还可以伴有毛细血管内增生性病变、系膜毛细血管性病变，毛细血管塌陷和球囊粘连，毛细血管襻坏死、新月体形成，以及全球硬化性病变。肾间质病变包括间质纤维化，肾小管萎缩，以及单核细胞浸润。肾小动脉可见内膜增生、透明样变、硬化性病变、动脉管腔狭窄。

（3）电镜检查　呈现轻重不等的系膜细胞和系膜基质增生，系膜区可见电子致密物沉积，有时呈大团块状；部分病人可伴见内皮细胞下的电子致密物。

（4）IgA 肾病病理分级　①IgA 肾病 Lee 分级。Ⅰ级：此期的病人其肾小球绝大多数正常，偶尔轻度系膜增宽（节段）伴和（或）不伴细胞增生，肾小管和肾间质没有改变。Ⅱ级：此期的病人肾小球示局灶系膜增殖和硬化（< 50%），有罕见小的新月体，肾小管和肾间质无损害。Ⅲ级：病人的肾小球呈弥漫性系膜增值和增宽（偶尔局灶节段），偶见小新月体；肾小管和肾间质改变则呈现出局灶性肾间质水肿，偶见细胞浸润，罕见肾小管萎缩。Ⅳ级：肾小球

病变呈重度弥漫性系膜增生和硬化，部分或全部肾小球硬化，可见新月体（＜45%）。肾小管萎缩，肾间质浸润，偶见肾间质泡沫细胞。V级：肾小球病变的性质类似IV级，但更严重，肾小球新月体形成＞45%；肾小管和肾间质病变类似于IV级。② Hass 等根据肾脏病理病变的严重程度，将 IgA 肾病分为 5 个亚型。I 型为轻微病变；II 型为局灶节段肾小球硬化样病变，但既无新月体形成，也不存在重度间质纤维化；III 型为局灶增生性肾小球病变；IV 型为弥漫增生性肾小球病变；V 型为晚期肾小球病变。③ IgA 肾病牛津分型。病理报告的主要内容为系膜细胞增生（M0/1）、局灶节段性肾小球硬化（S0/1）、毛细血管内细胞增生（E0/1），小管萎缩 / 间质纤维化（T0/1/2），新月体（C0/1）。

（二）鉴别诊断

1. 链球菌感染后急性肾小球肾炎

典型表现为上呼吸道感染或急性扁桃体炎，感染潜伏期为 1~2 周，可有蛋白尿、血尿、水肿、高血压，甚至出现一过性氮质血症等急性肾炎综合征表现。发病前 8 周可见血清 C_3 下降，随着病情的好转，血清 C_3 水平逐渐恢复正常。部分病人有血清 ASO 水平的升高。链球菌感染后急性肾小球肾炎病程多为良性过程，经休息和支持治疗，多数在数周或数月可获痊愈。

2. 非 IgA 系膜增生性肾小球肾炎

临床表现与 IgA 肾病难以鉴别，肾组织免疫荧光检查有无 IgA 沉积是唯一的鉴别依据。

3. 过敏性紫癜肾炎

过敏性紫癜肾炎与 IgA 肾病的病理改变及组织免疫特征完全相同，但过敏性紫癜肾炎有皮肤紫癜、关节肿痛、腹痛、全身性血管炎表现等。

4. 遗传性肾小球疾病

薄基底膜肾病的主要临床表现为持续性镜下血尿，几乎没有其他症状和体征，长期预后良好。Alport 综合征以血尿、进行性肾功能减退、神经性耳聋和眼部病变为临床特点。肾穿活检是鉴别三种疾病的主要手段，尤其是电镜检查不可缺少。

5. 肾小球系膜区继发性 IgA 沉积的疾病

主要有慢性酒精性肝病、强直性脊柱炎、银屑病性关节炎等。这些疾病一般没有肾脏疾病的临床表现，主要是肾组织免疫病理显示肾小球系膜区有 IgA 沉积。

6. 狼疮性肾炎

肾组织免疫荧光检查多呈满堂亮（IgG、IgA、IgM、C_3、C_{1q}、纤维蛋白相关抗原均阳性）。此外，该病表现为多系统受累的临床特征。

7. 乙型肝炎病毒相关性肾炎

肾组织免疫荧光检查有 HBV 抗原阳性，血清 HBV 抗原阳性。

【治疗】

（一）中医治疗

1. 治疗原则

IgA 肾病分为急性发作期和慢性迁延期。急性发作期重在祛除外邪，控制导致病情反复或加重的诱发因素。慢性迁延期重点是扶助正气，兼以祛邪，促进病情恢复，使血尿逐渐消失。在 IgA 肾病辨证过程中还需观察和分析引起 IgA 肾病病因，即原发病因素。在疾病的治疗过程中，要把先病、原发病的治疗放在首位，当然也可根据标本缓急，采取标本兼治的方法。病人表现为反复咽痛、感冒等肺卫症状时治宜疏风清热、清上治下。当病人表现为脾胃虚弱、中气不足，或肠胃湿热、气机不利时宜重点调理脾胃。若病人病位在肝，出现肝气郁结或肝胆湿热等症状时宜从肝论治。

2. 辨证施治

（1）急性发作期

①肺胃风热毒邪壅盛

［临床表现］发热微恶风寒，头痛咳嗽，咽喉肿痛，尿红赤或镜下血尿，舌边尖红，苔薄白或薄黄，脉浮数。

［治法］疏风清热，凉血止血。

［方药］银翘散（出自《温病条辨》）。

［参考处方］银花 30g，蒲公英 15g，连翘 12g，牛蒡子 10g，桔梗 10g，荆芥 6g，淡豆豉6g，薄荷 10g，鲜芦根 30g，生甘草 6g，丹皮 15g，白茅根 30g，小蓟 30g。

方中银花、蒲公英、连翘、牛蒡子、桔梗、生甘草清热解毒利咽，荆芥、淡豆豉、薄荷疏风清热，鲜芦根清热生津，丹皮、白茅根、小蓟凉血止血。本方为清上治下方药，对初期或反复时伴有发热、咽痛者具有较好的疗效。

［临床应用］咽喉疼痛明显者加马勃、野菊花、胖大海以增强清热解毒利咽之功；咽干口渴者加生地、玄参、麦冬养阴清热；大便干结者加生大黄。反复感冒者加生黄芪、蝉蜕、僵蚕，实验研究证明蝉蜕、僵蚕有一定的解痉和抗变态反应的作用。

②心火炽盛

［临床表现］心胸烦热，口舌生疮，尿红赤或镜下血尿，舌尖红，苔薄黄，脉数。

［治法］清心泻火，凉血止血。

［方药］导赤散和二至丸加减（导赤散出自《小儿药证直诀》，二至丸出自《医便》）。

［参考处方］淡竹叶 10g，生地 20g，通草 3g，灯心草 10g，旱莲草 12g，小蓟 30g，炒栀子 10g，白茅根 30g，莲子心 6g，银花 30g，玄参 15g。

本证多由素体阴虚，兼夹热毒所致。方中生地、旱莲草清热养阴、凉血止血，炒栀子、淡竹叶、灯心草、通草、莲子心清心泻火、导热下行、凉血止血，小蓟、白茅根凉血止血，银花、玄参清热解毒。

［临床应用］发热、咽喉肿痛者加野菊花、蒲公英、僵蚕等以加强清热解毒疏风之功；伴有大便干结者，加大黄、牛蒡子解毒通便；伴头晕目眩、腰膝酸软者改用知柏地黄汤加减。

③肠胃湿热

［临床表现］腹痛即泻，泻下秽臭，心烦口渴，或腹痛，里急后重，下痢赤白，尿红赤或镜下血尿，舌苔黄腻，脉滑数。

［治法］清热利湿，凉血止血。

［方药］葛根芩连汤加味（出自《伤寒论》）。

［参考处方］葛根 15g，黄芩 10g，黄连 10g，炙甘草 10g，白芍 15g，薏苡仁 30g，车前草 15g，通草 3g，竹叶 10g，厚朴 10g，生地榆炭 10g，小蓟 30g，炒槐花 10g。

方中葛根、黄芩、黄连解表清热燥湿，薏苡仁健脾化湿，通草、竹叶、车前草清热利湿，厚朴理气化湿，白芍养血和营、缓急止痛，生地榆炭、小蓟、炒槐花清热凉血止血。

［临床应用］腹痛、里急后重、下痢赤白者加白头翁、木香、大黄；慢性腹泻，时作时止，伴纳差、身倦乏力者用参苓白术丸加减；若有头晕、耳鸣、心烦、胸胁苦满等肝胆湿热症状者，改用龙胆泻肝汤去木通加通草。

（2）慢性迁延期

①气阴两虚

［临床表现］镜下血尿或伴见蛋白尿，疲乏无力，腰膝酸痛，怕冷或手足心热，自汗或盗汗，口不渴或咽干痛，舌淡红边有齿痕或舌胖大，苔薄白或薄黄而干，脉细数而无力。

［治法］益气养阴。

［方药］参芪地黄汤加减。（出自《杂病源流犀烛》）。

［参考处方］太子参15g，生黄芪15g，生地12g，山茱萸10g，山药10g，茯苓15g，丹皮10g，泽泻15g，丹参6g，银花30g，小蓟30g，旱莲草12g，当归10g，白芍15g。

方中太子参、生黄芪益气，生地、山茱萸、山药清热养阴，辅以茯苓、泽泻利水，当归、白芍、旱莲草养血柔肝，可增强肝脏清除抗原的功能，丹皮、小蓟凉血止血，少佐丹参活血，使止血不留瘀，银花清热解毒。全方益气滋肾、养血柔肝，可提高机体的免疫功能，减轻机体的免疫损伤。

［临床应用］伴咽喉疼痛明显者，加连翘、牛蒡子清热解毒利咽；兼腹胀、大便不爽者加厚朴、苍术、生苡仁理气祛湿；尿蛋白较多者，加芡实、莲须。

②肝肾阴虚

［临床表现］镜下血尿或伴见蛋白尿，五心烦热，咽干而痛，头目眩晕，耳鸣腰痛，大便偏干，舌红苔干，脉细数或弦细数。

［治法］滋养肝肾。

［方药］杞菊地黄丸合二至丸加减（杞菊地黄丸出自《医级宝鉴》，二至丸出自《医便》）。

［参考处方］当归10g，白芍15g，生地12g，山茱萸10g，山药12g，丹皮12g，茯苓30g，女贞子15g，旱莲草12g，天麻12g，炒栀子6g，小蓟30g，白茅根30g。

方中生地、山茱萸、山药养阴清热，白芍、当归、女贞子、旱莲草养血柔肝，天麻养肝平肝，炒栀子、丹皮清热泻火、凉血止血，小蓟、白茅根凉血止血。

［临床应用］兼咽喉肿痛者加银花、连翘、僵蚕等；伴有大便干结者，加大黄；口苦口黏、脘闷纳呆、舌苔黄腻者加黄连、厚朴、生苡仁；小便涩痛不利者加石韦、白花蛇舌草、滑石、生甘草；头晕、耳鸣、心烦明显者加石决明、生牡蛎；血脂升高者加何首乌、荷叶、草决明；有舌质瘀斑加丹参、益母草、蒲黄等。

③脾肾气虚

［临床表现］镜下血尿或伴见蛋白尿，神疲乏力，腰膝酸软，夜尿偏多，大便溏薄，口淡不渴，舌淡胖边有齿痕，苔薄白，脉沉弱。

［治法］健脾补肾。

［方药］参苓白术散加减（出自《太平惠民和剂局方》）。

［参考处方］黄芪15g，党参15g，白术12g，陈皮10g，当归10g，升麻6g，柴胡6g，杜仲10g，川续断10g，菟丝子15g，小蓟30g，荷叶12g，蒲黄10g。

方中黄芪补中益气、升阳固表，党参、白术、炙甘草健脾益气，陈皮理气和中，当归补血和营，升麻、柴胡升阳益陷，菟丝子、杜仲、川续断补肾强腰，小蓟、荷叶止血，蒲黄止血散瘀。

［临床应用］全身浮肿明显者合防己黄芪汤以增强健脾利水的作用；纳少者去阿胶加砂仁、鸡内金；尿蛋白较多者，加芡实、莲须；兼四肢不温、畏寒怕冷等阳虚症状者加淫羊藿、胡芦巴、附子加强温阳补肾的作用；有瘀血征象者加丹参。

（二）西医常规治疗

1.ACEI/ARB

2012 年 KDIGO 临床实践指南推荐当 24h 尿蛋白＞1g 时，使用长效 ACEI 或者 ARB 治疗；如果病人可以耐受，建议 ACEI 或 ARB 逐渐加量以控制 24 小时尿蛋白＜1g；若 24h 尿蛋白为 0.5~1.0g，同样建议使用 ACEI 或者 ARB 治疗。

2. 糖皮质激素及免疫抑制剂治疗

根据目前已有的循证医学证据，糖皮质激素的应用只有在下列情况下考虑使用。

（1）对于经过 3~6 个月最佳的支持治疗（包括使用 ACEI 或者 ARB 和控制至目标血压的治疗）后，24 小时尿蛋白仍然持续≥ 1g，而且 GFR ＞ 50mL/ min · 1.73m^2 的病人，建议可以接受 6 个月的糖皮质激素治疗。

（2）对于临床上呈肾病综合征而同时病理表现为微小病变肾病（MCD）和 IgA 肾病并存的病人，可以按照 MCD 的治疗原则应用糖皮质激素。

（3）新月体性 IgA 肾病或伴有肾功能快速下降的病人，可以考虑糖皮质激素联合环磷酰胺或者硫唑嘌呤治疗。

3. 免疫抑制剂的应用

除非新月体性 IgA 肾病伴有肾功能快速下降，不建议应用糖皮质激素联合环磷酰胺或者硫唑嘌呤；除新月体性 IgA 肾病伴肾功能迅速恶化外，GFR ＜ 30mL/min · 1.73m^2 的病人不建议免疫抑制剂治疗。中国的临床研究证实激素联合霉酚酸酯（MMF）对进展型 IgA 肾病治疗有效，但由于可能会引起重症感染（包括卡氏肺囊虫肺炎），应当谨慎应用。

4. 鱼油

鱼油含有丰富的多聚不饱和脂肪酸，可以通过减少炎性细胞因子及类十二烷酸而减轻肾内炎症反应，延缓 IgA 肾病肾功能不全的进展。

5. 扁桃体切除

扁桃体组织 B 细胞产生的异常 IgA 与 IgA 肾病的发生有关，反复发生扁桃体炎的 IgA 肾病病人进行扁桃体切除有利于减轻血尿及保护肾功能，但扁桃体切除对 IgA 肾病远期的影响尚有争议。

【经典传承】

（一）时振声教授

时振声教授认为 IgA 肾病病位主要在肾，病性以阴虚为多。过劳之后往往诱发或加重，甚则出现肉眼血尿。腰为肾之府，肾阴亏虚，腰失所养，故腰痛、腰膝酸软。肾精亏虚，精不化气，卫气乏源，卫外不固，故易反复感冒。肾精亏虚，封藏失职，故精微随尿而下。而瘀、湿、热、毒为 IgA 肾病四大标邪。

IgA 肾病的不同时期，其治疗着重点也不同。早期以血尿为主，或有少量蛋白尿，同时有手足心热，口干喜饮，大便偏干，脉象沉细或弦细，证属肾阴不足，或是肝肾阴虚，兼夹瘀血、湿热。常用经验方滋肾化瘀清利汤，药用女贞子、旱莲草、白花蛇舌草、生侧柏、马鞭草、大小蓟、益母草、白茅根、石韦。

随着 IgA 肾病的进展，病情逐渐演化为气阴两虚证。临证不仅血尿、蛋白尿长期不消，同时有乏力气短，手足心热，腰膝酸软，大便干结，小便黄赤，或者有畏寒而手足心热，或有上半身热下半身凉，脉象沉细或沉弱，舌体稍大但质红有齿痕。常用经验方益气滋肾化瘀汤，药用太子参、生黄芪、当归、赤芍、川芎、生地、女贞子、旱莲草、石韦、白花蛇舌草、益母草、白茅根、桑寄生。本方侧重扶正，益气、养血、补阴、滋肾，少佐清利之品，因正气足则邪自去矣。

（二）叶任高教授

叶任高教授将 IgA 肾病主要分为三型：肝肾阴虚型，用杞菊地黄丸合二至丸加减；气阴两虚型用四君子汤合六味地黄丸；脾肾气虚型用大补元煎加减。在此基础上，血瘀者加丹参、益母草；血尿明显者加小蓟、白茅根；热毒者加银花、黄芩；蛋白尿者加芡实、莲须；易感冒者加玉屏风散。并认为在 IgA 肾病的兼证治疗中应重视活血化瘀。

（三）邹燕勤教授

邹燕勤教授认为 IgA 肾病治疗首先关注肺、脾、肾。①肺气失治，常伴见咽痒咳嗽或咽喉肿痛，治疗分为清热利咽、养阴利咽两大法。前者以咽部红肿明显为辨证要点，常用药有射干、蒲公英、金银花、连翘、蚤休、牛蒡子；后者以咽部暗红，肿痛不明显为辨证要点，常用药有沙参、麦冬、玄参、芦根、百合。②脾失健运，常伴见纳少便溏，苔薄或腻，治疗分为健脾助运、健脾化湿两大法。前者以纳少苔薄为辨证要点，常用药有党参、白术、茯苓、薏苡仁；后者以便溏苔腻为辨证要点，常用药有凤尾草、马齿苋、车前草、生薏苡仁。③肾失气化，常伴见腰膝酸痛，肢体浮肿，治疗以益肾清利为大法，常加以补肾药和利湿药配伍，如牛膝、续断、桑寄生、山茱萸、石韦、车前草、白茅根等。

IgA 肾病病久，参治脏腑痹。IgA 肾病久治不愈，正气愈虚，邪未消退，标邪乘虚入络，致湿邪、痰浊、瘀血相互胶结于肾络，进而肾元亏损，湿毒内蕴，可发展为尿毒症，治疗较为棘手。参考中医湿、痰、瘀相互胶结于关节，日久可入侵脏腑的痹证治疗大法，常对延缓肾病的进展取得良效。在临床上常用补肾强腰药与祛风湿药、化痰湿药、活血药相配伍，代表方剂独活寄生汤加减。常用经验药为：续断、桑寄生、怀牛膝、生黄芪、太子参、生薏苡仁、川芎、赤芍、青风藤、制僵蚕、牡蛎、蜀羊泉、泽兰。如血尿明显者加茜草、仙鹤草、荠菜花。

（四）张琪教授

张琪国医大师将本病分两期论治。急性发作期多为邪实，治疗重在祛邪；慢性进展期多属本虚标实，虚实夹杂，气阴两虚、阴虚内热而兼见湿热留恋，治疗重点扶正祛邪、补泻兼施。

急性发作期：①外感风热，热伤血络。治宜清热解毒。药用：柴胡、生石膏、白花蛇舌草、金银花、连翘、蒲公英、瞿麦、大黄、生地、玄参、紫花地丁、重楼、金荞麦、甘草。②下焦湿热，热伤血络。治宜清热利湿。药用：白花蛇舌草、大黄、生地、瞿麦、萹蓄、车前子、紫花地丁、金荞麦、重楼、小蓟、金银花、连翘、白茅根、甘草。

慢性进展期：①气阴两虚证，自拟益气养阴摄血合剂，药用：侧柏炭、大黄炭、阿胶、蒲黄炭、生地、熟地、黄芪、党参、血余炭、地榆炭、小蓟。②气阴两虚、湿热留恋，方用清心莲子饮加减。③阴亏火动、迫血妄行，用滋阴凉血，辅以收敛法。药用：生地黄、熟地黄、生山药、阿胶、白芍、龙骨、牡蛎、海螵蛸、茜草、白头翁、金樱子、龟甲。

【典型案例】

（一）IgA 肾病（风热证及气阴两虚证）

某男，19 岁，学生，2008 年 9 月 10 日首诊。

主诉：病人因反复发作肉眼血尿 4 年余，复发 1 日入院。4 年来病人频繁外感，且每遇外感即诱发血尿，并因此休学已 2 年。2001 年 5 月在某医院行肾穿病理诊断为 IgA 肾病。此次发病复因外感后出现血尿，伴发热、恶寒、咽痛不适，时有咳嗽，舌红苔薄白，脉浮数。尿常规：RBC 满视野 /HP，PRO（++）。病程分期为急性发作期。中医辨证属肺胃风热，毒邪壅盛。治法疏散风热，解毒利咽，凉血止血。方用银翘散加减：金银花 30g，连翘 10g，淡竹叶 10g，牛蒡子 10g，薄荷 10g，芦根 15g，荆芥 10g，桔梗 10g，生甘草 6g，小蓟 30g，三七粉（冲）2g，白茅根 20g。水煎服，日 1 剂。5 剂后，病人已无肉眼血尿，恶寒发热消失，无咽痛。但病人自述乏力，自汗出，活动后加重，伴口干纳差，畏寒肢冷。舌淡红苔薄白，脉细弱。尿常规：RBC0~1 个 /HP，PRO（+）。此为邪实已去，正虚明显，应扶正固本。辨证属脾肾气阴两虚。治疗以脾肾气阴双补为主，佐以止血、调血、摄精。方用益气滋肾汤加味：太子参 15g，生黄芪 20g，生地黄 15g，小蓟 30g，墨旱莲 12g，金银花 30g，当归 10g，白芍药 15g，三七粉（冲）1g，芡实 20g，鸡内金 10g，炒栀子 6g，丹参 10g，麦门冬 10g，五味子 10g。水煎服，日 1 剂。7 剂后，病人乏力、自汗等症状明显减轻，复查尿常规：ERY（-），PRO（-）。守上方续进 7 剂，上述症状基本消失。复查尿常规及镜检无异常。后以益气滋肾为法，巩固治疗 1 个月余，随访半年病人病情无反复。

按语 IgA 肾病分急性发作期和慢性迁延期，进行分期论治。急性最常见的证候为风热毒邪证，病位多在肺胃，治疗上重点在清热解毒利咽，风热毒邪控制则血尿多能缓解。病情缓解后，再以益气养阴法调理善后，减少病情反复。益气养阴汤为聂莉芳教授治疗 IgA 肾病的经验方，许多易患感冒的病人长期服用益气滋肾汤，感冒明显减少，肾病亦随之好转。

（二）局灶增生性 IgA 肾病（气阴两虚兼湿热证）

某男，45 岁，工人，2008 年 4 月 25 日初诊。

主诉：病人 2006 年 12 月出现浮肿，尿检异常。2007 年 10 月病情加重，诊为肾病综合征，肾穿病理诊断为局灶增生性 IgA 肾病。查 24 小时 UPT4.4g，尿常规：RBC29.8/HP。主症：颜面及双下肢浮肿，身倦乏力，纳食可，二便调，面色灰暗油垢，舌质淡红，苔黄少腻，脉沉滑。血压 120/90mmHg。使用尼群地平胶囊控制血压。中医辨证属气阴两虚兼湿热，治疗以益气养阴、清利湿热为主，方用参芪地黄汤加味。具体处方：太子参 30g，黄芪 30g，生地 15g，山茱萸 10g，丹皮 12g，茯苓 15g，泽泻 15g，金樱子 20g，生石膏 30g，知母 12g，佩兰

12g，金银花 30g，冬瓜皮 30g，黄芩 15g，小蓟 30g，菟丝子 30g，青风藤 20g，天麻 15g，炒白术 12g，芡实 20g，杜仲 20g，续断 20g，枳壳 10g。

病人服用上方加减治疗一年余，自觉症状消失，尿常规：RBC5~6/HP，24 小时 UTP0.3g。

按语　对于临床表现为肾病综合征的 IgA 肾病是中西医治疗难题，目前使用激素和（或）免疫抑制剂治疗的不少，但疗效多有不佳。即使有效，停药后容易复发。该病例在参芪地黄汤益气养阴的基础上，加黄芩、金银花、生石膏、知母清热解毒，佩兰、枳壳理气化湿，青风藤祛风，金樱子、菟丝子、芡实补肾涩精，小蓟凉血止血。全方以益气养阴扶正，清热化湿祛邪，兼以补肾固精，和血止血，如此标本兼顾，攻补兼施，以获疗效。

（三）毛细血管内增生性 IgA 肾病（脾虚血瘀水停证）

某女，80 岁，2009 年 5 月 3 日初诊。

主诉：尿检异常伴双下肢浮肿反复发作 4 年。2005 年行肾脏穿刺活检术，病理诊断示：毛细血管内增生性 IgA 肾病。目前查尿常规：PRO（++++），RBC126 个 /μL，BP130~140/70~80mmHg，血生化：ALB 31g/L，TP 32g/L，CHOL 6.40mmol/L，TG 2.93mmol/L，Scr 70.3μmol/L，BUN 12mg/dL。目前主症：双下肢中度浮肿，轻度乏力，腰偶酸，咳嗽有痰，咽痒，纳食尚可，舌质淡有瘀斑，脉沉细涩。

中医辨证：脾虚血瘀水停，兼有肺热。治则：健脾活血利水，兼清肺热。处方：防己黄芪汤合当归芍药散加减，具体方药如下：生黄芪 30g，汉防己 10g，厚朴 10g，生白术 15g，茯苓 30g，当归 10g，泽兰 15g，益母草 30g，白芍 30g，芡实 20g，黄芩 15g，萆薢 20g，石韦30g，连翘 15g，苏叶 15g，川贝母 10g。

2009 年 5 月 31 日二诊，经上述治疗，病人无咳嗽咯痰症状，复查尿常规：Pro（+++），RBC65 个 /μL，仍有双下肢浮肿，面色萎黄少华，瘀斑，舌质淡有瘀斑，苔薄白少津，脉沉细涩。继以健脾活血利水为法，兼以涩精。具体方药如下：生黄芪 40g，防风 10g，白术 15g，茯苓 30g，桂枝 10g，菟丝子 30g，沙苑子 10g，五味子 6g，金银花 30g，当归 10g，赤芍 10g，白芍 10g，川芎 15g，莲须 20g，芡实 20g，金樱子 15g，苏叶 12g。

并配合服用黄芪鲤鱼汤，方药如下：生黄芪 30g，莲子肉 30g，赤小豆 30g，砂仁 10g，生姜 30g，大葱白 50g，鲤鱼 250g，文火煮汤 60 分钟，吃鱼喝汤。

此后病人浮肿较前好转，但偶有加重，腰酸，舌质淡暗有瘀斑，脉细涩，继以健脾活血利水为法，随访两年余，2012 年 2 月 26 日病人复诊，双下肢无浮肿，精神佳，复查 24 小时 UTP 0.655g，血生化：ALB40g/L，Scr67.7μmol/L。

按语　IgA 肾病是一种常见的原发性肾小球疾病，以肾脏免疫病理显示 IgA 为主的免疫复合物沉积在肾小球系膜区为特征。光镜下病变类型多种多样，毛细血管内增生性病变治疗难度较大，预后亦较差，且 IgA 肾病表现为肾病综合征者相对较少，目前西医主张以激素及免疫抑制剂治疗，但多难获效，且不良反应较大。本例老年女性病人，就诊时有大量蛋白尿和高血压，用单纯中医药治疗能达到如此效果，确实令人兴奋和鼓舞。本病例治疗成功关键点有 4 点：①体现了先治水肿，后治蛋白尿的治疗思路，先易后难。②坚持守方，平淡之剂建奇功。在病人近 4 年的治疗时间内，一直以调理脾胃为法，兼以活血化瘀，补肾涩精。③鲤鱼汤治疗水肿早在《肘后方》《备急千金要方》等医籍中已有记载，西苑医院在 20 世纪 80

年代起将该食疗方应用于临床。该方适应于脾肾气阴两虚、以气虚为主、水湿内停、伴有蛋白尿的病人。该方气味俱全，并配血肉有情之品，共奏益气、活血、利水、和胃之功，在减轻蛋白尿、提高血浆白蛋白、消退水肿方面均可获得满意疗效。④病人及家属的坚持与配合也是成功的关键因素。

【预防与调护】

虽然 IgA 肾病发生与发展受一定的遗传因素影响，但生活方式、细菌或病毒感染、肠道黏膜异常等因素起着更重要的作用。

首先，要有一个健康的生活方式，包括合理饮食、适度运动、规律起居。避免不健康的生活方式，如吸烟、酗酒、进食肥甘厚味；既要饮食结构合理、营养丰富，又要饮食清淡、以主食为主，注意增加蔬菜、瓜果等食物，避免高蛋白饮食；尽量避免使用容易引起过敏或不耐受食物等。

其次，积极预防感染，包括各类细菌或病毒感染。感染是 IgA 肾病始动因素，也是病情进展的重要因素，临床发现 IgA 肾病血尿和蛋白尿常因咽喉部或肠道等部位的感染而发生，亦因感染导致病情加重。

第三，劳逸结合，既要避免过劳，也要适度进行有氧运动，除非肉眼血尿、大量蛋白尿、高度浮肿、肾功能损害进展迅速，大部分病人可以选择适合自己的运动方式，如慢走、快走、慢跑、太极、瑜伽等，但要避免剧烈的运动。

【注意事项】

（1）IgA 肾病临床病理谱宽，临床表现差异很大，预后有很大的不同，因此，临床治疗上必须根据病人临床表现、病理变化以及自身情况综合考虑，制定中西医结合的个体化治疗方案。

（2）IgA 肾病的治疗目标上应该短期目标和长远目标相结合，更加注重远期预后。短期目标重点是缓解病人的症状，控制诱发因素，减少蛋白尿和血尿。长远目标是改善病人的生活质量，不发生或少发生肾功能不全和尿毒症。

（3）IgA 肾病与生活方式关系密切，生活方式和精神状态的调养，对 IgA 肾病的康复至关重要。

【临证提要】

（1）IgA 肾病是一组临床免疫病理综合为主要表现的疾病，临床表现呈多样性。临床表现以血尿为多见，血尿可以是发作性肉眼血尿，也可以是持续性镜下血尿伴或不伴蛋白尿。部分病人可以有蛋白尿，但多数病人尿蛋白不多（ < 1g/24h ），少数病人可出现大量蛋白尿，甚至肾病综合征。IgA 肾病病人还可伴有高血压。随着疾病的迁延进展，部分 IgA 肾病病人可出现肾功能不全。

影响 IgA 肾病预后的因素很多，其中最主要的危险因素有尿蛋白定量较高、高血压。对于有蛋白尿大于 1g/24h 的病人，通过 RASS 类降压药的使用将血压控制到 125/75mmHg 以下，仍是最基础的治疗措施。

（2）IgA 肾病的病理改变也很复杂，关于病理危险因素，IgA 肾病牛津分型已经证实系膜细胞增生（M）、内皮细胞增生（E）、节段肾小球硬化（S）和肾小管萎缩和（或）肾间质纤维化（T）和新月体（C）是提示预后的独立病理指标。除此以外，IgA 肾病还有合并微小病变等特殊的病理改变。这些病理改变都影响着治疗方案的选择。

（3）IgA 肾病中医药治疗强调分期与辨证治疗相结合。急性期以清热疏风和清热利湿为主，慢性迁延期的最常见证候有气阴两虚，其次为脾肾气虚证和肝肾阴虚证，因此，益气滋肾为 IgA 肾病的主要治法。同时，IgA 肾病病人更多见虚实夹杂，攻补兼施和扶正祛邪的治疗原则会贯彻始终。

（余仁欢）

第十一章　肾小管间质疾病

第一节　急性间质性肾炎

【概述】

急性间质性肾炎（acute interstitial nephritis，AIN），是一组多种病因引起的以短时间内发生肾间质炎症细胞浸润、间质水肿、肾小管上皮受损和不同程度的细胞坏死，伴肾功能不全为特点的临床病理综合征。因其往往伴有不同程度的肾小管损伤，又称为急性小管间质性肾炎（acute tubulointerstitial nephritis，ATIN）。本病多不累及肾小球和肾血管，或病变轻微。病人在起病前多有应用某种药物、感染、系统性疾病及毒性物质接触史，病人可伴发热或皮疹等全身变态反应的表现，肾脏临床表现多种多样，从肾功能正常的无症状性尿异常如镜下血尿、脓尿和蛋白尿，到骤然发病的急性肾功能损伤，严重者甚至需要透析治疗。其诊断的金标准依赖于肾活检病理形态变化。

中医学无急性间质性肾炎的病名，根据临床表现可归属于中医学"癃闭""关格""尿血""腰痛""紫斑""淋证"等范畴。

【病因病机】

（一）中医病因病机

1.病因

（1）药邪　即药毒。隋·巢元方在《诸病源候论》中指出："凡药物云有毒及有大毒者，皆能变乱，于人为害，亦能杀人。"国内外的许多报道指出，有毒、大毒、甚或无毒的中药，在炮制、用法、配伍不当，过量应用或含超标重金属的情况下，均可戕害机体。常见的易导致药邪为患的药物有关木通、木防己、青木香、寻骨风、马兜铃、天仙藤、汉防己、泽泻、商陆、雷公藤、川楝子、白果、山慈菇、苍耳子、马钱子、鸦胆子、朱砂、斑蝥等。

某些种类的西药也可产生药邪而致病，详见西医病因认识。

（2）诸虫　常见的如血吸虫等寄生虫。另外，某些细菌、病毒、支原体、衣原体、螺旋体等，虽皆微不可见，也可归属于诸虫之邪。

（3）癌毒　淋巴瘤、白血病及多发性骨髓瘤等肿瘤，久病蔓延及肾，亦可发而为病。

2.病机

（1）药毒内侵，酿湿生热　药毒之邪，自口而入，内陷入里，气机不调，乱症丛生。药毒内侵，酿生火热毒邪，灼伤肾络，闭阻水道，可见尿闭。脾失健运，胃气上逆，则纳差、食少，甚或恶心、呕吐。肾阳虚损，膀胱失于温煦，故尿少、尿闭。营卫不和，故见发热，甚至高热不退。病机关键在于药毒伤肾。

（2）虫毒侵袭，气机逆乱　诸虫多通过口鼻而入，对机体造成各种损害，导致疾病的发生。虫毒内蕴，阻碍气机，脾不升清，胃不降浊，上下反作，则有纳差、恶心、呕吐。虫毒侵袭肌肤，可见皮疹、瘙痒，甚或红肿、溃烂。虫毒蕴结，影响人体之气的生成，脾气不足，统摄无权，血溢肌肤则有紫斑，下渗膀胱故而尿血。

（3）癌毒蔓延，久病及肾　《医宗必读》指出："积之成也，正气不足，而后邪气踞之。"癌毒日久，邪气盛而正气愈虚，脏腑衰败，导致气血不足，不能滋养先天，穷必及肾。肾失封藏，精微下陷，故见蛋白尿、管型尿。肾失温煦，膀胱气化失司，而见小便短少，甚至无尿。

药毒、虫毒、癌毒等，其性多为风热、湿热、热毒之邪，蕴结三焦，阻滞气机，气化不利，伤及脏腑，致肾络瘀阻，肾失温煦封藏，膀胱开阖失司，脾胃纳运失健升降失调，水湿内蕴，湿浊上泛而致病。本病一般初期多为风热、湿热、疫毒，热毒壅盛，以邪实为主；病至后期，伤脾败胃，久病及肾，导致脾肾气阴两伤，则以正虚为主。故本病病性多为本虚标实。

（二）西医病因病机

1.病因

急性间质性肾炎的病因可分为药物介导、感染相关、恶性肿瘤浸润和特发性4类。其中最常见的病因是药物和感染。

（1）药物介导　药物是AIN的首位病因，约40%的AIN是由药物引起。引起AIN的药物种类繁多，主要包括：①抗微生物药：氨基糖苷类、氟喹诺酮类、头孢菌素类、某些抗病毒药及抗结核药等；②非甾体类抗炎药（NSAIDs）：包括新型环氧酶-2（COX-2）抑制剂等；③质子泵抑制剂及H_2受体拮抗剂；④某些常用的利尿剂；⑤降尿酸药；⑥某些降压药；⑦其他药物：止痛剂、抗惊厥药，等等。

需要引起重视的是各类肾毒性中药（或中成药）导致的AIN也逐渐增加（表11-1-1）。除了单一药物因素，也有许多病例是多种药物混合应用导致的结果。

表11-1-1　常见的易导致AIN的药物

类别	常用药物
抗微生物药	青霉素、氨苄西林、环丙沙星、复方新诺明、柳氮磺胺吡啶、利福平、阿昔洛韦、万古霉素
非甾体类抗炎药	布洛芬、吲哚美辛、萘普生、保泰松
质子泵抑制剂及H_2受体拮抗剂	奥美拉唑、雷贝拉唑、埃索美拉唑、兰索拉唑、泮托拉唑、西咪替丁
利尿剂	呋塞米、氨苯蝶啶
降尿酸药	别嘌醇
降压药	卡托普利
其他药物	苯妥英钠

（2）感染相关　导致感染相关性AIN的常见病原体包括各种细菌、病毒、寄生虫及其他肺炎支原体、螺旋体、衣原体、立克次体、白色念珠菌等。其中细菌是导致感染相关性AIN最常见的病原体。

（3）肿瘤浸润及某些系统性疾病　淋巴瘤、白血病、多发性骨髓瘤、肾移植急性排斥反应等；另外，某些自身免疫性疾病如 ANCA 相关性小血管炎、系统性红斑狼疮、干燥综合征、结节病、Wegener 肉芽肿等也可并发 AIN。

（4）特发性　部分 AIN 病因不清，被称为特发性 AIN。其中，肾小管间质性肾炎—眼色素膜炎综合征（tubulointerstitial nephritis-uveitis syndrome），简称 TINU 综合征。它同时累及肾脏及眼睛，临床及病理特征都研究得较为深入，是特发性 AIN 中的特殊类型。

2. 病机

（1）药物介导的过敏性 AIN　免疫反应异常及后续生物学事件是 AIN 发病中最重要的机制之一，药物引起的细胞免疫主要是通过抗原特异性迟发型超敏反应和 T 细胞直接细胞毒作用致病。目前认为，以下 3 类抗原可能参与了 AIN 的发病过程：肾小管基底膜（tubular basement membrane，TBM）成分（如糖蛋白 3M-1）、小管分泌的蛋白（如 Tamm-Horsfall 蛋白）、肾外抗原（药物或某些病原微生物），大多数 AIN 是肾外抗原导致的。半抗原（药物）与载体（肾小管上皮细胞蛋白）结合形成抗原，经肾小管上皮细胞抗原递呈作用，使肾间质浸润的 CD_4^+ 和 CD_8^+ T 细胞致敏。当再次遇到相应抗原时，CD_4^+ 细胞通过 Ⅱ 类主要组织兼容性复合物（MHC Ⅱ）、而 CD_8^+ 细胞通过 Ⅰ 类主要组织兼容性复合物（MHC Ⅰ）限制性识别肾小管上皮细胞，诱发迟发型超敏反应和 T 细胞直接细胞毒损伤，损伤肾小管，导致肾间质炎症。同时，活化的 T 细胞上合成的大量细胞因子及细胞毒 T 细胞所产生的穿孔素、粒酶等，都参与了 AIN 的发病。此外，致病抗原也可通过以下体液免疫反应致病：Ⅰ 型超敏反应（肾脏病理显示肾间质浆细胞及嗜酸性粒细胞浸润）；Ⅱ 型超敏反应（肾脏免疫病理显示 TBM 上有 IgG 及 C_3 线样沉积，血中出现抗 TBM 抗体）；Ⅲ 型超敏反应（由循环免疫复合物致病，较少见于药物性 AIN）。

（2）感染相关性 AIN　发病机制主要包括两大类：①病原微生物直接侵袭：主要见于急性肾盂肾炎。细菌、病毒等病原微生物或其毒素可通过直接侵袭肾脏引起肾间质的化脓性炎症，进而导致肾间质组织结构的破坏，引起肾盂肾炎或肾实质脓肿。②感染诱发免疫反应：多种病原体，包括细菌、病毒、寄生虫、支原体等导致的感染，均可诱发免疫反应，主要是细胞免疫反应，部分病原微生物或其毒素可作为外源性抗原或半抗原。通过系统性感染经循环途径与肾小管间质相互作用，引起机体的免疫反应进而引起肾间质炎症。

（3）恶性肿瘤　淋巴瘤、白血病、多发性骨髓瘤等恶性肿瘤，可因肿瘤细胞转移，或直接侵袭肾脏，或由于异常蛋白在肾间质沉积，或因肿瘤细胞异常增生压迫输尿管、前列腺等导致梗阻性肾病，以上机制单独或共同导致了 AIN。肿瘤、肾移植急性排斥反应，也可因肿瘤抗原或异体抗原诱发免疫反应，致使免疫反应异常及后续生物学事件，从而诱发AIN。

【临床表现】

（一）药物相关性 AIN

临床表现缺乏特异性，多与药物过敏相关，但其发生与药物剂量没有直接关系，并且再次暴露于相同药物或类似药物可出现相同症状。通常见于既往无症状、刚刚开始一种新的药物治疗的病人。

（1）药物热　发生率约 50%~75%，多在用药 3 天以后出现，可伴全身不适。

（2）血嗜酸性粒细胞增多　发生率约30%~80%，部分血 IgE 水平升高。

（3）药疹　发生率约30%~50%，多呈多形性红色斑丘疹伴瘙痒，或脱皮性皮疹，一般迅速而短暂，主要分布于躯干和四肢近端；但是，出现发热、皮疹、嗜酸性粒细胞增多典型三联征的比例＜15%。

（4）轻微关节痛和淋巴结肿大。

（5）纳差、恶心、呕吐、腹泻、腹痛等消化系症状。

（6）溶血和（或）肝脏受损。

（7）泌尿系统表现　腰痛，可为双侧或单侧，多为胀痛、叩击痛；20%~50%的病例会出现急性肾损伤，老年病人多见，多为非少尿型，80%的病人平均在接触致敏药物2~3周内出现症状（1天至2个月）。可伴有：①镜下血尿见于大多数病人，约1/3出现肉眼血尿，红细胞管型罕见；②约半数病人有无菌性白细胞尿，白细胞管型常见；③轻中度蛋白尿，24小时尿蛋白定量多＜1g，很少会＞2g。因 NSAIDs、干扰素、氨苄西林等导致者，24小时尿蛋白定量可＞3.5g；④肾小管损害：小管损害常见，可出现肾性糖尿、小分子蛋白尿、低渗透压尿，偶见 Fanconi 综合征或Ⅰ型肾小管性酸中毒；⑤尿液白细胞中嗜酸性粒细胞增多，比例常＞1%，而＞10%有诊断意义；⑥部分病人有水肿、高血压等。影像学检查：双肾轻度增大或大小正常。病理表现：光镜检查的典型病变（肾间质水肿，伴淋巴细胞及单核细胞浸润，偶见中性粒细胞）。肾小管上皮细胞呈退行性变化，偶见上皮小灶状坏死及再生。可见散在的上皮细胞性肉芽肿。免疫荧光检查：一般为阴性，可见 IgG 及 C_3 沿肾小球基底膜（GBM）线样或颗粒状沉积。电镜：NSAIDs 导致者，可见肾小球脏层上皮细胞足突融合。

（二）感染相关性 AIN

妊娠、高龄、免疫力低下、泌尿系统解剖或功能异常导致的梗阻等是感染性 AIN 的高危因素。β 溶血性链球菌感染、猩红热、白喉及肾综合征出血热是常见的病因。临床表现主要取决于其致病的病原体。临床上可出现全身感染表现：寒战、发热、头痛、恶心、呕吐，因致病病原体的不同，可伴肝损伤，溶血、出血，肺炎、心肌炎等多脏器损害；实验室检查可见血白细胞增高、核左移，或其他异常。

泌尿系统表现有：①少尿、无尿，急性肾衰竭，部分可见尿频、尿急、尿痛，可有腰部疼痛，超声检查常见双肾肾脏体积增大；②尿检查异常：可见血尿、蛋白尿、脓尿、肾小管上皮细胞尿，嗜酸性粒细胞尿少见；③肾小管损害：低渗尿，少数可并发肾小管性酸中毒、Fanconi 综合征等。病理改变：光镜下肾间质单核细胞及淋巴细胞浸润，伴弥漫性水肿、肾小管扩张、上皮细胞变性或灶状坏死。病理变化以皮髓交界处及血管周围最为明显。通常情况下，肾小球及肾血管基本正常。免疫荧光：多为阴性。

（三）肿瘤相关性急性间质性肾炎

淋巴瘤和白血病是最常见的导致 AIN 的肿瘤，肾脏病变与肿瘤性质有关，且原发肿瘤症状往往掩盖了肾脏损害的表现。原发肿瘤的症状有无痛性淋巴结肿大，肝脾肿大，感染、出血、贫血、骨和关节疼痛，可伴发热、盗汗、消瘦等。少数以 AKI 起病，表现为血清肌酐、尿素氮急剧升高，可有尿少或无尿；尿检查异常：血尿、蛋白尿；影像学检查：双肾多见增大；肾脏病理表现：光镜下肾间质可见嗜酸性粒细胞浸润，肾小管刷状缘脱落，上皮细胞空泡化，甚至肾小管坏死。免疫荧光：多发性骨髓瘤引起者，可见轻链蛋白沉积。

（四）特发性 AIN

临床表现多不特异，呈多样化。TINU 综合征为特殊的特发性 AIN，研究较深入，多见于青少年女性。主要表现：全身表现有乏力、不适、纳差、恶心、消瘦、贫血、发热、皮疹、肌痛、淋巴结肿大等；眼部症状：约 1/3 病人合并眼部症状，多累及双眼。眼部症状可在肾脏表现前数周、同时，或之后数月内出现。常见主诉有眼痛、眼红、畏光、流泪、视力下降等；泌尿系统表现：血尿、蛋白尿、白细胞尿、管型尿，急性非少尿型急性肾衰竭，可有远端肾小管性酸中毒、Fanconi 综合征等。肾脏病理表现：光镜可见肾间质水肿，伴大量单核细胞、CD_4^+ 淋巴细胞浸润。肾小管退行性变。肾小球、肾血管正常，可见肾小球轻度系膜增生。免疫荧光：多为阴性，偶见 IgG 及 C_3 沿 GBM 呈线样或颗粒状沉积。

【实验室及其他辅助检查】

1. 肾功能检查

血清肌酐、血尿素氮升高。因为以 Scr、BUN 衡量肾功能有较大的局限性，目前多采用估算的肾小球滤过率评估肾功能。国际国内较公认的公式有：CKD-EPI 肌酐 – 胱抑素 C 估算公式、CKD-EPI 胱抑素 C 公式、CKD-EPI 肌酐公式、MDRD 公式、MDRD 简化公式、Cockcroft-Gault 公式等。

2. 其他血清学检查

可有高血钾、高尿酸、高氯血症、二氧化碳结合力下降、碳酸氢根浓度下降等表现。高钾高氯性代谢性酸中毒常在 eGFR 严重降低（小于 20mL/min）以前出现，是 AIN 的临床特点。部分病人血清 IgE 可增高。

3. 尿常规

可有血尿、蛋白尿、白细胞尿、管型尿、低比重尿，可见红细胞管型、白细胞管型。尿白细胞分类：可见尿液沉渣嗜酸性粒细胞增多，常超过白细胞总数的 1%，甚至 10%。

4. 血常规

急性过敏性间质性肾炎表现为外周血嗜酸性粒细胞百分数、绝对值增高；急性感染性间质性肾炎可有外周血白细胞升高、中性粒细胞比例增高。特发性 AIN 在病变活动时可有贫血、血沉快、C– 反应蛋白阳性等。

5. 肾小管功能的检查

有氨基酸尿、肾性糖尿，尿钠、尿钾排出增多；在机体酸中毒时，尿液呈碱性。可见 α_1-MG、β_2-MG、NAG、RBP 等小分子蛋白尿。

6. 清洁中段尿培养

急性过敏性间质性肾炎病人清洁中段尿培养阴性；急性感染性间质性肾炎病人清洁中段尿培养可阳性。

7. 影像学检查

可根据病人病情及医院条件，选用超声、CT、MRI 等检查，除外其他肾脏实质病变，AIN 病人的双肾大小通常正常或增大。

8. 肾穿刺活检病理检查

排除禁忌证的情况下，除急性肾盂肾炎感染所致外，其余类型的 AIN 均应积极行肾穿刺，以区别肾间质浸润细胞的类型及纤维化的程度，及时明确诊断，从而有助于治疗方案的制定。

9.其他

血培养、血清特异抗体、病原体 DNA 检测，眼科检查等，也可有阳性发现。

【诊断与鉴别诊断】

（一）诊断要点

1.中医辨证要点

中医辨证要点常从急性期与慢性期辨别，急性期常见热毒炽盛、湿热蕴结与阴虚火旺证型，慢性期常见脾肾气虚与肾络痹阻证型。热毒炽盛辨证要点常有突发斑疹、疹色发红、舌质红绛、苔黄干少津、脉细数或滑数等。湿热蕴结常有头身沉重、胸闷脘痞、大便黏滞不爽或秘结等。阴虚火旺常有头晕耳鸣、五心烦热等。脾肾气虚常有神疲乏力、气短懒言与倦怠嗜睡等。肾络痹阻常有腰痛、痛有定处、舌质紫暗瘀斑等。

2.西医诊断要点

（1）临床诊断依据

①病史　药物、毒物接触史，或者感染病史。

②过敏样症状　发病前有发热、皮疹、关节痛，尤以药物引起者为显著。

（2）实验室诊断依据

①尿液检查异常　蛋白尿、血尿、白细胞尿、白细胞管型，pH 呈碱性。

②急性过敏性间质性肾炎　尿嗜酸性粒细胞计数超过白细胞的 1%；血中 IgE 升高，嗜酸性粒细胞升高。

③急性感染性间质性肾炎　外周血白细胞升高、中性粒细胞比例增高。

④肾小管功能异常　尿渗透压低、低比重尿、糖尿、氨基酸尿、小分子蛋白尿、尿钠尿钾增多；可出现低血钠、低血钾、血 HCO_3^- 低、代谢性酸中毒。

⑤肾功能损伤　血尿素氮、血清肌酐升高。

⑥肾活检　病理活检是诊断 AIN 的金标准，表现为肾间质水肿，伴炎性细胞浸润。

（二）鉴别诊断

1.急进性肾小球肾炎（rapidly progressive glomerulonephritis，RPGN）

RPGN 发病急骤，进展迅速，可少尿甚至无尿，肾功能急剧下降，尿蛋白较多，血尿突出，有时可以检测出特殊的疾病抗体。在肾小球疾病的基础上或 NSAIDs 所致的 AIN，与之鉴别困难，常需要结合肾活检病理检查，RPGN 多为新月体性肾小球肾炎。

2.急性肾小管坏死（acute renal tubular necrosis，ATN）

ATN 严重少尿，甚至无尿，尿中有大量脱落的肾小管上皮细胞，有特殊用药史，多于 3 周内进入多尿期，提示 ATN。肾活检病理：可见小管上皮细胞坏死脱落，基底膜裸露。出现全身过敏表现、贫血、IgE 升高、嗜酸性粒细胞尿、糖尿、小分子蛋白尿，特殊用药及感染史等常提示 AIN。

3.过敏性紫癜性肾炎

过敏性紫癜性肾炎多由细菌感染、病毒感染、药物、食物、花粉等诱发皮疹及肾损害。但肾脏表现多发生在皮肤紫癜后 1 个月内，少数甚至在紫癜 2 个月后。以皮疹、腹痛、关节痛、血尿、蛋白尿、水肿、高血压、肾功能下降为临床表现。肾活检病理以 IgA 系膜区沉积为特点，可资鉴别。

4. 链球菌感染后肾小球肾炎

常于链球菌感染后 1~3 周急性发病，表现为水肿、血尿、高血压、蛋白尿、肾功能受损。发病特点：多见于儿童；血补体 C_3 于急性期明显降低，6~8 周恢复；呈自限、自愈性，多数病人 2~4 周肉眼血尿消失，浮肿消退，血压逐渐恢复正常；肾穿刺活检提示为毛细血管内增生性肾小球肾炎。

5. 与其他导致 AKI 的疾病相鉴别

急性肾小球肾炎、狼疮性肾炎、原发性肾病综合征、IgA 肾病、ANCA 相关性小血管炎、抗 GBM 病等疾病，均可导致急性肾衰竭，但没有全身过敏表现、血 IgE 升高、嗜酸性粒细胞尿等，依据各自临床特征可与 AIN 相鉴别。

6. 常见 AIN 之间的鉴别（表 11-1-2）

表 11-1-2　常见 AIN 的鉴别诊断

	特征表现	药物性 AIN	感染相关 AIN	特发性 AIN
发病诱因		药物过敏	病原体感染	不明
临床表现	过敏性皮疹	常有	常无	常无
	眼色素膜炎	常无	常无	常有
实验室检查	血嗜酸性粒细胞增多	多见	常无	常无
	嗜酸性细胞尿	多见	常无	常无
病理检查	肾间质嗜酸性粒细胞浸润	多见	少见	少见
	肉芽肿	肾间质	少见	骨髓或淋巴结可见
自发缓解		停药后	感染控制后	不明

【治疗】

（一）中医治疗

1. 治疗原则

根据不同病因、病程的不同阶段，其证候均可不同，应审因论治，扶正祛邪，补泻兼施。

2. 辨证施治

（1）热毒炽盛

[临床表现] 突发斑疹，疹色发红，肌肤瘙痒，关节疼痛，身热面赤，便干溲赤，心烦口干，舌质红绛，苔黄干少津，脉细数或滑数。

[治法] 清热解毒消斑，凉血养阴透热。

[方药] 清营汤加减（出自《温病条辨》）。

[参考处方] 水牛角 30g，生地黄 15g，玄参 10g，麦冬 10g，金银花 15g，连翘 15g，黄连 6g，丹参 15g，白鲜皮 15g，白蒺藜 20g，生甘草 6g。

本方遵《素问·至真要大论》"热淫于内，治以咸寒，佐以苦甘"之旨。以咸寒苦之水牛角为君，咸入血分，清热泻火，凉血解毒；臣以生地黄、玄参、麦冬，清营热而滋阴液；金银花、连翘清热解毒，轻宣透泄，使营分热邪外出气分而解，此即"入营犹可透热转气"之理。黄连、丹参清心活血，共为佐药。生甘草解药毒，调和诸药，是为使药。药毒侵袭，多伴皮肤瘙痒，故予白鲜皮、白蒺藜以祛风止痒。诸药相伍，共奏清营泻热解毒、透热养阴活血、燥湿祛风止痒之功。

[临床应用] 神昏谵语，加服安宫牛黄丸以清心开窍；高热抽搐，加羚羊角粉、钩藤、地龙以凉肝息风；血尿明显，加小蓟、大蓟、白茅根以凉血止血；恶心、呕吐者，加陈皮、半夏、姜汁；高热不退，加生石膏、知母、黄芩等清热泻火；尿少水肿者，加茯苓皮、泽泻、白术以健脾利水；关节疼痛，加桑枝、秦艽、川牛膝、木瓜以凉血通络止痛。

（2）湿热蕴结

[临床表现] 头身沉重，胸闷脘痞，恶心呕吐，腰腿酸痛，口干口苦，不欲饮水，小便灼热，涩痛不利，甚或尿色红赤，夹有血块，大便黏滞不爽或秘结。舌红苔黄腻，脉滑数。

[治法] 清热利湿，疏利三焦。

[方药] 八正散合三仁汤加减（八正散出自《太平惠民和剂局方》，三仁汤出自《温病条辨》）。

[参考处方] 瞿麦 15g，萹蓄 15g，通草 5g，车前子 30g，滑石 15g，大黄 9g，生栀子 10g，杏仁 10g，蔻仁 6g，薏苡仁 15g，陈皮 9g，制半夏 10g，厚朴 6g，竹叶 6g，生甘草 6g。

方中以瞿麦、萹蓄利膀胱湿热、通癃闭，杏仁、蔻仁、薏苡仁宣上畅中渗下、三焦并调，共为君药；臣以通草、滑石、车前子、竹叶、薏苡仁健脾利水通淋，其余诸药俱为佐使，共奏调畅气机、疏利三焦、湿热分消之功用。

[临床应用] 水肿尿少，加猪苓、茯苓、葫芦壳利水通淋；尿血加三七粉、琥珀粉化瘀止血；口干，加芦根、玄参清热滋阴；恶心呕吐，加竹茹、姜汁、灶心土安胃止呕；腰酸腰痛，加盐杜仲、续断强腰健肾。

（3）阴虚火旺

[临床表现] 头晕耳鸣，五心烦热，腰酸盗汗，口干欲饮，溲赤带血，或镜下血尿，大便秘结，舌红，苔薄黄，脉细数。

[治法] 滋阴降火，凉血止血。

[方药] 知柏地黄丸加减（出自《医宗金鉴》）。

[参考处方] 黄柏 9g，知母 12g，生地黄 30g，山药 15g，山茱萸 10g，泽泻 10g，牡丹皮 10g，茯苓 10g，牛膝 15g，竹叶 6g，栀子 10g，小蓟 30，生蒲黄 10g。

方中熟地滋阴补肾、填精益髓为君；山药补脾益阴、山茱萸滋补肝肾，黄柏、知母降火坚阴，共为臣；丹皮、茯苓、泽泻泻肝火、脾湿及肾浊，是为佐。后五味，清泻三焦引热下行而利尿通淋。

[临床应用] 心烦盗汗失眠者，加酸枣仁、生龙骨、五味子、龟甲以滋阴宁心安神；尿血者，加白茅根、茜草根凉血化瘀止血；大便秘结，加生大黄、柏子仁，以泻下通便。

（4）脾肾气虚

[临床表现] 神疲乏力，气短懒言，倦怠嗜睡，呕恶纳呆，腰酸膝软，消瘦，夜尿频多，舌淡红，苔薄白，脉沉细无力。

[治法] 健脾补肾，滋阴益气。

[方药] 六味地黄汤合四君子汤加减（六味地黄汤出自《小儿药证直诀》，四君子汤出自《圣济总录》）。

[参考处方] 生地黄 30g，山药 15g，黄芪 30g，山茱萸 10g，泽泻 10g，牡丹皮 10g，茯苓 10g，炒白术 15g，人参 10g（另煎兑入），炙甘草 9g。

方中生地黄、人参、黄芪味甘，气阴双补，共为君药；山药、白术补脾益阴，山茱萸滋补肝肾为臣；余为佐使。共达健脾补肾、气阴双补之效。

[临床应用] 腰背发凉，四肢不温者，加制附子、干姜、淫羊藿以补火救逆；腹胀纳差者，加陈皮、厚朴以健脾理气；恶心呕吐者，加竹茹、姜半夏以降逆和中；腹泻便溏者，加炒薏苡仁、莲子仁、砂仁以健脾止泻。

（5）肾络瘀阻

[临床表现] 腰痛，痛有定处，恶心呕吐，尿色红赤，夹有血丝，甚或血块，尿少尿闭，或有水肿，腹胀胸闷，舌质紫暗，可有瘀斑，脉细涩。

[治法] 活血祛瘀，清热通淋。

[方药] 血府逐瘀汤合三妙散加减（血府逐瘀汤出自《医林改错》，三妙散出自《医学正传》）。

[参考处方] 桃仁 12g，黄柏 9g，苍术 6g，当归 15g，红花 9g，赤芍 15g，牛膝 15g，川芎 10g，生地黄 30g，小蓟 15g，白茅根 30g，甘草 6g。

本方以桃仁破血祛瘀、黄柏清下焦湿热共为君；当归、赤芍、川芎、红花、生地助桃仁活血，苍术健脾燥湿为臣；牛膝引瘀血、湿热之邪下行，与余三味共为佐使。共达活血祛瘀、清热通淋之功。

[临床应用] 浮肿尿少者，加猪苓、茯苓、泽兰、益母草以活血利水；腹胀胸闷者，加藿香梗、紫苏梗、丝瓜络以理气宽中；蛋白尿、尿多泡沫者，加防风、蝉蜕、蚕茧壳、芡实以祛风固涩。

（二）西医常规治疗

1. 病因治疗

（1）药物相关性 AIN　治疗主要有去除诱发因素和合理应用糖皮质激素（以下简称激素）。

①去除病因　立即停用有关药物，防止致敏原的进一步损害，并避免再次使用同类药物。许多病人在停药后，病情可自行好转。

②应用激素　激素应用的适应证：停用致病药物 1 周，肾功能仍不恢复；肾功能急剧恶化，起病时即依赖血液透析，肾功能损害持续 2~3 周；肾活检病理示弥漫炎性细胞浸润，尤其是大量嗜酸性粒细胞浸润，或伴有肉芽肿。用法：醋酸泼尼松（龙），通常剂量为 30~40 mg/d，疗程 4 周左右，用药剂量不需过大，时间不宜过长。必要时可用大剂量 1mg/（kg·d）；重症者，甲泼尼龙 0.5g/d 冲击 3 天后，口服醋酸泼尼松维持。激素可促进药物相关性 AIN 病人肾功能的恢复，预防或减轻肾脏结构和功能进一步受损。但 NSAIDs 所致 AIN，激素治疗无效。

③免疫抑制剂　AIN 一般无需使用免疫抑制剂。但在激素用药 2 周无效或恶化，可加用环磷酰胺 1~2mg/（kg·d）口服，累积剂量 6g。

（2）感染相关性 AIN　治疗主要是控制感染。积极有效控制感染是治疗的关键。肾脏局部或全身感染控制后，病情可望完全恢复或部分缓解，远期预后较好。

（3）肿瘤相关性 AIN　主要是积极治疗原发病。原发肿瘤的成功治疗，可使肾脏损害得到缓解。

（4）特发性 AIN　本病系免疫反应导致，故激素治疗有效，肾功能可在 1~2 月内完全恢复。但有 10% 左右可遗留肾功能不全。用法：激素用法同药物相关性 AIN。若激素无效，或停药后复发，可给予环磷酰胺或环孢素 A。

2. 支持治疗

（1）一般治疗　包括充足的休息；充足的热量摄入；合理的优质蛋白摄入；纠正水、电解质紊乱，纠正酸中毒；纠正贫血；控制血压；避免感染等。

（2）血液净化治疗　少尿或无尿型 AKI，或伴多脏器功能衰竭者，可予血液透析、腹膜透析等替代治疗。对较少见的急性狼疮间质性肾炎及存在抗 TBM 抗体者，可给予血浆置换。

（三）中西医协同治疗

在 AIN 的治疗方面，不管是药物性、感染性、肿瘤性，还是特发性或其他系统性疾病导致的 AIN，广大中、西医临床医务工作者达成了基本的共识，即中西医结合治疗明显优于单纯中医或西医治疗。

辨证论治为基础，防治西药毒性及不良反应：在免疫机制参与的 AIN 中，激素与免疫抑制剂的应用是必不可少的，其毒性及不良反应的防治就是个不可回避的问题。在激素治疗过程中，出现脾肾阳虚诸症时，可加用淡附子、干姜、肉桂、巴戟天等补肾壮阳之品，温补命门以滋养少火，可以避免一味加用激素而使不良反应愈加严重，防止因激素长期使用导致肾上腺皮质功能减退。当出现气阴两虚、阴虚内热时，加用滋阴凉血之药，壮水之主，以制阳光，药用黄柏、知母、女贞子、制黄精、五味子、麦冬、天冬、生地黄等。免疫抑制剂导致的骨髓抑制白细胞降低，可予当归补血汤加益气养血药纠正；而恶心、呕吐等不良反应，也可通过温胃和中、降逆止呕之剂而改善。在此过程中，要以防为重点，以治为手段，尽量减少或消除激素或细胞毒药物的毒性及不良反应。

【经典传承】

（一）刘宝厚教授

刘教授认为，AIN 的中医病因病机主要是感受湿热、毒热之邪，蕴结三焦，伤及脏腑，阻滞气机，致使肾失开阖，膀胱气化失司，脾胃升降失调而致病。亦有因素体虚弱，误用有毒之物中毒，损伤脾胃所致。

刘老将本病分为 4 个证型辨证论治。

1. 热毒炽盛证

治以清热解毒凉血化瘀。药用清瘟败毒饮加减（组成：水牛角、生石膏、知母、栀子、黄芩、黄连、赤芍、丹皮、玄参、连翘、猪苓、甘草）。伴尿少、尿闭者，加服其经验方降氮胶囊（组成：大黄、水蛭、地龙、红花、红景天、人参），每次 4~5 粒，每日 3 次。

2. 湿热下注证

治以清热利湿通淋。药用其经验方清热通淋汤（组成：金银花 30g，石韦 30g，龙葵 15g，生地榆 30g，海金沙 10g，滑石 30g，乌药 10g，益智仁 10g）。

3. 肝肾阴虚证

治以滋补肝肾、凉血止血。药用其经验方养阴健肾汤加减（组成：生地黄 20g，玄参

15g，牡丹皮 10g，地骨皮 15g，女贞子 15g，旱莲草 15g，知母 15g，黄柏 10g，白茅根 30g，地龙 10g）。

4. 脾肾气虚证

治以益气健脾、补肾活血。药用其经验方补阳健肾汤加减（组成：红景天 15g，山药 20g，锁阳 15g，肉苁蓉 15g，菟丝子 10g，女贞子 10g，益母草 30g，当归 15g，莪术 10g）。

（二）杜雨茂教授

杜老认为，本病可归属于癃闭、关格、外感热病、尿血病及腰痛的范畴。其病因为外感风热、湿热毒邪或药毒内侵，或患其他疾病邪遏化毒。病邪犯及肺、肾、三焦与膀胱，侵及气分、血分，导致气机不利，升降紊乱。病邪大多来势峻猛，故致病较急重，易于损伤正气。病稍有延误，则邪恋正衰，酿成虚实错杂之证。

杜教授将本病分为四型论治。

1. 热毒弥漫表里

治以清泻透热、解毒化浊、凉血化斑。药用清凉解毒汤化裁（组成：金银花 25g，牛蒡子 12g，紫花地丁 18g，连翘 15g，生地黄 15g，玄参 12g，赤芍 12g，牡丹皮 15g，黄芩 12g，栀子 12g，薄荷 6g，生甘草 6g）。应用时可随症加减。

2. 湿热蕴结三焦

治以清热利湿、疏利三焦。投以小柴胡汤合三仁汤化裁（组成：柴胡 18g，黄芩 15g，姜半夏 12g，党参 15g，薏苡仁 30g，白豆蔻 6g，滑石 15g，淡竹叶 12g，车前草 15g，杏仁 12g，怀牛膝 15g，虎杖 15g，生甘草 6g）。

3. 肾阴亏虚，水热互结

治以滋阴清热、利水散结、凉血止血。方用猪苓汤合小蓟饮子加减（组成：生地黄 15g，当归 15g，猪苓 15g，茯苓 15g，泽泻 12g，知母 12g，栀子 12g，滑石 15g，小蓟 18g，蒲黄 12g，淡竹叶 15g，车前子 15g）。

4. 脾肾气阴两虚

治以健脾益肾、气阴双调。方拟六味地黄汤合四君汤化裁（组成：生地黄 15g，山茱萸 12g，山药 20g，茯苓 15g，牡丹皮 12g，泽泻 10g，冬虫夏草 4g，西洋参 8g，白术 12g，胡芦巴 18g，黄芪 30g）。

【典型案例】

刘宝厚医案

谢某，男，41 岁，干部。初诊日期：2010 年 3 月 12 日。

主诉：腰痛伴少尿 1 个月。

病人于 1 个月前感冒发热、咳嗽、痰多，在某区医院诊为急性支气管炎，静脉输注头孢拉定后，突然出现发热、寒战，体温达 39℃，全身关节酸痛，腰背痛，尿少，涩痛不利，呈深褐色。急查血、尿常规，血嗜酸性粒细胞 $1.23 \times 10^9/L$，尿常规：PRO（++），RBC 满视野/HP，Scr 512mmol/L，BUN 11.5mmol/L。急转某省级医院住院，经检查诊断为 AIN，急性肾衰竭，立即进行血液透析治疗，口服醋酸泼尼松每日 30mg，2 周后病情明显好转，停透析治疗后出院，要求中医治疗。

初诊　疲乏无力，食欲不振，腰酸腿软，头晕耳鸣，夜尿多。检查：BP135/75mmHg，面色萎黄，舌质淡红，苔白根厚，脉沉细。尿常规：PRO（＋），RBC3~5个/HP，尿白蛋白 85.5mg/L，β_2- 微球蛋白 435.0mg/L，尿比重 1.008，尿渗透压 285mOsm/（kg·H_2O），Scr 165μmol/L。中医辨证分析：病位在脾、肾，病性属虚。中医诊断：腰痛。辨证：脾肾气虚，精气不固。治则：益气健脾，补肾固摄。选方：补阳健肾汤（刘教授经验方）加减。用药：黄芪 90g，当归 15g，潞党参 15g，山药 30g，锁阳 15g，巴戟天 15g，菟丝子 15g，女贞子 15g，芡实 30g，金樱子 30g，莪术 15g。水煎 2 次兑匀，分 3 次服，14 剂。蛭龙通脉胶囊，每次 6 粒，每日 3 次；金水宝，每次 5 粒，每日 3 次。醋酸泼尼松 2 周递减 5mg。

二诊　精神食欲俱增，腰酸腿软、头晕耳鸣、夜尿多均有减轻，面色稍带红润，舌质淡红，苔白稍厚，脉沉细。尿检正常。继以原方加减治疗。

三诊　诸症悉减，夜尿 1~2 次，复查血、尿、肾功能，白蛋白、β_2- 微球蛋白均恢复至正常范围，醋酸泼尼松减至 1 片，予补阳健肾胶囊，每次 6 粒，每日 3 次。金水宝，每次 5 粒，每日 3 次，巩固治疗。

按语　AIN 起病急骤，病情危重，在去除病因的前提下，西医学的血液透析是非常先进的急救措施。本例病人是由于静脉输注头孢拉定过敏引起的急性肾小管功能损害为主的疾病，通过及时血液透析和抗过敏治疗，病情得以控制，肾小管功能得到修复。但由于 AKI 所导致的全身脏腑功能衰弱，尚没有得到修复，病人还有许多症状没有解除，刘教授中西医结合的"结合点"正在于此。调理脾肾，恢复元气，正是中医的强项。两者强强结合，正是中西医结合的优势所在。

【预防与调护】

主要是对各种原因引起的急性间质肾炎进行积极的预防，如避免接触可能引起肾毒性的药物和导致过敏的药物。对感染和系统性疾病积极对症治疗，预防本病的发生。对 AIN 病人应密切注意液体和电解质失衡。适当加强营养支持疗法，防止急性肾衰竭等致命并发症发生，采取多种措施避免加重感染和促使胃肠道出血的因素。

【临证提要】

（1）治病求因，尽早确诊　AIN 病因不同，症状各异，临床表现缺乏特异性，所以给临床诊断带来了挑战。因为本病多危、急、重，所以在经初步治疗，排除禁忌证的情况下，应及早行肾穿刺活检，明确诊断。要根据肾间质炎性细胞浸润及纤维化情况，决定是否应用激素。

（2）辨别病因，合理治疗　如为药物过敏性 AIN，则应及时停用相关药物，西医对应治疗，并合以清热利水中药调治；感染性 AIN，依据药敏结果给予合理抗生素为首选方案，可予清热解毒中药以辅助；特发性 AIN，应在皮质类固醇治疗的基础上，辅用滋阴清热之中药。若病人用激素 6 周后，肾功能仍无改善，提示其病变可能已经慢性化，继续应用也不会取得好的治疗效果，则应停药，改以慢性肾脏病的治疗为主。

（3）辨证用药，分期论治　除前述辨证论治外，也可结合分期治疗。疾病早、中期以实证、湿热证为主，以清热利湿为主；后期出现气虚、阳虚，及肾功能损害，当以补益脾肾之气、温养阳气为主。

（4）急则治标，替代治疗　当病人病情危重，出现透析指征，应当急则治其标，立即进行替代治疗挽救病人生命。万万不可囿于门户之见，厚中薄西，延误治疗时机。

（张新志　何立群）

第二节　慢性间质性肾炎

【概述】

慢性间质性肾炎（chronic interstitial nephritis，CIN），即慢性肾小管间质性肾炎（chronic tubulointerstitial nephritis，CTIN），是由多种病因引起的一种临床综合征。临床起病隐匿，多表现为轻度蛋白尿、肾小管功能障碍及慢性肾衰竭，罕见水肿和高血压。病理改变以不同程度的肾小管萎缩、肾间质炎性细胞浸润及纤维化为主要特征。本病早期肾小球和肾血管不受累或轻微受累，晚期可出现肾小球硬化及小血管壁增厚或管腔闭塞。CIN 可由 AIN 演变而来，也可无急性炎症过程。

目前，国际、国内均缺乏 CIN 发病率的确切统计资料。据南京军区总医院对万余例肾活检病理资料回顾性分析显示：因肾脏病而行肾活检者，小管间质慢性病变检出率为 0.98%，因慢性肾功能不全而行肾活检者，则为 11.70%。CIN 是导致慢性肾衰竭的重要原因之一，早期多不易识别而漏诊，故临床上应引起足够的重视。中医学无慢性间质性肾炎病名。根据其临床特征及发生发展，可归属于"虚劳""热淋""劳淋""关格"等疾病范畴。

【病因病机】

（一）中医病因病机

CIN 多正虚邪实为病，正虚以肾、脾为主，肾亏精少，脾气不固，复感湿热、毒邪（药毒、虫毒、疫毒等），以致气化失常气机逆乱，或封藏失司精微下陷，导致水液与精微物质输布异常所致。

本病初期，多为毒邪伤肾，或他脏及肾，以致湿热下注，常以邪实为主。湿热伤肾，导致肾气不固，膀胱开合失度，可有夜尿频多；肾阴不足，虚火煎灼，肾络受损，可见尿血；肾脏气虚，甚则阳虚，肾失封藏，气虚不摄，精微不固，可有尿中泡沫增多、蛋白尿。病至后期，肾脏日益虚损，累及肝、脾，可见肝风内动，气血虚衰，湿浊内蕴，以正虚邪实为主。肾阳虚衰，火不生土，导致脾阳虚损，脾不升清、胃不降浊，导致恶心呕吐、尿少尿闭等，则多为晚期浊毒上泛之表现。

（二）西医病因病机

1. 病因

临床上，CIN 的病因多种多样，主要有以下病因。

（1）药物或毒物　常见于长期滥用止痛剂、非甾体抗炎药、马兜铃酸类等肾毒性中草药、环孢素 A、他克莫司、顺铂、造影剂等；以及汞、镉、锂、金、铅等重金属的慢性长期作用；斑蝥素、蛇胆、鱼胆、蜂毒等生物毒素也可导致 CIN。

（2）感染性疾病　各种病原体导致的慢性肾盂肾炎、全身感染、溃疡性结肠炎、克罗恩病等，此外肾脏结核分枝杆菌、真菌、病毒、梅毒等感染均可引起。在我国，以伴有尿路梗阻的复杂性慢性肾盂肾炎引起者较为多见。

（3）尿路疾病　如梗阻性肾病、反流性肾病。

（4）系统性疾病　①免疫性疾病：如系统性红斑狼疮、干燥综合征、冷球蛋白血症、慢性移植排斥反应、血管炎、Goodpasture 综合征、结节病。②代谢性疾病：如尿酸性肾病、高钙血症肾病、低钾性肾病、草酸盐增多症、糖原沉积病、胱氨酸增多症、胆汁性肾病、Wilson 病。③血液性疾病：如多发性骨髓瘤、轻链肾病、白血病及淋巴增生性疾病、镰状血红蛋白病。

（5）遗传性疾病　如多囊肾、遗传性间质性肾炎、髓质海绵肾、髓质囊性肾病等。

（6）理化或环境因素　如放射性肾病、巴尔干肾病、流行性肾病。

（7）血管疾病　缺血性肾病、肉芽肿性类肉瘤病、韦格纳肉芽肿、良性肾硬化、恶性肾硬化。

（8）继发性间质性肾炎　①由原发性肾小球肾炎引起：如 IgA 肾病、局灶阶段性肾小球硬化、膜增生性肾小球肾炎、硬化性肾小球肾炎等。②由继发性肾小球疾病引起：如糖尿病肾病。③终末期肾病也可伴发肾小管间质病变。

（9）AIN 迁延不愈，发展而成。

（10）特发性慢性小管间质性肾病。

2. 病机

CIN 的发病机制随致病因素的不同而有所不同，在不同的始动因素作用下，出现肾小管结构丧失、肾间质慢性缺血以及免疫异常等，最终导致肾小管损伤和肾间质纤维化。

（1）药物、重金属、毒物、感染直接损伤　①镇痛剂产生的肾毒性代谢产物在肾髓质大量积聚，进而产生氧化或烷化代谢产物，造成肾组织损伤；马兜铃类中草药通过诱导肾小管上皮细胞转分化，导致肾血管损伤和肾间质纤维化；钙调磷酸酶抑制剂（环孢素 A、他克莫司）也可刺激肾小管上皮细胞转分化，并促进转化生长因子 β（TGF-β）生成，导致肾间质纤维化；②重金属则可改变细胞通透性及转运功能，影响核酸和某些酶的功能，引起肾小管上皮细胞坏死和凋亡；③大多数毒物可直接损伤肾小管上皮细胞，尤其是近端肾小管上皮细胞。④另外，间质纤维化导致球后毛细血管损伤，可继发肾小球缺血和肾功能进行性减退。⑤细菌、病毒或毒素直接侵袭肾脏，也是间质性肾炎的常见病理机制。

（2）免疫损伤　免疫性疾病时循环免疫复合物在肾间质的沉积，可导致肾小管上皮细胞受损；药物、内毒素作为半抗原与抗肾小管基底膜（TBM）抗体结合，可引起针对 TBM 成分的免疫反应；部分解热镇痛药也可通过细胞免疫诱发 AIN，病变经久不愈，转为慢性间质性肾炎。体液免疫及细胞免疫过度活跃是免疫损伤的主要机制，其中大量 T 细胞在肾间质浸润是间质性肾炎发生、发展的关键。

（3）肾缺血及肾间质血流量下降　非甾体消炎药可抑制环氧化酶，使血管扩张物质前列腺素、一氧化氮的生成减少，导致肾髓质缺血性损伤；环孢素 A、他克莫司可激活肾素 – 血管紧张素系统，引起血管强烈收缩和肾血流减少，从而造成缺血性肾损伤；持续低血钾可引起肾血管收缩导致肾缺血。细胞内酸中毒也可造成肾间质缺血、缺氧，导致肾损伤。

（4）代谢产物沉积　高尿酸尿可形成结晶堵塞肾小管，结晶破坏肾小管管壁，沉积在肾间质可形成肉芽肿，导致肾间质纤维化。高血钙时钙质在肾间质沉积可导致肾结石、肾钙化，也可诱发单核-巨噬细胞在肾间质浸润，造成肾间质结缔组织增生和瘢痕形成。另外，轻链和淀粉样物质的沉积，可引起肾小管萎缩和肾间质纤维化。

（5）细胞因子的作用　各种病原微生物感染，可促进炎性细胞因子的释放，尤其是转化生长因子β（TGF-β）是促进肾脏纤维化的最关键因子。这些细胞因子的释放，可导致肾间质中性粒细胞、淋巴细胞的趋化反应，释放活性氧和蛋白酶，导致肾小管上皮细胞损伤和肾间质纤维化。

（6）尿路梗阻或反流　尿路梗阻和反流时，肾小管压力增高使集合系统扩张，导致肾间质水肿和炎性细胞浸润。或者可释放一系列血管活性物质，包括促纤维化因子 TGF-β，促进肾间质纤维化。

【临床表现】

CIN 起病隐匿，临床表现缺乏特异性。不同病因引起者，临床表现往往也不相同。一般在早期相当长时间内无临床症状，常在体检或其他疾病（如贫血）就诊时发现尿检异常或有氮质血症。疾病早期以肾小管功能障碍为主，后期可出现慢性肾衰竭。

本病以男性稍多见，男女比例约为 1.34 ∶ 1，可以发生在任何年龄，以中老年人多见。

1. 尿检查异常的表现

可见少量蛋白尿和白细胞，常无管型。24h 尿蛋白定量常小于 2g，多数小于 0.5g。小管性蛋白尿阳性。到疾病后期，当肾小球出现严重硬化时，也可出现大量蛋白尿、水肿。

2. 肾小管功能障碍的表现

多尿、夜尿增多、烦渴、多饮、肾性尿崩症；葡萄糖尿、氨基酸尿、磷酸盐尿、高尿酸尿、碳酸氢盐尿、低比重尿；肾小管性酸中毒；低钠血症、低血压、高钾血症、低钾血症、周期性麻痹、无力、瘫痪。

3. 内分泌功能障碍的表现

肾性贫血，出现较早，并且其程度常重于肾功能损害的程度；低钙血症，骨痛、骨折、肌无力等；大约 50% 的病人有肾性高血压，且与肾衰竭程度不相关。

4. 慢性肾功能不全的表现

病情进展，肾小球滤过率可逐渐下降，直至出现尿毒症症状，如纳差、恶心、呕吐、皮肤瘙痒、倦怠、嗜睡，甚至谵妄、昏迷。

5. 急性肾损伤的表现

部分镇痛剂肾病可伴有肾乳头坏死，则可表现为肉眼血尿、肾绞痛、急性肾损伤。

6. 泌尿道肿瘤

多见于药物滥用者。

7. 非特异表现

发热、乏力、体重下降、单发或多发性关节炎等。

【实验室及其他辅助检查】

1. 一般检查

（1）尿常规　少量蛋白尿，24 小时 UPT 一般不超过 2g；部分病人有血尿；尿比重多低于 1.015，尿 pH 大于 5.5。

（2）血常规　血红蛋白下降，发生率高且严重，白细胞及血小板多正常。

（3）尿红细胞位相　以正常形态红细胞为主。

（4）血生化　可有血清肌酐、尿素氮升高，电解质紊乱、酸碱平衡失调。

（5）免疫学异常　血抗 SSA 抗体、血抗 SSB 抗体及抗核抗体，抗 dsDNA 抗体，抗 Sm 抗体、抗磷脂抗体或其他自身抗体阳性，提示免疫性疾病导致的慢性肾间质肾炎。

（6）肾小管性蛋白尿　常出现肾小管性低分子量尿蛋白阳性。

（7）清洁中段尿培养　尿中有大量白细胞时，尿培养阳性率较低。

2. 辅助检查

（1）泌尿系超声　双肾缩小，或大小不等，肾轮廓欠完整，有时可见瘢痕。还可观察有无尿路梗阻、反流等。

（2）泌尿系 CT 或 MRI　超声显示不清，无法确诊时，可进一步检查明确诊断。

（3）静脉肾盂造影　可发现肾盂肾盏病变，了解有无肾乳头坏死征象。

（4）放射性核素肾图　可了解分肾的肾功能状况。

3. 肾穿刺活检

CIN 的确诊有赖于肾组织病理检查。排除禁忌证后，可行肾穿刺活检，明确病理诊断，指导治疗。

【诊断与鉴别诊断】

（一）诊断要点

1. 中医辨证要点

中医辨证常有疾病初期与疾病后期。初期可见湿热内蕴证型，辨证要点有尿热、尿频、尿急、尿痛、少腹拘急疼痛、尿色红赤等，舌脉可见舌质红、苔黄腻、脉滑数等。后期有肝肾阴虚、脾肾阳虚、肾阴阳俱虚与肾络瘀阻等证型。肝肾阴虚可见腰膝酸软、心烦失眠、头晕耳鸣等；脾肾阳虚可见形寒肢冷、纳差便溏、小便清长等；肾阴阳俱虚可见面色发白、畏寒肢冷、神疲乏力或有五心烦热、失眠盗汗、遗精滑精等；肾络瘀阻可见腰痛固定不移、痛处拒按、舌质紫暗或有瘀斑瘀点或舌下络脉增粗迂曲、脉象细涩等。

2. 西医诊断要点

CIN 的临床表现和实验室检查异常多种多样，缺乏特异性，其诊断依据如下。

（1）临床诊断依据　①起病隐匿，慢性迁延性。②存在导致 CIN 的诱因：如长期服用止痛剂或肾毒性药物、长期接触重金属或毒物、慢性尿路梗阻或反流，或有 CIN 家族史，等等。③临床有小管功能障碍的表现：如多尿、夜尿增多、烦渴、多饮、肾小管性酸中毒等。④可逐渐出现慢性肾衰竭的症状，如恶心、呕吐、厌食、贫血等。

（2）实验室诊断依据　①尿液检查表现为肾小管功能受损为主：无菌性脓尿是 CIN 的尿液检查特点。可有少量低分子量蛋白尿（多小于 2g/24h），常小于 0.5g/24h。尿 α_1-Mg、β_2-Mg、RBP、NAG、溶菌酶等微量蛋白升高。可有葡萄糖尿、氨基酸尿、低比重尿。②可出现肾功能下降及电解质紊乱和酸碱平衡失调，部分病例可见较严重的贫血。③影像学检查：尿路梗阻者可见肾盂积液、肾盏扩张变钝，双肾缩小或双肾大小不等，肾外形不规则，表面高低不平，可见瘢痕。④病理学检查：CIN 病理损害的特点为肾小管萎缩、肾间质炎性细胞浸润，肾间质纤维化，而相应的肾小球及肾血管病变较轻微，晚期可有肾小球硬化。

（二）鉴别诊断

1. 慢性肾小球肾炎

慢性肾小球肾炎常有水肿、高血压病史，多有中到大量肾小球性蛋白尿，常有血尿、管型尿，肾盂造影无异常发现。肾小球功能损害为主，多数病人发展到终末期肾病时，才会出现较重的肾小管间质损伤。如鉴别有困难，可考虑做肾活检，以便确诊或排除慢性肾小球肾炎。

2. 高血压病伴良性小动脉性肾硬化

良性小动脉性肾硬化也可出现明显肾小管功能异常，需要与 CIN 鉴别。前者多数老年起病，高血压数年后出现肾小管、肾小球功能异常，并有高血压或动脉粥样硬化引起的其他脏器损害的表现。

3. 缺血性肾病

本病病因主要为肾动脉硬化，临床上以肾功能损害为主，尿常规多无明显异常表现，与 CIN 类似。可通过各种影像学检查，评估肾脏和肾动脉的形态及血流量，做出鉴别。

【治疗】

（一）中医治疗

1. 治疗原则

CIN 病因多种多样，初期多以湿热毒邪为甚，有湿、热、毒邪之偏盛不同；后期多为气阴两伤，而有肾精亏损、肝血不足、脾胃虚弱之异，久之可有脾肾衰惫，阴阳俱虚。故早期宜清热利湿解毒；后期应予补虚，又以滋阴益肾、调理脾胃为先。久病必瘀，在治疗的全过程中，也要重视活血化瘀法的应用。

2. 辨证施治

（1）湿热内蕴

[临床表现] 尿热，尿频，尿急，尿痛，少腹拘急疼痛，胸脘痞闷，头身困重，口干口苦，烦渴多饮，尿色红赤，大便秘结，或黏滞不爽，舌质红，苔黄腻，脉滑数。

[治法] 清热利湿，利尿通淋。

[方药] 八正散加减（出自《太平惠民和剂局方》）。

[参考处方] 萹蓄 20g，瞿麦 20g，车前子 30g，滑石 20g，通草 6g，栀子 10g，大黄 10g，生薏苡仁 30g，生地黄 15g，生甘草 6g。

方中萹蓄、瞿麦，善于清利膀胱湿热，有利小便、去淋浊、通癃闭之专长，共为君药。车前子清利膀胱，滑石通淋利窍并清利三焦，通草清心利小肠，助萹、瞿利尿通淋而为臣。栀子清利三焦湿热，大黄降火泻热利湿，两味伍用，引湿热从二便而出，为佐药。甘草为使，缓急而止茎中痛。全方相合，共奏清热泻火、利水通淋之效。凡湿热淋证癃闭均可应用。

[临床应用] 若血尿明显，加小蓟、白茅根、马鞭草凉血止血；若尿培养阳性，加蛇舌草、连翘、蒲公英清热解毒；若少腹拘急疼痛，加四逆散调畅气机；小便浑浊者，加萆薢、石菖蒲分清利浊；石淋涩痛者，予金钱草、海金沙化石通淋。

（2）肝肾阴虚

[临床表现] 腰膝酸软，心烦失眠，头晕耳鸣，口干咽燥，手足心热，潮热盗汗，小便短少，大便秘结，舌红少苔，脉象细数。

[治法] 滋阴清火。

[方药] 知柏地黄丸加减（出自《医宗金鉴》）。

[参考处方] 生地黄 24g，山药 12g，山茱萸 12g，泽泻 9g，牡丹皮 9g，茯苓 9g，知母 12g，黄柏 12g，女贞子 15g，墨旱莲 15g。

本方以熟地滋阴补肾、填精益髓为君；山药补脾益阴、山茱萸滋补肝肾，黄柏、知母降火坚阴，共为臣；丹皮、茯苓、泽泻，泻肝火、脾湿及肾浊，是为佐。女贞子、墨旱莲滋补肝肾，加强补阴之力。

[临床应用] 潮热盗汗者，加龟甲、鳖甲、煅牡蛎，以滋阴敛汗；若失眠多梦，加酸枣仁、柏子仁、生龙骨、生牡蛎，以宁心安神；若兼浮肿，加茯苓、车前子，以利水消肿。

（3）脾肾阳虚

[临床表现] 腰膝酸软，面色灰白，形寒肢冷，纳差便溏，下肢浮肿，小便清长，舌淡胖，边有齿痕，苔白滑，脉沉细。

[治法] 温阳益气，健脾补肾。

[方药] 实脾散加减（出自《重订严氏济生方》）。

[参考处方] 制附子 10g，干姜 10g，茯苓 30g，白术 15g，厚朴 10g，木香 10g，草果 6g，大腹皮 15g，木瓜 10g。

方中附子、干姜为君，温肾暖脾、扶阳抑阴。其中附子善温肾阳、助气化，司主水之权；干姜偏温脾阳，助运化，行制水之职。臣以茯苓、白术，健脾渗湿，使水湿之邪从小便而利。木瓜、草果、厚朴、木香、大腹皮、甘草诸药，行气化湿，调和药性，共为佐使。

[临床应用] 尿少肿甚者，加桂枝、猪苓、泽泻，以化气行水，或加五皮饮，以行气利水；便溏食少者，加黄芪、人参、党参，以健脾益气；腰酸痛明显者，加杜仲、续断，以壮腰健肾。

（4）肾阴阳俱虚

[临床表现] 腰痛喜温喜按，背部恶寒，面色发白，畏寒肢冷，神疲乏力，尿少无力，或夜尿清长，或有五心烦热，失眠盗汗，遗精滑精，舌质淡，苔白，脉沉细而弱。

[治法] 温阳益气，补肾填精。

[方药] 金匮肾气丸加减（出自《金匮要略》）。

[参考处方] 附子（先煎）6g，桂枝 6g，生地黄 24g，山药 12g，山茱萸 12g，泽泻 9g，茯苓 9g，牡丹皮 9g，黄芪 30g，当归 15g，怀牛膝 15g。

方中附子大辛大热，温阳补火，桂枝辛甘而温，温通阳气，二药合用，补肾阳之虚，助气化之复，共为君药。生地黄、山药、山茱萸滋补肾精，补脾益肝，共为臣，蕴含"善补阳者，必于阴中求阳，则阳得阴助而生化无穷"之意。泽泻、茯苓、牡丹皮，合为佐药，寓泻于补，俾邪去而补药得力，并制滋阴药之滋腻助湿。阳虚亦可致瘀，当归、牛膝活血化瘀。诸药合用，补精之虚以生气，助阳之弱以化水。

[临床应用] 偏阳虚，加仙茅、淫羊藿、菟丝子，以温肾助阳；偏阴虚，加女贞子、墨旱

莲，以滋补肝肾；夜尿频多，加乌药、益智仁、覆盆子，以温阳固摄。

（5）肾络瘀阻

[临床表现] 腰痛固定不移，痛处拒按，夜间痛甚，面色黧黑，舌质紫暗，或有瘀斑瘀点，或舌下络脉增粗迂曲，脉象细涩。

[治法] 化瘀通络。

[方药] 补阳还五汤加减（出自《医林改错》）。

[参考处方] 生黄芪60g，赤芍10g，当归10g，川芎10g，桃仁10g，红花10g，地龙10g，党参15g，鸡血藤30g。

方中重用黄芪大补元气，使气旺则血行，瘀消而不伤正，为君药；配以当归活血和血为臣；桃、红、赤、芎助当归活血，地龙通经活络，均为佐药。党参、鸡血藤，补气活血。诸药合用，使气足而血行、瘀去而络通。

[临床应用] 纳差食少，加白术、山楂，以健脾消食；浮肿尿少，酌加泽兰、益母草，以活血利水。

（二）西医常规治疗

1. 病因治疗

至今尚无良好疗法，积极治疗原发病为 CIN 治疗基本和首要的原则。药物相关的 CIN，应立即停用所有可疑药物；免疫相关的 CIN，治疗引起 CIN 的原发免疫性疾病是其关键环节；代谢异常相关的 CIN，控制高尿酸、低钾、高钙等代谢异常；感染性相关性 CIN，则以控制感染为要；若为反流或梗阻性原因时，与泌尿外科协同治疗；肿瘤所致者，给予化疗、放疗或手术治疗原发病等。

2. 支持治疗

（1）纠正贫血 给予促红细胞生成素长期治疗，根据临床实际，可配合给予铁剂、叶酸、维生素 B_{12} 等。

（2）维持内环境平衡 纠正水、电解质及酸碱平衡失调。

（3）伴有高血压者可给予 ACEI 或 ARB，或配伍其他种类的降压药物。

（4）延缓疾病向慢性肾衰竭进展 包括降压、降脂，防治肾性骨病、心血管疾病，以及营养治疗等一体化措施。

（5）必要时替代治疗 根据病人具体病情，给予血液透析、腹膜透析或肾移植等不同的治疗措施。

3. 抑制肾间质纤维化进展

免疫因素诱导的 CIN，可给予激素、免疫抑制剂治疗；对纤维化严重者，激素亦非所宜。

【经典传承】

（一）刘宝厚教授

刘教授认为，CIN 的病因病机主要包括以下 3 个方面：①感受湿热之邪，湿热蕴结下焦，损伤肾络；②久服肾毒性药物，或接触环境毒物，损伤肾阴，肾阴亏虚，虚火内生，热移膀胱；③情志不畅，肝郁气滞，气郁化火，灼伤津液，损伤肺气，使水津不布，影响膀胱气化。

刘老将本病分为 4 个证型辨证论治。

1. 湿热蕴结

治以清热利湿通淋。药用清热通淋汤加减（组成：金银花 30g，石韦 30g，益母草 30g，龙葵 15g，地榆 20g，冬葵子 15g，益智仁 10g，乌药 10g）。

2. 肺胃热盛

治以清热润肺、生津止渴。投以消渴方加减（组成：黄连 10g，天花粉 30g，生地黄 30g，生石膏 30g，知母 10g，太子参 15g，藕汁 10mL）。

3. 阴虚火旺

治以滋阴降火。方拟知柏地黄汤合二至丸加减（组成：知母 15g，黄柏 10g，生地黄 15g，山茱萸 10g，牡丹皮 12g，茯苓 15g，女贞子 15g，旱莲草 15g，白茅根 30g，小蓟 20g，地榆 15g，淡竹叶 10g）。

4. 肾气虚弱

治以补肾益气。方以肾气丸加减（组成：附子 10g，肉桂 3g，熟地黄 15g，山茱萸 10g，山药 15g，牡丹皮 10g，牛膝 10g，车前子 30g，泽泻 15g，茯苓 15g）。

（二）杜雨茂教授

杜教授认为本病应归属于中医学虚劳、淋证、水肿和关格范畴。其病因以正虚为主，即所谓正虚则邪侵。正虚以肾、脾为主，甚则波及膀胱、三焦及肝胆等脏腑。正气之虚又多因劳伤、久病所耗或先天禀赋不足所致。病邪方面有外感湿热毒邪及有毒药食，积渐日久，气化失常，气机逆乱，累及肾、脾及有关脏腑而致。

杜老将本病分为 3 型论治。

1. 湿热毒邪留恋，肾阴伤耗

治以清肃浊邪、补肾益阴。投以知柏地黄丸改汤加味（组成：知母 12g，黄柏 12g，生地黄 18g，山茱萸 12g，山药 15g，泽泻 12g，牡丹皮 12g，茯苓 15g，女贞子 15g，萹蓄 30g，瞿麦 25g，车前草 15g，石韦 15g，怀牛膝 15g）。兼见尿路结石者，加服化石丹胶囊，每次 4 粒，每日 3 次。

2. 客邪药毒积久，肾脾气阴伤耗

治以益气养阴、达邪解毒。方用参芪地黄汤加味（组成：西洋参 8g，黄芪 35g，生地黄 18g，山茱萸 12g，茯苓 15g，泽泻 12g，牡丹皮 12g，徐长卿 12g，连翘 15g，金钱草 30g，怀牛膝 15g，菟丝子 20g）。

3. 脾肾阳虚，邪蕴水泛

治以温补肾脾、化气利水。方拟真武汤合二仙汤化裁（组成：淡附子 10g，干姜 8g，白术 12g，茯苓 15g，白芍 1g，仙茅 10g，淫羊藿 18g，巴戟天 15g，胡芦巴 20g，怀牛膝 15g，当归 12g）。加服虫草健肾宝胶囊，每次 2 粒，每日 3 次。

（三）邹云翔教授

邹老将本病的病因分为内因（先天禀赋不足、饮食不节、情志失调、劳欲过度）、外因（毒物伤肾、病久肾虚）。本病的病机，初期为湿热下注，或毒邪伤肾，或他脏疾病及肾，以邪实为主；病之后期，肾脏虚损较甚，累及肝脾，而致封藏失司，肝风内动，气血虚衰，湿

浊化生，转以正虚邪实为主。

邹教授将本病分为本证 3 型和标证 3 型进行论治。

1. 本证

（1）肝肾阴虚　治以养血柔肝、滋阴益肾。投以三甲复脉汤加减（组成：炙甘草 10g，生地黄 18g，熟地 10g，白芍 18g，麦冬 15g，阿胶 10g，玄参 12g，枸杞子 12g，牡蛎 18g，鳖甲 18g，龟甲 18g，火麻仁 15g）。

（2）脾肾气阴两虚　治以补益脾肾、益气养阴。投以六味地黄丸合补中益气汤加减（组成：黄芪 15g，党参 12g，白术 12g，麦冬 15g，生地黄 15g，女贞子 12g，五味子 15g，山茱萸 10g，泽泻 10g，茯苓 12g）。

（3）脾肾阳虚　治以温补脾肾。方拟金匮肾气丸加减（组成：淡附子 10g，肉桂 4g，熟地 15g，山药 15g，山茱萸 12g，泽泻 10g，茯苓 30g，牡丹皮 10g，黄芪 30g，白术 10g，仙茅 12g，淫羊藿 12g，杜仲 30g，牛膝 15g，车前子 15g）。

2. 标证

（1）热毒侵袭　治以滋阴降火、凉血止血。方用知柏地黄丸合小蓟饮子加减（组成：知母 10g，黄柏 10g，生地黄 15g，丹皮 10g，山茱萸 10g，山药 15g，茯苓 15g，泽泻 10g，淡竹叶 10g，栀子 10g，藕节 15g，滑石 30g，小蓟 15g，甘草 10g）。

（2）邪毒内侵　治以清热解毒、利尿养阴。方用清心莲子饮加减（组成：黄芩 10g，麦冬 10g，地骨皮 10g，莲子 10g，茯苓 15g，太子参 15g，白花蛇舌草 10g，苦参 10g，泽泻 10g，车前子 10g，炙甘草 6g）。

（3）水湿潴留　治以利湿消肿、温阳理气。方以五皮饮合真武汤加减（组成：桑白皮 10g，大腹皮 12g，生姜皮 10g，陈皮 12g，茯苓 15g，桂枝 6g，白术 9g，生姜 9g，白芍 9g，厚朴 6g）。

【典型案例】

刘宝厚医案

贾某，女，45 岁，营业员。初诊日期：2008 年 11 月 8 日。

主诉：反复尿频、尿急、尿不利 6 年。现病史：6 年前，出现尿频、尿急、尿不利，未曾诊治，反复发作，近月来疲乏无力，腰酸腿软，头晕耳鸣，腹胀纳差，夜尿多。检查：BP150/90mmHg，面色萎黄，舌质淡，舌体胖大，边有齿痕，苔白厚，脉沉细，胫前压迹。血常规：Hb 92g/L，尿常规：PRO（+），镜检：RBC 3~5 个 /HP，WBC 5~9 个 /HP，

尿 β_2- 微球蛋白 458ng/mL，尿比重 1.005，尿渗透压 215mOsm/（kg·H$_2$O）；尿培养：大肠杆菌菌落计数 > 10^{5}CFU/mL。双肾超声：左肾 8.9cm×4.8cm×1.6cm，右肾 10.2cm×5.3cm×2.8cm，回声粗。西医诊断：CIN。中医诊断：淋证。辨证分型：脾肾阳虚、脉络瘀阻证。治则：温肾健脾，疏通经络。选方：八味肾气丸加减。用药：附子（先煎）15g，肉桂 10g，熟地黄 15g，山茱萸 15g，炒山药 15g，牡丹皮 10g，茯苓 15g，泽泻 15g，炒白术 15g，怀牛膝 15g，莪术 15g，地榆 20g，益母草 15g。水煎 2 次，兑匀，分 3 次服，14 剂。蛭龙通脉胶囊，每次 6 粒，每日 3 次；金水宝每次 5 粒，每日 3 次。西药控制血压，纠正贫血。

二诊（2008 年 11 月 23 日）　精神食欲增进，浮肿消退。检查：BP140/85mmHg，面色萎

黄，舌质淡红，舌体胖大，边有齿痕，苔白稍厚，脉沉细，继予上方加黄芪 90g，当归 15g，14 剂。

三诊（2008 年 12 月 8 日）　精神食欲俱增，腰腿有力，夜尿减少，Hb106g/L。尿检：正常，尿比重 1.015。舌质淡红，舌体稍胖，苔白，脉沉细，继续原方加减治疗。

2010 年 6 月 18 日复诊　病人无不适，并已上班工作，舌质淡红，舌体稍胖，苔白稍厚，脉沉细，予补阳健肾胶囊、金水宝，西药控制血压、纠正贫血。嘱预防感冒，定期复查。

按语　CIN 的治疗，西医强调病因治疗，纠正水、电解质及酸碱平衡，对维持内环境平衡起重要作用，但疗效难以持久；中医重在整体调节，扶正祛邪，或祛邪安正，或攻补兼施，作用缓和而持久，对恢复和改善肾小管－间质功能有较好的效果，不良反应小，可长期服用。中西药有机结合，取长补短，必能提高疗效。

刘教授认为冬虫夏草及其制剂（如金水宝、百令胶囊）对治疗间质性肾炎有较好的效果。研究证明，它能促进原代肾小管上皮细胞的生长、促进受损细胞的修复、提高细胞膜稳定性、增强肾小管上皮细胞耐受缺氧的能力。

【预防与调护】

本病一旦明确诊断，应积极进行治疗和预防，防止肾功能进行性恶化，尽量避免和延缓病人进入必须接受肾脏替代治疗的阶段。注意：①避免感染、劳累等加重病情的因素。②严格控制饮食，保证充足营养。③积极控制和治疗并发症。④慎用或免用肾毒性和易诱发肾损伤的药物。⑤使用中医药治疗，根据病人病情，辨证论治，立法方药，用传统的中医疗法改善和延缓肾衰竭的进展。

【临证提要】

CIN 一般病程较久，基本的病理改变为肾小管萎缩和肾间质纤维化。本病病程多较长，迁延难愈，逐渐进展加重，甚或失治误治，可导致气血阴阳俱虚，五脏功能受损，终致伤脾败胃。所以，治疗过程中要注意：①不可过用苦寒、滋腻、苦燥之品，以顾护胃气，调补后天方可逐渐改善和恢复受损肾脏之功能；②针对微型癥瘕，重视活血化瘀；③衷中参西治疗，优势更加显著。可用大黄、玄明粉、大黄炭导泻和吸附毒素；或予绿豆、甘草、土茯苓等口服，减轻其毒性；用黄芪、太子参、玄参、石斛、五味子、枸杞子等益气养阴，可持久改善水、电解质及酸碱平衡紊乱；恢复近端肾小管功能，可选用生地黄、枸杞子、女贞子、龟甲、鳖甲、芡实、金樱子等滋阴固涩；改善远端肾小管功能，可用淡附子、肉桂、仙茅、淫羊藿、鹿茸、菟丝子等温肾阳、纳肾气，缓解多尿和夜尿频多的临床症状。

（张新志　何立群）

第三节　肾小管性酸中毒

【概述】

肾小管性酸中毒（renal tubular acidosis，RTA）是由于各种病因导致的肾小管碳酸氢根重吸收障碍或氢离子分泌障碍或二者同时存在的一组转运缺陷综合征。临床表现为多饮、多尿、肾性骨软化症、佝偻病、肾结石和血浆阴离子间隙正常的高氯性代谢性酸中毒。

目前按照病变部位、病理生理变化和临床表现分为 4 型：其中 I 型 RTA 为远端肾小管酸化功能障碍所致；Ⅱ型 RTA 为近端肾小管碳酸氢根重吸收障碍导致；Ⅳ型 RTA 为远端肾小管功能异常引起肾脏排泄氢离子和钾离子降低所致；Ⅲ型 RTA 兼有 I 型和Ⅱ型的特点，常见于常染色体隐性遗传性碳酸酐酶缺陷。国外报道Ⅳ型 RTA 最为常见，而国内报告中以 I 型 RTA 所占比例最多。

根据 RTA 的临床表现，可归属于中医学"消渴""虚劳""石淋"等疾病范畴。

【病因病机】

（一）中医病因病机

肾小管性酸中毒的形成与多种因素有关，先天不足、后天失养、感受药邪、他病迁延、久病致虚，是其最常见的因素。肾为先天之本，胎儿在母体孕育过程中濡养不足，或母体受邪，母病及子，以致肾气不足，先天亏损，可致肾失封藏，出现尿中葡萄糖、氨基酸、电解质、碳酸氢根的流失增多；脾胃为后天之本，胃弱不能正常受纳腐熟水谷，脾虚无力将胃上输的精微物质输布、运行周身，蛋白质及氨基酸转而下行，故尿中泡沫增多，久则身材消瘦甚或矮小；药邪为患，最易伤及肝肾，导致肾失封藏精微不固而糖尿、氨基酸尿，或肾失温煦膀胱气化不利而多尿、烦渴，或肝阴耗伤肢体搐搦，或目窍失养而病变丛生；其他疾病失治误治迁延不愈，久病及肾，耗伤肾脏阴阳，可出现肾中结石、遗精盗汗、畏寒肢冷、夜尿清长、腰酸腰痛等症状。肾主骨，骨生髓，肾精不足，髓海空虚，元神失养，可见智力低下。

综上，本病发病与脾、肾关系密切，涉及膀胱、胃、肝等脏腑，病机以虚为主，总属本虚标实。

（二）西医病因病机

1. 病因

（1）I 型 RTA　病因包括原发性和继发性两大类。

原发性肾小管功能多有先天性缺陷，大多呈常染色体隐性遗传，遗传的 dRTA 基因是由至少三个不同的基因突变引起的：SLC4A1，ATP6V1B1，ATP6V0A4。遗传病的临床表现通常发生在婴儿期或儿童期。然而，ATP6V1B1 和 ATP6V0A4 突变的杂合子携带者，成年后患肾石病和肾病的风险可能更高。并且，在大多数隐性 dRTA（ATP6V1B1 和 ATP6V0A4 突变）的病人中，可有渐进的感觉神经障碍，引起听力丧失。

继发性常见于以下疾病：①自身免疫性疾病，如干燥综合征、系统性红斑狼疮、慢性活动性肝炎、原发性胆汁性肝硬化、甲状腺炎等；②与肾钙化有关的疾病，如甲状旁腺功能亢进症、甲状腺功能亢进症、维生素 D 中毒、遗传性果糖不耐受症、Fabry 病、特发性高钙尿症、遗传性果糖不耐受症等；③药物或中毒性肾病，如两性霉素 B、镇痛药、锂、铜、甲苯环己氨基磺酸盐、棉酚、粗制棉籽油、钒酸盐等；④遗传性系统性疾病：多发性骨髓瘤、镰状细胞贫血、Marfan 综合征、髓质海绵肾、遗传性椭圆细胞增多症、肝硬化等；⑤其他：如慢性肾盂肾炎、高草酸尿症、阻塞性肾病等。

（2）Ⅱ型RTA　病因分为三类。①原发性：原发性与遗传有关，多数有家族史，多为常染色体显性遗传；②一过性：多发生在婴儿；③继发性：包括药物因素（过期四环素、磺胺嘧啶、庆大霉素、乙酰唑胺、阿德福韦酯等）；中毒性肾病（铅、铝、汞等）；遗传性疾病（胱氨酸尿症、Lowe综合征、Wilson病、遗传性果糖不耐受症等）；维生素D缺乏或耐受症及某些其他原因引起的继发性甲状旁腺功能亢进；其他疾病（干燥综合征、肾淀粉样变、肾病综合征、多发性骨髓瘤、肾移植、骨质疏松等）。

（3）Ⅲ型RTA　常见病因有：①自身免疫性疾病（包括系统性红斑狼疮、干燥综合征、类风湿关节炎等）；②肾小管间质病变（包括感染性间质性肾炎、非感染性间质性肾炎、慢性尿酸性肾病等）；③原发性肾小球肾炎、肾病综合征；④移植肾慢性肾脏病；

⑤常染色体隐性遗传性碳酸酐酶缺陷。

（4）Ⅳ型RTA　临床上以下列五类原因多见：①原发性盐皮质激素缺乏：Addison病、双侧肾上腺切除、各种合成肾上腺盐皮质激素的酶缺乏等；②低肾素低醛固酮血症：表现为肾素水平过低，多为老年人，伴轻~中度肾功能不全，但血钾升高、代谢性酸中毒与GFR下降不成比例，常见于糖尿病肾病、肾小管间质疾病；③醛固酮耐受：又称为假性低醛固酮血症（PHA），PHAⅠ型见于婴儿，为常染色体显性或隐性遗传。PHAⅡ型见于成人，表现为高血钾、高氯性代谢性酸中毒、钠潴留及高血压，GFR正常，血肾素及醛固酮水平不低，酸中毒为轻度，予盐皮质激素无反应；④危重病人中的选择性低醛固酮血症：见于严重感染性或心源性休克病人，其血中ACTH和可的松水平升高，伴醛固酮下降或合成减少。病人表现为高血钾、代谢性酸中毒，予以保钾利尿剂、钾负荷时可加重。⑤继发性肾脏疾病伴肾小管分泌障碍和（或）高血钾：为皮质集合管的电压障碍，血醛固酮水平可降低、正常或升高。由多种继发性肾疾病（如干燥综合征、类风湿关节炎、镰刀细胞病、系统性红斑狼疮、梗阻性肾病等）或药物（如螺内酯、环孢素A、氨苯蝶啶、ACEI、ARB、肝素等）所致，大多累及小管间质，临床表现除高血钾外，尿呈碱性。

2.病机

肾小管性酸中毒分为原发性和继发性，包括远端型（Ⅰ型和Ⅳ型RTA）、近端型（Ⅱ型RTA）和混合型（Ⅲ型RTA）等。不同类型的RTA，其发病机制有所不同。

（1）Ⅰ型RTA　①远端小管H^+泵功能受损或衰竭，不能分泌H^+；②远端小管电位差降低或保持pH梯度的能力降低；③远端小管Cl^-回漏；④原发性者为编码相关转运通道蛋白基因突变所致。有常染色体显性遗传，常染色体隐性遗传伴或不伴耳聋3种遗传方式。

（2）Ⅱ型RTA　①近端小管Na^+-HCO_3^-联合转运障碍；②近端小管Na^+-H^+反向转运障碍；③近端小管Na^+-K^+-ATP酶活性降低；④其他：近端小管ATP产生减少或上皮细胞数减少，远端小管Na^+通透性变化；⑤原发性者与编码近端小管底外侧膜Na^+/HCO_3^-共转运离子通道基因（SLC4A4）突变有关，常表现为隐性遗传。

（3）Ⅲ型RTA　①原发性者常与碳酸酐酶Ⅱ（CA2）相关基因突变有关，为隐性遗传；②可兼有Ⅰ型RTA或Ⅱ型RTA的发病机制。

（4）Ⅳ型RTA　①除与Ⅰ型RTA相同的机制外，醛固酮不足或（和）远端小管、集合管醛固酮受体障碍（对醛固酮反应迟钝）也是其发病机制；②肾小管对醛固酮反应减弱，主要与肾脏先天缺陷有关，即PHA。其中，PHA-Ⅰ常与编码盐皮质激素受体的基因及编码肾小管管周膜上钠通道（ENaC）亚基的基因突变有关，前者为常染色体显性遗传，后者则为隐性遗传。PHA-Ⅱ，即 Gordon 综合征，为一种少见的常染色体显性遗传疾病。它与无赖氨酸激酶 4（WNK4）基因突变有关。

【临床表现】

1.Ⅰ型 RTA

（1）高血氯性代谢性酸中毒，血 HCO_3^- < 21mmol/L，常低于 15mmol/L，阴离子间隙正常；碱性尿，尿 pH 通常 > 6.0。

（2）电解质紊乱　常见低钾血症，部分病人可以低血钾引起的肌无力、心律失常等为首发症状。可导致低钾性肾病。

（3）骨病　严重代谢性骨病者可出现病理性骨折、骨盆畸形等。儿童期发病者可有发育不良、恒牙生长迟滞。

（4）高尿钙、泌尿系统结石或肾钙化，易并发肾盂肾炎或梗阻性肾病，可继发甲状旁腺功能亢进。肾钙质沉积是诊断Ⅰ型 RTA 的可靠依据之一。

（5）遗传性远端肾小管性酸中毒常合并有感音神经性耳聋，ATP6V0A4 被证实是其相关致病基因。

（6）病情重者可逐渐进展至慢性肾衰竭，而出现相应临床症状。

2.Ⅱ型 RTA

（1）可出现阴离子间隙正常的高血氯性代谢性酸中毒；碱性尿，尿 pH 通常 > 6.0，严重酸中毒时也可 < 6.0；明显的低钾血症，可有肌无力、多尿、烦渴、多饮，甚至出现低钾周期性麻痹。也可伴有低磷血症、低尿酸血症。

（2）可与 Fanconi 综合征合并存在，而出现尿糖、氨基酸尿、尿酸尿、磷酸盐尿、小分子蛋白尿等。

（3）常有肾性骨营养不良，骨软化症多见，也可出现骨质疏松和儿童佝偻病。肾钙化、肾钙质沉积及肾结石少见。

（4）其他表现　也有身材矮小，眼部疾患，智力低下等情况。

（5）多发生在男性儿童。

3.Ⅲ型 RTA

也称混合型 RTA，兼有Ⅰ型 RTA 和Ⅱ型 RTA 的特点。临床症状比较重，可有骨硬化症。该型 RTA 在临床并无特殊重要性。也有的学者认为，ⅢRTA 并不独立存在，而可以看作Ⅰ型 RTA 或Ⅱ型 RTA 的一种特殊表现。

4.Ⅳ型 RTA

（1）高血氯性代谢性酸中毒，血 HCO_3^- < 21mmol/L，多大于 15mmol/L，阴离子间隙正常，可有厌食、气急、乏力等表现。

（2）高钾血症　可出现嗜睡、迟缓性瘫痪、心律失常、心搏骤停。

（3）低醛固酮血症　可有高钠血症、高血压。

（4）碱性尿，尿 pH 通常 > 5.5，严重酸中毒时也可 < 5.5。

（5）本型最常见于轻至中度肾功能不全病人，但高钾与酸中毒的严重程度与肾功能不全不成比例。

（6）肾脏钙化和尿路结石少见，严重肾功能不全时才会并发骨病。

【实验室及其他辅助检查】

1. 一般检查

（1）尿常规　碱性尿，尿 pH 通常 > 6.0，尿糖阳性。24 小时尿蛋白定量常小于 1g。

（2）血常规　肾功能不全时，可有贫血。

（3）血生化　可有高氯血症、低钾血症、低磷血症、二氧化碳结合力降低，Ⅳ型 RTA 也可有高钾血症。肾功能下降时，出现血清肌酐、血尿素氮和血清尿酸升高。

（4）24h 尿电解质　可见高尿钙、高尿磷、高尿酸、高尿钾等。

（5）免疫学检查　继发免疫性 RTA，可有相应免疫指标的异常。

（6）氯化铵负荷试验　停用碱性药物 2~3 天，口服氯化铵 0.1g/（kg·d），连服 3 天，第三天留取血、尿标本。阳性：pH < 7.34，或 CO_2-CP ≤ 20mmol/L，而尿 pH 不能降至 5.5 以下。近端肾小管性酸中毒由于远端肾小管酸化功能正常，尿 pH 可 < 5.5，即氯化铵试验阴性。

（7）碳酸氢盐重吸收试验　给病人口服或静脉滴注碳酸氢钠，至酸中毒纠正，测定尿 HCO_3^- 排量，计算滤过的 HCO_3^- 排泄率。若尿 HCO_3^- 排泄率大于滤过量的 15%，可确诊Ⅱ型 RTA。若小于 15%，可确诊Ⅰ型 RTA。

（8）呋塞米试验　肌内注射呋塞米 20~40mg，正常人应排钾增多，尿 pH 明显下降。无明显下降者为阳性。

（9）中性磷酸钠或硫酸钠试验　药物注射后，因远端小管对磷酸根或硫酸根离子不吸收，故管腔电负性和 pH 增加，刺激可滴定酸排泄，应可出现尿 pH 下降。如果无变化，提示肾小管泌氢障碍。现本试验应用较少。

2. 辅助检查

（1）泌尿系超声、静脉肾盂造影　检查肾脏大小，有无泌尿系积水、结石等。

（2）腹部平片　了解肾脏形态、大小，有无结石、梗阻等。

（3）泌尿系 CT、MRI　可为诊断提供进一步线索。

（4）心电图　了解有无低钾血症、高钾血症、低钙血症的心电图异常。

（5）X 线摄片及骨密度检查　了解病理性骨折、骨骼畸形和骨质疏松的有无。

【诊断与鉴别诊断】

（一）诊断要点

1. 中医辨证要点

中医辨证要点常从本虚与标实分类，本虚包括禀赋薄弱肾气不足和脾胃虚弱后天失养两方面，标实多为脾虚生湿，渐成湿浊内蕴，或久而湿酿生热及气滞血瘀等。先天不足者常见发育迟缓、五迟五软、形体矮小等；脾虚湿困者常见面色无华、懒言乏力等；阴虚风动者常见头晕目眩、视物模糊等；肾虚湿热者常见腰膝酸痛、双足萎软或大便黏滞不爽等；脾肾阳衰者常见面色晦暗、肢体浮肿、腰膝酸软、形寒肢冷与大便溏薄等。

2.西医诊断要点

（1）Ⅰ型 RTA　又称典型的肾小管性酸中毒，多发生于 20~40 岁女性。诊断依据：①酸中毒：典型的正常阴离子间隙的高血氯性代谢性酸中毒；②碱性尿：尿可滴定酸和（或）铵离子减少，尿 pH 始终＞6.0；③血、尿电解质紊乱：低钾血症、高尿钾、低钙血症、低磷血症等；④不完全性远端肾小管性酸中毒，可予氯化铵负荷试验、呋塞米试验进一步检查；⑤其他异常：出现尿路结石、肾钙化及骨病则进一步支持诊断。

（2）Ⅱ型 RTA　本型男性儿童多见。诊断依据：①酸中毒：阴离子间隙正常的高血氯性代谢性酸中毒；②血电解质紊乱：低钾血症，可伴有低尿酸血症、低磷血症，可表现为骨软化症；③尿中碳酸氢根排泄分数大于 15%；④尿液可呈碱性（轻度酸中毒），或酸性（严重酸中毒）；⑤近端小管功能受损：出现葡萄糖尿、氨基酸尿等；⑥一般症状较轻。

（3）Ⅲ型 RTA　①兼有Ⅰ型 RTA 和Ⅱ型 RTA 的特点，诊断可参照前两者；②临床症状较重；③低钾血症。

（4）Ⅳ型 RTA　本型多见于老年人。诊断要点如下：①高血氯性代谢性酸中毒；②持续性高钾血症，而无糖尿、氨基酸尿等近曲小管其他功能异常表现；③尿液酸化功能障碍：尿 HCO_3^- 排出量增加，但尿液碳酸氢根排出量＜10% 滤过量，常为 2%~3%，尿液呈酸性，pH 常小于 5.5；④常伴有低肾素、低醛固酮血症；⑤多可找到原发疾病，如慢性肾小管 – 间质肾病、肾盂肾炎、糖尿病肾病等；⑥肾小球滤过功能下降，常有程度不同的肾小球功能下降，但酸中毒及高钾血症程度与 GFR 下降程度不相称。

（二）鉴别诊断

1.各型肾小管性酸中毒之间的鉴别如下表（表 11-3-1）。

表 11-3-1　各型肾小管性酸中毒的鉴别

	Ⅰ型 RTA	Ⅱ型 RTA	Ⅲ型 RTA	Ⅳ型 RTA
发病机制	远端肾小管泌氢障碍	近端肾小管碳酸氢根重吸收障碍	兼具前两者发病机制	远端肾小管酸化障碍和醛固酮缺乏
血 Cl^-	升高	升高	升高	升高
血 HCO_3^-	降低，多＜10mmol/L	通常 12~20 mmol/L	降低	降低，常大于 17mmol/L
血 pH	可有下降	可有下降	可有下降	可有下降
尿 pH	＞6.0，晨尿可＞7.0	＜6.0，晨尿可＜5.5	＞5.5	可变
血 K^+	常有下降	正常或下降	正常或下降	常有升高
尿 K^+	升高	升高	升高	下降
尿 NH_4^+	可有下降	正常	可有下降	可有下降
尿糖及氨基酸	阴性	阳性	可阳性	阴性
尿可滴定酸	可下降	正常	可下降	可下降
尿 Ca^{2+}	可增多	正常	可增多	减少

	Ⅰ型 RTA	Ⅱ型 RTA	Ⅲ型 RTA	Ⅳ型 RTA
血醛固酮	一般正常	一般正常	一般正常	降低
肾钙质沉着	有	无	无	无
骨累及	极少	常有	可有	无
GFR	正常	正常	可降低	降低
其他	可伴肾结石	常伴范可尼综合征	可伴肾结石	常伴肾功能不全

2.Ⅳ型 RTA 与肾衰竭所致的酸中毒、高钾血症的鉴别

（1）前者尿液酸化功能障碍出现的更早，更明显；而后者的酸中毒程度与肾小球滤过率下降成比例。

（2）前者常见于小管－间质疾病；后者的基础病多为肾小球疾病。

（3）前者一般在慢性肾功能不全之前，已有高血钾；后者多在严重肾功能不全时，才合并高钾血症。

（4）前者常见低肾素、低醛固酮血症，也是主要的鉴别点。

（5）前者阴离子间隙正常，而后者则阴离子间隙增高。

3. 其他疾病引起的代谢性酸中毒

心功能衰竭、呼吸衰竭等疾病也可引起代谢性酸中毒，但各有其原发疾病的临床表现，鉴别诊断不难。

4. 低钾性周期性麻痹

周期发作性肢体弛缓性肌肉无力、瘫痪、腱反射减弱或消失、低钾血症，与远端肾小管性酸中毒伴低钾血症者相似。而高氯性代谢性酸中毒、碱性尿液、氯化铵负荷试验阳性等有助于鉴别诊断。

5. 肾结核

为髓质内钙化强回声伴明显声影，可伴有干酪样组织所致的稀疏回声。该病一般不累及乳头小管，可伴集合系统分离；而肾小管性酸中毒表现为集合管内弥漫性钙盐沉积，椎体回声明显增强呈放射性排列，或椎体内和集合管内散在点状回声，可资鉴别。

【治疗】

（一）中医治疗

1. 治疗原则

本病病机为本虚标实，本虚包括禀赋薄弱肾气不足和脾胃虚弱后天失养两方面。标实多为脾虚生湿，渐成湿浊内蕴，或久而湿酿生热；脾胃虚弱，气血生化乏源，久则气虚血少，气机不调，遂为气虚血瘀或气滞血瘀。总的治则不外补虚泻实，以填精益髓、健脾补肾、调和阴阳治其本，以化湿利浊、清利湿热、活血化瘀疗其标。

2. 辨证施治

（1）先天不足

［临床表现］发育迟缓，五迟五软，形体矮小，骨骼畸形，口干多饮，遗尿多尿，手足搐

搦，或伴耳鸣耳聋，目暗不明，或伴肾中砂石，舌质淡红，苔薄少津，脉细无力。

［治法］培补脾肾，滋阴益气。

［方药］大补元煎加减（出自《景岳全书》）。

［参考处方］人参（另煎兑入）10g，山药15g，熟地黄15g，杜仲15g，茯苓15g，炒白术10g，当归10g，山茱萸10g，枸杞子15g，白芍10g，炙甘草6g。

本方出自《景岳全书》卷五十一，谓其功效曰：回天赞化，救本培元，可见其补先天之功。方中以人参大补元气，山药、白术、熟地黄、当归健脾补元等。

［临床应用］若元阳不足多寒者，加附子、肉桂、干姜；恶心欲呕者加竹茹、半夏、生姜汁；腹胀者加陈皮、厚朴、枳实；肢体疼痛，骨骼畸形，加苏木、续断、骨碎补；手足搐搦者加钩藤、龙骨、蝉蜕；口干多饮者加黄精、生地、麦冬；伴有结石者，加金钱草、海金沙、鸡内金、虎杖；智力低下者，加鹿角胶、熟地黄、紫河车填精益髓。

（2）脾虚湿困

［临床表现］面色无华，懒言乏力，倦怠嗜睡，纳谷不馨，脘腹胀满，恶心欲呕，腹痛便溏，舌质淡胖，边有齿痕，苔白厚腻，脉沉滑。

［治法］健脾化湿，理气和中。

［方药］香砂六君子汤加减（出自《古今名医方论》）。

［参考处方］人参（另煎兑入）15g，茯苓20g，白术、陈皮、法半夏、木香各10g，砂仁6g，生姜6g。

本方乃四君子汤化裁而来。四君子乃气分之总方，健脾益气，胃气既治，病安从来。复加陈皮利肺气、半夏疏脾气、木香行三焦之滞气、砂仁通脾肾之元气而成香砂六君子汤。如此，四君得四辅，而补力倍增，四辅有四君，而元气大振。

［临床应用］若虚寒泄泻者，加附子、干姜，呕吐甚者加竹茹、旋覆花、代赭石；不思饮食者加山楂、炒谷芽、炒麦芽；口干口苦、舌苔黄腻者，加炒苍术、黄柏、薏苡仁。

（3）阴虚风动

［临床表现］头晕目眩，视物模糊，心中烦热，面色如醉，口干舌燥，四肢麻木，肢体软瘫，或惊厥抽搐，形体消瘦，舌红苔薄，脉细弦。

［治法］柔肝养阴，息风定惊。

［方药］镇肝息风汤加减（出自《医学衷中参西录》）。

［参考处方］怀牛膝30g，代赭石30g，生龙骨30g，生牡蛎30g，鳖甲15g，龟甲15g，沙参10g，白芍30g，女贞子15g，玄参15g，天冬15g，墨旱莲15g，川楝子6g，茵陈蒿6g，麦芽6g，甘草6g。

本方对阴虚阳亢，肝风内动所致诸症有较好的临床效果。怀牛膝走而能补，性善下行为君，以代赭石、龙骨、牡蛎、龟甲镇肝息风，玄参、天冬壮水涵木共为臣，佐以茵陈蒿、麦芽、川楝子疏肝理气，甘草调和诸药，其余诸药加强滋阴增液之力。

［临床应用］若肢体抽搐者，加钩藤、石决明、珍珠母；大便秘结者，加决明子、柏子仁、玄参；心悸热烦者，加生石膏、麻子仁。

（4）肾虚湿热

［临床表现］头晕眼花，腰膝酸痛，双足痿软，尿赤便干，或大便黏滞不爽，舌质偏红，苔黄腻，脉细数。

［治法］滋阴补肾，清热利湿。

［方药］猪苓汤合知柏地黄汤加减（猪苓汤出自《伤寒论》，知柏地黄汤出自《医宗

《金鉴》）。

[参考处方] 猪苓 15g，茯苓 15g，软滑石 15g，阿胶 10g，生地黄 30g，山药 15g，山茱萸 10g，泽泻 9g，牡丹皮 9g，茯苓 9g，知母 15g，黄柏 12g，杜仲 15g，续断 15g，甘草 6g。

猪苓汤治水热互结，知柏地黄汤则可滋阴补肾，二方合用故能升水降火，"壮水之主，以制阳光"，有治阴和阳、清热利湿、通理三焦之妙。

[临床应用] 若潮热盗汗者，加龟甲、鳖甲、煅牡蛎，以滋阴敛汗；若失眠多梦，加酸枣仁、柏子仁、生龙骨，以宁心安神；大便黏滞者，加黄连、槟榔、木香，以行气利湿。

（5）脾肾阳衰

[临床表现] 面色晦暗，肢体浮肿，腰下为甚，倦怠嗜睡，腰膝酸软，形寒肢冷，体弱消瘦，小便清长，夜尿频多，大便溏薄，舌质淡，苔薄白，脉沉细。

[治法] 温阳益肾，健脾利水。

[方药] 金匮肾气丸加减（出自《金匮要略》）。

[参考处方] 淡附子 15g，桂枝 6g，生地黄 20g，山药 15g，山茱萸 10g，泽泻 9g，茯苓 10g，牡丹皮 9g。

方中附子大辛大热，温阳补火，为峻补元阳第一要药，桂枝辛甘而温，温通阳气，二药合用，补肾阳助气化为君。生地黄、山药、山茱萸滋补肾精、补脾益肝，共为臣，蕴含"善补阳者，必于阴中求阳，则阳得阴助而生化无穷"之意。泽泻、茯苓、牡丹皮，合为佐药，寓泻于补，并制滋阴药之滋腻助湿。

[临床应用] 若肢体肿甚，加胡芦巴、生姜皮、车前子，以温阳行气利水；腰膝冷痛者，加杜仲、续断、怀牛膝以壮腰健肾；夜尿清长者，加益智仁、乌药、菟丝子以温肾缩尿；大便溏薄者，加肉豆蔻、吴茱萸、补骨脂以暖脾温肾。

（二）西医常规治疗

RTA 的治疗原则，主要有针对原发病的治疗、对症治疗、针对并发症的治疗等。不同的分型，治疗也有所不同，各有侧重。分述如下。

1. I 型 RTA

（1）病因治疗　寻找及治疗原发病，是治疗的基础环节。随着原发病的好转，本病可缓解或减轻。

（2）纠正酸中毒　常用碳酸氢钠或枸橼酸钠钾合剂。口服碳酸氢钠 1.0~4.0g，每日 3~4 次；或复方枸橼酸钠溶液 10~30mL/ 次，每日 3 次。严重者可静脉滴注碳酸氢钠溶液。

（3）纠正水电解质紊乱　伴低钾血症时可补充钾盐，一般选用 10% 枸橼酸钾 10mL，每日 3 次，可逐渐增加剂量。严重低钾的病人应静脉补充钾盐。注意避免使用氯化钾，以免加重高氯血症。

（4）预防和治疗尿路结石　较小的结石，可给予中医药治疗；结石大于 10mm 或复杂性结石，可联系泌尿外科协同处理或手术治疗。

（5）积极治疗尿路感染　若并发尿路感染，可根据中段尿培养及药敏结果，及时抗感染治疗。注意避免使用氨基糖苷类等肾毒性抗生素，防止肾小管损害进一步加重。

（6）预防和治疗骨病　根据病情，适当补充维生素 D_3 和磷酸盐制剂，如骨化三醇 0.25~0.5μg，每天 1 次，口服，以维持钙磷代谢的平衡。

2.Ⅱ型 RTA

（1）本型 RTA 酸中毒治疗困难，应用大剂量 HCO_3^- 也不能较快纠正，因为补充的碱可迅速地从尿液丢失。一般为碳酸氢钠每日 10~20mmol/kg，或复方枸橼酸钠溶液 10mL~30 mL/次，每日 3 次。

（2）减少细胞外液容量：应用利尿剂，并注意低钠饮食。

（3）其他治疗同Ⅰ型 RTA。

3.Ⅲ型 RTA

治疗可参照前二者。

4.Ⅳ型 RTA

（1）病因治疗　绝大多数本型病人不需要治疗，除非合并可加重高钾血症和酸中毒的疾病。这其中，寻找原发病、治疗原发病即是本型 RTA 治疗的基础。随着原发病的及时正确治疗，很多病人 RTA 的症状可有明显好转或完全控制。

（2）纠正高钾血症　措施：①血钾 > 6.5mmol/L 或心电图表现为宽 QRS 波者，可静脉缓慢注射 10% 葡萄糖酸钙 10~20mL；或 5% 氯化钙 10~20mL；②纠正代谢性酸中毒：可口服或静脉补充碳酸氢钠；③静脉注射 50% 葡萄糖 40~60mL，加普通胰岛素 6~10U；④呋塞米 20~40mg，iv；或氢氯噻嗪，每天 25~75mg，口服。⑤聚磺苯乙烯钠散，一次 15~30g，一日 1~2 次；⑥严重而又难于纠正的高钾血症应考虑血液透析治疗。治疗过程中，应注意避免高钾饮食，或者可引起高钾的药物。

（3）纠正酸中毒　常用碳酸氢钠 1.0~4.0g，每日 3~4 次。一般可口服给药，严重酸中毒可静脉给药。不宜采用枸橼酸钠钾合剂，以免加重高血钾。可与排钾利尿剂合用，以避免容量超负荷。

（4）盐皮质激素　适用于低肾素、低醛固酮血症以及肾小管对肾素和醛固酮反应性低下者。9-α- 氟氢可的松，每日 0.1~0.5mg，可纠正酸中毒与高血钾。注意可引起高血压，心功能不全的病人慎用。

（5）糖皮质激素　对于低醛固酮血症者，可试用糖皮质激素 0.5~1mg/（kg·d）。

（6）多巴胺拮抗剂　醛固酮缺乏的病人可给予多巴胺拮抗剂，可促进醛固酮释放，改善酸中毒状态。常用甲氧氯普胺 10 mg/ 次，每日 3 次。

【经典传承】

（一）刘宝厚教授

刘教授认为，本病当归属于"消渴""五迟五软"的范畴。其病因病机多为先天禀赋不足或后天脾胃失调所致。肾为先天之本，胎儿在母体孕育过程中濡养不足，或母体受邪，以致肾气不足，先天亏损。肾虚则膀胱气化不利，开合失度，酸碱代谢失衡。肾气虚弱，可导致其他脏腑功能不足。肝肾不足，气血亏虚，筋骨经脉失于精血之灌溉滋养，可有手足无力瘫软等症。脾胃后天之本，脾虚失于运化，水谷精微不能化生，外泄失度，导致低钾、低钙等电解质紊乱。本病以虚证为主，当邪气乘虚而入时，也可出现正虚邪实之证。

刘教授将本病分为 5 个证型辨证论治。

1.湿浊中阻、胃失和降证

治以健脾祛湿、和胃降浊。方用香砂六君子汤加味（组成：砂仁 10g，木香 10g，党参

15g，炒白术 10g，茯苓 20g，陈皮 10g，姜半夏 10g，生姜 10g，大枣 3 枚）。

2. 脾胃湿热证

治以清胃热、生津液。投以白虎汤加味（组成：生石膏 30g，知母 10g，沙参 15g，麦冬 15g，天花粉 15g，粳米 10g，甘草 10g）。

3. 肾阴不足、下焦湿热证

治以滋阴补肾、清热利湿。方以知柏地黄丸加减（组成：知母 12g，黄柏 10g，生地黄 15g，山药 15g，山茱萸 12g，泽泻 15g，茯苓 15g，牡丹皮 10g，枸杞子 10g）。

4. 脾肾阳虚、水湿内停证

治以温补脾肾、健脾利水。方选右归丸加味（组成：熟地黄 20g，山药 30g，山茱萸 10g，制附子 10g，肉桂 4g，杜仲 10g，黄芪 15g，党参 15g，枸杞子 10g，甘草 5g）。

5. 肝肾亏损、髓枯筋痿证

治以补益肝肾。方投虎潜丸加味（组成：龟甲 30g，熟地黄 20g，鹿角胶 10g，人参 10g，知母 10g，黄柏 10g，锁阳 10g，牛膝 15g，当归 15g，白芍 12g）。

（二）邹云翔教授

邹老认为肾小管性酸中毒的形成与多种因素有关，先天禀赋不足、感受外邪、饮食不节、久病致虚是其最常见的因素。本病发病与脾肾关系密切，涉及肺、胃、肝等脏腑，因气血阴精亏损而成病。病机以虚为主，总属本虚标实。

邹老将本病分为 5 型进行论治。

1. 禀赋不足、后天失养证

治以滋阴补肾健脾。方用七福饮加减（组成：熟地黄 30g，紫河车粉 5g，人参 9g，当归 12g，白术 10g，远志 10g，酸枣仁 20g，炙甘草 6g）。

2. 脾胃虚弱、湿浊中阻证

治以健脾化湿，和胃降浊。方拟香砂六君子汤加味（组成：人参 12g，白术 15g，茯苓 15g，陈皮 6g，半夏 12g，木香 6g，砂仁 6g，竹茹 12g，枳壳 12g，生姜 3 片）。

3. 肝血虚损、肝风内动证

治以养血柔肝、息风定惊。方投三甲复脉汤加减（组成：制龟甲 30g，制鳖甲 30g，龙骨 30g，牡蛎 30g，生地黄 15g，白芍 18g，麦冬 15g，阿胶 10g，火麻仁 10g，当归 10g，川芎 10g）。

4. 肾阴不足、下焦湿热证

治以滋阴补肾、清热利湿。方选猪苓汤加味（组成：猪苓 15g，茯苓 15g，泽泻 10g，滑石 15g，阿胶 10g，知母 10g，黄柏 10g，生地黄 15g，山茱萸 10g）。

5. 脾肾阳虚、水湿逗留证

治以温阳益肾、健脾利水。方予防己黄芪汤合金匮肾气丸（组成：生黄芪 45g，防己 10g，白术 9g，茯苓 20g，车前子 20g，炙甘草 6g，生姜 10g，大枣 4 枚。更以金匮肾气丸温肾助阳）。

（三）叶任高教授

叶老认为本病以肝脾肾虚损为本，在疾病的不同阶段，标证有所不同。早期多为湿浊中阻、胃失和降；中期多为阳明热盛；晚期多为脾肾虚衰、阳气欲竭，多兼有瘀血阻滞。临床应以健脾补肾调肝为本，并根据分期遣方选药。

叶教授将本病分为 3 期论治。

1. 早期，多为湿浊中阻、胃失和降

治以健脾化湿、和胃降逆。方用香砂六君子汤加味（组成：陈皮 12g，半夏 10g，茯苓 15g，藿香 12g，佩兰 12g，蔻仁 12g，砂仁 3g，木香 6g，生薏苡仁 20g，泽泻 12g，益母草 15g）。

2. 中期，多为阳明热盛

治以清热生津、泻火除烦。方投白虎汤加味（组成：生石膏 30g，知母 15g，麦冬 10g，人参 6g，竹叶 6g，甘草 6g）。

3. 晚期，多属脾肾虚衰

治以温肾健脾。方选右归丸加味（组成：熟地黄 30g，山药 30g，党参 15g，山茱萸 15g，枸杞子 15g，鹿角胶 15g，菟丝子 15g，杜仲 15g，当归 15g，淡附子 10g，肉桂 6g）。久病必瘀，临证时，可酌情加用桃仁、丹参、益母草、赤芍、虎杖等。

【预防与调护】

本综合征是由于肾小管近端及（或）远端肾小管功能障碍所致的代谢性酸中毒，临床并非少见，临床症状轻重不一。因此应做到：早发现、早治疗；祛除诱发和加重因素；及早治疗结石、尿路梗阻并发症；积极纠正酸碱电解质紊乱，低钾血症应补充钾盐，多食用含钾高的食物；对于高钾血症的病人，要注意降钾治疗。

【临证提要】

（1）寻找临床线索，确立正确诊断，尽早干预治疗。正确诊断是准确治疗的前提。本病早期症状多不典型，故而当临床中发现高氯性酸中毒伴碱性尿、无法解释的低钾血症或高钾血症、反复肾结石或肾钙化、青中年女性无法解释的骨质疏松、多饮多尿而无明显内分泌异常等线索，要考虑到肾小管性酸中毒的可能性，并进行进一步的检查。必要时转诊到具备诊疗条件的医疗机构，以尽早确立诊断，及时对症处理，以免疾病逐步进展加重，影响病人肾功能。

（2）调理后天脾胃，促进纳运协调，恢复升降相因。

（3）辨病论治与辨证论治相结合，衷中参西不相偏颇。

（张新志　何立群）

第四节　肾性尿崩症

【概述】

肾性尿崩症（nephrogenic diabetes insipidus，NDI）是指在血浆抗利尿激素（antidiuretic hormone，ADH）正常甚或增高的情况下，由于 ADH 作用障碍导致肾脏不能浓缩尿液持续排出稀释尿，而出现多尿、烦渴、多饮的一组临床综合征。病人的尿比重常持续 < 1.005，或尿渗透压 < 200mOsm/（kg·H_2O）。本病有原发性与继发性两大类。前者即先天性尿崩症或遗

传加压素尿崩症，后者即获得性肾性尿崩症。

中医学无尿崩症之病名，根据其临床表现，可归属于"消渴""五迟五软""虚劳"等疾病范畴。

【病因病机】

（一）中医病因病机

1.病因

（1）禀赋不足　本病与先天禀赋不足、体质不强、五脏虚弱有关。或因孕育时父母体弱多病、年老体衰、精血亏耗，或胎中失养、孕育不足，或后天喂养失当、水谷精气不足所致。《灵枢·五变》曰"五脏皆柔弱者，善病消瘅"，消瘅即消渴也。

（2）饮食失节　长期嗜食肥甘、醇酒厚味、辛辣香燥，损伤脾胃，积热内蕴，化燥伤津，饮水自救，故口渴多饮，发为本病。

（3）劳欲过度　房事不节，劳欲过度，肾精亏虚，虚火内生，终致肾虚肺燥胃热俱现，发为多尿多饮而成本病。

（4）药毒伤肾　辨证诊断有误，或选用药物不当，或过用某些化学药物，或接触有毒有害物质，均可伤及肾脏，肾伤则膀胱气化失司，使津液受损而发病。

2.病机

肾为先天之本，主藏精而寓元阴元阳。先天不足，或房帷劳欲过度，或药毒伤肾，致肾精亏虚，机体失于充养，可有五迟五软等发育迟缓表现。肾阴亏虚，虚火内生，上燔心肺，则烦渴多饮。元阳不足，失于温煦蒸腾，膀胱气化失职，津液不藏，开阖无度，故而尿频多尿。

脾胃为后天之本，主腐熟运化。平素嗜食肥甘香辣厚味，脾胃受燥热所伤，胃火炽盛，脾阴不足，则口渴多饮。脾胃气虚，水谷精微化生不足，肢体肌肉失于濡养，可见营养不良、身材瘦小。

肺为水之上源，主敷布津液。肺受燥热所伤，则津液直驱下行于膀胱，故见尿频量多。肺不能输布津液，则口渴而多饮。

本病病位主要在肾与膀胱，可涉及肺、脾、胃等脏腑，基本病机为肾精亏虚，膀胱气化不利。早期多为肺脾气虚，气虚不能摄水，水液下行膀胱，而尿频尿多。病情迁延，渐及于肾，伤及肾阴，虚火内盛，灼伤津液，阴虚日甚。阴阳互根，阴损及阳，逐渐进展而成阴阳俱虚。

（二）西医病因病机

1.病因

（1）原发性肾性尿崩症　为遗传性肾小管疾病，即遗传性或原发性抗垂体后叶加压素性尿崩症，又称为家族性肾性尿崩症。分为家族性 X- 连锁隐性遗传、常染色体隐性遗传和常染色体显性遗传。为 ADH 受体精氨酸加压素受体 2（receptor，AVPR2）和水通道蛋白 AQP2 基因突变所导致。

（2）继发性肾性尿崩症　又称为不完全性抗 ADH 性尿崩症。

①肾脏疾病　范可尼综合征、髓质囊性病、多囊肾、CIN、慢性肾盂肾炎、梗阻性肾病、

反流性肾病、严重肾衰竭和急性肾损伤多尿期等。

②系统疾病　Addison 病、淀粉样变性病、轻链沉积病、镰状细胞性贫血、干燥综合征和多发性骨髓瘤等。

③药物性　地美环素、长春新碱、长春碱、氨基糖苷类、丙氧酚、锂盐、去甲金霉素、秋水仙碱、两性霉素 B、氯磺丙脲、甲氧氟烷和异环磷酰胺等。

④代谢性　低钾血症、高钙血症 – 高钙尿症等。

⑤机械性　双侧输尿管梗阻、前列腺肥大、肾石症、反流性肾病。

⑥神经性　神经性膀胱。

2. 病机

（1）ADH 的作用机制　抗利尿激素为一种九肽化合物，由下丘脑视上核和室旁核合成，储存于垂体后叶，其分泌受血浆渗透压和细胞外液容量调节，是调节水平衡的重要激素。AVPR2 分布于集合管上皮细胞基底膜上，ADH 与 AVPR2 结合，活化腺苷酸环化酶之后，进一步激活蛋白激酶 A（PKA）。PKA 与特异性水通道蛋白 8AQP2 结合，并使后者表达于细胞膜表面。在肾髓质内高渗环境下，管腔膜对水的通透性增加，水被动重吸收，从而发挥 ADH 的抗利尿作用。

（2）先天性肾性尿崩症的发病机制　先天性 NDI 与 V2R 受体基因和 AQP2 基因突变有关。基因突变的类型有错义突变、移码突变、无义突变和剪切部位突变。AVPR2 和 AQP2 基因突变导致 NDI 的可能发病机制为：突变使 mRNA 合成受阻，不能合成受体蛋白；蛋白质的翻译过程中，形成了异常的蛋白质；突变干扰了细胞膜上受体蛋白与 Gs 蛋白的激活与调控；突变影响了激素与受体的结合；突变影响了内吞或外吐。其中，AVPR2 基因突变者属 X 连锁显性遗传病，较常见，约占遗传性尿崩症的 90%。AQP2 基因突变导致者属常染色体显性或隐性遗传病，约占遗传性肾性尿崩症的 10%。

（3）获得性肾性尿崩症的发病机制　由于肾脏或肾外疾病（如低血钾、高血钙等）的抗 ADH 作用和（或）破坏了肾脏髓质间液的高渗状态，使尿液的浓缩受到一定的影响，但对 ADH 仍有一定反应，甚至尿液渗透压可以高于血浆渗透压。

总体上，NDI 主要是由于肾脏对 ADH 作用的抵抗引起的。溶质的负荷量和渗透压调定点的个体差异、对于口渴和渗透压控制器的敏感度、肾脏对 ADH 失敏或抵抗的程度等因素，都与多尿、烦渴及其程度相关。肾脏对 ADH 抵抗是造成低渗尿大量排出的最根本原因。

【临床表现】

1. 多尿、烦渴多饮

尿量可达 16L/d 以上，尿呈清水样，尿比重常常低于 1.005，尿渗透压 < 200mOsm/（kg·H_2O）。血 ADH 水平正常或增高。

2. 先天性 NDI

多为男性病人，女性常无症状或症状轻微。出生后即可有多饮多尿，可伴发热。严重脱水时可出现发热、头痛和抽搐等症状，甚至可以导致死亡。但一般情况下，症状可随年龄增长而逐渐减轻。

3. 继发性 NDI

除多饮、多尿外，还有原发病的临床表现。尿量波动很大，多尿可随原发病缓解而减少。

4. 其他

不特异表现还有疲乏、纳差、消瘦，甚至发育迟缓、智力低下等。长期多尿者，可并发肾盂、输尿管积水。

【实验室及其他辅助检查】

1. 一般检查

（1）尿常规　尿比重降低，持续性低渗尿（即血钠 170~180mmol/L），尿比重仅 1.001~1.005，渗透压低于 200mOsm/（kg·H$_2$O）。

（2）24 小时尿电解质　尿量多大于 30mL/kg，可有尿酸、尿钾排出增多，尿钠排出减少等。

（3）血生化　可有低钾血症、高钠血症、高钙血症、高尿酸血症及酸碱平衡失调。严重脱水时，可有急性肾损伤的表现。

（4）免疫学检查　包括体液免疫、抗核抗体（ANA）、可提取性核抗原抗体（ENA）、ANCA 等，以明确有无系统性疾病。

2. 辅助检查

影像学检查：超声、CT、MRI 等，可了解肾脏、脑垂体等组织器官结构，排除中枢性病变，明确有无泌尿系梗阻、反流、肾脏囊性疾病等。

3. 诊断性试验

（1）禁水－加压素联合试验　根据病人临床尿崩症表现的不同程度，禁水时间为 4~18 小时。直到连续 3 次尿的渗透压的升高 ≤ 30mOsm/（kg·H$_2$O），或体重下降超过 5%。这时，若尿渗透压仍然小于血浆渗透压，可给予 ADH 5U 或 DDAVP 1mg 皮下注射，分别在 30、60、120 分钟测定尿渗透压水平。选其最高值来评价病人对 ADH 的反应。

判定：正常人禁水之后血管加压素最大限度地分泌，尿液充分浓缩，注射 ADH 或类似物后，尿渗透压水平升高一般不会超过 10%；完全性肾性尿崩症注射后尿渗透压的升高不超过 50%，禁水试验时尿渗透压不会超过血浆渗透压；部分性肾性尿崩症病人在禁水以后尿渗透压会超过血浆渗透压，血浆 ADH 水平可正常。

（2）高渗盐水滴注试验　以 0.1mL/（kg·min）滴注 3% 氯化钠 1~2 小时，当血浆渗透压大于 295mOsm/（kg·H$_2$O）或血钠大于 145mmol/L 时，测定血浆 ADH 水平。

判定：根据滴注盐水绘制图形，肾性尿崩症病人 ADH 对高渗盐水的反应是正常的，而中枢性尿崩症对 ADH 释放的反应缺乏或降低。

（3）DDAVP 的治疗性试验　给病人 DDAVP（10~25mg 鼻喷或 1~2mg 皮下注射）2~3 天。

判定：肾性尿崩症病人症状没有明显改善，而中枢性尿崩症病人尿量明显下降。

（4）基因检测　根据 AVPR2 和 AQP2 突变基因的不同，可以判定和鉴别先天性肾性尿崩症及其类型。

【诊断与鉴别诊断】

（一）诊断要点

1. 中医辨证要点

中医辨证常见肺脾气虚、气阴两虚、肾阴不足与肾阳衰微证型。肺脾气虚者常有周身乏力、倦怠嗜卧、少气懒言等证；气阴两虚者常有气短乏力、口干津少、皮肤干燥等证；肾阴不足者常有腰酸膝软、五心烦热等证；肾阳衰微常有畏寒怕冷、手足不温与腰部冷痛等证。

2. 西医诊断要点

（1）临床诊断依据①有不同程度的多尿、烦渴多饮临床表现；②可有家族史，出生后即可有多尿，哺乳或饮水增多，男童症状较重；③继发性者，可有原发病的临床表现或特殊用药史。

（2）实验室诊断依据①尿检查：尿比重 < 1.005，尿渗透压常 200mOsm/（kg·H_2O）；②禁水 – 加压素联合试验：禁水试验时尿渗透压不会超过血浆渗透压。注射 ADH 后，完全性肾性尿崩症尿渗透压升高 ≤ 50%。测定血浆 ASH 水平正常或升高。③高渗盐水试验：无反应。④基因分析方法：可对伴性遗传的患儿进行产前和症状前诊断。

（二）鉴别诊断

1. 中枢性尿崩症

中枢性尿崩症可分为家族性和获得性尿崩症。以后者多见，原因包括创伤性、肿瘤性、肉芽肿性疾病、感染性疾病、血管性疾病、自身免疫性疾病等。本病青壮年多见，男女的患病率相近。大多起病缓慢，少数可突发。表现为多尿、烦渴、尿比重降低。主要原因是存在 ADH 缺乏或分泌不足。对加压素试验反应良好，与肾性尿崩症的对 ADH 作用不敏感不同，故不难鉴别。

2. 精神性多饮

本病常见于精神性或神经性疾病病人，多为年轻女性，表现为烦渴、多饮、多尿。一般是先有多饮，而后多尿，常伴有其他神经官能症表现。病人对加压素试验有反应，对高渗盐水反应迅速，体内 ADH 并不缺乏，可与肾性尿崩症鉴别。

3. 妊娠期尿崩症

本病由于妊娠期间，在血管加压素酶的作用下血液中 ADH 的半衰期明显下降，导致 ADH 相对不足所致。本病是始于妊娠期、分娩后可自然缓解的一种暂时性尿崩症，故与肾性尿崩症不难鉴别。

4. 糖尿病

糖尿病也可表现为口渴、多饮、多尿，但多伴见消瘦，检查可见血糖升高、尿糖阳性，或口服葡萄糖耐量试验（OGTT）异常等，而血浆 ADH 正常，据此不难鉴别。

【治疗】

（一）中医治疗

1. 治疗原则

中医治疗以"虚则补之"为原则。肺脾气虚者给予补脾益肺、补气摄水；气阴两虚者给予益气养阴、缩尿生津；肾阴不足者给予滋阴益肾、缩尿止遗；肾阳衰微者给予温肾助阳、固精缩尿等。

2. 辨证施治

（1）肺脾气虚

[临床表现] 周身乏力，倦怠嗜卧，少气懒言，食少腹胀，小溲量多，自汗多汗，平素易感冒，舌淡苔白，舌体胖大，边有齿痕，脉虚弱。

[治法] 补脾益肺，补气摄水。

[方药] 补中益气汤加减（出自《内外伤辨惑论》）。

[参考处方] 黄芪 30g，甘草 9g，人参 10g，当归 6g，陈皮 6g，升麻 6g，柴胡 6g，白术 9g，党参 20g。

方中重用黄芪为君，入脾肺二经，补中气升清阳，益肺气实皮毛；辅以人参大补元气，白术、甘草补中健脾为臣，与黄芪合用，更增补中益气之功。当归理气和营、陈皮理气和胃使补而不滞，共为佐；柴胡、升麻升提中气，使清阳上升而复其本位，是为使药。加党参，更助健脾益肺、补气生津之力。

[临床应用] 便秘腹胀者，加厚朴、枳实、制大黄；尿频量多者，加益智仁、乌药、山药、桑螵蛸；自汗多汗者，加麻黄根、五味子、牡蛎；体虚容易感冒者，合玉屏风散，以益气固表。

（2）气阴两虚

[临床表现] 气短乏力，口干津少，皮肤干燥，烦渴多饮，自汗盗汗，小便量多，舌红，少苔，脉细弱。

[治法] 益气养阴，缩尿生津。

[方药] 生脉散合六味地黄汤加减（生脉散出自《温病条辨》，六味地黄汤出自《小儿药证直诀》）。

[参考处方] 人参（另煎）10g，麦冬 15g，五味子 10g，熟地黄 30g，山药 15g，山茱萸 15g，泽泻 10g，牡丹皮 10g，茯苓 10g。

生脉散为治疗气阴两伤的代表方，系根据"虚者补之""散者收之"的原则而设。六味地黄汤，为滋阴补肾之名方，薛己谓之"此壮水制火之剂。夫人之生，以肾为主。人之病，多由肾虚而致者。此方乃天一生水之剂，无不可用"。二方合用，以人参、山药、茯苓健脾益气、大补元气，以熟地黄、麦冬、五味子、山茱萸滋阴液而补肺益肾；以牡丹皮泄肝火，山茱萸缩尿敛汗，诸药合用共奏益气养阴、缩尿生津之功。

[临床应用] 渴而多饮者，加天花粉、葛根、知母生津止渴；盗汗者，加鳖甲、龟甲、知母滋阴敛汗；自汗者，加白术、山药、糯稻根须补气敛汗；尿多者，加山茱萸、鸡内金、益智仁以缩尿止遗；便秘者，加郁李仁、柏子仁、海参以增水行舟润肠通便。

（3）肾阴不足

[临床表现] 发育迟缓，身体羸瘦，腰酸膝软，五心烦热，口干舌燥，多尿多饮，舌红少津，舌体瘦薄，苔少，脉细数。

[治法] 滋阴益肾，缩尿止遗。

[方药] 左归丸加减（出自《景岳全书》）。

[参考处方] 熟地黄30g，山药15g，枸杞子10g，茯苓10g，山茱萸10g，川牛膝10g，菟丝子15g，鹿角胶（烊化）15g，龟甲胶（烊化）15g，炙甘草6g。

方中重用熟地黄滋阴补肾、填精益髓，为君药；鹿角胶、龟甲胶俱为血肉有情之品，峻补精髓，是为臣，鹿角胶于大队补阴药中，亦有"阳中求阴"之意。其余诸药，补脾、养肝、滋肾、平补阴阳、强腰壮骨，俱为佐药。全方配伍，共奏滋阴益肾、缩尿止遗之效。

[临床应用] 口干口渴者，加生石膏、知母、麦冬以清热生津；夜寐不安者，加酸枣仁、夜交藤、丹参以养心安神；便秘者，加肉苁蓉、麦冬、柏子仁以滋阴润肠通便；多尿者，加益智仁、乌药、桑螵蛸以温肾缩尿。

（4）肾阳衰微

[临床表现] 畏寒怕冷，手足不温，腰部冷痛，五迟五软，身体孱弱，饮一溲二，夜尿清长，或下肢浮肿，尿中泡沫，舌淡，苔白，脉沉弱。

[治法] 温肾助阳，固精缩尿。

[方药] 缩泉丸合右归饮加减（缩泉丸出自《妇人大全良方》，右归饮出自《景岳大全》）。

[参考处方] 熟地黄30g，山药15g，山茱萸10g，枸杞子15g，制附子（先煎）6g，杜仲15g，肉桂3g，乌药15g，益智仁15g，菟丝子15g，甘草6g。

《校注妇人良方》记载：缩泉丸主治脬气虚寒，小便频数，或遗尿不止。本方以益智仁温肾纳气、固摄小便为君；乌药辛温散寒、助膀胱气化为臣；山药补脾益肾、固涩精气为佐使，三药共建缩尿止遗之功。然而本方药力薄弱，只适用于尿频、遗尿的轻证。若肾阳衰微、膀胱气化失司重证，当酌加温肾助阳之品。故本证加入制附子、杜仲、菟丝子、肉桂温肾助阳，熟地黄滋阴补肾、益精填髓，山药、山茱萸健脾益肝。诸药相伍，共达温肾助阳、固精缩尿之用。

[临床应用] 小儿发育迟缓、身体孱弱者，合用河车大造丸以填精益髓；腰以下浮肿者，加牛膝、车前子、葫芦壳以补肾活血、利水消肿；尿中泡沫增多者，加黄芪、升麻、柴胡以益气升清；腰部冷痛、喜揉喜按者，加续断、桑寄生、鹿角以补肾填精、温肾助阳。

（二）西医常规治疗

1. 病因治疗

去除病因是基本的治疗措施。若及时控制结缔组织病、药物中毒、低钾、高钙等，症状多能有效缓解。本病的基本治疗原则是及时适量补充液体、防止脱水。肾性尿崩症最有效的治疗是噻嗪类利尿剂以及轻度的失盐。

2. 支持治疗

（1）维持水代谢平衡　口渴时主动饮水。存在胃肠道水分丢失、高热等导致严重脱水者，需要静脉补充水分，应注意避免输注速度过快导致的低钠血症。另外，应低盐饮食以减少溶质性利尿，提倡合理的蛋白饮食以维持生长发育所需。

（2）ADH 类似物　服用本类药物应注意逐渐增加剂量，以减少夜尿次数及夜尿量。

①L- 精氨酸加压素　为一种人体产生的天然 ADH。通常皮下注射，起效时间 1~2 小时，作用时间 4~8 小时。

②1- 去氨基 -8- 右旋 - 精氨酸加压素（DDAVP）为一种人工合成的 ADH 类似物，抗利尿作用比天然精氨酸加压素强 2000 倍。可以口服、胃肠外及鼻腔给药。口服给药：起始 0.1mg，睡前服用，可逐渐增加至 1.2mg/d，分 2~3 次；皮下或静脉给药：1~2mg，每日 2 次；鼻腔内给药：1~4 喷 / 每日，1 次或分次。建议睡前给药，以保证病人睡眠。

（3）噻嗪类利尿剂　氢氯噻嗪可以减少 NDI 病人尿量，短期内增加排钠量，可以促进水通道蛋白质在小鼠集合管上皮细胞的表达。常用的有效剂量为 50~100mg/d，分次服用。注意本药可能导致低钾血症。

（4）前列腺素合成酶抑制剂　非选择性前列腺素合成酶抑制剂吲哚美辛可以促进近端肾小管对水再吸收，使 NDI 病人尿量明显减少，尤其在起始应用时效果明显。与氢氯噻嗪联合使用，可进一步增加疗效。

（5）促进垂体加压素作用的药物　①氯磺丙脲：可以加强 ADH 的活性，常用剂量 100~500mg/d；②卡马西平：可刺激 ADH 释放，常用剂量 200~600mg/d。

（6）钠离子通道阻滞剂　阿米洛利可以阻断连接管和集合管起始段的阿米洛利敏感性钠离子通道，抑制 Na^+ 的重吸收，减少血容量从而达到控制尿量的效果。

（7）纠正电解质紊乱和酸碱平衡失调　纠正低钾、高钙、高钠、代谢性酸中毒等，维持内环境平衡。

（8）防治高尿酸血症　近端肾小管钠和尿酸为同一途径重吸收，在应用利尿剂促进近端肾小管重吸收水和钠的同时，可促进尿酸重吸收，引起高尿酸血症。可予苯溴马隆 50~100mg，每日或隔日 1 次口服。

（9）继发性肾性尿崩症　包括对 ADH 失敏、肾髓质渗透压梯度消失而导致尿浓缩功能障碍两种情况。以治疗原发病为主，多尿严重者可给予对症处理。

【经典传承】

林兰教授

林老指出，本病的病机为津液代谢失调、气血运行失常。其病位主要在肺、脾、肾三脏。其发病在于素体五脏柔弱，加之外感六淫、情志内伤、饮食不节、劳逸失度或外伤导致气血亏虚。该病初起多表现为气阴两虚证或阴虚燥热证；病程日久阴损及阳，可表现为阴阳两虚证；津凝成痰、津枯血瘀则可表现为挟痰、挟瘀证。

林老师治疗本病常中西药联合应用，西药以醋酸去氨加压素片补充激素水平，中药以益气养阴为主，结合相关病变脏腑辨证论治，常以金匮肾气丸、六味地黄丸为基础方。

加减运用：肺胃燥热明显者合白虎汤、竹叶石膏汤加减；脾气虚者合四君子汤加减；肝肾阴虚者合一贯煎加减；肾阳虚者合右归饮、真武汤、保元汤加减；脾阳虚合大、小建中汤加减；挟痰者合二陈汤加减；挟瘀者合桃红四物汤加减。林老的临床经验表明，中西药联合不仅能迅速、有效缓解临床症状，而且病人激素的使用剂量和减量速度、疾病的好转率明显优于单纯西药治疗者。

【典型案例】

王钢医案

淘某，男，4岁。初诊日期：2006年10月9日。

主诉：口渴多饮2年。现病史：病人于2004年8月在某医院确诊为肾性尿崩症，予以补达秀、氢氯噻嗪治疗，服药1周后出现呕吐、泄泻等胃肠道反应，遂自行停药。现病人口渴多饮，日饮水量约为10L，尿量约为9L，汗多、身热、消瘦，大便正常，生长发育较同龄儿迟缓，舌红少苔，脉细数。查尿比重1.000，血 Na^+ 147.5mmol/L，血 K^+ 5.74 mmol/L，血 Cl^- 109.4 mmol/L，尿渗透压290 mOsm/（kg·H_2O），双肾超声正常。西医诊断为肾性尿崩症，继续常规服用氢氯噻嗪。中医诊断为消渴，辨证为肺胃热盛、气津两伤证，治宜清热益气生津。

处方：生石膏15g，茯苓9g，炒白芍9g，粳米9g，知母6g，麦冬6g，人参3g（另煎），黄芩3g，黄连2g，炙甘草3g。每日1剂，水煎服。

二诊（10月13日） 病人服汤药后饮水量减少，身热减轻，汗多，舌红，苔薄黄，脉细数。查尿比重1.000。上方去麦冬，加炒薏苡仁9g、葛根6g。

三诊（10月23日） 病人服药后，饮水量持续下降为7L，身热消失，多汗消失，小便颜色变黄，余无变化。上方去炒薏苡仁、黄连、黄芩。

四诊（11月15日） 服药后尿量继续减少，尿色加深，夜间饮水量多。守方续服30剂。

五诊（12月18日） 病人大便量多，体重增加，饮水量可，日进水3~5L，尿量每日3~4.5L，身高明显增长，舌红、苔薄白，脉细。查尿比重1.002，血 Na^+ 145.1mmol/L，上方加川朴4g、陈皮3g、苍术2g。60剂，水煎服。

六诊（2007年3月1日） 饮水量3~3.5L，尿量约为3L，查尿比重1.004。血 Na^+、血 K^+ 正常范围，予上方继续巩固治疗，随访至今，病情稳定。

按语 该患儿发育迟缓，尿频量多，且汗多、身热、消瘦，系先天不足、肾精亏损、病及脾肺，治宜先后天并治、标本并举。白虎加人参汤以石膏、知母、麦冬滋阴清热治其标，人参补肾益气治其本，更兼其他药物顾护后天之本，故药后效佳，病渐向愈。

【预防与调护】

积极治疗原发病，对症处理并发症，对症状严重者争取早诊断早治疗，以防急性脱水引起电解质紊乱。本病重点在继发性NDI的预防，因其中相当部分属医源性，临床须警惕。避免长期精神刺激，如恐吓、忧伤、焦虑或精神紧张等，可引起大脑皮层功能紊乱，进而引起内分泌失调，使抗利尿激素分泌更加不足，尿量更多，加重病情。避免食用高蛋白、高脂肪、辛辣和含盐过高的食品及吸烟饮酒，上述原因均可使血浆渗透压升高，从而兴奋大脑口渴中枢；并且易助火生热、化燥伤阴，加重本病烦渴等症状。忌饮茶叶与咖啡，茶叶和咖啡中含有茶碱和咖啡因，能兴奋中枢神经，增强心肌收缩力，扩张肾及周围血管，而起利尿作用，使尿量增加。

【临证提要】

（1）重视饮食营养疗法 对于低钾血症出现倦怠乏力甚至心律失常的病人，可在补钾治疗的基础上，多食用高钾食物；对于纳差、消瘦的病人，可用八珍汤加减，配合肉、豆、鱼、奶等高蛋白饮食，以及新鲜蔬菜、水果等富含维生素及微量元素的食物，以增加营养，促进正常的生长发育。

（2）养阴益气收涩并重　本病常多尿伤阴，在辨证论治时，要重视滋养阴液，药用生地、石斛、枸杞子、五味子、葛根、芦根等；在此基础上，还要配伍健脾益气的山药、党参、黄芪、白术、大枣等，以使水化有源、布散有序、津液上承于口，减轻渴感，从而减少饮水量；再配合应用桑螵蛸、覆盆子、山茱萸、益智仁等温肾收涩缩尿之品，更有助于最终改善多尿症状。

（张新志　何立群）

第五节　反流性肾病

【概述】

反流性肾病（reflux nephropathy，RN）是由于膀胱输尿管反流（vesicoureteral reflux，VUR）和肾内反流（intrarenal reflux，IRR）导致，以肾表面不规则瘢痕、受累肾盏肥大变形、受累皮质萎陷皱缩为特征，病理上表现为慢性肾小管间质纤维化，部分病人可有局灶节段性肾小球硬化和透明变性，临床可出现蛋白尿和高血压，最终发展为 ESRD。RN 是肾衰竭的重要原因之一。有报道指出患尿路感染的患儿有约 20%~40% 合并有 VUR，在儿童中 VUR 的发生率约 1%~2%。本病可归属于中医学"淋证""腰痛""遗尿"等范畴。

【病因病机】

（一）中医病因病机

本病病因多与先天禀赋不足，外邪侵犯膀胱，饮食不节、情志失调、劳倦过度等致肾气不足有关。禀赋不足，肾脏发育异常，或不洁秽浊之邪侵入膀胱，或嗜食肥甘醇酒，或心火移热于小肠，或肝胆湿热下注，或七情郁结于内，或房劳过度伤肾等，均可致肾气虚弱，膀胱受邪，遂致尿急、尿频、尿痛、小腹坠胀，而发为淋证。若气血凝滞，经脉瘀阻，腰府受累，可见腰痛拒按、夜间痛甚；肾气虚弱，肾失封藏，可见遗尿、尿失禁；火不生土，脾气虚阳衰，气失固摄，精微下陷膀胱，则有泡沫尿；湿热下注，灼伤肾与膀胱之血络，可尿中带血。浊邪上泛，胃失和降，可见纳差、恶心、呕吐。病之后期，湿热毒邪弥漫三焦或内犯营血，可为关格、癃闭、昏迷等。

总之，本病病位在肾与膀胱，病理性质属本虚标实。一般初期多为肾气不足，以正气虚损为主；病至后期，肾脏虚损日久，渐及肝、脾、胃、三焦等脏腑，转以正虚邪实为主。

（二）西医病因病机

1. 病因

根据病因和发病机制的不同，VUR 分为原发性和继发性两类，以前者最常见。

（1）原发性膀胱输尿管反流　生理情况下，黏膜下输尿管的肌肉、外层纵肌、中层环肌、

Waldeger 鞘等是防止尿液反流的主要结构。其中，Waldeger 鞘有单向瓣膜的作用，在排尿期膀胱内压增高时，膀胱肌肉收缩压迫关闭黏膜下段输尿管，可防止尿液反流。输尿管膀胱连接段的长度、输尿管在膀胱开口的特性，均能影响其抗逆流作用。

原发性 VUR 病因有：①黏膜下段输尿管先天性异常：如先天性膀胱黏膜下输尿管过短、输尿管开口异常、膀胱三角肌组织变薄或无力、输尿管囊肿及输尿管憩室等。②具有很强的遗传背景：在 VUR 病人，子女中 2/3 存在反流，兄弟姐妹中有 30%~50%，同卵多胞胎中高达 80%。与正常人相比，有 VUR 家族史者，患膀胱输尿管反流或反流性身边的风险增加 20~50 倍。但造成膀胱输尿管反流的基因位点及遗传方式并不明确。

（2）继发性 VUR　主要原因为膀胱内压力过高，或输尿管口功能异常。分为机械性梗阻和功能性梗阻，如膀胱结核、血吸虫感染、神经源性膀胱、膀胱尿道梗阻、膀胱颈息肉、膀胱颈放射治疗、后尿道瓣膜、前列腺肥大、双肾盂双输尿管、输尿管囊肿、输尿管开口处外科损伤、输尿管疝、脊髓损伤、膀胱手术后、妊娠、肾移植术后等。

2. 病机

RN 的确切发病机制目前仍未完全阐明。VUR 可导致肾瘢痕形成，肾单位减少，引起继发性局灶节段性肾小球硬化和肾间质纤维化。双侧 VUR 伴广泛肾瘢痕可进展为 ESRD，而单侧 VUR 若健侧肾脏可以代偿，肾功能可保持正常。VUR 引起的肾损害可能与下列因素有关。

（1）细菌尿　VUR 时尿流对膀胱的冲刷作用减弱，细菌易附着于膀胱壁，引起膀胱炎。膀胱内含菌尿液可反流至肾引发肾盂肾炎。动物实验表明，VUR 在无菌时，对肾生长及肾功能均无影响。但感染并非为瘢痕形成所必需，仅对其形成起促进作用。尿路感染不仅可加重 VUR 及促进肾瘢痕的形成，而且反复发作的尿路感染可能通过免疫机制损害非瘢痕区的肾小球致肾小球硬化。

（2）尿流动力学改变　在膀胱充盈或排尿时，若肾盂、肾盏、输尿管腔内压力升高，达 40mmHg 时，即可产生肾内反流，从而造成肾损害。

（3）免疫损伤　免疫荧光检查发现，部分 RN 病人在肾小球硬化区及系膜区可发现 IgM 及 IgG，因此认为免疫损伤是引起肾小球硬化的原因。抗原可能为细菌，也可能是 Tamm-Horsfall 蛋白。

（4）血管病变　由于尿液溢漏到肾小管外的间质及毛细血管和直血管，引起炎症及纤维化，导致肾内血管狭窄及闭塞。在反流性肾盂肾炎的最初阶段，感染所累及的部位由于广泛间质水肿的机械压迫，致肾间质血管闭塞，尤其是肾小管旁的小血管。当然，存在功能性尿路梗阻时，也可出现肾内反流，导致肾小球滤过率降低，出球小动脉血流减少，导致肾缺血，产生间质性肾炎。

【临床表现】

本病临床表现各异，症状轻重不一，以复杂性尿路感染最为常见。部分病人因发现有无症状菌尿而考虑到本病诊断。部分病例长期无症状，直到肾功能不全进入尿毒症期才得以诊断。偶尔有病人因其他原因接受影像学检查而被发现单肾或双肾瘢痕或萎缩。其他的临床表现如下。

1. 尿路感染

RN 常合并尿路感染，且易反复发作或迁延难治。新生儿常见间歇性发热和生长发育迟缓。成人主要表现为尿频、尿急、尿痛及胁腹痛。青年女性常表现为性生活后反复发作细菌性膀胱炎或急性肾盂肾炎。严重时，表现为典型的急性肾盂肾炎症状，如发热、尿血、腰背部疼痛、膀胱刺激征等。临床观察表明，尿路感染发作次数、症状严重程度与反流程度和肾脏瘢痕程度无关。

2. 高血压

RN 病人常伴高血压，部分病人有头晕、头部胀痛等表现。血压急剧升高或恶性高血压者，可有眼底出血、渗出和水肿等。在成人高血压发生率占 30%~60%，血压常随肾功能恶化逐渐加重。妊娠期病人的首发症状可为妊娠高血压综合征。RN 也是儿童严重高血压最常见的原因，约占儿童高血压的 10%。随着肾脏瘢痕的进展，肾素 – 血管紧张素产生过多，合并高血压的危险性增大。因此，对于高血压原因未明的病人也应高度注意 RN 的可能性。

3. 蛋白尿

蛋白尿是预测 RN 预后最重要的指标，可为其首发症状，多在肾瘢痕数年后出现，蛋白尿提示已经出现局灶节段性肾小球硬化（RN 病人早期的少量蛋白尿除外，因其多为尿路感染所致）。蛋白尿多小于 1g/24h，偶见大量蛋白尿，多为小管性或混合性。

4. 肾小管功能障碍

肾功能轻度受损时，远曲小管功能最先受影响，可有明显多尿、夜尿，少数病人可有遗尿。尿检可有 α_1– 微球蛋白、β_2 微球蛋白、视黄醇结合蛋白等小分子量蛋白升高。

5. 腰痛、肾结石、肾积水

病人常伴腰部不适，早期多不明显，中、晚期病人有不同程度的腰胀、有沉重感或腰痛，肾区叩击痛；由于肾盏变形和反复尿感，易伴肾结石。若结石导致梗阻，会造成肾积水。

6. 肾衰竭

RN 系慢性进行性疾病，最后终将进展为肾衰竭，是慢性肾功能不全的重要原因之一，通常伴有蛋白尿、高血压、白细胞尿等。

7. 泌尿系统先天性畸形

可伴泌尿道先天性畸形，如双肾盂、双输尿管、输尿管旁憩室、肾盂输尿管连接处狭窄、尿道下裂等。

8. 其他表现

晚期病人肾功能不全时，可出现贫血、恶心、呕吐、皮肤瘙痒等尿毒症症状。

【实验室及其他辅助检查】

1. 一般检查

（1）尿常规　蛋白尿可为 RN 的首发症状，多为轻度蛋白尿。可有尿比重降低，镜下血尿或白细胞尿。

（2）血常规　急性尿路感染和急性肾盂肾炎时，白细胞计数及 C– 反应蛋白（CRP）上升，可有血沉增快。疾病晚期可出现贫血。

（3）中段尿细菌培养　很多病人多次细菌培养阴性，也可出现阳性。

（4）血生化检查　疾病后期，肾功能下降时，可有电解质紊乱、酸碱平衡失调或其他异常。

（5）24 小时 UTP　多为少量蛋白尿，也可出现肾病综合征范围的大量蛋白尿。

（6）尿白介素 –8（IL–8）　尿 IL–8 是肾瘢痕化和 VUR 的有效标志。

2. 辅助检查

（1）泌尿系统超声检查　为 RN 的首选筛查方法，可检测肾脏大小，发现有无肾结石和肾积水。发现肾盂肾盏扩张、双肾盂双输尿管、肾发育不良等。彩色多普勒检查输尿管开口位置，可作为尿路感染儿童合并 VUR 的筛选试验。但单纯依靠超声诊断反流性肾病的假阳性率约为 15%。

（2）静脉肾盂造影（IVP）　可显示肾脏轮廓、长度、皮质厚度、乳头形状、肾脏瘢痕等，为诊断 RN 的传统方法。

（3）CT 或 MRI 检查　显示肾脏轮廓、长度、皮质厚度、肾脏瘢痕等变化，较超声检查更加敏感。

（4）排尿期膀胱尿路造影（VCUG/MCU）　MCU 是 VUR 检测及分级的金指标。但经常规 MCU 检查仅能发现 33% 的 VUR，而服用氨基甲酰甲基胆碱后 30 分钟再行 MCU，发现率可达 100%。本病肾脏表面的局灶性瘢痕，以肾两极，尤其是肾上极最为突出。目前膀胱输尿管反流的国际分级标准即以 MCU 的形态变化为依据。根据国际分流研究委员会的分级标准，VUR 可分为 5 级。Ⅰ级：尿液反流只达到输尿管；Ⅱ级：尿液反流到输尿管、肾盂及肾盏，但无扩张，肾盂穹隆正常；Ⅲ级：输尿管轻度或中度扩张和（或）扭曲，肾盂轻度或中度扩张，但无（或）有轻度穹隆变钝；Ⅳ级：输尿管中度扩张和（或）有扭曲、肾盂中度扩张，穹隆锐角完全消失，但大部分肾盂尚保持乳头压痕；Ⅴ级：输尿管严重扩张及扭曲，肾盂肾盏严重扩张，大部分肾盏不能看见乳头压痕。

（5）核素检查　分为间接法和直接法。前者特异性和敏感性较低，仅用于 VUR 的筛查；直接法敏感性较高，可用于 VUR 的确诊和分级。同时，同位素检查还可获得以下资料：①出现反流时的膀胱容量；②计算反流量；③测定残余尿量；④反流持续时间；⑤观察解剖口的变异。

（6）膀胱镜　可以观察输尿管开口位置、形态及活动度，还能发现膀胱黏膜下输尿管的长度、输尿管周围憩室、输尿管扩张等。结合临床表现及 X 线才能诊断 VUR。

（7）肾组织穿刺活检　肾小球的病变为局灶性、节段性硬化及玻璃样变混杂肾小球肥大，这是 RN 最具特征性的病理变化。免疫荧光于肾小球内硬化部分可见 IgM、IgG 及 C_3 的沉积。活检可为诊断提供佐证，为治疗提供参考，但非 RN 的确诊检查手段。

【诊断与鉴别诊断】

（一）诊断要点

1. 中医辨证要点

中医辨证常有肾阳不足、膀胱湿热、肾虚肝郁、瘀血内生及阴阳两虚等证型。肾阳不足者常有腰膝酸软、尿频遗尿等；膀胱湿热者常有小便频数、急迫难禁、尿道灼热等；肾虚肝郁者常有腰痛连胁、揉按益甚、少腹满痛等；瘀血内生者常有腰腹部刺痛、痛有定处、痛处拒按等；阴阳两虚者常有腰酸腿软、遇劳尤甚或手足不温、形寒肢冷、面色苍白等。

2. 西医诊断要点

RN 主要靠影像学检查，只要发现 VUR/IRR 和（或）肾皮质局灶性瘢痕即可诊断。其诊断要点有：

（1）反复发作的尿路感染或无症状细菌尿，是 RN 诊断步骤的开始。同时，若病人伴有持续性蛋白尿、高血压、多尿、夜尿，则可为诊断提供支持。

（2）MCU 或 VUS 检查发现有输尿管反流、扩张，或（及）肾盂、肾盏扩张，或（及）肾内反流。

（3）DMSA 扫描或 MCU 检查发现肾脏萎缩和瘢痕形成。

（4）超声、膀胱镜检查发现输尿管开口异位、异形，特别是高尔夫球洞样开口。

（5）肾脏病理检查可以在瘢痕部位发现肾小管萎缩、间质纤维化，以及肾小球内硬化部分可见免疫球蛋白及补体成分的沉积。但肾活检不易获得瘢痕病变组织，使其在诊断中的作用受到一定限制。

（二）鉴别诊断

1. 慢性肾盂肾炎

慢性肾盂肾炎主要表现为尿路感染，或无症状细菌尿，后期也可出现高血压和肾功能下降。影像检查有肾盏的扩张，也可发现局灶、粗糙的皮质瘢痕。但除了伴有反流的慢性肾盂肾炎，阻塞性和特发性慢性肾盂肾炎均无膀胱输尿管反流和（或）肾内反流，可资鉴别。

2. 肾结核

肾结核主要表现为膀胱刺激征，抗生素治疗无效，或抗菌治疗后细菌转阴，但脓尿持续存在，与 RN 伴发尿路感染（UTI）抗生素治疗有效不同；肾结核者，尿结核杆菌培养阳性，膀胱镜检查为典型的结核性膀胱炎表现，可有输尿管狭窄、肾积水，而无尿液反流，病理可发现结核结节或肉芽肿。与 RN 的输尿管开口异位、异形、扩张，伴肾积水不同，据此可以鉴别。

3. 膀胱过度活动症

膀胱过度活动症主要表现也为下尿路的刺激症状，如尿频、尿急、尿痛，下腹部坠胀疼痛，或排尿不适感。与 RN 并发尿路感染症状相似。但本病中段尿培养无细菌生长，也无发热、白细胞升高等表现，少有泌尿系解剖异常等。临床上可据此鉴别。

【治疗】

（一）中医治疗

1. 治疗原则

反流性肾病基本病机为本虚标实、虚实错杂，早期以标实为主，后期则本虚为甚。治疗上，需根据本虚、标实的缓急轻重，采取扶正祛邪兼顾的治疗方法。

2. 辨证施治

（1）肾阳不足

［临床表现］疲乏无力，面色无华，腰膝酸软，头晕耳鸣，发脱齿摇，尿频遗尿，劳累后加重，舌淡，苔白，脉沉弱。

［治法］温补肾阳，填精益髓。

［方药］右归丸加减（出自《景岳全书》）。

［参考处方］熟地黄 30g，山药 15g，山茱萸 12g，桑螵蛸 10g，枸杞子 15g，鹿角胶 15g，

杜仲 15g，续断 15g，菟丝子 15g，肉桂 6g，制附子 9g，甘草 6g。

本方出自《景岳全书》，主治元阳不足，或先天禀赋不足，或劳伤过度所致小水自遗、虚淋及脾胃虚寒等症。方中附子、肉桂、鹿角胶补命门之火、益精养血；熟地黄、枸杞子滋肾填精、阴中求阳；山药、甘草健脾益气，以后天培补先天；杜仲、续断、菟丝子温补肾阳、强壮腰膝；山茱萸、桑螵蛸收涩止遗；甘草调和诸药。全方相合，共奏温补肾阳、填精益髓之效。

[临床应用] 倦怠无力、少气懒言者，加黄芪、白术、白扁豆以健脾益气；气血虚弱、口唇色淡者，加当归、白芍、黄芪以益气滋阴生血；夜尿遗尿者，加乌药、益智仁、鸡内金以温肾缩尿止遗。

（2）膀胱湿热

[临床表现] 小便频数，急迫难禁，尿道灼热，滴沥刺痛，少腹坠胀，或伴腰痛难忍，按压痛剧，伴口干口苦，小便红赤或深黄，大便秘结，舌质红，苔黄腻或黄燥，脉滑数。

[治法] 清热解毒，利湿通淋。

[方药] 八正散合导赤散加减（八正散出自《太平惠民和剂局方》，导赤散出自《小儿药证直诀》）。

[参考处方] 萹蓄 30g，瞿麦 30g，栀子 12g，滑石 30g，大黄 6g，通草 6g，车前草 15g，鱼腥草 15g，蛇舌草 15g，大青叶 15g，淡竹叶 6g，生甘草梢 6g。

八正散方出自《太平惠民和剂局方》，其组方特点是以苦寒通利下焦，但三焦兼治；清利与清泻合法，有疏凿分消之妙。原著记载：治大人、小儿心经邪热，一切蕴毒。又治小便赤涩，或癃闭不通，及热淋、血淋，并宜服之。导赤散为钱乙治疗小儿心热及心热移于小肠之名方。二方合用，以萹蓄、瞿麦、滑石、通草、车前草利湿通淋；以大黄、淡竹叶、栀子清心火，釜底抽薪；加鱼腥草、蛇舌草、大青叶清热解毒；生甘草梢直达茎中而止淋痛。全方清心、通淋、解毒并用，使心经之火与小肠之热，经由小便而解，邪有出路而诸症自安。

[临床应用] 尿色红赤者，加小蓟草、白茅根、荠菜花以凉血止血；大便秘结者，加枳实、柏子仁以理气润肠；尿频明显者，加益智仁、石菖蒲、桑螵蛸以温肾缩尿。

（3）肾虚肝郁

[临床表现] 腰痛连胁，揉按益甚，少腹满痛，小便涩滞疼痛，滴沥难尽，舌质暗，苔薄白，脉沉弦。

[治法] 疏肝补肾，温阳调气。

[方药] 肾气丸合沉香降气散加减（肾气丸出自《金匮要略》，沉香降气散出自《御药院方》）。

[参考处方] 熟地黄 15g，山药 15g，茯苓 15g，枸杞子 15g，山茱萸 10g，丹皮 10g，附子 10g，桂枝 10g，菟丝子 15g，沉香 6g，砂仁 6g，香附 15g，生麦芽 15g，川楝子 10g，炙甘草 6g。

肾气丸为补肾助阳之常用方剂，其立意于"少火生气"，且补中寓泻，补力平和，宜于肾阳不足而兼水湿、痰饮内停之证。沉香降气散为治阴阳壅滞、气不升降、胸膈痞塞之剂。方中肾气丸加菟丝子，补泻兼施，补肾阳为主；沉香、砂仁、香附、甘草理阴燮阳调理气机；更加生麦芽、川楝子疏肝调气，共奏疏肝补肾、温阳调气之功。

［临床应用］腰胁痛甚者，加延胡索、醋香附、蒲黄、五灵脂以理气止痛；小便涩痛浑浊者，加萆薢、萹蓄、瞿麦；伴见结石者，加石韦、鸡内金、海金沙以通淋排石。

（4）瘀血内生

［临床表现］腰腹部刺痛，痛有定处，痛处拒按，夜间痛甚，舌质紫暗，或有瘀斑瘀点，舌下络脉迂曲增粗，脉细涩或弦紧。

［治法］活血化瘀，理气止痛。

［方药］失笑散合活络效灵丹加减（失笑散出自《太平惠民和剂局方》，活络效灵丹出自《医学衷中参西录》）。

［参考处方］蒲黄15g，五灵脂10g，当归15g，丹参15g，乳香10g，没药10g。

失笑散源自《太平惠民和剂局方》，其中之蒲黄、五灵脂均入肝经活血止痛，汪氏谓之"治血痛如神"。其药少力专，故血瘀为患之多种病证，都可以此作为基础方加味使用。而活络效灵丹为近代中西汇通医家张锡纯所创，治气血凝滞，……心腹疼痛，一切脏腑积聚，经络湮淤。祛瘀止痛之力颇强，为治疗血瘀诸症的有效方剂。两方合用，效力犹剧，对瘀血阻滞肾府之腰腹部疼痛效果良好。

［临床应用］兼气滞，加香附、木香、川楝子以行气活血；兼气虚，加黄芪、人参、白术以益气生血；寒凝血脉，加乌药、茴香、炮姜温经活血；兼小便淋涩，加乌药、萆薢、生甘草梢以行气通淋。

（5）阴阳两虚

［临床表现］腰酸腿软，遇劳尤甚，或手足不温，形寒肢冷，面色苍白，夜尿清长，遗尿尿频，脉沉细；或五心烦热，咽干口燥，潮热盗汗，舌质红，脉细数。

［治法］温补肾阳，滋补肾阴。

［方药］杜仲丸加减（出自《普济本事方》）。

［参考处方］炒杜仲15g，补骨脂15g，黄柏10g，知母10g，白芍30g，五味子10g，枸杞子15g，制龟甲15g，黄芪30g，当归10g。

本方以黄柏、知母、白芍、枸杞子、五味子、制龟甲滋补肾阴，加炒杜仲、补骨脂少火生气温助先天阳气，合当归补血汤益气生血。诸药合用，调和气血阴阳，使阴阳平秘、气血和顺。临证加减应用，可治一切阴阳两虚之证。

［临床应用］阳虚为主者，减知母、黄柏、制龟甲，加制附子、肉桂以温肾助阳；阴虚阳亢为主者，加生龙骨、生牡蛎以滋阴潜阳；下肢水肿者，加牛膝、车前子、葫芦壳以温阳利水。

（二）西医常规治疗

本病的治疗原则是制止尿液反流和控制感染，预防肾功能损害的发生或进展。治疗包括内科治疗和外科治疗两个方面。

1. 内科治疗

Ⅰ、Ⅱ级膀胱输尿管反流自发缓解率高，可首选内科治疗。

（1）一般治疗　注意个人卫生，多饮水，运用二次排尿法定期排空膀胱，注意睡前排尿；饮食均衡，保持大便通畅；舒畅情志，避免情绪紧张。

（2）治疗尿路感染　具明显尿路感染症状、尿菌培养阳性者，根据药敏结果给予敏感抗生素治疗1周。尿菌转阴后，应用低剂量抑菌疗法预防感染，药物可用阿莫西林、头孢氨苄、头孢克洛、复方磺胺甲噁唑、甲氧苄啶、呋喃坦啶、氨苄西林等；成人亦可应用喹诺酮类药物。但要注意长期应用导致的不良反应。

（3）控制血压　持续的高度反流和尿路感染以及同时存在的高血压是促进肾功能损害，进而发展到 ESRD 的主要因素。所以，降压也是 RN 治疗的关键一环。临床上，可选用血管紧张素转换酶抑制剂、血管紧张素受体拮抗剂或钙通道阻滞剂。

（4）控制蛋白尿　蛋白尿是肾功能损害最重要的标志，常呈进行性发展，持续性蛋白尿提示已经出现局灶节段性肾小球硬化。临床上，常给予 ACEI、ARB 控制蛋白尿、保护肾功能。

（5）抑制膀胱过度活动　对高反应性膀胱导致的膀胱过度活动，可予托特罗定、奥昔布宁等抑制膀胱收缩。

2. 外科治疗

外科治疗通过延长输尿管膀胱黏膜下段长度恢复其抗逆流功能。手术方法分为输尿管再植入术和内镜输尿管下注射术两类。

外科治疗指征为：①V 级 VUR 伴肾脏瘢痕，年龄 ≥ 1 岁；②年龄 ≥ 6 岁的 V 级 VUR；③年龄 ≥ 6 岁的 Ⅳ 级 VUR，伴有双侧反流，或合并肾脏瘢痕者；④重度反流并出现反复肾盂肾炎者；⑤先天性异常或尿路梗阻而引起反流者；⑥输尿管口呈高尔夫洞穴样改变者；⑦内科治疗无效者。

主要的手术方法有：

（1）输尿管再植入术　包括开放式膀胱内和膀胱外再植入术，总的治愈率超过 95%。另外，采用经腹腔镜或膀胱镜微创输尿管再植入术，具有疗效好、创伤小、恢复快的特点。

（2）内镜输尿管下注射术　对轻中度反流治愈率高，对重度反流治愈率较低。总的治愈率低于传统手术疗法。但对于输尿管植入术失败者，仍可能有效，拓展了该疗法应用的前景。

【经典传承】

（一）刘宝厚教授

刘教授认为，反流性肾病的中医病机主要是本虚标实。病位主要在脾、肾、膀胱。本病急性发作时以湿热为主，湿热解除后以脉络瘀阻为主。治疗当以清热利湿、活血通络为法，方可标本兼治，以求永效。

刘老将本病分为 4 个证型进行论治。

1. 膀胱湿热证

治以清热解毒、利湿通淋。方予清热通淋汤加减（组成：金银花 30g，石韦 30g，益母草 30g，龙葵 15g，地榆 20g，海金沙 15g，乌药 10g，益智仁 10g）。

2. 肝肾阴虚证

治以滋补肝肾、兼清湿热。方予知柏地黄汤加味（组成：知母 10g，黄柏 10g，生地黄 15g，吴茱萸 12g，柴胡 12g，山药 15g，茯苓 15g，泽泻 12g，车前子 15g，牡丹皮 12g，益母草 30g，半枝莲 30g）。

3. 气阴两虚，湿热未尽证

治以益气养阴、兼清湿热。方予参芪地黄汤加减（组成：黄芪 20g，太子参 15g，生地黄

15g, 吴茱萸 12g, 山药 15g, 土茯苓 15g, 牡丹皮 12g, 泽泻 12g, 益母草 30g, 半枝莲 30g, 白茅根 30g, 车前子 15g)。

4. 气虚血瘀，湿热下注证

治以补气活血、兼清湿热。方予补阳还五汤加减（组成：黄芪 30g, 当归 15g, 川芎 10g, 赤芍 15g, 红花 10g, 益母草 30g, 地龙 10g, 车前子 15g, 蛇舌草 30g, 半枝莲 30g)。

（二）邹云翔教授

邹教授认为，本病属中医学"腰痛""淋证""尿频""遗尿"等范畴。因先天禀赋不足，或后天失养，肾气虚弱，使外邪侵袭膀胱，湿热上犯于肾，久病不已，肾气受损，气化不利，瘀血阻痹，内有积水所致。故其病理性质总属本虚标实。一般初期多为肾气不足，以正虚为主；病之后期，肾与膀胱损伤较甚，进而累及他脏，转以正虚邪实为主。

邹老将本病分 5 个证型进行论治。

1. 肾气不足

治以温补肾阳、填充精血。方拟右归丸加减（组成：熟地黄 15g, 枸杞子 10g, 菟丝子 10g, 鹿角胶 10g, 杜仲 15g, 当归 10g, 山茱萸 10g, 制附子 10g, 肉桂 6g)。

2. 湿热下注

治以清热泻火、利水通淋。方用八正散加减（组成：萹蓄 30g, 瞿麦 30g, 滑石 30g, 栀子 10g, 通草 10g, 车前子 30g, 甘草 10g)。

3. 肾虚肝郁

治以温补肾阳、调肝行气。方投肾气丸合沉香散（组成：熟地黄 15g, 山茱萸 10g, 山药 30g, 泽泻 10g, 茯苓 30g, 牡丹皮 10g, 香附 10g, 沉香 6g, 附子 10g, 肉桂 6g, 砂仁 10g, 炙甘草 10g)。

4. 瘀血阻滞

治以活血化瘀、理气止痛。方予失笑散合活络效灵丹（组成：蒲黄 10g, 五灵脂 10g, 丹参 15g, 当归 15g, 制乳香 10g, 制没药 10g)。

5. 阴阳两虚

治以温补肾阳、滋补肾阴。方予杜仲丸加减（组成：炒杜仲 30g, 补骨脂 10g, 制龟甲 15g, 黄柏 10g, 知母 10g, 当归 15g, 黄芪 30g)。

【典型案例】

刘宝厚医案

盛某，女，25岁，营业员。初诊日期：2009 年 9 月 2 日。

主诉：发热、尿频、尿急反复发作 10 余年。10 年前出现发热、尿频、尿急，服用复方新诺明治疗好转，近 1 年服用复方新诺明疗效越来越差，今年年初经北京某医院静脉肾盂造影、X 线排尿性膀胱尿路造影检查，诊断为膀胱输尿管反流、双侧输尿管扩张。就诊时病人发热恶寒，口干口苦，小便频数、灼热刺痛，尿浑浊，少腹胀痛，腰痛，大便秘结。检查：BP158/95mmHg，T38.5℃，舌质暗红，苔黄厚腻，脉细数。中医辨证分析：病位在肾、膀胱；病性属湿热。辨证：膀胱湿热证。治法：清热解毒、利湿通淋。选方：清热通淋汤加减。用药：金银花 30g, 龙葵 15g, 石韦 30g, 柴胡 20g, 半枝莲 30g, 益母草 30g, 地榆 30g, 海金沙 15g，乌药 10g，益智仁 10g。水煎两次，兑匀，每日 1 剂，7 剂。氨氯地平缓释片 10mg，每日 1 次。

二诊（2009 年 9 月 9 日） 热退，尿频、尿灼热明显减轻，大便通畅，呈稀便。检查：BP135/85mmHg，T36.5℃，舌质暗红，苔微黄厚，脉细数。尿常规：PRO（++）。血常规：Hb125g/L，BUN9.0mmol/L，Scr162.2μmol/L，UA450mmol/L，CO_2-CP19.5mmol/L，Cl^-110mmol/L，Ca^{2+}1.65mmol/L，K^+5.45mmol/L，尿 $β_2$ 微球蛋白 416（mg/L），尿白蛋白 51.8mg/L。证属湿热未净，上方去金银花，加土茯苓 30g、佩兰 15g、白豆蔻 15g，7 剂。蛭龙通络胶囊 5 粒，每日 3 次，口服。

三诊（2009 年 9 月 16 日） 排尿无不适，小腹部已无胀痛，疲乏，食欲欠佳，口干舌燥，夜尿 3~4 次，舌质暗红，舌体胖嫩，苔薄白，脉细数。中医辨证分析：病位在脾气、肾阴；病性属虚、瘀。辨证：脾肾气阴两虚，脉络瘀阻。治法：益气养阴，活血通络。选方：益气健肾汤加减。用药：黄芪 60g，当归 15g，太子参 15g，生地黄 20g，女贞子 15g，墨旱莲 15g，益母草 15g，红花 10g，莪术 15g，地榆 20g，鸡内金 15g，石韦 30g，金樱子 30g，煅牡蛎（先煎）50g，14 剂。骨化三醇每次 0.25μg，每日 1 次；金水宝胶囊 5 粒，每日 3 次。续服蛭龙通络胶囊、氨氯地平缓释片。

四诊（2009 年 9 月 30 日） 病人精神食欲俱增，夜尿减少，口不干渴，腰部困痛，舌质暗红，舌体稍胖，苔薄白，脉细数。原方加杜仲 15g、续断 15g，续服 14 剂。

五诊（2009 年 10 月 15 日） 病情一直平稳，将近 2 个月，再未出现尿频、尿急、尿痛和发热等症状，自觉怕冷、喜热。复查尿常规：PRO（±），血常规：Hb130g/L，BUN7.5mmol/L，Scr136.0mmol/L，UA396μmol/L，CO_2CP19.5mmol/L，Cl^-110mmol/L，Ca^{2+}2.15mmol/L，K^+5.35mmol/L，尿 $β_2$ 微球蛋白 325ng/mL，尿白蛋白 25.0mg/L。检查：血压 130/75mmHg，舌质暗红，舌体稍胖，苔薄白，脉沉细。证由气阴两虚转变为脾肾阳虚兼血瘀证。因病人煎药不方便，改用中成药补阳健肾胶囊（刘教授医院制剂），每次 6 粒，每日 3 次；金水宝每次 5 粒，每日 3 次；蛭龙通络胶囊每次 6 粒，每日 3 次；骨化三醇每次 0.25μg，每日 1 次。

2011 年 11 月 20 日随访：病人一直服用上述药物，2 年多来病情一直稳定，精神食欲均好，排尿无不适，腰困，夜尿 1~2 次，血压正常，尿常规检查正常。

按语 刘教授认为，反流性肾病的中医病机主要是本虚标实。从病位来看，本虚主要在脾肾，标实主要在膀胱。从病性来看，急性发作时以湿热为主，湿热解除后以脉络瘀阻为主。本例病人的发病规律正符合这一病机特点。病人 10 余年间，反复发热、尿频、尿急，经抗生素治疗虽有暂时效果，但易于反复，这是由于病人久病体虚、膀胱湿热之邪留恋不净之故。此次发病，先采用清热解毒、利水通淋法，清除湿热后，紧接着采取益气养阴、活血通络法，进行标本兼治，2 年多来，病情一直保持稳定，各项指标均有改善，说明中医辨证论治的优越性。

从用药规律看，刘教授的 3 个经验方中均寓有活血通络、消积化癥之品，如益母草、莪术、红花、水蛭、地龙等，这对减少肾间质纤维化、减轻肾瘢痕，具有一定的治疗作用。

【预防与调护】

反流性肾病为多种病因引起的疾病，预防应从防治原发疾病入手，对于易引起反流的疾病，要认真检查、明确诊断并积极对症治疗，以防反流性肾病发生和进行性加重。

【临证提要】

（1）规范应用抗生素　保持抗生素用药的连续性，一般性感染用药 1 周，复杂性感染治疗至少 2 周。最好根据中段尿培养及药敏试验结果用药，以提高针对性，减少盲目性。但是，不能因为要做中段尿细菌培养，而停用抗生素。在慢性迁延期，预防感染复发时，可将多种抗菌药定期交替使用，以防止细菌耐药性的产生。

（2）中西医结合治疗尿路感染　尿路感染类似于中医学之淋证。临床上，在规范抗感染治疗的基础上，结合中医药调理改善体质，提高机体免疫功能，可进一步提高 RN 并发尿路感染病人的治疗效果、缩短疗程、减少复发、防治感染导致的肾功能恶化。

（3）积极控制蛋白尿　有蛋白尿者，因为反流纠正后，不能改变其肾功能恶化的进程，故一般不宜手术治疗。建议仍以 ACEI/ARB、中药及中成药降蛋白、保护肾功能等保守治疗为主。只有在一侧脓肾或严重肾积水无法纠正时，才考虑患侧肾脏切除。

（张新志　何立群）

第十二章　继发性肾脏疾病

第一节　糖尿病肾脏疾病

【概述】

糖尿病肾脏疾病（diabetic kidney disease，DKD）是指糖尿病所致的慢性肾脏病，包括肾小球滤过率低于 60mL/（min·1.73m²）和（或）尿白蛋白/肌酐比值高于 30mg/g 持续超过 3 个月。DKD 系慢性高血糖所致的肾脏损害，病变可累及全肾（包括肾小球、肾小管、肾间质、肾血管等），临床上主要表现为持续性蛋白尿和（或）肾小球滤过率下降。DKD 是糖尿病最常见的微血管并发症，也是糖尿病病人致死、致残的主要原因。国外报道，20%~40% 的糖尿病病人合并 DKD，国内 2 型糖尿病病人 DKD 患病率为 10%~40%。中医学虽无糖尿病肾脏疾病的名称，但按糖尿病肾脏疾病的临床表现，参考历代中医消渴病文献，可归属消渴病相关之"水肿""肾消""虚劳""尿浊""关格"等病范畴，故亦有中医学者直接称之为"消渴肾病"。

【病因病机】

（一）中医病因病机

糖尿病肾脏疾病继发于糖尿病，其发病除与"糖毒"有关外，与素体禀赋不足、饮食失宜、六淫侵袭、失治误治、情志郁结等也密切相关。

1. 病因

（1）素体禀赋不足　《辨证录·消渴门》有云："夫消渴之症，皆脾坏而肾败。脾坏则土不胜水，肾败则水难敌火，二者相合而病成。"DKD 作为消渴病的并发症，其发病也与疾病日久、损伤先天之本密切相关。中医体质学也认为，病情从体质而变化，体质决定是否发病及疾病的证型、传变与转归。

（2）饮食失节　嗜食肥甘，肠胃积热，脾胃运化失司，水湿停聚，与热搏结，酿为湿热，湿热内蕴，阻碍气机，或耗气伤阴，发为消渴。而《太平圣惠方·三消论》中更进一步提出饮食内伤导致肾水枯涸，出现"饮水随饮便下，小便味甘而白浊，腰腿消瘦"之"肾消"的临床表现。

（3）毒邪伤肾　中医学认为，"亢则为害，邪盛谓之毒"，现代中医将升高的血糖称之为"糖毒"。"糖毒"既是消渴病之因，也是果，在整个病程中还易化生"脂毒""热毒""湿毒""瘀毒""痰毒""溺毒"等，诸毒蓄积胶结，内外相合，侵淫肾体，导致肾元衰败，五脏俱伤，三焦阻滞，浊毒内留，变证峰起。

（4）六淫之邪内侵　《灵枢·五变》指出"百疾之始期也，必生于风雨寒暑，循毫毛而入腠理……或为消瘅……"，外邪是消渴病发生、发展的重要因素。消渴病日久正气不足，六淫之邪乘虚而入，犯肺袭胃，日久化燥伤阴；或寒、湿之邪痹着肾络，日久化热，致痰、湿、浊、瘀内阻，肾之气血不畅，伤及肾体，影响水液运化，封藏失职，甚则内外相合，从阳化湿化热，耗散肾阴，灼伤肾络，导致肾病反复加重，迁延不愈。

（5）情志失调　平素情志失调，肝气郁滞，郁久化火，消烁津液，热盛于下，伤及于肾，渐生肾消。《临证指南医案》指出"心境愁郁，内火自燃，乃消证大病"。长期过度精神刺激，过违其度，致肝失疏泄，化火伤阴，下劫肾阴，阴虚于内，阳亢于上，且虚火甚扰动肾关，肾之闭藏失职，则火炎作渴于上、精微走失于下而发病。

（6）劳逸过度　张景岳在《类经·消瘅热中》中引《袖珍方》云："故患消渴者，皆是肾经为病。……遂使肾水枯竭，心火燔盛，三焦猛烈，五脏渴燥，由是渴利生焉。此又言三消皆本于肾也。"年壮之时，惟欲房中寻乐，致肾精亏虚而为消渴，一则阴虚内热，终至肾虚肺燥胃热俱现，积微成损，积损成衰；一则肾元不足，气化失司，闭藏无力，精微下注而为肾消。

（7）失治、误治　病人生病未能接受科学正规防治，或过用温燥之品，或有肾毒性药物，伤阴耗液，脏腑经络失濡；或过用寒药、峻药，损伤正气，均可致病情加重，耗气伤津，阴精亏损，五脏之伤，累及于肾，最终肾脏虚衰，肾体不用，无力蒸化水湿，湿浊内蕴，而为消渴肾病。

2. 病机

目前对本病病机特点认识较为统一，大多认为本病属本虚标实，由消渴病迁延日久所致，其基本病机是消渴日久，五脏受损，气化失常，痰湿、瘀血、浊毒积聚，形成"微型癥瘕"，如此循环往复，最终肾元衰败，浊毒泛滥，三焦壅滞，气机逆乱，甚至可以造成关格危候。糖尿病肾病的分期和各期临床表现，按中医病机演变和症状可分为3个阶段：早期以微量白蛋白尿的间断或持续出现为发病初期主要表现，其病机特点以阴虚燥热为主，燥热耗气伤阴，可导致气阴两虚。中期糖尿病肾病进一步发展加重，出现大量蛋白尿及肾病综合征。此期的主要病机是气阴两虚，夹杂水湿、湿热、气滞、瘀血、痰浊等。晚期糖尿病肾病气血阴阳俱虚，因肾体劳衰，正常体内代谢废物，不能由尿便汗等途毒，蓄积体内，日久酿为浊毒；或聚浊生痰，痰湿内蕴，阻遏气机，水病累血，郁而成瘀，肾络瘀阻，肾元衰败不用。

（二）西医病因病机

DKD的发病机制十分复杂，目前西医认为其发病是遗传和环境共同作用的结果。

1. 糖代谢紊乱

糖尿病病人长期高血糖可以直接损伤肾脏血管内皮细胞和足细胞，破坏肾脏固有细胞DNA结构；高糖的高渗透作用可以使肾小球滤过率（glomerular filtration rate，GFR）增加，导致肾小球肥大；激活转化生长因子β（TGF-β）等细胞因子，使细胞外基质增加。糖尿病病人AGEs与肾小球系膜细胞特异性受体结合，促使细胞产生和释放ECM成分，导致基底膜增厚、ECM积聚、肾小球硬化。

2. 血流动力学和血液流变学的异常

糖尿病病人的高凝状态、血栓形成倾向、纤溶系统失衡、纤溶活性下降都与DKD发病密切相关。肾脏血流动力学改变引起DKD有以下几种机制：①肾小球高滤过可导致局灶性硬化，同时伴有系膜扩张和GBM增厚。②血流动力学改变的机械力和剪切力可引起内皮细胞和上皮细胞的损害，从而破坏正常的滤过屏障。③肾小球毛细血管内压力增高可直接激活蛋白激酶 C，引起内皮细胞生长因子合成和释放增加。

3. 遗传背景

目前涉及 DKD 致病和易感的主要候选基因包括：血管紧张素原基因、血管转换素酶基因、Ang-Ⅱ受体基因、醛糖还原酶基因、载脂蛋白 E 基因、内皮型一氧化氮合酶（eNOS）基因、RAGE 基因、葡萄糖转运蛋白基因，等等。

4. 生长因子、细胞因子

TGF-β 可通过引起 ECM 的分泌和聚集增加，促进细胞肥大，诱导肾小管上皮细胞转化为成纤维细胞（TEMT）过程。CTGF 可促进肾细胞有丝分裂、增殖、肥大，促使肾小球系膜细胞过度产生 ECM 成分，上调 TIMP-1 使 ECM 降解减少，诱导肾小管上皮细胞的 TEMT 过程。血管内皮生长因子（VEGF）可刺激蛋白合成，导致 ECM 基质物质在肾脏沉积，增加内皮型一氧化氮系统的表达，引起滤过屏障的改变。血小板衍生生长因子（PDGF）能刺激细胞增殖及分裂，引起系膜细胞 ECM 的合成增加，从而促进 DKD 的发生和进展。

5. 氧化应激与炎症反应

糖尿病病人体内活性氧族（reactive oxygen species，ROS）产生过多或清除减少，可影响肾血流动力学、参与足细胞损伤、ECM 调节和肾脏炎症反应（如 DKD 早期肾间质单核 / 巨噬细胞浸润）而导致肾损伤。

【临床表现】

DKD 起病隐匿，疾病初起病人常无明显症状，当病情发展到一定阶段以后，可出现下列临床表现。

1. 蛋白尿

早期多为间歇性或微量白蛋白尿，后期常常是持续性的、大量的蛋白尿。一旦出现临床显性白蛋白尿，说明 DKD 进入较为严重阶段，往往进行性加重，不可逆转。

2. 高血压

多数糖尿病病人在未出现肾病之前就出现血压升高，以收缩压升高为主；而到 DKD 的中晚期，血压将会进一步升高，并对治疗的反应不佳。高血压不仅与 DKD 病人尿蛋白的排泄、肾功能的恶化密切相关，同时也是影响 DKD 病人发生心血管事件的独立危险因素。

3. 水肿

随着蛋白从尿中的排泄持续增加和血清白蛋白的降低，病人可以出现不同程度的水肿，多发生于组织较疏松的部位，伴有肾病综合征和心功能不全的病人，可出现全身高度水肿，甚至胸水、腹水，同时合并尿量减少，对利尿剂反应差。

4. 脂代谢异常

DKD 病人血脂代谢异常的特点是甘油三酯和 LDL-C 升高，HDL-C 降低。

5. 肾病综合征

部分病人可发展为肾病综合征，合并肾病综合征的病人常在短期内发展为肾功能衰竭。

6. 肾功能异常

1 型糖尿病所致 DKD 的早期，GFR 增高；随着病程的进展，GFR 降至正常，然后逐渐下降。与非 DKD 肾衰竭比较，DKD 的肾衰竭具有以下特点：①蛋白尿相对较多；②肾体积缩小不明显；③贫血出现较早；④心血管并发症较多、较重，血压较难控制。

7. 合并其他糖尿病并发症

糖尿病视网膜病变（diabetic retinopathy，DR）发生率在 1 型和 2 型糖尿病有所不同。在出现肾脏损害时，1 型糖尿病病人往往伴有 DR，而 2 型糖尿病病人 DR 的发生率约为40%~69%。DKD 病人常常合并心脑血管疾病和缺血性下肢血管疾病，表现为心绞痛、心肌梗死、脑梗死、下肢动脉硬化闭塞症、足背动脉搏动减弱或消失等。可合并周围神经病变，表现为感觉异常和功能异常或胃轻瘫、神经源性膀胱等自主神经病变。

【实验室及其他辅助检查】

1. 尿微量白蛋白

1 型糖尿病病人确诊 5 年后、2 型糖尿病病人确诊同时，应每年进行 1 次尿微量白蛋白的检查；推荐采用随机尿白蛋白 / 肌酐比值（UACR）测定。临床上常将 UACR 30~300 mg/g 称为微量白蛋白尿，一次检查阳性不能诊断为持续微量白蛋白尿，需 3~6 月内复测，如 3 次检查中 2 次阳性可确诊，同时需排除其他可能引起尿微量白蛋白增加的原因，如感染、发热、运动、显著高血压、心功能衰竭、酮症酸中毒、月经等。

2. 24 小时尿蛋白定量

当 DKD 病人进展至大量蛋白尿阶段，可检查 24 小时 UTP 了解病人尿蛋白排出情况。显性蛋白尿指 24 小时尿蛋白定量 > 0.5g。一旦出现显性白蛋白尿，说明肾脏病变已经较为严重，往往进行性加重，难以逆转。

3. 肾功能和 eGFR

确诊 DKD 的病人，应定期监测血清肌酐，并推荐用 CKD-EPI 公式估算 GFR（eGFR），评估疾病进展情况。

4. 尿常规

临床期 DKD 尿常规检查可见尿蛋白，可伴有镜下血尿，但通常没有严重血尿。

5. 代谢相关指标

DKD 病人需动态检测 HbA_1c、指尖血糖、血压、血脂（CHO、TG，LDL-C、HDL-C）等代谢性指标。

当 DKD 病人进展至慢性肾脏病 3~5 期时需定期检查维生素 D、血红蛋白、碳酸氢盐、钙磷代谢、甲状旁腺激素的变化（详见相关章节）。

6. 其他尿蛋白的检测

尿液转铁蛋白（transferrin，TRF）可反映早期肾小球损伤；尿视黄醇结合蛋白、T-H 糖蛋白、尿 α_1 微球蛋白、尿液免疫球蛋白 G_4 可分别反映肾近曲小管、远端肾小管、肾小管重吸收功能、GBM 的损伤。但是，这些标志物的联合分析是否有助于提高 DKD 早期肾损伤的检出率尚存争议。

【诊断与鉴别诊断】

（一）诊断要点

1. 中医辨证要点

（1）辨明病位　本病病位早期以脾、肝、肾为主，病程迁延，日久阴损及阳，脾肾阳虚，病程后期肾元虚衰，可累及肺、心诸脏，表现为两脏、三脏同病，或五脏俱损，阴阳两虚。

（2）辨明病性　本病病程较久，不同阶段病机有所侧重。早期本虚证可有阴虚、气虚、阳虚，但总以气阴两虚最为多见；标实证有血瘀、气滞、痰湿、热结、湿热、郁热、水湿之分。晚期肾体劳衰，肾用失司，浊毒内停，五脏受损，气血阴阳俱衰；标实证有血瘀、气滞、痰湿、热结、湿热、郁热、水湿、湿浊、水饮、浊毒、虚风内动等。

（3）辨明主症、兼证、变证　消渴病迁延日久，瘀血、痰湿等实邪丛生。而本病晚期，除合并消渴其他并发症外，还可发生"浊毒犯胃""水凌心肺""关格""溺毒入脑"等变证。

（4）辨病势顺逆　主要从中医"精气神"、西医理化指标、病变部位及病人一般情况等方面判别病势顺逆，凡经治之后，病人"精气神"好转，尿蛋白漏出减轻，肾功能基本稳定，病人体力提高，一般情况较好者为顺；反之为逆。中医辨证病位由肝肾到脾肾到五脏、由气血到阴阳为逆；反之为顺。

2. 西医诊断要点

根据美国肾脏病基金会 KDOQI 标准：糖尿病病人出现微量白蛋白尿（UACR 30~300 mg/g），3~6 月内复测，如 3 次检查中 2 次阳性，同时除外原发性肾脏疾病或其他继发性肾病即可诊断。在多数糖尿病病人中，出现以下任何一条应考虑其肾脏损伤是由糖尿病引起的：①大量蛋白尿；②糖尿病视网膜病变伴微量蛋白尿；③病程在 10 年以上 1 型糖尿病病人中出现微量蛋白尿。

在空腹血糖受损（impaired fasting glycaemia，IFG）或糖耐量异常状态（impaired glucose tolerance，IGT）下，病人肾脏功能已经出现改变，因此，2 型糖尿病病人在确诊后应立即开始进行至少每年 1 次的肾脏病变筛查，包括尿常规、UACR、血清肌酐（计算 eGFR）。

（二）鉴别诊断

糖尿病病人可能合并其他肾脏损害，临床诊断需要与原发性肾小球疾病、高血压肾损害、淀粉样肾病、肥胖相关性肾病、尿路感染等疾病相鉴别。

临床出现以下情况需要考虑非糖尿病肾脏疾病（non diabetic renal disease，NDRD）：①无糖尿病视网膜病变；②短期内 GFR 迅速下降；③短期内尿蛋白急剧增多或突然出现肾病综合征；④顽固性高血压；⑤活动性尿沉渣的改变（血尿、蛋白尿伴血尿、管型尿）；⑥有其他系统性疾病的症状及体征。

如临床诊断不明确，有以下情况建议行肾活检病理检查明确诊断：①没有从微量白蛋白进展到显性蛋白尿的临床过程，而突然出现蛋白尿或出现尿蛋白显著增加；②缺乏其他微血管病变的证据，如 DR；③出现肉眼血尿或活动性尿沉渣改变；④肾功能迅速下降。

（三）诊断分期

根据对 DKD 的认识角度不同，对 DKD 有不同的分期标准，现简述如下。

1. Mogensen 分期

主要针对 1 型糖尿病导致的 DKD。具体内容为：Ⅰ期，肾小球肥大期；Ⅱ期，肾小球高滤过期；Ⅲ期，微量白蛋白尿期；Ⅳ期，临床蛋白尿期；Ⅴ期，终末期肾衰期。

2. 希式内科学分期

早期 DKD：肾小球滤过率（GFR）增加，肾单位肥大，肾脏体积增大，以及出现微量白蛋白尿［尿白蛋白排泄率（UAE）在 20~200μg/min，或者 30~300 mg/24h］，病人缺乏肾小球病变的临床症状和体征。

临床期 DKD：病人尿白蛋白排泄持续超过 200μg/min，或者常规尿蛋白定量超过 0.5g/24h。此时病人肾功能进行性下降，并出现高血压。

晚期 DKD：病人出现氮质血症、水肿及高血压加重。如不能有效地控制血压和血糖水平，GFR 将以平均每月 1mL/（min·1.73m^2）的速度下降。进入该期的病人 GFR 水平不断下降，而蛋白尿往往持续存在，使低蛋白血症不断加重。

3. KDIGO 分期

肾脏病改善全球预后（KDIGO）指南建议联合慢性肾脏病分期（G1~G5）和白蛋白尿分期（A1 期：UACR < 30 mg/g，A2 期：UACR 30~300 mg/g，A3 期：UACR > 300 mg/g）描述和判定 DKD 的严重程度（推荐检测血清肌酐，使用 MDRD 或 CDK-EPI 公式计算 eGFR）。

4. 病理分级

根据肾脏组织光镜、电镜及免疫荧光染色的改变对肾小球损害和肾小管 / 肾血管损伤分别进行分级、分度。肾小球损伤分为 4 级：Ⅰ级：单纯肾小球基底膜增厚：活检显示无或轻度特异性组织改变；Ⅱa 级：轻度系膜增生；Ⅱb 级：重度系膜增生；Ⅲ级：结节性硬化：至少存在 1 个肾小球结节性硬化改变，但总的肾小球硬化不到 50%；Ⅳ级：晚期糖尿病肾小球硬化：活检显示总的肾小球硬化超过 50% 以上，并且有临床或病理证据表明硬化来源于 DN。肾小管间质用间质纤维化和肾小管萎缩、间质炎症的程度评分，肾血管损伤按血管透明变性和大血管硬化的程度评分。

【治疗】

（一）中医治疗

1. 治疗原则

糖尿病肾病主要病机为本虚标实，治疗时必须以治本为主。早期以益气养阴为主，中期需注重肝脾肾，晚期以温阳滋肾固摄为基本原则，重视治标祛邪，辨证选用理气、清热、利湿、化痰、活血、泄浊等以提高疗效。

2. 辨证施治

（1）糖尿病肾病早期　早期以益气养阴为主，兼顾益肾，针对"瘀""痰""湿""郁""热"等兼证，注重应用活血化瘀药物，酌情使用祛湿化痰，或疏肝解郁，辨治灵活加减。

1）脾气虚

[临床表现] 尿中有微量白蛋白，倦怠乏力，气短懒言，纳呆腹胀，大便溏薄，舌质淡红，舌体胖大，边有齿痕，脉细。

[治法] 健脾益气，固摄精微。

[代表方剂] 补中益气汤加减（出自《内外伤辨惑论》）。

[参考处方] 黄芪 15g，人参（另煎兑入）或党参 15g，白术 10g，炙甘草 15g，当归 10g，陈皮 6g，升麻 6g，柴胡 12g，生姜 9 片，大枣 6 枚。

方中黄芪味甘微温，入脾肺经，补中益气，升阳固表，故为君药。配伍人参、炙甘草、白术，补气健脾为臣药。当归养血和营，协人参、黄芪补气养血。陈皮理气和胃，使诸药补而不滞。少量升麻、柴胡升阳举陷，协助君药以升提下陷之中气，大枣健脾，共为佐使。炙甘草调和诸药为使药。

[临床应用] 出现腹胀甚者，加厚朴 10g、枳实 10g；口渴者，加天花粉 10g、麦冬 10g，

石斛 10g。

2）气阴亏损

[临床表现] 尿中微量白蛋白，乏力、气短、自汗，动则加重，口干舌燥，多饮多尿，五心烦热，小便频数而多，大便秘结，腰膝酸软，舌边尖红苔薄，脉细数无力。

[治法] 益气滋阴清热。

[代表方剂] 生脉散合玉女煎加减（生脉散出自《温病条辨》，玉女煎出自《景岳全书》）。

[参考处方] 人参（另煎兑入）10g，麦门冬 10g，五味子 10g，石膏（先煎）20g，熟地 10g，知母 10g，牛膝 10g。

方中人参甘温，益元气，补肺气，生津液，故为君药。麦门冬甘寒，养阴清热，润肺生津。人参、麦冬合用，则益气养阴之功益彰。五味子酸温，敛肺止汗，生津止渴；石膏清阳明有余之热；熟地补少阴不足之阴；知母清胃热；牛膝滋补肾水，引热下行。

[临床应用] 若出现心悸气短甚者，加山茱萸 10g，丹参 10g；大便干结者，加火麻仁 10g，大黄 10g，当归 10g。

3）肾气不足

[临床表现] 微量白蛋白尿，气短乏力，面色无华，四肢不温，腰膝酸软，小便频数，或夜尿清长，甚或遗尿、尿失禁，男子遗精早泄，女子带下清稀，舌淡苔白，脉沉弱。

[治法] 补肾摄精。

[代表方剂] 六味地黄丸加减（出自《小儿药证直诀》）。

[参考处方] 熟地黄 15g，山茱萸肉 12g，山药 12g，丹皮 10g，泽泻 10g，茯苓 10g。

方中熟地滋肾填精，为主药；辅以山药补脾固精、山茱萸养肝涩精，称为三补。又以泽泻清泻肾火，并防熟地黄之滋腻；茯苓淡渗脾湿，以助山药之健运；丹皮清泄肝火，并山茱萸之温，共为经使药，谓之三泻。六药合用，补中有泻，寓泻于补，相辅相成，补大于泻，共奏滋补肝肾之效。

[临床应用] 若出现阳痿早泄者，加金樱子 10g，芡实 10g；腰膝酸软者，加牛膝 10g，杜仲 10g。

4）兼夹证辨证治疗

①肝胃郁热

[临床表现] 形体壮实，面色隐红，口干口渴，口苦口臭，多饮多食，急躁易怒，胸胁满闷，小便频多黄赤，大便干结，舌质红，苔黄，脉弦数。

[治法] 疏肝解郁清热。

[代表方剂] 大柴胡汤加减（出自《金匮要略》）。

[参考处方] 柴胡 6g，黄芩 9g，生大黄（后下）6g，枳实 9g，芍药 12g，半夏 6g，大枣 3 枚，生姜 3g。

方中柴胡配黄芩和解清热，除少阳之邪；大黄配枳实泻阳明热结，行气消痞；芍药柔肝缓急；半夏配生姜和胃降逆；大枣与生姜，和营卫而行气血，并调和脾胃。

[临床应用] 胁满甚者，加川楝子 10g，延胡索 6g；大便干结者，加火麻仁 10g，玉竹 10g。

②气滞血瘀

[临床表现] 胸脘胀满，纳食不香，情志抑郁，善太息，肢体麻痛，胸痹心痛，唇紫暗，舌暗，舌下青筋显露或舌有瘀斑，苔薄，脉沉弦，或涩。

［治法］理气活血。

［代表方剂］血府逐瘀汤加减（出自《医林改错》）。

［参考处方］桃仁 9g，红花 6g，赤芍 12g，川芎 12g，牛膝 12g，生地 12g，当归 15g，桔梗 6g，枳壳 9g，柴胡 6g，甘草 6g。

本方为桃红四物汤和四逆散加桔梗、牛膝而成。桃红四物汤养血活血化瘀，四逆散行气疏肝，桔梗开肺气载药上行，牛膝通利血脉，引血下行。

［临床应用］瘀血轻证多用丹皮、赤芍活血和络；中度瘀血证可用红花、桃仁活血通络；重度者，予三棱、莪术、水蛭破血逐瘀。

③湿热中阻

［临床表现］胸脘痞闷或腹部胀满，纳谷不香，大便溏，面足浮肿等，舌胖嫩红，苔黄厚腻，脉滑数。

［治法］健脾和胃，清热利湿。

［白代表方剂］平胃散合茵陈五苓散加减（平胃散出自《太平惠民和剂局方》，茵陈五苓散出自《金匮要略》）。

［参考处方］苍术 9g，厚朴 9g，陈皮 6g，茵陈 9g，猪苓、茯苓、炒白术各 10g，甘草 6g。

苍术、厚朴运脾除湿，陈皮理气化滞，茵陈清热利湿，猪苓、茯苓、炒白术利水渗湿，甘草调和诸药。

［临床应用］脘闷便溏者可与四君子或香砂养胃丸合用；腹胀明显者，加枳实 9g；纳差食少者，可加炒麦芽 30g，莱菔子 15g。

④痰湿不化

［临床表现］背部发冷，时有咯痰，纳食不香，疲乏无力，形体消瘦等。舌胖苔白，脉沉细数。

［治法］补中益气，健脾化湿。

［代表方剂］补中益气汤合苓桂术甘汤加减（补中益气汤出自《内外伤辨惑论》，苓桂术甘汤出自《金匮要略》）。

［参考处方］黄芪 30g，人参 12g，茯苓 15g，白术 15g，当归 15g，桂枝 6g，陈皮 9g，升麻 3g，柴胡 6g，炙甘草 6g。

方中黄芪补脾肺之中气，升阳固表；配补气健脾之人参、茯苓、炙甘草、白术；当归养血和营，协参、芪补气养血；桂枝温阳化气；陈皮理气和胃；少许升麻、柴胡升阳举陷；炙甘草调和诸药。

［临床应用］痰湿轻者，可用藿香、佩兰、陈皮、半夏芳香化湿或理气燥湿；中度者可用枳实、砂仁燥湿化痰；重度者以昆布、牡蛎化痰软坚。

⑤脾虚湿困

［临床表现］形体胖而不壮，面色偏白，倦怠乏力，纳呆便溏，口淡无味，食后腹胀，小便短少，舌淡，苔白腻，脉濡缓。

［治法］健脾益气，通阳化湿。

［代表方剂］升阳益胃汤加减（出自《内外伤辨惑论》）。

［参考处方］陈皮 6g，半夏 6g，党参 12g，茯苓 15g，炒白术 15g，黄芪 30g，芍药 12g，羌独活（各）12g，防风 6g，柴胡 6g，泽泻 15g，黄连 6g，炙甘草 6g。

方中取六君子助阳益胃，补脾胃之气；加黄芪以补肺而固；芍药敛阴调荣；羌独活、防风、柴胡除湿升清；茯苓、泽泻泻湿热降浊阴；少佐黄连，以退阴火。

［临床应用］腹胀肠鸣者，加广木香 6g，乌药 9g，生姜 6g；畏寒、肢冷者，加仙茅 10g，

补骨脂 15g。

（2）糖尿病肾病中期　中期治疗主要以减少蛋白尿、保护肾功能为原则，并改善症状。病机以脾肾亏虚、封藏收敛失司为主，但又常与气滞、血瘀、湿阻或外邪侵袭有关。在补虚毋忘祛邪，而在祛邪之时更应注意正虚。

1）脾肾气虚

［临床表现］明显蛋白尿，气短乏力，精神倦怠，面白少华，纳少腹胀，腰膝酸软，小便频数，或夜尿清长，甚或遗尿、尿失禁，男子遗精早泄，女子带下清稀，舌体胖大、边有齿痕，舌质淡、苔白，脉沉弱。

［治法］健脾固肾。

［方药］补中益气汤合水陆二仙丹加味（补中益气汤出自《内外伤辨惑论》，水陆二仙丹出自《洪氏经验集》）。

［参考处方］黄芪 15g，党参 15g，白术 10g，炙甘草 15g，当归 10g，陈皮 6g，升麻 6g，柴胡 12g，金樱子 10g，芡实 10g，生姜 9 片，大枣 6 枚。

方中黄芪味甘微温，入脾肺经，补中益气，升阳固表；配伍党参、炙甘草、白术补气健脾；当归养血和营，协党参、黄芪补气养血；陈皮理气和胃，使诸药补而不滞；金樱子、芡实益肾滋阴，收敛固涩；少量升麻、柴胡升阳举陷，协助君药以升提下陷之中气，生姜和大枣温中补气、调和脾胃共为佐使；炙甘草调和诸药为使药。

［临床应用］夹瘀血者，加丹参 10g、鸡血藤 10g、桃仁 10g、红花 10g、川芎 10g；兼水湿者，加牛膝 10g、车前子 10g、冬瓜皮 10g 等。

2）气血两虚

［临床表现］明显蛋白尿，神疲乏力，气短懒言，面色㿠白或萎黄，心悸气短，头目眩晕，失眠健忘，多梦自汗，少气懒言，神疲乏力；或发色不泽，唇甲淡白；或手足麻木，肌肤不仁，舌质淡，苔薄白，脉细弱或缓而无力。

［治法］补气养血，滋补肝肾。

［方药］当归补血汤合济生肾气丸加减（当归补血汤出自《内外伤辨惑论》，济生肾气丸出自《张氏医通》）。

［参考处方］黄芪 30g，当归 6g。配合济生肾气丸。

方中黄芪大补脾肺之气，以资化源，使气旺血生。配以少量当归养血和营，则浮阳秘敛，阳生阴长，气旺血生。配合济生肾气丸温肾化气。

［临床应用］若见尿蛋白排出较多者，加芡实 10g、金樱子 10g；若见心悸失眠甚者，加酸枣仁 10g、阿胶 10g。

3）肝肾阴虚

［临床表现］明显蛋白尿，头晕目眩，耳鸣健忘，失眠多梦，腰膝酸软，两目干涩，口燥咽干，五心烦热，颧红盗汗，男子遗精，女子经少，舌红少苔，脉细数。

［治法］养阴清热，补益肝肾。

［方药］杞菊地黄丸加减（出自《医级宝鉴》）。

［参考处方］熟地 9g，山茱萸 12g，山药 15g，泽泻 6g，茯苓 30g，丹皮 12g，枸杞 15g，菊花 15g。

熟地黄滋肾填精，山茱萸滋养肝肾而固肾气，山药健脾益胃助消化，佐以泽泻淡泄肾浊，茯苓渗利脾湿，丹皮凉泄肝火，枸杞平补肝肾，菊花清肝泻火。

［临床应用］若见眩晕耳鸣明显者，加牛膝 10g、钩藤 10g；若见腰膝酸痛、四肢麻痛者，加牛膝 10g、狗脊 10g、全蝎 3g、蜈蚣 5g。

4）脾肾阳虚

［临床表现］大量蛋白尿，颜面及周身浮肿，腰以下尤甚，少尿或无尿，纳差恶心，或伴呕吐，畏寒肢冷，面色㿠白，体倦乏力，腹中冷痛，大便溏，腰冷酸痛，舌体胖润，舌淡苔白，脉沉细或微细无力。

［治法］温肾健脾利湿。

［方药］真武汤合实脾饮加减（真武汤出自《伤寒论》，实脾饮出自《济生方》）。

［参考处方］茯苓 10g，芍药 10g，制附子 10g，白术 20g。

方中附子辛甘性热，用之温肾助阳、化气行水、兼暖脾土，以温运水湿；茯苓利水渗湿，使水邪从小便去；白术健脾燥湿；佐以生姜之温散，既助附子温阳散寒，又合苓、术宣散水湿。

［临床应用］尿蛋白排泄较多者，加金樱子 10g、芡实 10g、白果仁 10g；肿甚喘满者，加麻黄 10g、葶苈子 10g；心悸、唇绀、脉虚数或结代者，宜重用附子，再加桂枝 10g、炙甘草 6g、人参 10g、丹参 10g。

5）兼夹证辨证治疗

①水湿泛滥

［临床表现］尿少浮肿，腰以下肿甚，纳差呕恶，胸闷气短，舌质紫暗或有瘀点瘀斑，舌苔白腻或水滑，脉弦或涩。

［治法］补肾利水，活血化瘀。

［代表方剂］真武汤合桂枝茯苓丸加减（真武汤出自《伤寒论》，桂枝茯苓丸出自《金匮要略》）。

［参考处方］附子 6g，茯苓 30g，白术 15g，丹皮 12g，桃仁 12g，芍药 15g，桂枝 6g。

方中附子辛甘性热，温肾助阳，以化气行水、温运水湿；茯苓利水渗湿；白术健脾燥湿；丹皮、桃仁、芍药活血化瘀；生姜温散，既助桂枝、附子温阳散寒，又合苓、术宣散水湿。

［临床应用］小便短少者，加猪苓 10g、泽泻 10g；瘀血较重者，加丹参 30g、水蛭 6g。

②水不涵木、肝阳上亢

［临床表现］可兼见头晕头痛，口苦目眩，脉弦有力。

［治法］镇肝息风。

［代表方剂］镇肝息风汤加减（出自《医学衷中参西录》）。

［参考处方］怀牛膝 12g，代赭石（先煎）30g，龙骨（先煎）30g，牡蛎（先煎）30g，龟甲（先煎）9g，芍药 15g，玄参 12g，麦冬 12g，茵陈 15g，川楝子 6g，生麦芽 12g，炙甘草 6g。

方中怀牛膝归肝肾经，入血分，性善下行，有补益肝肾之效；代赭石质重沉降，镇肝降逆；龙骨、牡蛎、龟甲、芍药益阴潜阳以息风；玄参、麦冬下走肾经，滋阴清热；茵陈、川楝子、生麦芽清泄肝热；甘草调和诸药。

［临床应用］头晕明显者，加天麻 10g、钩藤 10g、石决明 15g；便干者，加火麻仁 30g。

（3）糖尿病肾病晚期　晚期以维护肾气、保摄阴阳为基本原则，同时还应分清标本虚实的主次缓急，扶正祛邪，标本兼治，急则治标，缓则治本，不得滥用克伐之品以损伤肾气。必要时用西医手段积极抢救治疗。

1）气血阴虚

［临床表现］神疲乏力，面色㿠白或萎黄，心悸心烦气短，头目眩晕，失眠健忘多梦，潮热盗汗，五心烦热，纳谷不香，便干。舌淡胖，脉弦细数。

［治法］益气养血，滋阴降浊。

［方药］八珍汤合调味承气汤加减（八珍汤出自《瑞竹堂经验方》，调味承气汤出自《伤寒论》）。

［参考处方］人参6g，熟地12g，茯苓15g，生白术15g，当归12g，白芍12g，川芎12g，制大黄6g，芒硝12g，炙甘草6g。

方中人参、熟地益气养血；茯苓、白术健脾渗湿；当归、白芍养血和营；川芎活血行气；大黄泄热通便；芒硝软坚润燥；炙甘草益气和中。

［临床应用］若见气血亏虚明显者，加黄芪30g、鹿角胶10g、阿胶10g；若见阴虚明显者，加北沙参10g、玄参10g、地骨皮10g。

2）气血阳虚

［临床表现］形寒肢冷，面足浮肿，面色㿠白，腹中冷痛，少气懒言，神疲乏力，唇爪色淡，小便不利，舌胖暗淡，边有齿痕，舌苔白滑，脉沉细无力。

［治法］益气养血，助阳降浊。

［方药］当归补血汤、八珍汤合温脾汤加减（当归补血汤出自《内外伤辨惑论》，八珍汤出自《瑞竹堂经验方》，温脾汤出自《备急千金要方》）。

［参考处方］黄芪30g，人参6g，熟地12g，茯苓15g，生白术15g，当归12g，白芍12g，川芎12g，制大黄6g，附子（先煎）6g，干姜6g，芒硝12g，炙甘草6g。

方中黄芪大补脾肺之气，以资化源，使气旺血生；人参、熟地益气养血；茯苓、白术健脾渗湿；当归、白芍养血和营；川芎活血行气；附子配大黄泄已成之冷积；干姜温中助阳；芒硝软坚润燥；炙甘草益气和中。

［临床应用］若见阳虚明显者，加巴戟天10g、仙茅10g、仙灵脾10g；水肿较甚者，加猪苓10g、泽泻10g、防己10g；恶心呕吐较重者，加旋覆花10g、代赭石10g、苏叶10g、黄连10g，亦可用生大黄10g、附子10g、丹参10g、牡蛎10g，合药水煎，高位保留灌肠，以加强通腑泄浊之力。

3）气血阴阳俱虚

［临床表现］精神萎靡不振，畏寒肢冷，嗜睡，面黄晦暗，胸闷纳呆，心悸气喘，面足浮肿，爪甲色淡，大便干稀无常。舌淡胖，舌质暗淡，脉象沉细无力。

［治法］调补气血阴阳，降浊利水。

［方药］鹿茸丸加减（出自《济生方》）。

［参考处方］鹿茸3g，附子（先煎）9g，肉桂6g，阳起石3g，巴戟天12g，牛膝15g，菟丝子15g，杜仲12g，山药15g，五味子6g，磁石（先煎）30g，沉香3g，泽泻6g。

方中鹿茸、附子、肉桂、阳起石、巴戟天温补肾阳；牛膝、菟丝子、杜仲、山药补气养阴；五味子补益肝肾、养血收敛；磁石补肾纳气；沉香导火归元；泽泻降浊利水。

［临床应用］若见喘闷心悸者，加桂枝10g、丹参10g、葶苈子10g；瘀血重者，加益母草10g、川芎10g、红花10g。

4）兼夹证辨证治疗

①血脉瘀阻

［临床表现］口唇舌暗，舌下络脉瘀曲，或呈串珠状。

［治法］破瘀消癥。

［治疗］主方中加入三棱、莪术等。

②水饮停聚

［临床表现］里有停饮，背部怕冷，周身水肿。

［治法］温阳化饮。

［治疗］主方中加桂枝、茯苓、白术、泽泻。

③湿热中阻

［临床表现］胸脘腹胀，纳饮不香，时有恶心，身倦头胀，四肢沉重，大便秘结，舌胖嫩红，苔黄腻，脉弦滑数。

［治法］清化通利。

［代表方剂］平胃散合茵陈蒿汤化裁（平胃散出自《太平惠民和剂局方》，茵陈蒿汤出自《伤寒论》）。

［参考处方］苍术 6g，厚朴 9g，陈皮 6g，茵陈 12g，栀子 9g，生大黄（后下）6g，甘草 6g。

方中苍术入中焦，燥湿健脾；厚朴化湿行气除痞；陈皮理气和胃，燥湿醒脾；茵陈清热利湿；栀子、生大黄泻火解毒；甘草调和诸药。

④肝郁气滞

［临床表现］情志抑郁，胸胁或少腹胀满窜痛，善太息，或见咽部异物感，或胁下肿块，舌苔薄白，脉弦。

［治法］舒肝解郁。

［代表方剂］四逆散合加味逍遥散化裁（四逆散出自《伤寒论》，加味逍遥散出自《内科摘要》）。

［参考处方］柴胡 6g，白芍 6g，当归 12g，薄荷 6g，枳实 12g，茯苓 15g，白术 15g，炙甘草 6g。

方中柴胡升发阳气、疏肝解郁；白芍敛阴养血柔肝；当归散肝醒脾；薄荷清肝散郁除热；枳实理气解郁、泄热破结；茯苓、白术、甘草健脾和中。

⑤外感热毒

［临床表现］咽喉肿痛，发热恶寒，便干尿黄，舌红苔黄，脉浮数。

［治法］清热解毒。

［代表方剂］银翘散合五味消毒饮加减（银翘散出自《温病条辨》，五味消毒饮出自《医宗金鉴》）。

［参考处方］金银花 12g，连翘 9g，牛蒡子 12g，薄荷 6g，淡竹叶 6g，紫花地丁 18g，公英 30g，野菊花 12g。

方中金银花、连翘、牛蒡子、薄荷疏风清热透表；淡竹叶清热生津；紫花地丁、蒲公英、野菊花清热解毒。

⑥浊毒伤血

［临床表现］见鼻衄、龈衄、肌衄等。

［治法］解毒活血，凉血止血。

［代表方剂］犀角地黄汤送服三七粉（出自《外台秘要》）。

［参考处方］水牛角粉（冲）6g，赤芍 12g，丹皮 12g，三七粉（冲）6g。

水牛角粉代犀角凉血清心解毒；甘苦寒之生地凉血滋阴生津；赤芍、丹皮清热凉血、活血散瘀。

⑦肝胃结热

［临床表现］胸胁苦满，大便秘结，口苦咽干，苔黄，脉数。

［治法］和解肝胃，缓泻结滞。

［代表方剂］大柴胡汤加减（出自《金匮要略》）。

［参考处方］柴胡 6g，生大黄（后下）6g，芍药 12g，半夏 6g。

柴胡配黄芩和解清热，除少阳之邪；大黄配枳实泻阳明热结，行气消痞；芍药柔肝缓急；半夏配生姜和胃降逆；大枣与生姜和营卫而行气血，并调和脾胃。

⑧血虚生风

［临床表现］手颤，转筋，四肢酸痛，舌淡，脉弱。

［治法］养血活血息风。

［代表方剂］当归补血汤合四物汤加味（当归补血汤出自《内外伤辨惑论》，四物汤出自《仙授理伤续断秘方》）。

［参考处方］黄芪 30g，当归 6g，熟地 9g，芍药 12g，川芎 15g。

方中黄芪大补脾肺之气，以资化源，使气旺血生；以少量当归养血和营，则浮阳秘敛，阳生阴长，气旺血生；甘温之熟地滋阴养血；芍药补血和营；川芎调畅气血。

5）变证的中医治疗

①浊毒犯胃

［临床表现］呕吐频繁，胃脘灼热疼痛或痞闷，心烦不寐，口干口苦，大便秘结，小便短赤，舌红或暗红，苔黄厚腻，脉滑或滑数。

［治法］化浊解毒，和胃止呕。

［代表方剂］黄连温胆汤合连朴饮加减（黄连温胆汤出自《六因条辨》，连朴饮出自《霍乱论》）。

［参考处方］半夏 6g，枳壳 9g，厚朴 12g，菖蒲 15g，陈皮 12g，茯苓 15g，黄连 6g，竹茹 12g。

方中半夏降逆和胃、燥湿化痰；枳壳、厚朴行气消痰降浊；菖蒲芳香化湿以悦脾；陈皮理气燥湿；茯苓健脾渗湿；黄连清泄心火；竹茹清热降逆化痰。

［临床应用］若见呕恶甚者，加吴茱萸 3g；呃逆甚者，加代赭石 10g、旋覆花 10g。

②水凌心肺

［临床表现］心悸怔忡，胸闷咳喘，神疲乏力，气喘，咳吐大量泡沫痰涎，面浮足肿，或全身俱肿，不能平卧，目眩，尿少，舌淡，苔白腻或白滑，脉弦滑。

［治法］泻肺逐水。

［代表方剂］己椒苈黄丸加减（出自《金匮要略》）。

［参考处方］汉防己 3g，椒目 3g，葶苈子 6g，制大黄 6g。

方中防己为君，善走下行而利水；椒目专攻利水消肿；葶苈子泻肺行水，导水从小便而出；大黄通利大便，逐水从大便而去。

［临床应用］若见兼气短乏力者，加黄芪、茯苓各 30g，白术 9g；口唇发绀者，加川芎 12g、桃仁 9g、四肢厥冷、汗出淋漓者，加附子、人参（单煎）各 9g，山茱萸 30g。

③关格

[临床表现]小便不通，短少，色清，面色晦滞，畏寒怕冷，下肢欠温，腹泻或大便稀溏，呕吐清水，苔白滑，脉沉细或濡细。

[治法]温补脾肾，启闭降浊。

[代表方剂]旋覆代赭汤加减（出自《伤寒论》）。

[参考处方]旋覆花9g，代赭石（先煎）6g，半夏9g，人参6g，甘草9g，生姜15g，大枣4枚。

方中旋覆花下气消痰、降逆止嗳为君药；代赭石善镇冲逆；半夏祛痰散结、和胃降逆；生姜宣散水气；人参、甘草、大枣益脾胃、补气虚。

[临床应用]若见大便不通者，加枳实15g、生大黄6g；呕吐剧烈者以生姜汁为引，送服玉枢丹。

④溺毒入脑

[临床表现]神志恍惚，或突然昏迷，不省人事，或突发抽搐，角弓反张，舌质红有齿痕，苔白厚腻或遍布腐苔，脉沉弦滑。

[治法]镇惊息风，开窍醒神。

[代表方剂]菖蒲郁金汤合镇肝息风汤加减（菖蒲郁金汤出自《温病全书》），镇肝息风汤出自《医学衷中参西录》）。

[参考处方]怀牛膝12g，代赭石（先煎）30g，龙骨（先煎）30g，牡蛎（先煎）30g，龟甲（先煎）12g，芍药12g，玄参12g，麦冬12g，茵陈15g，川楝子6g，生麦芽15g。

方中怀牛膝归肝肾经，入血分，性善下行，有补益肝肾之效；代赭石质重沉降，镇肝降逆；龙骨、牡蛎、龟甲、芍药益阴潜阳以息风；玄参、麦冬下走肾经，滋阴清热；茵陈、川楝子、生麦芽清泄肝热；甘草调和诸药。

[临床应用]四肢抽搐者加全蝎、蜈蚣；喉中痰鸣加制南星9g、陈皮15g；胸闷泛恶者加藿梗、苏叶、苏梗各9g。

（二）西医常规治疗

1. 生活方式治疗

改变不良生活方式，如合理控制体重、戒烟、限盐、合理饮食及适当运动等。

（1）维持合理体重　DKD病人应使体重尽可能维持在较理想范围，即BMI：19~23.9kg/m²（BMI=体重/身高²）。超重（BMI ≥ 24kg/m²）或肥胖（BMI ≥ 28kg/m²）病人减重的目标是3~6个月减轻体重的5%~10%。消瘦者应通过合理的营养计划恢复并长期维持理想体重。

（2）饮食控制　DKD病人应在遵守低盐、糖尿病饮食的基础上，合理安排蛋白质的摄入。推荐每日蛋白质摄入量约0.8g/kg。蛋白质来源应以优质动物蛋白为主，必要时可补充复方α-酮酸制剂。

（3）运动　推荐DKD坚持进行有规律的运动。运动前要进行必要的评估，特别是心肺功能和运动功能的医学评估（如运动负荷试验等）。成年糖尿病病人每周至少150分钟（如每周运动5天，每次30分钟）中等强度的有氧运动。但出现显性蛋白尿的DKD病人，应避免进行高强度的运动。空腹血糖（FPG）> 16.7mmol/L、反复低血糖或血糖波动较大、有糖尿病酮症酸中毒等急性代谢并发症、合并急性感染、增殖性视网膜病、严重肾病、严重心脑血管疾病（不稳定性心绞痛、严重心律失常、一过性脑缺血发作）等情况下禁止剧烈运动。

2. 控制血糖

理想降糖策略是在有效降糖的同时，不增加低血糖发生的风险，同时避免诱发乳酸性酸中毒或增加心力衰竭风险。对于大多数非妊娠成年 2 型 DKD 病人而言，合理的 HbA_1c 控制目标为 < 7%；对 2 型糖尿病合并中重度慢性肾脏病病人的 HbA_1c 可适当放宽控制在 7.0%~9.0%。DKD 口服降糖药的选择原则应基于药物的药代和药效动力学特征以及病人的肾功能水平综合判断。肾功能衰竭病人可优选从肾脏排泄较少的降糖药，并根据肾脏功能调整用药剂量。

近年来，新型降糖药 SGLT2 抑制剂、GLP-1 受体激动剂、DPP-4 抑制剂有降糖之外的肾脏保护作用，可改善 2 型糖尿病病人的肾脏结局。

3. 控制血压

合理的降压治疗可延缓 DKD 的发生和进展，推荐大于 18 岁的非妊娠糖尿病病人血压控制在 140/90mmHg 以下。对伴有白蛋白尿的糖尿病病人，众多临床指南推荐血压控制在 130/80mmHg 以下。

优先选择 ACEI 或 ARB 类降压药物，其通过扩张出球小动脉缓解肾小球内部压力，改善高滤过和高灌注，在降压的同时可以起到减少蛋白尿的作用。还可减少心血管事件，延缓肾病进展。有研究显示双倍剂量 ACEI/ARB 类药物，可能获益更多。但治疗期间应定期随访 UACR、血清肌酐、血钾水平，调整治疗方案。用药两个月内血清肌酐升高幅度 > 30% 常常提示肾缺血，应停用 ACEI/ARB 类药物。临床研究显示在血清肌酐 ≤ 265 μmol/L（3.0 mg/dL）的病人应用 ACEI/ARB 类药物是安全的。血清肌酐 > 265μmol/L 时应用 ACEI/ARB 类药物是否有肾脏获益尚存争议。考虑到高钾血症和 eGFR 迅速下降风险，不推荐联合使用 ACEI 和 ARB 类药物。

醛固酮拮抗剂和直接肾素抑制剂均能一定程度降低尿蛋白，且与 ACEI 或 ARB 联用，似能降低 UACR。噻嗪类利尿剂具有代谢相关不良反应，需慎用于代谢综合征人群；袢利尿剂治疗水肿以及替代或联用噻嗪类利尿剂用于治疗慢性肾脏病 4~5 期病人高血压有效；保钾利尿剂易致高血钾，应慎用。根据具体情况可选择 β 受体阻滞剂，但需提防在进展性慢性肾脏病中的药物蓄积相关不良反应，如心动过缓。二氢吡啶类钙通道阻滞剂（CCB）可增加尿微量白蛋白的排泄，而非二氢吡啶类 CCB 却无此不良反应。α 受体阻滞剂可用于 ACEI、ARB、利尿剂、CCB、β 受体阻滞剂不耐受或者降压不达标的慢性肾脏病病人。

4. 调脂治疗

LDL-C 水平对 DKD 病人并发动脉粥样硬化等疾病具有决定性意义，同时还可以导致肾间质纤维化的进展以及蛋白尿的产生。故 DKD 病人 LDL-C 水平应降到 2.6mmol/L 以下，TG 应降至 1.5mmol/L 以下，而对于并发冠心病的病人 LDL-C 水平需要降至 1.86mmol/L 以下。DKD 的调脂治疗首选他汀类，他汀类药物起始治疗宜使用中等强度，根据个体调脂疗效和耐受情况，适当调整剂量，若胆固醇水平或甘油三酯不能达标，可与其他调脂药物（如依折麦布、贝特类调脂药）谨慎联合应用。

5. 其他治疗

我国 2 型糖尿病伴白蛋白尿病人维生素 D 水平较低，补充维生素 D 或激活维生素 D 受体可降低尿白蛋白排泄率，但能否延缓 DKD 进展目前仍有争议。有临床研究显示在规范西医治疗的基础上加用舒洛地特，可使病人 24 小时尿蛋白排泄率进一步下降。临床研究亦提示在常规治疗的基础上加用雷公藤多苷片等免疫抑制剂可以减少病人尿白蛋白的排泄，但其具体临床疗效及不良反应有待进一步研究验证荟萃分析显示，抗氧化剂（包括但不限于：维生素 A、维生素 C、维生素 E、硒、锌、蛋氨酸或泛醌）的单独或联合使用可以显著降低 DKD 病人尿蛋白的排泄。但这些新疗法的安全性和有效性的证据不足，有待进一步的研究和探索。

6. 透析和移植

对 eGFR < 15mL/（min·1.73 m^2）的 DKD 病人，应评估是否应当接受肾脏替代治疗。透析方式包括腹膜透析和血液透析，有条件的病人可行肾移植或胰肾联合移植。

【经典传承】

（一）时振声教授经验

时振声教授认为，糖尿病肾脏疾病的病因可从素因、主因、诱因三方面认识。五脏虚损，尤其肾虚是糖尿病肾脏疾病的素因；饮食不节、劳倦内伤是糖尿病肾脏疾病发生的主因；感受外邪、情志不遂是糖尿病肾脏疾病发生的诱因。时振声教授认为糖尿病肾脏疾病的病机有三个基本特征，即：①脏腑虚损，诸邪诱发；②痰瘀互结，缠绵难愈；③气阴两伤，阴阳俱虚。糖尿病肾脏疾病的病机基本按照气虚或阴虚→气阴两虚→阴阳两虚的规律动态发展。此外，本病尚兼挟瘀血、水湿、痰浊等标证，使病机更加错综复杂。

临床上，时振声教授强调辨病与辨证相结合，重视证的动态演变规律。故临床上应结合临床分期，予以辨证施治。具体而言，时振声教授结合 Mogensen 分期标准，将 DKD 分为早期糖尿病肾脏疾病、临床期糖尿病肾脏疾病及终末期肾衰竭期。一般说来，就本虚证而言，早期糖尿病肾脏疾病的中医辨证可分为肝肾阴虚、脾肾气虚及气阴两虚三型。临床糖尿病肾脏疾病则以气阴两虚为主，此期肝肾阴虚或脾肾气虚大多转化为气阴两虚，可兼挟水湿湿热、气滞痰瘀等。终末期肾功能衰竭，则以气阴两虚、阴阳两虚为主。治疗时，时振声教授根据本虚证的不同，分别采用滋养肝肾（肝肾阴虚证，方选杞菊地黄汤、归芍地黄汤、一贯煎合二至丸等）、健脾固肾（脾肾气虚证，方选水陆二仙丹合芡实合剂加减）、益气养阴（气阴两虚证，方选参芪地黄汤加减）、阴阳双补（阴阳两虚证，方选桂附地黄汤、济生肾气汤、大补元煎加减）法以治其本，同时把水湿、瘀血、湿热等标证与本证结合起来论治。

具体而言，时振声教授治疗糖尿病肾脏疾病的经验可归纳为以下十法：①滋养肝肾法：适用于糖尿病肾脏疾病早期，证属肝肾阴虚者，或辨证属气阴两虚以阴虚为主者，方选杞菊地黄汤、归芍地黄汤、一贯煎合二至丸、桑麻丸等加减。②健脾益肾法：适用于糖尿病肾脏疾病早期证属脾肾气虚者，方选七味白术散，参苓白术散加菟丝子、补骨脂；③益气养阴法：适于糖尿病肾脏疾病气阴两虚者，方选参芪地黄汤加减治疗。④阴阳双补法：适于糖尿病肾脏疾病晚期阴阳两虚者，方选桂附地黄汤加味。⑤祛风散热法：适于糖尿病肾脏疾病外感风热或风寒化热者，方用银翘散加减。⑥清热利湿法：适用于糖尿病肾脏疾病兼湿热症状者。上焦湿热方选贝母瓜蒌散、杏仁滑石汤；中焦湿热可用八正散，或五苓散、石韦散、程氏萆薢分清饮。湿热弥漫三焦可用三仁汤、蒿芩清胆汤加减治疗。⑦渗利水湿法：适于糖尿病肾脏疾病挟水湿者。方选防己黄芪汤，或当归芍药散，或己椒苈黄丸，或苓桂术甘汤等。⑧理气开郁法：适于糖尿病肾脏疾病兼有气郁症状者。方用逍遥散、越鞠丸、四逆散等。⑨活血化瘀法：适用于糖尿病肾脏疾病瘀血症状明显或严重者，特别是合并其他血管病变者，常选桂枝茯苓丸、血府逐瘀汤、桃仁四物汤、桃核承气汤等方加减治疗。⑩泄浊解毒法：适用于糖尿病肾脏疾病终末期，浊毒弥漫，阴阳俱虚。轻者可于扶正方中加入大黄以泄浊；重者可配合大黄牡蛎方、大黄穿心莲方等煎汁灌肠或肛门点滴。

时振声教授强调，以上十法可以单独使用，亦可视具体情况多法合用。必须观其脉证，知犯何逆，随证治之。

（二）吕仁和教授经验

吕仁和教授将糖尿病肾脏疾病称为"消渴病肾病"。认为其发病因素除与长期高血糖有关外，与素体肾亏（禀赋不足，或后天劳倦过度伤肾）、情志郁结（郁怒不解，思虑过度）、饮食失宜（过食肥甘厚味、醇酒、辛辣、豆类或咸味）密切相关。基本病机为消渴日久，治不得法，伤阴耗气，复加以痰、热、郁、瘀互相积聚于肾之络脉，先形成"微型癥瘕"，逐步使肾体受损，肾用失司，肾元按虚、损、劳、衰规律发展。病本在肾，进而涉及肝、脾、肺、心，终致五脏俱病。病性多虚实夹杂。早期以气阴两虚为主，中期常见痰、热、郁、瘀，晚期气血阴阳俱虚，肾元衰败，浊毒内留，终致三焦壅塞，气机逆乱，而成关格危候。

在临床治疗中，吕仁和教授主张分阶段、分层次，采用分期辨证的方法对糖尿病肾脏疾病进行辨证论治。根据糖尿病肾脏疾病各期病机特点、证候表现、进展程度，结合 Mogensen 分期标准，将糖尿病肾脏疾病分为早、中、晚三期，每期又可分三度，称为糖尿病肾脏疾病三期九候。早期即Ⅲ期（早期糖尿病肾脏疾病），中期即Ⅳ期早期（临床糖尿病肾脏疾病、GFR ≥ 70mL/1.73m^2·min），晚期即Ⅳ期晚期、Ⅴ期（糖尿病肾脏疾病肾衰竭期）。又因糖尿病肾脏疾病的肾元受损特点按"虚、损、劳、衰"的规律发展，吕仁和教授将糖尿病肾脏疾病的早期称为"虚损期"，中期为"虚劳期"，晚期为"虚衰期"。

吕仁和教授认为，糖尿病肾脏疾病早中期病人普遍存在肾气不足，同时可兼有阴虚、阳虚或阴阳两虚等本虚证，其中以气阴两虚最为多见。标实证有血瘀、气滞、痰阻、热结、湿热、水湿、饮停之分，其中以血瘀、热结、痰阻为多见，普遍存在血瘀络脉病机。而糖尿病肾脏疾病中晚期肾元虚衰、湿浊毒邪内生，普遍存在气血亏虚，本虚证可兼有阴虚阳虚，甚或气血阴阳俱虚，均存在气血亏虚证候。标实证有血瘀、气滞、痰阻、结热、湿热、水湿、湿浊、饮停、动风、动血之分，普遍存在湿浊邪毒内留病机。所以，糖尿病肾脏疾病不同阶段，辨证方案不同。

1. 早期糖尿病肾脏疾病中医辨证分型论治

根据本虚分为四型，同时根据病人常兼夹的标实证候分为五候。

（1）本虚证（四型）①肝肾气阴虚：治宜益气养阴、兼补肝肾、佐以清热。方选益气养阴汤（黄精15g，生地黄20g，山茱萸10g，旱莲草20g，女贞子10g，枳壳10g，黄连10g，何首乌15g，牛膝20g）送服杞菊地黄丸或石斛夜光丸。②肺肾气阴虚：治宜益气养阴、兼补肺肾、少佐清热。方选补养肺肾汤（沙参30g，麦门冬10g，玄参20g，生地黄20g，山茱萸15g，黄连10g，地骨皮30g，枳实10g）送服麦味地黄丸。③肝脾肾气阴阳俱虚：治宜调补阴阳。方选调补阴阳汤（党参15g，当归10g，生地15g，金樱子10g，芡实10g，旱莲草20g，女贞子10g，黄连6g）送服金匮肾气丸。④脾肾气阳虚：治宜益气健脾、助阳补肾。方选健脾补肾汤（生黄芪30g，苍术10g，猪苓20g，木香10g，黄连10g，陈皮10g，半夏10g，砂仁6g，厚朴3g，金樱子10g）送服济生肾气丸。

（2）标实兼夹证（五候）　①血脉瘀阻：治宜活血通脉，方选桂枝茯苓丸加减。②水饮停聚：治宜利水化饮，方选五苓散加减。③湿热阻滞：治宜健脾和胃、清热利湿，方选平胃散合茵陈五苓散加减。④肝郁气滞：治宜疏调肝脾、理气解郁，方选四逆散合加味逍遥散加减。⑤外感热毒：治宜清热解毒，方选银翘解毒散。

2. 中期糖尿病肾脏疾病中医辨证分型论治

同早期，糖尿病肾脏疾病水肿表现突出者，可适当重用利水消肿之品。

3. 晚期糖尿病肾脏疾病中医辨证分型论治

晚期糖尿病肾脏疾病，肾脏损害日益严重，肾之元真之气由虚而衰，肾主一身气化功能严重失职，浊毒壅滞是此阶段病人的共同病机。吕仁和教授习惯上把该期分为五型八候进行辨证论治，并把泄浊解毒、补肾培元、益气养血作为该期病人的共同治法。

（1）本虚证（五型）　①气血阴虚、浊毒内停：治宜益气养血、滋阴降浊，方选八珍汤合调胃承气汤加减煎汤送服杞菊地黄丸。②气血阳虚、浊毒内停：治宜益气养血、助阳降浊，方选八珍汤合温脾汤加减送服济生肾气丸。③肝脾肾气血阴阳俱虚、浊毒内停：治宜调补气血阴阳、降浊利水。方药：黄芪30g，当归10g，白芍20g，熟地黄15g，红参6g，苍术6g，黄连6g，黄柏10g，猪苓20g，牛膝20g，栀子10g。④肺肾气血阴阳俱虚、浊毒内停：治宜调补气血阴阳、清肺益肾降浊。方选清肺益肾降浊汤（桑白皮20g，沙参20g，黄芩20g，麦冬10g，五味子10g，当归10g，陈皮10g，桃仁10g，杏仁10g，熟大黄10g，冬虫夏草3g）。⑤心肾气血阴阳俱虚、浊毒内停：治宜益气养心、活血降浊。方选：养心益肾降浊汤（太子参30g，当归10g，麦冬10g，五味子10g，丹参10g，川芎15g，泽泻20g，葶苈子20g，大枣5枚。）

（2）兼夹证（八候）　糖尿病肾脏疾病晚期除可见早期、中期常见的标实兼夹证（血脉瘀阻、水饮停聚、湿热阻滞、肝郁气滞、外感热毒）外，还可常见以下证候。①浊毒伤血：治宜解毒活血、凉血止血，方选犀角地黄汤加减。②肝胃结热：治宜和解肝胃、缓泻结滞，方选大柴胡汤加减。③血虚生风：治宜养血活血、息风止痉，方选当归补血汤合四物汤加味。

（三）仝小林教授经验

仝小林教授将糖尿病肾脏疾病的治疗总结为辨型审因、分期论治、症证病参、把握三关、随证施量、守法守方几个要点。

1. 辨型审因

仝小林教授认为糖尿病有脾瘅和消瘅的不同。肥胖2型糖尿病属"脾瘅"，以多食肥美而发，肥胖为其始动因素，中满内热为其核心病机，病情发展分为"郁、热、虚、损"4个阶段，"脾瘅肾病"为脾瘅络脉损伤所致，在糖尿病肾脏疾病早期，"脾瘅肾病"仍然存在痰热、湿热等证候，或见脾虚胃热证等，其络损是在此基础上的兼症，故当治疗"脾瘅"之实热或虚实夹杂，配合通络之法；而1型糖尿病及消瘦2型糖尿病属"消瘅"，以素体"五脏皆柔弱者"而发病，以气阴两虚为基本病机，"消瘅肾病"为消瘅络脉损伤所致，故治疗当益气养阴治疗"消瘅"加通络之法。当糖尿病肾脏疾病进展至中期，"脾瘅肾病"气虚加重成为主要矛盾，"消瘅肾病"气虚进一步发展，二者均以气虚精微渗漏为核心病机。至糖尿病肾脏疾病晚期，气虚发展为阳虚，以脾肾阳虚为基本病机，阳虚不化浊毒，而导致浊毒内蕴，是其最终结局。至后期，出现浊毒犯肺、犯胃、犯脑、凌心。从中期以后，二者发展结局基本类同。

2. 分期论治

仝小林教授主张按照西医的糖尿病肾脏疾病分期进行中医辨证论治。糖尿病肾脏疾病早期以络瘀为主，治疗以活血通络、修复络脉为治则；糖尿病肾脏疾病中期气虚和络损进一步加重，以气虚精微渗漏为主，治疗以益气固涩为重点；糖尿病肾脏疾病晚期以脾肾阳虚、浊毒内蕴为主，治以温阳泄浊；致后期发生浊毒犯病，犯胃以治疗呕吐为主，凌心以温阳利水强心为主。

3. 症证病合参

仝小林教授认为：首先，从辨病角度而言，糖尿病肾脏疾病的基本病机为瘀、虚、浊毒，虚是基本条件，瘀是核心病机，浊毒是最终结局。故活血通络、健脾益气、固涩精微（或对糖尿病肾脏疾病晚期给予温补脾肾、通腑泄浊）的治法应贯穿糖尿病肾脏疾病治疗全程。其次，在此基础上主张抓住基本病机进行辨证治疗，以化繁为简。糖尿病肾脏疾病早、中期以气虚络瘀为基本证型；糖尿病肾脏疾病晚期以脾肾阳虚、浊毒蕴结为基本证型。把握了各期的基本病机，就掌握了治疗的主体方向，即以证为基。最后，再结合病人个体化症状进行论治，即以症为靶、以证为基、以病为参，三者从点到面结合，症证病合参辨治。

4. 把握三关

即兼顾胃关、前关、后关，三者是糖尿病肾脏疾病治疗的关键，尤其是慢性肾衰竭期。胃关指胃腑的收纳、胃气的调畅功能。糖尿病肾脏疾病早、中期宜调理脾胃的气机，以辛开苦降为基本治法，以半夏泻心汤、生姜泻心汤、甘草泻心汤、大黄黄连泻心汤及干姜黄芩黄连人参汤为代表方剂。晚期出现呕吐症，以小半夏汤辛开苦降调畅气机。前关是指膀胱气化、小便的排出及其伴随的浊毒的排泄通道。治疗当温阳化气、温阳利水，以五苓散、真武汤、苓桂术甘汤为代表方。后关指大便排出，同时伴有浊毒的排出。当肾脏排泄浊毒之力减弱，可以增加肠道排毒以代偿，主要运用于慢性肾衰竭的阶段。常用酒大黄、生大黄通腑泄浊，又大黄能活血化瘀而保护肾络；以麻子仁、瓜蒌仁润肠通便；以肉苁蓉、锁阳温肾通便；以当归补血通便以生白术健脾益气通便等。

5. 随症施量

仝小林教授认为，病情有轻重缓急之别，症状有先后主次之分，用药有配伍用法之不同，故同一药物，在不同病情、针对不同的症、在不同配伍情况下用量是不同的。随症施量，即有是症用是量，同一药根据病情而调整剂量，又因不同配伍治法而决定剂量。

6. 守法守方

因糖尿病肾脏疾病早、中、晚期分期明显，病机明确，治疗的法则也相对固定，又病情属于长期存在致病因素（高血糖、高血压、高血脂等），不断进展，故需要长期而持久的治疗，当守法守方。在长期治疗中，可以选用丸剂、散剂缓图稳定病情。

【典型案例】

（一）陈以平教授治疗糖尿病肾脏疾病水肿验案

赵某，男，58岁，2006年12月6日初诊。主因"多饮多尿14年，反复双下肢浮肿9个月"来诊。病人自1992年发现糖尿病，口服降糖药血糖控制欠佳，2001年开始胰岛素治疗。2006年3月双下肢浮肿明显，查肾功能：Scr200μmol/L。2006年4月行肾穿诊断：糖尿病肾病。超声示：左肾104 mm×48 mm×50 mm，右肾103 mm×38 mm×50mm。就诊当日复查 ALB 31.6g/L，Scr240μmol/L，UA 630μmol/L，24 小时 UPT 7.88 g。既往史：高血压病史 10 年，血压最高 200/100 mmHg，目前口服硝苯地平，血压控制可。刻下症：双下肢浮肿，腰酸不适，平素畏寒肢冷，动辄气喘，面色萎黄，纳可眠差，大便干结，2~3 日一行，夜尿增多；舌淡、苔薄黄腻，脉细沉。中医诊断：肾消（瘀浊内蕴、水湿泛滥）；西医诊断：糖尿病肾脏疾病、慢性肾脏病 4 期。治以活血化瘀、温阳利水。处方：黄芪 45g，黄精 20g，灵芝 30g，葛根 20g，川芎 15g，山茱萸 20g，红花 10g，鸡血藤 30g，蝉花 30g，山药 15g，积雪草 15g，制大黄 10g，丹参 30g，鹿角霜 15g，苍术 12g，土茯苓 30g，牛蒡子 30g。并辅以活血通脉胶囊活血化瘀，黑料豆丸益气提升血浆白蛋白。

病人服上方 3 个月后复诊，查 ALB34.2g/L，Scr221μmol/L，24 小时 UPT5.355g。原方加用白僵蚕 20g。

1 个月后复诊，24 小时 UPT1.8 g，ALB33.9g/L。病人诉反复双下肢肿，原方中加用桂枝 6 g，巴戟天 15 g。

服药 1 个月后复诊，浮肿减轻。此后随访，病人病情稳定，24 小时 UPT 约 1.2 g，Scr 约 230μmol/L，ALB34g/L。

按语 该病人证属瘀浊内蕴、水湿泛滥。药用黄精、山茱萸滋阴，生黄芪益气，葛根生津，川芎、红花、丹参活血，鹿角霜、巴戟天、桂枝温通经脉，制大黄通腑泄浊，牛蒡子清热，蝉花护肾。全方共奏益气养阴、温通经脉之效。黑料豆丸是陈以平教授治疗肾病综合征的常用方，主要组方为黑料豆、黄芪等，功能益气健脾。临床研究表明，黑料豆丸具有降低病人尿蛋白、升高血白蛋白、调节免疫功能、降低血脂的作用。

（二）张琪教授治疗糖尿病肾脏疾病重度水肿验案

王某，男，42 岁，2004 年 5 月初诊。主因"多饮多尿 20 年，反复水肿半年余，加重 4 个月"来诊。既往史：糖尿病病史 20 余年。刻下症：周身高度水肿，按之没指，身体困重，胸闷气短，难以平卧，腹部膨隆，食少纳呆，口渴，尿少，便秘，舌质淡、舌体胖大、边有齿痕，苔白厚，脉沉细。查体：体重较病前增加 30 kg，BP 155/100mmHg，胸水、腹水征（+），右侧肢体较左侧肿甚，辅助检查：尿常规：PRO（++），GLU7.39 mmol/L，ALB18.7g/L，Scr298.1μmol/L，BUN14.85mmol/L。心脏彩超：左心增大，心包积液。眼底检查：双眼糖尿病视网膜病变。经降糖、降压、扩容、抗凝、利尿、改善微循环等中西医结合治疗半月余，疗效不显。中医诊断：水肿（三焦气滞、水瘀互结）；西医诊断：糖尿病肾脏疾病、慢性肾衰竭。治以软坚行气、攻逐利水。处方如下：海藻 30g，牡蛎 20g，牵牛子 10g，槟榔 20g，郁李仁 20g，泽泻 15g，猪苓 20g，茯苓 30g，车前子 30g，王不留行 20g，肉桂 10g，枳实 15g，厚朴 15g，木香 10g。每日 1 剂，水煎分 2 次服。服用 40 剂后，尿量增至 2000~3000 mL/24 h，水肿基本消退，体重由 85 kg 降至 56 kg，唯腹部气胀，双下肢轻度水肿。又在原方基础上加减，连服 10 余剂，水肿尽消。门诊随访病情稳定。

按语 该病人高度水肿，病程日久，病机错综。虽以脾虚为本，但水湿泛滥，大腹水肿，一般健脾利水之药很难取效。张琪教授根据其大腹水肿不能转侧、小便不利、大便秘、舌苔白厚、脉象沉滑有力，认为其病机之焦点在于气滞水蓄，三焦气化受阻，水湿不得输布，水瘀互结，水肿日见加重，病趋恶化。此时，必须急夺其水为首务，治以软坚行气、攻逐利水之法，辅佐以健脾温阳之剂，使水肿消、水气去，则脾气得以健运，方能取效。上方软坚化湿、开瘀利水，适用于水湿壅结三焦所致慢性肾脏病，症见水肿日久不消、周身浮肿、面目肿、重者皮毛出水、手按其肤如泥、喘息口渴、口干咽干、小便不利、大便秘结、脘腹胀满、舌苔白厚、脉象沉或沉滑有力。方中海藻为治腹水之要药，《千金方》治大腹水肿、气息不通、危在旦夕之大腹千金散即以此药为君。海藻、牡蛎、牵牛子软坚散结、攻逐水饮，治大腹水肿，其效甚佳；槟榔、郁李仁下气利水；泽泻、猪苓、茯苓、车前子清热利水使水从小便而出。水与气同出一源，气滞则水停，气顺则水行，故用木香、枳实、厚朴行气导滞利水；王不留行善于通利血脉，行而不住，走而不守，且有利尿作用，故有活血利尿消肿之功；茯苓、泽泻淡渗健脾利湿，水气除、脾气健，则运化功能复常，水湿得以正常分布，自无停蓄为患之虑；辅以肉桂温肾阳，肾阳充则恢复其开阖功能，小便自利。诸药相伍，消中寓补，邪去正安，水湿除则脾气健。

（三）刘宝厚教授治疗糖尿病肾脏疾病肾功能衰竭验案

严某，男，54岁，2009年5月20日初诊。主因"多饮多尿8年，乏力、纳差半年"来诊。既往史：糖尿病8年，胰岛素治疗2年，血糖控制不良。刻下症：疲乏无力，不思饮食，食后腹胀，腰膝酸软，夜尿清长，有时面部浮肿，舌质淡红，舌体胖大，边有齿痕，苔白厚，脉沉弦。检查：血压156/95mmHg。GLU 9.3mmol/L，HbA1c8.5%，24小时UTP2.1g，eGFR28.50mL/1.73m^2·min。血生化检查：Scr158μmol/L，BUN 9.2mmol/L，TP 82.3g/L，ALB 32.6g/L，CHOL 7.21mmol/L，TG 2.46mmol/L，LDL-C 5.15mmol/L，HDL-C 2.14mmol/L。眼科检查：糖尿病眼底病变。中医诊断：消渴病肾病（脾肾阳虚、脉络瘀阻）。西医诊断：糖尿病肾脏疾病。治以温补脾肾、活血利水。方药：补阳健肾汤（经验方）合桃红四物汤加减。处方：黄芪90g，当归15g，锁阳15g，肉苁蓉15g，菟丝子15g，女贞子15g，山药30g，茯苓20g，白术20g，桃仁15g，红花10g，莪术15g，黄连6g，地龙15g，乌梅30g。水煎2次兑服，分3次服用，14剂。芪龙通络胶囊，每次6粒，每日3次。嘱控制饮食、戒烟酒。

二诊：精神稍好，腹胀减轻，舌质淡红，舌体胖大，边有齿痕，苔白厚，脉沉弦。检查：BP150/90mmHg，GLU7.3mmol/L，尿常规：PRO（+）。原方去白术，加炒苍术15g，14剂。其他治疗同前。

三诊：精神食欲明显增进，已无腹胀，大便通畅，每天步行1小时，无明显不适，舌质暗红，舌体胖大，边有齿痕，苔白稍厚，脉弦。检查：BP 135/75mmHg，GLU6.3~7.0mmol/L，尿常规：PRO（+）。原方去泽兰，继服28剂。诺和锐减量为早14U、晚10U。

7月30日复诊：病情稳定，无明显症状，舌质暗红，舌体稍胖，边有齿痕，苔薄白，脉弦。检查：BP 135/75mmHg，GLU6.3mmol/L，HbA1c6.2%，24小时UTP0.2g，尿微量白蛋白185mg/24h，eGFR31.0mL/1.73m^2·min。血生化：Scr 125.5μmol/L，BUN 8.6mmol/L，CHOL 5.8mmol/L，TG 1.8mmol/L，LDL-C 3.12mmol/L，HDL-C 1.92mmol/L。中药原方加减连服6个月。诺和锐减量为早10U、晚8U皮下注射。

2010年2月8日复诊：病情稳定，无症状，舌质红，舌体胖嫩，苔薄白，脉弦，血压正常，尿检正常。予补阳健肾胶囊，每次6粒，每日3次，西药继服。

2011年5月13日复诊：病情稳定，无症状，舌脉同前。血压正常。24小时UTP0.12g，尿微量白蛋白78mg/24h。中药继服，西药同前。

按语 该病人疲乏、食欲不振、腹胀等症状提示脾阳不振，腰酸、夜尿多、浮肿则为肾阳虚衰之相，治疗宜温补脾肾。因糖尿病肾脏疾病为微血管病变，病理改变上有微血管瘤形成和局部血液循环障碍，故瘀血在其发病中具有重要意义。治疗中当兼顾活血，加用活血通络药物，常用方剂为桃红四物汤。糖尿病肾脏疾病是一个慢性病程，治疗过程中应做到效不更方，在原方基础上辨证加减。

（四）李平教授治疗糖尿病肾脏疾病肾功能衰竭验案

颜某某，男，68岁。初诊日期2018年5月9日。主因"尿中多泡沫5年"来诊。既往史：2型糖尿病、高血压病11年，平时口服阿卡波糖50mg每日3次，注射甘精胰岛素14IU qn控制血糖；每日服苯磺酸氨氯地平5mg，缬沙坦氨氯地平1片控制血压。2018年3月在中日友好医院检查：GLU 6.7mmol/L，餐后2小时血糖8.8mmol/L，Scr 129.9μmol/L，BUN 8.93mmol/L，eGFR 48.89mL/min，24小时UTP 1.55g。予百令胶囊2粒，每日3次，海昆肾喜胶囊2粒，每日3次，病情控制不佳。2018年5月5日在中日友好医院检查：GLU 8.51mmol/L，Scr 189.1μmol/L，BUN 11.84mmol/L，eGFR 31.05mL/min，UA 500μmol/L，LDL-C 3.55mmol/L，TP 81g/L，ALB 48g/L，24小时UTP 2.39g，血压112/78mmHg。刻下症：腰膝酸软，双下肢无力，大量泡沫尿。舌质暗红伴齿痕，苔黄腻，脉弦细。中医诊断：肾消（气阴两虚、痰湿瘀阻）；西医诊断：糖尿病肾脏疾病、慢性肾脏病3期；治以健脾补肾、化痰通络。处方：生黄芪45g，当归15g，地龙10g，鸡血藤30g，党参25g，炒白术30g，生地30g，黄连25g，山药30g，山茱萸15g，茯苓25g，穿山龙30g，大黄炭10g，枳壳10g，鬼箭羽25g，炙鳖甲（先煎）25g，三七粉（冲服）3g。水煎服，一剂药服两天。西药降糖、降压、降血脂、降血尿酸的同时，配合中成药雷公藤多苷片20mg，每日3次。

二诊 2018年5月31日。病人5月27日查：GLU 8.19mmol/L，Scr 119μmol/L，BUN 10.22mmol/L，eGFR 54.35mL/min，UA 461μmol/L，TP 70g/L，ALB 39g/L，HGB 131g/L，24小时UTP 0.49g。由于近期出现口腔溃疡方中加入甘草30g、黄芩10g。水煎服，一剂药服两天。

三诊 2018年7月5日。病人7月3日查：GLU 8.91mmol/L，Scr 89.1μmol/L，BUN 8.10mmol/L，eGFR 77.11mL/min，TP 69.3g/L，ALB 37.7g/L，HGB 138g/L，24小时UTP 0.44g。此后随症加减，一年来，病人肾功能维持在相对稳定水平。

按语 病人糖尿病肾病慢性肾脏病3期出现进行性尿蛋白增加，肾功能下降。在西医治疗降糖、降压、降血脂、降尿酸的同时，我们结合中药辨证论治，使病情进展得到逆转。病人腰膝酸软，双下肢无力，大量泡沫尿，舌质暗红伴齿痕，苔黄腻，脉弦细。辨证脾肾气阴两虚夹瘀血夹痰湿，予参芪地黄汤加减健脾补肾。考虑病人有瘀血痰湿的表现，地龙、鸡血藤、炙鳖甲、三七粉、大黄炭活血通络，改善肾功能；穿山龙、鬼箭羽活血祛风除湿，可以减少尿蛋白排泄。特别值得关注的是，雷公藤多苷片具有明显的降蛋白尿作用，但是也会抑制血浆蛋白的合成。

【预防与调护】

糖尿病肾病的饮食宜忌，一般以新鲜蔬菜、精肉、蛋等品为宜，禁忌辛辣刺激、肥甘滋腻之物。如《儒门事亲》说："不减滋味，不戒嗜欲，不节喜怒，病已而复发。"《外台秘要》说："每间五六日空腹一食饼，以精羊肉及黄雌鸡为臛，……宜食鸡子马肉，……牛乳暖如人体，汤即细细呷之，亦佳。"因此，保持情绪稳定、控制饮食、节制性欲等措施，对预防和治疗本病有其实际意义。水肿者要限制钠的摄入，出现肾衰竭要适度限制蛋白质入量，病人应预防感冒，保持呼吸道通畅，防止合并感染。

在食疗方面，因山药功能健脾益肾、南瓜功能补气健脾、薏苡仁健脾利水、山楂能化浊降脂，所以可选用山药、南瓜、山楂、薏苡仁等作为食疗材料，长期服用，有利于降低糖尿病肾病病人的血糖、血脂、尿蛋白。但需要注意的是，从现代营养学角度来看，山药、南瓜、薏苡仁等食物碳水化合物含量相对较高，所以也不可过量服用，防止升高血糖。应以其替代部分主食为宜。此外，因黄芪补气、可利水消肿，芡实功能健脾固涩，可选用黄芪炖鸡、芡实煮老鸭等食疗方适量食用，对糖尿病肾病有利水消肿、减少尿蛋白及提高血浆蛋白作用。

【临证提要】

寻找临床线索，确立正确诊断，尽早干预治疗。病人确诊糖尿病后早期开展尿微量白蛋白排泄率的筛查，以早期诊断、及时诊治，以免延误诊治、影响病人肾脏功能。本病一旦确诊，需中西医结合、辨病与辨证论治相结合，使疾病缓解而逐步向愈。消渴病易发生各种并发症，治疗时应在辨明主症的同时，辨明兼证、变证，才能在临证时分清标本缓急，有的放矢地去辨证施治、灵活加减。

（武曦霭　文玉敏　李平）

参考文献

［1］中华医学会糖尿病学分会微血管并发症学组.中国糖尿病肾脏疾病防治临床指南［J］.中华糖尿病杂志，2019，11（1）：15-28

［2］李平，谢院生.糖尿病肾病中西医结合诊疗与研究［M］.北京：中国医药科技出版社，2018

第二节　高血压肾损害

【概述】

高血压肾损害通常指由高血压所导致的肾脏小动脉或肾实质损害，根据肾小动脉病理特征的不同分为良性肾小动脉硬化症和恶性肾小动脉硬化症两类。临床常见的高血压肾损害多为良性肾小动脉硬化，病理表现为广泛肾小球入球动脉透明样变和小叶间动脉肌内膜增厚。恶性肾小动脉硬化症是指由恶性高血压导致的肾损害，病理表现为小动脉纤维素样坏死。目前我国成人高血压患病率高达29.6%，高血压肾损害也成为我国慢性肾脏病和终末期肾病的第三位病因。

中医学对于高血压肾病尚无准确统一的命名，根据本病临床表现，多归于"眩晕""腰痛""虚劳""水肿"等范畴。

【病因病机】

（一）中医病因病机

本病病人多因年老体虚、饮食不节、情志失调、房事不节等久病迁延所致。

本病属本虚标实之证，肝脾肾三脏气血不足、阴阳亏虚为本，肝阳上亢、痰湿瘀血阻络为标，相互影响，最终导致本虚标实、虚实夹杂的终末期肾衰竭。肾虚精亏，腰府失养，故腰膝酸软；肾失气化，分清泌浊失职，精微下注，故可见蛋白尿；肝肾阴虚，肝阳上亢，则见眩晕耳鸣、失眠多梦。脾肾亏虚，水湿不化，聚湿成痰，阻滞气机，气血运行不畅，气滞血瘀或瘀血阻络，痰湿瘀血交阻，三焦气化不利，水液代谢失常，故发为水肿。

（二）西医病因病机

高血压肾损害的发病机制复杂，包括高血压血流动力学改变、肾素－血管紧张素系统异常、交感神经系统异常、血管内皮细胞功能障碍等多个学说。

1. 高血压血流动力学改变

血压升高程度和持续时间与肾血管损伤密切相关。随着高血压的持续进展，逐步出现肾小动脉的组织形态学改变，表现为小动脉的透明样变和动脉内膜增厚。入球小动脉透明样变导致小动脉顺应性下降和管腔狭窄，对血管扩张剂的舒张反应迟钝或消失；血管内应力增加引起血管中膜平滑肌细胞和细胞基质增生，管壁增厚，血管重塑，引起肾血浆流量下降，当肾血浆流量低于 450mL/min 时，肾小球滤过率开始降低，最终导致肾小球和肾小管缺血性损害。肾小球损伤在高血压时可以表现为缺血性损伤和高灌注性损伤两种不同类型，但引起肾小球硬化的主要因素还是高灌注引起的肾小球内高压力。肾小球毛细血管的高灌注、高跨膜压和高滤过会影响肾小球固有细胞的增殖，诱导局部细胞因子、血管活性物质增加，足细胞损伤导致肾小球基底膜通透性增加，引起蛋白尿。

2. 肾素－血管紧张素－醛固酮系统（RAAS）

高血压状态下，肾血管对血管紧张素Ⅱ（AngⅡ）敏感性显著增强，少量的 AngⅡ 就能引起肾小动脉广泛收缩，导致肾血管阻力增加，肾血流量降低。高肾素活性可以引起广泛的肾小血管破坏和纤维化，导致恶性肾小动脉硬化的级联性损伤。足细胞膜上存在丰富的 AngⅠⅡ 受体，RAS 活性增高时 AngⅡ 增加必然影响足细胞的结构和功能，导致足细胞裂隙膜损害、滤过膜通透性增加。醛固酮在肾小动脉硬化、血管重塑、胶原形成、调节内皮功能等方面发挥效应，参与肾脏纤维化过程。

3. 交感神经系统

高血压病人交感神经系统活性升高，去甲肾上腺素从肾上腺释放，导致外周血管收缩、心率增加、血压变异性显著增加，导致血管的增生和硬化。去甲肾上腺素等介质还能通过与肾脏 α- 肾上腺素能受体结合，直接收缩肾脏血管，使肾脏血管阻力增加、肾血流量减少、肾单位缺血缺氧、氧化应激增加、促进肾素从肾小球旁器释放，加重肾脏损害。肾脏交感神经系统激活可以直接刺激近端肾小管 Na^+ 的重吸收，导致钠水潴留，循环容量增加。

此外，非血流动力学因素，如氧化应激、炎症反应也参与了高血压肾脏损害过程。年龄、性别、吸烟、嗜酒、盐负荷和基因多态性等均是高血压肾损害的相关因素。

【临床表现】

高血压肾损害常首先出现远端肾小管功能受损表现及轻度蛋白尿，而后肾小球功能受损。

早期：肾小管对缺血敏感，远端肾小管浓缩功能障碍常最早出现，包括夜尿增多、尿比重及尿渗透压降低。

中期：随着时间的推移，肾小球缺血性病变发生后，可出现蛋白尿，多为轻度蛋白尿，部分血压较高的病人可为中度。

后期：出现肾小球功能损害，最初肾小球滤过率降低，而后失代偿血清肌酐升高，肾小球功能进展较慢，可逐渐发展至终末期肾病。

与此同时，高血压的其他靶器官损害（左室肥厚、心力衰竭、脑卒中）也常同时发生。

【实验室及其他辅助检查】

1. 尿液检查

高血压肾损害进展至中期，发生肾小球缺血性病变后，可出现蛋白尿，多为轻度蛋白尿，尿蛋白定量一般不超过 2.0g/24h。正常人禁水 12 小时后尿渗透压 $> 600mOsm/（kg \cdot H_2O）$，高血压肾损害常表现为尿渗透压降低、尿比重降低。

2. 肾功能检查

高血压肾损害会逐步出现肾实质损害，导致肾功能受损，肾小球滤过率降低。

【诊断与鉴别诊断】

（一）诊断要点

1. 中医辨证要点

首先辨虚实，本病属本虚标实之证，本虚需辨肝、脾、肾之阴阳亏虚，标实证有肝阳上亢、痰湿、瘀血阻络。其次辨病位，本病与肝、脾、肾有关，甚至表现为多脏同病。

2. 西医诊断要点

基于病人的临床表现可以确定高血压肾损害的诊断，通常并不一定需要肾穿刺活检病理证实。当高血压病人在疾病进程中出现夜尿次数增多、持续微量白蛋白尿、肾小管间质功能异常或肾功能减退等临床表现时，应考虑高血压肾损害的可能。诊断要点如下：①病人有确切的高血压病史，血压控制不佳者肾损害的发生率越高；②高血压病程多在 5 年以上；③持续尿微量白蛋白增多，尿 β_2 微球蛋白、α_1 微球蛋白、视黄醇结合蛋白等可能升高；④夜尿增多，尿液检查提示低比重尿，尿渗透压降低；⑤晚期可出现肾功能减退，肾小球滤过率降低；⑥伴有高血压其他脏器损害；⑦肾活检显示肾小动脉硬化为主的病理改变，可伴有不同程度的缺血性肾实质损害和小管间质病变。

（二）鉴别诊断

高血压引起的肾脏损害与原发性肾脏疾病引起的高血压在临床上有时很难鉴别，鉴别诊断思路如下：若先出现高血压，数年后出现微量白蛋白尿等尿检异常，应考虑高血压肾损害；若先出现尿检异常，其后出现高血压，要考虑原发性肾脏疾病；若首次就诊同时发现高血压和尿检异常，需排除原发性肾脏疾病可能。此外，高血压肾损害临床诊断需除外肾动脉粥样硬化、肾小动脉胆固醇栓塞、尿酸性肾病、肾小球肾炎、遗传或先天性肾脏病及其他系统疾病导致的肾损害，必要时需通过肾脏活检病理进行鉴别诊断。

【治疗】

（一）中医治疗

1. 治疗原则

中医治疗当以补虚为主，兼以活血化瘀、清热解毒为法。

2. 辨证施治

（1）肝肾阴虚

［临床表现］眩晕耳鸣，失眠多梦，头痛头晕，五心烦热，潮热盗汗，腰膝酸软，咽干颧红，溲黄便干，舌红少苔，脉沉细。

［治法］滋补肝肾。

［方药］杞菊地黄汤加味（出自《医级宝鉴》）。

［参考处方］枸杞子 10g，菊花 10g，熟地黄 20g，山茱萸 10g，牡丹皮 10g，山药 15g，茯苓 10g，泽泻 10g。

方中枸杞补益肝肾，熟地黄滋肾填精，辅以山茱萸滋养肝肾而固肾气，山药健脾益胃助消化，佐以泽泻淡泄肾浊，茯苓渗利脾湿，丹皮凉泄肝火。方中诸药以补为主，以泄为次，相辅相成。

［临床应用］头晕明显可加天麻、钩藤、白蒺藜以平肝潜阳；大便干结加肉苁蓉、火麻仁、玉竹以润肠通便。

（2）脾肾阳虚

［临床表现］少气乏力，畏寒肢冷，气短懒言，纳少腹胀，浮肿，腰膝酸软，腰部发冷，便溏，舌淡有齿痕，脉象沉弱。

［治法］温肾健脾，行气利水。

［方药］实脾饮加减（出自《济生方》）。

［参考处方］白术 15g，厚朴 10g，木瓜 10g，木香 10g，草果 10g，大腹子 5g，茯苓 15g，干姜 10g，制附子（先煎）10g，炙甘草 10g，生姜 3 片，大枣 3 枚。

方中干姜振奋脾阳、温化水湿，附子辛热，温肾助阳，二味同用，温养脾肾、扶阳抑阴；白术、茯苓健脾和中，渗湿利水；木瓜祛湿利水，使木不克土而肝和，配伍厚朴宽肠降逆；木香调理脾胃之滞气；大腹子行气之中兼能利水消肿；草果辛热燥烈之性较强，善治湿郁伏邪，生姜、大枣益脾和中。诸药相伍，共奏温脾暖肾、行气利水之功。

［临床应用］腹胀大，小便短少，加桂枝、猪苓以通阳化气行水；纳食减少，加砂仁、陈皮、紫苏梗以运脾利气。

（3）瘀血阻络

［临床表现］小腹胀满疼痛，头痛，肢体麻木疼痛，面色暗，肌肤甲错，舌紫暗，或有瘀点，脉涩。

［治法］活血化瘀，通络散结。

［方药］代抵挡丸加减（出自《证治准绳·类方》）。

［参考处方］穿山甲（先煎）12g，桃仁 15g，当归 15g，生地 12g，生大黄（后下）6g，芒硝 6g 等。

方中穿山甲破血逐瘀，主逐恶血瘀癥；桃仁、当归、生地活血祛瘀；大黄、芒硝下瘀泻热。

［临床应用］瘀血较重，可加红花、川牛膝；若病久气血两虚、面色不华，可加黄芪、丹参。

（4）湿毒蕴结

［临床表现］头重如裹，尿少色赤，可见泡沫，眼睑浮肿，皮肤疮疡肿痛，或恶风发热，口干口苦，舌质红，苔薄黄或黄腻，脉滑数。

［治法］清热解毒，化湿消肿。

［方药］麻黄连翘赤小豆汤合五味消毒饮加减（麻黄连翘赤小豆汤出自《伤寒论》，五味消毒饮出自《医宗金鉴》）。

［参考处方］麻黄 6g，连翘 9g，杏仁 9g，赤小豆 30g，大枣 10g，桑白皮 10g，生姜 6g，炙甘草 6g，金银花 15g，野菊花 6g，紫背天葵 6g。

方中麻黄、杏仁、生姜辛温宣发、解表散邪；金银花、紫背天葵、野菊花清热解毒散结；连翘、桑白皮、赤小豆旨在苦寒清热解毒；甘草、大枣甘平和中。全方共奏辛温解表散邪、解热祛湿之效。

［临床应用］脓毒重者，可加蒲公英、紫花地丁；水肿重者加茯苓皮、猪苓、泽泻；皮肤溃烂者加苦参、土茯苓；大便不通者加生大黄、芒硝。

（二）西医常规治疗

降压治疗是避免和减轻高血压肾损害的根本措施。高血压肾损害病人应积极降压并使之达标。对所有收缩压（SBP）持续＞140mmHg 或舒张压（DBP）持续＞90mmHg 的高血压肾损害病人，无论是否合并糖尿病，都应给予降压治疗以使血压≤140/90mmHg。根据病人年龄、并发心血管疾病和其他并发症、肾功能减退的风险和对于治疗的耐受性，个体化制定血压靶目标值和选择药物。对于老年病人，要在仔细考虑年龄、共病以及同时接受其他治疗的基础上，制定血压治疗方案，缓慢加量，密切观察有无与降压治疗有关的不良事件发生，包括电解质紊乱、肾功能急剧减退、体位性低血压以及药物不良反应等。对于尿白蛋白/肌酐比＞300mg/g 的成人高血压肾损害病人，建议给予 ARB 或 ACEI 治疗。对于尿白蛋白/肌酐比为 30~300mg/g 的高血压肾损害病人优选 ARB 或 ACEI 治疗，不建议联合使用 ARB 和 ACEI。除积极治疗原发性高血压外，其他的非药物治疗方式包括减轻体重、适当地规律活动、低盐饮食、戒烟、戒酒。此外，积极治疗胰岛素抵抗、高脂血症和高尿酸血症等对降低高血压肾损害发生发展以及改善预后均有重要作用。

【预防与调护】

高血压病人往往对自己健康状况忽视，高血压病知晓率及控制率均不佳，积年累月造成肾脏损害，因此本病预防重点在于早发现、早治疗、严格控制血压，才能达到预防和延缓肾损害的目的。同时病人应劳逸结合，保证足够睡眠，适当进行体育锻炼，戒烟、戒酒，饮食清淡、低盐，控制体重。

【临证提要】

以中医辨证为主，把握病机治疗要点，辨明虚实及脏器偏颇，如疾病早期多肝肾阴虚、肝阳上亢，逐渐发展为脾肾亏虚、瘀血阻滞，晚期出现肝脾肾三脏虚衰、痰浊瘀毒阻络。需辨脏腑虚实，实则泻之，虚则补之。

（敖强国　李腾飞　杜金行　程庆砾）

第三节　肥胖相关性肾病

【概述】

肥胖相关性肾病（Obesity-related glomerulopathy，ORG）是指由于肥胖引起机体一系列代谢紊乱和（或）内分泌功能紊乱，从而出现蛋白尿和（或）血尿等现象的肾脏疾病。随着物质生活水平快速提高，肥胖的发生率也随之上升，由肥胖所引发的肾病也逐年升高。肥胖相关性肾病可归属于中医学"尿浊""肥胖""水肿""虚劳"等范畴。

【病因病机】

（一）中医病因病机

1. 病因

（1）先天不足、后天受损　肾为先天之本，肾精不足、肾失封藏；脾为后天之本，受损则运化失司，痰湿内聚，久则成毒，致邪毒壅盛、血脉瘀结、水道失司。

（2）饮食失节　嗜食肥甘厚腻，或饮食不节，导致津精液输布失衡。

（3）调适失宜　如酒色、情欲、劳作过度，致脏腑气虚，祛邪无力。

（4）情志失调　长期喜怒无常、情志失调，肝木旺亢，克脾土，久则伤肾。

2. 病机

本病的病机是本虚标实。标是痰和瘀，本是虚，病位在脾、肾。肥人多痰瘀，肥胖者体内脂肪过多，属于中医之痰湿瘀。先天不足，肾精不充，肾失封藏，脾失运化，推动乏力，则聚湿成痰，导致膏浊互聚。脾肾气虚，不能正常化生精血，则水谷精微失于输布，化为膏脂痰湿，聚于肌肤、脏腑、经络致肥胖。痰瘀互结，阻塞脉道，导致清阳不升，浊阴不降，毒邪内生，蓄积肾络，使肾通调失司，封藏失职，固摄无权，精失于外，则成尿浊，成为蛋白尿，而致肾脏损害。

（二）西医病因病机

肥胖相关性肾病发病机制可能与胰岛素抵抗、肾脏血流动力学改变、氧化应激、高瘦素血症或脂代谢异常等因素有关。胰岛素抵抗可加剧血压、血脂异常，导致血流动力学和出入球小动脉压力改变，促进内皮细胞功能失调，毛细血管通透性增加，导致系膜细胞增生以及肾小球肥大，诱导肾小球足细胞的足突消失、足细胞黏附能力下降、足细胞凋亡，从而导致肾小球硬化及蛋白尿产生。肥胖病人体内脂肪细胞明显增多、增大，导致分泌的脂肪细胞因子水平明显升高，其中，瘦素可促进肾小球内皮细胞增殖，上调 $TGF\text{-}\beta_1$ 等受体表达；$TGF\text{-}\beta_1$ 可促进细胞外基质合成；纤溶酶原激活物抑制物（PAI-1）可抑制细胞外基质降解，导致肾组织损伤；抵抗素、瘦素、酰化刺激蛋白（ASP）等可诱发胰岛素抵抗。异常脂代谢可激活肾小球系膜细胞表面的低密度脂蛋白受体，导致巨噬细胞趋化因子的释放和细胞外基质的产生。氧化低密度脂蛋白可被巨噬细胞和系膜细胞吞噬后转化为泡沫细胞，共同参与肾小球硬化的过程。低密度脂蛋白和氧化低密度脂蛋白相互影响，干扰肾脏局部前列腺素和血栓素的动态平衡，影响肾小球血流动力学和血管通透性，从而导致系膜细胞受损，诱导肾小球损伤。此外，肥胖导致脂肪细胞分泌肾素、血管紧张素Ⅱ的增多，激活 RAAS，导致血流动力学改变，肾小球滤过率增加，促进肾小球毛细血管壁紧张性增加、肾小球基底膜扩张、肾小球肥大、足细胞肥大甚至分离。肥胖者体内氧化应激水平增高，释放的活性氧明显增多。活性氧具有细胞毒性作用，其过多积聚对蛋白质、脂肪和核酸均有损害作用。氧化应激水平增高致使氧化物质在肾小球细胞外基质合成增多，降解减少致肾小球纤维化及上皮细胞黏附性消失，导致肾小管间质纤维化，参与肾组织损伤过程。

【临床表现】

肥胖性相关性肾病通常发病隐匿，早期可出现微量白蛋白尿或蛋白尿，并可伴有疲倦、乏力、劳累后一过性浮肿、血压异常导致的头晕等症状。早期肾小球滤过率（GFR）增高和微量白蛋白尿，如肾功能进一步损伤，可见微量到中等量蛋白尿，也可出现肾病范围的蛋白尿，但较少出现低蛋白血症。尽管部分病人有大量蛋白尿，但仅有不到 6% 的病人可出现肾病综合征。肥胖相关性肾病病人临床中无伴肉眼血尿发作，镜下血尿的比例也较少见。此外，肥胖相关性肾病可伴有高尿酸、高血压、肾小管功能异常、胰岛素抵抗和脂代谢紊乱。脂代谢紊乱通常表现为高甘油三酯血症（TG ≥ 1.7mmol/L），但胆固醇增高不明显。

【实验室及其他辅助检查】

蛋白尿的出现标志着肾小球滤过膜受损，其排泄量与肾小球结构改变密切相关，也是判断肥胖相关性肾病预后的重要指标。肾脏穿刺活检主要病理特点为肾小球肥大和局灶性节段性肾小球硬化，且主要表现为"门部"型的局灶节段性肾小球硬化（FSGS）。

【诊断与鉴别诊断】

（一）诊断要点

1.中医辨证要点

本病病机为本虚标实、虚实夹杂，因此在治疗时需辨明虚实，虚证主要是脾肾两脏虚损，分清气血阴阳之不同；标实应辨明痰浊、水湿、瘀血。

2.西医诊断要点

肥胖相关性肾病暂无统一的诊断标准，大多数认为应当满足以下条件：

（1）肥胖　体重指数（BMI）≥ 28kg/m²，伴或不伴腰围 ≥ 85cm（男），腰围 ≥ 80cm（女），排除其他疾病继发性肥胖。

（2）出现蛋白尿，伴或不伴有镜下血尿、肾功能衰竭，24 小时尿蛋白定量 > 0.5g。

（3）病理学　肾脏病理表现为肾小球肥大，伴或不伴局灶节段性肾小球硬化，单纯性肾小球肥大亦称之肥胖相关性肾小球肥大症，伴有局灶节段性肾小球硬化者，称为肥胖相关性局灶节段性肾小球硬化症，但需除外包括艾滋病毒感染、滥用海洛因、孤立肾、先天性心脏病、镰刀形红细胞疾病、肾发育异常等疾病引起的继发性局灶节段性肾小球硬化。其他已知的原发性或继发性疾病，包括糖尿病肾病、高血压性肾小球硬化等肾小球疾病也应排除。

（4）合并其他代谢紊乱，如胰岛素抵抗、糖耐量异常、高脂血症、高尿酸血症。

（二）鉴别诊断

1. DKD

DKD病人有长期的糖尿病病史，Ⅱ期后的 DKD 病理检查可见肾小球基底膜弥漫增厚及系膜基质增宽，且伴有蛋白尿进行性增多，当出现大量蛋白尿后，病理检查 PASM 染色下可见同心圆状排列的 K-W 结节。与糖尿病肾病病人相比，肥胖相关性肾病病人肾小球系膜区增宽的程度轻，无节段加重趋势，极少伴有节段系膜区中、重度增宽。

2. 高血压性肾损害

高血压性肾损害临床表现为肾小管功能损害伴有蛋白尿，病理检查表现为入球小动脉透明样变性（小动脉中层的血管平滑肌细胞被纤维组织取代，内膜下有透明样物质的累积）、小叶间动脉及弓状动脉内膜增厚。部分肾小球毛细血管基底膜皱缩和缺血性硬化，可伴有部分肾小球代偿性肥大。肾小管上皮细胞空泡及颗粒变性和不同程度的肾小管萎缩。随着疾病进展，可出现肾小球硬化和不同程度的间质纤维化，与肥胖相关性肾病不同。

3. 原发性 FSGS

原发性 FSGS 病人发病年龄相对较低，大多表现为大量蛋白尿，伴有明显水肿和低蛋白血症，肾病综合征特征明显，而肥胖相关性肾病病人大多不伴有低蛋白血症。两者间最重要的病理鉴别点包括：肥胖相关性肾病病人中未硬化的肾小球直径显著大于原发性 FSGS，未硬化的肾小球体积普遍增大；球性废弃的肾小球数目较多；非节段硬化的肾小球重度系膜区增宽少见；早期足细胞病变不显著如足细胞足突融合等；主要表现为门部型的 FSGS；间质小动脉及入球小动脉透明变性较原发性 FSGS 更明显。

【治疗】

（一）中医治疗

1. 治疗原则

本病病机为本虚标实、虚实夹杂，脾肾两虚是本，痰湿瘀是标。治疗上主要是标本兼治，以健脾补肾为主，同时兼顾祛湿、化痰、活血。

2. 辨证施治

（1）脾肾气虚，失于固涩

[临床表现] 形体肥胖，精神疲倦，肢体乏力，面色少华，少气懒言，腰膝酸软，夜尿频长，泡沫尿明显，男子早泄，女子带下清稀，舌淡胖，有齿印，苔白滑，脉细弱。

[治法] 益肾健脾，收敛固摄。

[方药] 五子衍宗丸合补中益气汤加减（五子衍宗丸出自《悬解录》，补中益气汤出自《内外伤辨惑论》）。

[参考处方] 菟丝子、五味子、枸杞子、覆盆子、车前子、金樱子、白果、芡实各 10g，

莲子 15g，人参 12g，黄芪、白术各 15g，升麻、柴胡各 6g。

方中菟丝子、五味子、枸杞子、覆盆子、车前子补肾益精，金樱子、白果收涩，芡实、莲子益肾健脾固涩，人参、黄芪、白术益气健脾，升麻、柴胡提升中气。

［临床应用］阳虚便溏者加山茱萸 10g，补骨脂 10g；肾阳虚弱、畏寒肢冷加干姜、杜仲 10g；元气大亏，加紫河车粉 10g。

（2）脾肾阳虚，湿浊内蕴

［临床表现］肥胖臃肿，泡沫尿明显，畏寒肢冷，颜面或肢体浮肿，腰膝酸软，腹胀便溏，倦怠乏力，夜尿增多，舌淡胖，苔白腻，脉沉细。

［治法］温补脾肾，祛湿化浊。

［方药］真武汤加减（出自《伤寒论》）。

［参考处方］干姜、益智仁、川草薢、石菖蒲、人参、茯苓、白术各 10g，生姜、甘草、乌药、附子各 6g。

方中附子、乌药、干姜、益智仁温补脾肾之阳，人参、茯苓、白术益气健脾利水，甘草和中，生姜温阳散寒，川草薢、石菖蒲分清化浊。

［临床应用］腹胀便溏者加补骨脂 12g、木香 6g；肢体浮肿者加玉米须 10g、猪苓 10g、佩兰 10g；畏寒肢冷甚者附子可加至 10g。

（3）湿热内蕴夹痰

［临床表现］形体肥胖，倦怠乏力，体重如裹，痰涎壅盛，头晕目眩，口干而不欲饮，嗜食肥甘醇酒，懒动嗜卧，小便短赤灼热，尿中有泡沫，苔黄腻，脉滑数。

［治法］清热燥湿化痰。

［方药］黄连温胆汤合导赤散加减（黄连温胆汤出自《六因条辨》，导赤散出自《小儿药证直诀》）

［参考处方］橘红、枳实、竹茹、泽泻、冬瓜皮、栀子、淡竹叶、白术、茯苓各 10g，生姜、黄连、甘草各 6g。

方中竹茹清热化痰，生姜燥湿化痰，橘红、枳实理气化痰，泽泻、冬瓜皮淡渗利湿，黄连、栀子、淡竹叶、大黄清热利湿，白术、茯苓健脾化湿，甘草调和诸药。

［临床应用］痰多、腹胀者可加半夏、莱菔子各 10g；热盛、便秘加大黄 6g。

（二）西医常规治疗

肥胖相关性肾病可缓慢进展为终末期肾病，故确诊后应当进行积极的干预。

（1）控制体重　减肥是肥胖相关性肾病最有效的治疗方法。改变不良生活习惯，减少熬夜，减少热量摄入，增加体育运动。可适当应用减肥药物，如利莫那班、奥利司他、盐酸西布曲明等，但应注意密切观察减肥药物存在的不良反应。对于极度肥胖（BMI > 32kg/m²）的病人或者药物减肥无效者，可通过胃肠改道手术实现减肥的目的。

（2）胰岛素增敏剂治疗　提高胰岛素敏感性是治疗肥胖性肾病的重要举措，应用双胍类药物如二甲双胍、噻唑烷二酮类（罗格列酮、吡格列酮）等降糖药物可改善胰岛素抵抗，但需充分了解药物的不良反应。

（3）ACEI 及 ARB 调控血压的同时，也能调整肾脏局部血流动力学，降低肾小球"三高"状态，减轻炎症反应，减少蛋白尿，保护肾功能。

（4）针对肥胖病人通常伴有的高血压、高脂血症、高尿酸血症、糖尿病、睡眠呼吸暂停综合征和高凝状态等进行治疗。

【预防与调护】

本病重在预防，防治结合。首先，加强对肥胖人群生活方式的指导，控制饮食，增强锻炼，制定科学的减肥方案。其次，对于肥胖人员，注意监测相关指标，做到早诊断。第三，对于已经诊断为本病的病人，需注意监测血糖、血压，控制并发症。

【临证提要】

肥胖相关性肾病辨证多属本虚标实，临床多以脾肾两虚、气阴两虚、阴阳两虚为本，以瘀血、水湿、浊毒为标，临床治疗强调益气护肾，同时注意调和脾胃，适当利水渗湿、祛浊通络、活血化瘀。临床发现中医综合疗法对本病不但可以起到减肥的作用，而且可以提高病人免疫功能、增强体质，延缓肾功能进展、减轻临床症状，特别在减肥、增强病人康复信心等方面具有显著的优势，可明显延缓肥胖相关性肾病病人的肾损害进程。

（郭维文　李佑生）

第四节　尿酸性肾病

【概述】

尿酸性肾病（uric acid nephropathy，UAN）是由嘌呤代谢异常致尿酸生成过多或肾脏排泄障碍形成血清尿酸升高，尿酸盐过饱和沉积于肾组织而引起肾损害，表现为尿酸结石或肾实质损害。本病无明显的季节性，肥胖、喜肉食及酗酒者患病率高，男性明显高于女性。近年因高蛋白、高嘌呤饮食摄入增加，尿酸性肾病在我国的患病率逐年增高，中老年男性及绝经后女性为高发人群，目前年轻化趋势加剧。中医古籍对类似尿酸性肾病的论述散见于其他疾病中，有关节红肿热痛、活动不利多归于"痹病、白虎历节"；以尿痛、尿血、尿砂石为主要表现者归于"石淋、尿血"；以水肿、蛋白尿为主要表现者归于"水肿、膏淋、虚劳、肾风"；以虚损、关格等为主要表现者归于"肾劳、溺毒、关格"。

【病因病机】

（一）中医病因病机

尿酸性肾病与先天禀赋不足、年老体虚、嗜食肥甘厚味、情志失调以及卫外不固、外邪侵袭密切相关。

1. 病因

（1）先天禀赋不足或年老体衰　先天不足或年老体衰致肾精亏虚，肾虚骨髓空虚，风寒湿邪侵骨髓而乘脏腑；脾失健运，水湿内停，风寒瘀浊留注经络关节致气血不行，关节失养。

（2）饮食失节　饮食不节、嗜食肥甘厚味是诱发本病的重要因素。《中藏经》提出"肉痹者，饮食不节，膏粱美之所为也"，脾失升降出入，分清泌浊，致痰浊内生，气血不畅。

（3）情志失调　肝气郁滞，致气机不畅，加重湿浊、痰饮、瘀血羁留经络关节，导致病情加重。

（4）外邪侵袭　正虚不固，风寒湿邪留注经络形成痹证，日久深入脏腑成脏腑病变。

2. 病机

本病中医病机特点是正虚邪实，以实证居多。正虚以脾肾亏损或肝肾虚损为主，邪实指痰湿浊瘀。初期以瘀血阻滞和湿热下注为主；中期经络脏腑同病，脾肾亏虚；后期因虚致实，虚实夹杂，"虚、湿、瘀、毒"羁留体内，互相交织，相互为害；疾病晚期阴损及阳，出现阴阳两虚之证。本病病位在脾肾，与肺、肝等密切相关。

（二）西医病因病机

尿酸性肾病的主要发病机制是由于血清尿酸产生过多或排泄减少所致。尿酸产生过多主要与嘌呤摄入过多或内源性嘌呤产生过多相关，人体尿酸来源80%为内源性，尿酸代谢过程中磷酸核糖焦磷酸（PRPP）合成酶活性增加、次黄嘌呤–鸟嘌呤磷酸核糖转换酶（HGPRT）缺乏、葡萄糖6–磷酸酶缺乏等均可使内源性嘌呤产生过多。另外慢性溶血性贫血、横纹肌溶解、红细胞增多症、骨髓增生性疾病及化疗或放疗时、过度运动、癫痫状态、糖原贮积症均可加速肌肉ATP的降解导致嘌呤代谢增加使尿酸增多。肾功能衰竭或衰竭时肾小球滤过率降低、肾小管尿酸排泄降低和（或）重吸收增加也是高尿酸血症的主要原因。

尿酸性肾病分为原发和继发性两大类。原发性基本属遗传性，但遗传方式尚不明确，可能与肥胖、原发性高血压、血脂异常、糖尿病、胰岛素抵抗关系密切。继发性高尿酸血症则多见于细胞增殖性疾病，如：白血病、淋巴瘤、骨髓瘤、红细胞增多症；细胞过量破坏，如溶血、烧伤外伤、化疗、放疗、过量运动；肾衰竭、酮症酸中毒、妊娠高血压综合征、药物、毒物导致肾脏清除尿酸盐减少。

高尿酸对肾脏的直接损害作用可能与其对内皮功能损害引起高血压和促进血管平滑肌细胞增生和促炎症反应有关。对肾脏的损害有入球动脉病、轻微小管间质纤维化、肾小球肥大、肾小球硬化和蛋白尿。

尿酸性肾病发病机制如下：

1. 慢性高尿酸血症肾病

慢性高尿酸血症可导致尿酸盐结晶体在远端集合管和肾间质，尤其在肾髓质和乳头区沉积。这些结晶体形成核心，周围有白细胞、巨噬细胞浸润及纤维物质包裹，即所谓痛风石，在有长期痛风病史的病人中，除有痛风石形成外，还伴有纤维形成、肾小球硬化、动脉硬化及动脉壁增厚等病变。

2. 急性高尿酸血症肾病

短时间内大量尿酸结晶堆积于肾脏集合管、肾盂和输尿管所致，管腔内尿酸结晶沉积，可阻塞肾小管，导致梗阻及急性肾损伤，但肾小球结构是正常的，如能得到恰当治疗，肾功能可恢复正常。

3. 尿酸盐结石

镜下可见尿酸结晶在肾乳头和集合管内沉积。

【临床表现】

长期高尿酸血症的主要表现为痛风性关节炎和肾损害，痛风反复发作10年以上者多有肾损害的表现。

1. 慢性高尿酸血症肾病

多先有痛风性关节炎的表现，痛风性关节炎呈急性发作，深夜加重，常因精神紧张、疲劳、筵席、酗酒和感染所诱发。受累关节以跖趾关节为多，尤以第一跖趾关节最为常见，其次为踝、手、腕、膝关节等。关节疼痛开始数小时后出现感觉过敏及显著的红、肿、热、痛。随病变进展，尿酸盐在关节内沉积逐渐增多，频繁发作后关节肥大，纤维组织增生，出现关节畸形、僵硬以致活动受限。

长期失治的痛风病人，可在关节周缘滑囊膜、腱鞘、软骨内和耳郭的皮下组织中发现痛风结节（或称痛风石）。在软骨或其附近侵蚀骨质，可产生穿凿样骨缺损。痛风石还可溃破皮肤排出白色尿酸盐结晶，镜下为双折光尿酸钠针。

高尿酸血症肾病尿液改变主要为轻度蛋白尿和少量红细胞尿。早期的肾功能变化是浓缩功能的减退，随后逐渐影响肾小球滤过功能。

2. 急性高尿酸血症肾病

尿酸结晶在肾小管、集合管和肾盂急骤沉积，可引起肾小管腔内压力增高，肾小球囊内压增高，致使肾小球滤过率急剧下降，其临床特征为初期排出尿酸增加，尿中有多形结晶，发生血尿及少量蛋白尿。病变进展时出现少尿和无尿，可伴有腰痛、恶心、呕吐和嗜睡等尿毒症症状。

3. 尿酸盐结石

10%~25% 痛风病人有肾结石，多见于 40 岁以上的男性。

尿酸盐结石的症状主要有尿路局部刺激症状、尿路梗阻和继发感染。尿酸盐结石多呈圆形或椭圆形，表面光滑或稍粗糙，呈黄褐色，质地坚实。纯尿酸结石是透光的，通常不能显影，直径 2cm 以上的结石可能为草酸钙和磷酸钙等混合结石，一般可显影。

尿酸性肾病早期肾脏损害为远端肾小管和集合管受损，尿液浓缩功能下降，出现多尿、夜尿增多等症状。随着肾小球滤过率下降，进展为慢性肾衰竭，其肾病病理特征主要为间质慢性炎症，继而纤维化，肾小管萎缩、肾小动脉硬化。

【实验室及其他辅助检查】

1. 实验室检查

（1）尿液检查　可见多尿、夜尿、低比重尿或尿渗透压降低。可有少量蛋白尿，一般 < 1.5~2.0g/24h。呈小分子蛋白尿，尿 β_2-MG 排泄量增多，尿中嗜酸性粒细胞增多。排出结石的成分分析，可以确定是否为尿酸盐。

（2）血液检查　血清尿酸明显升高。早期的肾功能变化是浓缩功能的减退，随后逐渐影响肾小球滤过功能血尿素氮、血清肌酐升高。

2. 其他辅助检查

（1）肾活检　急性尿酸性肾病时，尿酸结晶在肾小管、集合管、肾盂和下尿路急骤沉积，以肾乳头部沉积最多，产生肾内、外梗阻。慢性尿酸性肾病时，尿酸盐结晶和尿酸结晶分别沉积在肾间质和肾小管内，髓质部沉积较多。光镜下可见两种尿酸盐结晶：①尿酸结晶为无定形物质，出现在间质和小管管腔。②针形的尿酸单盐 - 水化合物结晶，出现在肾髓质。以尿酸盐或尿酸晶体为病灶核形成的显微痛风石，其周围有淋巴细胞、单核细胞和浆细胞浸润。随着病程延续，可见小管萎缩变性、小管基膜破坏，伴随间质瘢痕，小球基底膜增厚和纤维化、中动脉和小动脉硬化，肾脏缩小，瘢痕化。肾活检组织在偏光显微镜下见到双折光尿酸结晶即可确立尿酸性肾病的诊断。

（2）影像学检查　如尿路梗阻造成肾盂积水和输尿管扩张，反流性肾病或梗阻性肾病伴发感染时，肾图、CT扫描、核素肾扫描可出现双侧肾脏大小不等、肾脏外形不规则、肾盏扩张或变钝。X线显示骨皮质下囊性变而不伴骨浸润，可见单侧跗骨关节病变。

（3）超声　显示双侧肾脏病变不相等，并有助于结石的定位诊断。

【诊断与鉴别诊断】

（一）诊断要点

1. 中医辨证要点

本病的辨证首先需辨病情缓急，以脾肾亏虚为本，湿热痰浊为标。急性期可伴见关节剧痛、屈伸不利，以标实为主。慢性期以正虚为主，兼夹标实。其次辨病邪性质，邪气盛时，需辨寒、湿、热、痰，正气虚时，需辨脾肾肝之阴阳虚损。

2. 西医诊断要点

（1）男性血清尿酸 > 420μmol/L（7.0mg/dL），女性血清尿酸 > 360μmol/L（6.0 mg/L）。尿沉渣检查可有尿酸结晶、血尿（肉眼或镜下）或脓尿。

（2）常伴有痛风性关节炎或痛风结节、尿酸性尿路结石等病史。早期可仅有轻至中度蛋白尿及尿浓缩功能减退，肾小球滤过率正常，晚期可出现高血压和氮质血症。

（3）影像学诊断提示受损关节有圆形或不整齐的穿凿样透亮缺损影；尿路结石X线检查为阴性。肾脏组织学主要表现为肾小管–间质病变，肾间质及肾小管内发现双折光的针状尿酸盐结晶。

（二）诊断思路

当病人出现蛋白尿、血尿、高血压或水肿、尿浓缩功能受损，伴发关节炎及尿路结石，应怀疑此病。对于诊断为本病的病人应明确以下问题：

（1）排除其他疾病造成的血清尿酸增高。

（2）明确原发或继发性高尿酸血症。

（3）了解肾脏病变的程度。

（4）找出与本病相关的其他慢性疾病，并积极治疗。

（5）尿酸性肾病的正确诊断及辨证分型，对于制定有效的诊疗方案、判定预后有重要意义。

（三）鉴别诊断

1. 原发性肾小球病

尿酸性肾病病人血清尿酸上升较血尿素氮和血清肌酐显著，血清尿酸/血清肌酐 > 2.5（以 mg/dL 为单位）。痛风性关节炎明显，发作频繁。原发性肾小球病即使有高尿酸血症，也很少发生关节炎。尿酸性肾病病史长，通常只有肾小管功能受损明显，而肾小球功能受损较轻，肾功能减退缓慢。痛风石仅在原发性痛风者出现。肾活检组织在偏光显微镜下可见到双折光尿酸结晶可确立尿酸性肾病诊断。但由于尿酸盐沉积以肾组织深部为主，穿刺肾组织往往深度不够，不易取得病变组织。

2. 慢性肾衰竭

①本病高尿酸血症出现于肾衰竭后；②很少出现痛风性关节炎；③血清尿酸/尿尿酸大于0.35，血清尿酸/血清肌酐小于2.5。

3. 其他引起肾衰竭和高尿酸血症的疾病

以下病变如横纹肌裂解引起的急性肾衰竭、急性胰腺炎、严重失水致肾前性氮质血症、铅中毒、多囊肾、止痛剂肾病、梗阻性肾病引起双侧肾盂积水以及家族性肾病和髓质囊肿病等，均可致肾衰竭及尿酸明显升高，这些病变是以肾小管间质为主的肾损害，应注意和尿酸性肾病鉴别。

【治疗】

（一）中医治疗

1. 治疗原则

尿酸性肾病的不同时期，证候变化较大，因此中医主张"结合原发病，标本兼治，分期而论，辨证施治"。辨证治疗以脾肾亏虚为本、湿热痰浊为标，强调健脾补肾、清热利湿、化痰祛瘀、泄浊祛邪。

2. 辨证施治

（1）本证（以正虚为主）

①脾肾气虚

[临床表现]面色无华，腰膝酸软，食欲不振，神疲乏力，下肢浮肿，口淡不欲饮，尿频或夜尿多。舌淡红，有齿痕，苔薄，脉细。

[治法]补益脾肾。

[方药]参苓白术散加减（出自《太平惠民和剂局方》）。

[参考处方]党参15g，茯苓15g，白术15g，山药15g，薏苡仁15g，白扁豆10g，陈皮10g。

方中党参补元气，山药、茯苓、白术、薏苡仁补益脾气，白扁豆化湿消肿，陈皮健脾祛痰。

[临床应用]蛋白尿较多者加水陆二仙丹；尿血较盛者可加白茅根、茜草、仙鹤草、地榆炭、槐角炭；腰痛者加川续断、杜仲、牛膝；大便稀溏者加黄连、木香。

②脾肾阳虚

[临床表现]面色苍白（或黧黑），浮肿，畏寒肢冷，腰膝关节酸痛或冷痛，足跟痛，精神萎靡，纳呆或便溏（五更泄），性功能失常（遗精、阳痿、早泄）或月经失调，夜尿频多清长。舌嫩淡胖，有齿痕，脉沉细或沉迟无力。

[治法]益气养血，培补脾肾。

[方药]大补元煎、参芪地黄汤加减（大补元煎出自《景岳全书》，参芪地黄汤出自《杂病源流犀烛》）。

[参考处方]山茱萸、熟地黄、炒山药各15g，炙黄芪15~20g，杜仲、枸杞子、人参、当归身、白芍、川芎各10g，炙甘草5g。

方中人参大补元阳，生黄芪合当归补血生血，山茱萸、熟地黄、杜仲、枸杞子补肾，山药健脾，白芍、生地黄养阴，川芎、当归活血以免补益之品过于滋腻，甘草调和诸药。

[临床应用]如恶心呕吐加半夏10g、茯苓10g、佩兰10g；便溏者加炮姜10g；纳差者加

豆蔻、砂仁；腰酸腰痛者，加仙茅、淫羊藿；关节疼痛加当归、红花、桃仁。

③肝肾阴虚

［临床表现］目睛干涩或视物模糊，头晕耳鸣，颧红口干，五心烦热或手足心热，腰脊酸痛，肌肤麻木不仁，步履艰难，筋脉拘急，屈伸不利，尿赤便干，关节痛如被杖，局部关节变形，昼轻夜重。舌红少苔，脉弦细或细数。

［治法］滋阴平肝，益肾和络。

［方药］归芍地黄汤加减（出自《症因脉治》）。

［参考处方］干地黄、山药、怀牛膝各10g，代赭石、生龙骨、生牡蛎各30g，枸杞子、杭菊花、白芍、赤芍各10g。

方中干地黄、山药、怀牛膝、枸杞子补益肝肾为主药，杭菊花、白芍柔肝平肝，代赭石、生龙骨、生牡蛎潜阳，赤芍清血活络。共奏滋阴平肝、益肾和络之功。

［临床应用］头晕明显可加天麻10g、钩藤10g、白蒺藜10g；便干者加肉苁蓉10g、火麻仁10g、玉竹10g。

④气阴两虚

［临床表现］腰酸膝软，面色无华，少气乏力，口干咽燥，午后低热或手足心热，筋脉拘急，屈伸不利，夜尿频多，大便干结。舌质红，舌体胖，脉弦细无力。

［治法］益气养阴。

［方药］参芪地黄汤加减（出自《杂病源流犀烛》）。

［参考处方］党参15g，黄芪30g，生地15g，泽泻10g，山药15g，山茱萸15g，茯苓15g，当归10g，枸杞15g。

方中党参、黄芪益气健脾，生地、枸杞子、山茱萸补益肾阴，茯苓、山药健脾，当归补血活血，泽泻泄浊清膀胱。

［临床应用］若素体气虚易感冒者，加玉屏风散（黄芪、白术、防风）；面色潮红、五心烦热之阴虚火旺者可加知母、黄柏、女贞子、旱莲草；心烦失眠者加夜交藤、酸枣仁；易盗汗者加浮小麦、牡蛎；气虚下陷明显者可用补中益气汤加减。

⑤阴阳两虚

［临床表现］腰膝关节酸软（酸痛），极度疲乏，畏寒肢冷，手足心热，头晕目眩，大便稀溏，潮热盗汗，口干欲饮，夜尿清长。舌淡白、胖润、有齿印，脉沉细。

［治法］温扶元阳，补益真阴。

［方药］济生肾气汤加味（出自《严氏济生方》）。

［参考处方］熟地黄30g，炒山药15g，山茱萸、菟丝子、枸杞子、川牛膝、鹿角胶、龟甲胶、肉桂、车前子、人参、冬虫夏草各10g，附子（先煎）5g。

方中熟地黄、枸杞子、山茱萸、菟丝子、鹿角胶、龟甲胶补益肾阴，肉桂、附子温补肾阳，人参、冬虫草大补元气，山药健脾，车前子健脾利水，川牛膝利水活血益肾，共达温扶元阳、补益真阴之目的。

［临床应用］如肤糙失润、腰膝酸痛明显可加补骨脂12g、骨碎补12g；畏寒肢冷甚者附子可加至10g。

（2）标证

①湿热内蕴

［临床表现］四肢沉重，关节灼热肿痛，颜面或下肢浮肿，皮肤疔肿、疮疡，咽喉肿痛，

关节痛风石形成，局部红肿疼痛，小便黄赤、灼热或涩痛不利，大便黏滞不爽或秘结。舌红苔黄腻，脉濡数或滑数。

[治法] 清热化湿，通痹止痛。

[方药] 三妙丸合白虎桂枝汤（三妙丸出自《医学正传》，白虎桂枝汤出自《金匮要略》）。

[参考处方] 苍术 10g，黄柏 10g，怀牛膝 15g，桂枝 6g，生石膏（先煎）15g，知母 9g，甘草 6g。

方中苍术、黄柏清热燥湿，怀牛膝补肝肾、强筋骨，引药下行。白虎汤清肺胃之热，桂枝解表寒之标。

[临床应用] 痛风湿热之证以中焦为主，痛风多以双足疼痛为首发症状，故以苍术燥湿健脾，黄柏清下焦湿热；合并尿酸性结石者常加用金钱草、海金沙、鸡内金清热利湿、通淋排石；湿热下注，尿频尿急者可加萹蓄、瞿麦、蒲公英；大便秘结者加大黄。

②瘀血阻络

[临床表现] 腰及全身关节刺痛，痛有定处、拒按，脉络瘀血（口唇、齿龈、爪甲紫暗、肤表赤缕，或腹部青筋外露），面色黧黑或晦暗，肌肤甲错或身有瘀斑，肢麻屈伸不利，病久关节变形。舌质紫暗或有瘀点、瘀斑，脉涩或细。

[治法] 活血化瘀，凉血止血，祛瘀通络。

[方药] 桃红四物汤加减（出自《医宗金鉴》）。

[参考处方] 桃仁 12g，红花 15g，熟地 12g，当归 15g，芍药 12g，川芎 18g。

方中以破血之品桃仁、红花为主，配以甘温之熟地、当归滋阴养血，芍药补血和营，川芎调畅气血。

[临床应用] 欲驱肾络之伏邪，非草木之品所能奏效，惟虫类通络药物性善走窜，剔邪搜络，独擅其功。临床常用虫类药物有：水蛭、土鳖虫、蜈蚣、地龙、全蝎。

③寒湿痹阻

[临床表现] 畏寒，关节冷痛重着，遇寒加重，得热痛减，局部酸麻疼痛，昼轻夜重，常于天寒雨湿季节发作，或见皮下硬结，红肿不甚，夜尿多，小便清长。舌脉：舌淡胖，苔白滑，脉弦紧或迟缓。

[治法] 散寒利湿，温经通痹。

[方药] 桂枝芍药附子汤（经验方）。

[参考处方] 桂枝 6g，制附子（先煎）6g，白芍 12g，黄芪 18g，细辛 3g，苍术 12g，白术 12g，甘草 6g。

本方以桂枝、附子温煦真阳、除湿定痛，黄芪、白术补气健脾，芍药、甘草柔痉缓急，细辛、苍术疏风散寒。

[临床应用] 畏寒冷痛甚者，可配伍制川乌、制草乌、淫羊藿、鹿角霜等以温经散寒；夜尿多，加桑螵蛸 10g、益智仁 15g 补肾缩尿。

④痰浊内阻

[临床表现] 面色萎黄，关节肿痛不红，肢体困重或麻木，屈伸不利，头重昏蒙，胸脘痞闷，纳呆恶心，口干不欲饮，口中黏腻，咳白黏痰。舌质淡胖，苔白厚腻，脉滑或弦。

[治法] 健脾除湿。

[方药] 苓桂术甘汤、二陈汤加减（出自《伤寒论》和《和剂局方》）。

[参考处方] 茯苓 30g，桂枝 6g，白术 12g，陈皮 6g，法半夏 12g，土茯苓 30g，萆薢

12g，苍术 9g，益母草 12g，甘草 6g。

方中茯苓、白术、陈皮、法半夏、苍术健脾理气、化痰除湿，土茯苓、萆薢、益母草清热除湿、活血利水，甘草调和诸药。

［临床应用］若有皮下结节者，可酌加皂角刺、穿山甲、山慈菇、夏枯草等以搜络散结；瘀血明显者，加莪术、三七；疼痛不已者，加白花蛇、全蝎、蜈蚣、地龙以搜风通络；有化热之象者，加黄柏、丹皮。

有的医家提出尿酸性肾病与各种"积"密切相关：饮食无度（食积）、长期酗酒（酒积）、肠腑积滞（腑积）、痰湿淤积，治疗中佐以消导散积；加强清热利湿、渗湿化痰及消积通腑、理气导滞。

（二）西医常规治疗

包括生活方式调整，高尿酸血症相关心血管疾病风险的筛查及积极控制，如高血压、糖尿病、高血脂等。血清尿酸控制目标与病人是否合并痛风、原发病、心血管疾病等相关。疾病后期出现终末期肾病，应予血液透析或腹膜透析治疗。

1. 一般治疗

调节饮食、限制高嘌呤饮食、控制热量摄入、避免过胖是防止高尿酸血症和痛风的重要环节。已有高尿酸血症者，维持足够的尿量和碱化尿液，有利于尿酸排出。

2. 对症治疗

（1）痛风性肾病高尿酸血症治疗原则

1）无痛风病人在非药物治疗 3 个月后血清尿酸 ≥ 420μmol/L，应予降尿酸药物治疗；痛风病人血清尿酸 ≥ 360μmol/L、严重痛风病人血清尿酸 ≥ 300μmol/L 予降尿酸药物治疗。降低血清尿酸的目标：建议合并痛风的慢性肾脏病病人，血清尿酸 < 360μmol/L；合并严重痛风的慢性肾脏病病人（痛风石、慢性关节炎、痛风反复发作 ≥ 2 次 / 年），建议血清尿酸 < 300μmol/L；其他慢性肾脏病病人，一般建议血清尿酸 < 420μmol/L。

2）注意可引起血清尿酸升高的药物，如利尿剂（尤其是噻嗪类）、糖皮质激素、胰岛素、环孢素、他克莫司、尼古丁、吡嗪酰胺、烟酸、小剂量阿司匹林等。

3）碱化尿液，将尿 pH 维持在 6.2~6.9 有利于尿酸盐结晶溶解和从尿液出。

4）降尿酸药物的选择原则 ① eGFR < 30mL/（min·1.73m^2）或接受透析治疗的病人，建议使用抑制尿酸生成的药物；②合并肾结石的病人，建议使用抑制尿酸生成的药；③ eGFR > 30mL/（min·1.73m^2）且不合并肾结石的病人，24 小时尿尿酸排率 < 4200μmol/1.73m^2 可选择抑制尿酸生成的药物或促进尿酸排泄的药物，24 小时尿尿酸排率 > 4200μmol/1.73m^2 建议选择抑制尿酸生成的药物。

（2）降尿酸药物治疗

1）促进尿酸排泄药物 通过抑制尿酸盐在肾小管的主动重吸收，增加尿酸盐的排泄，降低血清尿酸的水平。常用药物有：①苯溴马隆（痛风利仙、苯溴酮）：起始剂量应为 50~100mg/d，eGFR < 30mL/（min·1.73m^2）慎用，肾结石和急性尿酸性肾病禁用；②磺吡酮（磺酰吡唑酮）：起始剂量应为 50~100mg，2 次 / 天，逐步增加到 200~400mg，2 次 / 天。

此类药物使用注意事项：从小剂量开始逐步增加剂量；注意多饮水和用碳酸氢钠（1g，3~4 次 / 天）碱化尿液；如果尿酸排量 > 4200μmol/（d·1.73m^2）或出现泌尿系结石，需减量或停用；随肾功能减退，促尿酸排泄药疗效降低，中到重度肾功能损伤时禁用。

2）抑制尿酸生成药物　通过抑制黄嘌呤氧化酶（XO），从而减少黄嘌呤和尿酸合成。目前临床常用的为黄嘌呤氧化酶抑制剂，通过抑制黄嘌呤氧化酶，阻断次黄嘌呤和黄嘌呤转化为尿酸，降低尿酸水平。常用药物：①别嘌醇：对不同个体的有效剂量范围从 100mg/d 到 300mg/d，对 GFR > 30mL/（min·1.73m²）者合适剂量为 100mg/d，对 GFR > 60mL/（min·1.73m²）者合适剂量为 200mg/d，对 GFR 正常者合适剂量为 300mg/d，临床应用时应特别注意别嘌醇的过敏反应，此外。由于硫唑嘌呤和巯基乙醇的失活依靠黄嘌呤氧化酶，别嘌醇可增加这两种药物的毒性。②非布司他（febuxostat）：一种新型的非嘌呤类高效选择性黄嘌呤氧化酶抑制剂。主要用于对别嘌呤醇超敏反应或不耐受者，因 49% 以原药形式经肾脏排除。45% 通过粪便排泄，因此轻中度肾功能减退者无需调整剂量。推荐剂量为 20~40mg/d，最大剂量 80mg/d，重度肾功能减退病人非布司他需减量并密切观察肾功能，严重肝功能损害者慎用。

3）新型降尿酸药物　①托匹司他：通过与氧化型和还原型 XO 非竞争性结合，抑制 XO 活性，减少尿酸生成。其抑制作用具有选择性，不影响其他嘌呤及嘧啶的合成，且 100% 从肝代谢。推荐起始剂量 20mg/ 次，2 次 / 天，最大剂量 80 mg/ 次。②促进尿酸分解的药物：尿酸氧化酶可催化尿酸分解为尿囊素，降低血清尿酸水平，主要有黄曲霉尿酸氧化酶（拉布立酶）、聚乙二醇化重组尿酸氧化酶（培戈洛酶）。

4）其他降尿酸的药物　①氯沙坦钾：有降低血清尿酸作用；②钠 – 葡萄糖协同转运蛋白 2 抑制剂：目前有卡格列净、恩格列净，可不同程度降低血清尿酸水平。

5）联合治疗　单药治疗不能使血清尿酸控制达标，则可以考虑联合治疗，即抑制尿酸生成与促尿酸排泄的药物联合，同时其他排尿酸药物也可以作为合理补充（在适应证下应用），如氯沙坦、非诺贝特等。

3. 急性痛风发作

积极予抗炎镇痛治疗，正服用降尿酸药物者可不停药，未服用降尿酸药物者痛风缓解后再予降尿酸治疗。

（1）糖皮质激素　可以通过口服、关节内注射、肌内注射等给药。一般使用 7~10 天，或症状缓解停药。

（2）秋水仙碱　对控制关节炎疼痛效果最好，剂量 1 mg，1 个小时后用 0.5mg，12 小时后再用 0.5mg，以后每次 0.5mg，2 次 / 日。

（3）非甾体类消炎药　不推荐首选，GFR < 60mL/（min·1.73m²）者谨慎使用，应避免长期或大剂量使用。

4. 无症状高尿酸血症治疗

鉴于高尿酸血症与心血管疾病、糖尿病、代谢综合征、肾脏病的关系密切，国内外对上述慢性疾病存在高尿酸血症者大多建议采取适当的干预措施。治疗上应以改善生活方式为核心，如果合并上述慢性疾病时，血清尿酸 > 480μmol/L 应给予药物治疗；无上述疾病时，血清尿酸 > 540μmol/L 也应给予药物治疗。治疗上按照前述的高尿酸血症的常规治疗方案。

5. 急性高尿酸性肾病治疗

治疗基本原则：①减少嘌呤的摄入，多饮水，碱化尿液。②在大量补充水容量基础上酌情使用非噻嗪类利尿剂促进尿酸的排泄。③选择降尿酸药物时要注意避免对肾功能的影响，若每日尿酸排出量超过 5.4 mmol（900mg），应选用别嘌呤醇 8 mg/（kg·d），3 天后减少至 100~300mg/d。④经上述处理后肾功能进一步恶化者应尽早血液透析治疗。为了防止肿瘤溶解综合征引起的高尿酸血症而导致的急性肾损伤，在白血病、淋巴瘤和多发性骨髓瘤等化疗前，开始服用别嘌呤醇。对于有如下情况之一（①化疗前或疗程开始后血清尿酸浓度＞600μmol/L 或儿童＞ 480μmol/L；②有心功能或肾衰竭，不能接受大量补液；③对别嘌呤醇过敏）的急性白血病和恶性淋巴瘤病人，最好在化疗前 4~24 小时或在化疗期间使用拉布立酶0.2mg/kg，1 次 / 天，每次静脉注射需 30 分钟以上。拉布立酶除了可阻断尿酸形成外，也可排除已存在之尿酸，由于其降尿酸作用快速，所以可大大地减少发生肿瘤溶解综合征的危险，一般给予一次剂量后，应复查血清尿酸浓度以评估是否需再次使用。部分病人可能一次剂量即可，若血清尿酸浓度持续性或反弹性增高，可每天应用，直到回复正常值，但最多不超过7 天。

6. 慢性高尿酸性肾病治疗

慢性高尿酸性肾病治疗上仍按照前述的高尿酸血症的常规治疗方案。近年来有研究发现，在慢性肾脏病早期使用别嘌呤醇控制血清尿酸可延缓肾功能的下降，因此有不少学者主张对于慢性肾脏病病人的高尿酸血症应予更积极干预，主要是限制高蛋白质和富含高嘌呤的食物摄入，对于慢性肾脏病伴血清尿酸过高，如血清尿酸＞ 540μmol/L 的病人，应根据 GFR 调整别嘌呤醇剂量或短期使用小剂量的拉布立酶。

7. 尿酸性肾结石治疗

高尿酸尿、酸性尿、脱水后引起尿液浓缩是尿酸盐结晶沉积形成结石的危险因素。尿酸性结石为透光性（阴性结石）。大部分病人经减少嘌呤的摄入、大量饮水、碱化尿液等治疗后可溶解、自行排出。体积大者或引起尿路梗阻，可行体外碎石或手术治疗。

8. 高尿酸性肾病的透析治疗

对尿酸的清除效果：血液透析＞腹膜透析。透析指征：①对于恶性肿瘤化疗过程中或化疗后或横纹肌溶解等因素引起的急性高尿酸性肾病，经内科处理无效，肾功能进行性恶化者可考虑透析治疗，但注意不要超滤过多水分，以利于肾脏功能恢复。②对于慢性肾衰竭早期引起的急性尿酸过高，在饮食和药物控制无效的基础上，也可考虑血液透析来缓解肾衰竭进程。③对于慢性高尿酸性肾病引起的终末期肾衰竭，其透析指征和非糖尿病肾脏病相同。

【经典传承】

（一）叶任高教授经验

叶老认为痛风性肾病，初期以关节疼痛为主者，相当于中医学"痹证"范畴，后期引起的肾脏病变类似"腰痛""淋证"。因正气亏虚，复感外邪，风寒湿热留注经络关节，淫居脉道之中，邪气缠绵不去，血滞成瘀而成痹证，日久由经络而入脏腑，阴虚内热，煎熬津液，则为"石淋"，脾失健运，肾气亏虚，封藏失司，湿浊留滞有"关格"危证。

叶老认为痛风性肾病的治疗主要有高尿酸血症的控制和肾功能保护，中西医结合治疗可以提高疗效。痛风性肾病病程长、有肾脏损害，临证必须辨明虚实。叶老根据肾脏损害的程度，将痛风性肾病分为四型：①瘀血内停，痹阻关节型：治宜活血祛瘀、通络止痛，方选桃红四物汤合三妙丸加减；②湿热下注，损伤肾络型：予清热利湿、通淋排石，方选八正散合石韦散加减；③脾肾亏虚，水湿不化型：予温补脾肾、化气行水，方选济生肾气丸合参苓白术散加减；④脾肾虚衰，湿浊留滞型：温阳泄浊、补益脾肾，方选温脾汤合真武汤加减。

叶老认为痛风性肾病的治疗，不应局限于关节肿痛的症状，本病的治疗应补肾和祛邪并用。肾为水火之脏，主骨统一身之阳，肾虚卫外不固，风寒湿邪乘虚而入，温阳补肾，提高机体免疫力，可加强祛邪之力。宣痹通络之品，多辛香宣散，走而不守，药力难持久，加用补肾药，宣痹通络之力可以提高，常用党参、黄芪、补骨脂、杜仲、当归等补肾阳，旱莲草、女贞子、熟地、山药补肾阴，配合虫类药（如寒盛用乌梢蛇配川乌，热盛用地龙配石膏，痰盛用僵蚕配胆星，瘀重用蜈蚣、全蝎配桃仁、赤芍）。

（二）邵朝弟教授经验

邵老认为尿酸性肾病的发生有内外两个原因：外感邪气及脏腑失调。风、寒、湿、热等外邪侵袭人体，闭阻经络，气血运行不畅，导致湿热痰瘀等病理产物流注关节、肾络；饮食不节、嗜食肥甘、七情、劳倦等，使脾失健运，肝失疏泄，肾不分清泌浊，气机升降失常，气、血、水等运行障碍，湿浊瘀等病理产物停留体内，损伤肾脏。脏腑虚损，体内气血津液代谢失调是发病的主因，饮食劳倦、七情失调等是发病的诱因，内外相合而发病。主要病位在肾，与脾、肝亦密切相关。邵老认为慢性尿酸性肾病以正气亏虚，尤以脾肾亏虚为本，湿、热、痰、瘀为标，临证强调首辨虚实、标本主次。邵老认为湿瘀互结不仅贯穿疾病整个过程，且加重疾病进程，使疾病缠绵难愈，故临证中强调祛湿活血，并根据辨证选用不同化湿活血药。甘寒祛湿，如茯苓、猪苓、泽泻等；以苦寒药如苍术、黄柏等燥湿；用芳香之剂以化湿。偏温性的活血药如当归、鸡血藤、川芎、红花等；偏凉性的如丹参、丹皮、赤芍等；化瘀止痛药偏温性的五灵脂、三七等；偏凉性的益母草、紫草、丹皮等。破瘀散结药偏温性的莪术、三棱等；偏凉性的桃仁、地龙等。活血祛湿药如威灵仙、牛膝、马鞭草等。

（三）陈以平教授经验

主张体内痰湿是本病发生的主因。陈老经过多年临证经验，发现尿酸性肾病病人多有先天或后天不足，饮食不节，致脾肾失权，水谷不归正化，痰湿血瘀互结为患。湿性重浊趋下，故以下肢关节病变为主，又痰瘀胶固，则关节多僵肿畸形；郁闭之邪最易化热，故其证多兼热象；又因湿性黏腻，胶着难除，故本病缠绵难愈，反复发作。倡导"利湿为基本治则，活血化瘀贯彻始终""久病宜佐以补益肝脾肾"。主张在关节疼痛的急性期，在清热利湿同时，加用赤芍、丹参、桃仁、地龙、水蛭等；在缓解期则选用活血养血的当归、鸡血藤等；威灵仙、马鞭草等利湿活血的药物则在各期均可选用。缓解期重视培补脾肾、补益肝肾，以熟地、黄精、杞子、山茱萸、首乌补益肝肾，重用黄芪、党参健脾，杜仲、狗脊、川续断补肾。

（四）朱良春教授经验

朱老根据多年临床经验、西医学及本病临床特点，提出"浊瘀痹"理论，认为"脾肾失健、清浊代谢紊乱"是痛风及痛风性肾病的基本病理特征。本病发生的原因有二：脾肾不足、脏腑失和为其内因，湿热、痰浊、淫毒或外伤瘀血瘀滞脏腑、经脉、关节，为其外因。临床表现以脾肾失调、湿浊痰瘀痹阻、偏淫毒热证者居多；脾失健运，气血化生无源，脏腑失养，脾肾同虚，肾失泄浊，湿浊、痰瘀内聚，阻碍气血，浊毒淫邪再损脏腑、经脉、关节，如此互为因果，相互影响，恶性循环，病情反复发作，经久不愈。

朱老提出"泄浊化瘀"大法，以调益脾肾、清泄湿浊、化瘀推新、清源正本为治则；新发病邪胜正不虚者宜祛邪为主兼扶正，中病即止；久病顽固者宜益肾健脾扶正为主，兼加化痰开瘀泄浊、通络蠲痹。脾为痰湿之源，肾主分清别浊，以苍白术、生熟薏苡仁、云茯苓、山药、黄芪、党参等益气健脾，以何首乌、淫羊藿、生地黄、熟地黄、补骨脂、山茱萸肉、肉苁蓉等温阳补肾，使脾能运化转输、肾能分清别浊，湿热痰瘀无以聚集；以土茯苓、萆薢、防己、泽兰、泽泻、晚蚕沙、滑石、黄连、大黄等清泄湿热痰浊淫毒之邪，威灵仙、泽兰、益母草、鬼箭羽、丹参、赤芍、穿山龙、地龙等化瘀通络。

【预防与调护】

本病应避免酗酒（尤其是啤酒）、过食肥甘及高嘌呤食物（参见相关章节）。同时需节制饮食，不可暴饮暴食。防止过度劳累和肥胖，避免受凉，平时多饮水。牛奶、鸡蛋富含优质蛋白且不含嘌呤，可酌情食用。

【临证提要】

本病的辨证治疗以多关节肿痛为辨证要点，以脾肾亏虚为内因，湿热痰浊为外因，强调健脾补肾、清热利湿、化痰祛瘀、泄浊祛邪。无症状性痛风性肾病的治疗存在争议，西药对于抑制尿酸生成及促进尿酸排泄效果较好，中医药能改善症状及延缓肾脏损害，临床疗效证明，中西结合治疗优于单纯中、西医治疗。针灸等外治法可改善病人症状，且不易造成机体的损伤。尿酸性肾病常合并高血压、高脂血症、代谢综合征，如延误治疗或治疗不当，可发展为终末期肾衰竭。

（熊维建）

第五节　狼疮性肾炎

【概述】

狼疮性肾炎（Lupus Nephritis, LN）是系统性红斑狼疮（Systemic lupus erythematosus, SLE）累及肾脏所引起的一种免疫复合物性肾炎，临床上常出现蛋白尿、血尿、管型尿、肾性高血压、肾功能衰竭等表现。流行病学调查显示，SLE病人LN发生率约38%，不同国家或种族发生率不同，白人约12%~33%，非洲裔美国人约40%~69%，西班牙裔人约36%~61%，亚洲人约47%~53%。中医学中对于LN的类似病证描述，见于"阴阳毒""温毒发斑""水肿""虚劳"等病证中。

【病因病机】

（一）中医病因病机

对于本病的病因病机，目前普遍认为其发病与先天禀赋不足、肝肾亏损有关，气阴两虚，正不胜邪，邪毒乘虚浸淫筋骨经络，流窜脏腑，导致热毒灼炽、津液耗伤、血脉凝滞、湿浊不化、气血失调、损害肾脏而发病，故热、毒、湿、瘀是其病理变化的关键因素。

1. 病因

（1）先天禀赋不足　本病病位在肾，肾虚是 LN 发病的内在因素。肾为先天之本，肾精亏虚是疾病发生的重要内因。

（2）六淫疫疠之邪侵袭　先天不足，复感外邪，脾失健运，水湿内停，先天之本、后天之本均受累，发为 LN。包括病毒感染、阳光或紫外线照射、某些药物或激素的刺激，引起体内细胞和体液免疫功能的紊乱。

（3）生活调适失宜　如酒色、情欲、劳欲伤身，致脏腑气虚，祛邪无力。

（4）情志失调　长期喜怒无常、情志失调，可导致肝肾阴虚，肝阳上亢，久则伤肾，加速肾衰。

（5）饮食失节　饮食肥甘厚腻、嗜食辛辣咸香，包括过食海鲜、热带水果等易过敏食物。饮食中多包含较高的蛋白、钠盐、钾离子、嘌呤等物质，容易诱发或加重各种肾病进展。

2. 病机

本病的病机，多由于人体正气不足、气血阴阳失调、热毒邪气乘虚而入、燔灼营阴、内侵及肾、阴精受损、瘀阻血脉肾络所致。本病的病机本虚标实，虚实错杂，以肾阴亏虚为本，热毒血瘀为标，后期可出现气阴两虚、脾肾阳虚。阴虚热毒血瘀是病机关键。

（二）西医病因病机

SLE 是一种多系统损伤的自身免疫性疾病，以 T、B 淋巴细胞异常活化、补体激活、免疫复合物清除障碍和异常沉积、自身抗体的产生及免疫调节异常为特点。LN 是 SLE 最严重的并发症之一，目前认为可能的发病原因有遗传背景、环境因素、内分泌异常以及免疫系统功能紊乱等。

1. 遗传背景

SLE 发病具有家族聚集倾向，目前已知多种遗传基因与人类 SLE 易感性有关联，其中 FEN1 基因的单核苷酸多态性与 SLE 有关，FEN1 基因异常可造成细胞凋亡机制障碍，诱发自身抗体形成最终导致疾病的发生发展。在人类染色体上，存在着 50 多个与 SLE 相关的区段，包括人类白细胞抗原（HLA）Ⅰ类基因区 HLA-A、B、C、E、F、G，H、J 和 X；Ⅱ类基因包括 HLA-DR、HLA-DQ、HLA·DP、TAP、LMP、DM，Ⅲ类基因包括编码补体成分基因（C、C4A、C4B 和 Factor B）、细胞因子基因［肿瘤坏死因子（TNF）α、β基因］、淋巴毒素（LTA、LTB）、热休克蛋白 HSP70、T 细胞受体（TCR）基因、TRIM、IL-4R、EGR1、KLRC1 基因、人群 16q12 区（58.46cM）OAZ 基因和凋亡相关基因等。

2. 环境因素

约有 1/3 的 SLE 病人对光过敏，紫外线照射后发病。一些药物可促使 SLE 病人光过敏，如磺胺药、四环素；还有些药物如普鲁卡因酰胺、肼苯哒嗪可诱发抗核抗体产生；有些芳香剂、食品染料、染发水、烟火熏烤食品等可能诱发 SLE。

3. 感染因素

感染是当前导致 SLE 发病和死亡的重要原因，如人类免疫缺陷病毒（HIV）感染者可发生 SLE，感染单纯性疱疹病毒可引起病人血清 Sm 抗原升高，同时感染可刺激免疫，产生细胞毒因子，而使原有遗传基因的人发病。

4. 内分泌因素

女性病人应用 17 麝香草基 – 雌二醇（E_2）类避孕药可使病情加重。女性子宫内膜增殖病病人可出现自身抗体及类似狼疮症状，用雌激素抑制治疗后狼疮症状也随之减轻。众多证据显示雌激素与 SLE 发病有肯定的关系，主要是影响到细胞和体液免疫的诸多方面。

5. 免疫功能紊乱

SLE 免疫紊乱的主要特征是 TCRαβ+T 淋巴细胞的功能失调，不能抑制 CD_4^+T 细胞，循环中 B 淋巴细胞的多克隆活化，激活补体，产生大量的以抗核抗体为主体的多种类自身抗体，形成大量免疫复合物沉积于组织器官中，引起多个组织、器官的免疫性炎性损伤。

【临床表现】

LN 症状多样，可分为全身损害和肾脏损害两个方面。

1. 全身损害

（1）一般症状　病人常常出现发热、疲乏、体重下降等症状，多为狼疮活动的先兆。

（2）皮肤和黏膜　SLE 特征性的改变是在鼻梁和双颧颊部呈蝶形分布的红斑，皮肤损害则包括光敏感、脱发、手足掌面和甲周红斑、盘状红斑、结节性红斑、脂膜炎、网状青斑和雷诺现象等。SLE 皮疹无明显瘙痒，明显瘙痒则提示过敏。此外，还常常可见口腔溃疡或黏膜糜烂。

（3）关节和骨骼肌肉　大约 95% 的 SLE 病人可出现关节疼痛和关节炎，常见于四肢小关节，以游走性关节痛较为常见，也有表现为典型关节炎者，疼痛、肿胀，但通常不引起骨质破坏。此外，病人常有肌痛和肌炎，偶有报告并发重症肌无力。

（4）血液系统损害　血液系统受损常表现为贫血、白细胞增多或减少和血小板减少。贫血程度与病程长短和病情的严重程度有关，多数病人为轻至中度贫血，少数为重度贫血。以血小板减少性紫癜为首发症状的，易误诊为特发性血小板减少性紫癜（ITP）。白细胞减少主要表现为粒细胞及淋巴细胞减少。

（5）神经系统表现　轻者仅有偏头痛、性格改变、记忆力减退或轻度认知障碍；重者可表现为脑血管意外、昏迷、癫痫持续状态等。中枢神经系统表现包括无菌性脑膜炎、脑血管病、脱髓鞘综合征、头痛、运动障碍、脊髓病、癫痫发作、急性精神错乱、焦虑、认知障碍、情绪失调、精神障碍；周围神经系统表现包括格林 – 巴利综合征、自主神经系统功能紊乱、单神经病变、重症肌无力、脑神经病变、神经丛病变、多发性神经病变等。横贯性脊髓炎在 SLE 不多见，一旦发生横贯性脊髓炎，应尽早积极治疗，否则造成不可逆的损伤。横贯性脊髓炎表现为下肢瘫痪或无力伴有病理征阳性，脊髓的磁共振（MRI）检查可明确诊断。

（6）心脏表现　心包炎是 SLE 病人最常见的心脏异常，此外心肌炎、心瓣膜疾病、心脏传导系统疾病、冠脉血管疾病也均可发生。心包炎的并发症，例如心包填塞、缩窄性心包炎、化脓性心包炎较罕见。心包积液通常与疾病活动有关。SLE 病人心包炎中的心包积液为典型的炎性渗出液，中性粒细胞占主导，但组织学常表现为单核细胞、纤维蛋白样物质及免疫复合物沉积。有时在心包积液中也可检测到自身抗体。

SLE 相关心肌炎较少见，常出现在使用皮质醇的病人。SLE 病人也可出现心瓣膜解剖或功能的异常，如 Libman-Sacks 心内膜炎。Libman-Sacks 可累及心脏的任何一个瓣膜，但二尖瓣最常受累。其他 SLE 相关的瓣膜疾病包括瓣膜炎、主动脉瓣关闭不全、主动脉狭窄、二尖瓣关闭不全。临床上瓣膜增厚及反流较疣状心内膜炎更常见。

（7）肺部表现　SLE 的肺受累可表现为：肺部感染、胸膜炎、急性狼疮性肺炎、肺泡出血、急性可逆性低氧血症、慢性间质性肺炎（纤维化）、阻塞性细支气管炎伴机化性肺炎、呼吸肌无力、肺动脉高压、肺血栓栓塞、阻塞性肺病以及上呼吸道功能障碍等。SLE 肺部受累多数较轻，常出现胸膜炎，如合并胸腔积液，其性质为渗出液。SLE 肺实质浸润的放射学特征是阴影分布较广、易变，与同等程度 X 线表现的感染性肺炎相比，SLE 肺损害的咳嗽症状相对较轻，痰量较少，一般不咳黄色黏稠痰，如果 SLE 病人出现明显的咳嗽、黏稠痰或黄痰，提示呼吸道细菌性感染。结核感染在 SLE 表现常呈不典型性，在持续性发热的病人，应警惕血型播散性粟粒性肺结核的可能。SLE 所引起的肺间质性病变主要是处于急性和亚急性期的肺间质毛玻璃样改变和慢性肺间质纤维化，表现为活动后气促、干咳、低氧血症，肺功能检查常显示弥散功能下降。SLE 还可出现肺动脉高压、肺梗死、肺萎缩综合征。后者表现为肺容积的缩小、横膈上抬、盘状肺不张、呼吸肌功能障碍，而无肺实质、肺血管的受累，也无全身性肌无力、肌炎、血管炎的表现。

（8）消化系统表现　可表现为急性胃肠炎、肝损害、胰腺炎、肠梗阻和肠系膜血管炎。病人常出现恶心、呕吐、腹痛、腹泻或便秘，其中以腹泻较为常见。大多数经给予足量激素、免疫抑制剂治疗后均可缓解，但也有重症 SLE 合并肠系膜血管炎激素、免疫抑制剂冲击治疗效果差，不能控制疾病进展。消化系统受累病人多为疾病活动期，血沉等炎症指标增快为其临床特点。

（9）其他表现　SLE 病人还可出现眼部受累，包括结膜炎、葡萄膜炎、眼底改变、视神经病变等。眼底改变包括出血、视盘水肿、视网膜渗出等。视神经病变可以导致突然失明。此外，SLE 还可伴有干燥综合征，表现为口干、眼干，常有血清抗 SSA、抗 SSB 抗体阳性。少数病人还可伴有自身免疫性甲状腺病（桥本甲状腺炎）。部分病人还可出现局部或全身性淋巴结肿大。

2. 肾脏损害

几乎所有的 SLE 病人均有肾损害发生。LN 病变可累及肾小球、肾小管和肾间质。临床上以不同程度的蛋白尿、血尿（肉眼血尿或镜下血尿）为多见。不少病人伴有各种管型尿。根据病理类型的不同，临床上可无症状或症状轻微，也可以表现为慢性肾炎或肾病综合征。急性起病者的临床表现类似急性肾炎，可伴肾功能损害。部分病例起病急骤，肾功能急剧恶化，短期内进展为肾功能衰竭，临床上呈急进性肾炎。也有部分病例起病时可无肾功能损害，尿改变也不显著，但经过几年逐渐发展为慢性肾衰竭。大约有半数病人病理证实有间质和小管病变。临床上病人可有低分子蛋白尿、低比重尿、糖尿或肾小管性酸中毒。

【实验室及其他辅助检查】

1.尿液检查

（1）尿常规检查　病人有不同程度的蛋白尿、镜下血尿、白细胞尿、管型尿，24小时UTP＞0.5g是LN诊断依据之一，尿轻链蛋白沉淀可反映肾小管损伤。

（2）尿沉渣检查　活动性尿沉渣包括红细胞、白细胞、细胞性非细胞性管型改变。

（3）尿微量蛋白　肾脏损害早期多种尿微量蛋白浓度会有不同程度的升高。当肾小管受损时，最先出现重吸收障碍的是 α_1-MG，即使尿蛋白检测阴性的SLE病人，其尿 α_1-MG检测结果依然可能较高。

2.血常规检查

SLE初期或活动期可出现红细胞、白细胞、血小板减少，免疫抑制药物应用时也会出现白细胞减少。

3.血沉、C-反应蛋白

SLE活动期与非活动期血沉均可升高，一直持续到病情缓解。C-反应蛋白始终在正常范围，可与类风湿关节炎鉴别。

4.肾功能检查

肾功能可正常，但有部分病人肾功能轻到中度受损，甚至发展至终末期肾衰竭。

5.血清蛋白测定

血IgG含量可不下降或升高，蛋白电泳球蛋白的比例可不下降或升高。

6.免疫指标检查

抗核抗体对SLE的诊断敏感性为95%，但特异性相对低。抗双链DNA（ds-DNA）抗体对SLE的诊断特异性为95%，敏感性为70%，它与疾病活动性及预后相关；抗 C_{1q} 抗体诊断狼疮性肾炎的敏感度低于抗ds-DNA抗体，但特异度高于抗ds-DNA抗体。抗Sm抗体对SLE的诊断特异性为高达99%，但敏感性只有25%，该抗体的存在与疾病活动性无明显关系；抗核糖体P蛋白（rRNP）抗体与SLE的精神症状有关；抗单链DNA、抗组蛋白、抗 u_1RNP、抗SSA和抗SSB等抗体也可出现于SLE的血清中，但诊断特异性低。另外，SLE病人还常出现血清类风湿因子阳性、高 γ 球蛋白血症和低补体血症。

7.肾穿刺活组织病理检查

可明确病理类型、指导治疗、判断预后。2003年ISN/RPS（国际肾脏病协会/肾脏病理学会）对LN制订了新的分类。新的分类强调了病理与临床的结合，为临床判断预后和治疗提供依据（见西医诊断要点）。

【诊断与鉴别诊断】

（一）诊断要点

1.中医辨证要点

首先，需辨本证与兼证。本证有热毒炽盛、肝肾阴虚、气阴两虚、脾肾气虚、脾肾阳虚、风湿内扰；兼证有血瘀、湿热。其次，需辨虚实。虚证有肝、脾、肾之阴阳亏虚，实证有热毒、风湿、血瘀、湿热等。

2. 西医诊断要点（参照美国风湿病学会 1997 年推荐的诊断标准制定）

（1）诊断要点　①颊部红斑；②盘状红斑；③光敏感；④口腔溃疡；⑤多发性关节炎；⑥浆膜炎（胸膜炎或心包炎）；⑦肾脏病变：持续性尿蛋白＞ 0.5g/24h，细胞管型尿；⑧神经病变：癫痫发作或精神病；⑨血液学疾病：溶血性贫血，或白细胞减少，或淋巴细胞减少，或血小板减少并 2 次以上；⑩免疫学异常：抗 dsDNA 抗体阳性，或抗 Sm 抗体阳性，或抗磷脂抗体阳性（包括抗心磷脂抗体，或狼疮抗凝物，或至少持续 6 个月梅毒血清试验假阳性，三者中具备一项阳性）；⑪抗核抗体阳性，排除药物诱发的狼疮综合征。

上述 11 项指标中有 4 项符合，同时具备第 7 项者，即可诊断为 LN。

（2）LN 病理分型（参照 2003 年国际肾脏病学会 ISN/RPS 分型标准，见表 12-6-1）

LN 病理改变分为 6 型。Ⅰ型：轻微性 LN；Ⅱ型：系膜增生性 LN；Ⅲ型：局灶性 LN（伴轻或中度系膜病变）；Ⅳ型：弥漫节段性和球性 LN；Ⅴ型：膜性 LN；Ⅵ型：严重硬化性 LN。

表 12-6-1　狼疮性肾炎（LN）的肾脏病理学分型（ISN/RPS，2003）

型别	病理表现
Ⅰ型	轻微系膜性 LN：光镜下肾小球正常，但荧光和（或）电镜显示免疫复合物存在
Ⅱ型	系膜增生性 LN：光镜下可见单纯系膜细胞不同程度的增生或伴有系膜基质增宽及系膜区免疫复合物沉积；荧光和电镜下可有少量的上皮下或内皮下免疫复合物伴同沉积
Ⅲ型	局灶性 LN：活动性或非活动性病变，呈局灶性（受累肾小球少于全部的 50%）及节段性或球性的肾小球毛细血管内增生、膜增生和中重度系膜增生，或伴有新月体性形成，典型的局灶性的内皮下免疫复合物沉积，伴有或无系膜病变 A、活动性病变：局灶增生性 LN A/C、活动性和慢性病变：局灶增生和硬化性 LN C、慢性非活动性病变伴有肾小球硬化：局灶硬化性 LN ·应注明活动性和硬化性病变的肾小球比例 ·应注明肾小管萎缩、肾间质细胞浸润和纤维化、肾血管硬化和其他血管病变的严重程度（轻度、中度和重度）和比例
Ⅳ型	弥漫性 LN：活动性或非活动性病变，呈弥漫性（受累肾小球超过全部的 50%）、节段性或球性的肾小球毛细血管内增生、膜增生和中重度系膜增生，或呈新月体性 GN，典型的弥漫性内皮下免疫复合物沉积，伴有或无系膜病变。又分两种亚型： （Ⅳ-S）LN：即受累肾小球超过 50%，并呈节段性病变；（Ⅴ-G）LN：即受累的肾小球超过 50%，若球性病变出现弥漫性白金耳样病变时，即使轻度或无细胞增生的 LN，也归入Ⅳ型弥漫性 LN Ⅳ-S（A），活动性病变：弥漫性节段性增生性 LN Ⅳ-G（A），活动性病变：弥漫性球性增生性 LN Ⅳ-S（A/C），活动性和慢性病变：弥漫性节段性增生和硬化性 LN Ⅳ-G（A/C），活动性和慢性病变：弥漫性球性增生和硬化性 LN Ⅳ-S（C），慢性非活动性病变伴有硬化，弥漫性节段性硬化性 LN Ⅳ-G（C），慢性非活动性病变伴有硬化：弥漫性球性硬化性 LN ·应注明活动性和硬化性病变的肾小球比例 ·应注明肾小管萎缩、肾间质细胞浸润和纤维化、肾血管硬化和其他血管病变的严重程度（轻度、中度和重度）和比例
Ⅴ型	膜性 LN：肾小球基膜弥漫增厚，可见球性或节段性上皮下免疫复合物沉积，伴有或无系膜病变，Ⅴ型膜性 LN 可合并Ⅲ型或Ⅴ型病变，这时应做出复合性诊断，如Ⅲ+Ⅴ，Ⅳ+Ⅴ等，并可进展为Ⅵ型硬化性 LN
Ⅵ型	严重硬化性 LN：超过 90% 的肾小球呈现球性硬化，再有活动性病变

（二）鉴别诊断

需排除原发性肾小球肾炎及其他继发性肾小球肾炎，包括伴有皮肤紫癜的肾炎（过敏性紫癜性肾炎、血栓性血小板减少性紫癜性肾炎）、混合性结缔组织病、系统性硬皮病、皮肌炎、药物引起的红斑狼疮、部分乙型肝炎病毒相关性肾炎、感染性心内膜炎等。

【治疗】

（一）中医治疗

1. 治疗原则

狼疮性肾炎总属本虚标实之证，本虚主要是脾肾、气阴两虚，标实以热毒、湿热、瘀血等为主。治疗应以扶正祛邪为主要原则，缓则治其本，急则治其标。扶正以健脾益肾、益气养阴为大法，祛邪以清热解毒、凉血活血为基本治法。

2. 辨证施治

（1）本证

①热毒炽盛

[临床表现] 起病急骤，持续发热，甚者高热，面颊红斑，尿短赤。口渴，烦躁，关节疼痛，神昏谵语。舌质红绛，苔黄略干，脉弦数或洪数。

[治法] 清热解毒利湿。

[方药] 黄连温胆汤、犀角地黄汤加减（黄连温胆汤出自《六因条辨》，犀角地黄汤出自《外台秘要》）。

[参考处方] 黄连3g，黄芩10g，栀子10g，水牛角20g，生地黄20g，丹皮10g，赤芍10g，银花15g，白花蛇舌草30g，半枝莲15g，连翘10g，泽兰15g。

方中水牛角凉血清心解毒；甘苦寒之生地凉血滋阴生津；赤芍、丹皮清热凉血、活血散瘀；黄连、黄芩、栀子清热解毒。

[临床应用] 如血尿明显用白茅根30g、藕节炭15g、地榆15g、大小蓟各10g凉血止血，或可加用侧柏叶、大黄炭、血余炭等止血药物。浮肿甚者加茯苓皮15g、冬瓜皮15g。

②肝肾阴虚

[临床表现] 腰膝酸软，头晕脱发，乏力口干，面部红斑色泽不鲜。乏力，耳鸣目涩，关节肌肉隐痛。舌质红，少苔或苔剥脱，脉沉细数。

[治法] 滋补肝肾。

[方药] 二至丸合杞菊地黄丸加减（二至丸出自《医便》，杞菊地黄丸出自《医级宝鉴》）。

[参考处方] 女贞子15g，墨旱莲15g，枸杞子15g，菊花10g，熟地黄15g，山茱萸15g，山药15g，泽泻10g，茯苓30g，丹皮10g，白芍10g。

方中女贞子、墨旱莲补益肝肾，熟地黄滋肾填精，山茱萸、枸杞滋养肝肾而固肾气，山药健脾益胃助消化，佐以泽泻淡泄肾浊，茯苓渗利脾湿，白芍养血柔肝，丹皮、菊花凉泻肝火。

[临床应用] 虚阳上亢明显时改用大补阴丸，药用黄柏、知母、熟地黄、龟甲等。若有肝阳上亢、血压升高表现，加用钩藤、白蒺藜、怀牛膝、磁石、龙骨等平肝潜阳。兼有血尿时忌见血止血，否则易致瘀血，治宜固本滋阴，常用何首乌、女贞子、墨旱莲等凉而不寒、滋

而不腻之品。阴虚生内热，或肾亏相火旺者，加用知母、生地黄、黄柏、栀子等折火热之势，通利则用车前草、白茅根、泽泻等，利而不伤正。

③气阴两虚

[临床表现]腰酸乏力，眩晕耳鸣，手足心热。自汗或盗汗，心悸。舌质红，少苔或苔薄，脉数或细弱。

[治法]益气养阴。

[方药]参芪地黄汤或大补元煎加减（参芪地黄汤出自《杂病源流犀烛》，大补元煎出自《景岳全书》）。

[参考处方]太子参15g，黄芪30g，生地黄15g，山药15g，山茱萸15g，丹皮15g，泽泻15g，茯苓30g，枸杞子15g，当归15g，杜仲20g，炙甘草4g。

太子参、黄芪健脾益气；生地黄、杜仲滋肾填精，辅以枸杞子、山茱萸滋养肝肾而固肾气；山药健脾益胃助消化，佐以泽泻淡泄肾浊；茯苓渗利脾湿；丹皮、当归凉血活血；炙甘草调和诸药。

[临床应用]气阴两虚，水湿逗留，补气药应重用党参或太子参、黄芪，滋阴药则不宜厚味，补气而不伤阴，滋阴而不恋邪。滋阴药和补气药的用药比例是本证治疗的关键。疾病经激素治疗后，或脾肾气虚、阳虚证水肿消退后，或肝肾阴虚久用滋阴药后，最常出现本证，同时易与水湿、湿热、瘀血等证兼夹，此时宜益气养阴、清利和络，药用生黄芪、太子参、怀山药、墨旱莲、枸杞子、车前子、生苡仁、益母草等。

④脾肾气虚

[临床表现]乏力倦怠，腰膝酸软，颜面及下肢浮肿，重者全身浮肿，纳少腹胀。面色不华，便溏尿少。舌淡有齿痕，苔白，脉沉细。

[治法]补肾益气。

[方药]金匮肾气丸合香砂六君子汤加减（金匮肾气丸出自《金匮要略》，香砂六君子汤出自《古今名医方论》）。

[参考处方]生黄芪30g，党参15g，炒白术15g，怀山药15g，山茱萸10g，泽泻15g，木香6g，砂仁6g。

方中黄芪、党参补气，山茱萸滋养肝肾而固肾气，山药健脾益胃助消化，佐以泽泻淡泄肾浊，白术、砂仁健脾利湿，木香行气。

[临床应用]腰膝酸软加桑寄生15g、杜仲20g、川续断15g；水肿加用猪苓15g、车前草15g、防己15g，还可加用益母草，加强活血利水之力。脘腹胀满、恶心呕吐者加半夏10g、苏梗10g、大腹皮20g、厚朴6g。

⑤脾肾阳虚

[临床表现]面浮肢肿，甚至全身浮肿，畏寒肢冷，神疲乏力，腰膝酸冷。面色无华，便溏尿少，恶心呕吐。舌淡胖，苔白，脉沉细弱。

[治法]温补脾肾，通阳利水。

[方药]真武汤合实脾饮加减（真武汤出自《伤寒论》，实脾饮出自《济生方》）。

[参考处方]茯苓30g，白芍10g，白术10g，附子10g，生姜皮20g，厚朴10g，木瓜10g，木香10g，草果仁15g，大腹皮20g，干姜5g，甘草4g。

方中附子、干姜温肾助阳，以化气行水、兼暖脾土，以温运水湿；茯苓、白术健脾利湿，生姜皮利水消肿，大腹皮行气利水，木香、厚朴行气。

［临床应用］本证为阴水重症，阳虚阴盛，本虚标实，必须温补和利水药物同用。温补脾肾药物除附子、干姜外，还可选用仙茅、淫羊藿、巴戟天等温润之品，少用鹿角片、鹿茸、牛鞭等温燥昂贵之品。

⑥风湿内扰

［临床表现］四肢关节疼痛，或肿胀，或痛无定处。周身皮疹时现。病情在原稳定的基础上突然加重。

［治法］祛风除湿。

［方药］防己黄芪汤、越婢加术汤加减（防己黄芪汤出自《金匮要略》，越婢加术汤出自《金匮要略》）。

［参考处方］防己 10g，黄芪 30g，甘草 5g，白术 15g，生麻黄 3g，生石膏 10g，生姜 5g，大枣 10g，羌独活各 10g，桑寄生 15g，茯苓 30g。

方中黄芪益气固表，防己祛风行水，二者相合，益气祛风除湿；白术、茯苓补气健脾祛湿；麻黄宣肺解表利水；石膏清肺胃之热；桑寄生补肝肾同时与羌独活祛风除湿。

［临床应用］如身寒肢冷，脉沉迟者，可加附子、干姜以温经散寒。如水湿困阻阳气，心阳不振，水气上逆凌心，导致心悸不安、胸闷发绀，可用真武汤加减。

（2）兼证

①血瘀

［临床表现］腰痛固定或呈刺痛，尿血，皮下紫斑或瘀点，肌肤甲错，或肢体麻木，面色黧黑或晦暗，舌质青紫或舌有瘀点、瘀斑，脉细涩。

［治法］益肾和络。

［方药］桃红四物汤加减（出自《医宗金鉴》）。

［参考处方］当归 15g，赤芍 10g，生地黄 15g，川芎 10g，桃仁 10g，红花 10g。

方中以破血之品桃仁、红花为主，配以生地、当归滋阴养血，芍药补血和营，川芎调畅气血。

［临床应用］配伍上需注意要配伍补气药，"气行血行"，常加用生黄芪、潞党参。同时还要选用活血利水双重作用的药物，如益母草、马鞭草、川牛膝、泽兰等。血瘀重症可选用虫类药，如水蛭、土鳖虫、蜈蚣、全蝎等。

②湿热

［临床表现］口黏口苦，尿少色赤，大便不爽，舌质红，苔黄腻，脉滑数。

［治法］清热利湿。

［方药］猪苓汤加减（出自《伤寒论》）。

［参考处方］赤小豆 30g，泽泻 15g，薏苡仁 15g，土茯苓 30g，车前草 15g，白术 10g，冬瓜皮 15g，猪苓 30g，玉米须 30g。

方中猪苓归肾、膀胱经，淡渗利水；泽泻性寒，兼可清热，薏苡仁、白术、赤小豆健脾以助运湿；土茯苓解毒渗湿，冬瓜皮、车前草、玉米须清热利湿。

［临床应用］蛋白尿明显时加用黄柏 10g、苍术 15g。口干咽痛加用连翘 10g、玄参 15g。

（二）西医常规治疗

1. 治疗目标

长期保护肾功能，预防疾病复发，避免治疗相关损害，改善生活质量，提高生存率。尽可能达到完全缓解，即尿蛋白 / 肌酐 < 50mg/mmol（尿蛋白 < 0.5g/24h），且肾功能正常或接近正常。部分缓解定义为蛋白尿降低 ≥ 50% 和肾功能正常或接近正常。治疗目标最好在治疗开始后 6 个月内达到，最迟不能超过 12 个月。

2. 治疗策略

治疗分诱导缓解（初始治疗）和维持缓解（后续治疗）两阶段进行。KDIGO 指南建议所有类型且无使用禁忌的 LN 病人加用羟氯喹，羟氯喹的用量为 200mg，每日 2 次。本药极少有视网膜毒性，但是，当用药剂量超过 6.5mg/（kg·d）并且长期用药达数年以上者有可能出现视网膜损伤。

（1）I、II 型 LN　的临床研究相对较少，美国风湿病学会推荐 I 型和 II 型 LN 病人一般不需要免疫抑制剂治疗。欧洲抗风湿病联盟则认为尿蛋白 > 1g/24h 的 II 型 LN 病人若存在肾小球源性血尿，可单用低、中剂量激素（醋酸泼尼松 0.25~0.5mg/（kg·d））或联合应用硫唑嘌呤（azatharaprine，AZA）1~2mg/（kg·d）。另外，对于出现电镜下足细胞病（微小病变）或间质性肾炎的 I 型 LN 病人，也可考虑单用糖皮质激素或与免疫抑制剂联合治疗。

（2）III 型、IV 型及 III/IV + V 型 LN 的治疗　①诱导治疗：活动期病人除激素联合环磷酰胺（CTX）外，吗替麦考酚酯（MMF）也可作为一线治疗药物。但药物选择、使用方法和剂量存在不同。KDIGO 指南仍将 CTX 作为首选用药，美国风湿病学会（ACR）指南则特别建议黑人和西班牙裔病人首选 MMF。CTX 方案：欧洲指南推荐低剂量 CTX 方案（每两周静脉注射 1 次 500mg，共 6 次），KDIGO 和 ACR 指南则推荐高剂量 CTX 方案（每月静脉注射 1 次 500~1000mg/m²，共 6 次）。根据我国现有的临床研究证据，CTX 以大剂量方案、MMF 剂量以 1~1.5g/d 为宜。可根据病人实际情况选择 CTX 或 MMF 方案。②维持治疗：3 个指南均建议 III/IV 型 LN 在诱导治疗获得缓解后应使用小剂量醋酸泼尼松（≤ 10mg/d）联合 AZA 或 MMF 维持治疗。目前 AZA 或 MMF 维持治疗最佳疗程尚不明确。KDIGO 指南建议在获得完全缓解后应继续治疗 1 年，再考虑将免疫抑制剂减量，欧洲指南建议至少维持 3 年。因此，除非出现较重的药物不良反应，应尽可能较长时间的维持治疗。

（3）V 型 LN 的治疗　对于合并 III 型或 IV 型的 V 型 LN，表现为正常肾功能和非肾病综合征水平蛋白尿，建议降蛋白尿和控制血压，如 ACEI/ARB；另根据肾外表现决定是否使用糖皮质激素和免疫抑制药物。表现为肾病综合征水平蛋白尿应联合糖皮质激素和免疫抑制剂。对于单纯的 V 型 LN，ACR 和 EULAR 一致认为诱导缓解治疗首选 MMF（2~3g/d）+ 醋酸泼尼松（0.5mg/（kg·d）），6 个月后如改善则改用 MMF1~2g/d 或 AZA 2mg/（kg·d）维持治疗，如无改善则改用 CTX、钙调磷酸酶抑制剂或利妥昔单抗。

（4）VI 型 LN 的治疗　一般不推荐使用免疫抑制剂和激素治疗，ACR/EULAR 推荐以替代治疗为主，EULAR 指南中提及了替代治疗方式的选择：仍在使用免疫抑制剂的病人尽量避免腹膜透析；而对于抗磷脂抗体阳性的病人，如采取血液透析应警惕血管通路血栓形成，如考虑行肾移植术，需选择病人狼疮活动度在较低水平至少 3~6 个月的时机进行。

（5）难治性 LN　对于应用吗替麦考酚酯（MMF）或 CTX 治疗失败包括缺乏效果（如 LN 免疫抑制治疗目标中所定义）或由于不良反应而不能继续用药者，推荐将治疗从 MMF 改为 CTX（4C），或从 CYC 改为 MMF，加用或换用利妥昔单抗（4C）。

3. 治疗药物

（1）环磷酰胺（CTX）　主要通过抑制、杀伤免疫细胞及降低其活动，从而达到治疗作用。间断小剂量 CTX 冲击联合糖皮质激素是推荐治疗增殖型 LN 推荐的一线方案，但其固有的性腺抑制及骨髓毒性限制了 CTX 的应用。

（2）来氟米特　主要通过抑制嘧啶核苷酸代谢、抑制蛋白酪氨酸激酶活性，从而达到免疫抑制作用。口服来氟米特联合糖皮质激素治疗 LN 的疗效和安全性良好，但仍有待于大样本的研究证实。

（3）硫唑嘌呤（AZA）　通过干扰嘌呤代谢影响 DNA 合成，抑制细胞增殖。AZA 在诱导缓解疗效上与 MMF、CTX 相当，其维持治疗疗效优于 CTX，且能够显著改善 LN 病人的肾功能及远期肾脏生存率。AZA 的常见不良反应为血液系统损害，主要表现为白细胞或血小板低于正常范围。

（4）吗替麦考酚酯（MMF）　主要是通过选择性抑制鸟嘌呤核苷酸的经典合成途径，阻断 DNA 和 RNA 的合成，进而达到免疫抑制作用。MMF 与口服 CTX 疗效相当，但感染率低于 CTX 组，CTX 组可见闭经、脱发、白细胞减少等不良反应。

（5）环孢素 A　是钙神经调节蛋白抑制剂，主要通过特异性地抑制辅助性 T 淋巴细胞活性、抑制 T 淋巴细胞分泌白细胞介素（IL）-22 而发挥免疫抑制作用。环孢素治疗 LN 可显著降低蛋白尿水平，但因其肾脏毒性及停药后复发率较高限制了临床应用。

（6）他克莫司　是一种新型神经调节蛋白抑制剂，该药物的免疫抑制效果肯定，但可能诱发血糖升高。

（7）雷公藤多苷（TW）　是一种中药成分的免疫调节剂，主要机制可能为抑制 T 细胞增殖和 IL-2 的产生及其活性发挥免疫抑制作用。雷公藤治疗时尤其要注意其对生殖系统的不良反应。

（8）生物制剂　目前用治疗自身免疫病的生物制剂主要包括利妥昔单抗、CK40-CD40L 阻滞剂和 CTLA41Ig、LJP394 及针对细胞因子的阻滞剂。其确切疗效及安全性尚缺乏大样本临床研究证据。

糖皮质激素联合两种或两种以上免疫抑制剂的治疗方法称为多靶点治疗。有前瞻性临床研究证实多靶点治疗与经典治疗方案相比能获得更高的临床缓解率，且耐受性良好。

【经典传承】

（一）周仲瑛教授经验

周老认为本病的病理因素为热、瘀、毒，诱因为风、湿。病人先天禀赋不足，肝肾阴虚，易生内热，或阴虚火旺，蓄于血分，耗伤营阴，津血亏耗，致血涩不畅，滞而为瘀。热与血相搏，而生瘀热，蕴为伏毒，包括热毒、瘀毒，热极生火，还可见火毒。热毒、火毒又如阳毒，阳毒燔灼，再耗阴血，则肝阴更加匮乏，子病及母，终始肾水无源。本病急性期，正气尚足，多为热毒炽盛之象，阴虚火旺与热毒炽盛，一为虚火，一为实热，二者同气相求，戕害脏腑，损伤气血。邪热既可伤阴，又可耗气，故疾病过程中也可见气阴两虚表现，后期常因久伤不愈阴损及阳，致阳气虚衰，最终导致阴阳两虚。本病缓解期，病人如摄入不当，虚体之本易感受风湿之邪。湿性黏滞，与热、瘀、毒相兼为患，化生湿热、湿瘀、湿毒。多种病理因素杂合，互为因果，使病情更加错杂，加之湿与热邪，一阴一阳，治疗上也存在矛盾，致本病缠绵难治。另湿邪伤阳气，致使水液代谢失调，使水液潴留，产生水毒。在这些毒中，热毒为基本病理因素，并具有暴戾性、顽固性、难治性、外透性及内损性的特点。

治疗上周老将本病辨证分型为：①瘀热湿毒证：高热不退，烦渴饮冷；出血倾向明显，如皮下瘀斑、尿血；肌肤瘙痒，红斑隐隐；周身关节屈伸不利，或伴有局部红肿热痛；腹泻腹痛，或尿赤便结；心烦易躁，甚则神昏谵语、抽搐；月经后期，带下秽浊，量少色黄。苔薄黄腻，质红绛，脉弦滑数。本证型多见于急性活动期。治法：凉血散瘀，化湿解毒。选方：犀角地黄汤。②肝肾阴虚证：长期低热盗汗，颧赤，手足心热，口干咽燥，热势起伏，劳动或紧张后加重；精神欠振，不耐疲劳，皮疹色暗，活动后或激动时疹色增红；头晕耳鸣，腰膝酸软疼痛，头发稀疏或枯焦，牙齿松动，两目干涩，月经不调或经闭不行；小溲短少，大便偏干。苔少，质红少津，或有裂纹，脉细数。本证多见于 SLE 缓解期，亦是 SLE 基本型。治法：培补肝肾，凉血解毒。选方：自拟狼疮肝肾方。③脾肾阳虚证：精神萎软，周身乏力，面色㿠白无华，或见目胞浮肿及下肢明显水肿；形寒怕冷，腰膝酸软，肢体清冷不温；心悸气短，胸腹胀满，纳少腹胀，足跟疼痛，便溏尿清。苔薄或腻，质紫暗，色偏淡，舌体淡胖有齿痕，脉细弱。本证多见于激素撤减期、晚期或慢性期病人。治法：补肾健脾，活血行水。选方：自拟狼疮脾肾方。④风毒外袭证：忽起发热，但热势不高，迁延难愈；感冒，咳嗽咯痰咽痛，痰多起沫；满月貌，面部、手臂、胸腹可见红疹散发，肌肤瘙痒，关节疼痛；倦怠乏力，少气懒言，食纳无味，或见畏寒而手足心热，口干而饮水不多，大便先干后溏等。苔薄，质暗红少津，脉浮数，重按无力。本证多见于疾病后期，虚体外感。治法：祛风解毒。选方：秦艽丸。

（二）沈丕安教授经验

沈老根据《内经》"邪入于阴则痹"的理论，认为本病是由于真阴不足、肾阴亏损、血脉瘀滞、经脉痹阻引起，属本虚标实证；本虚为肾阴不足，标实为血热瘀毒。红斑狼疮之邪毒或痹阻阴分（阴气、阴津、阴血、阴液、阴精，为郁火所耗损），或痹阻经脉、血脉，均可导致五体、五脏之痹。痹阻日久，阴虚火旺，津液灼伤，无以濡养，血行不畅，留滞为瘀，痰瘀交阻，则病势缠绵难愈。邪毒日久不去，损伤脾肾，清气下陷，封藏失司，精微下注，则导致蛋白尿。基于前述病因病机的认识，沈老认为临床辨治 LN 当以养阴滋肾、清热化瘀为主。然而，部分 LN 病人实验室检查可见有大量蛋白尿，并有免疫学指标如抗核抗体、抗双链 DNA 抗体高滴度，或 IgG 升高，却无浮肿、腰酸等症，无证可辨，此时应结合辨病治疗。沈老临证一般选用滋肾化瘀药物，如生地黄、熟地黄、炙龟甲、川续断、杜仲、金雀根、落得打、山豆根等，务必使血脉、水气、二便均运行通畅。

沈老在强调中医辨证论治的基础上，还善于根据现代药理研究成果运用中药，将中药的现代药理研究与中医传统的辨证论治有机结合，并在长期的临床实践中积累了丰富的经验，使临床用药更具有针对性，不仅能提高疗效，而且还可减少药物的毒性及不良反应。沈老针对 LN 顽固性蛋白尿难治的特点，根据现代药理研究成果，通过临床验证，总结出以金雀根、山豆根为君药的经验方——复方金雀根汤（金雀根 30g，山豆根 9g，生地黄 30g，炙龟甲 9g，莪术 15g）。临床观察显示，复方金雀根汤具有较强的免疫抑制作用，长期使用可明显降低蛋白尿，且不良反应少，病人耐受性良好，同时也有效避免了关木通、甘遂等传统利尿消肿中药的肾毒性。

（三）时振声教授经验

关于本病的病因，时老认为有内外因之分，内因主要是素体虚弱，外因则与感受邪毒有关。其中正虚以阴虚最为突出，邪毒以热毒最为关键。临床观察所见，本病90%以上为女性病人，特别是好发于青春期及妊娠哺乳期妇女，而女子以阴为本，多种生理活动，如月经、妊娠、哺乳等，均易伤及阴分；且既病之后尤以阴虚证候最为常见。另外，本病尚有许多病人每因胱曝晒之后发病或病情恶化；发病后又常以热毒炽盛最为突出，从而提示本病与热毒密切相关。时老认为本病过程中所出现的阴虚火旺与热毒炽盛，一为虚火，一为实热，两者常同气相求，肆虐不已，栽害脏腑，损伤气血，且随病情迁延，导致本病病机愈加复杂。通常本病早期和急性活动期多表现为一派热毒炽盛之象；若病情未能得以及时有效的控制，则常因邪热伤阴而致阴虚火旺；又因邪热既可伤阴，又可耗气，故气阴两虚之证亦是本病临床最为常见的证型；本病后期则常因久病不愈，阴损及阳，致阳气衰微或阴阳两虚。此外，在本病的发生发展过程中，时老还十分重视湿热、瘀血、水湿、痰浊等邪实为患，因为这些邪实常作为标证与正虚兼夹为患，从而造成恶性循环，致使本病缠绵难愈。

时老认为本病属于正虚邪实、虚实夹杂之证，故临床治疗应以辨证论治为原则，注重扶正祛邪，标本兼顾。急性活动期以清热解毒为主，同时兼顾气阴；缓解期重在调理脏腑的阴阳气血，以扶正为主，兼顾祛邪。时老临床常辨证分为以下4型。①热毒炽盛型：多见于急性活动期。症见：高热不解，出血倾向明显，如皮下瘀斑、衄血、尿血，烦渴喜饮，甚则神昏谵语或抽搐。或见关节红肿疼痛，舌质绛红，脉洪大而数。治宜清热解毒凉血，方用犀角地黄汤合五味消毒饮加减。如神昏谵妄，可加用安宫牛黄丸、紫雪丹之类；如抽搐，加羚羊角粉、钩藤、全蝎等。②肝肾阴虚型：多见于亚急性期或慢性期。症见：两目干涩，手足心热，口干喜饮，低热盗汗，大便干结，小便短赤，或有尿血，舌红少苔，脉细数。治宜滋补肝肾、活血清利，方用归芍地黄汤加减。如兼有尿血者，加生侧柏、马鞭草、生地榆、大小蓟；夹有水湿而见下肢浮肿者，可加牛膝、车前子、汉防己；夹有瘀血者，加丹参、泽兰；若阴虚阳亢而有头晕、耳鸣者，加僵蚕、菊花、灵磁石等。③脾肾两虚型：多见于本病的慢性期。偏于脾肾气虚者，症见：全身乏力，四肢不温，腰膝酸软，足跟疼痛，纳少腹胀，大便稀散，小便不黄，舌润体大或淡胖而边有齿痕。治宜健脾益肾，方用补中益气汤或异功散加菟丝子、金樱子、补骨脂等；若偏脾肾阳虚者，则症见畏寒肢冷、水肿严重，治宜温补脾肾，方用实脾饮或真武汤加减；若属脾虚水肿，治宜健脾利水，方用防己黄芪汤合防己茯苓汤或春泽汤加减。④气阴两虚型：多见于本病亚急性期或慢性期。其临床表现既有倦怠乏力、少气懒言、恶风易感冒等气虚见证，又有手足心热、盗汗、口燥咽干等阴虚表现，或有恶风、畏寒而手足心热、口干而不欲饮水、大便先干后稀等气虚、阴虚交错的症状。治宜益气养阴为法，方用参芪地黄汤或大补元煎加减。如兼轻度下肢水肿者，可加牛膝、车前子；如夹瘀血者，加丹参、泽兰、益母草等；若兼有心悸、气短者，可合用生脉散；如兼头晕、耳鸣、口黏、痰多、苔腻者，加半夏、白术、天麻、泽泻等；如兼头晕、耳鸣、口不苦、苔不腻、无痰者，宜加枸杞子、菊花、僵蚕、钩藤等；如阴阳两虚者，则宜阴阳双补，用参芪桂附地黄汤或地黄饮子加减；有水肿者，可用济生肾气汤加减。

【典型案例】

周仲瑛教授案例

王某，女，27岁。2005年5月11日初诊。主因"面部红斑10年，尿中泡沫半年"来诊。既往史：红斑狼疮史 10 年，服激素治疗，现已停服。刻下症：面部红斑明显，呈蝶形分布，毛囊粗糙，鼻准部皮损，瘙痒难忍，抓破出血方舒，背部、手臂、足掌常发皮疹，带下夹血。苔黄质红，脉细滑。查抗 SSA（+），ss-DNA（+），ds-DNA（±）。尿常规：PRO（+）。中医诊断：阴阳毒（营血伏毒、肝肾阴虚）。西医诊断：狼疮性肾炎。拟清营凉血、祛风解毒治疗。处方：水牛角片（先煎）20g，赤芍 12g，丹皮 10g，生地 15g，玄参 12g，狗舌草 20g，熟大黄 5g，苍耳草 15g，地肤子 20g，紫草 10g，漏芦 15g，地龙 10g，苦参 10g，鬼箭羽 15g，露蜂房 10g，墓头回 10g。28 剂，每日 1 剂，早晚煎服。

二诊（6 月 8 日）：药后两侧颧部红斑减轻，鼻准、两手臂皮肤仍瘙痒，服药期间见便溏。苔黄质红，脉细滑。原方去熟大黄，加凌霄花 10g、制黄精 10g、白鲜皮 15g、土茯苓 20g。35 剂，用法如前。

三诊（7 月 13 日）：颧部红斑基本向愈，毛囊粗糙好转，鼻准红斑尚难全消，留有色素褐斑，手臂仍有皮疹红斑，食纳知味，大便偏溏，月经后期。苔黄质红，脉小滑。尿常规：PRO（-）。原方去熟大黄，加菝葜 20g、凌霄花 10g、制黄精 10g、白鲜皮 15g、土茯苓 20g。28 剂，用法如前。此后守方加减善后，未再复发。

按语 本病历经 10 年，热毒内陷，耗伤阴血，导致瘀血，热毒早已与瘀血相搏结成瘀热，故以清营凉血为法，以犀角地黄汤为方，药配熟大黄、紫草、凌霄花、鬼箭羽泻火解毒、凉血破血；漏芦、露蜂房、墓头回清热解毒、止血止带；地肤子、白鲜皮、苦参、黄柏、菝葜、土茯苓、狗舌草、苍耳草清热解毒、祛湿止痒。"风盛则痒"，其中白鲜皮、地龙、苍耳草、凌霄花兼能祛风。该病日久，势必伤阴耗血，损及肝肾，故配黄精、玄参、生地等养阴清热，在凉血解毒的基础上，兼顾其本。服药两月余，面颧部红斑基本向愈，毛囊粗糙好转，仅鼻准红斑尚未全消，继用上法加减，得以稳定巩固，临床基本痊愈。

【预防与调护】

避免受凉、受湿和骄暴晒，以免诱发和加重病情。平时应参加有益身心的各项文娱活动保持心情舒畅，短期内应节制甚至避免房事，已婚青年虽然临床症状消失，各项生化检查已经正常，也应坚持服药一段时间后，在医生指导下生育。

适量参加体育活动，但活动量不宜过大，不可过劳。运动有益身心健康，提倡散步、慢跑、太极拳、八段锦等运动，运动剧烈程度以微微出汗为宜，不可剧烈运动。本病应早期诊断、早期治疗，在使用免疫抑制剂中监测感染等并发症病情。

【临证提要】

狼疮性肾炎是常见的继发性肾脏疾病，其早期的诊断及治疗对于疾病具有积极作用，对于尿检异常、血尿及肾功能异常病人需积极排查狼疮性肾炎，同时治疗方案中以肾脏病理分型为准则，积极按照国际指南及国内指南标准化治疗，在激素及免疫抑制剂治疗中需积极检测药物的不良反应，特别是感染等并发症监控。中医药在治疗狼疮性肾炎中具有较好的疗效，扶正祛邪，不仅可以缓解疾病的发生发展，同时可以防治因激素等药物带来的不良作用，中西医结合治疗可以起到事半功倍的效果。

（赵静　孙伟）

第六节　过敏性紫癜性肾炎

【概述】

过敏性紫癜性肾炎（简称紫癜性肾炎）（Henoch-Schönlein purpura nephritis，HSPN）是以坏死性小血管炎为主要病理基础的免疫性疾病，是一种以皮肤、关节、胃肠道和肾脏损害为主的多系统疾病。本病好发于 10 岁以下的儿童，占儿科住院泌尿系统疾病的 8%，HSPN 也可见于成人。HSPN 属中医学斑疹、尿血、血证等范畴。

【病因病机】

（一）中医病因病机

病因不外乎外感与内伤。外因为风、湿、热、毒等邪气入侵，扰动血脉，迫血妄行，或食用动风之品，或因误用辛温发散，以致风热互结而发病。内因主要为素体有热，或脾肾亏虚，或肝肾阴虚，或久病气阴两虚等。

本病病位主要在肺、肝、脾、肾，病理因素多为邪热、水湿、瘀血等，如失治误治，病情继续发展，瘀血又妨碍新血的生成及气血的正常运行，从而使出血反复难止，病情迁延难愈。本病初多实火，久病气阴两虚，导致虚火内生，亦可动血耗血。正如《景岳全书·血证》所说："血本阴精，不宜动也，而动则为病；血主营气，不宜损也，而损则为病。盖动者多由于火，火盛则逼血妄行；损者多由于气，气伤则无以存。"

（二）西医病因病机

HSPN 发病与下列因素有关：各种感染、疫苗接种、虫咬、寒冷刺激、药物和食物过敏等。我国近年的一项针对 385 例儿童 HSPN 的研究发现，诱因为感染者占 61.0%，发病前进食特殊食物者占 20.5%，接触油漆者为 5.2%。

HSPN 是一种由免疫复合物介导的系统性小血管炎，病人血清中可测得含有 IgA 的循环免疫复合物，免疫复合物中的 IgA 主要为多聚 IgA，而且以 IgA_1 亚型为主，同时也有补体旁路活化的成分。近年来研究发现血清 IgA_1 分子铰链区糖基化异常导致 IgA_1 分子易于自身聚合，不易被肝脏从正常代谢途径清除，从而沉积肾脏致病。此外，补体和血小板活化，细胞因子、生长因子等都可能在 HSPN 的发病机制中起了一定作用。

肾脏病理改变：

光镜下病理改变分为六级：Ⅰ级：肾小球轻微病变；Ⅱ级：单纯系膜增生；Ⅲ级：系膜增生伴 50% 以下肾小球新月体形成，节段性病变（硬化、粘连、血栓、坏死）；Ⅳ级：病变同Ⅲ级，50%~75% 肾小球有上述改变；Ⅴ级：病变同Ⅲ级，75% 以上肾小球有上述改变；Ⅵ级：膜增生性肾炎改变。上述Ⅱ、Ⅲ、Ⅳ、Ⅴ级又视系膜病变分布各又分为 a（局灶/节段）、b（弥漫病变）。

免疫病理类型：单纯 IgA、IgA+ IgM、IgA+ IgG + IgM 在病理分级中占较高比例。

【 临床表现 】

1.肾外症状

（1）皮疹　皮疹为本病首发和主要临床表现，多发生在四肢远端、臀部及下腹部，对称性分布，稍高于皮肤表面，可融合成片，1~2周后逐渐消退，常可分批出现。

（2）关节症状　关节症状是本病常见症状，特点为多发性、非游走性，多发于踝关节和膝关节的关节痛，一般不会发生关节变形。

（3）胃肠道症状　胃肠道症状常可见到，主要表现为腹痛，以脐周和下腹为主，阵发性绞痛。可伴有恶心呕吐及血便，偶见吐血。在儿童有时可并发肠套叠、肠梗阻和肠穿孔。

（4）其他　可有淋巴结肿大、肝脾肿大及神经系统受累（如头痛、抽搐和行为异常等）。

2.肾脏表现

肾脏病变多发生于全身其他脏器受累数天或数周后。主要表现为镜下血尿、蛋白尿，肉眼血尿少见，部分病人有肾病综合征及肾功能异常。肾脏受累程度与皮肤、关节、胃肠道受累的严重程度无关。HSPN临床上可表现如下：

（1）无症状血尿和（或）蛋白尿综合征　约占本病的50%。

（2）急性肾炎综合征　约占30%。

（3）肾病综合征　成人约占10%，在儿童较多见。

（4）急进性肾炎综合征　较少见。在几周至几个月内进展至尿毒症。

（5）部分病人可发展为慢性肾炎综合征。

【 实验室检查及其他辅助检查 】

1.尿液检测

可有轻重不一的血尿、蛋白尿与管型尿。

2.血液检测

血常规检查血小板、出血时间、凝血时间一般均在正常范围，出血严重者可见贫血。早期部分病人血中检测 IgA 升高，血清 IgG、IgM 正常，补体 C_3、C_4 多数正常或升高。血沉一般增快。早期血中尿素氮与血清肌酐一般未见异常，病理严重者可见肾功能异常、血尿素氮及血清肌酐升高表现。

3.皮肤病理

在皮疹区取组织活检，免疫荧光检查可见毛细血管壁有 IgA 沉积。

4.肾脏病理

肾活检光镜检查表现为肾小球系膜增生性病变为主，常伴节段性肾小球毛细血管袢坏死、新月体形成等血管炎表现。免疫病理以 IgA 在系膜区、系膜旁区呈弥漫性或节段性分布为主，除 IgA 沉积外，多数病例可伴有其他免疫球蛋白和补体成分的沉积，IgG 和 IgM 分布与 IgA 分布相类似。部分毛细血管壁可有 IgA 沉积，经常合并 C_3 沉积，而 C_{1q} 和 C_4 则较少或缺如。电镜检查可见系膜细胞和基质增生，免疫复合物样电子致密物沉积，免疫电镜证实其为 IgA 和 IgG。伴新月体形成者，可见 GBM 断裂、管腔内中性粒细胞浸润。

【诊断与鉴别诊断】

（一）诊断要点

1. 中医辨证要点

中医辨证要点主要辨明寒热、虚实。急性期多表现为实证、热证，常见有风热之邪及实热内盛。疾病病久不愈，则转为慢性，可表现为虚证、寒证，临床常表现为阴虚、阳虚及气不摄血等。

2. 西医诊断要点

本病诊断主要依赖于典型的临床表现如皮肤、关节、胃肠道及肾脏受累，以及 IgA 沉积为主的系膜增生性肾小球肾炎。对于肾脏受累较轻的病人，反复仔细的尿常规检查可明确肾脏受累。

（二）鉴别诊断

由于 HSPN 在急性期有特征性出血性皮疹、腹痛、肠出血、关节炎和肾炎等特点，因此不难诊断。临床表现不典型时，需与下列疾病相鉴别。

1. 原发性 IgA 肾病

单纯根据肾脏病理及免疫病理的改变很难与 IgA 肾病相区别，两者的鉴别取决于临床表现，如典型的皮疹。

2. 系统性红斑狼疮

本病好发于育龄期女性，常可累及肾脏，以非侵蚀性关节炎、肾小球大量免疫复合物沉积、血清 ANA、抗 dsDNA 及抗 Sm 抗体阳性为特征，可与 HSPN 相鉴别。

3. 系统性血管炎

本病是一种多系统、多器官受累的血管炎性疾病，其血清抗中性粒细胞胞浆抗体常为阳性，临床常表现为急进性肾炎，病理表现为Ⅲ型（寡免疫复合物性）新月体肾炎。

4. 特发性血小板减少性紫癜

本病是一类由自身抗体介导的血小板破坏增多性疾病，以血小板减少，皮肤、黏膜出血倾向，血小板寿命缩短，骨髓巨核细胞代偿性增生及抗血小板抗体阳性为特点。

【治疗】

（一）一般治疗

在疾病活动期，应注意休息和维持水、电解质平衡。水肿、大量蛋白尿者应予低盐、限水和避免摄入高蛋白食物。为预防紫癜复发而加重肾脏损害，应注意预防上呼吸道感染、清除慢性感染病灶（如慢性扁桃体炎、咽炎），积极寻找可能的过敏原，避免再次接触。

（二）中医治疗

1. 治疗原则

本病急性期可表现为风热外袭、热盛迫血等，病久不愈，转为慢性，可表现为虚证、寒证。临证首先要分清虚实寒热，热证当以祛风清热、凉血止血，虚证当以滋阴凉血、益气健脾、活血摄血等。

2. 辨证施治

（1）风热外袭

［临床表现］突然发病，皮肤紫癜，色鲜红，散见于四肢，血尿，可伴见发热、咽痛、口干、关节痛、腹痛、黑便，舌红，苔薄黄，脉浮数或数。

［治法］祛风清热，凉血止血。

［方药］消风散合小蓟饮子加减（消风散《外科正宗》，小蓟饮子《济生方》）。

［参考处方］荆芥、防风、牛蒡子、蝉蜕、苍术、当归、生地、栀子、蒲黄（包）各9g，藕节、小蓟、茜草各15g。

荆芥、防风轻浮升散，使风热之邪散于上；牛蒡子、蝉蜕祛除在表之风邪；苍术散风除湿；小蓟清热凉血止血；生地养阴清热止血，蒲黄、茜草、藕节凉血散瘀止血，栀子清泄三焦之火，导热从下而出；当归养血和血。

［临床应用］热甚者可加白花蛇舌草、败酱草；皮肤痒甚可加白鲜皮、地肤子；血尿或便血较重者可加地榆、槐花、侧柏叶以凉血止血。

（2）热盛迫血

［临床表现］肉眼血尿明显，可伴有皮肤紫癜，烦躁不安，口干喜凉饮，舌质红绛，苔黄，脉数。

［治法］清热解毒，凉血散瘀。

［方药］犀角地黄汤加减（《外台秘要》）。

［参考处方］水牛角20g，生地、玄参、银花、连翘各12g，丹皮、茜草、白茅根各9g。

水牛角为君，凉血清心解毒；甘苦寒之生地，凉血滋阴生津；丹皮清热凉血、活血散瘀；银花、连翘清热解毒；玄参滋阴凉血解毒；茜草、白茅根凉血止血。

［临床应用］热象明显加白花蛇舌草、败酱草；兼有咽痛加蝉蜕、牛蒡子。

（3）阴虚火旺

［临床表现］病程绵长，或反复发作，尿血，浮肿，手足心热，口干喜饮，心烦少寐，潮热盗汗，头晕乏力，舌红少津，脉数。

［治法］滋阴降火，凉血散瘀。

［方药］知柏地黄汤加减（《医宗金鉴》）。

［参考处方］生地、白茅根、山药各12g，泽泻、丹皮、山茱萸、生侧柏各9g，知母、黄柏各6g。

方中知母、黄柏滋阴降火；生地长于滋阴补肾；山茱萸补肝阴以养肾阴，取其滋乙木以助癸水之效，山药益脾阴以滋肾阴，意在培后天以养先天。此三药相伍，则肝脾肾三阴并补，名曰"三补"，而重在滋肾。泽泻泄肾浊，丹皮凉泄肝火，收清肝以养肝之效；白茅根凉血止血。

［临床应用］血尿明显加阿胶、旱莲草；手足心热加龟甲、鳖甲。

（4）气虚不摄

［临床表现］尿血，浮肿，遇劳加重，气短乏力，食少懒言，心悸头晕，面萎黄，便溏，舌胖质淡，苔白，脉虚。

［治法］益气健脾，活血摄血。

［方药］归脾汤加减（《证体类要》）。

［参考处方］黄芪、太子参、当归各15g，龙眼肉、白术、茯神各10g，远志6g，木香、

甘草各 3g。

方中黄芪、太子参、白术、甘草补脾益气生血；当归、龙眼肉、白术补血养心；茯神、远志宁心安神；木香理气醒脾。

[临床应用] 纳少便溏加莲子肉、茯苓；汗多加麻黄根、浮小麦。

（5）脾肾阳虚

[临床表现] 浮肿少尿，形寒肢冷，面色㿠白，神疲乏力，纳少便溏，舌淡胖，有齿痕，苔白脉沉细无力。

[治法] 温阳利水，活血化瘀。

[方药] 真武汤加减（《伤寒论》）。

[参考处方] 茯苓、白术、丹参各 10g，白芍、泽泻各 6g，附子、甘草各 3g。

方中附子温肾助阳，化气行水，兼暖脾土，以温运水湿；茯苓、白术健脾利湿；泽泻利水消肿；白芍敛阴柔肝；丹参活血化瘀。

[临床应用] 便溏加苍术、炒扁豆。兼有瘀血者加三七、茜草、丹皮、赤芍等。

（三）西医常规治疗

1. 孤立性血尿或病理Ⅰ级

仅对过敏性紫癜进行相应治疗，镜下血尿目前未见有确切疗效的文献报道。应密切监测病情变化，建议至少随访 3~5 年。

2. 孤立性蛋白尿、血尿和蛋白尿或病理Ⅱa级

ACEI 和（或）ARB 类药物有降蛋白尿的作用。

3. 非肾病水平蛋白尿或病理Ⅱb、Ⅲa级

用雷公藤多苷 1mg/（kg·d），分 3 次口服，每日最大量不超过 60mg，疗程 3~6 个月。或激素联合免疫抑制剂治疗，如激素联合环磷酰胺（CTX），联合环孢素 A 或他克莫司治疗。

4. 肾病综合征或病理Ⅲb、Ⅳ级

该组临床症状及病理损伤均较重，现多倾向于采用激素联合免疫抑制剂治疗，其中疗效最为肯定的是糖皮质激素联合 CTX 治疗。其他治疗方案有激素联合他克莫司、激素联合吗替麦考酚酯、激素联合硫唑嘌呤等治疗。

5. 急进性肾炎或病理Ⅳ、Ⅴ级

临床表现为急进性肾炎、肾活检显示有大量新月体形成（＞50%）的紫癜性肾炎，进展至终末期肾衰竭风险极大，这类重型病例应采取积极治疗措施，如选用甲泼尼龙冲击治疗，15~30mg/（kg·d）或 1000mg/1.73m^2·d，每日最大量不超过 1g，每天或隔天冲击，3 次为一疗程。CTX 剂量为 0.75~1.0g/m^2 静脉滴注，每月 1 次，连续用 6 个月后，改为每 3 个月静脉滴注 1 次，总量一般不超过 8g。肾功能衰竭时，CTX 剂量应减半。对于此类型重症病人，可同时血浆置换治疗以减轻肾损害，延缓肾衰竭进展的速度。

【经典传承】

（一）陈以平教授经验

陈教授认为，HSPN 病因有内外之分。内因为素体有热，或过食辛辣燥热之品，或药邪入侵等，蕴而化热；外因乃外感风邪热毒。内外相合，风热相搏，扰动血脉，迫血妄行，血液溢于肌肤则发为肌衄；损伤肾络，血溢脉外，则见尿血；阻碍三焦之决渎，气道为之不利，水湿内停而发为水肿；风热之邪扰于中焦，中焦气机不畅则发为腹痛、恶心、呕吐等；热扰肠络，血溢脉外则为便血；热扰血络，血液运行不畅，则为瘀血；阻滞于关节，则关节疼痛；反复发作，气阴耗伤，气不摄血或阴虚火旺均可加重出血，同时伴有乏力、潮热等症；脾肾亏虚，脾不敛精，肾不固精，精微外泄，则发为尿浊；病久不愈，脾肾阳虚，浊邪内停，则见全身浮肿、精神萎靡之重症。在辨证中，陈教授认为初期以实（风邪、热邪）为主，后期以虚（气阴两虚、肾阴亏虚、脾肾阳虚）为主，往往虚实互见，错综复杂。在整个病变过程中，始终兼见瘀血为患，或为热迫血行，或为气虚不摄，或为阳虚血凝，使本病缠绵难愈。

（二）邹燕勤教授经验

在辨证施治中，邹燕勤教授认为 HSPN 以肾虚为本，风、湿、热、瘀为标。治疗上应从治风、治血、治湿入手，清热之法贯穿其中，以泄其标实，补肺健脾益肾以培本固元。重视清利咽喉，以清疏水之上源，使肺之宣肃功能恢复，水道通调，湿热得除，则下焦得以通利，以奏清上达下、清源洁流之功。其认为本病根源在于肾气不足，增补肾元常分补肾气、滋肾阴、温肾阳三个步骤。首先补益肾气，常选续断、桑寄生、功劳叶、狗脊、杜仲等平补肾气之品；气虚日久伤阴，此时需补气而兼顾养阴，常在补气药中加入生地黄、山茱萸、制首乌、枸杞子、女贞子、蒺藜等平补肾阴之类，甘凉而不滋腻；气为阳之微，后期气虚渐损及阳，或阴伤及阳，此时多用菟丝子、淫羊藿、仙茅等平补肾阳之品，甘温而不过热。培补肾元，邹老师主张缓缓图治，用平补之法，不用峻猛之药，选用甘平之剂，使补而不滞，滋而不腻，温而不燥。

【典型案例】

邹燕勤医案

病人，女，14 岁，2017 年 7 月 6 日初诊。主诉：过敏性紫癜性肾炎 3 年。2016 年 10 月 29 日肾活组织检查示：肾小球系膜增生性病变，肾小管间质急性病变轻度（5%），慢性病变轻度（5%）肾炎。尿常规示：PRO（+）。查体：满月脸，皮疹未作，但自觉疲劳、乏力，胃脘时有酸痛感，右下肢麻木，纳寐可，大便成形、每日二三次，舌质淡、苔薄黄，脉细。中医诊断：尿浊，证属脾肾两虚，湿热瘀毒内阻，治以健脾清热、化瘀解毒之法。处方：黄芪40g，麸炒白术 10g，薏苡仁 30g，茯苓 30g，茯神 30g，丹皮 15g，赤芍 15g，麸炒僵蚕 20g，炒牛蒡子 15g，蝉蜕 6g，黄蜀葵花 30g，石韦 20g，猫爪草 10g，全蝎 4g，水蛭 4g，制地龙 10g，鸭跖草 20g，水牛角（先煎）15g，炒枳壳 10g，佛手 10g，白花蛇舌草 30g，车前草 30g，红枣 10g，甘草 5g。21 剂，每日 1 剂，水煎服。

2017 年 7 月 27 日二诊　胃脘不适好转，右下肢麻木感好转，小便正常，大便不成形、日行 4 次，舌质淡、苔黄，脉细。查尿微量白蛋白 0.71g/L；血生化示：TG 2.91mmol/L，LDL–C 2.45 mmol/L，Scr 27μmol/L。尿常规：ERY（+），PRO（−）。上方加枸杞子 30g，制黄精 15g。30 剂，每日 1 剂，水煎服。

2017 年 9 月 7 日三诊　自诉腰酸腰痛，久坐后明显，胃脘酸痛较前好转，纳可，寐安，小便调，大便每日 1 次，舌质淡、苔薄黄，脉细。尿常规：ERY（＋），WBC（＋），PRO（＋）。处方：续断 10g，槲寄生 10g，女贞子 20g，墨旱莲 20g，蒲公英 20g，紫花地丁 20g，瞿麦 20g，麸炒椿皮 20g，白英 20g，白花蛇舌草 30g，炒僵蚕 20g，黄蜀葵花 30g，石韦 30g，车前草 20g，萹蓄 20g，炒牛蒡子 15g。30 剂，每日 1 剂，水煎服。

2017 年 10 月 11 日四诊　自诉腰酸腰痛，久坐后明显，经行腹痛，精神好，纳可，夜寐安，无夜尿，大便成形，舌苔黄，脉细。尿常规示隐血、蛋白均已转阴，尿微量白蛋白 0.25g/L。三诊方加炒僵蚕 20g、炒牛蒡子 15g、猫爪草 10g、牡丹皮 15g、赤芍 15g。30 剂，每日 1 剂，水煎服。

2017 年 11 月 15 日五诊　近 4 日来感冒，咽红，咽痛，无痰，鼻塞，流清涕。胃脘疼痛时作，纳可，无口干口苦，时有下肢麻木感。夜寐安，无夜尿，大便成形，痛经，血块多，舌苔黄，脉细。双侧扁桃体已切除。尿常规：PRO（＋＋）。考虑病人脾肾两虚，此次复感风热，故治以清热利咽、健脾益肾之法。处方：金银花 10g，连翘 10g，防风 6g，玄参 10g，射干 20g，炒稻芽 20 g，焦山楂 20g，焦神曲 20g，小红枣 10g，甘草 5g。30 剂，每日 1 剂，水煎服。

2017 年 12 月 20 日六诊　精神可，咽痛，咽红，腰痛，乏力，纳少，夜寐安，无夜尿，大便成形，舌苔黄，脉细。尿常规：PRO（－）。考虑其表证已除，仍以脾肾两虚为主，故以健脾补肾、清热凉血之法。处方：黄芪 30 g，麸炒白术 10 g，薏苡仁 30g，茯神 30g，茯苓 30g，法半夏 6g，陈皮 10g，炒稻芽 20 g，炒麦芽 20 g，焦山楂 20 g，炒僵蚕 20g，炒牛蒡子 15g，黄蜀葵花 30g，石韦 30g，猫爪草 10g，酒女贞子 20g，白茅根 30g，仙鹤草 30g，桑寄生 15g，荠菜花 20g，车前草 20g，麸炒椿白皮 20g，白英 20g，蒲公英 20g，红枣 10g，甘草 5g。60 剂，每日 1 剂，水煎服。此后 3 个月多次电话回访，均示病情稳定，尿检未出现蛋白，偶有 ERY（＋）。

按语　该病人为青少年，初诊时病史 3 年，长期使用激素等免疫抑制剂，先后天之本俱虚，湿热瘀毒之象明显，且肺气不固常致感冒而病情加重。"善补肾者，当于脾胃求之"，故首诊先以黄芪、白术、薏苡仁、茯苓健脾利湿，丹皮、赤芍、鸭距草、水牛角清热凉血，石韦、黄蜀葵花清热利湿，并配合猫爪草、蝉蜕、全蝎、水蛭活血化瘀降尿蛋白。三诊时病人脾虚证改善，遂加强补肾清利泄浊之法，予续断、槲寄生补益肾元强腰。本病为慢性疾病，极易反复，五诊时病人因感冒致蛋白尿再次出现，遂转方以金银花、连翘、防风疏风清热解表，并予玄参、射干清利咽喉。待表证解除，再图健脾益肾、清热凉血解毒之法。

【预防与调护】

注意皮疹前是否有可疑食物、异物接触导致过敏，避免再次接触。避免食入海鲜等异种蛋白，防止再次过敏，加重病情。应注意防寒保暖，预防感冒，注意运动锻炼，增强体质，提高机体抗病能力。患病后，要卧床休息，避免烦劳过度，忌食烟酒。饮食宜富于营养，易于消化，多食新鲜蔬菜和水果。对于尿血病人，应忌食辛辣、香燥刺激及海鲜发物。

【临证提要】

过敏性紫癜性肾炎是过敏性紫癜引起的肾脏损害，临床以反复发作性紫癜、顽固性血尿、蛋白尿为主要表现。西医治疗中多以激素联合免疫抑制剂为主。中医药通过其自身特点在紫癜性肾炎慢性病程中多有临床功效，在对蛋白尿、血尿的减缓、减少发作次数上具有临床优势。可用中西医结合的治疗方法，补虚清热，凉血消斑，达到短期控制紫癜性肾炎发作，长期控制因肾炎所致的蛋白尿、血尿及肾功能减退的临床疗效。

（卢建东　杨彦芳）

第七节　乙型肝炎病毒相关性肾炎

【概述】

乙型肝炎病毒相关性肾炎（hepatitis B virus associated-glomerulonephritis，HBV-GN）是指由 HBV 直接或间接诱发的肾小球肾炎，经血清免疫学及肾活检免疫荧光所证实，并除外病因明确的其他继发性肾小球肾炎的一种疾病。常见的病理类型有膜性肾病、膜增殖性肾小球肾炎、系膜增生性肾小球肾炎（包括 IgA 肾病）、毛细血管内增生性肾小球肾炎、局灶节段性肾小球肾炎等，其中最常见的病理类型为膜性肾病。

我国为 IIBV 感染的高发地区，人群中 HBV 携带率高达 10%，伴肾小球肾炎的发生率约为 8.9%，占乙型病毒性肝炎病人的 8%~13%。HBV-GN 的发生与 HBV 感染密切相关，其多发于男性、青少年和儿童。根据其症状及演变规律，可归属于中医学"水肿""尿浊""尿血""虚劳""腰痛"等范畴。

【病因病机】

（一）中医病因病机

1.病因

（1）先天禀赋不足　各种慢性肾脏病的发生多与先天禀赋不足有关。先天不足，肾精亏虚，祛邪无力，湿热毒邪乘虚而入，致血脉瘀阻，水道不通。

（2）饮食不洁　进食不洁食物，毒邪直接侵犯脾胃，内生湿热，损伤脾、肝、肾脏功能，导致脾、肝、肾同时发病而出现蛋白尿、血尿。

（3）情志失调　《素问·阴阳应象大论》云："怒伤肝，喜伤心，思伤脾，恐伤肾。"长期喜怒无常，情志失调，可导致肝、肾、脾功能失调而发病。

（4）劳欲过度　长期劳累，情欲过度，致脏腑气虚，祛邪无力。

（5）感受湿热疫毒　HBV 是具有强烈传染性的致病因素，属于中医学"毒"的范畴，相当于"疫毒""湿热之毒"。起居不慎，感受湿热疫毒之邪，壅滞于肝，肝失疏泄，阻滞脾胃，波及肾脏，导致肝、脾、肾功能失职而发病。

2.病机

本虚标实是乙型肝炎病毒相关性肾炎发生的关键。本病病位在肝、肾、脾三脏，随病程进展，其病理变化呈现出本虚标实、虚实夹杂、正虚邪恋的特点。本虚包括肝肾阴虚、脾肾气（阳）虚、气阴两虚和阴阳两虚，标实多与外感毒邪、湿热氤氲、瘀血阻络密切相关。

本病病程较长，不同病变阶段邪有轻重、虚实有异。病变初期以标实为主，湿热毒邪蕴结于肝，下及于肾；病变中期本虚标实并重，多因湿热疫毒互结并渐伤正气；病变后期以本虚为主，多见肝肾阴虚、脾肾气（阳）虚或气阴两虚。

（二）西医病因病机

1. 免疫机制

（1）免疫复合物介导的炎性反应　HBV 是一种 DNA 病毒，在病毒颗粒不同部位存在三种主要抗原：表面抗原（HBsAg）、核心抗原（hepatitis B virus core antigen，HBcAg）和 e 抗原（hepatitis B virus e antigen，HBeAg）。三种抗原在肾小球毛细血管壁或系膜区均有沉积，但只有分子量最小的 HBeAg 可通过非免疫机制穿过基底膜植入上皮下，与循环中抗 HBe 抗体在上皮下形成原位免疫复合物，与膜性肾病的发病有直接关系。而 HBsAg 和 HBcAg 则与相应的抗体形成循环免疫复合物沉积于系膜区和内皮细胞下，导致 HBV 相关性膜增殖性肾小球肾炎。沉积于肾小管的 HBV 抗原还可以诱发炎症细胞浸润，使肾小管向重塑化和纤维化方向发展。

（2）机体细胞免疫功能失衡　研究表明 HBV-GN 病人存在 T 淋巴细胞亚群失衡，CD_4^+T 细胞减少，而 CD_8^+T 细胞增多，CD_4^+T 细胞减少会使特异性抗体产生不足，难以清除游离的 HBV 及其抗原成分，造成 HBV 在体内持续存在，不断地感染细胞。此外，HBV-GN 病人细胞毒性 T 细胞活性降低，血清 Th1 分泌的白介素 -2 及 γ 干扰素水平较低，但 Th2 分泌的白介素 -10 较高，提示机体的细胞免疫受到抑制，HBV-GN 病人对 HBV 的清除能力下降，进而导致肾脏病变发生。

（3）HBV 感染诱发自身免疫反应　HBV 感染可诱发自身免疫损伤，病人体内可出现多种自身抗体，如抗核抗体、抗肝细胞膜蛋白抗体、抗平滑肌抗体、抗 DNA 抗体等。当肝细胞破坏时抗体释放入血，引起自身免疫损伤。

2. HBV 直接感染肾脏

研究发现，在 HBV-GN 病人的肾组织中存在 HBV-DNA 及完整的 HBV 颗粒；有些外周血阴性的病人却在肾组织检出 HBV-DNA 或 HBV 抗原；HBcAg 在肾小管沉积的阳性率较肾小球更高，这些均表明病毒可以直接感染肾脏细胞而致病。HBV-DNA 在血液循环中、肾组织上的表达越多，HBV-GN 临床表现也越重，两者显著相关。

3. 遗传因素

研究发现具有 HLA-A3、HLA-A10 基因者患 HBV-GN 的危险性大，而 HLA-B13 抗原强烈表达的 HBV 感染者不易发生肾损害。

（三）肾脏病理改变

HBV-GN 病理类型以膜性肾病（MN）占绝大多数，其次是膜增殖性肾小球肾炎（MPGN）与系膜增生性肾小球肾炎（MsPGN）。

1. HBV 相关性膜性肾病（HBV-MN）

HBV-MN 有不同于经典 MN 而相对独特的形态学特征，故称该病表现的膜性肾病为非典型膜性肾病。

（1）光镜　除弥漫性毛细血管壁增厚外，还有系膜增生，不一定都有钉突形成。在一份标本可见多种病变，从程度不等的毛细血管壁增厚到局灶、弥漫系膜增生到 MPGN 样改变，此时极易误诊为 MsPGN 或 MPGN，必须经电镜确诊。

（2）电镜　上皮下及肾小球基底膜内见大量电子致密物沉积，基底膜增厚并可形成钉突，沉积物还可见于内皮下及系膜区。系膜细胞轻度增生，并可有部分系膜插入，呈大量电子致密物多部位沉积的特点。

（3）免疫荧光　除 IgG 和 C_3 以外，可见多种免疫复合物（IgA、IgM、C_{1q} 等）多部位、高强度沉积，严重者可见"满堂亮"的现象。肾活检标本可检测到 HBV–DNA 或 HBV 抗原沉积。肾活检标本 HBV 抗原的检出率差别很大，可能与检测技术的敏感性和特异性以及抗血清的质量有关。

2. HBV 相关性膜增殖性肾小球肾炎（HBV-MPGN）

典型的原发性 MPGN 在光镜下见肾小球系膜细胞和系膜基质弥漫重度增生，可插入到基底膜和内皮细胞之间，使毛细血管襻呈现"双轨征"；免疫病理可见 IgG 和 C_3 呈颗粒状沉积于系膜区及毛细血管壁；电镜下系膜区和内皮下可见电子致密物沉积，细分为三型：Ⅰ型以内皮下电子致密物为特点，Ⅱ型以基底膜内电子致密物为特点，Ⅲ型以内皮下、上皮下、系膜区均有电子致密物为特点。HBV-MPGN 的肾脏病变以Ⅲ型为多；肾小球分叶、"双轨征"及增生性改变不及特发性突出，但肾小球中沉积物多且分布广泛，"白金耳"征常见，肾小球硬化及小管间质病变较轻；肾小球中除有大量免疫球蛋白沉积外，常有早期补体成分（C_4、C_{1q}）的沉积。

3. HBV 相关性系膜增生性肾小球肾炎（HBV-MsPGN）

原发性 MsPGN 的病理特点为：光镜下见肾小球系膜细胞和系膜基质弥漫增生；免疫病理分为 IgA 肾病和非 IgA 系膜增生性肾小球肾炎，前者以 IgA 沉积为主，后者以 IgM 和 IgG 沉积为主，常伴有 C_3 沉积；电镜可在系膜区、内皮下看到电子致密物。HBV-MsPGN 除上述特征外，免疫组化可发现 HBsAg 和 HBcAg 在系膜区沉积，部分病例有大量 IgA 沉积。

【临床表现】

多数 HBV-GN 病人临床表现为肾病综合征或蛋白尿伴血尿，分别占 45.8% 和 47.1%，而单纯蛋白尿及单纯血尿相对少见。高血压的发生率 21.5%，高尿酸血症 31.3%，肾功能减退［肾小球滤过率＜ 60mL/（min·$1.73m^2$）］16.7%。

【实验室及其他辅助检查】

1. 血清 HBV 标志物

血清 HBV-DNA 的检测较 HBV 抗原成分的检测能更好地体现 HBV 感染后对人体的致病性。HBsAg 只是 HBV 的外壳，检出 HBsAg 只提示病人受到 HBV 感染，并不说明病人就一定携带 HBV。

2. 肝功能检查

肝功能检查可见谷丙转氨酶与谷草转氨酶升高，胆红素轻度升高，严重者有肝功能失代偿的表现，如凝血时间延长、低白蛋白血症等。

3. 肾小球疾病的相关检查

（1）尿液检查　表现为蛋白尿和（或）血尿，检查 24 小时 UTP 可以了解尿蛋白的定量情况。

（2）肾功能检查　肾功能减退时可出现血清肌酐、尿素氮水平升高，肾小球滤过率降低，也可以有血清尿酸的升高。

（3）其他血生化检查　病人表现为肾病综合征水平的蛋白尿时，可以出现胆固醇升高，血浆白蛋白下降。

（4）肾穿刺病理检查 肾穿刺活检术可以明确肾脏病理类型，肾组织中 HBV 抗原以及 HBV–DNA 的检测也可以帮助诊断 HBV–GN。肾组织中 HBV 抗原标志物较血清 HBV 标志物更为重要。以肾组织中 HBV 核酸标志物为诊断标准进行 HBV–GN 的诊断，其诊断率为 53.8%，而只以肾组织中 HBV 抗原标志物作为标准来诊断 HBV–GN，其诊断率为 48.1%，后者的漏诊率为 5.7%。

【诊断与鉴别诊断】

（一）诊断要点

1. 中医辨证要点

本病主要以辨本虚与标实为主，本虚常见有肝肾阴虚、脾肾阳虚、气阴两虚与阴阳两虚等证候，标实常见有湿热蕴毒、瘀血阻络与肝郁气滞等证候。病程早期以气滞湿阻为主，中期以湿热毒邪蕴结为主，晚期多出现肝肾阴虚，而呈现出正虚邪恋的特点。

2. 西医诊断要点

（1）诊断依据 根据 2008 年我国制定的 HBV–GN 诊治指南，诊断依据如下。①血清 HBV 标志物阳性：多数 HBsAg、HBeAg 和 HBcAb 同时阳性（大三阳），少数 HBsAg、HBeAb 和 HBcAb 同时阳性（小三阳），个别血清 HBsAg 阴性但 HBV–DNA 阳性；②患肾病或肾炎并除外其他肾小球疾病：大多数表现为肾病综合征，少数表现为蛋白尿和血尿；③肾小球中有 1 种或多种 HBV 抗原沉积：多有 HBsAg、HBcAg 或 HBeAg 在肾小球沉积；④肾脏病理改变：绝大多数为膜性肾炎，少数为膜增殖性肾小球肾炎和系膜增生性肾小球肾炎。

（2）确诊标准 同时具备上述第①、②和③条依据；同时具备上述第①、②条依据，并且第④条依据中为膜性肾病；个别病人具备上述第②和③条依据，血清乙肝病毒标志物阴性，也可确诊。现行的 HBV–GN 诊断标准还有诸多尚待完善的地方，主要集中于：

①血清 HBV 抗原检测呈阴性是否就可以排除 HBV–GN？目前发现存在 HBV–DNA 阳性者，血清 HBV 抗原阴性的现象。由于一次血清 HBV 抗原检测阴性并不能完全排除 HBV 感染的可能，且在已经确诊的 HBV–GN 病人的外周血中并非始终能检测出 HBV 抗原成分。因此，肾组织中 HBV 抗原标志物的检测较血清 HBV 抗原标志物更为重要。

②诊断标准中是否应纳入血清 HBV–DNA 的检测？研究表明，HBV–GN 与血清 HBeAg 和 HBV–DNA 的相关性比 HBsAg 更好，HBV–GN 病人蛋白尿的改善与血清 HBV–DNA 的清除以及 HBeAg 血清浓度的下降呈正相关。因此，在现有 HBV–GN 的诊断标准中纳入血清 HBeAg，尤其是 HBV–DNA 的检测，可能会使现有诊断标准更加合理和完善。

③诊断标准中是否应纳入肾组织中 HBV–DNA 的检测？免疫组织化学方法检测 HBV 相关抗原在抗原量不足、试剂敏感性低时会出现假阴性。PCR 方法敏感性较高，是直接检测 HBV，即使在感染的"窗口期"也可以检测到 HBV 的存在。肾组织中 HBV–DNA 的检出率高于肾组织 HBV 抗原的检出率，能有效避免 HBV–GN 的漏诊。

（二）鉴别诊断

1. 原发性肾小球肾炎

诊断 HBV–GN 应当首先排除原发性肾小球肾炎，从病史、症状、实验室检查和病理表现不难鉴别。

2. 其他继发性肾小球肾炎

（1）狼疮性肾炎 HBV 感染病人可出现补体 C_3、C_4 的降低，也可检出多种抗体如抗核抗体、SSA、SSB、心磷脂抗体、冷球蛋白等，免疫荧光检查都可以出现"满堂亮"现象，有时易误诊为狼疮性肾炎。表现为膜性病变者单纯从光镜下有时难以与狼疮性肾炎相区分，但 HBV–MN 病人 Sm 抗体和 ds–DNA 抗体阳性者少见，肾组织可见 HBV 抗原染色阳性，新月体和裥坏死相对少见，电镜下有时可见到病毒颗粒。

（2）继发于原虫感染如疟疾、利什曼病、丝虫病、血吸虫病、类圆线虫病和镰刀型细胞病的肾小球病形态学与 HBV–GN 相似，表现为膜性肾炎和系膜增生性肾小球肾炎者，鉴别依赖于肾小球沉着物中特异性抗原的发现。

【治疗】

（一）中医治疗

1. 治疗原则

（1）肝肾同治 肝、肾两脏的生理关系可概括为母子相生、精血同源、藏泄互用，病理关系可概括为水不涵木、精血不荣、藏泄失司等。治疗学上形成了"肾病治肝""肝病治肾""肝肾同治"的理论体系。具体在本病过程中，根据病情的不同，或肝肾同补，或肝肾同清，或疏肝补肾。

（2）脾肾双顾 本病发生的内在原因，脾肾两虚是关键。乙型肝炎病毒相关性肾炎的中医治疗的着眼点就在于调理脾肾。病变初期祛邪之际，十衰其七八即可，不可尽剂，在清肝凉血解毒或清热利水消肿之中，有是证用是药，不可重投久施苦寒伐中之品，并酌加护中益胃之物，使中土康健，方能培土以制水；及至疾病中后期，虚实夹杂、正虚邪恋之际，更当以扶正为要，多用益气健脾、滋养肝肾等法，以增强机体抵抗力，促使病情改善，并有利于减轻西药的不良反应，起到减毒增效的作用。

（3）重视活血化瘀 在病程发展变化过程中，气滞血瘀或气虚血瘀是必然结果。活血化瘀应贯穿于治疗始终。

（4）分期论治 病变初期以标实为主，多因湿热蕴结于肝、下及于肾，治以祛邪安正，宜清热利湿、凉血解毒、利尿通淋。病变中期本虚标实并重，多因湿热瘀毒互结并渐伤正气，故治以祛邪兼扶正固本，宜疏肝理气、固肾泄浊、益气健脾。病变后期以本虚为主，多见肝肾阴虚、脾肾阳虚或气阴两虚，故治以扶正固本，宜滋养肝肾、健脾柔肝、调理阴阳。

2. 辨证施治

（1）本证

①肝肾阴虚

［临床表现］头晕耳鸣，腰膝酸痛，目睛干涩，口咽干燥，下肢浮肿，舌红少津，苔少或无苔，脉弦细或细数无力。

［治法］滋补肝肾，养阴利水。

［方药］六味地黄丸、一贯煎合二至丸加减（六味地黄丸出自《小儿药证直诀》，一贯煎出自《续名医类案》，二至丸出自《医便》）。

[参考处方]生熟地各 15g，沙参 15g，麦冬 10g，枸杞子 10g，山茱萸 15g，山药 10g，泽泻 10g，牡丹皮 10g，茯苓 15g，女贞子 10g，旱莲草 10g，杜仲 15g，桑寄生 10g，半枝莲 15g，大腹皮 15g。

方中生熟地、沙参、麦冬、枸杞子、山茱萸、山药、女贞子、旱莲草、杜仲、桑寄生补益肝肾，泽泻、茯苓、大腹皮利水消肿，牡丹皮清热凉血、活血化瘀，半枝莲清热解毒、活血化瘀。

[临床应用]潮热烦渴、心烦失眠者，可加地骨皮 15g，白薇 10g，酸枣仁 30g，夜交藤 15g；头晕头痛明显者，加天麻 10g，钩藤 10g，菊花 10g，赤芍 10g；肝郁气滞、两胁不适者，加柴胡 10g，黄芩 10g，川楝子 5g，白芍 10g。

②脾肾阳虚

[临床表现]面浮肢肿，按之凹陷不起，脘腹胀闷，纳少便溏，腰膝酸软，神疲肢冷，面色苍白，小便短少，舌质淡胖、有齿痕，苔白，脉沉细无力。

[治法]温肾健脾，化气利水。

[方药]真武汤合实脾饮加减（真武汤出自《伤寒论》，实脾饮出自《济生方》）。

[参考处方]制附子（先煎）10g，肉桂 6g，生姜 6g，茯苓 15g，猪苓 10g，泽泻 10g，白术 15g，赤芍 10g，川牛膝 15g，木香 6g，槟榔 10g，虎杖 15g。

方中附子、肉桂、生姜温肾助阳，以化气行水，兼暖脾土，以温运水湿；茯苓、白术健脾利湿；猪苓、泽泻利水消肿；槟榔行气利水；虎杖利湿、清热解毒、活血散瘀；川牛膝益肾活血利水；赤芍清热凉血活血；木香行气。

[临床应用]畏寒肢冷甚者可将生姜改为干姜；水肿严重时可加葶苈子 10g。若病人以脾肾气虚为主，阳虚表现不明显，可予参苓白术散加减治疗。

③气阴两虚

[临床表现]身倦乏力，易感冒，腹胀纳差，午后低热或手足心热，口咽干燥或长期咽痛，全身或双下肢浮肿，小便黄赤，舌质淡红，苔薄，脉沉细或弦细。

[治法]补气养阴，清热利水。

[方药]参苓白术散合参芪地黄汤加减（参苓白术散出自《太平惠民和剂局方》，参芪地黄汤出自《杂病源流犀烛》）。

[参考处方]生黄芪 15g，太子参 15g，白术 15g，茯苓 15g，炒薏苡仁 15g，陈皮 10g，生熟地各 15g，川牛膝 15g，山药 10g，泽泻 10g，车前子 10g，赤芍 10g，百合 10g，地骨皮 10g，炙甘草 6g。

方中生黄芪、太子参、炙甘草补气，白术、茯苓、薏苡仁健脾利湿，陈皮理气健脾燥湿，生熟地补肾养阴，川牛膝益肾活血利水，山药平补肺脾肾，泽泻、车前子利水消肿，赤芍清热凉血活血，百合养阴润肺、清心安神，地骨皮清热除蒸。

[临床应用]如湿浊困脾较盛、恶心纳呆者，可加半夏 9g，佩兰 10g，紫苏叶 3g，黄连 3g；如湿郁化热者，可加栀子 10g，茵陈 10g。

④阴阳两虚

[临床表现]精神萎靡，极度乏力，头晕眼花，腰膝酸软，畏寒肢冷，全身或双下肢浮肿，舌质淡而胖，或见灰黑苔，脉沉细或弦细。

[治法]温阳益阴，利水消肿。

[方药]济生肾气丸加减（出自《张氏医通》）。

［参考处方］熟地 30g，山茱萸 15g，山药 15g，泽泻 10g，牡丹皮 10g，茯苓 15g，肉桂 10g，制附子（先煎）10g，川牛膝 15g，车前子 10g，菟丝子 10g，枸杞子 10g，龟甲胶 10g，生晒参（另煎）10g。

方中熟地、山茱萸、枸杞子、龟甲胶补益肾阴，肉桂、附子、菟丝子温补肾阳，生晒参大补元气，山药平补脾肾，川牛膝益肾活血利水，茯苓健脾利湿，泽泻、车前子利水消肿，牡丹皮清热凉血活血。

［临床应用］下肢乏力、不能久立者，加桑寄生 10g，杜仲 10g，川续断 15g，骨碎补 12g；便溏者，可加炮姜 10g，补骨脂 10g，芡实 10g，五味子 6g。

（2）标证

①湿热蕴毒

［临床表现］四肢浮肿，小便黄赤，目黄、身黄，口苦胁痛，恶心厌油，胸痞腹胀，脘闷不舒，大便黏滞不爽或干燥，舌质红，苔黄腻，脉弦滑或弦数。

［治法］清热利湿，利水消肿，凉血解毒。

［方药］茵陈五苓散合黄连解毒汤加减（茵陈五苓散出自《金匮要略》，黄连解毒汤出自《外台秘要》）。

［参考处方］茵陈 10g，栀子 10g，茯苓 15g，猪苓 10g，泽泻 10g，车前子 10g，白术 10g，黄芩 10g，黄连 6g，连翘 10g，虎杖 10g，白花蛇舌草 15g，半枝莲 15g，半边莲 15g，牡丹皮 10g，大黄 6g，砂仁 6g。

方中茵陈、虎杖利湿退黄解毒，栀子清热利湿、凉血解毒，大黄清热泻火、凉血解毒，黄芩、黄连清热燥湿、泻火解毒，连翘、白花蛇舌草清热解毒，半枝莲、半边莲清热解毒、活血化瘀，牡丹皮清热凉血、活血化瘀，茯苓、猪苓、泽泻、车前子利水消肿，白术健脾化湿，砂仁行气化湿。

［临床应用］皮肤瘙痒者，可加白鲜皮 10g，地肤子 10g，土茯苓 15g；恶心呕吐者，加紫苏叶 3g，半夏 6g，佩兰 10g。临床上若见到黄疸骤起，迅即加深，高热烦渴，呕吐频作，胁痛腹满，大便秘结，小便短少甚则尿闭，治宜犀角地黄汤加减。

②瘀血阻络

［临床表现］面色晦暗，两胁隐痛，或腰痛，蜘蛛痣、肝掌，舌质暗，舌边有瘀点瘀斑，舌苔白，脉沉涩。

［治法］活血化瘀。

［方药］桃红四物汤加减（出自《医宗金鉴》）。

［参考处方］桃仁 10g，红花 10g，当归 10g，川芎 15g，郁金 10g，赤芍 10g，白花蛇舌草 15g，虎杖 15g，黄芪 30g，大黄 6g，香附 10g。

方中桃仁、红花活血化瘀，川芎、郁金活血行气，赤芍凉血活血，当归养血活血，大黄凉血解毒、活血逐瘀，白花蛇舌草、虎杖清热解毒，黄芪补气，香附理气。

［临床应用］气虚明显者，加党参 20g；瘀血严重者，可选用水蛭、虻虫、地龙、土鳖虫等虫类药以破血逐瘀加大活血功效。

③肝郁气滞

［临床表现］胸胁胀痛，脘腹痞满，情志抑郁，善太息，或烦躁易怒、咽部如物梗，脉沉弦或细涩。

［治法］疏肝理气。

　　[方药] 逍遥散合小柴胡汤加减（逍遥散出自《太平惠民和剂局方》，小柴胡汤出自《伤寒论》）。

　　[参考处方] 柴胡 10g，黄芩 10g，川芎 15g，郁金 10g，赤白芍各 10g，当归 10g，白术 10g，茯苓 15g，炙甘草 6g，紫苏梗 6g，香附 10g，枳壳 6g。

　　方中柴胡、黄芩疏肝解郁、清热泻火，川芎、郁金活血行气，赤芍凉血活血，白芍、当归养血柔肝，白术、茯苓健脾利湿，紫苏梗、香附、枳壳调畅气机。

　　[临床应用] 兼有血瘀内生者可加三七等活血行气。

（二）西医常规治疗

1. 抗病毒治疗

　　抗病毒治疗是 HBV-GN 治疗的基石，但 HBV-GN 病人的病程、HBV-DNA 的水平、病理类型及机体的免疫状态各异，因此对抗病毒治疗的反应也存在差异。

　　（1）干扰素（interferon，IFN）　IFN-α 能抑制 HBV 复制，减少 HBV 在肾小球的沉积，减轻 HBV 所形成的免疫复合物导致的免疫损伤，对 HBeAg 转阴有很好疗效，但对 HBsAg 阴转不佳。其作用机制包括：①阻断 mRNA 转录；②阻断蛋白质翻译过程；③抑制蛋白质加工；④抑制病毒修饰过程。

　　剂量大、疗程长是干扰素治疗显效的关键，大剂量干扰素不仅有抗病毒作用，还有免疫调节作用。小儿多为每次 3~5MU，每周 3 次；成人多为每次 5MU，每日 1 次，皮下或肌内注射。疗程至少半年以上，必要时疗程可延长至 1 年。HBV 复制期为干扰素的最佳适应证，静息 HBsAg 携带状态（HBsAg 阳性，血清丙氨酸转氨酶正常且血清 HBV-DNA 测不出或低于检测下限）干扰素治疗无效。干扰素作用机制是多位点阻断病毒复制，不易耐药，但停药后复发率高。干扰素常见的不良反应包括发热、寒颤、肌痛、厌食、恶心、脱发、体重减轻、骨髓抑制等，精神症状如不安、焦虑、压抑等也有报道。不良反应与剂量相关，治疗期间随剂量增加不良反应亦随之增加。失代偿肝病病人不适用，拟行移植的病人也不应使用。

　　（2）核苷（酸）类似物　拉米夫定为胞嘧啶核苷类似物，通过竞争性地抑制 DNA 依赖的 DNA 多聚酶活性，也可抑制 RNA 依赖的 DNA 多聚酶活性，快速持续地抑制肝细胞内 HBV-DNA 的复制，迅速降低血清中 HBV-DNA 水平，促进血清 ALT 恢复正常，改善组织学活动指数，能用于不能耐受干扰素治疗的病人，亦可用于儿童和慢性肾功能衰竭的病人。但长期应用拉米夫定可诱发血清 HBV-DNA 聚合酶的 YMDD 基因域变异，产生耐药性问题。耐药往往出现在用药半年后，表现为血清 HBV-DNA 再现，转氨酶再次异常，停用拉米夫定后可出现病情恶化。在拉米夫定的治疗过程中，定期监测血清 ALT 和 HBV 标志物，对早期发现耐药的病人十分必要。如果拉米夫定治疗对病人仍有益，可继续用药，或换用其他药物，或中断并监测，但如合并肝硬化或免疫抑制则需换用阿德福韦（重叠 2~3 个月）后停药。在保证疗效的基础上联合用药和缩短用药时间，是减少基因变异的一个方法。

　　新型核苷类似物如阿德福韦酯、恩替卡韦、替比夫定、恩曲他滨等已应用于临床，适合于需长期用药或已发生拉米夫定耐药者或病毒变异者。

　　阿德福韦是一种单磷酸腺嘌呤类似物，耐药和病毒变异率较低。它通过抑制 HBV-DNA 聚合酶，阻止 DNA 链的延长，抑制病毒的复制，对野生型 HBV 和拉米夫定耐药突变 HBV 都有抑制作用，但由于其可导致肾小管间质病变和蛋白尿，一般不主张用于 HBV-GN。

恩替卡韦可强效抑制 HBV-DNA 复制，组织学改善和 ALT 恢复常优于拉米夫定，且耐药发生率低，不良反应少见。一般推荐首次剂量为 0.5mg/d，对拉米夫定耐药者为 1mg/d。

替比夫定抑制 HBV 复制的活力较拉米夫定强，但两者有交叉耐药。成人剂量为 600mg/d。在肾功能衰竭时应根据 GFR 减少药物用量，同时需注意本药可导致神经肌肉病变。

单磷酸阿糖腺苷已常用于乙型病毒性肝炎的抗病毒治疗，且其与免疫调节剂联合应用效果更好。目前常用剂量为 10~15mg/kg，加入 5% 葡萄糖溶液 1000mL 中，静脉滴注，每次持续 12 小时以上，10~30 日为 1 个疗程。但该药不良反应较大，不宜单独长期使用。有人主张与免疫调节剂如 IFN 或胸腺提取物同用，如每 2 周注射 1 次乙型病毒性肝炎疫苗或同时注射胸腺肽制剂隔日 1 次，可减少复发率。

2. 糖皮质激素和免疫抑制剂

小剂量糖皮质激素可促进机体巨噬细胞的吞噬作用，并能增进肝细胞合成蛋白质以发挥保护肝细胞溶酶体和线粒体的作用，减少肝细胞破坏；但中大剂量可使抗体产生抑制，降低宿主对 HBV 的清除能力，增加肝细胞内 HBV 复制，延缓 HBeAg 的血清转换，使肝脏和肾脏损害迁延。

临床一般在血清中 HBV 复制指标阴性且有大量蛋白尿的情况下，如需要免疫抑制治疗可以考虑用激素，但疗程不宜太长，剂量宜偏小。当有病毒活动的指标时首先选择抗病毒治疗。

有研究显示霉酚酸酯（MMF）联合激素在 HBV-GN 的治疗中，可以有效降低尿蛋白，提高血清白蛋白，同时又不会引起 HBV 的复制而加重肝损伤。但目前 MMF 只在一些小规模的初步临床试验中取得疗效，对于疗程、疗效、停药后是否复发及长期应用中的安全性等问题还有待进一步研究。

少量的个案研究和小样本的病例研究发现，他克莫司对激素抵抗性膜性肾病病人、对细胞毒药物不能耐受的膜性肾病病人、对膜性狼疮性肾炎病人和儿童膜性肾病都有显著疗效。HBV-MN 作为膜性肾病的一种，他克莫司对其是否能收到类似的效果，目前尚缺乏足够研究。

目前对来氟米特用于 HBV-GN 的研究较少，其机制、疗效、剂量等仍存在诸多争议。

【经典传承】

（一）邹燕勤教授经验

邹老认为 HBV-GN 属本虚标实、正虚邪实之病。本病初起以邪实为主，湿热蕴结于肝、下结于肾；中期湿热瘀毒互结；后期则正虚实邪兼杂，或以正虚为主，以肝肾阴虚或脾肾阳虚多见。病位主要在肝、肾，与脾相关。辨证治疗要注意顾护正气，扶正祛邪，祛邪而不伤正。根据病情轻重缓急采用先攻后补，或先补后攻，或攻补兼施，或补而不攻，灵活运用。治疗以清热利湿、化瘀解毒及调节免疫为主，扶助正气贯穿本病始终。

尿蛋白多者重用黄芪及虫类药、清利药；后期反复尿潜血者可活血与凉血止血交替选用。切记方药合证，守方守药，缓而图之。具体治疗时在辨证论治的基础上，常施肝肾同治法则，治肝以养肝、疏肝、清肝为主，治肾以益气养阴、活血利水为主。临床选用逍遥丸、柴胡疏肝散及一贯煎等方加减。常用药物：当归 10g，白芍 10g，枸杞子 15g，生黄芪 15g，柴胡 10g，黄芩 10g，枳壳 10g，佛手 15g，白术 15g，茯苓 20g，垂盆草 15g，川牛膝 10g，车前草 15g。

（二）邵朝弟教授经验

邵老指出 HBV-GN 的病因主要责之禀赋不足，正气亏虚，邪毒湿热相合而内伏于肝，肝肾同源，肾脉受损而出现肾病诸症。其病机总属本虚标实，本虚主要以肝肾阴虚为主，后可致脾肾阳虚、气阴两虚；标实主要为湿热邪毒壅滞三焦，久则血络不畅成瘀，各种因素相互兼杂，互为因果，使病情迁延不愈。其病位以肾为病变中心，兼及肝、脾。HBV-GN 的发病是内因与外因共同作用的结果，湿热疫毒侵犯机体所致阴虚湿热、正虚邪盛是其主要发病原因。故在治疗过程中，邵老以补气养阴、清热解毒为基本原则，自拟补肾祛邪方治疗 HBV-GN，遵循祛邪扶正、标本兼顾的原则，使祛邪不伤正，从而达到治病求本的目的。

自拟补肾祛邪方乃邵朝弟教授自拟经验方，由知柏地黄丸加连翘、苦参、白花蛇舌草而成。全方组成：知母、黄柏、熟地、山茱萸、牡丹皮、山药、茯苓、泽泻、连翘、苦参、白花蛇舌草。方中重用熟地滋阴补肾、填精生髓；山茱萸补养肝肾，并能涩精，取"肝肾同源"之意；山药补益脾阴，亦能固肾。三药配合，肝肾脾三阴并补，以补肾为主。泽泻利湿泄肾浊，并能减熟地之滋腻；茯苓淡渗脾湿，助三药之健运；与泽泻共泄肾浊，助真阴得复其位。配以知母清上焦烦热，配黄柏泻中下焦之火，在六味地黄丸滋肾阴的基础上加强了清利三焦之火、泄三焦湿热的作用。加苦参、连翘、白花蛇舌草清热解毒祛邪。诸药合用，共奏补气养阴、清热解毒之功。

（三）李平教授经验

李教授认为 HBV-GN 病位在肝、肾、脾三脏，随病程进展，其病理变化呈现出本虚标实、虚实夹杂、正虚邪恋的特点。本虚包括肝肾阴虚、脾肾气（阳）虚、气阴两虚和阴阳两虚，标实多与外感毒邪、湿热氤氲、瘀血阻络密切相关。

李教授辨治 HBV-GN 的经验总结：①本虚为主，脾肾双顾。脾肾两虚是本病发生的关键，健脾补肾是慢性肾脏病治疗中最为常用的传统治疗方法。HBV-GN 的西医治疗有明确的抗病毒药物，中医中药治疗的重点在于扶正祛邪，使祛邪不伤正，重点就在于调理脾肾。常选用的代表方剂如参苓白术散或参芪地黄汤加减。②肝肾同治，补肾不忘疏肝。慢性肾脏病病人常常伴有情志不畅，临床在补肾的同时，注意使用疏肝理气、燥湿清热的药物。李教授常选用小柴胡汤加减。柴胡是一味很好的治肾中药，与黄芩构成药对，一升一降，一散一清。③辅以益气活血通络。久病则虚，久病入络，气虚血瘀是慢性肾脏病的常见证候，治疗上应益气活血通络，推荐用补阳还五汤合抵当汤加减。方中使用大剂量黄芪配水蛭，效果明显。④兼顾中药抗病毒治疗。湿热毒邪贯穿于 HBV-GN 的整个过程，是疾病发生发展及恶化的主要因素，激素的应用也会加重病人的湿热毒邪。因此常应用黄芩、白花蛇舌草、栀子、苦参、大青叶、白茅根、蒲公英等清热解毒药。李教授常用半边莲和半枝莲各 15g。

（四）王耀献教授经验

对于 HBV-GN 的病机，王教授强调三点：①脾失健运、肝失疏泄，既是发病关键，又参与整个病机演变；②湿热毒邪贯穿始终，病久入络，造成气滞、血瘀、毒留，形成肾络微型癥痂；③病性多为本虚标实、虚实夹杂。

治疗有如下三个特点：①疏肝健脾法贯穿疾病始终。②根据不同时期正邪力量对比变化，"急则治其标，缓则治其本"。如水肿严重，给予除湿利水；病久则形成肾络微型癥痂，给予化痰软坚、活血祛瘀。③累及脏腑不同，用药时有所侧重，或益气健脾，或凉血散瘀软肝，或滋养肝肾，或滋阴温阳。此外，因湿热毒邪本已壅滞于脾，故在病机演变过程中，虽然存在脾肾阳虚，但是却很少温补脾阳，即"脾贵在于健而不在于补"。

方药应用特点：①当归补血汤，用于肾病综合征、肾炎而有气血两虚者，王教授擅于调整黄芪、当归二者的剂量及比例，一般黄芪与当归比例为3∶1、4∶1、5∶1，在治疗成人HBV-GN时常用到6∶1甚至8∶1；②逍遥散，是疏肝健脾法的主选方，在此基础上加减。

【典型案例】

（一）陈以平医案

王某，女，28岁。初诊日期：2006年4月25日。主诉：体检发现蛋白尿5年。病人5年前体检时发现蛋白尿，因无明显自觉不适症状，故未予重视。此后多次尿检均提示蛋白尿，遂于2003年1月至天津某医院求治。查24小时UPT < 1.0g，乙型肝炎病毒检测提示"大三阳"，予肾组织活检，病理检查提示乙型肝炎病毒相关性肾炎（膜性肾病）。遂以干扰素加中药汤剂治疗，治疗期间PRO（+~++）。2005年8月病人产后2个月，复查尿常规示PRO（++~+++），肾功能始终正常。继续在当地服中药汤剂治疗，疗效不显，转而求治于陈以平教授。就诊时，病人诉泡沫尿，口苦口黏，时伴恶心感，疲劳明显，久立后腰部及双下肢酸楚，夜寐多梦，无明显浮肿；舌体偏瘦、质偏红，舌边有瘀斑，苔薄黄微腻，脉细弦。尿常规：PRO（++），未见红细胞；24小时UPT 1.34g；ALB 44.3g/L；肝功能正常。西医诊断：乙型肝炎病毒相关性肾炎（膜性肾病）。中医诊断：膏淋；辨证属肝肾不足，湿热瘀毒稽留。治宜清热化湿，佐以益气健脾滋肾。处方：苍术、白术各12g，怀山药20g，薏苡仁、薏苡仁根各30g，鸡骨草30g，大枣15g，麦芽30g，当归15g，党参、丹参各30g，郁金15g，茵陈15g，黄芪30g，藤梨根30g，猪苓、茯苓各12g，女贞子12g，旱莲草20g，生地10g。另服活血通脉胶囊（主要药物为水蛭），百奥胶囊（蚓激酶肠溶胶囊，主要成分为蚯蚓中的提取物）。

2006年5月30日二诊。病人服药1个月，自觉口苦口黏症状较服药前有所改善，恶心感已除，仍有疲劳感，久站后腰部酸痛；舌质偏红，舌边有瘀斑，苔薄白微腻，脉细。查尿常规：PRO（++）；24小时UPT 1.081g。病人症状及实验室检查指标均较服药前有好转。效不更方，以上方加狗脊、桑寄生补益肝肾，继续调治。

2006年7月4日三诊。药后口苦已除，腰部酸痛减轻，但久立后腰部仍有不适感，余症平；舌质略红，舌边瘀斑较前略淡，苔薄白，脉细。查尿常规：PRO（+），RBC（－）；24小时UPT 0.884g。病人服药后尿中蛋白持续下降，病情平稳，故仍守方续治。

此后病人在当地医院续服上方1年，每1~2个月复查24小时UPT，数值逐步下降（0.884g→0.612g→0.428g→0.235g→0.246g）。至2007年6月16日复诊时24小时UPT 0.3g，诉大便时溏薄，劳累后稍感腰酸，舌质淡，苔薄。湿热之邪已除，脾肾之气尚虚。上方去清热利湿之郁金、茵陈，去益肾养阴之女贞子、旱莲草、生地黄；加金樱子30g，配合方中山药、薏苡仁补脾肾而固摄，继续调治。

2007年10月22日复诊。病人无特殊不适，查尿常规：PRO（－），RBC（－）；24小时UPT 0.071g。

按语 陈以平教授认为HBV-GN初期以湿热邪毒壅阻三焦气机之标实证为主，而在疾病发展变化过程中，气滞血瘀又是必然的结果。邪毒日久不去，耗气伤阴，则终致肝脾肾的虚损。本案病人既往有 HBV 感染，一俟正气亏虚则为害。病人妊娠生产后，气血亏虚未复，正气不足，故 HBV 趁虚而入；HBV 邪毒伏于血分，留而不去，则形成瘀毒，湿热瘀毒互结，下注于肾，损及肾络，肾失封藏而导致蛋白尿。口苦、口黏、苔薄黄微腻，均为湿热内蕴之象。湿为阴邪，最易损伤人体阳气，热为阳邪，耗液伤津，故邪毒日久不去，耗气伤阴，则终致肝肾亏损。

鉴于以上病机，陈以平教授提出 HBV-GN 治疗的三个原则：其一，在治疗肾病之前，必须先进行抗 HBV 的治疗，用清肝利胆、清化湿热的药物尤为重要。初诊方中郁金、茵陈、藤梨根、鸡骨草清肝泄热护阴，水蛭活血化瘀，俾湿热毒瘀既去则气机得以调畅。其二，肝为刚脏，肝体阴而用阳，非柔不克，不宜戕伐太过，此为治疗肝病的重要原则。肝以血为体，养血即养肝之体，敛阴即以柔肝，选用当归、丹参、白芍等。"见肝之病，知肝传脾"，故必先实脾，此为陈以平教授治疗本病的第三个原则，可予党参、黄芪、白术、茯苓、山药、薏苡仁、大枣及麦芽健脾以助化湿，脾健则水谷精微得化，以补精血之不足。随症选药组方，共奏荣肝敛阴、燮理气血、固摄尿蛋白之功。二诊见病人服药后口苦口黏逐渐消除，黄腻苔转为薄白微腻苔，提示湿热之邪渐化，热邪已去而湿邪留恋，正气尚未充实，故加入狗脊、桑寄生补益肝肾、祛风除湿。调治 1 年以后，病人再次复诊时，湿热之象基本消除，脾肾之气尚亏虚，故予上方去清热利湿之郁金、茵陈，去方中寒凉之女贞子、旱莲草、生地黄，以防损伤脾胃之气。加入金樱子，配合方中山药、薏苡仁补脾肾而固摄，继续调治，以收全功。

（二）赵玉庸医案

黄某，女，55 岁。2010 年 7 月 27 日初诊。主诉：反复腰痛、乏力 6 个月余。半年前因尿中泡沫多于某三甲医院就诊，查尿常规：PRO（++），ERY（+）。肾穿刺示：①乙型肝炎病毒相关性肾炎；②膜性肾病 I 期；③良性高血压肾损害。具体用药不详。复查尿常规：PRO（+++）；24 小时 UTP 3.87g；血常规：Hb 116g/L。现腰痛、乏力，尿中泡沫多，无浮肿，眠差心烦，舌质红、苔白腻，脉弦细。中医诊断为腰痛，证属脾肾亏虚、络脉瘀阻。治以健脾益肾、化瘀通络。方用参苓白术散合自拟方"肾络通"加减：黄芪 15g，茯苓 15g，焦白术 10g，炒山药 15g，桑寄生 20g，川续断 12g，蝉蜕 10g，僵蚕 10g，地龙 12g，乌梢蛇 15g，龟甲 15g，积雪草 15g，倒扣草 15g，鬼箭羽 15g，灵芝 15g，夜交藤 30g，合欢皮 15g，生龙牡各 30g，栀子 10g。

二诊（2010 年 8 月 9 日）：腰痛、乏力减轻，潮热汗出，眠差心烦，大便日行 2~3 次，舌质红、苔白腻，脉弦细。理化检查：尿常规 PRO（+++）；24 小时 UTP 3.15g。见效守方。前方加地骨皮 15g，白薇 15g，丹参 15g。连续服用 2 个月。

三诊（2010 年 10 月 8 日）：病人腰痛、乏力等明显减轻，汗出减少，纳可，眠安，舌质红、苔薄白，脉弦细。理化检查：尿常规 PRO（+）；24 小时 UTP 1.50g。继服前方。服药后上述症状明显改善，纳可，眠安，二便调，舌淡红、苔薄白，脉弦细。继续用药 3 个月。随访 1 年余病情无加重复发。

按语 赵老认为 HBV-GN 病机不外虚实两端，虚者补之，实者泻之。虚者多责之肝、脾、肾。肝肾阴虚，若病人口干咽燥、舌红少津，以生地、麦冬、石膏、知母、石斛、天花粉、葛根等生津止渴；若病人潮热汗出，以地骨皮、山茱萸、白薇、牡丹皮等退热除蒸；若烦热眠差，以夜交藤、煅龙骨、煅牡蛎、葳蕤、栀子、酸枣仁等清热除烦、安神定志。脾肾阳虚，若病人乏力、纳差，以黄芪、茯苓、白术、山药、陈皮、砂仁等益气健脾、理气和中。肾虚者见腰痛，以桑寄生、川续断、杜仲等补益肾脏；水湿潴留，发为水肿，则以浮萍、猪苓、车前子、椒目、冬瓜皮等利水消肿。实者多责之于风、热、湿、瘀。风热袭肺，若有咳嗽、咯痰、咽痛者，用薄荷、蝉蜕、荆芥、防风等疏散风热，金银花、连翘、黄连、板蓝根、大青叶等清热解毒，前胡、杏仁、浙贝母、枇杷叶等宣肺止咳；若湿热蕴结，面浮肢肿、心烦尿赤、大便黏滞，以积雪草、倒扣草、青风藤、鬼箭羽、黄连、虎杖、白花蛇舌草等清利湿热；热灼津伤，血液浓黏，肾络瘀阻，故而以蝉蜕、僵蚕、地龙等虫类药活血通络，贯穿始终。久病则虚，虚可致瘀，瘀可致虚，虚实夹杂，肾络瘀阻贯穿疾病始终。另外多见病人正气亏虚、易于外感，或湿热下注、缠绵难愈。赵老在临床治疗时以虚实为纲，补泻并用，尤善使用活血通络药，随症加减变化。

本例病人素体肾气不足，累及后天之本，导致脾肾两虚。"腰者，肾之府"，肾气亏虚，精髓不足，则发为腰痛、乏力；肾失封藏，脾失升清，精微下泄则尿中泡沫多。参苓白术散具有益气健脾、渗湿和中之效，方以四君中茯苓补脾气，配以山药之甘淡，辅以黄芪、焦白术健脾益气。根据久病入络理论，加用蝉蜕、僵蚕、地龙、乌梢蛇等虫类药活血通络，积雪草、倒扣草、鬼箭羽等清利湿热，夜交藤、合欢皮、生龙牡、栀子等清心除烦、安神助寐，灵芝扶正保肝，共奏其效。

（三）李平医案

杨某，男，27岁。初诊日期：2011年1月5日。主诉：大量蛋白尿1年。病人2009年12月体检时发现尿中有蛋白，伴双下肢轻度水肿，在北京多处求医，效果不佳。2010年5月在北京某医院行肾穿刺活检诊为乙型肝炎病毒相关性膜性肾炎，由于病人不处于乙型肝炎病毒感染活动期，未使用抗病毒药物治疗，予足量醋酸泼尼松、环磷酰胺治疗后，仍效果不佳，24小时UTP持续在5~10g。初诊查24小时UTP 5.3g；生化：ALB 23.9g /L，CHOL 10.94mmol/L，TG 4.47mmol/L；肝肾功能正常。病人就诊时服用醋酸泼尼松15mg/d，自觉纳差，时有腹胀、腹泻、腰部酸沉，双足发凉，偶伴头痛；舌质暗淡胖大、有裂纹，脉弦细。辨证为脾肾气阴两虚，肝失疏泄。予参芪地黄汤合小柴胡汤加减：太子参15g，生黄芪50g，生熟地各15g，山药15g，山茱萸15g，茯苓20g，半边莲15g，半枝莲15g，当归12g，益母草30g，金樱子15g，柴胡15g，黄芩15g，车前草30g，穿山龙15g，炒酸枣仁15g。共28剂。

二诊：2011年2月3日。24小时UTP5.0g，ALB26.8g/L。仍有乏力，纳呆，腹胀，腹泻，咽部痰多，睡眠多梦，腰部酸沉；舌质暗淡胖大、有裂纹，脉弦细。于前方加女贞子15g、旱莲草15g、鬼箭羽30g、水蛭9g等。

三诊：2011年4月1日。病人停服醋酸泼尼松，将生黄芪加量至100g，山药加至30g，山茱萸加至30g，茯苓加至30g，病人坚持服中药治疗半年后尿蛋白逐渐阴转，巩固服药1年，各项指标恢复正常。1年后结婚，并育一子，随访6年身体健康。

按语 部分乙型肝炎病毒相关性肾炎病人西医疗效欠佳，中医根据辨病与辨证相结合往往收到较好的临床疗效。通常李平教授在中医辨证论治的基础上加半边莲、半枝莲和虎杖等这一类具有清热解毒抗病毒作用的中药。根据病人体质不同，辨证用药亦有所不同，往往收到良好的效果，缓解率在80%以上。

上述病例病人曾在北京著名中医处服汤剂半年，又经过半年的激素和免疫抑制剂治疗，均未缓解。李平教授考虑病人有明显脾肾气阴两虚的症状，因此以参芪地黄汤为主。对于这一类型乙型肝炎病毒相关性膜性肾炎病人，尿检表现大量蛋白尿，李平教授在应用大剂量黄芪补气的基础上，加鬼箭羽、水蛭、益母草等活血化瘀药物，往往具有明显减少尿蛋白的作用。这个病人舌象有明显的裂纹，因此方中加用二至丸，女贞子和旱莲草具有滋阴作用。李平教授在治疗蛋白尿时，在健脾补肾基础上加柴胡配黄芩，这是小柴胡汤中的两味关键药，一升一降，一散一收，起到补而不腻、条畅气机的作用。病人用药初期疗效不明显，李平教授在辨证守方的基础上，调整了用药剂量，起到立竿见影的效果。从中使我们看到：针对顽固性膜性肾病病人要有耐心，要辨证准确、用药得当。

【预防与调护】

防治乙型肝炎病毒感染是预防相关肾小球肾炎的最有效方法，除了注意饮食卫生，保证用血安全，切断母婴传播之外，最重要的是乙肝疫苗的接种。对于已经确诊的病人应注意休息，生活规律。辛辣刺激、煎炸及肥甘油腻类食品尽量不食或少食，严禁饮酒。肝脏损害为主者，少食脂肪类食物；肾脏损害为主者，摄盐应有所控制，有水肿及高血压者低盐饮食。提倡或适宜食用的食物主要是新鲜蔬菜、瓜果类、坚果类，而淡水鱼、虾、瘦肉、鸡蛋等含高生物价蛋白质类食物能增加蛋白质的吸收利用率。此外，饮食调养必须注意脾胃功能的强弱，补不宜杂，量不宜大，以免影响疾病康复。

【注意事项】

需要强调的是 HBV-GN 经抗病毒治疗后，肾功能的改善需要一段较长的时间，快的 3~6 个月，慢的甚至要 1 年左右才开始起效，因此必须做好长期坚持治疗的准备，切忌随意停药、换药。

【临证提要】

抗病毒疗法仍是治疗 HBV-GN 的首选和关键，激素和免疫抑制剂及中药等的应用充当重要的辅助治疗作用。多采用联合疗法，但是要个体化。中医辨治 HBV-GN 应注意辨病与辨证相结合，抓住本病肝肾同病、累及脾土的病位及本虚标实的病机特点，根据不同病变阶段的标本缓急施治选药，或补益正气，或清热解毒，或利湿消肿，并始终贯穿活血化瘀法。该病自然缓解率较高，部分病例只需一般支持与对症治疗即可获缓解，主要包括防治感染、饮食调理、降压利尿、抗凝降脂及保护肾功能等。但对于临床上表现为持续而大量蛋白尿或进行性恶化的病人，除一般支持对症治疗外，仍需进行积极有效的处理。

（丁昕宇　李平）

第八节　肾淀粉样变性

【概述】

淀粉样变性病是一组由特殊蛋白在细胞外形成具有 β 样折叠结构的纤维丝沉积而引起器官功能障碍的疾病。肾脏是系统性淀粉样变性病最常累及的器官之一，当淀粉样变性病累及肾脏时称肾淀粉样变性，主要临床表现为蛋白尿、肾病综合征，晚期可导致肾衰竭和死亡。

系统性淀粉样变性病是一种相对少见的疾病，2000~2008年的数据统计显示，英国每年每百万人口新发病例约为8例，发病高峰年龄在60~79岁，男女比例为3∶2。根据肾淀粉样变性的临床表现，本病可归属于中医学"痰证""水肿""关格"的范畴。

【病因病机】

（一）中医病因病机

1.病因

肾淀粉样变性多见于中老年人，是以先天禀赋不足，至中年以后体质更衰，脾肾之气日亏；或消渴、劳瘵、瘿瘤、痈疡以及痹证等经久不愈，耗夺精气，穷必伤肾，肾虚及脾，从而导致本病的发生。

2.病机

肾淀粉样变性发病缓慢、病程较长。病变以脾、肾为中心，而广涉肺、肝、心及三焦诸脏。病机关乎虚、痰、瘀、水四大方面，其中虚是疾病的主因，且始以气虚为多见，随着病程进展则出现阴虚、气阴两虚的病机转化。痰、水、瘀是因虚所产生的病理产物，而痰更与淀粉样物质具有相同的病理属性，可内停滞于脏腑，外浸淫于皮肤、经络、关节，导致所在部位的组织器官肿大肥厚、功能失常及血液黏滞、血行不畅等。尤其是痰、水、瘀三者交相济恶，共同作为新的致病因素，内聚脏腑、外充形廓、阻抑脉道、壅塞三焦、障碍气化，从而使临床表现复杂多端。病之初期实多虚少，后期虚多实少，终至出现脾肾衰败、升降悖逆之关格重证。

（二）西医病因病机

淀粉样物质主要由两大部分组成：①淀粉样多肽：不同来源的淀粉样物质均有其独特的淀粉样多肽结构，作为单体参与形成多聚化β-片层结构。②淀粉样物质附加成分：存在于所有淀粉样变物质中。主要包括血清淀粉样P成分（serum amyloid Pcomponent，SAP）、糖胺聚糖（GAG）和载脂蛋白E等。沉积于组织中的淀粉样纤维可以来源于不同的前体蛋白。

根据淀粉样纤维的前体蛋白不同，淀粉样变被分为不同的类型。目前已知的淀粉样变前体蛋白包括免疫球蛋白轻链（immunoglobulin light chain）、血清淀粉样蛋白A（serum amyloid A，SAA）、转甲状腺素蛋白（transthyretin）、纤维蛋白原Aα链（fibrinogen Aα chain）、载脂蛋白AⅠ（apolipoprotein AⅠ）、载脂蛋白AⅡ（apolipoprotein AⅡ）、溶菌酶（lysozyme）和白细胞趋化因子2（leukocyte chemotactic factor 2）等。当体内蛋白质发生错误折叠就可能形成淀粉样物质，组织中淀粉样物质沉积的多少取决于淀粉样纤维形成和降解的相对率。大量的淀粉样变蛋白沉积于细胞外间隙，对组织结构造成破坏，可导致器官功能障碍；或淀粉样变前体蛋白构象改变后形成的不稳定中间体、原纤维丝和最终形成的淀粉样变纤维，能与细胞表面受体相互作用或通过受体进入胞内，发挥细胞毒性作用，直接导致细胞损伤。

肾淀粉样变性可分为原发性和继发性两大类，继发性主要见于多发性骨髓瘤以及慢性炎症如结核、慢性化脓性疾病、类风湿关节炎等。根据形成淀粉样纤维的前体蛋白不同，可分为：①轻链型（AL型），构成蛋白为单克隆免疫球蛋白轻链；②AA型，构成蛋白为血清淀粉样蛋白A；③其他，如来自纤维蛋白原、溶菌酶、载脂蛋白AⅠ、转甲状腺素蛋白等前体蛋白所致，多为遗传性，较为罕见。

【临床表现】

本病好发于中老年人，以肾病综合征为主要临床表现，镜下血尿发生率不高，若出现肉眼血尿或显著性镜下血尿（呈均一性血尿类型）应考虑膀胱、输尿管被累及。少数肾病综合征病人可合并肾静脉血栓，加速肾功能恶化，导致急性肾衰竭。高血压不常见，发生率为20%；与此相反，体位性低血压发生率却明显增多。部分病人肾小管间质也可受累，出现肾小管功能异常，如肾性糖尿、范可尼综合征和（或）肾小管性酸中毒。随着肾病综合征的发展，肾功能常呈进行性恶化，逐渐进入终末期肾病。

肾淀粉样变性临床上可同时具有肾外的多器官系统受累表现，如心、血管、肝、脾、胰、胃、甲状腺、脑、神经、皮肤和关节等，淀粉样蛋白在组织中沉积可引起组织结构损伤和器官功能失调，甚至衰竭。

【实验室及其他辅助检查】

1.尿液检查

轻重不同程度的蛋白尿，或伴有镜下血尿及红细胞管型尿，少数病人表现为单纯性血尿。

2.血和（或）尿免疫固定电泳检查

应用血和（或）尿免疫固定电泳检查，AL型肾脏淀粉样变病人单克隆轻链的检出率高达75%~90%。血中SAA蛋白测定，其值升高可帮助诊断AA蛋白所致的继发性淀粉样变性。

3.影像学检查

超声检查及静脉肾盂造影，如见肾脏增大特别是合并深静脉血栓时，可助于诊断，但肾脏大小正常或晚期缩小，也不能排除诊断。

4.肾穿刺活检病理学检查

可明确诊断，主要依据为：光镜下肾小球系膜区可见到均质无结构的团块状物质沉积，基底膜有时出现"睫毛状"结构。此均质物质有时也能沉积于肾血管等其他部位。沉积物刚果红染色为砖红色，在偏振光显微镜下呈苹果绿双折光。电镜检查在上述沉积物中见到大量直径为8~10nm、僵硬无分支、杂乱排列的纤维丝样物质。

【诊断与鉴别诊断】

（一）诊断要点

1.中医辨证要点

辨证论治时抓住疾病在不同阶段的病机特点，进行辨机治疗。其病机涉及病位和病性两大方面。本病的病位是以脾、肾为中心，而广涉肺、肝、心及三焦诸脏。病性关乎虚、痰、瘀、水四大方面，其中虚是疾病的主因，始以气虚为多见，随着病程进展则出现阴虚、气阴两虚的病机转化。痰、水、瘀是因虚所产生的病理产物，又可作为新的致病因素，内聚脏腑、外充形廓、阻抑脉道、壅塞三焦、障碍气化，从而使临床表现复杂多端。

2.西医诊断要点

（1）肾脏淀粉样变性的明确诊断依赖于肾脏病理学检查，刚果红染色方法是诊断淀粉样变的"金标准"，配合电镜检查可早期发现肾组织中的淀粉样纤维，减少漏误诊。

（2）40岁以上的肾病综合征病人，血尿不突出，若再有以下任何一条表现应高度怀疑本病，必要时做肾穿刺活检病理学检查：①体重下降或严重肾病综合征时体重不变；②低血压或收缩压/舒张压较发病前下降20%；③肝、脾肿大，舌体肥大或心肌肥厚；④血尿免疫固定电泳发现单克隆轻链；⑤有慢性炎症病史或肾病家族史。

（3）分型

① AL型肾淀粉样变性病　肾活检中免疫荧光检测轻链的特异性较高，如单克隆κ或λ阳性，但可能出现阴性结果，所以若血、尿免疫固定电泳中出现单克隆轻链，即使轻链的免疫荧光阴性，也可考虑AL型。

② AA型肾淀粉样变性病　免疫组化AA蛋白染色的敏感性及特异性均较高。

③遗传性淀粉样变性病　难以常规用病理学技术明确诊断。对于非AL及非AA型病人，可使用免疫组化方法对构成遗传性淀粉样变性病的前体蛋白进行鉴定，应用遗传学技术可以帮助确定基因突变位点，使诊断明确。

（二）鉴别诊断

肾淀粉样变性须与其他表现为肾病综合征的疾病相鉴别，如微小病变、膜性肾病等，依靠肾活检病理学检查及特殊染色（刚果红染色）可资鉴别。

【治疗】

（一）中医治疗

1. 治疗原则

中医治疗以补虚为主，以脾、肾为中心，涉及肺、肝、心。同时注意祛邪、化痰、逐瘀、利水等。

2. 辨证施治

（1）脾肾气（阳）虚

[临床表现] 面浮肢肿，面色萎黄，少气乏力，胸闷脘痞，纳呆便溏，腰酸刺痛，舌质暗淡或有瘀斑，苔白腻，舌边有齿痕，脉细弱；或精疲乏力，畏寒肢冷，肢体浮肿、按之如泥，或胸腹腔积水，面色黧黑，舌苔水滑，脉沉细无力。

[治法] 补脾益肾。

[方药] 益气补肾汤（出自《赤水玄珠》）。

[参考处方] 人参（另煎兑入）10g，黄芪20g，白术20g，茯苓10g，山药10g，山茱萸10g，炙甘草10g，大枣10g。

方以人参、黄芪、白术补脾益气，脾为众体之母，脾健则一身之气皆壮；山茱萸补肾阴而壮肾阳，阴充阳旺肾之作强有力；山药"益肾气，健脾胃"；茯苓利水以伐肾邪；炙甘草、枣补脾且调诸药。共奏补脾益肾之功。故可适用于本病之脾肾气虚证。如方中加仙茅、淫羊藿、桂枝则有温肾通阳之功，则为本病脾肾阳虚而设。

[临床应用] 若阳虚明显，可加肉苁蓉、附子等；若有气滞者可加陈皮、青皮等。

（2）肾阴亏虚

[临床表现] 轻度浮肿，口干咽燥，手足心热，口苦口黏，腰酸刺痛，小便短赤，大便干结，舌质偏红有瘀点瘀斑，苔微腻花剥，脉细数或弦细数。

[治法] 滋阴益肾。

［方药］六味地黄汤（出自《小儿药证直诀》）。

［参考处方］熟地黄、怀山药、山茱萸、泽泻、茯苓、牡丹皮各10g。

方中熟地黄长于滋阴补肾；山茱萸补肝阴以养肾阴，取其滋乙木以助癸水之效；山药益脾阴以滋肾阴，意在培后天以养先天。此三药相伍，则肝脾肾三阴并补，名曰"三补"，而重在滋肾。泽泻泄肾浊，茯苓利脾湿，二药相伍则引浊邪下行，有"推陈致新"之功；牡丹皮凉泻肝火，收清邪以养肝之效，合泽泻、茯苓同为"三泻"。纵观全方，补泻结合，以补为主，以泻为辅，共奏滋阴补肾之功效。

［临床应用］若口干明显者加麦冬；腰膝酸软者可加牛膝、杜仲等。

（3）气阴两虚

［临床表现］肢体微肿，面色无华，腰酸刺痛，神疲乏力，或易感冒，心悸气短，咽干口燥，或见血尿，舌质暗红、有瘀斑瘀点，苔微腻花剥，脉细或弱。

［治法］益气养阴。

［方药］参芪地黄汤（出自《杂病源流犀烛》）。

［参考处方］人参（另煎兑入）、生地、山药、山茱萸、茯苓、牡丹皮、生姜、大枣各10g，黄芪20g。

方为六味地黄汤去泽泻加人参、黄芪、生姜、大枣而成。其中黄芪益气补脾，更以人参大补心脾肺之气，增黄芪补气升陷之力；姜、枣相配，补脾和胃、调和诸药。故本方在六味地黄丸滋补肾阴的基础上加强了益气健脾的功能，构成了益气健脾、滋肾养阴之气阴双补、先后天兼顾之剂，并且补中兼泻，使邪气不致流连，是益气养阴的代表方剂。

［临床应用］气虚显著者可加党参等；气虚血瘀者可加三七、地龙等。

（4）痰瘀交阻

［临床表现］面色黧黑萎黄，胸闷脘痞，心悸头眩，胁下痞块、时胀时痛，腰胀痛或刺痛，口中黏腻，小便短少，大便不畅，舌体大而僵硬，舌质紫暗或有瘀点瘀斑，苔白腻，脉沉弦或弦滑。

［治法］化痰逐瘀。

［方药］二陈汤合桂枝茯苓丸（二陈汤出自《太平惠民和剂局方》，桂枝茯苓丸出自《金匮要略》）。

［参考处方］桂枝、茯苓、白芍、牡丹皮、桃仁、橘红、法半夏各10g，炙甘草5g。

方中半夏燥湿化痰；橘红理气化痰，使气顺则痰降，气行则痰化；甘草补中益脾，则脾行健运以绝生痰之源。以桃仁、牡丹皮活血化瘀，伍以白芍养血和血，使瘀血去、新血生；加入桂枝，既可温通血脉以助桃仁之力，又可配合白芍以调和气血；方中茯苓淡渗利湿，能利腰脐间血，故有湿去血行之用；且方中桂枝、茯苓合用，一则温通阳气，一则渗湿利水，二药相伍有通阳化气行水之功，水去则痰自化。诸药合奏行气、化痰、消瘀之效。

［临床应用］若痰湿显著者可加胆南星、竹茹等；血瘀明显者加红花、川芎等。

（5）痰水互结

［临床表现］面色萎黄，目胞暗黑，全身浮肿，或有胸腹水，尿多浊沫，腰胀困痛，肢重麻木，纳呆泛恶，腹胀便溏，口黏不渴，舌质淡，苔腻，脉沉滑。

［治法］化痰利水。

［方药］牡蛎泽泻散合五苓散（均出自《伤寒论》）。

［参考处方］牡蛎10g，泽泻、蜀漆（暖水洗去腥）、葶苈子、商陆根、海藻、天花粉各

10g，猪苓 20g，茯苓 10g，白术 20g，桂枝 10g。

方中牡蛎、海藻化痰软坚、行水利尿，猪苓、茯苓渗湿利水，泽泻利水泄浊，蜀漆祛痰逐水，葶苈子宣肺泄水，商陆润下导水，桂枝化气行水，白术健脾制水。水去则生痰无源，痰化则水气流行，故可收化痰利水之功。天花粉生津止渴，为本方之反佐，可使痰水去而津不伤。

［临床应用］若痰湿明显者加陈皮、法半夏等。

（6）溺毒内乱

［临床表现］身体困倦，呕恶纳呆，口腻味秽，神识呆钝或烦闷不宁，皮肤瘙痒，鼻衄牙宣，尿少浮肿或夜尿频多，舌质暗，舌苔黄厚污浊。

［治则］疏利泄浊。

［方药］三加减正气散合调胃承气汤（三加减正气散出自《温病条辨》，调胃承气汤出自《伤寒论》）。

［参考处方］藿香 10g，茯苓皮 20g，厚朴 10g，陈皮 10g，杏仁 10g，滑石（先煎）20g，大黄（后下）10g，芒硝（冲服）10g，炙甘草 10g。

方中以藿香芳香辟秽、利气化浊；陈皮、厚朴、大黄、芒硝疏理中焦、通腑降浊；滑石、茯苓皮开关利窍、渗湿导浊；杏仁宣利肺气，使气化则溺毒秽浊自化；炙甘草调和诸药。共奏芳香化浊、通腑降浊、利湿导浊之功。

［临床应用］若恶心呕吐、食少纳呆、口气秽浊明显者，加紫苏叶、佩兰、黄连以芳香化浊、清胃止呕；皮肤瘙痒者，加桂枝、白芍、白鲜皮、苦参等以通达营卫、解毒燥湿、祛风止痒；少尿者加猪苓、乌药化气利水；脘腹胀满、大便黏滞者，加炒槟榔、大腹皮行气导滞。

（二）西医常规治疗

1. AL 型肾淀粉样变的治疗

（1）美法仑联合醋酸泼尼松（MP）方案　应用美法仑（melphalan）0.15mg/（kg·d）及醋酸泼尼松 0.8mg/（kg·d）口服，两者连续服用 7 天，每 6 周重复，持续 2 年。MP 方案明显优于单独使用美法仑、醋酸泼尼松或秋水仙碱。但一项 220 例病人的随机对照结果显示，MP 治疗组的存活时间仅为 18 个月，仍不尽人意。

（2）美法仑联合地塞米松（MD）方案　应用美法仑 10mg/ m^2 及地塞米松 40mg/d 口服，二者连续服用 4 天，每月重复，疗程 18 个月。鉴于 MD 方案的低毒性，且对晚期病人也可以产生效果，故目前 MD 方案被列为治疗 AL 的一线方案。

（3）大剂量美法仑联合自体干细胞移植（HDM-ASCT）方案　临床研究显示，接受HDM-ASCT 治疗的病人完全缓解率明显提高，生存期明显延长。

（4）治疗 AL 型肾淀粉样变的新药物　①硼替佐米：应用硼替佐米 1.3mg/ m^2 于第 1、4、8 及 11 天静脉注射，21 天为 1 个疗程，一般不超过 8 个疗程。常与地塞米松和其他药物联合应用。研究显示应用硼替佐米的血液学反应率达 50%~80%，完全缓解率为 16%~20%。硼替佐米联合地塞米松（BD）方案进行治疗，完全缓解率达 25%~31%。BD 方案还被用于 HDM-ASCT 治疗后，以达到深度缓解的目的。②沙利度胺：常用沙利度胺 100~200mg/d 口服，从小剂量开始，逐步增量，一般不超过 400mg/d。有效者宜继续治疗或减量使用，在最低不良反应下巩固治疗疗效。研究显示在应用沙利度胺后，48% 病人出现血液学反应，其中 19% 完全缓解。沙利度胺还被用于和环磷酰胺、地塞米松合用（CTD 方案），血液学反应率 74%，完全缓解率 19%。

2. AA 型肾淀粉样变的治疗

（1）秋水仙碱　家族性地中海热病人约 30% 会发生 AA 淀粉样变。通过口服秋水仙碱 1.5mg/d 能有效控制炎性反应，防止淀粉样变发生。即使淀粉样变已发生，秋水仙碱治疗依然有效。

（2）抗细胞因子制剂　继发于风湿性关节炎的 AA 病人可考虑使用抗肿瘤坏死因子 α 制剂治疗，包括单独应用或与甲氨蝶呤联合应用。抗白介素 −1 制剂可治疗对于秋水仙碱无效或不能耐受的家族性地中海热继发淀粉样变病人。

（3）治疗 AA 型淀粉样变的新型药物　一些新型药物如依罗沙特能抑制 SAA 与组织基质中葡胺聚糖相互作用，从而抑制淀粉样蛋白的聚合沉积。研究显示依罗沙特有延缓慢性炎症继发性 AA 淀粉样变病人肾功能恶化的作用。

3. 遗传性肾淀粉样变的治疗

对于前体蛋白主要在肝脏产生的淀粉样变类型，可考虑肝脏移植，从而清除异常的突变蛋白，达到治疗目的。普遍认为肝脏移植应在淀粉样变早期进行，若肾活检显示肾组织中淀粉样物质大量沉积，则肝移植术后的预后不良。

【预防与调护】

本病的护理应注意，对于大量蛋白尿或表现为肾病综合征的病人，以卧床休息为主，饮食上需限制盐的摄入，少食腌制食品，每日摄盐量为 2~3g，并应给予足够的热量和维生素，适当限制脂肪的摄入。在肾小球滤过功能正常时，可适当增加饮食中蛋白质的摄入量；在肾衰竭时应限制蛋白质的摄入量。浮肿时应限制水、盐的摄入，合理应用利尿药，但要注意防止直立性低血压的发生。对于肾功能不全的病人，需注意休息，并给予合理的饮食，禁用或慎用肾毒性药物，防止肾功能的进一步损伤。

【注意事项】

中老年肾病综合征病人应常规做血和尿免疫固定电泳检查，以尽早发现和诊断 AL 型肾淀粉样变，有望改善 AL 病人预后。对于继发性淀粉样变首先应积极治疗诱发疾病，并加强对结核及其他慢性感染的防治。同时，避免服用和进食肾毒性药物及食物。

【临证提要】

本病病机表现主要有虚、痰、水、瘀四大方面，其中正虚为本，痰、水、瘀为标，抓住本虚标实证候在疾病不同阶段的属性与轻重缓急，恰当运用补泻兼施之法，则有助于力克疾病。临床当注意以虚为本，注重证型变化；邪实为标，关乎水和痰瘀；虚实兼治，分清轻重缓急。

（刘玉宁）

第九节　多发性骨髓瘤性肾病

【概述】

多发性骨髓瘤（multiple myeloma，MM）是骨髓中浆细胞恶性增殖并异常分泌单克隆免疫球蛋白，引起溶骨性损害、贫血、肾衰竭等临床特征的造血系统恶性肿瘤疾病。其中，肾脏受累最常见。该病累及肾脏时可有多种表现，最常见包括：①管型肾病（cast nephropathy），它由大量轻链（light chain，LC）从肾脏排泄，阻塞及损害肾小管导致；②肾脏淀粉样变（renal amyloidosis），它由淀粉样变轻链蛋白沉积肾组织导致；③轻链沉积病（light chain deposition disease，LCDD），它由非淀粉样变单克隆轻链蛋白沉积肾组织导致。

MM 的患病率占所有恶性肿瘤的 1%，在所有血液系统恶性肿瘤中的比例超过 10%。MM 所致肾衰竭的发生率在 15%~40%，其范围变化较大，主要源于不同研究采纳的肾功能衰竭定义不统一。30%~40% 的 MM 病人就诊时血清肌酐（Scr）水平已高于正常范围。据其主要临床表现及特点，辨病当属中医学"骨痹""骨蚀"等范畴，病久累及于肾，则常合并"水肿""尿浊""溺毒""关格"等病证。

【病因病机】

（一）中医病因病机

1. 病因

（1）禀赋不足　肾虚精亏，精不生髓，则髓少骨空。《中藏经·五痹》倡内伤致病说，曰："骨痹者，乃嗜欲不节，伤于肾也，肾气内消。"

（2）年老久病或房劳过度　精不化气，水失蒸化，则水泛为痰，精亏骨空，痰浊留滞。如《素问·痹论》所云："五脏皆有合，病久而不去者，内舍于其合也，故骨痹不已，复感于邪，内舍于肾"。

（3）饮食失宜　损伤脾气，导致脾运失常，则水谷不能化生精微以"淖泽注于骨"而反酿生痰浊，痰浊混居骨中，极易蕴郁化火，进而内结而化生痰毒，流注于骨骼之中，浸蚀骨体，破坏骨质，故可"内伤骨为骨蚀"（《灵枢·刺节真邪》）。

（4）外感六淫　外来之风、寒、湿、热诸邪乘虚而入侵骨骼，并与有形之痰相互搏结，进而流注关节，痹阻经络，而发为骨痹。如《灵枢·刺节真邪》所曰："虚邪之中人也……其入深，内搏于骨，则为骨痹"。

2. 病机

本病之初则脾肾亏虚，髓减骨空，痰毒内结，浸淫及肾，阻滞肾络，其痰毒瘀血滞于络中而难以清化，则可阻碍肾之气化，耗夺肾中精气，致使肾中精气由虚损而发展为劳伤，肾由气化受阻和（或）气化无力而转为丧失，肾之开阖由失常而渐至败废。其病总以脾肾亏虚为本，而痰毒、瘀血、溺浊为标。病深者，肾关开阖败废，而变生关格，从而出现溺毒内乱的临床表现。

（二）西医病因病机

1.MM 发病的危险因素

MM 发病可能与辐射接触、病毒感染、慢性抗原刺激、骨髓微环境变化及遗传等危险因素相关。50%MM 有核型异常，包括 14q32 易位，17p 和 22q 缺失及 13 号染色体的单体性和缺失、易位，其中有些发生频率高且直接和预后相关，尤其 13 号染色体异常。

2.MM 肾损害的发病机制

游离轻链（light chain，LC）即本 – 周蛋白（Bence–Jones Protein，BJP）对近曲小管细胞有直接毒性，其进入细胞核内可激活溶酶体，细胞出现脱屑和裂解，胞浆明显出现空泡，微绒毛缘呈局灶性丢失。同时，轻链蛋白可形成管型阻塞肾小管，导致管型肾病。此外，LC 被单核 – 巨噬细胞吞噬，在胞内加工形成 β 褶片蛋白，分泌至胞外，形成寡聚体原纤维，并进一步在血清淀粉样物质 P 及糖胺聚糖参与下，聚集成淀粉样纤维，沉积在肾组织导致淀粉样肾病。此外，高黏滞血症、高尿酸血症等也可导致肾脏损害。

【临床表现】

1. 肾外表现

（1）浸润性表现　造血系统受累多表现为贫血和血小板减少；骨受累可表现为溶骨和骨痛，易发生病理性骨折；骨骼外器官浸润常累及肝、脾、淋巴结、肾脏和神经系统。

（2）异常 M 蛋白相关症状　易发生感染和出血。由于正常免疫球蛋白形成减少，感染概率较正常人高 15 倍；M 蛋白使血小板功能障碍或合并凝血因子的抑制或缺乏，导致出血，常见皮肤紫癜，内脏和颅内出血也可见于晚期病人。尿免疫固定电泳可以提高单克隆免疫球蛋白检出率，常伴有血清多种免疫球蛋白水平下降。

（3）高黏滞综合征　发生率为 4%~9%，多见于 IgA、IgG$_3$ 和 IgM 型 MM，表现为头晕、乏力、恶心、视物模糊、心绞痛等，严重者表现为呼吸困难、充血性心力衰竭、偏瘫、昏迷、雷诺现象等。

2. 肾脏损害表现

（1）蛋白尿　发生率 60%~90%，较少伴有血尿、水肿、高血压，病人尿蛋白定量常 < 1g/24h，但是少数病人也可 ≥ 1g/24h，甚至出现大量蛋白尿，提示肾小球受累；并且常表现为尿蛋白定性（较弱）与定量（较大）不平行的情况，是因为"尿常规"干化学定性检测为白蛋白，轻链蛋白检测不出。

（2）慢性肾小管功能不全　可有口渴、多饮、夜尿增多、尿液浓缩和尿液酸化功能障碍，尿钾、钠、氯排泄增多，部分病人表现为 Fanconi 综合征以及肾小管性蛋白尿等。

（3）慢性肾衰竭　发生率 40%~70%，半数以上病人就诊时就已存在肾衰竭。MM 导致的慢性肾衰竭常具有如下特点：①贫血出现早，与肾功能受损程度不成正比；②临床多无高血压，甚至有时血压偏低；③双肾体积多无明显缩小。

（4）急性肾损伤　发生率约 10%，常因脱水致血容量不足（如呕吐、腹泻、利尿剂等）、感染、高尿酸血症、高钙血症、药物等诱发，病死率高。

（5）代谢紊乱　高钙血症引起多尿、脱水，并促进肾功能不全的进展。高尿酸血症多发生于化学治疗后。

3.不同 MM 分型的肾脏损害特点

IgG 型、IgA 型 MM 的肾脏损害多以肾小管病变、肾衰竭为主要表现，少数病人合并肾脏淀粉样变或 LCDD。轻链型、IgD 型 MM 的肾脏损害发生率显著较前两者高，临床除呈现肾小管病变外，肾小球病变（肾脏淀粉样变或 LCDD）发生率亦高，出现肾病综合征；轻链型 MM 肾衰竭发生率约为 50%，IgD 型可达 90% 以上。

【实验室及其他辅助检查】

1.血象

贫血常见，多为正细胞正色素性贫血，血小板及白细胞计数正常或降低，重者全血细胞减少。晚期血中可出现大量骨髓瘤细胞。

2.骨髓象

可见大于 10% 的异常浆细胞，即骨髓瘤细胞。但是骨髓瘤早期瘤细胞可呈灶状分布，需要在多部位进行骨髓穿刺才能确诊。

3.血清单株球蛋白检验

（1）血清免疫球蛋白　单株血清 IgA 或 IgG 显著增高，其他免疫球蛋白降低，则可能为 IgA 或 IgG 型 MM；血清 IgA、IgG 及 IgM 均降低，则应检查血清 IgD 及轻链，可能为 IgD 或轻链 MM。

（2）血清蛋白电泳　可见 M 蛋白，在 α_2-γ 区形成基地较窄、高而尖锐的蛋白峰。

（3）血清免疫固定电泳　能确定 MM 的类别（IgA 型、IgG 型、IgD 型、轻链 κ 或 λ 型等），显著提高了 MM 诊断的敏感性和准确性。

4.尿液轻链蛋白检验

以尿液免疫固定电泳检验最为敏感及特异。

5.血生化检验

（1）血清钙　由于骨质破坏常导致高钙血症，而血清磷及碱性磷酸酶正常。

（2）血清尿酸　由于核酸分解代谢增强，而出现高尿酸血症。

（3）血 β_2- 微球蛋白（β_2-MG）　是判断预后与疗效的重要指标，血浓度高低与肿瘤活动程度成正比。但肾小管滤过功能受损时，β_2-MG 在体内蓄积，其血浓度也能增高，需加以区别。

（4）血清乳酸脱氢酶　增高与疾病严重程度相关，血 IL-6 和可溶性 IL-6 受体增高者疗效差，预后不良。

6.影像学检查

确诊时部分病人 X 线平片可见特征性的溶骨性损害，表现为单个或多个圆形或椭圆形穿凿样透亮缺损，也可呈"虫咬"状改变，常出现于颅骨、肋骨、椎体、骨盆及长骨近端。另外，还常见弥漫性骨质疏松及病理性骨折。磁共振成像（MRI）可早期发现 MM 骨骼病变。

7.肾脏病理检查

光镜可见肾小管中较多管型，色泽鲜亮，中有裂痕，伴周围巨噬细胞反应。肾小管可出现变性、坏死、萎缩，间质炎症细胞浸润、纤维化。较少见骨髓瘤细胞浸润。免疫荧光可见管型为 κ 或 λ 单一阳性。电镜下管型可呈结晶样结构。

【诊断与鉴别诊断】

（一）诊断要点

1. 中医辨证要点

本病从证候学上可归纳为本虚标实两个方面，临床上是以标实互见为其特点，在疾病的不同阶段虚实本标各有侧重，故当重视本病的分期论治。

（1）早期　以肾精亏虚或脾气虚弱为主，痰毒与瘀血初滞肾络，肾络瘀痹较轻，则表现为少量蛋白尿。但亦可见痰毒浸淫及肾，阻滞气机，导致肾之气化功能不能正常发挥，病之早期即可速见少尿甚至无尿，同时伴有水饮与溺毒内乱之喘闷心悸、水肿胀满、不能平卧、呕恶纳呆等急性肾功能损伤的临床症状，病虽有精亏气损或脾气不足之正虚表现，但以痰毒、瘀血互结，水饮、溺毒内乱之标实证既重且急，故当以治标为急务。

（2）中期　如果出现大量蛋白尿，进入疾病的中期，肾中精微物质流失过多，以致精亏无以化气、气虚无以益肺资脾，则肺脾肾之气俱虚，水液代谢失常，而停聚为害，内伤脏腑，外充形廓，发为水肿。此时，本病证除由精伤无以化气而气虚加重外，还因肺、脾、肾气化失常，津液悉化为水而导致津伤阴亏，从而出现气阴两虚之证候转化。标实证则在初期痰毒、瘀血基础上，合并有水饮内停的证候。当细审标本虚实之轻重，而给予以补为主或以泻为要的标本兼顾治疗。

（3）末期　痰毒瘀血久羁于肾，日渐破坏肾体，耗夺肾中精气，故本病的正虚证由气阴两虚而出现阴损及阳、气虚伤阳之阴阳两虚证，病由虚损而变成劳伤，肾由气化受阻和（或）气化无力而转为丧失，肾之开阖由失常而渐至败废。标实证则以除以上标实证候外，出现持久的溺毒内乱的临床表现，常见呕恶纳呆、皮肤瘙痒、喘闷心悸、吐衄发斑、神识不清等。

2. 西医诊断要点

我国 2015 年修订的诊断标准如下。

（1）活动性（有症状）MM 诊断标准　需满足以下第①条及第②条，加上第③条中任何 1 项。

①骨髓单克隆浆细胞比例 ≥ 10% 和（或）组织活检证明有浆细胞瘤。

②血清和（或）尿出现单克隆 M 蛋白。

③骨髓瘤引起的相关表现　靶器官损害表现（CRAB）：[C]校正血清钙 > 2.75 mmol/L；[R]肾功能损害（肌酐清除率 < 40 mL/min 或血清肌酐 > 177μmol/L）；[A]贫血（血红蛋白低于正常下限 20g/L 或 < 100g/L）；[B]溶骨性破坏，通过影像学检查（X 线片、CT 或 PETCT）显示 1 处或多处溶骨性病变。

无靶器官损害表现，但出现以下 1 项或多项指标异常（SLiM）：[S]骨髓单克隆浆细胞比例 > 60%；[Li]受累/非受累血清游离轻链比 ≥ 100；[M]MRI 检查出现 > 1 处 5 mm 以上局灶性骨质破坏。

（2）无症状 MM（冒烟型骨髓瘤）诊断标准　需满足以下第③条，加上第①条和（或）第②条：①血清单克隆 M 蛋白 > 30g/L 或 24 小时尿轻链 ≥ 1g；②骨髓单克隆浆细胞比例为 10%~60%；③无相关器官及组织的损害（无 SLiM、CRAB 等终末器官损害表现，包括溶骨改变）。

（3）分期　见表12-9-1。

表 12-9-1　Durie-Salmon 分期

分期		Ⅰ期	Ⅲ期
标准		1.Hb > 100g/L	1.Hb < 85g/L
		2. 血钙 < 2.6mmol/L	2. 血钙 > 3.0mmol/L
		3.X 线骨结构正常或仅有孤立性浆细胞瘤	3. 明显溶骨性改变
		4. 低 M 蛋白生成 ① IgG < 50g/L ② IgA < 30g/L ③ 尿轻链 < 4g/24h	4. 高 M 蛋白生成 ① IgG > 70g/L ② IgA > 50g/L ③ 尿轻链 > 12g/24h
骨髓瘤细胞总数		$< 0.6 \times 10^{12}/m^2$	$> 1.2 \times 10^{12}/m^2$

Ⅱ期介于Ⅰ期与Ⅲ期之间。

根据肾功能分为 A、B 两个亚型，A 亚型 Scr < 177μmol/L，B 亚型 Scr ≥ 177μmol/L。

（二）鉴别诊断

1. 骨转移癌

多可查及原发病灶，组织或淋巴结活检叮查及恶性肿瘤细胞。

2. 反应性浆细胞增多症

由慢性炎症、伤寒、系统性红斑狼疮、肝硬化引起，骨髓中浆细胞一般不超过 15%，且无形态异常。

3. 意义未明单克隆免疫球蛋白血症

血清免疫球蛋白虽增高，但通常 IgG < 30g/L，IgA < 10g/L，IgM < 10g/L，骨髓浆细胞一般不超过 5%，或尿中无或仅有微量本－周蛋白，无溶骨病变、贫血和肾损害。

【治疗】

（一）中医治疗

1. 治疗原则

中医治疗以补虚固本为主，兼以解毒化痰、化瘀利水及疏利泄浊为法。

2. 辨证施治

（1）肾虚髓亏

［临床表现］胸胁、腰骶部疼痛，骨痛拒按，头晕耳鸣，腰膝酸软，口干咽燥，夜尿清长量多，舌暗红，苔少，脉细。

［治法］补肾生精。

［方药］补肾生精汤（经验方）。

［参考处方］熟地黄 10g，肉苁蓉 10g，生黄芪 20g，茯苓 10g，砂仁（后下）10g，怀牛膝 10g。

方以熟地黄味甘，性微温，质柔而润，长于补肾生精、益髓壮骨，专为本病精亏髓减骨空而设；肉苁蓉味甘咸，性温，补肾精而温肾元，具有"温而不热，补而不峻，暖而不燥，滑而不泄"之妙，故"有从容之名"。二药皆味厚质润，长于补肾生精，具有"精不足者，补之以味"之功；而肉苁蓉又能温肾元而助气化，有补气生精、蒸化水液之力。生黄芪味甘，性温，健脾助运，化水谷精微以培补肾精。三药合用能大补肾中精气。茯苓甘以健脾助运化，淡以渗湿伐肾邪；砂仁气香以化肾浊，味辛以润肾燥，且能芳香悦脾和胃，以化补药之滞；怀牛膝补肝肾以引药下行。诸药合用，有补肾填精益髓之功。

［临床应用］若兼有阳虚显著者可加附子、干姜等；腰膝酸软显著者加杜仲、桑寄生等。

（2）脾气虚弱

［临床表现］倦怠乏力，少气懒言，食欲欠佳，腹满便溏，骨骼酸痛，舌淡苔白，脉虚弱。

［治法］补脾益气。

［方剂］四君子汤（出自《圣济总录》）。

［参考处方］人参（另煎兑入）10g，白术10g，茯苓10g，炙甘草10g。

本方为健脾补气的代表方剂。方中人参甘温益气，健脾养胃；白术苦温，健脾燥湿，以助人参益气助运之力；茯苓甘淡，健脾渗湿，与白术相伍则健脾祛湿之力倍增；炙甘草甘温，益气和中，调和诸药。四药相合，共奏益气健脾之功。

［临床应用］气虚显著者加党参等；水肿显著者加陈皮、大腹皮等。

（3）气阴两虚

［临床表现］倦怠乏力，腰膝酸软，骨骼酸痛，头晕目眩，低热盗汗，口干咽燥，手足心热，舌偏红少苔，脉沉细或细数无力。

［治法］益气养阴。

［方剂］参芪地黄汤（出自《杂病源流犀烛》）。

［参考处方］人参（另煎兑入）10g，黄芪20g，生地、山药、山茱萸、茯苓、牡丹皮、生姜、大枣各10g。

方中黄芪益气补脾，更以人参大补心脾肺之气，茯苓、山药补脾胃之气，以增黄芪之力；生地、山茱萸滋补肝肾之阴；牡丹皮凉血清热；姜、枣相配，补脾和胃、调和气血；人参合大枣补益心脾，以资气血生化之源。

［临床应用］气虚显著者可加党参等；气虚血瘀者可加三七、地龙等。

（4）阴阳两虚

［临床表现］神疲乏力，畏寒肢冷，骨骼酸痛，纳呆便溏，头晕目眩，口干咽燥，手足心热，小便清长或尿少浮肿，舌淡体胖，苔白腻或白滑，脉沉细或沉弦。

［治法］滋阴温阳。

［方剂］肾气丸（出自《金匮要略》，为六味地黄丸加桂枝、附子）。

［参考处方］桂枝6g，附子（先煎）6g，干地黄12g，山茱萸15g，山药15g，泽泻12g，牡丹皮12g，茯苓30g。

方中干地黄甘寒，重在滋阴补肾、填精益髓；山茱萸酸涩微温，养肝肾而固肾气；山药甘平，健脾补肺，固肾益精。此三药相伍，滋养肝脾肾三脏，尤长于滋阴补肾。桂枝、附子皆具辛甘之味、温热之性，能温肾扶阳。泽泻泄肾浊，茯苓利脾湿，二药合用，使地黄、山茱萸、山药滋而不滞。牡丹皮凉泻肝火，使桂、附温而不燥。

［临床应用］神疲乏力明显者，加党参、黄芪；手足心热者，去桂、附，加地骨皮、知母。

（5）痰毒内结

［临床表现］身重不爽，骨痛酸楚，面色暗黄，胸闷痰多，身体浮肿，尿多泡沫，舌体胖大，苔黄厚腻，脉弦滑。

［治法］解毒化痰。

［方剂］解毒化痰通络汤（经验方）。

［参考处方］浙贝母 10g，法半夏 10g，生牡蛎（先煎）20g，瓜蒌 10g，白花蛇舌草 10g，半枝莲 10g，海藻 10g，全蝎 10g，蜈蚣 2 条，枳实 10g，陈皮 10g。

方中以浙贝母、法半夏、生牡蛎、瓜蒌实、海藻等化痰散结，痰化则毒无痰浊依附，而无留滞之患；白花蛇舌草、半枝莲、全蝎、蜈蚣等攻治癌毒，毒清则痰失毒火烧炼，而不胶着固结；更以枳实、陈皮理气化痰，气顺则痰化，而无化热蕴毒之虞。

［临床应用］热毒明显者加连翘、黄芩等；腹胀明显者加大黄等通腑泄热。

（6）瘀水交阻

［临床表现］肢体水肿，一侧尤重，肤色暗紫，肌肤甲错，尿多泡沫，面色黧黑萎黄，腰痛固定，骨骼刺痛，舌质紫暗或有瘀点瘀斑，苔黄腻，脉弦细涩。

［治法］化瘀利水。

［方剂］桃红四物汤合五苓散（桃红四物汤出自《医宗金鉴》，五苓散出自《伤寒论》）。

［参考处方］桃仁 10g，红花 10g，熟地 10g，当归 10g，芍药 10g，川芎 10g，茯苓 10g，猪苓 10g，白术 10g，桂枝 10g。

本方是桃红四物汤与五苓散合方。方以桃仁、红花活血化瘀；以熟地、当归、芍药养血和血；川芎活血行气；以桂枝通阳化气行水；以茯苓、猪苓渗湿利水；以白术健脾燥湿利水。诸药共奏化瘀利水之效。

［临床应用］血瘀明显者加地龙等；水肿显著者加茯苓皮、大腹皮等。

（7）溺毒内乱

［临床表现］身体困倦，呕恶纳呆，口腻味秽，神识呆钝或烦闷不宁，皮肤瘙痒，鼻衄牙宣，尿少浮肿或夜尿频多，舌质暗，舌苔黄厚浊腻，脉弦滑。

［治则］疏利泄浊。

［方剂］三加减正气散合调胃承气汤。（三加减正气散出自《温病条辨》，调胃承气汤出自《伤寒论》）。

［参考处方］藿香 10g，茯苓皮 20g，厚朴 10g，陈皮 10g，杏仁 10g，滑石（先煎）20g，大黄（后下）10g，芒硝（冲服）10g，炙甘草 10g。

方中以藿香芳香辟秽，利气化浊；陈皮、厚朴、大黄、芒硝疏理中焦，通腑降浊；滑石、茯苓皮开关利窍，渗湿导浊；杏仁宣利肺气，使气化则溺毒秽浊自化；炙甘草调和诸药。共奏芳香化浊、通腑降浊、利湿导浊之功。

［临床应用］若恶心呕吐、食少纳呆、口气秽浊明显者，加紫苏叶、佩兰、黄连以芳香化浊、清胃止呕；皮肤瘙痒者，加桂枝、白芍、白鲜皮、苦参等以通达营卫、解毒燥湿、祛风止痒；少尿者，加猪苓、乌药化气利水；脘腹胀满、大便黏滞者，加炒槟榔、大腹皮行气导滞。

（二）西医常规治疗

1. MM 的治疗

对于无症状 MM 暂不推荐治疗，下面主要介绍有症状 MM 的治疗。

（1）诱导治疗　病人的年龄（原则上 ≤ 65 岁）、体能及共存疾病状况决定其造血干细胞移植条件的适合性。

移植候选病人诱导治疗不宜长于 4~6 个疗程，以免损伤造血干细胞并影响其动员采集，硼替佐米皮下使用可减少周围神经病变发生率。初始治疗可选下述方案：硼替佐米 / 地塞米松（VD）；来那度胺 / 地塞米松（Rd）；硼替佐米 / 阿霉素 / 地塞米松（PAD）；硼替佐米 / 环磷酰胺 / 地塞米松（VCD）；硼替佐米 / 沙利度胺 / 地塞米松（VTD）；沙利度胺 / 阿霉素 / 地塞米松（TAD）；沙利度胺 / 地塞米松（TD）；沙利度胺 / 环磷酰胺 / 地塞米松（TCD）；长春新碱 / 阿霉素 / 地塞米松（VAD）。

不适合移植病人的初始诱导方案，除以上方案外尚可选用以下方案：马法兰 / 醋酸泼尼松 / 硼替佐米（VMP）；马法兰 / 醋酸泼尼松 / 沙利度胺（MPT）；马法兰 / 醋酸泼尼松 / 来那度胺（MPR）；来那度胺 / 低剂量地塞米松（Rd）；马法兰 / 醋酸泼尼松（MP）；长春新碱 / 卡莫司汀 / 马法兰 / 环磷酰胺 / 醋酸泼尼松（M2）。

（2）自体造血干细胞移植（ASCT）　肾衰竭及老年并非移植禁忌证。相比于晚期移植，早期移植者无事件生存期更长。对于原发耐药病人，ASCT 可作为挽救治疗措施。对于移植候选者，建议采集足够 2 次移植所需的干细胞量。若首次移植后获得完全缓解（CR）或非常好的部分缓解（VGPR），则暂不考虑第 2 次移植；若首次移植后未达 VGPR，可序贯行第 2 次移植。第 2 次移植一般在首次移植后 6 个月内进行。

（3）巩固治疗　为进一步提高疗效反应深度，以强化疾病控制，对于诱导治疗或 ASCT 后获最大疗效的病人，可采用原诱导方案短期巩固治疗 2~4 个疗程。

（4）维持治疗　长期维持治疗（毒性及不良反应轻微）通过延长疗效反应的持续时间与无进展生存期，最终可改善病人总生存。可选用来那度胺或沙利度胺单药、硼替佐米联合沙利度胺或醋酸泼尼松。

2. 治疗 MM 的新型药物

由于第一代蛋白酶体抑制剂硼替佐米能导致外周神经病变，而且不能口服，只能频繁地静脉给药才能维持对体内蛋白酶体的抑制作用，多数肿瘤对硼替佐米产生了耐药性，因此研发了第二代蛋白酶体抑制剂。代表药物是卡非佐米，其对 β_5 亚基选择性高，能够与 β_5 亚基形成共价结合，不可逆和选择性地抑制蛋白酶体 CT-L 的活性延长；对其他 β 亚基和细胞中丝氨酸蛋白酶体作用很小，用药后病人外周神经病变减少。法尼基转移酶抑制剂则是通过抑制法尼基转移酶对 Ras 蛋白翻译后修饰而阻止肿瘤细胞的生长，具有抗 MM 的作用，该类药物的毒性及不良反应为乏力，但无明显的血液学毒性。热休克蛋白（HSP）抑制剂，代表药物是 17- 烯丙胺 -17- 脱甲氧格尔得霉素（17-AAG），能够抑制多发性骨髓瘤细胞的生长，诱导细胞凋亡；但是由于其具有广泛的细胞杀伤性，故而细胞毒性很强，并具有剂量依赖性。

3. 肾脏损害的治疗

（1）去除加重肾损害的因素　纠正脱水，控制高钙血症及高尿酸血症，避免使用造影剂、利尿剂、NSAID 和肾毒性药物，积极控制感染。

（2）充分水化　除心力衰竭和重度水潴留外，病人应充分水化，保证尿量＞2~3L/日，以减少管型形成。

（3）碱化尿液　减少尿酸和轻链在肾内沉积，可口服或静脉注射碳酸氢盐，维持尿pH在6.5~7.0。

（4）肾脏替代治疗

①透析　适用于严重肾衰竭的病人，并可治疗高钙危象。血液透析室应避免过分超滤，以免加重高黏滞血症。腹膜透析对清除游离轻链可能较血液透析为好，但易并发感染。

②血浆置换　该疗法理论上对于快速去除循环中的异常球蛋白及其轻链、减轻MM管型肾病、改善和恢复肾功能有益。目前主要用于治疗高黏滞综合征。

③肾脏移植　肾脏移植只适用于很少数严格选择的病人（MM治疗有效，预后良好）。

【预防与调护】

在肾衰竭出现前，应鼓励多饮水，维持尿量每天大于3L，适当服用碱性药物，碱化尿液。饮食宜高热量、高必需氨基酸、低脂肪、低磷食物和减少富含嘌呤食物的摄入，同时要避免食用辛辣、油炸、干硬等易引起食管出血的食物。一般病人可适当活动，过度限制身体运动，会加速病人继发感染和骨质疏松，但不可剧烈活动；应避免负载过重，防止跌、碰伤。有骨质破坏严重时，应绝对卧床休息；为防止病理性骨折，应给病人睡硬板床，忌用弹性床。对肢体活动不便的长期卧床病人，定时协助翻身，动作要轻柔，以免造成骨折。对于有出血倾向的病人，要使用软毛牙刷刷牙，勿用牙签，不要用力擤鼻涕。对于骨痛的病人，可通过采用舒适体位、转移注意力（如音乐、松弛、暗示）等方法，同时要注意止痛剂对肾功能的影响。切实加强各类型感染的防控，做好口腔护理，经常用0.05%洗必泰液和4%碳酸氢钠液交替漱口，预防细菌和真菌感染。

【注意事项】

重视早期诊治，可以减少轻链蛋白的产生，避免或减轻肾脏的损伤。对于已经出现肾损害的多发性骨髓瘤病人，尽可能早地干预治疗，对于减轻肾损伤、延缓肾损害的进展有较大临床意义。对于本病及其并发症的治疗，应尽量避免使用对肾脏有损害的药物。

【临证提要】

中西医结合治疗有望改善或缓解多发性骨髓瘤肾损害的病情。本病在疾病的不同阶段可表现不同的标实证候，并且虚实本标各有侧重，因此临床上，多以西医化疗方案配合中医针对痰毒的治疗和分期辨证论治进行治疗。

（刘玉宁）

第十节　原发性干燥综合征肾损害

【概述】

干燥综合征（Sjögren's syndrome，SS）是一种主要侵犯外分泌腺体的慢性自身免疫性疾病，受累腺体包括唾液腺、泪腺等，亦可导致多系统性损伤，包括肾、肺、血液系统等。因肾脏损害症状隐匿，容易漏诊，部分可进展为肾衰竭。原发性干燥综合征（primary Sjögren's syndrome，pSS）指不伴有其他结缔组织疾病的单纯干燥综合征，国内患病率 0.29%~0.77%，女性多见，男女之比为 1：（9~20）；伴肾脏损害者 30%~50%。中医古籍中并无干燥综合征相应的疾病名称，有专家学者提出了"燥痹""燥毒"等中医学病名。干燥综合征肾损害则依据临床表现的不同，可归属于中医学"虚劳""脏腑痹""尿浊""关格"等范畴。

【病因病机】

（一）中医病因病机

1. 病因

历代医家将干燥病的病因分为内因和外因两类，主要责之于内，或久病体虚，或情志劳倦内伤，或先天禀赋不足，使气血阴液亏耗。《素问玄机原病式》中特别提出："诸涩枯涸，干劲皴揭，皆属于燥。涩枯者，气衰血少，不荣于皮肉，气不通利，则皮肤皴揭而涩也，及甚则麻痹不仁。"《医门法律》则说："燥盛则干，夫干之为害，非遽赤地千里也。有干于外而皮肤皴揭者，有干于内而精血枯涸者，有干于津液而荣卫气衰、肉烁而皮肉著于骨者。随其大经小络所属上下中外前后，各为病所。"清代沈金鳌在《杂病源流犀烛》中指出："故燥之为病，皆阳实阴虚，血液衰耗所致。"张仲景在《金匮要略》论及"口舌干燥，此肠间有水气""病人胸满，唇萎舌青，口燥，但欲漱水不欲咽，无寒热，脉微大来迟，腹不满，其人言我满，为有瘀血"。《血证论》提出"有瘀血，则气为血阻，不得上升，水津因不能随气上布"论述了瘀血致燥的机制。可知外因多由外感燥热毒邪，内因多为气血阴津耗伤所致。

2. 病机

干燥综合征肾损害，乃燥病累及肾脏，病机关键在于阴虚，并可兼夹气虚、血虚、水湿、瘀血，使阴液亏虚或津液输布障碍，导致清窍、腠理、关节、脏腑失于濡养。本病乃因燥致虚，主要病位在肾，病机以阴虚为主，可见气虚、血虚、阳虚、湿热、瘀血，属虚实夹杂之证。

（二）西医病因病机

一般认为 SS 发病与感染、遗传因素和性激素有关。巨细胞病毒、EB 病毒、逆转录病毒感染被认为和 SS 的发病有相关性；在白种人中 HLA—DRB1*0301/DQA1*050l/DQB1*0201 单倍体与 SSA（Sjögren's syndrome A）和 SSB（Sjögren's syndrome B）密切相关。由于 SS 多发于女性，雌激素水平增高可能参与了 SS 的发生和病情进展。研究表明，雌激素能活化 B 淋巴细胞，增加免疫活性，加快自身免疫反应的进展。细胞免疫主要表现为淋巴细胞的增殖；体液免疫异常则表现为高球蛋白血症，产生多种自身抗体。

SS 最常见的肾脏损害为肾小管间质性病变，肾脏病理表现为特征性的肾间质淋巴浆细胞浸润性病变和（或）肾小球免疫复合物的沉积。pSS 肾脏损害可能还与冷球蛋白血症、低补体 C_4 相关。

【临床表现】

1. 肾外系统损伤表现

（1）局部表现　①唾液腺受累：口干、吞咽困难（进食干性食物需液体帮助）、齿龈炎、猖獗性龋齿、对称性腮腺肿大等。②泪腺受累：眼睛干涩、异物感、少泪，严重时欲哭无泪、角膜溃疡等。③其他外分泌腺受累表现：如鼻、气管支气管、消化道和阴道黏膜等，其分泌减少而出现相应症状，如鼻腔干燥、慢性气管－支气管炎、慢性胰腺炎、阴道干燥等。

（2）系统表现　关节疼痛；紫癜样皮疹或结节性红斑；间质性肺病引起的干咳、气短等症；血液系统受累表现为白细胞减少、淋巴结肿大；周围感觉或运动神经损害等表现。

2. 肾脏系统损伤表现

（1）肾小管间质性损害　肾小管间质性损害是最常见的 pSS 肾损害。其病理特点为以 CD_4^+T 淋巴细胞为主的细胞在间质的浸润并伴有肾小管的萎缩和纤维化，临床可表现为肾小管性酸中毒、尿液浓缩功能障碍，也有少数表现为近端肾小管性酸中毒或 Fanconi 综合征。

①肾小管性酸中毒　是 SS 肾损害最常见的临床表现，其中以远端肾小管酸中毒（RTA I 型）最多见，占 50%~70%。pSS 肾小管损害导致氢离子排泌障碍使尿液常呈碱性，同时尿中大量钾离子排出，常合并低钾血症，表现为乏力软瘫，部分病人可以低钾性周期性肌麻痹为首发症状被确诊。此外，酸中毒可抑制肾小管对钙的重吸收以及维生素 D 的活化，导致低血钙及高尿钙。低血钙严重者可表现为软骨病，高尿钙则易形成钙盐沉积表现为尿路结石、肾钙化。因此对于反复尿路结石或肾钙化者，一定要注意排查 pSS。

②尿液浓缩功能障碍　在 pSS 早期即可出现，临床常见尿频、多尿和夜尿增多，实验室检查提示低渗尿，容易被忽视，严重者可发展为肾性尿崩症。这主要由于远端肾小管受损对抗利尿激素反应差，致使尿液中水分重吸收障碍。

③Fanconi 综合征　少数 pSS 病人近端肾小管受损表现为碳酸氢尿、肾性糖尿、氨基酸尿、磷酸盐尿、尿酸尿等。

④肾小管性蛋白尿　由于肾小管受损重，吸收蛋白尿减少，故尿 β_2-微球蛋白、NAG 等升高，蛋白分析提示以小分子蛋白为主。

（2）肾小球损害　临床主要表现为蛋白尿和镜下血尿，甚至肾病综合征，但罕见肉眼血尿。肾脏病理表现可为系膜增生、膜性肾病、局灶节段性硬化、膜增殖性肾小球病变等不同类型。

（3）肾功能受损　并不罕见，国内报道占 pSS 肾损害病人中 10%~21%。表现为急性肾损伤者，多为肾间质大量淋巴细胞浸润导致的 AIN，这部分病人经积极治疗肾功能可恢复正常；而表现为慢性肾功能不全者，则多为肾间质纤维化所致，预后差，病情缓慢可进展至终末期肾衰竭。

【实验室及其他辅助检查】

1. 血常规及血沉

血常规可出现轻度贫血、白细胞或血小板减少；90% 病人血沉增快；仅有小部分病人 C-反应蛋白增高。

2. 免疫学检查

（1）高球蛋白血症　为本病特点之一，以 IgG 增高最明显，亦可有 IgA、IgM 增高，程度较轻。

（2）多种自身抗体阳性　2/3 病人 ANA 阳性，以抗 SS-A（Ro）、抗 SS-B（La）抗体阳性率最高。3/4 病人类风湿因子（RF）阳性，以 IgM 型 RF 为主。

3. 肾脏相关指标

（1）血 / 尿液检查　大多数病人尿常规阴性。如存在肾小管性酸中毒，则尿 pH 呈碱性，血气分析表现为代谢性酸中毒，并常伴低钾血症；如存在肾性尿崩，则尿渗透压往往降低；如出现大量蛋白尿，则提示存在肾小球损伤；部分病人可出现急、慢性肾功能减退，表现为血清肌酐升高。

（2）肾病理改变　主要表现为肾间质小管病变和肾小球肾炎。最常见是肾间质淋巴细胞浸润伴小管萎缩和纤维化。

①间质性肾炎　肾间质灶状、多灶状或片状淋巴和单核细胞浸润，并可见较多浆细胞，伴有程度不等的纤维化。浸润的淋巴细胞中以 B 淋巴细胞为主。肾小管出现轻重不等的萎缩，与间质病变程度相一致。免疫病理可无异常，有时可见 IgG 和 C_3 沿肾小管基底膜沉积。

②肾小球肾炎　可表现为膜性肾病、局灶节段性肾小球损害、膜增殖性肾小球肾炎和系膜增生性肾小球肾炎等。免疫荧光可见肾小管基底膜或系膜区有 IgG、IgA、IgM、C_3、C_{1q} 沉积，少数系膜区显著 IgA 沉积，类似 IgA 肾病。

4. 泪腺检查

Schirmer 试验阳性，即 5 分钟泪液湿润滤纸长度小于 5mm；角膜荧光素或孟加拉红染色试验为阳性；泪膜破碎时间阳性，即 ≤ 10 秒。

5. 唾液腺检查

（1）涎液流率　阳性，即 15 秒内收集到自然流出涎液 ≤ 1.5mL。

（2）腮腺造影　阳性，即可见末端腺体造影剂外溢呈点状、球状的阴影。

（3）涎腺核素检查　阳性，即涎腺吸收、浓聚、排出核素功能差。

（4）唇腺活检　可见 1 个以上淋巴细胞（大于 50 个）浸润灶。

6. 影像学检查

超声、X 线检查可见肾区有钙化阴影或泌尿系结石征象。

【诊断与鉴别诊断】

（一）诊断要点

1. 中医辨证要点

（1）辨病位　本病病程长，迁延难愈，病位主要在肾，可累及肺、脾、肝等他脏。肾中阴精亏耗则燥证生；肺失宣肃则不能上乘津液下达肠道，常并见口干多饮、大便干结；脾虚则不能运化水谷精微，水津失布，易见纳呆便溏、疲乏消瘦；肝之精血亏虚，以眼干为甚，常伴耳鸣、眩晕等症。故不能单补肾阴，应兼补他脏。

（2）辨标本　本病以阴虚为本。气能生津，津能化气，病初以气阴两虚为主，常见少气神疲、乏力懒言；逐渐发展，津血亏耗，并见血虚之症如面色口唇指甲苍白；日久阴损及阳，导致阴阳俱虚，则见畏寒、小便清长。病程中，燥热、瘀血、痰湿皆可兼见为标。阴虚不能制阳，则见燥热偏盛，可见尿色深黄、口舌生疮、舌红、脉细数；津枯则血滞，日久成瘀，可见口干只欲漱水不欲咽、肌肤甲错、舌质紫暗等症；津液输布障碍，聚湿生痰，可见痰多、关节肿胀、苔腻、脉滑等症。

2. 西医诊断要点

（1）原发病诊断　参照 2016 年 ACR/EULAR 原发性干燥综合征标准：至少有眼干或口

干症状其一的病人，及下列至少一项阳性。①每日感到不能忍受的眼干，持续 3 个月以上；②眼中反复砂砾感；③每日需用人工泪液 3 次或 3 次以上；④每日感到口干，持续 3 个月以上；⑤吞咽干性食物时需频繁饮水帮助。或在 EULAR SS 病人疾病活动度指标（ESSDAI）问卷［徐东.干燥综合征疾病活动及脏器损伤指数的研究进展.实用医院临床杂志，2015，12（5）：22-26.］中至少一个系统阳性的可疑 SS 者。进行如表 12-10-1 评分，根据该标准定义，当病人得分≥ 4，可归类为 pSS。

表 12-10-1　2016 年原发性干燥综合征新分类标准

条目	得分
唇腺病理示淋巴细胞灶≥ 1 个 /4mm^2	3
抗 SSA 抗体 /Ro 抗体阳性	3
角膜染色：Ocular Staining Score 评分≥ 5 或 van Bijsterveld 评分≥ 4	1
Schirmer 试验≤ 5mm/5min	1
自然唾液流率≤ 0.1mL/min	1

下列疾病因为可能有重叠的临床表现或干扰诊断试验结果，其病人应予以排除：①头颈部放疗史；②活动性丙型肝炎病毒感染（由 PCR 确认）；③艾滋病（AIDs）；④结节病；⑤淀粉样变性；⑥移植物抗宿主病；⑦IgG$_4$ 相关性疾病。

（2）原发性干燥综合征肾损害诊断　符合 pSS 诊断的病人出现肾脏损害，同时需除外继发于其他免疫系统所致的肾损害。如出现以间质小管病变为主临床表现，应考虑 pSS 肾损害，肾活检发现间质性灶状淋巴细胞浸润及肾小管萎缩及纤维化者更支持干燥综合征肾损害的诊断。对临床诊断存在困难的，建议及时肾活检。

（二）鉴别诊断

1. 继发性干燥综合征肾损害

主要是与原发疾病鉴别，如类风湿关节炎：pSS 的关节炎症和骨损害远不如类风湿关节炎明显；系统性红斑狼疮：累及多器官损害，且肾病理有"满堂亮"等特征性表现；淋巴瘤：pSS 也有淋巴结肿大，部分 pSS 病人可发展成淋巴瘤，肿大的淋巴结活检可资鉴别。

2. 其他疾病所致的肾间质病变

尤其应与 IgG$_4$ 相关疾病肾损害鉴别，因两者都表现为肾间质病变。不同的是 IgG$_4$ 相关疾病肾损害病理表现为大量淋巴细胞和浆细胞浸润，其中 IgG$_4$ 阳性浆细胞与浆细胞比值＞ 40%，且每高倍镜下 IgG$_4$ 阳性浆细胞＞ 10 个；肾间质纤维化呈现"席纹样"的组织结构；同时，血清中 IgG$_4$ 异常升高。

【治疗】

（一）中医治疗

1. 治疗原则

pSS 肾损害病位在肾，病机以阴虚为主，可伴气虚、血虚、阳虚，亦可因虚致实、虚实夹杂。治疗以滋补肾阴为原则，同时补气、补血、阳中求阴等辨证施治。若兼夹湿热、瘀血等证，注意标本兼治。

2. 辨证施治

（1）本证

①气阴两虚

[临床表现] 小便频数，夜尿清长，口干眼干，倦怠乏力，气短，大便溏薄或不实，舌淡红，苔少或无苔，脉沉细。

[治法] 益气养阴。

[方药] 沙参麦冬汤合参苓白术散（沙参麦冬汤出自《温病条辨》，参苓白术散出自《太平惠民和剂局方》）。

[参考处方] 北沙参 10g，玉竹 10g，麦冬 10g，太子参 15g，茯苓 15g，山药 15g，白扁豆 15g，黄芪 30g，天花粉 30g，砂仁 3g，甘草 3g。

方中北沙参、玉竹、天花粉、麦冬滋肺阴、养胃液；太子参补元气；山药、茯苓、黄芪补益脾气；白扁豆化湿消肿；砂仁健脾止泻；甘草益气和中。

[临床应用] 元气大伤，可用人参（另煎兑入）30g；若阴虚火旺者，可加生地 10g、牡丹皮 10g 滋阴凉血；若肾虚腰酸者，可加杜仲 10g、桑寄生 15g；若尿崩者，可加益智仁 10g、芡实 10g、金樱子 10g 固摄缩尿。

另可用中成药：a. 百令胶囊或金水宝，每次 6 粒，每天 3 次，口服；b. 缩泉丸，每次 5g，每天 2 次，口服。

②肝肾阴虚

[临床表现] 眼干最甚，似有异物感，视物模糊，口干咽燥，眩晕耳鸣，腰膝酸软，舌红，苔少或苔黄，脉细数。

[治法] 滋阴养血，清肝补肾。

[方药] 杞菊地黄丸合一贯煎加减（杞菊地黄丸出自《医级宝鉴》，一贯煎出自《续名医类案》）。

[参考处方] 枸杞子 15g，菊花 15g，生地 15g，山茱萸 15g，山药 15g，茯苓 15g，北沙参 10g，麦冬 10g，当归 10g，牡丹皮 10g，川楝子 6g。

方中枸杞子补益肝肾，生地滋肾填精，辅以山茱萸滋养肝肾而固肾气；山药健脾益胃助消化；佐以茯苓渗利脾湿，牡丹皮、菊花凉泻肝火，沙参、麦冬滋补肝肾之阴，川楝子平肝理气，当归养血活血。

[临床应用] 头晕明显者，可加天麻 10g、钩藤 10g；便干者，加玄参 30g、火麻仁 10g、玉竹 10g。

另可用中成药：a. 石斛夜光丸，每次 3g，每天 3 次，口服；b. 二至丸，每次 9g，每天 2 次，口服。

③阴阳两虚

[临床表现] 小便频数清长量多，尿中有泡沫，神疲倦怠，畏寒，腰膝酸软，四肢痿弱无力，口干咽干，目涩，舌质淡红，苔白，脉沉弱。

[治法] 补益真阴，温扶元阳。

[方药] 金匮肾气丸合桑螵蛸散加减（金匮肾气丸出自《金匮要略》，桑螵蛸散出自《本草衍义》）。

[参考处方] 熟地 15g，太子参 15g，山药 15g，茯苓 15g，桑螵蛸 12g，山茱萸 12g，当

归 12g，牡丹皮 10g，龟甲（先煎）12g，桂枝 5g。

方中熟地滋阴补肾、填精益髓；山茱萸养肝肾而固肾气；山药健脾益肺、补肾固精；太子参气阴双补；桂枝温肾扶阳；茯苓健脾利湿；牡丹皮凉泻肝火，使桂枝温而不燥；桑螵蛸配龟甲有补肾益精之功。

［临床应用］畏寒肢冷明显者，可加附子（先煎）5g；尿中泡沫较多、乏力明显者，可加黄芪 30g，金樱子 10g，芡实 10g；腰酸明显者，可加杜仲 10g，牛膝 15g。

另可用中成药：a. 济生肾气丸，每次 6g，每天 3 次口服；b. 右归丸，小蜜丸每次 9g，每天 3 次口服；大蜜丸每次 1 颗，每天 3 次嚼服。

（2）标证

①津枯血滞

［临床表现］口干燥渴却"但欲漱水而不欲咽"，或伴颌下腺肿胀，肌肤甲错，尿血（含镜下血尿），唇舌紫暗或有瘀斑，苔白，脉细涩。

［治法］活血化瘀。

［方药］桃红四物汤加减（出自《医宗金鉴》）。

［参考处方］桃仁 6g，红花 6g，当归 15g，川芎 15g，赤芍 15g。

方以桃仁、红花活血化瘀，当归养血和血，川芎活血行气，赤芍凉血化瘀。

［临床应用］皮肤斑疹隐隐、尿血甚者，加白茅根 30g、生蒲黄 10g，以凉血化瘀止血。

另可用中成药：a. 大黄䗪虫丸，每次 1 丸，每天 2 次口服；b. 四物颗粒，每次 5g，每天 3 次冲服。

②痰湿阻滞

［临床表现］脘闷腹满，纳呆便溏，痰黏，关节肿胀，苔白腻，脉滑或涩。

［治法］燥湿化痰。

［方药］二陈汤（出自《太平惠民和剂局方》）。

［参考处方］姜半夏 9g，茯苓 15g，陈皮 6g，甘草 3g。

方中半夏燥湿化痰；陈皮理气化痰，使气顺则痰降，气行则痰化；茯苓健脾渗湿，甘草补中益脾，则脾行健运以绝生痰之源。

［临床应用］低热加金银花、连翘、牡丹皮各 10g，以清热解毒；身热不扬、苔黄腻、热象较明显者，可加黄芩 15g、黄连 6g、黄柏 10g 等。

另可用中成药：a. 平胃散，每次 15 丸，每天 2 次口服；b. 苍附导痰丸，每次 15 丸，每天 2~3 次口服。

（二）西医常规治疗

1. 原发病的治疗

（1）非全身受累的治疗　主要表现为关节炎、皮疹、乏力、肌痛以及淋巴结病变等，多由炎症造成。可选用 NSAIDs 和（或）羟氯喹。对难治性关节炎，可选用甲氨蝶呤和（或）来氟米特治疗。

（2）全身受累的治疗　由于 pSS 病理基础是以淋巴细胞浸润为主的炎症，如临床症状较明显时，应考虑中、小剂量糖皮质激素和免疫抑制剂治疗。糖皮质激素剂量及免疫抑制剂种类的选择则根据不同脏器受累的情况制定，如出现间质性肺炎、神经系统病变、血管炎等，需用糖皮质激素和环磷酰胺。

2. 肾脏损害的治疗

根据肾损害不同类型及损害程度选择治疗方案。

（1）肾小管性酸中毒　可使用含枸橼酸钾的枸橼酸合剂进行治疗，纠正酸中毒和低钾血症。

（2）间质性肾炎　如出现急性肾损伤，肾病理显示以肾间质大量淋巴细胞和单核细胞浸润等炎性病变为主的，需应用糖皮质激素或加免疫抑制剂治疗，醋酸泼尼松剂量 0.5~1mg/（kg·d）。

（3）肾小球肾炎　应给予糖皮质激素及细胞毒类免疫抑制剂治疗。

（4）肾功能损害　如出现慢性肾衰竭者，则给予对症支持治疗。

【经典传承】

（一）朱良春教授经验

朱师推崇"燥甚化毒"之说，认为 SS 之燥，虽有燥证之象，却非外感燥邪或某种因素直接所致，实乃燥邪日盛，蕴久成毒，煎灼阴津，伤及胃、脾、肝、肾等脏腑，导致津伤成燥、燥盛伤津，互为因果，缠绵难愈。临床应分清脏腑辨证论治，如燥热内盛、脾胃阴伤，症见口干较盛、饮食难下、咽干声嘶、口舌生疮、大便干结等症，治宜益脾养胃、生津润燥；若肝肾阴虚、虚热内生，症见眼干或涩或糊、口干咽燥、头晕、腰膝酸软、牙齿枯槁无泽或断裂，此型治宜滋养肝肾、清热润燥。本病的治疗原则是甘寒养阴、甘凉培土、甘淡健脾。此外用药注意阴阳协调，朱师多配伍淫羊藿、补骨脂或少许桂枝，遵"善补阴者，必于阳中求阴"之理，取"阳生阴长"之妙，但也不宜多用温补、辛温、香燥之品。

（二）刘永年教授经验

刘教授认为除了津液亏虚外，津液失布也是干燥综合征"干燥"的主要原因。这类病人单纯予"滋阴生津"治疗，疗效往往不尽如意。因此提出了"流津润燥"治疗干燥综合征的方法。流津，即使津液正常流通敷布，在治疗中通过补气、温阳、活血、解毒等方法，使病人津充气足、脉道通利、津液流布，从而使津液能上承于口眼、润泽于肌肤、充养于五脏，"燥"则自然得解。遣方用药上，补气常选参芪、四君、七味白术散等，临床常选用党参、黄芪、太子参、白术、山药、葛根、荷叶、红枣等药；温阳喜用熟附子、桂枝、鹿衔草、淫羊藿、菟丝子、鹿角片、巴戟天等，能起到温阳益气、蒸腾气化、促进津液生成流动的作用，但使用中应注意用量适宜，以免过用助热生燥；活血方面临床常选桃红四物汤、大黄䗪虫丸加减，药用桃仁、红花、牡丹皮、赤芍、当归、土鳖虫、丹参、鬼箭羽等；解毒则指解"燥毒"，以清促滋，临床常选用犀角地黄汤、三紫汤加减，药用水牛角、地黄、玄参、紫草、土茯苓、白花蛇舌草、连翘、贯众、黄芩等。

（三）路志正教授经验

根据 SS 的病因病机及其临床表现，路老首创"燥痹"的病名，并将有脏腑损害者（如肝、肾损害）称为"脏腑痹"。主要病机为阴血亏虚，津液枯燥。提出内燥血枯，治以活血润燥生脉散（当归、芍药、熟地黄、麦冬、天冬、瓜蒌、桃仁、红花）等；外燥致痹，治以滋阴润燥、养血祛风，用滋燥养荣汤加减（当归、生地、熟地、白芍、秦艽、防风、甘草）。

【典型案例】

（一）董振华医案

某某，女，29岁。2011年4月27日初诊。主诉：发作性无力伴口干多饮、尿频量多1年半。现病史：病人2009年12月突发无力，近似软瘫，当地化验血钾2.5mmol/L，补钾治疗恢复。继之口干思饮、尿频量多、乏力间断发作。2010年4月住院确诊为pSS合并RTA，因对服用激素治疗有顾虑，口服补钾治疗至今。刻下症：尿频量多，每日尿量3000mL左右，口干多饮，乏力腰酸。舌红无苔干燥，脉沉细。血生化：K⁺3.6mmol/L，ALT 131U/L，AST 61U/L，谷氨酰转肽酶（GGT）56.4U/L。西医诊断：原发性干燥综合征，干燥综合征肾损害。中医辨证：肾气不固，封藏失职。治法：补肾固精，益气养阴。处方：枸杞子10g，五味子10g，覆盆子10g，车前子（包煎）10g，白芍10g，苦参10g，菟丝子15g，生地15g，红景天15g，牛膝15g，天花粉30g，生黄芪30g，忍冬藤30g，石斛20g，生甘草6g。每日1剂，水煎服。

服药2个月，尿量从3000mL/日减至1600mL/日；口干乏力减轻。复查生化：ALT、AST正常；GGT 36.4U/L；K⁺4.4mmol/L。

再诊，守方加凤尾草15g，再服2个月。诸症告愈，无不适感，化验血K⁺ 3.46mmol/L。原方配制丸药巩固，随诊治疗2年，病情稳定。

按语 肾主水液，肾脏有化气摄尿之功，肾气亏虚，气化无力，膀胱失约，则病人表现为小便频数，尿后余沥不尽，夜尿频多；肾藏精，为封藏之本，肾气虚精关不固，故血钾从尿液流失；脾主肌肉，病人突发四肢肌肉无力，亦有脾虚四肢肌肉失养之理；脾肾亏虚，津液失布，津液不能上承，故可见口眼干等症。病人没有明显阴阳偏损表现，照顾到脾肾先后天相互滋生的关系，用五子衍宗丸合四神煎加减补肾固涩、益气生津。考虑到该病人有pSS继发的轻度肝损害，在不影响辨证的基础上加用凤尾草。凤尾草味淡、微苦，性寒，归大肠、胃、肝、肾经，功能清热利湿、凉血止血、消肿解毒，现代药理证明其有保护肝功能作用。

（二）陈以平医案

某某，女，56岁。初诊日期：2009年12月9日。主诉：反复口干、眼干伴泡沫尿2年余。现病史：病人体检发现血沉偏快10余年，波动于80~90mm/h，未重视。2008年1月因口干、眼干就诊于上海某医院，经诊考虑为干燥综合征，当时尿常规PRO（+），予肾炎康复片、双白片等治疗，症状改善不明显，随访尿蛋白波动于（+~++）。2009年4月无明显诱因下泡沫尿明显增多，查24小时尿蛋白4.393g，即入院治疗。查血IgG 3040mg/dL，SSA（+）、SSB（+），唇腺活检明确诊断为干燥综合征，临床表现为肾小管性酸中毒，肾活检示膜性肾病（继发性）。予以醋酸泼尼松30mg/d、枸橼酸合剂、科素亚治疗，24小时UTP降至1g以下，至陈教授处就诊时醋酸泼尼松减至20mg/d，但服用激素后出现骨质疏松，有腰椎L₂压缩性骨折。既往史：病人有高血压病史10年，目前血压控制可。刻下：口干，眼干，无浮肿，余症平。舌红有裂纹，苔少，脉细。尿常规：PRO（+），RBC 1~3个/HP；24小时UTP 0.49g，Scr 81μmol/L，BUN 4.7mmol/L，UA 344μmol/L，IgG 1250mg/dL，IgA 237mg/dL，IgM 127mg/dL。西医诊断：原发性干燥综合征，干燥综合征肾损害。中医辨证：气阴两虚。治法：益气养阴，补肾固摄。处方：生地15g，龟甲15g，女贞子12g，党参30g，苍白术各12g，黄精20g，猪茯苓各 12g，白花蛇舌草 30g，薏苡仁 30g，山药 20g，当归 12g，丹参 30g，灵芝 30g，山茱萸 12g，麦冬 15g，石斛 30g，莱菔子 9g，广木香 9g。

二诊：2010 年 4 月 3 日。口干好转，大便日 5~6 行、质稀薄，纳差，上半身汗出、半夜明显，寐中易醒，头项痛，腰及少腹易抽筋。舌红有裂纹，苔少，脉细。醋酸泼尼松片 10mg，每日 1 次，20 天；氯沙坦钾片 50mg，1 天 2 次。处方：上方去莱菔子、麦冬，改生地 9g、广木香 6g；加煅牡蛎 15g，谷麦芽各 15g，鸡内金 12g，炒白芍 20g，甘草 6g。2010 年 6 月 30 日 24 小时 UTP 0.068g，Scr 62 μmol/L，BUN 3.1 mmol/L，UA 340μmol/L。继服上方至 2010 年 8 月，病人自觉诸症皆平，遂自行停用中药。

三诊：2010 年 10 月 2 日。病人已停服醋酸泼尼松及中药 2 个月，仅服氯沙坦钾片、硝苯地平控释片，因口干明显复诊。相关检查：血 IgG 2610mg/dL，24 小时 UTP 96mg，尿常规：蛋白阴性。刻下：口干，脱发，纳稍差，眠可，大便日一行，余症平。舌红有裂纹，苔少，脉细。处方：龟甲 12g，生地 12g，女贞子 12g，旱莲草 20g，生蒲黄 10g，何首乌 15g，芡实 15g，石斛 30g，麦冬 12g，黄精 15g，白术 9g，谷麦芽各 15g，鸡内金 9g，仙鹤草 30g，白花蛇舌草 30g，青风藤 30g。复查：尿常规：RBC 0/HP，PRO（－）；Scr 59μmol/L，BUN 5.2mmol/L，CO_2-CP 24mmol/L；血 IgG 1770mg/dL，IgA 194 mg/dL，IgM 121 mg/dL。予上方中药继服。

按语　该病人属继发性膜性肾病，干燥综合征的肾损害多以间质性肾炎为主，膜性肾病较为少见。该病人在病程中以肾病综合征为主要表现，初诊于陈教授处时，尿蛋白降至 1g 以下，且激素减量服用中。陈教授一改以往"健脾益气活血化湿"治疗膜性肾病的法则，转而使用清热养阴生津为治疗大法，病人服后口干明显好转。后于二诊中加入健脾助运、酸甘化阴之品，在病例中虽未记载病人的症状，但推测病人必有胃胀痛、食后腹胀之表现，该表现常见于干燥综合征病人伴萎缩性胃炎者。三诊时病人已停用激素，同时未服中药，血 IgG 水平明显升高，口干诸症明显，提示病情有所反复，此次处方与初诊时相比，补肾更甚而健脾之力略减，且加入了祛风通络、抑制免疫的青风藤。待复诊时，血 IgG 水平明显下降，症状有所好转，中药疗效显著。

【预防与调护】

pSS 肾损害者最常合并低钾血症，平时可多食用富含钾的食物，如橘子、橙子、香蕉、肉等。饮食应以清淡为主，避免辛辣及羊肉、狗肉、驴肉等燥热之品。注意口腔卫生，预防龋齿。不吸烟、饮酒，避免过度劳累，保持心情愉悦，适当运动，提高免疫力。

【临证提要】

pSS 可累及多系统、多脏器，见肾之病证，当悉心审察有无他脏之病变，辨病和辨证相结合。干燥综合征之燥，或因津亏血少为燥，或因风热燥毒为燥，或因痰湿瘀阻、津凝不布为燥，故不可拘泥于养阴生津一法，当审证求因，或先攻后补，或先补后攻，或攻补兼施，以审因为主、辨证为纲、施治为要，才能提高临床疗效。

（傅文宁　鲁盈）

第十一节　类风湿关节炎肾损害

【概述】

类风湿关节炎（rheumatoid arthritis，RA）是常见的结缔组织疾病，主要表现为慢性多发性关节炎。合并肾脏损害者常见，既可以是疾病本身引起，也可以是由治疗疾病的药物引起。我国 RA 的患病率为 0.32%~0.36%，不同的研究其肾脏受累的发生率报道不一，在 5%~50% 不等。近些年来，有研究发现如果将肾小球滤过率降低作为肾脏受损的指标，则在 RA 患病人群中肾脏受累可高达 46.3%~57.0%，且肾脏病变往往是导致 RA 病人死亡的重要原因之一。RA 肾损害中医学无相应的病名，由于本病源自"痹证"，结合肾损伤后的临床表现，归属于中医学"痹证""尿浊""关格"等病证范畴。

【病因病机】

（一）中医病因病机

对 RA 肾损害中医病因病机的论述，归纳为外因和内因两个方面：外因责之于风寒湿热之邪；内因则与脏腑、气血、阴阳亏损相关。

1. 病因

（1）外因

①感受风寒湿邪　久居潮湿之地、严寒冻伤、贪凉露宿、睡卧当风、暴雨浇淋、水中作业或汗出入水等，外邪注于肌腠经络，滞留于关节筋骨，导致气血痹阻而发为风寒湿痹。由于感受风寒湿邪各有所偏盛，有行痹、痛痹、着痹之别。若素体阳气偏盛，内有蓄热，复感风寒湿邪，可从阳化热；或风寒湿痹经久不愈，亦可蕴而化热。

②感受风湿热邪　久居炎热潮湿之地，外感风湿热邪，袭于肌腠，壅于经络，痹阻气血经脉，滞留于关节筋骨，发为风湿热痹。

（2）内因

①劳逸不当　劳欲过度、将息失宜，防御功能降低，汗出肌疏，外邪乘袭；精气亏损，卫外不固；或激烈活动后体力下降。

②先天禀赋不足或久病体虚　正气亏虚，阳气不足，卫外不固，腠理空虚，易为风、寒、湿、热之邪乘虚侵袭，痹阻筋脉、肌肉、骨节，而致营卫行涩、经络不通、肢体筋脉失养，日久耗伤气血，损及肝肾，虚实相兼；痹证日久，由经入络累及脏腑，出现相应的脏腑病变。

2. 病机

病初邪在经脉，累及筋骨、肌肉、关节；病久邪留伤正，耗伤气血，损及肝肾，造成气血津液的运行输布障碍，导致血停为瘀、湿凝为痰，痰瘀互结，阻闭经络。痹证日久，外邪由经入络伤及脏腑，出现相应的脏腑病变；外邪久居，毒邪内生，伤及肾脏，闭阻水道；或热毒耗液，肾精亏虚，逐渐导致肾元虚衰。

总之，本病属本虚标实之证，病初以邪实为主，风寒湿热之邪痹阻经络，气血不通，肌肉关节受累，日久循经入络，内舍于肾是本病的根本病机。其主要病变特点为肾络阻滞，导致结构受损和功能障碍。

（二）西医病因病机

RA 所致的肾小球肾炎包括系膜增生性肾小球肾炎、膜性肾病、继发性淀粉样变性病（amyloidosis）和小血管炎。由于 RA 的基础病变之一为血管炎，其中约 15% 的活动期 RA 病人可发生肾脏坏死性血管炎。坏死性血管炎虽然不常见，却是类风湿关节炎肾损害严重的表现，往往伴有新月体的形成。此外，RA 的慢性炎症可以增加急性时相反应物质——血清淀粉样蛋白 A 的产生，这一蛋白的片段，AA 蛋白沉积于肾组织引起肾淀粉样变，临床表现为大量蛋白尿。5%~10% 长期严重的 RA 病人可发生继发性淀粉样变。

不少 RA 肾损害与其治疗药物有关，主要为非甾体抗炎药（nonsteroidal anti- inflammatory drugs，NSAIDs）和改善病情抗风湿药物（disease- modifying anti-rheumatic drugs，DMARDs），如金制剂、青霉胺、环孢素 A（cyclosporin A，CsA）等。NSAIDs 通过肝肾细胞内 P450 氧化酶系统代谢形成的活性产物以共价键形式与肾组织蛋白结合，引起肾细胞的氧化损伤；同时 NSAIDs 是环氧化酶的抑制剂，阻断前列腺素合成，导致肾血流下降，故长期应用 NSAIDs 或存在高危因素的病人，如老年人、合并心力衰竭、有基础肾病或细胞外液减少的病人，使用 NSAIDs 易引起肾功能恶化；NSAIDs 药物还可引起 A/CIN，并可进展至纤维化，导致急、慢性肾衰竭。金制剂可沉积于肾小管细胞的线粒体内和间质巨噬细胞内，引起小管间质性肾炎，进而小管上皮细胞损伤释放出抗原，通过免疫反应诱导自身抗体产生，形成免疫复合物，沉积于肾小球上皮下，从而发生膜性肾病。青霉胺所致的肾损害可发生于青霉胺治疗后 4~18 个月，剂量 > 500mg/d 者易出现蛋白尿，严重者出现肾病综合征。青霉胺较易引起膜性肾病，可能原因为青霉胺作为半抗原沉积于肾小球基膜，引起免疫复合物肾炎。CsA 引起肾损害的机制可能与 CsA 引起肾血管收缩，导致肾小球滤过率降低，以及直接损伤肾小管细胞有关。由于甲氨蝶呤主要由肾脏排泄，对肾小管有直接毒性作用，当肾功能减退时该药半衰期延长，毒性增强。

【临床表现】

1. 肾外表现

主要为关节痛症状，受累关节以近端指间关节、掌指关节、腕、肘、肩、膝和足趾关节最为多见；颈椎、颞颌关节、胸锁和肩锁关节也可受累，并伴活动受限；髋关节受累少见。关节炎常表现为对称性、持续性肿胀和压痛，常常伴有晨僵。最为常见的关节畸形是腕和肘关节强直，掌指关节的半脱位，手指向尺侧偏斜和呈"天鹅颈"样及纽扣花样表现。重症病人关节呈纤维性或骨性强直，并因关节周围肌肉萎缩、痉挛失去关节功能，致使生活不能自理。除关节症状外，还可出现类风湿结节和心、肺等内脏，周围神经及眼病变。

2. 肾脏表现

肾损害的临床表现主要与肾损害的病理类型有关。

（1）肾小球源性损害　主要表现为血尿（以镜下血尿为主）、蛋白尿或肾病综合征，伴或不伴肾功能异常。系膜增生性肾小球肾炎（MsPGN）包括 IgA 肾病占 RA 肾损害的 25%~50%，是 RA 继发性肾损害的常见病理类型，临床表现为镜下血尿和（或）蛋白尿，部分表现为肾病综合征，及不同程度肾功能损害。膜性肾病（MN）临床表现为持续性蛋白尿，多呈肾病综合征。肾脏坏死性血管炎多发生于 RA 病情活动时，虽然不常见，却是严重的肾损害，临床常表现为血尿、蛋白尿，多伴高血压和肾功能迅速减退，血清可出现 P-ANCA/MPO-ANCA 阳性，临床需高度警惕。长期严重的 RA 病人可继发性肾淀粉样变，临床可见不同程度的蛋白尿，其中 1/3~1/2 表现为肾病综合征，易并发深静脉血栓形成，晚期可出现低血压及肾衰竭。

（2）肾小管间质病变　由于临床表现隐匿，易于疏漏。病人尿常规大多正常，早期表现可有夜尿增多，或出现低渗尿；部分病人可因血清肌酐增高被发现。对长期服用 NSAIDs 药物的病人应注意排查肾小管间质损害。

【实验室及其他辅助检查】

1. 尿液检查

可出现蛋白尿、镜下红细胞尿，24 小时尿蛋白明显升高。

2. 肾功能检查

部分病人可出现肾功能异常，表现为血清肌酐、尿素氮升高，肾小球滤过率降低。

3. 免疫学检查

符合 RA 免疫学改变。血清免疫球蛋白 IgG、IgA、IgM 可有不同程度升高，血清补体水平多数正常或轻度升高，60%~80% 病人有高水平类风湿因子（RF），但 RF 阳性也见于慢性感染（肝炎、结核等）或其他结缔组织病和正常老年人。抗角质蛋白抗体（AKA）、抗核周因子（APF）和抗环瓜氨酸多肽（CCP）等自身抗体对 RA 具有较高的诊断特异性。如发生肾脏坏死性血管炎，血清中可出现 ANCA 阳性，多为 P-ANCA、MPO 阳性。

【诊断与鉴别诊断】

（一）诊断要点

1. 中医辨证要点

（1）辨病邪偏盛　本病因正气不足，外邪入侵，风寒湿热为病各有偏盛，应根据临床主症特征分辨主导病邪。如：游走不定而痛者，为风邪盛；疼痛剧烈、遇冷加重、得热则减者，寒邪为盛；重着固定、麻木不仁者，湿邪为盛；病变处焮红灼热、疼痛剧烈者，热邪为盛；病变处有结节、肿胀、瘀斑或肢节变形者，为痰瘀阻痹。

（2）辨病证寒热　肾虚之证，大要分为阴虚、阳虚两类。阳虚之变为寒证，表现为腰膝酸软疼痛，畏寒肢冷，精神萎靡不振，面色白，舌淡苔薄白，脉沉弱；阴虚之变为热证，表现为形体消瘦，潮热盗汗，五心烦热，咽干颧红，溲赤便干，舌红少津，脉细数。

2. 西医诊断要点

有明确 RA 病史，出现肾损害，并能排除其他病因所致者，应考虑本病。以下线索有助于 RA 肾损害诊断。

（1）病史　仔细询问病史，如是否曾应用金制剂、青霉胺或 NSAIDs 药物，以及 RA 病情控制情况。慢性活动性关节炎者继发性淀粉样变的危险性较高。

（2）实验室检查　尿常规呈中度至重度蛋白尿，血尿不显著者，通常为膜性肾病或继发性淀粉样变等非炎性病变；表现为血尿、蛋白尿，并伴肾功能异常者，需警惕新月体性肾小球肾炎等类风湿血管炎性病变；若表现为血尿、蛋白尿，血清肌酐正常者，则应考虑 MsPGN 或 IgA 肾病；如出现低比重或低渗尿，伴或不伴血清肌酐增高，需首先考虑 NSAIDs 药物肾损害。

（3）肾病理　为诊断金指标，对诊断不明确者，建议肾活检。

（二）鉴别诊断

1. 类风湿关节炎合并原发性肾病

对于出现肾脏损害的 RA 病人，应仔细询问病史，如有无肾损害药物应用以及肾脏起病的时间，有助于明确肾脏损害原因的鉴别。当然，肾病理对明确诊断具有十分重要的价值。此外，抗磷脂酶 A_2 受体抗体（抗 PLA_2R）的检测有助于鉴别原发性膜性肾病。

2. 其他风湿免疫性疾病的肾损害

如系统性红斑狼疮、干燥综合征、系统性硬化症、混合性结缔组织病、小血管炎等均可表现为肾脏受累。临床上可根据关节受累特点、特异性的血清学指标及自身抗体检查等进行鉴别，必要时行肾活检。

【治疗】

（一）中医治疗

1. 治疗原则

应以补肾为主，兼以祛风化湿、活血通络、化痰散结。

2. 辨证施治

（1）肾虚感寒

[临床表现] 腰膝酸软，不耐劳作，畏寒肢冷，全身关节疼痛、肿胀、变形，遇寒加重，得热则舒，舌淡红，舌体胖大，苔白，脉沉紧或沉细弱。

[治法] 温肾固精，散寒除痹。

[方药] 温肾散寒汤（叶任高主编《中西医结合肾脏病学》）加减。

[参考处方] 制附子 9~15g，补骨脂 15g，杜仲 15g，骨碎补 10g，熟地 15g，淫羊藿 10g，牛膝 15g，赤芍 10g，白芍 10g，苍术 10g，防风 10g，威灵仙 15g，透骨草 10g，知母 10g，独活 10g，土鳖虫 10g。

方中制附子、补骨脂、淫羊藿补益肾阳，杜仲、骨碎补、熟地、牛膝补肝肾，强筋骨，活血通利肢节筋脉，独活、防风、威灵仙、苍术、透骨草祛下焦与筋骨间风寒湿邪；杜仲、桑寄生、巴戟天补益肾气；赤芍、土鳖虫活血化瘀；知母与白芍配伍有养阴清热之功。

[临床应用] 上肢关节病变为主者，加桂枝 15g，姜黄 10g，桑枝 15g，去怀牛膝；有瘀血征象者，加红花 6g，乳香 10g，没药 10g；脾虚湿滞，纳差苔腻者，加白蔻仁 10g，佩兰 10g，神曲 10g，炒谷芽 30g，炒麦芽 30g；关节变形者，加续断 15g，狗脊 15g，鹿角胶 10g；有蛋白尿者，加桑螵蛸 10g，柿叶 10g，六月雪 10g。

（2）邪郁化热

[临床表现] 口干口苦，烦躁发热，关节肿痛，皮肤灼热，病位喜凉，但受寒后又疼痛加重，便秘溲黄，舌质红，苔黄腻，脉滑数。

［治法］清热利湿，兼顾补肾。

［方药］四妙散（《圣济总录》）加减。

［参考处方］生薏苡仁 30g，忍冬藤 20g，黄柏 15g，知母 12g，生地 10g，独活 15g，苍术 15g，络石藤 15g，续断 15g，桑寄生 15g，怀牛膝 15g，土鳖虫 15g。

方中黄柏苦寒燥湿；苍术健脾燥湿除痹；怀牛膝、土鳖虫活血通经，补肝肾，强筋骨；生薏苡仁清热利湿；生地、知母清热养阴；续断、桑寄生补益肝肾；忍冬藤、独活、络石藤祛风除湿。

［临床应用］热重者，加连翘 20g，栀子 15g；有瘀血征象者，加红花 10g，乳香 10g，没药 10g。

（3）肝肾虚寒

［临床表现］形体消瘦，畏寒肢冷，关节变形，肌肉萎缩，骨节疼痛，腰膝酸软，头晕耳鸣，尿中有蛋白，舌质淡红，苔薄白，脉沉弱。

［治法］温肾固精，壮骨除痹。

［方药］独活寄生汤（《备急千金要方》）合十全大补汤（《太平惠民和剂局方》）加减。

［参考处方］党参 15g，肉桂 6g，杜仲 15g，桑寄生 15g，肉苁蓉 15g，巴戟天 15g，黄芪 15g，熟地 15g，当归 10g，白芍 10g，川芎 10g，独活 10g，怀牛膝 15g，茯苓 10g，土鳖虫 15g，乌梢蛇 10g。

方中独活祛下焦与筋骨间风寒湿邪；肉苁蓉、杜仲、桑寄生、巴戟天补益肾气；怀牛膝活血通利肢节筋脉；党参、黄芪、茯苓健脾益气；土鳖虫、乌梢蛇通经活络宣痹；肉桂祛寒止痛；熟地、当归、白芍、川芎养血活血。

［临床应用］尿蛋白多者，加桑螵蛸 10g，玉米须 20g，柿叶 10g；关节肿胀较重者，加白芥子 10g，皂角刺 10g，僵蚕 10g；津伤燥热者，去肉桂加生地 20g，麦冬 15g，玉竹 15g；本虚而无标实者，加补骨脂 15g，骨碎补 15g，狗脊 15g，鹿角胶 15g。

（二）西医常规治疗

目前尚无 RA 肾损害的西医治疗指南/共识，主要是针对原发病治疗。对出现肾脏损害的病人，应分析导致肾损害的原因进行相应治疗。如因药物金制剂、青霉胺或 NSAIDs 所致的肾损害病人，须停药；如病因尚不明确的病人，建议肾穿刺，根据肾病理类型进行针对性治疗，治疗措施可参考相应的原发性肾病的治疗指南/共识。对出现急性肾损伤的病人，尤应及时肾穿刺检查，警惕类风湿血管炎引起的坏死性肾小球肾炎，需要用激素和环磷酰胺等进行积极治疗；需避免没有肾病理支持而盲目使用激素及免疫抑制剂治疗，如为肾淀粉样变则激素治疗不仅无效，且徒增药物的不良反应。对慢性肾衰竭、双肾已出现萎缩的病人，则不必进行积极的免疫抑制治疗，应针对慢性肾衰竭的并发症进行对症治疗，如已进入终末期肾衰竭者，则择期行透析治疗。

【预防与调护】

本病平素应注意防风、防寒、防潮，避免居潮湿之地，居住和作业地方保持清洁和干燥。加强体育锻炼，增强体质。饮食上不要吸烟，限制饮酒，勿喝浓茶；应以高蛋白、高维生素、低糖、低盐的清淡饮食为主，少食刺激性食物。关节症状缓解期可进行适当的体育锻炼，预防关节畸形，避免出现僵直，防止肌肉萎缩，促进炎症水肿消失，缓解疼痛。

【注意事项】

当 RA 病人出现蛋白尿或血尿等肾小球损害表现时，建议及时行肾穿刺病理检查，这是由于 RA 可以出现多种肾病理损害，治疗、预后均不相同，切忌盲目大剂量激素及免疫抑制剂持久应用。此外，当病人肾功能已进入慢性肾衰竭阶段，需注意调整药物应用，如减量甲氨蝶呤（MTX），及规避有肾损害的药物使用。

【临证提要】

重视 RA 的规范化治疗，避免长期 NSAIDs 的使用，同时在应用金制剂、青霉胺或 CsA 等有可能导致肾损害药物前，需筛查病人的肾脏情况，应用过程中监测肾损害，有助于早期防范。本病起病隐匿，临床医师应加强对 RA 肾损害的认识，定期检测尿常规、肾功能，并重视病人的主诉，如夜尿增多等。一旦出现肾损害时，建议及时行肾穿刺病理检查，明确病理类型，以期早期诊断、早期治疗。在中医辨治方面，痹证初发，应积极治疗，防止病邪传变、循经入脏。在临床诊治时，应根据正气强弱、邪气盛衰进行辨证治疗，最大限度地发挥中医药的优势与特色。

（何梦吟　鲁盈）

第十二节　混合性结缔组织病肾损害

【概述】

混合性结缔组织病（mixed connective tissue disease，MCTD）是一种具有系统性硬化病（SSc）、系统性红斑狼疮（SLE）、多发性肌炎/皮肌炎（PM/DM）、类风湿关节炎（RA）等疾病的某些症状，血清中高滴度抗 U1RNP 抗体，临床表现有雷诺现象、双手肿胀、多关节痛或关节炎、肢端硬化、肌炎、食管运动功能障碍、肺动脉高压等特征的临床综合征。MCTD 病人中 10%~25% 有肾脏受累，表现为膜性肾病或高血压危象，而弥漫增殖性肾小球肾炎及单纯间质性病变相对少见。急慢性肾衰竭、高血压肾危象和肺动脉高压是影响病人预后的重要因素。该病与中医学"皮痹""肌痹""周痹""阴阳毒""历节病"等有相似之处；有雷诺现象者属"脉痹"；累及肾脏者，根据其临床表现，分别归属于中医学"尿浊""水肿""癃闭""关格"等范畴。

【病因病机】

（一）中医病因病机

1. 病因

本病发生与先天禀赋不足、肝肾亏损，或七情内伤、劳累过度，复加后天饮食起居失调、六淫外侵等病因有关。

2. 病机

上述病因导致阴阳失衡，阴虚火旺，气血不畅，邪客经络，血脉不通，皮肤受损，筋脉痹阻，累及脏腑而发病。病位在肾，可累及经络、血脉、肌肉、皮肤、肌腠、关节及心、肺等其他脏腑。本病的性质为本虚标实，以阴血不足为本，寒凝、郁热、瘀血、痰饮为标。病性虚实兼有，寒热错杂。

（二）西医病因病机

混合性结缔组织病的病因尚不明确，遗传因素和环境因素是其发病的主要原因。HLA 抗原系统与本病多种结缔组织病的易患性、临床分型、自身抗体谱及临床表现多样性密切相关，这些基因分别为 HLA-DR4、HLA-DR3、HLA-DR5、HLA-DR2。环境因素中主要的是感染。体液免疫和细胞免疫异常是本病的主要发病机制。

【临床表现】

混合性结缔组织病病人可出现组成本病的各种结缔组织病（SLE、SSc、PM/DM、RA）的临床表现，因其特征性表现很少同时出现，早期常较难诊断。临床表现为非特异性，包括全身不适、乏力、关节痛、肌痛、低热等，一些病人表现为急性三叉神经病变、严重的多肌炎、急性关节炎、无菌性脑膜炎、急性腹痛或高热等。与 U1RNP 抗体相关的症状包括双手肿胀、关节炎、雷诺现象、肌痛和指端硬化等。

混合性结缔组织病几乎可累及所有器官和系统，包括皮肤、关节、肌肉、心、肺、胃肠道、肾、中枢神经及血液系统。

（1）心脏　心脏的三层结构皆可受累。最常见的临床表现是心包炎，但有关心肌受累的报道也日渐增多。有的病人心肌受累继发于肺动脉高压，心电图可见右室高电压、肺性 P 波及传导异常，心脏超声提示右室肥厚或增大。

（2）肺脏　75% 病人有肺部受累，其中 30%~50% 为肺间质病，25% 出现肺间质纤维化。肺动脉高压是 MCTD 病人最严重的并发症及病人最主要死亡原因。

（3）肾脏　临床表现形式多样，多为轻型，仅为镜下血尿或少量蛋白尿（< 500 mg/24h），约 1/3 病人可表现为肾病综合征，一些病人甚至合并严重高血压和急性肾衰竭。

（4）消化道　主要表现为上消化道运动异常，表现为吞咽困难及进食后哽噎感。其他包括巨结肠、胰腺炎、腹腔积液、蛋白丢失性肠病、原发性胆汁性肝硬化、自身免疫性肝炎等。

（5）神经系统　总体发生率不高，较常见的是三叉神经痛及头痛，可有类似狼疮脑病样发作。

【实验室及其他辅助检查】

1. 实验室检查

血沉显著升高，多数病人呈高球蛋白血症，血清补体一般正常；有 14%~50% 病人可出现 RF 阳性。自身抗体检查有以下特点：①抗核抗体高滴度阳性，免疫荧光呈斑点型；②高滴度可提取性核抗原（Extractable Nuclear Antigen，ENA）常 ≥ 1∶1000；③免疫扩散法显示核糖核蛋白（RNP）抗体（主要指 U1RNP 抗体）高滴度阳性。

2. 肾脏病理

受累肾脏的病理变化多样，肾小球、肾血管及间质均可出现病变。

（1）肾小球损害　可出现与狼疮性肾炎类似的多样化表现。系膜病变为其基础病变，常见系膜区 IgG 和 C_3 沉积。膜性肾病是最常见的病理类型，表现为典型的 IgG、C_3 沿毛细血管祥细颗粒样沉积，有时伴有 IgA 和 IgM 沉积。其他有报道的病理类型包括：①局灶增生性肾小球肾炎：系膜区和内皮下可见沉积物；②新月体性肾炎（罕见）；③肾小球纤维素样坏死（罕见）。肾小球病变可从一种类型向另一类型转化。

（2）肾内小血管病变　与硬皮病肾损害类似，包括小叶间动脉内膜水肿和纤维增生。

（3）肾间质病变　肾间质常见淋巴细胞、单核细胞和浆细胞大片浸润。

【诊断与鉴别诊断】

（一）诊断要点

1. 中医辨证要点

（1）辨病位　本病有阴阳毒、肌痹、皮痹等疾病的混合表现，症状不一，病变累及经络、血脉、肌肉、皮肤、肌腠、关节及心、肺等脏器，基本病位在肾。

（2）辨虚实　病程中寒凝、瘀血、痰浊、湿热、水湿等实证亦属常见，其中尤以瘀血最为重要。病始初期热毒炽盛，灼伤血脉，迫血妄行，致血溢脉外而瘀血，症见皮肤红斑等。病情后期常因阴虚或气阴，阴虚则血中津少，血液黏稠难行；气虚则推动无力，血行迟缓，致瘀血形成。其他如痰浊内阻、水湿内停等，均可阻滞血液运行而致瘀血。

2. 西医诊断要点

（1）混合性结缔组织病的诊断　Alarcon - Segovia（1986 年）所提出的 MCTD 诊断标准较为简洁，诊断本病的敏感性和特异性分别为 63% 和 86%。主要内容为①血清学指标阳性：抗 U1RNP 抗体（血凝法）滴度 > 1∶1600；②临床指标：手指肿胀、雷诺现象、肌炎、滑膜炎及肢端硬化病。

明确诊断：血清学指标阳性并至少 3 条临床表现——手肿胀、雷诺现象及肢端硬化病，至少还有另一条症状（肌炎或滑膜炎）。

（2）混合性结缔组织病肾脏损害的诊断　满足 MCTD 诊断标准同时伴有肾损伤，如血尿、蛋白尿、肾功能异常、难以控制的高血压等，或肾穿刺存在肾病理损伤并除外其他病因所致者，应考虑 MCTD 肾脏损害。建议对尿蛋白量偏大、出现急性肾损伤者进行肾活检，有助于明确诊断、指导治疗及判断预后。

（二）鉴别诊断

由于 MCTD 与其他风湿病的临床表现有交叉和重叠现象，故在诊断 MCTD 肾损害之前首先需对原发病进行鉴别诊断。

1. 系统性硬化症（SSc）

与 SSc 相比，MCTD 多发性关节炎、肌炎、淋巴结病、白细胞减少和高球蛋白血症发生率较高。

2. 系统性红斑狼疮（SLE）

与 SLE 相比，MCTD 双手肿胀、肌炎、食管运动障碍和肺受累更多见，而严重肾脏损害和中枢神经系统损伤相对少见，抗 ds-DNA 抗体、抗 Sm 抗体阴性，补体水平常不低。

3. 多肌炎 / 皮肌炎（PM/DM）

与 PM/DM 相比，MCTD 雷诺现象、关节炎、双手指肿胀、食管运动障碍、肺受累明显增高，且有高滴度抗 U1RNP，缺乏 PM 特有的抗 Jo-1 抗体和 PM-1 抗体。

【治疗】

（一）中医治疗

1. 治疗原则

本病的病机特点为本虚标实，以阴血不足为本，寒凝、郁热、瘀血、痰饮为标。故治则应以滋补肝肾、滋阴降火、温肾散寒、活血通络、涤痰化瘀等为主。

2. 辨证施治

（1）寒凝腠理

［临床表现］面色少华，神疲乏力，畏寒肢冷，手足遇寒变白变紫，皮肤硬肿，肢冷恶寒，得热则舒，遇寒加重，四肢浮肿，关节冷痛，腹胀纳呆，口淡不渴，伴有身倦乏力、腰膝酸软，尿少或清长，便溏，舌胖质淡有齿痕、苔白薄或厚腻，脉沉细小或沉滑无力。

［治法］温肾散寒，健脾化浊，活血通络。

［方药］阳和汤合理中丸加减（阳和汤出自《外科证治全生集》，理中丸出自《伤寒论》）。

［参考处方］熟地黄 30g，鹿角胶（烊化）10g，白芥子 6g，肉桂 6g，炙甘草 6g，炮姜炭 6g，附子（先煎）10g，巴戟天 10g，山药 15g，党参 15g，炒白术 10g，茯苓 15g。

方中重用熟地滋补阴血、填精益髓；鹿角胶、巴戟天补肾助阳、益精养血；白芥子化痰通络；肉桂、炮姜炭、附子温肾散寒；山药、党参、炒白术、茯苓健脾益气。

［临床应用］有血瘀者，加红花 6g，川芎 6g；寒湿甚者，加羌活 10g，麻黄 6g；有蛋白尿者，加蚕蛹 10g，金樱子 10g，芡实 10g；皮肤紧硬者，除重用穿山甲 6g、皂角刺 10g 外，可加水蛭 3g，土鳖虫 6g；雷诺现象明显者，加丹参 10g，赤芍 10g，鸡血藤 15g 等养血活血之品；病变皮肤肿胀较重者，加丝瓜络 10g，生薏苡仁 30g，泽兰 15g。

（2）痰阻血瘀

［临床表现］身痛皮硬，肌肤顽厚，麻木不仁，肤色晦暗，关节疼痛或强直，头晕、头重，肢酸而沉，吞咽不利，或胸闷咳嗽，或肌肤甲错、指端溃疡，舌暗，舌质青紫或多瘀点，苔腻，脉沉涩或沉滑。

［治法］祛痰活血通络。

［方药］导痰汤合身痛逐瘀汤加减（导痰汤出自《济生方》，身痛逐瘀汤出自《医林改错》）。

［参考处方］胆南星 15g，天竺黄 10g，白芥子 10g，浙贝母 10g，丝瓜络 10g，地龙 10g，穿山甲 10g，丹参 15g，桃仁 10g，红花 6g，当归 10g，川芎 6g。

方中胆南星、天竺黄祛痰通络；白芥子、浙贝母、丝瓜络化痰散结；桃仁、红花、丹参活血化瘀；以熟地、当归养血和血；川芎活血行气；地龙、穿山甲破血通络。

［临床应用］血瘀甚者，加三棱 10g，莪术 10g；气虚者，加黄芪 30g，党参 10g，桂枝 6g；脾胃虚弱者，加党参 10g，白术 10g，茯苓 15g，麦芽 15g。

（3）肝肾阴虚

［临床表现］低热盗汗，面颧潮红，腰膝酸软，口干咽燥，两目干涩，或头晕目眩，耳鸣，脱发，大便偏干，月经不调或闭经，舌红少津，苔少或光剥，脉细或细数。

［治法］滋补肝肾，养阴清热。

［方药］六味地黄丸合二至丸加减（六味地黄丸出自《小儿药证直诀》，二至丸出自《医

方集解》)。

[参考处方] 生地黄 15g，山药 12g，山茱萸 12g，泽泻 9g，茯苓 9g，牡丹皮 6g，女贞子 15g，旱莲草 15g。

方中生地长于滋阴补肾，山茱萸补肝阴以养肾阴，山药益脾阴以滋肾阴，此三药相伍，则肝脾肾三阴并补，名曰"三补"，而重在滋肾。泽泻泄肾浊，茯苓利脾湿，二药相伍则引浊邪下行，有"推陈致新"之功；牡丹皮凉泻肝火，收清肝以养肝之效，合泽泻、茯苓同为"三泻"。加二至丸（女贞子、旱莲草）补肝肾之阴虚。

[临床应用] 如有少气懒言、神疲体倦等气虚表现，可加用黄芪 15g，太子参 30g。

（4）肾气不足

[临床表现] 肌肉疼痛，动作迟缓乏力，腰膝酸软，耳鸣耳聋，夜尿频多，或伴形体消瘦或形寒肢冷，头晕眼花，面色苍白，头发干枯，性欲减低，经事不调，舌淡苔薄或少苔，脉迟细弱。

[治法] 补肾祛寒，通督止痛。

[方药] 金匮肾气丸加减（出自《金匮要略》）。

[参考处方] 生地黄 24g，山药 15g，茯苓 10g，山茱萸 10g，牡丹皮 6g，泽泻 6g，制附子 6g，川牛膝 10g，菟丝子 12g，炙甘草 5g。

方中生地黄甘寒，重在滋阴补肾、填精益髓；山茱萸、菟丝子养肝肾而固肾气；山药甘平，健脾补肺、固肾益精。此四药相伍，滋养肝脾肾三脏，尤长于滋阴补肾。附子具辛甘之味、温热之性，能温肾扶阳。泽泻泄肾浊，茯苓利脾湿，二药合用，使地黄、山茱萸、山药、菟丝子滋而不滞；牡丹皮凉泻肝火，使附子温而不燥。川牛膝引药下行，使药达病所。炙甘草调和诸药。

[临床应用] 五心烦热者，可去附子加知母、黄柏；夜尿频多明显者，加益智仁、乌药；形寒肢冷明显者，加当归、川芎、补骨脂。

3. 单味中药治疗

（1）雷公藤　属于卫矛科木质藤本植物。味苦、辛，性凉，有大毒，归肝、肾经。具有祛风除湿、活血通络、消肿止痛、杀虫解毒等功效。毒性及不良反应强，主要有肝损害、骨髓抑制、性腺抑制以及皮肤色素沉着，大剂量还可导致肾脏损害等。

对于 MCTD 肾损害来说，雷公藤的优势是双重作用，既能治疗肾损伤，改善血尿、蛋白尿，同时又能治疗原发疾病，缓解病人关节症状，且对肺间质纤维化、肺动脉高压没有不利影响。

使用方法：生药 10~20g，选择去两层根皮的根心木质部分，久煎，须用文火煎 2 小时以上。如与他药配伍时，先单煎 1.5 小时后，再放入其他药物共煎。推荐使用雷公藤多苷片 1~2mg/（kg·d），从小剂量开始起用，较生药相对安全。

（2）冬虫夏草　常用剂量 3~5g，炖服或研粉水冲服。适用于 MCTD 肾损害肺肾气虚者。冬虫夏草可促进肾小管上皮细胞的修复，减轻肾毒性药物对肾小管间质的损害；通过增加基质金属蛋白酶 -2（MMP-2）的表达、抑制 TIMP-1 和 TIMP-2 的表达，促进细胞外基质的降解，减少细胞外基质的积聚，从而减轻肾小球硬化，减轻肾小球的损伤，减少蛋白尿；抑制肾小球硬化和肾小管 - 间质损伤的进展，延缓慢性肾衰竭的进程。

（二）西医常规治疗

1. 原发病的治疗

（1）以关节炎为主要表现者　轻者可应用非甾体抗炎药，对有侵蚀性关节炎而无肾损者，可使用甲氨蝶呤和羟氯喹。

（2）雷诺现象　首先注意保暖，避免手指外伤，避免使用震动性工具工作，应戒烟。可应用抗血小板聚集药物，予扩血管药物如钙通道阻滞剂，或血管紧张素转化酶抑制剂等。局部可试用前列环素软膏外用。如出现指端溃疡或坏死，可使用静脉扩血管药物如前列环素。

（3）以肌炎为主要表现者　选用糖皮质激素和免疫抑制剂治疗。轻症和慢性病程应用小量至中等量激素如醋酸泼尼松每日 10~30mg；急性起病和重症病人应用醋酸泼尼松每日 60~100mg，同时加用甲氨蝶呤。必要时可采用静脉用免疫球蛋白。

（4）肺动脉高压（PAH）　是 MCTD 病人致死的主要原因。应该早期、积极治疗原发病。推荐每年进行心脏超声筛查，建议对疑似肺动脉高压的病人进行右心导管检查确诊。合并 PAH 病人应避免怀孕和高强度运动。基础病的治疗对改善和稳定 PAH 的病情至关重要，当 MCTD 病情活动时通常需要积极治疗以诱导缓解，即大剂量糖皮质激素，免疫抑制剂可考虑环磷酰胺、霉酚酸酯、硫唑嘌呤等。一般治疗包括吸氧、利尿、抗凝、强心。对确诊病人进行靶向治疗，包括内皮素受体拮抗剂、前列环素类似物、磷酸二酯酶抑制剂和鸟苷酸环化酶激动剂。不建议 PAH 病人采用血管紧张素转换酶抑制剂、血管紧张素 II 受体拮抗剂和 β 受体阻滞剂，除非病人同时合并高血压、冠心病或者左心衰竭。

（5）心肌炎　试用糖皮质激素和环磷酰胺，避免应用地高辛。不完全性传导阻滞者避免应用氯喹。

（6）食管功能障碍　轻度吞咽困难应用醋酸泼尼松每日 15~30mg。

2. 肾脏损害的治疗

（1）单纯肾小球源性血尿　不需要处理。但若合并有血管炎，则需要给予糖皮质激素及免疫抑制剂的治疗。

（2）大量蛋白尿或肾病综合征者　应根据肾病理类型制定具体的治疗方案。

（3）高血压肾危象　应在 6 小时内将血压控制在 170/105mmHg 以下或下降最高血压的 25%，大多需要使用静脉降压药，力争 72 小时内将血压降至安全范围（160/90mmHg 左右）。过快降压，可能导致急性肾损伤的发生。

（4）急性肾损伤　需鉴别是肾小球源性，还是肾血管性或小管间质性损伤。如是肾小球新月体形成或存在纤维素样坏死等，需要大剂量糖皮质激素，甚或冲击治疗，以及血浆置换；如果类似硬皮病肾损害，小叶间动脉内膜水肿和纤维增生，则需应用肾素 - 血管紧张素转化酶抑制剂或血管紧张素 II 受体拮抗剂等。肾小球源性 AKI 往往存在血尿及蛋白尿，而肾血管性 AKI 则尿常规多为正常。如果临床难以鉴别，建议及时肾穿刺，但此类病人易并发出血，需谨慎。

【经典传承】

（一）朱良春教授经验

朱老认为痹证具有久病多虚、久病多瘀、久病及肾之特点。病变部位在骨，骨又为肾所主，脊柱为督脉循行之径，能督一身之脉，肾督能统一身之阳，故肾督亏虚为顽痹正虚的一面，风、寒、湿、热、痰浊、瘀血痹阻经隧、骨骱为邪实的一面。朱老把握这一基本病机，倡导"益肾壮督"治其本、"蠲痹通络"治其标的治疗大法。"益肾蠲痹丸"即是益肾壮督治其本、蠲痹通络治其标的代表方。处方：生熟地、当归、淫羊藿、鹿衔草、肉苁蓉、鸡血藤、徐长卿、老鹳草、寻骨风、炙全蝎、炙乌梢蛇、炙土鳖虫、炙僵蚕、虎杖、甘草等，此方以补益肝肾精血、温壮肾督阳气与祛邪散寒、除湿通络、涤痰化瘀、虫蚁搜剔诸法使用，扶正祛邪，标本兼顾，冶于一炉。诸证在辨治时，均需参用益肾培本之品，药如熟地黄、淫羊藿、仙茅、淡苁蓉、补骨脂、鹿角片、鹿衔草等，始可标本同治，提高疗效。

朱老治疗痹证，喜用虫类药，这是他治疗痹证的特点之一。他强调痹证日久，邪气就着，深经入骨，久则血凝滞不行，变生痰湿瘀浊，经络闭塞不通，非草木之品所能宣达，必借虫蚁之类搜剔窜透，方能浊去凝开、气通血和、经行络畅，深伏之邪除，困滞之正复。虫类药的临床应用，除应注意各药的特性以发挥其特长外，还必须掌握辨证论治的原则，善于与其他药物密切配合，同时还要注意炮制、用量、服法等。如寒湿甚者，选用咸温之蕲蛇（或乌梢蛇）祛风通络，配以制川草乌、川桂枝；湿热盛者，以咸寒之广地龙泄热通络，配以寒水石；僵蚕长于祛风化痰，配以胆南星或白芥子，治痰浊阻于关节者；土鳖虫善于消瘀破结，配以桃仁、红花疗瘀阻经脉者。关节疼痛剧烈，用全蝎或蜈蚣（每日 3g，研末分 2 次吞服）搜风定痛，配以延胡索或六轴子（剧毒药，入煎用 1~2g）；关节红肿热痛用羚羊角粉或山羊角，配以忍冬藤、透骨草；关节僵肿变形者，用僵蚕、蜣螂虫透节消肿，配以泽兰、白芥子、天南星；气滞凝阻背部，背部疼痛剧烈者，用九香虫温肾理气，配以葛根、秦艽；病变在腰脊者，用蜂房、土鳖虫温肾行瘀，配以川续断、狗脊；背脊强直而痛、伛偻驼背者，用鹿角片、乌梢蛇补肾通督，配以鹿衔草、骨碎补；筋脉拘挛活动不利者，用穿山甲通筋舒挛，配以苏木、伸筋草；环形红斑或皮下结节者，用水牛角凉血散瘀，配以赤芍、牡丹皮。此外，紫河车乃气血阴阳俱补，亦属血肉有情之品，朱氏常以此品加蕲蛇粉，配以大剂量黄芪、熟地治疗肌肉萎缩者。由于虫类多燥，可根据具体情况，在应用时配以地黄或石斛等养血滋阴之品，以制其偏性而增强疗效。实践证明，合理应用虫类药，确能逐顽痹、起沉疴，收到比较理想的治疗效果。

（二）焦树德教授经验

焦老结合尪痹"肾虚寒凝入骨"的病机特点，立补肾祛寒法为治疗大法，创制了"补肾祛寒治尪汤"等系列方剂。补肾祛寒治尪汤（主治肾虚寒盛者）处方：川续断 9~15g，补骨脂 9~12g，熟地 12~30g，淫羊藿 9~12g，制附子 6~12g，骨碎补 12~25g，桂枝 9~15g，赤白芍各 9~12g，知母 9~15g，羌独活各 10g，防风 10g，麻黄 3~6g，苍术 6~10g，威灵仙 15g，伸筋草 30g，牛膝 10~15g，松节 15~20g，炙穿山甲 6~10g，土鳖虫 6~10g。焦老认为肾虚为尪痹的重要内因；且尪痹病机复杂，病邪深入，常波及于肝肾致骨损筋挛肉削；且病程较长，寒湿贼风、痰浊瘀血、互为胶结、凝聚不散，使病情不断加重，疾病深侵入骨。非大队补肾药物不能直达病所，因此在治疗中尤其注重补肾。焦老常用的温补肾阳的药物有制附子、肉桂、补骨脂、淫羊藿、菟丝子、杜仲、川续断、桑寄生等，只要用药准确，效果往往愈来愈明显。尪痹是寒邪入侵肾督、阳气不得开阖所致，因此在治疗中除了补肾祛寒，还要强调温通督脉，焦老常用金狗脊、鹿角霜、淫羊藿等补肾兼有强健督脉作用的药物。

【预防与调护】

避免日晒及紫外线照射，注意保暖，防止外伤，以免发生溃疡或坏疽。饮食应富有营养、易消化、无刺激性，避免辛辣、粗糙、刺激性及病人不耐受的食物。避免引起致敏的食物，如芹菜、无花果、蘑菇、烟熏食物等。同时积极鼓励戒烟酒。

【临证提要】

由于 MCTD 是一种兼有 SSc、SLE、PM/DM 和 RA 等疾病的某些临床表现的临床综合征，故及时准确地诊断具有一定难度。因此，当病人出现以下征象时需警惕 MCTD：雷诺现象、手肿胀、多关节炎、炎性肌病、斑点型 ANA 和高滴度抗 U1RNP 抗体。MCTD 病人一般无严重的肾脏受累表现，肾病理类型以膜性肾病最多见。少部分病人发展成终末期肾衰竭，亦有报道病人表现为类似 SSc 肾病的高血压危象。携带高滴度抗 U1RNP 抗体者较少发生严重肾脏并发症和危及生命的神经系统病变。肺动脉高压是 MCTD 病人死亡最主要的原因，故建议定期做心脏超声检查。注意混合性结缔组织病的多系统损伤；避免药物性治疗中导致的肾间质小管损伤。

（何梦吟　鲁盈）

第十三节　肝肾综合征

【概述】

肝肾综合征（Hepatorenal Syndrome，HRS）是指慢性肝脏病病人发生进展性肝衰竭和门静脉高压时，出现的以肾损伤、内源性血管活性物质异常释放、循环血液动力学改变为主要临床表现的一组综合征。其主要临床表现为腹胀大，脉络暴露，颜面、四肢水肿，恶心呕吐，少尿或无尿，等等。在肝衰竭病人中，HRS 的发生率在 20%~80% 不等，取决于基础疾病的类型及严重程度，且预后差，3 个月病死率高达 80%~100%。中医学无肝肾综合征这一病名，结合其病因病机、临床表现等，可将其归属于"臌胀""关格"等范畴。

【病因病机】

（一）中医病因病机

肝肾综合征的病因包括情志郁结、饮食不节、饮酒过多、感染湿热疫毒及肝病初起失治、误治等。肝病病程迁延日久，气、血、水、痰、瘀、浊毒积于体内，肝、脾、肾三脏俱损，三焦水道不通，膀胱气化失常、开阖不利，致水液内停，出现腹胀大、肢体肿胀、小便短少等症状。病性本虚标实，虚实夹杂。

（二）西医病因病机

1. 病因

HRS 最常见于肝硬化失代偿期，其次可发生在急性或亚急性肝衰竭病人中。一般认为血浆肾素活性高、低钠血症、肾血管阻力指数高均是肝硬化病人发生 HRS 的高危因素。细菌感染是 HRS 最常见诱因，如自发性细菌性腹膜炎，其他诱发因素还包括大量放腹水、消化道出血、大量应用利尿剂等。

2. 发病机制

HRS 核心发病机制为血管活性物质异常释放，导致外周血管扩张和肾血管强烈收缩，最终引起肾血流量和肾小球滤过率的下降。血管活性物质的异常释放是 HRS 发生始动因素，肝细胞、血管内皮细胞在内毒素和细胞因子的刺激下合成诱导型一氧化氮合酶（iNOS），产生大量 NO，从而导致内脏血管扩张；肝硬化门静脉高压还会激活血管内皮细胞中的环氧化酶 2（COX_2），增加前列腺素 I_2（PGI_2）合成，从而导致外周血管扩张；此外肝硬化腹水细菌过度繁殖，内毒素产生增加也会导致外周血管扩张。

另一方面，在感染、消化道出血等诱发因素作用下，肾脏局部缩血管物质活性（血管紧张素 Ⅱ、去甲肾上腺素等）超过扩血管物质活性（NO、前列腺素），导致肾血管强烈收缩。由于肝硬化病人肝内血流阻力高，导致肝脏淤血、血容量增加，再加上血管舒张因子的释放，外周血管扩张，病人有效循环血量及外周血管阻力进一步减少。低血压状态会进一步刺激容量感受器激活交感神经，肾脏低灌注又会激活肾素 - 血管紧张素系统（RAS），促使机体处于高动力循环状态，临床表现为"高排低阻"，即心排血量增加、外周血管阻力及血压下降、肾血管收缩。

除了血管活性物质失衡可以引起肾血管强烈收缩外，交感神经的激活也会进一步加重肾血管的收缩，如肝内窦状间隙压力增加或血流量降低可以激活肾交感神经，从而收缩肾血管。肾血管收缩、外周血管扩张导致肾血流量下降、肾脏低灌注，又进一步激活肾脏缩血管物质释放，恶性循环，互为因果，最终导致肾小球滤过率（GFR）显著降低。

【临床表现】

1. 肝功能减退

HRS 主要发生在肝硬化晚期，临床主要表现如乏力、纳差、腹胀、黄疸、凝血功能障碍、贫血、营养不良、肝性脑病及昏迷，部分病人可表现为急性肝衰竭。常伴有特征性慢性肝脏病体征，如肝病面容、肝掌、蜘蛛痣、男性乳房发育。

2. 门静脉高压

临床表现包括脾大、腹水、食管胃底静脉曲张出血等，特征性体征包括腹壁胸壁皮下静脉怒张、脐周静脉怒张呈水母头状等。

3. 肾功能损害

根据肾功能进展速度不同，HRS 分为两种类型。其中 Ⅰ 型 HRS 主要发生在肝硬化急性失代偿期、急性肝衰竭、急性酒精性肝炎，血清肌酐水平在 2 周内快速进展，病情发展迅速，常伴有低血压、进行性少尿或无尿、外周组织水肿、重症黄疸、凝血功能障碍、电解质紊乱（低钠血症、高钾血症），病人通常伴有重度感染，自发性细菌性腹膜炎、肺炎等，是 HRS 病人常见的并发症和主要死亡原因。Ⅱ 型 HRS 临床表现为血清肌酐中等程度升高，且进展缓慢，常伴有轻度黄疸、难治性腹水。

【实验室及其他辅助检查】

1. 血常规

血小板计数下降一般出现较早，随着脾功能亢进的进展，红细胞数、白细胞数也降低。

2. 血生化

（1）肝功能损伤相关指标表现为血清 ALT 和 AST 升高，结合血清胆红素和总胆红素升高、白蛋白降低、球蛋白升高、胆固醇水平降低，多数病人还伴有 GGT 和碱性磷酸酶升高。肝脏纤维化指标 IV 型胶原、透明质酸等也明显升高。

（2）肾功能损伤相关指标主要表现为血清肌酐水平不同程度的升高（＞1.5mg/dL）和肌酐清除率的下降，血清胱抑素 C（CysC）也可作为肾功能损伤的敏感指标；由于蛋白的摄入和合成减少，血尿素氮（BUN）升高不明显，甚至可能偏低，BUN 的显著升高需警惕是否伴有消化道出血。

（3）电解质紊乱主要表现为稀释性低钠血症和高钾血症。合并有重症感染时容易出现代谢性酸中毒。

3. 凝血功能

凝血酶原时间（PT）、部分活化凝血酶原时间（APTT）均延长，维生素 K 依赖的凝血因子（Ⅱ、Ⅶ、Ⅳ、Ⅹ）均显著降低。

4. 尿液检查

主要表现为尿液浓缩（尿渗透压＞血渗透压、尿比重＞1.020、尿钠＜10mmol/L），尿蛋白一般在 0.5g/24h 以内，无明显血尿。

5. 腹水检测

没有感染的肝硬化腹水可表现为漏出液，合并自发性腹膜炎可呈渗出液或介于渗、漏出液之间。

6. 影像学检查

（1）肝脏形态学变化、腹水、脾大、门静脉扩张均可采用超声、腹部 CT、MR 证实。

（2）肾脏超声检查有助于除外肾后梗阻性因素。

（3）肾脏血管超声可见肾血流量减少、阻力指数增大。

7. 胃镜

有助于鉴别消化道出血的原因，如食管胃底静脉曲张、消化道溃疡、糜烂、消化道恶性肿瘤等。

【诊断与鉴别诊断】

（一）诊断要点

1. 中医辨证要点

本病为本虚标实，病位主要为肝、脾、肾，涉及肺、膀胱、三焦多脏腑俱病；气、血、水、痰、瘀、浊毒积于体内，辨证时要注意其在气在血、属虚属实，以及痰、湿、瘀及毒邪轻重。本病多虚实夹杂，临床中的证候较为复杂，单一典型证候少见。

2. 西医诊断要点

HRS 诊断标准是 2007 年由国际腹水协会（ICA）制定。①肝硬化伴有腹水；②血清肌酐＞1.5mg/dL；③停用利尿剂并用白蛋白扩容（推荐白蛋白起始剂量 1.0g/（kg·d），最大剂量 100g/日）至少 2 日，但血清肌酐水平没有改善（＞1.5mg/dL）；④排除休克状态；⑤近期未应用肾毒性药物或扩血管治疗；⑥无肾实质性病变临床证据，如蛋白尿＞500mg/24h，镜下血尿（红细胞＞50 个/HP）及肾脏超声异常。HRS 主要分两种类型，Ⅰ型 HRS 是指肾功能快速进展，2 周内血清肌酐水平升至原来的 2 倍，并且＞2.5mg/dL，或者肌酐清除率下降50%，并且＜20mL/min；Ⅱ型 HRS 指肾功能缓慢减退，并且血清肌酐＞1.5mg/dL，常伴有顽固性腹水。

2015 年 ICA 将原有标准中的第 2 条肾功能损伤的诊断标准更新为以下 ICA–AKI 的标准，其他条目维持不变。即：①基线血清肌酐水平是指入院前 3 个月以内最近的一次血清肌酐结果（如果没有，入院时血清肌酐水平可以作为基线值）；②48 小时内血清肌酐升高 ≥ 0.3mg/dL（26.5μmol/L）或血清肌酐增加 ≥ 1.5 倍基线值（基线值已知或假设 AKI 发生在 7 天之内）；③临床分期：1 期，血清肌酐升高 ≥ 0.3mg/dL（26.5μmol/L）或血清肌酐增加 ≥ 1.5~2 倍基线值；2 期，血清肌酐增加＞2~3 倍基线值；3 期，血清肌酐增加＞3 倍基线值，或血清肌酐＞4.0mg/dL（353.6μmol/L）基础上急性升高 ≥ 0.3mg/dL（26.5μmol/L），或已开始肾脏替代治疗。

（二）鉴别诊断

肝肾综合征的临床诊断属排除性诊断，对于肝硬化或肝衰竭病人发生 AKI 时，首先应排除血容量不足、休克、肾实质病变、肾毒性药物、急性肾小管坏死、肾后梗阻等其他因素后，才考虑诊断 HRS。主要鉴别诊断思路如下。

1. 肾前性因素

最常见的是血容量不足或低血压引起的肾前性氮质血症，如胃肠道液体大量丢失（呕吐、腹泻）、创伤、手术、过度利尿等，其他因素还包括心源性因素导致肾脏灌注不足及过敏反应、麻醉药物等。两者临床表现相似，尿液浓缩功能均正常，主要鉴别点在于肾前性因素经扩容后肾功能改善明显，而 HRS 对扩容不敏感。对病人进行试验性扩容治疗时需警惕发生急性左心力衰竭。

2. 肾性因素

首先应与急性肾小管坏死（ATN）相鉴别，缺血等肾前性因素持续存在或肾毒性药物对肾小管直接损伤均会导致 ATN，临床上可以表现为少尿、无尿、血清肌酐进行性升高，但 ATN 病人尿液浓缩功能减退，尿渗透压＜350mOsm/（kg·H_2O）、尿比重降低（＜1.012），同时肾小管对钠重吸收功能受损，尿钠排泄增多（尿钠＞40mmol/L），而 HRS 尿液浓缩功能正常。此外 ATN 病人中坏死的肾小管上皮细胞脱落在尿沉渣中形成上皮细胞管型，但 HRS 尿沉渣检查无明显异常。其他一些肾小球、肾间质病变也可发生 AKI，但常伴有尿检异常如蛋白尿、血尿，肾脏超声提示肾实质损害及肾脏大小的改变。

3. 肾后性因素

肾盂、输尿管、膀胱出口部位梗阻也可引起 AKI，仔细查体或使用超声影像学检查不难排除。

4. 肝脏疾病合并有慢性肾脏病

病人常有慢性肾脏病病史，高血压、蛋白尿、血尿及肾脏影像学的表现有助于鉴别诊断。

5. 肝、肾同时受累疾病

一些全身性疾病可同时累及肝肾两个脏器，又称假性 HRS，如系统性红斑狼疮、淀粉样变性、休克、心力衰竭、中毒等，根据临床表现、既往病史及相关检查结果可以进行鉴别诊断。

【治疗】

（一）中医治疗

1. 治疗原则

本病病位主要为肝、脾、肾，涉及肺、膀胱、三焦多脏腑俱病，治疗应以调肝、健脾、益肾、宣肺、通利三焦、扶正祛邪、攻补兼施为原则。

2. 辨证施治

（1）肝郁气滞，水湿内阻

[临床表现]尿少尿闭，恶心呕吐，纳呆腹胀，腹有振水音，下肢或周身水肿，头痛烦躁，甚则抽搐昏迷，舌苔腻，脉实有力。

[治法]疏肝解郁，健脾利湿。

[方药]柴胡疏肝散合胃苓汤加减（柴胡疏肝散出自《医学统旨》，胃苓汤出自《普济方》）。

[参考处方]柴胡6g，白芍12g，川芎15g，制香附6g，苍术12g，白术15g，厚朴9g，茯苓18g，泽泻6g，砂仁（后下）6g，车前子30g。

方中柴胡疏肝解郁，香附理气疏肝止痛，川芎活血行气，厚朴理气行滞，芍药养血柔肝，茯苓健脾利湿，苍术、白术健脾燥湿，泽泻泻肾之虚火，砂仁、车前子利水渗湿。

[临床应用]兼有嗳气、吐酸者，加左金丸；食滞者，酌加谷芽30g，鸡内金30g。

（2）脾肾阳虚，水湿泛滥

[临床表现]面色晦滞或惨白，畏寒肢冷，神倦便溏，腹胀如鼓，或伴肢体水肿，脘闷纳呆，恶心呕吐，小便短少，苔白而润，脉沉细或濡细。

[治法]健脾温肾，化气行水。

[方药]附子理中汤合五苓散或真武汤加减（附子理中汤出自《三因极一病证方论》，五苓散出自《伤寒论》，真武汤出自《伤寒论》）。

[参考处方]附子（先煎）6g，党参12g，白术12g，干姜6g，肉桂6g，泽泻12g，茯苓18g，车前子（包煎）30g，大腹皮18g。

方中附子、肉桂温阳祛寒，干姜温运中阳，白术健脾燥湿，党参益气健脾，茯苓、车前子、泽泻、大腹皮健脾利湿。

[临床应用]呕吐明显者，可与小半夏汤合用；便溏者，加炒薏苡仁30g，补骨脂9g。

（3）肝肾阴虚，湿热内阻

[临床表现]腹大胀满，甚则青筋暴露，烦热口苦，渴而不欲饮，小便短少赤涩，大便稀薄而热臭，舌红，苔黄腻，脉弦数。

[治法]滋养肝肾，清热祛湿。

[方药]一贯煎合茵陈蒿汤加减（一贯煎出自《续名医类案》，茵陈蒿汤出自《伤寒论》）。

[参考处方]北沙参12g，麦冬12g，生地12g，枸杞子18g，泽泻9g，猪苓18g，茯苓18g，茵陈18g，大黄6g，栀子12g，滑石12g。

方中重用生地滋阴养血、补益肝肾，内寓滋水涵木之意；枸杞子滋阴柔肝，北沙参、麦冬滋养肺胃、养阴生津，意在佐金平木、扶土制木，四药以达滋养肝肾的作用。配以茵陈蒿汤清热祛湿，其中茵陈苦泄下降，善能清热利湿；栀子清热降火、通利三焦；大黄泄热逐瘀。

加用茯苓、泽泻、猪苓、滑石健脾利湿、导赤泄热。

[临床应用]胁肋胀、按之痛者,加鳖甲 15g;口干苦者,加黄连 9g。

（4）浊毒壅滞,胃气上逆

[临床表现]纳呆腹满,恶心呕吐,大便秘结或溏薄,小便短涩,舌苔黄腻而垢浊或白厚腻,脉虚数。

[治法]扶正降浊,和胃止呕。

[方药]黄连温胆汤合温脾汤加减（黄连温胆汤出自《六因条辨》,温脾汤出自《备急千金要方》）。

[参考处方]人参 12g,附子（先煎）6g,大黄 6g,黄连 6g,姜半夏 6g,生姜 6g,茯苓 12g,竹茹 9g。

方中附子温壮脾阳、解散寒凝,配大黄泻下冷积;人参健脾益气;半夏降逆和胃、燥湿化痰;茯苓健脾渗湿;黄连、竹茹清热降逆化痰;生姜和胃止呕。

[临床应用]湿热重可予茵陈蒿汤;湿气重者可以合大腹皮 18g、猪苓 15g、泽泻 9g 等。

（5）邪陷心肝,血热风动

[临床表现]头痛目眩,或神昏谵语、循衣摸床,唇舌手指震颤,甚则四肢抽搐痉挛,齿鼻衄血,舌质红,苔薄,脉弦细而数。

[治法]凉血清热,息风止痉。

[方药]犀角地黄汤合羚角钩藤汤加减（犀角地黄汤出自《外台秘要》,羚角钩藤汤出自《通俗伤寒论》）。

[参考处方]水牛角（先煎）12g,生地 12g,牡丹皮 12g,钩藤（后下）6g,菊花 15g,赤芍 15g,白芍 12g,竹茹 12g,地龙 9g,茯神 12g,甘草 6g。

方中水牛角凉血清心解毒;生地凉血滋阴解毒;赤芍、牡丹皮清热凉血,与地龙共同活血化瘀;钩藤入肝经,清热息风止痉;菊花清热平肝;甘草、白芍养阴泄热、柔肝舒筋;竹茹清热化痰;茯神平肝宁心安神。

[临床应用]肝肾阴竭、肝风内动者,可用紫雪丹或安宫牛黄丸。

（二）西医常规治疗

HRS 始动因素为肝衰竭,因此治疗关键在于改善肝功能。肝移植是目前根治 HRS 最为确切有效的方法。对未行肝移植的病人,药物治疗和对症治疗均是非常重要的干预手段,能够改善肾功能、延长生存期。其他治疗还包括经颈静脉肝内门体静脉分流术（Transjugular Intrahepatic Portosystemic Shunts,TIPS）和血液净化治疗。

1. 病因与对症支持治疗

（1）首先应查找并控制 HRS 的诱发因素　如感染（其中自发性腹膜炎最多见,30% 自发性腹膜炎病人会发生 HRS,抗感染治疗同时输注白蛋白有助于预防 HRS）、心力衰竭、消化道出血,避免一次性大量放腹水,避免利尿剂的过度应用,避免或慎用肾毒性药物（非甾体抗炎类、氨基糖苷类、造影剂等）。

（2）营养支持治疗　包括减少蛋白摄入,限制水盐摄入,食管静脉曲张者避免进食坚硬粗糙食物;评估容量状态,监测中心静脉压,避免过度补液造成急性左心衰竭;纠正电解质、酸碱平衡紊乱。

2. 药物治疗

总体治疗方案为白蛋白扩容的同时应用血管收缩药物，目前认为比较有效的血管活性药物有特利加压素（terlipressin）、生长抑素类似物奥曲肽（octreotide）、α肾上腺素受体激动剂如米多君（midodrine）和去甲肾上腺素（norepinephrine）等，但多巴胺治疗的效果较差。

（1）人血白蛋白　白蛋白输注有助于预防 HRS，并且改善病人的生存率，是目前所有治疗方案的基础。建议与血管活性药物联用，有助于提高血管活性药物治疗效果。推荐剂量 10~20g，静脉滴注，1 次 / 日。

（2）特利加压素　主要作用机制为通过与血管平滑肌 V1 型血管加压素受体相结合而收缩血管，禁忌证为缺血性心脏病，主要不良反应包括腹痛、心律失常、皮肤坏死、支气管痉挛、容量负荷过重等。特利加压素联合白蛋白治疗是目前公认的效果较好的肝移植前过渡疗法，2010 年欧洲肝病研究学会（EASL）指南推荐该疗法为 I 型 HRS 一线用药，对 II 型 HRS 有效率达 60%~70%。特利加压素推荐剂量：起始 1mg，4~6 小时给药 1 次，最大 2mg/4h。

（3）去甲肾上腺素和米多君　两种药物均是 α 肾上腺素受体激动剂。米多君常用剂量 2.5mg，每日 2~3 次；去甲肾上腺素起始剂量每分钟 8~12μg 速度，血压升到理想水平后，维持量为每分钟 2~4μg。

（4）奥曲肽　2012 年美国肝病研究学会（AASLD）指南推荐，对于 I 型 HRS 病人，可联合使用白蛋白和血管收缩药物如奥曲肽、米多君（Class IIa，Level B），对于重症监护室的病人，可以考虑联合应用白蛋白与去甲肾上腺素或特利加压素（Class IIa，Level A）。奥曲肽推荐用法以 25μg/h 维持泵入，每日总量 0.6mg。

3. 经颈静脉肝内门体静脉分流术（TIPS）

TIPS 是通过颈静脉插入连接门静脉和肝静脉的肝内支架，降低门脉压力。其治疗 HRS 的主要原理是通过降低门静脉压力，抑制肝肾反射，抑制肾脏交感神经的激活，扩张肾脏血管，改善肾小球滤过率。对血管活性药物治疗有反应的病人行 TIPS 治疗效果较好，单独应用 TIPS 治疗对于 I 型 HRS 也是有效的。TIPS 的禁忌证：严重肝功能损害，重度黄疸（总胆红素 > 171μmol/L），转氨酶显著升高（> 500U/L），凝血酶原时间明显延长（> 20 秒），严重肝性糖尿病，门静脉狭窄或阻塞，肝脏占位性病变，心功能差，严重肝性脑病，重症感染，腹膜炎，等等。

4. 血液净化治疗

肝脏移植前后常需血液净化治疗来维持，有助于纠正氮质血症，维持电解质、酸碱平衡及改善容量负荷。血液净化治疗最主要问题是透析过程中低血压，其他风险还包括出血、感染等。

（1）持续静脉 – 静脉血液滤过（CVVH）　有助于维持血流动力学稳定，还有助于清除体内炎症介质。对于 HRS 病人来说，耐受性要高于间歇性血液透析。

（2）分子吸附再循环系统（MARS）　以白蛋白为透析液循环和灌注，从而持续性清除血浆中与白蛋白结合的非水溶性毒素如胆红素、胆汁酸等，同时还可清除与 HRS 发病相关的水溶性细胞因子（TNF、IL-6），改善肝、肾功能，提高 HRS 病人的生存率。MARS 包括 3 个循环回路：血液循环、白蛋白循环和透析循环。血液循环回路采用白蛋白不通透的高流量透析膜，通过该膜，血液与含 10%~20% 白蛋白的透析液相交换，一些水溶性及亲白蛋白性毒素被吸附到白蛋白循环回路中，再通过活性炭或阴离子交换树脂洗脱，白蛋白透析液就可以循环再利用了。同时透析循环回路中还可以常规清除尿素、肌酐等水溶性物质。研究显示MARS疗法耐受性好，比常规CVVH治疗能更有效延长病人生存期。

5. 肝移植

2012年AASLD指南推荐肝硬化腹水且合并有Ⅰ型或Ⅱ型HRS病人推荐尽快进行肝移植（Class I，Level B）。据研究报道肝移植术后HRS逆转率为58%，年轻病人、非酒精性肝病、术前肾功能损伤小及手术后胆红素水平低的病人预后好。术前应用血管活性药物逆转肾功能衰竭有助于提高肝移植病人远期生存率。一般对于那些既往有慢性肾脏病病史、发生HRS后需长期血液净化治疗（＞12周）的病人推荐肝肾联合移植。

【经典传承】

黄春林教授经验

黄教授认为肝肾综合征是从严重的肝脏疾病发展而来，为肝病日久，累及脾肾，三脏俱病，水湿内蕴，瘀毒丛生所致，其治疗"重点在肝，兼顾于肾"。治疗宜审因论治，及时消除诱发因素。健脾益气药如黄芪、党参、茯苓、白术等或健脾消食药如木香、砂仁、麦芽、谷芽、神曲、山楂、鸡内金等可改善机体的营养状态，促进白蛋白的合成。中药利尿药宜选作用和缓的茯苓、猪苓、泽泻、车前草、半边莲等，而应避免使用攻下逐水药如牵牛子、大戟、芫花、甘遂、商陆等，因这些药本身具有一定毒性，且过强的泻水容易造成水、电解质紊乱以及使血容量变得更低，使病情恶化。肝硬化腹水病人易出现腹腔感染，在中医辨证的基础上，结合现代中药药理研究，根据抗菌谱的不同，选用针对性强的中药进行治疗可取得更好的疗效。另外黄教授强调通过摄生调养、药食并举等使病人大便保持通畅，利于毒素排出，减少因肠道细菌分解代谢导致的血氨升高。

【预防与调护】

本病病人长期卧床、全身水肿，皮肤很容易受损，注意翻身拍背，垫气垫床，避免压疮及皮肤损坏。居住环境室内阳光充足，空气新鲜流通。预防感冒，以免加重病情。卧床休息，限制活动。应予低盐、优质蛋白饮食，密切观察病人的神志、性情、行为等变化，警惕肝性脑病的发生。避免粗糙及带刺食物，防止消化道大出血。

【临证提要】

HRS是肝硬化晚期和门静脉高压病人出现的一种功能性、可逆性肾功能损伤，按照肾功能进展快慢可分为Ⅰ型（急进型）和Ⅱ型（缓进型）HRS。HRS最主要发病机制为血管活性物质异常释放，引起外周血管扩张、血容量相对不足，导致肾血管强烈收缩和肾小球滤过率下降。肝移植是HRS最佳有效治疗方法。对于无法肝移植的病人或作为肝移植前过渡，可以选择药物治疗、TIPS或血液净化治疗。

（杨光　程庆砾　王宪波　王晓静）

第十四节 心肾综合征

【概述】

急、慢性的心脏疾病会直接导致或加重肾脏功能损害，反之亦然。两脏器之间相互作用的双向性不仅增加疾病治疗难度，降低生存质量，延长住院日，且影响预后，增加病死率。因此，在临床上心肾综合征（cardiorenal syndromes，CRS）越来越受到临床医生的重视。心肾综合征是心脏和肾脏任何一个器官的急性或慢性功能不全导致另一器官的急性或慢性损害的临床综合征。CRS 分为 5 个亚型：Ⅰ型为急性心肾综合征；Ⅱ型为慢性心肾综合征；Ⅲ型为急性肾心综合征；Ⅳ型为慢性肾心综合征；Ⅴ型为继发性心肾综合征。依据其临床症状，可归属于中医学"水肿""喘证""关格""癃闭""虚劳"等范畴。

【病因病机】

（一）中医病因病机

心肾综合征多见于合并冠心病、高血压、糖尿病等基础疾病的老年病人。久病肾气虚损，心失其主，尤其是当外邪侵袭、劳累过度及失治误治时，肾心虚损加重，鼓动无力，水湿浊邪内壅、湿瘀交阻，既水气凌心，又可弥漫三焦，导致脏腑功能、阴阳、气血进一步失调，表现一派危急证候。

1. 心肾不交

心藏神，火属阳；肾藏精，水属阴。心肾处于阴阳相交、水火相济的状态。正如《傅青主男科·卷上》所说："肾，水脏也；心，火脏也。心肾相克而实相须。肾无心之火，水寒；心无肾之水，火炽。心必得肾水的滋润，肾必得心火的温暖。"心肾相交包括阴阳相交、水火相交、心肾之气相交。此三者中任何一方面出现问题，会打破心肾之间的平衡制约机制，致心肾功能失调、心肾不交。心肾综合征是心肾相交理论在临床中最为直接的体现。

2. 阳虚饮停

心肾综合征，中医学上称为"心悸""水肿"等。涵盖了"阳虚饮停"的发病机制。其主要原因是肾阳虚损，心气亏虚，无力推动血液运行，瘀血阻滞，血不利则为水；水气下行，发为水肿病；水气凌心，发为心悸。

综上可知，心肾综合征病位在心、肾两脏，涉及脾、肺功能失司；其病机可概括为"本虚标实"，"本虚"主要为心肾阴阳两虚、心肾不交，"标实"主要为病理产物瘀血、水湿、痰饮等的蓄积。尤其是慢性心力衰竭为主的肾前性肾损害，多是各种原因引起的心阳不振、心血瘀阻等导致肾阳衰微、失于气化，二阴不利，血瘀水停，虚实夹杂，以致后期互相影响，形成恶性循环。

（二）西医病因病机

CRS 发病机制复杂，血流动力学紊乱、肾素 - 血管紧张素 - 醛固酮系统（renin-angiotensin-aldosterone system，RAAS）和交感神经系统的激活，以及缺血、炎症和氧化应激、血管内皮功能障碍等都是 CRS 发生、发展的重要因素。

心力衰竭病人，特别是终末期心脏功能障碍病人，左室射血分数显著降低，导致肾脏血流灌注下降，引发 RAAS 和交感神经系统被激活，加重水钠潴留与心室重构，这是 CRS 重要的病理生理学机制。

此外，心力衰竭病人静脉淤血所致中心静脉压升高、腹腔内压升高等因素均可导致肾静脉压力的增加。肾静脉压力的增加与肾脏血流减少是有关联的，认为每增加 1.0mmHg 的肾小管内压力可直接降低净超滤压 20mmHg，从而降低肾小球滤过率。

慢性长期的 RAAS 系统的激活与刺激炎症通路、纤维化、氧化应激的增加和内皮功能障碍有关；左室收缩功能下降和肾淤血压迫所致肾灌注减少引起反射性交感神经兴奋、儿茶酚胺分泌增加；持续性心力衰竭除使肾功能减退外，还伴儿茶酚胺清除减少而形成恶性循环；过度、持续的交感神经激活参与了多个器官、系统的结构和功能损害。这种改变已被近期的肾去交感神经实验所证实，即高血压心力衰竭病人经导管去肾交感神经后肾小球滤过率得到改善，消融肾交感神经可帮助恢复肾脏钠水平衡功能及不良心脏重塑。

炎症反应是心血管疾病和肾功能衰竭发展过程中共同的病理状态和致病机制。心肌细胞受损导致巨噬细胞迁移，单核细胞、中性粒细胞进入心肌细胞引起炎症反应，炎症介质白介素 -1、白介素 -6、肿瘤坏死因子激活已被证实与心室重构、心肌细胞凋亡、心功能不全密切相关。肾脏有可能被血液循环中这些升高的促炎因子及肾脏本身的促细胞生长因子所影响，产生慢性持续性的损害。

【临床表现】

根据 CRS 分型，CRS 的临床表现不尽一致。

1. Ⅰ型 CRS（急性心肾综合征）

指心功能突然恶化（如急性心源性休克、失代偿性心力衰竭等）引起的急性肾损伤。此型病人最为常见。临床表现为急性心力衰竭和急性肾损伤相关症状和体征。

2. Ⅱ型 CRS（慢性心肾综合征）

指慢性心功能异常（如慢性充血性心力衰竭）引起的进行性慢性肾脏病。临床表现为慢性心力衰竭和慢性肾脏病的相关症状和体征。

3. Ⅲ型 CRS（急性肾心综合征）

指肾功能突然恶化（如急性肾小管坏死、急进性肾小球肾炎等）引起的急性心功能损害，如心力衰竭、心律失常、心肌缺血等。此型在老年人群中较为常见。

4. Ⅳ型 CRS（慢性肾心综合征）

慢性肾脏病如慢性肾小球肾炎等可造成心功能减退、左心室肥厚、舒张功能减退等不良心血管事件，此型病人也很常见。慢性肾脏病病人心脏病的病死率高于无慢性肾脏病者约 20 倍。其主要表现为两大类：一是心肌疾病，包括左室肥厚和左心室扩大；二是动脉血管疾病，包括动脉粥样硬化和小动脉硬化。这两类均可导致缺血性心脏病、慢性心力衰竭等。

5. Ⅴ型 CRS（继发性心肾综合征）

常见的继发因素包括：急性脓毒症、糖尿病、淀粉样变、红斑狼疮等，引起的急性或慢性全身性疾病所致的心、肾功能衰竭。其中最为常见的是严重的急性脓毒症，同时影响肾脏和心脏功能，诱发急性肾损伤和急性心功能不全。

【实验室及其他辅助检查】

CRS 的患病率和病死率均较高，其早期诊断显得尤为重要，目前临床上的诊断手段以实验室检查为主，辅以影像学及其他相关检查。

1. 心脏损伤标志物

N 末端脑钠肽前体（NT-pro BNP）、肌钙蛋白、CRP、肌酸激酶同工酶（CK-MB）、肌红蛋白、过氧化物酶、同型半胱氨酸、血清淀粉样蛋白 A 等均已被证实与慢性肾脏病病人心血管事件相关。肌钙蛋白和其他心肌酶可反映心肌损伤的严重程度；BNP 可在心室压力或容量负荷增加、心肌细胞受损时升高；肌钙蛋白 T 和 CRP 可作为慢性肾脏病病人是否合并冠心病的重要筛选指标；BNP 和肌钙蛋白 T 同时升高提示容量负荷过重和预后不良。

2. 肾脏损伤标志物

目前临床上应用最为广泛的肾功能指标仍是血清肌酐（Scr）及尿量，但在老年人群中，胱抑素 C（Cystatin C）较 Scr 更能反映真实肾功能水平。中性粒细胞明胶相关载脂蛋白（NGAL）参与心肌细胞凋亡、急性炎症反应，参与体液调节，其在 CRS 中具有重要作用，NGAL 水平可以预测心力衰竭病人肾功能恶化的可能性。肾脏损伤因子 1（KIM-1）对缺血性 AKI 特异性较高，和敏感度较高的 NGAL 结合可作为早期 AKI 诊断的重要指标。此外，N-乙酰-β-D-氨基葡萄糖苷酶（NAG）、IL-6、IL-18 等生物标志物也参与 AKI 的发生和慢性肾脏病进展，亦可用于早期评估肾功能。

3. 影像学检查

超声心动图可发现心肌缺血所致的室壁运动异常、左室肥厚、瓣膜狭窄及关闭不全以及心室扩大等。彩色多普勒超声可显示肾实质血流分布，判断肾脏血管阻力指数（IR），如 IR > 0.8cm/s 常常提示肾内小动脉硬化。肾动脉血管多普勒超声可以用于肾动脉狭窄病人的初步筛选。

4. 其他相关检查

人体生物阻抗测定可评估病人的体液潴留情况，阻抗值随着体液量的增加而降低，与 CRS 病人再入院率与死亡率直接相关。

【诊断与鉴别诊断】

（一）诊断要点

1. 中医辨证要点

首先辨病位，本病病位主要在心、肾两脏，可涉及脾、肺。其次须辨虚实，一般来讲虚实夹杂者多，既有气血阴阳不足之正虚，也有气血痰湿之实邪留滞、升降出入失常，牵涉方面颇多。透析或行床旁血液滤过者，因水湿、瘀血等邪毒规律排出，可能表现为正虚邪少。

2. 西医诊断要点

CRS 病人就诊的症状通常只是心慌不适、心前区不适、呼吸困难、少尿或无尿、夜尿增加或水肿、血尿等，这些症状均缺乏特异性，诊断常常比较困难。正确和细致地了解病人的病史，可以了解疾病的发生、发展、诊治经过，初步确定可能的诊断方向和为选择敏感的检验指标进行检查提供指导。首先应确定病人是否有心脏病病史和肾脏病病史；其次要确定心脏病或肾脏病是急性发病还是慢性病，并确定两者之间发病的先后顺序及相互之间的有机联系以确定是否为 CRS；再根据 CRS 的分型和病理生理改变来确定需要进行的相关检查，最终确定 CRS 的诊断并初步进行分型。五型 CRS 分别有各自的原发病的诊断标准，例如急性心肌梗死、急性心功能不全、AKI 及分期、慢性心功能不全及分级、慢性肾脏病及分级等，可参见相应章节。

（二）鉴别诊断

CRS 的鉴别诊断主要是根据病史和检查确定心肾病变出现的各种症状和体征之间的关系是心肾之间相互影响所致还是其他原因所致，本书难以囊括临床上 CRS 所有症状和体征的鉴别诊断，仅以冠心病病人伴有尿量减少为例。

（1）首先需要确定病人是否为真正的少尿。尿量与饮食状况、环境因素、精神因素等均有密切的关系，比如在高温、大汗等情况下尿量可以明显减少，此外，大部分老年病人可出现夜尿增多、白天尿量较少但全天尿量尚正常等情况，因此在临床应正确估计尿量。

（2）其次要确定少尿持续的时间。用以鉴别其病变是急性因素还是慢性因素所致。AKI 所致少尿，除尿量明显减少外，还表现为 Scr 快速上升，每日升高 44~80μmol/L 以上。

（3）第三要注意鉴别少尿常见的危险因素。对疑为 AKI 所致的少尿病人要首先排除肾后性因素，如尿路梗阻，这种情况通常与 CRS 无关，常表现为突然完全无尿，尽快行泌尿系超声检查可以早期确立诊断并早期治疗以缓解梗阻。其次应排除肾前性因素，除了因为心脏问题导致的肾脏血流灌注不良外，应注意除外因为明显的呕吐、腹泻、经历高温大汗或近期饮食饮水不足等导致体内有效循环血容量不足的病因，这些问题与 CRS 无关，通过补液治疗等可及时纠正。

总之，在鉴别诊断时掌握的原则是临床改变是否与病人的心脏病变或肾脏病变同时相关，改变心脏或肾脏其中任何一个器官所引发的症状和体征是否可以引起另外一个器官病变的好转或者恶化，否则就应该考虑是否有 CRS 以外的其他问题存在，尽量避免误诊或漏诊。

【治疗】

（一）中医治疗

1. 治疗原则

心肾综合征病机为本虚标实，以扶正祛邪为治则。扶正以温肾通阳、交通心肾为法，祛邪以活血、利湿、化痰为法。

2. 辨证施治

（1）急性发作期

①脾肾阳虚，水气凌心

［临床表现］胸闷喘憋、难以平卧，神疲倦怠，下肢浮肿，小便短少，舌质淡胖，苔白滑或白腻，脉沉细或弱。

［治法］温脾助阳，利水活血。

［方药］真武汤加减（出自《伤寒论》）。

［参考处方］炮附子 10g，白术 15g，茯苓 12g，芍药 12g，泽兰 20g，葶苈子 30g，生姜 6g，黄芪 30g，陈皮 15g，益母草 15g。

方中附子为君药，温肾助阳、化气行水，兼暖脾土，以温运水湿；臣以茯苓利水渗湿，白术健脾燥湿；佐以生姜温散，白芍祛水气、利膀胱；黄芪益气健脾、固表生肌，又能行水消肿，为治疗肾病补气之要药；泽兰、益母草活血通经、利水消肿；葶苈子泻肺平喘、利水消肿；陈皮行气化湿，又能防止补益药导致的气机壅滞。

[临床应用] 血瘀甚者，加川芎、桃仁、红花；水肿甚者，加车前子、大腹皮、泽泻、冬瓜皮、猪苓；小便短少者，加桂枝、泽泻；气短声弱、气虚甚者，可以加用人参，黄芪加量。

②心气衰微，阴竭阳脱

[临床表现] 喘不得卧，张口抬肩，颜面发绀，大汗淋漓，四肢厥冷，唇甲青紫，心悸少尿，舌淡胖而紫，脉沉细欲绝。

[治法] 回阳救逆，益气固脱，活血通阳。

[方药] 参附龙牡汤加味（出自《世医得效方》）。

[参考处方] 红参30g，制附子10g，龙骨30g，牡蛎30g，麦冬15g，五味子10g，熟地30g，北五加皮3g。

方中附子回阳救逆，红参大补元气，以固后天之本，二药合用补气回阳；龙骨、牡蛎重镇，固摄阳气，以防虚阳浮动，摄气归原；人参、麦冬、五味子为生脉散，共奏益气养阴、补气固脱之功；熟地养阴利水；北五加皮祛湿强心、利水消肿，为治心力衰竭属于阳虚者之要药，但用量不宜大。

[临床应用] 若烦燥不安、口干颧红、汗出黏手，为气阴俱竭，可去附子加西洋参、山茱萸以益气固阴；四肢厥冷，加干姜、淫羊藿。

③寒邪外束，肺热壅盛

[临床表现] 发热恶寒，咳漱痰多，咳吐黄痰或稠痰，胸闷憋气，难以平卧，或伴下肢浮肿，舌质暗淡，苔黄腻，脉滑或浮。

[治法] 急则治标，外散风寒、清热化痰。

[方药] 麻杏石甘汤加减（出自《伤寒论》）。

[参考处方] 生麻黄5g，杏仁10g，生石膏30g，防风10g，黄芩10g，前胡10g，炙紫菀12g，半夏10g，陈皮15g，茯苓20g，炙桑白皮15g，炙甘草6g

方中麻黄宣肺而泄邪热，石膏清肺而不留邪，杏仁降肺平喘化痰，炙甘草益气和中，四药组成麻杏石甘汤，共奏解表散寒、清肺平喘之功。半夏、陈皮、茯苓、甘草四味又为二陈汤，是益气健脾、化湿祛痰的基本方。防风疏风解表，开宣肺气；黄芩燥湿清热，主清肺热；前胡、紫菀、桑白皮为清肺化痰或润肺、宣肺化痰之品。

[临床应用] 大便不通者，加火麻仁10g，瓜蒌仁15g，或大黄3g；有寒热交替表现者，可加柴胡10g，羌活10g。

（2）慢性（稳定）期

①心气不足，瘀滞水停

[临床表现] 气短心慌，神疲乏力，易汗，活动后加重，面色晦暗或苍白，尿少，下肢浮肿，舌质淡或边有齿痕，舌有瘀斑或瘀点，脉涩或结代、左寸沉弱。

[治法] 益气升陷，活血通脉。

[方药] 升解通瘀汤加减（经验方）。

[参考处方] 黄芪30g，升麻6g，桔梗6g，柴胡6g，知母12g，三棱15g，莪术10g，益母草12g，党参20g，山茱萸30g，陈皮15g。

本处方以升陷汤为主方，方中生黄芪补中益气、补气升陷；升麻、柴胡、桔梗升阳举陷；

知母滋阴润燥、清肺补肾,《神农本草经》记载其又可以"下水、补不足、益气"。加党参益气健脾、山茱萸补益肝肾、益气固脱、陈皮理气和胃、防止气机壅滞,三棱、莪术、益母草活血通脉、利水消肿。

[临床应用] 兼血虚者,加生地、当归;汗出多者,加五倍子、煅牡蛎(先煎);兼肢肿尿少者,加猪苓、泽泻、泽兰;形寒肢冷者,加制附子6~10g(先煎);血压高者,减少柴胡用量为3g;气虚重者,可加人参10g另煎兑服。

②气阴两虚,瘀水互结

[临床表现] 气短喘促,心烦不寐,口干少饮,烦热汗出,面颧暗红,或颈部青筋暴露,腰酸腿软,尿少肢肿,舌质红嫩有裂纹,或舌红绛有瘀斑,苔少,脉细数或结代。

[治法] 益气养阴,化瘀利水。

[方药] 生脉散加味(出自《温病条辨》)。

[参考处方] 生晒参15g,麦冬15g,五味子10g,川芎15g,丹参20g,生地20g,猪苓15g,阿胶(烊化)10g,益母草30g。

生脉散中以生晒参为君,益元气、补肺气、生津液;麦冬为臣,清热养阴,也具补气作用;五味子为佐药,敛阴生津。加川芎、丹参养血活血利水;生地、阿胶养血滋阴利水;益母草活血通经、利水消肿,与泽兰并为治疗血瘀水停之要药。

[临床应用] 阴亏甚,耳鸣头晕、潮热盗汗者,加炙鳖甲、生地、知母;双下肢浮肿、尿少者,加车前子、泽兰;便溏者,加炒山药、炒白术;胸闷咳喘者,加桑白皮、葶苈子;恶心呕吐者,加吴茱萸、生姜。

(二)西医常规治疗

治疗CRS最重要的目标是寻找发病的原因,心肾同治。重视早期的预防及控制危险因素的同时,充分评估血流动力学和器官灌注的水平,缓解临床症状,保护和改善心、肾功能。CRS的风险评估和管理需要有经验的多学科联合诊疗小组完成。

1. I型CRS治疗

急性心力衰竭病人肾功能受损,尤其在治疗早期出现肾功能恶化是预后不良的一个重要因素。首先要积极治疗心脏的原发病,如积极治疗急性心肌梗死、急性失代偿性心力衰竭、心源性休克等。注意应用血管扩张剂减轻心脏负荷的同时需要密切监测血压、中心静脉压等血流动力学指标,正确判断血容量水平,使循环血容量保持在合适范围。如果血容量充分时休克仍难以纠正,必要时需要加用血管活性药物,务必维持血压水平,保持平均动脉压≥65mmHg,以维持肾脏灌注,同时中心静脉压不能过高。

对于急性心力衰竭有发生肾损伤风险的高危病人,要尽量避免使用含碘对比剂,若确有必要,推荐使用等渗、非离子型对比剂,使用前后要进行水化治疗。如病人已经出现高钾血症、Scr进行性增高等不良反应,应慎用ACEI/ARBs类药物,但已用ACEI/ARBs者发生失代偿性心力衰竭不是停用ACEI/ARBs的指征。在预防AKI的同时,应尽可能早期识别AKI,临床上可根据病人尿量、Scr、eGFR来评估肾功能,另外还可以综合应用一些诊断AKI的早期指标如NGAL、Cystatin C、KIM-1、NAG酶等,尽早明确AKI的诊断。

对于I型CRS不推荐使用β受体阻滞剂,除非心输出量的降低已经纠正。此外,短期使用血管加压素V_2受体拮抗剂(托伐普坦)、磷酸二酯酶抑制剂(米力农)和钙离子增敏剂(左西孟旦)等可减轻心力衰竭症状,但长期生存获益并不明确,可能会增加心血管相关不良反应及心源性死亡的发生。

关于利尿剂的使用，袢利尿剂是急性失代偿性心力衰竭治疗的基础，但是大剂量的利尿剂易导致电解质紊乱、循环血容量减少，干扰神经体液平衡，导致肾功能恶化，进而增加心力衰竭和肾衰竭病人的死亡率、猝死率。缓慢静脉滴注适量利尿剂可以减轻利尿剂抵抗的程度和肾功能的损伤，建议呋塞米单次剂量不超过 40mg，全天剂量不超过 200mg。也可以考虑多靶点利尿剂联合应用，以减少其不良反应，利尿剂的使用尚有待于探索合适的剂量、频度等个体化治疗方案。目前指南中不推荐使用小剂量多巴胺与呋塞米联合应用利尿治疗。对存在利尿剂抵抗的急性失代偿性心力衰竭（ADHF）病人，当利尿剂不能改善容量负荷过度时，行体外超滤治疗可快速降低容量负荷和体重。重组脑钠肽（奈西立肽）能够增加心排血量，抵消 RAAS、交感神经系统激活，有对抗醛固酮及利尿作用，继而改善肾脏血流动力学，但应注意其降低血压的不良反应对肾功能的不利影响。左室辅助装置用于急性心力衰竭的辅助性治疗，可缓解心力衰竭症状、降低死亡率；心脏再同步化治疗通过增加心排量改善心力衰竭症状和运动耐量，但这些器械治疗在 CRS 中的疗效尚不明确。

2.Ⅱ型 CRS 治疗

在慢性心力衰竭病人中出现慢性肾衰竭持续进展的治疗中，首先要积极去除导致心脏损伤和心力衰竭进展的诱因、控制冠心病相关危险因素、控制血压、限盐。采用一切手段治疗慢性心力衰竭，甚至对于有心脏骤停病史、持续性室性心律失常和射血分数降低的有症状的慢性心力衰竭病人必要时可以植入埋藏式自动心律转复除颤器。RAAS 和交感神经系统的激活是CRS发生和发展的重要机制，因此除外禁忌证（双侧肾动脉狭窄、急性肾衰竭、肾移植、高钾血症等）后，RAAS 抑制剂和 β 受体阻滞剂为必选药物。极低剂量的袢利尿剂能有效控制血钠和细胞外液容量，有利于慢性心功能不全的治疗和 CRS 的进展。醛固酮拮抗剂对心脏病有益并能降低慢性肾脏病病人的蛋白尿。CRS 治疗中应避免进一步加重肾脏损害的因素，例如使用碘对比剂、非甾体抗炎药及其他肾毒性药物等。

3.Ⅲ型 CRS 治疗

应尽早识别、去除诱发 AKI 的因素，积极治疗 AKI 的原发病。监测血压、中心静脉压等血流动力学指标，保持肾脏、心脏灌注的同时尽可能减轻心脏负荷。在急性肾功能恶化时，应用血清肌钙蛋白、BNP、CK-MB 等心肌损伤指标早期识别心脏损伤。急性的水钠潴留是产生急性心功能失代偿的主要原因，因此加强利尿治疗的同时需严格控制入液量，注意纠正电解质紊乱和酸碱平衡失调，防止心律失常的发生。AKI 严重时，出现少尿、无尿，合并急性心力衰竭时，应尽早行肾脏替代治疗（RRT），减少急性心力衰竭的病死率，但应选择好 RRT 的模式及治疗剂量。

4.Ⅳ型 CRS 治疗

治疗的目的是减缓慢性肾脏病进展，从而减缓慢性肾心综合征的进展。慢性的水钠潴留是产生慢性心功能失代偿的主要原因，因此需要缓慢的利尿治疗，减轻水钠潴留。依据病人不同的肾功能水平选用不同的利尿剂，建议小剂量联合应用，但需监测及保持电解质平衡。ACEI/ARBs 类药物仍是治疗此型 CRS 病人的一线药物，可以降低血压、减少蛋白尿、延缓慢性肾脏病进展，同时改善心功能，减轻心室重塑，但应密切监测 Scr 及血钾水平。纠正贫血，血红蛋白 > 100g/L 可减少慢性肾脏病病人的左心室肥厚发生率，重组人红细胞生成素（rhEPO）可改善心力衰竭并发慢性肾脏病病人的耗氧量，改善左心室射血分数。纠正慢性肾脏病病人的钙磷代谢紊乱，纠正继发性甲状旁腺功能亢进及高磷血症，可以减轻血管和软组织钙化，减少慢性肾脏病病人心血管并发症的发生及恶化。同时给予降低血脂、抗血小板、改善心肌供血等综合治疗。慢性肾脏病合并慢性心力衰竭病人慎用洋地黄类药物，避免发生洋地黄中毒，如必须应用地高辛，应定期监测其血药浓度。如果慢性肾脏病进展至尿毒症期，应尽早开始规律血液透析治疗，避免出现心力衰竭等急性并发症。对于血液透析病人，应用生物相容性好的膜材料、定期行血液滤过治疗等可减少尿毒症病人的心血管并发症。另外，良好控制透析间期体重，防止容量负荷过多和心力衰竭的发生，同时有利于保持心血管系统的稳定性。

5. V型CRS治疗

重点是治疗原发病，同时积极处理心肾并发症。发生脓毒症时，在积极抗感染治疗的同时，要保证血流动力学稳定和组织器官灌注。另外炎症和免疫异常是脓毒症休克发生发展的重要机制，必要时应用高通量血液滤过和吸附等血液净化技术，它们可有效去除细胞因子和炎性介质如 TNF-α、IL-6、IL-8 等，促进脓毒症的早期恢复，同时也能清除抗炎症细胞因子如 IL-10，表明其可能会改善免疫麻痹，有利于心肾功能的好转。

【经典传承】

（一）王耀献教授经验

王耀献教授指出，心和肾之间是"水火既济"的关系。心为五脏六腑之大主，而肾内寄元阴和元阳，为生命之根，心阳根于肾阳，且二者同属少阴，心之阴阳气血赖肾阳以温煦。若肾阳虚衰，命火不能循经上温于心阳，致心阳失煦而形成心肾阳虚，心肾阳虚则不能化气行水而致血瘀水停，血不利则为水，水饮之邪或泛溢于肌肤，或内停于胸腹，或凌心射肺，故临床多见胸闷、气短、水肿等症。

CRS 当从少阴论治，总结出"少阴阳虚"是发病的基础，而水饮和瘀血则是心肾阳虚无以运化的病理产物。因此以温阳益气、化瘀利水法治疗 CRS，并以麻黄附子细辛汤和葶苈大枣泻肺汤加减化裁益气温阳、化瘀利水汤剂治疗本病，取得了满意的临床疗效。方中附子辛温，温肾暖土以助阳气，同时附子通行十二经，走而不守，不仅能温心肾之阳，还具有温通五脏阳气之功；桂枝辛温，温经通脉、助阳化气，二药共为君药；生晒参甘，大补元气，助运化而正升降；黄芪补气健脾、利水消肿，二者合用，助君药温阳益气以固其本，共为臣药。茯苓健脾利湿以助行水，益母草利水消肿、活血养血，茯苓、益母草与葶苈子合用泻肺以利水；水湿停留日久容易蕴化而成湿热毒邪，故以土茯苓、大黄共同清热除湿、通络解毒，以上共为佐使药。诸药合用，共奏温阳益气、化瘀利水之功。

（二）宋立群教授经验

宋立群教授根据"心肾相关"理论，认为肾病日久必将累及于心，使心脏受累；心脏受累又可以反过来加重肾脏疾病，以致最后出现心肾同病的病理状态。在临床上将慢性肾脏病并发心脏病变分成以下四种证型。

（1）水旺乘火型　本证是指肾水对心火克制太过而表现出的病证。若肾阳虚衰不能化气以行水，使水上乘，水液四犯，犯于肌肤则肿，犯于心则悸，甚则水液痹阻心脉致喘息不能卧、面色青紫、小便不利等症。故在治疗方法上常以温肾阳以制水。

（2）水枯火旺型　本证是指肾水不足，不足以制心火，以致心火相对亢盛的一种现象。

肾水枯竭不能上济心火，继使心火亢进于上，此型多见于久病失调或房劳过度而导致肾阴亏于下、心火亢于上的病证，症见腰膝酸软、骨蒸潮热、耳鸣耳聋、心悸怔忡、失眠多梦、健忘等。故其治疗的重点在于通过滋补肾阴以制心火。

（3）水火独旺型　本证是指肾阳不足，蒸化无力，不能化气以行水、上滋心火，使火不归元、浮阳上扰、心火亢盛。临床表现为畏寒恶热，身热烦躁，心悸，失眠，健忘，口舌糜烂，口渴，口干，腰部冷痛，胫膝发凉，小便清长，腰膝冷，舌质淡红，脉虚。故治疗方法常为温肾阳降心火。

（4）水火俱虚型　本证多指心肾阳虚型，是由于心、肾阳气相互亏虚而造成。久病不愈或劳倦内伤，使心阳虚影响至肾阳虚，或肾阳虚影响至心阳虚，使心肾之阳两虚。临床多见形寒肢冷、心悸怔忡、尿少身肿、身倦欲寐、唇甲青紫等症。在治疗上宜温补心肾，以利水消肿。

（三）韩履祺教授经验

韩履祺教授认为本病主因是久病肾气虚损、心失其主，尤其是当外邪侵袭、劳累过度及失治误治时，肾心虚损加重，鼓动无力，水湿浊邪内壅、湿瘀交阻，既水气凌心，又可弥漫三焦，导致脏腑功能、阴阳、气血进一步失调，表现一派危急证候。《内经·汤液醪醴论》治水三法"开鬼门、洁净府、去菀陈"，《金匮要略》"腰以下肿，当利小便"，温阳、利水、活血为中医治疗慢性肾衰竭并心脏病变的三大法则。因此在发作期温阳利水、降浊化瘀，缓解期益气养阴、活血祛湿就成为治疗本病的基本法则。

（1）发作期　肾心阳虚证，主以真武汤温阳行水，合苓桂术甘汤振奋心阳、化气行水。痰水壅肺证，以葶苈大枣泻肺汤泻肺行水，可济危缓急，为进一步治疗赢得时机；若有胃肠积热，可配己椒苈黄汤攻坚去壅、前后分消；正虚明显，合真武汤，扶正与祛邪共进。炙甘草汤滋阴养血，振奋心阳，治阴阳两虚之心悸。

（2）缓解期　气阴两虚证，主以生脉散加味，益气养阴、健脾补肾；病重者，可与当归补血汤联用。血瘀、湿浊贯穿病程始终，活血化瘀之大黄䗪虫丸峻药缓图、扶正活血，有助于缓解病情；或可仿其意酌选桃红四物汤合生脉散攻补兼施等，可使血行水亦行，改善肾心血液循环。大黄清热解毒、活血化瘀，可降低尿素氮和肌苷，减轻慢性肾衰竭并心脏病变程度，无论在发作期或缓解期均有重要作用。

【预防与调护】

预防呼吸道及消化道、皮肤、泌尿系统感染。建议病人定期自称体重以进行监测，如果体重在3天内意外增加2kg以上，应告知医生或相应调整利尿剂剂量。心力衰竭须控制食盐摄入量，重症心力衰竭尤为重要，心功能Ⅱ级食盐＜5g/d，心功能Ⅲ级＜2.5g/d，心功能Ⅳ级＜1g/d。当有肾损害时，要注意限制蛋白的入量，尤其是植物蛋白，蛋白一般选择优质动物蛋白。疑诊酒精性心肌病的病人必须禁酒。吸烟可引起血管内皮功能异常、冠状动脉痉挛、肾损害，故应劝阻心肾综合征病人吸烟。

避免使用或慎用引起心或肾损害的药物：①非甾体抗炎药和昔布类；②Ⅰ类抗心律失常药（如奎尼丁、普鲁卡因胺、利多卡因、苯妥英钠、美西律、乙吗噻嗪、恩卡尼、氟卡尼等）；③钙通道阻滞剂（异搏定、地尔硫䓬、短效二氢吡啶衍生物如心痛定等）；④三环类抗抑郁药（如丙米嗪、氯丙米嗪、阿米替林、阿莫沙平、多塞平等）；⑤皮质类固醇；⑥有肾毒性的抗生素，如链霉素类、喹诺酮类等；⑦含有马兜铃酸成分的饮片或中成药，如关木通、青木香、天仙藤、马兜铃等。

【临证提要】

针对原继发心肾疾病病人，注意观察其相互影响。对于心肾综合征或心肾贫血综合征病人，首先应探明原因、明确西医诊断。在明确诊断、掌握疾病进退后，结合上述中医辨证内容、西医治疗综合诊治。中医以气、血、水辨证为主，结合脏腑、六经辨证等方法，总以急性期祛邪为主、慢性期扶正为要，或根据标本缓急攻补兼施。

（赵佳慧　程庆砾　杜金行　王铁民）

第十五节　肿瘤相关性肾损害

【概述】

肿瘤相关性肾损害在临床上较为常见，其发生率为 7%~34%，主要累及肾小球、肾小管间质以及肾脏微血管，可表现为尿检异常、肾病综合征、急性肾损伤、TMA、肾小管间质疾病甚至慢性肾衰竭。多种血液系统肿瘤或实体瘤可导致肾损害，肿瘤治疗过程中各种治疗方式均可造成不同程度肾脏损害。本病的临床表现多样，对病人预后有较大的影响。肿瘤可以通过多种途径损害肾脏，而肿瘤相关的肾脏并发症已成为影响肿瘤病人预后的重要因素之一。肿瘤病人的基线肾功能情况对病人预后和生存率有明显的影响，蛋白尿也被认为是使肿瘤病人全因死亡率增加的危险因素，鉴于此，新诊断的肿瘤病人均应评估肾脏情况。中医文献中，并无"肿瘤相关性肾损害"的病名记载。根据其临床表现及特点，多将其归属为中医学"癌""瘤""尿浊""血尿""虚劳""关格"等范畴。

【病因病机】

（一）中医病因病机

1.病因

（1）六淫外侵，气血凝结　癌症的发生与六淫邪气侵袭有关，《灵枢·九针》曰："四时八风之邪客于经络之中，为瘤病也。"六淫之邪入侵，影响脏腑功能，气血运行受阻，痰湿毒瘀交结，日久成癌。且外邪多在内伤正虚基础上导致发病。六淫外邪，可以包括现今环境中某些物理、化学性致癌因子及病毒等，侵入人体，影响气血流畅，导致癌肿发生，日久伤及肾气。

（2）七情内伤，脏腑亏损　七情失调与癌症的发生发展有密切关系。由于忧思、郁怒、悲伤太过，心、肝、脾脏功能失调，气机不得疏泄，痰浊易于凝滞，血行不畅为瘀，终致气滞痰凝毒瘀互结、脉络受损，形成癌症。七情失调，五脏功能亏损，亦易招致六淫外邪入侵，加重病情。

（3）饮食劳伤，正虚邪留　饮食不节，过食辛辣肥腻之品或恣饮酒浆，积湿生热；脾胃失于健运，水谷反为湿滞，凝聚成痰，影响气血运行，瘀毒留积成癌。由于饮食失调，损伤脾胃，进而产生痰浊、气滞、血瘀等病理性改变，而形成了引发癌症的基础。此外，一些不良饮食习惯，如饮食过热过冷，或食物过于粗糙、进食速度过快，长期刺激，亦可促使癌症发生。饮食不节，饥饱失常，亦易损伤脾胃，健运失司，气血生化乏源而正气虚衰。

（4）先天不足，禀赋异常　癌症的发生与先天禀赋不足有很大关系。多因先天脏腑不足，气血失调，外邪、情志、饮食、劳倦等致病因素易于损伤人体，导致气血失调、毒瘀互结而为癌，日久及肾。

（5）药毒所伤　原发癌肿治疗过程中，放疗、化疗等攻邪治疗手段的使用，亦可攻伐肾络、损伤正气，加之年老体弱、肾气自衰，进一步加重肾之气化、封藏功能失调。

2. 病机

疾病初期，以邪实为主，痰湿、气滞、血瘀、郁热与毒互结；中期则正虚邪实并见；晚期以正虚为主，但毒瘀仍留。或因痰、湿、热毒阻滞气机，进一步妨碍血运，形成瘀血；痰湿、气滞郁久可以化热，而毒则常与湿、瘀、痰等邪互结，表现为湿毒、瘀毒、热毒等。在癌症的发展演变过程中，上述病理因素可以相互搏结，兼见为患，造成本病复杂的病机，不易治愈。

简言之，肿瘤相关性肾损害的病机以本虚标实为特点，其标实多表现为水湿、瘀血、浊毒、痰湿、热毒、气滞等，正虚常表现为气、血、阴、阳及肺、脾、肾诸脏虚，故应针对不同的肿瘤原发病及肾损害的不同临床表现，针对不同病机进行辨证论治。

（二）西医病因病机

1. 病因

肿瘤病人体内存在免疫微环境改变，如肿瘤组织中可检测到 IgA 或 IgM 沉积，这些免疫复合物可通过不同途径介导肾脏损害；肿瘤细胞分泌大量的多克隆或单克隆免疫球蛋白沉积于肾脏可导致肾损害；T 辅助细胞 /T 抑制细胞比例异常，导致 T 细胞免疫功能紊乱，并可释放多种细胞因子导致肾小球通透性增加，引起蛋白尿。肿瘤代谢的异常常伴随高尿酸血症或高钙血症，从而引起高尿酸血症性肾病、尿路结石、梗阻性肾病或肾小管 – 间质病变。

2. 发病机制

肿瘤相关性肾损害的病理机制主要有以下几个方面：肿瘤细胞直接浸润肾实质或通过血行、淋巴途径转移至肾脏实质或肾盂、输尿管；通过肾血管癌栓的形成，以及腹腔盆腔转移病灶压迫肾血管引起肾缺血性损害；盆腔肿瘤或泌尿系肿瘤可能压迫输尿管，导致梗阻性肾损害；肿瘤释放的抗原物质可激活、产生相应抗体，导致免疫复合物沉积，发生免疫复合物性肾炎；肿瘤代谢异常引起的高钙血症可导致尿钙增加，钙在肾小管上皮细胞以及肾小管基底膜周围沉积，引起炎症细胞浸润、肾小管坏死及肾间质纤维化；大量肿瘤细胞坏死引起核酸释放增加，血清尿酸生成增加，形成尿酸盐结晶，可沉积在肾小管或肾实质，引起梗阻，或对肾组织的直接毒性，导致肾损害。

下丘脑 – 垂体微腺瘤、肾上腺皮质腺瘤和癌、异源促肾上腺皮质激素综合征可伴促肾上腺皮质激素、肾素、醛固酮分泌增多，尿排钾增多，可致低钾血症，持续性低钾血症可致肾小管上皮细胞空泡变性和肾间质损害。肺癌、胰腺癌、胸腺瘤、前列腺癌等可合成和分泌异源性及类抗利尿激素多肽，或某些化疗药也可刺激中枢抗利尿激素的分泌，从而引起水潴留及低钠血症，低钾或低钠血症等电解质紊乱会加重肾脏代谢负担，干扰肾小管的浓缩或稀释功能，继发肾脏损害。某些化疗药物（如顺铂等）直接损伤肾小管、肾血管内皮，或促进氧化应激、炎症反应等，可引发急性肾损伤，其损伤与剂量相关，或可以造成不可逆的损伤。某些后腹膜淋巴瘤、盆腔肿瘤予肾区照射治疗后可致放射性肾炎，进一步出现肾功能的损害。在白血病或其他肿瘤的化疗过程中发生的"溶瘤综合征"可导致急性尿酸性肾病所致 AKI、高磷血症相关性 AKI 和混合型 AKI。

【临床表现】

（一）疾病早期

肿瘤相关性肾损害病人早期可无明显症状，部分病人以肿瘤原发病表现为重，肾损害不明显或隐匿。但也可表现为肿瘤与肾损害被发现的顺序不一，一半病人肾脏病和肿瘤表现可同时出现，甚至少数病人以肾脏病为首发表现而就诊。大部分病人肾损害与肿瘤同时被发现，两者在 12 个月之内相继发现者占 40%~50%。也有少部分病人肾损害在肿瘤确诊之前数年就出现，从肾损害到肿瘤被发现，最长的时间间隔可达 10 年，部分病人肾损害在肿瘤确诊之后出现。

（二）继发肾损害期

肿瘤相关性肾损害的临床表现多样，可以表现不同程度的蛋白尿或肾病综合征、AKI、慢性肾衰竭、肾炎综合征、不同程度的血尿等，肾损害临床表现的特点与不同的发病机制有关。同时，病人还存在着原发肿瘤的各种症状，与肾脏疾病的表现相叠加或相互影响，因此其临床表现更为复杂。

1. 实体肿瘤肾损害

多数病人呈现大量蛋白尿和（或）肾病综合征，可有镜下血尿和轻度的肾功能减退，严重肾衰竭者少见。膜性肾病是实体肿瘤肾损害最常见的病理类型，尤其以肺癌和胃肠道肿瘤常见。同一类型的肿瘤引发的肾损害，其病理类型可以是不同的，并没有明确的对应关系。其共同特点是肾脏病的症状随肿瘤的有效治疗而缓解，随着肿瘤的复发而加重。

2. 血液系统肿瘤相关性肾损害

（1）淋巴瘤肾损害　肾脏损害轻重不一，多数病人表现为大量蛋白尿和 AKI，部分病人可出现血尿、高血压等。若淋巴瘤发生肾脏浸润则表现为肾区肿物、高血压、氮质血症和肉眼血尿，少数病例由于肾外淋巴瘤浸润或巨大肾脏肿物压迫肾盂、输尿管可造成输尿管扩张及肾盂积水等。霍奇金淋巴瘤最常见的病理类型为肾小球微小病变（42%），其次为肾淀粉样变性（37%），亦可出现局灶节段性肾小球硬化症、膜性肾病、膜增殖性肾小球肾炎以及新月体性肾炎。而非霍奇金淋巴瘤最常见的病理类型为膜增殖性肾小球肾炎（25%），其次为肾小球微小病变，可见新月体形成，部分病人肾小球病变轻微，但肾小管间质病变重。

（2）白血病肾损害　白血病细胞可直接浸润肾脏，但多数病人无症状，部分病人可出现镜下血尿、白细胞等尿检异常。由于肿瘤细胞破坏所引起的尿酸结晶增多，引起梗阻性肾病较常见，为白血病肾损害的主要表现。也有少数病人以肾脏病为首发表现而就诊，这类病人多表现为肾病综合征。白血病肾损害常见病理类型为膜增殖性肾小球肾炎，其次为膜性肾病，也可表现微小病变肾病、局灶阶段肾小球硬化症、ANCA 相关性新月体性肾炎。

3. 肿瘤治疗过程中的肾损害

在肿瘤病人治疗过程中，造影剂肾病及使用化疗药后的肾损害尤为常见。

（1）造影剂肾损害　可出现管型尿、少尿、无尿、血清肌酐升高等临床表现。

（2）化疗药所致肾损害　铂类药物引发的肾毒性常见，且表现出剂量累积和剂量限制性毒性。顺铂主要通过引起近端肾小管损伤、介导氧化应激、炎症反应及肾脏血管损伤引起肾脏损害。后续出现的卡铂与顺铂相比，肾毒性明显降低，但仍有10%病人会在治疗过程中出现血清肌酐升高，尤其当存在联合使用其他肾毒性药物、高龄、吸烟、女性、低蛋白血症等高危因素时。卡铂主要通过肾小球滤过和肾小管分泌排出体外，其代谢产物可在肾脏累积，引起肾小管损伤，卡铂引起的肾脏病理生理改变与范可尼综合征相似，可出现肾性糖尿、高钙尿症、多种氨基酸尿等。奈达铂及奥沙利铂由于水溶性大大增强，因此肾毒性下降，肾损害报道较少，前者主要引起肾乳头损伤，而后者只有极少数出现肾小管性酸中毒、溶血性尿毒症综合征、范可尼综合征、肾小管空泡形成及免疫介导性溶血性贫血引起的AKI的报道。

（3）溶瘤综合征　多在肿瘤治疗前3天之内和化疗7天后出现，可表现为高尿酸血症、高磷血症、高钾血症一系列症候群，并伴有血清肌酐升高或心律失常、抽搐。

【实验室及其他辅助检查】

在诊断肿瘤相关性肾病过程中，其尿液检查常表现为不同程度的蛋白尿、红细胞尿，可伴红细胞管型，部分病人出现大量蛋白尿。血常规可见不同程度的贫血。随着病情进展，可出现血清肌酐升高和内生肌酐清除率下降、高尿酸血症以及电解质紊乱，如高钙血症、低钠血症、低钾血症等。

以肾脏疾病为首发症状的病人，实验室检查应注意以下问题：①老年男性的原发性肾病综合征，尤其是膜性肾病者，应进行相关检查，筛查抗血清磷脂酶 A_2 受体抗体（抗 PLA_2R 抗体），排查是否存在肿瘤的可能。抗 PLA_2R 抗体是特发性膜性肾病（IMN）中特异性抗体，多数恶性肿瘤相关性 MN 病人 PLA_2R 抗体阴性。以往当膜性肾病病人的 PLA_2R 抗体阴性时，则考虑存在与肿瘤的相关性。但近年发现在少数肿瘤相关性膜性肾病中该抗体亦有一定的检出率。肿瘤相关性 MN 病理特点与 IMN 并无明显差异，但肾小球 IgG 亚型的沉积以 IgG_1 和 IgG_2 为主，不同于 IMN 肾小球以 IgG_4 沉积为主。②经常规治疗后蛋白尿始终不能缓解的病人，尤其是存在贫血或低蛋白血症且难以纠正者，在随访过程中应仔细检查有无恶性肿瘤存在。在肿瘤被发现前，多数病人并无临床表现，仅在临床筛查中发现肿瘤。因此，对于老年病人，应进行大便常规、胸部CT、胃镜、肠镜等全方位排查，以及早发现血液系统肿瘤和实体肿瘤。

溶瘤综合征者大多在化疗期间（多为治疗前3天之内和化疗7天后）出现以下化验中的2项或2项以上异常：①血清尿酸 ≥ 476μmol/L 或超过基础值的25%；②血钾 ≥ 6.0mmol/L 或超过基础值的25%；③血磷 ≥ 1.45mmol/L 或超过基础值的25%；④血钙 ≤ 1.75mmol/L 或降低超过基础值的25%。该病的临床诊断在满足上述实验室诊断基础上，再具备以下临床表现之一：①血清肌酐升高超过正常值上限的1.5倍；②心律失常或猝死；③抽搐。

【诊断与鉴别诊断】

（一）诊断要点

1. 中医辨证要点

（1）辨病期　临床上可根据邪正的盛衰，将本病分为早、中、晚期三期。早期，以邪实为主，痰湿、气滞、血瘀与毒互结成癌块，或毒热之邪蓄于血脉；中期则正虚渐甚，癌毒炽盛，癌块增大、变硬，脾肾不足，精微不固；晚期以正衰为主，正气消残，邪气范围广泛。

（2）辨虚实　癌病多为正虚邪实。正虚首先明确何脏腑之虚，是两脏还是多脏；其次分清水湿、瘀血、浊毒、痰湿、热毒、气滞的不同，以及是否兼夹。

（3）辨原发病位　很多脏腑或系统的癌病都可侵犯肾脏，尤以血液系统多见，故癌病需首先明确具体病原发病位在哪一脏腑或系统。应以临床症状为线索，积极寻找原发病位。

2. 西医诊断要点

诊断肿瘤相关性肾损害，首先要明确肿瘤的诊断，并能在血液和肾小球检出同一种肿瘤的相关抗原。但目前做到这些尚比较困难，因此，在临床上认识本病，只要能发现两者同时存在的依据，并除外其他原因引起的肾脏病，就应考虑到本病。肿瘤相关性肾损害具备的共同特点为，手术彻底切除肿瘤或化疗肿瘤完全缓解后，肾脏病的临床与病理表现亦获缓解，而肿瘤复发后肾脏病再次出现或加重。

（二）鉴别诊断

肿瘤相关性肾损害要与肿瘤合并原发性肾脏病相鉴别。从发病时间上看，肿瘤相关性肾损害时肿瘤和肾损害常同时出现，或肾损害出现在发现肿瘤前或肿瘤后，一般时间间隔不超过 1 年，而肿瘤合并原发性肾脏病，两者发病有一定的先后顺序或较长时间间隔。原发性肾脏病病人若合并肿瘤，在肿瘤治疗过程中放疗或化疗药物的使用常会加剧肾损害，不同于肿瘤相关性肾损害经手术彻底切除肿瘤或化疗肿瘤完全缓解后肾脏病的临床与病理表现亦获缓解的临床特点，且肿瘤相关性肾损害肿瘤复发后肾脏病再次出现或加重的临床特点亦较突出。肿瘤相关性肾损害与肿瘤合并原发性肾脏病在病理表现上亦不相同，如肿瘤继发的膜性肾病肾脏病理表现为肾小球 IgG 亚型的沉积以 IgG_1 和 IgG_2 为主，不同于特发性膜性肾病肾小球以 IgG_4 沉积为主。

【治疗】

（一）中医治疗

中医药治疗肿瘤相关性肾损害应着眼于以下几个方面。①针对病机辨证论治：肿瘤相关性肾损害的病机以本虚标实为特点，其标实多表现为水湿、瘀血、浊毒、痰湿、热毒、气滞等，正虚常表现为气、血、阴、阳及肺、脾、肾诸脏虚，故应针对不同的肿瘤原发病及肾损害的不同临床表现，针对不同病机进行辨证论治。②提高病人体质，扶正祛邪：在肿瘤手术后、放疗或化疗阶段，存在正虚体弱、元气大伤等特点，此时应以顾护正气为原则，辨证采用补中益气、健脾益肾、补益气血等治法，以恢复体质，改善生活质量。③减毒增效：治疗肿瘤过程中，因药物毒性及不良反应引发的肾脏损伤，可以应用中药，以保护肾功能，减轻肾损害。④针对并发症的治疗：病人出现大量蛋白尿、低蛋白血症、肾功能损伤、水肿等表现时，配合中药辨证论治。⑤运用中药辨证论治时，亦应避免使用肾损伤的中药。

1. 治疗原则

治疗基本原则是扶正祛邪，攻补兼施。早期邪盛为主，正虚不显，当先攻之；中期宜攻补兼施；晚期正气大伤，不耐攻伐，当以补为主。扶正要根据正虚的不同，结合主要病变脏腑，分别采用补气、补血、补阴、补阳之法；祛邪主要采用理气、除湿、利水、化痰、散结、解毒、祛瘀等法，并应适当配伍有抗肿瘤作用的中药。

2. 辨证施治

（1）标实证

①痰浊内蕴

[临床表现] 胸膈满闷，皮下结块，脘腹胀闷，呕吐痰涎；或面黄虚胖，腹胀，大便秘结，夜不得寐。舌质淡，苔滑腻，脉细濡或滑。

[治法] 理气化痰，通腑泄浊。

[方药] 温胆汤合调胃承气汤加减（温胆汤出自《三因极一病证方论》，调胃承气汤出自《伤寒论》）。

[参考处方] 半夏6g，竹茹12g，枳实12g，陈皮10g，甘草6g，茯苓15g，大黄（后下）6g，芒硝6g。

方中半夏、竹茹燥湿化痰、降逆止呕；枳实降气化痰、开结除痞；陈皮理气和胃、燥湿化痰，助半夏化痰理气；茯苓健脾利湿，使湿去痰消；大黄、芒硝通腑泄浊、泄热通便；甘草益气和中、调和诸药。全方共奏理气化痰、通腑泄浊之功。

[临床应用] 兼有下焦湿热者，可用四妙丸（主要由苍术、黄柏、牛膝、薏苡仁组成，出自《成方便读》）清热利湿。

②瘀血内阻

[临床表现] 面色晦暗，腰部刺痛、夜间加重，腰部肿块，尿血；或食欲不振，大便溏或干，倦怠乏力。舌质紫暗、有瘀点及瘀斑，苔薄白，脉沉细或弦涩。

[治法] 活血化瘀。

[方药] 血府逐瘀汤（出自《医林改错》）。

[参考处方] 桃仁9g，红花6g，当归9g，生地黄15g，牛膝15g，川芎10g，桔梗15g，赤芍12g，枳壳15g，甘草6g，柴胡9g。

方中桃仁活血化瘀为君药。当归、红花、赤芍、牛膝、川芎助君药祛瘀之力，同为臣药。柴胡疏肝理气，升达清阳；桔梗开宣肺气，载药上行胸中，合枳壳一升一降，开胸行气，使气行血行；生地黄凉血清热，合当归滋养阴血，使祛瘀而不伤正，俱为佐药。甘草调和诸药为使。各药配伍，使血活气行、瘀化热清。[临床应用] 尿血者，可加白茅根、三七粉；食欲不振、大便溏，可配伍四君子汤。

③水湿泛滥

[临床表现] 颜面及双下肢水肿，继而全身水肿、按之没指，小便短少，起病缓慢，病程较长；或身体困重，胸闷，纳呆，泛恶。舌淡，苔白腻，脉沉缓。

[治法] 温阳化气，行气利水。

[方药] 五苓散合五皮饮加减（五苓散出自《伤寒论》，五皮饮出自《证治准绳》）。

[参考处方] 桂枝12g，茯苓皮15g，白术15g，泽泻9g，猪苓15g，陈皮12g，生姜皮15g，桑白皮12g，大腹皮15g。

方中泽泻、猪苓淡渗利水；白术健脾燥湿；茯苓皮甘淡渗湿、利水消肿；大腹皮行气宽中除满、淡渗利水；陈皮苦燥脾胃之湿以和胃；生姜皮宣发肺气以通调水道；桑白皮善肃降肺气并利水；桂枝温通阳气，助膀胱气化。诸药合用，共奏温阳化气、行气利水之功。

[临床应用] 纳呆、泛恶者，可加藿香、佩兰芳香醒脾。

（2）本虚证

①气血两虚

[临床表现] 面色无华，少气懒言，唇甲暗淡；或头晕眼花，纳呆，自汗出，溲便失常。舌质淡，苔薄白，脉沉细无力。

[治法] 益气养血。

[方药] 八珍汤或补中益气汤（八珍汤出自《瑞竹堂经验方》，补中益气汤出自《内外伤辨惑论》）。

[参考处方] 人参（另煎兑入）15g，白术15g，茯苓15g，当归10g，川芎10g，芍药12g，熟地黄15g，甘草6g，黄芪15g，升麻6g，柴胡6g。

方中人参、白术、茯苓、甘草健脾益气；当归、川芎、芍药、熟地黄养血和血；黄芪补中益气；少量柴胡、升麻可升提下陷之气，助黄芪补益中气。全方共奏益气养血之功。

[临床应用] 自汗多，可加五味子、瘪桃干收敛止汗。

②脾肾阳虚

[临床表现] 尿血或尿浊，腰痛喜揉喜按，身体消瘦，困倦，乏力，畏寒喜暖，水肿；或纳差，恶心，呕吐，虚弱，面色少华，唇甲色淡。舌体胖大，舌质淡，苔薄白，脉沉细。

[治法] 健脾补肾，益气温阳。

[方药] 实脾饮、右归丸或济生肾气丸、金匮肾气丸加减（实脾饮出自《济生方》，右归丸出自《景岳全书》，济生肾气丸出自《张氏医通》，金匮肾气丸出自《金匮要略》）。

[参考处方] 干姜12g，制附子（先煎）9g，白术15g，茯苓15g，炙甘草6g，厚朴12g，大腹皮15g，草果仁9g，木香6g，木瓜15g，熟地15g，枸杞子15g，杜仲12g。

方中附子大辛大热，温壮肾阳、祛寒逐湿；干姜温脾祛寒，助附子温补脾肾；白术补脾燥湿；茯苓渗湿利水；厚朴、木香、大腹皮、草果仁皆为辛温气香之品，行气燥湿利水、消胀除满；木瓜酸温，醒脾化湿，同熟地滋阴补肾而护阴；枸杞子滋补肝肾，阴中求阳；杜仲补肾而壮腰膝；炙甘草健脾和中、调和诸药。各药配伍，健脾补肾，益气温阳。

[临床应用] 兼有瘀血者，配以鳖甲煎丸；水肿甚者可合用苓桂术甘汤（主要由茯苓、桂枝、白术、甘草组成）温阳利水。

③肝肾阴虚

[临床表现] 腰痛喜按，腰膝酸软，手足心热，潮热盗汗，小便色黄带血或尿浊；或身肿，精神不振，时有低热，自汗。舌质红少苔，脉细数。

[治法] 滋补肝肾。

[方药] 六味地黄丸或左归丸加减（六味地黄丸出自《小儿药证直诀》，左归丸出自《景岳全书》）。

[参考处方] 熟地15g，山茱萸12g，牡丹皮10g，泽泻9g，山药15g，茯苓15g，菟丝子15g，牛膝15g，龟甲（先煎）15g。

方中熟地滋阴补肾、填精益髓；龟甲补肝肾之阴而潜阳；山茱萸养肝滋肾、涩精敛汗；山药、茯苓补脾益阴、滋肾固精；菟丝子平补阴阳、固肾涩精；牛膝益肾补肝、强腰壮骨；牡丹皮、泽泻清泄肾浊。全方共奏滋补肝肾之功。

[临床应用] 舌光无苔者，可加沙参、石斛；阴阳俱虚者，加仙茅、淫羊藿。

（二）西医常规治疗

根据肿瘤的类型采用不同的手术或放疗、化疗方案（可参阅肿瘤、血液病专业书籍）。由于同时存在多系统的病变和影响疗效预后的多种因素，通常需与肿瘤科、血液病专科医师共同协商后制订合理治疗方案。随着肿瘤治疗缓解，肾脏病亦随之好转。发生肾衰竭时，可行肾脏替代治疗。

治疗肿瘤相关性肾损害时应遵循以下原则：①积极治疗原发肿瘤，有效地消除肿瘤病灶，可以使肾损害得到改善；②治疗过程中要注意避免化疗、造影剂等对肾脏的损伤，尽量选择肾毒性小的药物，注意药物的剂量，化疗时充分水化、碱化尿液等；③注意监测尿量及肾功能，合并 AKI 时，要尽早诊断，去除诱因，必要时行肾脏替代治疗；④注意预防和控制感染，合理使用抗生素；⑤尽早发现和控制高钙血症，维持水、电解质和酸碱平衡。

【预防与调护】

肿瘤相关性肾损害的预后，一方面取决于对疾病的积极治疗，另一方面取决于对本病的预防与调护。对于肿瘤病人，应尽早发现肿瘤相关性肾损害，尽早发现肾功能、蛋白尿等异常，并对相关指标进行动态观察。若肿瘤得到有效治疗而蛋白尿得不到改善时，应考虑进行肾穿刺活检。重视肾功能在肿瘤病人中的预测价值。

【临证提要】

肿瘤相关性肾损害具备的共同特点为，手术彻底切除肿瘤或化疗肿瘤完全缓解后，肾脏病的临床与病理表现亦获缓解，而肿瘤复发后肾脏病再次出现或加重。应根据这一特点对疾病作出积极诊断和治疗，提高早期防治意识。针对本病"本虚标实"的特点，中医可通过辨证论治达到扶正祛邪的目的，对于恢复体质、改善生活质量有良好优势。

（张宁　柳诗意）

第十六节　抗肾小球基底膜病（肺出血－肾炎综合征）

【概述】

抗肾小球基底膜（glomerular basement membrane，GBM）病是指循环中抗 GBM 抗体在脏器中沉积所引起的一组自身免疫性疾病，其特点是外周血中可以检测到抗 GBM 抗体，和（或）肾活检肾小球基底膜上见到抗 GBM 抗体呈线样沉积。本病主要受累的脏器是肺脏和肾脏。病变局限在肾脏时称为抗 GBM 肾炎，如同时累及肺肾则称为肺出血－肾炎综合征，即 Goodpasture 综合征或 Goodpasture 病，目前统称为抗 GBM 病。

该病有两个发病年龄高峰。第一个高峰为 20~30 岁，多见于男性，表现为 Goodpasture 综合征；第二个高峰在 60~70 岁，女性多见，仅肾脏受累。美国以第二高峰为主。我国二者并见，60%~80% 的病人表现为肺肾同时受累，20%~40% 表现为肾脏单独受累，单纯肾脏受累的病人少于 10%。

中医学中未见与抗 GBM 病相对应的病证名。根据其临床表现，分别归属于中医学"血证""尿浊""水肿""癃闭""关格"等病证范畴。

【病因病机】

（一）中医病因病机

1.病因

本病的发生多由于先天禀赋不足，感受风热、湿浊、秽毒之气，损伤肺、脾、肾、三焦等脏腑所致。

（1）先天禀赋不足 《素问遗篇·刺法论》云："正气存内，邪不可干。"先天禀赋薄弱，肾元亏虚，祛邪无力，感受风热、湿浊、秽毒之邪气而发病。

（2）外感风热 风热毒邪侵袭，首先犯肺，肺失清肃，火乘肺金，损伤肺络，血溢脉外；肺失宣降，三焦水道壅塞，则水湿泛溢肌肤；热毒下移膀胱，损伤膀胱血络。

（3）感受湿浊 调养失宜，感受湿浊、秽毒之邪气，阻滞三焦，气化失司、升降失常，发为水肿。病久不愈，湿热互结，氤氲蒸腾，弥漫三焦，损及肾脏。

2.病机

本病的中医病机特点为本虚标实，病位主要在肺、肾，涉及脾、膀胱、三焦等脏腑。本虚以正气不足、肾元亏虚为主，邪实主要指湿浊。病初风热湿毒蕴结，阻滞三焦，气血运行不畅，导致湿热、血瘀交织。病变日久，气滞血瘀，瘀阻脉络，阻碍津液、水液的运行，水津失布，终致瘀水互结，形成虚实夹杂证。后期湿热毒邪壅塞三焦，下犯脾肾。脾为制水之脏，肾为水脏；脾肾衰败，水液泛溢，升降失调、开合失司，则可形成癃闭、关格重证。

（二）西医病因病机

1.病因

本病的病因尚未完全阐明，多认为与以下几个因素相关。

（1）环境因素 吸入碳氢化合物、金属粉尘，吸烟以及其他一些因素均可使肺泡毛细血管壁受损，肺泡基底膜成分暴露或抗原释放，从而导致自身免疫反应。由于肺泡和肾小球的基底膜具有共同的抗原，可通过交叉反应引起肾小球肾炎和肺出血。

（2）感染因素 抗 GBM 病病人约半数以上有上呼吸道感染的前驱病史，多为病毒性感染。

（3）遗传因素 本病的遗传易感性与 HLA-DR2 密切相关，约 80% 的病人 HLA-DR2 阳性。

2.发病机制

抗 GBM 抗体的靶抗原也称为 Goodpasture 抗原。在生理状态下，该抗原隐蔽在Ⅳ型胶原 α3 链的非胶原区。当受到外界因素作用下（如呼吸道吸入香烟、有机溶剂等），抗原决定簇被暴露，即可导致自身免疫反应。这是抗 GBM 病发病的一个关键启动环节。研究表明，抗 GBM 抗体亲和力和滴度与病情的严重程度及预后均有明显的相关性。此外，细胞免疫也参与致病过程。研究表明，肾活检病理中可见到 CD_4^+ 和 CD_8^+ T 细胞的浸润。CD_4^+ 和 CD_8^+ 敲除的动物模型不能产生抗 GBM 病。

【临床表现】

1.前驱症状

20%~60% 的病人在发病前有上呼吸道感染的前驱病史。

2. 肾脏病变

肾脏是最主要的受累器官且程度轻重不等。多数为急进型肾炎综合征（rapidly progressive glomerulonephritis，RPGN），表现为血尿、蛋白尿，可有红细胞管型和肾病水平蛋白尿，但典型的肾病综合征不常见。多数病人较早出现少尿和无尿，肾功能进行性下降，数周或数月内可达到尿毒症水平。如果早期未予积极治疗，大部分病人进入终末期肾病。

3. 肺病变

肺受累为不同程度的肺出血，表现为咳嗽、痰中带血或血丝，也可以表现为大咯血，严重者可以发生窒息而危及生命。肺出血可为首发症状，也可在肾脏受累后发生，后者多见。值得注意的是，少量肺泡出血可在肺泡内吸收，常表现为亚临床的肺出血。因而，不明原因的贫血、胸部 CT 发现肺出血或肺间质病变、痰找含铁血黄素细胞有助于发现早期肺出血。

【实验室及其他辅助检查】

1. 尿常规

尿红细胞 ≥ 3 个 /HP，尿蛋白增多，尿中可见红细胞管型和（或）颗粒管型。

2. 肾功能

血尿素氮、血清肌酐升高，肾小球滤过率下降。

3. 血清抗 GBM 抗体

超过 90% 的抗 GBM 病病人外周血中可检出抗 GBM 抗体。

4. 血清抗中性粒细胞胞浆抗体（anti-nutrophil cytoplasmic antibodys，ANCA）

近 1/3 抗 GBM 病病人血清 ANCA 阳性。多为环核型 ANCA（perinuclear ANCA，pANCA），识别髓过氧化物酶（myeloperoxidase，MPO）；少数为胞浆型 ANCA（cytoplasmic ANCA，cANCA），识别蛋白酶 3（proteinase3，PR3）。

5. 胸片

肺部受累时，胸片表现为双侧或单侧肺部阴影或浸润影，严重者表现为双肺布满棉絮样渗出。

6. 肾脏病理

（1）免疫荧光　免疫球蛋白 IgG 和 C_3 沿肾小球毛细血管壁呈线状沉积，有时也沿 GBM 沉积，是抗 GBM 病的特征性表现。部分病人尚可出现 IgA 或 IgM 呈线状沉积于毛细血管壁，或 IgG 与 IgA 或 IgM 混合性线状沉积，称为 IgA 或 IgM 沉积为主的抗 GBM 型肾小球肾炎。此外，20%~35% 的病人可以合并其他免疫复合物性肾小球疾病，因此，也可呈现各自疾病的免疫荧光特点。

（2）光镜　抗 GBM 病发展迅速，在进行肾活检时，约有 95% 的病人有不同程度的新月体形成，在新月体形成部位可见到典型的纤维素样坏死。新月体种类较均一，这种病变的均一性是抗 GBM 病区别于其他新月体性肾炎，尤其是 ANCA 相关肾炎的重要特征。肾小球系膜细胞和内皮细胞增生不明显，无明显嗜复红蛋白沉积。这是区别于 Ⅱ 型新月体性肾炎的特点。

（3）电镜　电镜下无电子致密物沉积，常见基底膜断裂。

【诊断与鉴别诊断】

（一）诊断要点

1. 中医辨证要点

（1）首辨病位　本病病位有肺肾之别。以肺出血为主要表现者，多见发热、头痛、咳嗽、咳痰、咯血等症状，病位在肺；以PRGN为主要表现者，多以全身浮肿、腰膝酸软、纳呆腹胀、泛恶呕吐、口气秽浊、尿少尿闭等为主要症状，病位在肾。

（2）其次辨虚实　本病早期以实证为主，热邪动血耗血、血不循经；后期病机转化为瘀水互结、脾肾衰败，以虚证为主。

2. 西医诊断要点

临床表现为肺出血和（或）RPGN，即需高度怀疑本病。外周血或肾组织中检出抗GBM抗体可确诊此病。肾活检可以确定肾小球肾炎的活动情况、严重程度及肾小管间质的病变。因而，及时肾活检，对于明确诊断、判断病情及评估预后均有重要意义。

（二）鉴别诊断

肺出血合并肾小球肾炎可以发生在多种疾病中，包括ANCA相关性小血管炎、系统性红斑狼疮、过敏性紫癜性肾炎、抗磷脂抗体综合征等，应注意鉴别（表12-16-1）。

表 12-16-1　抗 GBM 病的鉴别诊断

疾病	临床表现	血清学检查	肾脏病理
抗 GBM 病	肺、肾受累	抗 GBM 抗体（+）	IgG 沿 GBM 线样沉积，新月体性肾炎
ANCA 相关性小血管炎	多系统受累	ANCA（+）	寡免疫物沉积，新月体性肾炎
系统性红斑狼疮	多系统受累	ANA（+） 抗 dsDNA 抗体（+） 抗 Smith 抗体（+） C_3 下降	免疫荧光呈"满堂亮"
过敏性紫癜性肾炎	过敏史、皮肤紫癜、关节痛、腹痛、黑便	可有 IgA 升高	IgA 沉积为主
抗磷脂抗体综合征	习惯性流产史、血栓栓塞	抗心磷脂抗体（+） 狼疮抗凝物（+）	肾小球毛细血管襻可有微血栓形成

【治疗】

（一）中医治疗

1. 治疗原则

本病主要由于风夹湿热毒邪侵犯人体，导致肺、脾、肾、三焦等脏腑功能失调，故治疗当以疏风清热、利湿泄浊为基本大法。根据疾病发展的不同时期、损伤脏腑的不同，以及病机转化，可分别佐以活血化瘀、凉血止血、补益脾肾等治法。

2. 辨证施治

（1）风热犯表

［临床表现］发热，头痛，咽痛，咳嗽，咯血，气促，面红，面部痤疮，小便短赤或排泄不畅，尿血，大便秘结，舌红，苔黄，脉浮数。

［治法］疏风清热，宁络止血。

［方药］泻白散合三黄泻心汤加减（泻白散出自《小儿药证直诀》，三黄泻心汤出自《金匮要略》）。

［参考处方］桑白皮15g，牡丹皮12g，地骨皮30g，黄芩15g，生大黄12g，黄连6g，生地黄30g，栀子15g，青黛9g，柴胡12g，三七粉（冲服）3g，甘草9g。

方中桑白皮、黄芩、黄连、栀子、柴胡、甘草清热解毒；牡丹皮、生地黄、青黛清热凉血；地骨皮清肺热兼可凉血；大黄通腑泄热、釜底抽薪；三七止血而不留瘀。

［临床应用］气血亏虚者，加人参、当归补气养血；水肿明显者，加大腹皮、冬瓜皮利水消肿。

（2）湿热蕴结

［临床表现］全身水肿，皮肤绷急光亮，身体困重，胸脘痞闷，口干口苦，口中黏腻，恶心呕吐，小便短赤，大便黏滞不爽，舌红，苔黄腻，脉弦数或滑数。

［治法］清热化湿，行气利水。

［方药］四妙散合三仁汤加味（四妙散出自《圣济总录》，三仁汤出自《温病条辨》）。

［参考处方］苍术12g，黄柏12g，怀牛膝12g，生薏苡仁30g，粉防己12g，萆薢12g，泽泻9g，茯苓12g，车前草20g，白蔻仁12g，杏仁9g，六一散12g。

方中苍术、黄柏、怀牛膝清热利湿；杏仁、白蔻仁、薏苡仁合用，宣上、畅中、渗下，具有清利湿热、宣畅三焦气机之功；佐以粉防己、萆薢、泽泻、茯苓、车前草以加强利水渗湿之效；配六一散加强利湿之功。

［临床应用］表证仍在，可加荆芥、防风祛风解表；血尿明显者，加地榆、小蓟、白茅根凉血止血；蛋白尿多者，加雷公藤、卫矛清热祛湿、降低尿蛋白。

（3）瘀水互结

［临床表现］周身浮肿，皮肤瘀斑，腰部刺痛，少腹拘急，或伴血尿，舌紫暗有瘀斑，苔白，脉沉涩。

［治法］活血化瘀，化气利水。

［方药］桃红四物汤合五苓散加减（桃红四物汤出自《医宗金鉴》，五苓散出自《伤寒论》）。

［参考处方］桃仁、红花、川芎、当归、生地黄、赤芍各12g，牛膝15g，茯苓、泽泻、猪苓、白术各12g，桂枝6g，甘草3g。

方中桃仁、红花活血化瘀；川芎、当归、生地黄、赤芍养血活血；牛膝引血下行；茯苓、泽泻、猪苓利水消肿；桂枝温阳化气；白术健脾以助运化水湿之力。

［临床应用］大便干结者，加大黄通腑泄浊；尿血者，加三七粉、生地榆止血；腰膝酸软者，加女贞子、旱莲草补益肝肾。

（4）脾肾衰败

［临床表现］周身浮肿，尿少甚至无尿，纳呆呕恶，精神萎靡，面色晦暗，四肢厥冷，头晕目眩，舌体胖、质暗淡，脉沉细或沉迟无力。

［治法］温补脾肾，化湿降浊。

［方药］济生肾气丸合真武汤加减（济生肾气丸出自《张氏医通》，真武汤出自《伤寒论》）。

［参考处方］熟地黄 30g，山药 15g，山茱萸、枸杞子、川牛膝、车前草、白术、茯苓、泽泻、人参各 12g，肉桂、附子（先煎）各 6g。

方中熟地黄、山茱萸、枸杞子滋阴益肾；肉桂、附子温肾壮阳，与滋阴药相伍，有"少火生气"之意；人参补益元气；山药、白术、茯苓、车前草、泽泻健脾渗湿利水；牛膝引药下行。

［临床应用］小便清长者，去泽泻、车前草，加菟丝子、金樱子、芡实补肾固涩；手足抽搐者，加骨碎补、生龙骨、生牡蛎补肾壮骨、缓急止痉。

（二）西医常规治疗

2012 年 KDIGO 指南关于抗 GBM 肾病的治疗方案作了如下推荐和建议：①推荐所有抗 GBM 病均应予糖皮质激素、环磷酰胺及血浆置换作为初始治疗，但不包括已完全依赖透析及肾活检提示 100% 新月体且不伴肺出血的病人（证据强度 1B）。②一旦确诊应立即开始治疗。若高度怀疑本病，在等待确诊前，可先予大剂量糖皮质激素及血浆置换治疗（无证据等级）。③不推荐抗 GBM 肾病维持性的免疫抑制治疗（1D）。④肾移植需推迟至抗 GBM 抗体阴性至少 6 个月（无证据等级）。

1. 糖皮质激素

甲泼尼龙 500~1000mg 静脉滴注连续 3 天，此后应用口服醋酸泼尼松（龙）1mg/（kg·d），最大剂量 80mg/ 日（国内最大剂量常为 60mg/ 日），至少 4 周，以后逐渐减量，服用 6 个月停药。

2. 环磷酰胺

口服，1~3mg/（kg·d），一般用 2mg/（kg·d），分 2 次服用；静脉滴注，每月冲击 0.5~1.0g/m^2，持续应用 6 个月，总量 6~8g。已有以吗替麦考酚酯替代环磷酰胺的报道，认为吗替麦考酚酯具有不良反应小的优点，但疗效仍有待进一步证实。

3. 血浆置换

每天用 5% 人血白蛋白置换病人血浆 2~4L，共 14 天，或直至抗 GBM 抗体转阴。对于有肺出血或近期进行手术（包括肾活检）的病人，可应用新鲜冰冻血浆作为置换液以改善凝血功能。若条件允许，还可应用免疫吸附治疗。临床上出现少尿或无尿、血清肌酐＞ 600μmol/L 及肾活检中＞ 85% 的肾小球有大新月体形成是该病预后不良的指征。对于该部分病人不再建议应用血浆置换，除非出现肺大出血时用于挽救生命。

经免疫抑制治疗后，一旦抗 GBM 病达到缓解，几乎不会复发。进入终末期肾脏病的病人可采用肾透析及肾移植等肾脏替代治疗。对于准备进行肾移植的病人，建议在抗体转阴半年后再进行移植，以保证移植肾可免受残留抗 GBM 抗体的攻击。

【经典传承】

陈以平教授经验

陈以平教授强调辨病与辨证相结合。在治疗上除了西医应用糖皮质激素、环磷酰胺及血浆置换外，应重视中医对本病"毒、瘀、浊"的治疗。清热解毒中药可清除体内抗原物质，抑制抗原抗体反应，改善炎症性病理损害，临床上可选用金银花、蒲公英、紫花地丁、千里光、蚤休、鱼腥草、败酱草、白花蛇舌草等。此外，本病大多数病人肾脏病理表现为新月体性肾炎，不论是细胞性新月体，还是纤维性新月体，均符合中医学"瘀"证的基本病理。因此，活血化瘀法在抗 GBM 病治疗中的运用不容忽视。中西医结合治疗本病的意义在于充分发挥中西药物在治疗方面的协同作用，以及中药减轻西药毒性及不良反应等方面。如临床上在激素治疗过程中，病人常伴有肾上腺皮质功能亢进的表现，在使用细胞毒类药物时常出现骨髓抑制和肝功能损害等，此时中医滋阴降火、补肾益髓、滋水养肝、清热利湿等药物常可减轻西药上述毒性及不良反应。

【典型案例】

王钢医案

韩某，男，28 岁。2004 年 5 月 12 日初诊。主诉：咳嗽、痰中带血、镜下血尿间歇发作 4 个月。现病史：病人 2004 年 1 月出现咳嗽，痰中带血，尿检发现尿潜血（ERY）（++），予抗结核、抗感染等治疗，症状缓解。4 月份咳嗽、痰中带血再次发作，再予抗感染等治疗，效果不显。5 月 7 日查 BUN14.99mmol/L，Scr 505.8μmol/L，5 月 12 日收住我院。入院查体：T 37.5℃，P 88 次/分，R 20 次/分，BP 120/75mmHg。两中下肺呼吸音偏低，有少许湿啰音。纳谷尚可，大便偏干，小溲量可、色黄，舌边齿印、质偏红，苔薄黄，脉细弦略数。入院后检查：尿常规：ERY（++++），PRO（++）。24 小时 UPT 3380mg。血生化：ALB 27.5g/L，GLB 28.2g/L，BUN 23.33mmol/L，Scr 832.5μmol/L。CRP 66.5mg/L。免疫检查：C_3 0.59g/L，IgG、IgA、IgM、C_4 均在正常范围。血 ANA、ANCA、MPO-ANCA、PR3-ANCA 均阴性，血抗 GBM 抗体（+）。肾脏超声：左肾 12cm×6.6cm×5.5cm，右肾 11.8cm×6.3cm×5.6cm，结构欠清，皮质光点增多。X 线胸片：两肺下野斑片状阴影较前有所吸收。肾脏病理活检：新月体性肾小球肾炎。中医诊断：尿浊；证属气阴两虚，痰热瘀毒内阻。西医诊断：抗肾小球基底膜病。治法：补气养阴，清热化痰，泄浊解毒。处方：太子参 15g，生黄芪 30g，南北沙参各 15g，桑白皮 15g，杏仁 10g，瓜蒌皮 15g，制大黄 10g，土茯苓 30g，积雪草 30g，六月雪 20g，蛇莓 30g，车前子（包煎）20g，丹参 15g，小蓟 30g，白茅根 30g，焦六曲 20g。7 剂，水煎服，日 1 剂。5 月 17 日开始予 5% 葡萄糖加甲泼尼龙 500mg 静脉滴注，连续 3 日后，改为醋酸泼尼松 60mg/d、吗替麦考酚酯 2g/d，分 2 次服用。并结合血浆置换，每周 3 次，每次 2L；血液透析，每周 3 次；同时配合支持及对症治疗。

二诊：2004 年 5 月 19 日。咳嗽、痰中带血明显减轻，大便日行 1~2 次、质稀软，纳谷量可，小溲近 2000mL，舌质偏红，苔薄黄，脉细。24 小时 UPT > 10000mg。以原方加制僵蚕 10g，全蝎 6g，以祛风解毒、降低蛋白尿。

三诊：2004 年 6 月 2 日。肺部症状明显好转，肾功能有所恢复，抗 GBM 抗体仍未转阴，尿蛋白定量波动在 4100~7100mg/24h。方药仍守扶正清利、解毒泄浊之法。2004 年 7 月 2 日复查血常规：WBC7.2×10^9/L，Hb 81.2g/L，PLT 122.6×10^9/L。尿常规：ERY（++），PRO（++++）。24 小时 UPT 7100mg。血生化：BUN 13.67mmol/L，Scr 262.3μmol/L，Ca 2.1mmol/L，P 1.15mmol/L。CRP 0.1mg/L。血抗 GBM 抗体（+）。X 线胸片：两肺纹理增多。于 7 月 4 日因经费不足出院。1 年后随访，家属诉回当地后因经济原因仅以激素、常规透析治疗，6 个月后因病情反复去上海诊治，2个月后不治而亡。

按语 本案为中年男性病人，临床表现为肺出血、RPGN，肾脏病理为抗GBM病。根据病史及四诊分析，中医证属气阴两虚，痰热瘀毒内阻。治疗以补气养阴、清热化痰、泄浊解毒为法。二诊时尿蛋白仍明显，加用虫类药全蝎、僵蚕以祛风解毒、降尿蛋白。王钢教授认为肾炎以气阴两虚证多见，治疗以益气养阴为主，常选用太子参、黄芪、南北沙参等。本案西医采用大剂激素静脉冲击治疗，继以激素、吗替麦考酚酯口服，并结合血浆置换和常规血液透析。激素应用早期，证候多表现为阳热亢盛、湿热内盛，加之病人咳嗽、咳痰，治疗则以清热化痰、泄浊解毒为辅。短期内中西医结合治疗疗效明显，但该病发展迅速，须持续治疗，惜因费用原因，无法持续进行血浆置换。虽然血清肌酐下降显著，尿蛋白也有所减少，但是免疫复合物不断产生，抗GBM抗体未转阴。最终结果来看，死亡原因可能与未能充分免疫抑制、血浆置换有关。

【预防与调护】

适度锻炼身体，增强体质。避风寒，避免劳累，预防感染。积极防治表现为咯血或痰中带血的呼吸系统疾病。保持心情舒畅，消除紧张情绪。低盐、低脂、优质蛋白饮食，忌食肥甘厚腻、辛辣、醇酒等食物。

【注意事项】

本病起病急骤，发展迅速，预后较差。1年的存活率为70%~80%，肾脏1年存活率为25%。因而，早期诊断、早期治疗是提高疗效的关键。影响预后的主要因素有抗GBM抗体水平、血清肌酐水平和是否出现少尿、无尿等。

【临证提要】

多数抗GBM病病人在出现肾脏病损害前仅表现为咯血或痰中带血，容易漏诊、误诊。临证时即使对少量肺出血、症状轻微的病人亦不可忽视，应及时给予肺部放射学检查、血清学抗GBM抗体检查。高度怀疑时可行肾脏病理学检查，以早期明确诊断。本病发展迅速，一旦确诊后即应开始免疫强化治疗。中医药在改善病人症状及减轻糖皮质激素、免疫抑制剂毒性及不良反应等方面具有较好的疗效。但其确切疗效仍有待大样本研究进一步证实。抗GBM病肾脏病理类型多为新月体性肾炎，与中医学"血瘀"之病变相似。因而在当今抗GBM病的中医治疗中，活血化瘀法得到了广泛的重视及应用。

（占永立　冒慧敏）

第十七节　原发性小血管炎肾损害

【概述】

原发性小血管炎是一组多系统脏器受累、小血管壁呈炎症及坏死性病变的疾病。根据所受累的血管大小及是否存在肉芽肿形成而分成以下三类：①显微型多动脉炎（microscopic polyangiitis, MPA）：主要受累小动脉、毛细血管和小静脉，其病变只能在显微镜下见到，常为多器官受累；②肉芽肿性血管炎（granulomatosis with polyangiitis，GPA）：既往称为韦格肉芽肿（Wegener's granulomatosis，WG）；③嗜酸细胞性肉芽肿性血管炎（Eosinophilic Granulomatosis with Polyangiitis，EGPA）：既往称为 Churg-Strauss 综合征（Churg-Strauss syndrome，CSS）。

抗中性粒细胞胞浆抗体（anti-nutrophil cytoplasmic antibodys，ANCA）是一种以中性粒细胞和单核细胞胞浆成分为靶抗原的自身抗体，因其对原发性小血管炎具有高敏感性和特异性，已经成为部分原发性小血管炎的特异性血清学诊断工具。因而将 GPA、MPA、EGPA 统称为 ANCA 相关性小血管炎（ANCA associated vasculitis，AAV）。

本病多发于中老年人，男性多见，在西方国家有较高的发生率。在美国，GPA 的患病率至少为 3/100000，发病年龄为 40~55 岁，男女之比为 1∶1；MPA 患病率为 1/100000，平均发病年龄为 50 岁。我国尚无确切的流行病学资料，其患病率尚不清楚。有报道称，我国 AAV 病人以 MPA 为主，约占病人总数 80% 以上，在老年人中比例更高。

中医学无 AAV 的专门论述，根据病因病机，该病可归属于中医学的"伏气温病"范畴。根据疾病不同阶段时的临床表现，急性发作期与中医学"血证""癃闭"等病证相似，缓解期与中医学"血痹"相似。

【病因病机】

（一）中医病因病机

1. 病因

本病多因素体禀赋不足，或年老体弱，既往感受外邪，侵入人体，久病成痰成瘀，痰瘀互结而成伏邪。发病则是新感引发，内外合邪，导致肺肾功能失调所致。

（1）禀赋不足　因父母体弱多病，孕育不足，胎中失养；或出生后喂养失当，水谷精气不充，均可导致先天不足，体质薄弱，易受外邪。

（2）年迈体虚　《素问·阴阳应象大论》曰："年四十，而阴气自半也。"人至老年，脏腑功能减退，年高阴气自半，肾中精气不足，外邪乘虚而入。此外，年高气血运行迟缓，血脉阻滞。

（3）外邪内伏　外邪侵袭，未能及时表散，留滞营卫，郁久化热，蒸液成痰、灼营生瘀，痰瘀互结而成伏邪。

2. 病机

本病病机是本虚标实，即虚、瘀、痰、热（毒）、湿。病位主要在肺、脾、肾，可累及全身。肺肾气阴不足，外邪乘虚而入，潜伏于内，也可因素体禀赋不足或年老，导致内生伏邪（如痰、热、瘀等），痹阻脉络，成为发病的潜在"宿根"。伏邪遇新发外邪（如风热、药毒等）引触，内外合邪，滋生痰、热、瘀。痰、热、瘀三者聚于肺，则咳喘、咯血；聚于皮肤，则皮肤瘀斑、皮下结节；聚于中焦，则呕恶、纳呆；聚于肢节，则肢麻不仁、关节肿痛；聚于肾，则水肿、血尿。"邪盛谓之毒"，诸邪之渐均可为毒，毒邪弥漫三焦，则出现发热、咯血、喘息气促、恶心、呕吐、尿少、浮肿等急危重症。

（二）西医病因病机

1. 病因

AAV 的病因目前认为可能与以下几个因素有关。

（1）遗传　AAV 的发生有一定的家族聚集倾向。HLA-DPB1*0401 等位基因与 GPA 发生相关；而 HLA-DPB1*0901 等位基因与 MPA 发生相关。

（2）感染　鼻腔慢性携带金黄色葡萄球菌是 GPA 复发的一个重要危险因素，应用磺胺类药物治疗可能对减少 GPA 的复发有益。

（3）药物　药物如丙硫氧嘧啶（propylthiouracil，PTU）和肼屈嗪等可以诱发 ANCA 阳性血管炎。

（4）化学物质　接触或吸入含硅的物质与 AAV 的发生密切相关。

2. 发病机制

AAV 的发病机制主要与 ANCA、中性粒细胞和补体相互作用相关。感染、药物、化学物质等因素刺激细胞因子的产生，使储存在中性粒细胞胞浆内的蛋白酶 3（proteinase 3，PR3）和髓过氧化物酶（myeloperoxidase，MPO）在细胞膜上表达增加。ANCA 与中性粒细胞结合后，可引起下列反应：①激活中性粒细胞，导致中性粒细胞发生呼吸爆发和脱颗粒，释放活性氧自由基和各种蛋白酶等，损伤血管内皮细胞；②促使中性粒细胞表面的黏附分子表达增加，进而增加中性粒细胞对血管内皮细胞的黏附和穿透；③中性粒细胞的活性过程中释放的某些物质，可通过旁路途径活化补体，形成膜攻击复合物杀伤血管内皮细胞。

【临床表现】

1. 临床症状

（1）前驱症状　多数病人有上呼吸道感染的前驱症状或药物过敏史，好发于冬季。病人常伴有发热（常为高热，也有低热者）、厌食、疲乏、体重减轻、肌肉疼痛、关节痛等非特异性全身症状。

（2）肾脏受累　肾脏受累时，约 1/3 病人可以出现肉眼血尿，显微镜下呈变形红细胞及红细胞管型；伴有不同程度的蛋白尿，但肾病综合征不多见。高血压并不多见，也有呈严重甚至急进性高血压者。肾功能受累时，半数以上病人呈急进性肾小球肾炎过程。病人起病急骤或呈隐匿性，通常从局部开始发病，如 GPA 多首先累及上呼吸道，逐渐进展成伴有肾受累的系统性疾病。相比较而言，MPA 的肾脏受累发生率较高，而且可以表现为肾脏为唯一受累器官。

（3）肾外表现

①呼吸系统　常表现为咳嗽、咯痰、咯血，重者可因肺泡广泛出血而出现呼吸衰竭而死亡。MPA 病人胸部 X 线可见小叶肺炎样阴影或广泛肺泡出血的影像，密集的细小粉末样阴影，由肺门向肺野呈蝴蝶样分布。GPA 主要侵犯上、下呼吸道，超过 90% 的病人因为呼吸道症状而就诊，肺部可见非特异性炎症浸润、中心空洞或多发性空洞，其他可见眼、耳、鼻和喉的受累。EGPA 病人常伴有哮喘。

②消化系统　腹痛、出血性胰腺炎及坏死性肠炎等。

③神经系统　周围神经炎癫痫样发作等。

2. 临床分型

（1）欧洲血管炎研究组（European Vasculitis StudyGroup，EUVAS）根据 AAV 病人的临床表现、全身症状及血清 ANCA 状态，将 AAV 分为以下五型（表 12-17-1）。

表 12-17-1　AAV 严重程度的临床分型

分型	临床表现	全身症状	血清 ANCA
局部型	单一症状，以上呼吸道 GPA 最为典型	否	+/~
早期轻型	表现多样，但未累及肾脏，无重要器官功能障碍	是	+/~
普通型	重要器官轻度功能障碍，或累及肾脏但 Scr < 500μmol/L	是	+
重症型	重要器官功能障碍，典型表现为肾脏受累且 Scr > 500μmol/L	是	+
难治型	经常规治疗，病情仍进展	是	+/~

注：全身症状指发热、盗汗、体重下降、倦怠和疲劳。

（2）EUVAS 在 2010 年提出一种关于 AAV 肾损害的病理分型的方法，包括以下四种。①局灶型：即活检组织中正常肾小球比例 ≥ 50%；②新月体型：即活检组织中细胞性新月体比例 ≥ 50%；③硬化型：即活检组织中硬化性肾小球比例 ≥ 50%；④混合型：即正常肾小球比例、新月体肾小球比例以及硬化肾小球比例均 < 50%。本分型方法可以反映病人的初始肾功能，并在一定程度上预测出肾脏对治疗的反应；更为重要的是，该分型方法是病人进入终末期肾脏病的独立预测因素。我国病人按照局灶型、混合型、新月体型、硬化型的肾脏病理分型顺序，进入终末期肾病的概率逐渐升高。

【实验室及其他辅助检查】

1. 一般检查

AAV 病人一些非特异性检查常阳性，如：血红蛋白常减少，多为正色素正细胞性贫血；白细胞可增多；血沉快；γ-球蛋白增高；等等。这些指标对诊断无特异性，但可提示疾病活动。

2. ANCA 检测

ANCA 对 AAV 的诊断十分重要，且 ANCA 的滴度一般与疾病的活动度平行。ANCA 的主要检测方法有常用间接免疫荧光法（indirect immunofluorescent assay，IIF）和酶联免疫吸附法（enzyme linked immunosorbent assay，ELISA）。IIF 法是最早且目前仍常应用的经典 ANCA 检测法。应用酒精固定的正常人的中性粒细胞可以产生两种荧光形态：在胞浆中成粗大颗粒状、不均匀分布者，称为胞浆型 ANCA（cytoplasmic ANCA，cANCA）；荧光沿细胞核周围呈线条样分布者，称为环核型 ANCA（perinuclear ANCA，pANCA）。IIF 无法判定 ANCA 的特异靶抗原。cANCA 主要靶抗原为 PR3，pANCA 主要靶抗原为 MPO。ELISA 法可识别 ANCA 不同的靶抗原。如果 cANCA 合并抗 PR3 抗体阳性或 pANCA 合并抗 MPO 抗体阳性，则诊断 AAV 的特异性可以达到 99%。

3. 肾脏病理

无论是 MPA、GPA 或 EGPA，其肾脏病理变化基本相同，即以寡免疫沉积性坏死性肾炎伴新月体形成为特征。

免疫荧光及电镜检查一般无免疫复合物或电子致密物发现，或仅呈微量沉着。光镜下多表现为局灶节段性肾小球毛细血管袢坏死和新月体形成，约有 40% 病人表现为新月体性肾炎，且肾小球病变新旧不等。一般肾小球内无明显细胞增殖。少数可见肾小动脉呈纤维素样坏死。肾间质病变程度、范围与肾小球病变严重性和受累肾小球的比例相关。

【诊断与鉴别诊断】

（一）诊断要点

1.中医辨证要点

本病以肺、肾为病变中心。如以咳嗽、咯血为主要表现者，病位在肺；以血尿、少尿为主要表现者，病位在肾。病之初期，以邪实为主要病机，可见皮肤红斑、舌红、脉数，以热、毒、湿、瘀、痰为主；缓解期多正虚邪实，可见神疲乏力、气短懒言、纳差等。

2.西医诊断要点

临床上多数病人呈发热、肌肉痛、关节痛、皮疹和紫癜等非特异性全身症状之后，出现血尿、蛋白尿、进行性肾功能减退，无论有无肺病变均要高度怀疑本病，及时行 ANCA 检测。若 cANCA 合并抗 PR3 抗体阳性或 pANCA 合并抗 MPO 抗体阳性，诊断基本成立。如果肾活检见到典型的寡免疫沉积性小血管炎病变则可以确诊。典型肾脏病理改变是肾小球毛细血管袢纤维素样坏死和（或）新月体形成。

（二）鉴别诊断

1.与抗 GBM 病鉴别

当 AAV 侵犯肺和肾时，也可表现为肺 - 肾综合征，与抗 GBM 病一样也可出现咯血和肾功能的损害，需要鉴别。抗 GBM 病抗 GBM 抗体阳性，而 ANCA 阴性。抗 GBM 病肾脏病理免疫荧光表现为 IgG 呈线条样沿 GBM 分布，而 AAV 免疫荧光为阴性或微量。需要特别指出的是，抗 GBM 病约 30% 可有抗 MPO 抗体阳性。

2.继发性系统性血管炎

系统性红斑狼疮、类风湿关节炎等结缔组织病常可同时累及肾脏和肺脏，且可出现血清 ANCA 阳性（pANCA）。结合疾病的临床表现和相关的理化检查不难鉴别。

【治疗】

（一）中医治疗

1.治疗原则

在疾病活动期，治疗原则为清热解毒、凉血化瘀、利湿泄浊，以期减轻全身性的炎症反应，预防多系统脏器功能不全；在疾病缓解期，应该重在益气、养血、活血，积极防治外感，减少复发。

2.辨证施治

（1）外邪侵袭，热毒壅盛

［临床表现］发热，头痛，咽喉疼痛，关节肿痛，咳嗽、痰中带血丝，口干口苦，水肿，小便短赤或排泄不畅，大便干结不爽，舌质红，舌苔黄，脉浮数。

［治法］清热解毒。

［方药］银翘散合五味消毒饮加减（银翘散出自《温病条辨》，五味消毒饮出自《医宗金鉴》）。

［参考处方］金银花 12g，连翘 12g，牛蒡子 6g，淡竹叶 6g，荆芥穗 9g，薄荷 6g，紫花地丁 15g，蒲公英 15g，野菊花 9g，甘草 3g。

方中金银花、连翘、牛蒡子、薄荷疏风清热透表；荆芥穗理气化痰；淡竹叶清热生津；紫花地丁、蒲公英、野菊花清热解毒。

［临床应用］咳嗽哮喘者，加竹茹、胆南星清热化痰；小便热痛者，加车前草、石韦清热利湿通淋。

（2）热毒侵淫，血热妄行

［临床表现］身热重着，咳嗽咳痰，小便短赤或尿少，恶心呕吐，口干，烦躁不安，甚至神昏谵语，咯血、呕血、便血、尿血或紫斑，舌红或绛红，苔黄腻，脉弦数或滑数。

［治法］解毒祛湿，凉血化瘀。

［方药］清瘟败毒饮加减（出自《疫疹一得》）。

［参考处方］犀角（水牛角代）30g，赤芍15g，牡丹皮15g，生石膏30g，知母15g，黄连9g，黄芩12g，黄柏12g，竹叶6g，连翘12g，桔梗12g，藿香9g，石菖蒲9g，甘草3g。

方中犀角、赤芍、牡丹皮清热解毒、凉血散瘀；石膏、知母、竹叶取法白虎汤意，不但清气分热，而且保护津液；黄连、黄芩、黄柏、连翘通泄三焦火热毒邪；桔梗、甘草宣肺化痰止咳；藿香、石菖蒲化湿泄浊。

［临床应用］水肿甚者，加茯苓、泽泻利水消肿；腹胀纳差者，加砂仁、草豆蔻化湿行气。

（3）湿热蕴毒，血脉瘀阻

［临床表现］全身水肿，身体困重，尿少，腰痛，纳呆泛恶，面色灰暗，舌体胖、质暗、有瘀斑，脉沉涩。

［治法］清热化湿，凉血活血。

［方药］甘露消毒饮合四妙勇安汤加减（甘露消毒饮出自《温热经纬》，四妙勇安汤出自《验方新编》）。

［参考处方］茵陈30g，滑石15g，黄芩12g，贝母9g，射干6g，连翘12g，白蔻仁9g，藿香9g，菖蒲9g，薄荷6g，金银花12g，当归12g，玄参15g，生甘草3g。

方中茵陈、滑石、黄芩清热祛湿；白蔻仁、藿香、菖蒲芳香化浊；贝母、射干散结消肿；连翘、薄荷、金银花清泄上焦热毒；玄参养阴散结；当归养血活血。

［临床应用］热毒壅盛者，去贝母、射干、甘草、薄荷，加牡丹皮、赤芍、紫花地丁、蒲公英、白花蛇舌草清热解毒凉血；水肿甚者，加车前子、猪苓利水消肿。如邪热壅滞三焦、三焦气机不畅，清阳不升、浊阴不降，见发热、呕恶不能食、胸胁苦满、大便不畅者，改用大柴胡汤合四妙勇安汤加减。

（4）脾肾衰败，湿浊弥漫

［临床表现］尿少甚至尿量全无，面色暗或面色㿠白，神疲乏力，短气，大便不通，头晕目眩，舌体胖、质暗淡，脉沉细弦。

［治法］健脾补肾，和胃降浊。

［方药］香砂六君子汤合旋覆代赭汤加减（香砂六君子汤出自《古今名医方论》，旋覆代赭汤出自《伤寒论》）。

［参考处方］人参9g，白术9g，茯苓12g，香附9g，砂仁6g，陈皮12g，生姜6g，旋覆花9g，代赭石15g，半夏6g。

方中人参、白术、茯苓益气健脾；香附、砂仁行气止痛化湿；旋覆花、代赭石、半夏降逆下气、化痰和胃。

［临床应用］大便不通者，加大黄通腑泄浊；四肢抽动者，加白芍、木瓜柔肝舒筋。

（5）气阴两虚，余邪未清

［临床表现］身肿渐退，口干咽燥，腰酸腿软，短气汗出，或小便发热、五心烦热，或大便干结，或腰部刺痛、关节疼痛，舌质红或少津或有瘀斑，脉细弦或细数。

［治法］益气养阴，清利湿热。

［方药］参芪地黄汤合二妙丸加减（参芪地黄汤出自《杂病源流犀烛》，二妙丸出自《类编朱氏集验医方》）。

［参考处方］太子参 12g，黄芪 15g，生熟地各 12g，山茱萸 9g，山药 12g，茯苓 12g，泽泻 12g，牡丹皮 12g，黄柏 12g，苍术 12g。

方中太子参、黄芪益气固表、防御外邪；生地、山茱萸、山药、茯苓、泽泻、牡丹皮滋阴补肾；黄柏、苍术清利湿热。

［临床应用］咽喉肿痛、关节疼痛伴蛋白尿者，加金银花、连翘、白花蛇舌草清热解毒；血尿者，加仙鹤草、生地榆止血。

（二）西医常规治疗

AAV 的治疗分为 3 个阶段：诱导缓解、维持缓解和复发的防治。

1. 诱导缓解的治疗

糖皮质激素联合细胞毒药物是 AAV 的基本治疗方案。

（1）糖皮质激素联合环磷酰胺（cyclophosphamide，CTX）　目前糖皮质激素联合 CTX 仍然是治疗 AAV 的标准方案，能够使 90% 以上的病人达到临床显著缓解。糖皮质激素常用醋酸泼尼松或醋酸泼尼松龙口服，用药初始剂量要足量，为 1mg/（kg·d），共服 4~6 周，待病情控制后逐渐减量（每 2~3 周减去原剂量的 1/10），最后以小剂量（10~15mg）维持长期口服（2~3 年或更长）。CTX 口服剂量为 1~3mg/（kg·d），一般用 2mg/（kg·d），每日总量不超过 100mg，分 2 次服用，持续 3~6 个月。CTX 静脉冲击疗法目前较为常用，每月冲击 0.5~1.0g/m²，一般不超过 1g/ 次，连续 6 个月。CTX 冲击治疗与口服治疗的诱导缓解率和复发率均相似，但冲击疗法感染等不良反应的发生率显著偏低。对于肾功能急剧受损和（或）有明显肾外损害（如咯血）的重症病人，应给予甲泼尼龙冲击治疗（每日或隔日静脉滴注 1g，3 次为 1 个疗程，间隔 3~7 日开始下一疗程，一般不超过 3 个疗程），继之以口服糖皮质激素治疗。

（2）糖皮质激素联合利妥昔单抗　糖皮质激素联合利妥昔单抗可以作为非重症 AAV 或应用 CTX 有禁忌病人的另一可选择方案，其循证医学证据来源于欧洲血管炎研究组的大型随机对照研究。

（3）血浆置换　对于同时合并抗 GBM 抗体阳性、急性肾衰竭需要透析以及致命性肺出血的病人，推荐使用血浆置换。用正常人血浆或白蛋白置换病人血浆，每次 2L，每日或隔日 1 次，直至危重病情好转。血浆置换的同时必须给予病人糖皮质激素及细胞毒药物治疗。

2. 维持缓解的治疗

传统的方法是在诱导缓解后，继续应用细胞毒药物维持治疗 12 个月。鉴于长期应用 CTX 的不良反应，在进入维持缓解治疗之后，推荐使用低毒的硫唑嘌呤、甲氨蝶呤、吗替麦考酚酯、来氟米特等。

（1）硫唑嘌呤　硫唑嘌呤是在维持缓解治疗期能够替代 CTX 证据最强的药物。口服剂量为 1~2mg/（kg·d），维持 1~2 年。

（2）甲氨蝶呤　甲氨蝶呤是 AAV 维持缓解治疗的又一可选方案。初始剂量为 0.3mg/（kg·d）（每周不超过 15mg），以后每周增加 2.5mg 至每周 20~25mg，治疗期间应注意补充叶酸。当血清肌酐＞ 178μmol/L 时，因其对肝脏和骨髓毒性增加，不宜使用。

（3）吗替麦考酚酯　吗替麦考酚酯具有不良反应小的优点，但对肾衰竭者需谨慎，其疗效还有待于进一步的研究证实。欧洲血管炎研究组研究表明，吗替麦考酚酯用于 AAV 维持缓解的治疗，其疗效不及硫唑嘌呤。目前吗替麦考酚酯多作为二线方案使用。

（4）来氟米特　研究表明，来氟米特 20~30mg/d 可用于维持缓解治疗，与甲氨蝶呤相比，复发少，但是不良反应较多，包括高血压、白细胞减少等。

3. 复发的治疗

复发的独立危险因素包括 PR3-ANCA 阳性、上呼吸道以及肺脏受累。目前缺乏复发治疗的循证医学证据。建议在病情出现小的波动时，可适当增加糖皮质激素和免疫抑制剂的剂量；而病情出现大的反复时，则应重新开始诱导缓解治疗。缓解后治疗期延长到 2 年。此外，如果复发发生在维持治疗期间，应考虑换用另一种免疫抑制剂。

4. 欧洲抗风湿联盟（European League Against Rheumatism，EULAR）分型治疗方案

EULAR 根据 EUVAS 提出的 5 个临床分型，对 AAV 的治疗推荐了相应的治疗方案（表12-17-2），可供临床参考。

表 12-17-2　对 AAV 的推荐治疗方案

分型	诱导治疗	维持治疗
局部型	CTX 和糖皮质激素	长疗程低剂量激素加硫唑嘌呤或来氟米特、甲氨蝶呤，可合用甲氧苄啶、磺胺甲噁唑
早期轻型	甲氨蝶呤或 CTX 和糖皮质激素	长疗程低剂量激素加硫唑嘌呤
普通型	CTX 和糖皮质激素	长疗程低剂量激素加硫唑嘌呤或霉酚酸酯
重症型	CTX 和糖皮质激素，必要时联合血浆置换	长疗程低剂量激素加硫唑嘌呤或霉酚酸酯
难治型	脱氧精胍菌素、霉酚酸酯、抗胸腺细胞球蛋白或利妥昔单抗	无一致建议

【典型案例】

黄文政医案

某某，女，58 岁。2014 年 8 月 12 日初诊。主诉：泡沫尿及血清肌酐升高 3 个月。现病史：病人 3 个月前因患黄水疮而出现尿中大量泡沫及血清肌酐升高。查尿常规：PRO（+++），ERY（+++）；24 小时 UPT 4.39g。ANCA 检测示 pANCA 阳性、MPO 阳性。生化全项示 Scr 399.8μmol/L。入院症见：神清，精神可，面色欠润，周身乏力，畏寒，声音嘶哑，腰部胀痛不适，下肢偶发抽搐，四肢末端散在瘀斑瘀点，纳食尚可，偶有食后腹胀，夜寐安，大便日 1 行，尿中大量泡沫。舌暗淡有瘀斑，苔黄腻，脉弦。中医诊断：尿浊；证属浊毒瘀血内蕴，脾肾亏虚。西医诊断：AAV 肾损害。治法：健脾益肾，清热利湿，化瘀解毒。方药：四妙勇安汤合当归芍药散加减。用药：生黄芪 30g，当归 15g，赤芍 15g，川芎 15g，茯苓 15g，炒白术 15g，泽泻 15g，金银花 30g，玄参 15g，甘草 15g。3 剂，水煎服，日 1 剂。

二诊：2014 年 8 月 18 日。诸症较前缓解，仍食后腹胀，夜寐欠安，多梦易醒，尿中仍有泡沫，大便日 1 行，舌暗淡有瘀斑，苔薄黄，脉弦。原方基础上加夜交藤、酸枣仁各 30g。4 剂，水煎服，日 1 剂。

三诊：2014 年 8 月 23 日。服药后诸症皆缓，皮肤瘀斑消淡，双目视物不清，尿中泡沫较前减少，未有其他不适，舌淡胖、散在瘀斑，苔薄白，脉弦。继守原方，加石菖蒲 10g。7 剂，水煎服，日 1 剂。病人出院前复查尿常规：PRO（++），ERY（+）；24 小时 UPT2100mg，Scr 330.50μmol/L，ALB 27.7g/L。诸症均有缓解，嘱继守前方规律服药，变化随诊。

中医治疗期间，同时予激素及 CTX 治疗。

按语　本案系老年病人，体质较弱，导致脏腑功能失调，脾肾亏虚则水湿不得运化而内蕴，湿浊阻滞，气机不畅，血运受阻而瘀滞；湿从热化，湿热互结，逗留三焦，阻滞气机，使脾肾气阴受伤、升降开阖失常，清者不升而外排、浊者不得外排而潴留体内。痰、湿、瘀血蛰伏于内，导致血络不通、脉络瘀阻。加之感受外邪，感染黄水疮，引动体内伏邪，内外相夹，"邪盛谓之毒"，浊毒内蕴。浊毒流注肾络，损伤下元，故出现血尿、蛋白尿等症状；气血壅滞，精血不能濡养肌肉、筋脉，故出现下肢抽搐、声音嘶哑等症；血液瘀阻溢于脉外成为离经之血，出现皮下瘀斑瘀点，其舌脉均为佐证。黄文政教授认为本病病位在血络，病机为脾肾亏虚、浊毒瘀血内蕴，选取四妙勇安汤合当归芍药散以活血化瘀、清热解毒、健脾益肾。现代药理学证实，当归芍药散可以改善全血黏度、高切变率、血浆通过时间及红细胞变形能力，改善微循环，且具有调节免疫的功能；四妙勇安汤具有抗炎作用，可降低 CRP 浓度，抑制炎症因子浸润血管，减少血管损伤，促进内皮细胞增殖。

【预防与调护】

注意休息，避免感冒，防止感染。低盐、低脂、优质蛋白饮食，忌烟酒，忌吃辛辣食物。注意观察血压、血糖、电解质、胃肠道等变化。避免因长期服用糖皮质激素带来的高血压、消化道溃疡等不良反应。

【注意事项】

由于 AAV 肾脏受累常迅速进展至肾衰竭，肺脏受累可发生大量肺出血而危及生命，因此本病未经治疗者预后极差，90% 病人在 1 年内死亡。应用糖皮质激素和 CTX 治疗可以使病人的 5 年生存率达到 80%。因此，早期诊断、积极治疗是关键。影响病人预后的独立危险因素包括高龄、继发感染特别是肺部感染及肾衰竭。

【临证提要】

中医治疗本病应根据"急则治其标，缓则治其本"的原则。如热伤血络，出现大量咯血时，应以止血为要。热扰清窍，或浊邪上蒙时，应开窍醒神。在疾病活动期，清热解毒、凉血化瘀是治疗的基本原则，以图缓解临床症状，减轻全身性的炎症反应，预防多系统脏器功能不全。在疾病缓解期，应该重在益气养血和血，积极防治外感，减少复发。进入终末期肾脏病阶段，可参照"慢性肾衰竭"进行治疗。

（占永立　冒慧敏）

第十三章 肾功能衰竭

第一节 急性肾损伤

【概述】

急性肾损伤（Acute renal injury，AKI），原名急性肾衰竭（acute renal failure，ARF），是一种涉及多学科的临床常见危重病证，由多种病因导致。AKI 的全球发病率为 2100 例 /100 万人群，在住院病人中更为常见。2012 年改善全球肾脏病预后组织（KDIGO）AKI 临床实践指南提出 AKI 的定义并进行分期：48 小时内血清肌酐上升 ≥ 0.3mg/dL（26.5μmol/L）或血清肌酐增高至 ≥ 基础值的 1.5 倍，且是已知或经推断发生在 7 天之内；或持续 6 小时尿量 < 0.5mL/（kg·h）。需要注意的是，单独用尿量改变作为诊断与分期标准时，必须考虑到影响尿量的因素，如尿路梗阻、血容量状态、利尿剂使用等。

中医文献中并没有"急性肾损伤"的病名，AKI 的主要临床表现为水肿、少尿、无尿等，多归属于中医学"癃闭""关格"等病证范畴。

【病因病机】

（一）中医病因病机

1.病因

本病的形成多与外感六淫邪毒、内伤饮食七情以及损伤津液、中毒虫咬等因素有关。

（1）外邪侵袭脏腑　导致肺、脾、肾之功能异常，肺之治节无权，脾之健运失司，肾之开阖无度，加之膀胱气化功能失常，水湿浊邪不能排除体外，从而发为本病。

（2）内伤七情　引起肝气郁结，疏泄不及，从而影响三焦水液的运行和气化功能，致使水道通调受阻，形成癃闭。

（3）饮食不节　多过食辛辣肥腻，酿湿生热，湿热不解，下注膀胱，或湿热素盛，肾热下移膀胱而发病。

（4）劳倦伤脾　饮食不节，或久病体弱，致脾虚清气不能上升，则浊气难以下降，小便因而不通而发病。

（5）老年体弱或久病体虚　肾阳不足，命门火衰，气不化水，而致尿不得出而发病。

（6）津液输布失常　水道通调不利，不能下输膀胱等以致上下焦均为热气闭阻，气化不利而发病。

（7）尿路阻塞者　或瘀血败精，或肿块结石，阻塞尿道而发病。

（8）中毒虫咬　火毒入袭，煎熬津液，使营血津液耗伤，尿液无源导致无尿或少尿而发病。

2.病机

综上所述，本病为中医急重症，病位在肾和膀胱，与肺、脾、肝等脏器功能有关，来势凶猛、变化迅速而临床表现复杂。病理性质总属本虚标实。

（二）西医病因病机

根据病变部位和病理类型不同，AKI 可分为肾前性、肾性和肾后性三大类。

1. 肾前性 AKI

肾前性 AKI，是指有效循环血量下降所致的功能性肾小球灌注压下降，肾实质的结构并无异常变化，在肾脏血供和肾小球灌注压恢复之后，肾小球滤过率（GFR）可迅速恢复正常。但是，如果导致肾脏灌注不足的肾前性因素持续存在，肾前性 AKI 会进展为肾性 AKI。国内相关文献报道，肾前性因素占 AKI 的比例为 13.8% ～ 57.4%。病因多为低血容量、心排血量下降、全身血管扩张或肾动脉收缩等，引起"有效"循环血容量减少时，即可导致肾前性 AKI。

慢性肾脏病常用的血管紧张素转换酶抑制剂及血管紧张素 Ⅱ 受体拮抗剂可导致肾前性急性肾衰竭发生，其机制是通过抑制血管紧张素转换酶使血管紧张素 Ⅱ 合成减少或抑制血管紧张素 Ⅱ 与受体结合，并间接抑制去甲肾上腺素，选择性抑制肾小动脉收缩，且对于出球小动脉的抑制作用大于入球小动脉，使部分需依赖血管收缩而维持肾内血流量的病人代偿调节机制失常，导致肾小球滤过率下降。易感因素包括双侧肾动脉狭窄、弥漫性肾实质病变或缺血性肾脏病、孤立肾、低钠、低血容量、充血性心力衰竭等。

2. 肾性 AKI

肾性 AKI 是由于各种肾脏疾患所致（或由于肾前性因素持续存在而使病情进展所致），占 AKI 的 5%~50%。肾性 AKI 的病因有肾血管疾病，肾脏微血管和肾小球疾病，急性间质性肾炎（AIN），缺血和中毒性急性肾小管坏死。

（1）肾血管疾病　多为双侧血管受累，原有慢性肾脏病或孤立肾者可为单侧受累。任何影响肾脏微血管供血的疾病都可导致 AKI，如血栓性血小板减少性紫癜、溶血性尿毒症综合征、恶性高血压等。

（2）肾小球疾病伴有肾小球大量新月体形成的急进性肾小球肾炎，如抗肾小球基底膜疾病、抗中性粒细胞胞浆抗体（ANCA）相关性血管炎、免疫复合物性肾小球疾病等，和严重塌陷性肾小球疾病Ⅰ，如人类免疫缺陷病毒（HIV）感染等，尤其在肾脏灌注减少时，可出现 AKI，也可伴严重肾小管急性损伤。

（3）AIN　由多种感染、药物、过敏、中毒等不同原因引起，以肾脏间质炎症为主。

（4）急性肾小管坏死　是由于各种病因引起的肾缺血及（或）肾毒性损害所致。缺血性急性肾小管坏死以肾脏低灌注为特征，低灌注程度较重，持续时间长，通常与其他损伤肾脏的因素同时存在，常见于脓毒症、创伤、大手术、严重低血容量及烧伤等。肾毒性急性肾小管坏死多由药物、外源性及内源性毒素引起。近年来，药物引发的以一些新型抗生素和抗肿瘤药物最为突出。肾毒性急性肾小管坏死的发生机制，主要与肾内血管收缩、直接小管毒性和肾小管梗阻有关，是由于肾脏血流丰富（占心排血量的 25%），肾髓质间质（通过逆流倍增机制）和肾小管上皮细胞（通过特殊的转运子）具有浓缩毒素的特点。此外，肾脏也是机体内的代谢场所，许多相对无毒的内源性或外源性物质，都在肾脏被分解成毒性代谢产物；当并发缺血、低灌注、脓毒症、老年人及其他损伤因素时，肾脏对毒素的敏感性显著增加，均有可能造成肾脏损害。

3. 肾后性 AKI

肾后性 AKI 主要是由于各种原因引发的急性尿路梗阻而导致。肾脏以下尿路梗阻，使梗阻上方的压力升高，甚至出现肾盂积水。因肾实质受压，致使肾脏功能迅速下降，故又称为急性梗阻性肾病。

【临床表现】

1. 尿量减少

发病后数小时或数日出现少尿或无尿。无尿通常提示完全尿路梗阻，但也可见严重的肾前性或肾性 AKI。但非少尿型病人，尿量可正常甚至偏多。

2. 氮质血症

AKI 时，摄入蛋白质的代射产物不能经肾脏排泄而潴留在体内，可产生中毒症状，即尿毒症。BUN 每天上升 > 8.93mmol/L（25mg/dL）者，称为高分解代谢，少尿型 AKI 病人通常有高分解代谢。当然，BUN 升高并非都是高分解代谢，蛋白质摄入过多、热量供应不足、胃肠道大出血、血肿等积血被吸收后，也会出现氮质血症。

3. 液体平衡紊乱

由于盐和水排出减少致水、钠潴留，常常导致全身水肿、脑水肿、肺水肿及心力衰竭、血压增高和低钠血症。大量输液，特别是输注低张液体，以及未限制入水量，也是容量负荷过重、低钠血症的原因。

4. 电解质紊乱

（1）高钾血症　是急性肾小管坏死最严重的并发症之一，也是少尿期的首位死因。引起高钾血症的原因如下：①肾脏排出减少；②并发感染、溶血及大量组织破坏，钾离子由细胞内释放入细胞外液；③酸中毒致使氢钾交换增加，钾离子由细胞内转移到细胞外；④摄入富含钾的食物、使用保钾利尿剂或输注库存血，均可加重高钾血症。高钾血症可以出现神经肌肉系统的异常，如感觉异常、反射功能低下和上行性迟缓性呼吸肌麻痹，以及室性心动过缓等心律失常表现，严重时出现心室纤颤或停搏。高钾血症心电图表现：血钾在 5.5~6.5mmol/L 时，心电图表现为 T 波高尖、Q-T 间期延长；血钾 6.6~7.5mmol/L 时，QRS 综合波变宽，且与 T 波融合，P 波振幅降低、P-R 间期延长，房室结传导减慢。

（2）低钠血症　主要是由于摄入水液过多所致的稀释性低钠血症。此外，恶心、呕吐等胃肠道失钠，以及大剂量呋塞米治疗，也可出现失钠性低钠血症。因血渗透压降低，导致水向细胞内渗透，出现细胞水肿，严重者可表现为脑水肿。

（3）低钙高磷　转移性磷酸钙盐沉积，可导致低血钙。由于 GFR 降低，导致磷潴留，骨组织对甲状旁腺激素抵抗和活性维生素 D_3 水平降低，低钙血症极易发生。病人可出现低钙血症的症状，表现为口周感觉异常、肌肉抽搐、癫痫发作，出现幻觉和昏睡等。在高分解代谢或伴大量细胞坏死者（如横纹肌溶解）高磷血症可能更明显。

5. 酸中毒

正常蛋白质饮食可代谢产生挥发性固定酸 50~100mmol/d（主要是硫酸和磷酸），通过肾脏排泄而保持酸碱平衡。急性肾小管坏死时，肾脏不能排出固定酸，是引起代谢性酸中毒的主要原因。临床表现为深大呼吸，血 pH 值、碳酸氢根（HCO_3^-）和二氧化碳结合力（CO_2-CP）降低。由于硫酸根和磷酸根潴留，常伴阴离子间隙升高。酸中毒对代谢和血流动力学可产生一系列不良影响。例如，严重的酸中毒可抑制心肌收缩力，进一步加重低血压，导致胰岛素抵抗，碳水化合物利用不良，蛋白质分解增加。输注碳酸氢钠不能纠正的严重酸中毒，应立即行肾脏替代治疗。

6. 消化系统症状

主要表现为厌食、恶心、呕吐、腹泻、呃逆，约 25% 的急性肾小管坏死病人并发消化道出血，多由胃黏膜糜烂或应激性溃疡引起。因为肾淀粉酶排出减少，血清淀粉酶升高，一般不超过正常值的 2 倍。

7. 呼吸系统症状

可有呼吸困难、咳嗽、咳粉红色泡沫痰、胸闷等，与液体潴留、肺水肿、心力衰竭有关。

8. 循环系统症状

可有充血性心力衰竭、心律失常、心包炎和高血压等。容量超负荷、氮质血症、高钾血症、贫血和酸中毒等因素，是引起心肌抑制、心力衰竭的原因。

9. 神经系统症状

可有昏睡、精神错乱、激动等精神症状，以及肌阵挛、反射亢进、不安腿综合征、癫痫发作等。其发生机制与毒素潴留，水、电解质紊乱及酸碱平衡紊乱有关。

【实验室及其他辅助检查】

1. 血液检查

AKI 病人可出现 BUN 和 Scr 进行性升高，高分解代谢者上升更明显。

肾功能损伤常伴电解质紊乱：高钾，部分病人血钾正常，少数偏低；酸中毒时可见碳酸氢根离子浓度偏低，多低于 20mmol/L，甚至低于 13.5mmol/L；血清钠浓度可正常或偏低；血钙可降低，血磷升高。血红蛋白方面可见轻、中度贫血，一部分与水潴留及血液稀释相关。

自身抗体阳性（抗中性粒细胞胞浆抗体、抗 GBM 抗体、抗核抗体及抗 "O" 抗体）、补体水平降低，常提示可能为 ANCA 相关性肾炎或狼疮性肾炎、急性感染性肾小球肾炎等肾实质性疾病。

血清胱抑素 C（Cystatin C，CysC）是半胱氨酸蛋白酶的内源性抑制物，产生于有核细胞，经肾小球滤过，在近曲小管全部重吸收。肾小球轻微病变就会引起 CysC 升高，且不受饮食、炎症、肌肉量以及肿瘤影响。在 AKI 病人中，CysC 的升高比血清肌酐提前 1~2 天。

2. 尿液检查

（1）尿常规　外观浑浊，色深，蛋白多见（+~++）。尿沉渣多数可见程度不等的血尿和脓尿，伴肾小管上皮细胞、细胞管型或颗粒管型、细胞碎片等。而肾前性 AKI 尿沉渣改变轻微。

（2）尿比重与尿渗透压　尿比重多 < 1.015，且固定；尿渗透压多 < 400mOsm/（kg·H_2O）（而肾前性 AKI > 500mOsm/（kg·H_2O）；尿渗透压 / 血渗透压 < 1.1（而肾前性尿渗透压 / 血渗透压 > 1.3），反映了肾小管重吸收功能受损。

（3）尿钠浓度　由于肾脏重吸收钠离子功能受损，使尿钠含量增高，多为 40~60mmol/L，而肾前性 AKI 病人多 < 10mmol/L。

（4）滤过钠排泄分数 FeNa（%）　反映了由肾小球滤出的钠经肾小管重吸收后排出的百分比，其计算公式如下：

FeNa%=（尿 Na/ 血 Na）÷（尿 Cr/ 血 Cr）×100%

尿钠和血钠的单位是 mmol/L，尿 Cr 和血 Cr 的单位是 mg/dL，在 ATN 病人此值大于 1%，而肾前性 AKI 者小于 1%。

（5）肾衰指数　为尿钠浓度与尿 Cr、血 Cr 的比值的比，肾前性 AKI 者多小于 1，而

ATN 者多大于 2。

（6）N- 酰 -β 氨基葡萄糖苷酶（N-acetyl-β-glucosaminidase，NAG） NAG 是分布于近曲小管的溶酶体酶，当近曲小管受损时释放出来，故 NAG 的升高与肾小管损伤程度成正比。尿 NAG 作为 AKI 的敏感指标，可早于血清肌酐升高 12~96 小时，且高表达往往提示预后不良，NAG 水平越高，透析和死亡联合终点发生率越高。

（7）肾损伤分子 - 1（KIM-1） KIM-1 在胚胎期肝、肾中不表达，在健康成人肝、肾、脾中微表达，而在缺血损伤后的肾组织中表达显著增加。大量研究证实，在 AKI 肾组织及尿液中可检测到 KIM-1 表达水平明显升高，当缺血性因素导致 AKI 时，其表达最高。此外，KIM-1 的表达水平与肾损伤严重程度呈正相关。

（8）中性粒细胞明胶酶相关脂质运载蛋白（NGAL） NGAL 是一种调控肾小管上皮细胞凋亡的蛋白分子，主要表达远曲小管上皮细胞。正常情况下 NGAL 在肾组织少量表达，肾小管损伤导致 AKI 时，尿 NGAL 水平上升 1000 倍。有研究证实 AKI 时 NGAL 的增加早于 Scr 开始上升的时间，尿 NGAL 的表达与 Scr 水平呈正相关，与残存肾单位的滤过功能成负相关。

（9）血管紧张素原（AGT） AGT 是肾素 - 血管紧张素系统的最上游底物，循环中的 AGT 不能经肾小球滤过排入尿中，因此，尿中的 AGT 水平（uAGT）是反映肾脏 RAS 活化的有效指标。有实验证实缺血性 AKI 早期 uAGT 水平显著升高，提示其可能具有预测心力衰竭病人发生 AKI 的作用。

3. 肾影像学检查

在 AKI 时，其意义较重要，主要是为排除慢性肾衰竭和肾后性梗阻，并且可以帮助寻找 AKI 的其他原发病因。包括如下检查。

（1）泌尿系平片 主要了解肾脏的外形和轮廓。肾脏肿大时除考虑本病外，还要考虑是否存在尿路梗阻或肿物；肾脏萎缩则应该考虑有慢性肾脏病；双肾不对称应考虑存在肾血管或肾间质性病变；此外还可能发现泌尿系结石或钙化的表现。

（2）超声检查 急性肾小管坏死，超声显示肾体积增大，尤其以前后径增加明显，前后径与长径比率（H/L）与血清肌酐水平及 AKI 的恢复时间有很好的相关性。对于肾后性 AKI 超声可以了解肾脏大小形态及有无积水和肾后性梗阻存在。

（3）其他 必要时可做逆行性肾盂造影以判断有无尿路梗阻，做血管造影以排除肾血管性疾病，CT 检查可以准确地了解肾脏的大小形态，同位素肾动态显影和 MRI 成像能够有助于了解有无尿路梗阻的情况，同位素肾动态显影还能提示分肾功能情况。

4. 肾活检

对于病因不明、表现不典型病人应该尽早行病理活检以明确诊断，但是，AKI 病人因常有出血倾向、高血压等情况，尤其是肾脏严重肿大时，肾穿刺的并发症增多，需要慎重对待。

【诊断与鉴别诊断】

（一）诊断要点

1. 中医辨证要点

首先要辨别病之虚实。实证当辨湿热、瘀血、肺热、肝郁之偏盛；虚证当辨脾肾虚衰之不同、阴阳亏虚之差别。其次要了解本病病情之急、病势之重。

2. 西医诊断要点

2012 年 KDIGO 指南定义的 AKI 诊断标准：48 小时内血清肌酐（Scr）增加 ≥ 26.5μmol/L；或 Scr 增高至 ≥ 基础值的 1.5 倍，且明确或经推断其发生在之前 7 天之内；或持续 6 小时尿量 < 0.5mL/（kg·h）。并分为三期（表 13-1-1）。

表 13-1-1 AKI 的诊断标准

分期	血清肌酐（μmol/L）	尿量（mL）
1 期	基线值的 1.5~1.9 倍或增加 ≥ 26.5μmol/L	< 0.5mL/（kg·h），6~12 小时
2 期	基线值的 2.0~2.9 倍	< 0.5mL/（kg·h），≥ 12 小时
3 期	基线值的 3.0 倍或 ≥ 353.6μmol/L 或开始肾脏替代治疗 或 < 18 岁肾小球滤过率下降 至 < 35mL/（min·1.73m^2）	< 0.3mL/（kg·h），≥ 24 小时 或无尿 ≥ 12 小时

（二）鉴别诊断

1. 急性肾小球肾炎

急性肾小球肾炎多有急性链球菌感染病史，常在感染后 1~3 周发病，起病急，病情轻重不一。尿常规可见蛋白尿、血尿、管型尿，临床常有水肿、高血压或短暂的氮质血症，超声下肾脏无缩小。大多预后良好，一般在数月至 1 年自愈。

2. 肾静脉血栓形成

肾静脉血栓形成可发生于肾病综合征病人，由于血液凝固造成肾静脉栓塞。临床表现不一，急性症状多剧烈、急骤，突发腰痛、发热、血中白细胞升高，肾功能多有改变，腹部平片见肾影增大。肾血管造影或放射性核素肾血管造影，有助于本病的诊断。

3. 肾动脉栓塞

肾动脉栓塞的主要依据有二尖瓣狭窄、心房颤动、感染性心内膜炎或心脏动脉粥样硬化、主动脉瘤、因外伤引起的主动脉内栓子、肿瘤栓子等病史，以及腰部剧烈疼痛等体征来判断。若乳酸脱氢酶升高，放射性核素肾血管造影与 AKI 不同，有助于本病的诊断。

【治疗】

（一）中医治疗

1. 治疗原则

本病的治疗，应根据"六腑以通为用"的原则，着眼于通，即通利小便。早期以实证居多，宜清湿热、散瘀结、利气机而通利水道；后期以脏腑亏虚、气血两虚居多，故当根据本病本虚标实的具体情况，灵活立法。攻邪以清热利湿、化瘀利水等法为主；补虚以益气养血、调补脾肾为要。运用攻伐之药不宜过度，以防伤正；调补脏腑气血应把握时机，以防留邪为患。攻补适宜，方可收效。

2. 辨证施治

（1）热毒炽盛

[临床表现]尿少或尿闭，尿痛灼热，口渴，高热谵语，狂躁，干呕，腰痛，舌质红，苔

黄焦或芒刺，脉洪数。

［治法］清热解毒。

［方药］连翘白虎汤（经验方）。

［参考处方］金银花 15g，连翘 20g，石膏 30g，知母 12g，大青叶 15g，甘草 3g。

方中以石膏为君，辛甘大寒，以清内盛之热；金银花、连翘、大青叶苦寒之品，以清热解毒，并助石膏清内热，为臣；知母苦寒质润，一助石膏清热，一借苦寒润燥以滋阴，为佐药；甘草调和诸药，并防止苦寒伤中，为使药。

［临床应用］热毒炽盛者，加黄芩、黄连、栀子；阴津亏耗，加玄参、生地；大便秘结，加大黄、芒硝；小便极少者，加白茅根、竹叶、滑石。

（2）膀胱湿热

［临床表现］小便点滴不通，或量少而短赤灼热，小腹胀满，口苦口黏，或口渴不欲饮，或大便不畅，苔根黄腻，舌质红，脉数。

［治法］清热利湿，通利小便。

［方药］八正散加减（出自《太平惠民和剂局方》）。

［参考处方］车前子（包）10g，瞿麦 10g，萹蓄 10g，滑石 10g，栀子 10g，甘草 5g，通草 3g，大黄（后下）10g。

方中通草、车前子、萹蓄、瞿麦通闭、利小便，栀子清化三焦之湿热，滑石、甘草清利下焦之湿热，大黄通便泻火、清热解毒。

［临床应用］若舌苔厚腻者，可加苍术、黄柏，以加强其清化湿热的作用；若兼心烦、口舌生疮糜烂者，可合导赤散，以清心火、利湿热；若湿热久恋下焦，又可导致肾阴灼伤而出现口干咽燥、潮热盗汗、手足心热、舌光红，可改用滋肾通关丸加生地、车前子、川牛膝等，以滋肾阴、清湿热而助气化。

（3）血瘀水停

［临床表现］小便短涩，尿血尿痛，鼻衄，咯血，便血，皮肤紫癜，身热夜甚，躁扰发狂，舌暗红，脉涩或细数。

［治法］行血散结。

［方药］桃红四物汤（出自《医宗金鉴》）。

［参考处方］桃仁 10g，红花 6g，当归 10g，赤芍 6g，川芎 10g，熟地 15g。

方中当归补血活血、熟地补血为主，川芎入血分理血中之气，芍药养血敛阴，桃仁、红花入血分而行血逐瘀。全方尽属血分药物，活血之效较强，共奏行血散结之效。

［临床应用］出血量多者，加三七、仙鹤草、茜草；少尿甚者，加猪苓、茯苓、车前子；大便秘结者，加大黄、芒硝；血分热盛者，加清营汤合用。

（4）气阴虚竭

［临床表现］尿少滴沥，排出无力，面色晦暗，气息欲绝，精神疲惫，汗出黏冷，肢冷畏寒，舌淡苔白，脉细弱。

［治法］益气固脱，敛阴生津。

［方药］生脉散（出自《温病条辨》）。

［参考处方］人参 10g，麦冬 10g，五味子 6g。

方中人参甘平，大补元气为君；麦冬甘寒，养阴生津、清热除烦为臣；五味子酸收敛肺止汗为佐使。共获益气生津之效。

［临床应用］气虚明显者加黄芪、黄精、玉竹；阴津匮乏者加玄参、生地、石斛；阳虚明显者加附子、肉桂、高良姜；尿少欲闭者加桂枝、茯苓皮、姜皮、泽泻。

（5）脾气不升

［临床表现］时欲小便而不得出，或量少而不爽利，气短，语声低微，小腹坠胀，精神疲乏，食欲不振，舌质淡，脉弱。

［治法］益气健脾，升清降浊，化气利尿。

［方药］补中益气汤合春泽汤加减（补中益气汤出自《内外伤辨惑论》，春泽汤出自《证治准绳》）。

［参考处方］黄芪15g，人参（另煎兑入）（或党参）15g，白术10g，桂枝10g，炙甘草15g，当归10g，陈皮6g，升麻6g，柴胡12g，猪苓10g，泽泻10g，茯苓10g，生姜9片，大枣6枚。

方中人参、黄芪益气；白术健脾运湿；当归养血和营，协同人参、黄芪补气养血；陈皮理气和胃，使诸药补而不滞；桂枝通阳，以助膀胱之气化；升麻、柴胡升清气而降浊阴；猪苓、泽泻、茯苓利尿渗湿。诸药配合，共奏益气健脾、升清降浊、化气利尿之功。

［临床应用］若气虚及阴，脾阴不足，清气不升，气阴两虚，症见舌质红，可改用补阴益气煎；若脾虚及肾，而见肾虚证候者，可加用济生肾气丸，以温补脾肾、化气利尿；小便涩滞者，可合滋肾通关丸。

（6）肾阳衰惫

［临床表现］小便不通或点滴不爽，排出无力，面色㿠白，神气怯弱，畏寒怕冷，腰膝冷而酸软无力，舌淡，苔薄白，脉沉细而弱。

［治法］温补肾阳，化气利尿。

［方药］济生肾气丸加减（出自《张氏医通》）。

［参考处方］熟地30g，山茱萸15g，山药15g，泽泻10g，牡丹皮10g，茯苓15g，肉桂10g，制附子（先煎）10g，川牛膝15g，车前子10g，菟丝子10g，枸杞子10g，龟甲胶10g，生晒参（另煎）10g。

方中熟地、山茱萸、枸杞子、龟甲胶补益肾阴，肉桂、附子、菟丝子温补肾阳，生晒参大补元气，山药平补脾肾，川牛膝益肾活血利水，茯苓健脾利湿，泽泻、车前子利水消肿，牡丹皮清热凉血活血。

［临床应用］若老人精血俱亏，病及督脉，而见形神萎顿、腰脊酸痛，治宜香茸丸，以补养精血、助阳通窍；若因肾阳衰惫，命火式微，致三焦气化无权、浊阴不化，症见小便量少甚至无尿、头晕头痛、恶心呕吐、烦躁、神昏者，治宜千金温脾汤合吴茱萸汤温补脾肾、和胃降逆。

（7）尿道阻塞

［临床表现］小便点滴而下或尿细如线，甚则阻塞不通，小腹胀满疼痛，舌质紫暗或有瘀点，脉细涩。

［治法］行瘀散结，通利水道。

［方药］代抵当丸加减（出自《证治准绳》）。

［参考处方］大黄120g，芒硝30g，桃仁（麸炒黄，去皮、尖，另研如泥）60枚，当归尾30g，生地30g，穿山甲（蛤粉炒）30g，肉桂9g。上为极细末，炼蜜丸，如梧桐子大。每次1丸。

方中当归尾、穿山甲、桃仁、大黄、芒硝通瘀散结；生地凉血滋阴；肉桂助膀胱气化以通尿闭，用量宜小，以免助热伤阴。

[临床应用]若由于尿路结石而致尿道阻塞、小便不通，可加用金钱草、鸡内金、冬葵子、萹蓄、瞿麦以通淋利尿排石。

（二）西医常规治疗

1.去除诱因

如控制感染、纠正容量不足、停用肾毒性药物等。

2.对症支持治疗

（1）营养治疗　不仅要考虑 AKI 及基础疾病引起的代谢紊乱，还要考虑所应用的治疗模式。

①首选胃肠道营养，全肠外营养可作为胃肠道营养补充或应用于胃肠道无功能的情况。

②各期 AKI 病人总热量摄入应为 83.7~125.6kJ/（kg·d）[20~30kcal/（kg·d）]。

③非高代谢、不需透析的病人摄入蛋白质 0.8~1.0g/（kg·d），行肾脏替代（RRT）治疗病人为 1.0~1.5g/（kg·d）；存在高代谢或接受连续性肾脏替代治疗（CRRT）病人，蛋白摄入最多可达 1.7g/（kg·d），不应为避免或延迟开始 RRT 而限制蛋白质的摄入。

④血糖可用胰岛素控制在 6.11~8.27mmol/L。

⑤根据需要补充微量元素和水溶性维生素。

（2）药物治疗　尚缺乏有效的药物治疗 AKI。

（3）肾脏替代治疗　开始 RRT 时机：单纯 AKI 病人达到 AKI 3 期；重症 AKI 病人达到 AKI 2 期。对脓毒症、急性胰腺炎、多器官功能障碍综合征（MODS）、急性呼吸窘迫综合征（ARDS）等危重病人应及早开始 RRT 治疗。如果导致 AKI 的基础病改善或者肾功能有恢复的早期迹象可暂缓 RRT 治疗。

【经典传承】

（一）吕承全治疗急性肾衰竭经验

吕老认为，急性肾衰竭临床表现颇与中医学"癃闭""关格"证候相吻合，是中医内科急症之一，其病因虽繁，归纳其要，不外邪毒侵袭、瘀热阻络和气血亏虚两大类，治疗首先要把握病机，详求病源。吕老认为，急性肾衰竭凡症见精神疲惫、皮皱干枯、口舌干焦、尿少尿闭、脉沉细微，病前有大量失血失液病史者，多为阴津枯涸、化源不足所致；若症见精神萎靡、四肢不温、汗出黏冷、舌淡苔白、脉微欲绝、小便滴沥难出，病前有心力衰竭、休克等病史者，多系阳气衰微、气化无能所致；而遇腰部刺痛或腹部绞痛并向下腹部放射痛或小腹胀痛、小便灼热且滴沥难出、脉弦紧、舌苔黄腻，进一步检查发现有尿路结石，或前列腺肥大或占位病变者，多为湿热蕴结，或气滞血瘀、气化受阻所致；凡症见发热发斑、咽喉肿痛、腹部胀痛、二便闭结、恶心呕吐、舌苔黄燥或厚腻，病前有感染或中毒等病史者，多为热毒炽盛、肾失开阖所致；若遇腰部刺痛、小便滴沥难出、舌暗有瘀、脉弦紧或细涩，病前有挤压伤病史者，多为血瘀阻络、水气不行所致。

吕老认为，急性肾衰竭病程衍变虽有不同临床表现，但正邪相搏是其病机发展变化的本质。一般来说，少尿期邪实证居多，而正虚邪实夹杂者亦不鲜见；多尿期则邪气渐退，而正气亦衰；恢复期则以脏腑虚损、气血亏耗为主。概括起来，急性肾衰竭在病程发展的不同阶段，正虚与邪实有不同的侧重而已。本病涉及肺、脾、肾等脏腑，病因病机虽不一，但三焦气化受阻、决渎失司是其发病的主要关键。因此，临床审因辨证时要抓其本质，针对其病因病机之不同，"虚者补之""实者泻之"，酌情选用相应治法，调理脏腑阴阳气血、疏通三焦气机，方能取效。

急性肾衰竭临床所见，有虚有实、有寒有热，而虚实夹杂并不鲜见。邪实有湿、热、瘀、毒之分；正虚虽有肺、脾、肾等脏腑虚损之别，但主要是气虚和血亏。因此，吕老强调，临床上要根据急性肾衰竭病程发展的不同阶段、邪气与脏腑气血的盛衰之不同辨证施治。一般而论，阴津枯涸、气化乏源者，宜选用太子参、麦冬、五味子、玄参、生地、石斛、白芍、乌梅、当归、黄芪等滋阴养血之品，以资化源；阳气衰微、气化无能者，酌选人参、附子、干姜、黄芪、山茱萸、桂枝、党参、白术、茯苓、桂枝等回阳固脱之品，化气行水；湿热蕴结、气化受阻者，当选用瞿麦、萹蓄、石韦、金钱草、金银花、蒲公英、败酱草、黄柏、栀子、大黄、白茅根、猪苓等清利湿热之品，疏通水道；气滞血瘀、气血受阻者，应选用浙贝、郁金、炒穿山甲、牡丹皮、大黄、三棱、莪术、昆布、海藻等软坚化瘀之品，通络利水；热毒炽盛、肾失开阖者，则重用金银花、连翘、蒲公英、牡丹皮、赤芍、大黄、栀子、黄芩、黄连、生石膏、猪苓、竹叶等清热解毒或凉血化斑、通腑泄浊法。以上诸法，或祛邪安正，或扶正祛邪，治法虽异，但针对致病原因，调和脏腑阴阳、补益气血、疏通三焦，其理一也。吕老强调，不论使用何法，在辨治中需处处注意顾复脾肾之正气，在阴津枯涸、阳气衰微及多尿期和恢复期尤其如此，方能使病机向好的方面转化，促使疾病向愈。

（二）张琪治疗急性肾衰竭经验

急性肾衰竭，中医学认为本病发生多与外感六淫疫毒、饮食不当、意外伤害、失血失液、中毒虫咬等因素有关。本病病位在肾，涉及肺、脾（胃）、三焦、膀胱。初期主要为火热、湿毒、瘀浊之邪壅滞三焦，水道不利，以实热居多；后期以脏腑虚损为主。张老认为，来诊病人大多以尿少、尿闭、恶心呕吐、胃脘痞满、大便不通、嘈杂喜冷、口中秽臭、发热口干、虚烦不眠、惊悸不安，舌质红、苔黄腻，脉滑数为主症。辨证为胃气不和，痰热内扰，浊毒内蕴。治当清热和胃、降逆化痰、降浊。方用半夏泻心汤合温胆汤化裁（半夏、黄芩、黄连、枳实、竹茹、厚朴、干姜、茯苓、砂仁等）。若肿甚酌加泽泻、白术、猪苓、大腹皮、木瓜等利水之品；若大便闭、呕不止，可酌加活血解毒降浊之剂，如桃仁、赤芍、丹参、葛根、大黄、草果仁、连翘、紫苏等；完谷不化者可加神曲、山楂、麦芽；若伴有外感发热者，可用小柴胡汤加石膏加减治疗。多年来张老临证，屡用此方，常常随手奏效。

【典型案例】

（一）陈以平辨治产后大出血引起 AKI 验案

李某，女，42岁。初诊日期：2014年5月16日。

主诉：血清肌酐升高2个月余。

现病史：病人2014年3月13日于哈尔滨当地医院因行剖宫产手术后，引起产后大出血，出血量约 9000mL，予紧急次全子宫切除，并大量输血补充血容量（输血量约 8000mL）等对症处理后，随即出现小便量减少，至无尿，血肌酐升高至 500μmol/L，诊断为"产后出血引起急性肾损伤"，遂行临时连续性肾脏替代治疗 2 次，每日尿量仍为 30~50 mL/24h。约 20 日后尿量逐渐增加，但血肌酐未显著下降，其间病人并发肺部感染、肝功能损伤，予抗感染、保肝等处理后好转。4 月 22 日病人至南京某医院就诊，行临时血液透析治疗 3 周。住院期间查肾功能：Scr 473.82μmol/L，UA 264μmol/L。双肾 MRI：两侧肾脏体积缩小，考虑急性肾皮质坏死、肾衰竭。肾脏 B 超：双肾皮质变薄，皮髓质界限不清楚，肾内结构不清楚，轮廓欠规则。同时予促红细胞生成素针、开同、碳酸氢钠片、新保肾片治疗，尿量逐渐恢复至 2000mL/d，但 Scr 仍维持于 500μmol/L 左右。5 月 16 日来本院就诊，当时病人精神可、面色晦暗，神疲乏力，纳寐可，下肢轻度浮肿，自汗，大便 2 次 / 日、质软，尿量 2000~3000mL/d；舌质淡暗、体胖大、边有齿痕、苔黄腻，脉细。

既往史：否认其他内科疾病。

辅助检查：（2014 年 5 月 13 日）尿常规：WBC 0~1 个 /HP，RBC 10 个 /μL，PRO（+），pH6.5，比重 1.004；血常规：PLT 343×10^9/L，Hb 125g /L，RBC 3.98×10^{12}/L；血生化检查：Scr 515μmol/L，BUN 32.7 mmol/L，UA 399 μmol/L，ALT 8 U/L，AST 17 U/L，ALB 48.8g/L。24 小时 UPT 1.09g（3300mL 尿量）。病人当时口服尿毒清颗粒，冬虫夏草 6g/d，复方 a 酮酸片。

西医诊断：急性肾衰竭。

中医诊断：水肿病；证属脾肾两虚，湿热内蕴，痰瘀互结。

治法：健脾益肾，清利湿热，化痰祛瘀。

处方：黄芪 30g，黄精 20g，川芎 15g，葛根 15g，杜仲 15g，白花蛇舌草 30g，忍冬藤 30g，紫花地丁 30g，丹参 15g，制大黄 15g，黄精 15g，赤芍 12g，生地 15g，木瓜 15g，槟榔 15g，金蝉花 15g，积雪草 30g。14 剂，每日 1 剂，水煎 300 mL，早晚分服。

二诊（5 月 28 日）神疲、乏力未解，纳谷不馨伴恶心，尿中见泡沫不消，下肢浮肿未退；舌略胖、色暗、苔薄白，脉弦滑。病人湿浊未化，证属脾肾两虚、湿浊中阻、瘀血阻络。治当益气补肾、和胃降逆、活血化瘀。处方：黄芪 30g，黄精 20g，金蝉花 15g，莪术 10g，川芎 15g，杜仲 15g，枸杞子 15g，葛根 15g，桑螵蛸 15g，山茱萸 15g，紫苏 30g，陈皮 6g，半夏 9g，红花 9g，鸡血藤 30g。续进 14 剂，考虑病人瘀毒难清，故在中药治疗基础上，配合小剂量激素冲击（甲泼尼龙 120 mg×3 日 + 40mg×4 日 + 醋酸泼尼松 30 mg 每日 1 次口服维持）。

三诊（6 月 6 日）肢体困乏大减，精神恢复，下肢浮肿渐退，食后略感腹胀满，尿中仍可见泡沫，大便欠实；舌略暗、苔薄黄，脉细。血生化：BUN 21.5 mmol/L，Scr 319 μmol/L，UA 446μmol/L。今湿热渐去，然脾气未健，气虚不化，毒损肾络日久，肾气未固，精微下流。治以益气健脾补肾。处方：黄芪 30g，黄精 20g，川芎 15g，葛根 15g，杜仲 15g，当归 12g，桑寄生 12g，金蝉花 15g，积雪草 30g，红花 9g，鸡血藤 30g，莪术 12g，制香附 9g。继进 14 剂，并减醋酸泼尼松至 25 mg 每日 1 次。考虑病程日久化瘀，故加强活血之力，辅以蚓激酶活血通络。

四诊（7 月 16 日）面色渐明润，下肢浮肿已退，尿中见少量泡沫；舌淡暗、苔薄，脉细。查血生化：BUN 15.15 mmol/L，Scr 269μmol/L，UA 475 μmol/L。尿常规：比重 1.008，PRO（+）。治守前意，上方加虎杖 15g，清热泄浊，续进 14 剂，减醋酸泼尼松至 15 mg 每日 1 次。

五诊（12 月 4 日） 腰部时有坠胀，面色明润，尿中几未见泡沫，纳可，夜尿 1~2 次；舌淡、舌边有齿痕、苔薄白腻，脉沉细。上方加川续断 9g、狗脊 12g、升麻 12g，减醋酸泼尼松至 5mg 每日 1 次。此后，在上方基础上随症加减以兹巩固。

复诊（2015 年 4 月 9 日） 面色明润，精神佳，尿中几已未见泡沫，无明显不适；舌淡红、苔薄腻，脉弦细。血生化：BUN 13.3mmol/L，Scr 201μmol/L，UA 349μmol/L，余指标均在正常范围。醋酸泼尼松已停。随访至今，病情稳定。

按语 本案例中的病人虽依据西医诊疗规范，急性期及时输血补充有效容量，配合血液透析，肾功能并未恢复，后虽然再采用临时血液透析等治疗，但疗效仍不甚满意，而中医药以其多途径、多靶点的特点在西医治疗不足时提供了另一条有效的治疗途径。陈教授根据多年来治疗肾病的经验，结合该病人病情，分析该病的病位在脾、肾，基本病机是产后脾肾两虚，兼痰湿瘀滞。针对上述病机，陈教授采用补泻兼施之法。初诊时运用黄芪益气利水消肿，黄精健脾益气养阴，杜仲温阳补肾，川芎、葛根活血行气通络、谨防血瘀形成，白花蛇舌草、紫花地丁、积雪草清热解毒利湿，忍冬藤、丹参、制大黄活血化瘀、通络泄浊，生地养阴清热，赤芍清热养阴、凉血祛瘀，加之木瓜舒筋活络，槟榔行气利水，金蝉花补肾通腑泄浊。二诊时痰瘀作祟，故诉神疲乏力未解，纳谷不馨伴恶心，尿中见泡沫不消，下肢浮肿未退，舌略胖、色暗、苔薄白，脉弦滑。方药中加用莪术、红花、鸡血藤以增强行气活血、化瘀通络之效，枸杞子、桑螵蛸、山茱萸补肾固精，并辅以小剂量激素冲击治疗。三诊时脾气渐复，肢体困乏大减，下肢浮肿渐退；实验室检查肌酐已明显下降，但尿酸仍偏高。湿热渐去，然脾气未健，毒损肾络日久，肾气未固，精微下流。故续上方，加用积雪草、桑寄生补肾泄浊，香附行气宽中；考虑病程日久化瘀，故加强活血之力，辅以蚓激酶活血通络。四诊时精微下注已改善，尿中见少量泡沫；实验室检查血清肌酐逐渐下降，但尿酸仍偏高。故守前法，加用虎杖清热泄浊、逐邪外出。五诊时脾虚之证有明显缓解，面色明润，尿中几未见泡沫，但肾虚缠绵，腰部时有坠胀，加用川续断、狗脊补肾温阳，升麻升阳举陷。至最近复诊时，精微下注已止，郁热、湿浊、血瘀等病邪已除，激素已停，肾气未复，故仍服中药，以善其后。该病人从发病至来本院就诊长达 2 个月，且双肾 MRI 和超声检查均显示慢性改变。故此时肾脏已基本处于慢性病变阶段，或还有少量急性因素，故激素发挥的作用有限。

（二）吕承全治疗急性肾衰竭医案

张某，女，25 岁。1991 年 3 月 16 日初诊。

主诉：水肿 2 个月，无尿 1 个月。

现病史：2 个多月前在妊娠 3 个月时因受风寒引起全身水肿，当地医院检查诊断为"急性肾炎"，治疗月余无效，做水囊引产后出现高热、腹痛、恶露腥臭，给氨苄青霉素治疗后出现皮肤药疹，突然无尿、呕恶不止，进一步检查诊断为"急性肾衰竭"，予血液透析 28 天，一直无尿，转我院后予中药通腑泄浊，配合抗生素、血液透析治疗 20 天，病情无好转，并多次发生心力衰竭，请吕师会诊。症见：T 36.5℃，P 105 次 / 分，R 22 次 / 分，BP 140/90mmHg。急危病容，胸闷胸痛，颈前结块肿大，心悸汗出，恶心呕吐，腹痛拒按，腰以下水肿，经闭，小便日 50~80mL。舌质红，苔黄厚腻，脉滑数。

辅助检查：血常规示：Hb 50g/L、WBC 13.0×10^9/L；尿常规示 NIT（+）、PRO（+++）、ERY（+++）、RBC 3~5 个 /HP；ESR 43mm/h；尿及阴道分泌物细菌培养均为大肠埃希菌生长；血生化：BUN 18.1mmol/L、Scr 866μmol/L、CO_2-CP 16.6mmol/L；T_3 5.6ng/mL、T_4 100ng/mL；甲状腺抗体测定（+）；肾图示双肾功能重度损伤；超声心动图示左心负荷过重。

西医诊断：急性肾衰竭，甲状腺功能亢进。

中医诊断：关格，腹痛，气瘿；证属邪毒伤肾，瘀水互结，心肾阳衰。

治则：温补心肾，化瘀利水。

处方：黄芪 60g，茯苓、葶苈子各 30g，附子、红参（另煎）、猪苓、泽泻各 15g，白术、牡丹皮、红花、桃仁各 10g，肉桂 3g（冲服），鹿茸粉 0.6g（冲服）。水煎服。配合血液透析治疗。

二诊 上方连服 9 剂，尿量渐增至日 700mL，胸闷减轻，仍心悸多汗，水肿未消。守上方去葶苈子，加浙贝、昆布、海藻各 10g，瓜蒌 30g。继服 18 剂，尿量增至 1700mL/24h，水肿渐消，胸闷心悸明显缓解。停止血液透析。舌质淡、苔白腻，脉细数。尿常规：PRO（+++）；血生化：BUN 7.85mmol/L，Scr 239μmol/L，CO_2-CP16.6mmol/L。辨证：邪气已退，心肾两虚，气血双亏。治则：益气养血，阴阳双补。处方：白芍、生地各 30g，川芎、赤芍、麦冬、太子参、五味子、玄参、红参（另煎）各 15g，牡丹皮、炙甘草、甘松各 10g，鹿茸粉（冲服）0.5g，肉桂（冲服）1g。水煎服。上方略有加减服用 3 个月余，体质渐复，病情趋于稳定，带药回当地巩固治疗。

按语 本证病程迁延，病因多，病机十分复杂，既有忧思郁怒、气凝血滞，又有冲任虚损、湿热下注，兼有邪毒伤肾、气化无能、水凌心肺，正衰邪实交织，治疗殊感棘手。吕老根据其久病不愈，湿、热、瘀、毒内结，心、肾俱衰辨证，权衡利弊，果断拟用温补心肾、化瘀利水之法，扶正祛邪，使病机扭转，病情渐趋稳定。

【预防与调护】

在预防及调护中，需重视特殊类型 AKI 的发生。

（1）含碘对比剂诱发的 AKI（CI-AKI） 即使用含碘对比剂后 48h 内出现的 AKI。临床上对存在 AKI 风险的病人进行造影检查前应进行风险评估，对确实需要使用含碘对比剂的病人，应采取足够的预防措施，包括无禁忌的情况下暂停使用利尿剂或血管紧张素转换酶抑制剂。

（2）药物性 AKI 对于存在 AKI 风险的病人应合理给药，尽量避免使用肾毒性药物。治疗上应立即停止可疑毒性药物，根据病情纠正治疗及肾脏替代治疗。

【临证提要】

AKI 明确诊断 3 个月后需重视评价病人的肾脏恢复情况，判断是否因此新发慢性肾脏病或是原来的慢性肾脏病加重。应教育病人在今后的生活中注意预防 AKI 危险因素，避免诱因。3 个月后肾功能未完全恢复的 AKI 病人应根据慢性肾脏病指南进行治疗。

（李凯 杨栋 李顺民）

第二节　慢性肾衰竭

【概述】

慢性肾衰竭（Chronic Renal Failure，CRF）是由多种慢性肾脏病或累及肾脏的全身性疾病引起的慢性进行性肾实质损害，致慢性肾功能减退，肾脏不能维持其排泄代谢废物、调节水盐和酸碱电解质平衡、分泌和调节各种激素代谢等基本功能，从而出现氮质血症、代谢紊乱和各系统受累等一系列临床症状的综合征。

中医古籍对类似慢性肾衰竭的论述散见于"关格""溺毒""水肿""肾劳"等篇章中。有水肿表现者多辨为"水肿"；慢性肾衰竭以尿少、尿闭、恶心、呕吐为主要表现者可辨为"癃闭""关格"；慢性肾衰竭尿毒症期，病人有心脑血管并发症出现抽搐、神昏者可辨为"溺毒"。在现代中医辨证中，本病也可辨证为中医学的"慢性肾衰"。

【病因病机】

（一）中医病因病机

1.病因

慢性肾衰竭，是多种肾病殊途同归的结局，其发病与先天禀赋不足、饮食失节、生活调适不当、情志失调，以及各种药毒、环境毒、邪毒关系密切。

（1）先天禀赋不足　各种慢性肾脏病的发生多与先天禀赋不足有关。肾为先天之本，肾精不足则无以化气生血。发生各类肾病后，部分先天禀赋不足的病人，肾精进而亏虚、祛邪无力，致邪毒壅盛、血脉瘀结、水道不通。

（2）饮食失节　现代人饮食多肥甘厚腻，部分人饮食不节、嗜食辛辣咸香，上述饮食中多包含较高的蛋白、钠盐、钾离子、嘌呤等物质，容易诱发或加重各种肾病进展。

（3）生活调适失宜　如酒色、情欲、劳欲伤身，致脏腑气虚、祛邪无力。

（4）情志失调　长期喜怒无常、情志失调，可导致肝肾阴虚、肝阳上亢，久则伤肾，加速肾衰。

（5）药毒、环境毒、邪毒外侵　药毒是近年来重点关注的致病因素。药毒，如各种西药（非甾体抗炎药、抗生素、质子泵抑制剂、抗肿瘤药等）、中药（主要是含马兜铃酸类的中药，及炮制不当或含重金属的中药等）可导致各种慢性小管间质性肾病，久服则导致慢性肾衰竭。环境毒是我们近期针对疾病谱的变化而认识到的新的致病因素。其他邪毒如外感风邪、外感湿邪、鼠携带的疫毒外侵等均可导致各种慢性肾脏病，最终导致慢性肾衰竭。

2.病机

慢性肾衰竭的中医病机特点是正虚邪实。正虚以脾肾阳衰为本，包括心、肺、肝及气血阴阳的虚损；邪实指瘀血、浊毒、湿浊。早期多表现为脾肾阳虚，以正虚为主。后期虚实错杂、肾阳虚衰、浊邪壅盛，以邪实较为突出。病位在肾、脾、肺、心、肝、三焦。慢性肾衰中医病机复杂，"虚、湿、瘀、毒"互相交织、互相关联、相互为害，属危重凶险之候。

（1）脾肾阳衰　本病多由各种慢性疾患失治、误治，或过服苦寒，或病后调理不当、久病未及顾护肾气，致肾气内虚；或由风邪外袭，肺失通调，水湿溢于肌肤；水肿日久不愈，困遏阳气，伤及脾肾；或久居湿地、涉水冒雨致水湿内侵，湿滞中焦、湿困脾阳；或因饮食不节、过食咸甘、恣食生冷，咸甘助湿、生冷损阳，致脾虚湿盛；或劳倦过度、酒色无度，致肾阳虚损。以上诸多原因均可使脾肾功能失调、水液代谢紊乱、气机升降失常。水湿内停而见水肿；脾失健运，饮食不能化为水谷精微而为湿为浊；肾虚开阖气化失常、固摄失司，而见尿少、尿闭、尿多、蛋白尿、血尿；浊邪水湿不能排出体外，溺毒内停，肌酐、尿素氮升高。脾肾虚损，可导致五脏的虚损，由于脾虚气血生化不足，致气血亏虚、五脏失养；而脾肾不足导致的浊邪、瘀血等邪浊又可阻滞脏腑气机、耗损正气。肾为元阳之本，肾阳虚损，则五脏失于温煦润养；脾肾阳虚日久，又可阴损及阳，导致阴阳双亏。

（2）血瘀　血瘀既是慢性肾衰竭的病理产物，同时也是导致脏腑功能失调，病变加重，使病机复杂化的罪魁祸首之一。血瘀对症状的产生及肾衰竭病情的不断进展至为重要，现已越来越受到学者和临床医家的重视。慢性肾衰竭普遍存在血瘀的原因有以下三个方面：

①因虚致瘀　慢性肾衰竭病人脏腑气血虚损，阴阳失调，或因气虚无力推动血运，血滞于脏腑经脉成瘀；或阳气虚，阳虚不能运血；或阳虚阴寒内生，血遇寒，涩于脉络之中；或久病阴虚生内热，热灼阴血而黏滞成瘀。

②因"水病及血"　在生理上血水同源，相互为用，慢性肾衰竭病人久病脏腑功能衰退，水湿内停，水停气阻，血行涩滞而成瘀，即所谓"水不行则病血""孙络有水则经有留血"。

③因湿毒致瘀　慢性肾衰竭病人脏腑虚损，水液代谢异常，湿毒不能循常道排泄于体外，湿毒内壅损伤脉络，血运异常成瘀；或浊毒郁而化热煎熬营血成瘀。在慢性肾衰竭的主要病因——糖尿病肾病中，血瘀更是疾病进展的关键因素。

（3）湿浊、湿毒、热毒　湿浊、湿毒为慢性肾衰竭邪实的两大因素。"湿浊"即水湿，可由外来湿邪侵扰机体，或由体内津液化生障碍而产生；"湿毒"指慢性肾衰竭中的尿毒，为体内水液代谢障碍产生的内生之毒。慢性肾衰竭病人脾肾衰败，脾不能运化水湿、肾不能化气行水，水湿内停，清者不升而漏泄、浊者不降而内聚，蕴积成毒。水湿、湿毒常相互为患。水湿犯于上焦凌心犯肺，则胸闷气逼、心悸、咳喘；湿滞中焦脾胃则恶心呕吐、纳呆口腻；浊毒停于下焦，则小便不利、尿少或尿闭；水湿溢于肌肤则发为水肿。湿浊内停，三焦气化不利，尿毒不能循其道外泄，积而成毒，除上述症状处，常常上蒙清窍，或肝风内动，或煎灼营血。

（二）西医病因病机

1. 病因

各种原发、继发肾脏病发展至终末期都会出现慢性肾衰竭，其中以各种原发性及继发性肾小球肾炎占首位。近年来，慢性肾衰竭的原发病有所变化，肾间质小管损害引起的慢性肾衰竭也逐渐受到人们的重视，糖尿病肾病、自身免疫性与结缔组织疾病肾损害引起的慢性肾衰竭也有上升趋势。根据美国近年的统计，引起慢性肾衰竭的首要疾病为糖尿病、高血压，而肾小球疾病占第3位。我国仍以慢性肾小球肾炎为主，继发因素引起的慢性肾衰竭依次为高血压、糖尿病和狼疮性肾炎。另外，乙型肝炎病毒相关性肾炎导致的慢性肾衰竭也为国内外学者所关注，其他少见的泌尿系统先天畸形（如肾发育不良、先天性多囊肾、膀胱输尿管反流等）、遗传性疾病（如遗传性肾炎、肾髓质囊性病、Fanconi综合征）等共同构成慢性肾衰竭的病因。

慢性肾衰竭在诊疗过程中容易发生急性加重，导致肾功能急剧恶化。临床上促使慢性肾衰竭加重、恶化的因素包括①血容量不足：可使肾小球滤过率下降，加重慢性肾衰竭，常见于有钠水丢失的病人；②感染：常见的是呼吸道感染，败血症伴低血压时对肾衰竭的影响尤大；③尿路梗阻：最常见的是尿路结石；④心力衰竭和严重心律失常；⑤肾毒性药物：使用氨基糖苷类抗生素、化疗药、含碘对比剂等；⑥急性应激状态：严重创伤、大手术；⑦高血压：恶性高血压或高血压的降压过快过剧；⑧原发病加重；⑨高钙血症、高磷血症或转移性钙化。

2. 发病机制

慢性肾衰竭发病机制复杂，目前尚不完全明了，相关机制的研究学说层出不穷。现简述如下。

（1）健存肾单位学说　各种原因引起的肾实质疾病，导致大部分肾单位破坏，残余的少部分肾单位轻度受损，功能仍属正常，这些残余的、"健存的"肾单位为了代偿，必须加倍工作以维持机体正常的需要。从而导致"健存"肾单位逐渐发生代偿性肥大，肾小球滤过功能和肾小管功能增强，最终导致肾小球硬化而丧失功能。随着"健存"肾单位逐渐减少，肾功能逐渐减退，可能出现肾功能衰竭的临床表现。肾单位微穿刺研究表明，慢性肾衰竭时"健存"肾单位的入球小动脉阻力下降，而出球小动脉阻力增加，导致肾小球内高压力、高灌注和高滤过。肾小球高压使小动脉壁增厚和毛细血管壁张力增高，引起缺血和内皮细胞损害、系膜细胞和基质增生，促使残余肾小球代偿性肥大、肾小球硬化，使肾功能进一步恶化。

（2）矫枉失衡学说　肾功能不全时机体呈现一系列不平衡的病态现象，为了矫正它，机体自身做出相应调整，特别是引起某些物质增加（"矫枉"，也称平衡适应），这些代偿改变却又导致新的不平衡，即失衡，并由此产生一系列临床症状。典型的例子是血磷的代谢改变。肾小球滤过率下降后，尿磷排出减少、血磷升高、血钙下降，机体为矫正这种不平衡，甲状旁腺分泌甲状旁腺素（PTH）显著增加，促使肾排磷增多和血钙增高，使血磷血钙水平恢复正常，但随着 GFR 进一步下降，为维持血钙磷水平，势必不断增加 PTH 水平，导致继发性甲状旁腺功能亢进，引起肾性骨病、周围神经病变、皮肤瘙痒和转移性钙化等一系列失衡症状。

（3）尿毒症毒素学说　目前已知慢性肾衰竭时体内有二百种以上物质水平比正常人增高，其中一些物质具有明显的毒性作用。所谓尿毒症毒素，实际上是肾衰竭病人体液中浓度明显升高并与尿毒症代谢紊乱或临床表现密切相关的某些物质。尿毒症毒素的分类方法中，最常用的是根据毒素分子大小来分类。聚积在体内的多种物质，包括 PTH、磷、尿素、肌酐、胍类、酚类和吲哚等，这些物质都可以导致尿毒症症状。

（4）肾小管高代谢学说　慢性肾衰竭时残余肾单位的肾小管，尤其是近端肾小管，其代谢亢进、氧自由基产生增多、细胞损害，使肾小管间质病变持续进行，肾单位功能丧失。一般认为高代谢可造成过多反应性氧代谢产物的过多，后者可以氧化细胞膜以及细胞内与生命活动有密切相关的成分，从而造成代谢异常、细胞损害以至死亡，进而炎性细胞浸润、吞噬等，使小管间质病变得以持续进行。

此外，慢性肾衰竭的发生与脂质代谢紊乱、肾组织一氧化氮合成减少、各种多肽生长因子以及各种细胞因子等因素亦有关。

总之，各种病因导致的肾脏病，如果不有效缓解各独立危险因素，如高血压、蛋白尿、感染等，各种肾病将会逐渐进展加重，直至发生肾功能衰竭。

【临床表现】

慢性肾衰竭的症状非常复杂，现分列为代谢紊乱和系统症状两大部分分述如下。

1. 各种代谢障碍

（1）水代谢障碍症群　慢性肾衰竭病人由于健存肾单位减少，因而每个肾单位平均排出的溶质负荷必然增加，引起溶质性利尿，加之肾的浓缩功能差而致夜尿增多。若有厌食、呕吐或酸中毒使呼吸幅度增大、呼吸道失水增多，易致脱水，病人可出现口渴、乏力、尿量减少。肾功能进一步恶化，浓缩及稀释功能进一步减退，尿比重可固定在 1.010~1.020，尿渗透压在 280mOsm/（kg·H$_2$O）与血浆相似，称为等渗尿。晚期肾小球滤过率极度下降，尿量日趋减少，血尿素氮、血清肌酐迅速上升，病人烦渴多饮，易出现严重的水潴留。如此时补液不当或摄盐过多，甚至可致水中毒及急性左心衰竭。

（2）电解质紊乱症群

①低钠血症　慢性肾衰竭病人对钠的调节功能差。由于肾小管吸收钠的功能减退，加之一些其他因素，如常服利尿剂、腹泻、长期进食无盐饮食等，易产生低钠血症。由于钠和水的丢失，引起血容量减少。失钠导致肾功能持续损伤，故低钠常可使一个原来病情较稳定的病人出现尿毒症症状。病人常感疲乏无力，头晕，体位性低血压，肌肉抽搐，脉细而速，严重者可发生休克。反之，如钠摄入过多，则会潴留体内，引起水肿、高血压，严重者可发生心力衰竭。

②低钙和高磷　由于病人尿磷排出减少，血磷升高。慢性肾衰竭时 1,25（OH）$_2$D$_3$ 生成减少，加之厌食等原因，肠道吸收钙减少，血钙降低。高血磷、低血钙刺激甲状旁腺素，可致继发性甲状旁腺功能亢进。慢性肾衰竭时，高血磷可抑制肾小管细胞合成有活性的 1,25（OH）$_2$D$_3$ 而导致钙盐沉着障碍，引起肾性骨病。尿毒症期病人虽有明显低钙血症，但很少发生手足搐搦，这是因为 pH 下降时钙与血浆蛋白结合减少，游离钙增加。一旦酸中毒纠正，则可能出现手足抽搐症。

③低钾血症和高钾血症　由于厌食、呕吐、腹泻及利尿剂的使用，可致低钾血症。其临床表现有四肢无力、腹胀、心律失常和腱反射迟钝等。

当尿毒症病人并发感染，酸中毒或长期服保钾利尿剂，输含钾多的库存血，或食用过多含钾高的食物（如橘子、香蕉、瓜子等）、药物，或严重少尿时，均可致高钾血症。其临床表现是心律失常，以及四肢肌肉无力、手足感觉异常，严重者甚至心跳骤停等。因高钾血症可能导致抑制心肌活动，导致心脏骤停，因此高钾血症往往是慢性肾衰竭病人需要紧急透析的主要原因之一。

（3）代谢性酸中毒　酸中毒是慢性肾衰竭病人的常见症状。由于肾小管生成氨、排泌氢离子及重吸收重碳酸盐的能力降低，加之腹泻失碱等因素，几乎所有的尿毒症病人都有轻重不同的代谢性酸中毒。轻度代谢性酸中毒一般无明显症状。当血 CO$_2$ 结合力 < 13mmol/L 时，才会出现明显症状，如呼吸深大而长、食欲不振、恶心、呕吐、疲乏、头痛、躁动不安，严重者可发生昏迷。严重的酸中毒可导致呼吸中枢和血管运动中枢麻痹。严重的酸中毒是紧急透析指标之一。

2. 各系统损害症群

（1）消化系统　消化系统症状是尿毒症病人早期症状，如厌食、上腹部不适、恶心、呕吐、呃逆、腹泻、口腔有臭味、口腔黏膜溃烂、消化道出血等。其发生机制是毒性物质潴留，进而影响中枢神经系统，并促进尿素从消化道排出，引起消化系统功能紊乱和黏膜炎症所致。

（2）神经、精神系统　引起神经、精神症状可能与毒素，水、电解质和酸碱平衡紊乱以及高血压等因素有关，其临床表现轻重不一，轻者表现乏力、头痛、注意力不集中、嗜睡、失眠。肾功能衰竭期，病人甚至会出现性格改变，如记忆力减退、判断错误、反应淡漠、性格孤僻。到尿毒症期则可有惊厥、谵妄和昏迷等中毒性精神病表现。

（3）心血管系统　慢性肾衰竭时常并发心血管系统病变，心功能不全及心律失常是慢性肾衰竭的第二位死因。由于水钠潴留、肾素活性增高等原因，血压常升高，久之可使左心室肥厚扩大，进而致心力衰竭，并可引起全身小动脉的硬化。另外，尿毒症毒素可引起心肌损害，发生尿毒症性心包炎。慢性肾脏病病人中，出现慢性心血管病（CVD）的主要临床表现包括水肿、呼吸困难等。

（4）血液系统　几乎所有尿毒症病人都有贫血，贫血程度与肾功能损害程度往往一致。这是由于肾衰竭时促红细胞生成素减少，甲基胍、胍基琥珀酸等酸性代谢产物可抑制红细胞的成熟，损害红细胞膜，使红细胞寿命缩短。尿毒症时厌食及慢性失血也是引起贫血的原因之一。慢性肾衰竭时，由于毒素作用，使血小板聚集、黏附，第Ⅲ因子释放异常、数量减少、功能降低。故病人常有鼻衄、牙龈出血、皮肤瘀斑、呕血、便血等出血现象。

（5）呼吸系统　由于肺充血和水肿，心腔内压和肺楔压升高，加之肺水肿，常引起咳嗽、呼吸困难。X线胸片可见肺门血管淤血，而周缘肺野相对清晰，呈"蝴蝶翼"状分布，又称尿毒症性肺。

（6）其他　尿毒症病人由于体液免疫和细胞免疫功能均较低下，易发生各种感染，以肺部及泌尿系感染常见。有腹水者可并发自发性腹膜炎。由于反应低下，常无明显自觉症状及全身反应，故应特别注意观察发现阳性体征。尿毒症病人多有不同程度的代谢紊乱。由于蛋白质合成减少、尿中丢失增多，多有明显的低蛋白血症和消瘦。病人还可有糖耐量降低、高脂血症等脂类代谢紊乱，病人皮肤失去光泽，干燥脱屑。由于尿素霜、转移性钙化和高磷血症等原因，病人常有皮肤瘙痒。此外，病人还可有性腺功能减退等表现。

【实验室及其他辅助检查】

1. 血液检查

（1）血清肌酐、尿素氮上升，肾小球滤过率降低，常伴有尿酸的升高。

（2）血常规有血红蛋白降低，为正常色素细胞性贫血。部分病人可出现血小板降低，在感染和酸中毒时可有白细胞升高。

（3）血中全段甲状旁腺激素（iPTH）升高，血脂升高。

2. 尿液检查

（1）尿渗透压降低，甚至为等渗尿，尿比重多在 1.018 以下，严重时可固定在 1.010~1.012。浓缩稀释实验示夜尿量 > 日尿量，各次尿比重小于 1.020，尿比重差 < 0.008。尿量减少，多在 1000mL/24h 以下，晚期可出现无尿。

（2）尿蛋白（+~+++）（与原发病和尿量有关），晚期由于肾小球绝大部分已毁坏，滤过率显著下降，尿蛋白反而减少。

（3）尿沉渣检查可有红细胞、白细胞、上皮细胞和颗粒管型，及粗短、均质、边缘有裂口的蜡样管型。

3. 其他

放射性核素肾图、肾扫描、CT、MRI、腹平片、超声等检查因原发病而异。如双侧肾脏明显萎缩而外形光滑者，多提示慢性肾小球肾炎或其他弥漫性病变，后期病人双肾可见多发囊肿、肾皮质明显变薄；如一侧肾脏明显萎缩而另一侧大小正常者，可能为先天发育异常、慢性肾盂肾炎或单侧血管病变。心脏彩超可提示左心室扩大，左室舒张功能、收缩功能下降。心电图可提示各种心律失常等。

【诊断与鉴别诊断】

（一）诊断要点

1. 中医辨证要点

中医辨证要点主要体现为辨别正虚为主或是标实为主。正虚常有脾肾气虚、脾肾气血两虚、肝肾阴虚及脾肾阴阳两虚等证型，临床表现常有倦怠乏力、气短懒言、面色少华、耳鸣目涩、腰膝酸软及畏寒等。标实常有湿浊、水气、血瘀、动风等证型，临床表现常有纳少便溏、脘腹胀满、纳呆、恶心呕吐、肢体浮肿、面色晦滞及肌肤瘙痒、手麻，甚则神昏谵语、抽搐等。

2. 西医诊断要点

本病的诊断要点是血清肌酐水平升高，在除外急性肾炎一过性血清肌酐升高及慢性肾脏病在并发感染、手术等可逆因素导致的血清肌酐水平升高，结合病人慢性肾脏病病史，临床出现厌食、恶心、呕吐、贫血、夜尿多、腹泻、头痛、意识障碍等症状，结合实验室检查肾功能持续减退 3 个月以上，双肾超声显示的肾脏结构变化、双肾缩小以及血 iPTH 等慢性化指标即可明确诊断。

慢性肾衰竭的传统分类方法，按照肾功能损伤程度分为以下四期。

（1）代偿期　当肾单位受损未超过正常的 50%（肌酐清除率 80~50mL/min），有贮备的肾功能代偿而不出现血尿素氮等代谢产物增高，血清肌酐维持在正常水平（小于 133μmol/L），常有夜尿增多外，无任何临床症状。

（2）失代偿期　肾单位受损超过 50%（肌酐清除率 50~20mL/min），血清肌酐达 133~442μmol/L（2~5mg/dL），血尿素氮超过 7.1mmol/L（20mg/dL），病人可有无力、纳差、轻度贫血等临床表现。

（3）肾功能衰竭期　血清肌酐升到 443~707μmol/L（5~8mg/dL），肌酐清除率降低到 20~10mL/min，血尿素氮上升达 17.9~28.6mmol/L（50~80mg/dL），病人出现贫血、水电解质酸碱平衡紊乱等各系统的多种临床表现。

（4）尿毒症期　血清肌酐达 707μmol/L（8mg/dL）以上，肌酐清除率降到 10mL/min 以下，血尿素氮超过 28.6mmol/L（80mg/dL），病人有明显的酸中毒、贫血及严重的全身各系统症状。

国际上将慢性肾脏病根据 eGFR 水平分为五期，根据最新的国际共识，将慢性肾脏病 3 期又细分为慢性肾脏病 3a 期和慢性肾脏病 3b 期。一般认为慢性肾脏病 3a 期之后为慢性肾衰竭（见表 13-2-1）。

表 13-2-1　慢性肾脏病的肾功能分期

分期	特征	GFR（mL/min）
1	肾脏损害，GFR 正常或升高	≥ 90
2	肾脏损害，GFR 轻度降低	60~89
3a	GFR 轻中度降低	45~59
3b	GFR 中重度降低	30~44
4	GFR 重度降低	15~29
5	肾衰竭	< 15

（二）鉴别诊断

本病主要注意与 AKI 进行鉴别，鉴别要点主要是发病和持续的时间，此外肾脏体积、贫血严重程度、血磷和 iPTH 等变化可资鉴别。

【治疗】

（一）中医治疗

1. 治疗原则

慢性肾衰竭是一组临床综合征，慢性肾衰竭的不同时期，其证候变化也较大，因此中医主张"结合原发病，标本兼治，分期而论，辨证施治"。

2. 辨证施治

（1）本证（以正虚为主）

①脾肾气虚

[临床表现] 倦怠乏力，气短懒言，纳呆腹胀，腰膝酸软，大便溏薄或不实，夜尿清长，脉细，舌质淡红。

[治法] 补益脾肾。

[方药] 参苓白术散合右归丸（参苓白术散出自《太平惠民和剂局方》，右归丸出自《景岳全书》）。

[参考处方] 人参（另煎兑入）、熟地黄、山茱萸各 15g，薏苡仁 15~30g，白术、茯苓、山药、枸杞子、杜仲、当归、菟丝子各 10g。

本证表现为脾肾气虚诸证，故治疗以补益脾气之参苓白术散加补益肾气之右归丸相合而成。方中人参大补元阳，熟地黄、山茱萸、枸杞子、杜仲、菟丝子补肾气，山药、茯苓、白术、薏苡仁补益脾气，当归活血补血。

[临床应用] 脾阳不足，大便稀频，加炮姜 10g，补骨脂 10g；肾阳虚弱，畏寒肢冷，加杜仲 10g；元气大亏，加人参（另煎，兑入）10g，紫河车粉 10g。

②脾肾气血两虚

[临床表现] 面色少华，气短乏力，腰膝酸软，大便不实或干结，夜尿清长，脉细，舌质淡。

［治法］益气养血，培补脾肾。

［方药］大补元煎合参芪地黄汤加减（大补元煎出自《景岳全书》，参芪地黄汤出自《杂病源流犀烛》）。

［参考处方］山茱萸、熟地黄、炒山药各15g，炙黄芪15~20g，杜仲、枸杞子、人参、当归身、白芍、川芎各10g，炙甘草5g。

方中用人参大补元阳，黄芪合当归补血生血，山茱萸、熟地黄、杜仲、枸杞子补肾，山药健脾，白芍、生地黄养阴，川芎、当归活血以免补益之品过于滋腻，甘草调和诸药。

［临床应用］恶心呕吐，加半夏10g，茯苓10g，佩兰10g；便溏者，加炮姜10g，补骨脂10g，五味子10g。

③肝肾阴虚

［临床表现］头晕头痛，耳鸣目涩，腰膝酸软，脉弦细，舌质偏红，苔少。

［治法］滋阴平肝，益肾和络。

［方药］杞菊地黄汤或建瓴汤加减（杞菊地黄汤出自《医级宝鉴》，建瓴汤出自《医学衷中参西录》）。

［参考处方］干地黄、山药、怀牛膝各10g，代赭石（先煎）、生龙骨（先煎）、生牡蛎（先煎）各30g，枸杞子、杭菊花、白芍、赤芍各10g。

方中干地黄、山药、怀牛膝、枸杞子补益肝肾为主药，杭菊花、白芍柔肝平肝，代赭石、生龙骨、生牡蛎潜阳，赤芍清血活络。共奏滋阴平肝、益肾和络之功。

［临床应用］头晕明显，可加天麻10g，钩藤10g，白蒺藜10g；便干者，加肉苁蓉10g，火麻仁10g，玉竹10g。

④脾肾阴阳两虚

［临床表现］精神萎靡，极度乏力，头晕眼花，指甲苍白，腰酸肢冷，畏寒，舌质淡而胖，或见灰黑苔，脉沉细或弦细。

［治法］温扶元阳，补益真阴。

［方药］济生肾气汤加味（出自《济生方》）。

［参考处方］熟地黄30g，炒山药15g，山茱萸、菟丝子、枸杞子、川牛膝、鹿角胶、龟甲胶、肉桂、车前子各10g，附子（先煎）5g。

方中熟地黄、枸杞子、山茱萸、菟丝子、鹿角胶、龟甲胶补益肾阴，肉桂、附子温补肾阳，人参、冬虫草大补元气，山药健脾，车前子健脾利水，川牛膝利水活血益肾，以达温扶元阳、补益真阴之目的。

［临床应用］如肤糙失润、腰膝酸痛明显，可加补骨脂12g，骨碎补12g；畏寒肢冷甚者，附子可加至10g。

治疗慢性肾衰竭早期，要慎用温燥。有学者认为即使病人有畏寒肢冷、小便清长、舌淡苔白等较明显的阳虚症状，也应慎用，一经大补肾阳之治，虽可使阳虚症状在短期内得到改善，但继之却是血压升高，氮质血症加重，肾功能减退。故在临床上本型多在滋阴壮水的同时，兼顾肾阳，慎用肉桂、附子、人参等温燥之品，代之以山茱萸、淫羊藿等温润之品，以期阴中求阳、阴平阳秘。

（2）标证

①湿浊

湿邪缠绵、流注，表现形式多种多样，临床常见的有脾虚湿困、湿浊上逆、湿郁化热、湿泄皮肤、湿浊上蒙清窍等诸证。

[临床表现] 纳少便溏，脘腹胀满，或纳呆，恶心呕吐，腹胀畏寒；或伴口苦，恶心呕吐，舌苔黄腻；或伴肌肤瘙痒，面色晦滞，舌苔白腻。甚者可见嗜睡，面色晦滞。

[治法] 健脾利湿泄浊。

[参考处方] 脾虚湿困者，用参苓白术散合香砂六君子汤以健脾化湿；湿浊上逆者，用温脾汤温中降逆化湿；湿郁化热者，用香苏饮合左金丸；湿泄皮肤者，于主方中加入地肤子、白鲜皮、土茯苓等化湿泄浊之品；湿浊上蒙清窍者，方用牛黄承气汤，以通腑泄浊（参苓白术散、香砂六君子汤、香苏饮出自《太平惠民和剂局方》，温脾汤出自《备急千金要方》，左金丸出自《丹溪心法》，牛黄承气汤出自《温病条辨》）。

[临床应用] 湿浊是慢性肾衰竭病人常见的兼症，大多数病人有恶心呕吐、腹胀纳呆、身重困倦、苔厚腻。脾肾衰败是慢性肾衰竭的病机根本，脾虚失于运化传输之功，肾虚失于气化排泄之职，水谷精微不从正化，"水反为湿，谷反为滞"致湿浊内蕴；湿浊之邪上可阻遏心肺，中可遏制脾胃升降，下注于肾则致肾气血不和，而致肾之排泄愈差；肾之排泄无权，而湿浊内阻愈甚。故治疗重在和胃化浊，则全身气机通畅，肾功能亦随之改善，可以制苍术、白术、藿香、半夏、竹茹、茯苓、生薏苡仁、陈皮、制大黄、砂仁组成验方。方中制苍术燥湿化浊，藿香芳香化湿浊，陈皮、薏苡仁、茯苓健脾而化湿，更佐砂仁行气化湿，半夏、竹茹清热止呕，方中大黄为点睛之笔，可荡涤毒浊。

有学者总结，利湿应以清利二便为要，一方面以藿香、佩兰、砂仁、白豆蔻、石菖蒲等芳香化湿，土茯苓、泽泻、生薏苡仁、车前草、石韦、六月雪、积雪草、败酱草、萹蓄、瞿麦等清热利湿，使湿热浊毒从小便而出；另一方面以大黄解毒化瘀、通腑泄浊，使浊毒从大便而解。临床用药经验是，大黄先从小剂量开始，逐渐加至15g，若大便不超过每日2次则改为生大黄，以大便稀烂不成形、每日2次为度。

②水气

[临床表现] 肢体浮肿，形寒畏冷，神疲乏力；或胸闷气急，咳逆倚息，不得平卧，咳吐粉红色泡沫痰。舌淡苔白腻，脉滑。

[治法] 温阳健脾，利水泄浊。

[参考处方] 水湿逗留用防己黄芪汤；水气凌心用己椒苈黄汤、真武汤加减（防己黄芪汤、己椒苈黄汤出自《金匮要略》，真武汤出自《伤寒论》）。

③血瘀

[临床表现] 面色晦滞，舌质紫暗，可伴见鼻衄、齿衄。

[治法] 活血化瘀，凉血止血。

[参考处方] 慢性肾衰竭病人早中期均可有夹瘀之症，于主方中加入桃仁、红花、丹参、益母草、川芎、泽兰等活血化瘀之品，或予丹参注射液、川芎注射液静脉滴注。见到鼻衄、齿衄等动血之症的，可于主方中加入三七、血余炭、大小蓟、茜草根、土大黄等活血化瘀止血之品。

血瘀是慢性肾衰竭病人最常见的并发症，多数学者认为血瘀贯穿于慢性肾衰竭的整个病程，故大多数学者在治疗慢性肾衰竭时多在辨证的基础上加活血化瘀之品，经临床验证，确可提高疗效。

④动风

[临床表现] 肌肤瘙痒，手麻，甚则神昏谵语，抽搐；或头晕头痛，甚则肢麻、抽搐、偏

瘫。脉弦，舌红。

　　［治法］柔肝祛风，滋阴潜阳。

　　［参考处方］血虚生风者，方用四物汤或芍药甘草汤；肾虚动风者，方用安宫牛黄丸，或与羚羊角、附子、人参合用配合通腑降浊之剂；肝风内动者，方用羚角钩藤汤合大定风珠，以平肝潜阳、滋阴息风（四物汤出自《仙授理伤续断秘方》，芍药甘草汤出自《伤寒论》，安宫牛黄丸、大定风珠出自《温病条辨》，羚角钩藤汤出自《通俗伤寒论》）。

　　［按语］临床在以上辨证的基础进行加减，如：在血清肌酐高时，加用大黄、六月雪、土茯苓；低蛋白血症者，加用生黄芪、当归、党参、鳖甲等；高脂血症者，加用绞股蓝、生山楂；高黏血症者，加用丹参、赤芍、益母草、桃仁；蛋白尿量多者，加用柿叶、芡实、蝉蜕；血尿者，加小蓟、生槐花、马鞭草；尿中有白细胞者，加紫花地丁、忍冬藤。中西合参，取长补短，明显提高了疗效。

（二）西医常规治疗

　　包括控制血压、治疗原发病、治疗并发症、饮食疗法、纠正可逆因素等。病人并发肾性高血压、肾性贫血、肾性骨病、代谢性酸中毒时均可给予降压、促红细胞生成素、活性维生素D、碳酸氢钠等治疗。凡属晚期尿毒症，并出现明显的消化道症状、尿毒症性心包炎、尿毒症性脑病、尿毒症性肺炎、高血容量性心力衰竭、难以纠正的高血钾或代谢性酸中毒及重度贫血者，均应进行血液透析或腹膜透析等肾脏替代治疗。

1. 一般治疗

　　依据病情安排休息，严重者应卧床休息。注意避免受凉、受湿与过劳，防止感染，不用对肾功能有损害的药物。

2. 对症治疗

　　（1）控制血压　慢性肾衰竭病人常合并有肾性高血压，需使用降压药，尿蛋白＞1g/24h者，血压应降至125/75mmHg，尿蛋白≤1g/24h者，血压应控制在130/80mmHg

　　（2）纠正水、电解质紊乱和酸碱平衡失调　对有明显失水者，若无严重高血压和心力衰竭，可补液，其量视病情而定，但不宜过多过快。补液后尿量偏少者，若容量负荷超过正常，可使用速尿增加排尿以促进氮质排出。水过多、严重高血压、心力衰竭和少尿、无尿者应严格限制入水量，以每日排水量加非显性失水量之和为度，并应限制钠盐入量。严重水过多病人可用袢利尿剂，如速尿、托拉塞米，当速尿剂量超过300mg/d而无效者一般不必再加量，可换用托拉塞米，或尽早进行透析治疗。轻度酸中毒无需特殊处理，或酌予碳酸氢钠，纠正至20mmol/L，即可停止。治疗过程中要防治低钾和低钙。警惕发生高钠血症和诱发心力衰竭。高磷血症应严格限制磷摄入和使用磷结合剂。血钙过低可口服或静脉注射葡萄糖酸钙或碳酸钙。

　　（3）控制感染　合并感染时应及时使用适合的抗生素，禁用或慎用肾毒性药物，必须使用时则按肾功能情况决定投药剂量及给药间期。注意抗生素中含钠或含钾量。

　　（4）改善消化道症状　出现恶心呕吐时除限制蛋白质摄入和纠正酸中毒外，可应用胃复安肌内注射或口服，每日2~3次。保持大便通畅亦有助于减少胃肠道症状。

　　（5）防治心力衰竭及心律失常　慢性肾衰竭病人是慢性心血管病（CVD）的高危人群，易出现心力衰竭和心律失常。心力衰竭处理原则与非尿毒症引起的心力衰竭相似，如使用洋地黄宜选快速短效的制剂，以减少蓄积中毒，利尿剂不能奏效的高血容量性心力衰竭应尽早透析治疗。心律失常多为电解质代谢和酸碱平衡紊乱诱发或加重，故应在纠正电解质代谢和酸碱平衡紊乱的基础上使用抗心律失常药物或起搏除颤治疗。

（6）肾性贫血　肾性贫血是慢性肾衰竭病人促红细胞生长素分泌不足所致。轻度贫血不需特殊治疗，但应尽可能避免使用加重贫血的药物，应视病情酌补铁剂或叶酸，以预防其加重。血红蛋白低于 100g/L 时，可开始使用促红细胞生成素，每次 3000~10000μ，视血红蛋白情况每月或每 2 周或每周 1~3 次皮下注射。血红蛋白低于 60g/L 且具有贫血症状者，宜少量输血（以新鲜血为好）或红细胞悬液。

（7）尿毒症性脑病　纠正水盐代谢和酸碱平衡紊乱可使大部分病人症状减轻。抽搐时可使用安定 10mg 静脉或肌内注射，或用苯妥英钠或苯巴比妥等。严重烦躁不安可静脉滴注冬眠合剂，但应保持气道通畅及血压稳定。伴甲状腺功能亢进者可作甲状腺次全切除术。有周围病变神经病变时应尽早充分透析，并可使用大剂量 B 族维生素。

（8）肾性骨病　又称慢性肾脏病骨矿物质代谢异常（CKD-MBD），初期表现高磷血症。早期治疗，可延缓病情进展。①尽量纠正原发病因。如梗阻性肾病引起的肾衰竭，经解除梗阻，骨病亦可有好转。②控制血磷在 1.29~1.78 mmol/L（4.0~5.5mg/dL）。包括限制磷摄入，每日 0.7~10g 以下，同时可使用磷结合剂，如碳酸镧、盐酸司维拉姆、钙剂等。③补充钙盐。应在血磷控制在 1.78 mmol/L（5.5mg/dL）以下时给予钙盐，每日 1.0g 或更多，当血钙达 2.75 mmol/L（11mg/dL）时应减量或停用。④使用活性维生素 D_3 制剂。使用指征为：血磷已控制仍有低钙血症、继发性甲状旁腺功能亢进明显（血中甲状旁腺激素水平和 碱性磷酸酶活力增高，有骨质破坏）伴血钙低于 2.75 mmol/L（11mg/dL）。可选用维生素 D_2 或 $D_3$1000~20,000IU/d，或双氢速固醇 0.25~1.0mg/d，或 25-（OH）$D_3$0.25~1.0μg/d 或 1,25-（OH）$_2D_3$0.25~1.0μg/d。⑤甲状腺次全切除。指征为经 X 线和（或）骨活检证实为纤维性骨炎，伴甲状旁腺激素水平增高，除外铝中毒骨病并有下列情况之一者：血钙持续超过 2.88~3.0 mmol/L（11.5~12.0mg/dL）；进行性或症状性转移性钙化，血钙磷乘积大于 75；对其他治疗无反应的难忍瘙痒；伴皮肤缺血性溃疡或组织坏死者；肾移植后仍持续有高钙血症。

3. 替代治疗

目前肾脏替代疗法主要包括维持性血液透析、腹膜透析及肾移植。透析治疗可延长病人生命，帮助有可逆因素的慢性肾衰竭急性加重病人度过危险期，也是肾移植前准备及肾移植后发生急、慢性排异反应，治疗失败后的保证措施。

（1）血液透析　是我国肾脏替代疗法中应用最广泛的治疗方法之一，成为晚期尿毒症病人维持生命的有效手段。其原理是将病人的血液与透析液同时引入透析器膜的两侧，利用透膜两侧的血液和透析液质的浓度梯度，通过渗透、对流、吸附、扩散和超滤，净化病人的血液，清除血液中的代谢产物，纠正电解质和酸碱失衡，并清除体内多余的水分，同时补充人体需要的某些物质。血透疗法在一定程度上代替了肾脏的功能，延长了病人的生命，甚至可以恢复病人的生活自理能力和工作能力。

（2）腹膜透析　应用人体自身的腹膜作为透析膜进行的一种肾脏替代治疗方法。血液中的毒素、药素和多余的水分通过腹膜进入腹腔中的透析液，然后排出体外，每天定时或每晚持续更换腹腔中的透析液，达到净化血液、替代部分肾脏功能的目的。腹膜透析不需要建立血管通路，适合血管条件差的病人；腹膜透析可避免反复血管穿刺给儿童带来的疼痛、恐惧心理，婴幼儿和儿童可优先考虑腹膜透析；腹膜透析对心血管功能影响小，有心、脑血管疾病史或心血管状态不稳定的可优先考虑腹膜透析；血管条件不佳或反复动静脉造瘘失败的可考虑腹膜透析；凝血功能障碍伴明显出血或出血倾向的可优先考虑腹膜透析；尚存较好的残余肾功能的优先考虑腹膜透析；偏好居家治疗，或需要白天工作、上学者可优先选择腹膜透析；交通不便的农村偏远地区病人可优先考虑腹膜透析。

（3）肾移植　将他人的肾脏通过手术植入尿毒症病人体内，使其发挥功能，植入的肾脏可以完全恢复正常的肾功能，是目前公认的最好的尿毒症治疗手段。

（三）中西医协同治疗

对本病的治疗，中西医结合治疗明显优于单纯中医或西医治疗，这一点已得到了专家的一致认可，广大临床医务工作者对此达成了共识，并总结出了丰富的临床经验。

1. 辨病与辨证结合

辨病与辨证结合在本病的治疗中已是比较成熟和得到大多数学者认可的一个治疗方案，已积累了丰富的实践经验。辨病治疗可以对本病的分期预后及实验室检查有全部的认识，辨证治疗则可把握病人中医证型指导中药治疗。慢性肾衰竭各期均可辨证使用中医药疗法，但提倡早期治疗，在慢性肾衰竭的代偿期、失代偿期、肾衰竭期，辨证使用中医药疗法效果明显，此时病人多表现为正虚为主，中医药治疗以扶正为主，佐以祛邪。当病人进入尿毒症期，中医药疗效较早中期下降，此时病人浊毒明显，中医药治疗重在祛邪为主，佐以扶正。在口服中药治疗此期病人时，需注意病人的血钾情况，避免出现高钾血症，必要时停服中药。

2. 中药与西药合用

可根据不同的治疗目标、病人不同的情况，充分发挥中西药各自的优势，减轻或避免局限及不良反应，中西药有机合用。实践证明中西药合用治疗慢性肾衰竭特别是对保护病人肾功能、改善症状方面优于单用西药或中药。可供选择的方案有辨证使用中药、中成药口服或保留灌肠并配合必需氨基酸、ACEI、ARB 护肾消蛋白、延缓慢性肾衰竭进程。

3. 中西医多途径给药治疗

中西医结合多途径给药治疗，可发挥中西医治疗各自的优势，取得最好疗效，如腹膜透析、血液透析与口服中药结合，口服西药与中药灌肠、中药药浴结合等，中西医多种治疗方法、多途径给药方法的合用对提高疗效、改善症状、提高生活质量有优势。

【经典传承】

（一）时振声教授

时振声教授治疗慢性肾衰竭思路与方法论述如下。

1. 病机上注意把握标本先后主次

慢性肾衰竭的临床表现十分复杂，往往虚实并见、标本错杂。分析病机时，既要注意正虚的一面，又不能忽视邪实的一面，邪实中又往往含有多种情况。临床研究总结发现脾肾气（阳）虚占 20.8%，肝肾阴虚占 11.3%，脾肾气阴两虚占 58.5%，阴阳两虚占 9.4%，各有夹瘀血、水湿、湿浊、湿热、痰热等不同情况。脾肾气阴两虚是慢性肾衰竭最常见的证型。

2. 根据辨证分型，甄别标本缓急

慢性肾衰竭病人肾功能受损，浓缩能力减退，常有不同程度的贫血，即使肝肾阴虚的病

人，舌红并不显著，多数病人舌质淡红、虽口渴多饮但夜尿频多、小便清长，与一般阴虚的临床表现不尽相同。气阴两虚者除了有阴虚、气虚症状外，不少人手足心热但手指或足趾凉，或身有畏寒而手足心热，或上半身热、下半身凉；大便先干后稀；口干饮水不多；等等。这些特殊的不典型症状，辨证时应加注意。

3. 治疗宜辨病与辨证相结合，中西合璧

在上述扶正的基础上，还需根据辨病与辨证相结合的原则，视病情酌加活血、清热、利水、化湿、祛风、息风之品。

（1）控制消化道症状　恶心呕吐，是最常见的消化道症状，由于严重的呕吐，不仅不能进食、进药，而且可使病情日趋恶化，因此必须尽快控制。中医认为，恶心呕吐是由于脾肾虚损，水湿不化，酿为湿浊化毒，湿毒内蕴又损及脾胃，升降失司，湿毒上溢，以致口中尿臭、呕恶频作。如见舌苔白腻，治宜温化降逆，方用小半夏加茯苓汤；如舌苔黄腻，是湿毒化热，治宜清化降逆，方用苏叶黄连汤。均宜多次少量，频频呷服，可使呕恶停止。

（2）控制可逆因素　慢性肾衰竭的病程中，要随时注意可逆性的加剧因素。一般常见的可逆因素有感染、心力衰竭、电解质紊乱等。

（3）合理使用大黄　大黄及其制剂已广泛用于治疗慢性肾衰竭。各地报道的疗效不尽相同，这与病人病情轻重不同有关。结合中医辨证合理地使用大黄有助于不断地提高临床疗效。

（4）恰当活血化瘀　对于慢性肾衰竭的病人，代谢毒性产物在体内蓄积，以及酸中毒、高血压等因素，都可以加剧血管内皮细胞损伤，激活凝血系统，使血液呈高凝状态。因此，活血化瘀药物已广泛用于慢性肾衰竭的治疗，如用益肾汤、血府逐瘀汤，以及静脉滴注丹参等。

（5）注意血透并发症　血液透析已成为治疗慢性肾衰竭的一种有效手段。结合中药治疗，血透时间可以延长，血透上升的幅度也较小，似有助于提高机体的代偿调节能力。血透技术进入临床，随之而来的问题就是如何处理各种透析并发症。中医药治疗一些常见的血透并发症具有较好的优势，如：透析失衡综合征，中医学认为属下窍不通、浊阴不泄、水气上犯，为预防其发生或使症状消失，予五苓散 3~6g 冲服，可收效。

（二）邹云翔教授

邹老论肾病病因，以三因立论，即内因、外因、不内外因（如先天不足、后天失养、素体肾虚、六淫侵袭、药毒损害、七情所伤、劳倦过度、房室不节等），但以内、外二因为多。内因是指肾气充足与否，外因为外感六淫之邪及疮毒之类。邹老认为肾气充足的人，即使外感六淫或疮毒之邪入侵，也不会发生肾病；而肾气不足之体，在外感六淫与疮毒之邪等侵袭下，病邪可乘虚而入导致肾病的发生。肾病的病因还能相互为果。

邹老认为慢性肾衰竭是由于肾脏功能衰竭而引起肾的排泄、调节功能失常，导致人体多方面严重代谢紊乱的综合症候群。邹老认为肾病日久，因失治或误治致肾功能日益衰退，气血阴阳虚衰，肺脾心肝等内脏功能亦为之虚损，故在治疗中强调维护肾气及其他内脏的功能，尤重视保护胃气，健脾益肾、和胃降逆、升阳暖土、养血润肠为保护胃气的常用方法，强调治疗慢性肾衰竭应以保肾气、护肾元、治病求本为原则。水湿、浊毒、瘀血等病理因素是慢

性肾衰竭加重的可逆因素，临证需分清虚实标本的主次缓急。

邹老重视辨证辨病，整体治疗，治肾而不泥于肾。晚年创制的治疗慢性肾衰竭的经验方——保肾丸，能缓解慢性肾衰竭病人的临床症状，降低血清肌酐、尿素氮，从而使晚期肾衰竭病人生命得以延长。保肾丸包括"保肾甲丸"（组成：黄芪、党参、巴戟天、鹿角片、地黄、枸杞子、紫丹参、六月雪等）、"保肾乙丸"（组成：太子参、生黄芪、地黄、山茱萸、何首乌、枸杞子、杜仲、怀牛膝、桃仁、红花、泽泻等），每次5g，每日3次。同时注意调理脾胃、升清降浊、活血化瘀。

（三）张琪教授

张老认为慢性肾衰竭病变涉及多个脏腑，正虚邪实，虚实并见，其中脾肾虚衰在病机演变中起重要作用，邪气留滞对本病产生较大的影响。邪气中主要有湿热及瘀血，此二者是慢性肾衰竭的主要病理产物，亦是加重肾功能恶化的主要因素。湿热之邪常影响至脾胃，由于湿热中阻，脾胃升降失常，临床常见脘闷腹胀、身重疲乏、恶心食少、口中秽味，甚至呕吐等。临床用药必须综合考虑，处方往往较大，药味多，药量大。血瘀可能由于病程长、"久病入络"，以及湿热内停、血行滞涩而成。症多见有不同程度的面色晦暗无华、头痛少寐、五心烦热、舌质紫暗或有瘀斑、脉弦或弦数等。

张老的辨证用药包括，热邪偏重则应重用茵陈、黄连、黄芩、大黄、连翘；但如湿邪偏重，则重用草果仁、半夏、苍术、藿香等；伴呕吐甚者加半夏、陈皮、竹茹、砂仁、紫苏；出现瘀血可加用丹参、赤芍、桃仁、当归、红花、川芎等；对肌肤甲错、干燥、瘙痒、有白痕等症状出现，可用解毒活血汤加白鲜皮、蝉蜕、荆芥之类，即"治风先治血，血行风自灭"之义。

张老在守病机、辨证处方用药的基础上，亦参考病人的原发疾病，进行辨病治疗。张老在辨病处方中特别注意三点问题：其一，注意慢性肾衰竭的原发病。如对高血压所致者，通常加滋阴潜阳药物；蛋白尿明显者，通常加用黄芪、玉米须等；对乙型肝炎病毒相关性肾炎则多加用舒肝之药；对于尿路结石引起的慢性肾衰竭，强调结石的处理。其二，注意慢性肾衰竭的病情分级情况，强调"分期"论治慢性肾衰竭。早期（慢性肾衰竭代偿期）拟"脾肾双补方"：黄芪、党参、何首乌、熟地黄、菟丝子、女贞子、山茱萸、淫羊藿、仙茅、丹参、山楂各15g，白术、当归各10g，枸杞子、山药各20g，益母草30g。慢性肾衰竭中期（慢性肾衰竭失代偿期及肾功能衰竭期）拟"扶正化浊活血汤"：红参、白术、淫羊藿、黄连、草果仁、半夏、桃仁、红花、赤芍、茯苓、甘草各15g，菟丝子、熟地黄、丹参各20g，大黄7g。慢性肾衰竭晚期（尿毒症期）拟"化浊汤"：大黄、黄芩、黄连、苍术、紫苏叶、陈皮、甘草各10g，草果仁、藿香、半夏、生姜、茵陈各15g；"活血解毒汤"：连翘、生地黄、丹参、柴胡、葛根各20g，桃仁、红花、当归、枳壳、赤芍、牡丹皮、甘草各15g，大黄7g。其三，注意并发症情况。如并发高凝状态多加用桃仁、红花、赤芍、生地黄、大黄、丹参、葛根以活血散瘀、凉血清热。

（四）叶任高教授

叶老认为慢性肾衰竭的形成主要是由于肾病迁延日久，脏腑功能虚损，瘀浊毒邪壅滞；

或因外邪侵袭、劳累过度、情志饮食失调，而使正气虚衰，病情加重。本病存在着虚、浊、瘀、毒四大病理机制，以肾虚为本，兼及肝、脾、肺，同时多夹瘀、浊、毒等实邪。其中正虚为本，邪实为标，以脾肾虚衰、浊毒潴留为病机关键，四大因素互为因果，形成恶性循环的病理机制。

叶老主张分期论治慢性肾衰竭，因为慢性肾衰竭从氮质血症期到尿毒症期，病情处于不断发展的过程中，所以中医分型不应固定不变。早期多以虚为主，故叶老认为应从虚论治，而晚期因代谢毒素不能被清除，因而表现为虚实夹杂的复杂证候，标实成为主要矛盾，故临证时应动态观察，辨证施治，扶正泄浊。叶老把慢性肾衰竭的本证分为五型：①脾肾气虚型，治宜健脾补肾，方选参苓白术散合右归丸加减；②脾肾阳虚型，治宜温补脾肾，方选真武汤加减；③肾阴虚型，治宜滋养肝肾，方选六味地黄丸含二至丸加减；④气阴两虚型，治宜益气养阴，方选参芪地黄汤加减；⑤阴阳两虚型，治宜阴阳双补，方选地黄饮子或济生肾气丸加减。标证分三型：①湿浊犯胃型，治宜清热化湿、和胃降浊，方选黄连温胆汤加减；②浊阴上逆型，治宜化痰祛浊开窍，方用涤痰汤加减；③肝阳上亢型，治宜滋阴潜阳、镇肝息风，方选镇肝息风汤加减。

叶老注意到慢性肾衰竭病人多存在高凝、高黏滞状态，此符合中医学"久病入络"的理论，络阻血瘀，每多见久病不愈、面色黧黑或晦暗、肌肤甲错、皮下瘀斑或瘀点、舌质紫暗或有瘀斑、脉涩等。叶师喜用自拟的经验方"肾衰方"重用大黄，以达补气活血、解毒泄浊之功。药用：党参20g，白术10g，北黄芪15g，麦冬16g，生牡蛎（先煎）30g，丹参12g，当归9g，赤芍12g，大黄（后下）6~12g。

（五）张大宁教授

张老将慢性肾衰竭的病机概括为肾虚血瘀为本、湿毒内蕴为标，治疗主抓补肾、活血、祛湿毒3个方面，提出补肾活血、降逆排毒法治疗慢性肾衰竭，通过补肾达到活血，又通过活血促进补肾，补肾与活血互相协同，达到改善肾虚血瘀的病理变化，使机体阴阳平衡、邪去正存。对于慢性肾衰竭瘀血治疗宜温，如川芎、莪术。对于湿毒，张老提出升清降浊法、清利湿热法、炭剂吸附法治疗。升清降浊法即调节气机，用大黄、决明子通腑泄下湿浊、湿毒、瘀血、宿食，轻取升麻、紫苏叶辛散向上，提壶揭盖，一升一降，恢复脾肾升降出入的功能，推陈致新；对于苔腻湿重者，用清热利湿法，蒲公英、败酱草、白花蛇舌草、半枝莲、土茯苓，清热祛湿解毒，并取其药性趋下、利尿入膀胱；炭剂吸附法是用大黄炭、生黄芪炭、蒲黄炭、海藻炭、杜仲炭等炭剂，既取药物自身的功效，又可使其吸附毒素，因为药物炒炭后其表面形成炭素（活性炭），使整个炭药成为疏松多孔的物质，有吸附收敛作用。

张老博采众长，研制了肾衰系列方。用茵陈蒿汤加古方失笑散成茵陈失笑散治疗慢性肾衰竭，张老取五灵脂活血止血；将炒蒲黄换为蒲黄炒炭，加强止血化瘀、吸附毒素作用；加茵陈蒿苦辛微寒，清脾胃肝胆湿热。该方活血、止血双向调节，清利湿热，可祛除瘀血、湿热致病因素，改善肾脏功能。五味子是张教授治疗慢性肾衰竭必用之品，其可"补不足，强阴，益男子精"，其味酸甘，与黄芪配伍加强了酸甘化阴、养阴柔肝的作用。青蒿也是张教授治疗慢性肾衰竭的常用药，青蒿可清解瘀热与湿热。张老认为肾虚血瘀和湿毒内蕴，使脉络瘀滞化热，湿毒蕴久生热，瘀热与湿热相互胶结于血分，血属阴，热伏阴分进一步伤阴劫液加重瘀血，故用青蒿清血分瘀热。此外，张老还开发了健脾补肾汤、滋补肝肾汤、活血汤等中药煎剂，及成药补肾扶正胶囊、活血化瘀胶囊、肾康宁胶囊补肾活血，肾衰排毒胶囊利湿降浊，补肾生血胶囊纠正贫血，并用肾衰灌肠液、肾衰灌肠颗粒高位灌肠增加肠道排毒，形成了肾衰系列方药。

（六）李顺民教授

李教授倡导"肾病从脾论治"，经过多年临床观察，发现慢性肾衰竭病人多表现为倦怠乏力、气短懒言、面色萎黄、食少纳呆、头晕乏力等脾肾虚损之症，故从"五脏相关"理论出发，倡导"肾病从脾论治"，并创立"健脾益肾方（法）"治疗慢性肾衰竭脾肾两虚病人，疗效显著。方药组成：黄芪、丹参、山药各30g，白术20g，肉苁蓉、白豆蔻各10g，生大黄、甘草各5g。水煎，日1剂，分2次温服。方中以黄芪为君，益气健脾、升阳固表；山药、白术健脾补肾；肉苁蓉、白豆蔻益肾扶阳、温中化浊；丹参、大黄活血祛瘀、化毒生新。诸药合用，攻补兼施，寓补于泻，共奏健脾益肾、泄浊化毒之功。

【典型案例】

（一）李顺民医案

刘某，男，80岁。2008年9月3日初诊。

主诉：血清肌酐升高1年。

现病史：2007年6月开始腰痛腰酸，神疲乏力，纳差，餐后腹胀，尿频，活动后双下肢踝部轻度水肿，大便干结、2~3日一解，夜尿2~3次，睡眠可。在所在市保健办体检，血压、血脂、血糖均正常，双肾超声显示大小正常，心肺无异常发现。Scr 232μmol/L，BUN 12.11mmol/L。尿常规检查：PRO（±~+）。西医诊断：慢性肾衰竭失代偿期。口服百合胶囊，每次3粒，每日3次；代文80mg，每次1粒，每天1次。连续治疗2个月后复查，自觉症状和尿蛋白、血清肌酐、血尿素氮无明显好转。经人介绍前来就诊。舌淡紫、苔薄浊，脉弦细尺弱。

西医诊断：慢性肾衰竭。

中医诊断：腰痛，证属脾肾气虚。

治法：健脾益肾。

方药：健脾益肾方加减。药用：黄芪、熟地黄、山药、丹参、芡实各30g，白术、白豆蔻、肉苁蓉、熟大黄各10g，炙甘草5g。7剂，水煎服，日1剂，分2次。

二诊　2008年9月10日。自诉腰酸痛减轻，乏力神疲好转，仍纳差，夜尿，偶有踝部水肿，舌淡紫、苔薄白，脉弦细弱。拟原方调整：黄芪、熟地黄、山药、丹参、冬瓜皮、牛膝各30g，白术、肉苁蓉各20g，熟大黄15g，白豆蔻、桃仁各10g，炙甘草5g。14剂，水煎服，日1剂，分2次。

三诊　2008年9月24日。自诉诸症明显好转，已无水肿，腰疼痛消失，仍略感乏力，夜尿1~2次，舌淡红、苔薄白，脉弦细。嘱续上方去冬瓜皮加益智仁15g，再服14剂后复查肾功能。

四诊　2008年10月20日。自诉除时有头晕，余无特殊不适。10月11日复查尿常规正常，BUN 7.03mmol/L，Scr 128μmol/L，全部恢复正常。处方肾衰康颗粒冲剂（院内制剂）5包，每次1袋，每日3次开水冲服。停药后持续随访1年半未见复发。

按语　健脾益肾方是治疗慢性肾衰竭的经验方，经大量的临床与实验研究证明对该病有较好的临床疗效。该方由黄芪、丹参、山药各 30g，白术 20g，肉苁蓉、白豆蔻各 10g，大黄、炙甘草各 5g 组成。黄芪益气健脾为君；山药、白术为臣，健脾补肾，助肾脏化气；肉苁蓉、白豆蔻温肾扶阳、温中行气化湿，助膀胱气化，利水消肿；丹参、大黄活血祛瘀，开启脾胃升降之枢，清解血分之毒。诸药合用，攻补兼施，共奏健脾益肾、活血化浊之功。

赵献可《医贯》说："世谓补肾不如补脾。"《东垣十书》中指出："脾胃虚则湿土之气溜于脐下，肾与膀胱受邪。"李中梓《医宗必读》指出："土不凌水，水安其位，故脾安则肾安也。"本案病人治疗效果十分明显，说明肾病治脾不仅有理论依据，而且有疗效佐证。该病人虽然年事已高，但除了肾脏病之外，其他脏器情况尚好，也没有高血压、糖尿病等危险因素，故疗效颇佳。

慢性肾衰竭的治疗，除了按中医基本理论辨证论治以外，要特别注意通大便、利小便和发汗三大法宝的恰当应用。

（二）骆继杰医案

陈某，女，47 岁。2010 年 10 月 8 日初诊。

主诉：血清肌酐升高 7 年，喘憋 10 天。

现病史：病人于 2003 年发现 Scr 300μmol/L，在深圳某三甲医院治疗，Scr 上升至 502μmol/L，转至骆继杰名老中医处服中药，病情稳定，Scr 波动于 320~470μmol/L。10 天前无明显诱因出现双下肢水肿，胸闷、咳嗽，夜间不能平卧，在某医院给予降压、护肾、抗感染、利尿、胸腔引流等处理，病情无明显改善，Scr 上升至 786μmol/L，建议病人肾脏替代治疗，病人及家属签字出院，由救护车送至深圳市中医院求治于骆继杰主任医师。鉴于病人病情重，骆老将病人收入院观察。入院急查：Scr 818μmol/L，BUN 31.9mmol/L。

入院症见：精神疲倦，乏力，胸闷气短，咳嗽，咯白黏痰，量多，夜晚更甚，舌淡、苔白厚腻，脉弦滑。

西医诊断：慢性肾脏病（尿毒症期）；肾性贫血；肾性高血压；多浆膜腔积液；慢性心功能不全急性发作。

中医诊断：慢性肾衰；证属阴阳两虚，水瘀互结。

治则：益气，温阳，利水，泄浊。

方药：红参（另炖）、黄芪、葶苈子各 30g，茯苓、白术、猪苓、大枣各 15g，桂枝、半夏、陈皮、熟大黄各 10g，甘草 5g。3 剂。浓煎，日 1 剂，分 2 次。

二诊　2010 年 11 月 5 日。症状稍有改善，大便日 1 次。前方加丹参 30g，枳实 15g。4 剂。

三诊　2011 年 1 月 18 日。诉倦怠乏力，咯白黏痰，恶心欲呕，胃脘不适，大便日 1~2 次，舌淡、苔白厚腻。方药：红参（另炖）、山茱萸、牡丹皮、半夏、生姜、三七各 10g，黄芪、牛膝、益母草各 30g，淫羊藿、熟大黄、枳实、大腹皮、佛手、乌贼骨各 15g，砂仁（后下）5g。7 剂。浓煎，日 1 剂，分 2 次。

四诊　2011 年 2 月 8 日。胃脘不适及恶心欲呕好转。现小便不利，尿少，Cr 753μmol/L。上方去生姜、三七、佛手、乌贼骨、砂仁，加入猪苓、熟地黄各 30g。7 剂。浓煎，日 1 剂，分 2 次。

五诊　2011 年 3 月 4 日。尿量增加，仍倦怠乏力。方药：红参（另炖）、山茱萸、牡丹皮、半夏、三七、茯苓、生姜各 10g，黄芪、熟地黄、牛膝、猪苓、益母草各 30g，淫羊藿、佛手各 15g，甘草 5g。7 剂。水煎服，日 1 剂，分 2 次。

六诊　2011 年 4 月 6 日。精神好转，可自行走动，唯头晕胀，血压高，复查 Scr 433.9 μmol/L，BUN14.7 mmol/L。方药：黄芪、熟地黄、益母草、猪苓、丹参各 30g，山茱萸、牡丹皮、茯苓、半夏、生姜、三七、天麻各 10g，钩藤、石决明、熟大黄、枳实各 15g，甘草 5g。7 剂。水煎服，日 1 剂，分 2 次。后每月随访及门诊治疗，状况良好。

按语　本案为中年女性病人，既往有慢性肾衰竭病史，一直中药治疗，病情稳定。此次因外感后症状加重，出现心功能不全、胸腔积液、重度贫血等。从中医病史及四诊分析，由于长期慢性肾衰，致肾气阴不足，浊邪内阻。此次，因外感寒邪，重伤机体阳气，出现阴阳两虚，阳虚水犯，内停心肺。故初诊以独参汤、苓桂术甘汤合葶苈大枣泻肺汤加减治疗，以益气温阳、泻肺利水，治后病人阳气得复、水气得化，病情好转。随后骆老根据病人病情及自己的临床经验，认为此时病人应为肾气阴两虚为本、水湿浊毒瘀血内阻为标，处骆氏肾衰汤加减。方以熟地黄滋补肾阴；加黄芪、益母草、三七、丹参、川牛膝、熟大黄等益气活血、泄浊；茯苓、猪苓配黄芪益气健脾、渗利水湿；牡丹皮配川牛膝活血化瘀；病人有胃脘不适，骆老加用治胃病的常用药对佛手、乌贼骨、砂仁，又以半夏、生姜和胃止呕。六诊病人出现血压高、头晕，考虑病人阴虚阳亢，故在原方中加用天麻、钩藤、石决明以平肝潜阳，病人症状逐渐改善，血清肌酐恢复至病重前水平。出院后仍以该方化裁，状况良好。本病虽表现为慢性肾衰竭（尿毒症期），然以骆氏肾衰汤为主治疗取得奇效，为慢性肾衰竭中医治疗之典范。

【预防与调护】

预防本病需积极控制肾脏的原发疾病，防止发生慢性肾衰竭。对已出现慢性肾衰竭者，需积极控制诱发加重的可逆因素，如纠正高血压及水、电解质、酸碱平衡失调，以延缓肾衰竭进展。对尿毒症晚期病人，需防治高钾血症、心力衰竭等严重尿毒症并发症。生活护理上需注意适当休息、避免劳累，防止感冒。宜优质低蛋白、低磷饮食。忌生冷辛辣、肥甘厚味、暴饮暴食，戒烟忌酒。对血钾偏高者注意避免红枣等高钾食物，对严重水肿及合并心力衰竭病人应减少盐的摄入。

【临证提要】

慢性肾衰竭是各种原发性、继发性肾脏疾病晚期的终末归宿，目前西医学多采用治疗原发疾病、纠正可逆因素及处理并发症等治疗措施，但大多数病人肾功能仍然呈进行性减退，最终走向肾脏替代治疗。近 20 年来，广大学者发现中医药在延缓慢性肾衰竭进程、改善病人临床症状及各项生化指标等方面具有优势，尤其在缓解症状、保护残余肾功能等方面尤为突出。

慢性肾衰竭中医辨证多采用本虚证、标实证的分层辨证方法，以脾肾气（阳）虚、气阴两虚、阴阳两虚为本，以瘀血、水湿、浊毒为标，临床治疗强调护肾气（阴）、保肾元（阳），同时注重健脾胃，并酌以利水渗湿、降浊解毒、活血化瘀。近年来，分期论治慢性肾衰竭得到广大中医工作者认可，最具代表性的有，国医大师张琪将慢性肾衰竭分为早、中、晚三期，聂莉芳教授则将慢性肾衰竭分为虚损期及关格期，并根据慢性肾衰竭的不同分期采用不同的治疗方法，这种分期论治使慢性肾衰竭的临床疗效得到显著提升。

慢性肾衰竭病程长，并发症较多，许多病人常因为免疫功能低下、反复感冒、感染等致慢性肾衰竭病情逐渐加重。中医综合疗法不但可以起到治疗慢性肾衰竭的作用，而且可以使病人提高免疫功能，增强体质，减轻临床症状，对延缓慢性肾衰竭进程起到了积极的作用。

　　对于部分消化道症状明显及并发高钾血症的病人，恰当的中医外治疗法可起到延缓病人肾衰竭进展、延长病人存活期、提高病人生活质量的作用，如中药保留灌肠、中药皮肤透析等特色疗法已在临床广泛应用。

（易无庸　杨栋　李顺民）

第十四章 肾脏血管性疾病
与血栓栓塞性疾病

第一节 肾性高血压

【概述】

肾性高血压是由肾脏结构异常和（或）功能减退所导致的一种继发性高血压，包括肾实质性高血压和肾血管性高血压。肾实质性高血压是指肾实质疾病引起的高血压，包括急性和慢性肾小球肾炎、糖尿病肾病、慢性肾盂肾炎、多囊肾以及移植肾等多种肾脏病变引起的高血压，是最常见的继发性高血压。肾血管性高血压是指各种原因（主要包括肾动脉粥样硬化、多发性大动脉炎和动脉纤维肌性营养不良等）导致的一侧或双侧肾动脉及其分支狭窄或闭塞所引起的高血压，其中肾动脉粥样硬化性动脉狭窄（ARAS）占成人肾动脉病变的90%。

高血压是慢性肾脏病最常见的并发症，发生率高达67%~92%，并随着病人肾功能的减退，其发生率也随之增加。肾性高血压，根据其症状的不同可归属于中医学"眩晕""头痛""水肿""腰痛""淋证""肾风""肾劳"等范畴。

【病因病机】

（一）中医病因病机

1.病因

（1）先后天受损 肾为先天之本，脾为后天之本。脾肾亏虚，运化失司，水液输布失常，聚集体内，则见水肿；久则聚湿成痰化瘀，气血运行不畅，脑窍失养，故见头晕不适。

（2）饮食不节 偏食咸食，长期水钠摄入过多，导致脉凝泣而变色；嗜食肥甘厚腻，损伤脾胃，导致脉管变硬；嗜酒者，长期消耗肝阴，导致肝肾亏虚；或饮食不节，导致津液输布失衡。

（3）劳作过度 长期高强度劳作，耗气伤阴；过度房劳，精血亏虚，皆可导致脏腑亏虚，邪毒内生。

（4）情志不畅 长期抑郁，情志失调，忧愁不断，夜不能眠或恶梦连连，心肾失调，肝木旺亢，久则伤肾。

2.病机

本病的病机错综复杂，目前主要认为本虚标实是肾性高血压的基本病机。本虚是指脏腑虚损，标实是指痰、湿、瘀、毒。如《灵枢·大惑论》"故邪中于项，因逢其身之虚""入于脑则脑转，脑转则引目系急，目系急则目眩以转矣"，详述了虚为根本，邪乃中。虚者定位于脾、肾，实者定位于肝。脾虚失健，水不能行，水湿输布异常，上扰清窍；或因情志抑郁，内伤于肝，肝郁化火，肝阳上亢；或因久病伤肾，肾阴亏虚，阴不制阳，而致肝阳上亢；或肾病日久不愈，久病伤及他脏，渐致脾肾两虚，水湿精微运化失常，浊毒日渐内蕴，上泛于清窍而致；或肾病日久耗伤气血，气血亏虚，气虚无力推动血液运行，血虚不能濡养脏腑，瘀血内生，脑失濡养而致病；素体阴虚或湿热蕴结伤阴，相互交阻，导致脾肾虚衰，阴阳俱虚，从而导致肾脏功能异常和血压异常升高。

（二）西医病因病机

肾性高血压包括肾实质性高血压和肾血管性高血压，二者的发病机制不尽相同。

1. 肾实质性高血压的发病机制

（1）水钠潴留　随着慢性肾脏病病人肾功能的逐步下降，水、钠排泄能力呈进行性减弱，水钠潴留呈缓慢增长趋势，血容量增加，血压升高。

（2）肾脏交感神经系统兴奋性增强　慢性肾衰竭病人肾小球血流动力学与代谢异常，可刺激肾脏机械与化学感受器，从而产生兴奋性冲动传入肾交感神经，肾交感神经兴奋性增高，冲动信号沿传入神经经对侧脊髓背根传入下丘脑室旁核（即肾交感神经的中枢核团位置）进入下丘脑，刺激去甲肾上腺素生成，升高血压。另一方面，肾交感神经兴奋时可引起肾小动脉血管收缩，小球内压力增加，肾脏血流减慢，导致肾脏缺血加剧，进一步加剧肾性高血压。

（3）肾素-血管紧张素-醛固酮系统（RAAS）激活　肾脏局部RAAS的激活是产生与维持肾实质性高血压的重要因素。血管紧张素Ⅱ（AngⅡ）收缩出球小动脉能力大于入球小动脉，可导致肾小球内高压力，肾小球滤过压增高，减弱压力利尿机制，促进下丘脑血管加压素的释放和醛固酮的释放，以及抑制心房钠尿肽，导致水钠的重吸收；AngⅡ可收缩肾小球系膜细胞，减少肾小球滤过面积与超滤系数，可促进炎症发展及内皮功能障碍。此外，RAAS激活可增加交感神经系统活性，导致去甲肾上腺素释放增加，血管对血管活性物质的敏感性增强，引起血管收缩，血压升高。

（4）其他因素　如血管加压素、激肽-缓激肽-前列腺素系统、一氧化氮、内皮素、氧化应激和炎症介质等也可能促进慢性肾脏病病人发生高血压。

2. 肾血管性高血压的发病机制

肾动脉狭窄是导致肾血管性高血压的最常见的原因，当肾动脉狭窄呈进行性加重到一定程度时，可引起肾脏血流量的相应减少，一旦肾动脉腔径缩小60%或肾动脉横断面积减少84%以上，即可引起显著的血液动力学改变和RAAS系统的激活，而导致动脉血压升高。

【临床表现】

肾性高血压是继发性高血压的一种，症状与血压波动密切相关，可出现头晕、头痛、颈项板紧、疲劳、记忆力减退、肢体麻木、夜尿增多、心悸等不典型症状。此外，可具有以下特征。

（1）发病年龄相对较轻，大多发病年龄在30岁前或50岁后。

（2）有肾脏疾病史并可伴有肾脏疾病的典型症状，如水肿、腰痛、少尿、无尿、夜尿增多等，尿频、尿急、尿痛、肾绞痛等；可伴有尿浓缩功能及酸化功能障碍，或伴有贫血及蛋白尿和血尿；可伴有肾功能不全等，且肾衰竭程度与血压升高程度密切相关。

（3）常可出现恶性高血压，且伴有眼底病变及心脑血管并发症。部分病人肾功能不全早期，血清尿酸水平可正常。

（4）部分病人可出现连续的血管收缩期杂音，影像学检查可发现肾解剖结构或肾血管结构异常。

【实验室及其他辅助检查】

肾性高血压实验室检查尚无统一标准。多伴有尿常规异常，尿检可出现蛋白尿、血尿，可伴有尿比重下降、尿 pH 值升高；血常规可出现贫血；生化检查可出现血清肌酐、尿素氮升高，可伴有尿酸升高等。影像学检查可见肾动脉硬化、肾动脉血流减少，可伴有肾结石、肾囊肿，可出现肾动脉狭窄，伴或不伴有肾脏体积缩小。

【诊断与鉴别诊断】

（一）诊断要点

1. 中医辨证要点

肾性高血压，可在原有肾脏病的基础上，临床表现为眩晕、头痛、腰痛、水肿等，结合病人本次求医的最主要症状进行扼要总结。在中医辨证方面，病位在肾，与肝、脾、心密切相关。肾阴虚，水不涵木，肝失濡养，肝阳上亢，血压升高；肾阳虚，肝失温养，虚风内动，脑转耳鸣，发为眩晕；脾为后天之本、气血生化之源，脾不主运化，气血乏源，肝失濡养，肝风内动、夹痰上逆，发为高血压；而心为气血运行之源动力，心血不足、心肾不交，气血运行逆乱、上扰清窍，故而出现眩晕不适；脾肾两虚，气虚不运，血行不畅，气虚血瘀，心脉瘀阻；等等。

2. 西医诊断要点

（1）符合高血压的诊断标准　收缩压 ≥ 140mmHg 和（或）舒张压 ≥ 90mmHg。

（2）排除原发性高血压和其他继发性高血压。

（3）肾血管性高血压病人可在腹部或肾区闻及粗糙收缩期血管杂音，肾动脉造影是目前确诊肾血管性高血压的金标准。

（二）鉴别诊断

1. 与内分泌性高血压相鉴别

如嗜铬细胞瘤、皮质醇增多症、肾素瘤、原发性醛固酮增多症等均可出现不易控制的高血压发生，但多伴有相应内分泌疾病特征，结合实验室及影像学资料可资鉴别。

2. 与原发性高血压相鉴别

肾实质性高血压与原发性高血压伴肾脏损害较难区分。原发性高血压（除恶性高血压外）较少出现明显的蛋白尿，血尿也不明显，肾损害首先从肾小管浓缩功能开始，肾小球滤过功能仍可长期保持正常甚至增强，直到最后阶段才出现肾小球滤过降低、血清肌酐上升。而肾实质性高血压往往在发现血压升高时即已出现蛋白尿、血尿和贫血、肾小球滤过功能减退等现象。且从发病年龄看，原发性高血压多见于老年病人，多有家族病史；而肾性高血压可以发生在任何年龄，包括小于 30 岁甚至 20 岁的年轻人。而在血压高峰值方面，肾性高血压高峰值更高，出现恶性高血压的概率更大，发生心力衰竭及其他心脑血管并发症的机会更大。必要时可行肾活检以鉴别。

3. 与脑血管病变所引发的高血压相鉴别

脑血管病变如脑缺血、脑血管痉挛导致血管收缩所导致的高血压，某些颅内点位性病变等所继发的高血压，常伴有典型的神经系统症状，通过神经系统的详细检查及颅脑影像学资料可明确诊断。

4. 与血管病相鉴别

肾血管性高血压应当与先天性主动脉缩窄、多发性大动脉炎等相鉴别。

【治疗】

（一）中医治疗

1. 治疗原则

本病病机多为本虚标实、虚实夹杂。肝、脾、肾亏虚是基础，痰、湿、瘀是标实，治疗上主要是标本兼治，辨证施治。

2. 辨证施治

（1）脾肾两虚

[临床表现] 腰膝酸软，疲倦乏力，浮肿，纳少，大便溏，尿频或夜尿多，舌质淡红有齿痕，苔薄白，脉细。

[治法] 健脾益肾。

[方药] 四君子汤合金匮肾气丸加减（四君子汤出自《圣济总录》，金匮肾气丸出自《金匮要略》）。

[参考处方] 地黄、山药、山茱萸（酒炙）、党参、黄芪、茯苓、白术、杜仲、泽泻、桂枝各 10g。

方中用地黄、山药、山茱萸（酒炙）、杜仲益肾填精，党参、黄芪、茯苓、白术益气健脾，泽泻行气利水，桂枝温阳利水。前方益气健脾，后方温肾利水，共奏健脾益肾之功。

[临床应用] 肾虚肢冷畏寒者加附子 6g。

（2）肝肾阴虚

[临床表现] 视物模糊，头晕目眩，耳鸣，五心烦热，目干舌躁，腰酸背痛，可伴有遗精滑精或月经失调，舌红少苔，脉弦细或细数。

[治法] 滋补肝肾，平肝潜阳。

[方药] 左归丸合天麻钩藤饮加减（左归丸出自《景岳全书》，天麻钩藤饮出自《中医内科杂病证治新义》）。

[参考处方] 熟地黄、菟丝子、龟甲胶、鹿角胶、枸杞子、麦冬、天麻、钩藤、石决明、川牛膝、山药、山茱萸、桑寄生各 10g。

方中熟地黄、菟丝子、龟甲胶、鹿角胶、枸杞子、麦冬滋阴养血，补益肝肾，天麻、钩藤、石决明平肝潜阳，川牛膝、山药、山茱萸、桑寄生益肾温阳、引火下行。前方滋阴益肾，后方平肝潜阳，相辅相成，以达滋阴潜阳之功效。

［临床应用］肠燥便秘者加玄参10g，大黄3g。

（3）水湿内停

［临床表现］颜面、肢体浮肿，晨起眼睑浮肿明显，面色㿠白，畏寒肢冷，腰膝酸冷，纳少或便溏，精神萎靡，性功能下降，或月经失调，苔白，舌嫩淡胖有齿痕，脉沉细或沉迟无力。

［治法］温肾利水。

［方药］济生肾气丸合真武汤加减（济生肾气丸出自《张氏医通》，真武汤出自《伤寒论》）。

［参考处方］山茱萸、山药、白术、泽泻、茯苓、车前子、牛膝各10g，肉桂、附子、生姜各6g。

方中肉桂、附子、生姜温肾助阳，山茱萸、山药、白术补肝益脾、化生精血，牛膝滋阴益肾、引药下行，泽泻、茯苓、车前子利水祛湿。前方温肾化气、利水消肿，后方温阳利水，共奏温肾利水之功。

［临床应用］疲倦、乏力者，加黄芪、党参各30g；口干欲饮者，加西洋参、白芍各10g。

（4）湿浊内蕴

［临床表现］精神疲倦，头重如裹，胸闷不适，肢麻沉重，形体肥胖，心悸，口淡食少，口吐痰涎，喜睡，口眼歪斜，舌苔腻，脉细滑。

［治法］健脾行气，祛湿化浊。

［方药］温胆汤合参苓白术散加减（温胆汤出自《备急千金要方》，参苓白术散出自《太平惠民和剂局方》）。

［参考处方］白扁豆、白术、黄芪、人参、山药、薏苡仁、茯苓、半夏、竹茹、枳实、陈皮各10g。

方中白扁豆、白术、黄芪、人参、山药健脾益气，薏苡仁、茯苓健脾祛湿，半夏、竹茹、枳实、陈皮行气化浊祛痰。前方有理气化痰、和胃利胆之功，后方健脾和胃，共达行气祛湿化浊之效。

［临床应用］痰多、腹胀者可加大腹皮、莱菔子各10g。

（5）痰瘀内阻

［临床表现］胸闷痛不适，痛有定处、固定不移，心悸不宁，可伴有形体肥胖，肢体麻木，口干不欲饮，面色晦暗，皮肤粗糙、鳞屑增多，舌紫暗或有斑点，舌下络脉青紫，舌苔腻，脉弦滑或结代。

［治法］活血化瘀，祛痰通络。

［方药］瓜蒌薤白半夏汤合补阳还五汤加减（瓜蒌薤白半夏汤出自《金匮要略》，补阳还五汤出自《医林改错》）。

［参考处方］黄芪30g，瓜蒌、薤白、半夏、川芎、赤芍、桃仁、红花各10g，地龙6g。

本方重用黄芪大补元气，使气旺血行、祛瘀而不伤正；瓜蒌、薤白、半夏行气化痰散结；川芎、赤芍、桃仁、红花活血化瘀；地龙活血破瘀、通经活络。前方有行气解郁、通阳散结、祛痰宽胸的功效，后方有益气活血通络之功，共奏祛痰化瘀之效。

［临床应用］痰多、腹胀者可加陈皮、大腹皮、莱菔子各10g。

（6）气阴两虚

［临床表现］面色无华，少气乏力，或易感冒，午后低热，或手足心热，腰痛或浮肿，口干咽燥或长期咽痛，咽部暗红，舌质红或偏红、少苔，脉细或弱。

［治法］益气养阴。

［方药］参芪地黄汤合左归丸加减（参芪地黄汤出自《杂病源流犀烛》，左归丸出自《景岳全书》）。

［参考处方］党参、黄芪、山药、熟地、菟丝子、牛膝、龟甲胶、鹿角胶、枸杞子、茯苓、泽泻、丹参、川芎各10g。

方中党参、黄芪、山药益气健脾，熟地、菟丝子、牛膝、龟甲胶、鹿角胶、枸杞子滋补肾阴，茯苓、泽泻行气利水，丹参、川芎活血通络。前方重在益气养阴、活血利水，后者重在滋阴益肾，共奏益气养阴、利水而不伤阴之效。

［临床应用］水肿明显者，加玉米须30g，猪苓10g；肢冷畏寒者，加桂枝10g，附子6g。

（二）西医常规治疗

肾性高血压的治疗主要是控制原发病和控制血压。治疗的目的是为了降低血压，改善肾脏缺血状态和保护肾功能，并预防心脑血管事件的发生。

1. 血压的控制目标

目前临床上多数指南均推荐糖尿病和非糖尿病慢性肾脏病病人，在能耐受的情况下，目标血压应<130/80mmHg。对尿蛋白>1g/24h的慢性肾脏病病人，目标血压应<125/75mmHg；若尿蛋白<1g/24h，目标血压应<130/80 mmHg。对透析病人、老年或伴有严重冠心病的糖尿病病人，血压目标值<140/90mmHg。

2. 生活方式干预

调整生活方式和膳食结构、维持正常体重、戒烟以及减少酒精摄入是高血压防治的重要措施，具体包括减少钠盐及食用油摄入（KDIGO指南推荐钠摄入量控制在2g/日以内），少吃或不吃肥肉和动物内脏，增加水果和蔬菜的摄入，同时增加体育锻炼，控制体重，体质量指数保持在20~25kg/m²。

3. 药物治疗

（1）RAS阻滞剂　基于肾性血压升高主要由RAAS激活引起，KDIGO指南推荐无论是否有糖尿病，尿白蛋白排泄率>30mg/24h的非透析慢性肾脏病病人应使用RAS阻滞剂来控制血压。由于ACEI的不良反应在用药初期易出现，如血清肌酐升高、血钾升高等，因此建议ACEI各品种均应从低剂量开始，然后逐渐加量直至达到治疗目标，老年人尤应如此，以避免血压过度降低。若非血压极高需迅速降压，一般宜首选长效ACEI（如培哚普利、贝那普利等）治疗。若使用ACEI后病人出现难以控制的高血钾、咳嗽、神经性水肿或血清肌酐上升比率超过基线水平的30%时，应当停药。ARB应从低剂量开始，由于首过效应明显，宜饭前服用；ARB降低蛋白尿的有效剂量远大于其降压剂量，用于降低尿蛋白治疗时需严格监测基础血压，避免血压过低；对于经2周治疗血压仍未达标病人，可增加ARB剂量或联用低剂量CCB或利尿剂；使用ARB后血清肌酐上升超过30%者应减量，超过50%者应停药。

（2）钙通道阻滞剂　钙通道阻滞剂包括二氢吡啶与非二氢吡啶类。二氢吡啶降压效果明显，疗效不受钠盐摄入的影响，不影响电解质平衡，不受肾功能影响，可使肾血管扩张，增加肾小球滤过率及肾血流量，对肾脏具有一定的保护作用。因此对肾功能显著受损如血清肌酐＞265.2μmol/L的病人、肾小球滤过率＜30 mL/（min·1.73m²）或有大量尿蛋白的病人宜加用CCB。长效CCB应从小剂量开始，逐渐加量，在用药4~6周之后发挥最大降压效果。

（3）利尿剂　通过限盐治疗无效时应当加用利尿剂，以减少容量负荷，降低血压。应当关注和定期监测利尿剂的不良反应。使用利尿药应慎重，需从低剂量开始逐渐增加剂量并密切注意电解质及尿酸的变化，监测血糖、血脂情况，预防直立性低血压，防治肾功能恶化。

（4）β受体阻滞剂　适用于交感系统兴奋性增高、高肾素型的肾性高血压病人，尤其是合并心血管病的病人。

（5）α受体阻滞剂　一般不作为一线用药，当ACEI、ARB、CCB、β受体阻滞剂及利尿剂联合降压不达标时，可选用α受体阻滞剂，但需预防直立性低血压事件的发生。

（三）中西医协同治疗

对于肾性高血压病人，在采用积极的护肾、降压的同时，可结合病人主要症状来进行中医辨病、辨证，配合中药内服、针灸及药浴外用治疗。中西医结合可以取长补短，提高临床疗效。

【经典传承】

（一）李佑生教授

李佑生教授认为，脾肾两虚是肾性高血压发生和发展的主要病机。脾虚则土不制水而反克，肾虚则水无所主而妄行，脾肾两虚，水液失运，机体对水液调节功能失衡，输布异常，水不归经则逆而上泛，故传入脾而肌肉浮肿，蓄于体内而发病。脾虚不运，聚湿成痰，久而成瘀，故多出现脾肾两虚夹瘀。主张多用济生肾气丸合补阳还五汤加减。具体处方：黄芪30g，党参30g，熟地黄20g，山药15g，山茱萸10g，白术10g，泽泻12g，茯苓15g，佩兰10g，川牛膝10g，车前子10g，丹参10g，水蛭3g。肾阳虚加淫羊藿10g；血瘀重者，可加桃仁10g，当归10g，三七3g。结合病人症状特点及舌脉情况，灵活运用，充分利用中医的优势以提高本病的治疗效果。

（二）王清海教授

王清海教授认为，正气不足、气虚痰浊是肾性高血压发生的主要原因。气虚则运化失职，痰浊内生；气虚推动无力，痰浊阻滞经脉，导致血液黏稠，气血运行不畅，久而化瘀，损伤脉管，引起脉道狭窄，血压升高。主张多以自拟方参芪天麻汤加减，具体处方：黄芪30g，党参30g，天麻10g，法半夏10g，茯苓10g，陈皮6g，川芎10g。方中以党参、黄芪为君，起补益脾气之功，脾气健、清阳升，则痰湿除；法半夏、陈皮、茯苓健脾祛湿为臣；天麻祛风除湿；川芎理气活血、通经活络。诸药共用起健脾益气、化痰祛湿之功。

（三）张秋林教授

张秋林教授认为，肾性高血压属于"水肿"范畴；病机为脾虚肾亏，气血不畅，肾络瘀阻，浊气上逆。张教授主张多用金匮肾气丸加减，具体予黄芪20g，太子参30g，山茱萸10g，山药 20g，杜仲 20g，熟地 10g，泽泻 10g，茯苓 10g，牡丹皮 10g，附子 6g，水蛭 3g，龙骨 20g，牡蛎 20g。诸药合用，益肾健脾、行气活血通络、温阳化水而不伤阴，使肾阳振奋，气化复常，则诸症自除。

【预防与调护】

本病重在预防，防治结合。最主要的防治方法仍是调整饮食习惯，严格限制钠盐摄入，戒酒，控制脂肪摄入和控制体重，避免熬夜和加强体育锻炼。

【临证提要】

本病辨证多属本虚标实，临床多以肝脾肾亏虚为本，以瘀血、水湿、浊毒为标。临床治疗强调益气护肾、滋补肝肾，同时利水渗湿、祛浊通络、活血化瘀。近年来，随着对肾病高血压认识的加深，对其早期采用中西医结合手段进行干预治疗可起到较好疗效。许多病人由于常合并胰岛素抵抗、心脑血管疾患，血压往往难以控制，加之免疫功能下降，容易出现肺部感染和尿路感染等易导致肾功能损害进程明显加快，但当病人采用中医药治疗肥胖相关性肾病时，临床发现中医综合疗法不但可以起到降压、降脂的作用，而且可以利水消肿，改善睡眠，提高免疫功能，增强体质，延缓肾功能进展。

（郭维文　李佑生）

第二节　肾动脉狭窄

【概述】

肾动脉狭窄（renal artery stenosis，RAS）一般定义为肾动脉主干及（或）其分支直径减少 ≥ 50%，狭窄两端收缩压差 ≥ 20mmHg 或平均压差 ≥ 10mmHg。RAS 是引起高血压和（或）肾功能不全的重要原因之一，临床上主要表现为肾血管性高血压和缺血性肾病。中医古籍对类似 RAS 的论述散见于"眩晕""风眩""头痛""脉痹""无脉证"等篇章中，部分病人随着病情发展，可出现"关格"，也有部分病人隐袭发展为"关格"，有眩晕或头晕表现者多辨为"眩晕"或"风眩"。

【病因病机】

（一）中医病因病机

1. 病因

（1）先天不足　部分肾动脉狭窄的发生多与先天禀赋不足有关。肾为先天之本，肾精不足则无以化气生血、充肌长骨，筋脉不全或异常，发生动脉狭窄。

（2）饮食失节　长期过食肥甘厚腻、醇酒厚味，部分人饮食不节、嗜食辛辣咸香，致脾胃运化失职或化生障碍，留滞体内，为痰为瘀，日久致脉络受损（动脉硬化发生），产生动脉狭窄。

（3）生活调适失宜　如酒色、情欲、劳欲、吸烟等伤身，致脏腑受损，生痰留瘀，伤及血脉。

（4）情志失调　长期喜怒无常，五志过极，心火暴盛；或素体阴虚，水不涵木，复因情志所伤；或长期忧郁恼怒，气郁化火，使肝阴暗耗，肝血亏虚，风阳内动，上扰清空，发为眩晕。

（5）感受外邪　风寒湿邪侵袭人体，流注关节、脉络，郁久化热；或感受热邪，湿与热并，致风湿热合邪，郁结脉络，脉络痹阻，出现动脉狭窄甚至闭塞。《医宗必读·痹》："脉痹，即热痹也。"

2.病机

肾动脉狭窄的病机复杂，但总不外五脏失和、阴阳失调，导致气血逆乱。本病病位虽在肾，但涉及五脏，且相互影响。病理因素为火、风、痰、瘀。其中痰浊与瘀血为有形之邪，痰浊阴质，随血流无处不到，其黏滞之性既可滞于脉管壁，阻塞管腔，又可使血液稠着凝滞，进而产生瘀血，瘀血反过来又可加重痰浊的凝滞，互为影响，胶结难开。有形之邪与火热和风邪相互作用，加速疾病进展。

（二）西医病因病机

引起RAS的原因很多，RAS常由动脉粥样硬化及纤维肌性发育不全引起，在亚洲地区，还可由大动脉炎导致本病。动脉粥样硬化是最常见病因，约占RAS病人的80%，主要见于老年人，而后两种病因则主要见于青年人，女性居多。肾动脉粥样硬化常见于糖尿病和有其他动脉粥样硬化症病人，50~70岁男性病人多见，多累及肾动脉开口和近段落1/3位置，病变进展可致动脉完全闭塞、肾实质内动脉弥漫性粥样硬化，常伴随其他血管粥样硬化疾病，4%~50%的病人呈进行性狭窄。

RAS常引起肾血管性高血压，这是由于肾缺血刺激肾素分泌，体内肾素–血管紧张素–醛固酮系统（RAAS）活化，外周血管收缩，水钠潴留而形成。动脉粥样硬化及大动脉炎所致RAS还能引起缺血性肾脏病，患侧肾脏缺血导致肾小球硬化、肾小管萎缩及肾间质纤维化。

【临床表现】

1.RAS的临床表现

根据RAS的临床类型临床表现多样，伴随症状亦有较大差别，主要临床表现有以下情况。

（1）肾性高血压　临床表现与原发性高血压相似，但病史有其特点。

①病史　高血压的病程短、病情进展快，或高血压病程较长但突然恶化；一般无高血压的家族史；一般降压药物治疗效果不佳；大动脉炎或纤维肌性发育异常者多，好发于青年女性，50岁以上男性病人多为动脉粥样硬化所致。

②高血压特点　大部分病人为严重的高血压，收缩压高于200mmHg和（或）舒张压高于120mmHg者约占60%，以舒张压明显增高为特点，RAS越严重舒张压越高。

③腹部杂音　40%~80%的肾血管性高血压病人在上腹部正中或脐两侧各2~3cm范围内，偶有在背部第二腰椎水平处可听到粗糙响亮的收缩期杂音或收缩期与舒张期双期杂音，但杂音强弱与RAS程度无平行关系。

④眼底改变　大动脉炎病人眼底有特异性改变，分三期：血管扩张期；吻合期；并发症期。

⑤大动脉炎表现　临床表现多样化。有的病人表现为头晕、晕厥、视力障碍，甚至脑血栓、偏瘫、脑缺血的症状；有的病人表现为肢体缺血的症状，上肢较下肢多见，表现为无脉，两侧肢体收缩压差别增大，颈部闻及二级以上血管杂音和（或）触及震颤，患侧肢体无力、发凉、酸痛、易疲劳或间歇跛行。大动脉炎处于活动期时还可出现发热、末梢血白细胞增高、血沉增快、贫血等症状。

⑥肾脏节段性梗死　多发生于纤维肌性发育异常者，为动脉瘤血栓形成所致。表现为血压急骤增高、腰背痛、恶心、呕吐、发热，可伴血尿、蛋白尿，但肾功能正常。患侧肾脏缩小，肾素水平较健侧高。

（2）缺血性肾脏病　可伴或不伴肾血管性高血压。肾脏病变主要表现为肾功能缓慢进行性减退，由于肾小管对缺血敏感，因此肾小管功能损害的表现多出现较早，如夜尿多、尿比重及渗透压减低等远端肾小管浓缩功能障碍表现，继而出现肾小球滤过功能损害的表现。尿改变常轻微（轻度蛋白尿，常＜1g/24h，少量红细胞及管型）。后期肾脏体积缩小，且两肾大小常不对称（反映两侧肾动脉病变程度不等）。

2. 基础疾病的临床表现

如动脉粥样硬化引起的 RAS 往往伴有高脂血症，或（和）其他动脉硬化如冠心病等临床表现，严重者还可出现脑卒中的临床表现。多发性大动脉炎急性期则多有疼痛、感觉异常、麻痹、无脉和苍白的症状等。

【实验室及其他辅助检查】

1. 实验室检查

粥样硬化导致的 RAS 病人往往有血脂、血糖异常，或血小板增多等实验室检查异常表现。大动脉炎病人急性期多有周围血白细胞增高、血沉增快、C- 反应蛋白增高等实验室检查异常表现。

2. 筛选检查

常用的筛查方法有双功能超声检查（duplex ultrasonogrphy，DUS）、MRA、CTA 和 DSA，筛选检查阳性或虽阴性但临床上高度怀疑者，可做经皮肾动脉造影术。肾动脉造影是诊断肾血管疾病的"金指标"，可反映 RAS 的部位、范围、程度、病变性质、远端分支及侧支循环情况，并可观查肾脏形态和功能改变以及对血管扩张或手术指征的判断。

（1）双功能超声检查　灰阶超声用于显示肾实质、肾盂及肾血管二维切面，可观察肾脏大小、形状、皮质厚度等，有助于发现肾动脉起始部和主干狭窄，对肾动脉分支及副肾动脉狭窄的诊断价值有限。彩色多普勒超声可检测肾动脉及分支血流信号。一般推荐超声诊断 RAS 的标准：狭窄处收缩期峰值流速＞180cm/s，肾动脉与肾动脉水平处腹主动脉收缩期峰值流速比值≥3.5；狭窄后加速时间＞0.07s 和收缩早期加速度＜300cm/s，肾动脉主干与段动脉阻力指数之差＞0.15。

（2）磁共振（MRI）和 CT 扫描　MRI 诊断的特异性可达 92%~97%，CT 扫描敏感性和特异性分别可达 98% 和 94%。

MRA 包括应用对比剂增强 MRA（CE-MRA）及非对比剂增强 MRA。MRA 无电离辐射，可测量肾动脉血流、肾脏灌注，大致评估肾功能，是较好的 RAS 无创检查方法。MRA 尚存不足：①CE-MRA 空间分辨率低，其段动脉及其以下动脉显示不够清楚；②严重心功能不全、肾功能减退或主动脉瓣反流病人，流经肾动脉的血流排空效应差，可导致 MRA 结果假阳性或夸大狭窄程度；③无法观察严重钙化和肾动脉支架再狭窄病变；④ CE-MRA 应用的含钆对比剂有可能导致肾功能不全者肾源性系统性纤维化。流入反转恢复序列非对比增强 MRA 可对肾动脉选择性成像，与 CE-MRA 相比，无需对比剂，检查过程无需屏气，适用于老年病人。

高分辨率的 CTA（64 排或以上）可清晰显示肾动脉主干及一、二级分支管腔、管壁、肾实质及肾动脉支架，也可显示动脉管壁钙化、夹层、斑块及出血，并根据肾实质显影时间及程度对肾功能进行大致评估。CTA 检查范围应包括膈肌以下、腹股沟以上的腹主动脉及分支，以便于了解连接动脉的解剖特征和是否存在副肾动脉。肾动脉 CTA 可作为无创评价 RAS 的金标准，其敏感性、特异性和准确性极高。在以下两方面 CTA 较有创肾动脉造影或数字血管减影（digital subtraction angiography，DSA）有优势：①对偏心性狭窄、开口起源于腹主动脉前后者，前后位投照时病变部位难以充分暴露，有创肾动脉造影或 DSA 可能低估狭窄程度或难以发现狭窄病变；② DSA 如果采像速度过慢，有可能夸大病变的狭窄程度。

（3）核素肾血流图检查　用于检测肾脏分肾功能，评估肾功能受损情况，为治疗 RAS 提供依据，也是术后随访的重要指标。

（4）经皮肾动脉造影或 DSA　经皮肾动脉造影术或 DSA 是传统诊断肾动脉解剖狭窄的金标准，可多部位投照，能提供病变的分布、狭窄程度、解剖特征等直观的影像，对钙化病变、支架再狭窄、肾内分支动脉狭窄等均有较好的分辨率。该检查有创，放射线剂量较大，对比剂有肾脏毒性，如果仅用于诊断，与 CTA 比较基本上无优势。因此该方法主要用于计划同期行肾动脉介入的病人。

【诊断与鉴别诊断】

（一）诊断要点

1. 中医辨证要点

临床中多以头晕、晕厥、视力障碍等证候为主，中医辨证中有脉络瘀阻证型、气虚血瘀证型、肾虚血瘀证型、阴虚阳亢证型、水湿内停证型、痰瘀互结证型与毒热瘀结证型。气虚常有乏力等；瘀阻则常有腰疼腿麻、胸闷胸痛等证候；肾虚多有腰酸乏力；水湿内停则常有浮肿等临床表现。

2. 西医诊断要点

（1）临床排查体征　当高血压病人具备以下一项或多项临床特点时需要高度警惕 RAS：①持续高血压达Ⅱ级或以上，伴有明确的冠心病、四肢动脉狭窄、颈动脉狭窄等；②高血压合并持续的轻度低血钾；③脐周血管杂音伴有高血压；④既往高血压可控制，降压药未变情况下突然血压难以控制；⑤顽固性或恶性高血压；⑥重度高血压病人左心室射血分数正常，但反复出现一过性肺水肿；⑦难以用其他原因解释的肾功能不全或非对称性肾萎缩；⑧服用 ACEI 或 ARB 后出现血清肌酐明显升高或伴有血压显著下降。

对临床上高度怀疑、具有明显临床特征线索的病人应进行 RAS 的筛查，筛查首选肾动脉多普勒超声等非创伤性检查，同时依据病人具体情况考虑行 MRA 或 CTA 检查，如仍不能明确，可考虑进一步行肾动脉血管造影或腹主动脉造影等有创性检查明确诊断，并同时做好植入支架的准备，但对有创性检查应严格掌握适应证。

（2）诊断要点　　病理生理诊断是决定能否进行血管重建的主要依据，RAS 一般为肾动脉主干及（或）其分支直径减少 ≥ 50%，狭窄两端收缩压差 ≥ 20mmHg（1mmHg=0.133 kPa）或平均压差 ≥ 10mmHg。

（二）鉴别诊断

1.肾性高血压

肾实质性高血压多有肾脏病史，如急性肾炎、慢性肾炎、肾病综合征和慢性肾盂肾炎等。实验室检查多可发现异常，当诊断有困难时，需借助肾穿刺明确诊断。肾血管性高血压多见于 30 岁以下或 55 岁以上，突然发生恶性高血压，或以往有高血压史，突然转为恶性高血压者。部分病人有腰部外伤，腰背部或胁腹部剧痛、腹痛等，或体检可发现颈部、腹部和胁腹部有血管杂音。

2.原发性高血压病

原发性高血压一般发病年龄较大，或有原发性高血压病家族史，但近年随着生活方式的改变，发病年龄有逐步下降的趋势；多对降压药物治疗敏感，少见呈恶性顽固性高血压者。动脉粥样硬化性 RAS 往往有原发性高血压的基础，此类病人出现 RAS 临床上容易漏诊。

3.其他继发性高血压

如肾上腺腺瘤、嗜铬细胞瘤、原发性醛固酮增多症等，此类也常出现恶性高血压，应结合临床及实验室检查鉴别。

4.良性小动脉肾硬化

可有 RAS 相应表现，多见于老年人，因此对于老年、体胖、有冠心病病史、吸烟、尿检无明显异常，伴不明原因氮质血症、高脂血症、高血糖、双肾大小不对称等，需注意除外良性小动脉肾硬化的可能。

5.RAS 解剖学表现应与以下疾病鉴别

（1）动脉先天性发育不良　　一般为肾动脉全段纤细伴肾发育不良。

（2）萎缩性肾盂肾炎　　肾动脉主干无局限性狭窄，肾内动脉普遍变细并常相互靠拢或呈卷曲状，肾实质萎缩伴外形不规则，无 RAS 后扩张及侧支循环表现。

【治疗】

（一）中医治疗

1.治疗原则

本病中医病机以"本虚标实"为主，原则上以补虚祛邪、活血化瘀通络为大法，脉络瘀阻者治以活血化瘀通络，气虚血瘀者治以益气活血通络，肾虚血瘀者治以益肾固精、活血化瘀，阴虚阳亢者治以育阴潜阳、平肝息风，水湿内停者治以利水消肿，痰瘀互结者治以化痰活血通络，毒热瘀结者治以清热解毒、活血祛瘀通络等。

2.辨证施治

（1）脉络瘀阻

［临床表现］头痛头晕，腰疼腿麻，胸闷胸痛，肢体麻木，或见尿血，舌暗，脉涩。

［治法］活血化瘀通络。

［方药］血府逐瘀汤加减（出自《医林改错》）。

［参考处方］当归30g，黄芪30g，益母草30g，川牛膝15g，丹参15g，川芎15g，地龙15g，柴胡15g，钩藤15g，桃仁12g，红花12g，赤芍12g，生地12g，杜仲20g，白芍20g。

方中桃仁破血行滞而润燥，红花活血祛瘀以止痛，为君药。益母草、地龙活血利水；黄芪益气，赤芍、丹参、川芎助君药活血祛瘀；牛膝活血通经、祛瘀止痛，引血下行，共为臣药。生地、白芍、当归养血益阴、清热活血；柴胡疏肝解郁、升达清阳，尤善理气行滞，使气行则血行；杜仲补肝肾、强筋骨；钩藤清热平肝，以上均为佐药。

［临床应用］热重者，加栀子、黄柏各15g；痰湿盛者，加制半夏10g；尿血者，加蒲黄（单包）、大蓟各15g。

（2）气虚血瘀

［临床表现］头晕头痛，倦怠乏力，气短懒言，或伴偏侧肢体无力甚至偏瘫，或偏侧肢冷、无脉、肢端青紫或发白，舌暗，脉虚无力或无脉。

［治法］益气活血通络。

［方药］补阳还五汤加减（出自《医林改错》）。

［参考处方］黄芪30g，赤芍10g，地龙10g，川芎10g，当归尾10g，三七10g，桃仁10g，红花10g，炙甘草5g。

方中生黄芪补益元气，意在气旺则血行，瘀去络通，为君药。当归尾活血通络而不伤血，用为臣药。赤芍、川芎、三七、桃仁、红花协同当归尾以活血祛瘀；地龙通经活络，力专善走，周行全身，以行药力，亦为佐药。甘草调和药性，为使药。

［临床应用］兼夹热毒者，加紫花地丁15g，忍冬藤30g，或合四妙勇安汤；有肾虚腰酸痛者，加杜仲10g，桑寄生10g，熟地黄20g。

（3）肾虚血瘀

［临床表现］腰膝酸软，或腰胀痛，头晕耳鸣，记忆力衰退，夜尿频多，或有蛋白尿、血尿。

［治法］益肾固精，活血化瘀。

［方药］无比山药丸加减（出自《备急千金要方》）。

［参考处方］熟地20g，山药15g，山茱萸10g，牛膝10g，菟丝子10g，肉苁蓉20g，巴戟天10g，杜仲10g，茯苓15g，泽泻10g。

方中山药益肾健脾，配以熟地、山茱萸培补真阴；肉苁蓉、菟丝子、杜仲、巴戟天温补肾阳；牛膝活血通经、祛瘀止痛；泽泻、茯苓泄肾浊、利水湿。全方阴阳并补，补中有运，补而不滞。

［临床应用］血压骤升者，重用牛膝至30g，加天麻10g，杜仲10g。

（4）阴虚阳亢

［临床表现］眩晕耳鸣，头痛且胀，每因烦劳或恼怒发作头晕头痛，或加剧，时有面部潮红，急躁易怒，少寐多梦，口苦咽干，舌红苔少或苔黄少津，脉弦。

［治法］育阴潜阳，平肝息风。

［方药］天麻钩藤饮加减（出自《中医内科杂病证治新义》）。

［参考处方］天麻10g，钩藤10g，石决明30g，栀子10g，杜仲10g，桑寄生10g，黄芩10，牛膝15g，牡丹皮10g，生地黄15g，玄参15，茯神10g，夜交藤20g。

方中天麻、钩藤平肝息风，为君药。石决明咸寒质重，功能平肝潜阳，并能除热明目，与君药合用，加强平肝息风之力；川牛膝引血下行，并能活血利水，共为臣药。杜仲、桑寄生补益肝肾以治本；牡丹皮、生地、玄参养阴清热凉血；栀子、黄芩清肝降火，以折其亢阳；夜交藤、茯神宁心安神，均为佐药。

[临床应用] 兼血瘀者，加丹参30g，红花15g，桃仁10g；肝风内动者，加大杜仲用量至30g，并加草决明30g，全蝎15g，地龙15；体内痰湿热盛者，加胆南星10g，半夏6g。

（5）水湿内停

[临床表现] 下肢浮肿，头晕恶心，食纳减少，尿少。

[治法] 利水消肿。

[方药] 五苓散加味（出自《伤寒论》）。

[参考处方] 茯苓15g，猪苓20g，泽兰15g，大腹皮15g，牛膝10g，炒白术15g，桂枝10g，生姜皮10g。

方中泽兰以其甘淡，利水渗湿，茯苓、猪苓之淡渗，增强其利水渗湿之力。佐以大腹皮、牛膝、生姜皮、行气利水，白术、茯苓健脾以运化水湿，桂枝温阳利水。

[临床应用] 阳虚有水者，加附子10g，木瓜15g；兼夹瘀血者，加丹参20g，地龙10g；水湿郁久化热者，去桂枝，加忍冬藤30g，薏苡仁30g；动则喘促，加葶苈子15g。

（6）痰瘀互结

[临床表现] 形体肥胖，腰腿酸痛，头晕头痛，恶心欲吐，或偏侧肢体无力、发凉、酸痛、易疲劳或间歇跛行，舌暗有瘀斑，苔厚或腻，脉涩或滑。

[治法] 化痰活血通络。

[方药] 温胆汤合桃红四物汤加减（温胆汤出自《备急千金要方》，桃红四物汤出自《医宗金鉴》）。

[参考处方] 法半夏10g，竹茹10g，陈皮10g，茯苓15g，炒枳实10g，桃仁10g，红花10g，当归尾10g，川芎10g，赤芍10g。

方中半夏辛温，燥湿化痰、和胃止呕，为君药；臣以竹茹，取其甘而微寒，清热化痰、除烦止呕。半夏与竹茹相伍，一温一凉，化痰和胃、止呕除烦之功备。茯苓健脾补中；陈皮辛苦温，理气行滞、燥湿化痰；枳实辛苦微寒，降气导滞、消痰除痞；桃仁、红花为力主活血化瘀；当归滋阴补肝、养血调经；赤芍凉血止血、活血化瘀、柔肝止痛；川芎活血行气、调畅气血，以助活血之功。合方共奏化痰活血通络之功。

[临床应用] 肢体或面色苍白有血虚表现者，加鸡血藤20g，熟地黄20g；怕冷肢凉而有寒者，加桂枝10g，制附子（先煎）10g。

（7）毒热瘀结

[临床表现] 发热，肢体疼痛，腰膝酸疼，头胀头痛，头晕或晕厥，视力障碍，甚至偏瘫，偏侧肢体无力、发凉、酸痛、易疲劳或间歇跛行，或出现无脉症。

[治法] 清热解毒，活血祛瘀通络。

[方药] 五味消毒饮加减合四妙勇安汤加减（五味消毒饮出自《医宗金鉴》，四妙勇安汤出自《验方新编》）。

[参考处方] 金银花20g，紫花地丁20g，蒲公英20g，玄参10g，赤芍10g，红花10g，丹参15g，地龙10g，川芎10g，当归尾10g。

方中金银花清热解毒散结；蒲公英、紫花地丁均具清热解毒之功，为痈疮疔毒之要药，蒲公英兼能利水通淋，泻下焦之湿热，与紫花地丁相配，善清血分之热结；当归、红花、丹参、地龙、赤芍、川芎活血散瘀；玄参泻火解毒。合方共奏清热解毒、活血祛瘀通络之功。

[临床应用] 下肢酸胀疼痛者，加牛膝 10g，伸筋草 10g；上肢疼痛者，加桂枝 3g，桑枝 10g。

（二）西医常规治疗

1. 一般治疗

注意避免受凉、受湿与过劳，防止感染，不用对肾功能有损害的药物。

2. 对症治疗

肾素血管紧张素系统抑制剂（RASi）和钙拮抗剂可以有效控制 RAS 病人的高血压，并延缓肾脏疾病的进展。多发性大动脉炎病人血压升高的主要原因是 RAS 系统的激活，因此，RASi 是首选药物。利尿剂和 β 受体阻滞剂也可以使 RAS 病人的血压降至目标水平。对于进展期粥样硬化性肾动脉疾病的药物治疗还包括戒烟、纠正血脂异常和服用阿司匹林等综合治疗。

3. 外科治疗

针对 RAS 所致肾血管性高血压及缺血性肾脏病，目前存在如下 2 种治疗方法：

（1）血管介入治疗　包括经皮腔内肾动脉扩张术（PTRA）及肾动脉支架植入术（PTRAS）。介入治疗与外科手术相比，具有创伤小、并发症少等优点。肾动脉支架植入术较经皮腔内肾动脉扩张术成功率高，术后狭窄率远低于后者。在药物难控制的高血压病人，介入治疗在控制血压方面略优于药物。在血压控制较好的高血压病人，介入治疗虽未显示出较药物治疗更容易控制血压，但可减少降压药物的剂量。

（2）外科手术治疗　适应证：①RAS 病变严重但肾动脉解剖学特征不适合行血管介入治疗者；②介入治疗失败或产生严重并发症者；③RAS 伴发的腹主动脉病变需行开放手术治疗者。

4. 基础治疗

针对原发病的基础治疗。如：动脉粥样硬化导致的 RAS，结合降脂、降糖、抗血小板等治疗；大动脉炎引起的 RAS，需要结合免疫抑制剂等治疗。

（三）中西医协同治疗

本病多需中西医协同治疗，但协同方式因原发病与病情、治疗方式的选择差异较大。

1. 动脉粥样硬化性 RAS

中医辨证治疗配合降脂、降压等基础治疗，可针对性改善病人的基础疾病与肾脏供血，有助于整体病情的改善、高血压的控制。对于需要手术治疗的病人，术前通过中西医协同治疗，控制血压，为手术创造时机；术后中医辨治，减少并发症。早期改善肾脏供血，促进病情恢复；后期协同治疗有助于原发疾病的改善，减少西药的使用量，达到减轻不良反应、提高疗效的作用。这类病人的西医治疗中，常规需要使用如他汀类降脂、阿司匹林和（或）氯吡格雷抗血小板，以及降血压治疗，但往往效果不理想，或存在较大的不良反应，同时对肾缺血及其他脏器的缺血治疗手段缺乏，可通过中医的协同治疗提高疗效，减少不良反应。

2. 多发性大动脉炎 RAS

这类病人急性期常需口服大剂量糖皮质激素治疗，甚至需要配合免疫抑制剂。在中西医协同治疗中，通过中医辨治，可起到较明确的增效减毒的效果。对于后期病情恢复阶段，中医辨治也可有助于改善肾脏供血、保护肾功能等。对于需要手术治疗的病人，可参考前述的术前术后中医治疗协同配合。

3. 纤维肌性发育异常等先天性 RAS

这部分病人多需要手术治疗，可参照术前术后中西医协同治疗方式进行。

【经典传承】

（一）饶向荣辨治动脉粥样硬化性 RAS 经验

饶向荣认为在慢性肾脏病病人的血管损伤中，既有类似于传统动脉硬化的病机变化，又有其独特的一面：与非慢性肾脏病人群之痰湿瘀阻不同，慢性肾脏病主要表现为水湿、湿热久蕴成浊，浊毒伤脉，导致浊瘀互阻。浊毒是粥样硬化性 RAS 发生发展过程中影响慢性肾脏病预后的重要因素。这与慢性肾脏病过程中肠源性尿毒素蓄积导致血管内皮受损和动脉硬化相一致。饶向荣对粥样硬化性 RAS 病人进行中医虚损和邪实证候评分发现，虚损证中脾肾气虚证出现频次最高（56.67%），邪实证中血瘀证出现频次最高（88.33%）。气血互根互用，气血失常导致气滞血瘀，气血失和，不荣经脉，产生经脉瘀阻不通等。粥样硬化性 RAS 多伴眩晕、消渴、胸痹等，病理变化甚为复杂，特别是有肾损害的病人，随着疾病的进行性发展、肾功能不全的进行性加重，病机变化为虚实夹杂，其病在血脉，根在脏腑。虚为脾肾虚，实为水湿、湿浊、湿热、瘀血，湿热痰浊瘀血互结，脉络闭阻、痰瘀梗阻、痰瘀胶结、血管堵塞导致动脉硬化、狭窄，甚至闭塞。疾病过程中多有"因虚致瘀"和"久病入络"的基本病机。后期脾肾衰败出现多种内生之邪交织的复杂病机变化，如水瘀互结、痰凝血瘀、瘀热内生、瘀毒阻脉等。

在治疗与用药上，一是主张和胃降浊。粥样硬化性 RAS 进展过程中，其重要的病理产物湿热、水湿久蕴成浊，阻碍气机，导致枢机不利，脾胃升降失司，尤以胃失和降为主，日久则浊毒对各脏腑均产生不利影响。特别是浊毒伤脉所致浊瘀互阻是慢性肾脏病最重要的邪实特征，且能进一步伤及脏腑，导致疾病的进展和浊毒的进一步蓄积。生理状态下，肠道微生物所产生的大量有机化合物需由肾脏清除。当肾功能受损时，这些有机化合物通过尿液的排泄将减少，在体内形成蓄积，进而加重尿毒症，即所谓"肠源性尿毒素"，其代表性成分吲哚酚硫酸盐和对甲酚硫酸盐的突出特点是具有很高的蛋白结合率、难以排泄、易蓄积。这与"浊毒"对机体损伤的病机有相通之处。因此临证强调和胃降浊法，既要调理脾胃，杜绝生浊之源；又要降逆泄浊，祛除已生之邪，以减轻浊毒之邪对血脉的损伤。处方：陈皮、半夏、太子参、茯苓、黄芩、黄连、柴胡、当归、益母草、牡丹皮、大黄。方用半夏燥湿化痰、散结降逆、和胃降浊为主药；陈皮与黄芩、黄连相伍，陈皮辛散，芩、连苦降，合则辛开苦降、宣达结气，以泄气降浊，体现舍性取用的配伍特点；人参、茯苓补气健脾，当归养血活血，牡丹皮活血养阴，柴胡、大黄一升一降。全方共奏益气活血降浊之功。

二是主张气、血、湿同治。气、血、湿三者病理关系紧密，相互影响。气有气虚、气滞，血有血虚、血瘀，气虚易致水湿停滞；湿有痰湿、水湿、湿热、湿浊之别，湿邪日久生内热，病久多有血瘀；肺脾肾气虚，夹湿夹瘀夹热，病情缠绵难愈。粥样硬化性 RAS 进展过程中，往往表现复杂，属虚实夹杂之证。其正虚证型常见脾肾气虚、脾肾阳虚、气阴两虚、肝肾阴虚、阴阳两虚；邪实证型则常见血瘀证、湿热证、湿浊证、水气证、风动证。各证型之间相互关联，相互转化，各证型可互见，如湿热夹瘀、痰湿郁热及湿浊夹瘀等。治疗上宜平补气血，活血不破血。粥样硬化性 RAS 病人多表现气虚、血瘀，故常用益气活血中药。补益脾肾不可过于滋腻，否则易致气滞；若过于温阳，则易耗气伤阴。常用补气药有黄芪、白术、太子参、党参等。对有肾阳虚表现者，不宜用大热之品，如附子、肉桂、干姜等，而用温而不燥之菟丝子、续断、淫羊藿、鹿角片等。对血瘀为主者，以益气养血活血为主，不宜用破血药，否则易伤气，常用药物有赤芍、白芍、当归、鸡血藤、川芎、益母草等。另外，粥样硬化性RAS病程较长，尤其是长期有肾功能不全表现者，痰、湿、瘀血等邪实往往是影响预后的主要因素，因此，在补益脾肾的同时，不能轻视祛邪，对浊毒的清除应贯穿治疗的始终。常用泽泻、车前草、穿山龙等利湿泄浊。若湿热蕴毒者，常用白花蛇舌草、半枝莲等清热解毒利湿；水停明显者，加葶苈子、大腹皮利水消肿。

三是重视心肾同治。粥样硬化性RAS进展过程中，肾功能不全加重，浊毒内蕴。浊毒为患，不仅具有胶着壅滞的特点，且毒邪性烈善变，可直伤脏腑，壅腐气血，灼伤血脉。饶向荣认为，粥样硬化性RAS进展所致"浊毒蓄积伤脉"是心肾双重危险因素，故治疗时，要注意对脑血管疾病的预治。粥样硬化性RAS常出现难以控制的高血压，这对心肾功能产生非常不利影响。浊毒内阻伤脉，常见胸闷、胸痛、心悸等心脉受阻缺血症状，易发生急性心血管事件。故临证重视心肾同治，在继承戴希文教授经验基础上，创制强心益肾缓衰方（主要组成药物有黄芪、党参、丹参、郁金、葶苈子、猪苓、茯苓、泽泻、黄精、车前草、大黄、大腹皮、檀香）。方中黄芪、党参、丹参、郁金益气活血，葶苈子、茯苓、泽泻、车前草、大黄、大腹皮利湿降浊，檀香温通心脉，加黄精顾护阴液。全方共奏益气活血、化瘀利水降浊之效。

（二）郭维琴辨治大动脉炎经验

大动脉炎是RAS的主要原因之一，郭维琴在临床上将大动脉炎分为邪气入侵、阳虚寒凝、阴虚血阻、气虚血瘀四型进行辨证施治。同时认为四型之间可互相兼夹，根据病人具体情况灵活用药。

（1）邪气入侵　临床表现为低热或高热、乏力、肌肉关节痛、颈或胸或腹部疼痛（涉及病变部位）。舌红、苔薄白，脉弦数。治法：疏风清热，活血通络。方以祛风通络汤（经验方）加减，药用羌活、独活、威灵仙、秦艽、穿山龙、牡丹皮、赤芍、忍冬藤、连翘、鬼箭羽、丹参、红花等。体虚自汗易感冒者加生黄芪。

（2）阳虚寒凝　临床表现为神疲乏力、畏寒肢冷、头晕、健忘、畏寒喜暖、腰酸腿软、下肢水肿。舌紫暗、苔水滑，脉细微或无脉（一侧或两侧）。治法：温阳散寒，活血通脉。方以真武汤加减，药用附子、干姜、白术、生黄芪、桂枝、白芍、丹参、川芎、红花、莪术、三七、穿山龙等。

（3）阴虚血阻　临床表现为眩晕健忘、五心烦热、午后潮热、腰酸腿软、下肢发凉、间歇性跛行。治法：滋阴镇肝，活血通络。方以镇肝息风汤加减，药用玄参、天冬、龟甲、白芍、生龙骨、生牡蛎、怀牛膝、代赭石、三棱、莪术、蜈蚣、钩藤、葛根等。

（4）气虚血瘀　临床表现为头晕目眩、乏力气短、心悸不寐、肢体麻木、视力减退、听力下降。舌淡、苔薄白，一侧或两侧无脉，有脉一侧为沉细微弱。治法：益气养血通脉。方以黄芪桂枝五物汤加减，药用生黄芪、桂枝、当归、白芍、川芎、鸡血藤、嫩桑枝、丹参、昆布、地龙、木瓜等。

《灵枢·百病始生》云："两虚相得，乃客其形。"大动脉炎病人正气亏虚、卫表不固，风寒湿邪侵袭肌表、痹阻脉络，脉络不通，发为脉痹。日久损及阴阳，而见阴阳两虚。脉痹日久，入于脏腑，发为五脏痹。郭维琴在本病初期主要采用祛邪的方法，以羌活、独活、威灵仙、秦艽、穿山龙等祛风除湿、清热宣痹，佐以活血通络。病程日久，阴阳两虚、瘀血阻络，根据辨证，分别予益气温阳、散寒通络、滋阴镇肝、活血通脉等治疗。益气药常用党参、生黄芪、白术以益气健脾。温阳药常用附子、桂枝、干姜、细辛、补骨脂，其中桂枝走表、温通心脉，附子通行十二经，细辛辛散温通，可解散表寒、通行经脉、温散血瘀。养阴药常用玄参、天冬、龟甲、白芍、怀牛膝等以补益肝肾。活血药常用三棱、莪术、丹参、红花、鬼箭羽、川芎、蜈蚣、地龙以活血通络。养血药常用当归、白芍、三七以养血。对于血管狭窄严重者常加以散结药如昆布、山慈菇、夏枯草、浙贝母。通络药常用葛根、桑枝、鸡血藤、穿山龙、木瓜、忍冬藤以通行经络、养血柔筋。平肝潜阳药常用钩藤、生龙骨、生牡蛎、代赭石以治疗头晕。

【典型案例】

（一）饶向荣医案

某某，男，63岁。因"血肌酐升高3个月余，双下肢水肿3年"于2012年11月12日初诊。既往有高血压病20余年，甲状腺功能亢进、甲状腺结节病史10余年，2012年1月因脑梗死遗留有右下肢轻度麻木，2012年7月行冠状动脉搭桥术。查：血压140/70mmHg，双下肢轻度可凹性水肿。血液生化检查：TP 76.8g/L，ALB 39.1g/L，GLB 37.7g/L，UA 389μmol/L，CHOL 5.4mmol/L，TG 2.25mmol/L，Scr 181μmol/L，P 1.45mmol/L。尿常规：PRO（+）。血常规：WBC 5.2×10^9/L，HBC 3.49×10^{12}/L，Hb 104g/L，PLT 256×10^9/L，Hct 29.4%。24小时UPT 630mg，肾小球滤过率39.7mL/min。B超：右肾8.9cm×4.3cm，左肾9cm×4.4cm，实质1.1cm。磁共振：双肾动脉硬化，并左肾起始段狭窄，腹主动脉及两侧髂总动脉多发性动脉硬化症。刻下：乏力，口干口苦，常觉胸闷，无心慌和头晕，纳可，眠差，大便稀、日行2~3次，夜尿2~3次，舌暗红、苔黄，脉弦滑。西医诊断：左肾动脉狭窄，冠状动脉搭桥术后，脑梗死后遗症，高血压病，甲状腺功能亢进。中医诊断：水肿，辨证为气虚血瘀、湿热内蕴。治以益气养阴、清热利湿活血。处方：黄芪15g，太子参15g，黄精15g，当归15g，川芎10g，赤芍15g，白芍15g，益母草12g，穿山龙20g，茯苓15g，泽泻15g，车前草18g，黄芩15g，牛膝12g，大黄12g。每日1剂，水煎服。服15剂后，乏力明显缓解，守方继服30剂，病人胸闷次数明显减少，水肿基本缓解。守方加减继服30剂后Scr维持在100μmol/L左右。2013年1月查Scr 110μmol/L，K^+3.9mmol/L，BUN 6.34mmol/L，GLU 8.18mmol/L；24小时UPT 392mg。症状明显缓解，胸闷偶见。

按语 粥样硬化性RAS所致肾脏缺血缺氧，引起肾功能进行性减退，若合并有糖尿病或高血压，病人往往表现为气阴不足、湿热瘀互阻。本案以益气养阴、活血利水为法，祛邪不伤正，效果显著。

（二）祝谌予医案

某某，女，74岁，已婚，汉族。入院日期2012年6月26日。主诉：发现血糖升高2年，肾功能异常半个月。现病史：病人2年前体检查空腹静脉血糖18.0mmol/L，尿常规提示GLU（++）、PRO（++），HbA$_1$c11.6%；无明显多饮（饮水量在1500mL/24h）、多食（主食量约400g/天）、多尿，体重无明显下降，诊断为2型糖尿病，予口服格列喹酮30mg，1日3次。病人饮食控制在300g/天，餐后规律运动，监测血糖空腹7~9mmol/L，餐后2小时血糖

8~12mmol/L。近 2 个月自觉尿中泡沫增多，半个月前门诊查空腹 GLU 9.8mmol/L，餐后 2 小时血糖 10.8mmol/L，肾功能 BUN 10.67mmol/L、血清 Scr124.9μmol/L。为进一步诊治收住入院。病程中无手足麻木、视物模糊及双下肢水肿。饮食、睡眠可，小便有泡沫，夜尿 2~4 次，大便干、3~4 天 1 次。既往 1 年前查体发现血压升高，最高达 220/110mmHg，规律口服氨氯地平 5mg，每日 1 次，血压控制在（160~180）/（80~90）mmHg。高脂血症病史 1 年，未用药。有长期大量吸烟史。无高血压、糖尿病家族史。

入院查体：血压 178/87mmHg，BMI 20.4，周身浅表淋巴结未触及明显肿大。左侧颈动脉搏动可闻及 3 级收缩期吹风样血管杂音；脐周可闻及吹风样血管杂音；心肺查体无异常发现；双下肢无水肿，双足背动脉搏动减弱；四肢针刺痛觉及位置觉正常；膝腱反射正常，病理反射未引出。

辅助检查：血常规、便常规＋潜血、肝功能正常；血脂：CHOL 7.49mmol/L，TG 3.08mmol/L，HDL-C 1.07mmol/L，LDL-C 4.93mmol/L；C 肽（空腹）1.5ng/mL；C 肽（餐后 2 小时）3.06ng /mL；HbA$_1$c 9.6%。肾脏方面：尿常规示 GLU 5.5mmol/L，PRO 1.0g/L，RBC 25 个 /μL。24 小时 UTP 1.52g（24 小时尿量 1500mL）。肾功能示 Urea 10.05mmol/L，Scr122μmol /L，UA 331μmol /L。双肾 B 超提示右肾大小 11.0cm×4.0cm×3.9cm，左肾大小 8.6cm×3.1cm×2.8cm，左肾体积小。双肾动脉 B 超提示左肾动脉起始部斑块形成，血流紊乱，流速增快，狭窄可能性大。肾血流功能显像示 GFR 52.01mL /min，右肾 45.25mL /min、左肾 6.76mL /min；提示右肾血流灌注及功能正常，左肾小、血流灌注及功能极差。双下肢动脉 B 超提示双下肢动脉粥样硬化伴多发斑块形成，左侧股浅动脉中段管腔狭窄，左侧胫前动脉未探及明显血流信号，闭塞不除外；右侧胫前动脉节段性狭窄。双颈动脉、椎动脉 B 超提示双侧颈动脉及分叉处粥样硬化伴斑块形成，双侧颈内动脉起始端软斑形成，左侧颈内动脉狭窄率大于 60%；双侧锁骨下动脉粥样硬化伴多发斑块形成，左侧锁骨下动脉流速增高。腹主动脉 B 超提示腹主动脉粥样硬化伴斑块形成。眼底未见糖尿病性视网膜病变。肌电图正常。

中医四诊情况：神疲、乏力、气短，活动后明显；口干口渴，腰酸腰疼；小便有泡沫，夜尿 2~4 次 / 夜，大便干、3~4 天 1 次。舌质暗红、有裂纹、苔薄黄少津、舌下脉络轻度青紫迂曲，脉沉细。

诊治经过：入院后改用诺和灵 50R 12~16U，早、晚餐前 15 分钟皮下注射降糖治疗，监测空腹血糖控制在 6~8mmol/L，餐后 2 小时血糖控制在 6~9mmol/L；硝苯地平 30mg，每 12 小时 1 次，监测血压在（130~150）/（80~90）mmHg；阿司匹林肠溶片抗血小板聚集，立普妥调脂。肾内科会诊考虑慢性肾功能不全诊断明确，左 RAS 引起的缺血性肾病可能性大，治疗上主要是控制血压、血糖。关于左肾动脉狭窄，目前左肾已萎缩，呈慢性改变，若药物可较好控制血压，介入治疗临床意义不大，且可能造成对比剂肾病，暂不考虑。病人经给予慢性肾功能不全非透析治疗后，监测 Scr 112~124μmol/L。中医辨证为气阴两虚、肾虚血瘀，治以益气养阴、补肾活血，用祝谌予教授经验降糖对药方加减：生黄芪、生地、葛根、丹参、牛膝、炒杜仲各 30g，苍术、玄参、地龙、当归、赤芍、女贞子、旱莲草、菟丝子各 10g，全蝎 6g。加减服用 3 周后，血糖、血压控制满意，病情平稳出院。诊断为 2 型糖尿病，慢性肾功能不全，缺血性肾病，肾性高血压，双颈动脉、双下肢动脉、腹主动脉、左肾动脉粥样硬化症，高脂血症。

按语 糖尿病属于中医学消渴病的范畴。最近有学者提出，痰浊瘀血互结既是动脉粥样硬化病变的产物，又是病变新的致病因子，并把这种动脉粥样硬化的改变称为中医学的"脉积"。有学者认为，糖尿病大血管病变的中医病机特点为本虚标实，气阴两虚为本，脉络瘀阻为标，痰、湿、瘀是造成血脉瘀阻的病理因素。气虚无力运血，血行缓慢致瘀；阴亏液少，血液黏滞，血行不畅，血液瘀滞，瘀久化热，炼津为痰；瘀血与痰浊滞留于脉络，日久痰浊与瘀血搏结，形成积病，沉积于脉络，致使脉络循行不畅，形成脉积，因此益气养阴活血是中医防治糖尿病大血管病变的基本治法。祝谌予教授的降糖对药方（生黄芪、生地，苍术、玄参，丹参、葛根），用生黄芪益气、生地养阴，黄芪、苍术补气健脾，生地、玄参滋阴固肾，葛根配丹参活血化瘀、通脉祛瘀，3组对药相伍，益气养阴治其本，活血化瘀治其标。本例还加了当归、赤芍养血活血，牛膝、杜仲、女贞子、旱莲草、菟丝子补肾，再加用虫类药全蝎、地龙祛瘀通络，相辅相成，标本兼顾，中西医互补治疗，使得本例病情得以控制。

【预防与调护】

对于肥胖，有高脂血症、糖尿病等动脉粥样硬化基础疾病，以及有此类疾病家族史的高危病人，宜尽早实行低脂低盐清淡饮食，防止动脉粥样硬化进一步进展，预防 RAS 的发生发展。生活起居中对于有动脉粥样硬化等基础疾病或家族史的病人，早期应加强锻炼，控制体重，预防本病的发生；而一旦确诊或疑似本病时，则应审慎运动，特别是不宜剧烈运动，不宜在寒冷季节或温差较大时的早晨进行户外运动，以免血压急剧升高发生危险。同时定时进行血压监测非常必要，特别是对于血压控制不良者，应密切观察血压变化，防止发生意外，必要时进行 24 小时动态血压监测，评估降压治疗的效果或作为进一步治疗的依据。

【临证提要】

外科手术或 PTA 前须将血压控制到适当水平，经此两种方法处理的病人血压如未能得到满意控制以及对一些不愿或不能接受手术或 PTA 治疗的病人，均须应用药物治疗。对于某一具体病人的治疗要从多方面考虑，权衡利弊。对于年轻病人，其病因多为大动脉炎或纤维肌性发育异常，考虑到长期服药的不良影响，更适合行血管再通术；对老年 RAS 病人，多为粥样硬化性病变，既要考虑到动脉硬化的全身影响，也要考虑到长期高血压造成的肾损害是否能纠正，要充分考虑介入治疗失败的可能性；对纤维肌性发育不良性 RAS 病人行肾动脉介入治疗是有效的方法。中医药治疗应结合临床的实际情况，如血压过高，应考虑中西医结合为主；对于介入或外科手术治疗后的病人，配合中医调理，有助于巩固疗效。

（李佑生）

第三节　左肾静脉受压综合征

【概述】

左肾静脉受压综合征，又称胡桃夹现象（Nutcracker Phenomenon，NCP），是指由于左肾静脉在经过腹主动脉与肠系膜上动脉（SMA）之间的夹角时受到挤压而出现的，以血尿、蛋白尿和（或）左侧腰腹痛等为主要表现的临床综合征。本病常见于 7~13 岁的儿童，也可见于部分成年人，据统计在人群中异位左肾静脉发生率为 1.0%~3.2%。中医古籍对左肾静脉受压综合征的论述散见于"尿血""虚劳""腰痛"等篇章中。

【病因病机】

（一）中医病因病机

1.病因

（1）先天禀赋不足　左肾静脉受压的发生多与先天禀赋有关。先天异常，脉管受压，血运不畅，脉络瘀阻而生瘀；或肾精不足则无以化气生血、充肌长骨，致机体羸弱，脉管弛张或受压，血溢脉外；或先天不足，肾阴亏虚，阴虚生内热，虚火内炽，灼伤血脉，血尿从小便而出表现为尿血，同时也可因脾肾亏虚，失于固摄，精微物质流失，表现为蛋白尿。

（2）后天脾胃失养　喂养不当、纳食欠佳、摄食不足、饮食偏嗜等，导致化源不足，气血不能得到及时补充与化生，体格发育欠佳，脉管弛张或受压；或气虚不能统血，固摄无权，以致血溢脉外，从小便而出；或饮食偏嗜，酿痰生热，以致内热偏盛，热灼血脉，血液不循常道从小便而出表现为尿血。

2.病机

本病病机主要以虚为主，病久可因虚生热致瘀，导致虚实并见。病位在肾与膀胱，常脾肾同病。病理因素为热和瘀，久病虚和瘀相互影响，进一步加重病情进展。

（二）西医病因病机

解剖上，肠系膜上动脉从腹主动脉发出且与其形成 45°~60° 夹角，其间填充着肠系膜脂肪、淋巴结及腹膜等组织，左肾静脉需穿过此夹角，跨越腹主动脉的前方才能注入下腔静脉。正常情况下，左肾静脉与下腔静脉间的压差小于 1mmHg，任何原因导致的夹角变小，都会导致肾静脉受压、回流受阻，引起肾静脉高压（一般大于 3mmHg），从而可导致左肾静脉与尿液收集系统之间发生异常交通，出现血尿、蛋白尿等左肾静脉受压的表现。

【临床表现】

1.血尿

可为肉眼血尿，亦可为镜下血尿，仅在体检时发现，多为非肾小球性血尿，即均一性红细胞血尿。如兼夹有原发肾脏病者，也可呈非均一性红细胞血尿。

2.蛋白尿

多为少量或中量蛋白尿，多以中、小分子为主。一般来说，体型瘦长的青少年多表现为直立性蛋白尿。

3.其他伴随症状

（1）疼痛　是 NCS 第二常见的症状，主要表现为腹部或胁腹部疼痛，并可放射至臀部和大腿后中面。疼痛往往在坐、站立、走路或者骑车时加重，考虑主要有左肾静脉高压导致静脉属支回流障碍、淤血所致。

（2）慢性疲劳综合征　主要表现为非持续性活动引起无明显原因的持续或反复的疲劳，其机制可能是由于左肾静脉与下腔静脉之间的压力梯度升高，导致肾内血管床充血，从而影响肾素－血管紧张素－醛固酮系统而致。

（3）直立调节障碍　直立调节障碍是儿童常见的一种临床症状。患儿晨起或直立后出现头晕、心慌、恶心、胸闷，症状严重者可影响正常的生活学习。发病机制可能与患儿血管舒缩介质分泌失调有关，导致在直立位时患儿下肢静脉系统收缩反射迟缓，回心血量减少，心输出量减少，引起大脑一时性供血不足而引发症状。近年来有报道 NCP 导致病人严重低血压或者晕厥，也主要是由于这个原因。

（4）盆腔挤压综合征　部分病人可出现盆腔挤压症状，如痛经、性交不适及性交后疼痛、下腹痛、排尿困难、阴部（男性病人常表现为左侧精索静脉曲张）及下肢血管静脉曲张和情绪异常等。

【实验室及其他辅助检查】

1. 尿液检查

（1）尿常规　可表现为血尿或蛋白尿，一般无明显白细胞或细菌数增多等尿路感染的表现（合并感染时除外）。

（2）尿蛋白定量与分类　以蛋白尿为主要表现者可行本项检查，常呈少量或中量蛋白尿，一般 24 小时 UPT ＜ 0.5g，多以中、小分子为主。

（3）尿沉渣红细胞形态分类　多呈均一性红细胞血尿，均一性红细胞比例多＞ 80%，部分合并原发肾脏病病人也可呈畸形红细胞血尿。

2. 影像学检查

（1）彩色多普勒超声　是目前诊断 NCP 的首选检查方法。该方法简便，无创，价格低廉，可重复性强，具有高敏感度及特异性，不仅能够清晰地显示 LRV 与 AA、SMA 的解剖结构及周围关系和 LRV 内血流动力学的改变，而且还可以同时观察到 SMA 与 AA 之间夹角的变化，并可以排除结石、肿瘤、感染等。超声诊断 NCS 的标准为：仰卧位左肾静脉狭窄前扩张部位近端内径 / 狭窄部位内径＞ 2 可疑诊；脊柱后伸位 15~20 分钟后该比值＞ 3（或 4）以上，诊断较可靠；左肾静脉扩张近端血流速度≤ 0.09m/s，SMA 与 AA 夹角在 9° 以内可作为参考。检查前准备、体位、肠气、病人体型、周围血管搏动、呼吸、探头压力等因素可影响超声对 NCP 诊断的准确性。超声检查还可以同时诊断左侧精索静脉曲张，但难以显示 NCP 时 LRV 形成的异常交通支，对测量 LRV 受压处的血流变化存在影响。

（2）静脉尿路造影　通过本项检查可初步排除结石、肿瘤等引起的血尿或蛋白尿。

（3）膀胱内镜、输尿管镜　部分病人可发现左侧输尿管喷血，有助于明确是否需要进一步检查。

【诊断与鉴别诊断】

（一）诊断要点

1. 中医辨证要点

中医证候可有尿血、尿浊等临床要点，辨证多为中气下陷、脉络瘀阻、下焦热盛及气血两虚等。气虚可见有乏力等症状，瘀阻可见腰酸胀及舌暗等症状，热盛可见小便黄赤灼热，血虚可见面色苍白等证候。

2. 西医诊断要点

（1）尿红细胞形态为非肾小球源性（即尿中红细胞形态正常，即均一性红细胞比例＞ 80%）。

（2）尿中钙排泄量比正常（Ca²⁺/Cr（钙/肌酐）< 0.20）。

（3）左肾静脉超声、CT和MRI表现为左肾静脉受压、扩张。

（4）膀胱镜检查为左侧输尿管喷血（肉眼血尿发作时，但此项检查并非诊断必需）。

（5）肾活检正常或轻微病变（此项检查并非诊断必需）。

（6）下腔静脉和左肾静脉测压证实左肾回流障碍，左肾静脉压与下腔静脉压力差在4mmHg以上（也有报道压力差为5mmHg，但此项检查并非诊断必需）。

（7）本病诊断的"金标准"是左肾静脉造影，测量其远端与下腔静脉的压力差 > 3.68mmHg以上，即可确诊，但此项检查并非诊断必需。

（8）排除其他可能引起血尿的病因。

（二）鉴别诊断

本病以反复发作性血尿或蛋白尿为主要症状，缺乏特异性的临床表现，易与隐匿性肾炎、薄基膜肾病、IgA肾病和眼–耳–肾综合征（Alport's syndome）等相混淆。近年发现已确诊为肾小球疾病的病人可同时伴有NCP，其相互关系及临床意义有待进一步观察和探讨。

【治疗】

（一）中医治疗

1. 治疗原则

中医治疗主要以补气固肾、活血化瘀及清热泻火、凉血止血为大法。

2. 辨证施治

（1）中气下陷

[临床表现] 尿血色淡，日久不愈，或少量蛋白尿，倦怠乏力，纳少体瘦，肢体瘦弱，语声低微，面色㿠白，舌淡苔薄白，脉弱无力。

[治法] 补中益气摄血。

[方药] 补中益气汤加减（出自《内外伤辨惑论》）。

[参考处方] 黄芪20g，党参15g，白术10g，陈皮10g，茯苓15g，柴胡6g，升麻6g，当归10g，炙甘草5g。

方中黄芪味甘微温，入脾、肺经，补中益气，升阳固表，故为君药；配伍党参、茯苓、炙甘草、白术补气健脾，为臣药；当归养血和营，陈皮理气和胃，使诸药补而不滞，共为佐药；少量升麻、柴胡升阳举陷，协助君药以升提下陷之中气，共为佐使；炙甘草调和诸药为使药。

[临床应用] 夹瘀者可加川芎、刘寄奴、水蛭活血祛瘀，三七、生蒲黄化瘀止血，止血不留瘀。

（2）脉络瘀阻

[临床表现] 尿血，血尿暗淡，腰酸胀，会阴坠胀疼痛，性交疼痛，痛经，舌暗、舌下脉络瘀暗，脉涩。

[治法] 活血通络，祛瘀止血。

[方药] 桃红四物汤合失笑散加减（桃红四物汤出自《医宗金鉴》，失笑散出自《太平惠民和剂局方》）。

［参考处方］桃仁 10g，红花 10g，芍药 10g，当归 10g，川芎 10g，熟地 20g，五灵脂 10g，炒蒲黄 10g。

方中桃仁、红花为主，力主活血化瘀；以甘温之熟地、当归滋阴补肝，养血调经；芍药养血和营，以增补血之力；川芎活血行气，调畅气血，以助活血之功；五灵脂通利血脉，散瘀止痛；蒲黄甘平，行血消瘀。合方共奏活血通络、祛瘀止血之功。

［临床应用］在临床上活血祛瘀治疗的同时，往往合并气虚气滞情况，故在活血同时酌情加减补气行气的药物，如黄芪、党参及香附、柴胡等。

（3）下焦热盛

［临床表现］尿血，血色鲜红，甚或小便黄赤灼热，伴心烦口渴，面赤口疮，夜寐不安，舌红，脉数。

［治法］清热泻火，凉血止血。

［方药］小蓟饮子加减（出自《济生方》）。

［参考处方］生地黄 15g，小蓟 10g，滑石（包煎）15g，蒲黄（包煎）10g，藕节 15g，淡竹叶 5g，当归 10g，栀子子 10g，甘草梢 5g。

方中小蓟甘凉入血分，功擅清热凉血止血，为君药。生地黄甘苦性寒，凉血止血，养阴清热；蒲黄、藕节助君药凉血止血，并能消瘀，共为臣药。君臣相配，使血止而不留瘀。热在下焦，宜因势利导，故以滑石、竹叶、甘草梢清热利水通淋；栀子清泻三焦之火，导热从下而出；当归养血和血，引血归经。

［临床应用］对于心脾两虚，脾不统血，瘀久蕴生毒热者，可用补中益气汤合小蓟饮子加减。《先醒斋医学广笔记》"血不行经络者，气逆上壅也，行血则血循经络，不止自止。止之则血凝，血凝则发热恶食，病日固矣"，可见血证不仅不可"见血止血"，还应虑其血瘀日久化热，对于有舌质暗、双手雷诺现象阳性、脉稍数等临床表现的病人，可加丹参、鸡血藤活血化瘀之品，并用当归连翘赤小豆汤及龙胆草炭、小蓟等清解内热瘀毒。

（4）气血两虚

［临床表现］久病尿血，时作时止，纳少倦怠，短气乏力，语声低微，面色苍白，夜寐不安，舌淡胖，脉细弱。

［治法］气血双补。

［方药］归脾汤（出自《证体类要》）。

［参考处方］黄芪 20g，党参 15g，白术 10g，茯神 15g，炙远志 6g，酸枣仁 15g，当归 10g，广木香 5g，龙眼肉 15g，大枣 15g，炙甘草 5g。

方中以党参、黄芪、白术、甘草甘温之品补脾益气以生血，使气旺而血生；当归、龙眼肉甘温，补血养心；茯神、酸枣仁、远志宁心安神；木香辛香而散，理气醒脾，与大量益气健脾药配伍，复中焦运化之功，又能防大量益气补血药滋腻碍胃，使补而不滞、滋而不腻。

［临床应用］对于脾肾亏虚者，也可选参芪地黄汤加减，药用太子参、黄芪、牡丹皮、山茱萸、茯苓、生地、泽泻、小蓟、山药。

（5）肾气不固

［临床表现］尿血日久，血色淡红，头晕耳鸣，精神困倦，腰脊酸痛，舌淡嫩，脉沉弱。

［治法］固肾益气摄血。

［方药］无比山药丸加减（出自《备急千金要方》）。

［参考处方］熟地 25g，山药 15g，山茱萸 10g，牛膝 10g，菟丝子 10g，肉苁蓉 15g，巴戟

天 10g，杜仲 10g，五味子 5g，赤石脂 10g，茯苓 15g，泽泻 10g，棕榈炭（包煎）10g，三七末（冲服）3g，血余炭（包煎）10g。

方中山药益肾健脾，熟地、山茱萸滋阴补肾；肉苁蓉、菟丝子、杜仲、巴戟天温补肾阳；牛膝逐瘀通经，滋补肝肾；泽泻、茯苓泄肾浊、利水湿，阴阳并补，补中有运，补而不滞；五味子、赤石脂、棕榈炭、三七末、血余炭收敛固涩，止血摄血。

［临床应用］对于单纯蛋白尿者，可予黄芪、金樱子、益智仁、芡实、山药、山茱萸、生地、杜仲、萆薢、土茯苓、太子参、石菖蒲。

（6）阴虚内热

［临床表现］尿血，小便短赤，头晕耳鸣，神疲，颧红潮热，腰膝酸软，形体消瘦，舌质红，苔少，脉细数。

［治法］滋阴降火，凉血止血。

［方药］知柏地黄汤（出自《医宗金鉴》）。

［参考处方］黄柏 10g，知母 10g，生地黄 15g，牡丹皮 10g，泽泻 10g，茯苓 15g，怀山药 15g，山茱萸 10g。

方中地黄滋阴补肾；山茱萸滋养肝肾，秘涩精气；山药健脾补虚，涩精固肾；泽泻淡渗泄浊，并防地黄之滋腻恋邪；牡丹皮清泻相火，并制山茱萸之温涩；茯苓渗湿健脾；黄柏、知母滋阴泻火。

［临床应用］血尿明显者，可合二至丸加减；血尿伴蛋白尿，加覆盆子、金樱子。辨证为血热妄行者，治当清热凉血、分清泌浊，基本方用黄芪、旱莲草、小蓟、白薇、白鲜皮、紫珠草、紫荆皮、泽泻、土茯苓、甘草。

（二）西医常规治疗

1. 常规治疗

对于大部分儿童、少年病人，在临床上虽有反复发作的镜下血尿或间断性、短时无痛肉眼血尿，但无贫血、腰痛者，临床上可以密切观察随访，无需干预治疗，一方面可以等待侧支循环建立，另一方面肠系膜上动脉起始部周围脂肪、结缔组织增加可缓解左肾静脉压迫程度。

2. 手术治疗

（1）手术适应证　①经 2 年以上观察或内科对症治疗症状无缓解或加重者；②出现严重并发症者，如腰酸、头晕、乏力，或导致肾功能损害者。

（2）手术方式　手术治疗的目的为解除左肾静脉压迫，使流出肾的静脉血流通畅无阻。根据病情轻重可选择的方式有：①左肾静脉下移－下腔静脉端侧吻合术；②自体肾移植；③肠系膜上动脉切断再植术；④介入治疗（左肾静脉扩张、支架置入术）；⑤左生殖静脉腔静脉吻合术；⑥左生殖静脉髂外静脉吻合术（分流术）；⑦左肾静脉下腔静脉自体大隐静脉旁路术。

（三）中西医协同治疗

由于本病部分病人随着年龄的增长病情可自行缓解或消失，对于临床症状轻微者，可考虑临床随访或中药治疗。部分临床症状较严重，特别是血尿明显，且伴有其他临床症状与体征者，可考虑手术治疗，术后中医调理治疗，缓解、解除遗留的临床症状，治疗术后并发症等。部分病人可与原发肾脏病并存，此时中西医协同治疗则尤为重要，可在西医基础治疗及肾活检明确病理下，配合中医治疗，达到提高疗效的目标，特别是对于应用激素、免疫抑制剂治疗者。

【经典传承】

（一）陈以平教授

陈以平教授认为，从胡桃夹现象血尿的形成机制看，符合中医学血瘀而致出血的理论。脉络受压，脉道受阻，血行不畅，滞而成瘀，进一步阻滞脉络，血不归经而溢于脉外。针对其所致血尿两个主要的病理因素，陈以平教授拟定祛瘀清热法为治疗大法，自拟儿童血尿方以穿山甲破血消瘀，四物汤活血养血通络，白茅根、牡丹皮凉血宁络，共奏活血凉血止血之功，临床取得显著疗效。穿山甲通行走窜，清热活血之功毋庸置疑，陈以平教授用以治疗胡桃夹性血尿，为方中君药。但活血化瘀之品性多破泄，逐瘀过猛，易伤其正，久用逐瘀，易耗正气。瘀血凝结，留而不去，新血无以生化；久病致虚，经络营卫之气损伤，血脉不畅，瘀积日久，而成虚实夹杂之证。当归甘温和血，川芎辛温活血，芍药酸寒敛血，地黄甘平补血，四物汤具生长收藏之用，故能使荣气安行经隧也，则阴血归经而无渗溢。因此，陈以平教授在治疗儿童胡桃夹性血尿时喜以四物汤配合穿山甲，养血活血通络，通常达变，于消癥祛瘀之中兼以养血之品，寓养于破，使消瘀而不伤正、瘀去而新血自生。

（二）郑健教授

郑健教授认为，胡桃夹现象尿血属离经之血，而离经之血即是瘀血。NCS患儿脉络受压，脉道受阻，血行不畅，阻滞成瘀，血不归经而溢于脉外而致尿血。然"肾藏精，精者，血之所成也"，肾有藏血及运血的功能，病程迁延日久，终致肾虚。《医学入门》曰："肾有两枚……纳气、收血、化精，而为封藏之本。"张锡纯《医学衷中参西录》曰："命门相火衰弱，乏吸摄之力，以致肾脏不能封固，血随小便而脱出也。"可见，尿血存在"血瘀肾虚"的病理改变。治疗上采用自拟的活血益肾方，方中桃仁、红花活血化瘀，当归补血行血，赤芍破瘀血，白茅根清热凉血，生地黄清热凉血、益肾活血，山药益气养阴、补脾肾、固肾精，山茱萸补益肝肾、收敛固涩，茯苓利水渗湿，牡丹皮活血凉血。全方共奏化瘀血、行气血、益肾气之功效。

（三）王自敏教授

王自敏教授认为本病的病人多为瘦长型体型，且不同程度地存在着先天不足、后天失养的情况。脾主运化水谷精微，脾胃功能虚弱则机体失养，故形体瘦削；肾主骨生髓，肾虚亦骨骼瘦长羸弱。且瘦长型的人群多存在阴虚的表现，阴虚生内热，左肾静脉压迫综合征的形成机制又符合中医学血瘀理论，瘀久化热，瘀热互结，疾病丛生。因此，王自敏教授认为本病的病机为脾肾亏虚、瘀热互结。"虚则补之""实则泻之"，针对此病机，治疗多采用健脾益肾、凉血化瘀的方法。在基本方中，采用山药、鸡内金、砂仁健脾和胃，恢复脾胃运化水谷的功能，使水谷精微旺盛；枸杞子、生地黄滋阴益肾，以后天养先天，二者相互资助，相互促进；辅以赤芍、牡丹皮、墨旱莲、茜草凉血化瘀，穿山甲通经活络，甘草调和诸药，以达脾肾共健、凉血化瘀之效。血尿甚者，加小蓟、藕节清热止血；合并蛋白尿者，加覆盆子、菟丝子、金樱子补肾固摄；腰痛甚者，加补骨脂、川续断补肾壮腰。从而缓解左肾静脉受压情况，使左肾静脉压迫综合征症状消失。

另外，王自敏教授认为起居调护对本病的治疗非常重要，病人应慎起居，避风寒，预防感冒。感染和剧烈运动是本病最常见的诱发因素，病人多因上呼吸道炎症或泌尿系炎症诱发本病，应预防在先，及时治疗。剧烈运动可因体位与血流变化导致血尿复发，故应避免剧烈运动。同时注意饮食调理，平素宜多食清淡，忌辛辣刺激，避免肠道感染。

（四）李佑生教授

李佑生教授认为，本病以体型瘦长的青少年多见，此类病人多身体羸弱，多因先天不足、肾气亏虚，加之后天失养，以致脾肾亏虚为主。《杂病源流犀烛·五淋二浊源流》曰："尿血，溺窍病也。其原由于肾虚。"部分病人尚有肾脏下垂，临床表现也多有声低气弱等，乃中气下陷的表现，特别是表现为直立性蛋白尿者，更体现出气虚下陷、难以升提的中医病机。治疗上当以健脾补肾为主，尤其是补气健脾当为首选，通过补后天以充先天，补中益气升陷是常用治法。临床用药上，常选补中益气汤加减，当重用黄芪补气升提；血尿为主者，尤其病久不愈，有化热夹瘀可能，可适当加墨旱莲、白茅根、仙鹤草等凉血止血，三七等活血止血；以蛋白尿为主者，可加益智仁、山茱萸、金樱子等补肾固涩。对久病血瘀的治疗，不宜用破血攻伐之品，以免进一步耗伤正气，当以养血活血为主，可选鸡血藤、当归等。即使有远端静脉淤血，出现痛经、盆底不适等症者，破血之品也仅能短暂使用，中病即止。对于病程长，短期难见效者，也可选用补中益气丸等中成药缓缓图之。对于已明确有原发肾脏病存在合并胡桃夹肾病者，治疗中可中医辨治胡桃夹肾病为先，如能取效，可能有助于原发肾脏病的缓解。同时尝试倒立治疗，在部分病人中获得较好疗效，需要进一步累积病例验证。

【典型案例】

（一）陈以平医案

范某，女，9岁。1996年9月1日初诊。主诉：血尿1年。1年前出现血尿，体检未见阳性体征；B超示左肾静脉在受压前后内径比7.5/1.5，左肾静脉流速为24.5cm/s；尿常规：RBC20~30个/HP，畸形红细胞83%，PRO（－）；肾穿刺示局灶节段透明变性、间质炎症细胞浸润。刻下症：消瘦，血尿，腰痛，舌红，苔薄白，脉濡滑。西医诊断：左肾静脉受压综合征；中医诊断：尿血，辨证为血脉瘀阻。处方：生地12g，当归12g，赤芍12g，牡丹皮12g，龙葵30g，荆芥6g，黄芩15g，蒲黄9g，川芎6g，炮穿山甲片12g。日1剂。8周后复诊，尿常规未见异常，守方加减续治。2000年10月11日复诊，超声检查示左肾静脉在受压前后内径比4.0/1.5，左肾静脉流速为13cm/s，病情明显好转。继续门诊治疗，病人病情稳定至今。

按语　儿童胡桃夹性血尿在治疗原则上，陈以平教授多以祛瘀清热为主，常用四物汤配合穿山甲，于消癥祛瘀中兼以养血之品，使消瘀不伤正、瘀去而新生。

（二）李佑生医案

张某，男，15岁。因"体检发现镜下蛋白尿2年余"于2007年11月22日就诊。病人于2005年4月升学体检发现蛋白尿，尿常规PRO（+）。此后多次复查尿常规，尿蛋白波动在（±~++），24小时UTP波动在463~1672mg。超声：双肾形态正常；平卧时，腹主动脉与肠系膜上动脉之间左肾静脉内径0.12cm，腹主动脉左侧左肾静脉内径为0.68cm，比值＜1:4；脊柱后伸位，腹主动脉与肠系膜上动脉之间左肾静脉内径0.08cm，腹主动脉左侧左肾静脉内径为0.73cm，比值＜1:4；右肾段间动脉血流Vmax0.37m/s，RI0.50左肾段间动脉血流Vmax0.36m/s，RI0.59左肾静脉血流Vmax0.24m/s。考虑胡桃夹现象，未行肾穿刺活检。给予黄芪颗粒口服治疗，蛋白尿减少不明显，活动后甚至24小时UTP可达2g以上。遂前来就诊。症见：体型瘦长，声低，无明显自觉不适，精神欠佳，面色不华，纳食一般，舌淡红，苔薄白。中医诊断：尿血。治以补中益气、健脾益肾；补中益气汤加减。处方：生黄芪30g，当归10g，炒白术10g，陈皮10g，升麻10g，柴胡5g，熟地黄15g，益智仁10g，山茱萸10g，砂仁5g，怀山药15g，炙甘草5g。15剂。同时建议短时间多次倒立，倒立时间每次5分钟以内，每天2~3次。

二诊 2007年12月8日。病人精神明显好转，食纳增加，复查尿常规PRO（-）。家长信心大增，要求继续服药。效不更方，原方30剂，并继续配合倒立治疗。

三诊 2008年元月20日。病人病情基本稳定，但运动后仍会出现少量蛋白尿。由于面临升学，学习紧张，汤药难以坚持，遂改以补中益气丸调养，并嘱避免剧烈运动，间断倒立。

依法调养半年，蛋白尿消失并稳定，随访6年，多次复查尿常规与24小时UTP，均未再出现蛋白尿。

按语 胡桃夹现象多见于体型瘦长的青少年，以脾肾亏虚为主。李佑生教授多以补气健脾为主，多采用补中益气汤方药。

（三）王自敏医案

赵某，男，7岁，学生。2004年12月14日初诊。患儿血尿时轻时重2个月余，症见面黄体瘦，左腹部痛，不思饮食，在当地服中西药治疗未见效，家长非常焦急，慕名而来求治。舌质淡红，舌苔薄黄，脉象沉细。尿常规检查：RBC（+++），PRO（-）。超声：平卧位，腹主动脉旁左肾静脉最宽处约5.4mm，腹主动脉与肠系膜上动脉夹角处约1.6mm；站立20分钟，腹主动脉旁左肾静脉最宽处约6.8mm，夹角处约1.0mm，结果示左肾静脉符合胡桃夹现象。尿相差显微镜检查：红细胞均一性占80%。胡桃夹现象属于中医学血证范畴。此病案为先天禀赋不足，后天失养，脾虚不能生气血，肾虚不能固摄，而致气血瘀滞，瘀久化热，伤及脉络而出现血尿。证属脾肾两虚兼有阴虚血瘀。治宜健脾和胃益肾、滋阴凉血活瘀。方用：生地黄10g，枸杞子15g，牡丹皮10g，旱莲草20g，茜草20g，生山药15g，鸡内金10g，砂仁10g，厚朴10g，穿山甲6g，小蓟30g，藕节30g，赤芍12g，甘草6g。

2005年1月4日。服药15剂。舌质淡，舌苔薄润，脉沉细。服上方后面色转红润，食量增加，腹部不痛。尿检：RBC0~1个/Hp。上方继服25剂。

2005年2月26日。超声描述：平卧位，腹主动脉旁左肾静脉最宽处约3.5mm，腹主动脉与肠系膜上动脉夹角处约1.6mm；站立20分钟，腹主动脉旁左肾静脉最宽处约7.0mm，夹角处约 1.3mm，结果示左肾静脉符合胡桃夹。尿检正常。服上方有效，守方治疗再服 25 剂。

2005 年 4 月 23 日。复查，超声描述：左肾静脉探查，平卧位，腹主动脉旁左肾静脉最宽处约 4mm，腹主动脉与肠系膜上动脉夹角处约 1.4mm；站立 20 分钟，腹主动脉旁左肾静脉最宽处约 4.8mm，夹角处约 1.5mm，结果示左肾静脉未见明显异常。

按语 该患儿来诊时，面黄体瘦、腹痛纳差。乃湿浊困于脾胃，日久化热伤阴，气血生化乏源，运行不利则为瘀。治以健脾益肾、滋阴清热、活瘀通络。守法守方，一方到底，坚持服药 4 个月余，诸症消退。令人称奇的是，经超声检查，左肾静脉竟已未见明显异常，左肾静脉压迫综合征已愈。

【预防与调护】

（1）日常预防与调护　加强营养，增强体质。避免剧烈运动与长时间站立，避免采用过伸体位。

（2）手术前后调护　术前做好病人及家属的思想工作最为关键，在术前详细介绍手术情况，及由于年龄的影响、麻醉的意外、操作的困难等可能出现的问题，及针对解决方案，以消除病人及家属的恐惧心理，使病人及家属积极配合，树立战胜疾病的信心。

【临证提要】

儿童为左肾静脉受压的高发人群，对于体型瘦长、出现血尿或直立性蛋白尿者，诊断不难，但由于部分病人起病隐匿，容易误诊。随着人们对健康体检的重视，成年人发现本病者日益增多，应引起重视。

对于已肾穿刺确诊为原发肾脏病者，亦应警惕本病并存的可能，笔者在临床中已发现多例。由于有资料表明胡桃夹肾病可能引起或加重肾小球损伤，因此在临床上应注意原发肾脏病病人中对本病的筛查，进行必要的干预，可能有助于原发肾脏病的治疗。

本病虽部分病人可自行缓解，但早期干预可能有助于病情的缓解。对于病情严重者，可考虑手术治疗，但由于手术创伤较大，不宜滥用。

（李佑生）

第四节　肾静脉血栓

【概述】

肾静脉血栓形成（renalvenousthrombosis，RVT）是指肾静脉主干和（或）分支内血栓形成，导致肾静脉部分或全部阻塞而引起一系列病理改变和临床表现。肾静脉血栓可发生于单侧或双侧，发生部位有主干单个分支或多个分支也可与其他脏器血管的血栓形成同时并存。急性肾静脉主干血栓可并发急性肾衰竭。慢性肾静脉血栓的临床表现多不明显，因有充分时间形成侧支循环以改善肾静脉回流，绝大多数肾功能不全是可逆性的。传统中医学中并无肾静脉血栓形成的相应诊断，相关论述散见于中医学"水肿""尿血""癃闭""瘀证""腰痛"等病证中。

【病因病机】

（一）中医病因病机

1. 病因

（1）先天禀赋不足　肾为先天之本，先天禀赋不足的病人，肾气阴亏虚，气虚无力运血，阴虚血液黏滞，终致血脉瘀结、水道不通。

（2）感受热邪　热邪入内，扰于血分，灼伤津血，津枯血涸，形成血栓，阻滞经脉。

（3）妊娠失调　妊娠期间，阴血下聚养胎，则阴分必亏，若妊娠期间过劳伤气，易导致气阴两虚，脉道不利，易致瘀血阻络。

（4）饮食不节　常食膏粱厚味，内生湿热，湿热与瘀血互结于血脉之中，气血凝结。

（5）宿体虚弱　过劳或久病体虚，气伤则血行不畅、血行迟缓，致瘀血阻于脉中，营血回流受阻，水溢肌肤，发为肿胀。

2. 病机

肾静脉血栓形成的中医病机特点是正虚邪实。邪实指湿热、瘀血。正虚以气阴亏虚为本，气虚无以行血、阴虚无以润血而致瘀血阻络。病位在肾与膀胱，常心、脾、肾同病。

（二）西医病因病机

1. 病因

（1）肾病综合征（NS）　肾静脉血栓形成常发生于伴局部或全身高凝状态的 NS 病人。据统计 20%~50% 的 NS 病人并发此病。

（2）同种异体肾移植排斥反应。

（3）严重的脱水多见于婴幼儿。

（4）肾血管炎。

（5）妊娠。

（6）下腔静脉炎　血栓发生在下腔静脉，尔后延伸至肾静脉。

（7）其他病因　包括淀粉样变、糖尿病肾病、雌激素治疗、原发性高凝性疾病（如抗凝血酶Ⅲ缺乏、蛋白 C 或 S 缺乏、Ⅴ因子 Leiden 突变、凝血酶原基因 G20210A 突变）、镰状细胞肾病、系统性红斑狼疮。

2. 发病机制

（1）抗栓因子的丢失　①血清 AT-Ⅲ 水平降低：AT-Ⅲ 是最主要的抗凝物质，负责灭活 60%~70% 的凝血酶。NS 病人由于滤过膜通透性增加，AT-Ⅲ 可从尿中排出，导致血中 AT-Ⅲ 水平下降，从而形成高凝状态。②蛋白质 S 活性降低：活化的蛋白质 C 通过抑制 PAI-1 和灭活凝血因子 Va 和Ⅷa 促进纤维蛋白溶解。血浆蛋白质 S 是蛋白质 C 发挥高效活性的一种重要的辅助因子，可使对凝血因子Ⅷa 和 Va 的灭活作用大大增强，起到抗凝作用。NS 时，游离和具有功能活性的蛋白质 S 减少，从而增加了血栓形成的风险。

（2）凝血因子水平异常　NS 病人血浆纤维蛋白原、Ⅴ因子和Ⅶ因子增多，而且这些因子的增加与血浆白蛋白降低呈相关性。由于大量尿蛋白，造成血浆蛋白降低，肝脏代偿性合成蛋白增多；小分子蛋白随尿液丢失，大分子的纤维蛋白原（340 kD）不能透过肾小球滤过，纤维蛋白原水平增多；促进高黏血症、血小板和红细胞聚集，导致血液高凝状态。

（3）血小板功能亢进　NS病人尿中丢失大量蛋白，血浆白蛋白浓度降低，血清蛋白结合型花生四烯酸降低，血栓素 A_2 增多，从而激活血小板，促进血栓形成。NS病人血浆中高纤维蛋白原水平及高脂血症也可促进血小板聚集。NS时 vWF 增多，促进血小板黏附。vWF 通过与凝血因子结合促进血小板向血管壁的转运，在血栓形成中起到重要作用。

（4）纤溶系统功能降低　NS时，纤溶酶原及纤溶酶原激活物从尿中丢失导致纤溶功能低下对 NS 血栓形成起一定作用，血浆脂蛋白 α 升高可进一步降低纤溶酶原激活物的活性。

（5）抗心磷脂抗体　抗心磷脂抗体通过与血管内皮细胞表面带负电荷的磷脂作用后，使前列环素合成减少，并可对内皮细胞造成直接的免疫损伤，触发血小板黏附、聚集和因子Ⅻ活化。抗心磷脂抗体尚可抑制 Va、Ⅶa 的灭活，从而促进血栓形成。

【临床表现】

本病临床表现有很大的个体差异性，视 RVT 发生的缓急、轻重和堵塞血管的大小而异。典型表现为腰腹痛、血尿、蛋白尿、肾功能异常及患肾增大。如血栓形成缓慢，侧支循环逐渐建立，或阻塞程度不严重时，则临床症状隐匿。

【实验室及其他辅助检查】

诊断肾静脉血栓的金指标为肾静脉造影，表现为肾静脉充盈缺损，血栓可延伸至下腔静脉。彩色多普勒超声、MRI 和 CT 检查简便易行，对肾静脉主干大血栓诊断亦有一定帮助。

1. 血液检查

（1）肾功能检查　急性肾静脉血栓形成常伴血尿素氮及血清肌酐升高。

（2）肾小管功能检查　慢性肾静脉血栓形成可出现肾小管功能障碍，表现为肾性糖尿和肾小管性酸中毒。

（3）高凝状态检查　①凝血功能：凝血时间、凝血酶时间、凝血酶原时间和活性部分凝血酶原时间均缩短。②促凝血及辅助因子：肾静脉血栓形成时凝血因子Ⅷ、Ⅶ、Ⅴ、Ⅱ、Ⅰ活性升高。抗凝血酶Ⅲ及纤溶酶原含量下降。

2. 尿液检查

常有镜下血尿、蛋白尿。

以上检查均不是特异性检查，但对诊断肾静脉血栓形成有一定的帮助。

3. 影像学检查

（1）无创影像学检查　超声、CT、磁共振及肾核素扫描等，只对肾静脉主干血栓有诊断意义。典型的征象为扩大的肾静脉内见到低密度的血栓，病肾周围静脉呈现蜘蛛网状侧支循环。

以上检查方法简单、无创伤，可作为常规筛选方法，但对发现肾静脉血栓缺乏特异性，仅对肾静脉主干大血栓有帮助，对肾静脉分支血栓诊断价值不大。

（2）肾静脉造影　目前普遍采用经皮股静脉穿刺选择性肾静脉造影。选择性肾静脉造影对肾静脉血栓的诊断具有确诊意义，可明确显示血栓阻塞的部位、范围、是否有侧支循环等。血栓在肾静脉主干内未造成管腔完全阻塞时，不规则充盈缺损位于管腔一侧。血栓在各分支内常造成完全性阻断，典型杯口状缺损，凸面常指向下腔静脉，远端小分支不显影。急性肾静脉血栓形成时除病变支外，其余各支因淤血而增粗，肾外形增大，无侧支循环形成。慢性肾静脉血栓形成时，除病变支特点外，肾外形增大不太明显，常可见到侧支循环形成，表现为精索静脉、卵巢静脉异常增粗。

肾静脉造影可能造成严重并发症，如：操作过程可能触动血栓，脱落栓子引起肺栓塞；病人常有血液高凝状态，造影过程损伤血管壁（如穿刺口处）可能形成血栓，造成健侧肾静脉或下肢静脉堵塞；以及造影剂对肾脏的损害。

（3）组织病理学　检查肾静脉血栓时，患侧肾脏病理改变为肾脏体积增大，可呈出血性梗死的病理改变。在肾病综合征的病人急性期肾活检，除显示肾病综合征的组织类型外，还可见到肾间质水肿、肾小球毛细血管袢扩张淤血，可有微血栓形成，有时可见毛细血管壁有多形核细胞黏附。长期不能解除的肾静脉血栓，可导致肾小管萎缩、肾间质纤维化改变。

【诊断与鉴别诊断】

（一）诊断要点

1. 中医辨证要点

临床证候可见有腰腹痛、血尿、蛋白尿、肾功能异常及患肾增大等。中医辨证多为湿瘀互结、气虚瘀血、阴虚血瘀等证型。湿瘀互结可有痛处固定、身体困重等证候；气虚瘀血可有身疲乏力、少气懒言等证候；阴虚血瘀可有低热、形体瘦弱、肌肤不荣等证候特征。

2. 西医诊断要点

（1）临床表现　①慢性肾静脉血栓形成：易有侧支循环建立，临床多无症状。②急性肾静脉血栓形成：发热、血压升高；突发性剧烈腰腹部疼痛、肾区叩痛；尿异常，肉眼血尿、少尿、无尿。③累及下腔静脉者表现为下腔静脉阻塞综合征。④合并肺栓塞者可有呼吸困难、胸痛、咯血等表现。

（2）实验室检查　①血常规：白细胞计数升高。②尿常规：血尿，中、重度蛋白尿，无菌性白细胞尿。③肾功能检查：出现 AKI 时，血尿素氮及血清肌酐水平升高。④血浆乳酸脱氢酶升高：多见于婴幼儿急性起病者。

（3）特殊检查　①超声检查：病肾体积增大，在肾静脉内可见血栓回声。多普勒超声可见静脉内血流充盈缺损、紊乱或消失。②肾脏造影：病侧肾体积增大，显影延迟，肾盏、肾盂扩张及肾区假囊肿形成。③肾静脉造影：主要表现为管腔内充盈缺损和管腔截断。

（二）鉴别诊断

应与其他栓塞性疾病鉴别，如肾动脉血栓和栓塞。肾动脉血栓和栓塞也可见腰痛，发热，肾区叩击痛及压痛，且突然出现的血尿，以及进行性加重的氮质血症。并且肾动脉血栓和栓塞病人短期内出现高血压，部分病人发展为持续性高血压，肾动脉主干闭塞时可出现高血压危象。可行肾静脉造影以资鉴别。

【治疗】

（一）中医治疗

1. 治疗原则

中医治则主要围绕本病基本病机血瘀，以活血化瘀为基本治法。同时兼顾湿热、气虚、阴亏津伤，分别予以清热祛湿、益气行血、养阴生津。

2. 辨证施治

（1）湿瘀互结

[临床表现]腰腹痛剧烈、痛处固定，身体困重，小便短赤或血尿，舌质红或有瘀斑、苔黄，脉数。热盛迫血妄行则出现尿血。

[治法]活血化瘀，清热祛湿。

[方药]桃红四物汤合二妙散加减（桃红四物汤出自《医宗金鉴》，二妙散出自《丹溪心法》）。

[参考处方]当归尾、赤芍、生地各15g，川芎、桃仁、黄柏、苍术各10g，红花6g。

本证表现为湿热与瘀血共见，故治疗以活血化瘀之桃红四物汤加清热祛湿之二妙散而成。方中桃仁、红花破血化瘀；当归活血通络，合生地滋阴补肾，活血而不耗血；赤芍凉血止血，清热解毒；川芎活血行气，为血中之气药，调畅气血，以助活血之功；黄柏苦以燥湿、寒以清热，其性沉降，清下焦湿热；苍术辛散苦燥，健脾燥湿。全方配伍得当，使瘀血去、湿热清。

[临床应用]瘀血重者，加醋三棱15g，醋莪术15g；热甚迫血妄行出现尿血，加侧柏叶10g，紫草10g，生蒲黄（包煎）10g。

（2）气虚瘀血

[临床表现]腰痛腹痛、痛处固定，身疲乏力，少气懒言，甚则水肿血尿，舌质暗、有齿痕瘀斑，苔薄白，脉沉涩。

[治法]益气活血。

[方药]补阳还五汤（出自《医林改错》）。

[参考处方]生黄芪60g，当归尾20g，赤芍15g，地龙、川芎、红花、桃仁各10g。

本证表现为气虚不能帅血运行所致的血瘀，故治疗以益气活血之补阳还五汤为基本方。方中生黄芪补益元气，使气旺则血行，瘀去络通；当归尾活血通络，养血不伤血；赤芍、川芎、桃仁、红花协同当归尾以活血祛瘀；地龙通经活络，力专善走，以行药力。合而用之，使元气生、瘀血化，则诸症可愈。

[临床应用]腰腹痛甚者，加乌药10g，延胡索10g；尿血甚则癃闭者，加大黄（后下）10g，水蛭10g。

（3）阴虚血瘀

[临床表现]腰腹痛、痛处固定，低热，形体瘦弱，肌肤不荣，口干口渴，舌红而干少津无苔、有紫斑，脉细涩。

[治法]养阴活血。

[方药]芪棱汤（经验方）。

[参考处方]黄芪、醋三棱、醋莪术、天花粉、桑椹各15g，枳实、水蛭、地龙各10g。

本证表现为阴虚血涸、脉道固涩所致的血瘀，故治疗以养阴活血兼以行气之芪棱汤为基本方。方中黄芪入肺经提升胸中大气，令气足以帅血行，补脾气亦使血得统摄。莪术、三棱破血祛瘀，化瘀滞之血栓，兼以行气，使气补而不滞、周流不息。地龙祛风通络。天花粉性甘寒，生津滋阴，除血中之燥，流利脉络；桑椹滋阴养血，且入肝肾以补下焦之阴精亏虚，二药共奏增水行舟之功。佐以水蛭，其功专破血祛瘀，力峻效宏，重用之以速通脉道。枳实行气散结，消积导滞。诸药合用以达到益气养阴、增水行舟、疏通脉络之功效。

［临床应用］若阴虚火旺、虚火灼伤脉络而致血尿者，加知母 10g，黄柏 10g。

（二）西医常规治疗

肾静脉血栓确诊后，应尽快给予抗凝或溶栓疗法以阻止血栓扩散，争取溶解血栓，尽快促使静脉回流恢复。对于急性血栓形成病人，溶栓治疗可能取得显著效果，而对于慢性血栓形成者，长期抗凝治疗也能防止和减少血栓扩散和新的血栓形成，以改善肾功能和减少并发症发生。

1. 急性 RVT 的治疗

（1）抗凝治疗 急性 RVT 和出现 PE 或其他急性血栓栓塞性疾病病人，应尽早抗凝治疗。一般先用普通肝素或低分子肝素，后续口服华法令。

普通肝素首剂以 5000U 经静脉快速推注，后经静脉以 18U/（kg·h）连续泵入。每 6 小时检测一次活化部分凝血激酶时间（APTT）。当 APTT < 45 秒时，增加剂量 2~4U/（kg·h）；当 APTT > 71 秒时，减少剂量 2~3U/（kg·h）。一般 APTT 维持在 46~70 秒，疗程 2~4 周。但是，在 NS 时，由于大量蛋白质的丢失导致 AT Ⅲ 的缺乏，部分病人会出现肝素抵抗现象。

低分子肝素常选择皮下注射，200~400IU /（kg·d），分 2 次皮下注射，疗程一般 2~4 周。用药过程也需监测 APTT，一般维持在正常值的 1.5~3 倍。

在使用肝素 2~3 天后需加用华法令，在华法令替代肝素治疗时，两者必须有用药重叠期，直至国际标准化比值（international normalized ratio，INR）达标。华法令口服给药，第 1 天用 10mg，第二天用 5mg，第 3 天后每天 2.5mg，儿童可为隔日口服 2.5mg。以后根据凝血酶原时间（PT）和 INR 来调整剂量，治疗期间 INR 应控制在 2.0~2.5。华法令治疗至少 6~12 个月，但大部分学者认为只要 NS 状态不缓解就不能停药。对于其他高凝状态，如特发性 DVT 或抗磷脂抗体综合征（APS）病人建议延长抗凝治疗疗程。在应用华法令过程中，老年人、有脑出血病史者，以及有消化性溃疡病史者更容易发生出血并发症。如 INR 过长，可将华法令剂量减半，也可改原剂量隔日服用进行调整。华法令不可盲目或擅自停药，否则有再发急性血栓的可能。

（2）溶栓治疗 血栓形成 7~14 天内，在无溶栓治疗禁忌证时（见表 14-4-1）均可溶栓治疗，尤其在 RVT 形成 1~2 天内溶栓疗效更好。全身性溶栓治疗由于出血风险较大（包括颅内出血），一般不推荐使用，而肾血管局部溶栓，联合或不联合导管取栓是急性 RVT 首选治疗方案。

表 14-4-1 肾静脉血栓溶栓禁忌证

绝对禁忌证
7~10 天内的外科手术
近 2 个月内有脑血管意外
1 个月内接受穿刺活检术并可能伤及血管（如肾活检、肝活检）
活动性出血（消化道、泌尿系）
未控制的高血压
颅内恶性肿瘤
妊娠
近期有外伤史，并累及实质性器官
曾接受心肺复苏治疗，并出现肋骨骨折（如急性肺栓塞病例）

相对禁忌证
组织穿刺术
胸腔穿刺术
心肺复苏后
化脓性血栓性静脉炎
其他可能潜在的出血风险

溶栓药物可通过静脉全身给药或局部给药，一般首选局部给药，后者分肾静脉局部给药和肾动脉局部给药两种方法。有人认为肾动脉给药效果要优于肾静脉局部给药。也有人在肾动、静脉同时注入溶栓药物，以达到最大溶栓效果。溶栓药物有纤溶酶原激活剂和去纤维蛋白药物，临床常用药物及用法如下。

尿激酶：可直接激活纤溶酶原，且血栓内浓度大于血浆，无抗原性，不良反应明显少于链激酶。一般首剂 4000~4400U/kg，于 30~45 秒泵入，继以 4000U/（kg·d）维持溶栓 48~72 小时。病人若能耐受，必要时可滴注 5~7 日。

链激酶：急性溶栓治疗时首剂 25 万 U，在 30~45 秒内静脉滴完，然后以 10 万 U/h 持续滴注，维持 48~72 小时。如果病人能耐受，疗程可延长至 5~7 天。

组织型纤溶酶原激活剂（tPA）：常用药物有阿替普酶，既可静脉全身注射，也可插管局部输注，一次总剂量 100mg，儿童酌减。先将总量的 1/10 快速静脉推注，然后将余量在 2~3 小时内静脉滴入，如果一次不能溶解血栓，可连续、恒速输注，直至血栓溶解。在溶栓疗程结束前必须及时加用抗凝药物，防止血栓再发。

（3）介入治疗　对于 RVT 病人，介入治疗的目的主要是：局部溶栓治疗；导管取栓术；置入永久性下腔静脉滤网，防止因血栓脱落而出现肺栓塞。

下腔静脉滤网可采用经股静脉插管的方式，放置在肾静脉于下腔静脉开口以上的下腔静脉段，可在局部溶栓治疗前，先置入滤网以防止栓子脱落导致肺栓塞。介入治疗时，应注意避免损伤静脉壁，并防止血栓脱落。在放置滤网后需长期或永久抗凝治疗。抗凝药物主要为华法令，临床应用中需监测凝血功能，防止出血并发症。

（4）手术治疗　经外科手术取出静脉血栓，仅在极少情况下用于急性肾静脉主干大血栓形成，尤其是双侧肾静脉栓塞或右肾静脉大血栓伴肾功能损伤，并经取栓和（或）溶栓治疗无效者。

2. 慢性或无症状性 RVT

这类病人的治疗主要是抗凝和治疗原发病，但应注意预防出血并发症。

（1）抗凝　慢性 RVT 必须进行抗凝治疗以防血栓扩大，造成肾静脉主干栓塞，并防止新血栓形成。抗凝治疗方案与急性 RVT 的抗凝治疗相似，先采用肝素或低分子肝素，然后口服华法令。后续采用华法令长期抗凝，提升 INR 至 2.0~2.5。

（2）治疗原发病　NS 状态的存在，体内免疫机制的异常，是 RVT 发生的高危因素。因此在 RVT 病情得到控制后需积极治疗肾脏原发病，纠正 NS 和高凝状态，补充抗凝血物质。

（三）中西医协同治疗

中医中药治疗本病具有优势，中药成分中同样具有抗凝、抗血小板聚集等作用，同时结合西医的非手术治疗，既可增强其疗效，同时又能减少出血及其他不良反应。但由于中医辨证分型方面仍未形成统一标准，所以在具体治疗方案上仍未形成规范。

【预防与调护】

在肾静脉血栓的预防与护理中，为防止血栓的发生，应积极促进血液循环护理，如鼓励病人增加活动，协助病人定时翻身。同时需避免血液瘀滞现象出现，对高危病人，包括活动减少的老年人、肥胖者、手术后或制动的病人，术毕即在双下肢套上弹性绷带或穿弹力袜以促进血液回流，避免在膝下垫硬枕、过度屈髋，以免影响静脉回流。

【临证提要】

肾静脉血栓形成是指肾静脉主干和（或）分支内血栓形成，导致肾静脉部分或全部阻塞而引起一系列病理改变和临床表现。RVT 的治疗首先取决于血栓形成时间和有无血栓栓塞事件；其次，应根据不同病情采取抗凝、溶栓和介入外科等方法的个体化应用；再围绕基本病机血瘀，以活血化瘀为基本治法，同时兼顾湿热、气虚、阴亏津伤，分别予以清热祛湿、益气行血、养阴生津。肾静脉急性血栓形成症状较重，病情错综复杂。在中医治疗的同时，时刻注意与现代西医相结合，争取做到优势互补。

（张思为　李佑生）

第五节　血栓性微血管病

【概述】

血栓性微血管病（thrombotic microangiopathy，TMA）是一组急性临床病理综合征，主要特征为微血管病性溶血性贫血、血小板减少及微循环中血小板血栓造成器官受累。主要临床表现为微血管病性溶血性贫血、血小板减少、肾脏损害、中枢神经系统损害及发热。经典的血栓性微血管病主要指溶血尿毒症综合征（hemolytic uremic syndrome，HUS）及血栓性血小板减少性紫癜（thrombocy~topenic purpura，TTP）。HUS 主要临床表现为微血管病性溶血性贫血、血小板减少及 AKI 三联征。两者临床表现、发病机制及病理形态相似，故临床上有时难以完全区分。其他常见的血栓性微血管病还包括恶性高血压、硬皮病肾危象、妊娠、移植、恶性肿瘤、遗传、免疫缺陷病毒（HIV）、自身免疫性疾病等多因素引发微血管内皮细胞的损伤，进而引起一系列变化而导致微血管血栓的形成，产生继发性 TMA。典型 HUS 也称腹泻相关型 HUS（diarrhea HUS，D+HUS），约占 HUS 的 90%，年发病率为 1/10 万 ~2/10 万，小于 5 岁儿童中年发病率为 6.1/10 万。非典型 HUS（atypical HUS，aHUS）又称无腹泻溶血性尿毒综合征（Diarrhea negative hemolytic uremic syndrome，D-HUS），占 HUS 的 10%，年发病率 2/100 万，所有年龄段均可发病，以成人为主。TTP 的年发病率为 1/100 万 ~4/100 万。中医学中并无血栓性微血管病的相应诊断，相关论述散见于中医学"癃闭""关格""黄疸""血证""瘀证""热证""神昏""厥脱"以及"产后诸病"的范畴。

【病因病机】

（一）中医病因病机

1. 病因

（1）先天禀赋不足　肾为先天之本，肾精不足则无以化气生血、充肌长骨。先天禀赋不足的病人，肾精进而亏虚，祛邪无力，致邪毒壅盛、血脉瘀结、水道不通。

（2）饮食不洁　饮食不洁之物，热毒入内，扰于血分，灼伤津血，致败血生成，阻滞经脉。

（3）妊娠失调　妊娠期间，阴血下聚养胎，则阴分必亏，若妊娠期间过劳伤气，易导致气阴两虚、脉道不利，又感热毒，易致败血阻络。

（4）作息失宜　如劳欲过度、酒色伤身，致脏腑气虚，祛邪无力。

（5）宿体虚弱　禀赋不足或久病体虚，日久肾元亏虚，祛邪无力，致邪毒壅盛、血脉瘀结、水道不通。

2. 病机

血栓性微血管病的中医病机特点是邪实正虚。正虚以气阴亏虚为本，气虚无以生血、阴虚无以化血而致血虚，日久肾阳虚衰，而致气虚阴阳俱虚。邪实指热毒和瘀血。本病邪实正虚共见，脏腑虚损，功能逆乱，变证百出。热伤血脉，迫血妄行则出血；热毒炽盛，邪毒入心包则神昏谵语；瘀血阻于上焦则胸闷、气促，甚则心胸刺痛、咳嗽气逆；瘀血阻于中焦则腹痛、胁肋胀痛，甚则泄泻或发为黄疸；瘀血阻于下焦则小便短赤不利、涩痛不畅甚则癃闭。病位在肾与膀胱，常心、脾、肾同病。

（二）西医病因病机

1. 溶血性尿毒综合征

溶血性尿毒综合征（HUS）主要表现为血小板减少、微血管病性溶血性贫血和 AKI。根据其发病机制和临床表现将 HUS 分为 3 个亚型：典型 HUS、非典型 HUS 和自身免疫性 HUS。

（1）典型溶血性尿毒综合征　主要见于儿童，多与腹泻相关，因此称为 D+HUS。主要为产志贺毒素的肠道出血性大肠埃希菌（EHEC）导致的细菌性肠炎，其中 E. coli O175：H7 为主要致病原。除此之外，肺炎链球菌等其他病原感染也可以导致典型 HUS。

（2）非典型溶血性尿毒综合征（aHUS）　可能由百日咳杆菌和水痘感染触发，aHUS 既可以散发，也可以呈家族聚集性，大约 20% 病例具有家族遗传背景，与补体基因的特定突变有关。补体旁路激活途径中的主要调解因子——补体因子 H 的先天缺陷与 aHUS 相关。与此同时发现 100 多种 H 因子基因的突变与 aHUS 相关。

（3）自身免疫性 HUS（DEAP-HUS）　DEAP-HUS（CFHR 缺陷和自身抗体阳性）主要分为两种：自身抗体阳性和遗传缺陷。大多数 DEAP-HUS 病人为 6~16 岁，DEAP-HUS 大约占 HUS 病人的 10%。

2. 血栓性血小板减少性紫癜

血栓性血小板减少性紫癜（TTP）主要见于青少年和成人，女性较男性患病率高。TTP 会累及神经系统，也会出现肾功能异常。来源于 TTP 的微血栓主要由血小板、vWF 和低分子量的纤维、纤维原组成。特发性、非家族性 TTP 病人含有蛋白酶抑制性抗体，抑制超大分子量

vWF 的解离，使之与血小板结合。家族性 TTP 病人存在 ADAMTS13 基因缺陷。ADAMTS13 基因是一种金属蛋白酶，它能剪切超大分子量 vWF。

【临床表现】

典型的 HUS 一般发病前 2~14 天常有先兆性腹泻，且多为出血性腹泻，主要与大肠埃希菌 E. coli O175：H7 感染有关，成人及小儿均可见，但主要发生于婴幼儿和儿童，其流行期约在每年的 6 月至 9 月。在发病前常有腹泻、腹痛、呕吐等胃肠炎症状。非典型 HUS（散发型 HUS 或 D-HUS）部分可有呼吸道症状，或有家族史，另外与肿瘤、恶性高血压、先兆子痫等有关。TTP 为一种散发性病例，任何年龄均可发病，以 30~40 岁为发病高峰。90% 为急性发病，其与 HUS 在以下几方面存在类似与不同点。

（1）微血管病性溶血性贫血 HUS 与 TTP 均表现明显，在数日内病人血红蛋白下降显著，网织红细胞升高，游离胆红素水平升高，血浆乳酸脱氢酶及其同工酶（丙酮酸脱氢酶）活性升高，外周血涂片可见红细胞碎片及变形红细胞、幼稚红细胞，有时可出现血红蛋白尿。

（2）血小板减少致出血 TTP 全身各处均有可能出血，以皮肤和黏膜为主，严重者可有颅内出血，一般血小板减少呈重度。而 HUS 最易出血部位在胃肠道，血小板减少程度较轻。

（3）神经系统症状 见于 84%~92% 的 TTP 病人和 40% 的 HUS 病人，如头痛、头晕、精神错乱、惊厥、视力障碍、失语、肢体麻木、昏迷等。

（4）肾功能损害 76%~88% 的 TTP 病人和几乎 100% 的 HUS 病人可累及肾脏。TTP 病人肾脏受累多为轻度，可有血尿、蛋白尿，40%~80% 有轻度氮质血症。而 AKI 是 HUS 的重要临床表现，绝大多数病例少尿或无尿，此外由于血容量增多，高血压、心力衰竭的发生率也高于 TTP。

（5）发热 TTP 病人 59%~98% 可出现不同程度的发热，而 HUS 则相对较少。

【实验室及其他辅助检查】

1. 血液尿液检查

（1）溶血性贫血 短期内血红蛋白下降，严重者可降至 30g/L，但与 AKI 的严重程度并不一致。末梢血网织红细胞升高可达 6%~19%。血涂片可见破碎红细胞，比例 10% 以上。血清间接胆红素升高。抗人体球蛋白实验（Coombs' test）阳性。血浆乳酸脱氢酶及其同工酶升高。

（2）出血 血小板减少，最低可达 $10 \times 10^9/L$，1~2 周后恢复，下降程度和持续时间与肾损伤的严重程度无关。骨髓象可见巨核细胞形态正常，仅数目增多。

（3）白细胞升高 可达（20~30）$\times 10^9/L$，与 AKI 的严重程度及预后有关。

（4）凝血和纤溶指标异常 凝血酶原时间、部分凝血活酶时间及 V 和 Ⅷ 因子多正常，早期纤维蛋白原减少，其降解产物增多。

（5）肾功能异常 尿蛋白多为 1~2g/L，尿常规镜检可见红细胞、白细胞及管型，血清尿酸和尿素氮、血清肌酐升高更显著。

2. 病理检查

TTP 的微血栓发生于大多数组织器官，而 HUS 主要发生在肾脏。

（1）光镜 肾小球可见毛细血管襻增厚，内皮细胞肿胀，内皮下间隙增宽，系膜插入，毛细血管袢呈双轨样改变，但无明显细胞增生和免疫复合物沉积的膜增生样改变。毛细血管管腔狭窄或栓塞，腔内可见破碎的红细胞及栓子，系膜水肿，可有溶解。小动脉内皮细胞肿胀，内皮下腔隙增宽，黏液样内膜增厚，肌内膜细胞增生，可有纤维素样坏死。

（2）电镜　内皮下无定形的绒毛样物质聚集。

（3）免疫荧光　可见沿肾小球毛细血管袢和系膜区分布的纤维蛋白原/纤维蛋白呈颗粒状沉积，偶见 IgM、C_3、C_{1q} 沿毛细血管袢分布。

【诊断与鉴别诊断】

（一）诊断要点

1. 中医辨证要点

本病多在发病前有腹泻、腹痛、呕吐等证候特征，发病后易出现血尿等出血表现。中医辨证多为毒热蕴积、瘀血阻滞、气血两虚与阴虚火旺等证型，毒热蕴积多表现为壮热、烦躁、口干口渴喜冷饮等热象，瘀血阻滞多见血色紫暗或出血质地黏稠等，气血两虚多见倦怠乏力、头晕眼花等，阴虚火旺多有五心烦热、盗汗等证候特征。

2. 西医诊断要点

（1）一般发病前 2~14 天常有先兆性腹泻，且多为出血性腹泻。

（2）溶血性贫血　短期内血红蛋白下降，严重者可降至 30g/L，与 AKI 的严重程度并不一致。血涂片可见破碎红细胞，出现血小板减少等。

（3）肾功能异常　尿蛋白多为 1~2g/L，尿常规镜检可见红细胞、白细胞及管型，血清尿酸和尿素氮、血清肌酐升高。

（4）肾活检证实为肾脏微血管病变，尤其是微血管血栓。

（二）鉴别诊断

1. 弥漫性血管内凝血（DIC）TMA

DIC 有时出现严重的出血倾向及血小板减少，纤维蛋白降解产物增多，但 TMA 时凝血酶原时间、部分凝血活酶时间、凝血因子水平正常，可资鉴别。

2. Evan's 综合征

Evan's 综合征也有溶血、血小板减少、肾功能损害等，但其周围血涂片多见球形红细胞，一般无变形及破碎红细胞，Coomb's 试验阳性，可资鉴别。

3. 系统性红斑狼疮（SLE）

SLE 时可有肾脏损害、精神症状、血小板减少和溶血性贫血，但多发于青年女性，外周血中无变形和破碎红细胞，免疫学检查多为阳性，可资鉴别。

4. 流行性出血热（EHF）

EHF 常有高热、出血倾向，但一般无溶血表现，EHF 抗体阳性，可资鉴别。

5. 溶血性贫血、肝酶升高及血小板减少综合征（hemolytic anemia, elevated liver function and low platelet count syndrome，HELLP 综合征）

HELLP 综合征是严重先兆子痫的一种表现，常发生在分娩前后，随妊娠结束可自行缓解。

【治疗】

（一）中医治疗

1. 治疗原则

中医治疗以祛邪扶正为主，毒热蕴积者治以清热解毒，瘀血阻滞者治以活血祛瘀，气血两虚者治以益气摄血，阴虚火旺者治以养阴清热、凉血止血。

2. 辨证施治

（1）毒热蕴积

[临床表现] 壮热，烦躁，口干口渴喜冷饮，小便短赤或癃闭，大便干结，舌质红或红降，舌苔黄厚或干黄，脉洪数或弦数；热甚迫血妄行则出现各部位出血。

[治法] 清热解毒。

[方药] 黄连解毒汤合五味消毒饮（黄连解毒汤出自《肘后备急方》，五味消毒饮出自《医宗金鉴》）。

[参考处方] 黄连、黄芩、黄柏、紫背天葵子各10g，栀子、野菊花、紫花地丁各15g，金银花30g，蒲公英20g。

本证表现为热毒炽盛，故治疗以清热泻火之黄连解毒汤加清热解毒之五味消毒饮而成。方中黄连清泻心火，兼泻中焦之火；黄芩泻上焦之火；金银花清热解毒散结，入肺、胃经，可解中上焦之热毒；黄柏泻下焦之火；野菊花入肝经，专清肝胆之火；栀子泻三焦之火，导热下行，引邪热从小便而出；蒲公英、紫花地丁均具清热解毒之功，蒲公英兼能利水通淋，泻下焦之湿热，与紫花地丁相配，善清血分之热结；紫背天葵能入三焦，善除三焦之火。

[临床应用] 热甚迫血妄行则出现各部位出血，加牡丹皮10g，赤芍15g，生地黄30g，玄参15g，侧柏叶10g，紫草10g。

（2）瘀血阻滞

[临床表现] 多部位出血，可见鼻衄、齿衄、咳血、吐血、便血或黑便、尿血、紫斑、崩漏等，血色紫暗或出血质地黏稠；或身体多部位疼痛剧烈，痛如针刺，固定不移；发热；舌质紫暗或舌下动脉青紫、偶尔可见瘀点瘀斑，脉细涩或沉涩无力。

[治法] 活血祛瘀。

[方药] 血府逐瘀汤（出自《医林改错》）。

[参考处方] 桃仁、当归、牛膝各15g，红花、川芎、赤芍各10g，桔梗、枳壳各5g，生地黄30g，甘草6g，柴胡3g。

本证表现为瘀血阻滞所导致的出血与疼痛，故治疗以活血祛瘀之血府逐瘀汤为基本方。方中桃仁破血行滞而润燥，红花活血祛瘀以止痛；赤芍、川芎助桃仁红花活血祛瘀；牛膝活血通经，祛瘀止痛，引血下行；生地、当归养血益阴，清热活血；桔梗、枳壳，一升一降，宽胸行气；柴胡疏肝解郁，升达清阳，与桔梗、枳壳同用，尤善理气行滞，使气行则血行；桔梗并能载药上行，兼有使药之用；甘草调和诸药。合而用之，使血活瘀化气行，则诸症可愈。

[临床应用] 败血上扰于神明见神昏、谵语者，合犀地清络饮加减，加水牛角（冲服）15g，牡丹皮10g，连翘10g，鲜茅根30g，淡竹沥60mL；败血阻滞于上焦则胸闷、气

促，甚则心胸刺痛、咳嗽气逆者，加大桔梗、枳壳用量至10g以增强宣肺宽胸之功效；阻滞于中焦则腹痛、胁肋胀痛，甚则泄泻或发为黄疸，合膈下逐瘀汤加减，加牡丹皮10g，乌药10g，延胡索10g，香附6g，茵陈10g，并加大枳壳、柴胡用量至10g；阻滞于下焦则小便短赤不利、涩痛不畅甚则癃闭者，合桃核承气汤加减，加大黄（后下）10g，芒硝（冲服）6g。

（3）气血两虚

[临床表现] 发热，气短，神疲，倦怠乏力，头晕眼花，心悸不宁，面白无华，唇甲色淡，多部位出血，血色较浅、质地稀薄，舌质淡，脉弱。

[治法] 益气摄血。

[方药] 归脾汤（出自《正体类要》）。

[参考处方] 炒白术、龙眼肉各10g，当归、茯神、炙黄芪、炒酸枣仁各15g，木香、炙甘草各3g，人参（另煎兑入）5g，远志5g，生姜3片，大枣2枚。

本证表现为气虚不能摄血所致的心脾两虚，故治疗以益脾气、养心血之归脾汤为基本方。方中以人参、黄芪、白术、甘草甘温之品补脾益气以生血，使气旺而血生；当归、龙眼肉甘温补血养心；茯神、酸枣仁、远志宁心安神；木香辛香而散，理气醒脾，与大量益气健脾药配伍，复中焦运化之功，又能防大量益气补血药滋腻碍胃，使补而不滞、滋而不腻；姜、枣调和脾胃，以资化源。

[临床应用] 若气血两虚无以充养神明致神昏者，治以气血双补，取当归补血汤之义，"有形之血不能速生，无形之气所当急固"，加大炙黄芪用量至30~50g。

（4）阴虚火旺

[临床表现] 发热、以午后或夜间较重，五心烦热，盗汗，失眠多梦，腰酸膝软，口干咽燥，舌鲜红少苔或光红无苔，脉细数。

[治法] 养阴清热，凉血止血。

[方药] 知柏地黄丸合犀角地黄汤（知柏地黄丸出自《医宗金鉴》，犀角地黄汤出自《外台秘要》）。

[参考处方] 知母、黄柏、牡丹皮、茯苓、泽泻各10g，山茱萸、山药、赤芍各15g，熟地黄、生地黄各30g，水牛角（冲服）30g。

本证表现为阴虚火旺，故治疗以养阴清热之知柏地黄丸加凉血止血之犀角地黄汤而成。方中重用熟地黄，滋阴补肾，填精益髓；山茱萸补养肝肾；山药补益脾阴。三药相配，滋养肝脾肾，称为"三补"。配伍泽泻利湿泄浊，并防熟地黄之滋腻恋邪；牡丹皮清泻相火，并制山茱萸之温涩；茯苓淡渗脾湿，并助山药之健运。三药为"三泻"，渗湿浊，清虚热，平其偏盛以治标。知母、黄柏，苦润之品，苦能泄热，润能滋阴。犀角、生地、牡丹皮、赤芍具有清热解毒、凉血散瘀之功效。诸药合用，去其灼阴之火、滋其济火之水。

[临床应用] 热甚迫血妄行则出现各部位出血，加墨旱莲30g，玄参15g，侧柏叶10g，紫草10g；阴虚肠燥，大便不通者，加玄参15g，生大黄5g；热耗津伤，致大渴不已者，加石膏20g，天花粉15g。

（二）西医常规治疗

目前尚无特效治疗。急性期以综合治疗为主，包括维持水、电解质及酸碱平衡，纠正贫血，控制高血压，使用抗血小板药、血管紧张素转换酶抑制剂、血管紧张素Ⅱ受体拮抗剂，利尿，对症支持治疗，等等。抗生素应慎用。注意补充热量和营养。对于重症病人，应及时予以透析、血浆置换或糖皮质激素治疗。

（三）中西医协同治疗

近年来西医学诊疗血栓性微血管病取得了长足的进步，但该病至今仍然是一种潜在致死性疾病。未经治疗的 TTP/HUS，90% 可能死亡。经过积极治疗后，有报道目前儿童病死率为 6.25%，成人病死率为 9%~14%。70% 病人需透析。治疗上必须做到多途径、综合治疗，以期取得多途径治疗的优势互补。中西医结合治疗能发挥中西医各自长处，达到优势互补，以取得最佳疗效。

【经典传承】

（一）顾勇教授

顾勇教授认为血栓性微血管病属于中医学"血瘀"范畴。热毒炽盛，邪毒入心包则扰乱心神；热伤血脉则迫血妄行；气化不利则尿少，甚至尿闭。治疗以清热、解毒、凉血为主。可选用水牛角、生地、牡丹皮、玄参、紫草根、生石膏、知母、栀子、黄连、黄芩、大小蓟、金银花、连翘等药物辨证组方。

（二）王今达教授

王今达教授认为溶血性尿毒综合征（HUS）多在感染或创伤等应激情况下，肠道的屏障功能受到损害，大量的细菌和内毒素经过静脉和肠系膜进入体循环，形成肠源性内毒素血症和细菌移位，并激发细胞因子和其他炎症介质的连锁反应。因此，尽快恢复肠道功能，可以有效改善营养状态，而且对于截断其病势发展、防止病情恶化、避免多脏器衰竭的发生和病情进一步恶化都具有重要意义。现代药理证明，活血化瘀药能改善微循环，增强网状内皮细胞吞噬和吸附，促进坏死组织被吞噬吸收；清热解毒药不仅能够杀菌，而且可清除细菌产生的内毒素。以大承气汤为代表的通里攻下剂对肠源性内毒素血症具有良好的减毒作用，能荡涤肠道，使实邪积滞排出，改善脏器血流灌注，减少内毒素异位，显著减轻肠源性内毒素血症造成的脏器损伤。

【典型案例】

王今达医案

患者，2002 年 11 月 7 日初诊。主诉：发热 1 周，腰痛 3 天，尿少 2 天。既往体健，产后 50 天。查体：T 39.7℃，P 117 次/分，R 26 次/分，BP 120/70mmHg；神志清楚，巩膜黄染，全身皮肤无黄染；双上肢有散在出血点，色鲜艳。听诊双肺（-），心律齐、音纯，心率 117 次/分。触诊腹部（-），双肾叩击痛（+），24 小时尿量 270mL，双下肢浮肿，大便 3 天未行。舌质红绛，苔黄厚而干，脉弦数。

生　化：BUN 10.85 mmol/L，Scr 461.1μmol/L，CK 852.4IU/L，LDH 737.3IU/L，ALT 59IU/L，TBIL 34.6μmol/L，DBIL 16.1μmol/L，IBIL 18.3μmol/L。血常规：WBC 4.1×10^9/L，RBC 3.72×10^{12}/L，PLT 34×10^9/L，Hb 67g/L。电解质：Na^+ 125.30mmol/L，K^+ 2.46mmol/L，Cl^- 97.5mmol/L。尿常规：PRO（+++），ERY（++），LEU（+）。DIC：部分凝血酶生成时间 52.7s。骨髓穿刺

可见分类不明红细胞。血涂片：血小板散在、量减低，可见大颗粒血小板。流行性出血热抗体（－）。

西医诊断：①溶血性尿毒综合征；②急性肾衰竭，氮质血症期。

中医诊断：①癃闭，毒热蕴蓄；②肌衄，毒热炽盛、迫血妄行。

治疗：给予对症及支持治疗；同时血液透析每周 2 次；甲泼尼龙 30 mg 静脉滴注，每日 1 次；灯盏花注射液 50 mL、茵栀黄注射液 60 mL、参麦注射液 60 mL，静脉滴注，每日各 1 次。同时口服中药汤剂，治以清热解毒、凉血攻下。处方：黄柏、生栀子、大黄、牡丹皮、赤芍各 15g，连翘、紫草、败酱草、蒲公英、茵陈蒿各 30g，紫花地丁、车前子、苦参、萹蓄、夏枯草各 25g，枳实、厚朴、焦白术各 20g。水煎 1 剂 / 日，早晚温服。

服药 7 剂，上肢出血点明显消退，大便通畅 1 次 / 日；24 小时尿量 530 mL，下肢浮肿减轻，指痕（＋）。T 38.4℃，P 93 次 / 分，R 20 次 / 分，BP 105/70 mmHg。BUN 8.47 mmol/L，Scr 308.4μmol/L，CK 285.1IU/L，LDH 237.6 IU/L，HBDH 165.8 IU/L，AST 129.7IU/L，ALT 31.3 IU/L，TBiL 24.7μmol/L，DBiL 11.4 μmol/L，IBiL 13.3 μmol/L。血常规：PLT 57×10^9 / L，Hb 75g/L。尿常规：PRO（＋），ERY（＋）。电解质未见异常。DIC 未见异常。舌质红，苔黄厚，脉弦数。继续予茵栀黄、参麦、灯盏花静脉滴注；中药改大黄为 10g，加白花蛇舌草 30g。

再服药 10 剂，上肢出血点基本消失，下肢浮肿消失，24 小时尿量 940mL。T 37.5℃，P 89 次 / 分，R 18 次 / 分，BP 100/70mmHg。BUN 7.69mmol/L，Scr 219μmol/L，AST 73.2 IU/L，ALT 32.5 IU/L。尿常规未见异常。舌质红，苔白黄厚，脉弦。继续予茵栀黄、参麦静脉滴注各 14 天，服中药汤剂 29 剂。复查血常规：WBC 4.0×10^9/L，RBC 3.65×10^{12}/L，Hb 103g/L，PLT 207×10^9/L。痊愈出院。

按语 方用小承气汤荡涤肠胃之瘀热败血；苦参、夏枯草、黄连、苦参清中焦之火；赤芍活血化瘀；连翘、紫草、败酱草、蒲公英、茵陈、紫花地丁清热解毒，凉血泻火；车前子、萹蓄清热利水，导邪热从小便出；炒白术补气健脾，防止诸药苦寒胃气。诸药相伍，共奏清热利湿、化瘀解毒、凉血泻火之功效。

【预防与调护】

血栓性微血管病中常易因血小板减小出现各种出血表现，如皮下出血及肠道出血等，在预防与护理中，需积极监测血液各项指标的变化，做好尽可能降低出血风险，保护好皮肤、肠道及各个脏器。

【临证提要】

血栓性微血管病是一组以微血管性溶血性贫血、血小板减少、微循环中血小板血栓造成的器官受累为主要表现的急性临床综合征。由于 TMA 的发病机制和病因未完全明确，预后较差，属于临床急性危重病，起病急，恶化迅速，病死率高，临床上表现为严重的贫血和出血倾向。单独西医治疗效果并不理想。中西医结合治疗能发挥中西医各自长处，达到优势互补，以取得最佳疗效。

该病为临床急危重病，病势凶险，几乎所有病人都收治在重症监护病房，病人病情错综复杂，往往是内科、外科等多学科问题交织在一起，经过插管、透析、引流等一系列抢救措施后，症状往往变得不典型，再加之该病情危重变证百出，大多表现为几组证候交织在一起，而且其中不无矛盾之处。中医辨证仅依靠传统的望、闻、问、切等传统诊法处理该病的困难相当大，此时临床医生一定要认清中医药的优势所在，并时刻注意与现代西医相结合，争取做到优势互补，灵活掌握，方能取得满意疗效。

（张思为　李佑生）

第十五章　梗阻性肾病与结石

第一节　梗阻性肾病

【概述】

梗阻性肾病是指因尿流障碍而导致肾脏功能和实质性损害的疾病。尿路梗阻、尿液潴留导致肾积水，致使肾内压力增高，引起的肾脏结构功能改变，可导致急性或慢性肾衰竭，同时也是复杂性尿路感染的常见诱因。据美国肾脏病学会统计此病的发病率在男性泌尿道疾病中居第四位，在女性中占第六位，由梗阻性肾病所导致的肾衰竭占 ESRD 的 2%。肾盂积水通常是梗阻性肾病时的临床表现。未经治疗的尿路梗阻性疾病将导致不可逆转的肾损伤（肾纤维化，进而发展为无功能肾），成为病人肾功能不全的原因。尿路梗阻引起急性梗阻性肾病而导致的 AKI，占 AKI 病因 3.5%~8.0%。

在中医古籍中，本病属于"淋证""癃闭""关格"等范畴，现代中医辨证增加了"尿石症""慢性肾衰"等病名。

【病因病机】

（一）中医病因病机

1. 病因

本病由多种因素致病，不外乎先天禀赋不足、外感湿热、瘀浊内停、饮食不节、久病劳伤、情志失调几个方面。

（1）先天禀赋不足　禀赋不足，肾与膀胱先天畸形，肾与膀胱气化不利，而致本病。

（2）外感湿热　因下阴不洁，秽浊之邪从下侵入机体，上犯膀胱；或由小肠邪热、心经火热、下肢丹毒等他脏外感之热邪传入膀胱；或湿热毒邪犯肺，热邪壅滞，肺气闭塞，水道通调失司，不能下输膀胱而致病。

（3）瘀浊内停　瘀血败精阻塞于内，或痰瘀积块，或砂石内生，尿路阻塞。

（4）饮食不节　久嗜醇酒、肥甘、辛辣之品，导致脾胃运化功能失常，内湿自生，酿湿生热，阻滞于中，下注膀胱；或饮食不足，饥饱失调，脾胃气虚，中气下陷，无以气化。

（5）久病劳伤　久病缠身，耗伤正气；或房事不节，劳伤过度；或妊娠、产后脾肾气虚，膀胱容易感受外邪。

（6）情志失调　情志不遂，肝气郁结，膀胱气滞；或气郁化火，气火郁于膀胱。

2. 病机

本病病理性质有实、有虚，且多见虚实夹杂之证。初起多因湿热为患，正气尚未虚损，故多属实证。久病湿热伤正，由肾及脾，每致脾肾两虚，而由实转虚。如邪气未尽，正气渐伤，或虚体受邪，则成虚实夹杂之证。因此，本病多以肾虚为本、膀胱湿热为标。

（二）西医病因病机

1. 病因及分类

引起梗阻性肾病的原因很多，任何原因引起肾盂、肾盏、输尿管、膀胱、尿道等任何部位梗阻均能致病。隐匿性肾结石、肾盂输尿管连接处狭窄等尿路梗阻通常是造成梗阻性肾病的重要原因。儿童以先天性泌尿系统畸形常见，如先天性膀胱颈痉挛、膀胱输尿管反流、肾盂输尿管畸形、肾血管畸形等。成人则以泌尿系统结石多见。老年病人又以男性居多，这与该人群中前列腺疾病及肿瘤发生率明显增高有关。

造成梗阻性肾病的原因有内源性和外源性两大因素。前者包括泌尿道管腔及管壁的异常，后者是除了泌尿道管腔和管壁外的其他因素。根据病因大体可分为三种，分别为腔内性、壁内性病变及外压性病变（见表 15-1-1）。

（1）腔内梗阻　常见原因有肾结石、血块、肾坏死组织脱落堵塞，常发生于输尿管肾盂移行处、膀胱连输尿管口及膀胱颈等部位。

（2）壁内性病变　可分为器质性、功能性，前者多见于输尿管炎性狭窄或上皮肿瘤，后者多见于神经源性膀胱。

（3）外压性病变引起的梗阻　主要病因为前列腺肥大及肿瘤、腹膜后占位，前列腺肥大或肿瘤是泌尿系统疾病中引起梗阻性肾病的首要原因。克罗恩病或胃肠其他肿瘤可以压迫输尿管而导致梗阻。女性病人腹膜后恶性肿瘤、子宫肿瘤均可引起尿路压力性改变致病。

表 15-1-1　梗阻性肾病的病因

腔内性	壁内性	外压性
结石、异物、血块 膀胱肿瘤 肾乳头坏死 尿酸、尿蛋白肾小管沉积 输尿管上皮息肉 膀胱输尿管反流 药物、细菌堵塞输尿管	先天性： 肾盂输尿管功能不全 泌尿系统畸形 迷走血管 后天性： 尿道、输尿管狭窄（外伤、手术、炎症） 神经源性膀胱	前列腺肥大、前列腺癌 腹膜后肿瘤或结节 盆腔肿瘤、血管瘤 输尿管疝、妊娠 肾盂输尿管处血管或纤维束压迫、输尿管误扎 输尿管周围纤维化 肠道炎症涉及尿路

2. 发病机制

有关梗阻性肾病的发病机制目前尚未完全清楚，大多数学者倾向认为本病的发生是以梗阻为启动因素所诱导的多种血管活性物质、细胞因子、化学趋化蛋白、反应氧化代谢产物等综合作用的结果。血管活性物质以血管紧张素 Ⅱ（Ang Ⅱ）在梗阻性肾病中所起的作用研究最充分，亦最全面。本病存在局部 RAS 亢进，Ang Ⅱ 明显增多，Ang Ⅱ 作用于 AT1 受体可引起血压上升、水钠潴留，促进系膜细胞、Ⅰ 型胶原及纤维连接蛋白的 mRNA 和蛋白的表达，诱导细胞肥大增殖。细胞因子 $TGF-\beta_1$、$TNF-\alpha$、核因子 -κB（NF-κB）等生物学活性广泛，是梗阻性肾病的重要致病因子。化学趋化蛋白可促进梗阻侧肾间质的炎症细胞聚集趋化，炎症细胞除与肾间质的 ECM 成分聚积有关外，还部分参与了导致本病肾血流量和 GFR 下降的病理生理过程。炎症细胞在肾间质积聚使反应氧化代谢产物显著增加，使肾间质的结构和功能发生变化。过氧化氢酶的减少与肾皮质氧化产物的增加，很可能是导致肾间质炎症及肾小管纤维化的原因。总之，肾间质纤维化是所有梗阻性肾病最终的共同途径，是由梗阻启动诱导的一系列血管活性物质、生长因子、细胞因子、化学趋动蛋白、反应氧化代谢产物等综合作用的结果。

3. 病理生理

尿路梗阻后泌尿系统内压力增高，当泌尿系统内压力接近肾小球滤过压（6~12mmHg）后，肾小球滤过率会越来越低，其主要病理生理改变如下所述。

（1）输尿管内压力上升　输尿管内压力取决于尿流率、梗阻部位和梗阻程度。管腔内压力过高可促使管腔扩张，蠕动加强。

（2）肾组织代偿性肥大和增生　梗阻早期，通过输尿管、肾盂的扩张以代偿泌尿系统内压力的增高，如梗阻继续存在，肾组织亦会通过原有肾单位细胞的肥大和血管口径变粗以代偿性维持一定的肾小球滤过率。当一侧肾积水，肾功能受到损害时，对侧肾脏可代偿性肥大，若梗阻时间过长，肾组织已严重破坏，则肾功能难以恢复。

（3）肾血流动力学改变　尿路梗阻对肾功能的影响主要取决于梗阻的程度及持续时间的长短，梗阻肾可通过血流动力学的改变使肾小球滤过率下降。动物实验证明，在急性输尿管完全梗阻的早期，肾血流量增加，以后随时间的延长而减少。梗阻解除后，肾血流再增加，但难以恢复至正常水平。

（4）肾小管功能障碍及间质纤维化　在梗阻期，因水和盐利尿作用，并伴肾小管内压力增加时，梗阻肾内尿渗透压增加。当输尿管内压力 > 9.75mmHg 时，肾组织内水含量增加，乳头内溶质减少；输尿管内压力 > 30mmHg 时，肾内正常的渗透梯度消失，肾小管浓缩和酸化功能障碍。病理上，早期为肾小管间质炎症细胞浸润和炎症介质释放，随后肾小管上皮细胞及间质成纤维细胞病变，导致肾小管萎缩和肾间质纤维化，最终引起肾衰竭。

【临床表现】

梗阻性肾病病人因基本病因、梗阻程度、病程长短不同，可出现疼痛、排尿异常、腹胀等不同的临床表现，也有部分早期病人可无症状。

1. 上尿路症状

典型的表现为肾绞痛、血尿。肾盂或输尿管上段梗阻往往有腰部疼痛，输尿管下段梗阻时疼痛可向会阴部放射；合并感染时，可伴寒战、高热；由结石或肿瘤引起者，可见肉眼血尿；肾乳头坏死者可见"洗肉水"样尿液。

2. 下尿路症状

双侧完全性梗阻可造成无尿，但大部分病人梗阻并不完全，因此常表现为排尿困难、尿流变细、尿后淋沥不尽等。合并感染时可出现膀胱刺激症状及血尿或脓尿。

3. 全身症状

尿量增加或较少，肾功能不全时可出现恶心、乏力、精神不振、嗜睡等。可出现高血压、腹水征，少数病例可出现樱桃唇（红细胞增多症）。

4. 其他症状

梗阻性肾病因其病因及病变程度不同亦可出现尿路梗阻体征。可触到患侧肿大的肾脏，肾区叩痛；合并感染者，腹部可有压痛；因腹部肿瘤或炎性包块压迫者，可扪及相应部位的包块；前尿道狭窄，局部可触及尿道的硬化或瘢痕区；前列腺病变时，肛门指诊可触及肿大的前列腺；严重梗阻出现尿潴留者，可触到潴留尿液过量的膀胱。

【实验室及其他辅助检查】

1.尿液检查

尿常规检查常可见红细胞、白细胞、蛋白或管型，尿蛋白定量大多 < 1.5g/24h。尿渗透压早期升高，晚期尿比重低且固定。

2.血液检查

合并感染时，血象可增高；慢性梗阻引起慢性肾功能不全时，可有不同程度的贫血、血尿素及血清肌酐增高、二氧化碳结合力及血钙降低、血磷增高。当远端肾小管性酸中毒存在时，可出现高氯性代谢性酸中毒。

3.特殊检查

（1）超声 为确定肾盂、肾盏有无积水或结石的首选检查，还可测得肾脏大小、皮质厚度、膀胱残余尿量、尿路周围有无肿块压迫。膀胱残余尿量增多，则提示前列腺肥大、肿瘤或神经源性膀胱。

（2）腹部平片 简单易行，可帮助发现肾、输尿管阳性结石和其他植入物（如支架）。

（3）静脉肾盂造影及逆行造影 可了解梗阻的部位和程度，并可发现阴性结石及占位病变。

（4）CT 及 MR 检查 通常对超声检查有疑问、肾脏显示不清或梗阻性质不明时可采用 CT 检查。特别是由肿瘤、腹腔后病变等引起者，对确诊病因更重要。但增强 CT 需使用造影剂，对肾功能已明显受损的病人应慎用。血氧依赖的核磁共振显影技术可用于评价急性输尿管梗阻后肾脏 RPF 的变化和 GFR 变化，有助于判断梗阻肾的功能预后。

（5）放射性核素检查 是了解分侧肾功能的较好方法，但对梗阻定位较差。

（6）尿道、膀胱及输尿管镜 可直接发现下尿路及输尿管病变的存在、部位、性质，部分病人可借此解除梗阻。

【诊断与鉴别诊断】

（一）诊断要点

1.中医辨证要点

辨证要点多以癃闭或关格进行辨证。

（1）癃闭中医辨证 膀胱湿热者多以小便点滴不通或量少而短赤灼热为主。肺热壅盛者多以全日总尿量极少或点滴不通、呼吸急促或咳嗽为主。肝郁气滞者多以胁腹胀满、情志抑郁为主。浊瘀阻塞者多以尿细如线，甚则阻塞不通、小腹胀满疼痛为主。脾气不升者多以气短、语声低微、小腹坠胀为主。肾阳衰惫者多以面色㿠白、神气怯弱、畏寒怕冷、腰膝冷而酸软无力为主。

（2）关格中医辨证 常见脾肾阳虚、湿浊内蕴者以面色苍白或晦滞、畏寒怕冷、下肢欠温、泄泻或大便稀溏为主。肝肾阴虚、肝风内动者常见目眩、手足搐搦或抽筋。肾衰及心、邪陷心包者常见神识昏蒙、循衣摸床或神昏谵语。

2.西医诊断要点

（1）典型的病史和体征。

（2）实验室检查 尿常规、超声、X 线或 CT 检查不仅可以确立诊断，还可明确病因。血常规、肾功能、电解质、泌尿系动态显像可了解梗阻引起的肾功能不全的程度。

（二）鉴别诊断

1. 与上尿路非梗阻性扩张（膀胱输尿管反流、先天性巨肾小盏等）鉴别

两者都会出现尿集合系统扩张。放射性核素肾图和（或）逆行肾盂造影可以排除非梗阻性原因造成的泌尿道扩张，而排尿期膀胱造影可明确泌尿道扩张的原因是否为膀胱输尿管反流。

2. 与急性肾衰竭鉴别

两者临床都可能出现少尿甚至无尿、肾功能下降。梗阻性肾病超声检查可见扩张的尿集合系统，静脉肾盂造影可发现梗阻部位。

【治疗】

（一）中医治疗

1. 治疗原则

梗阻性肾病总的治疗原则是尽快解除梗阻，去除病因，控制感染，挽救肾功能。具体治疗方案应综合考虑造成梗阻的病因、发病缓急、肾功能的损害程度等因素来决定，治疗方法应采用中西医结合的方法，遵守"实则治标，缓则治本"的原则，达到祛邪不伤正、固护肾功能的目的。

2. 辨证施治

（1）癃闭的辨证论治

①膀胱湿热

［临床表现］小便点滴不通或量少而短赤灼热，小腹胀满，口苦口黏或口渴不欲饮，或大便不畅，苔根黄腻，舌质红，脉数。

［治法］清热利湿，通利小便。

［方药］八正散加减（出自《太平惠民和剂局方》）。

［参考处方］车前子（包）10g，瞿麦 10g，萹蓄 10g，滑石 10g，栀子 10g，甘草 5g，通草 10g，大黄（后下）10g。

方中滑石清热渗湿、利水通淋；通草下利湿热，使湿热之邪从小便去；萹蓄、瞿麦、车前子三药清热利水通淋；栀子清泄三焦、通利水道，以增强滑石清热利水通淋之功；大黄荡涤邪热，并能使湿热从大便去。

［临床应用］若舌苔厚腻者，可加苍术、黄柏，以加强其清化湿热的作用；若兼心烦、口舌生疮糜烂者，可合导赤散，以清心火、利湿热；若湿热久恋下焦，又可导致肾阴灼伤而出现口干咽燥、潮热盗汗、手足心热、舌光红，可改用滋肾通关丸加生地、车前子、川牛膝等，以滋肾阴、清湿热而助气化。

②肺热壅盛

［临床表现］全日总尿量极少或点滴不通，咽干，烦渴欲饮，呼吸急促或咳嗽，苔薄黄，脉数。

［治法］清泄肺热，通利水道。

［方药］清肺饮加减（出自《医方集解》）。

［参考处方］杏仁 10g，桔梗 10g，贝母 10g，茯苓 10g，五味子 10g，桑白皮 10g，黄芩

10g，天花粉 10g，甘草 5g。

方中杏仁降气润燥，贝母清火散结，桑白皮泻肺利水，五味子敛肺宁嗽，茯苓除湿而理脾，天花粉清中有润、免伤阴液，甘草和中，桔梗清肺利膈、载药上浮。

[临床应用] 若症见心烦、舌尖红、口舌生疮等，乃为心火旺盛之征象，可加黄连、竹叶等以清泻心火；若大便不通，可加大黄以通腑泄热；若口渴引饮、神疲气短，为气阴两伤之象，可合大剂生脉散，以益气养阴；若兼表证而见头痛、鼻塞、脉浮者，可加薄荷、桔梗以解表宣肺。

③肝郁气滞

[临床表现] 小便不通或通而不爽，胁腹胀满，情志抑郁或多烦易怒，舌红，苔薄黄，脉弦。

[治法] 疏利气机，通利小便。

[方药] 沉香散加减（出自《三因极一病证方论》）。

[参考处方] 沉香 10g，砂仁（后下）10g，苍术 10g，枳实 10g，麦芽（炒焦）10g，青皮 10g，细辛 3g，川芎 10g，桔梗 10g，茯苓 10g，甘草 5g。

方中沉香、枳实、青皮、桔梗行气止痛，砂仁化湿理气，苍术燥湿健脾，麦芽行气健脾，细辛祛风止痛，川芎活血行气，茯苓健脾渗湿利小便，甘草调和众药。

[临床应用] 若肝郁气滞症状重，可合六磨汤加减，以增强其疏肝理气的作用；若气郁化火，而见舌红、苔薄黄者，可加牡丹皮、栀子等以清肝泻火。

④浊瘀阻塞

[临床表现] 小便点滴而下或尿细如线，甚则阻塞不通，小腹胀满疼痛，舌质紫暗或有瘀点，脉细涩。

[治法] 行瘀散结，通利水道。

[方药] 代抵当丸（出自《证治准绳》）。

[参考处方] 大黄（酒炒）10g，莪术 5g，红花 10g，桃仁 10g，牡丹皮 10，当归 10g，川牛膝 10g，甘草 5g。

方中大黄下瘀泄热，桃仁、红花活血化瘀止痛，莪术破血行气活血，牡丹皮、当归清热凉血活血，川牛膝引药下行，甘草调和众药。

[临床应用] 若瘀血现象较重，可加红花、川牛膝、三棱、莪术以增强其活血化瘀的作用；若病久血虚，面色不华，治宜养血行瘀，可加黄芪、丹参、赤芍；若一时性小便不通、胀闭难忍，可加麝香 0.09~0.15g 置胶囊内吞服，以急通小便（不宜久服，孕妇忌服）；若由于尿路结石而致尿道阻塞、小便不通，可加用金钱草、鸡内金、冬葵子、萹蓄、瞿麦以通淋利尿排石。

⑤脾气不升

[临床表现] 时欲小便而不得出或量少而不爽利，气短，语声低微，小腹坠胀，精神疲乏，食欲不振，舌质淡，脉弱。

[治法] 升清降浊，化气利尿。

[方药] 补中益气汤合春泽汤加减（补中益气汤出自《内外伤辨惑论》，春泽汤出自《医方合春泽汤集解》）。

[参考处方] 黄芪 20g，白术 10g，陈皮 10g，升麻 10g，柴胡 10g，人参（另煎兑入）10g，甘草 5g，当归 10g，猪苓 10g，泽泻 10g。

方中人参、黄芪益气利水，白术健脾运湿，当归养血和营，陈皮理气，升麻、柴胡升阳举陷，猪苓、泽泻利尿渗湿，甘草调和众药。诸药配合，共奏益气升清降浊、化气利尿之功。

[临床应用] 若气虚及阴，脾阴不足，清气不升，气阴两虚，症见舌质红，可改用补阴益气煎；若脾虚及肾而见肾虚证候者，可加用济生肾气丸，以温补脾肾、化气利尿；小便涩滞者，可合滋肾通关丸。

⑥肾阳衰惫

[临床表现] 小便不通或点滴不爽，排出无力，面色㿠白，神气怯弱，畏寒怕冷，腰膝冷而酸软无力，舌淡，苔薄白，脉沉细而弱。

[治法] 温补肾阳，化气利水。

[方药] 济生肾气丸加减（出自《张氏医通》）。

[参考处方] 熟地黄10g，山茱萸10g，牡丹皮10g，山药10g，茯苓10g，泽泻10g，肉桂5g，附子（制）10g，牛膝10g，车前子（包）10g。

方中肉桂、制附子温补肾阳；牛膝补肝肾、强腰膝、利尿；熟地填精益髓；山茱萸酸温补肝肾；山药甘补涩敛性平，善养阴益气、补脾肺肾；茯苓健脾渗湿、利水通淋；泽泻渗湿利尿；牡丹皮清泻肝火；车前子清热利尿。

[临床应用] 若兼有脾虚证候者，可合补中益气汤或春泽汤，以补中益气、化气行水；若老人精血俱亏，病及督脉，而见形神萎顿、腰脊酸痛，治宜香茸丸，以补养精血、助阳通窍；若因肾阳衰惫，命火式微，致三焦气化无权、浊阴不化，症见小便量少甚至无尿、头晕头痛、恶心呕吐、烦躁、神昏者，治宜千金温脾汤合吴茱萸汤。

（2）关格的辨证论治

①脾肾阳虚，湿浊内蕴

[临床表现] 小便不通或尿量极少而色清，面色苍白或晦滞，畏寒怕冷，下肢欠温，泄泻或大便稀溏，呕吐清水，苔白滑，脉沉细。

[治法] 温补脾肾，化湿降浊。

[方药] 温脾汤合吴茱萸汤（温脾汤出自《备急千金要方》，吴茱萸汤出自《伤寒论》）。

[参考处方] 大黄（后下）10g，吴茱萸10g，当归10g，干姜10g，附子（制）10g，人参（另煎兑入）10g，甘草5g。

方中附子配大黄温壮脾阳、散寒凝；吴茱萸散寒止痛、降逆止呕、助阳止泻；干姜温中助阳，助附子温中散寒；人参、当归益气养血；甘草调和诸药。

[临床应用] 若水气凌心者，加己椒苈黄丸；尿少或小便不通者，可合用滋肾通关丸；皮肤瘙痒者，加用土茯苓、地肤子、白鲜皮燥湿止痒。

②肝肾阴虚，肝风内动

[临床表现] 小便量极少，呕恶频作，面部烘热，牙宣鼻衄，头晕头痛，目眩，手足搐搦或抽筋，舌暗红有裂纹，苔黄腻或焦黑而干，脉弦细数。

[治法] 滋补肝肾，平肝息风。

[方药] 羚角钩藤汤（出自《通俗伤寒论》）。

[参考处方] 水牛角（先煎）20g，钩藤（后下）10g，霜桑叶10g，川贝母10g，鲜竹茹10g，生地黄15g，菊花10g，白芍10g，茯神木10g，甘草10g。

方中水牛角、钩藤清热凉肝、息风止痉，桑叶、菊花清热息风，白芍、生地黄、甘草养阴补益肝肾，贝母、竹茹清热，茯神宁心安神。

[临床应用] 若大便秘结，可加用生大黄通腑降浊；若风阳内动，导致中风者，按中风论治。

③肾病及心，邪陷心包

[临床表现] 小便量极少，甚至无尿，胸闷，心悸或心前区疼痛，神识昏蒙，循衣摸床，或神昏谵语，恶心呕吐，面白唇暗，四肢欠温，痰涎壅盛，苔白腻，脉沉缓。

[治法] 豁痰降浊，辛温开窍。

[方药] 涤痰汤（出自《奇效良方》）。

[参考处方] 茯苓10g，人参（另煎兑入）10g，甘草5g，陈皮10g，胆南星10g，法半夏10g，竹茹10g，枳实10g，菖蒲10g。

方中人参、茯苓、甘草补心益脾而泻火降浊，陈皮、胆南星、半夏利气燥湿而祛痰开窍，菖蒲开窍通心，枳实破痰利膈，竹茹清燥郁，使痰消火降。

[临床应用] 若躁狂痉厥，可改服紫雪丹；若症见汗多、面色苍白、手足厥冷、舌质淡、脉细微，为阳虚欲脱，急宜回阳固脱，用参附汤加龙骨、牡蛎；若汗多面色潮红、口干、舌红少苔、脉细数，为阴液耗竭，应重用生脉散或生脉注射液静脉滴注，以益气敛阴固脱。

（二）西医常规治疗

1. 去除梗阻

（1）尿路结石　临床治疗方法根据结石大小和梗阻部位而定，< 5mm 的结石常用内科排石疗法；7~15mm 大小的结石可通过振波碎石后排出；输尿管中下段结石经内科保守治疗后无效者，可在膀胱镜下逆行取石；对已有肾功能损害或上述方法不能成功者，可考虑外科手术解除梗阻。

（2）前列腺增生　根据前列腺增生造成的梗阻程度可行药物保守治疗、物理治疗或手术治疗。

（3）输尿管周围粘连　早期可予药物治疗，若粘连不能缓解，积水加重者，可考虑手术治疗。

2. 感染及其他并发症的治疗

由于尿路梗阻常合并感染，故常需使用抗生素抗感染治疗，通常在药物敏感试验出结果之前就选用在肾脏和尿中浓度较高的抗生素，疗程通常 3~4 周。对肾功能已不可逆地完全丧失且反复发生感染的肾脏则可考虑肾切除。对梗阻或梗阻解除后出现多尿造成的水、电解质紊乱应及时予以纠正。对于已出现急性、慢性肾衰竭者必要时应予透析治疗。

（三）中西医协同治疗

1. 解除梗阻

（1）尿路结石　参照"尿路结石"章节。

（2）前列腺增生　①药物治疗：α受体阻滞剂、5α- 还原酶抑制剂、抗雄激素或睾酮类药物等。②手术：经膀胱镜置入支架于后尿道以解除梗阻。另有微波、射频、气囊扩张、经尿道前列腺电汽化联合电切术等。③中医治疗：中医辨证本病分为实证与虚证两大类型。实证以清热利湿、活血化瘀为主要治则，常用八正散合萆薢分清饮及桃红四物汤加减化裁。虚证治则是滋肾阴、温肾阳、补中益气、升清降浊，常用方法为六味地黄丸合右归丸及补中益气汤加减化裁。

（3）输尿管周围粘连　①药物治疗：早期可用糖皮质激素缓解因粘连所致的梗阻。②手术：输尿管松解术，必要是放置输尿管支架。③中药治疗：以活血化瘀为主，佐以清热利湿。

2. 梗阻解除后治疗

（1）尿量恢复或多尿者　注意适当补液治疗以防脱水和电解质紊乱，中药予固肾为主。

（2）梗阻解除后3~4个月仍无尿或少尿者　考虑已发生不可逆肾衰竭，治疗参照"慢性肾衰竭"章节。

【经典传承】

刘旭生教授治疗泌尿系结石梗阻性肾病的中医对策

对于泌尿系结石所致的梗阻性肾病病人，刘旭生教授认为肾虚湿热是其基本病机，治疗方面主张辨病与辨证结合，清利湿热贯穿疾病治疗始终，常在辨证基础上适当加入清利湿热药物，常用药物有金钱草、海金沙、石韦、鸡内金、车前子、王不留行、滑石、冬葵子、木通、瞿麦等。当泌尿系结石梗阻性肾病合并肾衰竭时，其病机虽有其"肾虚湿热"独特之处，但慢性肾衰竭病机多为一致，总以肾虚为本，且以肾气虚、肾精亏损为主，也可以表现为肾阳虚衰或肾阴亏虚。因此刘教授认为针对泌尿系结石梗阻性肾病的肾衰竭的治疗宜以攻补兼施、整体调护、扶正祛邪为治疗原则，将益气健脾补肾、活血祛湿泄浊、行气通腑作为治疗大法，同时兼顾泌尿系结石梗阻性肾病特点，适当加入清利湿热之品。常用健脾补肾药：黄芪、淫羊藿、菟丝子、牛膝、黄精、山茱萸、怀山药、茯苓等。常用活血药物：丹参、郁金、泽兰、当归、三七等。常用行气药：木香、延胡索、沉香、佛手、青皮、香附等。常用通腑药物：大黄、厚朴、枳实等。

【典型案例】

王树声医案

刘某，男，60岁。"因左腰痛伴无尿3天"入院。症见：精神疲倦，面色㿠白，左腰疼痛，无尿，尿频，尿急，眼睑浮肿，畏寒，腰膝酸软，纳呆，舌淡暗、苔微黄腻，脉沉。既往无特殊病史。检查：BP128/80mmHg，贫血浮肿貌，双肾区叩痛，双下肢浮肿，余无异常发现。急诊生化：电解质基本正常，Scr508μmol/L；超声：双输尿管上段结石，双肾积液。

西医诊断：梗阻性肾病，肾功能衰竭，双输尿管上段结石。

中医诊断：癃闭（脾肾阳虚，湿热瘀阻）。

治疗：采用治标与治本同时进行的方法，行双输尿管镜激光碎石取石术，同时予扶阳固肾兼清热利水化瘀为法。处方：熟附子、泽泻、炙甘草、丹参、赤芍各10g，干姜、党参、猪苓、茯苓、白术、金钱草、滑石各15g，肉桂5g。每天1剂。3剂后病人精神较前明显好转，面色仍㿠白，无明显腰痛，无明显畏寒，仍有腰膝酸软，胃纳改善，排尿顺畅，无尿频尿急尿痛，尿量每天2500~3000mL，舌淡暗、苔薄白，脉沉。复查Scr降至258μmol/L。考虑术后邪实已去、正气仍虚，治以温补脾肾为主。2周后病人精神好，面色较前红润，无明显不适，尿量每天2500~3000mL，胃纳好，舌淡红、苔薄白，脉弦。复查Scr恢复正常。

按语　《景岳全书·癃闭》曰："夫膀胱为藏水之府，而水之入也，由气以化水，故有气斯有水；水之出也，由水以达气，故有水始有溺。经曰，气化则能出矣。盖有化而入，而后有化而出，无化而出，必其无化而入，是以其入其出皆由气化，此即本经气化之义，非单以出者言气化也。然则水中有气，气即水也；气中有水，水即气也。今凡病气虚而闭者，必以真阳下竭，元海无根，水火不交，阴阳否隔，所以气自气而气不化水，水自水而水蓄不行。气不化水则水府枯竭者有之，水蓄不行则浸渍腐败者有之，气既不能化，而欲强为通利，果能行乎？阴中已无阳，而再用苦寒之剂能无甚乎？……当辨其脏器之寒热。若素无内热之气者，是必阳虚无疑也，或病未至甚，须常用左归、右归、六味、八味等汤丸或壮水以分清，或益火以化气，随宜用之，自可渐杜其源；若病已至甚，则必用八味丸料或加减金匮肾气汤大剂煎服，庶可挽回。"王教授认为此病人在发生尿路梗阻后，导致水道不通，水湿蕴而化热，阻遏阳气及气机，使气化功能失常，致脾肾受损，脾肾阳气衰败，则清浊不分、升降失常。方中四逆汤扶阳固肾为君，五苓散利水通阳为臣，佐以丹参、赤芍活血化瘀，金钱草、滑石利水通淋。

【临证提要】

梗阻性肾病的特点是病程较长、错综复杂、本虚标实，治疗上多为标本同治，又有偏重。临证需掌握复杂病证的辨证论治，对于虚实夹杂、淋证兼夹癃闭、关格等证病人，结合实验室检查作为辅助，明确病因、病机、病位、虚实以及标本缓急，正确采用急则治标、缓则治本的治疗原则。病情危笃者，应采用中西医结合疗法救治。

谨防个别中药的肾毒性，如木通、防己、马兜铃是传统中医治疗梗阻性肾病的常用药，但近年来的临床报道和现代药理研究表明这些中药大剂量或长期使用可产生一定的肾毒性，甚至出现急慢性肾衰竭、肾小管性酸中毒等，故应谨慎使用，如可用通草代替木通，或避免大剂量、长期使用。在小剂量使用过程中，应密切监测肾功能，若出现不明原因的蛋白尿或肾功能下降应立即停药。对癃闭伴高血钾者，应慎用含钾高的中药，如泽泻、山药、牛膝、桃仁等。

（邓彦彦　杨栋　李顺民）

第二节　尿路结石

【概述】

尿路结石（Uinary system calculi，USC）是指一些晶体物如钙、草酸、尿酸、胱氨酸等在肾脏等泌尿道的异常聚积的一类疾病。本病多见于 20~40 岁，多发于成年男子，男女比例为 3：1~2：1。按所含晶体物质分类，约 80% 病人的尿路结石为钙结石，多数钙结石主要是由草酸钙构成的，其次是由磷酸钙构成的。尿路结石可引起尿路梗阻、肾绞痛、血尿、尿路感染及肾衰竭等并发症。中医古籍对类似尿路结石的论述散见于"砂淋""石淋""血淋""尿血""腰痛""癃闭"等篇章中。

【病因病机】

（一）中医病因病机

尿路结石，中医学认为其发病主要由于肾虚、膀胱热引起，与湿热、情志、饮食、环境等因素有关，其病位在肾、膀胱和溺窍。

1. 病因

（1）肾气不足　先天禀赋不足或后天过劳导致肾气不足，肾气不足则膀胱气化不利，尿出不畅，尿中杂质郁结成石。

（2）肾阴亏虚　过度熬夜或房事不节导致阴液暗耗，阴虚内热，煎熬水液，尿液凝结，日积月累，结聚为砂石，而为石淋。

（3）肾阳虚衰　肾阳虚衰，以致阴寒内盛，下焦寒凝水结则化为石。

（4）饮食失节　饮食不节，或嗜食肥甘厚味及辛辣，酿生湿热，蕴结于肾与膀胱，致下焦湿热，尿液受煎熬日久，尿中杂质结为砂石。

（5）情志失调　七情过激化火，火热伤阴，阴虚内热，煎熬水液，尿液凝结，结聚为砂石。

（6）湿热外侵　南方炎热多湿，水多杂质，湿热内侵，蕴积于下焦，煎熬尿液，尿中杂质结为砂石。

2. 病机

尿路结石的中医病机特点是肾虚、膀胱热，肾虚为本，膀胱湿热为标。发病早期以湿热标实之证为主，或因结石阻滞而致气滞血瘀之证；后期因结石反复发作或迁延不愈而以虚实夹杂之证为主。

（二）西医病因病机

影响结石形成的因素很多，如年龄、性别、种族、遗传、环境因素、饮食习惯和职业等，此外，身体的代谢异常，尿路的梗阻、感染、异物和某些药物的使用是结石形成的常见病因。

1. 代谢异常

主要与尿液酸碱度异常、高钙血症、高钙尿症、高草酸尿症、高尿酸尿症、胱氨酸尿症、低枸橼酸尿症及低镁尿症等相关。

2. 尿道局部病变

尿路梗阻、感染和尿路中存在异物是诱发结石形成的主要局部因素，梗阻可以导致感染和结石形成，而结石会加重梗阻与感染的程度。临床上容易引起尿路结石形成的梗阻性疾病包括机械性梗阻和动力性梗阻两大类。其中，肾盂输尿管连接部狭窄、膀胱颈部狭窄、海绵肾、肾输尿管畸形、输尿管口膨出、肾囊肿、肾盏憩室和马蹄肾等是常见的机械梗阻性疾病。此外，肾内型肾及肾盏颈狭窄可以引起尿液潴留，从而诱发肾的结石形成。神经源性膀胱和先天性巨输尿管可以造成尿液的潴留，促进结石的形成。

3. 药物相关因素

药物引起的肾结石占所有结石的 1%~2%，因为尿液的浓度高而溶解度较低的药物包括氨苯蝶啶（triamterene）、治疗 HIV 感染的药物（如茚地那韦 indinavir）、硅酸镁和磺胺类药物等，这些药物本身就是结石的成分；能够诱发结石形成的药物，包括乙酰唑胺、维生素 D、维生素 C 和皮质激素等，这些药物在代谢的过程中可导致其他成分的结石形成。

【临床表现】

尿路结石的症状主要取决于结石的大小、形状、所在部位和结石对尿路的刺激损伤、梗阻及继发感染等。

1. 无症状结石

肾结石可以完全无症状，甚至在造成梗阻时亦可以无症状，而因其他原因做腹部 X 线片或超声检查时偶然发现。

2. 疼痛

肾结石移行并阻塞于肾盂输尿管连接处，或进入输尿管时，可发生典型的肾绞痛，常在夜间或清晨突然发作。疼痛开始时是肋脊角隐痛，逐渐加强至剧痛，沿胁腹的输尿管行径，放射至耻骨上区和阴部，常伴有恶心、呕吐。但是有时疼痛不一定呈典型的肾绞痛，可仅为腰痛或腹痛，易误诊为其他急腹症。当痛点下移，常表示结石移向输尿管下端。随着结石的排出，疼痛可立即消失。部分病人可出现肾区叩击痛、肋腰点或肋脊点压痛、沿输尿管行径压痛。

3. 血尿

肾绞痛时，常伴有肉眼血尿或镜下血尿。无症状的肾结石，如有血尿，则多为轻度镜下血尿，如结石有移动，则每有显著的血尿。

4. 尿路梗阻和尿路感染

结石病人由于可能引起尿路梗阻，易发生尿路感染，可为无症状性细菌尿或有明显的尿路感染症状。如结石移行至膀胱内输尿管部分，可发生尿频、尿急、尿痛，易与尿路感染混淆，须注意鉴别。

5. 急性肾衰竭

结石堵塞独肾病人的健侧输尿管，造成尿道急性梗阻，偶亦可堵塞双侧输尿管造成急性肾衰竭。

6. 胃肠道症状

胃与肾均受控于腹腔内交感神经节后纤维支配，肾绞痛时常伴有恶心、呕吐、食欲不振等胃肠道症状。

【实验室及其他辅助检查】

1. 尿液检查

在肾绞痛发作时或发作后，一般都有肉眼或镜下血尿。并发感染时，尿液中白细胞或脓细胞增多，应做细菌培养、药敏实验及尿液 pH 值测定。

2. 血液检验

包括血清肌酐、尿素氮检查，必要时检查血清胱抑素 C 等。怀疑有甲状旁腺功能亢进者，可以进行相关筛选和诊断，包括血清钙、磷、碱性磷酸酶，24 小时尿钙磷测定，肾小管对磷重吸收实验，钙负荷实验，等等。

3. 超声检查

可发现肾积水、结石强回声和声影，能诊断出 X 线阴性结石，当结石直径＞0.5cm 时即可显示。其缺点是细小结石易漏诊。

4. X 线腹平片或 CT 扫描

约 90% 的泌尿系结石可在 X 线平片上显影，显影的深浅和结石的化学成分、大小、厚度有关。草酸钙显影最好，磷酸钙和磷酸镁铵次之，含钙的尿酸盐和胱氨酸又次之，而纯尿酸结石和胱氨酸结石不显影。CT 扫描可鉴别结石、血块或肿瘤。

5. 尿路造影

静脉肾盂造影和逆行肾盂造影能明确显示结石的位置和整个泌尿道的情况，如结石较小、密度较淡，诊断困难时可进一步作逆行空气或氧气造影，以明确结石的存在和位置。

6. 放射性同位素肾图

可在肾结石嵌顿阻塞尿路时反映尿路梗阻的有无及程度，以及伴有的肾功能损伤程度。

【诊断与鉴别诊断】

（一）诊断要点

1. 中医辨证要点

（1）辨病位　临床见腰腹绞痛，常放射至同侧下腹部或外阴，小便涩痛频急、排尿中断、血尿，或尿中砂石排出者，病位在膀胱；单纯腰痛、腰酸或无明显症状者，病位多在肾。可行腹部 X 线平片或泌尿系彩超检查明确诊断。

（2）辨虚实缓急　新发者多实证，病程短，病势急，常有腰腹绞痛难忍、尿道窘迫疼痛或排尿时突然中断等临床表现；结石反复发作，或迁延不愈者多伴有虚证，病程长，病势缓，常见腰酸隐痛、排尿无力、遇劳则发等临床表现。

2. 西医诊断要点

（1）腰部或上腹部持续钝痛或阵发剧烈绞痛，常放射至同侧下腹部或外阴。绞痛发作时可伴有出冷汗、呕吐。双侧同时有梗阻或尿道急性梗阻时可致无尿。

（2）肉眼或镜下血尿，绞痛发作时血尿加重。

（3）超声或 X 线腹部尿路平片可见尿路结石影。

（4）肾盂造影可进一步确定腹部平片中钙化影是否与泌尿系有关，可明确结石部位、有无梗阻，并可显示 X 线阴性的结石。

（5）核素肾图及泌尿系 CT 扫描对诊断有一定帮助。

（二）鉴别诊断

右肾及输尿管上段结石须与胆石症、胆囊炎、胃及十二指肠溃疡病等鉴别；右侧输尿管结石易与阑尾炎相混淆，应根据临床表现的特点加以区别。肾或输尿管结石一般为突然发病，反复发作可有尿中排石史，腰或下腹部阵发性绞痛、向外阴部放射，肾区叩击痛，下腹压痛，无腹部肌卫反应，尿中有红细胞，影像学检查可见阳性结石影。

【治疗】

（一）中医治疗

1. 治疗原则

病之早期多属实证，治疗应以实则治标为原则，以清热利湿、通淋排石、活血化瘀为法；病之后期则属虚实夹杂之证，治疗应以标本兼治为原则，在利湿清热通淋的同时，或补脾益肾，或滋阴清热，以共奏其功。

2. 辨证施治

（1）下焦湿热

[临床表现] 腰部胀痛，牵引少腹，涉及外阴，尿中时夹砂石，小便短数、灼热，尿中带血，舌质红，苔黄腻，脉濡滑数或弦数

[治法] 清热利湿，通淋排石。

[方药]石韦散加减（出自《太平惠民和剂局方》）。

[参考处方]金钱草30g，车前草15g，瞿麦15g，滑石15g，石韦30g，海金沙15g，冬葵子15g，鸡内金15g，乌药12g，牛膝12g，木香15g。

方中瞿麦、车前草、滑石、石韦利水通淋，金钱草、海金沙、冬葵子、鸡内金利湿排石，木香、乌药行气通淋，牛膝活血利水、引药下行。

[临床应用]若腰腹酸痛甚者，加白芍15g、甘草5g缓急止痛；若尿血明显者，加白茅根20g、小蓟15g、藕节15g等清热凉血；尿道灼热涩痛者，加蒲公英15g，荠菜15g，虎杖15g，珍珠草15g，以清热利湿通淋。

（2）湿热夹气滞血瘀

[临床表现]腰酸胀痛或刺痛，小腹胀满隐痛，痛处固定，小便淋漓不畅，尿色深红时夹砂石或夹有瘀块，舌质紫暗或有瘀点，苔黄，脉弦涩。

[治法]清热利湿，活血通淋。

[方药]石韦散合失笑散加减（均出自《太平惠民和剂局方》）。

[参考处方]石韦10g，琥珀末（冲服）1.5g，红花6g，赤芍15g，王不留行15g，牛膝15g，车前子15g，蒲黄（包煎）10g，五灵脂15g，冬葵子15g，滑石15g（包煎）。

方中石韦通淋排石；滑石、车前子、冬葵子清热利尿通淋；红花、赤芍活血化瘀；王不留行行气止痛；琥珀活血散瘀、利尿通淋；牛膝活血利水、引药下行。失笑散方中五灵脂通利血脉、散瘀止痛；蒲黄行血消瘀，炒用并能止血，二者相须为用，为化瘀散结止痛的常用组合。

[临床应用]若兼见头晕气短、四肢乏力、脉细弱等脾虚气弱者，可加党参15g，黄芪30g，以补脾益气利于排石；若低热、心烦、舌红、脉细数者，加生地黄15g、女贞子15g、知母10g、黄柏10g等以滋阴降火；若腰腹胀痛明显者，加青皮10g，陈皮5g，木香10g，乌药10g，以行气除胀止痛；若结石锢结、久不移动而体质较强者，可加穿山甲15g，皂角刺15g，浮海石15g，桃仁10g，以通关散结排石。

（3）肾气亏虚

[临床表现]石淋日久，腰腹隐痛，排尿无力，少腹坠胀，神倦乏力，遇劳发作，甚或颜面虚浮，舌体淡胖，脉沉细无力。

[治法]补益肾气，化气通淋。

[方药]济生肾气丸加减（出自《张氏医通》）。

[参考处方]炮附子（先煎）10g，茯苓15g，泽泻15g，牡丹皮10g，炒山药15g，车前子（包煎）20g，山茱萸15g，官桂末（冲服）3g，川牛膝10g，白术10g，海金沙30g，金钱草30g，熟地黄15g。

济生肾气丸方中熟地黄滋补肾阴，少加肉桂、附子助命门之火以温阳化气，乃"阴中求阳"之意；山茱萸、山药补肝益脾，化生精血；牛膝滋阴益肾；泽泻、茯苓利水渗湿，并可防地黄之滋腻；牡丹皮清肝泄热，车前子清热利湿，四药补中寓泻。加金钱草、海金沙以清热通淋排石，白术以健脾益气以行水。诸药共奏温肾化气、利水通淋排石之功。

[临床应用]若腰腹胀痛明显者，加台乌药10g，木香（后下）10g，以行气止痛；若血瘀之象明显者，加桃仁10g，赤芍15g，蒲黄10g，以活血化瘀；气虚明显者，加黄芪、人参；若肾气有所恢复，可加萹蓄10g，瞿麦15g，滑石15g，以利排石。

（4）肾阴亏虚

[临床表现]石淋日久，头晕，耳鸣，心烦，咽燥，腰酸膝软，尿短黄而不畅，舌红，苔

少，脉细数。

［治法］滋补肾阴，通淋排石。

［方药］左归丸加味（出自《景岳全书》）。

［参考处方］熟地黄 30g，炒山药 15g，山茱萸 10g，菟丝子 10g，枸杞子 10g，川牛膝 15g，鹿角胶 10g，龟甲胶 10g，金钱草 30g，海金砂 15g，鸡内金 10g，冬葵子 10g，石韦 10g，瞿麦 10g。

左归丸方中重用熟地黄滋肾填精、大补真阴，为君药。山茱萸养肝滋肾，涩精敛汗；山药补脾益阴，滋肾固精，枸杞补肾益精，养肝明目；龟、鹿二胶，为血肉有情之品，峻补精髓，龟甲胶偏于补阴，鹿角胶偏于补阳，在补阴之中配伍补阳药，取"阳中求阴"之义，均为臣药。菟丝子、川牛膝益肝肾，强腰膝，健筋骨，俱为佐药。诸药合用，共奏滋阴补肾、填精益髓之效。加金钱草利尿通淋排石，鸡内金通淋化石，冬葵子、海金沙、石韦、瞿麦等清热利水之品，促使结石从尿中排出。

［临床应用］阴虚火旺者，去鹿角胶，加黄柏、旱莲草清虚热；肾绞痛或腰痛明显者，加延胡索 15g、乌药 10g、川楝子 10g 行气止痛；兼见血尿者，加白茅根 15g、小蓟炭 15g 凉血止血，或合二至丸加减。

（5）脾肾阳虚

［临床表现］久病之后，神疲乏力，畏寒肢冷，腰腹隐痛，喜揉喜按，遇劳则甚，尿涩不显，尿出无力，少腹坠胀，尿中时夹砂石，纳差，便溏，面色少华，苔薄，舌淡、边有齿印，脉细无力。

［治法］益肾健脾，补虚排石。

［方药］大补元煎加减（出自《景岳全书》）。

［参考处方］党参 15g，黄芪 15g，山药 15g，熟地 15g，当归 10g，杜仲 10g，山茱萸 10g，泽泻 15g，金钱草 30g，海金沙 15g，鸡内金 10g，甘草 5g。

方中黄芪、党参、山药益气补肾，熟地、当归滋阴补血，杜仲、山茱萸补肝肾，泽泻利水通淋，金钱草、海金沙、鸡内金利湿通淋排石，甘草调和诸药。

［临床应用］尿出无力、少腹坠胀者，加升麻 10g，葛根 10g，以升举阳气；纳差者，加生山楂、神曲各 10g，以消食开胃；便溏者，加薏苡仁 15g，神曲、扁豆各 10g，以健脾止泻；反复合并泌尿系感染者，加黄柏 10g、凤尾草 15g。

（二）西医常规治疗

1. 肾绞痛的药物治疗

主要用于输尿管结石及下尿路结石。应用药物前注意与其他急腹症仔细鉴别。目前缓解肾绞痛的药物较多，主要药物包括：非甾体抗炎镇痛药物、阿片类镇痛药、解痉药及延胡止痛滴丸、失笑散等中成药。对首次发作的肾绞痛治疗应该从非甾体抗炎或中成药开始，如果疼痛持续，可换用其他药物。吗啡和其他阿片类药物应该与阿托品等解痉药一起联合使用。

2. 排石治疗

临床上大多数尿路结石可通过微创的治疗方法将结石粉碎并排出体外，只有部分比较小的尿路结石可以选择药物排石。

（1）排石治疗的适应证　①结石直径小于 0.6cm；②结石表面光滑；③结石以下尿路无梗阻；④结石未引起尿路完全梗阻，停留于局部少于 2 周；⑤特殊成分的结石，对尿酸结石和胱氨酸结石推荐采用排石疗法；⑥经皮肾镜、输尿管镜碎石及 ESWL 术后的辅助治疗。

（2）排石方法　包括一般方法、中医中药、溶石疗法和中西医结合总攻疗法等。

1）每日饮水 2000~3000mL，昼夜均匀。

2）双氯芬酸钠栓剂肛塞　双氯芬酸钠能够减轻输尿管水肿，减少疼痛发作风险，促进结石排出，推荐应用于输尿管结石。

3）口服 α 受体阻滞剂（坦索罗辛）或钙通道阻滞剂　坦索罗辛是一种高选择性 α 肾上腺素能受体阻滞剂，使输尿管下段平滑肌松弛，促进输尿管结石排出。

4）溶石治疗　通过化学的方法溶解结石或结石碎片，以达到完全清除结石的目的，是一种有效的辅助治疗方式，常作为体外冲击波碎石、经皮肾镜取石、输尿管镜碎石及开放手术取石后的辅助治疗。推荐应用于纯尿酸结石和胱氨酸结石。①尿酸结石：口服别嘌呤醇或非布司他，根据血、尿的尿酸值调整药量；口服枸橼酸氢钾钠或碳酸氢钠片，以碱化尿液维持尿液 pH 值在 6.5~6.8。②胱氨酸结石：口服枸橼酸氢钾钠或碳酸氢钠片，以碱化尿液，维持尿液 pH 值在 7.0 以上。治疗无效者，应用青霉胺，但需注意药物不良反应。

【经典传承】

（一）岳美中教授 ——重在利水通淋

岳美中教授认为，尿石症的病因乃《诸病源候论》所谓"肾虚而膀胱热故也"，由无形之邪，炼液成石，终成有形之邪。因"其内有湿热留滞，固不可移"，当急去之，虽有阴伤络损或阳虚，需滋阴止血或强肾温阳，但利水通淋之剂不能减。岳老临证，每用金钱草为主药，剂量轻者 30g，重者 210g，以 90~150g 居多数。有 1 例连服 91 剂，共用 15kg，平均每剂达 165g。其余常用之利水通淋药物为海金沙 15~45g，六一散 18~24g，冬葵子 9~15g。在利水通淋必用之基础上加味：若下焦湿热重，伍以八正散；阴伤络损，参以猪苓汤；下焦阳虚，宜入巴戟天、肉桂、当归、肉苁蓉、附子等；下焦阴虚，宜益以生地、知母、黄柏、沙参、玄参、麦冬、山药等；小便艰涩，配以车前子、泽泻、茯苓、木通；有瘀血，宜辅以王不留行、杜牛膝、当归尾、茜草根、赤芍、制大黄、鸡内金、桃仁、牡丹皮等；若排石时久不下，或年高体弱，或有他疾不耐久攻，宜加补肾之品，以助达邪，用杜仲、续断、桑寄生、肉苁蓉等。

（二）叶任高教授经验

1. 注重滋养肾阴，同时强调清热化湿

叶教授强调清热化湿是肾结石治疗的重点，应贯穿肾结石治疗的整个阶段。临证中叶教授以家传排石汤为主，药以穿破石 30g、滑石 15g、石韦 20g、鸡内金 15g、海浮石 15g，清热化湿、溶石排石。此外，他认为肾阴虚是主要内因，治疗注重滋养肾阴。肾具有气化功能，与膀胱相表里，肾虚可导致膀胱气化不利，而易致结石形成；阴虚火旺，气化无力，尿浊不能正常宣泄于外而内停，则形成结石。故叶教授认为，凡治疗结石，均需补肾，因为肾阴虚是结石发生的根本原因，肾水旺而火自灭，火灭而自化。叶教授常用二至丸，其中旱莲草、女贞子均为平补之剂，补而不腻。

2. 血瘀气滞是结石形成的原因也是主要的病理产物

因情志内伤，忧思气结，气机不畅，导致气滞血瘀，郁久生热，尿液受其煎熬而成结石。结石形成后，血瘀气滞成为矛盾的主要方面。在临床治疗过程中，叶教授认为行气药易损肾阴，应

辨证使用，而着重活血化瘀治疗，活血化瘀药物可根据辨证选用桃仁、赤芍、琥珀、红花等。

3. 主方确立后，根据辨证结合辨病治疗

叶教授以家传排石方和二至丸及活血化瘀药物为基本方，并根据辨证结合辨病加减治疗肾结石。如结石活动伴有感染者，常为湿热壅积，治疗则重在清热利湿、通淋排石，以八正散和石韦散结合本方治疗；结石嵌顿、粘连伴积水者多为气滞血瘀，重在理气化瘀而排石，用沉香散和少府逐瘀汤结合治疗；病程日久，必伤脾肾，故当扶正排石，可根据辨证选用益气排石或补肾排石。

（三）骆继杰教授经验

骆继杰教授认为，广东地处卑南，气候炎热多湿，临床所见尿路结石病人多因湿热久蕴下焦，煎熬尿液，结为砂石；砂石阻塞尿路与经络，壅遏气机，致气血交阻，瘀积水道，通降失畅，则化生腰痛、恶心呕吐、小便中断、尿出不利等诸多变症；砂石伤络则为血淋或尿血。针对上述病机，骆教授认为其治疗的关键在于清热通淋排石，湿热既清，结石得排，则其余症状也将迎刃而解。骆教授以自拟三金排石汤［组方：金钱草60g，海金砂（包煎）30g，鸡内金15g，川牛膝30g，川红花10g］为治疗尿路结石的基本方，若下焦湿热重者，加生地、知母、黄柏以清热，或加白茅根、滑石、车前子以清热利湿；若兼见尿频尿急尿痛，加黄柏、凤尾草以清热利尿；气滞痛甚者加入金铃子散以行气止痛；血尿明显者，加小蓟炭、白茅根、紫草、紫花地丁以凉血止血；结石梗阻难移则加琥珀、鳖甲、穿山甲以加强消坚化石之力；血瘀甚者加王不留行以化瘀通淋；兼有腑实大便不通者加熟大黄、枳实、大腹皮、厚朴以通腑泄浊。

对于急性期病人骆教授常以骆氏三金排石汤为基础随证加减，疗程一般3~4周，每日1剂，分2次或多次代茶常饮，服药半小时后并适当加强运动以促使结石排出。骆教授认为长期过服攻伐的排石药易损伤脾肾，故守方三四周后须暂停服药，再次服药时则多加黄芪、熟地、山茱萸、牡丹皮等益肾。对于病久砂石不去，或结石反复复发，或梗阻长期不能解除，或长时间服用中药后结石无明显变化的病人，往往会伤及正气而使脾肾更虚，形成虚实夹杂之证，病情进一步恶化。此时多以脾肾亏虚为本，下焦湿热、气滞血瘀为标，临床可见疲倦、排尿无力、腰酸、纳呆等虚证，若再发生绞痛、胀痛等急症，一味攻伐反伤正气而不利于排石，所以单纯使用清热通淋排石法治疗，往往难以奏效，此时治疗大法应扶正祛邪兼而有之，常辅以益气温阳补肾之法。骆教授认为，益气温阳补肾之法能提高机体功能，特别是肾上腺皮质功能，促进平滑肌运动，更有利于排石。常于骆氏三金排石汤的基础上酌加黄芪、红参、白术、茯苓健脾益气，加熟地、山茱萸、杜仲等补肾，使脾运水湿，肾司开阖、分清别浊，机体阴阳平衡而结石得以排出，同时，常重用黄芪补气，并加延胡索、乌药行气以达"气行则水行，水行则石行"之效。

（四）李顺民教授——从脾论治尿石症

李顺民教授提出从脾论治尿石症的观点，认为尿路结石的形成除了与肾、膀胱相关外，与脾亦有密切关系。尿石症的病机概括来说，可由肾虚膀胱湿热煎灼尿中杂质而成砂石引起，亦可因脾虚导致湿热内生，蕴结下焦，炼液成石，也可因脾肾阳虚，清浊相混，阴寒凝结所致。脾虚是尿路结石形成的重要内在因素，从脾论治，通过健脾利湿消除尿路结石形成的相关因素，固护后天之本，对尿石症有标本兼治之效，能有效防止其复发。此外，砂石久羁不去，或结石反复复发，或梗阻长期不能解除，或久服攻伐之中药，都会伤及正气而加重脾肾亏虚，形成虚实夹杂之证，使病情更趋复杂。此时临床多伴疲倦乏力、排尿无力、腰酸、纳呆等虚证表现，证以脾肾亏虚为主，虽有下焦湿热、气滞血瘀等标证，但也不能单纯予清热通淋排石治疗，一味攻伐反会更伤正气而不利于排石。李教授认为，脾主肌肉，脾气虚弱则肾脏、输尿管平滑肌蠕动无力，不利于结石的移动、排出，脾虚湿热内生又会促使结石的产生。因此素体本虚或肾结石迁延难愈者，当从脾论治。常在其经验方三金三子汤的基础上酌加黄芪、党参、白术、茯苓、薏苡仁等健脾益气之品以助气行水，使"气行则水行，水行则石行"；对于结石位于肾下盏者，常于健脾益气的基础上适当加入升麻、柴胡等升提中药以助脾气上升，促使下盏结石往上移动、排出。

【典型案例】

（一）郭子光教授验案

验案1

陈某，男，50岁。初诊日期：1990年2月21日。病史：病人于2月中旬发生左腰胁连及左下腹阵阵绞痛，时时欲呕，当即去当地某医科大学附院就诊，X线平片检查未发现结石，而超声检查发现"左肾下盏结石0.8cm"。刻诊症见：自述症状如前，察其形体壮实，舌苔白滑，脉微弦。辨证：肾阳不足，阴寒凝聚，冰结成石；结石移动，动而生阳，化生湿热。先予疏肝、利湿、清热、通淋治之，投四金汤合芍甘汤加金钱草之类，服药12剂。

1990年3月24日二诊：自诉服药后腰胁、下腹疼痛等症状虽已消失，但超声检查结石如故。乃改以温肾阳为主，兼以活血、利湿、通淋为辅治之。处方：制附子（先煎）25g，肉桂（后下）10g，巴戟天、仙茅、石燕、琥珀、鸡内金、海金沙（包煎）各20g，冬葵子、郁金、桃仁、王不留行、牛膝、乌药各15g，金钱草30g。水煎服，1日1剂。

1990年3月31日三诊：上方服6剂，于就诊前排出结石1粒约0.4cm大，随即查超声发现左肾下盏还存1粒约0.4cm大小的结石。于是继续服上方10剂。1990年4月15日排出余石，超声检查正常。

按语 尿路结石大多医家均按湿热论治，国医大师郭子光教授根据结石部位的不同提出不同的论治方法。在本医案中，病人结石部位在左肾下盏，诊治之初予疏肝、利湿、清热、通淋等法治之，复查超声提示结石如故，郭老改以温肾阳为主，兼以活血、利湿、通淋为辅治之，结石得以顺利排出。提示结石在肾脏静止未动时，"性静而守者为阴"，且在脏为阴，故应温肾阳以治本，肾水得阳气温煦则寒凝自解，阳气升腾则结石随之而出。

验案2

徐某，男，25岁。初诊日期：2010年4月11日。病史：病人4天前因腹痛、血尿，在某西医院做超声检查提示"左输尿管上段扩张伴左肾轻度积水，左侧输尿管末端0.6cm大小结石"。尿常规：RBC（+++），PRO（+），其他正常。刻诊症见：结石情况如上述。小腹疼痛，尿血，饮食如常，大便成形、1日1次。平素畏寒，察其形体壮实，面色红润，苔黄腻，脉滑。辨证：结石在腑，下焦湿热。治以通利清化，拟四金汤加味：金钱草30g，鸡内金20g，海金沙（包煎）20g，郁金15g，桃仁15g，天葵子15g，琥珀5g，车前子（包煎）15g，川牛膝15g，茵陈20g，白芍20g，地龙10g。水煎服，1日1剂。6剂。并嘱禁菠菜。备用方：白芍50g，炙甘草10g，延胡索25g。排石引起肾绞痛时立即煎服。上方服至12剂后，病人检查输尿管结石消失，积水缓解，左输尿管扩张改善。

按语　本例病人就诊时结石下移至左侧输尿管末端，符合"性动而走者为阳"的特点，且在脐属阳，因此，尽管病人平素畏寒，但郭子光教授察其形体壮实后仍从清热利湿通淋论治，治以通利清化，拟四金汤加味。考虑到结石下移时会引起剧烈肾绞痛，郭老让病人备用有缓解行气止痛的方剂以助结石顺利排出。

（二）李顺民教授验案

陈某某，男，74岁。初诊时间：2013年8月27日。主诉：腰痛间作20年，再发3天。现病史：病人20多年前无明显诱因突发右侧腰痛，伴排肉眼尿血，在当地医院查超声提示"双肾结石、右输尿管结石"，经碎石治疗后排出结石数颗，此后多次复查泌尿系超声均提示"双肾结石"，未予系统治疗。就诊前3天再次出现腰痛，外院查超声提示"双肾结石"，遂到我院门诊求治。刻诊：疲劳气短，腰酸痛，双下肢乏力，偶有头晕，眼矇，纳眠差，二便调，无尿频、尿急、尿痛等。查体：舌淡暗、边有齿印，苔白腻，脉细涩；左肾区叩击痛阳性。既往有2型糖尿病病史20余年。2013年8月25日外院查泌尿系彩超提示"双肾结石"，尿常规：WBC 47个/μL。西医诊断：肾结石；泌尿系感染；2型糖尿病。中医诊断：腰痛（气虚血瘀，湿浊内蕴）。治以益气活血、清利湿热为法，方以三金三子汤加减。方药：黄芪50g，广金钱草20g，鸡内金10g，川牛膝30g，泽泻15g，红花10g，甘草5g，白茅根30g，盐车前子30g，炒莱菔子20g，薏苡仁30g，丹参15g，鸡血藤30g，桂枝3g，地龙10g。7剂，日1剂，水煎分2次服。

2013年9月3日二诊：自诉服药4天后排出绿豆大结石1粒，腰痛缓解，睡眠好转，仍气短，双下肢乏力、发抖、酸胀不适，无法迈步，眼矇，舌淡有齿印，苔薄白，脉细弦。复查尿常规正常。改以健脾益气、活血强筋为法，拟方如下：黄芪30g，白术10g，陈皮10g，升麻10g，柴胡10g，党参20g，当归10g，五爪龙30g，山茱萸10g，炙甘草5g，鸡血藤30g，薏苡仁30g，牛膝30g。7剂，煎服方法同前。

按语　本病例李教授认为其起病最初可能由湿热蕴结下焦所致结石，但其后因迁延难愈，加之长期患有糖尿病，导致气虚血瘀、湿浊内蕴成砂石，临床出现疲劳气短、双下肢乏力、纳差等症状，故未予常规清热利湿通淋之法，而改从脾论治，以健脾利湿、活血通淋为大法，重用黄芪50g，并加入桂枝通阳利水，使得该方偏于温和而无寒凉之弊。经治疗后病人腰痛缓解，并排出结石1粒，李教授针对病人体质与病情及时调整治疗方案，改以健脾益气、活血强筋为法善后。

【临证提要】

泌尿系统结石一般只要发现及时，积极治疗，结石排出后根据结石成分调整饮食结构，多饮水，适当多运动，其预后往往都比较好。如治疗不及时，结石逐渐增多或增大后将引起尿路梗阻、尿液潴留，导致肾盂、肾盏、输尿管积水，则有可能导致肾功能受损乃至丧失；尿路结石若直接损伤尿路黏膜，引起充血水肿，甚至溃疡出血；尿路梗阻易引发感染，重者可产生肾周脓肿等并发症，则预后不良。因此，准确判断结石病情，严格掌握其用中药及碎石、手术的适应证非常关键。

尿路结石经中药排石或手术治疗后，可以得以暂时去除，但容易复发，因此，结石后期治疗应以预防调护为主。

（杨栋　李顺民）

第十六章　尿路感染性疾病

第一节　急性膀胱炎

【概述】

急性膀胱炎（acute cystitis）是非特异性细菌感染引起的膀胱壁急性炎症，其特点为发病急，伴严重膀胱刺激征而全身反应轻微。根据急性膀胱炎的临床表现，当归属于中医学"淋证"之"热淋""血淋""膏淋"的范畴。

【病因病机】

1. 中医病因病机

淋证多因嗜食肥甘厚味，脾失运化，积湿生热，湿热下注膀胱；或因下阴不洁，秽浊之邪侵入下焦；或因劳心过度，心火亢盛，心移热于小肠；或因恼怒伤肝，肝气郁滞，五志化火，气火郁于膀胱，这些因素均可致湿热蕴结膀胱、膀胱气化失司而发为淋证。总之，该病中医病因多端，病机则可总结为"下焦有热"。

2. 西医病因病机

多因细菌感染而引起，致病菌多数为大肠埃希菌。通常多发生于女性，因为女性的尿道比男性的尿道短、宽、直，又接近肛门，细菌易侵入。膀胱炎由多种因素引起。

（1）膀胱内在因素　如膀胱内有结石、异物、肿瘤和留置导尿管等，破坏了膀胱黏膜防御能力。

（2）膀胱颈部以下的尿路梗阻　引起排尿障碍，失去了尿液冲洗作用，残余尿则成为细菌生长的良好培养基。

（3）神经系统损害　如神经系统疾病或盆腔广泛手术（子宫或直肠切除术）后，损伤支配膀胱的神经，造成排尿困难而引起感染。

【临床表现】

常突然起病，排尿时尿道有烧灼痛，尿频，往往伴尿急，严重时类似尿失禁，尿频、尿急明显，每小时可达 5~6 次以上，每次尿量不多，甚至只有几滴，排尿终末可有下腹部疼痛。尿液浑浊，有时出现血尿。

【实验室及其他辅助检查】

1. 尿液检查

（1）尿常规　白细胞计数 ≥ 25 个 /μL，可有红细胞，但无管型，蛋白尿多为阴性或微量。

（2）离心后尿沉渣镜检　白细胞 > 5 个 /HP。

（3）清洁中段尿培养　菌落计数 ≥ 10^5/mL。

2. 其他辅助检查

如有尿道脓性分泌物，应行涂片检查以排除淋病奈瑟菌感染。必要时可在感染急性期后或感染控制后行膀胱镜检查，或在发病后行超声、X线检查排除尿路结石等病因或其他并发因素。

【诊断与鉴别诊断】

（一）诊断要点

1. 中医辨证要点

辨证要点主要在于辨淋证的分类，即气淋、血淋、热淋、膏淋等，不同的淋证有其不同的证候特征。如淋证的基本证候特征有小便频数、急迫、短涩、刺痛、淋沥不尽，小腹拘急、痛引腰腹。其中热淋以尿时灼热刺痛为主；血淋以溺血而痛为主；气淋以少腹胀满较明显；石淋以小便排出砂石为主症；劳淋以病程长，小便淋沥不已，遇劳即发为主；膏淋多见小便如米泔水或滑腻如脂膏。综述中医辨证起病急，有湿、热、砂石、气滞等属实证。

2. 西医诊断要点

症状多较典型，一般诊断并不困难。根据尿频、尿急和尿痛的病史，尿液常规检查可见红细胞、脓细胞，清洁中段尿细菌培养菌落计数 ≥ 10^5/mL 即可明确诊断。

（二）鉴别诊断

1. 急性肾盂肾炎

急性肾盂肾炎也可以表现为尿频、尿急、尿痛等尿路刺激症状或尿频、尿急不典型，但尿液检查提示有脓细胞和红细胞，同时常伴有发热等全身感染中毒症状，有腰痛及明显的肾区叩击痛。

2. 急性前列腺炎

急性前列腺炎见于男性病人出现尿频、尿急、尿痛等尿路刺激症状，并有耻骨上疼痛。病人常有不同程度的排尿困难，且直肠指检可发现前列腺肿大伴压痛。

3. 间质性膀胱炎

间质性膀胱炎主要表现为尿频、尿急、尿痛等尿路刺激症状，并有耻骨上疼痛。耻骨上膀胱区疼痛与压痛尤其明显，膀胱充盈时加剧。尿常规检查多数正常，极少脓细胞。

4. 腺性膀胱炎

腺性膀胱炎临床表现为尿频、尿急、尿痛、排尿困难和血尿，超声检查可显示为膀胱内占位性病变或膀胱壁增厚等非特异性征象。膀胱镜检查和黏膜活组织检查可有助于鉴别。

5. 输尿管下段结石

输尿管结石降至膀胱壁间段时也可产生膀胱刺激症状。如同时合并感染，则不易与膀胱炎鉴别。通过泌尿系超声、KUB（肾–输尿管–膀胱）X线平片等可以显示结石的部位并判断有无合并梗阻。

【治疗】

（一）中医治疗

1. 治疗原则

淋证的治疗遵循实则清利、虚则补益的原则，就急性膀胱炎而言，主要为实则清利。

2. 辨证施治

（1）湿热下注膀胱之热淋

［临床表现］尿频、尿急、尿痛，伴见口干、口苦、口中黏腻，小便短赤，大便干结，舌红苔黄腻，脉濡数。

［治法］清热通淋。

［方药］八正散加减（出自《太平惠民和剂局方》）。

［参考处方］通草3g，车前草30g，萹蓄30g，生大黄6g，滑石（包煎）30g，生甘草梢10g，瞿麦20g，炒栀子10g。

原方用木通，因关木通有一定的肾毒性，故以通草替代。方中通草、萹蓄、瞿麦、滑石、车前草清热利尿通淋，大黄、栀子、甘草梢清热解毒。

［临床应用］若伴见寒热、口苦、呕恶者，可合用小柴胡汤以和解少阳；尿灼热明显者，可加蒲公英30g清热通淋；大便干结明显者，可加枳实10g、火麻仁20g行气通腑、润肠通便。

（2）心火下移小肠之热淋

［临床表现］尿频、尿急、尿痛，伴见心胸烦热、口舌生疮，舌红，苔黄，脉数。

［治法］清心养阴，利水通淋。

［方药］导赤散加减（出自《小儿药证直诀》）。

［参考处方］生地20g，通草3g，竹叶10g，生甘草梢10g，炒栀子10g，车前草30g。

方中生地凉血滋阴以制心火；通草、竹叶、栀子清心除烦、清热通淋，兼以导热下行；车前草清热通淋；生甘草梢清热解毒，尚可直达茎中而止痛，并能调和诸药。

［临床应用］临床中可以在上方基础上加蒲公英30g、白茅根30g加强清热通淋之力，加川牛膝15g以引热下行；大便干结者，可加生大黄10g通腑泄热。

（3）湿热下注之血淋

［临床表现］小便灼热刺痛，尿色红赤或夹血块，溺频短急，甚尿痛痛引腰腹，舌尖红，苔薄黄，脉滑数。

［治法］清热通淋，凉血止血。

［方药］小蓟饮子加减（出自《济生方》）。

［参考处方］生地20g，小蓟30g，滑石（包煎）30g，通草3g，蒲黄（包煎）15g，藕节15g，竹叶10g，当归10g，栀子10g，生甘草梢6g。

方中小蓟、生地、蒲黄、藕节清热凉血止血，生地以生者为宜；通草、竹叶通淋利小便，降心火；栀子清三焦之湿热；滑石利尿通淋；当归引血归经；生甘草梢泻火且能达茎中以止痛。

［临床应用］若出血多者，可加黄芩炭15g、白茅根30g，重用生地30g，以凉血止血；若

血多痛甚者，可另服三七粉（冲服）6g、琥珀粉（冲服）10g以化瘀通淋止血。

（4）湿热下注之膏淋

［临床表现］小便浑浊呈乳糜色，置之沉淀如絮，上浮油脂，或间夹凝块，或混血液，排尿热痛。舌红，苔黄腻，脉濡数。

［治法］清热利湿，分清泌浊。

［方药］程氏萆薢分清饮加减（出自《医学心悟》）。

［参考处方］川萆薢30g，黄柏10g，石菖蒲15g，茯苓20g，白术20g，莲子心5g，丹参20g，车前子（包煎）30g。

方中萆薢、石菖蒲清利湿浊；黄柏、车前子清热利湿；白术、茯苓健脾除湿；莲子心、丹参清心活血通络，使清浊分、湿热去、络脉通，脂液重归其道。

［临床应用］若小腹胀、尿涩不畅者，加乌药10g、青皮10g行气消胀；若小便灼热、涩痛明显者，可加车前草30g、生甘草梢10g清热通淋止痛。

（二）西医常规治疗

急性膀胱炎一般采用3天疗法，即选用致病菌敏感的抗菌药物治疗3天。用药前应留取尿液标本进行相关检验，无病原学结果前，一般首选对革兰阴性杆菌有效的抗菌药物如复方磺胺甲噁唑、头孢菌素类、喹诺酮类药物治疗。治疗3天症状无改善者，应按药敏结果调整用药。

【经典传承】

聂莉芳教授运用导赤散治疗尿路感染的经验

聂莉芳教授认为尿路感染与膀胱湿热、肺失通调、肾虚不足有关。方选《小儿药证直诀》导赤散加味，基本方：淡竹叶12g，生地、车前草各15g，通草3g，生甘草梢、黄芩各10g，白芍30g。加味：腰酸痛者加川怀牛膝、杜仲各15g；情志郁结者加柴胡10g；伴血尿者加石韦20g，小蓟30g；大便秘结者加大黄5~20g；睡眠不安者加天麻、炒酸枣仁各15g；咽痛者加金银花30g，牛蒡子12g；乏力者加生黄芪15g；自汗盗汗属气阴两虚者加太子参15g，麦冬、五味子各10g；阳虚怕冷者加巴戟天15g；腰冷痛者加肉桂6g。原导赤散由生地、生甘草、木通、竹叶四味药组成，因木通有可能导致肾损害，故以通草易之。四药相合，甘、淡、寒，清利膀胱、心经之热。聂教授认为治疗尿路感染，用药不可过于苦寒，苦寒则使湿热之邪伏而不畅，影响疗效，如八正散之属，聂教授则很少用。她亦强调肺在通利小便中的作用，肺气通降则水液下行、自膀胱而出，黄芩、车前草均归肺经而能清肺热，从而加强这方面的作用。凡病者皆有正虚的一面，由于肾主水液、司前后二阴，故小便不畅与肾虚不足有关，故以杜仲、川怀牛膝治之。《内经》"魄门以为五脏使"，即是说大肠功能正常与否，与五脏功能密切相关。故聂教授方中多用大黄，以恢复魄门的正常升降，从整体上调节脏腑的生理功能，从而达到病愈。聂教授认为人体生理功能正常的关键在一个"通"字。若脏腑气血运行通畅，通而不滞，则人体不会生病。所以通过药物调整，从各方面使气血畅通，人体生理功能恢复，疾病就会好转或消失，正如《金匮要略》所云"若五脏元真通畅，人即安和"。

【预防与调护】

平时注意多饮水，不要憋尿；性生活前后要清洗，注意外阴清洁；注意不要久坐和避免熬夜；多进食水果蔬菜等富含维生素的食物，不宜食辛辣刺激之品；加强户外活动和体育锻炼，提高机体抵抗力。

【注意事项】

有典型症状〔尿痛、尿频或尿急和（或）耻骨上疼痛〕的急性膀胱炎，结合尿常规与尿培养结果不难诊断，但要注意排查危险因素，以防复发。

【临证提要】

急性膀胱炎起病急，病程短，治疗当及时，且应中病即止，不可过度治疗。

（余仁欢　徐建龙）

第二节　急性肾盂肾炎

【概述】

急性肾盂肾炎是细菌侵犯肾盂、肾盏及肾实质所引起的急性化脓性炎症。其临床特点包括泌尿系统表现和全身感染症状。根据急性肾盂肾炎的临床表现，本病当归属于中医学"淋证""发热""腰痛"的范畴。

【病因病机】

（一）中医病因病机

本病多因嗜食肥甘厚味，脾失运化，积湿生热，湿热下注膀胱；或因下阴不洁，秽浊之邪侵入下焦；或因外感，致湿热之邪随经入里，弥漫三焦。病位在肾和膀胱，与肝、脾胃关系密切。湿热蕴结于下焦、三焦气化不利为其主要病机。

（二）西医病因病机

本病致病菌绝大多数为革兰阴性杆菌，以大肠埃希菌最常见。主要感染途径是上行性感染，即致病菌由尿道上行入膀胱引起膀胱炎，继而沿输尿管向上蔓延至肾脏，导致肾盂肾炎。少数病人的肾盂肾炎来源于血行感染，主要致病菌为金黄色葡萄球菌、沙门菌属、铜绿假单胞菌。

【临床表现】

本病可发生于各种年龄，但以育龄期妇女最多见，起病急骤，病情轻重不一，严重者可发展为败血症。主要症状如下。

1. 全身症状

发热、寒战、食欲不振、恶心、呕吐，体温多在38℃~39℃，也可达40℃。伴头痛、全身酸痛、热退时大汗等。

2. 腰痛

单侧或双侧腰痛，多为钝痛或酸痛，程度不一，少数有腹部绞痛，沿输尿管向膀胱方向放射。体检时脊肋角有明显压痛，肾区叩击痛阳性。

3. 膀胱刺激征

尿频、尿急、尿痛等膀胱刺激症状。部分病人尿路症状可不明显，血源性感染者先有发热等全身症状，后有膀胱刺激征。

4. 并发症

急性肾盂肾炎病人在其疾病过程中可并发败血症、肾周围脓肿、肾乳头坏死性梗阻性肾病，严重者可并发休克和DIC。

【实验室及其他辅助检查】

1. 尿液检查

（1）尿常规检查　是最简便而快捷，较为可靠的检测方法。留清晨第一次中段尿液（排尿前应清洗外阴），显微镜下每个高倍视野下超过5个（＞5个/HP）白细胞称为脓尿。部分肾盂肾炎病人还可发现管型尿和镜下血尿。

（2）尿细菌检查　清洁中段尿培养菌落计数 $\geqslant 10^5/mL$ 有临床意义。

（3）尿感定位检查　膀胱冲洗灭菌后尿培养法准确度大，且简便易行，临床常用。尿浓缩功能、尿中 N- 乙酰 -β-D 氨基葡萄糖苷酶（NAG）测定、尿 β_2- 微球蛋白测定、尿抗体包裹细菌分析等均有助于区分上、下尿路感染。

2. 影像学检查

（1）X线检查　由于急性尿路感染本身容易产生膀胱输尿管反流，故若需进行静脉或逆行肾盂造影宜在感染消除后 4~8 周后进行，急性肾盂肾炎及无并发症的复发性尿路感染不主张常规做肾盂造影。对慢性或久治不愈病人，视需要分别可作 X 线平片、静脉肾盂造影、逆行肾盂造影、排尿时膀胱输尿管造影，以检查有无梗阻、结石、输尿管狭窄或受压、肾下垂、泌尿系先天性畸形以及膀胱输尿管反流等，还可了解肾盂、肾盏结构及功能，有助于与肾结核、肾肿瘤等鉴别。必要时可作肾 CT 扫描或磁共振扫描，以排除其他肾脏疾患。

（2）超声检查　超声检查是目前应用最广泛、最简便的方法，它能筛选泌尿道发育不全、先天性畸形、多囊肾、肾动脉狭窄所致的肾脏大小不匀、结石、肿瘤及前列腺疾病等。

（3）同位素肾图　可了解分肾功能、尿路梗阻、膀胱输尿管反流及膀胱残余尿情况。急性肾盂肾炎的肾图特点为高峰后移，分泌段出现较正常延缓 0.5~1.0 分钟，排泄段下降缓慢。

3. 血液检查

急性肾盂肾炎时，血白细胞总数升高，中性粒细胞百分比增高，血沉较快。

【诊断与鉴别诊断】

（一）诊断要点

1. 中医辨证要点

本病的中医辨证要点在于辨虚实、辨整体与局部、辨主症与兼症。就急性肾盂肾炎而言，其起病较急，病程较短，多表现为阳证、实证、热证，病位在肾与膀胱。辨证时要注意辨其兼见证候，如兼有恶心、呕吐、寒热往来，多为少阳郁热；如兼有烦呕、心胸痞闷、身热不扬，多为湿热蕴结三焦；如兼有发热、呕恶、腹痛，多为少阳郁热兼有阳明腑实。

2. 西医诊断要点

清洁中段尿细菌定量培养，菌落数 ≥ 10^5/mL；清洁离心中段尿沉渣白细胞数 > 10 个 /HP；有寒战发热、腰痛、肾区叩痛或肋脊角压痛等症状和体征。

主要依据病史、症状、体征以及尿细菌学检查进行诊断，应注意有无下尿路感染及身体其他部位的感染史。

（二）鉴别诊断

急性者须与急性膀胱炎、胆囊炎、胰腺炎、盆腔炎、肾周脓肿、阑尾炎等相鉴别。有高热而尿路症状不明显者，应与各种发热性疾病相鉴别。

【治疗】

（一）中医治疗

1. 治疗原则

治疗原则为热则寒之、实则泻之，具体来说除清热通淋外，尚需注重调气化。

2. 辨证施治

（1）湿热蕴结少阳

[临床表现] 尿频尿急，发热，寒热如疟，寒轻热重，口苦膈闷，吐酸苦水，或呕黄涎而黏，甚则干呕呃逆，胸胁胀痛，小便黄少，舌红，苔白腻、间现杂色，脉数而右滑左弦者。

[治法] 和解少阳，清热通淋。

[方药] 蒿芩清胆汤加减（出自《通俗伤寒论》）。

[参考处方] 青蒿20g，黄芩12g，枳壳10g，竹茹10g，陈皮10g，姜半夏9g，茯苓15g，滑石（包煎）30g，甘草5g，青黛（包煎）10g。

方中青蒿、黄芩清热透邪；竹茹、陈皮、半夏、枳壳理气降逆，和胃化痰；茯苓、碧玉散（滑石、甘草、青黛）淡渗利湿，并导热下行。

[临床应用] 发热甚者，可加柴胡15g和解退热；胸胁胀痛者，可加川楝子10g、延胡索10g疏肝行气止痛；尿频、尿急、尿灼热甚者，可加蒲公英30g、车前草30g清热通淋。

（2）湿热蕴结三焦

[临床表现] 尿频而短赤，头痛恶寒，身重疼痛，舌白不渴，面色淡黄，胸闷不饥，午后身热，身热不扬，脉弦细而濡。

[治法] 宣畅气机，清利湿热。

[方药] 三仁汤加减（出自《温病条辨》）。

[参考处方] 杏仁10g，白蔻仁（后下）10g，生薏苡仁30g，厚朴6g，清半夏6g，通草3g，滑石（包煎）20g，竹叶10g。

方中杏仁宣利上焦肺气，气化则湿化；白蔻仁芳香化湿，行气调中；生薏苡仁甘淡，渗利下焦湿热；三仁合用，能宣上、畅中、渗下而具清利湿热、宣畅三焦气机之功。半夏、厚朴化湿行气，散满消痞；滑石、竹叶、通草淡渗，利湿清热。

［临床应用］发热甚者，可加青蒿 20g 清透郁热；尿频赤痛甚者，可加石韦 20g、生甘草梢 10g 清热通淋止痛。

（3）少阳郁热兼有阳明腑实

［临床表现］尿频而短赤，往来寒热，胸胁苦满，恶心、呕吐，脘腹满痛，大便不解，舌苔黄，脉弦数有力。

［治法］和解少阳，内泻热结。

［方药］大柴胡汤加减（出自《伤寒论》）。

［参考处方］柴胡 15g，生大黄 10g，枳实 10g，黄芩 12g，姜半夏 10g，白芍 20g，生姜 15g，蒲公英 30g，车前草 30g。

方中柴胡、黄芩和解少阳郁热，大黄、枳实通腑泄热，姜半夏、生姜降逆止呕，白芍缓急止痛，蒲公英、车前草清热利尿通淋。

［临床应用］恶心、呕吐甚者，可加竹茹 10g 和胃止呕；尿频短赤者，可加白茅根 30g、滑石（包煎）30g 加强清热通淋之力。

（4）肝胆湿热下注

［临床表现］除尿频、尿急、尿痛外，尚可见心胸烦热，急躁易怒，怒则尿路刺激征加剧，阴部潮湿汗多，舌红，苔黄腻，脉弦数。

［治法］清肝胆湿热，利水通淋。

［方药］龙胆泻肝汤加减（出自《兰室秘藏》）。

［参考处方］龙胆草 10g，黄芩 10g，栀子 10g，泽泻 10g，通草 3g，当归 10g，生地 15g，柴胡 10g，生甘草 6g，车前子（包煎）20g。

方中龙胆草、柴胡、黄芩、栀子清泄肝胆湿热，泽泻、通草、车前子清热利湿，使湿热从小便排出，生地、当归滋阴养血以防苦寒清热伤阴，甘草调和诸药。

［临床应用］尿频、尿急、涩痛甚者，可加蒲公英 30g、车前草 30g 清热通淋；阴部潮湿甚者，可加土茯苓 30g 清利湿热；烦热、易怒甚者，可加郁金 20g 解郁清热。

（二）西医常规治疗

首次发生的急性肾盂肾炎的致病菌 80% 为大肠埃希菌，在留取尿细菌检查标本后应立即开始治疗，首选对革兰阴性杆菌有效的药物。72 小时显效者无需换药，否则应按药敏结果更改抗生素。

1. 病情较轻者

可在门诊口服药物治疗，疗程 10~14 天。常用药物有喹诺酮类（如氧氟沙星 0.2g，每日 2 次；环丙沙星 0.25g，每日 2 次）、半合成青霉素类（如阿莫西林 0.5g，每日 3 次）、头孢菌素类（如头孢呋辛 0.25g，每日 2 次）等。治疗 14 天后，通常 90% 可治愈。如尿菌仍阳性，应参考药敏试验选用有效抗生素继续治疗 4~6 周。

2. 严重感染全身中毒症状明显者

需住院治疗，应静脉给药。常用药物，如：氨苄西林 1.0~2.0g，每 4 小时 1 次；头孢噻肟钠 2.0g，每 8 小时 1 次；头孢曲松钠 1.0~2.0g，每 12 小时 1 次；左氧氟沙星 0.2g，每 12 小时 1 次。必要时联合用药。氨基糖苷类抗生素肾毒性大，应慎用。经过上述治疗若好转，可于热退后继续用药 3 天再改为口服抗生素，完成 2 周疗程。治疗 72 小时无好转，应按药敏结果更换抗生素，疗程不少于 2 周。经此治疗，仍有持续发热者，应注意肾盂肾炎并发症，如肾盂积脓、肾周脓肿、感染中毒症等。

（三）中西医协同治疗

西药抗生素见效快，中药可以缩短病程、增强疗效、预防复发。二者相互结合可发挥各自优势，扬长避短，提高急性肾盂肾炎的诊治效果。

【经典传承】

柴浩然教授治疗急性肾盂肾炎经验

柴浩然教授治疗急性肾盂肾炎注重病证结合，强调病因治疗，以清利湿热贯穿始终。

急性肾盂肾炎初期病机虽以下焦湿热、毒邪内蕴肾与膀胱为主，但其发病又与受寒、劳累、感受外邪密切相关。所以，急性发作阶段的治疗，在突出清利湿热的前提下，及早地解除表证、祛散外邪，是提高疗效、防止迁延或转成慢性肾盂肾炎的关键。一般来说，表证见恶寒发热、周身不舒、头痛乏力、苔薄黄、脉浮数者，多选用银翘散合八正散或小蓟饮子加减；有时为避辛温解表之品，银翘散中可去荆芥穗；若为血淋，亦可将荆芥穗改用荆芥炭，金银花改用金银花炭，意取解表与止血双功。表证见寒战高热、无汗身疼、舌苔白腻、脉浮而数者，常选用新加香薷饮合八正散或小蓟饮子。表证见寒热往来、头晕乏力、口苦咽干、不思饮食、苔薄黄微腻、脉弦滑而数者，则用小柴胡汤合八正散或小蓟饮子。此外，对于下焦湿热较轻、寒热表证不甚明显，但有受凉遇冷等诱因，亦应考虑解表祛邪，柴教授则用自拟经验方：香薷 6g，白茅根 30g，白术 9g，丝瓜络 30g，竹茹 15g，金银花或金银花炭 15g，荷叶 15g，生甘草 6g。此方较平，清透与渗利兼顾，以免上法药过病所。

非急性发作阶段，多为急性肾盂肾炎尿路刺激症状缓解，寒热表证消失，临床表现为小便淋沥涩痛不适、腰酸困痛、精神倦怠、时轻时重，尿菌尚未转阴，或时见隐性血尿等症。此阶段由于下焦湿热蕴结未能廓清，或因下焦湿热久羁，肾阴受损，形成下焦湿热羁留、肾阴日渐损伤的虚实夹杂证候。对此，柴教授认为，根据下焦湿热与肾阴受损的因果关系，权衡二者的主次轻重，是本阶段辨证论治的核心。急性肾盂肾炎经治至非急性发作阶段，因下焦湿热蕴结难以廓清，而损及肾阴不甚者，应以清利湿热为主，暂不益肾养阴，意在邪去阴自复。此时用药宜甘寒清热、淡渗利湿，既避苦寒清热之品，又不用过度分利渗泄之药。柴教授常用自拟经验方：丝瓜络 60g，晚蚕沙（包煎）30g，明知母 9g，川黄柏 9g，冬瓜皮 45g，五爪龙（系高粱之根茎，甘淡性平，有利水渗湿之功）30g，白茯苓 30g，白通草 9g，白茅根 45g，赤小豆 30g，甘草 6g。

【典型案例】

（一）少阳郁热、阳明燥实证

患者，女，27 岁。2014 年 10 月 9 日初诊。主诉：尿频、尿急、尿痛伴发热 5 天。病人 5 天前无明显诱因出现尿频、尿急、尿痛，头痛、恶寒发热反复发作，曾在当地诊所以"感冒"给予输液和口服氟哌酸、头孢拉定等药物（具体剂量不详）治疗，症状减轻。今日午后病情再次加重，伴高热不退、腰痛，遂急来本院求治。现症：寒战高热，腰痛，小便短赤频数，尿道灼热，淋涩不畅，少腹有坠胀，体温 39.5℃，恶心，呕吐黄水，胸痞，口苦口干，大便 5 天未解，舌质红，苔黄腻，脉弦数。尿常规检查：PRO（+++），ERY（++），LEU（++）。血常规检查：WBC15.8×10⁹/L，N0.89。西医诊断：急性肾盂肾炎；中医诊断：淋证，证属热淋。治宜清热利湿、利尿通淋。处方：柴胡 15g，黄芩 15g，半夏 9g，芍药 9g，生姜 6g，大枣 4 枚，枳实 9g，蒲公英 30g，滑石 15g，生地黄 15g，木通 9g，黄连 6g，甘草 6g，陈皮 6g，瞿麦 15g，金银花 30g，连翘 30g。水煎，1 天 1 剂，每剂药煮 2 次，混合后分服。服药 3 剂后热退、便畅，尿频、尿急、尿痛、腰痛皆减轻，苔黄腻，脉数。上方去半夏，加车前子 15g、白茅根 20g，以助清热利尿之功。继服 7 天，尿频、尿急之象解除，尿常规、全血细胞分析复查均正常。尚有腰困、神倦、乏力、纳呆，改方为补脾肾、清热利湿之法。每 3 天查尿常规、尿沉渣检查，连续 3 次均为正常后出院。

按语 此乃湿热之邪郁蒸三焦、盘踞少阳、下注膀胱而为热淋，治宜清热化湿、通腑、疏利三焦。柴胡可解热散郁、透少阳之邪；黄芩为和解少阳之要药，平泻肝火、宣通上焦、通调肝肺；大黄配枳实可除胸中痞硬或满痛、郁郁微烦、大便不通（或下利不畅），此二味通降胃肠之热邪，治腹中痛；枳实伍芍药又可除烦满腹痛；木通、瞿麦、滑石清热利湿、利尿通淋。全方除和、下二法之外，实寓有清、消之法。在舌苔黄或白燥、脉象弦有力的基础上辨证属实热类型之病证，酌情可用，对于往来寒热、胸胁苦满、呕吐恶心、大便不通、口苦等症也不必尽悉之。

（二）三焦湿热证

李某，女，19 岁，未婚，于 1989 年 4 月 6 日就诊。主诉：尿频、尿痛、发热 1 天。现病史：病人于就诊前一天午后，突然出现尿频、尿痛、尿余沥不尽，曾用高锰酸钾溶水坐浴后未减轻。次日伴发冷发热、周身不适、头痛、腰痛、腹胀，经某医院检查血常规：WBC11×10⁹/L，中性粒细胞 0.8；尿常规：PRO（+），RBC（+），脓细胞（+++），上皮细胞（++）。诊断为急性肾盂肾炎，给予西药但未服用。初诊：体温 38.5℃，身热、畏寒、口渴但不欲饮，呕恶纳呆，尿频数涩痛，尿色赤黄，腰疼，小腹胀，脉浮数，舌红、苔腻微黄。西医诊断：急性肾盂肾炎；中医诊断：热淋，辨证为膀胱气化不行、湿热蕴结下焦。治以清热解毒、利尿通淋，拟三仁汤加味：金银花 12g，连翘 12g，柴胡 10g，杏仁 12g，黄柏 10g，白蔻仁 10g，薏苡仁 12g，车前子 12g，滑石 12g，通草 10g，竹茹 10g，竹叶 6g，生甘草 6g。2 剂，日三夜一服。

二诊：上方连服 4 剂，发冷发热已退，尿量增多，仍有轻度尿涩及余沥不尽感觉，脉转濡缓，舌苔微腻。遵原方减金银花、连翘、柴胡；加姜半夏 10g，厚朴 10g，佩兰叶 10g。1 日 1 剂，共服 3 剂。尿检恢复正常，余症均愈。

按语 急性肾盂肾炎的临床表现特点是除局部膀胱刺激征外，全身感染症状明显，反映在中医病机上即为湿热蕴结三焦、气化不利，这与三仁汤的宣畅三焦气机、清化三焦湿热的治疗思路是非常合拍的。

（三）肝胆湿热下注证

田某，女，24 岁。1978 年 1 月 15 日初诊。主诉：尿频、尿痛伴有发热 7 天。现病史：7 天前发现腰胀痛，未经治疗，逐日加重。来诊时腰痛如折，小便黄赤短少、频数，尿时阴道疼痛难忍，阴户红肿，心烦，口渴不多饮，畏寒发热，两肾区叩痛，舌苔薄白，舌质紫暗，脉濡数。血常规：WBC10.1×10⁹/L，分类正常；尿常规：PRO（+），红细胞少许，脓细胞

（++），白细胞（+++）。辨证：肝经湿热，连及于肾，下注膀胱。西医诊断：急性肾盂肾炎；中医诊断：淋证（肝经湿热型）。治法：清利肝经湿热，佐以活血化瘀。处方：龙胆草 12g，栀子 12g，黄芩 12g，柴胡 12g，白花蛇舌草 30g，当归 12g，山楂肉 30g，车前子 12g，滑石 30g，泽泻 12g，木通 12g。每日 1 剂，2 剂。

1 月 18 日二诊：诸症大大好转。尿检：蛋白微量，红细胞少许，白细胞（+），上皮细胞少许。原方继服 2 剂。

1 月 21 日三诊：上方服后尿检恢复正常。惟腰及小腹左侧隐痛，苔薄黄、少津，脉沉细。此湿热已清、津液未复，拟养阴清热、活血化瘀以善其后。观察半年未复发。

按语　本病病因为湿热，病变部位重点在肝，与肾、膀胱关系密切。病机为肝经湿热壅遏，旁流入肾，下注膀胱，膀胱气化失司而产生"淋"。《景岳全书》："肝主小便……若小便涩滞或茎中作痛，属肝经湿热。"《类证治裁》："淋出溺窍，病在肝脾。"正是指本病的病机及临床表现。因其病变部位重点在肝，故应从肝论治，以清利肝经湿热为法。结合病人舌质紫暗，兼有血瘀表现，故在清肝胆湿热基础上加用活血化瘀药，清热与活血并进，取得了不错的疗效。

【预防与调护】

坚持每天多饮水，勤排尿，以冲洗膀胱和尿道，避免细菌在尿路繁殖，这是最简便又有效的措施。注意外阴部清洁，以减少尿道口的细菌群，必要时可用新霉素或呋喃唑啶油膏涂于尿道口旁黏膜或会阴部皮肤，以减少上行性再发感染。尽量避免使用尿路器械，必要时应严格无菌操作。

【注意事项】

急性肾盂肾炎大多起病急且病情重，应根据病人症状体征的严重程度决定治疗方案，疗程结束及停药后第 2、6 周应复查尿细菌培养，以后最好能每月复查 1 次，共 1 年。如有复发，应及时治疗以免转慢性肾盂肾炎。

【临证提要】

急性肾盂肾炎与急性膀胱炎虽均为急性，但治疗疗程截然不同，急性肾盂肾炎治疗疗程最少 2 周，且需要治疗后多次复查，这是临床中需要重视的。

（余仁欢　徐建龙）

第三节　慢性肾盂肾炎

【概述】

慢性肾盂肾炎是致病微生物感染引起的慢性炎症，主要侵犯肾间质和肾盂、肾盏组织。由于炎症的持续和（或）反复发生导致肾间质、肾盂、肾盏的损害，形成瘢痕，以致发生肾萎缩和（或）慢性肾衰竭。病人可能仅有腰酸和（或）低热，可无明显的尿频、尿急和尿痛症状，其主要表现是夜尿增多、尿中有少量白细胞和蛋白等。病人常有长期或反复发作的尿路感染病史，晚期可出现肾衰竭甚至尿毒症。本病属于中医学的"淋证（劳淋）""腰痛""虚劳"等范畴。

【病因病机】

（一）中医病因病机

慢性肾盂肾炎属本虚标实之证。若以邪实为主，则表现为湿热证候，其病多由过食辛热肥甘之品、嗜酒太过等，酿成湿热，下注膀胱；或因下阴不洁，秽浊之邪侵入膀胱，而成湿热之证，湿热蕴结下焦，气化阻滞，下窍不利而引起小便淋沥频数、尿急、尿痛等症。若以正虚为主，则表现为正伤邪恋证候，多由于湿热久留，耗伤津液，损伤正气，导致肾气阴不足、脾肾两虚、湿热未尽的正虚邪实之证。

脾肾亏虚为发病的关键。久病未愈，阴阳俱虚，下元不固，膀胱气化不利，肾失开阖，水道不畅，故小便频数、淋涩不已、反复发作、遇劳尤甚；脾虚则水液、五谷不得运化，清气不升，湿邪内蕴，则呕恶纳呆、腹胀便溏；脾虚及肾，致脾肾气（阳）两虚不能运化水湿，泛滥肌肤，故面浮肢肿，不能温煦肢体，故畏寒肢冷；腰为肾府，肾元亏虚，则腰膝酸软；舌淡苔白、舌边有齿印、脉沉弱是为脾肾亏损之象。

肾为水火之宅，元阴元阳之根，邪热久留，导致肾元亏虚，膀胱气化无力，湿热留恋，水道不利，故小便频急、涩痛不已、时作时止、遇劳尤甚。《素问·水热穴论》云："勇而劳苦，损伤精气，故肾虚汗出"，此肾气亏虚，多有腰膝酸软、乏力多汗；阴虚则髓海不足，脑失所养，则眩晕耳鸣；阴虚内热，则手足心热、口唇干燥；舌红少苔或无苔、脉细数或沉细是为肾气阴两虚之象。

本病迁延日久，久病入络，常伴有血瘀。血瘀的形成与湿热久稽下焦、气虚血行无力密切相关。瘀血在病程中常与湿热、正虚兼夹出现。瘀血湿热互结，使湿热之邪更难祛除，这是本病迁延不愈的又一个重要原因。

（二）西医病因病机

慢性肾盂肾炎常见于女性，部分病人在儿童时期有过急性尿路感染，经过治疗，症状消失，但仍有"无症状菌尿"，到成年之后逐渐发展为慢性肾盂肾炎。或因感染经治疗症状有所缓解但未完全治愈，并多次反复发作，迁延1年以上；或因尿道器械检查、留置导尿管或输尿管支架、尿流不畅（如后尿道瓣膜、膀胱憩室、尿路结石和神经源性膀胱）、膀胱输尿管反流等等，是引起反复尿路感染，导致慢性肾盂肾炎、慢性肾功能损害的主要原因。

如果尿路梗阻、畸形及机体免疫功能低下等易感因素持续存在，抗菌治疗未能彻底治疗急性或反复发作的肾盂肾炎，其形成的肾盂黏膜下的炎症或小脓疡，致瘢痕形成，引起肾内梗阻，均是疾病反复发作和慢性迁延的机制。

【临床表现】

1. 临床症状

（1）尿路感染　多有反复发作尿路感染病史，病程迁延1年以上，尿路感染症状可不明显，少数病人可间歇发生尿路刺激症状，但更为常见的表现为间歇性无症状细菌尿，和（或）间歇性尿急、尿频等下尿路感染症状，和（或）间歇性低热。

（2）CIN 如尿浓缩功能损害，而出现多尿、夜尿，重者易于发生脱水。

（3）肾小管性蛋白尿 肾小管重吸收钠受损而致低钠血症，也可发生低钾或高钾血症以及肾小管性酸中毒。

2.临床体征

在腰肋点（腰大肌外缘与第12肋骨交叉处）和上输尿管点（腹直肌外缘平脐处）有压痛及肾区叩击痛，严重者可表现为高血压、水肿、贫血等。

3.并发症

（1）肾乳头坏死 是严重并发症之一，常发生于糖尿病或尿路梗阻的肾盂肾炎病人。

（2）肾周围脓肿 常出现明显的单侧腰痛和压痛，向健侧弯腰时，疼痛加剧。

（3）感染性结石 由于变形杆菌等所含尿素酶，可分解尿中的尿素，使尿液呈碱性，而磷酸盐在碱性尿中的溶解度明显降低，易产生沉淀而形成磷酸镁铵和磷灰石性结石。

（4）革兰阴性杆菌败血症 多发生于严重急性肾盂肾炎，病情凶险，病人常突然寒战高热，易出现感染性休克。

【实验室及其他辅助检查】

1.尿液检查

（1）尿常规 尿比重常见降低，尿 pH 可增高，可有间断性脓尿或血尿，急性发作时与急性肾盂肾炎的表现相同。

（2）尿沉渣 白细胞增多，尿白细胞 ≥ 5 个 /HP 或 ≥ 8 个 /μL，可出现成堆白细胞或白细胞管型或含细菌的管型或红细胞尿。

（3）24 小时尿蛋白排泄常增高，多在 0.5g 左右，绝大多数为小分子量蛋白，如尿 β_2- 微球蛋白、α_1- 微球蛋白等。

（4）尿 N- 乙酰 -β-D 氨基葡萄糖苷酶、视黄醇结合蛋白、溶菌酶等排泄量增高。

（5）尿细菌学检查 可间歇出现真性细菌尿。急性发作时，与急性肾盂肾炎相同，尿细菌培养多为阳性，清洁中段尿细菌培养菌落数 ≥ 10^5/mL。除清洁中段尿培养外，膀胱冲洗后尿培养和输尿管导管培养及中段尿抗体包裹细菌检测也可呈现阳性结果。

（6）肾小管功能损害 肾浓缩功能减退，如夜尿量增多，晨尿（禁水后尿）渗透压降低；酸化功能减退，肾小管性酸中毒或氯化铵试验阳性。

2.血液检查

进一步发展可出现肾小球功能减退，如肾小球滤过率降低，血清肌酐、尿素氮增高等。

3.其他检查

（1）超声检查 可显示一侧或双侧肾脏较正常小，或两侧肾脏大小不一。

（2）X 线检查 KUB 可显示一侧或双侧肾脏较正常为小；静脉肾盂造影可见两肾大小不等，外形凹凸不平，肾盏、肾盂可有变形、扩张和积水现象，肾皮质变薄，有局灶、粗糙的皮质瘢痕，伴有邻近肾小盏变钝或呈鼓槌状变形；膀胱排尿性造影可见部分病人膀胱输尿管反流、尿流不畅、尿路梗阻，如结石、肿瘤或先天性畸形等易感因素。

（3）放射性核素扫描 显示患侧肾脏较小，提示肾功能损伤，动态扫描还可发现膀胱输尿管反流。

（4）膀胱镜 可发现患侧输尿管口有炎症改变（不建议常规膀胱镜检查）。

（5）肾脏病理改变 光镜检查可见肾小管萎缩，间质可有淋巴细胞、单核细胞浸润，急性发作时可有中性粒细胞浸润，肾小球可正常或轻度小球周围纤维化（不建议常规肾活检）。

【诊断与鉴别诊断】

（一）诊断要点

1. 中医辨证要点

辨证要点主要在于辨虚实、寒热及病程久暂。就慢性肾盂肾炎而言，其病性多为虚实夹杂，余热未清者有之，病属虚寒者亦不少见，因此辨其寒热非常关键。另外当辨其久暂，病程短者，通过及时的治疗可使病情快速缓解；病程久者，则可能迁延不愈，而致虚劳、关格。

2. 西医诊断要点

（1）反复尿路刺激征伴或不伴低热，疲乏，腰酸痛，夜尿增多，腰肋点和（或）上输尿管点压痛或肾区叩击痛，可有反复肾盂肾炎病史迁延 1 年以上。

（2）尿沉渣持续出现多少不等的白细胞、脓细胞及白细胞管型 1 年以上。

（3）尿比重降低，尿渗透压降低，尿肾小管损伤标志物增高。

（4）急性发作时清洁中段尿细菌培养菌落数 $\geq 10^5$/mL。

（5）典型静脉肾盂造影征象，即：肾脏大小不等、外形凹凸不平，肾皮质变薄，有局灶、粗糙的皮质瘢痕，伴有邻近肾小盏扩张和变钝或呈鼓槌状变形。

（二）鉴别诊断

1. 下尿路感染

若显示中小分子尿蛋白、β_2- 微球蛋白等增高，尿沉渣抗体包裹细菌阳性，白细胞管型以及肾形态和功能异常，均有助于慢性肾盂肾炎的诊断。必要时可做膀胱冲洗灭菌培养，若膀胱冲洗灭菌 10 分钟后留取膀胱尿菌数较少，提示膀胱炎；如灭菌前后菌数相似，则为肾盂肾炎。

2. 尿道综合征

尿道综合征好发于中年女性，病人以尿频、尿急、尿痛、排尿不适为主要表现，伴有精神焦虑或忧郁，常被误诊为不典型慢性肾盂肾炎而长期盲目应用抗菌药物治疗，甚至造成不良后果，必须予以鉴别。尿道综合征经多次清洁中段尿培养无真性细菌尿并排除假阴性可资鉴别。

3. 肾结核

肾结核病人多有肾外结核病史或病灶存在，肉眼血尿多见，膀胱刺激症状显著而持久，24 小时尿沉渣涂片可找到抗酸杆菌，尿细菌普通法培养呈阴性，尿结核菌培养阳性可资鉴别。必要时做静脉肾盂造影，如发现肾实质虫蚀样破坏性缺损则对诊断肾结核有帮助。

4. 非感染性 CIN

非感染性 CIN 起病隐匿，临床表现多样，尿与肾功能化验与慢性肾盂肾炎相似，易混淆。但非感染性 CIN 有以下特点：①有较长期尿路梗阻或有长期接触肾毒性物质史；②有肾小管功能障碍；③肾功能受累，但无水肿和高血压病史；④轻度肾小管性蛋白尿；⑤静脉肾盂造影可见双侧肾影大小不等、外形不规则（瘢痕形成），可有肾盏变形（扩张和变钝）；⑥肾图、核素扫描或超声显像可显示双侧肾脏病变不相等。而慢性肾盂肾炎与其不同的是主要表现为尿路刺激症状、间歇性真性细菌尿；静脉肾盂造影有慢性肾盂肾炎征象，即局灶、粗糙的皮质瘢痕，伴有邻近的肾小盏变钝或呈鼓槌状变形。肾盂有时亦可变形、扩大和积水现象。如鉴别仍有困难，可考虑作肾活检，有助于确诊或排除其他慢性肾脏疾病。

慢性肾盂肾炎以血尿或高血压或无症状菌尿为主要表现的病人，应分别与引起血尿的其他疾病、高血压病、隐匿性肾炎等相鉴别。通过详细询问病史，观察症状、体征以及反复做尿常规、尿红细胞形态和尿细菌学检查，必要时做影像学和肾组织病理检查等可鉴别。

【治疗】

（一）中医治疗

1. 治疗原则

本病的基本病机是正虚邪恋、水道不利，根据"实则清利，虚则补益"原则，故治疗以扶正祛邪、通利水道为基本大法。

2. 辨证施治

（1）气阴两虚，湿热留恋

[临床表现] 腰部酸痛，食欲减退，倦怠乏力，尿频、尿急、尿痛，或小便淋沥不畅，反复发作，低热或者手足心热，口干舌燥，舌边有齿痕，苔少或舌根苔黄腻，脉细弱或者细数无力。

[治法] 益气养阴，清利湿热。

[方药] 参麦地黄汤或清心莲子饮加减（参麦地黄汤出自《医级》，清心莲子饮出自《太平惠民和剂局方》）。

[参考处方] 太子参 20g，麦冬 15g，五味子 6g，生地 15g，山茱萸 10g，山药 15g，牡丹皮 15g，茯苓 15g，泽泻 10g，竹叶 10g，莲子 10g，川牛膝 15g，怀牛膝 15g。

方中以太子参、麦冬、五味子、生地益气养阴；山茱萸、山药补益脾肾；牡丹皮清泄肝热，以防山茱萸助热伤阴；茯苓、泽泻、竹叶、莲子淡渗利湿通淋；川怀牛膝补肝肾、引热下行，兼以通淋。

[临床应用] 此型病机为气阴两虚兼有湿热，故选太子参益气养阴生津，避免人参、党参甘温助热。腰膝酸痛甚者，加续断 15g 补肝肾、强腰膝；尿频、尿痛者，加白茅根 30g 清热生津通淋。

（2）肾阴不足，湿热稽留

[临床表现] 眩晕耳鸣，腰膝酸软，尿频、尿急、尿痛，或小便淋沥不畅，反复发作，时有低热或五心烦热，夜寐不安甚则盗汗，或有血尿，舌红苔少或舌根黄腻，脉细数或虚数。

[治法] 滋补肾阴，清热利湿。

[方药] 知柏地黄汤加减（出自《医宗金鉴》）。

[参考处方] 知母 10g，黄柏 10g，生地 20g，山药 15g，山茱萸 10g，牡丹皮 15g，茯苓 15g，泽泻 10g，白茅根 30g。

方中知母、黄柏滋阴，兼以清利湿热；生地、山茱萸、山药"三补"滋肝脾肾之阴，牡丹皮、茯苓、泽泻"三泻"清热淡渗利湿；白茅根清热生津通淋。

［临床应用］眩晕耳鸣甚者，可加天麻15g、杭菊花10g平肝清肝息风；腰痛甚者，可加续断15g、怀牛膝15g补肝肾、强腰膝；低热、盗汗甚者，可加秦艽10g、地骨皮20g清虚热。

（3）肝胆郁热，湿热内蕴

［临床表现］胁肋胀痛，伴恶心纳呆、厌食油腻、口干且苦，尿频、尿急、尿痛，或尿黄或小便淋沥不畅，反复发作，舌红苔腻，脉沉滑数。

［治法］疏利肝胆，清热利湿。

［方药］小柴胡汤合猪苓汤加减（小柴胡汤和猪苓汤均出自《伤寒论》）。

［参考处方］柴胡12g，黄芩10g，姜半夏10g，太子参10g，生甘草梢10g，猪苓15g，茯苓15g，泽泻10g，滑石（包煎）20g，阿胶（烊化）10g，白茅根30g。

方中以小柴胡汤疏肝利胆，去生姜、大枣以防助热；合用猪苓汤育阴利水；滑石配伍生甘草，可清利湿热、通淋止痛；白茅根清热通淋兼以生津。

［临床应用］胁肋胀痛甚者，可加延胡索10g、郁金15g疏肝行气、活血止痛；恶心、纳呆、厌食油腻甚者，可加竹茹10g、生麦芽15g疏肝和胃止呕，兼以行气消食。

（4）脾肾气（阳）虚，湿浊缠绵

［临床表现］腰膝酸软，食少神疲，少腹坠胀，每逢劳累则见尿频、尿急、尿痛或者小便淋沥不畅，甚则畏寒肢冷，面浮肢肿，夜尿频，稍用力则尿自遗，舌淡、苔薄白润，脉沉细无力。

［治法］健脾益肾，化浊利湿。

［方药］无比山药丸或栝楼瞿麦丸加减（无比山药丸出自《备急千金方》，栝楼瞿麦丸出自《金匮要略》）。

［参考处方］熟地20g，山茱萸10g，山药15g，茯苓20g，泽泻10g，杜仲15g，牛膝10g，菟丝子20g，制附子（先煎）6g，黄芪20g。

方中制附子、黄芪温阳益气以补脾肾阳气，熟地、山茱萸、山药补阴以阴中求阳，茯苓、泽泻淡渗利湿，杜仲、牛膝、菟丝子以加强补肾之力。

［临床应用］食少纳差者，可加砂仁5g醒脾和胃，同时避免熟地之滋腻碍胃；尿急兼有灼热涩痛者，可加瞿麦20g清热通淋；夜尿频，甚则遗尿者，可加沙苑子15g、桑螵蛸10g补肾固精缩尿。

（5）瘀血阻络，湿热郁结

［临床表现］胁腰刺痛酸胀，少腹胀痛，尿频、尿急、尿痛或小便淋沥不畅，反复发作，舌质紫暗或有瘀斑，脉细涩。

［治法］活血通络，清利湿热。

［方药］沉香散合桃核承气汤（沉香散出自《三因方》，桃核承气汤出自《伤寒论》）。

［参考处方］沉香6g，橘皮10g，当归10g，白芍15g，生甘草10g，石韦20g，冬葵子15g，滑石（包煎）20g，王不留行20g，桃仁10g，桂枝6g，酒大黄6g。

沉香散方中沉香、橘皮利气，当归、白芍柔肝，石韦、冬葵子、滑石、王不留行、甘草清热利尿，通淋止痛；桃核承气汤活血泄热止痛。

［临床应用］腰腹刺痛甚者，可加蒲黄10g、五灵脂10g化瘀止痛；小便不畅甚者，可见川牛膝15g、地龙10g活血通淋。

（二）西医常规治疗

1. 一般治疗

慢性肾盂肾炎病人应根据病情适当休息，注意营养，增强体质及机体抵抗力。急性发作者应卧床休息，给予富含维生素的食物营养，多饮水、勤排尿，每日尿量应保持在 1500mL 以上；可服用碳酸氢钠片 1g，每日 3 次，以碱化尿液，减轻膀胱刺激症状，使尿 pH 值维持在 6.0~6.5。

2. 抗感染治疗

慢性肾盂肾炎急性发作者或反复发作者应通过尿细菌培养并确定菌型，然后选用针对性的敏感抗菌药物，重症病人可联合用药，需足够疗程。停用抗菌药 2 周后，随访中段尿细菌培养直至连续 2 次尿培养阴性。切忌滥用抗生素。

3. 外科治疗

如反流性慢性肾盂肾炎、梗阻性慢性肾盂肾炎等应通过外科的方法制止尿液反流和解除梗阻。

（三）中西医协同治疗

慢性肾盂肾炎因病情反复发作，长程低剂量抑菌疗法是治疗再发性尿路感染的有效方法。长期不规范用药才是导致细菌耐药、病情反复的原因。而通常这部分病人常体质虚弱，通过中医药辨证施治，扶正祛邪，常可取得较好的疗效。中医药在治疗慢性肾盂肾炎的过程中起着非常重要的作用。

【经典传承】

（一）陈以平教授治疗难治性肾盂肾炎经验

1. 审证求因，治病求本

陈以平教授认为难治性肾盂肾炎往往有其内在的因素，用中西医结合的理论分析，其中比较重要的有以下几种情况。

第一种情况是全身情况虚弱，正不胜邪。此类病人比较常见，如病人年老体弱，或久病体虚，治疗应先予以扶正，略佐以祛邪。扶正根据上述辨证灵活运用。祛邪可视具体情况用蒲公英、败酱草、红藤、瞿麦、萹蓄、车前草、连翘等，选 2~3 味，灵活使用，以使正进邪退，缓治而愈。

第二种情况是由于脾胃虚弱，不能耐受对胃肠有刺激性的抗菌药物或清热解毒的寒凉性的中药，以致于不能用足应有的剂量；或因长期使用抗菌药物刺激胃肠道引起胃肠道功能失调，胃纳差，甚至造成营养不良、消瘦乏力，免疫功能不佳，机体抵抗力减弱，从而导致细菌与机体长期共存，不易消灭，使病邪未能尽去。此类病人应注意调理脾胃，可以先和胃、后祛邪或和胃与祛邪兼顾，并尽量避免使用碍胃的中药如苦参、木通、白花蛇舌草、败酱草等。待脾胃虚弱好转、纳食转佳后补肾强身，应用一些增加机体细胞免疫功能的中药如黄芪、虫草菌丝等，可以明显提高疗效。

第三种情况是药物已杀死尿路细菌，但细菌所致的体内的免疫反应依然持续。此类病人的尿培养早已转阴，应以扶正养阴益气为主，少佐清利活血，以恢复机体正常的免疫反应及抑制异常的免疫反应功能。常根据辨证多用知柏地黄丸合二至丸加黄芪、丹参、泽兰叶、土茯苓、马齿苋、白花蛇舌草等药物。

第四种情况是夹杂有其他的病证，如尿路结石、肾脏下垂或前列腺肥大等，使尿流缓慢，细菌易于生长。此类病人需要使用加速尿流的利水药物如车前子、滑石等；其次，还应针对病因治疗，严重者还应配合外科手术治疗。如果与糖尿病并存者，两者常互为因果，往往不易速愈，应积极治疗糖尿病，可以考虑用中西医结合治疗的方法，以西药控制血糖，中药清热解毒法为主治疗尿路感染，必要时佐以益气养阴以兼顾二者，尤其对舌尖红或舌苔剥脱明显者，宜用天花粉、生熟地、山药、石斛、玉竹、茯苓、黄柏、知母、牡丹皮等养阴滋肾清热的中药，配合西药胰岛素以及抗生素治疗，可以取得良好的效果。

2. 衷中参西，辨证与辨病相结合

在上述辨证用药的基础上，常加用对症处理的药物：如尿频急不畅者，可用滋肾通关丸包煎；小便红赤、尿道口刺痛者，可加用导赤散；尿浊者可用萆薢分清饮；小便量多而体软乏力，甚至腰酸不耐久坐者，应考虑慢性肾盂肾炎所致的肾小管功能损害的可能性，此时应忌用利水通淋药，治疗宜益气养阴固肾，方用补中益气汤合桑螵蛸散加减。临证时如若尿菌阳性或有白细胞，加用以下清热解毒中药 2~3 味：忍冬藤、黄芩、黄柏、栀子、黄连、苦参、土茯苓、半枝莲、白茅根、马齿苋、金钱草、败酱草、野菊花、连翘、紫花地丁、蒲公英等，用量一般偏重，并根据辨证论治，坚持守方 1~2 个月，可以明显提高疗效。

3. 轻重缓急，标本皆顾

陈教授认为在虚实转化过程中每有主次之别，最当详辨。在由实转虚的初期，常为实多虚少。随着病情的延长，渐为虚多实少。虚证复感外邪而急性发作者，虽属本虚标实，但以标实为主。治疗时，当审标本的轻重缓急而有所侧重。标急者，先予治标，标证缓解转予治本。治标以清热解毒、利湿通淋为主；治本以补益脾肾为主，辨其脉证，用滋阴、益气、温阳、养血等法，或一法独进，或数法合施，勿拘一端。此外，尚要注意，前人治淋有忌汗、忌补之说。如《金匮要略》说："淋家不可发汗，发汗必便血。"然而临床未必皆如此，若淋家"复感外邪，兼见表证"时，仍当伍疏邪解表之法，但发汗不能太过，更应慎用辛温之品，以免重伤阴血，加重病情。《丹溪心法·卷三·淋》所说的"最不可补气之药，气得补而愈张，血得补而愈涩，热得补而愈盛"是指实热证而言，对于病程日久、脾肾亏虚者，自当运用益气健脾、滋阴补肾等法治之，不必拘泥，诚如徐灵胎所说："治淋之法，有通有塞，要当分别"。

（二）邵朝弟教授治疗慢性肾盂肾炎经验

邵朝弟教授治疗慢性肾盂肾炎不固持古人"淋证无补"之说，善从脏腑辨证，根据病因病机特点，从根本上把握脏腑虚实，实者清之、虚者补之。认为引起此病的标在膀胱，膀胱湿热贯穿疾病始终；本在肾、脾、肝。治疗时应重视滋肾、健脾、疏肝之法，顾及致病之本，不仅可以从根本上治疗疾病，达到快速缓解病情的效果，而且能减少甚至防止复发。因此，清膀胱之湿热应当扶助人体正气，顾及病人脾肾之虚；而一味补益容易闭门留寇，使邪无出路，当兼用清利之法。

在慢性肾盂肾炎急性发作期，病势较急，病人发热、腰痛、小便异常等症状较重，出现中医"热毒"之证，积极采用西医抗生素治疗配合清热利湿解毒之品缓解病情，减少炎症损伤。考虑到抗生素的寒凉之性会耗伤人体正气，往往会配合四君子汤、补中益气汤、玉屏风散温阳健脾、益气扶正来减毒增效。

在治疗慢性肾盂肾炎时，邵教授善用药对取其相须相使、协同增效，最常使用萹蓄、瞿麦、车前子三味药。邵老认为三药共用能明显加强利小便、清湿热的功效，对缓解症状收效较好。兼有血尿者，加茜草、地榆炭、仙鹤草；兼有蛋白尿者，加水陆二仙丹（金樱子、芡实）；兼湿滞、胸脘痞闷、舌苔厚腻者，加草果、知母、苍术、扁豆；发热明显者，加金银花、连翘、半枝莲；兼尿道涩痛、瘙痒者，加蒲公英、忍冬藤、蚤休；兼夜寐不安者，加合欢皮、茯神、酸枣仁；兼夜尿多者，加乌药、益智仁等。

【预防与调护】

（1）增强体质　积极参加各种适宜的运动，提高机体的防御能力。

（2）消除诱因　慢性肾盂肾炎反复不愈者，应积极寻找病因，治疗原发病，如糖尿病，并消除发病的诱因，如肾结石及尿路梗阻等。

（3）清除炎性病灶　寻找并祛除与慢性肾盂肾炎相关的炎性病灶，如肠道疾病，男性的前列腺炎，女性的尿道旁腺炎、阴道炎、盆腔炎及宫颈炎。

（4）严格掌握器械操作适应证　减少不必要的导尿及泌尿道器械操作，如必需保留导尿应预防性应用抗生素。

（5）注意性生活及外阴卫生　女性患肾盂肾炎与性生活有关者，应在性生活后即排尿，同时注意会阴部的卫生，勤换洗衬裤。怀孕期及月经期更应注意外阴清洁，以增强局部抵抗力。

（6）养成多饮水、勤排尿的好习惯。

【临证提要】

《丹溪心法·卷三·淋》说"最不可用补气之药，气得补而愈胀，血得补而愈涩，热得补而愈盛"，此说当为淋证初发时而设。若劳淋、虚劳（慢性肾盂肾炎）病程日久，常虚中夹实，或以正虚为主，因此辨证施治当补则补，同时应注意权衡扶正与祛邪的比例。

（余仁欢　徐建龙）

第四节　尿道综合征

【概述】

尿道综合征（urethral syndrome，US）是指具有下尿路刺激症状，包括尿频、尿急、排尿困难等，而无膀胱尿道器质性病变及明显菌尿的一组非特异性症候群，又称无菌性尿频－排尿困难综合征。1923年Stevems首先描述此综合征，1934年Folsom提出"尿道综合征"一词。中医学无此病名，后世中医学家多将其归入中医学"淋证""癃闭"范畴。此综合征多发于女性，且病情往往反复、缠绵难愈，抗菌治疗往往无效。

【病因病机】

（一）中医病因病机

尿道综合征归属于中医学"淋证""癃闭"范畴，历代医家对于淋证和癃闭的病因病机论述繁多，其病因复杂，外感、内伤、饮食、房室、劳役、情志、其他疾病等因素皆可引发。现结合淋证和癃闭的病因病机分析尿道综合征的中医病因病机，主要概括为以下几点。

1. 下焦湿热

湿热之邪，按来源可分为外感和内生。湿邪和热邪可单独致病，亦可同时致病。涉水淋雨或久居湿地而致外湿，恣食肥甘厚味而致内湿，内外湿邪互结，伤及脾胃，下注膀胱。外热之邪犯表，郁而化热，循足太阳经，结于膀胱，移热于肾或直侵溺窍；内热之邪因嗜食辛辣或其他脏腑有热而致热传肾与膀胱。《素问·本病论》曰："湿令不去……失溺小便数。"《素问·刺法论》云："热至则身热……淋闭之病生矣。"可见湿邪与热邪扰及肾与膀胱，气化不利，可发为本证；湿邪与热邪互结，无形之热蒸动有形之湿，湿邪郁久而化热，两邪相互胶着，侵犯下焦，伤及肾与膀胱，气化不利，亦可发为本证。

2. 肝气郁结

郁怒伤肝，肝失调达，疏泄不畅，气郁化火，流注下焦，以致肾闭藏失职、膀胱失约，发为本证。《灵枢·经脉》曰："是主肝所生病者……遗溺，闭癃。"《证治要诀》曰："气淋，气郁所致。"肝郁化火，热伤血络，可见热淋、血淋证。临床多见于女性病人，情志不遂、肝气郁结即可引发气淋。

3. 肾气阴亏虚

先天禀赋不足，或邪气煎熬日久、房劳不节、劳役过度等皆可导致肾虚。肾气虚则蒸腾气化的功能失调，膀胱开合失度，气化不利，导致水道通调受阻，可出现尿频、尿急、排尿不畅等。肾阴虚则阳亢，易生内热，肾与膀胱相表里，内热侵及膀胱，亦可出现尿频、尿急。另外邪乘虚而入，酿湿生热，内蕴膀胱，可致本证。《诸病源候论》："诸淋者，由肾虚而膀胱热故也""劳淋者，为劳伤肾气而生热成淋也"。

4. 脾气亏虚

素体脾胃虚弱，或后天失于调养，或饮食不节、饥饱失常等可致脾气亏虚。脾主运化，脾气亏虚则水液运化失调，湿浊内停，郁而化热，下注膀胱，亦可发为本证。《灵枢·口问》曰："中气不足，溲便为之变也。"

另外尿道综合征往往病情反复，病程日久，缠绵难愈。叶天士说："久病必入络，其所谓病久气血推行不利，血络之中必有瘀凝，故致病气缠绵不去，必疏其络而病气可尽也。"故脉络瘀阻是尿道综合征病程日久的关键因素。日本学者研究亦认为，女性尿道综合征与血瘀密切相关，特别是盆腔内血流的缓慢、局部体液的郁积均可导致本病的发生。

（二）西医病因病机

1. 尿道口解剖结构畸形

主要包括处女膜伞覆盖、小阴唇融合和尿道处女膜融合，尿道与阴道口间距过短，尿道远端纤维化、狭窄等，尿道膨胀。

2. 膀胱尿道功能失调

尿动力学证明膀胱尿道功能异常是女性尿道综合征产生临床症状的直接原因，如尿道前括约肌痉挛，排尿控制功能发育不全和退化，远端尿道肌肉痉挛，逼尿肌和括约肌共济失调。

3. 局部损伤因素

性生活时尿道损伤、分娩或输卵管结扎及会阴部手术等损伤，影响尿道周围的正常组织可致本病，常与会阴瘢痕组织牵拉有关。有报道称产程中未作外阴侧切术及产后骨盆肌松弛是引起妇女出现尿道综合征的主要危险因素。

4. 理化刺激因素

对尼龙衣裤、阴茎套、子宫帽过敏，应用阴道除臭剂、盐水、肥皂或高锰酸钾溶液等洁阴药物搓洗或使用避孕润滑药，长期应用此类物品及药物可致局部皮下组织萎缩及黏膜上皮变薄。个人卫生欠佳、长时间的过度憋尿等外界因素长时间刺激，也是引起尿道综合征的直接原因。

5. 激素失衡

雌激素水平低下，导致膀胱颈周围的致密弹力纤维组织疏松无力、膀胱和尿道的黏膜及黏膜下组织萎缩变薄、括约肌松弛，尿道闭合功能出现不同程度的障碍，导致尿急、尿频。

6. 下尿道上皮细胞功能障碍

上皮细胞的通透性增加，尿液的电介质弥散入膀胱间质，膀胱黏膜对尿液刺激过度敏感或盆腔神经过度兴奋，引起尿频和疼痛。

7. 心理精神方面

精神刺激可能影响膀胱内压和膀胱收缩，人们常可体会到由于精神紧张而出现短时间尿频，精神因素还可引起尿潴留。所以焦虑、精神紧张、情绪低落等也是诱发因素。

8. 其他因素

（1）免疫因素　大多数 US 病例均有 IgM 沉积，阳性免疫荧光与临床症状的严重性有密切关系，故 US 可能由于防止细菌附着在膀胱黏膜上的糖胺聚糖（GAG）保护层受到破坏，使尿液及其他的致病因子得以侵犯黏膜下组织，引起炎症反应。

（2）镁离子缺乏　高细胞外液镁离子浓度，可使离体膀胱逼尿肌肌丝伸长，抑制钙离子内流，降低肌肉兴奋性。而镁离子缺乏会造成逼尿肌兴奋性增高、膀胱顺应性差，是造成不稳定性膀胱的因素。

【临床表现】

尿道综合征可因受凉、劳累、性生活、洗浴等而急性发作；发作周期不定，亦可周期性发作；病程长短不一，短者 1~2 天甚至数小时，病程长者症状可持续存在；部分病人有明显的心理因素，注意力分散时尿频等症状可明显减轻。

1. 主要症状

（1）下尿路刺激症状　主要有尿频、尿急、尿痛、排尿困难及小腹坠胀等。

（2）疼痛症状　表现为尿道疼痛、下腹部疼痛、耻骨上疼痛、腰痛或性交痛。

2. 次要症状

主要有小便灼热、滴沥不尽、尿失禁、神疲乏力、腰膝酸软、情志不舒等。

3. 体征

有的可无任何体征，有的阴道前壁触诊时尿道及膀胱颈部有触痛，有的可发现尿道口及处女膜形态和位置变异。

【实验室及其他辅助检查】

1. 尿常规

在非感染性尿道综合征无异常发现；在感染性尿道综合征，仅有少许白细胞、脓细胞，少于 5 个 /HP。

2. 尿细菌、真菌培养

清洁中段尿培养阴性或多次清洁中段尿培养菌落计数 $< 10^5$/mL，可排除结核菌、厌氧菌及真菌等特殊尿路感染。

3. 衣原体、支原体检查

在感染性尿道综合征，有时可寻及膀胱、尿道或邻近器官感染的病灶，且衣原体、支原体检查阳性。

4. 静脉肾盂造影（IVP）

可初步排除泌尿系结核、肿瘤、结石以及膀胱憩室等疾病。

5. 尿道膀胱镜检查

了解尿道、膀胱有无感染、肿瘤，有无尿道狭窄及间质性膀胱炎等。

6. 尿动力学检查

表现为膀胱过度活动、膀胱乏力、远端尿道缩窄和尿道压力增高等。其中远端尿道狭窄最常见，而膀胱过度活动往往是其症状迁延的病理基础。

【诊断与鉴别诊断】

（一）诊断要点

1. 中医辨证要点

尿道综合征的病位主要在膀胱，并与肝、脾、肾、心关系密切。主要病机为本虚标实，虚实夹杂。虚为脾气亏虚、肾气阴亏虚；实为肝气郁结和下焦湿热蕴结。其主要症状为尿频、尿急、尿痛、排尿困难及小腹坠胀等，同时兼夹有小便灼热、滴沥不尽、尿失禁、神疲乏力、腰膝酸软、情志不舒等症状。

2. 西医诊断要点

（1）具有典型的症状　如尿频、尿急、尿痛、排尿不适、排尿困难及小腹坠胀等。

（2）排除尿路感染　尿常规多正常，清洁中段尿培养阴性或多次清洁中段尿培养菌落计数 $< 10^5$/mL，排除结核菌、厌氧菌及真菌等特殊尿路感染。

（3）排除器质性病变　如膀胱结石、异物，尿道憩室、息肉，以及膀胱尿道神经病变、老年性尿道炎，神经源性疾病、糖尿病所致的膀胱功能障碍等。

（4）正规的抗生素治疗效果不明显。

综合考虑上述症状、体征、病史和检查，可明确尿道综合征的诊断。

（二）鉴别诊断

1. 尿路感染

包括肾盂肾炎和膀胱炎等。泌尿系感染多有明显尿频、尿急、尿痛和尿道烧灼感等症状。肾盂肾炎还常伴有发热、头痛、腰痛、乏力、食欲不振等全身症状，肾区有压痛及叩击痛。尿常规可见大量白细胞、脓细胞和红细胞；清洁中段尿培养有致病菌生长，菌落计数≥10^5/mL。

2. 泌尿系结核

泌尿系结核有尿频、尿急、尿痛等症状，长期抗生素治疗无效。行尿沉渣抗酸染色涂片检查可发现结核杆菌，采用聚合酶链反应（PCR）技术检测尿液中结核杆菌的DNA可大大提高泌尿系结核的诊断率。行结核杆菌培养可明确诊断。IVU检查早期结核可见典型的肾小盏边缘虫蛀样改变，结核晚期则可出现一侧肾脏不显影、膀胱挛缩、对侧肾积水的典型结核改变，有时还可发现肾结核空洞和钙化。

3. 神经源性膀胱

神经源性膀胱多继发于糖尿病，脊髓灰、白质炎，脑炎，脑卒中，脑脊膜膨出，脊柱裂，脊膜膨出以及神经中枢或周围神经损伤等。伴膀胱过度活动时，其症状与尿道综合征有相似之处，表现为尿频、尿急、排尿困难、紧迫性尿失禁等排尿功能障碍症状。但尿动力学检查示尿道压力正常，膀胱逼尿肌压增高，反射亢进。有时可出现尿潴留、肾积水和肾功能减退等。

4. 尿路真菌感染

尿路真菌感染可表现有尿路刺激症状，尿液一般细菌培养无致病菌生长。但它不同于女性尿道综合征。尿路真菌感染有以下不同特点：多发于糖尿病、肿瘤、免疫力低下以及长期应用抗生素、激素、免疫抑制剂及留置导尿管者；多为上行性感染所致；其特征性表现为尿中排出"真菌球"，显微镜下可见真菌孢子和菌丝。

【治疗】

（一）中医治疗

1. 治疗原则

尿道综合征首先要辨清虚实，虚则补之，实则泻之，虚实夹杂则补虚泻实、标本同治；其次要辨清病位；最后要综合症状、舌脉辨清证型。

2. 辨证施治

（1）下焦湿热

［临床表现］尿频、尿急、尿热、尿涩、尿痛、尿色黄，大便干结，口苦口黏，小腹拘急胀痛，舌红苔黄腻，脉滑数。

［治法］清热祛湿，利尿通淋。

［方药］八正散加减（出自《太平惠民和剂局方》）。

［参考处方］通草3g，车前草30g，萹蓄30g，生大黄6g，滑石（包煎）30g，生甘草梢10g，瞿麦20g，炒栀子10g。

方中瞿麦利水通淋，清热凉血，萹蓄、车前子、滑石、通草清热利湿，利窍通淋，以栀子、大黄清热泻火，引热下行；生甘草梢和药缓急，止尿道涩痛。诸药合用，有清热泻火、利水通淋之功。

［临床应用］湿重者，加苍术10g，黄柏6g，生薏苡仁30g；小腹拘急胀痛者，可加白芍20g合甘草缓解止痛，加乌药10g、川楝子10g行气止痛。

（2）心火亢盛

[临床表现]小便短数，灼热刺痛，溺色黄赤，口苦口黏，呕恶，心烦多梦，纳差，舌尖红，苔薄白或黄，脉弦细数。

[治法]清热泻火，养心安神。

[方药]清心莲子饮加减（出自《太平惠民和剂局方》）。

[参考处方]石莲肉10g，黄芩10g，麦冬15g，地骨皮15g，车前子（包煎）30g，生甘草梢10g，茯苓20g，白芍20g。

方中石莲肉清心火、养脾阴又秘精微；地骨皮、麦冬滋阴；黄芩清上焦心肺之热，肺热清则清肃下行；车前子、茯苓淡渗利湿，使心热从小便而解；生甘草梢利尿通淋，合白芍成芍药甘草汤缓急止痛，与导赤散机制颇为相似。

[临床应用]发热加柴胡15g，薄荷（后下）10g；纳差可加木香10g醒脾行气；眠差加百合30g、酸枣仁20g安神；伴有大便干结者，加大黄10g、牛蒡子15g解毒通便。

（3）肝气郁结

[临床表现]尿频、尿急、尿痛发作或加重与精神情绪有关，时有胸胁胀痛，胸闷喜太息，少腹不适，失眠多梦，纳差，舌淡红，苔薄白或微黄，脉弦细。

[治法]疏肝理气，清热解郁。

[方药]逍遥散加减（出自《太平惠民和剂局方》）。

[参考处方]柴胡10g，当归10g，白术15g，白芍15g，薄荷（后下）10g，茯苓20g，煨姜6g，酸枣仁20g。

方中柴胡疏肝解郁，以顺肝性；当归、白芍养肝血、柔肝体，帮助柴胡恢复肝正常的顺达之性，兼制柴胡疏泄太过；白术、茯苓益气健脾，促进气血生化；甘草配合茯苓、白术以益气健脾，配白芍以缓急止痛；薄荷辛凉，助柴胡以疏肝气、解郁热；煨姜辛温，助柴胡、薄荷疏肝，助茯苓、白术以健脾胃；酸枣仁养心安神。诸药相配，达疏肝解郁理气之效。

[临床应用]肝郁化热者，可用丹栀逍遥散加强清热泻火之效；热甚者，加龙胆草6g、黄柏10g；气郁重者，加香附12g、川楝子10g、枳壳10g疏肝解郁；失眠重者，加合欢皮30g、远志10g养心安神。

（4）肾气阴亏虚

[临床表现]尿频或夜尿频数，尿后有余沥或失禁，气短，乏力，体倦，手足心热，容易出汗，腰膝酸痛，头晕耳鸣，舌红，苔薄或少苔，脉细弱或细数。

[治法]滋阴益气，补肾缩尿。

[方药]六味地黄丸合缩泉丸加减（六味地黄丸出自《小儿药证直诀》，缩泉丸出自《魏氏家藏方》）。

[参考处方]熟地黄30g，山茱萸10g，山药15g，泽泻10g，牡丹皮10g，茯苓20g，益智仁15g，乌药10g。

方中重用熟地黄，滋阴补肾、填精益髓；山茱萸补养肝肾，并能涩精；山药补益脾阴，亦能固精。三药相配，滋养肝脾肾，称为"三补"。配伍泽泻利湿泄浊，并防熟地黄之滋腻恋邪；牡丹皮清泻相火，并制山茱萸之温涩；茯苓淡渗脾湿，并助山药之健运。三药为"三泻"。益智仁温补脾肾，固精气，缩小便；乌药调气散寒，除膀胱肾间冷气，止小便频数。

[临床应用]若伴颧红、盗汗者，改用知柏地黄汤加减。久病多瘀，舌暗脉涩，加丹参30g、赤芍15g以活血；腰酸痛，加杜仲15g、续断15g补肝肾、强腰膝。

（5）脾气亏虚

［临床表现］尿频、尿急，劳累则发，下腹部或尿道下坠感，或直肠坠胀感，纳少，便溏，声低气怯，四肢欠温，神疲乏力，舌淡红、边有齿印，苔薄白，脉细弱。

［治法］健脾益气，升陷健运。

［方药］补中益气汤加减（出自《脾胃论》）。

［参考处方］黄芪 30g，党参 20g，白术 20g，茯苓 15g，柴胡 3g，泽泻 10g，升麻 3g，乌药 10g，益智仁 15g，炙甘草 6g。

方中黄芪补中益气，升阳固表；党参、白术、炙甘草甘温益气，补益脾胃；升麻、柴胡协同参、芪升举清阳；茯苓健脾益气，淡渗利湿；益智仁温补脾肾，固精气，缩小便；乌药调气散寒，除膀胱肾间冷气，止小便频数。诸药合用，一则补气健脾，使后天生化有源，脾气亏虚诸症自可痊愈；一则升提中气，恢复中焦升降之功能。

［临床应用］若小腹坠胀或有痉挛表现者，可用升麻 6~10g；胃弱者宜加神曲 10g，麦芽 10g；尿频明显加补骨脂 15g，益智仁 15g；兼夹湿热症状，可酌加车前子（包煎）20g、金钱草 20g、黄柏 10g 清利湿热。

（二）西医常规治疗

1. 一般治疗

休息、利尿、热水坐浴、下腹热敷、理疗等。

2. 药物治疗

（1）α 受体阻滞药 萘哌地尔 25mg，每日 1 次；特拉唑嗪 2mg，每日 1 次；或盐酸坦洛新缓释片 0.2mg，每日 1 次或 2 次口服。

（2）解痉镇痛药 抗胆碱类药物如溴丙胺太林（普鲁本辛）、山莨菪碱（氢溴酸山莨菪碱），或选择性平滑肌松弛剂如泌尿灵，毒蕈碱受体阻滞药如酒石酸托特罗定等。

（3）镁离子口服液 可以提高细胞外液镁离子的浓度，降低逼尿肌的兴奋性，使之处于舒张状态，提高膀胱的顺应性。

（4）镇静及抗抑郁药 阿普唑仑 0.2mg，每日 3 次；或氟西汀 20mg，每日 2 次或 3 次。有抗焦虑、抗抑郁的协同作用。

（5）辣椒辣素或辣椒辣素类似物 2% 利多卡因 40mL 注入膀胱保留 30 分钟作为局部麻醉。正常膀胱容量者于排空膀胱后以 30mL/min 的速度注入浓度为 100μmol 的辣椒辣素溶液 100mL，保留 30 分钟。灌注后膀胱容量增加，有局部烧灼痛不良反应，疗效好，维持时间长，可作为顽固性尿道综合征的一种有效的治疗手段。

（6）雌激素 用于雌激素水平低下者，分全身用药和局部用药。常用尼尔雌醇 2mg，每半月或 1 个月 1 次；或己烯雌酚 0.5mg，每日 1 次，连用 3 周，停药 1 周，酌情重复 1 个疗程；或替勃龙隔天或每 3 天半片；或己烯雌酚霜剂，外阴或阴道局部应用；等等。

（7）局部封闭治疗 常用封闭药物如庆大霉素 8 万 U、地塞米松 5mg 加入 2% 普鲁卡因 6mL，可用于膀胱颈及近端尿道封闭、膀胱三角区封闭。

3. 外科治疗

（1）尿道扩张 适用于不同程度包括无症状的尿道梗阻，在尿道黏膜麻醉下施行，每周 1 次，尿道扩张器号码应逐渐增大至 F36~F42，多数病人症状得到改善。

（2）尿道松解术（RichARDSon 术） 尿道狭窄经扩张术无效者，可在局麻下行此术，待伤口愈合后可配合使用每两周 1 次的尿道扩张。手术去除尿道阴道膈间远端 1/2 弹力组织索或多处环行切开弹力组织索，可降低尿道阻力。

（3）尿道口、处女膜变异矫治　①小阴唇融合者行小阴唇分离术。②尿道外口呈瓣形、堤坝形者行堤坝或瓣切除术，处女膜伞应予切除。③尿道处女膜融合型有多种手术方式，如尿道外口成形术、阴道口前缘后移术等。适应证：症状与性交关系密切的尿道处女膜融合症病人最适合此手术治疗；经各种治疗无效者。婚后未育者暂不宜手术治疗，以免日后因分娩创伤而影响手术效果。手术要求达到尿道口和远端尿道平滑，延长尿道口—阴道口间距（1cm 以上），效果较好，且性生活满意度提高。

4. 行为治疗

包括心理治疗及生物反馈治疗。医生需与病人进行耐心的交谈，使病人对疾病能有正确的认识，并积极配合治疗。

膀胱功能训练是行为治疗和生物反馈治疗的重要内容，通过膀胱训练能增强神经系统对排尿的控制能力，降低膀胱的敏感性，重建正常的排尿功能，从而缓解或消除尿频及尿急症状。具体方法是鼓励白天多饮水，进行其他劳作或休闲活动，分散对尿意的注意力，主动控制排尿时间，逐渐延长排尿间隔时间。适量配合有关药物治疗。

【经典传承】

（一）叶任高教授分型治疗非感染性尿道综合征经验

叶教授在国内率先提出了"非感染性尿道综合征"这个新概念，根据其临床表现，认为本病多属于"淋病""腰痛"等范畴，其病机多由于情志抑郁，则肝失疏泄，气滞不宣；或肝郁化火，气机不运，均使三焦气化不畅，水道阻滞，膀胱不利；心为火脏，思虑劳心，耗伤心营，营阴不运，不能下滋于肾，火水失济，心肾不交，亦可影响三焦气化，致膀胱不利。故主要治则为清心益肾、疏肝调气、清利湿热。叶教授按不同的舌、脉、症将非感染性尿道综合征分为 3 型。

1. 肝郁气结、疏泄失调型

主症：尿频、尿急，少腹胀痛，胸闷不舒，精神抑郁，情绪不宁，女子月事不行，苔薄白或腻，脉弦。治法：疏肝解郁，微利膀胱。方药为叶老自拟尿道综合征 1 方：当归 9g，白芍 9g、茯苓 9g、柴胡 9g、车前子 12g、白术 10g、甘草 6g。兼症加减：胸闷胁胀甚，加青皮 12g、乌药 12g、茴香 10g 以疏肝理气；兼食滞腹胀，加神曲 15g、山楂 15g、鸡内金（冲服）6g 以消食化滞；若小便日久淋沥不畅，尿频不解除，并见肌肤甲错、女子月事不行、舌有瘀点、脉见沉涩等瘀血征象者，加桃仁 12g、红花 12g 活血化瘀，益母草 15g、泽兰 12g、牛膝 12g 活血利水；尿频、排尿不适为重者，可酌加石韦 15g、木通 10g、冬葵子 12g 利尿通淋。

2. 气阴不足、虚火内盛型

主症：尿频、尿急，神疲体倦，口干咽燥，遇思虑过多则发，缠绵难愈，舌红无苔，脉细数或细弱。治法：益气养阴，清心泻火。方药为叶老自拟尿道综合征 2 方：党参 15g、黄芪 20g、麦冬 15g、地骨皮 12g、黄芩 10g、车前子 12g、甘草 5g、茯苓 12g、莲子 9g。兼症加减：心烦不寐加黄连 10g、阿胶（烊化）15g、酸枣仁 12g 清心泻火、滋阴益肾；思虑过度、心中烦乱、不能自主、睡眠不安及脏阴不足，可用甘润平补的甘麦大枣汤；肾阴亏虚，五心烦热、腰痛绵绵可配合知柏地黄丸滋阴降火。

3. 下阴不洁、膀胱湿热型

主症：尿频、尿急或有尿痛，外阴刺痒或有红肿，尿黄浑浊，少腹坠胀，苔薄白或黄腻，脉濡或滑。治法：清热除湿，利尿通淋。方药为叶老自拟尿道综合征 3 方：萹蓄 9g，瞿麦 9g，栀子 9g，大黄 5g，车前子 9g，甘草梢 2g，灯心草 2g（可供取代药：石韦、白茅根、金银花、黄柏）。兼症加减：尿道及阴部刺痒，加草薢 10g、黄柏 8g、滑石（另包）15g 渗湿解毒；局部红肿加牡丹皮 12g、赤芍 12g 凉血止痒；湿重热轻、苔厚腻，加薏苡仁 15g，藿香 15g；腹胀便秘重者，加枳壳 10g，厚朴 8g；小腹坠胀，加川楝子 12g，香附 12g，乌药 12g；手足心热，加牡丹皮 12g、鳖甲（先煎）15g 清热凉血敛阴。

（二）朱辟疆教授治疗女性尿道综合征经验

朱辟疆教授结合尿道综合征的发病特点及临床征象，认为急性发作期多呈热淋、气淋表现，但很少出现血淋表现，而病情迁延、反复发作的尿道综合征多呈现劳淋的表现。病因并非皆是遇劳即发，诸如外感六淫、内伤饮食、情志不遂、房事宿疾、卫生不洁等，均可致湿热留恋，脏腑功能失调，三焦气化失司，膀胱不利。病机以脾肾亏虚、膀胱湿热、肝郁、心火为主。治疗应注意以下四点。

1. 明辨虚实，治分病期

尿道综合征由于病程较长、缠绵难愈，常常虚实兼杂，临证要分清病性属虚属实。本病初期以实证为主，表现为热淋、气淋，治疗上以清热利湿通淋为法，多选用八正散加减。由于木通含马兜铃酸，长期服用有肾毒性，故朱教授将八正散中木通改为紫花地丁。中后期以虚证为主，以气淋、劳淋为主要表现。气淋有虚有实，劳淋多表现为虚证或兼气郁、气滞，常兼夹湿热，久则瘀阻。朱教授认为，淋证日久，多耗气伤阴，脾气亏虚，则不能升清降浊，中气下陷，气不摄津，膀胱失约，津液不藏，而发生尿频、尿后余沥不尽等症；由于肾为封藏之本，若肾气亏虚，则膀胱固摄不利，气化失常，开合失职，同样也会出现尿频、尿急等症。因此，朱教授常用补中益气汤和地黄丸加减。常选用黄芪、党参、白术、陈皮、山药、熟地黄、山茱萸、茯苓、牛膝等以健脾益肾；兼气郁及气郁化火者，加柴胡、白芍、当归、牡丹皮、栀子以疏肝解郁；夹有湿热者，选用知母、黄柏、白茅根、瞿麦等清热除湿；肾阳不足者，增肉桂、熟附子、台乌药以温肾化气；阴虚明显者，加用女贞子、旱莲草等以滋养肾阴。

2. 区分脏腑所在，注重调肝解郁

朱教授认为淋证病位虽在膀胱，但其本多端，五脏皆可致淋，如"五脏不通，六腑不和，三焦痞涩，营卫耗失"（《中藏经》）等皆可导致。因此治疗时应考虑病人整体情况进行辨证论治。而五脏六腑之中，尤应注重调肝。盖"膀胱者，州都之官，津液藏焉，气化则能出矣"。足厥阴肝经绕阴器，抵小腹，职司疏泄，调节一身之气；若肝气不疏，就会导致膀胱气化失司、水道开合不利，出现尿频、尿急、尿痛等症。故临床上兼有胸胁痛、喜叹息、尿频程度常随情绪波动而变化者，可遵《内经》"木郁达之"之法，常用逍遥散、柴胡疏肝散等方化裁。此外，朱教授在临床中发现部分缠绵难愈的淋证病人多存在焦虑、心烦、抑郁等精神症状，这些症状又直接影响到治疗的效果，故而常常在辨证方中加入宁心安神之药，如合欢花、酸枣仁、夜交藤、柏子仁等，有时会取得意想不到的疗效。

3. 久病瘀阻，活血为要

朱教授认为，尿道综合征初期以湿热毒邪为主，久则湿热留恋、煎熬津液，以致气滞血

瘀，血行不畅，瘀血形成，血瘀气滞互为因果，导致肾络壅塞，经脉瘀阻，湿热瘀毒蕴结下焦，伤及肾与膀胱，致水道开合不利、气化失司，使病机趋于复杂，病情缠绵难愈，故治疗用药中当佐以活血化瘀排浊之品，如桃仁、牡丹皮、积雪草、丹参、当归之类。

4. 耐心治疗，脾肾调补为本

脾胃居于中焦，主运化水谷精微，为气血生化之源，在水液的正常代谢中有着重要的作用。《灵枢·口问》云："中气不足，溲便为之变。"淋证日久，或脾气素虚，或久用苦寒清利，或长期滥用抗菌药物，或饮食所伤，从而导致中气受损，脾运失健，湿热内生，脾胃气机升降失常，三焦气化失司，膀胱开合不利，从而出现尿频、排尿不适等症。又淋证以女性多见，尤其绝经期后妇女更易发生，反复发作，盖因妇女绝经后天癸将竭，冲任虚衰，肾气渐虚，精血不足，虚则易于感邪，邪恋下焦，膀胱约束失司而致淋证缠绵难愈、反复发作；且脾胃为后天之本，肾为先天之本，先天赖后天以养，脾胃虚弱，气血生化不足，湿热内蕴，日久易致肾精亏少、肾气不足，中焦之湿热下注，湿热蕴结下焦，虚实夹杂，病情错杂，增加了治疗的难度。临床治疗时若单纯给予大量清热解毒利湿之剂，虽可取一时之效，但易于损伤脾胃、克伐肾气，摄纳失司，致病情去而复返，尿频尿急反复难愈，故尿道综合征之固本重在调补脾肾，正气得助则邪不易侵或余邪自清。朱教授指出：本病脾肾久亏，治疗非一日之功，临床宜守法守方，不宜更方过频；且湿热胶着难解是本病主要的病理因素，湿性黏滞，易阻气机，湿不行、气不化，难以速去，故应在症状缓解后继续坚持服药一段时间，以巩固疗效，否则一旦遇外感、劳累、情志不遂等诱因，极易出现病证复发。朱师基于重视脾肾两脏的调治及兼顾诸淋的特点，喜好在地黄丸及补中益气汤的基础上加用清利通淋药。

（三）聂莉芳教授运用加味导赤汤治疗尿道综合征经验

聂莉芳教授认为尿道综合征多属中医学"热淋""气淋""血淋"及"劳淋"范畴，其病机除了注重肾与膀胱的虚实寒热之外，同时不可忽视辨析心、肝两脏。"心与小肠相表里"，心热下移于小肠，则可见小便赤涩、灼痛，热盛灼伤脉络还可见尿赤。"肝主疏泄""喜条达而恶抑郁"，肝之疏泄条达与否会直接影响三焦水液运行及膀胱的气化功能；肝郁化火，火热灼伤血络亦可现热淋、血淋之证。聂教授针对病机，在古方导赤散基础上合小柴胡汤及四逆散加味，拟成加味导赤汤治疗尿道综合征，在治疗用药上既体现了重视调治心肝，又兼顾诸淋的特点，取得了较好的疗效。处方药物组成：淡竹叶、生地、通草、生甘草梢、柴胡、黄芩、白芍、石韦、车前草、川怀牛膝。全方具有清心肝郁热、利水通淋之功效。临证加减：尿赤者，加小蓟、炒栀子；见小腹胀满，加乌药、广木香；伴有咽痛者，加金银花以疏散上焦风热，兼利咽解毒；兼见乏力等气虚证者，加太子参、生黄芪以扶正祛邪；若大便秘结，加制大黄以通腑利气。

【预防与调护】

尿道综合征的发展及预后除与药物治疗有关外，亦不可忽视病人自身的生活调摄与养护。正确的生活调摄与养护，不仅可以提高病人生活质量，还可减少疾病复发，增强疗效。关于如何进行生活调摄及养护，具体包括以下几点。

（1）起居有常　注意休息，作息规律，避免熬夜及过度劳累，适当进行体育锻炼，提高身体素质。注意个人生活卫生，保持外阴清洁，洗外阴要用温水，避免盆浴，勤换贴身衣裤，以减少细菌及其他秽浊异物的入侵。养成多饮水的习惯，建议每日饮水 2000~3000mL，以促进尿液排泄；提倡勤排尿，不久坐憋尿，坚持每 2~3 小时排尿 1 次，以增加尿道冲洗次数，促进细菌及污物的排出，同时还可减轻尿道括约肌发生的不自主收缩和痉挛，降低本病发生率。

（2）饮食和情志　既要饮食均衡，又要饮食有节，禁食辛辣刺激、肥甘厚腻之品。同时保持情志舒畅。

（3）积极治疗，并预防和治疗其他疾病　日常生活中还应预防感冒及其他感染，避免滥用抗生素及免疫抑制剂，以减少抗生素耐药及其他药物不良反应。积极治疗妇科疾病、糖尿病、高血压等其他疾病，去除易感因素，增强机体抵抗力。

【临证提要】

尿道综合征与尿路感染症状相似，临床上诊断尿道综合征需谨慎，不可盲目给予抗生素治疗，造成抗生素耐药，导致病人机体抵抗力下降。

尿道综合征的主要病机为本虚标实，其中湿热多见，故在治疗过程中应酌情加清热祛湿药。且其病程往往较久，缠绵难愈，久病入络，导致脉络瘀阻，故对病程日久的病人，结合活血化瘀法往往取得较好疗效。

（余仁欢　徐建龙）

第五节　复杂性尿路感染

【概述】

复杂性尿路感染是指尿路感染同时伴有获得感染或者治疗失败风险的合并疾病，如泌尿生殖道的结构或功能异常，或其他潜在疾病。临床上对复杂性尿路感染病人在获得药敏试验结果之前经常采用经验性治疗或不规范的抗菌药物治疗，导致耐药的出现。国内复杂性尿路感染细菌谱的特点是大肠埃希菌感染比例降低，而产超广谱 β- 内酰胺酶（ESBLs）菌株比例升高，另一个特点是肠球菌感染比例升高。

复杂性尿路感染属于中医学中的"淋证"范畴。张仲景在《金匮要略·消渴小便不利淋病脉证并治》记述："淋之为病，小便如粟状，小腹弦急，痛引脐中。"

【病因病机】

（一）中医病因病机

1.膀胱湿热

湿热多受自于外，亦可由内而生。感于外者，或因外阴不洁，秽浊之邪上犯膀胱；或由其他脏腑传入膀胱。后者如小肠邪热，或心经火热炽盛，传于其腑，移入膀胱。生于内者，多因过食肥甘酒热之品，脾胃运化失常，积湿生热，湿热流入膀胱。若湿热毒邪客于膀胱，小便灼热刺痛，则为热淋；热伤阴络，迫血妄行，则为血淋；若湿热久蕴，煎熬水液，聚为砂石，则为石淋；若湿热稽留，阻滞络脉，脂液不循常道，渗于膀胱，则为膏淋。总之，热淋、血淋、膏淋、石淋，多因膀胱湿热而发。

2. 肝气郁滞，血脉瘀阻

郁怒伤肝，肝气失于疏泄，久则血失流畅，脉络瘀阻；或气郁化火，气火郁于下焦，以致膀胱气化不利，则为气淋。

3. 肾气亏虚

肾与膀胱互为表里，其间经脉连属，水道相通，关系至为密切。若因先天畸形，禀赋不足，肾气虚弱；或因房劳、多产、导尿、砂石积聚，损伤肾气；或因年迈、妊娠、产后，肾气亏乏，皆可使外邪易于侵袭膀胱，罹患淋证。淋证一旦发生，膀胱湿热邪气上犯于肾，或久病不已，又可使肾气受损，二者互相影响，以致病情缠绵难愈，遇劳即发，则为劳淋。

另外也有淋证日久，或过用通利，或热毒炽盛，损及心气心阴，虚火炎于上、肾阴亏于下，心肾不交、水火失济，肾失固涩，转为劳淋者。若淋证过用苦寒，伤中败胃；或恣用辛香，耗气损脾；或淋久不愈，湿热害脾，以致脾气虚弱、中气下陷，而为劳淋及气淋。素体脾虚及思虑劳伤心脾者较易发生。

综上可知，淋证的病因以湿热为主，病位在肾与膀胱。病初多邪实之证，久病则由实转虚；如邪气未尽，正气已伤，则表现为虚实夹杂的证候。

（二）西医病因病机

1. 病因

革兰阴性杆菌为尿路感染最常见致病菌，其中以大肠埃希菌最为常见，约占全部尿路感染的85%，其次为克雷伯杆菌、变形杆菌、柠檬酸杆菌属等。医院内感染、复杂性或复发性尿路感染、尿路器械检查后发生的尿路感染，则多为肠球菌、变形杆菌、克雷伯杆菌和铜绿假单胞菌所致。其中变形杆菌常见于伴有尿路结石者，铜绿假单胞菌多见于尿路器械检查后，金黄色葡萄球菌则常见于血源性尿路感染。近年来，由于抗生素和免疫抑制剂的广泛应用，革兰阳性菌和真菌性尿路感染增多，耐药甚至耐多药现象呈增加趋势。

2. 发病机制

从发病机制上讲，复杂性尿路感染与一般尿路感染的感染途径并无太大差别，感染途径包括上行感染、血行感染、直接感染等。所不同的是复杂性尿路感染存在导致感染的复杂因素，这些因素包括：

（1）尿路结构性异常　各种原因引起的尿路梗阻，如肾及输尿管结石、泌尿道肿瘤、狭窄、前列腺肥大等均可引起尿液潴留，妊娠子宫、腹腔其他部位肿瘤、腹膜后纤维化等压迫输尿管，肾下垂或肾盂积水等，均可使尿液排泄不畅而致本病。泌尿系统畸形或功能异常，如肾发育不全、多囊肾、海绵肾、马蹄肾、双肾盂或双输尿管畸形及巨大输尿管等，均易使局部组织对细菌抵抗力降低。膀胱输尿管反流使尿液由膀胱反流到肾盂，使细菌容易繁殖而产生感染，因而增加了反复感染机会。

（2）尿路功能性异常　神经源性膀胱和尿失禁等排尿功能失常，导致尿潴留和细菌感染。

（3）系统性疾病　如糖尿病、恶性肿瘤、风湿免疫性疾病、营养不良、免疫制剂和化疗药的应用等导致机体免疫功能下降，容易导致细菌感染。

（4）慢性肾盂肾炎　肾脏的反复感染易致肾内结构出现异常，细菌容易繁殖和植入，也可变为致病性的定植菌。

（5）耐药菌的感染　反复感染或者不规则使用抗菌药物，易致耐药菌感染，特别是超广

谱 β- 内酰胺酶（ESBL）细菌的感染，也可以有其他特殊细菌的感染，如真菌性尿路感染，给治疗带来困难。

【临床表现】

反复出现尿路感染的症状，如尿频、尿急、尿痛等尿路刺激症状，部分病人会有发热、腰痛、下腹部不适等。少部分病人会有肉眼血尿等。

【实验室及其他辅助检查】

1. 尿液检查

尿常规检查及清洁中段尿细菌培养等检查同肾盂肾炎章节。

2. 尿酶检测

尿酶的检测可反映小管炎症损伤，而肾髓质部位的感染可出现肾髓质炎症反应，因而尿酶增加。如果病人持续性尿酶增高，提示为慢性肾盂肾炎或有慢性肾脏病。尿酶检查包括尿乳酸脱氢酶（LDH）、β- 葡萄糖醛酸酶、NAG、溶菌酶等可以明显增高。

3. 影像学检查

对于复杂性尿路感染病人一定要进行影像学检查，超声是最常用的检查，可以发现肾大小改变、肾结石、囊肿、肿瘤、畸形、梗阻等。进一步检查可以做核磁共振成像检查，常用 MRU+ 中下腹部平扫，对于发现肾内畸形、腹部病变压迫等具有重要意义。排泄性尿路造影或逆行尿路造影一般在非感染期进行，由于可发生对比剂肾病，仅在肾功能正常或者轻度下降时才进行。在造影前后一定要多喝水。同位素肾显像可以了解肾功能和肾结构情况。

4. 血常规

感染期可以有白细胞总数和中性粒细胞总数增多。

5. 肾功能检查

可以判断肾脏功能情况，慢性肾盂肾炎或者原有慢性肾脏病者肾功能可下降或者肾小球滤过率降低。

6. 寻找导致复杂性尿路感染的原因检查

如女性要到妇科就诊排除妇科疾病，老年女性还要检查雌激素。男性病人需要做前列腺检查。如果怀疑非感染性的膀胱炎，需要做膀胱镜检查。

总之，对于反复发作性的尿路感染需要进行中段尿培养，查找导致反复发作的原因极为重要，要作为重点进行。

【诊断与鉴别诊断】

（一）诊断要点

1. 中医辨证要点

小便频急、淋沥涩痛、小腹拘急、痛引腰腹，为诸淋之基本特征，是诊断淋证的主要依据。除上述共同症状外，尚有热淋、血淋、气淋、劳淋等各种淋证的特殊表现。

2. 西医诊断要点

诊断复杂性尿路感染有 2 条标准：尿培养阳性以及包括以下至少 1 条合并因素，留置导尿管、支架管或间歇性膀胱导尿；残余尿＞100mL；任何原因引起的梗阻性尿路疾病，如膀胱出口梗阻、神经源性膀胱、结石和肿瘤；膀胱输尿管反流或其他功能异常；尿流改道；化疗或放疗损伤尿路上皮；围手术期和术后尿路感染；肾功能不全、移植肾、糖尿病和免疫缺陷等。

（二）鉴别诊断

1. 尿道综合征

尿道综合征常见于女性，病人有尿频、尿急、尿痛及排尿不适等尿路刺激症状，但多次检查均无真性细菌尿。部分可能由于逼尿肌与膀胱括约肌功能不协调、妇科或肛周疾病、神经焦虑等引起，也可能是衣原体等非细菌感染造成。

2. 肾结核

肾结核膀胱刺激症状更为明显，一般抗生素治疗无效，尿沉渣可找到抗酸杆菌，尿培养结核分枝杆菌阳性。尿结核分枝杆菌DNA的PCR检测、尿结核菌素IgG测定等快速诊断方法，IVP可发现肾实质虫蚀样缺损等表现，部分病人伴有肾外结核，抗结核治疗有效，可资鉴别。但要注意肾结核常可能与尿路感染并存，尿路感染经抗生素治疗后，仍残留有尿路感染症状或尿沉渣异常者，应高度注意肾结核的可能性。

3. 慢性肾盂肾炎

目前认为影像学检查发现有局灶性粗糙的肾皮质瘢痕，伴有相应的肾盏变形者，才能诊断为慢性肾盂肾炎，否则尿路感染病史虽长，亦不能诊断为本病。慢性肾盂肾炎常有一般CIN表现，并有间歇的尿路感染发作病史，在尿路无复杂情况时极少发生，尿路有功能性或器质性梗阻时才会发生。尿路功能性梗阻常见于膀胱输尿管反流，而器质性者多见于肾结石等。

【治疗】

（一）中医治疗

1. 治疗原则

实则清利，虚则补益，是治疗淋证的基本原则。实证：有膀胱湿热者，治宜清热利湿；有热邪灼伤血络者，治宜凉血止血；有砂石结聚者，治宜通淋排石；有气滞不利者，治宜利气疏导。虚证：以脾虚为主者，治宜健脾益气；以肾虚为主者，治宜补虚益肾。

2. 辨证施治

（1）热淋

[临床表现] 小便频数，点滴而下，尿色黄赤，灼热刺痛，急迫不爽，痛引脐中，或伴腰痛拒按；或现寒热口苦，恶心呕吐；或兼大便秘结。苔黄腻，脉濡数。

[治法] 通淋除湿，清热解毒。

[方药] 八正散加减（出自《太平惠民和剂局方》）。

[参考处方] 通草3g，车前草30g，萹蓄30g，生大黄6g，滑石（包煎）30g，生甘草梢10g，瞿麦20g，炒栀子10g。

方中瞿麦利水通淋，清热凉血；萹蓄、车前子、滑石清热利湿，利窍通淋；以栀子、大黄清热泻火，引热下行；生甘草梢和药缓急，止尿道涩痛。诸药合用，有清热泻火、利水通淋之功。

[临床应用] 本方对尿痛牵引少腹、舌尖红赤及大便秘结者尤宜。腹胀便秘甚者，加用枳

实 10g，并加重大黄用量为 10~15g。

（2）血淋

［临床表现］实证：尿色红赤，或夹紫暗血块，溲频短急，灼热痛剧，滞涩不利，甚则尿道满急疼痛，牵引脐腹，舌尖红、苔薄黄，脉数有力。虚证：尿色淡红，尿痛滞涩不著，腰膝酸软，五心烦热，舌红少苔，脉细数。

［治法］实证当清热通淋，凉血止血；虚证宜滋补肾阴，清热止血。

［方药］实证：小蓟饮子加减；虚证：知柏地黄丸加减（小蓟饮子出自《济生方》，知柏地黄丸出自《医宗金鉴》）。

［参考处方］实证：生地黄 20g，小蓟 30g，滑石（包煎）30g，通草 3g，蒲黄（包煎）15g，藕节 15g，竹叶 10g，当归 10g，栀子 10g，生甘草 6g。

方中除用通草、栀子、六一散等清热通淋外，主要由清心凉血、养血止血之品配伍成方，体现了"心清则小便利，心平则血不妄行"的治疗原则。方中小蓟、生地、蒲黄、藕节清热凉血止血，生地以生者为宜；通草、淡竹叶通淋利小便，降心火；栀子清三焦之湿热；滑石利尿通淋；当归引血归经；生甘草梢泻火且能达茎中以止痛。

［临床应用］虚证用知柏地黄丸加龟甲（先煎）20g、阿胶（烊化）10g、旱莲草 20g、黄柏 10g 等，肝郁胁痛腹胀者，加白芍 20g，柴胡 10g。

（3）气淋

［临床表现］实证：小便滞涩，淋沥不畅，余沥难尽，脐腹满闷，甚则胀痛难忍，脉沉弦，苔薄白。虚证：尿频溲清，滞涩不甚，余沥难尽，小腹坠胀，空痛喜按，不耐劳累，面色㿠白，少气懒言，舌质淡，脉虚细无力。

［治法］实证宜理气和血，通淋利尿；虚证宜补中健脾，益气升陷。

［方药］实证：沉香散加减；虚证：补中益气汤（沉香散出自《三因方》，补中益气汤出自《内外伤辨惑论》）。

［参考处方］实证：沉香 6g，橘皮 10g，当归 10g，白芍 15g，生甘草 10g，石韦 20g，冬葵子 15g，滑石（包煎）20g，王不留行 20g。

方中沉香、橘皮利气，当归、白芍柔肝和血，王不留行活血利水，石韦、冬葵子、滑石甘草清热利尿、通淋止痛。

［临床应用］实证：小腹胀满难忍，气滞较剧者，加青皮 10g、乌药 10g 开郁破气；有刺痛感等血瘀证者，加川牛膝 15g、红花 10g、赤芍 15g 活血化瘀。虚证：宜用补中益气汤加减。兼血虚肾弱者，用八珍汤加怀牛膝 15g、枸杞 20g、杜仲 15g 益气养血、双补脾肾。

（4）石淋

［临床表现］尿中时夹砂石，小便滞涩不畅；或尿不能卒出，窘迫难忍，痛引少腹；或尿时中断；或腰痛如绞、牵引少腹、连及外阴，尿中带血。苔薄白或黄，脉弦或数。

［治法］涤除砂石，通淋利尿。

［方药］石韦散加减（出自《太平惠民和剂局方》）。

［参考处方］石韦 30g，通草 3g，王不留行 30g，滑石 30g，甘草 10g，瞿麦 20g，白芍 30g，冬葵子 15g，车前子（包煎）30g。

方中石韦、冬葵子、瞿麦、滑石、车前子、通草、王不留行清热利尿，通淋排石；白芍、甘草合用缓解止痛。

［临床应用］此方有利尿、通淋、排石功效，可加金钱草、海金沙、鸡内金等以增强其消

坚涤石的作用；腰腹绞痛甚者，芍药、甘草宜重用，以增强解痉缓急止痛之力；若见尿中带血，可加小蓟、生地、藕节以凉血止血；尿中有血条血块者，加川牛膝、赤芍、血竭以活血祛瘀；若兼有发热，可加蒲公英、黄柏、大黄以清热泻火；大便干结者，可加芒硝，既有软坚散结消石之力，又有泻下通便之功。

《岳美中论医集·关于泌尿系结石的治疗》认为本方"具有强肾化水作用，若遇肾气素虚或服苦寒清湿热之品过多而伤及阳分，致结石不易排出者，服之有助于推动结石之降下；于结石复发症，服此补肾之剂，亦当有益无害"。

（5）劳淋

[临床表现] 病程较长，缠绵难愈，时轻时重，遇劳加重或诱发。尿液赤涩不甚，溺痛不著，淋沥不已，余沥难尽，不耐劳累。苔薄，脉细。

[治法] 肾劳需补肾通淋；心劳需益气养阴、交通心肾，佐以清热除湿；脾劳需补中升陷。若心脾两亏者，宜补益心脾；若脾肾俱虚者，可双补脾肾。

[方药及临床应用] 肾劳属肾阴虚者，用六味地黄丸。阴虚火旺、五心烦热者，加知母 10g，黄柏 10g；腰痛较著者，加续断 20g，狗脊 15g，桑寄生 20g；湿热未尽、溲黄热痛者，加车前草 30g，金银花藤 15g。心劳用清心莲子饮。方中人参、黄芪益气，麦冬养阴，石莲肉交通心肾，黄芩、地骨皮、甘草清热，茯苓、车前子导湿热从小便而出。有热者加柴胡 15g；小肠有热、舌尖红赤、尿痛者合导赤散。此方配伍貌似庞杂，然审证确切，不乏其效。脾劳宜用补中益气汤为主。《顾松园医镜·淋》说：劳淋"宜辨其因心劳、脾劳、肾劳之不同"。

（二）西医常规治疗

首先，明确导致复杂性尿路感染的原因，并尽可能予以解除。其次，根据尿培养和药敏试验结果选择敏感抗菌药物。抗菌药物的经验性治疗时，需根据临床反应和尿培养结果及时进行修正。第三，对病人泌尿系疾病的严重程度进行评估，包括对肾功能的评估。

1. 轻中度病人或初始经验药物治疗

（1）氟喹诺酮类　近期未用过氟喹诺酮类可选择左氧氟沙星（500mg 静脉滴注或口服，每日 1 次）。该药具有高尿液浓度的特点，抗菌谱可以广泛覆盖尿路感染常见病原菌，对铜绿假单胞菌有很强的杀菌效果，同时对于部分 ESBLs 阳性大肠埃希菌、粪肠球菌也有一定的杀菌效果。也可使用环丙沙星（200mg 静脉滴注，每日 2 次），对大肠埃希菌和铜绿假单胞菌具有很好的杀菌效果。

（2）头孢菌素（二代或三代）　二代头孢菌素对革兰阴性菌的杀菌活性显著增加，同时保持了对葡萄球菌属较高的杀菌活性。而三代头孢菌素对革兰阴性菌有很高的杀菌活性，对葡萄球菌杀菌活性较弱。

（3）磷霉素氨丁三醇　对复杂性尿路感染的大肠埃希菌、粪肠球菌、肺炎克雷伯菌等均有很好的抗菌活性，可用于非发热性尿路感染的经验性治疗。

2. 重症病人或初始经验性治疗失败者药物治疗

（1）氟喹诺酮类　如果未被用于初始治疗。

（2）脲基青霉素（哌拉西林）+β- 内酰胺酶抑制剂　可选用哌拉西林 / 他唑巴坦，此药具有广谱抗菌活性，包括大多数铜绿假单胞菌、肠杆菌科、肠球菌，因为同时带有 β- 内酰胺酶抑制剂，对产 ESBLs 的肠杆菌有很好的抗菌作用。

（3）头孢菌素（三代）　增加了对假单胞菌的抗菌活性，如头孢他啶和头孢吡肟。

（4）碳青霉烯类　如亚胺培南、美罗培南、帕尼培南及比阿培南，可用于敏感菌所致的各类感染。

（5）如果病人病情严重且尿培养提示革兰阳性球菌，应经验性选择万古霉素（1g，静脉滴注，每12小时1次），但应监测血药浓度，肾功能不全者根据估算肾小球滤过率调整剂量。

（6）一旦培养结果及药敏结果回报，应尽可能改为窄谱敏感抗菌药物。

3. 药物疗程

治疗至体温正常或并发症情况（如尿路导管或结石）清除后3~5天。

4. 外科手术治疗

积极手术治疗引起或加重尿路感染的尿路梗阻性疾病，包括结石、肿瘤、狭窄、先天性畸形或神经源性膀胱等。在施行手术前要控制好感染以免手术时继发尿源性脓毒血症。

（三）中西医协同治疗

复杂性尿路感染首要治疗在于尽可能去掉复杂因素，如积极手术治疗引起或加重尿路感染的尿路梗阻性疾病，包括结石、肿瘤、狭窄、先天性畸形。由于复杂性尿路感染病原菌耐药程度高，需根据细菌培养及药敏结果选用抗菌药物。中药治疗主要是辨病论治及辨证论治相结合，临床上多单独用中药或是联合敏感抗生素治疗，有利于改善病人的症状和减少细菌的耐药性。

【经典传承】

（一）邵朝弟治疗复杂性尿路感染经验

邵教授指出，复杂性尿路感染的病机为膀胱湿热。病性属虚实夹杂，虚者以脾肾亏虚为主；实者为湿热、气滞、瘀血，三者交织常使病情反复、缠绵难愈。

邵教授认为，治疗本病，实者宜清、虚者宜补，清不能一味清热，更应顾及脾肾之虚；虚不能一味补益，更应顾及致病实邪。临床强调标本同治，补脾肾之虚为治本、祛湿热之邪为治标，常宜健脾滋肾、清热利湿，兼以理气活血为法治疗本病，如她借鉴《寿世宝元·诸淋》"一论下淋久不止，乃元气下陷故也，宜补中益气汤"、《张氏医通·淋》"劳淋，有脾、肾之劳。劳于脾者，宜补中益气汤加车前子、泽泻；劳于肾者，宜六味地黄丸加麦冬、五味子"，常以六味地黄汤滋阴补肾，补中益气汤健脾益气、补中，八正散清热泻火、利尿通淋，加减治疗。基本方：生地、山药、党参、黄芪、萹蓄、瞿麦、蒲公英、车前子、茯苓各15g，木香、牛膝、泽泻各10g。尿路结石、癥瘕积聚等有形实邪引起者，加金钱草、海金沙、王不留行、牡蛎软坚排石通淋；有血尿者，邵教授认为不能见血止血、单纯使用收涩之品，而要清热凉血止血，常用白茅根、茜草、仙鹤草等；阴虚者，加沙参、女贞子、枸杞子养阴滋肾；阳虚者，加淫羊藿、菟丝子补肾助阳；湿热重者，加知母、黄柏清热利湿；瘀血者，宜活血散瘀，加丹参、赤芍、蒲黄之品；病程日久、年老体虚者，加乌药、益智仁温肾固精。邵教授从导致证候的基本病机出发，抓住本质，随证加减，对诸多病人临床症状的缓解、消失，疗效显著。

女性复杂性尿路感染的治疗，邵教授则根据《河间六书》"妇人童幼天癸未行之间，皆属少阴；天癸即行，皆从厥阴论之；天癸已绝，乃属太阴经也"认为，女子从幼童至青春期肾气萌发而未充，所患多在肾，治疗用药多将生地改熟地滋阴补肾；育龄期女子经胎产乳，易耗伤肝血，治疗多以治肝为主，熟地改生地，合用当归滋阴养肝；绝经期，脏腑渐虚，气血日亏，常用党参、黄芪、白术益气健脾，以后天补先天。

对于古人淋证"无补法"之说，邵教授认为，疾病早期湿热之象明显，正气不甚亏虚，宜祛邪为主，若一味补益，易助邪化热，闭门留寇；病至后期，及老年病人、对抗生素耐药者，常伴神疲乏力、纳少腹胀等症，此时着重健脾益气补肾，提高机体免疫力，助正气鼓邪外出，对症状的改善和菌尿的阴转，十分有利。

（二）张佩青教授分期辨证论治复杂性尿路感染经验

张佩青教授认为复杂性尿路感染属中医学"淋证"的"劳淋"范畴，并提出了劳淋的病机关键是"肾虚膀胱热"；治疗方面，则分期辨证论治。

1. 急发期

膀胱湿热表现最为突出，治疗应以祛邪为主。症见：小便频数、点滴而下，尿道灼热刺痛，急迫不爽，尿色黄赤，或见发热，舌质红，舌苔白，脉弦数或滑数。治宜清热利湿通淋。方药：石韦 15g，车前子 15g，萹蓄 15g，瞿麦 15g，大黄 5g，滑石 15g，甘草 10g。水煎服。

2. 转化期

本期虚实夹杂，是劳淋的主要阶段，治疗应以扶正祛邪为主。

（1）气阴两虚　膀胱湿热病程迁延，小便涩痛频急较轻，尿有余沥，遇感冒、劳累、房事等加重，倦怠乏力，口干舌燥，舌尖红，舌苔薄白少津，脉沉弱。治宜益气养阴，清热利湿。方药：黄芪 30g，党参 20g，石莲子 15g，茯苓 15g，麦冬 15g，车前子 15g，柴胡 15g，地骨皮 15g，蒲公英 50g，白花蛇舌草 50g，白茅根 30g，甘草 10g。水煎服。

（2）肾阳虚衰　膀胱湿热病程迁延，小便频数，尿道涩痛或不适，腰痛膝冷，畏寒，男子阴囊湿冷，女子白带量多清稀，尿色黄，舌苔白，脉沉。治宜温补肾阳，清热利湿。方药：制附子 10g，肉桂 10g，茴香 15g，补骨脂 10g，贯众 30g，萹蓄 20g，瞿麦 20g，蒲公英 50g，紫花地丁 30g，马齿苋 30g，白花蛇舌草 50g，黄芩 10g，甘草 10g。水煎服。

（3）肾阴不足　膀胱湿热病程迁延，小便涩痛、灼热不甚，尿急尿频，腰酸痛，五心烦热，口干咽干，舌红无苔或少苔，脉细数或虚数。治宜滋补肾阴，清热利湿。方药：知母 15g，黄柏 10g，生地 20g，龟甲 10g，玄参 15g，萹蓄 15g，瞿麦 15g，石韦 15g，枸杞子 20g，山茱萸 15g，牡丹皮 10g，土茯苓 30g，肉桂 5g。水煎服。

3. 恢复期

此期为邪去正复之调理，故治以扶正固本，增强机体抗御病邪能力。

（1）肾阳衰微　膀胱气化失司，小便频数，尿色清，尿有余沥，腰痛，四肢倦怠，舌质淡润，脉沉迟。治宜温补肾阳，气化固涩。方药：熟地 20g，山茱萸 20g，山药 20g，益智仁 15g，桑螵蛸 15g，补骨脂 15g，龙骨 20g，牡蛎 20g，甘草 10g。水煎服。

（2）脾虚气陷　膀胱失司，尿液不尽、点滴而出，小便坠胀、迫注肛门，少气懒言，精神倦怠，舌苔白，脉弱无力。治宜补中益气升阳。方药：黄芪 30g，党参 20g，升麻 10g，白术 10g，柴胡 15g，当归 15g，陈皮 15g，麦冬 15g，五味子 10g，甘草 10g。水煎服。

（三）杨洪涛教授运用"通阳法"治疗复杂性尿路感染经验

杨教授承古拓新，继承叶氏通阳化湿之法，精勤不懈，不断结合临床实践加以升华，形成了独到的见解，并应用于复杂性尿路感染的中医药治疗过程当中。

杨教授认为肾元亏虚为复杂性尿路感染的发病前提。先天不足、房事不节，或由他脏亏损，久病及肾，均可导致肾元亏虚、失其封藏与固摄之职，小便无所主则淋沥而下。在此过程中，湿浊内停为其重要的致病因素。"太阴内伤，湿饮停聚，客邪再至，内外相引"。湿为阴邪，易阻气机及一身阳气，致使水道不利，发而为病。湿邪可分内外，外湿多由久居潮湿、淋雨涉水而感；内湿多为肺脾肾脏腑功能失调、失其调控水液之能，造成水液敷布失常、停聚脏腑经络三焦而致。因此，杨教授非常重视三焦对于发病的关键作用。《湿热论》有云："阳气不到之处，即浊阴凝聚之。"少阳主枢，为阳气出入之场所，人体生理之气血津液以及病理之水湿浊毒皆以三焦为通道。有形病理产物停滞三焦，机体阳气郁闭、升散失常，失其调控与推动津液之能，又能助长水湿浊毒等阴邪滋生，有形之阴邪与无形之阳郁相互作用，互为因果，日久病从热化，脉络瘀阻，导致病情加重及反复发作。因此少阳枢机不利，阻滞三焦，故湿热毒邪出之无路，流郁下焦，发而为复杂性尿路感染。

杨教授采撷众长、知常达变，通过长期临床实践，认为培补肾元为治疗之本，宣散阳气、利湿泄浊为治疗之要。《诸病源候论·淋病诸候》中指出"诸淋者，肾虚而膀胱热故也"，此时宜培补肾气，肾气充足，则一身之气充沛，既可发挥肾主水液的功能，又能抵御他邪传变。《素问·生气通天论》云："阳气者，若天与日，失其所，则折寿而不彰，故天运当以日光明，是故阳因而上，卫外者也。"阳气宣发通达，气行津液的功能才能正常。《灵枢·邪气脏腑病形》有云："三焦病者，腹气满，小腹尤坠，不得小便，窘急，溢则水留即为胀。"此乃三焦枢机不利、决渎失司，唯有斡旋三焦、调理枢机，方能使气化有序、水道通调、邪有出路，水湿浊毒随小便而出。基于以上理论基础，针对尿路感染病人"本虚"的特点，在治疗上杨教授多以参芪地黄汤为主方，脾气虚者加白术、茯苓、薏苡仁等健脾补气，脾阳虚者加吴茱萸、小茴香、干姜等以温脾阳，肾阴虚者加女贞子、旱莲草、麦冬等以滋肾阴，肾阳虚者加附子、肉桂、淫羊藿、菟丝子等。对于湿浊内蕴、郁闭阳气，杨教授常选三仁汤、八正散等利湿通淋。陈光淞言之"通利小便，使三焦弥漫之湿，得达膀胱以去，而阴霾湿浊之气既消，则热邪自透，阳气得通矣"。对于下焦湿热盛者，杨教授多用茯苓、泽泻、猪苓、通草等渗利水道，再加杏仁、紫苏叶等宣肺之品，佐厚朴、陈皮调畅中焦升降。诸药配伍，分消走泄，三焦得利、清阳升、浊阴降，则湿浊之邪从小便而出，此意深寓叶天士"通阳不在温，而在利小便"之理。另外，在中医辨证治疗的同时，杨教授衷中参西，灵活运用，对于病人尿检白细胞较高者，可适当给予抗生素，改善其急重状态，中西结合治疗，补其本，缓其标。

【典型案例】

（一）杨洪涛教授运用"通阳法"治疗复杂性尿路感染验案

邢某某，男，37岁。就诊时间：2016年4月17日。主诉：尿频、尿急反复发作半年余。病人半年前出现尿频、尿急、尿道灼热感，于当地医院诊断为"复杂性尿路感染"，口服抗生素治疗，症状好转，后病情反复发作。1周前病人因劳累出现尿频、尿急，今为求进一步系统治疗就诊于杨洪涛教授门诊。刻下症见：乏力、恶寒，身重，小腹坠胀，腰部酸痛，尿频，尿急，舌红苔白腻，脉滑细。查尿常规：LEU（++），ERY（+），尿比重1.018；镜检：RBC 30个/μL，WBC 65个/μL。泌尿系彩超：前列腺增生肥大。杨教授辨证当属脾肾两虚、湿蕴下焦、阳气郁闭。治法：补脾益肾，利湿通淋，宣散阳气。方用三仁汤加减：杏仁 10g，豆蔻仁 10g，薏苡仁 30g，厚朴 10g，半夏 10g，炒莱菔子 15g，生黄芪 30g，太子参 15g，苍术 15g，桂枝 20g，白芍 10g，淫羊藿 30g，三七 6g（冲服），杜仲 15g，车前草 15g，炙甘草 10g。14 剂，水煎服，日 1 剂。病人 2 周后复诊，诸症皆有好转，但仍有尿急等排尿不适感。尿常规：LEU（±），ERY（+）。前方去桂枝、白芍、杜仲；加藕节炭 30g，柴胡 15g，黄芩 10g。病人继服 2 周后，复查尿常规：LEU（-）。后嘱病人继服方药 1 个月余，不适随诊。

按语　本例病人泌尿系感染长期反复发作，当属脾肾气虚、水湿内蕴之本虚标实证。气虚则水湿不化，湿阻则气机不畅，两者相互影响，故出现乏力、身重、尿频、尿急；脾主升清，脾虚则清阳不升、中气下陷，故见小腹坠胀；湿为阴邪，其性黏腻，湿阻阳郁，故见恶寒。治疗之法，唯宜培补脾肾、宣畅气机、利湿通淋。方中杏仁开宣肺气、通调水道，豆蔻仁行气宽中，薏苡仁淡渗利湿，三仁合用，共奏宣畅气机、分消走泄之功；半夏、厚朴、莱菔子行气化痰、散结除满；黄芪、太子参、淫羊藿、杜仲健脾补肾；《温病条辨》有云"不可见其头痛恶寒，以为伤寒而汗之"，本证病人虽有恶寒，当属阳气郁闭、不能宣达肌表，故在调畅三焦气机的基础上，以桂枝、白芍调和营卫，有助于全身气机宣畅；《内经》云"治湿不利小便，非其治也"，车前草性味甘寒，该病人体内虽无热象，然取其利小便之能，配合诸味宣散行气药，使湿邪从小便而出，湿邪一去，气机宣畅，则病邪自除。二诊，病人尿路感染症状虽有好转，但仍有血尿，故在前方基础上加用藕节炭收敛止血，加柴胡、黄芩疏利少阳、斡旋三焦，助气机宣畅，上下表里沟通，以期祛除病邪，恢复人体正气，而血尿得除。

（二）余仁欢教授治疗复杂性尿路感染验案

某某，女，72 岁。2013 年 12 月初诊。主诉：尿频、反复肉眼血尿 3 个月。现病史：3 个月前出现上述症状，2013 年 10 月 29 日在某医院查超声示左肾中部混合回声包块、局部囊壁钙化，左肾上盏轻度积水。查腹部增强 CT：左肾中部低密度灶（直径 25mm），考虑感染可能；左侧双肾盂、双输尿管畸形，左肾多发囊肿。诊断为复杂尿路感染。反复应用抗生素抗炎疗效欠佳，抗生素静脉补液时血尿可改善，停药即复发，近 1 个月内反复肉眼血尿 5 次，尿常规见大量红细胞、白细胞。刻下症：尿频不适，口干，夜眠不安，舌暗红，苔白腻，脉左涩。西医诊断：复杂尿路感染。中医诊断：血淋，证属肾虚湿热。治拟补肾清热利湿，予栝楼瞿麦丸加味。处方：瞿麦 15g，天花粉 15g，熟附子（先煎）10g，茯苓 15g，桂枝 10g，苍术 15g，紫花地丁 15g，蒲公英 15g，苦参 15g，当归 15g，党参 15g，炒黄柏 10g，海金沙（包煎）15g，生牡蛎 30g，淡豆豉 15g，生薏苡仁 30g，玉米须 15g，茜草炭 10g，甘草 5g。嘱忌海腥及辛辣饮食，服药时停用抗生素。开始服药 1 个月后血尿即未再发作，尿频等症状亦缓解。后继续服用原方共计 4 周。某医院复查 CT：左肾先天发育畸形，双肾盂、双输尿管可能；左肾上部肾盂轻度积水包块已消失。

按语　病人属复杂性泌尿系感染，综合脉症，属本虚标实，肾虚气化不及，加以湿热内蕴，故处以栝楼瞿麦丸补肾生津、清热通淋，二者同用，并行不悖，终取佳效。

【临证提要】

复杂性尿路感染是尿路感染的特殊类型，对于反复发作尿路感染和老年人尿路感染，应该仔细寻找导致尿路感染的诱发因素，并采取相应的措施控制或解除复杂因素。

复杂性尿路感染的药物治疗在临床实践指南或专家共识的基础上，结合药敏试验，选择药物和疗程，不可长期盲目使用抗生素治疗。

复杂性尿路感染的主要病机为本虚标实，虚实夹杂者多见，在正气亏虚的基础上，常有血瘀、痰湿、水饮，甚至痰瘀互结等证。治疗上应加强祛瘀散结、化痰破积、利湿逐饮治法。

（余仁欢　徐建龙）

第十七章　特殊人群的肾脏疾病

第一节　妊娠与肾脏病

【概述】

　　妊娠期女性体内会发生一系列生理变化，如血容量增加、血液高凝状态等，肾脏也会发生一些结构和功能变化以适应妊娠期的生理需要，如肾脏增大、肾盂输尿管扩张、肾脏高灌注和高滤过状态等，这些变化易导致一些疾病状态；同时，如原已有的肾脏疾病也将进一步加重，易出现子痫、先兆子痫、AKI 等并发症，以及胎儿宫内发育迟缓、早产、死胎等，严重威胁母亲和胎儿的安全。意大利学者统计发现慢性肾脏病病人妊娠后出现早产的发生率远高于一般人群（44%vs5%），且更需要新生儿看护（26%vs1%）。我国学者对 IgA 肾病病人妊娠的研究结果显示：这部分病人的妊娠易导致高风险的不良妊娠结局，而妊娠期间的蛋白尿可能是其不良妊娠结局的风险因素。妊娠期肾脏病变多属于中医学的"子淋""子肿""子晕""子痫""子满""妊娠小便不通""关格"等范畴。妊娠期肾病的发生，多因素体正气不足，又加邪气侵入而致，亦有因失血、胎毒所致。

【病因病机】

（一）中医病因病机

1.病因

　　胞脉系于肾，胎固关于脾，妊娠时整个机体气血需求增加，故正气每易不足。若素体不足，两虚相合，或邪气乘虚入侵，或遭受失血脱液，往往易致病情发作。

　　（1）正气不足　饮食不节、劳逸失常、房劳多产或素体禀赋不足，皆可致脾气虚弱，肾气亏损，阴血不足。妊娠后阴血聚以养胎，冲任较前充盈，故易致原有的虚证加重。

　　（2）邪气入侵　下阴不洁，秽毒从下窍而入，或素食肥甘厚腻，酿湿成热，下移于膀胱，致膀胱积热。

　　（3）失血或胎毒　流产、小产、堕胎、剧烈呕吐等因素可致阴液亏竭，或胎毒滞留，三焦失司，皆可致清浊升降失常。

2.病机

　　如阴血亏损，阳失潜藏或脏气本弱，因妊娠加重，以致肝阳偏旺，可发为头晕眩冒的子晕或昏迷抽搐的子痫；脾肾不足，气化无力，可致子肿；湿热下注或阴虚蕴热，可致子淋；气虚无力举胎，肾虚系胞无力，膀胱不能化气行水，可致妊娠小便不通；失血、失水、脱液、津液亏耗，损及脾肾，升清降浊失职，可致关格、癃闭。

（二）西医病因病机

1.妊娠期肾脏、血压及相关变化

（1）妊娠期肾脏解剖和功能变化　妊娠期肾脏增大，长径可增加 1cm 左右。从妊娠 3 个月开始，肾盂、肾盏、集合管就可发生扩张，多起于妊娠期的前 1/3，且日渐明显，可持续至分娩后 12 周。

（2）妊娠期血压和心输出量的变化　妊娠时最为显著的改变是孕妇血压和外周血管阻力下降。此外，在妊娠期的前 1/3 就可见心输出量的增加。妊娠期发生高血压时，由于副交感神经系统的激活，心输出量虽可降低，但仍较非妊娠时为高。

（3）妊娠期血容量的变化　妊娠期的前 1/3 血容量就开始增加，血浆容量和红细胞均可增加，其增加幅度约为 50%。正常妊娠过程中母体细胞外液持续扩张、水钠潴留，体重可因此增加 12.5kg，因此形成血液稀释，血浆蛋白浓度降低。细胞外液扩张引起的水肿可见于 35%~83% 的正常孕妇。妊娠期水肿多局限在下肢，如发生在颜面和双手类似血管神经性水肿则应考虑先兆子痫。

（4）妊娠期肾血流量和肾小球滤过率（GFR）的变化　妊娠早期肾血流量就已经增加，其源于心输出量增加和肾脏血管阻力下降。妊娠期肾血流量增加可造成 GFR 的升高，其升高的模式与肾血流量类似，早期升高约 45%，且直到妊娠结束均维持在高水平。

（5）妊娠期肾素 – 血管紧张素 – 醛固酮系统的变化　妊娠时血浆肾素和血管紧张素原均升高，血浆肾素浓度是非妊娠妇女的 8 倍，且活性是非妊娠妇女的 15 倍，血管紧张素浓度升高 3~4 倍。

（6）妊娠期尿蛋白改变　妊娠期可发生生理性蛋白尿，这主要因为肾小球毛细血管通透性增加和肾血流量增加，也与孕期脊柱前凸使下腔静脉受压致肾静脉压升高以及增大的子宫压迫肾静脉有关，取左侧卧位往往可使尿蛋白减少。妊娠妇女每日排泄尿蛋白在 250~300mg，如增加超过 500mg/24h 应考虑为病理性。

（7）妊娠期肾小管功能的改变　妊娠是人类肾脏保持球管平衡以防治 Na^+ 流失最为显著的例子。妊娠时 GFR 升高了 50%，也就要求肾小管重吸收 Na^+ 同步升高 50%。孕妇常有轻度呼吸性碱中毒，妊娠期肾小管重吸收碳酸氢盐减少，血浆碳酸氢钠为 20~24mmol/L，以维持酸碱平衡。妊娠期血流动力学的改变也影响了肾脏对尿酸、葡萄糖和氨基酸的排泄。在妊娠早期血清尿酸下降，而在晚期尿酸清除率与肾血流量同步下降，故血清尿酸水平下降。妊娠期糖尿较为常见，因滤过的葡萄糖增加而肾小管重吸收不充分所致。同时，尿中部分氨基酸的排泄也增加。

2.病因及发病机制

（1）妊娠期高血压病　妊娠期高血压病的病因及发病机制仍未阐明，比较常见的学说有遗传学说、免疫学说、胎盘或滋养叶细胞缺血学说、血管活性物质学说、钙平衡失调学说以及血管内皮损伤学说。

（2）妊娠期 AKI

①严重感染　妊娠期脓毒血症的常见原因是败血症性流产，少见的原因有产后败血症、绒毛膜羊膜炎和肾盂肾炎等。严重感染引起低血压导致肾缺血，造成缺血性急性肾小管坏死。另外，妊娠妇女对细菌内毒素敏感，内毒素可引起一系列连锁反应，累及凝血、纤溶和补体系统，而损伤全身各脏器（包括肾脏），同时细菌可造成肾间质感染，这些均可促成 AKI 发生。

②妊娠期高血压 单纯妊娠期高血压发生 AKI 较少，但妊娠期高血压严重并发症如子痫、胎盘早剥、胎死宫内、DIC、HELLP 综合征等易见。其特点：①特征性肾病理为肾小球毛细血管内皮细胞肿胀可使毛细血管内腔完全闭塞；②对血管紧张素 II 和儿茶酚胺反应敏感性增加，血管收缩痉挛；③血管内凝血及消耗性凝血病；④子痫抽搐偶可引起血红蛋白尿；⑤血容量减少和血液浓缩可造成肾前性氮质血症。

③产科失血性休克 主要见于前置胎盘、胎盘早剥、产后出血等。大量失血（＞500mL）时，血液可重新分配以保证心、脑等重要器官的血供，此时，肾血管收缩，肾血流量可减少30%~50%，肾脏长时间缺血，可出现双侧肾皮质坏死或肾小管坏死。

（3）妊娠期泌尿系感染 妊娠期增大的子宫压迫输尿管致肾盂输尿管扩张积水、膀胱输尿管反流，膀胱、下输尿管受增大胎头压迫致尿流不畅，以及尿中氨基酸、葡萄糖和某些维生素含量增多有利于细菌繁殖，因而易于发生泌尿系感染。

【临床表现】

临床表现中多根据妊娠的时期出现各种临床证候，如早期常有血压升高、尿检异常（蛋白尿）、水肿、尿频尿急等。中晚期往往易出现少尿或者无尿及伴有一定程度的电解质紊乱等，严重者可以出现持续性头痛、视觉障碍或其他中枢神经系统异常等表现。

1. 妊娠期高血压病

中华医学会妇产科学分会妊娠期高血压疾病学组于 2015 年修定了妊娠期高血压病诊治指南，对妊娠期高血压病分类进行了重新定义，见表 17-1-1。

表 17-1-1 妊娠期高血压病的国内分类

分类	临床表现
妊娠期高血压	妊娠 20 周后首次出现高血压，收缩压 ≥ 140mmHg 和（或）舒张压 ≥ 90mmHg，于产后 12 周恢复正常。尿蛋白检测（－）。收缩压 ≥ 160mmHg 和（或）舒张压 ≥ 110mmHg 为重度妊娠期高血压。
子痫前期	妊娠 20 周后出现收缩压 ≥ 140mmHg 和（或）舒张压 ≥ 90mmHg，且伴有下列任一项：尿蛋白 ≥ 0.3g/24h，或尿蛋白／肌酐比值 ≥ 0.3，或随机尿蛋白≥（＋）（无法进行尿蛋白定量时的检查方法）；无蛋白尿但伴有以下任何一种器官或系统受累：心、肺、肝、肾等重要器官，或血液系统、消化系统、神经系统的异常改变，胎盘－胎儿受到累及等。重度：子痫前期病人出现下述任一表现可诊断为重度子痫前期。①血压持续升高：收缩压 ≥ 160mmHg 和（或）舒张压 ≥ 110mmHg；②持续性头痛、视觉障碍或其他中枢神经系统异常表现；③持续性上腹部疼痛及肝包膜下血肿或肝破裂表现；④肝酶异常：血清 ALT 或 AST 水平升高；⑤肾功能受损：尿蛋白尿＞2.0g/24h，少尿（24小时尿量＜400mL 或每小时尿量＜17mL）或血清肌酐＞106μmol/L；⑥低蛋白血症伴腹水、胸水或心包积液；⑦血液系统异常：血小板呈持续性下降并低于 100×10⁹/L，微血管内溶血（表现有贫血、黄疸或血乳酸脱氢酶升高）；⑧心力衰竭；⑨肺水肿；⑩胎儿生长受限或羊水过少、胎死宫内、胎盘早剥等。
子痫	子痫前期基础上发生不能用其他原因解释的抽搐。
妊娠合并慢性高血压	既往存在的高血压或在妊娠 20 周前发现收缩压 ≥ 140mmHg 和（或）舒张压 ≥ 90mmHg，妊娠期无明显加重；或妊娠 20 周后首次诊断高血压并持续到产后 12 周以后。
慢性高血压并发子痫前期	慢性高血压孕妇，孕 20 周前无蛋白尿，孕 20 周后出现尿蛋白 ≥ 0.3g/24h 或随机尿蛋白 ≥（＋）；或孕 20 周前有蛋白尿，孕 20 周后尿蛋白明显增加，或血压进一步升高等上述重度子痫前期的任何一项表现。

2. 妊娠期 AKI

病人大多数有明显的少尿或者无尿，并伴有一定程度的电解质紊乱，少尿期一般维持 1~2 周。肾皮质坏死时，少尿期明显延长，并伴有明显的血尿、腰痛等症状。病人往往存在消化道症状等尿毒症表现，并可出现肺水肿、脑水肿等症状和体征，严重者可以发生多脏器衰竭。如果是典型的急性肾小管坏死，临床上可见到明显的少尿期和多尿期，恢复期后肾功能转为正常。肾皮质坏死时，肾功能往往不能完全恢复正常，病人可遗留不同程度的肾功能不全。

3. 妊娠期泌尿系感染

妊娠妇女中有 4%~7% 会出现无症状性菌尿，有 1%~2% 的病人发生症状性泌尿系感染，表现为尿频、尿急、尿痛、排尿困难等；妊娠期急性肾盂肾炎临床症状可出现寒战、高热、腰痛、休克、成人呼吸窘迫综合征、贫血、紫癜等。

【实验室及其他辅助检查】

1. 妊娠期高血压疾病

（1）妊娠期高血压　应注意进行以下常规检查和必要的复查：血常规，尿常规，肝功能，肾功能，心电图，产科超声检查。尤其是对孕 20 周后才开始进行产前检查的孕妇，注意了解和排除孕妇基础疾病和慢性高血压，必要时进行血脂、甲状腺功能、凝血功能等检查。

（2）子痫前期及子痫　视病情发展和诊治需要应酌情增加以下检查项目：眼底检查，血电解质，动脉血气分析，超声等影像学检查，肝、肾等脏器及胸腹水情况，心脏彩超及心功能测定，超声检查胎儿生长发育指标，头颅 CT 或 MRI 检查。

2. 妊娠期 AKI

感染引起的 AKI，可以见到外周血白细胞升高；而大量出血引起的，则可见到血红蛋白下降；伴有溶血性尿毒症综合征或 DIC 时，可以见到血小板下降。急性肾小管坏死时尿常规应为低比重尿；伴有溶血时，可见血红蛋白尿；伴黄疸时，可见胆红素尿。

肾功能在短期内急剧恶化，表现为血清肌酐、血尿素氮的急剧升高，eGFR 下降，并可伴有酸中毒、高钾血症等一系列水、电解质、酸碱平衡紊乱。在伴有其他系统损伤时，可以见到相应的化验异常，如肝功能异常、血胆红素异常；感染中毒引起的，血培养可见阳性结果。

泌尿系超声检查可见双肾增大，存在梗阻时可见结石征象或输尿管受压表现。肾活检为诊断 AKI 的金标准，但此时病人因多种原因难以顺利进行活检。

3. 妊娠期泌尿系感染

病人有尿路刺激征，尿液检查可见白细胞升高，尿细菌培养有助于明确致病菌。

【诊断与鉴别诊断】

（一）诊断要点

1. 中医辨证要点

本病以"眩晕""子肿"和"子淋"为主症，其实质是因孕而虚，属本虚标实证。

（1）本虚　以脾肾两虚为本。①脾虚：脾虚证候表现为妊娠数月，面目四肢浮肿或遍及全身，皮薄光亮，按之凹陷不起，面色㿠白，神疲，气短，懒言，口淡而腻，脘腹胀满，食欲不振，小便短少，大便溏薄，舌淡胖有齿痕，苔白润脉缓滑。②肾虚：肾虚证候表现为妊娠数月，面肢浮肿，下肢尤甚，按之如泥，腰酸乏力，下肢逆冷，小便不利，舌淡苔白润，脉沉迟。③阴亏血虚：妊娠期高血压发生在妊娠中后期，可出现头晕目眩，视物模糊，耳鸣失眠，心烦，颜面潮红，舌红或绛，脉虚数。

（2）标实　①痰热：妊娠晚期或正值分娩时，卒然昏不知人，伴头晕头痛、气鸣痰阻、脉弦滑，舌红苔黄腻。②肝气郁结，生风内动：妊娠数月，肢体肿胀，始于胸胁，渐延于腿，皮色不变，随按随起，胸闷胁胀，苔薄，脉弦细。③下焦湿热：以妊娠期间出现小便频数、尿急而涩痛、小腹拘急为主要症状，称为"子淋"。多因于热，但有虚热、实热之分，虚热者小便淋沥不爽、溺后尿道刺痛不适、色淡黄；实热者小便艰涩不利、灼热疼痛、溺短赤。

2. 西医诊断要点

（1）妊娠期高血压疾病

①病史　注意询问妊娠前有无高血压、肾病、糖尿病及自身免疫性疾病等病史或表现，有无妊娠期高血压疾病史；了解病人此次妊娠后高血压、蛋白尿等症状出现的时间和严重程度；询问有无妊娠期高血压疾病家族史。

②高血压的诊断　妊娠期高血压定义：同一手臂至少2次测量的收缩压≥140mmHg和（或）舒张压≥90mmHg。若血压低于140/90mmHg，但较基础血压升高30/15mmHg，虽不能诊断为"高血压"，但需要密切随访。对首次发现血压升高者，应间隔4小时或以上复测血压，如2次测量均为收缩压≥140mmHg和（或）舒张压≥90mmHg，诊断为高血压。对严重高血压孕妇[收缩压≥160mmHg和（或）舒张压≥110mmHg]，间隔数分钟重复测定后即可诊断。

③蛋白尿的诊断　所有孕妇首次产前检查均应检测尿常规，选用中段尿。可疑子痫前期孕妇应进行24小时UTP检查。尿蛋白≥0.3g/24h或尿蛋白/肌酐比值≥0.3，或随机尿蛋白（+），定义为蛋白尿。应注意蛋白尿的进展性变化以及排查蛋白尿与孕妇肾脏疾病和自身免疫性疾病的关系。

（2）妊娠期AKI

①引起妊娠期AKI的诱因　严重脱水、感染性流产、胎盘早剥、前置胎盘、死胎、产后大出血及肾毒性药物的使用等。

②存在部分原发病的体征　发热、贫血、黄疸、高血压以及水肿等。

③大多数有明显的少尿或者无尿，并伴有一定程度的电解质紊乱，少尿期一般维持1~2周。

④辅助检查　肾功能常在短期内急剧恶化，表现为血清肌酐、尿素氮的急剧升高，并可伴有酸中毒、高血钾等一系列水、电解质和酸碱平衡紊乱。超声检查可见双肾增大，存在梗阻时，可见结石征象或输尿管受压表现。

（3）妊娠期泌尿系感染　临床表现为尿频、尿急、尿痛等；妊娠期急性肾盂肾炎临床症状可出现寒战、高热、腰痛，甚则导致败血症、感染性休克等。尿常规可见白细胞及红细胞，部分可出现蛋白；尿细菌培养有助于明确致病菌，血培养有助于败血症诊断。

（二）鉴别诊断

妊娠期肾脏疾病应鉴别是因妊娠导致的肾脏损伤，还是妊娠前已存在肾脏基础疾病、由于妊娠使原有的肾脏病加重。如为慢性肾脏病合并妊娠的病人，大多已知有慢性肾脏病史，且往往具有原发病的临床表现特征，这类病人的妊娠不仅可导致原有肾脏疾病加重，而且产后肾损伤较难恢复，甚或继续加重。但如缺乏可靠的慢性肾脏病病史，或发现时已达妊娠后期，则必须与妊娠期高血压疾病、先兆子痫等相鉴别（见表17-1-2）。

表 17-1-2　妊娠期高血压疾病的鉴别

	先兆子痫	妊娠合并原发高血压	妊娠合并慢性肾炎
过去病史	健康无病史	有原发高血压病史	有慢性肾炎病史
发病年龄	年轻初产妇多见	年龄较大产妇多见	不一定
起病时间	妊娠 24 周后	妊娠前	妊娠前
水肿	轻度至重度	无或轻度	轻度至重度
血压	收缩压一般 ≤ 180mmHg	严重者可 ≥ 200/100mmHg	严重者可 ≥ 200/100mmHg
蛋白尿	++~+++	-~+	+++~++++
管型尿	少量	无或少量	可以大量
肾功能	一般正常	正常或轻度下降	显著减退
眼底变化	小动脉痉挛，视网膜可有水肿、出血、渗出	小动脉硬化，严重者可有出血、渗出	小动脉硬化，严重者可有出血、渗出
预后	产后短期内恢复	产后血压不会恢复正常	产后较难恢复或继续加重

【治疗】

（一）中医治疗

1. 治疗原则

妊娠期肾病治疗应时时掌握治病与安胎兼顾的原则，对具有损害胎元的药物，以及现代药理认为可致胎儿畸形的药物，均应列为妊娠禁忌药。

2. 辨证施治

（1）膀胱湿热

[临床表现] 小便频数短急，艰涩不利，灼热疼痛，尿黄赤，伴口干不欲多饮，胸闷食少，口苦，舌质红，苔黄腻，脉滑数或弦。可有真性细菌尿，尿常规可见蛋白、白细胞、红细胞。

[治法] 清热利湿，解毒通淋。

[方药] 八正散加减（出自《太平惠民和剂局方》）。

[参考处方] 滑石 15g，瞿麦 12g，萹蓄 10g，黄芩 9g，蒲公英 30g，车前子（包煎）12g，泽泻 10g，当归 10g，栀子 9g。

方中滑石性味甘淡渗利、寒而滑，能滑利溺窍、清热利湿为君药。瞿麦、萹蓄清热泻火，从而利水通淋；车前子清热利水通淋，与滑石配伍，更能加强清热利水通淋的药效，共为臣药。栀子清热泻火，清利三焦湿热；蒲公英清热解毒；泽泻利水、胜湿、泄热。诸药合用，共奏清热泻火、利水通淋的功效。

[临床应用] 中医治疗本病，本着治病与安胎并举的原则，故不用肾毒性药物木通。若血淋者，可酌加小蓟、白茅根以凉血止血；石淋者，可酌加金钱草、海金沙、石韦、鸡内金以化石通淋。

（2）肝阳上亢

［临床表现］妊娠期间头晕目眩，心悸怔忡，夜寐多梦易惊，甚则风动，出现四肢抽搐、昏不知人，舌红或绛，脉弦滑数。血压可偏高，或有水肿，尿检有蛋白，血清尿酸偏高。

［治法］平肝潜阳息风。

［方药］镇肝息风汤加减（出自《医学衷中参西录》）。

［参考处方］怀牛膝 30g，代赭石 30g，龟甲 15g，天冬 15g，牡蛎 15g，玄参 15g，白芍 15g。风动甚者加羚羊角粉冲服。

方中重用牛膝、代赭石为君，牛膝最擅引血下行，重用牛膝，可将随风上逆的血引而下行，令血不致瘀阻于上。牡蛎、龟甲善于滋阴潜阳，白芍养血柔肝而缓肝风之急，玄参、天冬善养阴而清热，诸药共用为臣。全方共奏镇肝息风、滋阴潜阳之功效。

［临床应用］若心中热甚者，加生石膏以清热；痰多者，加胆南星以清热化痰；尺脉重按虚者，加熟地、山茱萸以补益肝肾；大便不实者，去龟甲、代赭石，加赤石脂 30g；若血压过高、头脑胀痛、目胀酸痛者，可加夏枯草、苦丁茶、钩藤、菊花等以清肝热。

（3）浊邪内闭

［临床表现］乏力，口中尿臭，少尿或无尿，恶心呕吐，腹胀，大便干结，舌淡苔厚、边有齿痕，脉沉细。血清肌酐、尿素氮升高。

［治法］降浊和胃，行气祛瘀。

［方药］黄连温胆汤合血府逐瘀汤加减（黄连温胆汤出自《六因条辨》，血府逐瘀汤出自《医林改错》）。

［参考处方］苍术 10g，茯苓 10g，陈皮 6g，半夏 6g，黄连 6g，竹茹 12g，枳壳 6g，葛根 10g，柴胡 3g，牛膝 9g，车前子 12g，猪苓 10g，当归 9g，川芎 6g，赤芍 6g。

方中半夏、当归为君药，清热化痰、养血活血；陈皮、茯苓、竹茹、枳壳、川芎、赤芍为臣，助君药化痰祛瘀之力；佐以黄连清心安神，葛根、柴胡升清，牛膝、车前子、苍术利水泄浊。全方共奏降浊和胃、行气祛瘀之功效。

［临床应用］口舌干燥者，去半夏，加麦冬、天花粉以润燥生津；癫痫抽搐者，可加胆南星、钩藤、全蝎以息风止痉。

（4）水湿潴留

［临床表现］妊娠期出现浮肿，轻者仅见面目四肢，甚者周身浮肿、按之凹陷，尿量减少。常伴恶心呕吐、纳差，舌质淡苔腻，脉沉迟。尿检有蛋白。

［治法］行湿利水。

［方药］五皮饮加减（出自《中藏经》）。

［参考处方］冬瓜皮 9g，大腹皮 9g，茯苓皮 24g，桑白皮 9g，生黄芪 15g，山药 15g，党参 10g，白术 10g。

方中以茯苓皮甘淡，实脾土而利水；大腹皮辛温，行气宽胀、利水退肿；冬瓜皮微寒，利水化湿；桑白皮泻肺以清水源，令源清流自洁、气降喘自宁；加黄芪、山药、白术、党参以益气实脾利水。

［临床应用］若腰以上肿甚，兼风邪者，可加防风、羌活、紫苏叶、荆芥等，以散风除湿；腰以下肿甚，水湿下注者，可加赤小豆、防己、薏苡仁、车前子、泽泻等，以利水消肿；大小便不通，可加杏仁、葶苈子；审是阴水，可加桂枝，以温阳利水；审是阳水，可加白术、茯苓，以健脾安胎、利湿消肿，名白术散，为治疗子肿的名方。《温热经纬》收载的五子五皮汤，

即五皮饮加杏仁、葶苈子、紫苏子、白芥子、莱菔子，更增强了泻肺降气、通调水道的作用。

（5）气阴两虚

［临床表现］孕妇时感腰酸不适，头晕乏力，手足心热，间断性尿频不适，活动后下肢浮肿，舌质淡红、苔少、体胖，脉细弱。

［治法］益气养阴。

［方药］清心莲子饮加减（出自《太平惠民和剂局方》）。

［参考处方］黄芩15g，麦冬15g，地骨皮15g，车前子12g，甘草（炙）15g，石莲肉20g，茯苓20g，黄芪20g，人参20g。

方中石莲子清心火、养脾阴，又秘精微；麦冬滋阴；黄芩清上焦心肺之热，肺热清则清肃下行；车前子淡渗利湿；柴胡疏散肝胆之郁热；茯苓渗利水湿，使心热从小便而解，与导赤散机制颇为相似；地骨皮入肾与三焦经，清三焦之火而退虚热；人参、黄芪补益肺气、益气生津、收敛浮阳。《医方集解》："参、芪、甘草，所以补阳虚而泻火，助气化而达州都，地骨退肝肾之虚热，柴胡散肝胆之火邪，黄芩、麦冬清热于心肺上焦，茯苓、车前利湿于膀胱下部，中以石莲清心火而交心肾，则诸证悉退也。"

［临床应用］小便涩而脉无力者，加炙甘草；发热者，加柴胡、薄荷煎。

（二）西医常规治疗

1. 妊娠期高血压疾病

妊娠期高血压疾病的治疗目的是预防重度子痫前期和子痫的发生，降低母婴围产期发病率和死亡率，改善围产结局。治疗基本原则是休息，镇静，预防抽搐，有指征的降压和利尿，密切监测母婴情况，适时终止妊娠。

（1）降压治疗　降压治疗的目的是预防心脑血管意外和胎盘早剥等严重并发症。收缩压≥160mmHg和（或）舒张压≥110mmHg的高血压孕妇须降压治疗；收缩压≥140mmHg和（或）舒张压≥90mmHg的高血压孕妇可降压治疗。目标血压：孕妇无并发脏器功能损伤，收缩压应控制在130~155mmHg，舒张压应控制在80~105mmHg；孕妇并发脏器功能损伤，收缩压应控制在130~139mmHg，舒张压应控制在80~89mmHg。降压过程力求血压下降平稳，不可波动过大，且血压不可低于130/80mmHg，以保证子宫－胎盘血流灌注。

常用的口服降压药物有拉贝洛尔、硝苯地平片或硝苯地平缓释片。如口服药物血压控制不理想，可使用静脉用药，常用有拉贝洛尔、酚妥拉明。孕期一般不使用利尿剂降压，不推荐使用阿替洛尔和哌唑嗪。妊娠期禁止使用ACEI和ARB。

1）拉贝洛尔　为α、β肾上腺素能受体阻滞剂。用法：口服，50~150mg，3~4次/日；静脉注射，初始剂量20mg，10分钟后如未有效降压则剂量加倍，最大单次剂量80mg，直至血压被控制，每天最大总剂量220mg；静脉滴注，50~100mg加入5%葡萄糖溶液250~500mL中，根据血压调整滴速，血压稳定后改口服。

2）硝苯地平　为二氢吡啶类钙通道阻滞剂。用法：5~10mg口服，3~4次/日，24小时总量不超过60mg；紧急时舌下含服10mg，起效快，但不推荐常规使用；缓释片20mg口服，1~2次/日。

3）尼莫地平　二氢吡啶类钙通道阻滞剂，可选择性扩张脑血管。用法：口服，20~60mg，每日2~3次；静脉滴注，20~40mg加入5%葡萄糖溶液250mL中，每天总量不超过360mg。

4）尼卡地平　二氢吡啶类钙通道阻滞剂。用法：口服，初始剂量20~40mg，每日3次；静脉滴注，1mg/h起，根据血压变化每10分钟调整剂量。

5）酚妥拉明　为α肾上腺素能受体阻滞剂。用法：10~20mg溶入5%葡萄糖溶液100~200mL中，以10μg/min的速度静脉滴注；必要时根据降压效果调整滴注剂量。

6）硝酸甘油　作用于氧化亚氮合酶，可同时扩张静脉和动脉，降低前、后负荷，主要用于合并急性心力衰竭和急性冠脉综合征时高血压急症的降压治疗。起始剂量5~10μg/min静脉滴注，每5~10分钟增加滴速至维持剂量20~50μg/min。

7）硝普钠　强效血管扩张剂。用法：50mg加入5%葡萄糖溶液500mL中，按0.5~0.8μg/（kg·min）的速度缓慢静脉滴注。孕期仅适用于其他降压药应用无效的高血压危象孕妇。产前应用不超过4小时。

8）硫酸镁　是子痫治疗的一线药物，也是重度子痫前期预防子痫发作的预防用药。除非存在硫酸镁应用禁忌或硫酸镁治疗效果不佳，否则不推荐使用苯巴比妥和苯二氮类药物（如地西泮）用于子痫的预防或治疗。对于非重度子痫前期的病人也可酌情考虑应用硫酸镁。

用法：①控制子痫，静脉用药，负荷剂量4~6g，溶于10%葡萄糖溶液20mL中静脉推注（15~20分钟），或加入5%葡萄糖溶液100mL中快速静脉滴注，继而1~2g/h静脉滴注维持。或者夜间睡眠前停用静脉给药，改肌内注射，用25%硫酸镁20mL+2%利多卡因2mL臀部肌内注射。24小时硫酸镁总量25~30g。②预防子痫发作（适用于重度子痫前期和子痫发作后），负荷剂量2.5~5.0g，维持剂量同控制子痫处理。用药时间长短根据病情需要调整，一般每天静脉滴注6~12小时，24小时总量不超过25g。用药期间每天评估病情变化，决定是否继续用药。引产和产时可以持续使用硫酸镁，若剖宫产术中应用要注意产妇心脏功能；产后继续使用24~48小时。③若为产后新发现高血压合并头痛或视力模糊，建议启用硫酸镁治疗。④硫酸镁用于重度子痫前期预防子痫发作以及重度子痫前期的期待治疗时，为避免长期应用对胎儿（婴儿）钙水平和骨质的影响，建议及时评估病情，病情稳定者在使用5~7天后停用硫酸镁；在重度子痫前期治疗中，必要时间歇性应用。

注意事项：血清镁离子有效浓度为1.8~3.0mmol/L，超过3.5mmol/L即可出现中毒症状。使用硫酸镁必备条件：①膝腱反射存在；②呼吸≥16次/分；③尿量≥25mL/h（即≥600mL/d）；④备有10%葡萄糖酸钙。镁离子中毒时停用硫酸镁并缓慢（5~10分钟）静脉推注10%葡萄糖酸钙10mL。如孕妇同时合并肾功能不全、心肌病、重症肌无力等，或体质量较轻者，则硫酸镁应慎用或减量使用。条件许可，用药期间可监测血清镁离子浓度。

（2）镇静药物的应用　应用镇静药物的目的是缓解孕产妇的精神紧张、焦虑症状，改善睡眠，预防并控制子痫。

1）地西泮　2.5~5.0mg口服；每日2~3次；或者睡前服用，可缓解病人的精神紧张、失眠等症状，保证病人获得足够的休息。地西泮10mg肌内注射或静脉注射（＞2分钟）有助控制子痫发作和再次抽搐。

2）苯巴比妥　镇静时口服剂量为30mg/次，每日3次。控制子痫时肌内注射0.1g。

3）冬眠合剂　冬眠合剂由氯丙嗪（50mg）、哌替啶（100mg）和异丙嗪（50mg）3种药物组成，可抑制中枢神经系统，有助于解痉、降压、控制子痫抽搐。通常以1/3~1/2量肌内注射，或以半量加入5%葡萄糖溶液250mL中静脉滴注。由于氯丙嗪可使血压急剧下降，导致肾及胎盘血流量降低，而且对母胎肝脏有一定损害，也可抑制胎儿呼吸，故仅谨慎应用于硫酸镁治疗效果不佳者。

（3）利尿剂的应用 子痫前期孕妇不主张常规应用利尿剂，仅当孕妇出现全身性水肿、肺水肿、脑水肿、肾功能不全、急性心力衰竭时，可酌情使用呋塞米等袢利尿剂。甘露醇主要用于脑水肿的治疗，如伴有肾功能损伤宜改用甘油果糖。

（4）终止妊娠

1）终止妊娠时机 ①妊娠期高血压、病情未达重度的子痫前期孕妇可期待至 37 周以后。②重度子痫前期孕妇：妊娠不足 26 周孕妇经治疗病情危重者建议终止妊娠。孕 26 周至不满 28 周病人根据母胎情况以及当地母婴诊治能力决定是否可以行期待治疗。孕 28~34 周，如病情不稳定，经积极治疗病情仍加重，应终止妊娠；如病情稳定，可以考虑期待治疗，并建议转至具备早产儿救治能力的医疗机构。大于孕 34 周孕妇，可考虑终止妊娠。③子痫：控制病情后即可考虑终止妊娠。

2）终止妊娠指征 重度子痫前期发生严重并发症者，需要稳定母胎状况后尽早在 24 小时内或 48 小时内终止妊娠，不考虑是否完成促胎肺成熟。严重并发症包括重度高血压不可控制、高血压脑病及脑血管意外、子痫、心力衰竭、肺水肿、完全性及部分性 HELLP 综合征、DIC、胎盘早剥和胎死宫内。当存在母体器官系统受累时，应评定母体器官系统累及程度、发生严重并发症的紧迫性以及胎儿安危情况以综合考虑终止妊娠的时机。蛋白尿及其程度虽不单一作为终止妊娠的指征，却是综合性评估的重要因素之一。

2. 妊娠期急性肾衰竭

是妊娠期严重并发症之一，孕产妇死亡率可高达 16%~42%，治疗关键在于早诊断、早干预，产科医生和肾科医生共同制定治疗方案。

一旦诊断为妊娠期急性肾衰竭，应严密监测病人的出入量、中心静脉压、血气、电解质及肾功能，及时纠正水、电解质及酸碱平衡紊乱，积极处理肺水肿、脑水肿等并发症。当保守治疗效果不好时，应及时采用肾脏替代治疗，常用的方法有血液透析、连续性肾脏替代治疗等。考虑到高毒素血症、缺血缺氧等对胎儿的影响，替代治疗宜尽早进行。不论采用何种方式进行肾脏替代治疗，一定要注意液体平衡，不要脱水过多，造成子宫和胎盘血液灌注减少。在药物的选择上，也一定要注意到药物对胎儿的影响。一旦胎儿成熟，母体条件允许，即应尽快终止妊娠。

3. 妊娠期泌尿道感染

妊娠期妇女无症状性菌尿不会自行消失，20%~40% 将发展成为急性泌尿系感染，因此治疗方法与非孕期有所不同。确诊者均应采用抗感染治疗，抗生素尽可能选择对细菌敏感的药物，首选青霉素类药物，可选氨苄西林 0.5g，每日 4 次；阿莫西林 0.5g，每日 3 次；或阿莫西林 - 克拉维酸 0.5g，每日 2 次。治疗时间需 2 周左右。对于反复发作者，可在妊娠期间采取抗生素预防措施，呋喃妥因 50~100mg 或头孢氨苄 250~500mg，每晚睡前用。

对于患有急性肾盂肾炎的孕妇，治疗原则是支持疗法、抗感染及防止中毒性休克。氨苄西林舒巴坦 1~2g 静脉滴注，每 6 小时 1 次，急性症状控制后，酌情改为肌内注射或口服药物，疗程最少 2~3 周；如 72 小时症状未改善应注意药量或种类。选择抗生素时须同时考虑药物对胎儿的影响，尽可能避免应用对胎儿有不良影响的抗生素。

【预防与调护】

有妊娠意向的女性应首先做好孕前检查，明确是否存在基础疾病。如有不宜妊娠的基础疾病如原发性肾小球疾病、肾功能不全等应在治疗后、经医生评估认为适宜后再行妊娠。同时不论是否有基础疾病，妊娠期女性都应有计划地进行产检，并遵医嘱进行合理治疗，在紧急情况下应终止妊娠。部分治疗肾脏疾病的药物如血管紧张素转换酶抑制药、血管紧张素Ⅱ受体阻滞剂以及肾移植术后应用的部分免疫抑制剂可对胎儿有不良作用。

【临证提要】

妊娠并发肾损伤可以发生在妊娠期间的任何一个阶段，其中孕早期与产褥早期、孕晚期是三个重要的时期，前者主要是因为妊娠剧烈呕吐和感染性流产而引发，后者主要是由于特发性产后肾衰竭、胎盘早剥等一系列应激因素引发，在一定程度上导致了AKI的发生，同时很可能由于AKI不愈而迁延引发慢性肾脏病。妊娠合并肾病可导致多种不良妊娠结局风险增加，如早产、低出生体重等；对于母亲而言，妊娠可导致原本的肾病加重，导致肾功能不全，若不处理及时，可导致孕产妇死亡。

（严小倩　鲁盈）

第二节　老年肾脏病

正常衰老的过程可引起肾脏结构和功能的改变。随着年龄的增加，肾脏重量明显减轻，肾血流量下降，尿液浓缩稀释能力降低，肾脏血管发生硬化，血管活性物质分泌减少，肾脏的储备能力明显下降，并且其他的一些与增龄相关的疾病如高血压、糖尿病会加速这些改变。随着社会老龄化的加速，老年人的肾脏疾病问题越来越突出。与非老年肾脏病相比，老年肾脏病具有其特点，如：老年肾脏病多以肾病综合征为首发症状，多合并高血压、糖尿病等慢性疾病，难以明确肾脏原发病变，容易由其他原发疾病引起AKI或慢性肾脏病急性加重。

在传统中医理论中，老年肾脏病属于"水肿""膏浊""尿血"范畴，常有合而为病，总归于水和血，与肺、脾、肾和三焦关系最密切。老年人脏腑功能减退，偶受风湿热毒诸邪侵袭，易致脾运不健、肺失宣肃、肾不主水、三焦气化功能障碍，水道不通，水湿内停，从而发为水肿。相较于非老年人，瘀血阻滞在老年肾脏病的病理过程中具有更关键地位。本章节以肾病综合征、AKI、慢性肾脏病和缺血性肾脏病为代表，对老年肾脏病的病因病机、辨证施治进行论述。

（一）老年肾病综合征

【病因病机】

1. 中医病因病机

老年人脏腑虚弱，或风寒湿热，或内邪蓄积，可出现肺失通调、脾失转输、肾失开阖、三焦气化不利，发为水肿。其病位在肺、脾、肾，而关键在肾。病理因素为风邪、水湿、疮毒、湿热、瘀血。

老年人脏腑气衰，心气推动无力，肺气布散失常，肝气疏泄失职，易致血行瘀滞；脾气统摄无权，肝失藏血之职，离经之血亦为瘀血；津液不足，血液干涸或血虚均可致血行滞涩；血不利则为水，水肿不消亦可致血行不畅而为瘀。因此瘀血阻滞往往贯穿老年肾脏病的全过程。

总之，老年肾病综合征为本虚标实之证，本虚为肺、脾、肾三脏虚损，尤以脾肾两虚为主，标实则为风、湿、热、毒、瘀。临床往往虚实夹杂，病情缠绵反复。

2. 西医病因病机

肾病综合征的病因包括原发性肾小球疾病（微小病变病、局灶节段性肾小球硬化症、膜性肾病、膜增殖性肾小球肾炎）以及继发于其他疾病。老年肾病综合征在临床诊断和鉴别诊断中需要坚持的策略是需要首先排除继发性的病因，如糖尿病肾病、淀粉样变性、各种恶性肿瘤、系统性疾病和感染等等。老年肾病综合征的病理生理机制同成人肾病综合征（见相关章节）。

【临床表现】

老年人罹患肾病综合征症状常常不典型，不易识别。

1. 水肿

由于老年人组织充盈不良，水肿常常只在身体的某些部位产生。另外，与年轻的成年病人比较，许多老年肾病综合征病人在血浆白蛋白较高的情况下就会出现水肿。

2. 高凝状态

高凝是肾病综合征的常见并发症，尤其易发于卧床的老年病人。在一系列报告中，深静脉血栓形成或肺栓塞等严重并发症的发生率接近50%，甚至可以成为首发表现。

3. "三高" 表现

与年轻的成年病人相比，老年肾病综合征病人高血压、高血脂、非选择性蛋白尿的发生率更高，GFR更低，并且常伴有镜下血尿。镜下血尿在有微小病变病或高血压性肾小球硬化的老年病人也较常见。甚至在肾活检诊断为微小病变病的老年个体中，30%伴有持续血尿，44%伴有高血压。

4.AKI

肾病综合征可以合并特发性AKI，某些研究认为特发性AKI是由于肾小球内压力增高、肾间质水肿和蛋白管型阻塞肾小管造成的。肾活检病理诊断结果有助于老年肾病综合征病人的正确治疗。

【诊断与鉴别诊断】

1. 中医辨证要点

肾病综合征属中医学"水肿"范畴，可按水肿病进行辨证论治。

2. 西医诊断要点

老年肾病综合征常被其他并存疾病掩盖。对病人的评估应该包括尿沉渣镜检、血清肌酐、白蛋白、胆固醇和24小时UTP。为了排除继发病因，血清和尿液蛋白电泳和免疫固定电泳、ANA系列、乙型和丙型肝炎病毒、梅毒和HIV血清学检查、补体谱、冷球蛋白、脂蛋白谱、胸片和大便潜血等检查可提供有价值的依据。临床上出现肾病综合征伴有肾功能急剧减退的老年慢性肾脏病病人，其病因的诊断常需要肾穿刺活检病理诊断。老人肾穿刺并发症的发生率为2.2%~9.8%，并不比年青人多。老年肾小球疾病常见的病理诊断为膜性肾病、微小病变性肾病、局灶节段性肾小球硬化和新月体性肾炎。与年青人比较，老年病人的膜性肾病、新月体性肾炎的发生率要高出2~4倍，IgA肾病的发生率则明显较低，约有10%的老年膜性肾病与肿瘤有关。老年继发性肾小球疾病常见的是糖尿病肾病，此外淀粉样肾病变和骨髓瘤肾损害等也不少见。应该注意的是肾脏的增龄性改变可能会影响老年肾病综合征病人肾活检的病理学诊断。在正常老年人的肾组织可出现肾小球硬化（可达40%）、血管改变（特别是高血压引起的改变）和间质纤维化，因此进行肾脏病理诊断时必须考虑以上改变。

【治疗】

1. 中医治疗

（1）风水相搏

［临床表现］初期眼睑浮肿，继而四肢及全身皆肿，来势迅速，多伴发热、肢节酸楚、小便不利等症。偏于风热者，伴咽喉红肿疼痛，舌质红，脉浮滑数；偏于风寒者，兼恶寒、咳喘，舌苔薄白，脉浮滑或浮紧。

［治法］疏风解表，宣肺利水。

［方药］越婢加术汤加减（出自《金匮要略》）。

［参考处方］麻黄12g，石膏（先煎）30g，生姜9g，甘草6g，白术12g，大枣15枚。

越婢加术汤主治皮水、一身面目悉肿、发热恶风、小便不利等，为治外感导致的急性水肿经典方。方中麻黄宣肺行水，白术为脾家正药、健脾化湿，生姜、甘草、大枣和中健脾。加石膏者清肺热，治肺气不宣、痰湿阻肺化热。本方实为表里双解之剂。

［临床应用］偏于风热者，加板蓝根、桔梗、金银花、连翘以疏解风热；偏于风寒者，去石膏，加紫苏叶、桂枝、防风，以助麻黄辛温解表；水肿重者，加茯苓、冬瓜皮，以助宣肺利水消肿；若咳喘较甚，可加杏仁、前胡，以降气定喘。

（2）湿热内蕴

［临床表现］浮肿明显，肌肤绷急，腹大胀满，胸闷烦热，口苦，口干，大便干结或便溏灼肛，小便短黄，舌红，苔黄腻，脉象滑数。

［治法］清热利湿，利水消肿。

［方药］疏凿饮子加减（出自《重订严氏济生方》）。

［参考处方］泽泻12g，赤小豆（炒）15g，商陆6g，羌活（去芦）9g，大腹皮15g，椒目9g，秦艽9g，槟榔9g，茯苓皮30g。

方中商陆泻下逐水、通利二便，因有毒性，使用时需要注意用量；川椒目、赤小豆、泽泻、茯苓皮、大腹皮利水祛湿消肿；槟榔行气导滞，使气行则水行；羌活、秦艽疏风解表、开泄，使水湿从肌肤而出。诸药合用，共奏攻里解表、内外消散之功。

［临床应用］若伴有血尿者，可加白茅根、茜草根、大小蓟以清热利湿、凉血止血。

（3）水湿浸渍

［临床表现］多由下肢先肿，逐渐四肢浮肿，下肢为甚，按之没指、不易随复，伴有胸闷腹胀、身重困倦、纳少泛恶、小便短少，舌苔白腻，脉象濡缓。

［治法］健脾化湿，通阳利水。

［方药］五皮饮合胃苓汤加减（五皮饮出自《中藏经》，胃苓汤出自《丹溪心法》）。

［参考处方］生姜皮12g，桑白皮12g，陈皮12g，大腹皮12g，茯苓皮12g，甘草9g，苍术15g，白术15g，官桂9g，泽泻12g，猪苓12g，厚朴15g。

五皮饮主要作用是行气化湿、利水消肿，其中生姜皮发散风寒、发汗祛湿；陈皮理气和中、健脾祛湿；桑白皮泻肺平喘、利水消肿；大腹皮行气化湿，使气畅水行；茯苓皮健脾渗湿，取皮者疏风祛湿、利水消肿，从表而解之意。胃苓汤祛湿和胃、利湿止泻，其中苍术燥湿健脾；白术健脾祛湿；泽泻、猪苓利水渗湿；厚朴理气化湿；肉桂温里散寒、健脾和胃；炙甘草和中健脾、调和诸药。

［临床应用］若肿甚而喘者，可加麻黄、葶苈子以利水平喘。

（4）阳虚水泛

［临床表现］全身高度浮肿，腹大胸满，卧则喘甚，畏寒神倦，面色㿠白，纳少，尿短少，舌质淡胖、边有齿痕，苔白，脉象沉细或结代。

［治法］温肾助阳，化气行水。

［方药］金匮肾气丸加减（出自《金匮要略》）。

［参考处方］熟地黄 25g，山药 12g，山茱萸 12g，泽泻 10g，茯苓 10g，牡丹皮 10g，桂枝 3g，附子 3g。

金匮肾气丸为温补脾肾的经典方。其中熟地黄滋肾填精，山茱萸养阴涩精，山药补脾固肾，三药配合能够滋肾阴、补肝血、益脾阴；牡丹皮、茯苓、泽泻，可以活血、健脾、补肾、利水，称为"三泻"；附子、肉桂温补脾肾之阳。全方温阳益阴，以温补脾肾之阳为主，兼具行水作用。水肿甚者可以加牛膝、车前子，又名"济生肾气丸"，利水作用更著。

［临床应用］若心悸、唇绀、脉结代者，加丹参、炙甘草以活血通脉定悸；若喘促、汗出、脉虚面浮者，宜重用人参，加五味子、煅牡蛎以益气固脱、凝心定悸。

（5）脾虚湿困

［临床表现］面浮足肿，反复消长，劳累后加重，腹胀纳少，面色萎黄，神疲乏力，尿少色清，大便或溏，舌苔白滑，脉象细弱。

［治法］温运脾阳，利水消肿。

［方药］实脾饮加减（出自《济生方》）。

［参考处方］姜厚朴 30g，炒白术 30g，木瓜 30g，木香 30g，草果仁 30g，槟榔 30g，附子 15g，茯苓 30g，炮姜 30g，炙甘草 15g。

实脾饮主要功效是温阳健脾、行气利水。此处方中附子、炮姜温阳，炒白术、茯苓、木瓜、草果仁、炙甘草健脾和中，槟榔、木香、厚朴行气，使气畅水行。

［临床应用］尿蛋白多者，加桑螵蛸、金樱子以固涩精气；血清白蛋白低、水肿不退者，加鹿角胶、菟丝子以补肾填精、化气行水。

2. 西医常规治疗

老年肾病综合征的治疗原则与成人基本相似（见本书相关章节），但在使用糖皮质激素、细胞毒药物时应更加小心，药物剂量应根据具体情况进行调整，因为老年人更容易出现药物的不良反应。研究发现，老年人使用激素和细胞毒类药物治疗时，其并发症的发生率可高达 35%~60%，其中主要是发生感染，也可出现急性左心衰竭和 AKI 等。另外，用药后白内障、肺栓塞、心肌梗死、脑血管病、溃疡穿孔及骨病等严重并发症也时有发生，患精神病的危险也明显增加。由于老年病人用药较多，使用钙调蛋白抑制剂时，应注意药物间相互作用及其对钙调蛋白抑制剂血清药物浓度的影响。

【预防与调护】

有明显水肿和高血压时需卧床休息，水肿基本消退、血压平稳后，可适量活动，病情基本缓解后可适当增加活动量，以增强体质及抵抗力，但要避免过度劳累，以免加重病情或使病情反复。饮食以清淡易消化为宜，合理采用补益脾肾的食物，肿甚时应限制盐和水的摄入。

起居有时，随气候变化及时增减衣物，预防感冒。

（二）老年急性肾损伤

【病因病机】

1. 中医病因病机

本病外因为感受六淫疫毒，内因为伤于饮食情志，不内外因为意外伤害、失血失液、中毒虫咬等，形成火热、湿毒、瘀浊之邪，壅塞三焦，决渎失司，而成癃闭；热毒上壅于肺，肺失清肃，水道不利；湿热中遏于脾，正气不得升降，运化失常，水不能下渗膀胱；浊邪下阻于肾，开合失司；失血失液，阴津耗竭，水无化源而致癃闭。

2. 西医病因病机

与成人 AKI 病因病机相似（见本书相关章节），但老年病人医院内获得性 AKI 主要以肾前性因素为主，如各种原因导致的出血、液体丢失、低蛋白血症、过量使用利尿剂或降压药物，各种原因引起的休克，非甾体抗炎药、血管紧张素转化酶抑制剂等药物介导的血流动力学改变，等等。社区获得性 AKI 主要以肾后性因素为主，尿路梗阻是引起老年人肾后性 AKI 的重要原因，尿路梗阻 70% 以上是非恶性因素所致，如前列腺肥大、尿潴留、尿路结石等；恶性因素主要是前列腺癌、膀胱癌、盆腔及腹膜后肿瘤等。肾实质性因素在老年 AKI 病人中应特别注意血栓或胆固醇结晶等引起的肾小血管栓塞，骨髓瘤、轻链病、尿酸或药物结晶等引起肾内梗阻等。

老年人较易发生 AKI，主要原因包括：①老年人肾小球滤过率（GFR）随年龄的增高而呈逐渐下降的趋势；②老年人的醛固酮分泌功能减少以及小管对各种调节激素的反应敏感性下降导致髓袢重吸收钠的功能受损；③浓缩稀释功能减退及口渴阈升高易增加脱水和血容量不足倾向，极易导致急性肾血流低灌注引起 AKI；④肾脏的自我调节功能下降及血管活性物质分泌减少，加速老年人 AKI 发生；⑤老年人除肾脏外其他脏器亦有不同程度的减退，当受到打击时除肾损伤外，其他脏器亦易受损而导致多脏器衰竭，这也是老年 AKI 病死率较高的原因之一。

【诊断与鉴别诊断】

1. 中医辨证要点

本病起病急，来势凶猛，变化迅速，多属本虚标实之证。其病位在肾，病机关键在于肾失气化，水湿浊邪不能排除体外，与肺、脾、三焦、膀胱关系密切，后期五脏六腑皆可殃及而致诸证横生。

2. 西医诊断要点

老年 AKI 的诊断与 KDIGO（2012）成人 AKI 的分级标准一致（见本书相关章节），但是，近年来许多循证医学证据表明单纯采用血清肌酐并不能完全正确和及时地评估老年病人的肾功能，血浆中胱抑素 C 和中性粒细胞明胶酶相关脂质运载蛋白（NGAL）以及尿液中 NGAL、白介素 -18 及肾脏损伤分子 -1 等较血清肌酐能更早地诊断 AKI。老年 AKI 的诊断需要详细回顾病人的病史和入院前的病史、治疗史和用药史，合理地应用实验室及辅助检查，必要时，行肾活检明确诊断。根据病人的病情变化，绘制既往和近期血清肌酐和或胱抑素 C 的变化曲线，及其与药物和各项干预性措施之间的关系，对于明确诊断具有重要意义。

3. 鉴别诊断

鉴别诊断需要注意以下三个方面：①首先明确是 AKI 还是慢性肾功能不全；②鉴别是肾前性、肾后性 AKI 或肾血管疾病；③仔细寻找导致 AKI 的原因和性质。

【治疗】

1. 中医治疗

（1）少尿期

①邪毒内侵

[临床表现] 尿量急骤减少，甚至闭塞不通；或发热不退，头痛身痛，烦躁不安；或神昏嗜睡，恶心呕吐，口干欲饮。舌质绛红，舌苔厚腻，脉濡滑或细滑。

[治法] 通腑泄浊，解毒导滞。

[方药] 黄连解毒汤加减（出自《肘后备急方》）。

[参考处方] 黄连 9g，黄芩 6g，黄柏 6g，栀子 9g。

黄连解毒汤主要治疗火毒内盛、充斥三焦。方中以大苦大寒的黄连为主药，清泻心火；臣药为黄芩，清中焦之火；佐以黄柏，泻下焦之火；使以栀子，通泄三焦之热。全方功效在于清热、泻火、解毒。

[临床应用] 若大便不通，加枳实、厚朴、芒硝以通腑导滞；若神昏嗜睡，加石菖蒲、郁金以泄浊开窍，严重者可加安宫牛黄丸口服；若恶心呕吐，加半夏、竹茹、陈皮以和胃泄浊。

②热毒瘀滞

[临床表现] 尿点滴而出，或尿闭，尿血；或高热，神昏，谵语，吐血，衄血，斑疹紫黑或鲜红。舌质绛紫或暗，苔黄焦或芒刺遍起，脉细数。

[治法] 清热解毒，活血化瘀。

[方药] 清瘟败毒饮合桃红四物汤加减（清瘟败毒饮出自《疫疹一得》，桃红四物汤出自《医宗金鉴》）。

[参考处方] 生石膏 30g，生地黄 15g，水牛角粉 15g，生栀子 12g，黄芩 12g，知母 15g，赤芍 12g，连翘 12g，鲜竹叶 30g，生甘草 12g，牡丹皮 15g，当归 15g，川芎 15g，桃仁 15g，红花 12g。

方中重用石膏合知母以清阳明之热；黄芩、栀子二药合用能泻三焦实火；水牛角、牡丹皮、生地、赤芍专于凉血解毒化瘀；连翘、甘草清热透邪利咽；竹叶清心利尿，导热下行。上药合用，既清气分之火，又凉血分之热，治疗气血两燔。桃红四物汤为中医活血化瘀、养血通经的代表方，其中桃仁、红花活血破血化瘀为主，四物汤养血兼活血。

[临床应用] 若水肿严重者，加茯苓皮、车前草、泽泻以利水消肿；若发热重而风动不止者，加紫雪丹以清热息风止痉；若出血明显者，加紫珠、侧柏叶、地榆炭以清热凉血止血。

③瘀血内阻

[临床表现] 严重外伤及挤压伤之后出现血尿、尿少、尿闭，瘀斑累累，全身疼痛，恶心呕吐，舌质瘀紫，苔腻，脉涩。

[治法] 活血祛瘀，通腑泄毒。

[方药] 桃红四物汤加减（出自《医宗金鉴》）。

[参考处方] 当归 15g，川芎 15g，赤芍 15g，生地黄 25g，桃仁 25g，红花 12g。

本方用桃仁、红花破血化瘀，以生地黄、当归滋阴补肝、养血调经，芍药养血和营，川芎活血行气、调畅气血。全方祛瘀生新、条畅气机，是现代临床活血化瘀最基础、最常用方剂之一。

［临床应用］若尿血明显者，加紫珠、茜草根、地榆炭以清热凉血止血；若恶心呕吐，加半夏、竹茹、陈皮以和胃泄浊。

④津亏气脱

［临床表现］大汗大泻、大失血后，血压下降，尿少或无尿，气微欲绝；或喘咳急促，唇黑甲青，进一步出现汗出肢冷。舌淡或淡白，脉微细欲绝。

［治法］益气回阳，养阴固脱。

［方药］参附汤合生脉散加减（参附汤出自《世医得效方》，生脉散出自《温病条辨》）。

［参考处方］人参（另煎兑入）25g，附子20g，麦冬25g，五味子25g。

方中附子回阳救逆，人参大补元气，以固后天之本，二药合用补气回阳、摄气归原。人参、麦冬、五味子为生脉散，共奏益气养阴、补气固脱之功。

［临床应用］若喘促明显者，加紫苏子、桑白皮以平喘；若唇黑甲青明显者，加赤芍、桃仁、红花以活血化瘀。

（2）多尿期

①气阴两虚

［临床表现］全身疲乏，咽干思饮，尿多清长，舌红少津，脉细。

［治法］益气养阴。

［方药］参芪地黄汤加减（出自《杂病源流犀烛》）。

［参考处方］党参25g，生黄芪25g，熟地黄30g，炒山药25g，山茱萸25g，茯苓15g，牡丹皮15g，泽泻15g。

参芪地黄汤为六味地黄丸加党参（或人参）、黄芪而成，是在六味地黄丸滋阴补肾健脾的基础上，加强了益气健脾作用，也是补气养阴的代表方之一，其中加党参、黄芪益气健脾、利水祛湿消肿。

［临床应用］若小便清长明显者，加益智仁、山茱萸补肾益气。

②湿热余邪

［临床表现］神疲乏力，头晕心烦，纳呆，恶心，口中黏腻，舌红苔黄腻，脉实有力。

［治法］清化湿热。

［方药］黄连温胆汤加减（出自《六因条辨》）。

［参考处方］法半夏15g，竹茹15g，枳实15g，陈皮20g，炙甘草15g，茯苓18g。

方中半夏降逆和胃、燥湿化痰，枳实行气消痰，竹茹清热化痰、除烦止呕，陈皮理气燥湿化痰，茯苓健脾渗湿消痰，黄连清热燥湿、泻火解毒，甘草和中健脾、调和诸药。

［临床应用］若湿热仍较甚者，加黄芩、栀子以加强清热利湿之功。

③肾阴亏损

［临床表现］腰酸疲乏，尿多不禁，口干欲饮，舌红，苔少，脉细。

［治法］滋阴补肾。

［方药］六味地黄丸加二至丸加味（六味地黄丸出自《小儿药证直诀》，二至丸出自《医便》）。

［参考处方］熟地黄30g，炒山药25g，山茱萸25g，茯苓15g，牡丹皮15g，泽泻15g，女贞子25g，墨旱莲25g。

六味地黄丸滋阴补肾健脾，其中熟地黄滋肾填精，山茱萸养阴涩精，山药补脾固肾，三药合称"三补"，相互配合能够滋肾阴、补肝血、益脾阴；牡丹皮活血清热，茯苓健脾渗湿，泽泻补肾利水，称为"三泻"。二至丸中女贞子滋补肝肾，旱莲草滋阴益精、凉血止血，二药合用，补益肝肾、滋阴凉血，药少力专。

[临床应用] 若腰酸疲乏、尿失禁明显者，加牛膝、益智仁以加强补肾益气之功。

2. 西医常规治疗

包括去除病因、维持内环境稳定、营养支持、处理并发症和血液净化治疗等。

（1）积极查找和去除 AKI 的病因，停用可能具有肾毒性、导致过敏和影响肾脏血流动力学的药物，控制感染，改善心功能，等等。纠正肾前性和肾后性因素。

（2）早期诊断，维持血流动力学稳定。尽快纠正低血压或低血容量，维持尿量和血容量在正常范围。

（3）维持机体电解质和酸碱平衡，必要时进行血液净化治疗。

（4）保证足够营养摄入。

（5）避免发生高血压、心力衰竭、感染等严重并发症。

【预防与调护】

积极治疗原发病，及时发现导致 AKI 的危险因素并加以去除，是防止发生 AKI 的关键。在老年人、糖尿病病人、原有慢性肾脏病及危重病病人，尤应注意避免肾毒性药物、造影剂、肾血管收缩药物的应用及避免肾缺血和血容量缺失。高危病人若必须造影检查应注意水化。注意卧床休息，避免劳累。饮食宜清淡，保证足够热量，避免辛辣刺激之品。少尿期水钠摄入"量出为入"，多尿期要防治脱水及低血钾。鼓励病人保持乐观、愉快的心情。

（三）老年慢性肾脏病

【病因病机】

1. 中医病因病机

老年人素体虚弱，脏腑功能减退，或受外邪侵袭，或内邪蓄积，致使脾运不健、肺失宣肃、肾不主水、三焦气化功能障碍，水道不通，水湿内停，慢性肾脏病即现。同时年老体衰，气虚则无力推血，易致血行瘀滞；脾气统摄无权，肝失藏血之职，离经之血亦为瘀血；津液不足，血液干涸或血虚均可致血行滞涩，瘀血阻滞，导致肾脏疾病迁延，沉疴难愈。

2. 西医病因病机

虽然病因不同，但导致老年慢性肾脏病存在共同的发病机制，如各种原因引起的肾单位的减少，导致健存肾单位代偿性肥大，从而形成肾小球高灌注、高压力和高滤过，进一步损伤内皮细胞，产生和释放炎症因子及血管活性介质，刺激系膜细胞导致系膜细胞增殖及基质增多，并可促进血小板聚集，上述一系列改变最终导致肾小球硬化。健存肾单位的肾小管高代谢，导致肾小管细胞耗氧量增加、氧自由基产生增多、补体旁路激活以及膜攻击复合物的形成等，引起肾小管萎缩、肾间质纤维化，进一步加重肾功能损伤。

【诊断与鉴别诊断】

1. 中医辨证要点

慢性肾脏病属本虚标实、虚实错杂。本虚为气血阴阳亏虚，分为脾肾气虚、脾肾阳虚、肝肾阴虚、阴阳两虚等；标实为气血津液病变，常见水气、湿浊、浊毒、血瘀等，以湿浊为主，兼夹瘀血、水湿、湿热、肝风等病理因素。本虚与标实之间可相互影响，使病情不断恶化，最终正不胜邪，发生内闭外脱、阴竭阳亡的变化。

2. 西医诊断要点

老年慢性肾脏病的诊断仍使用 KDIGO（2012）有关慢性肾脏病定义和分期系统。随着年龄的增长，肾小球硬化、肾血管萎缩及肾血管硬化，eGFR 是逐年下降的，因此对 eGFR < 60mL/（min·1.73m^2）是否为老年慢性肾脏病诊断的合适界值存有较大的争议，2012 年 KDIGO 建议对 CKD-EPI 肌酐公式计算 eGFR 处于 45~59mL/（min·1.73m^2）但无其他肾损伤标志物的人群需要进一步采用 CKD-EPIcr-cyst（肌酐 - 胱抑素 C 联合公式）计算 eGFR，如 eGFRcr-cys < 60mL/（min·1.73m^2），则可以诊断慢性肾脏病，如 eGFRcr-cys > 60mL/（min·1.73m^2），则不能诊断慢性肾脏病，以减少老年慢性肾脏病的过度诊断。慢性肾脏病是一组疾病，而非单一特异性疾病，明确引起老年慢性肾脏病的病因对后续有针对性的治疗至关重要，方法包括采集家族史、环境因素、用药史，并通过体格检查、实验室指标、影像学检查，必要时病理学检查来明确慢性肾脏病的病因。

3. 鉴别诊断

此外，慢性肾脏病由于起病隐匿，多数病人以体检时发现血清肌酐升高为主诉就诊，病程及既往史不明确，这时就要与 AKI 相鉴别。当病人存在如下情况时支持慢性肾脏病的诊断：超声提示双侧肾脏缩小、实质回声增强，在无失血的情况下发生严重的贫血，肾性骨营养不良或高磷血症，低钙血症伴有 PTH 升高，长期夜尿增多，等等。需要注意的是 AKI 合并血液系统疾病如淋巴瘤、白血病时，常表现为中重度贫血；糖尿病肾病、肾脏点分行变性、白血病性肾损害引起的慢性肾衰竭，肾脏无明显缩小，甚至增大。

【治疗】

1. 中医治疗

（1）脾肾气虚

[临床表现] 倦怠乏力，气短懒言，纳少腹胀，腰膝酸软，口淡不渴，大便不实，夜尿清长，舌淡苔白，脉象沉弱。

[治法] 益气健脾补肾。

[方药] 香砂六君子汤合二仙汤（香砂六君子汤出自《古今名医方论》，二仙汤出自《妇产科学》）。

[参考处方] 党参 15g，茯苓 15g，炒白术 20g，炙甘草 12g，陈皮 15g，法半夏 15g，香附 12g，缩砂仁 6g，仙茅 9g，淫羊藿 9g，当归 9g，巴戟天 9g，黄柏 6g，知母 6g。

香砂六君子汤具有健脾益气作用，其中所含党参、白术、茯苓、甘草，为四君子汤，是健脾补气之经典方；陈皮、半夏健脾化湿、理气化痰；香附、砂仁化湿和胃、条畅中焦。二仙汤中仙茅、淫羊藿、巴戟天温补肾阳、滋补肾精，黄柏、知母滋补肾阴、清泻相火，当归温润养血、调理冲任。

[临床应用] 脾阳不足、大便稀溏，加炮姜、补骨脂以温补脾阳；肾阳虚弱、畏寒肢冷，加肉桂、杜仲以温补肾阳。

（2）脾肾阳虚

[临床表现] 少气乏力，畏寒肢冷，气短懒言，纳少腹胀，浮肿，腰膝酸软，腰部发冷，

便溏，舌淡有齿痕，脉象沉弱。

［治法］温肾健脾，行气利水。

［方药］实脾饮（出自《济生方》）。

［参考处方］姜厚朴30g，炒白术30g，木瓜30g，木香30g，草果仁30g，槟榔30g，附子（先煎）30g，茯苓30g，炮姜30g，炙甘草15g。

实脾饮主要功效是温阳健脾、行气利水。方中附子、炮姜温阳，炒白术、茯苓、木瓜、草果仁、炙甘草健脾和中，槟榔、木香、厚朴行气，使气畅水行。

［临床应用］腹胀大、小便短少，加桂枝、猪苓以通阳化气行水；纳食减少，加砂仁、陈皮、紫苏梗以运脾利气。

（3）肝肾阴虚

［临床表现］头痛头晕，五心烦热，腰膝酸软，大便干结，口干咽燥，舌红少苔，脉沉细。

［治法］滋补肝肾。

［方药］六味地黄汤（出自《小儿药证直诀》）。

［参考处方］熟地黄30g，炒山药25g，山茱萸25g，茯苓15g，牡丹皮15g，泽泻15g。

六味地黄丸为补益脾肾的经典方。其中熟地黄滋肾填精，山茱萸养阴涩精，山药补脾固肾，三药合称"三补"，相互配合能够滋肾阴、补肝血、益脾阴；牡丹皮活血清热，茯苓健脾渗湿，泽泻补肾利水，一般称为"三泻"。

［临床应用］头晕明显，可加天麻、钩藤、白蒺藜以平肝潜阳；大便干结，加肉苁蓉、火麻仁、玉竹以润肠通便。

（4）阴阳两虚

［临床表现］精神萎靡，极度乏力，头晕眼花，腰膝酸软，大便稀溏，舌质胖，脉沉细。

［治法］滋阴温阳。

［方药］金匮肾气丸合二至丸加减（金匮肾气丸出自《金匮要略》，二至丸出自《医便》）。

［参考处方］熟地黄25g，山药12g，山茱萸12g，泽泻10g，茯苓10g，牡丹皮10g，肉桂3g，附子3g，女贞子25g，墨旱莲25g。

金匮肾气丸为温补脾肾的经典方。其中熟地黄滋肾填精，山茱萸养阴涩精，山药补脾固肾，三药配合能够滋肾阴、补肝血、益脾阴；牡丹皮、茯苓、泽泻，可以活血、健脾、补肾、利水，称为"三泻"；附子、肉桂温补脾肾之阳。全方温阳益阴，以温补脾肾之阳为主。二至丸中女贞子滋补肝肾，墨旱莲滋阴益精、凉血止血，二药合用，补益肝肾、滋阴凉血，药少力专。

［临床应用］如皮肤干燥失润、腰膝酸软明显，可加补骨脂、骨碎补以补肾填髓。

2. 西医常规治疗

（1）病因治疗　有明确病因的慢性肾脏病首先需要治疗原发病，并及时纠正引起肾功能损害进展的可逆性因素。

（2）营养支持治疗　低蛋白饮食是营养治疗的核心，有助于减少蛋白尿、延缓CRI的进展、改善蛋白质代谢、减轻氮质血症、改善代谢性酸中毒。但不建议老年慢性肾脏病病人过度限制蛋白摄入，注意防止营养不良的发生。

（3）控制相关危险因素，如蛋白尿、高血压、糖尿病等，积极治疗慢性肾脏病的并发症，如纠正水、电解质和酸碱平衡紊乱，纠正贫血，纠正钙磷代谢紊乱及甲状旁腺功能亢进，延缓慢性肾脏病的进展。

（4）促进尿毒症毒素从肠道排出　临床常用的有含大黄制剂或采用高位结肠透析的治疗方式。

（5）必要时进行肾脏替代治疗　病人 eGFR 下降至 5~7mL/（min·1.73m²）时可以开始血液净化治疗，老年慢性肾脏病病人过早开始肾脏替代治疗并没有明显的获益，不少老年人在透析后容易出现衰弱、跌倒、认知障碍，以及焦虑、抑郁等心理精神疾患，建议老年人开始肾脏替代治疗前应该首先进行综合评估，以决定病人是否适合肾脏替代治疗。

【老年慢性肾脏病的临床管理】

（1）自身管理　告知老年慢性肾脏病病人诊断结果，让病人参与治疗的决策；支持病人自我管理（包括提供血压、戒烟、运动、饮食和用药信息），并让病人有知情选择权。

（2）采用多学科团队管理模式管理老年慢性肾脏病病人，即联合肾脏专科医生、老年科医生、护士、心理医师、临床药师、营养师、康复师、社会工作者和照护者等组成老年 – 肾脏多学科的协作团队，不定期地对老年慢性肾脏病病人的基础疾病、并发症以及功能状态进行全面评估，早期识别和筛选出与老年慢性肾脏病病人预后密切相关的老年综合征（尤其是衰弱和肌少症等）并给予早期干预，提高老年慢性肾脏病病人的生活质量。

（四）缺血性肾病

【病因病机】

1. 中医病因病机

缺血性肾病多因先天不足、肾病日久、感受外邪、饮食不当、劳倦过度、七情内伤基础上，气虚、气滞难以推动血行，或水湿、痰浊阻塞血脉，或血虚无以充盈脉络，导致瘀血丛生，肾络瘀阻，气血阴阳逆乱，以见水肿、关格、癃闭、头晕的一系列病证。久病则精液亏损，阴液不足，脉管中血液缓流成瘀，血瘀脉阻，损及脉络，形成伤疡。其病位在血脉，根在脏腑，发病过程中具有"久病入络"和"因虚致瘀"的特点。是以脾、肾亏虚为本，与肝、肺相关，以风、火、痰、瘀为标的本虚标实、虚实夹杂之病证。

2. 西医病因病机

缺血性肾病是指任何原因引起的肾小球之前的各级动脉血管病变所引起的慢性肾脏灌注下降而导致的肾功能受损和肾脏萎缩的临床情况。在老年病人中，肾动脉狭窄、肾小动脉硬化、血栓或胆固醇所致的血管栓塞、肾脏血管炎及微血管病变等是缺血性肾病常见的病因，其中肾动脉粥样硬化性动脉狭窄（ARAS）由于发生率高、临床症状复杂多变、病变进展迅速及其戏剧性和极具争议性的治疗效果而备受临床关注。研究表明，在糖尿病伴有高血压或肾功能损害的病人中，ARAS 的发生率高达 33%。

【诊断与鉴别诊断】

1. 中医辨证要点

辨证邪实多涉及湿浊、湿热、瘀血、水气、风动等，本虚多涉及肝、脾、肾三脏及气血阴阳亏损。

2. 西医诊断要点

ARAS 病人的临床症状通常不明显，需要临床医师提高警惕，对有以下临床线索的病人进行筛查：①55岁以后开始出现高血压，且无高血压家族史者；②发生急进性、顽固性和恶性高血压者，或已控制良好的高血压突然加重并持续恶化者；③RASi治疗后，发生肾功能恶化者；④出现无法解释的肾脏萎缩或双肾长径差异超过1.5cm者；⑤出现无法解释的突然加重和（或）难治性肺水肿者；⑥伴有冠状动脉多支血管病变、脑血管病变或周围动脉粥样硬化性疾病者。

ARAS的筛查一般首选肾动脉多普勒超声检查，磁共振血管成像或螺旋CT血管造影检查在对血管狭窄的诊断上优势明显。肾动脉血管造影是诊断ARAS的金标准，但只有在考虑病人需要行介入治疗的情况下，才推荐其作为诊断ARAS的检查方法。巯甲丙脯酸肾脏闪烁成像术、选择性的肾血管肾素检测、血浆肾素活性及开博通实验等方法由于其诊断的可靠性较差，目前已不推荐为诊断ARAS的方法。

【治疗】

1. 中医治疗

根据缺血性肾病的起病缓急，其中医治疗可分为急治其标和缓治其本。

（1）急治其标

①邪毒内侵

[临床表现]尿量急骤减少，甚至点滴不通，或神昏嗜睡，或烦躁不安，恶心呕吐，舌质红，苔厚腻，脉滑数。

[治法]通腑泄浊，解毒导滞。

[方药]黄连解毒汤加减（出自《肘后备急方》）。

[参考处方]黄连9g，黄芩6g，黄柏6g，栀子9g。

黄连解毒汤主要治疗火毒内盛、充斥三焦，方中以大苦大寒的黄连为主药，清泻心火；臣药为黄芩，清中焦之火；佐以黄柏，泻下焦之火；使以栀子，通泄三焦之热。全方功效在于清热、泻火、解毒。

[临床应用]若大便不通，加枳实、厚朴通腑导滞；若神昏嗜睡，加石菖蒲、郁金泄浊开窍；若恶心呕吐，加半夏、竹茹和胃泄浊。

②火毒瘀滞

[临床表现]尿闭，高热，神昏，谵语，吐血，血尿，斑疹紫黑或鲜红，舌质绛紫或暗，苔黄焦或芒刺，脉细数。

[治法]泻火解毒，凉血化瘀。

[方药]清瘟败毒饮合桃红四物汤加减（清瘟败毒饮出自《疫疹一得》，桃红四物汤出自《医宗金鉴》）。

[参考处方]生石膏30g，生地黄15g，水牛角粉15g，生栀子12g，黄芩12g，知母15g，赤芍12g，连翘12g，鲜竹叶30g，生甘草12g，牡丹皮15g，当归15g，川芎15g，桃仁15g，红花12g

方中重用石膏合知母以清阳明之热；黄芩、栀子二药合用能泻三焦实火；水牛角、牡丹皮、生地、赤芍专于凉血解毒化瘀；连翘、甘草清热透邪利咽；竹叶清心利尿，导热下行。上药合用，既清气分之火，又凉血分之热，治疗气血两燔。桃红四物汤为中医活血化瘀、养血通经的代表方，其中桃仁、红花活血破血化瘀为主，四物汤养血兼活血。

[临床应用]若水肿重者，加车前草、泽泻以利水消肿；若发热重而风动不止者，加紫雪

丹以清热息风止痉；若出血明显者，加侧柏叶、紫草以清热凉血止血。

③津亏气脱

［临床表现］大汗大泻、大失血后，精血脱失，尿少或无尿，气微欲绝，或喘咳急促、唇黑甲青，进一步出现肢冷，舌淡或淡白，脉微细欲绝。

［治法］益气回阳，养阴固脱。

［方药］参附汤合生脉散加减（参附汤出自《世医得效方》，生脉散出自《温病条辨》）。

［参考处方］人参（另煎兑入）25g，附子20g，麦冬25g，五味子25g。

方中附子回阳救逆，人参大补元气，以固后天之本，二药合用补气回阳、摄气归原。人参、麦冬、五味子为生脉散，共奏益气养阴、补气固脱之功。

［临床应用］若喘促明显者，加紫苏子、桑白皮以平喘；若唇黑甲青显著者，加赤芍、桃仁、红花以活血化瘀。

（2）缓治其本

①脾肾气虚

［临床表现］倦怠乏力，食少纳呆，气短懒言，腰膝酸软，脘腹胀满，大便溏，口淡不渴，舌淡有齿痕，脉沉细。

［治法］健脾补肾。

［方药］香砂六君子汤合金匮肾气丸加减（香砂六君子汤出自《古今名医方论》，金匮肾气丸出自《金匮要略》）。

［参考处方］党参15g，茯苓15g，炒白术20g，炙甘草12g，陈皮15g，法半夏15g，香附12g，缩砂仁6g，熟地黄25g，山药12g，山茱萸12g，泽泻10g，茯苓10g，牡丹皮10g，桂枝3g，附子3g。

香砂六君子汤具有健脾益气作用，其中所含党参、白术、茯苓、甘草，为四君子汤，是健脾补气之经典方，陈皮、半夏健脾化湿、理气化痰，香附、砂仁化湿和胃、条畅中焦。金匮肾气丸为温补脾肾的经典方，其中熟地黄滋肾填精，山茱萸养阴涩精，山药补脾固肾，三药配合能够滋肾阴、补肝血、益脾阴；牡丹皮、茯苓、泽泻，可以活血、健脾、补肾、利水，一般称为"三泻"；附子、肉桂温补脾肾之阳。全方温阳益阴，以温补脾肾之阳为主，兼具行水作用。

［临床应用］若气虚甚者，加用人参以补气扶正；易感冒者，合用玉屏风散益气固表；若脾阳不足明显、大便稀溏，加炮姜、补骨脂以温补脾阳；肾阳虚弱、畏寒肢冷加仙茅、淫羊藿、巴戟天、补骨脂、菟丝子等温补肾阳。

②脾肾阳虚

［临床表现］浮肿，畏寒肢冷，倦怠乏力，气短懒言，食少纳呆，腰膝酸软，腰部冷痛，脘腹胀满，大便溏，夜尿清长，舌淡有齿痕，脉沉弱。

［治法］温补脾肾。

［方药］实脾饮合金匮肾气丸（实脾饮出自《济生方》，金匮肾气丸出自《金匮要略》）。

［参考处方］姜厚朴30g，炒白术30g，木瓜30g，木香30g，草果仁30g，槟榔30g，附子15g，茯苓30g，炮姜30g，炙甘草15g，熟地黄25g，山药12g，山茱萸12g，泽泻10g，牡丹皮10g，桂枝3g。

实脾饮主要功效是温阳健脾、行气利水，其中附子、炮姜温阳，炒白术、茯苓、木瓜、草果仁、炙甘草健脾和中，槟榔、木香、厚朴行气，使气畅水行。金匮肾气丸为温补脾肾的经典方，其中熟地黄滋肾填精，山茱萸养阴涩精，山药补脾固肾，三药配合能够滋肾阴、补肝血、益脾阴；牡丹皮、茯苓、泽泻，可以活血、健脾、补肾、利水，一般称为"三泻"；附子、肉桂温补脾肾之阳。全方温阳益阴，以温补脾肾之阳为主，兼具行水作用。

［临床应用］水肿明显者，加白茅根、车前子渗湿利水；纳食减少，加砂仁、陈皮、紫苏梗运脾利气。

③气阴两虚

［临床表现］倦怠乏力，腰膝酸软，口干咽燥，五心烦热，夜尿清长，舌淡、有齿痕，脉沉。

［治法］益气养阴。

［方药］参芪地黄汤加减（出自《杂病源流犀烛》）。

［参考处方］党参25g，生黄芪25g，熟地黄30g，炒山药25g，山茱萸25g，茯苓15g，牡丹皮15g，泽泻15g。

本方为六味地黄丸加党参（或人参）、黄芪而成，是在六味地黄丸滋阴补肾健脾的基础上，加强了益气健脾、固摄作用，也是补气养阴的代表方之一，其中加党参、黄芪益气健脾、利水祛湿消肿。

［临床应用］脾虚便溏者，加服香砂六君子以益气健脾；肾虚腰痛者，配服肾气丸；脾阴不足、口干消谷者，配玉女煎加减；若肾阴不足、烦热盗汗者，配服知柏地黄丸以滋阴清热。

④肝肾阴虚

［临床表现］头晕，头痛，腰膝酸软，口干咽燥，五心烦热，大便干结，尿少色黄，舌淡红、少苔，脉弦细或细数。

［治法］滋补肝肾。

［方药］杞菊地黄丸合二至丸加减（杞菊地黄丸出自《医级宝鉴》，二至丸出自《医便》）。

［参考处方］枸杞子20g，菊花20g，熟地黄30g，炒山药25g，山茱萸25g，茯苓15g，牡丹皮15g，泽泻15g，女贞子25g，墨旱莲25g。

杞菊地黄丸是滋养肝肾明目的经典方，是在六味地黄丸基础上加枸杞子、菊花而成。其中熟地黄滋肾填精，山茱萸养阴涩精，山药补脾固肾，三药配合能够滋肾阴、补肝血、益脾阴；牡丹皮、茯苓、泽泻，可以活血、健脾、补肾、利水，一般称为"三泻"；枸杞子补肾养肝明目，菊花清肝明目解毒。二至丸中女贞子滋补肝肾，旱莲草滋阴益精、凉血止血，二药合用，补益肝肾、滋阴凉血，药少力专。

［临床应用］若出现遗精盗汗，可加煅牡蛎、煅龙骨以潜阳固涩；若头晕头痛明显者，可用天麻钩藤汤以平肝潜阳。

⑤阴阳两虚

［临床表现］极度乏力，畏寒肢冷，五心烦热，口干咽燥，腰膝酸软，夜尿清长，大便干结，舌淡、有齿痕，脉沉细。

［治法］阴阳双补。

［方药］金匮肾气汤合二至丸加减（金匮肾气汤出自《金匮要略》，二至丸出自《医便》）。

［参考处方］桂枝12g，附子12g，熟地黄30g，炒山药25g，山茱萸25g，茯苓15g，牡丹皮15g，泽泻15g，女贞子25g，墨旱莲25g。

金匮肾气丸为温补脾肾的经典方。其中熟地黄滋肾填精，山茱萸养阴涩精，山药补脾固肾，三药配合能够滋肾阴、补肝血、益脾阴；牡丹皮、茯苓、泽泻，可以活血、健脾、补肾、利水，一般称为"三泻"；附子、肉桂温补脾肾之阳。全方温阳益阴，以温补脾肾之阳为主。二至丸中女贞子滋补肝肾，旱莲草滋阴益精、凉血止血，二药合用，补益肝肾、滋阴凉血，药少力专。

[临床应用] 湿浊明显、身重困倦者，加藿香、佩兰以和胃泄浊；浊闭轻窍、心神不明者，加服地黄饮子，以补肾益精、宁心开窍。

2.西医常规治疗

ARAS治疗的主要目标是保护肾功能、控制血压、降低心血管事件的病死率。目前比较一致的治疗意见是药物治疗为基础，介入治疗须严格掌握适应证，外科手术治疗在临床上仍不可缺少。

对于单侧ARAS病人可以使用所有类型的降压药，有证据表明RASi可明显降低ARAS病人的心血管疾病的病死率，应作为一线治疗药物，但当病人的肾小球滤过率小于60mL/（min·1.73m^2）或伴高钾血症时应慎用。对双侧ARAS、孤立肾ARAS或伴有失代偿性的充血性心力衰竭的病人，使用RASi类药物有可能会导致AKI，此时采用长效二氢吡啶类CCB等其他降压药物更为安全。

控制血糖、血脂以及抗血小板集聚治疗是降低心脑血管终点事件的重要步骤，但对老年病人强化控制血糖以使HbA$_1$c < 7.0%可能会引起频繁的低血糖症，因此老年病人的降糖治疗应注意个体化，适当放宽血糖的控制目标；老年病人服用的药物较多，应用他汀类药物纠正脂质代谢紊乱时，要特别注意药物之间的相互作用而可能引发的肌溶解综合征。抗血小板聚集治疗一般采用阿司匹林、氯吡格雷等药物，但在伴有肾功能不全的老年病人中使用阿司匹林有可能会加重肾脏的损伤。

药物治疗对肾血管严重狭窄或闭塞无明显疗效，临床上往往需要进行肾动脉血运重建，恢复肾血流量。经皮肾动脉球囊扩张成形术和支架置入术是目前最常用的肾动脉血运重建的介入治疗方法，但近来有不少临床随机对照研究对介入治疗的有效性和安全性提出质疑，我们的经验是在老年ARAS病人中进行血管介入治疗有明确的效果，但需要严格掌握适应证。外科开放手术治疗在某些情况下仍不可缺少。

对于老年ARAS病人的治疗应秉承积极慎重、反复权衡利弊以及个体化的原则，根据病人的年龄、伴随疾病、肾功能状况、患肾长径、血压水平、对降压药的反应及对血管重建的利弊等因素进行综合考虑及治疗，才能达到最好的治疗效果。

【预防与调护】

积极治疗水肿、淋证、癃闭等病，以及预防感冒、温病的发生，预防发生关格。在调摄方面，应严格控制蛋白质的摄入量，尽可能选取能为人体充分吸收利用的优质蛋白质，如牛奶、蛋清；适当给予高热量、富含维生素并且易消化的饮食；注意口腔和皮肤清洁；有水肿者应忌盐。

（廖江铨　杜金行　杨光　程庆砾）

第十八章　药物性肾损伤

【概述】

药物性肾损伤是由药物不良反应或药物不良事件而导致具有不同临床特征和不同病理类型的一组疾病。资料表明，近10余年来药物性肾损伤发生率呈上升趋势，其中抗生素肾损害的发生率最高，达36%。中医学无本病病名记载，根据其症状及体征将其归属于"尿血""癃闭""腰痛""水肿""阴水""关格"等范畴。

【病因病机】

（一）中医病因病机

本病多为正气虚衰，邪毒浸淫，迁延日久，气虚不化，而致感受湿热、疫毒之邪，或有毒之物侵犯人体，湿热、毒物之邪内陷，潜伏于肾，致肾失开阖，气化失司，脾胃升降失调，出现癃闭、尿血而为病。本病临床发病急，以本虚标实多见，实证以湿、热、浊、毒为主，虚证主要表现为气阴两虚、肝肾阴虚、脾肾气虚、脾肾阳虚。病变主要在肾、膀胱，涉及脾、肺、肝及三焦。以湿、热、浊、毒为病理因素，这些病因可单一发病，亦可夹杂致病，致病情复杂。

（1）湿热蕴结　因饮食起居不调，湿热内生；或感受湿热之邪，湿热炽盛，弥漫三焦，阻遏气机，上焦失于宣发、下焦不能转输而发病。

（2）毒物伤肾　摄入对肾脏有损伤的药物或毒物，毒邪内侵，内伤血络则尿血，外达肌肤见斑疹，内伤于肾、气化失司而致尿少、水肿。

（3）肾络闭阻　病程日久或药毒伤肾，瘀毒阻塞肾络而发病。

（4）气阴两虚　主要是由于热性疾病、内伤杂病、慢性代谢性疾病、消耗性疾病导致真阴亏虚、元气大伤，出现以气虚与阴虚同时并存的病理变化。

（5）肝肾阴虚　多由久病劳伤，或是温热病邪耗伤肝阴及肾阴；或是房事不节耗伤肾阴；或先天禀赋不足，肾阴亏虚而及肝阴不足，形成肝肾阴虚，阴不制阳，虚热内扰。

（6）脾肾气虚　劳欲过度，久病体虚，或素体亏虚导致气虚推动无力，不能运化水湿，终致痰湿凝聚、阻于尿路而表现为尿频、滴沥不畅、神疲乏力等。

（7）脾肾阳虚　多由于体质虚弱而感受寒邪较重，或久病耗损脾肾之阳气；或久泄不止，损伤脾肾之阳；或其他脏腑亏虚，累及脾肾两脏。

（二）西医病因病机

药物除外直接肾毒性，还可通过多种作用机制导致肾脏损伤，如：药物使肾小球内血流动力学发生改变，缺血性肾病；药物作为抗原沉积于肾间质，诱发免疫反应，导致炎症；以及药物在肾脏浓集，产生结晶体损伤肾小管引起梗阻性肾病、代谢紊乱等。

1. 直接肾毒性

药物本身或其代谢产物经肾排出时可直接产生毒性作用，通过损伤线粒体功能、干扰肾小管运输、增强氧化应激或生成自由基等途径造成肾小管细胞毒性反应，使细胞膜损伤，改变膜的通透性和离子传输功能，或破坏胞浆线粒体抑制酶活性和蛋白合成，导致肾小管上皮细胞坏死。此类损伤程度与药物的剂量及疗程有关。

2. 肾小球内血流动力学改变

药物可通过影响肾血管或全身血管、血液动力学改变致缺血性损伤，如非类固醇类抗炎药（NSAID）、ACEI/ARB 等可干扰肾脏自我调节肾小球压和降低肾小球滤过率的能力；钙神经蛋白抑制剂（环孢素、他克莫司）可以引起剂量依赖的入球小动脉收缩，导致高危病人发生肾损伤。

3. 免疫炎症反应

药物可作为半抗原，沉积在肾小球、肾小管基膜，从而激活补体引起损伤，导致 AIN。此类损伤与药物剂量无关。

4. 梗阻性病变

药物本身或其代谢产物易于在肾内组织形成结晶，常沉积于远端小管腔内，阻塞尿流，激发间质反应，引起阻塞性肾病变。通常易产生结晶体的药物包括抗生素和抗病毒药等。

5. 代谢紊乱

抗肿瘤药物可引起伴随尿酸和磷酸钙晶体沉积的肿瘤细胞溶解综合征，表现为高尿酸及高钙血症等，导致肾损伤；糖皮质激素引起糖、蛋白质代谢紊乱，蛋白质分解代谢增强可引起氮质血症；维生素 D 导致的钙磷代谢紊乱可引起间质性肾炎和肾钙化；利尿剂可引起水、电解质紊乱，导致肾损伤。

6. 横纹肌溶解

药物可以通过对肌细胞的直接毒性作用，或间接损伤肌细胞而诱发横纹肌溶解，致使肌细胞内肌红蛋白和肌酸激酶（CK）释放入血。肌红蛋白通过直接毒性作用，阻塞肾小管和改变肾小球滤过率造成肾脏损伤。目前已明确他汀类药物是引起横纹肌溶解的主要药物之一。

7. 血栓性微血管病

继发于药物性血栓性微血管病肾损伤的机制包括免疫介导的反应或直接内皮毒性。以此种机制导致肾损伤的最常见药物是抗血小板药物。

【临床表现】

轻者可无明显表现。药物所致的肾损伤可见少尿等急性肾衰竭以及发热、过敏、关节疼痛、腰痛、血尿、蛋白尿、结晶、夜尿增多、不明原因的水肿、高血压等。

1. 急性肾小管坏死

药物肾毒性所致急性肾小管坏死、急性肾衰竭多为非少尿型，重症、病情复杂者，常不可恢复而逐渐演变成慢性肾衰竭。氨基糖苷类抗生素引起者最多，其次为头孢菌素类抗生素、两性霉素 B 和大剂量青霉素等。这些药物对近端肾小管上皮细胞具有直接毒性作用，主要病理变化表现为肾间质水肿和肾小管退行性改变，如肾小管肿胀、刷状缘脱落、空泡形成、细胞核增大和多形核、细胞坏死和凋亡。药物导致的肾小管坏死最易发生在近端小管。

2. AIN

由药物过敏所致，临床表现为用药后出现，常见有：

（1）全身过敏反应　主要是药物热、药疹、全身淋巴结大及关节酸痛，血嗜酸性粒细胞、血 IgE 升高。

（2）肾脏过敏反应　表现为无菌性白细胞尿。

（3）肾小管功能损伤　重症可致急性肾衰竭。若及时停药，应用激素等免疫抑制剂或脱敏药物，可使肾功能恢复。常由青霉素类和头孢菌素类抗生素的过敏反应所致。肾间质呈变态反应性炎症，表现为间质水肿，有嗜酸性粒细胞、淋巴细胞和单核细胞浸润，肾小管基底膜呈线样沉积，常有 IgG、C_3 沉积。

3. 急性肾炎综合征或肾病综合征

由于药物引起免疫反应导致肾小球肾炎，临床表现呈蛋白尿、血尿、血压升高及水肿，少数病例高度水肿呈肾病综合征表现。由非甾体抗炎药（NSAIDs）、利福平、青霉胺和生物制品等导致的肾损害以肾小球病变为主。病理变化表现为肾小球肾炎，如利福平可引起新月体性肾炎，青霉胺和金制剂引起肾小球轻微病变、局灶节段增生性肾小球肾炎、膜性肾病或新月体性肾炎。

4. 急性梗阻性肾病

药物导致肾后性损害的主要原因是梗阻，如结晶尿和肾结石导致的梗阻。促进结石形成的因素包括曾有肾结石史或现在有结石、尿量减少和尿 pH 减低或升高、高尿钙或低尿钙，同时药物代谢本身的因素也可能是结石形成的原因之一。

5. 慢性肾损伤

长期服用镇痛剂、钙通道阻滞剂或锂可能会导致慢性肾损伤。长期服用锂治疗双相精神障碍和（或）抑郁会导致肾间质纤维化和肾性尿崩症。

【实验室及其他辅助检查】

（1）超声　急性或轻型的病人肾脏增大或正常，慢性的多有双肾体积缩小。

（2）尿常规　血尿；轻度蛋白尿，以低分子蛋白多见，伴有管型；尿中嗜酸性粒细胞增多。尿比重下降、尿嗜酸性粒细胞增多是诊断药物肾损伤的重要标志。

（3）肾功能　AKI 多表现为急性肾衰竭，慢性肾损伤表现为慢性肾功能不全或肾小管功能障碍。

（4）血常规　嗜酸性粒细胞增多，慢性肾损伤可见肾性贫血。

（5）免疫学检查　有时可有血清 IgE 升高。

（6）肾活检　多为小管间质性损害。

【诊断与鉴别诊断】

（一）诊断要点

1. 中医辨证要点

中医辨证常分本证与标证两大类。

（1）本证　以正气虚损居多，常见有气阴两虚证，多有乏力、口干、烦渴、舌质红或淡、苔薄白或无苔、脉细。肝肾阴虚证多有腰膝腿软、头晕耳鸣、舌质红、苔白、脉弦细。脾肾气虚证多有纳呆腹胀、夜尿清长、大便稀溏、舌淡紫、苔白、脉细涩或沉迟。脾肾阳虚证多有畏寒肢冷、脘冷喜热饮或泛吐清水、舌胖嫩有齿印、苔白、脉沉细或沉弱等。

（2）标证　多以湿热、热毒等标实证居多，如湿热蕴脾证，可见头身困重、胸脘痞闷、五心发热、舌质红、苔黄腻、脉濡数等。热毒内陷证可有发热、斑疹隐隐或时有谵语、舌红苔薄白或薄黄、脉浮数或细数等。肾络闭阻证可有尿少、尿中夹杂小血块、舌紫暗、苔黄腻、脉滑等。

2.西医诊断要点

理论上，药物肾损伤的诊断应有赖于在暴露于某种药物的病人肾组织或其体液中检出特定药物、代谢物、药物在机体内形成的特异抗体或某些特定生物标志物。由于机体代谢反应的复杂性，迄今为止尚未找出上述特殊物质的方法。目前需根据与发病密切相关的服药史、具有可疑药物所致肾损害的主要临床特征、停药后肾脏病变可完全或部分恢复等线索来作出临床诊断。具有特征性的病理改变有助于确诊，也需要特别注意鉴别其他原因所致的类似病变及同时存在的其他伴随疾病的影响。一旦怀疑药物性肾损伤，就应该尽可能寻找致病药物种类。

（二）鉴别诊断

需与其他原因引起的肾小管间质肾病、急性肾功能损伤和不完全梗阻性肾病鉴别。由于本病的临床表现与实验室检查都无特异性，主要鉴别要点如下。①有可能引起药物性肾损害的药物使用史；②肾组织活检特点：肾小球病变轻，小管间质病变重，易致慢性间质纤维化，部分可合并血管病变。

【治疗】

（一）中医治疗

1.治疗原则

本病治疗以扶正祛邪为主。治法包括温补脾肾、清热解毒、化瘀泄浊、利尿消肿、和胃。

2.辨证施治

（1）本证（以正虚为主）

①气阴两虚

［临床表现］多尿，夜尿，腰痛，乏力，尿赤，发热，口干，烦渴，舌质红或淡、边有齿印，苔薄白或无苔，脉细。

［治法］养阴益气，活血通络。

［方药］益肾方（科室经验方）。

［参考处方］黄芪30g，山茱萸15g，生地黄15g，小蓟10g，五味子10g，茯苓30，三七10g，炙甘草5g。

方中以黄芪补五脏之气，生地黄、山茱萸、五味子补肾阴，茯苓补益脾气，三七活血化瘀，小蓟凉血活血，甘草调和诸药。

［临床应用］咽喉肿痛，加浙贝母15g，连翘15g，金银花15g；血尿明显，加白茅根30g，蒲黄10g，琥珀3g；小便泡沫多，加金樱子15g，芡实30g，防风10g。

②肝肾阴虚

［临床表现］腰膝酸软，头晕耳鸣，四肢麻木或微颤，五心烦躁，少气乏力，口燥咽干，大便干结，小便短赤，舌质红，苔白，脉弦细。

［治法］补益肝肾，滋阴清热。

［方药］杞菊地黄汤或建瓴汤加减（杞菊地黄汤出自《医级宝鉴》，建瓴汤出自《医学衷中参西录》）。

［参考处方］干地黄、山药、怀牛膝各10g，酸枣仁、木瓜、代赭石、生龙骨、生牡蛎各30g，枸杞子、杭菊花、白芍、赤芍各10g。

方中干地黄、山药、怀牛膝、枸杞子、酸枣仁、木瓜补益肝肾为主药，杭菊花、白芍柔肝平肝，代赭石、生龙骨、生牡蛎潜阳，赤芍清血活络，共奏滋阴平肝、益肾和络之功。

［临床应用］头晕明显，可加天麻10g，钩藤10g，白蒺藜10g；便干者，加肉苁蓉10g，火麻仁10g，玉竹10g。

③脾肾气虚

［临床表现］腰膝酸软，倦怠乏力，浮肿难消，畏寒喜暖，纳呆腹胀，夜尿清长，大便稀溏，舌淡紫，苔白，脉细涩或沉迟。

［治法］健脾补肾，活血化瘀。

［方药］补脾固肾方加减（经验方）。

［参考处方］黄芪、党参、芡实各30g，丹参、白术、茯苓、金樱子各15g，陈皮、砂仁、山药、山茱萸、枸杞子、菟丝子各10g，甘草5g。

方中黄芪、党参、芡实、金樱子为补脾主药，白术、茯苓、山药健脾祛湿，陈皮、砂仁理气健脾，山茱萸、枸杞子、菟丝子益肾固精，丹参凉血通络，共奏健脾补肾之功。

［临床应用］脏器下垂，加柴胡、升麻各6g；汗多，加浮小麦30g，牡蛎15g；腰酸，加杜仲、桑寄生各15g。

④脾肾阳虚

［临床表现］畏寒肢冷，脘冷喜热饮或泛吐清水，腰膝冷痛，下肢浮肿，腹胀纳差，性功能减退明显，夜尿增多，大便溏泄，舌胖嫩有齿印，苔白，脉沉细或沉弱。

［治法］温中健脾，补肾助阳。

［方药］附子理中汤加减（出自《三因极一病证方论》）。

［参考处方］制附子（先煎）、干姜各10g，红参（另炖兑入）10g，茯苓、炒白术、杜仲各15g，砂仁10g，炙甘草5g。

方中红参、附子温补肾阳，干姜补脾阳，茯苓、白术健脾，砂仁温中理气，杜仲补肾、强筋骨，甘草调和诸药。

［临床应用］若腰膝酸痛明显，可加补骨脂12g，骨碎补12g；畏寒肢冷甚者，加鹿角胶10g。

（2）标证

①湿热蕴脾

［临床表现］面色晦滞，头身困重，胸脘痞闷，五心发热，口中尿臭，肌肤瘙痒，肢体浮肿，血尿（色鲜红），尿频，尿急，尿痛，大便不爽或干结，舌质红，苔黄腻，脉濡数。

［治法］清热利湿化浊，疏通气机。

［方药］茵陈五苓散加减（出自《金匮要略》）。

［参考处方］茵陈、泽泻、茯苓、猪苓各15g，白术、白芷、莪术、法半夏、陈皮各10g，黄连、木香各5g。

方中茵陈清热利湿，黄连清热燥湿，茯苓、猪苓、泽泻利水渗湿给邪以出路，白术健脾燥湿，白芷祛风燥湿，法半夏燥湿化痰，陈皮、木香理气，莪术活血。

[临床应用] 口干口苦，加柴胡、黄芩各10g；咽喉肿痛，加连翘、马勃各10g；恶心呕吐，加竹茹、佩兰各10g。

②热毒内陷

[临床表现] 发热、微恶寒，头痛，斑疹隐隐，尿少，腰痛，心烦不寐，或时有谵语，或有恶心呕吐，或有尿血，舌红苔薄白或薄黄，脉浮数或细数。

[治法] 清热解毒，凉血化斑。

[方药] 清瘟败毒饮加减（出自《疫疹一得》）。

[参考处方] 水牛角（先煎）30g，生地、石膏（先煎）各20g，知母、栀子、黄芩、黄连、赤芍、玄参、牡丹皮各10g。

方中水牛角、生地、赤芍、牡丹皮共用，为犀角地黄汤法，专于凉血解毒、养阴化瘀，以清血分之热；石膏配知母，有清热保津之功；赤芍、玄参清热凉血解毒；黄芩、黄连、栀子，即黄连解毒汤法，通泄三焦，可清泻气分上下之火邪。

[临床应用] 大便干结，加大黄6g；皮肤斑疹，加紫草15g，小蓟10g；谵语，加石菖蒲15g等。

③肾络闭阻

[临床表现] 尿少，尿中夹杂小血块，恶心呕吐，腹胀胸闷，水肿，腰痛，痛处固定，或绞痛，舌紫暗，苔黄腻，脉滑。

[治法] 清热泄浊，和胃止呕。

[方药] 血府逐瘀汤加减（出自《医林改错》）。

[参考处方] 桃仁、当归、红花、赤芍、生地、枳壳、川芎、桔梗、柴胡、川牛膝各10g，甘草5g。

方中桃仁破血行滞，红花活血祛瘀止痛，共为君药；赤芍、川芎活血祛瘀，牛膝活血通经、引血下行，共为臣药；生地、当归清热活血，桔梗、枳壳行气，柴胡疏肝理气通络，甘草调和诸药，合而用之。

[临床应用] 尿血，加小蓟、白茅根各15g；呕吐，加竹茹10g。

（二）西医常规治疗

1. 治疗原则

（1）消除药物性肾损伤因素。

（2）对症支持处理，降压，纠正电解质紊乱及酸中毒等。

2. 常用治法

（1）药物引起间质性肾炎，糖皮质激素是否运用仍存在争议。一般予醋酸泼尼松0.5~1mg/（kg·d）体重，连用2~3周；或予甲泼尼龙冲击治疗。马兜铃酸肾病则禁用激素及其他免疫抑制剂。

（2）立即停用肾损伤的药物；保持尿量；纠正贫血；控制血压（<120/80mmHg）；抗纤维化治疗，促进损伤肾小管修复；可选用抗过敏药物；肾脏替代治疗：透析或肾脏移植。

（三）中西医协同治疗

（1）停用可疑导致肾损害的药物，预防和及时纠正低血容量、尿路梗阻等引起肾功能恶化因素。

（2）及时给予延缓肾功能恶化的相关治疗　如优质低蛋白饮食［0.6g/（kg·d）］，控制血压至＜120/80mmHg。

（3）中药辨证　选用不含马兜铃成分的中药汤剂治疗，同时口服虫草制剂（如金水宝胶囊或百令胶囊等），以促进损伤肾小管修复、保护肾功能。

（4）及时治疗慢性肾脏病的并发症　如纠正贫血、代谢性酸中毒、高血容量、高磷血症、肾性骨病等。若发生急性肾衰竭，可按急性肾衰竭处理，口服尿毒清，配合中药保留灌肠治疗，必要时有计划地、合理安排肾脏替代治疗方案。

【经典传承】

（一）王永钧教授

王永钧教授认为，对临床诊断庆大霉素肾损伤的病人，除立即停用庆大霉素、对原发疾病继续进行正确治疗外，可以采用和胃导浊、益肾行瘀法为主治疗。病人在原有疾病症状的基础上，出现头晕、纳呆、泛恶、呕吐等，舌淡或红、边有齿痕，苔多薄腻、薄黄或黄腻，脉弦滑或弦滑带数，诊断为"胃气不和，湿浊上泛"；予二陈汤加减和胃、降逆，导湿浊下行；药用：姜半夏12g，陈皮6g，土茯苓30g，炙甘草3g（尿少者去之），丹参10g，生大黄10g。病人出现头晕，纳呆，泛恶，呕吐，且伴有腰酸、耳鸣，眼睑浮肿，面色萎黄，肾区触痛或叩痛，舌淡或有瘀斑，苔薄黄或腻，脉弦滑或滑，诊断为"肾气不化，肾络痹阻"；予益肾行瘀兼和胃气；药用：淫羊藿、淡附子、生大黄、姜半夏各10g，陈皮6g，丹参12g，土茯苓30g。若呕逆等湿浊上泛症状好转，则可减去大黄，所有病人同时予川芎嗪肌内注射或静脉滴注。川芎为活血化瘀药物，川芎嗪为其生物碱，能改善肾血流量、保护肾小管再吸收的功能，能增加前列腺素的合成、减少血管紧张素Ⅱ，对急性肾衰竭有预防作用，在临床上急性肾衰竭时作为肾络痹阻的主要用药，既符合辨证论治的传统理论，又有现代科学实验依据。

（二）宋立群教授

宋立群教授认为，药物性肾损伤病人临床常见脾肾二脏皆不足证候，故待病情缓解后应以治脾肾虚损为主。药物以益气健脾益肾为主，适当配以泄浊解毒活血之品。具体用药应因人而异，辨证施治。《血论证》云："生血之源，则在于脾胃。"后天的调养，应以健脾益气为主，四肢百骸、形体官窍、五脏六腑依赖脾的水谷精微来濡养。药物性肾损伤的病位在肾脏，《素问》曰"肾者，胃之关也，关门不利，故聚水而从其类也"。中医学理论认为，肾脏的气化异常，会出现脾胃功能的紊乱，故药物性肾损伤应助益肾气，是治疗疾病之本。但也不可拘泥于此，观证施治，方能显效。药物可选用熟大黄，通过酒蒸大黄，摒除大黄寒凉属性，去性存用，利用大肠通道排浊泄毒，以降低血中氮质，另可选用积雪草、草果仁、木瓜、猫须草、苍术、白豆蔻、蚕沙等，使一身之邪毒得以排出体外。现代药理研究表明，积雪草有降低血清肌酐及尿素氮的作用，猫须草对肾功能损害有显著改善作用。

【典型案例】

宋立群教授医案

某某，女，56岁。2013年5月28日初诊。

主诉：腰痛、乏力、小便不利半年余。

现病史：自述有头痛反复发作 30 年病史，平素服用"去痛片"，病情严重时自行加大药物剂量达 6~8 片 / 次，2~3 次 / 日。病人于 2012 年 11 月中旬出现小便不利、尿量减少，未行系统治疗。近半年来，腰痛持续性加重，乏力，眼睑浮肿，少寐，小便不利，大便正常。另时常发作头痛，痛如头戴紧箍咒，自行口服"去痛片"。实验室检查：尿常规未见异常；生化示 BUN8.54mmol/L、Cr137.96μmol/L；余未见异常。刻诊见：面色晦暗无华，舌淡、苔白腻、边有齿痕，脉沉弱。

中医诊断：腰痛；脾肾不足、湿毒内蕴证。

西医诊断：肾功能不全（药物性肾损伤可能性大）。

治则：补气运脾，泄浊益肾。

方药：熟大黄 10g，神曲 15g，炒麦芽 15g，焦山楂 15g，茯苓 30g，山药 30g，桑白皮 20g，蒲公英 30g，炒白术 15g，杜仲炭 15g，黄精 20g，积雪草 20g，决明子 20g，罗布麻 20g，僵蚕 15g，猫须草 20g，生牡蛎 30g。20 剂，水煎服，叮嘱煎煮时加生姜 3 片、大枣 3 枚作为药引。

煎服方法：药物浸泡 50 分钟，水没过药 3cm，先用武火煎沸，后改用文火再煮 40 分钟，滤取第 1 次药液，然后加热水适量，依上法煎煮，取第 2 次药液。将 2 次药液混匀，早晚饭后温服。每日 1 剂。

二诊　2013 年 6 月 27 日。病人述诸症均明显缓解，唯有头痛时作，兼眠差。实验室生化检查正常。症见：面色晦暗略有光泽，舌淡胖、苔薄腻、边有齿痕，脉沉缓。治则：补脾益肾，祛湿化浊。方药：上方去熟大黄、罗布麻；加怀牛膝 15g，川续断 15g，桑寄生 15g，蔓荆子 15g，川芎 20g，珍珠母 40g，柏子仁 15g。20 剂，煎服方法同上。

三诊　2013 年 12 月 12 日。病人述近期因情绪因素入睡困难，头痛加重，遂口服"去痛片"，无腰痛，二便正常。肾功能正常。舌淡白、苔薄腻、边有齿痕，脉缓。治则：运脾益肾，祛风利窍。方药：首诊方去决明子、僵蚕；加蔓荆子 15g，川芎 20g，细辛 3g，藁本 15g。3 剂，制作成每粒 9g 的小丸药。每日 3 次，每次 1 丸。

四诊　2014 年 5 月 6 日。病人自述入睡难，梦多，心悸，时有腰疼。头痛较为缓解，未口服"去痛片"。尿常规：细菌 64.24/HP，酸碱度 5.0。肾功能正常。心电图：窦性心律，伴不齐（54~65 次 / 分），低电压，边界心电图，心功能低，心肌供血不足。经颅多普勒：P峰圆钝，余（－），提示频移动不均。脑地形图未见异常。舌脉：舌淡白苔、边有齿痕，脉浮缓。辨证：心脾肾不足，风邪外扰清窍。治则：养心补脾益肾，祛风利窍安神。处方：党参 25g，川芎 20g，石菖蒲 20g，远志 10g，炒白术 15g，蔓荆子 15g，全蝎 5g，茯神 20g，僵蚕 20g，珍珠母 40g，生龙骨 30g，生牡蛎 30g，柏子仁 15g，夜交藤 20g，生枣仁 15g，合欢花 20g，琥珀 10g。4 剂，制作成每粒 9g 的小丸药。每日 3 次，每次 1 丸，服用 3 个月。后诸症均和，随访数月，未有复发。

按语　药物导致的肾脏损伤的案例，临床上并不少见。本医案病人肾损伤的原因是长期大剂量口服"去痛片"。去痛片又名镇痛片或索密痛，是一种复合制剂，主要成分有非那西丁、咖啡因、苯巴比妥、氨基比林等，其中非那西丁是肾毒性药物，进入人体后会对肾脏造成损害。宋教授的临床治疗医案，不少早期药物导致的肾脏损伤病人，经过一定时间的中医药治疗，实验室检查结果能够彻底转阴，并且定期复查肾功能、尿常规指标，也能在正常范围值内。宋教授认为湿浊毒邪内蕴是本病致病的关键。所以治疗本病，核心是给毒邪以出路，邪气去则正安。本病案处方所用熟大黄，为本方君药、精华所在。本病病人证候以脾肾两虚为主，过用寒凉的大黄会损伤病人正气。通过用白酒熏蒸大黄，能够去性存用，保留泻下湿毒的作用，而寒凉之性得以摒弃。且方中大量运用茯苓、白术、焦三仙、山药等补益脾胃，通过调补后天之本——脾，使人体一身之正气得以充盈，且使一身湿浊有效祛除。这体现了中医治疗疾病在祛除病邪的同时重视保护人体的正气，这也是为什么通过中医药阶段性治疗后，病人抵抗力增强、复感概率降低的关键。积雪草、猫须草是泄浊利湿之佳品，为治疗药物性肾损伤首选药。病人二诊时诸症好转，但仍有眠差，头痛微减，故加入蔓荆子、川芎祛风止痛，珍珠母、柏子仁安神助眠；考虑病人病久累及肝肾，加入续断、牛膝补益肝肾。三诊时病人肾功能正常，故仍守以初方，然而病人的头痛之根不除，病人会继续口服"去痛片"，遂投入蔓荆子、川芎、细辛、藁本等清利头目之品。四诊时诸症明显好转，故继续予补脾益肾，再佐以安神重镇养心之品，解除病人头痛，助眠安神。

【预防与调护】

药物性肾损伤的早期预防十分重要，早发现早干预一般预后较好。在使用药物前需详细阅读药物说明书，根据说明书的提示进行药物的使用与剂量调整具有重要意义。在临床的药物应用中本着提高对药物的认识及个性化治疗，一般均可避免药物性肾损伤的发生发展。调护中对于发现肾损伤的药物应立即停用该药物，避免进一步的损伤加重为调护的重要举措。

【临证提要】

坚持用药原则，预防药物性肾损伤。临床医生应该秉承王永钧教授"安全，有效，可控"的用药原则，其中"安全"是第一要素，只有在安全的前提下才能追求药物的疗效，用药前必须询问药物过敏史，应严格掌握各种药物的适应证，避免滥用。在不能保证百分之百安全的时候，就要求"可控"，即医生可以控制、掌握药物的不良反应。

对原有肾功能受损者尽量选择肾毒性小的药物，药物对某些病人更易于引起肾损伤，如老年病人（年龄＞60岁），潜在肾功能不全如 GRF＜60mL/（min·1.73m^2）、血容量不足、多种肾毒性药物联用、糖尿病、心力衰竭和脓毒症者。对于上述病人用药前应评估肾功能并根据其肌酐清除率调整用药剂量、给药间隔。另外，某些药物本身就具有肾毒性，另一些则是剂量依赖性或与治疗时间延长相关。多种肾毒性药物联用可导致协同作用，增加肾损伤危险，数种药物并用时应注意彼此的影响。避免反复、长期用药，避免短期内重复用药，禁忌两种以上肾毒性药物同时应用。在用药过程中应密切观察药物不良反应。一旦出现肾损害，应及时停药或更换药物以防止肾损害进一步加重，除了马兜铃酸的肾损害不可逆，大多数药物的肾损害可逆。对疑为药物性肾损害的病例，需要了解病情程度或病理类型时，应及时行肾活检。对已发生药物性肾损害的病人应及时停药，促进药物排泄，保护肾功能，支持治疗，纠正电解质和酸碱失衡，降低血压，等等，严重的急性肾衰竭者应行肾脏替代治疗。

（徐正富　杨栋　李顺民）

第十九章　先天性及遗传性肾脏疾病

第一节　多囊肾

【概述】

多囊肾通常包括常染色体显性多囊肾病（autosomal dominant polycystic kidney disease，ADPKD）和常染色体隐性多囊肾病（autosomal recessive polycystic kidney disease，ARPDK），均属于单基因遗传病。ADPKD 患病率 1/1000~1/400，主要表现为双肾多发液性囊肿并进行性进展，破坏肾脏的正常结构和功能，最终可能导致肾衰竭。ADPKD 约 50% 会遗传到下一代。约 50% 的病人在 60 岁以前会进入终末期肾病，最终可能需要肾脏替代治疗。ARPKD 患病率在 1/40000~1/20000，临床表现为肾脏集合系统囊样扩张并伴有不同程度的胆囊发育不全、胆管扩张以及肝门静脉周围纤维化。此病发病时间早、预后差，患病新生儿死亡率高达 30%，常在 15 岁左右就发展为终末期肾病。近年来，随着基因测序技术和分子生物学技术在临床诊断中应用水平的不断提升，ARPKD 的正确诊断率明显提高。本文重点介绍常见的 ADPKD。

【病因病机】

（一）中医病因病机

1. 病因

先天禀赋异常是 ADPKD 发病的必要条件、主要病因，同时与饮食失调、情志抑郁、劳倦太过密切相关。

由于先天禀赋异常，肾精不足，精不化气，故在病人出生后，肾之气化行水和行气帅血功能均较常人为弱，而痰饮、瘀血在肾内已开始孳生、结聚，其痰、瘀、饮交相济恶，在肾中"痰夹瘀血，遂成窠囊"（《丹溪心法》），饮停于内，囊包于外，故可形成巢囊痞块，从而构成肾脏囊肿。随着年岁增加或盛壮之年，不知持满，劳伤肾精，肾精虚损加重，无以化生肾气以燠脾土，则导致脾肾气虚，其肾虚则水无所主、脾虚则水无所制而变生痰饮，进而使巢囊痞块日渐加大增多。病深者可因气虚及阳而导致脾肾阳虚，肾关开阖失常，出现关格、溺毒之变。

饮食失调、情志抑郁是本病发展、加重的重要因素。是以饮食不节，损伤脾胃，或过食肥甘厚味、恣饮酒醴、浓茶、咖啡等，呆胃滞脾，以致脾运失常，湿饮停聚，凝结成痰，痰浊阻滞气机、障碍血行，导致气机郁滞、血脉瘀阻，气、血、痰相互搏结，从而致使本病发展和加重。亦可因郁怒伤肝或忧思伤脾，导致肝气不舒、脾气郁结，肝脾气机郁滞，继之气病及血，使血行不畅，肾络瘀阻；又因肝脾气结，不能疏理三焦，三焦水道失于通调，则痰饮、水湿停聚，则可加重痰、瘀。故情志抑郁也可成为本病发展、加重的因素。此外，痰饮内停，久则化热，则可变生湿热；湿热一经形成后，湿得热则热愈炽，热得湿则湿愈横，从而阻滞气机、灼津炼血，更可致使痰、瘀加重而病情日甚。

2.病机

本病是以肾虚精亏、痰瘀互结、囊成饮聚为贯穿其全部过程的病机。其病发初期，邪之初结，正虚不甚，病情较经，或可见肾虚精亏的临床表现，超声和 CT 等影像学检查上肾脏无或有较小的囊肿出现，而无明显的临床症状和体征。病情进展，多累及肝、脾，并且邪结较重，而出现脾肾气虚的临床表现，并且囊肿逐渐增多长大，出现影像学上的肾体增大和胸胁胀满、腰部胀痛、腹中有块等肾胀、肾大症；由于邪气久踞肾中，则息以成积，从而发生肾络微型癥积之病理变化，同时伴有少量溺毒潴留的相关实验室指标如血清肌酐、尿毒氮有所增高的变化。病至晚期，可见气虚及阳而出现脾肾阳虚以及阴阳俱虚、肾元衰败的证候，其痰饮、瘀血等邪结更甚，肾中囊肿进一步增大、增多，肾中癥积亦随之加重，最终则可导致肾体荒废、肾用失司，以致溺毒大量潴留，而出现溺毒弥漫三焦、入血窜脑之变。故此，肾元衰败、溺毒内乱是本病重要结局。

综上可见，多囊肾的病机特点为本虚标实。病位在肾，并可累及肝、脾、三焦等。以肾精亏虚、脾肾气虚及脾肾阳虚为本；痰饮、瘀血、气滞、湿热、癥积、溺毒为标。

（二）西医病因病机

ADPKD 主要由 PKD1 基因和 PKD2 基因突变所致，前者位于 16 号染色体短臂，后者位于 4 号染色体长臂，PKD1、PKD2 突变分别占 ADPKD 已知突变基因病人的 85% 和 15%，尚有部分多囊肾病人致病基因尚未明确。PKD1 和 PKD2 分别编码多囊蛋白 1（polycystic-1，PC1）和多囊蛋白 2（polycystic-2，PC2），PC1 和 PC2 主要在肾小管上皮细胞初级纤毛上形成一个复合体，PC1 作为机械感受器，感受尿液流动和纤毛弯曲，激活 PC2 的钙离子通道，导致钙离子内流增加，胞质内钙离子显著聚集。当 PC1、PC2 或纤毛功能异常时，上述钙离子聚集减少，一方面激活原本被钙离子抑制的腺苷酸环化酶 6；另一方面使得依赖于钙离子的磷酸二酯酶 1 受抑制，胞内环磷酸腺苷（cyclic adenosine monophosphate，cAMP）聚集增多。过多的 cAMP 作为第二信使导致 cAMP 依赖性蛋白激酶（protein kinase A，PKA）过度激活，PKA 进一步细胞外调节蛋白激酶（extracellularly regulated protein kinase，ERK）和哺乳动物雷帕霉素靶蛋白（mammalian target of rapamycin，mTOR）基因，ERK 和 mTOR 的激活主要通过调节细胞周期促进上皮细胞增殖和囊肿的发生发展，另外，PKA 还可以促进囊液的分泌。

ADPKD 病情轻重程度常不一致，即使是在同一个家系中，其不同个体间的囊肿进展情况也存在着很大的差异。究其原因，有学者提出"二次打击"学说：在动物模型中敲除 PKD1或 PKD2 已证明其纯合变异具有胚胎致死性，ADPKD 病人基因型几乎均为杂合型，即其一对等位基因中仅一个变异，另一个正常，此为"第一次打击"；部分细胞在感染、中毒等后天因素的作用下，另一个等位基因发生体细胞突变进而单克隆增殖形成囊肿，此为"第二次打击"。此外，有学者认为 ADPKD 疾病的严重程度与功能正常的多囊蛋白的数量有关，正常的多囊蛋白数量越小病情越重。人和动物 PKD1 突变均能导致糖酵解增强，外源性的代谢因素如高热量膳食可促进 ADPKD 的发生发展。另外，炎症也在 ADPKD 中起着不容忽视的作用，无菌环境可以抑制其囊肿的发生发展；ADPKD 病人囊液中一些趋化因子和细胞因子如白介素 -1β、白介素 -2、肿瘤坏死因子 α 等高度聚集，内皮素 1 和内皮素 3 的 mRNA 水平、肿瘤坏死因子 α 和肿瘤坏死因子 β 等炎症细胞因子的水平均比正常情况高，而且随着增龄而增长，这些研究结果都提示炎症在 ADPKD 的发生发展中有着非常重要的作用。

ARPKD 主要是染色体 6p21.1~p12 上的 PKHD1 基因突变所致。

【临床表现】

ADPKD 的临床表现分为肾内表现和肾外表现。

1. 肾内表现

肾内表现多与肾囊肿进行性增多、增大相关，如肾脏体积增大出现腹部饱胀感、囊肿感染出现发热和疼痛、囊肿壁血管破裂出现血尿等。当疾病发展到一定阶段时，可出现尿液浓缩和酸化功能障碍，可出现多尿、夜尿等症状，还可以伴随尿 pH 和尿枸橼酸盐浓度降低，可能诱发尿路结石。ADPKD 的肾脏病变还可诱发高血压、不同程度的蛋白尿和慢性肾功能不全。

2. 肾外表现

肾外表现主要是多囊肝，成人多囊肝的发生率约 80%，儿童少见，女性多见，伴发的表现为腹部饱胀感，甚至腹痛、呼吸困难、囊肿感染等。ADPKD 的其他肾外表现还包括颅内动脉瘤、心脏瓣膜异常、心包积液、囊肿（胰腺、脾、肺、卵巢、精囊、皮下等）、腹股沟疝等。

ARPKD 除了多囊肾和多囊肝以外，常伴有不同程度的胆囊发育不全、胆管扩张以及肝门静脉周围纤维化。

【实验室及其他辅助检查】

ADPKD 和 ARPKD 主要表现为双肾和肝脏大小不等的囊肿，超声、CT 和 MRI 均有助于诊断。

超声一般能发现直径大于 0.5cm 的囊肿，ADPKD 典型的超声表现是：双肾增大且有多个大小不等的液性暗区，肾实质回声增强。CT 和 MRI 能发现直径小于 0.5cm 的囊肿，具有更高的敏感性。CT 和 MRI 比超声更容易发现 ADPKD 的并发症如肾结石、囊肿出血、感染、多囊肝、胰腺囊肿等，MRI 还可以精确测量肾脏及囊肿的体积。常规方法无法明确诊断时，可以采用基因诊断技术明确诊断。目前基因诊断主要是基于二代测序技术（Next generation sequencing，NGS）进行致病基因的变异检测，并结合 Sanger 测序技术进行验证。

【诊断与鉴别诊断】

（一）诊断要点

1. 中医辨证要点

本病病机特点为本虚标实，以肾精亏虚、脾肾气虚及脾肾阳虚为本，痰饮、瘀血、气滞、湿热、癥积、溺毒为标。

（1）虚证 眩晕耳鸣，精神萎靡，腰膝酸软，或遗精滑精，尿有浊沫，发落齿摇，须发早白，夜尿频多或小便清长，多提示肾虚髓亏；倦怠乏力，精神萎靡，少气懒言，腰膝酸软，食欲欠佳，腹胀便溏，小便清长或尿少浮肿，多提示脾肾气虚；如伴有畏寒肢冷，为脾肾阳虚。

（2）实证 腹部膨隆，腰部胀痛，腹中有块、固定不移、按之疼痛，面色黧黑，皮肤青紫，下肢浮肿，多提示痰瘀互结；胸脘烦闷，口苦口黏，大便黏滞，小便短赤，多提示湿热内阻；腹部积块质软不坚、固定不移，胀痛不适，嗳气，善太息，多提示肝脾气结；面色晦暗，腹大如鼓，腰痛坠胀，积块坚硬，隐痛或剧痛，面肢浮肿，恶心呕吐，食少纳呆，口气秽浊，皮肤瘙痒，脘腹胀满，大便黏滞，多提示肾积浊蕴。

2. 西医诊断要点

在有明确 ADPKD 家族史的高危病人中，若超声提示肾脏液性囊肿数，在 15~39 岁病人中 ≥ 3 个，在 40~59 岁病人中 ≥ 2 个 / 每侧肾脏，在年龄 ≥ 60 岁病人中 ≥ 4 个 / 每侧肾脏，即可明确诊断。常规方法无法明确诊断时，可以采用基因诊断技术明确诊断。若基因检测发现有 PKD1 或（和）PKD2 的基因突变，结合多囊肾的家族史及囊肿性肾病的影像学改变，ADPKD 可以确诊。部分多囊肾病人没有家族史，如果有双肾多发囊肿的影像学表现及 PKD1 或（和）PKD2 的基因突变证据，ADPKD 诊断成立。若病人年龄 ≥ 40 岁影像检查未发现肾囊肿，即可排除 ADPKD。

若基因检测发现有 PKHD1 的基因突变，结合囊肿性肾病、多囊肝、胆囊发育不全、胆管扩张以及肝门静脉周围纤维化的影像学改变，ARPKD 可以确诊。

（二）鉴别诊断

遗传性囊肿性肾病除了 ADPKD、ARPKD 外，还包括少年性肾单位肾痨 – 肾髓质囊性病（juvenile nephronophthisis– medullary cystic kidney disease，JNPHP-MCKD）、结节硬化症（Tuberous sclerosis complex，TSC）、Von Hippel–Lindau 病和 I 型口 – 面 – 指综合征；先天发育异常性囊肿性肾病包括髓质海绵肾和囊肿性肾发育不良；获得性囊肿性肾病包括单纯性肾囊肿和获得性肾囊肿病。不同囊肿性肾病的诊断与鉴别诊断要点如下。

1. JNPHP-MCKD

JNPHP-MCKD 是两种疾病，但是有着共同的病理特征，即典型的小囊肿位于皮髓质交界区且深入髓质，伴随肾小管间质性损害。JNPHP 呈现常染色体隐性遗传的特点，有多个致病基因，分别为 NPHP1、NPHP2、NPHP3 和 NPHP4。JNPHP 发病常早于 10 岁，肾功能损伤发展为终末期肾病，出现生长发育迟缓。JNPHP 还可合并先天性肝纤维化和胆管扩张，10%~20% 合并视网膜变性，此病还可合并骨骼异常、中枢神经系统畸形和动眼神经失用症。JNPHP 病人超声检查常提示肾脏体积正常或缩小，皮质回声增强，皮髓质交界区回声减弱。

MCKD 呈现常染色体显性遗传特点，1 型由 MUC1 突变导致，2 型由 UMOD 突变导致。本病罕见，常发生于 30~40 岁，与 JNPHP 肾内表现相似，但不出现生长发育迟缓和 JNPHP 的肾外表现，进展到终末期肾病的时间比 JNPHP 晚（1 型多在 60 岁以后，2 型常在 30 岁左右），2 型通常伴有高尿酸血症和频繁的痛风。

2. TSC

TSC 为常染色体显性遗传性疾病，现已知两个致病基因为 TSC1 和 TSC2，活产儿中发生率约 1/10000。TSC 主要表现为皮肤损伤、中枢神经系统的损害和肾损害（如多囊肾、肾血管平滑肌脂肪瘤），还可以出现视网膜错构瘤、淋巴管肌瘤病等。本病一般不导致终末期肾病，但是有囊肿恶变的报道。另有一种 PKD-TSC 相邻基因综合征为常染色体显性遗传，常在疾病早期就表现出严重的多囊肾表现，常合并出现多囊肾与肾血管平滑肌脂肪瘤。

3. Von Hippel-Lindau 病

Von Hippel–Lindau 病是一种常染色体显性遗传性的多系统癌前病变，致病基因为 VHL 基因，发生率约 1/36000。本病临床表现多样，可表现为双肾多发囊肿、小脑和脊髓血管母细胞瘤、视网膜血管瘤、浆液性囊腺瘤、胰腺神经内分泌肿瘤、嗜铬细胞瘤、肾细胞癌等。

4. I 型口 – 面 – 指综合征

I 型口 – 面 – 指综合征为伴 X 显性遗传病，致病基因是 OFD I 基因，男性不能存活，女性除了双肾多发囊肿外还有口腔异常（如舌带增宽、舌裂、腭裂、唇裂、牙齿排列紊乱等）、面部异常（如鼻根增宽、鼻窦、颧骨发育不良等）以及手指异常。

5. 髓质海绵肾

髓质海绵肾为先天性疾病，多为散发，无家族史，患病率约 1/5000，病理特点是肾髓质集合管扩张、聚集于肾乳头。此病临床表现以反复发作的肾脏结石和肾钙质沉着症为特点，常伴肾盂肾炎和肾小管功能损伤，也可伴发其他先天性疾病，如偏身肥大症、马方综合征等。静脉肾盂造影时造影剂聚集于扩张的集合管和其附近的小囊肿内形成"玫瑰花束"样显影，集合管或小囊肿内可见多发微小结石。

6. 囊肿性肾发育不良

囊肿性肾发育不良为先天性疾病，多为散发，很少有家族聚集现象，儿童期即起病，多为单侧病变，肾脏发育可极其不良，体积增大且不均匀，囊肿形态多样，如"葡萄串"，肾盂肾盏系统、输尿管和肾血管系统也可发育不良。临床表现与发育不良的程度相关，病变侧多丧失功能，病变对侧代偿性增大。两边同时发育不良通常是致命的，经常与其他泌尿生殖系畸形同时存在，心血管、消化和中枢神经系统等其他系统也常累及。此病常与肝内胆管缺如、内脏逆位、多指畸形等其他先天发育不良性疾病同时存在。

7. 单纯性肾囊肿

单纯性肾囊肿是最常见的肾脏囊肿性疾病，无家族史，肾脏体积大多正常或缩小，囊肿多位于皮质，一般无症状，无肾外表现，肾功能多正常，无并发症。

8. 获得性肾囊肿病

获得性肾囊肿病有长期透析病史，无家族史，一般无症状，CT 表现为囊肿出现在缩小的肾脏。

上述疾病虽然都有肾囊肿表现，但是这些疾病的病因、发病机制、治疗策略和预后都各不相同，需要结合家族史、临床表现、检验和影像学资料鉴别，有时甚至需要通过检测病人的基因变异情况才能明确诊断。

【治疗】

（一）中医治疗

1. 治疗原则

中医治疗以补肾益精为本，兼以活血化瘀、清利湿热、疏肝健脾及化积祛浊为法。

2. 辨证施治

（1）肾虚精亏

［临床表现］眩晕耳鸣，精神萎靡，腰膝酸软，或遗精滑精，尿有浊沫，发落齿摇，须发早白，夜尿频多或小便清长，舌瘦嫩或嫩红，少苔或无苔，脉弦细或弱。

［治法］补肾益精。

［方药］补肾生精汤（经验方）。

［参考处方］熟地黄10g，肉苁蓉10g，生黄芪10g，茯苓10g，砂仁10g，怀牛膝10g。

方以熟地黄滋阴益肾，填精补髓；肉苁蓉补肾精而温肾元，具有"温而不热，补而不峻，暖而不燥，滑而不泄"之妙，故"有从容之名"（《本草汇言》）。二药皆味厚质润，长于补肾生精，具有"精不足者，补之以味"之功，而肉苁蓉又能温肾元而助气化，有补气生精、蒸化水液之力。黄芪健脾益气，有补后天以强先天之功，三药合用能大补肾中精气。茯苓甘以健脾助运化，淡以渗湿伐肾邪；砂仁气香以化肾浊，味辛以润肾燥，且能苏脾胃之气，以化补药之滞，助其生精益气；怀牛膝补肝肾以引药下行。诸药合用，既有填精化气之妙，又具温肾益气生精之功。

［临床应用］腰背部酸痛者，可用桑寄生、川续断、狗脊补肾强腰。

（2）脾肾气（阳）虚

［临床表现］倦怠乏力，精神萎靡，少气懒言，腰膝酸软，食欲欠佳，腹胀便溏，小便清长或尿少浮肿，舌淡苔白，脉虚弱；或伴有畏寒肢冷，舌淡胖，苔水滑，脉沉细或沉迟。

［治法］补肾健脾。

［方药］补肾生精汤（经验方）去熟地黄加人参、白术。

［参考处方］肉苁蓉10g，生黄芪10g，茯苓10g，砂仁（后下）10g，人参（另煎兑入）10g，白术10g，怀牛膝10g。

方以肉苁蓉补肾精、温肾元，从而补先天以壮后天；黄芪、人参健脾益气，能够补后天以强先天，三药合用能大补脾肾之气。茯苓甘以健脾助运化，淡以渗湿伐肾邪；砂仁气香以化肾浊，味辛以润肾燥，且能醒脾和胃，以行补药之滞；白术苦温以健脾燥湿，助黄芪以强土制水；怀牛膝补肝肾、化瘀血，且能引药下行。诸药合用，有补肾健脾之功，适用于多囊肾之脾肾气虚证。

［临床应用］方中加附子、肉桂、巴戟天辛热壮阳之药，则有温脾肾、壮元阳之功，适用于多囊肾之脾肾阳虚证。

（3）痰瘀互结

［临床表现］腹部膨隆，腰部胀痛，腹中有块、固定不移、按之疼痛，面色黧黑，皮肤青紫，下肢浮肿，舌质紫暗、有瘀斑瘀点，苔白腻，脉弦滑或细涩。

［治法］活血祛痰，通阳化饮。

［方药］二陈汤合桂枝茯苓丸加味（二陈汤出自《太平惠民和剂局方》，桂枝茯苓丸出自《金匮要略》）。

［参考处方］桂枝10g，茯苓10g，白芍10g，牡丹皮10g，桃仁10g，橘红10g，法半夏10g，炙甘草5g。

方中桂枝茯苓丸出自《金匮要略》一书，方中以桃仁、牡丹皮活血化瘀；用等量之白芍，以养血和血，庶可祛瘀养血，使瘀血去、新血生；加入桂枝，既可温通血脉以助桃仁之力，又可得白芍以调和气血；佐以茯苓之淡渗利湿，能利腰脐间血，故有湿去血行之用。二陈汤出自《太平惠民和剂局方》，为治痰之通方。方中半夏燥湿化痰；橘红理气化痰，使气顺则痰降、气行则痰化；茯苓健脾渗湿，甘草补中益脾，则脾行健运则以绝生痰之源。且方中桂枝、茯苓合用，一则温通阳气，二则渗湿利水，二药相伍有通阳化饮之功。诸药合奏活血祛痰、通阳化饮之效。

［临床应用］腰背部或胁腹部刺痛、痛有定处、固定不移者，以乳香、没药化瘀通络止痛。

（4）湿热内阻

［临床表现］胸脘烦闷，口苦口黏，大便黏滞，小便短赤，舌质红，苔黄腻，脉滑数或濡数。

［治法］分消湿热。

［方药］苦辛通降方（经验方）。

［参考处方］黄芩10g，黄连10g，黄柏10g，杏仁10g，厚朴10g，砂仁（后下）10g。

方中黄芩、黄连、黄柏三味皆味苦性寒，长于清热燥湿；而杏仁、厚朴、砂仁味辛性温，功擅行气开郁，从而"气化则湿亦化"。其中杏仁与黄芩、厚朴与黄连、砂仁与黄柏相伍皆有辛开苦降之性，故能分消三焦湿热之邪。

［临床应用］腰痛沉困者，加苍术清热燥湿止痛。

（5）肝脾气结

［临床表现］腹部积块质软不坚、固定不移，胀痛不适，嗳气，善太息，舌苔薄，脉弦。

［治法］疏肝理脾。

［方药］柴胡疏肝散（出自《医学统旨》）。

［参考处方］柴胡10g，川芎10g，香附10g，陈皮10g，枳壳10g，芍药10g，甘草5g。

方中柴胡辛苦、微寒，具有辛散、苦降、寒清之性，长于疏肝之郁结之气、清壅滞之热。香附味辛微苦甘、气平，其气平不寒，味香而能窜、辛而能散、微苦能降、微甘能和，故能疏肝解郁，专治气结之病，善行血中之气；川芎辛香、温散，走而不守，有活血行气止痛之功；二药相合，助柴胡以解肝经之郁滞，并增行气活血止痛之效。陈皮、枳壳皆有辛散温通之性，长于理气行滞，疏理脾胃壅塞之气滞。芍药酸寒，养血敛阴、柔肝止痛；甘草甘温，益气健脾、缓急止痛；二药相伍，酸甘化阴，柔肝缓急。诸药相合，共奏疏肝理脾、行气活血止痛之功。

［临床应用］腰背部或胁腹部胀满疼痛或窜痛者，或伴有刺痛者，加川楝子、延胡索行气通络止痛。

（6）肾积浊蕴

［临床表现］面色晦暗，腹大如鼓，腰痛坠胀，积块坚硬，隐痛或剧痛，面肢浮肿，恶心呕吐，食少纳呆，口气秽浊，皮肤瘙痒，脘腹胀满，大便黏滞，舌质淡胖紫暗，苔浊腻，脉弦细。

［治法］化积祛浊。

［方药］三棱汤加减（出自《普济方》）

［参考处方］三棱10g，莪术10g，生牡蛎（先煎）20g，鳖甲（先煎）10g，青皮10g，陈皮10g，藿香10g，佩兰10g，茯苓10g，泽泻10g，枳实10g，大黄（后下）5g。

方中三棱苦平辛散，为血中之气药，长于破血中之气；莪术苦辛温香，为气中之血药，专破气中之血；二药相伍，行气活血，善开至坚之结。生牡蛎、鳖甲皆为动物甲壳，味咸性寒，有软坚散结、破积化癥之功。陈皮辛散升浮，偏理肺脾气分，行气于右；青皮苦辛沉降，偏疏肝胆气分，理气于左；二药相伍，疏理肝脾郁结之气，以助三棱、莪术、生牡蛎、鳖甲行气活血、攻坚破积之力。佩兰、藿香芳香辟秽化浊；茯苓、泽泻淡渗利湿导浊；枳实、大黄苦寒通腑降浊。诸药相伍，直伐肾邪以祛溺毒，共奏化积祛浊之功。

［临床应用］如恶心呕吐、食少纳呆、口气秽浊明显者，加紫苏叶、黄连以芳香化浊、清胃止呕；皮肤瘙痒者，加桂枝、白芍、白鲜皮、苦参等以通达营卫、解毒燥湿、祛风止痒；

少尿者，加猪苓、乌药化气利水；脘腹胀满、大便黏滞者，加炒槟榔、大腹皮行气导滞。

3. 并发症的辨证治疗

（1）腰痛　腰背部酸痛者，可用桑寄生、川续断、狗脊补肾强腰；腰背部或胁腹部胀满疼痛或窜痛者或伴有刺痛者，以川楝子、延胡索行气通络止痛；腰背部或胁腹部刺痛，痛有定处、固定不移者，以乳香、没药化瘀通络止痛；腰痛沉困者，以苍术、黄柏清热燥湿止痛。

（2）血尿　尿中有血丝、血块者，以三七、琥珀、花蕊石等化瘀止血；如果囊肿出血量较大，选用炭类止血药如棕榈炭、地榆炭、茜草炭等收涩止血。

（3）泌尿道和肾囊肿感染、发热、季肋部疼痛，影像学和 CT 检查提示囊肿感染者　以八正散、石韦散以及银花泌炎灵片清热利湿通淋。

（4）合并肾结石　其中大多数结石成分是尿酸和草酸钙，以石韦散、神效琥珀散清热利湿、排石通淋。

（5）囊肿破裂　严重者可致虚脱休克，急用独参汤扶元固脱。

（二）西医常规治疗

目前多囊肾尚缺乏特效治疗，但下列措施对延缓肾功能的进展和恶化有一定好处。

1. 减少刺激性食物的摄入及剧烈运动

咖啡、浓茶、巧克力等刺激性食物可促进囊肿细胞的增生，剧烈运动可能导致囊肿破裂，均应避免。

2. 限食

研究表明，多囊肾动物通过限食，囊肿长得慢、肾功能恶化得慢，有明显的效果。我们在临床中发现多个多囊肾的病人，吃得少、体型瘦，肾功能长期稳定。

3. 合理应用 ACEI 或 ARB 类降压药

合并高血压病人可选用 ACEI 或 ARB 类降压药，如赖诺普利、替米沙坦、氯沙坦钾、奥美沙坦、缬沙坦氨氯地平等，最好将血压降至 130/80 以内。ACEI 或 ARB 类降压药既可以降压、预防脑出血（多囊肾常常合并脑血管畸形，容易发生脑血管意外），又可以延缓肾功能的恶化（血清肌酐超过 300μmol/L 要慎用 ACEI 或 ARB 类降压药）。

4. 合理应用二甲双胍

合并糖尿病或肥胖病人可应用二甲双胍，既可以降糖、减肥，对肾脏也有保护作用。二甲双胍是 AMPK 激活剂，AMPK 的激活能抑制囊液的分泌，还能拮抗 mTOR 以抑制囊肿细胞增殖。

5. 合理应用他汀类降脂药

普伐他汀等他汀类降脂药不仅可以抑制胆固醇的合成降低血脂，还能减慢儿童和青少年肾囊肿的生长，降低肾功能的下降率，对炎症和内皮细胞损伤也有一定的抑制作用。

6. 合理应用雷公藤多苷片

PKD1/PKD2 基因突变后，胞内钙离子聚集显著减少，通过促进 cAMP 胞内聚集而引发下游一系列促囊肿作用。雷公藤甲素能恢复钙离子通路，诱导钙离子释放，抑制细胞增殖，延缓囊肿形成和发展。临床试验发现雷公藤多苷片在伴大量蛋白尿的常染色体显性遗传多囊肾病病人中能显著减少尿蛋白，延缓肾脏总体积的增长率和肾小球滤过率的下降率。

7. 合理应用托伐普坦

PKD1/PKD2 基因突变后，多种原因引起腺苷酸环化酶（AC）过度激活，胞内 cAMP 聚集显著增加，促进囊肿形成。托伐普坦能抑制 AC 激活，减少 cAMP 的产生和聚集，显著抑制囊肿生长和延缓肾功能恶化。临床试验发现，托伐普坦能显著降低多囊肾的体积增长率并延缓肾功能恶化，尤其是对肾囊肿长得较快、肾功能尚可的病人效果较好，已被日本、欧盟和加拿大 FDA 认可，但价格昂贵，并需要长期用药。

8. 对症治疗

（1）多囊肾常合并血尿，因血尿常为自限性的，一般不需要特殊治疗，若持续出血则应减少身体活动并多喝水，还可适量使用云南白药。

（2）出现疼痛者可使用镇痛剂治疗，若持续疼痛则需考虑是否有感染、结石或肿瘤，囊肿增大导致明显疼痛者可考虑经皮穿刺抽吸囊液（一般情况下不主张囊肿抽液）。

（3）伴发感染的病人应使用足量的能穿透囊肿壁的抗生素治疗，首选左氧氟沙星等氟喹诺酮类抗生素。

【经典传承】

（一）张宗礼教授分期治疗多囊肾

张宗礼教授将多囊肾分为 3 期进行论治，注重软坚散结。

（1）早期　积块初成，病人往往无明显的临床症状，仅表现为腰部酸胀，胁腹胀痛隐隐；其病机要点为肾气亏虚伴气滞、湿阻、血瘀。故治疗重在理气化瘀祛湿、软坚散结，佐以固肾；习用枳壳、川芎等以行气活血，金钱草、车前子等祛湿，海藻炭、煅牡蛎以软坚散结，桑椹、金樱子等平和之品以固肾。

（2）中期　囊肿日渐增大，临床症状逐渐显现，可见腰腹疼痛、血压增高、血尿、蛋白尿等，积块渐硬，痰瘀内结，正气亦伤。治疗以化瘀软坚、补肾健脾为要点；习用三棱、莪术以破气行血、软坚散结止痛，夏枯草、浙贝、海藻炭以软坚散结，白术、茯苓、生黄芪等以益气健脾。

（3）后期　病程日久，积块坚硬，且正气大伤，虚损之势已现，浊毒内蕴，临床上主要表现为乏力、小便不利、面肢浮肿、恶心呕吐、脘腹胀满等。治疗以补肾活血、解毒降浊、化瘀软坚为法；习用大剂量生黄芪以益气健脾补肾，大黄、大黄炭以解毒降浊，夏枯草、浙贝等以软坚散结等。

此外亦注重随症加减治疗，如腰痛为主症时习用牛膝、川续断、杜仲等补肾强腰膝；以血尿为主症时依其寒热虚实，阴虚者予女贞子、旱莲草等滋补肝肾、凉血止血，血热者予牡丹皮、仙鹤草、茜草等清热凉血；以血压升高为主症时，予天麻、钩藤等平肝潜阳；病至终末期，出现乏力、恶心等症，则重用生黄芪以益气健脾补肾，并用紫苏叶、桑叶、荷叶、枇杷叶以醒脾化浊。

（二）张雪梅教授分期治疗多囊肾

张雪梅教授将多囊肾分属中医学"尿血""积聚""腰痛"等范畴，疾病发展至慢性肾功能不全时按中医学"关格""肾风""溺毒""肾劳"等辨证论治。认为 PKD 的成因是先天肾精损害，肾脏阴阳气血平衡失调，加之后天因素影响，痰瘀湿热交阻，积聚渐成，进而加剧肾脏阴阳气血失调；病机可发展至本虚标实、寒热错杂，肾气亏虚，瘀阻痰凝，积聚渐大，最后脾肾阳虚、湿浊内蕴，终至危重之候。

第十九章　先天性及遗传性肾脏疾病

张雪梅教授临床上主要将多囊肾分 5 期：发生期、成长期、肿大期、破溃期、尿毒症期，并根据不同分期的特点辨证论治。

（1）发生期　症状不明显，证候尚未形成。其主张补肾活血，习用小剂量补阳还五汤合六味地黄丸加减进行施治。

（2）成长期　表现为以头晕、头痛为主症的肝阳上亢证夹痰瘀互结而成的积聚。其主张平肝潜阳、活血化瘀，习用天麻钩藤饮加减施治，并且认为本期是应用中药活血化瘀延缓囊肿生长的关键时期。

（3）肿大期　肾囊肿超过 4cm，至囊肿破溃前。症见腰痛、高血压、蛋白尿、血尿等；其责之于肾虚血瘀，认为肾气不足、五脏气虚，无力推动气血，运行不畅，瘀阻肾络，乃见诸症。治疗上强调活血化瘀、排毒泄浊，自拟基本方随症加减予以治疗，组成如下：黄芪 30g，三棱 20g，莪术 20g，水蛭 6g，地榆 30g，仙鹤草 30g，皂荚 6g，川贝母 10g，白花蛇舌草 30g，黄柏 6g。

（4）破溃期　往往积聚渐大，囊肿变大压迫破溃，血不循经，血溢肾外，常常合并以腰痛、尿血、尿急、尿频、尿痛等为主要表现的湿热证。其常用止血汤（地榆 30g，仙鹤草 30g，三七 3g，大蓟 30g，大黄 6g，败酱草 30g）加减进行治疗。

（5）尿毒症期　脾肾两虚，水湿、湿浊内停，正虚邪实，本虚标实，虚实夹杂。此期有轻重之分，轻者以肾精气虚损为主，水湿、血瘀邪实表现不明显；稍重者脾肾亏虚夹有痰湿、血瘀；严重者阴阳俱虚，瘀血湿浊邪实俱盛。其强调此期应分清泄浊、化痰利湿活血，佐以补肾健脾益气，临床上常用王清任的解毒活血汤加减予以治疗。

概而言之，发生期注重益气补肾活血；成长期注重平肝潜阳、活血化瘀；肿大期注重活血化瘀、解毒降浊；破溃期注重解毒凉血；尿毒症期注重清热解毒、凉血活血。

【典型案例】

李某，男，60 岁，于 2014 年 7 月 29 日就诊。

主诉：多囊肾病 30 余年，血肌酐升高 2 年余。

现病史：病人 30 年前体检发现多囊肾，伴有多囊肝，无蛋白尿、血尿，当地医院诊断为"先天性多囊肾"。病人 2012 年 12 月检查肾功能，发现 Scr113μmol/L、BUN7.94mmol/L，未予重视。又于 2014 年 5 月复查肾功能：Scr115.4μmol/L，BUN7.67mmol/L，UA420μmol/L。并于 2 个月后再次查肾功能发现，Scr132.6μmol/L，BUN13.67mmol/L，UA554.4μmol/L；彩超提示肾脏多发囊肿、多囊肝；基因测序提示 PKD1 基因有 1 个杂合突变，符合成人多囊肾 1 型。

病人既往有高血压病史 30 余年，间断口服缬沙坦治疗，平素血压控制在 140/90mmHg 左右。否认糖尿病、心脑血管等疾病。家族史：母亲及姐姐患有多囊肾。

查体：血压 130/80mmHg，心肺检查未见异常。腹部膨隆，无压痛及反跳痛，肝脾肋下未触及，腹水征（－），双肾区无叩击痛，脊柱四肢无畸形、活动自如。生理反射对称存在，病理反射未引出。

刻下症：气短乏力，腹部膨隆，腰部胀痛，腹中有块、固定不移，两胁作胀，口苦口黏，大便黏滞，小便黄、夜尿频多（6 次左右），腰困重疼痛，舌质暗、苔黄腻，脉弦无力。

西医诊断：①常染色体显性遗传多囊肾；②慢性肾脏病 3 期；③高血压病。

中医诊断：辨证为脾肾气虚，痰饮瘀血互结，兼有湿热，息以成积。

治疗：治以健脾益肾、软坚消积为主，佐以清热利湿、活血化痰。处方如下：黄芪 60g，肉苁蓉 20g，茯苓 30g，三棱 15g，莪术 15g，桃仁 15g，红花 15g，土鳖虫 12g，水蛭 6g，地龙 20g，僵蚕 20g，柴胡 15g，黄芩 15g，炒枳实 15g，炒槟榔 15g，酒大黄 3g，黄柏 15g，苍术 20g，川牛膝 15g。水煎服，日 1 剂，分 2 次服，早、晚各 1 次饭后服用。继续给予缬沙坦 80mg，每日 1 次治疗。其后复诊均在此方基础上随证加减治疗。经治半年后，病人气短乏力、腹部膨隆、腰部胀痛、两胁作胀等有明显减轻，肾功能得到一定程度改善。历次复诊肾功能变化情况见表 19-1-1。

表 19-1-1　治疗前后肾功能指标变化

项目	治疗前	6 个月	12 个月	18 个月	24 个月	30 个月	36 个月	42 个月
Scr	132.6	91.9	106.3	101.7	108.4	116.6	117.1	103.4
eGFR	51.32	79.94	66.57	70.23	64.56	59.11	58.4	67.4

注：Scr 单位 μmol/L；eGFR（CKD-EPI）单位 mL/（min · 1.73m²）。

按语　本例病人有明确的基因诊断，且超声影像结果及临床表现均支持 ADPKD 的诊断。病人就诊时据 eGFR（CKD-EPI）计算，病人已进展至慢性肾脏病 3 期，其病机已具备"虚、痰、瘀、饮、积"五大方面，结合时症所见气短乏力、胁腹作胀、口苦口黏、大便黏滞、小便黄、腰重疼痛、舌质暗苔黄腻等，病机中的虚当以脾肾气虚为主要内容，且伴有湿热内蕴的临床证候。因此给予以补肾健脾、祛痰除饮、化瘀消积配合清化湿热之辨证论治。方中重用"补气诸药之最"的黄芪以大补脾肾之气，用黄芪味甘性温，得土之气味俱全，而长于健脾益气，又能培补肾气，如《药性论》中记载"黄芪其补肾者，气为水母也……"因此黄芪既能补脾气，又可滋肾气。现代药理研究同样证实黄芪可以抑制肾小球硬化，减轻肾间质纤维化。肉苁蓉补益肾精、温补肾元，与黄芪相伍，则大补脾肾之气；土鳖虫咸以软坚，三棱、莪术辛以破散，共奏化积消癥之效；桃仁、红花、水蛭、酒大黄长于活血化瘀；地龙、僵蚕清热化痰；枳实、槟榔下气消痰；茯苓渗湿化饮；柴胡疏利三焦。诸药合奏补肾健脾、祛痰除饮、化瘀消积之功。又方中合以黄柏苦寒清热燥湿，苍术辛散苦降、燥湿健脾，二药相伍，苦辛通降，清蕴郁之湿热，开壅塞之气机；以川牛膝补肾化瘀、引药下行。方中病证结合，攻补兼施，既切病情，又合证机，故能获效。

【预防与调护】

（1）早期发现，早期治疗。对有多囊肾家庭史的病人，需做进一步检查，以明确诊断。有条件的地区，宜对其家庭进行普查与定期随访，如能在胚胎时期对本病作出诊断，及时终止妊娠，则可对提高优生率、减少发病率具有积极的意义。

（2）节制劳作，避免体劳或房劳过度，减少体育煅炼，避免剧烈活动，防止碰撞、挤压，以避免剧烈运动可能导致的囊肿破裂。

（3）调节饮食，注意饮食有节。研究表明，多囊肾动物通过限食，可明显地延缓囊肿生长和肾功能的恶化。临床上我们发现多囊肾的病人，食少体瘦者，能保持肾功能长期稳定。此外，减少刺激性食物的摄入如咖啡、浓茶、巧克力等，可抑制囊肿细胞的增生。

（4）预防与控制多囊肾的并发病，如高血压、泌尿系结石及感染等。

（5）避免服用和进食肾毒性药物及食物。

【临证提要】

（1）强调标本兼治　本，是本始、根本、由来之意。张景岳说："本，致病之原也。"由于本病是先天性遗传性疾病，故以先天禀赋异常、肾精亏虚为其发病的主要病因，乃病之本；而痰饮、瘀血是以肾虚精亏作为始动因素而产生的病理产物，故为病之标。

（2）注重分期论治　其病发初期，邪之初结，正虚不甚，病情较轻，治疗当从其基本病机着眼，加以辨治。随着病情进展，则正虚加重，邪结亦甚，并且出现邪气久踞、息以成积的微型癥积证。病至末期，多见脾肾气虚阳虚加重，痰饮、瘀血等邪结更甚，肾中癥积亦发增剧。最终则因肾体荒废、肾用失司，以致溺毒滞留，而出现溺毒弥漫三焦、入血窜脑的临床表现。治疗重在温补脾肾、破积散结，同时结合溺毒内潴所出现的临床症状加以随症治疗。

（谢院生　刘玉宁）

第二节　Alport 综合征

【概述】

Alport 综合征又称遗传性进行性肾炎，是编码Ⅳ型胶原 α3/α4/α5 链的基因突变导致的遗传性肾脏病，临床上主要表现为血尿、蛋白尿及进行性肾功能障碍，部分病人合并高频神经性耳聋、晶体及眼底改变。85% 的 Alport 综合征病人是 X 连锁显性遗传（COL4A5 基因突变），10% 的病人是常染色体隐性遗传（COL4A3 基因或 COL4A4 基因的纯合突变或复合杂合突变），5% 的病人是常染色体显性遗传（COL4A3 基因或 COL4A4 基因的杂合突变）。肾活检电镜检查发现肾小球基底膜厚薄不均，致密层撕裂、分层、篮网状、虫蚀状改变；免疫荧光检查发现肾小球Ⅳ型胶原 α5 链染色完全或部分阴性，有助于 Alport 综合征的诊断，其精准诊断有赖于基因测序。Alport 综合征尚缺乏特异性的治疗，但早期应用 ACEI 和 ARB 可以延缓 Alport 综合征的肾功能恶化。

【病因病机】

Ⅳ 型胶原是一种主要分布在基底膜的细胞外基质成分，由 3 条 α 链相互缠绕、紧密扭曲而成的三股螺旋结构。Ⅳ 型胶原 α 链至少有 6 种，分别为 α1（Ⅳ）~α6（Ⅳ）链。正常情况下，α1（Ⅳ）和 α2（Ⅳ）链存在所有组织的基底膜，而 α3（Ⅳ）、α4（Ⅳ）和 α5（Ⅳ）链仅分布在肾小球基底膜和肾小囊、远曲小管、集合管基底膜以及皮肤基底膜，α6（Ⅳ）链分布于肾小囊、远曲小管、集合管基底膜及皮肤基底膜。皮肤基底膜存在 α1（Ⅳ）、α2（Ⅳ）、α5（Ⅳ）和 α6（Ⅳ），缺乏 α3（Ⅳ）和 α4（Ⅳ）链。

Ⅳ 型胶原的 α1（Ⅳ）~α6（Ⅳ）链，分别由 COL4A1~COL4A6 基因编码。这 6 种基因分成 3 对，分别位于 3 条染色体上，COL4A1 和 COL4A2 基因定位于 13 号染色体的 q34；COL4A3 和 COL4A4 基因定位于 2 号染色体的 q35~q37；COL4A5 和 COL4A6 基因定位于 X 染色体的 q21~q22。COL4A1~COL4A6 某一基因的突变或异常，就会导致其编码的 α1（Ⅳ）~α6（Ⅳ）链的异常，最终导致 Ⅳ 型胶原的异常，进而导致肾小球基底膜的异常。

Alport 综合征有三种遗传方式，最常见的是 X 连锁显性遗传，约占病例数的 85%，是由编码Ⅳ型胶原 α5 链的 COL4A5 基因突变所致。其次，是常染色体隐性遗传，约占病例数的 10%，是 COL4A3 基因或 COL4A4 基因的纯合突变或复合杂合突变所致。还有常染色体显性遗传，是 COL4A3 基因或 COL4A4 基因的杂合突变所致，约占病例数的 5%。

【临床表现】

Alport 综合征的首次发病年龄多在 10 岁以内，首发症状男女略有不同，男性病人的首发症状以镜下血尿并蛋白尿最常见，其次为镜下血尿、肉眼血尿并蛋白尿、肉眼血尿和单纯蛋白尿。女性病人的首发症状以镜下血尿、血尿并蛋白尿为最常见，也可以肉眼血尿起病。伴随症状以浮肿多见，可有眼睑、颜面、双足及双下肢浮肿，可伴有尿频、排尿不适等。

1. 肾脏表现

（1）血尿 绝大多数男性病人表现有镜下血尿和（或）肉眼血尿，可表现为持续性镜下血尿并发作性肉眼血尿，或者持续性镜下血尿，或者间断性血尿，甚至持续性肉眼血尿。女性病人主要表现为持续性镜下血尿、持续性镜下血尿并发作性肉眼血尿，或者持续性肉眼血尿，也可表现为间断性血尿。尿 RBC 形态学检查提示肾小球性血尿占多数，但少数病人可为非肾小球性血尿。

（2）蛋白尿 绝大多数病人就诊时尿液检查有蛋白尿，部分病人蛋白尿达肾病水平，蛋白尿越严重预后越差。

（3）肾功能不全 Alport 综合征是慢性进行性疾病，10~25 岁时病人的肾功能开始下降，男性重于女性，绝大多数男性和部分女性会进展到终末期肾病，部分病例在 31 岁前可发展至终末期肾病。

（4）高血压 随着年龄的增长，高血压的发生率及严重性增加，男性更明显。

2. 肾外表现

（1）听力障碍 纯音测听检查，一半以上的男性和部分女性有感音神经性耳聋，发现时的年龄多为 20 岁以下。听力障碍发生在耳蜗部位，病初时听力下降多在 2000~8000Hz 范围内，耳聋进行性加重，可逐渐发展为全音域耳聋。两侧耳聋的程度可以不对称，严重时甚至影响日常对话交流。部分病人检测到耳聋时已发现肾功能减退。X 连锁型 Alport 综合征耳聋的发生时间，男性早于女性；发生率及严重程度，男性大于女性。

（2）眼部病变 眼裂隙灯检查发现，Alport 综合征典型的眼部病变为前圆锥形晶状体，检眼镜下可见"油滴状"，表现为晶状体中央部位凸向前囊，病人可表现为进行性近视，甚至导致白内障或前囊自发穿孔。多在 20~30 岁时才出现，也有不足 20 岁的男孩就有眼部病变。眼底检查结合视网膜摄像的方法可见黄斑周围点状和斑点状视网膜病变以及视网膜赤道部视网膜病变，表现为暗淡甚至苍白的斑点状病灶。约 70% 的 X 连锁型男性和 10% 的 X 连锁型女性以及 70% 常染色体隐性遗传 Alport 综合征伴有上述前圆锥形晶状体和视网膜病变。

（3）其他 少数病人可伴发平滑肌瘤、Ⅰ 型神经纤维瘤、Turner 样综合征及家族性肌营养不良等。

【实验室及其他辅助检查】

1. 实验室检查

主要包括尿液检查和血液检查。尿液检查可见尿中畸形红细胞增多，但也有部分病人尿红细胞不是畸形的；尿蛋白检查可见不同程度的肾小球性蛋白尿，甚至肾病综合征。进行性肾功能不全，主要表现为血生化指标的异常：血尿素氮、血清肌酐、血清胱抑素 C 增高。合并肾病综合征的病人，可有血清白蛋白和总蛋白的降低，以及血总胆固醇、甘油三酯的增高。

2. 肾活组织穿刺病理检查

（1）光镜检查　可见轻度系膜增生性肾小球肾炎、微小病变性肾小球病，也可表现为局灶节段性肾小球硬化症，或伴肾小管间质损害、CIN，间质可见大量泡沫细胞。

（2）免疫荧光检查　少数病人可见肾小球基底膜或系膜区 IgM 阳性。特异性的 IV 胶原 α 链抗体免疫荧光检查，正常情况下肾小球基底膜及包曼囊 IV 胶原 α5 链均阳性；X 连锁显性遗传型 Alport 综合征男性病人，肾小球基底膜及包曼囊 IV 胶原 α5 链均阴性；X 连锁显性遗传型 Alport 综合征女性病人，肾小球基底膜及包曼囊 IV 胶原 α5 链均呈间断阳性；常染色体隐性遗传型 Alport 综合征，肾小球基底膜 IV 胶原 α5 链阴性，包曼囊 IV 胶原 α5 链阳性。

（3）电镜检查　可见肾小球基底膜弥漫性增厚及厚薄不均，部分致密层出现撕裂、分层，也有的只表现为均匀变薄而无分层、撕裂现象。

3. 皮肤活检

特异性的 IV 胶原 α 链抗体免疫荧光检查，正常情况下表皮基底膜不表达 α3（IV）和 α4（IV）；X 连锁显性遗传 Alport 综合征男性病人的表皮基底膜 α5（IV）为阴性；X 连锁显性遗传 Alport 综合征女性病人的表皮基底膜 α5（IV）部分阳性；常染色体隐性遗传 Alport 综合征，表皮基底膜 α5（IV）阳性。

4. 基因检测

可以对可疑病人进行血液白细胞的基因筛查，先用高通量测序，再用 Sanger 法验证，最后聚焦到 COL4A3、COL4A4、COL4A5 三个基因是否有突变及其突变类型和程度，是杂合突变还是纯合突变或复合杂合突变，是点突变（沉默突变、错义突变、移码突变、无义突变）还是大突变（多个碱基的缺失、插入和重排），是确定致病突变、可能致病突变还是不确定突变。

5. 其他检查

纯音测听检查，可发现部分病人有感音神经性耳聋。眼裂隙灯检查，可发现"油滴状"的前圆锥形晶状体。眼底检查结合视网膜摄像的方法，可见黄斑周围点状和斑点状视网膜病变以及视网膜赤道部视网膜病变。

【诊断】

Alport 综合征的诊断，依赖临床表现、超微病理、分子病理和基因检测。

1. 临床表现

典型的 Alport 综合征临床表现为"血尿 + 耳聋 + 肾衰竭家族史"。但是部分病人无耳聋症状，容易漏诊。另外，有血尿、蛋白尿 + 听力障碍 + 肾功能不全家族史的病人，并非都是 Alport 综合征，如果单纯依赖临床表现，容易误诊。

2. 超微病理

肾活检组织病理的电镜检查，典型的 Alport 综合征的超微病理改变是肾小球基底膜厚薄不均，致密层撕裂、分层、篮网状、虫蚀状改变。值得注意的是，年龄小的 Alport 综合征病人肾组织电镜改变不典型，常表现为肾小球基底膜弥漫变薄，容易误诊为薄基底膜肾病。因此，Alport 综合征的超微病理改变是诊断 Alport 综合征的重要依据，但也存在局限性，而且电镜也不能区分是哪一种遗传基因型。

3. 分子病理

依据肾组织或皮肤组织Ⅳ型胶原 α 链染色结果，可以为 Alport 综合征的诊断提供重要依据，而且可以区分不同遗传型。X 连锁显性遗传型 Alport 综合征男性病人肾组织Ⅳ型胶原 α5 链染色在肾小球和包曼囊均呈阴性，皮肤基底膜Ⅳ型胶原 α5 链呈阴性。X 连锁显性遗传型 Alport 综合征女性病人肾组织Ⅳ型胶原 α5 链在肾小球和包曼囊均呈间断阳性，皮肤基底膜Ⅳ型胶原 α5 链呈间断阳性。常染色体遗传型 Alport 综合征病人肾组织Ⅳ型胶原 α5 链染色在肾小球呈阴性，包曼囊呈阳性；皮肤基底膜Ⅳ型胶原 α5 链染色阳性。但约 10% 的 Alport 综合征病人肾组织或皮肤组织Ⅳ型胶原 α5 链染色正常，容易被漏诊。

4. 基因检测

随着 Alport 综合征的致病基因逐渐被认识、克隆，现已明确 X 连锁显性遗传型 Alport 综合征的致病基因是 COL4A5 基因或 COL4A5 基因和 COL4A6 基因共同突变，常染色体隐性遗传型 Alport 综合征是由 COL4A3 基因或 COL4A4 基因的纯合突变或复合杂合突变所致，常染色体显性遗传型 Alport 综合征是由 COL4A3 基因或 COL4A4 基因的杂合突变所致。随着基因突变检测方法的不断更新，高通量基因测序已很成熟，价格也不贵，逐渐成为常规检测项目。高通量基因测序以后，需要验证。如果有病人的父母和家族成员一起检测，可靠性更高。除了从血白细胞和肾组织检测以外，还可以从皮肤成纤维细胞 cDNA 检测 COL4A5 基因，突变检出率高达 90%。基因突变检测不仅是确诊 Alport 综合征的有效方法，而且在预测疾病进展的风险、产前基因诊断和再生育的遗传咨询以及指导治疗方面有重要作用。总之，基因检测实现了 Alport 综合征的精准诊断。在现阶段 Alport 综合征基因突变类型有助于判断是否需要尽早药物干预，而且是今后基因治疗的基础。

【治疗】

Alport 综合征虽然在临床上尚缺乏特效的治疗手段，但目前认为 Alport 综合征是可以治疗的疾病，尽早应用 ACEI/ARB 可以延缓肾功能的恶化。一些新的治疗措施在动物实验上有一定的效果，但尚未用于临床。

1. 肾素 - 血管紧张素 - 醛固酮系统抑制剂

ACEI/ARB 可以降尿蛋白，延缓肾功能的恶化，推迟 Alport 综合征肾衰竭发生约 13 年。2012 年发表的 Alport 综合征临床治疗专家建议具有里程碑意义，具体包括：

（1）患儿从 1 岁起监测尿蛋白和尿微量白蛋白，至少每年 1 次。

（2）具有显性蛋白尿（24 小时尿白蛋白超过 150mg）的患儿需要治疗。

（3）具有微量白蛋白尿（24 小时尿白蛋白总量达到 20~150mg）的男性患儿有以下情况之一时需治疗。①缺失突变；②无义突变；③家系中有 30 岁前 ESRD 的家族史。

建议一线治疗是 ACEI，二线治疗是 ARB 和醛固酮受体拮抗剂。

2. 基因治疗和干细胞治疗

Alport 综合征是由 COL4A3/A4/A5 基因突变导致的，理论上通过纠正突变基因或者注入无突变的足细胞产生正常的Ⅳ型胶原 α3/α4/α5 链即可治愈。但目前基因治疗和干细胞治疗仅在细胞实验和小鼠模型水平进行，尚未应用到 Alport 综合征的病人。

3. 未来治疗新靶点

近年来基础研究提示 MicroRNA-21、胶原受体（DDR1/2）、基质金属蛋白酶（MMP-2/MMP-3/MMP-9/MMP-12）、TGF-β_1、CTGF 等是治疗 Alport 综合征的新靶点，有望开发新的

药物以达到进一步延缓肾功能恶化的目的。

4. 肾移植

肾移植是治疗 Alport 综合征 ESRD 病人的有效措施之一。通过对 Alport 综合征所致的 ESRD 病人与其他肾脏病所致的 ESRD 病人肾移植的对比研究，发现 Alport 综合征移植组病人存活率及移植肾存活率均高于其他肾脏病移植组。新近的研究报道 Alport 综合征病人肾移植后 5 年存活率为 92.9%，移植肾的存活率为 89%，因此，研究者建议与其他原因导致的 ESRD 相比，Alport 综合征病人应该优先行肾移植治疗。

（谢院生）

第三节　Fabry 病

【概述】

Fabry 病（Fabry disease，FD）是一种 X 连锁遗传的溶酶体贮积病，因编码 α- 半乳糖苷酶 A（α-Gal A）的 GLA 基因发生突变，导致 α-Gal A 酶活性下降，其底物神经酰胺三己糖苷（Gb3）等鞘糖脂类物质不能被有效降解，沉积在身体各种组织细胞内导致机体多系统受累。FD 在所有的人种、民族以及人口群体中都有发现，各地报道的患病率差异较大，我国台湾地区新生儿筛查的结果显示男性的基因突变检出率为 1∶1520，男女患病率之比接近 6∶1，经典型与变异型之比为 1∶7。FD 的确诊依赖于 α-GalA 酶活性检测和 GLA 基因测序。FD 目前仍以对症治疗和并发症的防治为主，酶替代治疗和基因靶向治疗可能是未来的发展方向。

【病因病机】

FD 为 X 性连锁显性遗传溶酶体贮积病，其致病基因定位于 X 染色体长臂中段（Xq22.1），编码 α-Gal-A（EC3.2.1.22）。FD 目前在 HGMD 数据库中显示只由 GLA 基因突变导致，目前已发现 1000 余种突变位点，其中多数为错义突变，其次为无义突变、基因缺失、基因插入和剪接位点突变，造成读码框移位或引起信号异常而致 α-Gal A 多肽序列改变。

α-Gal A 酶的正常功能是降解鞘糖脂类，而 GLA 基因突变后编码的多肽因错误折叠和修饰，α-Gal A 酶的活性下降或缺乏，导致其降解底物酰基鞘鞍醇三己糖（GL3、Gb3、CTH）病理性贮积并沉积于多种细胞引起相应的病变和表现。如：沉积于血管内皮细胞和平滑肌细胞，导致血管阻塞，最终引起器官缺血性改变；沉积于肾脏的足细胞导致局灶性节段性肾小球硬化；沉积于心肌细胞可使肌纤维排列紊乱和心肌肥大引起肥厚型心肌病；沉积于脊髓背根神经元使神经纤维坏死伴数目减少，引起肢端感觉障碍（烧灼样疼痛及麻木或刺痛感）；沉积于自主神经节细胞导致多种自主神经功能受损出现少汗、缩瞳障碍、眼泪及唾液分泌减少等症状。除了上述的病理生理途径，新的研究还发现 miRNA 可能也在其中起着重要的调节作用，具体分子机制尚待进一步阐明。

【临床表现】

通常将 Fabry 病的临床表现分为经典型和变异型（又称晚发型）。

1. 经典型 Fabry 病

经典型 FD 多见于基因型为半合子的男性。相对于变异型，经典型的临床症状多在童年或青春期出现，而且受累器官较多，程度较重。常见的临床表现如下。

（1）血管角质瘤　是 FD 最早出现、最具有特异性的临床特征。表现为皮肤浅层成片的红色或紫红色的点状病变，形态扁平或略微凸起于皮肤，压之不变色，严重时可出现轻度角化。通常分布于臀部、背部、大腿，多为对称性生长。随着年龄增长，血管角质瘤的数量和大小也会增加，并与其他系统性病变的严重程度相关。

（2）肢端感觉异常　大多出现于儿童期或青春期早期，是疾病发作早期的临床信号，但症状的个体差异性较大。主要表现为周期性发作的手足麻木、刺痛、烧灼痛等，并向四肢和身体的其他部位放射，发作可持续几分钟到几天，并可伴随发热、畏寒、乏力等症状。运动、疲劳、情绪紧张，或温度和湿度的快速变化等都会诱发或加重症状。随着年龄的增加，疼痛的频率和程度会下降。

（3）汗液分泌异常　是早期出现的常见症状之一，多表现为少汗或无汗。少数病人（6.4% 女性和 12% 男性）存在多汗症。

（4）眼部受累　是早期常见的症状，需要通过专业的眼科裂隙灯检查眼部受累的情况。①角膜涡状营养不良：是角膜最早出现的病变，位于角膜黏膜下层，首先从中心出现涡状混浊，之后向周边延伸成轮状的条纹，呈奶白色甚至褐色。②晶状体病变：又称为"法布里白内障"，散瞳后于裂隙灯下可见白色的辐条样颗粒状物质沉积于晶状体后囊或附近。角膜和晶状体病变初期不会影响视力，但病变可能会随时间而增长，严重时可有视力下降甚至丧失。

（5）肾脏受累　在大多数 FD 病人病程中均有发生。早期以夜尿增多为主，病情进展后可出现不同程度的蛋白尿；后期可出现肾功能不全，甚至肾功能衰竭。

（6）心脏受累　是疾病进展到中晚期的主要表现之一，多见于中年男性病人。早期可发现左室增大和传导异常，后期可出现进展性加重的肥厚型心肌病，晚期症状以高血压、心绞痛、心肌缺血和梗死、充血性心力衰竭、严重二尖瓣反流为主。

（7）脑血管受累　多发于小血管，以眩晕、头痛及中风症状为主要表现。

（8）其他临床表现　①胃肠道症状：鞘糖脂沉积于肠道的小血管或自主神经节，导致恶心呕吐、腹泻、肠吸收不良以及胃肠胀气等。②呼吸系统症状：鞘糖脂沉积于呼吸肌细胞，导致哮喘、呼吸浅短或呼吸困难、反复发作的支气管炎等。此外，FD 病人阻塞性睡眠呼吸暂停的患病率明显高于普通人群。③听力受累：表现为耳鸣、高频听力损失、进展性或突发性耳聋。④外周血管受累：主要表现为成人下肢凹陷性水肿、静脉曲张、雷诺现象等。

2. 变异型 Fabry 病

（1）心脏变异型　变异型的发病年龄较晚，通常在 60~80 岁才会出现左心室肥厚、肥厚型心肌病、心律失常等以心脏为主的症状。

（2）肾脏变异型　多数肾脏变异型病人并无血管角质瘤、肢端感觉异常或眼部受累的表现，只存在轻度至中度的蛋白尿，而被误诊为慢性肾小球肾炎，部分病人可能在病情进展至终末期肾病需长期进行透析治疗后才确诊本病。

3. 女性杂合突变型 Fabry 病

FD 杂合子女性病人临床表现轻，其临床表现与 X 染色体失活的程度有关。该型角膜涡状营养不良和晶状体混浊的发生率为 70%~90%，肢端感觉异常发生率为 50%~90%，血管角质瘤发生率为 10%~50%。随着年龄的增加，可能出现轻度到中度左心室肥厚和瓣膜病。女性杂合突变的 FD 对病人寿命无明显影响。如果 FD 女性病人 X 染色体 GLA 基因变异导致 α–Gal A 酶的活性下降或缺乏，过早死亡的风险比预期的更高。

【实验室及其他辅助检查】

1. 尿沉渣检查

尿沉渣中可见特征性的桑树状细胞和桑树小体，对 FD 的早期诊断价值较高。

2. 血 α–Gal A 酶活性检测

男性病人的血浆、白细胞、成纤维细胞或者干燥血点中的 α–Gal A 酶活性明显降低，可作为直接诊断依据。

3. 血浆 lyso–Gb3 检测

神经酰胺三己糖苷（Gb3）是 α–Gal A 酶的降解底物，α–Gal A 酶活性下降就会导致 Gb3 在体内蓄积。Lyso–Gb3 是脱乙酰基（Lyso）的神经酰胺三己糖苷，它是一种有着极性糖基团的阳离子亲水脂化合物，在血浆中的浓度明显超过 Gb3。血浆 lyso–Gb3 的水平与疾病严重程度呈正相关。存在器官受累时 lyso–Gb3 ≥ 2.7ng/mL；无器官受累时 lyso–Gb3 < 2.7ng/mL。也有研究认为尿 lyso–Gb3 水平也与疾病严重程度相关。

4. 基因检测

（1）基因筛查　高分辨熔解曲线分析技术（HRM）是快速筛选 GLA 基因突变携带者的灵敏方法。在我国台湾，一项应用 HRM 检测的新生儿筛查发现男性有很高的 FD 患病率（1∶1520）。

（2）基因测序　是诊断 FD 的金标准，尤其是女性杂合子病人。

5. miRNAs 检测

miRNAs 可能在 FD 病程中起着重要的调节作用，在对进展性 FD 病人纤维化风险的大样本队列分析时，可成为候选的生物标志物。

6. 组织病理活检

（1）肾脏活检　光镜下可见足细胞弥漫性肿胀、空泡变性，呈蜂窝状；甲苯胺蓝染色见嗜甲苯胺蓝颗粒聚集于肾小球足细胞及肾小管上皮细胞；电镜超微结构可见髓磷脂样小体沉积在足细胞、系膜细胞、肾小管上皮细胞及小动脉，部分胞质内可见特征性的嗜锇"髓样小体"。

（2）心肌活检　能鉴定 Gb3 相关的特征性左心室肥厚。

【诊断】

FD 的诊断依赖于 X 性连锁遗传的家族史、特征性的涉及多系统的临床表现以及实验室及其他辅助检查，确诊依赖于 α–Gal A 酶活性检测和 GLA 基因测序。

GLA 基因突变会导致 α–Gal A 酶活性下降。一般来说，经典型 FD 男性病人白细胞的 α–Gal A 酶活性≤正常值的 3%；变异型 FD 男性病人 α–Gal A 酶活性＞正常值的 3%，但基本低于正常值的 30%。FD 杂合子女性病人 α–Gal A 酶活性可能与正常人水平接近，其确诊主要依赖 GLA 基因测序。

血浆 lyso–Gb3 检测有利于器官受累及病情严重程度的判断。存在器官受累时 lyso–Gb3 ≥ 2.7ng/mL，无器官受累时 lyso–Gb3 < 2.7ng/mL。

【治疗】

Fabry病的治疗包括非特异性治疗和特异性治疗，理想的治疗方案是两者结合治疗，且有涉及多专业的有经验的医师定期随访。非特异性治疗主要针对各脏器受累情况给予相应的对症治疗。特异性治疗主要包括酶替代治疗，可补充缺乏的α-Gal A，还有分子伴侣治疗和基因靶向治疗。

（一）非特异性治疗

1.疼痛管理

如慢性疼痛，可用卡马西平，推荐剂量为250~800mg/d。

2.消化道症状

少食多餐，可根据需要给予甲氧氯普胺促进胃肠动力及H2受体阻滞剂。

3.肾脏疾病

（1）低钠优质蛋白饮食；如无特殊禁忌，可用ACEI/ARB减少蛋白尿。

（2）ESRD病人可开展血液净化治疗。

（3）肾移植 由于移植肾α-半乳糖苷酶A活性是正常的，所以移植肾的病理检查无鞘糖脂沉积，肾移植不仅可改善尿毒症，还可同时改善全身脂代谢。

4.心血管疾病

当病人出现心绞痛、心功能不全、房/室性心动过速等症状，对症治疗即可；出现高度房室阻滞、快慢综合征时可考虑安装永久心脏起搏器；高血压可用ACEI/ARB、钙通道阻滞剂。

5.神经系统病变

由于主干脑血管与脑中小血管均会受累，为了预防中风推荐使用阿司匹林或氯吡格雷等抗血小板药。

6.皮肤血管角质瘤

如有需要可以行激光治疗。

（二）特异性治疗

1.酶替代治疗（ERT）

ERT应尽早应用于所有的男性FD病人和症状显著的女性病人，可显著减少心脏、肾脏及脑血管事件的发生率，应用越早效果越好。

（1）β-Gal-rch 外源性的β-半乳糖苷酶。催化水解Gb3等鞘糖脂，可缓解四肢疼痛、少汗或无汗等症状，改善或维持肾脏及心脏功能，提高生活质量。使用剂量为静脉滴注1mg/kg，每2周1次，每次2~4小时，需密封保存于2℃~8℃。但因其不良反应较多，使用期间须定期监测身体指标。

（2）α-Gal-ghu 外源性的α-半乳糖苷酶。催化水解Gb3等鞘糖脂，裂解乳糖末端，疗效与β-Gal-rch类似。使用剂量为静脉滴注0.2mg/kg，每周2次，每次40分钟，需密封静置保存于2℃~8℃。不良反应较轻，主要是过敏反应、输液反应，产生抗药物抗体的概率较β-Gal-rch低。

（3）PRX-102 长效的外源性α-半乳糖苷酶。高效催化水解Gb3等鞘糖脂，可缓解疼痛，改善或维持肾脏及心脏功能，提高生活质量。推荐剂量为静脉注射 1mg/kg，每 2 周 1 次。不良反应较少且轻，产生抗药物抗体概率低。

2. 分子伴侣治疗

migalastat 可结合 α–Gal A 相关突变位点促进溶酶体产生具有活性的 α–Gal A 酶，减少酶底物沉积，改善或维持器官功能。适用于经典型 FD 的男性，以及酶水平高但无临床症状的男性和女性。开始使用 migalastat 时每 6 个月监测一次肾功能、超声心动图及生物标志物。使用剂量为 1 粒 / 隔日（每粒含有效成分 123mg），于饭前或饭后 2 小时口服。不良反应的发生概率与 ERT 类似，严重不良反应少于 ERT。

3. 基因靶向治疗

对 CD_{34}^+ 的造血干细胞添加针对缺陷基因的功能拷贝，用来修饰 α–Gal A 酶，修饰后的细胞可拥有接近正常的酶功能。其目标是长期甚至永久的增加内生酶，改善病人预后，期望摆脱每 2 周 1 次静脉注射的酶替代治疗方案。

【预后】

Fabry 病是 X 染色体性连锁遗传。女性是致病基因的携带者，来源于同为携带者的母亲或者患病的父亲，并有 50% 的机会将致病基因遗传给下一代。男性病人的致病基因源于携带致病基因的母亲，并可将致病基因遗传给女儿使之成为携带者，却不会遗传给儿子。

Fabry 病预后不良，多由于严重的心脑血管并发症或终末期肾病死亡。预期寿命与疾病严重程度相关。一项美国的调查显示，FD 男性病人的预期寿命为 58.2 年（平均为 74.7 年），FD 女性病人的预期寿命为 75.4 年（平均为 80.0 年）。

（谢院生）

第二十章 慢性肾脏病矿物质和骨代谢异常

慢性肾脏病发展到慢性肾脏病 3 期和终末期（慢性肾脏病 5 期）常常出现骨、矿物质代谢紊乱，骨组织学表现为以继发性甲状旁腺功能亢进（Secondary hyperparathyroidism，SHPT）为代表的高转运骨病和低转运骨病，以往将其统称为肾性骨营养不良（Renal Osteodystrophy，ROD）或肾性骨病（renal bone disease），具有起病隐匿、危害严重的临床特点。随着透析技术的进步，病人存活期越长，ROD 的患病率也越高。

早在 2000 多年前，《黄帝内经》就提出"肾主骨生髓"，注意到了肾脏具有内分泌的生理功能。1935~1942 年，我国学者刘士豪、朱宪彝提出"肾性骨营养不良"的病名，也称"肾性骨病"，这一命名被国内外医学界广泛采用至今。

当肾小球滤过率（GFR）从 60mL/（min·1.73m^2）下降到 20mL/（min·1.73m^2）时，慢性肾衰竭病人高磷血症的发生率由 1% 增加到 30%，SHPT 的患病率由 17% 增加到 85%。Malberti 等报道在血液透析龄 < 5 年的病人中每年有 0.91% 发展成难治性 SHPT，而在血液透析龄 > 15 年的病人中此比例高达 2.82%。肾性骨病患病率的影响因素很多，包括地域、种族、肾脏病类型、肾脏病分期、检测手段、透析方式、骨病治疗方法的差异等。病人因素包括性别、年龄、绝经、营养状态、是否应用过糖皮质激素和免疫抑制剂等。对于慢性肾脏病 3~5 期的非透析病人，其患病率的报道较少，在 23%~49%。慢性肾脏病 5 期透析病人的患病率差异较大，在 7%~76%。

肾性骨病通常可分为狭义和广义两类，前者是指慢性肾衰竭导致的代谢性骨病；后者指一切和肾脏病理改变有关的代谢性骨病，如肾小管性酸中毒伴发的软骨病、肾病综合征时发生的骨病等。本节重点讨论前者。2006 年 KDIGO 提出将慢性肾脏病时钙、磷及骨代谢异常概括为慢性肾脏病 – 矿物质和骨代谢紊乱（Chronic Kidney disease–Mineral and Bone Disorder，CKD–MBD）。中华医学会肾脏病学分会于 2013 年出版适合我国医生临床指导的《慢性肾脏病矿物质与骨异常诊治指导》，2018 年出版了《中国慢性肾脏病矿物质与骨异常诊治指南》。

第一节 继发性甲状旁腺功能亢进

【概述】

SHPT 是由于甲状旁腺细胞受到刺激后增生、肥大，分泌过多甲状旁腺激素（Parathyroid hormone，PTH），以提高血钙、血镁和降低血磷的一种慢性代偿性临床表现。慢性肾功能不全、肠吸收不良综合征、Fanconi 综合征和肾小管性酸中毒、维生素 D 缺乏或抵抗以及妊娠、哺乳等情况下都会发生。甲状旁腺由代偿性功能亢进逐渐发展成自主性功能亢进，长期的甲状旁腺增生最终导致形成功能自主的腺瘤，引起全身钙、磷代谢紊乱及高转运骨病，进一步发展为骨外转移性钙化、骨骼畸形。根据其临床表现，本病属于中医学"骨痿""脉痹"范畴。

【病因病机】

（一）中医病因病机

1.病因

本病的发生多是由于禀赋不足、久病劳倦或药食所伤。

（1）禀赋不足，久病劳倦　禀赋不足或久病缠身，劳伤过度，房事不节，多产多育，或久淋、水肿反复不愈，耗伤正气，而致本病。

（2）药食所伤　嗜食肥甘厚味、辛辣炙煿之品，或嗜酒太过，脾胃运化失常，积湿生热，久病及肾，肾虚精亏；或在"肾衰病"治疗过程中过食补钙药物，药毒所伤。

2.病机

本病是"肾衰病"发展到后期所导致的脾肾亏虚、脏腑功能受损、浊邪壅盛、弥漫三焦的病证。其病机特点是本虚标实、虚实夹杂。由于肾虚精亏、髓海不足，以致骨失所养；另一方面，浊毒弥漫，损伤筋骨、血脉。由于久病必瘀，又有瘀毒互结、痹阻骨络的病机存在，遂成骨痛、骨痿诸证；瘀血浊毒痹阻于血脉，则成"胸痹""脉痹"，即血管钙化。可见本病总的病机为因虚致瘀、因虚生毒，瘀血浊毒交阻。

（二）西医病因病机

1.病因

在20世纪末，人们就已发现多种因素参与了肾性骨病的发生，包括低钙血症、磷潴留、维生素D代谢异常、骨化三醇 [1,25（OH）$_2$D$_3$] 不足及其受体减少、钙敏感受体的下调和钙调定点异常、酸中毒、基因多态性、PTH降解减少、骨骼对PTH的抵抗和长期透析的影响等。上述诸因素共同作用，多数病人最终导致甲状旁腺增生，PTH过度合成、分泌，导致SHPT，发生高转运骨病。另一部分病人由于维生素D代谢障碍、铝中毒和腹膜透析等因素而发生低转运骨病。此外，骨骼产生的成纤维细胞生长因子23（Fibroblast growth factors，FGF-23）经血循环到达肾脏发挥生物学活性，调节钙、磷代谢。FGF-23的基本生物学作用是通过促进尿磷排泄和抑制1,25（OH）$_2$D$_3$的产生而达到降低血磷和降低1,25（OH）$_2$D$_3$。FGF-23还可以抑制PTH mRNA的表达，从而抑制PTH分泌。多数透析病人血FGF-23高于正常人1000多倍，血液透析病人的血清FGF-23与血磷和SHPT程度正相关，与内生肌酐清除率和血清1,25（OH）$_2$D$_3$呈明显负相关。最近的流行病学调查显示，高血磷与高水平的FGF-23都是导致慢性肾脏病病人死亡的独立危险因素。

2.病理机制

SHPT情况下甲状旁腺细胞数量增多、体积增大，多个甲状旁腺腺体弥漫或结节增生，少数为单个腺瘤样改变，腺体整体体积变大，重量可大于正常10~50倍；组织学可以看到腺体内以主细胞增生为主，细胞间脂肪细胞减少，细胞数量增多并且呈空泡状，浆膜增多，细胞形态大于正常1~2倍。

在病理上甲状旁腺细胞增生的变化是由弥漫性增生，逐渐发展到结节性增生，最后到腺瘤。随着病程的进展，甲状旁腺细胞上的钙敏感受体和维生素D受体表达减少，促使甲状旁腺呈结节状增生和腺瘤样改变。当甲状旁腺细胞发展为类肿瘤样单克隆细胞增生时，已不受各种反馈调节，多具有自主分泌PTH功能，对活性维生素D药物治疗产生抵抗，这一阶段即为难治性 SHPT，在内分泌学上也叫"三发性甲旁亢"，通常需要进行手术治疗。

正常骨组织由细胞和矿化的细胞间质（骨基质）组成。细胞成分包括骨原细胞、成骨细胞、骨细胞和破骨细胞四种。在骨正常发生、生长及改建过程中，旧骨不断被溶解吸收，并由新生骨代替，骨形成（以成骨细胞作用为主）与骨吸收（以破骨细胞为主）之间维持动态平衡。这一过程受 PTH、维生素 D、降钙素、类固醇激素、生长激素、雌激素、细胞因子等因素调节，上述因素的改变均可以影响机体的骨代谢紊乱，导致代谢性骨病。生理量的 PTH 可保证骨骼正常的重建。当血中 PTH 过多，造成破骨细胞活性增强，骨吸收破坏增加，骨钙大量释放入血，同时肠钙吸收及肾钙回吸收增加，而引起高钙血症，并发骨骼病变。

【临床表现】

SHPT 在早期临床症状不明显，可能仅有血全段甲状旁腺激素（intact PTH，iPTH）及生化改变：血钙偏低或正常，血磷增高或正常。在我国 SHPT 病人由于早期治疗常常延误，确诊时已属于中、晚期 SHPT，临床症状较重，可表现为明显骨痛、肌无力、瘙痒，甚至骨折、骨骼畸形等。

1. 骨病表现

PTH 作用的靶目标脏器较多，骨骼是首先受累器官，则骨痛是最常见的症状，常发生在承重骨，如足跟、髋骨、腰、背等部位，可伴明显压痛。初期仅表现为骨骼疼痛，伴随肌无力；晚期四肢活动及肌力明显受限，表现为下蹲困难、上下楼困难和"鸭子样步态"的行走困难，疼痛进行性加重逐渐延至全身。骨折多见于肋骨、脊柱、髋部等，椎体压缩骨折可导致脊柱侧凸、胸廓变形缩小、鸡胸驼背、身高缩短，也称退缩人综合征；上颌骨增大表现为头部狮面样增大畸形，也称 Sagliker 综合征；儿童可出现骨生长延迟、生长受限。PTH 是 SHPT 骨病的重要决定因素，其升高程度与骨病严重程度相一致。其他还有自发性肌腱断裂、关节周围炎、关节畸形等表现。

2. 骨外脏器损害表现

过高的 PTH 也是肾衰竭导致的全身毒素之一，其对皮肤的影响有瘙痒、燥热、皮肤小斑疹或丘疹、皮肤内钙质样物质沉着；对心血管的影响有高血压、动脉硬化、左室肥厚、心瓣膜钙化、反复心力衰竭、低血压等；PTH 具有神经毒性作用，表现为有失眠、不安腿、性格改变，也可引起精神失常、脑电图紊乱和周围神经病变、近端肌力减退和肌萎缩、四肢近端肌力进行性下降，影响上肢抬举和走路；其他还有不明原因的乏力、衰弱、消瘦、营养不良、促红细胞生成素抵抗的贫血等。

3. 转移性钙化和心血管钙化

关节、肌肉等软组织处可发生无痛性、可活动的包块，进行性增大，X 线表现为团块样高密度影，包块体积逐渐增大可以影响关节活动受限，也可破溃流出白垩状或膏样物质，也称肿瘤样钙化；眼钙化也很常见，常常与活性维生素 D 过度应用有关，是钙类物质沉积在眼结膜所致，可导致局部刺激，表现为"红眼征"。

心血管钙化是异位钙化中最严重的并发症，可致病人全因死亡和心血管死亡明显增加，钙化原因复杂，包括传统的心血管钙化危险因素如高龄、高血压、动脉粥样硬化、糖尿病、微炎症、吸烟等，还包括钙、磷、PTH 代谢紊乱等因素。心血管钙化主要指主动脉钙化、中小动脉钙化、心瓣膜钙化和冠状动脉钙化。

4. 钙化防御

钙化防御也称钙性尿毒症性小动脉病，是一组以外周组织缺血性坏死、皮肤溃疡形成和血管钙化为特征的临床综合征，多见于长期透析或肾移植病人。表现为腹部、肢体远端疼痛性斑点状皮损，酷似网状青斑，在指（趾）尖、踝、膝或臀部表面可见紫色结节，进一步可发展为皮肤坏疽，疼痛剧烈，可累及肌肉和皮下脂肪，可并发感染。皮肤结节活检，可见小到中等动脉壁的钙沉积和（或）血管内血栓形成，伴小叶状脂肪坏死、钙化和中性粒细胞、淋巴细胞及巨噬细胞浸润。

钙化防御发病机制不清，多数病人有重度 SHPT 病史，也有肥胖、糖尿病、腹膜透析、过多使用钙剂和活性维生素 D 病人更多发的相关报道。发病机制可能与各种原因导致高钙血症、血管痉挛、血管内膜钙化或血管栓塞有关，最终病人预后很差，多死于败血症或缺血性疾病。

5. 特殊临床类型

晚期 SHPT 病人可以是伴随着鸡胸、驼背的退缩人综合征，双手类杵状指样畸形，面部狮样改变的 Sagliker 综合征，面部畸形，甚至进食困难等，这些病人严重营养不良，体重下降，胸廓呈钟样畸形，肺容量缩小，严重心肺功能障碍，肺部感染高发，死亡率增加。

【实验室及其他辅助检查】

1. 血液检查

包括血 PTH、血生化、血清维生素 D、离子系列、血清骨钙素、血清 I 型胶原前肽、血碱性磷酸酶等检测。

2. 影像学检查

X 线、超声、CT、骨密度检测和核素骨扫描对肾性骨病的诊断和分型有帮助。甲状旁腺的影像学（MIBI 核素显像）检查不但能发现肿大的甲状旁腺，确定 4 个甲状旁腺的部位，还可发现异位的甲状旁腺，此项检查可以帮助确定 SHPT 的诊断。反复检查还可以评定非手术治疗的效果。

3. 组织学检查

必要时做骨组织活检。骨组织形态学可以准确地判断骨转运、矿化和骨容量状态，是代谢性骨病诊断的金指标。

【诊断】

（一）中医辨证要点

1. 辨虚实

本病多为正虚邪实，当辨正虚为主或是邪实为主。正虚首先明确何脏腑之虚，是脾脏、肾脏、肝脏，亦或多脏之虚；邪实当分清水湿、瘀血、浊毒、痰湿的不同，以及是否兼夹。

2. 辨阴阳

本病当辨病性属阴或属阳。因本病多发生于"肾衰病"日久迁延不愈，多有脏腑亏虚。阳虚多以脾肾亏虚为主，阴虚多以肝肾阴虚为主，临床应辨阴虚、阳虚之不同。

（二）西医诊断要点

诊断应包括慢性肾脏病史、血 PTH 检测、血生化、临床表现、甲状旁腺及骨骼的影像学检查、骨密度、骨活检等。

1. 血甲状旁腺激素检测

测定血 PTH 是确定甲状旁腺功能的直接证据。目前临床广泛应用的 iPTH 采用放射免疫定量测定法（immunoradiometric assay，IRMA）。研究发现，当 iPTH > 300pg/mL 时骨活检显示几乎都伴随高转运骨病；iPTH < 150pg/mL 时骨的形成及转运低下，骨病理改变多为低转运骨病；iPTH 在 150~300 pg/mL 时骨形成率和转运接近正常。

另外一种更加特异性的仅识别 PTH（1~84）的检测方法可专门检测"整分子 PTH"（whole PTH，wPTH）即 PTH（1~84）。测定 wPTH 可以排除无功能的 7~84 PTH 成分，以避免 7~84 PTH 高水平时导致的过高判断甲状旁腺功能。有研究认为，wPTH 浓度与甲状旁腺体积大小显著相关（R=0.308，p=0.0474），而 iPTH 则无此相关性；应用 wPTH 以及 1~84 和 7~84 PTH 比值诊断无动力骨病要优于 iPTH。但是 wPTH 方法尚未广泛应用于临床。美国 K/DOQI 2004 年临床实践指南仍推荐测定 iPTH，其靶目标值为：慢性肾脏病 3 期，35~70pg/mL；慢性肾脏病 4 期，70~110pg/mL；慢性肾脏病 5 期，150~300pg/mL。由于 iPTH 测定值影响因素较多，有一定变异性，初次诊断强调连续二次测定 iPTH 升高才可以诊断 SHPT。

2. 血清总钙与离子钙测定

血钙的测定是诊断代谢性骨病最有效的方法之一，蛋白结合钙约占血清总钙的 40%，小分子阴离子结合钙约占血清总钙的 10%，具生理活性的离子钙占血钙总量的 50%。影响血钙测定的因素较多，血 pH 值下降时离子钙浓度增加，反之，离子钙减少；除了血 pH 值以外，白蛋白降低可使血钙值偏低，此时结合钙减少，离子钙水平正常。对于低血清白蛋白病人，需要计算纠正钙浓度，其计算公式为：校正的钙浓度（mg/dL）= 总钙浓度（mg/dL）+0.8 × ［4.0– 血清白蛋白浓度（g/dL）］。慢性肾脏病 3~5 期病人血清纠正钙的建议值为 2.1~2.50mmol/L（84~100mg/L）。

3. 血磷测定

血生化测定的磷是指血清无机磷（Pi）。血液中红细胞内的磷高于血浆中的磷，若血标本溶血则测定血磷值可能会假性增高。慢性肾衰竭时，血磷常常升高。低血磷见于饮食摄入不足或持续血液滤过的病人。慢性肾脏病 3~5 期非透析病人血磷的建议值为 0.87~1.45mmol/L，慢性肾脏病 5 期透析病人血磷的建议值为 1.13~1.78mmol/L。

4. 血清碱性磷酸酶（Alkaline phosphatase，ALP）

ALP 主要来源于肝脏，但在生长发育期及骨变时，升高的血 ALP 主要来自骨组织，正常生理条件下，成人的骨源性 ALP 和肝源性 ALP 之比约为 1：1，成人参考值为 40~150U/L。骨特异性碱性磷酸酶（Bone-ALP，简称 BAP）主要由成骨细胞分泌，是反映成骨细胞活性和骨形成的敏感指标之一，是骨形成重要的生化指标。一般情况下，血清 BAP 活性升高代表成骨细胞活性增加。

5. 血清骨钙素（Bone GLA protein，BGP）

BGP 是骨组织中最丰富的非胶原蛋白，BGP 由成熟成骨细胞、成牙质细胞和肥大软骨细胞产生和分泌。血清中 BGP 浓度可特异性地反映成骨细胞的活性。影响血清 BGP 水平的因素很多，如年龄、药物（性激素、糖皮质激素、甲状旁腺素、维生素 D 及钙剂）、疾病（如肾病，代谢性、内分泌性疾病，肿瘤）等。作为成骨细胞活性指标，肾衰竭时其排出减少，低转化型骨病组的血 BGP 水平明显低于高转化型骨病组。甲状腺功能亢进症、Paget 骨病、佝偻病（骨软化症）时 $1, 25-(OH)_2D_3$ 缺乏，使 BGP 合成减少。骨钙素是估计骨形成的一个较好指标。

6. 血清Ⅰ型胶原前肽（PICP、ICTP、PINP）

Ⅰ型胶原是存在于骨与软骨中唯一的胶原类型，占骨基质90%以上，反映Ⅰ型胶原转化的指标，是诊断骨代谢性疾病极为有用的生化指标。Ⅰ型前胶原N端肽（procollagen type-Ⅰ N-terminal peptide，PINP）和Ⅰ型前胶原C端肽（procollagen type-Ⅰ C-terminal peptide，PICP）均是由成骨细胞合成并排出的前胶原纤维的细胞外分解产物，其在血循环中的含量主要反映Ⅰ型胶原的合成速率及骨转换情况，升高提示Ⅰ型胶原合成速率加快、骨转换活跃。Ⅰ型胶原羧基吡啶并啉肽（procollagen type Ⅰ cross-linked C-terminal telopeptide，ICTP）是Ⅰ型胶原降解的产物，在Ⅰ型胶原降解过程中，该肽段被完整地释放入血清，在骨破坏加快的情况下，血清ICTP浓度会升高。PICP、PINP作为骨形成指标主要反映骨形成，ICTP作为骨重吸收指标主要反映骨破坏。长期透析治疗会伴有高水平的ICTP，而且PINP骨指标也受透析的影响，因此需要综合评价。在绝经期骨质疏松的治疗监测主要依赖PINP，如PINP在治疗中逐渐升高代表成骨逐渐活跃、骨转运速度加快。

7. 骨吸收指标

骨吸收指标主要反映的是破骨细胞活性，在骨吸收指标中，抗酒石酸酸性磷酸酶（tartrate-resistant acid phosphatase，TRACP）较常用。TRACP是一种结构高度保守的含铁糖蛋白，分子量30~40kD，主要由破骨细胞产生后分泌入血，其活性与破骨细胞活性呈正相关。高转化性骨病的TRACP活性比其他类型肾性骨病明显要高。血清TRACP与破骨细胞组织学指标的联系比iPTH、ICTP要强，可作为肾性骨病破骨细胞活性的特异指标。

8. 血清维生素D检测

由于1,25（OH）$_2$D$_3$的半衰期短，外源性给予骨化三醇和维生素D类似物可能影响测量结果，且并没有证据表明测量1,25（OH）$_2$D$_3$有助于指导治疗或预测预后，故目前不建议临床检测1,25（OH）$_2$D$_3$浓度，主要检测25-羟维生素D［25（OH）D］。正常人群和慢性肾脏病病人中，低25（OH）D水平均和死亡率升高相关，建议＜15ng/mL诊断为维生素D缺乏，≥15ng/mL且＜30ng/mL为维生素D不足。临床实践中，需要根据病人的基线水平和治疗方法决定检查的时间和频率。

9. 甲状旁腺影像学检查

正常甲状旁腺即使高分辨彩色多普勒超声检查也难以发现，只有在甲状旁腺功能亢进时才可以探及甲状旁腺腺体。SHPT时通常主张在iPTH＞500pg/mL时做甲状旁腺影像学检查。SHPT与原发性甲状旁腺亢进明显不同的影像学特征是：颈部可以发现多个甲状旁腺腺体增大，而原发甲状旁腺亢进通常是单个腺体增大。甲状旁腺CT扫描、甲状旁腺MRI和X线平片检查由于密度分辨率低，甲状腺、甲状旁腺与周围肌肉等组织结构难以分辨，故诊断价值有限。但原发性甲状旁腺功能亢进，尤其是怀疑甲状旁腺癌时需要行CT检查以了解是否有周围组织侵犯或淋巴结转移。

甲状旁腺核素检查对甲状旁腺疾病的诊断具有独特的价值。特别是[99]mTc-MIBI双时相法检测的敏感性与血清PTH水平基本一致。[99]mTc-MIBI双时相显像属于功能显像，只有功能亢进的甲状旁腺组织才会显影，可用于甲状旁腺手术前定位，尤其在行第二次手术前精确定位，也有助于发现颈部超声不能发现的胸骨后、纵隔内等异位增大的甲状旁腺。

通过高频彩超和[99]mTc-MIBI双时相显像两种影像学检查联合应用可检测到64.6%甲状旁腺，较单用高频彩超定位诊断51.2%和单用[99]mTc-MIBI双时相显像53.5%的准确率均明显提高，而且二者对下极甲状旁腺的检出率更高。

10. 骨骼 X 线检查

出现骨骼的 X 线异常提示肾性骨病已经进展到晚期，早期肾性骨病诊断中不主张应用。X 线检查可有多项阳性发现，其基本的病变为骨质疏松样的骨密度降低、骨膜下骨质吸收、骨质软化、纤维囊性骨炎、病理性骨折、泌尿道结石或钙化。

（1）骨膜下骨质吸收　常发生于双手短管状骨，表现为骨皮质外缘呈花边状或毛刺状，失去骨皮质缘的光滑锐利外观，骨皮质边缘毛糙不规则。头颅表现外板边缘毛糙，其间可见广泛点状密度增高影，呈羽毛样，严重者呈局限性骨缺损。骨皮质内缘亦可有类似改变，为骨内膜下骨质吸收的表现。骨膜下骨质吸收是 SHPT 的可靠征象，但轻型或早期病人可无此表现。

（2）骨质软化　呈广泛性骨密度减低，程度不等，重者骨骼的 X 线表现如软组织密度；骨皮质变薄，骨髓腔增大，骨小梁模糊不清。同时可合并长骨弯曲变形、三叶骨盆、双凹脊椎；胸部肋骨变形，致胸廓呈钟状，可有假骨折线形成。

（3）骨囊性病变　纤维囊性骨炎多发生在短骨、骨盆，表现为单发或多发的囊状透光区，边界清晰，有时可见硬化的边缘；在头颅常表现多发颗粒状骨缺损，也称"盐加胡椒"现象。棕色瘤（即骨内囊肿含褐色液体）为 SHPT 的特异性表现，但常被误诊为骨巨细胞瘤、骨囊肿或骨纤维异常增殖症。棕色瘤发生在骨质软化的背景上，发生在长骨骨干呈多发性，有时棕色瘤巨大，伴骨折。当甲状旁腺功能亢进的病因去除后，棕色瘤可消失。这些特点可与骨肿瘤相区别。

（4）骨骼畸形　严重 SHPT 的病人会出现手指"杵状指"、三叶骨盆、双凹脊椎，也称"三明治"椎体；胸部肋骨变形，致胸廓呈钟状；胸及腰椎的压缩骨折，脊柱和肋骨变形；身高缩短，"O"型腿；颅骨、面部骨骼畸形；等等，均为特征性改变。面部骨骼畸形，表现为上下颌骨体积明显增大、密度增高，并呈骨硬化表现；牙齿排列不齐，牙槽骨硬板吸收，边缘模糊；严重病例骨质膨胀，密度不均，致骨骼畸形，呈类"狮面征"样改变。颅骨畸形，在骨密度减低的背景上，颅骨出现大小不等、边界不清的颗粒状高密度影，使颅骨呈现密度不均的斑点状或为夹杂小圆形低密度区，颅骨外板增厚并模糊不清。

（5）病理性骨折　轻微外伤（如穿衣、提水、弯腰等）即可造成骨折，咳嗽也可致肋骨骨折。常为反复发生的多发性骨折。骨折往往发生在骨棕色瘤部位，常见于四肢长骨、肋骨、脊椎骨、锁骨和骨盆骨处。有时表现为明显弯曲变形，如同小儿的青枝骨折。骨折处有骨痂生成。

（6）转移性钙化　转移性钙化的 X 线表现为骨外组织的类似骨组织的高密度影，如关节周围、肌腱韧带等，腹部侧位相可显示腹主动脉钙化、其他外周血管钙化、内脏器官钙化等，此时骨骼密度降低和血管壁密度增高的征象同时存在，即所谓反常钙化，骨质疏松与血管钙化共存。

11. 骨密度检查

骨密度检查包括双能 X 线吸收法测量腰椎和股骨近端的骨密度检查和超声跟骨骨密度检查，两种方法的骨密度有良好的相关性。对于肾性骨病来说，不管是高转运骨病还是低转运骨病，通常都可以有类似骨质疏松的低骨量表现。中日友好医院检查规律透析病人 141 例，发现骨质疏松总患病率为 51.77%，骨量减少为 41.84%，女性骨质疏松患病率为 65.00%，明显高于男性 34.42%（$P < 0.05$），随着透析龄增加，病人的骨质疏松患病率逐渐升高，iPTH

值各组比较差异无明显性。

12. 骨组织活检

骨组织形态学测定可以准确地判断骨转运、矿化和骨容量状态，是代谢性骨病诊断的金指标。骨组织形态学测量可精确提供以下信息：骨小梁体积、类骨质体积、类骨质面积、成骨细胞面积、受侵蚀骨质面积、骨小梁表面、骨陷窝所占面积、破骨细胞面积、骨小梁表面破骨细胞和正在被吸收部分所占面积、破骨细胞数以及全小梁给定区域所占面积。借助四环素标记和 UV 显微镜，还可进行骨动力学参数测定：骨矿化率（即 2 次四环素标记中点间的距离除以 2 次服药间隔时间）、骨生成率（即每天每单位骨小梁新矿化的体积数）、校正的骨矿化率（骨矿化率与整个类骨质面积之比）和矿化迟滞时间等。由于这些定量方法的建立，可以很好地区分骨病类型：高转化骨病时，骨转化加快，四环素标记面积和骨生成率增加，矿化迟滞时间短或正常；混合性骨病时既有高转化骨病的征象，在大量的类骨板中还能看到矿化不足的表现，骨转化率较低，矿化迟滞时间一般延长；骨软化症和无动力骨病时，矿物配比率和骨生成率均降低，矿化迟滞时间延长，无动力骨病时骨小梁面积显著减少，而骨软化症时类骨质面积、长度和宽度显著增加，矿化迟滞时间更为延长。肾性骨病的标准评估包括骨小梁、皮质骨厚度或骨皮质细胞活性，骨内膜并不在评估之列。

SHPT 骨损害的病理变化主要表现为：破骨细胞增生活跃，骨吸收增强，骨小梁表面形成陷窝或囊腔；成骨细胞活性增强，未矿化的新骨也有形成，骨样组织稍有增生，但排列紊乱，宽度尚无明显增加；成纤维细胞、纤维细胞及纤维组织增生，在骨小梁周围沉着。

骨活检是一项侵入性的昂贵检查，在临床上还不能广泛应用。一般临床主要通过 PTH、钙、磷、ALP（BAP）、骨代谢指标和骨的影像学检查结合临床表现明确诊断。当出现以下几种情况需要考虑骨活检：①不能解释的血钙磷异常；②不能解释的骨折或骨痛；③严重进展的血管钙化；④怀疑铝或其他金属中毒；⑤过去有明确的铝暴露史或不能以 SHPT 解释的生化异常病人，在甲状旁腺切除术前；⑥接受二磷酸盐治疗之前。

【治疗】

（一）中医治疗

中医药治疗慢性肾脏病矿物质和骨代谢异常应针对病机辨证论治：慢性肾脏病矿物质和骨代谢异常的病机以本虚标实为特点，正虚常表现为脾肾阳虚或肝肾阴虚，其标实多表现为水湿、瘀血、浊毒、痰湿等，故应针对不同的临床表现和病机进行辨证论治。

1. 治疗原则

治疗基本原则是扶正祛邪、攻补兼施。扶正要根据正虚的不同，结合主要病变脏腑，分别采用健脾补肾或滋养肝肾法；祛邪主要采用除湿、利水、祛浊、化瘀等法。

2. 辨证施治

（1）脾肾阳虚，痰浊内阻

[临床表现] 身体消瘦，困倦，乏力，骨痛，腰痛喜揉喜按，畏寒喜暖，水肿，纳差，恶心，呕吐，胸闷，胸痛，面色少华，唇甲色淡，舌质淡红，舌体胖大，舌质淡，苔薄白或白腻，脉沉细。

[治法] 健脾补肾，益气温阳，兼理气化痰、通腑泄浊。

[方药] 右归丸或济生肾气丸、金匮肾气丸合温胆汤加减（右归丸出自《景岳全书》，济

生肾气丸出自《济生方》，金匮肾气丸出自《金匮要略》，温胆汤出自《三因极一病证方论》。

［参考处方］熟地 12g，山药 12g，茯苓 15g，车前子 15g，山茱萸 10g，枸杞子 12g，杜仲 12g，肉桂 12g，制附子 6g，竹茹 12g，枳实 12g，陈皮 10g，甘草 6g。

方中熟地、山茱萸、枸杞子、杜仲、山药、车前子、茯苓、肉桂、制附子具有温肾化气、利水消肿之功，竹茹、枳实、陈皮、甘草具有理气化痰之功。全方共奏健脾补肾、益气温阳兼理气化痰、通腑泄浊之功。

［临床应用］若病人血清肌酐升高明显，伴有大便秘结，可在上述方药基础上加用酒大黄、瓜蒌等药物通腑泄浊。

（2）肝肾阴虚，瘀血内阻

［临床表现］面色晦暗，腰膝酸软，手足心热，潮热盗汗，骨痛，腰痛有定处、夜间尤甚，身肿，精神不振，时有低热，自汗，胸闷，胸痛，舌质红少苔、有瘀斑，脉细数。

［治法］滋补肝肾，活血化瘀。

［方药］六味地黄丸合血府逐瘀汤加减（六味地黄丸出自《小儿药证直诀》，血府逐瘀汤出自《医林改错》）。

［参考处方］熟地 12g，山茱萸 12g，牡丹皮 12g，泽泻 9g，山药 12g，茯苓 12g，桃仁 10g，当归 12g，牛膝 12g，桔梗 12g，枳壳 10g，柴胡 10g。

方中熟地、山茱萸、牛膝滋补肝肾，枳壳、柴胡疏肝解郁，泽泻、桔梗清热利水，山药、茯苓健脾益气，牡丹皮、桃仁、当归活血化瘀。全方共奏滋补肝肾、活血化瘀之功。

［临床应用］若瘀血严重者，可选用水蛭、地龙等虫类药以破血逐瘀，加大活血功效。

（二）西医常规治疗

1. 一般治疗

包括：合理的营养，充分的透析，维持血钙、血磷于合理范围，纠正低血钙和代谢性酸中毒，等等，是 SHPT 治疗过程中必须做到的基础治疗措施。对所有病人都需要监测血生化改变，通过调整透析方案、饮食控制和使用磷结合剂长期保持血钙、血磷在靶目标范围非常重要。

2. 活性维生素 D（骨化三醇 / 阿法骨化醇）

治疗机制是活性维生素 D 通过与肠道和甲状旁腺的维生素 D 受体的结合，达到升高血钙、抑制 PTH 合成和分泌的作用。参照 K-DOQI 指南和我国专家共识，在慢性肾脏病 3 期，iPTH > 70pg/mL；慢性肾脏病 4 期，iPTH > 110pg/mL；慢性肾脏病 5 期，iPTH > 300pg/mL 的情况下应使用活性维生素 D 治疗。日本透析医学会的 SHPT 指南认为慢性肾脏病 5 期在 iPTH60~180pg/mL 时病人死亡率最低，推荐 iPTH > 180pg/mL，就可以开始治疗。

治疗前必须检查 iPTH 和钙、磷水平。当血钙偏低（< 9~10mg/dL）、iPTH 升高时是使用活性维生素 D 的最佳时机。治疗过程中应严密监测钙、磷水平，保持钙磷乘积（Ca×P）< 55mg^2/dL^2，要强调安全治疗，防范骨外转移性钙化。关于 iPTH 的合理治疗靶目标在慢性肾脏病不同期的要求（见表 20-1-1），初始治疗应该基于血清钙、磷水平并预测治疗期间不会明显升高和加重血管钙化。

表 20-1-1　慢性肾脏病不同阶段 iPTH、钙、磷控制的靶目标

CKD 分期	iPTH 靶目标 pg/mL（pmol/L）	血钙靶目标 mg/dL（mmol/L）	血磷靶目标 mg/dL（mmol/L）
3 期	35~70（3.85~7.7）	9.5~10.2（2.37~2.45）	2.7~4.6（0.87~1.49）
4 期	70~110（7.7~12.1）	9.5~10.2（2.37~2.45）	2.7~4.6（0.87~1.49）
5 期	150~300（16.5~33.0）	8.4~9.5（2.10~2.37）	3.5~5.5（1.13~1.78）

活性维生素 D 的使用方法：①小剂量持续疗法，主要适用于轻度 SHPT 或中重度 SHPT 维持治疗阶段。用法：0.25mg，每天 1 次。②大剂量冲击疗法，主要用于中重度 SHPT，iPTH ＞ 300~500pg/mL，每次 1~2mg，每周 2~3 次口服或静脉注射。治疗中剂量调整：iPTH 降低至目标范围，减少原剂量的 25%~50%；iPTH 无明显下降，增加原剂量的 50%，或由小剂量改为冲击治疗。③治疗 4~8 周后 iPTH 仍无下降，并出现钙磷乘积升高，考虑骨化三醇治疗抵抗，应该停止治疗。

活性维生素 D 治疗的监测：①慢性肾脏病 3、4 期病人，治疗的 3 个月内至少每月监测血钙、血磷 1 次，以后每 3 个月 1 次；iPTH，治疗的 6 个月内至少每月 1 次。以后每 3 个月 1 次。②慢性肾脏病 5 期病人，治疗的 1~3 个月内至少每 2 周监测血钙、血磷 1 次，以后每月 1 次；iPTH，治疗的前 3 个月内至少每月 1 次，达到目标范围后，每 3 个月 1 次。由于活性维生素 D 治疗容易发生高钙、高磷血症，需要增加血清钙和磷监测频度，也可以配合低钙透析液避免高钙血症发生。

阿法骨化醇和骨化三醇的疗效类似，也有报告阿法骨化醇由于不经过肠道吸收，可以减少高钙血症，由于阿法骨化醇需要经过肝脏代谢转变为 1, 25（OH）$_2$D$_3$，肝功能异常的病人应该慎用大剂量冲击疗法。

3. 活性维生素 D 衍生物

为了减少活性维生素 D 治疗产生的高血钙和高血磷，近年来，出现了新型的维生素 D 类似物，也称活性维生素 D 衍生物，它们有同样刺激维生素 D 受体、抑制 PTH 的作用，而因为仅作用在甲状旁腺，不激活全身维生素 D 受体，较少导致高血钙和高血磷。主要产品有 1α（OH）$_2$D$_2$（doxercalciferol）、19- 去甲 21, 25（OH）$_2$D$_2$（paracalcitol，帕立骨化醇）和 22- 氧化钙三醇（22-oxacalcitriol）。较多文献已显示此类药物使 PTH 下降 50% 需要的时间明显缩短，而且临床发生高血钙和高血磷较骨化三醇少。

代表性药物如帕立骨化醇注射液，在血液透析时静脉注射，每次 0.04~0.1μg/kg。在初始治疗 / 剂量调整期间需要密切监测血清钙、磷浓度（每周检测 2 次），待建立维持治疗目标范围的稳定剂量后，每月检测 1 次。PTH 水平应至少每 3 个月检测 1 次，在剂量调整期间应更密切监测。需经常调整剂量以达到 PTH 的治疗目标。监控钙磷乘积维持在 ＜ 65mg^2/dL^2 水平。如发现钙磷乘积升高至 65mg^2/dL^2 以上，则立即降低剂量或暂停治疗，直至指标恢复正常。当 iPTH 水平降低幅度大于 30% 但不足 60%，或 iPTH 水平处于 1.5~3 倍正常上限值范围内，药物剂量需要长期维持。通常根据建议剂量调整方案，每 2~4 周调整 2~4μg。

4. 拟钙剂

拟钙剂（又称钙敏感受体激动剂，商品名西那卡塞）可降低病人血钙，同时显著降低

PTH 水平，抑制甲状旁腺增生，可以与含钙的磷结合剂和维生素 D 类药物联合使用，尤其适合于活性维生素 D 治疗无效的重度 SHPT 病人。

拟钙剂属苯烷基胺类化合物，可显著降低血中 PTH 水平，且呈剂量依赖性，病人血钙值也有所下降，透析对疗效无影响。盐酸西那卡塞（cinacalcet）生物活性较高，对钙敏感受体可以产生变构激活作用，不仅可以有效降低 PTH，同时也可以减小增生的甲状旁腺的体积。

西那卡塞首次服用剂量 25mg/d，两个最常见的不良反应是低钙血症和胃肠道不良反应。低钙血症一般无症状，需要监测血钙水平，必要时监测心电图了解有无 Q-T 间期延长。低钙血症可以通过调整透析液钙含量或使用含钙的磷结合剂、活性维生素 D 或降低西那卡塞的剂量缓解。目前临床主要用于治疗慢性肾脏病血液透析病人的 SHPT 及各种原因引起的甲状旁腺肿瘤病人的高钙血症。

5. 甲状旁腺切除术 / 甲状旁腺介入治疗

甲状旁腺切除术（parathyroidectomy，PTX）作为药物治疗无效的 SHPT 治疗手段，其目的是预防病人骨病、骨骼畸形和心血管钙化等并发症，改善临床预后。PTX 不仅可以迅速降低血清 PTH 水平，而且可以快速缓解骨骼和关节疼痛、皮肤瘙痒等症状，提高生活质量，病人术后长期随访也证实 PTX 有助于改善营养不良、失眠、抑郁、肿瘤样转移性钙化、贫血等，是目前公认的可以有效提高透析病人生存率的治疗方式。我国及 KDOQI 的 CKD-MBD 指南都提出，慢性肾脏病 3~5 期病人，应用药物治疗无效的病人应该及时行 PTX。

（1）PTX 手术指征　①iPTH 持续 > 800pg/mL；②药物治疗无效的持续性高血钙和（或）高血磷；③以往对活性维生素 D 等药物治疗抵抗；④颈部高频彩色超声显示至少一个甲状旁腺增大、直径大于 1cm 并有丰富的血流信号。

（2）PTX 术前定位　高频彩色多普勒超声和 ^{99}mTc-MIBI 双时相核素显像是 SHPT 术前影像学定位诊断的主要方法。超声可用来估计甲状旁腺的体积、大小和位置，加之甲状旁腺属于颈部小器官，操作简便、易行，是 SHPT 的甲状旁腺定位首选方法。在检查中要注意 SHPT 的特殊性，通常都是 4 个腺体，但多达 13% 的受试者有多余的甲状旁腺，其中一些病人有 6 个或更多腺体。

（3）PTX 术式选择　SHPT 的手术方式主要有三种术式：甲状旁腺次全切除术（subtotal parathyroidectomy，sPTX）；甲状旁腺切除术 + 自体移植（parathyroidectomy+autotransplantation，PTX+AT）；甲状旁腺全切术并且不移植（total parathyroidectomy，TPTX）。PTX+AT 是目前多数文献推荐的术式。近年由于拟钙剂的上市使 SHPT 更容易控制，而 PTX 术后发生的甲状旁腺功能低下，可能导致低转运骨病问题显得突出，故又有做近乎全切的甲状旁腺次全切除术（Near total parathyroidectomy，N-tPTX）的主张，其甲状腺残留量更合适。不管那一种术式，成功手术后都可以达到血钙、血磷快速下降，瘙痒、骨痛等症状迅速缓解，骨骼畸形停止发展，营养不良改善，生活质量提高的目的。对于手术的疗效和安全性主要是观察术后持续性 SHPT 发生率和并发症的发生。

甲状旁腺介入治疗有两种，一种是超声引导下经皮无水酒精注射术，另一种是超声引导下经皮射频或微波热消融术。热消融术是新近发展的一项超声介入技术，主要优点是微创，治疗对象应以 PTX 术后持续 SHPT 和复发 SHPT 为主，以及因为高龄、心肺功能不佳难以胜任开放手术的病人，其远期疗效还有待于长期评估。

持续 SHPT 是指术后 iPTH > 150pg/mL；SHPT 复发指术后 1 周内 iPTH < 100pg/mL（也有认为 iPTH < 60pg/mL），以后逐渐上升，超过 150pg/mL。理想的 PTX 应该使持续性 SHPT

的比例降低到 10% 以内，以避免再次手术。

PTX 术后并发症包括围手术期并发症和远期并发症。围手术期并发症包括外科并发症和内科并发症：外科并发症包括切口感染、血肿和喉返神经损伤等；内科并发症包括低钙血症和术后持续 SHPT 等。通常 PTX 围手术期并发症病情急、病情重，危及生命，需立即处理，应加强医护人员教育培训并制定相应处理流程。中日友好医院 PTX 术后低钙血症的治疗原则：①鼓励术后病人开放高钙磷饮食，如奶、海鲜、豆类和肉类等。②术后 1 周内每日至少检测 1 次血清钙、磷。当血清钙 < 1.8mmol/L 或出现抽搐，立即给予 90mg 元素钙（每支葡萄糖酸钙含 90mg 元素钙）以 90~180mg/h 的速度静脉泵入；静脉泵钙结束后，立即查血清钙，若血清钙仍 < 1.8mmol/L，继续泵入 90~180mg 元素钙。一般需要连续静脉泵钙剂 3 天。③当血清钙在 1.8~2.1mmol/L，每天口服补充元素钙 1~2g（碳酸钙 1.5g，每日 3 次，两餐间口服）+ 活性维生素 D（骨化三醇或阿法骨化醇，0.5~1μg，每日 3 次，最大量可达 4μg/d）治疗。④当血清钙 > 2.2mmol/L，可逐渐减量活性维生素 D 和钙剂。⑤当血清钙 > 2.6mmol/L，钙剂和活性维生素 D 减半量或停用；当术后 iPTH < 60 pg/mL 时，选择先减活性维生素 D 再减钙剂的原则。

【预防与调护】

对于继发性甲状旁腺功能亢进症的预防，重在慢性肾脏病诊治过程中积极监测血钙、血磷、iPTH，维持钙磷代谢稳态及钙、磷及 iPTH 三者平衡。钙、磷、iPTH 水平三者是同等重要的，应以降低过高血磷、维持正常血钙、针对 iPTH 水平异常的综合治疗为目标。在使用磷结合剂、维生素 D 制剂过程中应"审时度势"，2017 版 KDIGO 指南指出"目前证据不支持早期预防性治疗高磷血症，只有在进展性或持续性高磷血症时行降磷治疗"。针对 iPTH 水平治疗的人群从旧指南的 iPTH 水平高于正常值上限，缩窄到"iPTH 水平持续升高或持续高于正常值上限"，这是因为：2017 版工作组认为 iPTH 水平的轻度上升是肾功能下降的适应性反应，故更强调"动态变化的观察"。其次，重视骨病和骨质疏松的诊断和治疗。积极开展骨密度检测及必要时的骨活检检查。根据病人骨折风险、骨密度和骨代谢指标等具体情况，进行个体化的抗骨吸收和骨质疏松治疗。第三，重视对慢性肾脏病病人的长期慢性病管理，尤其重视优质低蛋白、低盐、限磷等饮食指导，钙、磷、iPTH 等指标的定期监测及发生血钙钙化等心血管疾病的风险评估，帮助病人树立自我监管意识，提高其生活质量。

【注意事项】

注意避免过量服用含钙磷结合剂和维生素 D 及其类似物而加重病人钙负荷，从而引起血管钙化。

【临证提要】

在 CKD–MBD 治疗过程中，应基于钙、磷和 iPTH 水平等一系列生化指标综合考虑，强调 CKD–MBD 病人中钙、磷和 iPTH 水平三个指标的复杂性和相互影响。综合管理钙、磷和 iPTH 水平，能将病人死亡风险降至最低。强调早期诊断、及时治疗、全程监测。采取药物治疗或甲状旁腺手术的综合治疗策略，控制钙、磷及 iPTH 达标。要提高对于终点指标，如生存质量和心血管事件或心血管钙化的高度重视，提高病人生存质量、降低病死率。

第二节　低转运骨病与无动力骨病

【概述】

低转运骨病（Low turnover bone disease，LBTD）是骨组织学检查的病理诊断，包括无动力骨病和骨软化，随着老年及糖尿病透析病人的增多，以及 SHPT 的积极治疗，LBTD 患病率不断增多，由于 LBTD 会导致骨矿化障碍，钙、磷等矿物质不能在骨组织沉积，促进了血管钙化，也是慢性肾脏病病人心血管病高发的原因之一。

无动力骨病（Adynamic Bone Disease，ABD）指骨转运能力降低、骨重塑减少和几乎缺失的类骨质。骨组织学上的具体特征是骨小梁周围没有或极少的纤维化，成骨细胞和破骨细胞均减少，而以成骨细胞减少为甚，因此由成骨细胞合成的类骨质减少。但由于 ABD 的骨矿化能力降低不显著，以至于类骨质表现相对的正常，甚或减少的类骨质全部被矿化而呈现缺失的现象。

【病因病机】

1. 病因

致病因素很多，大体分为铝所致和非铝所致因素。

（1）铝所致因素　由于使用含铝的透析液和含铝的磷结合剂过量，铝中毒造成，也称铝性骨病，常常还合并铝性脑病和促红细胞生成素抵抗的贫血，被称为铝中毒三大表现。目前铝所致 ABD 的发病率明显降低，主要是由于水处理技术的改良，减少了含铝的磷结合剂应用，但在部分欠发达国家与地区仍存在有较高的发病率。

（2）非铝所致因素　①高钙血症：维生素 D 摄入过多、透析液钙浓度过高、服用大剂量含钙的磷结合剂等；②低磷血症：甲状旁腺功能障碍或甲状旁腺切除过多，多见于老年人和糖尿病病人；③PTH 水平低下：摄入过多的钙和维生素 D、甲状旁腺功能障碍或甲状旁腺切除过多；④骨对 PTH 的抵抗：多见于老年人和糖尿病病人；⑤甲状旁腺对低钙的反应减弱：多见于糖尿病病人；⑥腹膜透析；⑦其他：雌激素、雄激素及甲状腺激素水平降低也可能导致。

2. 发病机制

（1）铝所致 ABD 的机制　主要是铝直接抑制骨细胞的增生与活性，同时铝沉积在骨表面阻碍骨的矿化；其次是间接抑制了甲状旁腺功能。

（2）非铝所致 ABD 的机制　过多的钙和维生素 D 摄入直接或间接地通过造成的高钙、高磷血症抑制 PTH 的分泌和基因表达，从而抑制了骨转运。糖尿病病人可能是由于其自身血管病变引发甲状旁腺的血管功能障碍，而导致 PTH 的合成和分泌障碍；也有研究发现糖尿病病人本身易发生骨的铝盐沉积和骨对 PTH 的抵抗。机体对刺激（高钙、低磷）的反应能力减弱是老年人发生 ABD 的机制之一。腹膜透析治疗本身容易带来高钙、低磷血症，并且选择进行腹膜透析治疗的病人大多数为高龄、糖尿病病人，这些因素均可以促进腹膜透析治疗病人ABD 的发生。

【临床表现】

常发生于 ESRD 前，新透析病人或老年慢性肾脏病病人的骨活检显示其中 23% 为 ABD，49% 的 ABD 发生于透析前的慢性肾脏病 5 期病人中。高龄、糖尿病、腹膜透析、有过度应用活性维生素 D 和甲状旁腺切除术史是 ABD 高发人群。

1. 骨痛

骨痛是最常见的症状，骨痛主要发生在脊椎、髋关节，有可能表现为全身骨骼的酸痛。以铝性骨病导致的骨痛最明显。

2. 骨折

一些文献提示 LBTD 病人骨折风险较高，但还没有证据证实 ABD 的骨折风险增加。研究显示骨折与 PTH 水平呈 "U" 型关系，iPTH 为 300pg/mL 时发生骨折的风险最低。也有报道铝性骨病发生骨折的风险最大。骨折发生前一般先有潜在的骨骼微损伤，堆积的骨骼微损伤最终导致骨折的发生。骨折主要好发于肋骨、脊椎、长径骨等部位。

3. 高钙血症

由于 ABD 病人的骨组织缓冲钙的能力降低，通常表现为高钙血症，尤其在应用钙剂和活性维生素 D 后更易发生，也称反常的钙稳态。

4. 异位钙化

冠状动脉、主动脉及下肢动脉钙化常见于终末期肾病病人，尤其是骨活检证实存在 ABD 的病人。许多研究都证实高的血管钙化积分与低转运骨病相关，是一种反常钙化现象。London 研究显示，过高的 PTH、高钙负荷和高铝负荷都有可能加重血管钙化，加重骨病代谢指标异常，而甲状旁腺切除术和降低钙、铝负荷的措施不但有利于骨代谢指标恢复正常，也有助于血管钙化的改善。

【诊断】

1. 骨活检

骨活检是 ABD 诊断的金指标，骨活检后骨组织检查包括静态指标和动态指标，还需要进行铝染色。静态指标包括骨量 / 总组织量、类骨质厚度、类骨质表面 / 总骨表面、成骨细胞表面 / 总骨表面和破骨细胞表面 / 总骨表面；动态指标包括骨形成率（Bone Formation Rate，BFR）、活化频率和矿化延迟时间。各指标正常值见表 20-2-1。铝染色呈现铝的沉积面积小于 5% 被认为无意义，大于 25% 即认为铝性骨病的存在。ABD 主要表现在表 20-2-1 中指标 2~6 项的减低。大多数研究主要使用骨组织计量学指标中反映骨转运状况的 BFR、骨矿化能力的类骨质容量和纤维化程度进行肾性骨病分型的诊断。基于这 3 个指标，诊断 ABD 的界定值为 $BFR < 97\mu m^2/mm^2$、类骨质容量 < 12% 和极少的骨小梁纤维化或无纤维化。

表 20-2-1 骨组织学指标的正常参考范围

	骨组织病理生理学指标	正常范围
1	骨量 / 总组织量	16%~23%
2	类骨质厚度	4~20μm
3	类骨质表面 / 总骨表面	1%~39%

	骨组织病理生理学指标	正常范围
4	成骨细胞表面 / 总骨表面	0.2%~10%
5	破骨细胞表面 / 总骨表面	0.15%~1.2%
6	活化频率	0.49%~0.72%
7	纤维化量 / 总组织量	无（%）
8	矿化延迟时间	< 50 天

2. 血生化指标

反映骨转运的生化指标没有诊断意义，只用于监测治疗效果的评估，包括 PTH、骨形成指标和骨吸收指标。骨形成指标即成骨细胞形成新骨所释放的代谢产物，如 ALP、BAP、PICP 和 BGP 等；骨吸收指标即破骨细胞活动所降解的骨基质成分和分泌的产物，如 ICTP、吡啶啶交叉 – 联系胶原和抗酒石酸性磷酸酶（tartrate-resistant acid phosphatase，TRACP）等。iPTH 在一定范围内能较好地预测肾性骨病的类型，如 iPTH < 150pg/mL 预测 ABD 具有 83% 的阳性预估值。K/DOQI 证据水平显示，iPTH < 100pg/mL 预测低转运骨病具有较高的特异性与敏感性。

3. 血清铝

直接测定的血清铝水平不能真实地反映机体实际铝负荷状况，因为血清铝水平受血清铁的影响，在进行去铁敏（desferrioxamine，DFO）试验后测定的血清铝水平能显著提高铝中毒的诊断精确率，一般认为 DFO 试验后血清铝 > 50μg/L 提示铝中毒；如同时 iPTH < 150pg/mL，诊断铝性骨病的阳性预估值能达到 95%。过高的血清铝会抑制 PTH，在难治性 SHPT 病人如骨痛明显、PTH 不是过分增高的病人，PTX 术前如有条件建议行骨活检除外铝性骨病，治疗上应先驱铝治疗，再行 PTX。

4. 影像学

骨骼的 X 线检查无特异性表现，双光子骨密度检查可以有类似骨质疏松的低骨量或者骨质疏松表现，T 值低于 1.0。目前更强调影像学的血管钙化的诊断和评估，有助于预测心血管事件的风险。

【治疗】

（1）停用含钙的磷结合剂，以非钙非铝的磷结合剂作为口服的磷结合剂。

（2）减少或停止活性维生素 D 制剂的使用。

（3）使用低钙透析液（透析液钙离子 ≤ 1.25mmol/L），刺激 PTH 上升。

（4）骨的铝动员和清除（DFO 治疗）。

（5）对 ABD 伴严重骨质疏松、骨折的病人可使用 PTH（1~34）治疗。一项来自于意大利的多中心研究显示，每日 2 次、每次 20μgPTH（1~34）用于术后甲状旁腺功能减退症可显著提高血钙水平、降低血磷水平，改善病人生存质量。另一项研究则纳入 7 例 ABD 的血液透析病人，接受每日 20μg 的 PTH（1~34）治疗 6 个月后可显著提高椎体和股骨颈骨密度。

（6）改善营养不良。

（7）使用活性维生素 D 衍生物和钙敏感受体激动剂可能有效。

【预防与调护】

（1）杜绝铝暴露。

（2）评估饮食中的钙摄取量并降低至 2000mg/d。

（3）避免过度给予活性维生素 D。

（4）避免使用持续抑制 PTH 分泌的给药模式，避免腹膜透析病人持续暴露在高钙透析液环境下，使用维生素 D 受体激动剂和钙敏感受体激动剂可能有助于恢复 PTH 的脉动式分泌模式。

（5）避免在 ABD 病人中使用双膦酸盐、锶盐和氟化物，避免 PTX 术后 PTH 过低。

第三节　其他骨病

混合性骨病指骨组织学显示纤维性骨炎和骨软化共存，即高转运型和低转运型同时存在，主要靠骨活检诊断。常常见于甲状旁腺功能亢进和铝中毒同时存在，此时诊断明确后应先进行驱铝治疗，然后考虑应用活性维生素 D 等药物或手术治疗甲状旁腺功能亢进。

透析相关性淀粉样病变是长期透析病人的常见并发症，多见于透析 10 年以上病人，由于透析膜的生物不相容性、透析液内毒素污染等因素，刺激机体 β_2- 微球蛋白异常增生，发生脏器沉积引起淀粉样变。淀粉样物质可以堆积在骨、关节、胃肠等部位，如在手腕关节沉积致腕管综合征等，也可以在肠道、心脏等发生淀粉样沉淀。治疗主要有应用高通透透析器、血液滤过或血液透析滤过、血液吸附特异性 β_2- 微球蛋白等。腕管综合征是手正中神经压迫变性导致手麻手痛、手指活动障碍、鱼际肌萎缩的一种长期透析并发症，处理措施主要是外科腕管松解术，术后解除正中神经的压迫，手部功能障碍明显缓解，疼痛减轻。

（张凌　张宁　周加军　柳诗意）

第二十一章　透析与肾移植

我国 18 岁以上的成年人群中慢性肾脏病的患病率为 10.8%，发展成 ESRD 病人有 200 万之多，并呈逐年上升趋势，不少 ESRD 病人不可避免进入肾脏替代治疗。目前主要的肾脏替代治疗方式有血液透析（hemodialysis，HD）、腹膜透析（peritoneal dialysis，PD）和肾移植（renal transplant）三种方式。

第一节　血液透析

血液透析是利用半透膜原理，将病人血液与透析液同时引入透析器，在透析膜两侧呈反向流动，借助膜两侧的溶质梯度、渗透梯度和水压梯度，通过弥散、对流、吸附清除毒素，通过超滤清除体内多余的水分，同时可补充需要的物质，纠正水、电解质和酸碱平衡紊乱的一种肾脏替代治疗方法。

［血液透析的适应证］

（1）终末期肾病。

（2）AKI。

（3）药物或毒物中毒。

（4）严重水、电解质和酸碱平衡紊乱。

（5）其他，如严重高热、低体温等。

［血液透析指征］

非糖尿病肾病 eGFR < 10mL/（min·1.73m^2）；糖尿病肾病 eGFR < 15mL/（min·1.73m^2）。当有下列情况时，可酌情提前开始透析治疗：严重并发症、经药物治疗等不能有效控制者，如容量过多包括急性心力衰竭、顽固性高血压，高钾血症，代谢性酸中毒，高磷血症，贫血，体重明显下降和营养状态恶化，尤其是伴有恶心、呕吐等。

［急诊透析的适应证］

（1）药物不能控制的高钾血症。

（2）水钠潴留　少尿、无尿、高度浮肿，伴有心力衰竭、肺水肿、高血压。

（3）代谢性酸中毒　血液 pH < 7.24，并发尿毒症性心包炎、消化道出血、中枢神经系统症状如神志恍惚、嗜睡、昏迷、抽搐等精神症状。

［血液透析的禁忌证］

血液透析无绝对禁忌证，但下列情况应慎用：

（1）颅内出血或颅内压增高。

（2）药物难以纠正的严重休克。

（3）严重心肌病变并有难治性心力衰竭。

（4）活动性出血。

（5）精神障碍不能配合血液透析治疗。

［血液透析的血管通路］

（1）自体动静脉内瘘　优点为感染率低、并发症低、内瘘成熟后使用时间长、血透总体费用与血管通路相关费用低。缺点是内瘘初始失败率高、不能成熟、早期术后疼痛及周围组织损伤、动脉瘤和出血的风险。

（2）移植血管内瘘（人工血管内瘘）　优点为感染率低、初始失败率低、穿刺方便。缺点是血清肿、通畅率低、经常需要干预。

（3）带隧道、带涤纶套导管（临时导管和长期导管）　优点为易于置入、置入后可立即使用。缺点是感染率高、失功率高、需要经常抗凝或溶栓、可能导致中心静脉狭窄。

［血液透析中常用的抗凝剂］

包括肝素、低分子肝素、阿加曲班、枸橼酸盐和无肝素抗凝。血液透析治疗的抗凝目标是：抗凝剂使用最小有效剂量，保证治疗正常运行；不影响透析膜生物相容性；不影响全身凝血系统；避免出血等并发症。

［血液透析常见急性并发症］

常见急性并发症为透析中低血压、肌肉痉挛、恶心和呕吐、头痛、胸痛和背痛、皮肤瘙痒、失衡综合征、透析器反应、心率失常、溶血、空气栓塞、发热、透析器破膜、体外循环凝血。慢性并发症为皮肤瘙痒、睡眠障碍、营养不良、不宁腿综合征、慢性肾脏病矿物质和骨代谢紊乱等。

随着血液透析技术的逐渐成熟发展及对维持性血液透析病人并发症管理的加强，加上促红细胞生成素等药物的发明，透析病人生存时间较以前明显延长。随之而来的是一系列的慢性伴随症状，诸多症状给病人带来了各种不适，从而影响血液透析的顺利进行和透析效果，直接导致病人生活质量下降和死亡风险增加。

国外学者报道，透析病人出现频率最多的症状有疲劳，皮肤干燥，易醒，皮肤瘙痒、麻木或刺痛，入睡困难，性欲下降以及骨关节疼痛，其女性的症状困扰情况比男性重。国内有研究表明，困扰病人的各症状发生率在前10位的症状依次为：皮肤干燥、瘙痒、易醒、疲倦乏力、入睡困难、性欲减退、口干、难以激起性欲、注意力不集中、骨关节疼痛。这些症状主要是药物对症治疗为主，早期治疗可能较明显，但后期往往治疗效果欠佳，且症状反复而顽固难愈，病史缠绵，有一定的依赖，药物长期的服用还可能带来其他药物性的不良影响，中医药对这些常见的并发症及并发症状的治疗具有举足轻重的作用。

（一）血液透析相关低血压

【概述】

血液透析相关低血压（intradialytic hypotension，IDH）是指透析过程中平均动脉压比透析前下降 30mmHg 以上，或收缩压降至 90mmHg 以下。它是血液透析病人常见的并发症之一，发生率 20%~30%，主要发生于老年人及合并心血管疾患的病人，特别是合并糖尿病的透析病人。频繁的透析中低血压可大大增加病人的病死率，而透析间期亦有低血压的病人更是病死率增加的标志。透析中长期反复的低血压可导致心、脑等重要器官供血不足，直接威胁病人生命；还可造成透析时血流量不足甚至内瘘血栓形成，直接造成透析的充分性不足及内瘘的使用寿命缩短，影响透析病人的远期存活率。本病属中医学"厥证""脱证"范畴。

【病因病机】

1. 中医病因病机

本病主要病因是透析超滤相对过快所致。血液净化病人脏腑衰惫、气化失司，瘀湿毒互结、水液潴留体内。血液透析实质上是一个被动的"祛邪"过程，短时间内水湿浊毒大量排出体外，阴亏气耗，血液相对浓缩。透析过程中超滤太多太快，大量津液随之脱失，导致气随津脱、虚阳外泄，出现汗出甚至晕厥。

其主要病机是阳气暴脱。血压的维持依赖于脾气的升清作用，透析过程中病人水湿浊毒相对减轻，但虚和瘀的病机并未得到改善，气血运行受阻，该升不升，则出现眩晕；气随阴脱，卫外不固则汗出；透析日久，命门火衰，虚阳上逆，则口干、贪凉饮冷；湿热浊毒胶结不解则平素头重如裹、口苦口黏、舌苔厚腻或浊腐；瘀血阻络，不通则痛，故可见肢体疼痛、舌暗有瘀斑瘀点。

可见，透析过程中出现的厥证或脱证是临床危重症，是大量津液快速脱失导致气随津脱、虚阳外泄所致，与素体虚衰、湿热夹瘀血、清阳不升有关。

2. 西医病因病机

血液透析相关低血压原因有：

（1）容量问题 超滤速度过快、设定的干体重过低、透析机超滤故障或透析液钠浓度偏低等。

（2）血管收缩功能障碍 包括透析液温度较高、透前应用降压药物、透析中进食、中重度贫血、自主神经功能障碍（如糖尿病神经病变病人）及采用醋酸盐透析者。

（5）心脏因素 如心脏舒张功能障碍、心律失常（如房颤）、心脏缺血、心包填塞、心肌梗死等。

（4）其他少见原因 如出血、溶血、空气栓塞、透析器反应、脓毒血症等。

【临床表现】

典型症状有恶心、呕吐、脉搏加速、血压正常或稍有下降，病人主诉头晕眼花、出冷汗，继而出现面色苍白、呼吸困难、脉搏细速，严重的可出现晕厥、意识障碍。早期可出现一些特殊症状，如打呵欠、腹痛、便意、腰背酸痛等。

【诊断】

1. 中医辨证要点

本病注意辨别疾病标本缓急，急则治其标，缓则治其本。突然出现冷汗淋漓、四肢厥冷、面色苍白、口唇青紫、呼吸微弱、神志模糊甚至昏迷、脉微欲绝，为心阳暴脱，为急症、重症。伴有心悸气短、头晕、面色苍白、倦怠乏力、腰酸膝软，口干咽燥，五心烦热，为素体兼有心脾两虚；伴有口干口苦、口中黏腻、欲饮凉饮、疲乏无力、意识淡漠、眠差、不能入睡、大便干，为素体兼脾肾气阴虚、湿热血瘀。

2. 西医诊断要点

K/DOQI 指南定义的 IDH 判断标准：收缩压（SBP）相较于透析前下降 ≥ 20 mmHg 或平均动脉压（MAP）下降 ≥ 10mmHg，并伴有透析中头痛、全身乏力、抽搐、恶心、呕吐、烦躁不安等低血压相关症状。

【治疗】

1. 中医治疗

（1）治疗原则　治疗原则为益气养阴和益气温阳固脱为主，祛除湿热浊邪为辅。

（2）辨证施治

①气血两虚

[临床表现] 透析中出现心悸气短，头晕，面色苍白，脉细数，口干，目涩无泪，神疲乏力，食欲不振，舌质红胖、边有齿印。

[治法] 益气养阴固脱。

[方药] 生脉饮（出自《温病条辨》）。

[参考处方] 红参（另煎兑服）10~15g，麦冬 10g，五味子 10g。

方中红参大补元气、生津复脉，为君药；麦冬养阴生津，与红参相配，更增益气养阴生津之功，为臣药；五味子敛阴止汗、生津益气，尤善敛聚耗散之真气，以助生脉。

②阳气暴脱

[临床表现] 严重低血压，突然出现冷汗淋漓，四肢厥冷，面色苍白，口唇青紫，呼吸微弱，神志模糊甚至昏迷，舌淡或紫暗，脉微欲绝。

[治法] 益气回阳固脱。

[方药] 参附汤加减（参附汤出自《世医得效方》）。

[参考处方] 红参（另煎兑服）10~15g，制附子（先煎）10g，甘草 10g。

方中人参为补气的主药，附子是回阳的首选，二药共用，大补大温，有回阳固脱的功效。

③湿热血瘀，清阳不升

[临床表现] 疲乏无力，意识淡漠，呕吐，口干口苦，口中黏腻，欲饮凉饮，眠差、不能入睡，大便干，舌淡暗，苔黄厚腻而干，脉沉弦。

[治法] 清热利湿，化瘀升阳。

[方药] 大柴胡汤合生脉饮加减（大柴胡汤出自《金匮要略》，生脉饮出自《温病条辨》）。

[参考处方] 黄芪 30g，太子参 30g，麦冬 10g，五味子 10g，柴胡 10g，黄芩 12g，法半夏 9g，大黄炭 3g，枳实 15g，牛膝 30g，生龙骨、牡蛎各 30g，生姜 3 片，大枣 3 枚。

方中黄芪和生脉饮（太子参、麦冬、五味子）养阴益气，用柴胡配黄芩和解清热，用大黄配枳实通腑泄浊、行气消痞，芍药柔肝缓急止痛，半夏和胃降逆，配伍大量生姜以治呕逆，大枣与生姜相配调和脾胃，牛膝补肝肾，龙骨、牡蛎镇静安神。

2. 西医常规治疗

（1）紧急处理　对有症状的透析中低血压应立即采取措施处理：①采取头低位；②停止超滤；③补充生理盐水 100mL，或高糖、白蛋白等。

上述处理后，如血压好转，则逐步恢复超滤，其间仍应密切监测血压变化；如血压无好转，应再次予以补充生理盐水等扩容治疗，减慢血流速度，并立即寻找原因，对可纠正诱因进行干预。如上述处理后血压仍快速降低，则需应用升压药物治疗，并停止血透，必要时可以转换治疗模式，如单纯超滤、血液滤过或腹膜透析。其中最常采用的技术是单纯超滤与透析治疗结合的序贯治疗。

（2）积极寻找透析中低血压原因，为紧急处理及以后预防提供依据。①容量相关性因素：包括超滤速度过快［＞0.35mL/（kg·min）］、设定的干体重过低、透析机超滤故障或透析液钠浓度偏低等。②血管收缩功能障碍：包括透析液温度较高、透前应用降压药物、透析中进食、中重度贫血、自主神经功能障碍（如糖尿病神经病变病人）及采用醋酸盐透析者。③心脏因素：心脏舒张功能障碍、心律失常（如房颤）、心脏缺血、心包填塞、心肌梗死等。④其他少见原因：出血、溶血、空气栓塞、透析器反应、脓毒血症等。

（3）预防　①建议应用带超滤控制系统的血透机。②对于容量相关因素导致的透析低血压病人，应限制透析间期钠盐和水的摄入量，控制透析间期体重增长不超过5%；重新评估干体重；适当延长每次透析时间（如每次透析延长30分钟）等。③与血管功能障碍有关的透析低血压病人，应调整降压药物的剂量和给药时间，如改为透析后用药；避免透析中进食；采用低温透析或梯度钠浓度透析液进行透析；避免应用醋酸盐透析，采用碳酸氢盐透析液进行透析。④心脏因素导致的应积极治疗原发病及可能的诱因。⑤有条件时可应用容量监测装置对病人进行透析中血容量监测，避免超滤速度过快。⑥如透析中低血压反复出现，而上述方法无效，可考虑改变透析方式，如采用单纯超滤、序贯透析和血液滤过，或改为腹膜透析。

（二）血液透析相关高血压

【概述】

高血压是透析病人存在的另一常见并发症，高血压与透析病人左心室肥大有肯定的正相关关系，而左心室肥大又是导致充血性心功能不全等心血管疾病的基础。因此K/DOQI推荐维持性血液透析病人高血压的控制目标为透析治疗前＜140/90mmHg、透析治疗后＜130/80mmHg。然而在"高血压"与透析病人重要预后指标、全因及心血管疾病死亡间的关系的研究中发现，在较低血压组病人有更高的死亡率，而在较高血压组病人中有更低的死亡率。也有研究认为高血压与死亡之间不存在相关关系，Duranti等对370名透析病人回顾性分析发现，正常血压组与高血压组在存活率上没有差别，有研究者将这种现象称为"逆流行病学现象"。由于"透析高血压逆流行病学现象"的存在，对维持性透析病人高血压治疗的理想目标提出了质疑，目前尚缺乏充分的证据定义该目标。有研究者提出，根据目前观察性研究的结果，透析前血压＜160/90mmHg应适合大多数的血液透析病人，而＜140/90mmHg可能更适合于年轻或预期存活大于3年的病人，并推荐根据病人血压趋势，确定合适的干体重；评价病人合并的心血管疾病，特别注意心力衰竭的存在，以确定理想的血压目标。然而达到上述目标在一些透析病人中仍相当困难，部分病人联合应用4~5种降压药血压仍不能控制到160/90mmHg以下，部分病人透析过程中随着超滤进行，血压不断升高，甚至达到高血压危象水平。本病属于中医学"眩晕"范畴。

【病因病机】

1. 中医病因病机

参见眩晕和肾性高血压相关章节。

2. 西医病因病机

主要发病机制有：

（1）钠和容量超负荷　水、钠排泄能力显著降低，血清钠敏感性较高。

（2）动脉硬化增加　主要原因为钙磷失衡。

（3）交感神经系统激活。

（4）肾素－血管紧张素－醛固酮系统激活。

（5）内皮功能障碍（内源性血管舒张因子和收缩因子系统平衡失调）。

（6）使用重组人红细胞生成素。

【临床表现】

血液透析中血压明显升高，甚至引起高血压危象。临床表现往往伴有头痛、头晕、恶心、耳鸣、心悸等症。

【诊断】

1. 中医辨证要点

参见眩晕和肾性高血压相关章节。

2. 西医诊断要点

透析高血压的诊断应根据家庭血压或动态血压监测（ABPM）结果进行判断，详细内容如下。

（1）血液透析家庭血压监测　连续 6 天非透析日早晨和夜间平均血压 $\geq$ 135/85mmHg。测量血压要求：安静，休息 5 分钟，坐位，两次测量间隔 1~2 分钟。

（2）血液透析 ABPM　非透析日 24 小时平均血压 $\geq$ 130/80mmHg，条件允许可延长至 44 小时。

（3）血液透析病人诊室血压　平均血压 $\geq$ 140/90mmHg。

【治疗】

1. 中医治疗

（1）治疗原则　采取滋阴潜阳、平肝息风，化痰通络的治则。

（2）辨证施治

①肝肾阴虚，肝阳上亢

[临床表现]头痛，头晕，易怒，夜睡不宁，记忆力减退，耳鸣，失眠，心悸，腰膝无力或盗汗口苦或干，舌边尖红（或如常）、舌质红嫩，苔少或黄，脉弦细或细数。

[治法]滋阴潜阳，平肝息风。

[方药]石决牡蛎汤（邓铁涛自订方）。

[参考处方]石决明（先煎）30g，生牡蛎（先煎）30g，白芍 15g，牛膝 15g，钩藤 15g，莲子心 6g，莲须 10g。

方中用介类之石决明、牡蛎平肝潜阳，为君药；钩藤、白芍平肝息风，为臣药；莲子心清心平肝，莲须益肾固精，共为佐；牛膝下行，为使药。

[临床应用]如苔黄、脉数有力加黄芩；若兼阳明实热便秘者，可加大黄之类泄其实热；苔厚腻去莲须加茯苓、泽泻；头痛甚属热者加菊花或龙胆草；头晕甚加明天麻；失眠加夜交藤或酸枣仁。

②阴阳两虚

[临床表现]头晕，眼花，耳鸣，腰酸，腰痛，阳痿，遗精，夜尿，或自汗盗汗，舌淡嫩或嫩红，苔白厚或薄白，脉虚弦或紧或沉细尺弱。

[治法]阴阳双补，镇肝息风。

[方药]肝肾双补汤（邓铁涛自订方）。

[参考处方]桑寄生 30g，何首乌 24g，川芎 9g，淫羊藿 9g，玉米须 30g，杜仲 9g，磁石（先煎）30g，生龙骨（先煎）30g。

方中桑寄生、何首乌、杜仲、淫羊藿合用，即滋补肝肾之阴，又温补肾阳；磁石、生龙骨重镇潜阳、镇肝息风；川芎活血；玉米须利水。全方共奏阴阳双补、镇肝息风之功。

[临床应用]若兼气虚加黄芪 30g；若以肾阳虚为主者，用附桂十味汤（肉桂 3g，熟附10g，黄精 20g，桑椹 10g，牡丹皮 9g，云茯苓 10g，泽泻 10g，莲须 12g，玉米须 30g，牛膝9g）；若肾阳虚甚兼浮肿者，用真武汤加黄芪 30g，杜仲 12g。

③气虚血瘀痰浊

[临床表现]食少，怠倦乏力，眩晕，头脑欠清醒，胸闷，或恶心，吐痰，舌暗胖嫩，舌边齿印，苔白厚油腻，脉弦滑，或虚大而滑。

[治法]益气活血，化痰息风。

[方药]赭决九味汤（邓铁涛自订方）。

[参考处方]黄芪 30g，党参 15g，陈皮 6g，法半夏 12g，云茯苓 15g，代赭石（先煎）30g，草决明 24g，白术 9g，甘草 2g。

方中重用黄芪合六君子汤补气以除痰浊，配以代赭石、草决明以降逆平肝。

[临床应用]如果气虚血瘀水湿为主，常用防己黄芪汤合当归芍药散加减治疗；若兼肝肾阴虚者加何首乌、桑椹、女贞子之属；若兼肾阳虚者加肉桂心、仙茅、淫羊藿之属；若兼血瘀者加川芎、丹参之属。

2. 西医常规治疗

治疗首先应限制水钠摄入，血液透析要注意干体重达标，75% 病人可控制血压。无效者可加用降压药物，ACEI 类及钙通道阻滞剂为首选，必要时采用乌拉地尔注射液静脉给药。3%~5% 病人为难治性高血压，改行腹膜透析或血液滤过可能有效。

（三）营养不良 - 炎症综合征

【概述】

营养不良 - 炎症综合征（（Malnutrition inflammation complex syndrome，MICS）在终末期肾病病人中发生率很高。维持性血液透析病人中 23%~76% 伴有营养不良。MICS 被认为与透析病人心血管动脉粥样硬化疾病、高死亡率及高住院率相关。根据临床表现不同，本病属于中医学"虚劳""呕吐""便秘"等范畴。

【病因病机】

1. 中医病因病机

中医对 MICS 的基本认识是：总体为脾肾衰败、浊毒内蕴而致胃纳不和，精微不得四布，气血生化乏源，机体失养；由于脏腑亏虚，升清无力，清浊相混，气血运行无力，可进一步酿成湿毒、瘀血，更加危害脏腑功能，致虚者愈虚、实者更实，终成坏证。

2. 西医病因病机

尿毒症病人心血管疾病与营养不良互为因果，其中炎症在两者之间起关键作用。这种持续性炎症状态并非由外源性病原微生物感染或体内机会性病原微生物感染引起，而是由不同透析方式、透析膜的生物相容性、透析液的质量、透析通量大小、透析器复用的影响等，机体在微生物、内毒素、各种化学物质、补体、免疫复合物、高同型半胱氨酸、糖基化终产物、晚期蛋白质氧化产物等的刺激下，以单核 – 吞噬细胞系统激活，如生长因子（如 PDGF、TGF–β、b-FGF）、细胞因子（白介素 –1、TNF–α）等为主的促炎症细胞因子释放为主的缓慢发生和持续存在的轻微炎症反应，主要表现为全身循环中炎性蛋白、炎症细胞因子升高，导致病人出现各种并发症的非显性炎症状态，具有持续及相对隐匿性，其实质是免疫性炎症。最终通过基因调控导致各种肾脏和其他靶器官损害。微炎症状态和营养不良是相互影响的，透析病人（包括血透和腹透）的血清白蛋白水平与系统炎症反应存在着密切的相关性。一些观察者认为，MICS 是维持性血液透析病人最强的死亡和预后不良的征兆，其中炎症可以导致营养不良，营养不良可以影响炎症反应。造成透析病人营养素摄入不足的主要原因包括味觉异常、胃肠病变、炎症或感染、药物影响、精神因素（抑郁、贫穷及嗜酒或药物成瘾）、透析不充分、透析后乏力、心血管不稳定等等。

【临床表现】

病人出现体重下降、食欲减退、消化道症状（腹胀、腹泻、便秘，或便秘与腹泻交替出现）、乏力、情绪抑郁等，人体测量显示皮下脂肪和肌肉消耗，频发感染（细菌、病毒），反复发生急性心血管事件，等等。有研究者认为 MICS 可能导致蛋白摄入降低、分解代谢增加，而引起低体重、低胆固醇血症、低半胱氨酸血症及低血压，是导致血压与病死率间逆流行病学现象出现的原因之一。

【诊断】

1. 中医辨证要点

本病虚实夹杂，应辨脏腑虚实。虚证多见于气血两虚，病位在脾、肾，病势缓。主症为倦怠乏力、面色萎黄无华或淡白。实证多为湿浊中阻型，属实证、热证，病位在脾、胃。主症为腹胀纳呆明显、食则更甚，或见恶心呕吐；兼症为便秘与腹泻交替出现、口气秽浊、舌苔厚腻、脉滑数。

2. 西医诊断要点

2001 年 Kalanta-Zadeh 等在大量临床试验的基础上提出量化评估 MICS 的评分系统，该评分是专门针对维持性血液透析病人 MICS 的较敏感、可靠、简便的一种评价方法。MIS 评分由病人的病史、体格检查、体质指数、实验室指标四大项 10 个指标组成，具体包括：①干体重变化；②饮食情况；③胃肠道症状；④功能状态；⑤接受透析治疗的时间和并发症；⑥皮下脂肪情况；⑦肌肉消耗；⑧体质指数；⑨血清白蛋白；⑩血清总铁结合力。10 个指标中每一项又分为 4 个等级，积分共 30 分，积分越高提示病人营养不良 – 炎症程度越严重。它是一个综合的、适合对透析病人危险风险分层进行定量分析的评分系统，推荐作为 MICS 诊断的"金标准"。

【治疗】

1. 中医治疗

（1）治疗原则　中医治疗以益气健脾、补气养血及清热化湿为法。

（2）辨证施治

①气血两虚

[临床表现] 倦怠乏力，面色萎黄无华或淡白，爪甲脆软，毛发干枯，舌淡苔薄白，脉细弱。

[治法] 健脾益肾，补气养血。

[方药] 十全大补汤加减（出自《太平惠民和剂局方》）。

[参考处方] 黄芪 30g，党参 15g，白术 12g，甘草 5g，生地黄 20g，当归 15g，陈皮 10g，砂仁 5g，肉桂 3g。

方中四君补气，四物补血，更与补气之黄芪和少佐温照之肉桂组合，则补益气血之功更强。

[临床应用] 无中满者甘草可用 15g 以解浊毒；阴虚者仿张锡纯用药之经验，加知母寒润滋阴，以制参芪等药之温；如腹胀纳呆、舌苔厚腻，治宜益气健脾化浊，香砂六君子汤加减：木香 6g，砂仁 5g，党参 12g，茯苓 15g，白术 12g，甘草 3g，半夏 12g，陈皮 12g。

②湿浊中阻

[临床表现] 腹胀纳呆明显、食则更甚，或见恶心呕吐，便秘与腹泻交替出现，甚或口气秽浊，舌苔厚腻，脉滑数。

[治法] 益气健脾，清热化湿，和胃止呕。

[方药] 益气降浊方加减（经验方）。

[参考处方] 太子参 15g，柴胡 10g，黄芩 15g，姜半夏 9g，陈皮 9g，茯苓 15g，砂仁 9g，甘草 6g，枳实 12g，竹茹 9g，焦大黄 9g。

方中太子参、茯苓、甘草、砂仁益气健脾，柴胡、黄芩、姜半夏、陈皮、竹茹清热化湿、和胃止呕，枳实、焦大黄通腑泄浊，全方共奏益气健脾、清热化湿、和胃止呕之功。

[临床应用] 症见倦怠乏力、恶心呕吐、腹部胀满、颜面或四肢水肿、面色晦暗或㿠白者，治宜健脾益肾、补气利水，方用实脾饮加减；水气甚者，还可加车前子、茯苓皮等；血瘀表现明显者，加丹参、红花、赤芍、三七等；易感冒者，加防风；下肢乏力者，加独活、褚实子。对于大便干燥或便秘的病人，治疗上以益气补肾为务，可用黄芪 15g，菟丝子 25g，生地黄 20g，槟榔片 8g，每日 1 剂，水煎服。其中菟丝子的用量一般应大于 25g。湿浊明显、口气秽浊、舌苔厚腻者，还用温脾汤加减；合并有血瘀表现者，出现面色晦暗、肌肤甲错、心悸、胸闷频作，治宜健脾益肾活血，补阳还五汤加减；便秘，桃仁承气汤加减。

2. 西医常规治疗

目前对 MICS 的治疗西医尚无证据明确、疗效肯定的治疗方法。对 MICS 的发生以预防为主，包括保证充分透析、给予正确的健康饮食教育。一旦发生，采用对症处理，可口服营养制剂干预，透析中给予胃肠外营养干预，或使用生长因子及雄激素等药物治疗。

（四）皮肤瘙痒

【概述】

皮肤瘙痒是尿毒症病人常见的并发症，尤其是维持性血液透析的病人易患此症。瘙痒的原因和发病机制可能与多种因素有关。大多数认为与尿毒症毒素刺激、透析过程中过敏毒素释放、甲状旁腺功能亢进、周围神经病变以及钙、磷沉积等因素有关。本病属于中医学"风瘙痒"的范畴。

【病因病机】

1. 中医病因病机

尿毒症乃脾肾虚损而致气血亏损，血虚风燥，血不养肤；浊毒内停，浊毒浸淫，肌肤被毒邪侵犯；浊毒、瘀血阻滞，脉络不通，亦可出现皮肤瘙痒等异常感觉。

2. 西医病因病机

尿毒症病人皮肤瘙痒发病机制尚不完全清楚，与尿毒症本身、透析治疗以及钙、磷代谢紊乱等有关。其中透析过程中发生的皮肤瘙痒需要考虑与透析器过敏反应等变态反应有关。一些药物或肝病也可诱发皮肤瘙痒。

【诊断】

1. 中医辨证要点

本病本虚标实、虚实夹杂，病位在皮、脾、肾。虚证多为血虚风燥，表现有皮肤瘙痒，皮肤干燥、粗糙、肥厚、苔藓样变；实证为湿瘀浊毒内蕴，表现有恶心呕吐，肢体困重，食少纳呆，面色晦暗，腰痛，头晕眼花，心悸，脘腹胀满，口中黏腻，肌肤甲错，手足麻木，失眠，舌苔厚腻紫暗或瘀点瘀斑，脉涩或细涩。

2. 西医诊断要点

皮肤瘙痒评分标准：采用改良 DUO 评分。

（1）按严重程度　1分：瘙痒轻微无须搔抓；2分：瘙痒需搔抓但无抓伤皮肤；3分：瘙痒需搔抓且有抓伤皮肤；4分：搔抓伤皮肤后瘙痒仍持续；5分：瘙痒烦躁不安、夜不能寐。

（2）按瘙痒分布部位　1分：瘙痒小于2个部位；2分：超过2个部位；3分：瘙痒面积广泛甚或全身。

（3）按瘙痒发作频率　每4次短时发作（＜10分钟/次）或长时发作1次（＞10分钟）记1分，最高5分。

日间对瘙痒程度、部位及频率分上午、下午分别计分，最高评分为26分。

【治疗】

1. 中医治疗

（1）治疗原则　宜标本兼治、养血祛风、润燥止痒、解毒化浊。

（2）辨证施治　血虚风燥、湿毒浸淫证。

[临床表现]血透病人皮肤瘙痒、干燥，甚至影响睡眠，舌质淡胖，脉弦细。

［治法］养血润燥，祛毒止痒。

［方药］四物汤加减（出自《太平惠民和剂局方》）。

［参考处方］当归 12g，川芎 10g，生地 15g，赤芍 15g，何首乌 15g，地肤子 12g。

方中四物汤养血，何首乌补肝肾、养血润燥，地肤子祛风止痒。

2. 西医常规治疗

（1）采取适当的对症处理措施，包括应用抗组胺药物、外用含镇痛剂的皮肤润滑油等。减少皮肤刺激，使用润肤品，外涂激素类软膏止痒。

（2）保证充分透析，可配合定期联用血液滤过、血液灌流增加毒素清除；调整钙、磷代谢水平；抑制继发性甲状旁腺功能亢进；正确使用活性维生素 D。

（3）针对可能的原因采取相应的预防手段。包括：控制病人血清钙、磷和 iPTH 于适当水平，避免应用一些可能会引起瘙痒的药物，使用生物相容性好的透析器和管路，避免应用对皮肤刺激大的清洁剂，应用一些保湿护肤品以保持皮肤湿度，衣服尽量选用全棉制品，等等。

（五）睡眠障碍

【概述】

透析病人主要的睡眠疾患包括失眠、不宁腿综合征、周期性腿动和睡眠呼吸暂停低通气综合征。透析病人睡眠疾患发生率明显增高，研究表明睡眠疾患在血液透析病人发生率可高达 60%~80%，在腹膜透析病人发生率为 45%~80%，远远高于普通人群。血液透析和腹膜透析病人的睡眠紊乱与评价透析充分性的指标，如血红蛋白、尿素、肌酐、尿素清除指数 Kt/V 和尿素减少率等无关。透析病人睡眠紊乱的发生率，年长者高于年轻者，男性高于女性。睡眠紊乱导致的长期疲劳、白天嗜睡和感知功能下降可降低病人的体力与精神状态，而使病人生活质量下降，成为透析病人的常见主诉。透析病人的一些并发症，如心理与代谢紊乱可导致睡眠疾患。透析病人由睡眠紊乱所导致的抑郁反过来促使睡眠紊乱加重。甲状旁腺功能亢进相关的骨痛及与瘙痒均可引发睡眠紊乱。睡眠疾患与透析病人死亡的两大主要原因，心血管疾病和感染疾病的发病及死亡率增加呈正相关。

不宁腿综合征（Restless Legs Syndrome，RLS）是于睡眠时发生的腿部不适，是一种不同于疼痛、难以描述的感觉，腿部不适的同时，常有小腿运动的冲动，运动后腿部不适缓解，但很快复发，导致不能自控地腿部运动，使病人难以维持睡眠。肌电图表现为肌肉短暂的自发节律痉挛或周期运动。RLS 是透析病人睡眠紊乱最常见的原因之一，其发生率多在 10%~30%，HD 病人 RLS 的发生率明显高于普通人群。周期性腿动（periodic limb movement disorder，PLMD）病人表现为反复机械重复拇趾的背屈运动，伴有踝、膝关节和大腿的反复屈伸运动，每次发作间歇为 5~90 秒，发作持续 0.5~5 秒。PLMD 与 RLS 常发生于同一病人，80% 以上 RLS 病人可能患有 PLMD。研究发现透析病人睡眠时周期性腿动指数、周期性腿动相关的醒觉指数和睡眠时每小时醒觉次数与病人死亡明显相关。

本病属于中医学"不寐""痉病"等范畴。

【病因病机】

1. 中医病因病机

中医学认为，尿毒症乃肾体劳衰、肾用失司、脾肾虚损而致气血亏损、浊毒内停；脾虚气血生化乏源则血不养肝、筋脉失养，临床表现为肢体麻木、拘急、挛痛等病变；浊毒、瘀血阻滞，脉络不通，亦可发为烧灼感、蠕动感、瘙痒及发凉等异常感觉。

2. 西医病因病机

透析并发不宁腿综合征（RLS）的确切病因尚未完全明了，可能与局部代谢产物堆积引起缺血缺氧、局部血液循环障碍引起的组织代谢产物蓄积有关，也可能和病人自身骨床骨质中的成骨细胞和破骨动态平衡失衡相关。研究表明，RLS发病机制与铁储备下降存在相关性，且铁蛋白水平高低直接影响到疾病的严重程度，而血清铁的波动可使病人夜间症状加重。此外体内缺铁时会影响血红素的合成，从而导致血红蛋白减少而出现缺铁性贫血。慢性肾衰竭透析病人多发肾性贫血，而贫血是继发性RLS最常见的原因之一。

【诊断】

1. 中医辨证要点

本病多属本虚标实。

（1）气血俱虚，筋脉失养　属虚证，病位在心、脾，病势缓。主症为下肢麻木、发凉，得揉按则减；兼症为面色萎黄，失眠心悸，舌淡苔薄白，脉沉细无力。

（2）肝肾亏虚，脉络阻滞　属虚实夹杂证，病位在肝、肾，病势缓。主症为下肢抽搐挛急、蠕动为主，下地行走则症减；兼症为腰膝酸软，耳鸣耳聋，舌暗苔白，舌下络脉紫红迂曲，脉沉涩。

2. 西医诊断要点

（1）RLS的诊断　现多采用国际不安腿综合征研究小组制定的不安腿诊断标准进行诊断：①因感觉异常、感觉减退不由自主地活动患肢；②运动不宁；③休息时发病或加重，活动后缓解；④夜间入睡后症状加重。同时RLS的诊断应排除严重贫血、感染、心力衰竭、腿部痉挛性疾病、神经症及帕金森病。

（2）RLS严重程度的评定　依据由美国Hening编制、国际不安腿综合征研究委员会（IRLSSG）认可的RLS病人病情严重程度评定量表进行评定。该评定量表由10个问题构成，每个问题依据严重程度分5级赋予分值，各问题累计得分系总分，总分越高，症状越严重。

【治疗】

1. 中医治疗

（1）治疗原则　以补益脾肾、调补气血、解毒通络为法。

（2）辨证施治

①气血俱虚，筋脉失养

［临床表现］下肢麻木、发凉，得揉按则减，面色萎黄，失眠心悸，舌淡，苔薄白，脉沉。

［治法］补益气血，活血祛瘀，通络止痉。

［方药］归脾汤加减（出自《正体类要》）。

［参考处方］黄芪30g，酸枣仁15g，远志10g，党参10g，当归12g，茯神10g，白术10g，木瓜10g，独活10g，川牛膝20g，怀牛膝20g，白芍20g，生姜10g，大枣10枚，鸡血藤30g，蜈蚣2条，全蝎6g，淮小麦30g，炙甘草10g。

方中以黄芪、党参、白术、甘草之甘温补脾益气；酸枣仁、远志、茯神宁心安神；淮小麦、白芍、当归、龙眼肉、鸡血藤补血养心；当归、蜈蚣、全蝎活血化瘀、搜风通络；木瓜、独活、川牛膝、怀牛膝补肾通络；生姜、大枣意在调和脾胃，以资生化。

②肝肾亏虚，脉络阻滞

[临床表现] 下肢抽搐挛急、蠕动为主，舌淡，苔薄白，脉沉。

[治法] 补益肝肾，通络缓急。

[方药] 芍药甘草汤合黄芪桂枝五物汤加减（芍药甘草汤出自《伤寒论》，黄芪桂枝五物汤出自《金匮要略》）。

[参考处方] 白芍 30g，炙甘草 15g，生黄芪 30g，桂枝 15g，鸡血藤 60g，当归 30g，生龙牡（先煎）各 30g。

方中白芍酸寒，养血敛阴、柔肝止痛；炙甘草甘温，健脾益气、缓急止痛，二药相伍，酸甘化阴、调和肝脾，有柔筋止痛之效；黄芪甘温益气；桂枝温通经脉；鸡血藤、当归养血活血；生龙牡重镇潜阳。全方共奏补益肝肾、通络缓急之效。

[临床应用] 气滞血瘀者酌加青皮、枳实、三棱、莪术、红花、地龙等；阳虚者酌加制川乌、制附子、白附子、肉桂、鹿角霜、巴戟天等；麻木、蚁行感加天麻、乌梢蛇；疼痛甚加杜仲、延胡索、郁金；肌痉挛加伸筋草、海桐皮；夜寐不安加夜交藤、合欢花。

2. 西医常规治疗

PLMD 的治疗与 RLS 相似，针对 RLS 和 PLMD 并发症的治疗也可减轻相关症状，包括补充维生素或铁、应用促红细胞生成素纠正贫血、充分透析等。病人睡眠时给予镇静安眠药、多巴胺制剂、阿片类药物和抗癫痫镇痛药物。这些药物均可减轻病人症状和改善睡眠质量。上述药物存在一定耐药性，需逐渐增加剂量，且有一定的不良反应。

第二节　肾移植

肾移植（renal transplant）是将健康人的肾脏移植给有肾脏病变并丧失肾脏功能病人的治疗方法。人体有左右两个肾脏，肾脏有着强大的代偿功能，通常一个肾脏就可以维持正常的生理需求，当双侧肾脏功能均丧失时，肾移植是最理想的治疗方法。肾移植因其供肾来源不同分为自体肾移植、同种异体肾移植和异种肾移植。同种异体肾移植是将某一个体（活体或尸体）健康的肾脏通过手术方法移植到肾脏功能丧失的终末期肾病病人体内，使病人重新获得肾功能，摆脱透析疗法，回归到正常社会生活，是目前最理想的肾脏替代治疗方法。习惯上把同种异体肾移植简称为肾移植，其他两种肾移植则冠以"自体"或"异种"肾移植以资区分。同种异体肾移植（以下简称肾移植）根据供肾来源不同又可分为尸体肾移植和活体肾移植。

在诸多器官移植中，肾脏移植是最成功的。自 1933 年第一例人类同种异体肾移植实施至今，肾移植手术已经经过了长足的发展。我国的肾移植研究起步较早，自 1960 年泌尿外科专家吴阶平院士实施了国内首例尸体肾脏移植后，国内各主要医疗中心陆续开展了肾移植手术。随着组织配型技术的进步、排斥反应免疫学的研究发展、新型免疫抑制剂的问世以及护理技术不断提高，肾移植受者的存活率明显提高，存活时间也大大延长，如尸体供肾最长存活率已超过 30 年。同种异体肾移植是治疗 ESRD 的重要治疗手段，是 ESRD 病人最佳的肾脏替代治疗方法，成功的肾移植长期的生存率和病人的生活质量均优于透析治疗，同时也能改善透析相关的并发症，社会经济学分析也表明透析的费用远远高于肾移植。自 2015 年 1 月 1 号后我国全面停止使用死囚器官作为移植供体来源，公民逝世后资源器官捐献和亲属活体供肾成为器官移植的主要来源。随着我国公民逝世后器官捐献（donation after citizen death，DCD）工作的积极开展，器官捐赠日益增多，越来越多的 ESRD 病人获得了肾脏移植的机会。中国肾移植科学登记系统（China scientific registry of kidney transplantation，CSRKT）报道，截至 2013 年 10 月，我国已实施肾脏移植手术 10924 例次。然而供肾的严重短缺是难以突破的瓶颈，我国每年新增肾衰竭病人约 12 万人，但其中仅约 5% 即 4000~5000 例病人可以获得供肾而接受肾移植，同时有约 5% 的病人在等待供肾期间死亡。

［受者选择］

1. 移植适应证

由各种原发或继发性肾脏病导致的慢性肾衰竭晚期或慢性肾脏病 5 期，进入终末期肾病并达到透析指征者，都可以考虑肾移植。原发病为糖尿病者可适当提前接受肾移植，最佳模式为同时接受肾脏和胰腺移植。

（1）年龄 12~65 岁为宜，高龄病人（年龄 > 65 岁）若心、肺和其他主要脏器功能正常，血压平稳，一般状态良好，也可以考虑肾移植；婴幼儿接受肾移植预后相对较差，可先行透析治疗，待体重增长至 10~20kg 以上时再考虑肾移植。

（2）经过血液透析或者腹膜透析后，体内无潜在的感染灶，一般情况好，能耐受肾移植手术者。

（3）无活动性消化道溃疡、肿瘤、活动性肝炎和结核，无精神、神经系统病史。

（4）与肾脏供者的组织配型良好。

符合以上条件者，可以去器官移植中心就诊，完善各方面的检查，作进一步的全面评估，如果符合条件，则进入等待移植者名单，等待肾移植。

2. 移植禁忌证

禁忌证包括绝对禁忌证和相对禁忌证。绝对禁忌证包括肾脏配型不符、各种原因导致肾病病人不能耐受移植手术。相对禁忌证是指不适合立即进行肾移植，须在移植前作特殊处理者。

（1）合并转移性恶性肿瘤者。

（2）合并慢性呼吸功能衰竭者。

（3）合并严重心血管疾病者。

（4）合并泌尿系统严重的先天性畸形者。

（5）精神病和精神状态不稳定，依从性差者。

（6）肝功能明显异常者。

（7）存在难以控制的感染或者活动性感染，如活动性肺结核、肝炎和艾滋病等。

（8）合并无法保证移植肾血供的血管疾病者。

（9）有复发倾向的肾脏疾病。

（10）预期寿命较短、静脉吸毒者、无法承担移植后费用及依从性差者不建议行肾移植。

［供者选择］

肾移植供体来源有尸体供肾和活体供肾两种。

1.尸体肾移植

尸体肾移植有两种来源,即脑死亡器官捐献(donation after brain death,DBD)和心脏死亡器官捐献(donation after cardiac death,DCD)。脑死亡器官捐献是目前疗效最佳的捐献方式,但由于我国现阶段脑死亡尚未立法,家属难以接受在心脏跳动状态下进行器官捐献,因此临床疗效良好的国际标准化脑死亡器官捐献供肾移植难以广泛开展。中国三类标准公民逝世后器官捐献,即中国过渡时期脑-心双死亡标准器官捐献(donation after brain death awaiting cardiac death,DBCD)供肾移植和心脏死亡器官捐献是目前解决供肾紧缺的有效途径。但与脑死亡器官捐赠(DBD)供者相比,DBCD供者和DCD供者在宣布死亡和随后的器官获取中会经历较长的热缺血时间和缺血性AKI,会引起细胞不可逆性损伤,移植肾初始无功能、移植肾功能延迟恢复(delayed graft function,DGF)以及急性排斥的发生率更高,这就导致其器官质量低于DBD供者。临床上供肾质量以及是否适合移植需要予以一系列综合评估。

2.活体肾移植

确凿证据显示接受活体肾移植的人肾长期存活率明显优于尸体肾移植,与尸体肾移植相比,活体肾移植主要具有以下优势。

(1)扩大供肾来源,缩短受者等待时间。

(2)亲属活体供肾比尸体供肾更容易获得较为理想的人类白细胞抗原(HLA)配型,可降低术后出现排斥反应的可能性。

(3)术前可以全面评估供肾质量,并选择恰当的手术时机。

(4)冷、热缺血时间明显缩短,可减少缺血再灌注损伤导致的移植肾不良事件。

(5)便于在供者健康状况允许的条件下,在移植术前对受者进行免疫干预。

活体肾移植供者须符合以下条件:

(1)活体器官捐献者必须自愿、无偿,年满18周岁且具有完全民事行为能力;年龄以小于65岁为宜,对年龄大于65岁的供者,应告知其风险,并对其进行全面检查和评估。

(2)活体器官供者和受者限于以下关系 配偶(仅限于结婚3年以上或者婚后已育有子女);直系血亲或者三代以内旁系血亲;因帮扶等形成亲情关系(仅限于养父母和养子女之间的关系、继父母与继子女之间的关系)。

(3)与受者ABO血型相容,T淋巴细胞毒交叉试验阴性。

(4)无慢性肾脏病 包括可能影响捐赠者的肾病家族史以及血尿、肾性水肿、泌尿系感染,双侧肾结石和高复发类型的肾结石。

(5)一般状况良好,无合并严重心血管病、呼吸功能衰竭、活动性感染及传染病史等。

(6)无合并糖尿病包括糖尿病家族史、代谢综合征及其他严重的代谢系统疾病。

(7)无合并恶性肿瘤病史(非转移性颅内肿瘤除外)。

(8)无静脉注射吸毒史或酒精成瘾病史;无6个月内纹身或皮肤穿孔。

(9)无精神障碍。

[术前准备]

KDIGO临床实践指南建议参考既定的移植标准,为肾移植供者和受者提供近期和远期风险估计,主要目的在于确保活体供者在心理、生理上符合肾脏捐献的要求,同时兼顾受者的移植效果。

1. ABO 血型匹配

ABO 血型的相容性是首要鉴别条件，应首选 ABO 相容的供者 – 受者。虽然国内由于器官短缺，部分移植中心已成功开展了 ABO 血型不相容肾移植，也有研究表明 ABO 血型不相容肾移植可以取得和血型相容移植一致的临床效果，但总体而言仍属探索阶段，只有在没有血型相合供者，且受者病情不允许等待尸体移植时才可考虑血型不相容肾移植，且应充分告知风险。

2. 组织相容性检测

所有供受者均应检测组织相容性，有多个供者时原则上选择组织相容性更好的供者。组织相容性评估包含 3 个要素：

（1）确定供者 – 受者人类白细胞抗原（HLA）相合状态　供者和受者应查 HLA I 类抗体（A、B、C）、Ⅱ类抗体（DP、DQ、DR）基因型。

（2）检测受者抗体　受者具有供体特异性抗体（donor specific antibody，DSA）是明确的危险因素。在移植前，可对受者进行降敏处理，据处理结果决定是否移植。多数研究表明，经过适当的降敏治疗，具有 DSA 的受者在移植后的短期效果令人鼓舞，但长期效果不如没有 DSA 的受者，因而此类移植应谨慎。应尽量避免 DSA 阳性的活体移植，对没有替代活体供者、尸体移植也难以找到匹配供者的高致敏病人，可在预处理结果满意的情况下进行，但应充分告知病人风险。

（3）供受者交叉配型　移植前 14 天内收集血清样本必须通过敏感的交叉配型检测，若交叉配型阳性，移植通常不应进行。

［术后治疗］

1. 免疫抑制诱导治疗

临床应用表明，抗体诱导治疗可减少急性排斥反应，可使术后早期急性排斥反应发生率降低 30%~40%。KDIGO 指南建议，除受者和供者是同卵双生姐妹或兄弟之外，所有的肾移植受者都需要接受诱导治疗以预防排斥反应。目前的诱导治疗方案是在移植术前、术中或术后立即给予生物制剂白细胞介素 –2 受体拮抗剂（ interleukin–2 receptor antagonist，IL–2RA）或淋巴细胞清除性抗体。

2. 免疫抑制治疗的初始方案

免疫抑制治疗是一个长期的治疗方案，在移植术前或术中即开始启动。起始方案普遍使用联合药物治疗以达到充分的免疫抑制疗效，同时降低单个药物的毒性。由于急性排斥反应风险在移植术后 3 个月内最高，所以在这一时间段内应给予充足的剂量，待移植肾功能稳定后再逐渐减量以降低药物毒性。国内外普遍采 用钙神经蛋白抑制剂（calcineurin inhibitor，CNI）联合一种抗增殖类药物加糖皮质激素的三联免疫抑制方案作为维持治疗的初始方案。

3. 免疫抑制剂的长期维持治疗

目前国内外最常用的免疫抑制维持治疗方案是以 CNI 为基础的三联免疫抑制方案，即环孢素或他克莫司联合一种抗增殖类药物（如 MPA 类药物或咪唑立宾等）加糖皮质激素。

4. 急性排斥反应的治疗

急性排斥反应是肾移植后 1 年内最常见的并发症，是导致慢性排斥反应和移植肾失功的最重要的危险因素，是影响肾移植受者生存的主要因素之一。受者出现血清肌酐水平上升，在排除导致移植肾失功的其他因素后，就要考虑急性排斥反应。一旦出现急性排斥反应就需及早给予抗排斥反应治疗，否则将发展为不可逆的移植肾损害。免疫抑制治疗是预防急性排斥反应的主要措施。选择不良反应较小、特异性较高、作用较强的免疫抑制方案以减少急性排斥反应是提高移植成功率的重要环节。

［并发症］

随着肾移植技术的发展，移植肾存活率大大提高，外科并发症逐步减少，而内科并发症已经成为影响移植病人预后和生活质量的重要因素，主要包括急性排斥反应、AKI、感染、心血管并发症、肿瘤、代谢性疾病等。

（一）急性排斥反应

【概述】

急性排斥反应是肾移植术后最常见的并发症，其发生率占肾移植受者的 40%~80%，是一种以细胞免疫反应为主的排斥反应，常发生在术后 1 周至数周，是肾移植失败的主要原因。早期多表现为尿量减少，移植肾肿大、压痛以及血压升高等。血清肌酐、尿素氮升高，免疫学检查、彩超及细针穿刺活检等可确诊。临床上若出现此类症状，应立即给予甲泼尼龙行冲击疗法或单克隆抗体抗排异治疗，80%~90% 的病人都能逆转。

【病因病机】

1. 中医病因病机

肾移植急性排异反应在中医学没有相应的病名，但肾移植病人出现排斥的临床表现可归属为"痹证"的范畴。原本正气不足而夹瘀浊内蕴，加之手术及免疫抑制剂的应用可导致肾气亏损、气血虚弱，发生排异时为湿毒内伏、瘀血阻滞。

2. 西医病因病机

肾移植术后发生急性排斥的原因有：

（1）免疫抑制剂药量不足 ①免疫抑制剂突然减量或撤除；②体重增加明显造成药量相对不足；③免疫抑制剂药物本身的不良反应和其他原因造成腹泻或者呕吐，引起非正常减药；④免疫抑制剂转换期间，药量不足。

（2）急性排斥反应发生的病理。

（3）不同移植个体间对药物的疗效差异。

（4）某些感染可能诱发。

【临床表现】

1. 尿量减少

尿量减少是急性排斥反应的主要标志之一，也是最早出现的症状。病人在无特殊原因的情况下，尿量突然减少，甚至少尿或无尿。

2. 体重增加

病人晨起出现明显的眼部肿胀，活动后下肢水肿，甚至出现胸腔积液或腹水等。

3. 发热

约 3/4 的病人以发热为排斥反应的首发症状，一般从低热开始，同时伴有乏力、疲劳、四肢关节酸痛、头痛、腹胀、心率加快及烦躁等全身症状，一般没有畏寒与寒战。

4. 肾区肿胀和压痛

移植肾区肿大，肾脏质地变硬，肾界线不清，病人感觉肾区胀痛，压之有触痛。肿大的肾脏极易发生破裂，应减少活动，注意肾区有无包块等变化。

5. 血压升高

半数左右的病人排斥反应时出现血压升高，与体温升高伴行。

以上临床症状可以单独或合并出现。自从应用新型免疫抑制剂以及抗体的诱导治疗以来，急性排斥反应的临床表现很不典型，甚至仅表现为尿量减少或仅有血清肌酐升高，延误诊断和治疗。

【诊断】

1. 中医辨证要点

（1）瘀血内阻　属实证，病位在脾肾，病势急。主症为肾移植术后低热，移植肾轻度肿痛，血尿不止；兼症为腹胀，时伴腹泻，肢体浮肿，舌质暗，苔薄，脉沉细或弦数。

（2）气阴两虚　属虚证，病位在脾肾，病势缓。主症为移植肾肿痛，腰膝酸软；兼症为体倦乏力，口干咽燥，舌质淡，苔薄，脉沉细。

（3）气血两虚　属虚证，病位在心脾，病势缓。主症为肾移植后神疲乏力，少气懒言；兼症为纳食不香，面色苍白或萎黄，舌质淡，脉细弱。

2. 西医诊断要点

临床上主要表现为尿量减少，发热，移植肾肿大、质硬，出现触痛；血清肌酐升高；超声提示移植肾体积增大；多普勒超声显示肾小动脉阻力指数升高（＞0.75）。移植肾穿刺病理活检为诊断金标准。

【治疗】

1. 中医治疗

（1）治疗原则　以益气养阴和益气补血为主，兼以活血化瘀。

（2）辨证施治

①瘀血内阻

[临床表现] 肾移植术后低热，移植肾轻度肿痛，血尿不止，腹胀时伴腹泻，肢体浮肿，舌质暗，苔薄，脉沉细或弦数。

[治法] 活血化瘀通络。

[方药] 补阳还五汤加减（出自《医林改错》）。

[参考处方] 生黄芪30g，党参20g，归尾10g，川芎10g，桃仁10g，红花10g，地龙10g，郁金10g，枳壳10g，延胡索10g，川楝子10g。

方中重用黄芪、党参补气，归尾、川芎、桃仁、红花、地龙活血化瘀，郁金、枳壳、延胡索、川楝子理气，共奏益气活血、理气通络之功。

[临床应用] 血尿甚加大小蓟、白茅根、生侧柏叶、蒲黄凉血止血。临床观察，肾移植排斥反应以血瘀者较为多见，应用活血化瘀方法可防止和治疗肾移植排异。

[按语] 应用本方生黄芪剂量不可过大，15~30g即可。因本方侧重于活血化瘀通络，并可配合丹参注射液静脉滴注。有学者将血瘀证型分为阴阳两虚脉络瘀阻、血瘀发热、瘀血少

尿、血阻下焦、滞血化热心火上炎、血瘀眩晕而分别论治，可供参考。

②气阴两虚

[临床表现] 腰膝酸软，移植肾肿痛，体倦乏力，口干咽燥，舌质淡，苔薄，脉沉细。

[治法] 益气养阴补肾。

[方药] 养阴活血方加减（经验方）。

[参考处方] 太子参20g，天冬10g，麦冬10g，生地10g，玄参10g，丹参10g，红花10g，赤白芍10g，桑寄生10g，川续断10g，炒杜仲10g。

方中太子参、天冬、麦冬、生地、白芍、玄参养阴益气；丹参、红花、赤芍活血祛瘀；桑寄生、川续断、炒杜仲补肝肾。

[临床应用] 伴发热者加金银花、连翘、白花蛇舌草清热解毒；肾肿痛甚加泽泻、汉防己。

[按语] 本证型多见于急性排异反应。多为气阴两虚，但由于排斥反应存在，病人表现为移植肾肿痛、质地较硬、压痛等血瘀表现，故治疗时应益气养阴治其本、活血化瘀治其标，方能取得较好效果。若配合清热解毒药则效果更好。

③气血两虚

[临床表现] 肾移植后，神疲乏力，少气懒言，纳食不馨，面色苍白或萎黄，舌质淡，脉细弱。

[治法] 益气养血。

[方药] 补中益气汤合当归补血汤加减（均出自《内外伤辨惑论》）。

[参考处方] 生黄芪、党参、白术、炙甘草、当归、升麻、柴胡、酸枣仁、远志、红枣、陈皮。

方中补中益气汤补中益气，当归补血汤益气养血，全方益气养血之力更佳。

[临床应用] 若移植肾局部轻度肿痛，宜加丹参、桃仁、泽泻活血软坚；纳呆者，加鸡内金、炒谷麦芽消食导滞；血小板低，可用牛皮胶、阿胶烊化内服。

[按语] 本方多作为免疫抑制剂配合用药。免疫抑制剂虽有较好的抗排斥反应效果，但同时亦损伤人体气血，使本已虚损的机体气血更加虚弱，此时宜应用中药补益气血，使机体功能恢复，从而使免疫抑制剂得以继续使用。

2. 西医常规治疗

西医治疗中，若是超急性排斥反应，一旦发生多数不可逆转，确诊后应行移植肾切除术。加速排斥反应者，总体疗效较差。临床常用的治疗方法有：

（1）尽早使用抗胸腺细胞免疫球蛋白、抗人T细胞免疫球蛋白或抗人T细胞CD_3鼠单克隆抗体。

（2）给予大剂量丙种球蛋白。

（3）血浆置换或免疫吸附直接去除致敏抗体。

若上述措施无效，应尽早切除移植肾，恢复透析状态，避免其他并发症。

（二）尿路感染

【概述】

肾脏移植后尿路感染（UTI）是肾移植术后最常见的并发症之一，占感染性并发症的

44%~47%，是移植肾功能衰竭和病人致死的原因之一。美国一项 28942 例的回顾性研究表明移植后期发生的 UTI 与死亡率和移植肾失功有关。本病属于中医学"淋证"范畴。

【病因病机】

1. 中医病因病机

参照淋证及尿路感染相关章节。

2. 西医病因病机

肾移植术后尿路感染与血清肌酐升高（Scr ＞ 177μmol/L 或 2mg/dL）、糖皮质激素剂量（如醋酸泼尼松 ＞ 20mg/d）、应用多种免疫抑制剂和（或）慢性病毒感染有关。病因主要包括宿主（肾移植受者）、供肾、移植受者的解剖结构和易感微生物等因素，这些原因可能单一出现，也可以相互重叠和相互作用。

【临床表现】

可有急性膀胱炎或移植肾肾盂肾炎（伴或不伴原发性肾盂肾炎）的表现。其典型临床表现可有尿频、尿急、血尿和耻骨上疼痛，甚者有寒战、发热、血尿、自体肾区和移植肾区疼痛等。

【诊断】

1. 中医辨证要点

参照淋证及尿路感染相关章节。

2. 西医诊断要点

（1）临床表现　脓尿、发热、心动过速和低血压（罕见）。

（2）腹部体检　可发现腰部或耻骨上压痛。

（3）泌尿生殖直肠检查　可发现前列腺肥大，前列腺、睾丸、附睾触痛以及萎缩性阴道炎。

（4）尿液检查　白细胞酯酶阳性、亚硝酸盐增加伴血尿或蛋白尿；尿检、尿培养和药敏可发现微生物和脓尿以及耐药菌株。

（5）实验室检查　可发现血清肌酐和 C 反应蛋白升高（如 CRP ＞ 100mg/L 提示可能患有肾盂肾炎）。

【治疗】

1. 中医治疗原则和辨证施治

参照淋证及尿路感染相关章节。

2. 西医常规治疗

推荐肾移植病人术后常规应用抗生素，单用一种二代或三代头孢菌素可有效预防创口和尿道感染。感染发作时通常使用针对病原菌的抗生素。

（三）肺部感染

【概述】

肺部感染是肾移植术后最严重、预后最差的感染并发症，该病发病隐匿、种类繁多、进展迅猛、病情危重，是造成病人术后死亡的最常见原因，病死率高达 70.0%。肺部严重感染是造成移植受者死亡的主要原因。近年来随着新型免疫抑制剂的开发和应用，术后各种感染的发生率明显上升。本病属于中医学"发热""咳嗽""喘息"范畴。

【病因病机】

1. 中医病因病机

中医学认为肾移植术后肺部感染病因机制主要为正气虚衰、邪毒亢盛。肾移植病人患病日久，加之长期应用免疫抑制剂而引起正气虚弱，抵御外邪能力下降，致外邪入侵，毒热与正气交争于体内，发为本病。本病以正虚（肾虚）为本，以邪毒（热、毒、瘀蕴结于肺）为标，即"正虚邪实"。

2. 西医病因病机

肾移植受者多为终末期肾病病人，长期患病导致一般状态差，机体特异性免疫功能低下，杀菌力及补体生成能力降低；术前长期透析，留置管的管周、管腔易有细菌繁殖；部分病人术前有感染，多次使用抗生素，致菌群失调，导致病人更易发生感染；移植术后病人免疫功能低下，加上应用抗排异药物对机体免疫力损害，病原体侵入肺部发生感染。肾移植术后发生肺部感染，是其免疫抑制状态与接触可能导致感染环境共同作用的结果。

【临床表现】

（1）大多隐匿起病，部分起病急骤，病程短。

（2）发热常为首发或唯一症状，多为中、高热，很少寒颤。

（3）症状与体征不一致，即症状发生早、表现较重，但体征出现较晚，治疗后病变消退慢。

（4）感染早期咳嗽、咯痰少见，感染中后期或重症感染早期胸闷、喘憋症状明显。

【诊断】

1. 中医辨证要点

（1）急性期　属实证，病位在肺，病势急。主症为高热，喘促，咳嗽，咳痰；兼症为胸部胀痛，身热有汗，口渴喜冷饮，舌苔薄黄或腻，脉滑数。

（2）恢复期　属虚证，病位在肺、肾，病势缓。主症为喘促，动则喘甚，气不得续；兼症为水肿，神惫，舌淡苔白或黑而润滑，脉沉弱。

2. 西医诊断要点

（1）新近出现咳嗽、咳痰、胸闷、气促等症状。

（2）发热。

（3）白细胞计数低于 $4 \times 10^9/L$ 或高于 $10 \times 10^9/L$，伴或不伴核左移。

（4）肺部湿啰音和（或）实变体征。

（5）胸部 X 线示片状、斑片状浸润影或间质性改变，伴或不伴胸腔积液。

前 4 项中的任意一项加第 5 项并排除了其他非感染性肺间质性疾病，则肺部感染的诊断成立，再根据病原学检查结果确立病原学诊断。

【治疗】

1. 中医治疗

（1）治疗原则　肾移植术后肺部感染发病急性期，表现多以邪毒亢盛为主，故治疗当"急则治其标"，以清热、解毒为主。恢复期则以正气亏虚为主，但多有余邪稽留，故治疗当"缓则治其本"，以补肾养阴润肺为主，佐以祛邪之品。标本兼顾，方可取得较好的疗效。

（2）辨证施治

①急性期

［临床表现］高热，喘促，咳嗽，咳痰；兼症为胸部胀痛，身热多汗，口渴喜冷饮，舌苔薄黄或腻，脉滑数。

［治法］清热解毒，宣肺平喘。

［方药］麻杏石甘汤加减（出自《伤寒论》）。

［参考处方］麻黄 10g，生石膏（先煎）20g，杏仁 10g，炙甘草 5g，知母 10g，生地黄 10g，赤芍 10g，栀子 10g，鱼腥草 10g，蒲公英 10g，桔梗 10g，黄芩 10g，黄柏 10g。

方中麻杏石甘汤宣肺平喘，鱼腥草、蒲公英、桔梗、黄芩、黄柏清热解毒，知母、生地黄、赤芍、栀子滋阴清热、凉血解毒。全方共奏清热解毒、宣肺平喘之效。

另有用经验方（鱼腥草 30g，金银花 10g，连翘 10g，桑白皮 10g，生薏苡仁 30g，冬瓜仁 20g，桔梗 10g，生甘草 6g）治疗者，适用于痰热壅肺者。

②恢复期

［临床表现］喘促，动则喘甚，气不得续；兼症为水肿，神惫，五心烦热，口干口渴，舌淡苔白或黑，脉沉细。

［治法］补肾纳气，清热润肺。

［方药］金匮肾气丸合沙参麦冬汤加减（金匮肾气丸出自《金匮要略》，沙参麦冬汤出自《温病条辨》）。

［参考处方］附子 10g，肉桂 5g，山茱萸 10g，熟地黄 10g，茯苓 10g，牡丹皮 10g，沙参 20g，麦冬 10g，玉竹 10g，桔梗 10g，天花粉 10g。

方中金匮肾气丸温补肾阳，沙参麦冬汤清肺热、滋补肺阴，共奏补肾纳气、清热润肺之功。

2. 西医常规治疗

明确病原体是治疗肾移植术后肺部感染的关键，在病原体明确之前需进行经验性治疗。目前多采取抗细菌、病毒、真菌的"三联"或同时抗卡氏肺孢子菌、衣原体、支原体的"四联"疗法，遵循"降阶梯"治疗方案，取得了一定的疗效。

（刘文军　赵莺路）

中医名家经验

于家菊

于家菊（1934—2005），毕业于沈阳医学院。享受国务院政府特殊津贴专家。曾任山西省肾病学会主任委员、中华医学会肾脏病学分会委员、中华医学会中西医结合肾脏病学分会委员、《山西中医》杂志编委、《中国中西医结合肾病》杂志编委等职。曾获全国卫生系统先进工作者及山西省卫生系统先进工作者等荣誉称号。获卫生部科技成果奖1项，山西省科技进步成果奖4项。

一、学术思想

（一）首创活血化瘀、清热解毒法治肾炎

于家菊教授认为中医学中"瘀血证"的概念十分广泛，从西医学角度理解，可能包括各种原因引起的全身的局部血液循环障碍，以及由此导致的代谢、营养失调，或功能、结构的改变。慢性肾炎的主要病变在肾小球，除了毛细血管通透性受到损伤外，肾小球毛细血管痉挛、炎症细胞浸润，以及毛细血管内凝血与血栓形成等改变，这些损害带来的严重后果是毛细血管闭塞、肾血流受阻、肾小球硬化、肾小管萎缩、肾间质纤维化。肾组织的这种病理改变及其对周身的影响，与"留血""内结为血瘀"等产生"血瘀"的病机有许多共同之处；慢性肾炎临床表现浮肿、肾区疼痛等也与"久病入络为血瘀"有相吻合之处。因此，于家菊教授认为活血化瘀法治疗慢性肾炎有效。

慢性肾炎的病因与某些细菌、病毒感染有关。临床实践中确实发现上呼吸道及皮肤等处的感染与肾炎的发生、复发、迁延不愈有密切关系。为了防止慢性肾炎的恶化与复发，预防感染或控制感染病灶是很重要的。于家菊教授认为，抗生素有耐药或存在不良反应不宜长期使用等问题，从中药中选择具有抗感染作用的药物是可取的。中药中的清热解毒药物，能控制细菌性炎症已被大家所公认。活血化瘀、清热解毒中药伍用，常常是在调节机体反应性、改善血液局部循环的基础上，直接或间接地达到抗菌目的。这种独特的抗感染作用，对于治疗肾炎这种感染 - 变态反应性疾病，或许更为适宜。

（二）辨证论治，灵活运用活血化瘀法

于家菊教授认为慢性肾炎以虚为主，故活血化瘀法的应用强调养血活血，以四物汤为基础，常用当归、赤芍、川芎、生地、丹参等。对肾穿刺病理改变以增生、硬化为主的，酌加炮穿山甲、王不留行、三七、地龙等，少用、慎用破血药如三棱、莪术、䗪虫等。

于家菊教授认为，慢性肾炎所表现的水肿、腰酸痛、蛋白尿等，均为久病体虚或劳损伤肾、肾的精气阴阳不足所致，为一派肾虚之证，肾虚是慢性肾炎发病的主要原因。遵循《难经》"损其肾者，益其精"的原则，治疗上以补肾为主。同时根据肾虚损之阴阳偏盛，或于阴中求阳，或于阳中求阴，灵活辨治。但不论温肾阳，或滋肾阴，均不宜峻补，强调平补。温补药中肉桂、附子辛燥猛烈，对绝大多数慢性肾炎病人绝非所宜，当所避之，常选淫羊藿、

菟丝子、肉苁蓉等。而滋补肾阴的熟地之属，滋腻碍胃，临证亦当注意加陈皮、砂仁与其配伍，或多选女贞子、旱莲草等。

于家菊教授在临床实践中进一步观察到，血瘀证贯穿肾炎全过程，但病因不同、病情有别，如热毒致瘀、湿热致瘀、气虚致瘀、血虚致瘀、阳虚致瘀、阴虚致瘀等，以及脏腑功能的偏盛、偏衰等均可致瘀，结合肾病综合征的特点，设计了益肾合剂系列方治疗难治性肾病综合征，使疗效进一步提高。于家菊教授采用益肾合剂系列方治疗紫癜性肾炎、狼疮性肾炎、糖尿病肾病、肾动脉硬化、各种结缔组织病的肾脏损害，以及慢性肾盂肾炎等，均取得较好的疗效。

二、临证经验

（一）标本兼顾，多途径治疗肾衰竭

于家菊教授认为慢性肾衰竭常由水肿、淋证、尿血等多种病证发展而来，以肾脾虚损为主，为本虚标实之证，故补益肾脾为治疗本病大法。尤其强调脏腑功能虚损导致血瘀，在慢性肾衰竭的发生、发展过程中，始终存在血瘀，与西医学对本病的认识基本一致。病理解剖表明，肾小球普遍有肿胀、增生、纤维化等病理改变，逐渐发展为肾小球硬化、玻璃样变，最终导致固缩肾，揭示了中医学"久病入络为血瘀""内结为血瘀"的内涵。于家菊教授采用中医学的宏观辨证，结合西医学微观病理变化，讨论治则治法，也是她治疗本病的一大特色。血液流变学异常、肾小球滤过率下降、肾小球硬化、肾间纤维化，而最终肾固缩等病理状态，均与中医学对血瘀的认识一致，也为活血化瘀软坚法治疗本病，提供了理论依据。

于家菊教授根据中、西医对本病的认识，采用辨证与辨病相结合分型设计，研制出治疗慢性肾衰竭的系列胶囊。以肾衰胶囊为主方，益气养阴、活血软坚，主药为西洋参、灵芝草、冬虫夏草菌丝、生炙鳖甲、丹参等。并发呼吸道感染，表现为热毒内盛者，加益肾1号胶囊（甲），清热解毒，主药为鱼腥草、黄芩、七叶一枝花等；并发尿路感染，表现为湿热下注者，加益肾1号胶囊（乙），清利湿热，主药为败酱草、土茯苓、黄柏等；伴有血尿、鼻衄、齿衄、月经量多，表现为气虚血瘀者，加益肾2号胶囊，益气活血止血，主药为太子参、当归、牡丹皮、三七等；伴有消化道症状或浮肿，表现为脾肾两虚者，加益肾3号胶囊，健脾补肾、祛湿消肿，主药为党参、白术、茯苓皮块、泽兰、半夏、沉香、补骨脂等；浊毒内壅，症见关格者，加益肾5号胶囊，排毒泄浊，主药为槐花炭、肉苁蓉、大黄等。主方肾衰胶囊在治疗中贯彻始终，辅方根据病情随证加减，主方不变，用药不乱。并制定了用药规则：补益药早、晚空腹服，泻下药（如胃肠透析药）餐后2小时服，清热解毒药餐后半小时服。既有利于药物的吸收，又可避免互相减低药效，同时减少苦寒伤胃，以增疗效。对终末期肾衰竭，于家菊教授主张择时选用结肠透析、腹膜透析、血液透析，透析液中加扶正、祛邪、活血化瘀中药，对改善症状、增强疗效、防止感染或堵管都有积极作用。

于家菊教授认为慢性肾衰竭的关键是肾元虚损、气阴两虚，是慢性肾衰竭正虚的主要病机特点，在其早中期向晚期尿毒症过渡阶段尤为明显。尽管慢性肾衰竭表现错综复杂，甚至有时以瘀血、湿浊为主要表现，也是虚而生邪，因肾气阴两虚、无力逐邪所致。"因其衰而彰也"，益气养阴、活血化瘀，"扶正以祛邪"，不仅能助肾气恢复，而且有利于清除病邪，是肾衰胶囊的作用特点。

肾衰胶囊是于家菊教授治疗慢性肾衰竭的经验方。该药以冬虫夏草为君，冬虫夏草是传

于
家
菊

统的强壮滋补中药，具有良好的扶正固本的免疫调节作用，冬虫夏草阻抑肾小球硬化是通过对肾小管的保护作用而间接减轻肾小球内压力，从而减轻系膜增生硬化及整个肾小球硬化。灵芝补肾气、益精气、利水道、通九窍，在保护肾功能、延缓肾衰竭进行中发挥重要作用。丹参具有扩张肾血管、增加肾血流量、调整免疫功能、降低胆固醇、调整免疫性能、促进组织修复和再生、改善肾功能等作用，其减少蛋白尿的作用与其活血化瘀、改善微循环及高凝状态、降低血小板聚集性有关。西洋参具有益气养阴、抗衰老、增强机体抗菌能力等多种作用。诸药多用，功专力宏，以补肾为先，使肾气充沛、血流旺盛，肾功能有所改善，血清肌酐下降，血红蛋白提高，病情较长稳定。

（二）辨证分虚实，中西结合治泌感

于家菊教授认为尿路感染其病邪以湿热为主，肾虚而感受湿热，渐致湿热瘀阻、膀胱气化失司、水道不利，是发生淋证的根本原因。正如《诸病源候论》所说"诸淋者，肾虚而膀胱热故也"。关于淋证的辨证，于家菊教授认为当分虚实两端。急性发作，多为实证，以下焦湿热为主，治宜清热利湿通淋，邪去则正安；久病多为虚证，或虚实夹杂，正虚以肾脾虚为主，邪实以湿热瘀滞多见，治宜补肾健脾、利湿活血。应根据邪之多少、正气之盛衰，决定标本同治，或治本为主，或先标后本。淋证的治法，古有忌补忌表之说，当知其所以然。淋证常见畏寒发热，其症多非外邪袭表，而是湿热熏蒸、邪正相搏，故不能用发汗解表法；淋证湿热之象突出时，当然忌补，然久病劳淋，正虚邪恋，则当扶正祛邪。

于家菊教授在临证时，对淋证急性发作，表现下焦湿热者，重用清热解毒、利湿通淋药，如蒲公英、土茯苓、石韦、车前子等。淋证迁延不愈或反复发作，多为劳淋，正虚邪恋、虚实夹杂，除按虚证分型论治外，尚需加用活血化瘀、软坚散结药，如当归、赤芍、川芎、红花、丹参、炮穿山甲、生炙鳖甲、路路通、三七等，预防和治疗肾间质纤维化、肾小管坏死萎缩。对无症状性菌尿，尿培养细菌仍为阳性者，结合病史，多为正虚无力祛邪、邪热留恋，宜从气虚论治，以补中益气汤加清热解毒药。新鲜尿常规亚硝酸盐阳性，亦是提示尿路感染的证据，以五味消毒饮为主治疗。尿 α_1- 微球蛋白、β_2- 微球蛋白系列增高，与长期使用肾毒性药或病变反复损伤肾组织有关，提示肾小管受损，常于辨证方中加用活血软坚药，以减轻肾小管萎缩，促进肾小管间质纤维组织吸收，促进炎症吸收，预防肾萎缩。同时，酌情使用清热解毒药，如蒲公英、紫花地丁、败酱草、黄连、土茯苓、黄芩、柴胡、半枝莲、冬凌草、半边莲、肿节风等，不仅有杀菌、抑菌、抗病毒作用，还有提高机体体液免疫和细胞免疫的作用。

细菌入侵肾脏后，可致肾盂肾盏黏膜充血、水肿，肾小管上皮肿胀坏死，肾间质内白细胞浸润，纤维组织增生，瘢痕形成，尤其是慢性肾盂肾炎病理组织学改变更明显。根据中医学对本病之认识，结合其病理改变，于家菊教授认为尿路感染的病理过程符合"血瘀"的概念，活血化瘀中药有抗凝、抗炎、促进纤维组织吸收等作用。于家菊教授认为尿路感染反复发作者，其根本原因是正气不足、抗邪无力，主张用补益中药提高病人机体抗病能力和免疫功能。于教授认为补益药（补肾益气健脾）和活血化瘀、清热解毒药对体液免疫和细胞免疫均有促进作用。在益气养阴、补肾健脾的基础上加清热解毒、活血化瘀中药，既增强体质，提高机体抗病能力，改善病变部位的血液循环，又能清除余邪，促进纤维组织吸收和肾脏病变的修复，可防止尿路感染反复发作，预防肾功能进一步损伤。

（三）益肾汤加减灵活辨证治疗紫癜性肾炎

于家菊教授在总结大量的临床病例后得出：过敏性紫癜性肾炎病机多为素体不足，感受风湿热毒之邪，久郁生湿化热，热毒内蕴，热入营血，迫血妄行，耗气伤阳或湿蕴气滞，脉络受阻，络阻血瘀而致；本虚标实是此疾病的病理特点，湿、热、毒、瘀是此病的病机所在，本虚为气阴两虚，标实多为湿、热、毒、瘀；尤其是瘀血阻络，是该病的病理基础，病因多为外邪入侵，如风热湿毒，当禀赋不足或病久正虚时而致瘀。故于教授将活血化瘀定为治疗本病的基本法则，并应用于全病程中。又该病往往由某些感染而诱发，故在祛邪中尤重视清热解毒。

于家菊教授治疗过敏性紫癜性肾炎，在中医辨证的基础上，以活血化瘀、清热解毒药物为主，代表方益肾汤。方药组成：当归、赤芍、川芎、红花各15g，丹参15g，桃仁9g，益母草、金银花、白茅根、板蓝根、紫花地丁（或蒲公英）各30g。水煎服。在临证中根据疾病的不同程度及证型的不同，在益肾汤的基础上加减，取得满意的疗效。辨证加减如下：①风热湿瘀证。治法：祛风清热，解毒活血。方药：益肾汤加荆芥、防风、威灵仙等祛风药，或在主方的基础上去桃仁、红花等，酌加连翘、败酱草、黄芩等清热解毒药。②热毒血瘀证。治法：清热解毒，凉血散瘀。方药：益肾汤酌加败酱草、黄芩、玄参、蝉蜕等清热解毒之品。③湿热瘀阻证。治法：清热利湿，解毒散瘀。方药：在益肾汤基础上加车前子、猪苓、茯苓、苍术、白术、薏苡仁、黄柏、川牛膝、黄芪、党参等。④阴虚热瘀证。治法：滋阴清热，凉血散瘀。方药：在益肾汤基础上加生地、牡丹皮、女贞子、旱莲草、仙鹤草、紫草等滋阴清热止血之剂。⑤气虚湿瘀证。治法：益气健脾，祛湿化瘀。方药：在益肾汤基础上加黄芪、党参、茯苓、黄精等，去板蓝根、紫花地丁等。⑥脾肾两虚、湿热瘀阻证。治法：健脾补肾，清热利湿，活血化瘀。方药：在益肾汤基础上加黄芪、党参、白术、茯苓、薏苡仁益气健脾，生地、杜仲、猪苓、车前子滋阴补肾、利水消肿，原方去板蓝根、紫花地丁。对于过敏性紫癜性肾炎轻型多用益肾汤加减治疗，对病情较重及来院前接受激素治疗者给予醋酸泼尼松常规治疗，有些病例酌加环磷酰胺。

（钱雅玉　王世荣整理）

王永钧

王永钧（1935—），毕业于浙江医科大学，曾师从浙江名医张硕甫、俞尚德、王显庭等。享受国务院政府特殊津贴专家。全国老中医药专家学术经验继承工作指导老师，全国名中医。中国中西医结合学会肾病分会的创始人之一，历任第一届常委和第二、第三届副主任委员、第四届顾问，中华中医药学会内科肾病专业委员会第一至第三届副主任委员、第四届顾问。曾获中国中西医结合贡献奖、中华中医药传承特殊贡献奖、"科学中国人"2008 年度人物等荣誉称号。完成国家科技部"十一五"科技支撑计划及"十五"中医经验传承研究各 1 项、省部级课题 2 项，获省部级科研成果 9 项。

一、学术思想

（一）将"审病－辨证－治病／证"成功应用于慢性肾脏病临床实践

王老整合中医治证和西医治病的特色和优势，建立临床思维方法"审病－辨证－治病／证"，运用西医学科学的技术与手段认识和诊断疾病，并了解疾病的发病机制；从"病"着手，撷取"四诊"资料，并参考现代科学检查所获得的各项资料，再综合证据，运用中医药学理论来分析疾病在各时期所表现的症状和证候，以及各证候的演变规律，进而阐述其病机；根据中医和中药的理法，结合中药现代研究新认识来组方、选药，并进行药物、剂型、剂量、疗程等的最优化选择，以及疗效评估的研究。所以"治病／证"的目标不仅是病人证候的缓解，且更注重疾病的痊愈与康复，是传统辨证论治的继承、创新与发展，具有极强的时代性与临床实用性。

（二）拓展"象"思维，建立慢性肾脏病中医微观辨证体系

王老将西医学科学领域的尿象、血象、影象、超声象、肾病理象等纳入肾病辨证的主症，极大地拓展"四诊"视野，用中医传统理论研究、分析、验证、判断这些现象，不仅使证候的确立增加了客观和量化的指标，更有助于早期诊断和治疗。其撰写的"IgAN 肾病理的微观辨证"是以中医学理论为基础，系统阐述肾病理微观辨证的首篇论述，引起了业内广泛关注。

（三）创新"风湿致肾病"理论

王老提出在慢性肾脏病的进程中，风湿不仅是始作俑者，且在慢性进展过程中，还是导致进一步发展和加重的危险因素，适时有效地治疗风湿，更加具有针对性、迫切性和有效性。结合慢性肾脏病的各种临床表现及其发生、发展与转归，王老认为风湿内扰于肾脏局部的病机演变，是遵循下述规律进行的。

风湿内扰于肾
{
1. 干预肾的封藏职能——蛋白、红细胞等精微物质随尿下泄
2. 干预肾主水液、司开阖和泌别清浊职能——尿少、水肿、夜尿多或浊毒内留
3. 干预肾络，以致气血运行受阻——久闭成痹，肾局部瘀血及微癥积形成
}

三者互相影响，进而导致肾劳→肾体萎缩→逐步失去肾的各种气化功能→溺毒→影响肾外，以致全身。

根据长期临证经验，王老提出慢性肾脏病风湿证候的辨证要点主要有：①泡沫尿，尿中有泡沫，尿检发现蛋白伴或不伴镜下红细胞尿，尿蛋白较多，定量 ≥ 1.0g/24h，有时甚或伴有肉眼血尿；②祛风湿药治疗有效；③新近出现或加重的困乏、浮肿；④新近出现血清肌酐从原来稳定的水平发生变动、升高；⑤肾病理检查有细胞增殖、间质炎症细胞浸润加重，或出现细胞性新月体、袢坏死，或足突广泛融合。

其中第①、②条是确立证候的主症，在①、②主症基础上，出现③、④往往提示风湿证候在扩大和进展，它们有力地支持了风湿内扰证的存在和加重，第⑤条是从病理学角度为中医辨证提供了重要的微观辨证内容。

上述辨证要点反映出风湿内扰于肾不仅是致病原因，而且还是导致慢性原发性肾小球疾病和一些免疫介导性肾损害病情加重的危险因素，也充分体现了风性善行数变、湿性黏腻难清的特点。因此，王老认为风湿内扰在慢性肾脏病的临床意义在于：一是阐述了风性开泄，能干预肾主封藏的职能；二是提出风湿有别于单纯湿邪，对水肿发生发展的重要性；三是揭示了在湿性黏腻难清的慢性过程之中，隐藏着内扰于肾的风邪，及其善行数变的活动性因素。由于慢性肾脏病的风湿证候寓活动于慢性过程之中，易于疏忽，难于防范，极易导致病情的进展，必须重视。

二、临证经验

（一）建立 IgA 肾病辨证创新体系

IgA 肾病（IgAN）临床表现及病理变化呈多样性，是目前公认的难治性肾小球疾病。王老根据自身多年的临床经验，总结制订了 IgAN 新五型辨证方案——气阴两虚证、脉络瘀阻证、风湿内扰证、风热上扰证和下焦湿热证。这样的分型体现了 IgAN 的病机演变规律和辨证实质，并且执简御繁，实用有效。

王老认为 IgAN 的病机及演变特点，就是虚中夹实。肾的气阴两虚是 IgAN 的基础证候或中心证候；风热上扰及下焦湿热是 IgAN 的初始证候，或短期出现的急性伴发证候；脉络瘀阻及风湿内扰则是 IgAN 气阴两虚证候最常见、最重要，并与之在某一阶段长期并存的合并证候。五个证候可以单独出现，但多数情况往往呈现二联、三联的复杂证候，对病情而言，联合出现的证候愈多，往往提示治疗难度愈大，如出现虚、瘀、风湿三联征，往往重于虚、瘀或虚、风湿二联征，预后亦然。

治疗上对于病情重、考虑单纯中医或西医治疗疗效欠佳者，如 IgA 肾病 Lee's ≥ Ⅲ级（中重型 IgAN）病人，王老往往应用中西医结合个体化联合序贯治疗方案，即以新五型辨证方案 +ACEI/ARB+GC 为基础用药，根据病人临床、病理与治疗反应，酌情联合序贯应用免疫抑制剂（吗替麦考酚酯 / 环磷酰胺 / 来氟米特 / 硫唑嘌呤），从而取得源于中医、高于中医，源于西医、高于西医的显著疗效。

（二）提出基于风湿致病的原发性肾病综合征的辨治方案

王老结合长期临床治疗实践，认为原发性肾病综合征系由风湿内扰于肾，使肾固有的主封藏、司开阖等职能失常所致，其病因、病机及证候等表现，以风湿内扰证最为重要，且常伴有虚、瘀、热等表现。故辨证分为风湿气（阳）虚证、风湿阴虚证、风湿夹热证和风湿夹瘀证四型。风湿证是原发性肾病综合征最基本和最关键的证型，它几乎贯穿于整个病程，因此当祛风胜湿药治疗肾病综合征开始起效时，若尿蛋白定量有所减少，此时切不可立即停用祛风胜湿药，而宜继续使用达到 2~3 个月，使其有足够的疗程，方能巩固疗效。湿热证多因复感外邪或因应用激素等引起的药源性症状所产生，所以并非本病的基本证候。肾虚证和瘀血证是肾病风湿证常见的合并证候，因此当病人表现为大量泡沫尿，以风湿证为主要表现时，要结合辨证，宜配伍应用补气益肾、活血养血进行治疗；而当病人治疗后尿蛋白减少至＜ 1.0g/24h 时，其肾虚证亦每合并风湿与瘀血证，所以在治疗虚证的同时亦宜考虑到祛风胜湿、行瘀通络治疗。

同时要重视原发性肾病综合征治疗过程中药物因素对证候演变的影响，做到分阶段中西医结合辨证论治，如经渗利药、温燥药或激素类药物治疗后，病人会发生证型的阴阳转化，要及时明察，调整中医药治则，从而达到增效减毒之功。

（三）益肾行瘀、祛风湿治疗原发性局灶节段性肾小球硬化症

原发性局灶节段性肾小球硬化症（pFSGS）是肾病领域常见的难治性疾病，王老根据临床实践，综合宏观及微观辨证所见，认为 pFSGS 的证候除存在肾虚络瘀、风湿之外，还存在肾局部的癥积，临床采用中西医综合治疗，将益肾、行瘀、祛风湿、消癥中药与西药（GC、免疫抑制剂及 ACEI/ARB）有机结合，做到中西医优势互补，提高疗效，并降低毒性及不良反应的发生。

王老应用益肾消癥方治疗本病，该方由黄芪、当归、干地黄、芍药、川芎、女贞子、金樱子、旱莲草、积雪草、桃仁、制大黄等组成，能补益气阴、固涩肾精、活血消癥，可以从多个环节、多个靶点抗肾纤维化的形成与发展。

（四）多环节、多靶点治疗慢性肾衰竭

王老认为，慢性肾衰竭（CRF）的病理基础是痰瘀互结、肾微癥结，其病机演变规律往往呈"肾风 – 肾虚 – 肾痹（肾络瘀痹）– 肾微癥积（体）– 肾劳（用）– 溺毒"，因此本病正虚邪实的病机贯穿了疾病的始终，且虚实二者互为因果，形成恶性循环，反复发作，逐渐加重。他强调 CRF 要早诊断、早干预，认为 CRF 的早中期是治疗延缓肾功能衰竭进展的关键时间，要重视纠正肾衰竭可逆因素（包括肾外和肾内），避免肾毒性药物的应用，在病人允许的情况下（如全身情况好、肾脏尚无明显缩小等）争取肾活检，明确肾脏局部瘀血、风湿证候的程度，为应用祛风湿、行瘀痹中药或抗炎与免疫抑制剂提供依据。

治疗主张中医药多途径非创伤治疗，从多环节、多靶点治疗 CRF 的各类证候，并根据各用药途径的特点，专门制定各类特色方，如：①尿毒净Ⅰ号（院内制剂）口服吸附排浊；②黄芪金樱子合剂、复方积雪草胶囊有抗肾纤维化作用，有利于延缓肾功能减退的进程；③降磷散以补钙、降磷；④中药灌肠及中药全结肠灌洗，有助于吸附与排泄浊毒，且对改善肾功能及肾性水肿有一定作用；⑤露头热水药浴，药浴主要成分有土茯苓、木瓜、大黄等，对活血、祛风、消肿、排毒有一定功效，临床对消除水肿尤其是缓解尿毒症皮肤瘙痒症疗效佳。

三、用药心悟

（一）活用古方，临证化裁

在肾脏病的一些证候辨治上，王老往往选用一些短小精悍、行之有效的古方。例如：水肿，若在急性肾炎初始阶段，中医辨证属风水证者，或慢性肾小球病的病人伴发呼吸道等急性感染，致在原有证候的基础上兼夹外邪，使肺气失于宣降，不能通调水道、下输膀胱，发生水液潴留，溢于肌肤发为水肿者，此时多数伴有畏寒、发热、咳嗽、气促，或有疮痍、痄腮、喉痹等，王老对其中风寒为主的用麻杏五皮饮或麻附五皮饮，风热为主的用越婢汤或麻黄连翘赤小豆汤加减，热毒为主的用普济消毒饮出入。

治脾虚水肿，王老喜在严氏实脾饮，或理中汤加附子汤基础上加减，多去甘草，重用苍术、茯苓健脾燥湿，配以少量附子以益火生土，其中苍术与附子的剂量配比以3：1较为适宜，他认为若附子剂量过大，就不是"实脾"而是"温肾"了。当水肿已消而脾虚未复时，更可用单味生黄芪30g煎汁分服；或生黄芪研粉，每天10g，3次分服。

对于辨证属于肾虚水肿者，王老指出益肾是治疗的关键。温肾化气、利尿消肿的代表方剂首推济生肾气汤，主治腰膝酸软、畏寒、小便不利、口不渴、脉沉、舌淡的水肿。若寒甚而水肿明显的，可先给真武汤，壮肾阳以制阴寒，待寒水渐退，再予济生肾气汤。若肾失封藏，精微下泄，则尿液可见多量泡沫，且历久难消，若配以尿液检查，可见有尿蛋白，宜在益肾方中增入血肉有情之品以补精血，如龟甲胶、陈阿胶等。唯肾虚证病程多长、收效亦慢，必须坚持调理，始能"渐次康复"。但内有浊毒潴留者，不可用血肉有情之品。对于慢性肾脏病脾肺气虚、卫气不足，每每感受外邪者，则常用玉屏风散益气以固卫，提高病人的抗病力。

（二）主病主症，组方固定

王老根据多年临床实践总结的经验，认为慢性肾脏病证候的病机基础是肾虚、瘀痹、风湿内扰。因此，王老针对此证候病机，根据传统中医理论、结合自身及历代医家的临床经验，分别拟定了补益肾虚、行瘀消癥、祛风胜湿的多个小组方。各组方相对固定，临证时亦可随证灵活搭配。补益肾虚组方：包括当归补血汤、黄芪四物汤、黄芪二至汤、黄芪二仙汤、黄芪二二四汤等；行瘀消癥组方：包括加减桃红四物汤、加减下瘀血汤、加减调荣汤、复方积雪草方等；祛风胜湿组方：加减防己黄芪汤等。以上组方与证候病机丝丝入扣，不仅有传统中医理、法、方、药理论的支撑，更有诸多现代药理学的研究证实对慢性肾脏病有多层面、多环节、多靶点的治疗作用。

（陈洪宇整理）

叶传蕙

叶传蕙（1936—），毕业于四川医学院，二级教授，享受国务院政府特殊津贴专家。四川省中医药管理局学术技术带头人，全国第二批老中医药专家学术经验继承工作指导老师，全国名老中医药专家传承工作室指导老师。曾任中华全国中医学会肾病专业委员会副主任委员、中国中西医结合学会肾病专业委员会委员、四川省中西医结合学会肾脏病专业委员会主任委员。获四川省首届名中医、四川省医疗卫生终身成就奖等荣誉称号。获卫生部科技进步甲级奖1项，省部级科技进步一等奖1项、二等奖2项、三等奖5项。

一、学术特点

（一）注意平调阴阳

叶教授认为阴阳失调是临床肾脏疾病的病理实质和关键，其主要表现在病位的浅深、病性的寒热和肾关开阖失度等方面。故"谨察阴阳之所在而调之，以平为期"成为肾脏病治疗的重要内容。平调阴阳作为治疗原则来看不外去其有余、补其不足两个方面。去其有余，即去其阴阳之偏盛。肾中阴或阳任何一方的过盛、有余，都会引起脏腑寒热（实寒实热）的偏盛和肾脏气化功能的失调。故去其有余，或温或清，意在阴阳以平为期。然而，肾为元阴元阳寄寓之所，治用温、清之时当求温而无燥、清而无凝，以防有伤阴、遏阳之弊。如：临床上叶教授治疗阴寒凝滞之水肿，常用辛通温散之桂枝，而不喜温热燥烈之姜、附；治疗湿热浸淫之热淋，习用土茯苓、滑石、鱼腥草、白花蛇舌草等寒凉清解之药，而少用大苦大寒之黄柏、黄连，皆具此意。补其不足是补其阴阳之偏衰，肾中阴阳之任何一方不足，亦表现为寒热（虚寒虚热）的偏颇和肾藏精、主水的功能失常。故补其不足，或温阳或滋阴使阴阳归于平和。但肾中阴阳在相反之中又有相成之妙，对立之中又具互根之机。所以古人提出"善补阳者当从阴中求之，善补阴者当从阳中求之"，常为叶教授所推崇。叶教授在临床补阳之时每佐以养阴之品、滋阴之时常辅以温阳之味，以收阴得阳助而泉源不竭、阳得阴生而生化无穷之功。

（二）辨识标本缓急

急则治其标、缓则治其本是中医治疗学上的重要法则。叶教授在肾脏病临床上亦遵循这一治疗原则。如邪实为标、正虚为本。在急性肾炎或慢性肾炎的急性发作期，每以邪气盛实为主，不急去之，恐变生他端。验之临床，慢性肾脏病常因急性感染而导致肾功能急剧恶化，故急则治其标，以祛邪为主；慢性肾脏病的缓解期，常以正虚为主，病势较缓，缓则治其本，当以扶正为主。又如新病为标、旧病为本。临床上肾脏病的病人常因精微漏泄、正气亏虚而引起湿热毒邪窜入溺孔，并发尿频、尿急、尿痛之尿路感染，则急当清热、利湿、解毒以控制尿路感染，其后再补肾摄精治其本；慢性肾脏病一旦发生肾功能衰竭则每因脾肾衰败，溺浊潴留、入血窜脑而合并神昏谵语之尿毒症脑病，则急施芳香开窍法以通窍醒神，然后再培补肾元以治其本。此外，在肾脏疾病的病程中亦常出现虚实错杂的证候，且一时虚实主次不分，标本缓急难断，在治疗过程中当标本兼顾。如肾病综合征之脾虚湿盛之水肿、慢性肾炎之肾虚络瘀之血尿，叶教授常以健脾与利水并行、补肾和化瘀同施。如此虚实并举、补泻同行，以收标本兼顾、正复邪去之效。

（三）强调祛邪为先

多数肾脏疾病的病程冗长，且每因肾失封藏、精微外泄、正气虚损而极易感受外邪，进而导致肾脏病的复发或加重。另外，水湿、瘀血、溺毒等虽是肾脏病过程中脏腑功能失调的病理产物，但其一经形成，又反过来直接或间接作用于脏腑，成为新的致病因素，导致脏腑气血阴阳的进一步损伤，使脏腑功能失调渐次加重，从而加速肾脏病的发展进程，甚至出现兼变证。有感于外邪、水湿、瘀血、溺毒等在肾脏病发生发展过程中所起的重要作用，叶教授对临床上邪气盛实而正虚不甚者，常主张以祛邪为先，力争将邪实对肾脏病造成的不利影响减少到最小程度。在对病邪性质的诊断上，叶教授颇有匠心独运之处。叶教授认为，外邪诊咽（喉），淡红者为风寒，鲜红者为风热，紫红者为热毒；内邪查舌，舌苔厚腻或水滑者为水湿内聚，厚腻污浊者为溺毒内潴，舌质紫暗或有瘀斑、瘀点、舌下脉络迂曲、盘虬者为瘀血内阻。在肾脏病的临床上不论是小球疾病抑或小管疾病，但见舌苔黄厚而腻，则总以清热化湿为第一要法，待苔腻已化、湿热渐清，方议他法。在慢性肾衰竭的治疗过程中，叶教授更注意果断地采用祛邪为先的治疗原则，及时纠正导致肾衰竭进展的可逆性因素，如风热客于咽喉（上呼吸道感染）、湿毒窜入溺窍（尿路感染）、水气上冲于脑（高血压）、浊邪内乱胃肠（消化道功能紊乱）等。通过对上述诸多因素迅速、有效地治疗，对延缓肾功能衰竭的发展进程，争取病情的长期稳定具有十分重要的意义。

（四）重视虚实兼顾

在肾脏病发生发展过程中，正气亏虚和邪气盛实并不是孤立存在的。每多出现因虚致实、因实致虚的病理机转，从而形成虚实错杂互见的复杂局面。这种虚实互见之病理可出现在肾脏疾病的不同时期和不同阶段，成为贯穿肾脏病始终的基本病理。因此，叶教授从肾脏病虚实互见的病理特点出发，对虚实兼顾的治疗原则给予充分的重视，并在临床上大加发挥。主要体现在两个方面。一是攻而无伐、补而无滞。如急性肾炎病人，每因风水相搏而致颜面水肿，并迅速泛及全身，叶教授常以防风、紫苏叶、荆芥、浮萍等轻宣透达之品，以疏风邪、宣肺气、启上闸、开支河，以平水风相激之势。即使对合并有胸腹水的病人，叶教授也不用甘遂、大戟、芫花等逐水之剂，以图一时之快，而以上药合五苓散以化气行水，意在祛邪无伐正气。又如慢性肾脏病每因素体阴虚、病程迁延、久用渗利以及温热药和激素之药毒伤阴等，导致肺肾阴虚，叶教授常以沙参、麦冬、旱莲草等清润之品，恰如甘露之滋，而绝少用熟地之厚浊之味，以杜膏脂之腻，旨在扶正不助邪气。且扶正之时，叶教授最忌一味蛮补，而致中焦输化不及，壅滞气机，导致肾病加重。二是寓攻于补、寓补于攻，以期祛邪而不伤正、扶正而不留邪。如慢性肾衰竭每因脾肾衰败而溺浊内聚，导致脾胃升降逆乱，叶教授常于党参、白术健脾，肉苁蓉、菟丝子补肾之中，更以紫苏叶、黄连和胃化浊，大黄通腑降浊，如此攻补兼施、寓攻于补，使邪去而无正伤之虞、正复更增祛邪之力。又如慢性肾衰竭常因浊邪犯胃，影响脾胃的生化而有不同程度的贫血，叶教授习用鹿角胶、阿胶、冬虫夏草等血肉有情之品以滋补阴血，更益建曲、山楂、麦芽、谷芽等消导之药以助脾胃之运、行补药之滞。以上攻补并行、寓补于攻，使正复而无留邪之害。

二、临证经验

（一）提倡两个结合

1.宏观与微观辨证的结合

中医学的宏观辨证经过数千年众多医家的孜孜探索，成为科学的、系统的、最具自身特色的中医治疗学的重要组成部分。然而，宏观辨证在肾脏病的辨治上也存在明显的自身局限性，如隐匿性肾炎常因临床无宏观症状可察、可辨而造成漏诊和治疗上的盲目无所依从；又如多数肾脏疾病宏观症状的改善或消失，并不代表疾病真实意义的好转或痊愈，病人常有蛋白尿、血尿、血生化以及肾脏病理改变的持续存在或潜在发展。因此，叶教授十分重视对中医辨证的微观指标的探析。通过宏观、微观辨证的有机结合，来准确地把握疾病的证候类型、发展、转归和预后。临床研究发现，血尿的出现、尿渗透压和血尿渗比、血液流变、体液免疫与细胞免疫、肾功能的分期以及肾脏病理等诸多改变均与中医辨证分型有一定的相关性。如：多数慢性肾脏病之血尿的发生多见于肝肾阴虚型，其次为气阴两虚型，而少见于气虚型、脾肾阳虚型；而尿渗透压和血尿渗比的降低是肾脏气化功能失常的特征性改变，不同辨证分型的病人凡累入肾脏气化功能者，其尿渗透压及血尿渗比皆有不同程度下降，其中以脾肾阳虚型更为明显。以及中医辨证分型与肾脏病理的相关性研究发现，气虚型多见于微小病变和轻微病变型，肝肾阴虚型和气阴两虚型多见于系膜增生性肾小球肾炎，脾肾阳虚型多见于膜性肾病，阴阳两虚型多见于膜增殖性肾小球肾炎等。叶教授以辨证的微观指标作为对中医宏观辨证的补充，大大地丰富了肾脏病的辨证内容，同时也增加了肾脏疾病中医辨证的客观性和准确性，对提高临床疗效具有重要意义。

2.中药与西药用药的结合

在肾脏病的治疗上，叶教授注意发挥中西医两方面的优势，重视中西药物的联合运用，以期收到满意的临床效果。在中西药物的结合运用上，主要有以下几方面内容：①中医辨证与西药对症治疗。如在肾脏病的治疗中，叶教授常于中医辨证治疗的基础上，针对病人所出现的水肿、高血压、呼吸道或尿路的感染，及时给予利尿、降压、抗感染等对症疗法，确能明显地提高临床疗效。②针对中医病机的中西药联合运用。如肾脏病的瘀血证治疗，叶教授除了给予中药活血化瘀类药物，如丹参、川芎、赤芍、红花之外，并给予西药双嘧达莫、肝素、华法令、尿激酶等血小板解聚药、抗凝药和溶栓药，以加强活血化瘀的效应。③针对西医病理的中西药联合运用。如：对肾性高血压的治疗，叶教授常按照西医病理生理机制以及临床药理学的理论以指导用药；对容量依赖型高血压，叶教授常用西药利尿剂以增加水钠的排泄，并配合选用中药利水渗湿药，诸如茯苓、猪苓、泽泻、车前子等以治疗；对肾素依赖型高血压，叶教授除选用转化酶抑制剂和钙通道阻滞剂外，还常配合中药川芎、丹参、地龙、僵蚕等可起到扩张血管、降低血压等类似转化酶抑制剂和钙通道阻滞剂作用的药物。上述全方位、多层面的中西药联合运用，足见叶教授中西药治疗之用精识巧，堪当效法。

（二）强调从风、湿热、瘀论治

1.从风论治

叶教授认为风为百病之长，是肾脏疾病发生、发展之重要因素。临床上不但急性肾炎因外感风邪，而出现风水相激之病理状态；而慢性肾炎，也常因风邪外袭，经太阳经脉窜入少阴，并以其开泄之性直扰肾关，致使肾关开阖失常，而引起慢性肾炎的急性发作或加重。对于初起郁闭于肺的风邪，多与热邪相兼而致病，常见于急性肾炎或慢性肾炎的急性发作期，叶教授多以疏风散邪、宣通肺气法治之，使邪从表入还从表出，方以叶氏疏散解表方（金银花 30g，鱼腥草 30g，板蓝根 30g，射干 15g，马勃 15g，荆芥 12g，防风 15g，桔梗 15g，杏仁 15g，冬瓜仁 15g，紫菀 15g，黄芩 10g，法半夏 15g，生甘草 6g）。若风热较著者，可加大青叶 30g；若反复感冒，且每因感冒而加重者，可用玉屏风散加减，或在上方中加黄芪 30g，白术 15g，防风 15g。对于反复感受风邪或风邪久羁，以致邪伏于肾络，致使水肿、蛋白尿持久难消的病人，叶教授主张用地龙、僵蚕、全蝎、蜈蚣等虫类药物以直达肾络，深搜细剔络中伏风而逐出于外。对于肾性高血压病人，叶教授认为是由肝阳上亢、肝风暗动所致，亦选用地龙、僵蚕、全蝎、蜈蚣等药以搜剔逐邪、通经活络，更借其平肝息风止痉之长而发挥其治疗肝风内动之高血压眩晕的作用。

2. 从湿热论治

叶教授认为湿热是慢性肾脏病发生、发展的关键病机。湿、热一旦形成合邪，则湿得热则湿愈缠绵、热得湿则热愈鸱张，从而使病情久延难愈，病势凶险乖戾。湿热为害常以脾、肾为病变中心，是以脾主运化水湿、肾为主水之脏，若脾肾两虚，水湿不化，则湿滞生热于内，和（或）环境气候之湿热氤氲蒸腾于外，则内外相引，浸淫于脾肾而导致慢性肾脏病发生、发展和加重。对于湿热蕴郁的病人，临床上常症见身热、午后为甚，汗多而黏，口干口苦，喜饮不多，纳呆食少，恶心欲吐，脘腹痞满，小便黄赤，舌暗红、苔黄厚腻。叶教授多以清化湿热为主进行治疗，方以叶氏消白Ⅱ号方化裁〔藿香 15g，佩兰 15g，薏苡仁 15g，白蔻仁 10g，法半夏 15g，黄芩 10g，栀子 10g，龙胆草 6g，茵陈 20g，地龙 20g，僵蚕 20g，全蝎（冲服）12g，芡实 15g，金樱子 30g〕。若湿热明显，则加滑石 30g、车前草 30g 等。此外，叶教授在从湿热论治慢性肾脏病时十分重视湿热伤阴的病理机转。叶教授认为，湿热蕴郁日久最易化火伤阴，加之临床上激素及利水药的运用，伤阴也在所难免。在临证中一旦发现病人虽舌红苔黄厚腻，但苔有裂纹，或苔仅居中央、边尖少苔而燥，或苔有剥脱，则在利湿清热的同时，必加用养阴之品。叶教授力倡对慢性肾脏病的治疗除清热利湿外，更当重视养阴护津。根据病人湿热与阴虚偏重的程度不同，以清热利湿和滋养肾阴药于一方，育阴利水，并行不悖。其常用的养阴药有北沙参、知母、石斛、天花粉、生地、黄精、白茅根等，常用的清热利湿药有栀子、黄柏、车前草、薏苡仁、赤小豆、金钱草、滑石等，且北沙参每用至 30g，如是使湿去热除而肾阴不伤，从而有利于慢性肾脏病的缓解。

3. 从瘀论治

瘀血是慢性肾脏病贯穿病程始终的病机，在其发生、发展与预后上有着不可忽视的作用。其瘀血形成的主要因素可概括为两个方面，一是因实致瘀，其与慢性肾脏病之肺、脾、肾三脏功能失调、水停气滞、血脉不畅有关；二是因虚致瘀，因慢性肾脏病病程冗长，久病必虚，而出现气、血、阴、阳之不足。常因气虚无力帅血、血虚脉细行涩、阴虚血浓而黏、阳虚血寒而凝，而引起血行迟滞、瘀血内阻。临床上瘀血一经形成，又可作为新的致病因素而作用于人体，进一步导致脏腑功能失调、气机阻滞、经络壅塞、水湿停聚等一系列病理变化，使病情日趋复杂危重。在活血化瘀药物的运用上，叶教授常选用桃仁、红花、丹参、赤芍、益母草、川芎、地龙、僵蚕、全蝎等，并配合西药双嘧达莫、华法令、尿激酶和链激酶等血小板解聚药、抗凝药和溶栓药。通过中西药物的联合运用，以达到理想的活血化瘀效果。

叶传蕙

（三）提倡多途径给药

慢性肾脏病在其病程中可导致多脏器受累，且病机复杂，治疗难度较大，单一途径给药则势单力孤，难以奏效。尤其是病势快速进展或进入肾功能衰竭期，单一途径给药更显得病重治轻，故多途径给药，以期提高临床疗效。多年来，在临床实践中，叶教授探索出一套中药内服、静脉注射、直肠灌注及肛门栓剂的多途径综合治疗慢性肾脏病的方法，开发出肾康注射液、肾衰康直肠灌注液和肾康栓剂，从而能有效地应对疾病复杂多变的局面，在降低血清肌酐、尿素氮，以及保护残存肾功能等诸多方面显示出多途径给药的优势。对于部分尿毒症病人也能提高透析效果，延长透析间期，改善生存状态。在上述多途径联合用药中，叶教授运用栓剂和直肠灌注给药，能够避开了药物的肝脏首过效应，保全了药物原有的治疗成分，从而发挥更好的全身治疗作用；且直肠给药，对有高血容量综合征病人也可放胆运用、无所顾忌，对于尿毒症消化道症状严重、不能口服给药者，也不失为一种好的给药方式。

（刘玉宁整理）

吕仁和

吕仁和（1934— ），毕业于北京中医学院，师从施今墨、秦伯未、祝谌予等。第三届国医大师，首都国医名师，享受国务院政府特殊津贴专家，第三批全国老中医药专家学术经验继承工作指导老师，第一批中医药传承博士后合作导师。现任世界中医药学会联合会糖尿病专业委员会会长，曾任中华中医药学会糖尿病分会主任委员。获中华中医药学会学术著作一等奖和科技进步奖9项。

一、学术特色

（一）推崇经典，尊师求实

吕教授重视《黄帝内经》等中医经典著作的学习，逐渐领悟到"古为今用，洋为中用"的关键应该落实到"用"上，不好用或不会用的内容暂存。"洋为中用"要用得科学，"古为今用"要用得有创新，创新必须有理而且实用。总之，应该实事求是，解决实际问题。如：中医的"肾风"，其病因是"风"，病位在"肾"，病状是"肿"，很似现代的"肾炎"；中医的"肾热"，病位在"肾"，病状是"热"，很似"肾盂肾炎"；中医的"关格"很似"肾衰竭"，加上急性和慢性就更为相似。吕教授在研读《素问》的多处篇章中，发现其中很多论述就很似西医学的2型糖尿病的表现，而《内经》对这个病分为脾瘅、消渴、消瘅三期进行论述，其三期所述主要内容与糖尿病前期、发病期、并发症期很相似。以《内经》论述为准绳研究消渴病，不仅符合糖尿病发生、发展和转化规律，更重要的是开阔了中医诊治这个疾病的视野和研究范围。

（二）重视创新，服务临床

吕教授长期从事肾病和糖尿病及其并发症的工作，逐渐形成了自己的学术特色，在学术界产生了较大影响。如糖尿病及其并发症分期辨证、防治"二、五、八"方案，"六对论治"，"三自如意表"，糖尿病肾病"微型癥瘕"病理学说，慢性肾脏病分期辨证与"本虚辨证型、标实辨证候"以及"从风论治"，等等，都在学术界产生了良好影响。

（三）提出"肾络癥瘕"中医病理假说

吕教授认为，慢性肾脏病乃体质因素加以情志、饮食失调等，久病致虚基础上，久病入络，气虚血瘀，痰郁热瘀互相胶结，则可在肾之络脉形成微型癥瘕，使肾体受损、肾用失司所致。所以，治疗方面主张分期辨证论治。在对慢性肾脏病的诊治中，先按中医病机制论分为"虚损""虚劳""虚衰"三期论治，并提出中医的病理假说：早期（虚损期）的病理为"微型癥瘕"，中期（虚劳期）的病理为"微小中型癥瘕"，晚期（虚衰期）的病理为"微小大型癥瘕"。

肾络癥瘕的形成是肾纤维化的病机关键。肾络癥瘕为络病之一，多以内外二因为病之始，亦有经病入络，更有脏腑久病入络者。络脉亏虚，则气机不畅，不能御邪，邪毒入络，形成微型癥瘕，亦有因情志失调使气化功能失常，造成络脉气滞，血逆，聚而成为肾络癥瘕，毒害肾之大络、小络、孙络则病生也。临床上多见的络脉毒滞证有毒滞脑络证、毒滞心络证、毒滞肺络证、毒滞肾络证、毒滞肝络证、毒滞胃络证以及下肢络脉毒滞证等，而肾络癥瘕即属毒滞肾络证。正气虚衰是肾纤维化发展的根本原因，主要病机为气虚血瘀、脉络瘀滞、积久蕴毒，伤及络脉，形成虚滞、瘀阻、毒损脉络的病理变化。因此对肾纤维化从"虚、瘀、毒"不同侧面研究，治疗上确立补气扶正、活血化瘀、解毒通络、攻补兼施的法则。

二、治疗特色

（一）肾脏病"六对论治"方法

1. 对症论治

吕教授认为，当一个症状出现时，用一种方法治疗，使症状很快得到缓解或消除即是对症论治。如：柴胡注射液退热，云南白药、三七粉止血，玄明粉治疗大便干结，金银花、连翘、黄芩、山豆根治疗咽肿痛，猪苓、茯苓、泽泻、泽兰、车前子利尿消肿，天麻、钩藤、川牛膝、杜仲降压，等等。

2. 对症辨证论治

吕教授认为对症辨证论治是对不易解除的复杂症状或对无有效治疗办法的症所采用的治疗方法。例如尿血是肾脏疾病中最常见的症状，但因其病位、病因、病程、病情等不同，而辨证论治，具体如下。①风热伤肺、继伤肾络：治宜疏风清热、凉血止血，药用桑叶、蝉蜕、金银花、连翘、黄芩、小蓟、牡丹皮、赤芍、白茅根等。②风寒化热、伤及肾络：治宜疏风散寒、清热止血，药用荆芥、防风、蝉蜕、马勃、前胡、猪苓、三七粉等。③热毒内盛、灼伤肾络：治宜清热解毒、凉血止血，药用金银花、连翘、黄芩、黄柏、石韦、牡丹皮、生大黄、厚朴、甘草梢。④心火移肾、脉络受伤：治宜滋阴养心、清热泻火，药用细生地、赤芍、丹参、麦冬、通草、黄连、竹叶、车前草、白茅根、小蓟。⑤气滞血瘀、脉络受损：治宜行滞化瘀、养血止血，药用牛膝、赤芍、当归、生地、枳壳、柴胡、甘草、川芎、黑香附。⑥湿热内蕴、下注伤肾：治宜清热利湿、化瘀止血，药用石韦、瞿麦、萹蓄、金钱草、海金沙、鸡内金、车前草、大黄、白芍、甘草。⑦脾不统血、气虚失摄：治宜补气摄血、养血止血，药用黄芪、太子参、当归、熟地、砂仁、血余炭、柴胡、麻黄炭、陈皮、三七粉。⑧肾气不固、血渗脉外：治宜补肾固摄、益气止血，药用黄精、芡实、金樱子、党参、旱莲草、生地炭、三七粉。⑨阴虚火旺、灼伤肾络：治宜滋阴降火、凉血止血，药用生地、玄参、麦冬、牡丹皮、炒栀子、龙胆草、黄芩、青黛。

3. 对症辨病与辨证论治相结合

吕教授认为一种症状或一种证可以出现在若干种疾病中，而预后相差甚大，所以在治疗中，对症辨病为首要，辨证是为了指导立法处方，所以对不少症状需要辨病与辨证相结合来进行治疗。仍以血尿为例，不同疾病引起的血尿有不同的证型和证候，在没有成熟的对病治疗方药前，必须按中医理法方药的诊治原则，依证立法、依法处方、依方选药才有良效。①狼疮性肾炎血尿：多为热毒内蕴、气阴俱伤，治宜清热解毒、兼顾气阴，方药用柴胡、赤芍、丹参、白花蛇舌草、猪苓、金银花、连翘、石韦、黄精、生地、三七粉等。②紫癜性肾炎血尿：多属风热入血、损及肾络，治宜散风清热、凉血止血，方药用荆芥、防风、蝉蜕、牡丹皮、紫草、茜草、石韦、猪苓、生地、三七粉等。③IgA肾病血尿：多属风寒化热、气阴两伤，拟疏风清热、兼顾气阴，方药用荆芥、防风、蝉蜕、金银花、连翘、黄芩、猪苓、白花蛇舌草、茜草、紫草等。④急性肾盂肾炎血尿：多为肾中蕴热、化毒伤络，拟清热解毒，方药用柴胡、枳壳、枳实、赤白芍、连翘、生地榆、黄柏、鱼腥草、石韦、白头翁、紫花地丁、生甘草等。⑤多囊肾血尿：多为肾失固摄兼瘀血，治宜补肾固摄、益气止血，方药用黄精、党参、当归、血余炭、旱莲草、三七粉、云南白药、狗脊、川续断、杜仲炭、香附、乌药等。⑥乳糜尿血尿：多为气机阻滞、肾失固摄，治宜调理气机、补肾固摄，方药用柴胡、枳壳、枳实、白芍、甘草、丹参、芡实、金樱子、桑螵蛸、鹿角霜、三七粉等。⑦肾结核血尿：多为阴虚火旺、肾络灼伤，治宜滋阴泻火，方药用生地、玄参、黄精、地骨皮、白芍、陈皮、大黄、血余炭。另加抗结核药治疗。⑧肾癌血尿：多为毒热内蕴，拟清热解毒，方药用半边莲、草河车、猪苓、玄参、焦三仙、黄精、陈皮、云南白药、白花蛇舌草、西黄丸。⑨膀胱癌血尿：多为气机阻滞、热毒不解，治宜调理气机、清热解毒，方药用柴胡、荔枝核、枳壳、枳实、白芍、生甘草、丹参、芡实、金樱子、桑螵蛸、半枝莲、三七粉、西黄丸、云南白药。

4. 对病辨证论治

吕教授认为对病辨证论治是较高层次的治疗，主要是针对病因或病机，它适用于对病因或病机比较明确的疾病且有良好疗效的方法。如对慢性肾炎辨证论治：①脾肾气阳两虚，用益气固肾汤：黄芪、淫羊藿、金樱子、芡实、猪苓、炒白术、炒山楂、川芎、石韦。②肝肾气阴两虚，用养阴固肾汤：太子参、生地、白芍、女贞子、旱莲草、猪苓、黄柏、牡丹皮、石韦、地龙。③肾阴阳俱虚，用调补肾元汤：杜仲、川续断、生地、枸杞子、猪苓、白芍、山药、丹参、山楂、淫羊藿。兼夹证候治疗：①瘀血，属血热证选加牡丹皮、赤芍、紫草、茜草根、生蒲黄、泽兰、丹参等；瘀血属寒证选用川芎、桃仁、红花、当归、山楂等；瘀血属气郁选加郁金、延胡索、降香等；瘀血属气虚选加三七、王不留行；瘀血持久不化选用穿山甲、水蛭等。②痰湿，痰湿属寒者选用半夏、生姜、白芥子等；痰湿属热者选用天竺黄、竹茹、竹沥、胆南星等；痰气互结者选用菖蒲、远志、陈皮、郁金等；痰饮选用苓桂术甘汤或五苓散。③气郁，肝郁气结选加柴胡、枳壳、香附、乌药等；腹胀便秘选加枳实、厚朴；气逆不降选用沉香、降香；腹胀痛用木香、檀香。④湿热，选用金银花、连翘、紫花地丁、黄芩、栀子、黄柏、虎杖、白花蛇舌草、木香、佩兰、草豆蔻。⑤食积，应选加保和丸。

5. 对病分期辨证论治

吕教授认为对病分期辨证论治多用于对慢性、复杂性疾病的诊治。分期，一般多以现代理化检查指标为依据，明确疾病的阶段性；辨证，则用中医的辨证法则进行。以虚定型、以实定候，临床常分为四期四型十候辨治。

（1）四期　用现代理化指标分期，即慢性肾功能不全代偿期、失代偿期、肾功能衰竭期、尿毒症期。

（2）四型　①脾肾气血（阳）虚型，用助阳保肾汤：黄芪、当归、枸杞子、茯苓、桂枝、丹参、陈皮、淫羊藿、熟大黄。②脾肾气血（阴）虚型，用益气保肾汤：黄精、太子参、麦冬、五味子、茯苓、丹参、白芍、陈皮、牛膝、熟大黄。③肝肾气血（阴）虚型，用滋阴保肾汤：黄精、生地、女贞子、丹参、白芍、牛膝、陈皮、熟大黄。④气血阴阳俱虚型，用调补保肾汤：黄芪、黄精、当归、太子参、茯苓、丹参、白芍、陈皮、半夏、牛膝、熟大黄。

（3）十证候　①肝郁气滞，选加柴胡、赤白芍、枳壳、香附等。②血脉瘀阻，选加丹参、赤芍、川芎等。③湿热阻滞，选加茯苓、猪苓、泽泻、茵陈等。④痰湿不化，选加陈皮、半夏、茯苓、竹茹等。⑤外感热毒，选加金银花、连翘、黄芩等。⑥胃肠结滞，选加生大黄、厚朴、枳实等。⑦浊毒伤血，选加水牛角、生地、牡丹皮、三七、白及等。⑧水凌心肺，选加太子参、五味子、葶苈子、桑白皮、大枣、甘遂、北五加皮等。⑨肝风内动，选加天麻、钩藤、白芍、生龙牡等。⑩毒入心包，选加远志、石菖蒲等，或用清开灵 40mL 静脉滴注。

对于治疗慢性肾脏病，临床中药发挥作用较好的是 2 期和 3 期。临床多见气滞血瘀证候和胃肠湿热结滞证候，常用调补气血阴阳、和降浊毒的方法，常用方药：生黄芪 15g，当归 10g，陈皮 10g，半夏 10g，猪苓 30g，茯苓 20g，牡丹皮 15g，丹参 15g，泽泻 20g，泽兰 20g，牛膝 30g，熟大黄 10g。

（二）分期辨证论治慢性肾脏病常用 16 法

1. 早期（虚损期）

吕教授认为本类疾病主要是风邪热毒伤肾所致，其早期病机属虚损，肾脏的病理变化有微型癥瘕形成。治疗以解除病因为主，兼以修复肾脏损伤。常用 5 法。

（1）散风清热、解毒活血法　凡临床检查见到血尿（以红细胞形态异常为主），或有蛋白尿，病程较短、症状不明显、血压不高，可能有鼻炎、咽炎症状者，多因风热或风寒化热生毒伤肺损肾。其病机在虚损期，病理损伤轻浅，认真防治可望痊愈。方药：荆芥炭 10g，防风 10g，炒栀子 10g，蝉蜕 10g，紫花地丁 10g，金银花 15g，连翘 15g，黄芩 10g，丹参 20g，川芎 15g，血塞通（分冲）0.2g。

按语　荆芥炭是施今墨先生传授，用之可入血分，将风邪外散；丹参、川芎可活血养血，意取血行风自灭之义。若鼻炎不解，加白芷 10g，辛夷 10g；流清涕多者，可加苍耳子 10g，此时应注意苍耳子有毒伤肾，不能久用，更不宜大量使用。同时配合按摩治疗，每天按摩鼻根（印堂以下）、鼻尖 2~3 次，每次 1~3 分钟，最好用震颤手法。若伴有咽炎、大便干者，选用牛蒡子 10~15g；大便稀者，用板蓝根 20g，锦灯笼 6~10g（秦伯未先生传授）。平时常捏列缺穴（捏之疼甚时急以轻摩缓解）；若鼻咽部疼痛，并引至前额处头晕痛时，可捏神门穴。血塞通为三七制剂，有活血、止血、修复损伤的作用。平时可服百令胶囊，以助肾养肺，亦可预防感冒。

（2）散风清热、疏利肝胆法　凡尿中蛋白不除、血尿不减，并有胸胁不适、口苦、咽干、大便不爽、舌苔薄黄、脉弦，多因风邪热毒伤肾、肝胆郁滞。方药：荆芥炭 10g，防风 10g，炒栀子 10g，蝉蜕 10g，银柴胡 10g，黄芩 10g，茵陈 30g，牡丹皮 15g，赤芍 15g，白芍 20g，丹参 30g，川芎 15g，枳实 10g，甘草 10g，血塞通（分冲）0.2g。若平素易感冒者，加猪苓 30g，灵芝 20g；若气血不足者，加生黄芪 30g，当归 10g；或加服百令胶囊 2 粒，每日 3 次。

（3）散风清热、化湿活血法　凡尿中有潜血或蛋白，伴大便溏薄、四肢沉重、疲乏无力、舌胖、苔白、脉滑数者，多因风热夹湿、化毒伤及脾肾，导致血行不畅。方药：荆芥炭 10g，防风 10g，炒苍白术各 10g，黄柏 10g，川牛膝 30g（不用怀牛膝），丹参 30g，川芎 15g，生薏苡仁 30g，车前子（包煎）30g，血塞通（分冲）0.2g。

（4）散风清热、行气活血、清热解毒法　凡尿中有蛋白、血尿，口唇、面色暗，鼻、咽、口腔生疮，大便不爽，胸脘胁胀或女性月经色黑者，多是风毒伤肾、气郁血瘀。方药：荆芥炭 10g，防风 10g，炒栀子 10g，蝉蜕 10g，银柴胡 10g，赤芍 15g，白芍 15g，枳实、壳各 6~10g，升麻 6g，黄连 10g，牡丹皮 20g，香附 10g，乌药 10g，川芎 10g，桃仁 10g，红花 10g，甘草 10g，血塞通（分冲）0.2g。

（5）散风清热、消食和中法　凡尿中有血、蛋白，体胖，多食肉类，舌苔黄、脉数者，多因积滞内停、损伤脾胃。方药：荆芥炭10g，防风10g，炒栀子10g，蝉蜕10g，茵陈30g，陈皮10g，半夏10g，焦三仙30g，血塞通（分冲）0.2g。若大便干结、舌苔黄厚，加酒大黄（后下）10~15g，应注意便通则停。

2. 中期（虚劳期）

此期中医病机为虚劳，即久损不复转为劳，肾脏病理损伤加重，可见到小中型癥瘕，病损已涉及气血经络，邪未除，正已伤，但肾功能尚能代偿，此期治愈希望不大。治疗以解除病因、加强修复劳损为主，以减轻肾脏损害、延缓病情发展，治法常需通经活络、行气活血，血压高者可配合降压药。常用5法。

（1）通经活络、行气活血法　凡血尿不减，或有尿蛋白，并有腰腿酸疼、易于疲乏、常急躁、舌胖质暗、脉沉弦数者，多属气滞血瘀、经络受阻。方药：狗脊10g，川续断10g，川牛膝30g，丹参30g，川芎15g，香附10g，乌药10g，银柴胡10g，红花10g，桃仁10g，水红花子10g，甘草10g。气滞解后，可服六味地黄丸，配血塞通。

（2）通经活络、健脾利湿法　凡尿蛋白、尿潜血不减，并见腰腿沉重、纳谷不香、大便偏溏、疲乏无力、肢体酸疼、轻度浮肿者，属脾肾受伤、湿郁经络。方药：狗脊10g，川续断10g，川牛膝30g，炒杜仲10g，炒白术20g，山药10g，炒薏苡仁30g，车前子30g。可加济生肾气丸，每次1丸，每日2次。若血尿多者，加女贞子20g，旱莲草20g；若尿蛋白多者，加金樱子10g，芡实20g；若气血不足，加生黄芪30g，当归10g；若有腹泻，加木香10g，黄连10g；若两寸脉弱，可重用黄芪60g；若两尺脉弱，加附子10g（董建华先生传承）；若下肢冷痛，加生鹿角片10~20g。

（3）通经活络、疏肝解郁、滋养肝肾法　凡有血尿、蛋白尿，并有腰疼腿酸、胸脘痞满、纳谷不香、口苦、易有头晕、血压偏高、脉弦者，属经络阻滞、肝肾亏虚、肝郁气滞。方药：狗脊10g，川续断10g，川牛膝30g，丹参30g，牡丹皮15g，银柴胡10g，赤白芍各15g，炒枳壳、实各6g，香附10g，乌药10g，甘草10g。若口苦、烦急、头胀目涩者，是肝火已甚，加龙胆草10g，夏枯草10g；若大便干、面目胀、头晕者，加酒大黄10g，并注意便通则减。可常服杞菊地黄丸，配血塞通。

（4）通经活络、活血化瘀法　凡尿蛋白、尿潜血不减，并有腰腿酸疼、夜间加重，口唇舌暗，常有脱发、疲乏无力等，属经络阻滞、血行不畅。方药：狗脊10g，川续断10g，川牛膝30g，炒杜仲10g，丹参30g，川芎15g，红花10g，桃仁10g，水红花子10g，刘寄奴10g。

（5）通经活络、调补气血法　凡尿血或有尿蛋白，并有腰酸腿软、夜间加重，口唇舌暗，常有脱发、疲乏无力、面色少华，脉沉细、两寸不足者，是因气血不足、血脉不畅、经络阻滞。方药：狗脊10g，川续断10g，川牛膝30g，生黄芪30g，当归10g，太子参30g，丹参30g，桃仁10g，红花10g，川芎15g，灵芝20g。

3. 晚期（虚衰期）

晚期的中医病机属虚衰，肾脏的病理变化有中大型癥瘕形成，肾脏功能严重受损，浊毒内留，并影响全身其他器官功能。治疗拟和降浊毒、疏通血脉、扶正祛邪，兼治受损器官，以减轻病人痛苦。常用6法。

（1）调补阴阳气血、和降浊毒法　常见症状：疲乏无力，肤色苍黄，怕冷又怕热，关节酸疼，舌胖暗淡，脉沉细数，两寸不足。属气血阴阳俱虚、浊毒内留。方药：生黄芪30g，当归10g，陈皮10g，半夏10g，丹参30g，牡丹皮15g，赤芍15g，熟大黄10g，威灵仙10g，秦艽 15g，甘草 10g。

（2）调补气血肝肾、通活血脉、和降浊毒法　常见症状：疲乏无力，头晕目眩，急躁易怒，便干，尿黄，视物模糊，常易转筋，爪甲枯萎，耳轮始干，舌胖暗红，舌苔黄腻，脉弦滑数。属气血肝肾虚衰、浊毒内留、经脉瘀阻。方药：生黄芪 30g，当归 10g，菊花 10g，枸杞子 10g，山茱萸 15g，生地 20g，玄参 15g，牡丹皮 15g，白芍 20g，赤芍 15g，丹参 30g，红花 10g，桃仁 10g，熟大黄 15g，木瓜 20g，栀子 10g，甘草 10g。

（3）调补气血脾肾、和降浊毒、活血利水法　常见症状：全身轻度水肿，四肢沉重，纳谷不香，尿少便溏，肌肤甲错，舌胖略淡，舌苔白厚腻，脉细滑数。属脾肾虚衰、浊毒内留、水郁血瘀。方药：生黄芪 30g，当归 10g，炒苍术 10g，炒白术 10g，猪苓 30g，茯苓 30g，陈皮 10g，半夏 10g，熟大黄 10g，姜黄 10g，车前子（包煎）30g。

（4）调补气血心肾、活血利水、和降浊毒法　常见症状：心悸，气短，胸闷，咳喘，不能平卧，二便不爽，纳谷不香，下肢肿甚，耳轮焦干，舌胖暗淡，脉数无力。属心肾虚衰、血瘀水聚、浊毒内留。方药：生黄芪 30g，当归 10g，太子参 30g，麦冬 10g，五味子 10g，葶苈子 30g，桑白皮 30g，紫苏梗 10g，香橼 10g，佛手 10g，丹参 30g，川芎 15g，泽兰 30g，陈皮 10g，半夏 10g，熟大黄 10g，姜黄 10g。

（5）调补气血肺肾、泻肺利水、和降浊毒法　常见症状：胸闷，咳喘，不能平卧，脘痞纳呆，面色紫暗，肌肤甲错，舌胖暗红，脉细滑数。属肺肾虚衰、水聚肺阻、浊毒内留。方药：桑白皮 30g，黄芩 10g，麦冬 10g，北沙参 20g，葶苈子 30g，大枣 12g，猪苓 30g，茯苓 30g，陈皮 10g，半夏 10g，熟大黄 10g，红花 10g，桃仁 10g，川芎 15g，甘草 10g。

（6）保心益肾养脑、活血通络降浊法　常见症状：心悸，胸闷，气短，头晕，腰腿酸软，水肿，尿少，或 CT 示有脑梗死，舌暗，脉涩。属心肾虚衰、脑脉瘀阻、浊毒内留。方药：生黄芪 30g，当归 10g，太子参 30g，桃仁 10g，红花 10g，水红花子 10g，牡丹皮 15g，赤芍 15g，陈皮 10g，半夏 10g，川牛膝 30g，川芎 15g，白芍 30g，柴胡 10g，枳实 10g，熟大黄 10g，姜黄 10g。

（李靖整理）

任继学

任继学（1926—2010），毕业于北京中医学院教学研究班，曾师从吉林省名中医宋景峰。首届"国医大师"，享受国务院政府特殊津贴专家，全国首批、二批、三批老中医药专家学术经验继承工作指导老师，长春中医药大学终身教授，吉林省名中医，白求恩奖章获得者。曾任国家中医药管理局中医药工作专家咨询委员会委员，全国高等中医药专业教材建设专家指导委员会委员，世界中医药学会联合会高级专家顾问委员会委员，中华中医药学会终身理事。先后承担国家科委"七五"攻关课题和"八五"攻关课题等多项科研课题，获得多项国家和省级科技进步奖，其中"破血化瘀、泄热醒神、化痰开窍法治疗出血性中风的临床与实验研究"获得国家中医药管理局中医药科学技术进步一等奖。

一、学术特点

（一）倡导祛外邪、补虚损、通肾络，整体辨治肾病

任老强调以整体观念辨治肾病。肾病可由感受外邪所导致，包括风寒湿、风湿热、湿毒、热毒等外感邪气，这些外邪可潜伏于体内，如邪伏于肾络、咽喉等；或被药毒所害，潜伏于肾络，待时而发，故发为急慢性肾风、虚损性肾衰等，治疗应祛外邪。任老主张，损有余之邪，邪伤则毒解，例如：对于急性肾风的治疗，疏风宣肺使邪从表解、渗湿解毒使邪从下解，对于伏藏较深的伏邪为病，更应重视，祛邪务尽。任老治疗肾病特别重视观察咽喉部体征，利咽之法，或以解毒，或以养阴，或以活血通络，或以少量温通起少阴之气，可分别加用金莲花、玄参、郁金、穿山甲、肉桂、细辛之类。外邪、伏邪侵犯日久，或毒自内生，可损伤正气，由虚致损，发为虚损性肾衰，治疗应补肾培元，可加用生地、熟地、枸杞子、巴戟天等补而不腻不燥之品，或予血肉有情之品如海狗肾、海马、淡菜、鹿内肾等峻补肾元。久病入络、久病入肾，肾络为浊毒瘀血缠绊之地，易入难出，故毒损肾络是肾病缠绵难愈之因；肾络中邪毒积聚、瘀塞不通，膜原肿胀裂损，封藏失职，精微外泄、血溢脉外，可出现血尿、蛋白尿等。治疗务以通络为要，可给予穿山甲、土鳖虫、地龙、全蝎、桃仁、红花、赤芍、丹参、人参须、橘络、丝瓜络、络石藤等通络血、补络气、化络痰之药。

任老治疗肾病强调把握整体，无论是对肾脏本气自病的渗湿解毒、补虚培元，还是针对肾经走行之处的喉肾相关、解毒利咽，都特别注重外感内伤的相互影响、脏腑经络的彼此联系，铲除伏邪、补益虚损、疏通肾络，甚至个体禀赋等，都在任老辨治肾病的整体考虑范围内。

（二）提出急、慢性肾风病名，辨证治疗着眼于喉肾相关

急性肾风相当于急性肾小球肾炎，慢性肾风相当于慢性肾小球肾炎及部分肾病综合征。任老对该类疾病的诊治具有独到的见解，他在20世纪80年代即提出从风论治肾炎，首创"肾风"病名，在其著作《悬壶漫录》中，以喉肾相关为着眼点，对急慢性肾风的辨证论治进行

了详细阐述。

任老认为，邪毒盘踞于咽喉，沿经络侵犯于肾，在咽喉与肾脏之间形成恶性循环，建立了肾风咽喉与肾之间的病理联系。喉肾相关是肾风病理演变的一个关键环节。肾风是肾之本气自病，病机核心是肾脏体用俱损，其发病原因不外外感、内伤两端。喉肾相关主要体现在外感发病因素方面。感受外邪是喉肾相关的启动因子，经络连属是喉肾相关的物质基础，肾脏体用俱损是喉肾相关的病理结局。

任老确立了肾风（喉肾相关证）的望咽喉诊法，扩充了中医望诊的内涵。肾风（喉肾相关证）除了可见到腰酸痛等症状外，还可见到热伏咽喉、瘀毒阻络所导致的咽喉部症状、体征，如咽干咽痛、咽部红赤、喉核肿大等。在临床上如仔细观察，可见到很多慢性肾风病人咽喉两侧、后壁脉络瘀滞，呈现红赤或为绯红色，甚者红肿，久久不去。望咽喉诊法应注意观察其色泽形态变化和有无脓点等，具体包括咽喉部的肿与不肿、色泽的深与浅、鲜明与晦暗、有无脉络瘀滞等。咽喉深红肿痛，色泽鲜明，甚则有黄白脓腐点，提示热毒壅盛；咽喉肿痛不显，色泽红嫩，提示久病正虚，多由肾阴亏虚、虚火上炎所致；咽喉色泽浅淡晦暗，肿痛不显，提示少阴肾气不足、无力抗邪；咽喉部暗红而脉络瘀滞，提示血瘀较重。因此，咽喉部的不适症状也是肾风（喉肾相关证）的辨证要点。此为邪气久留，毒邪盘踞于咽喉，长期作用于肾宫，形成恶性循环。

任老创制的紫金肾安方为治疗肾风（喉肾相关证）的基本处方，临证应灵活化裁。组成：金荞麦 30g，紫荆皮 15g，木蝴蝶 15g，郁金 10g，土茯苓 50g，白茅根 100g，生蒲黄（包煎）15g，马勃 15g。

（三）治疗慢性肾风蛋白尿，实证重用解毒渗湿，虚证注重补虚培元

任老认为慢性肾风属本气自病，以禀赋不足为本，外感六淫之邪由咽喉循经络犯于肾、劳倦饮食七情所伤为本病之诱因，还有目前滥用抗生素、免疫抑制剂等不合理用药的倾向，产生"药害"的问题；病机上引入了络病和膜原的概念，认为本病主要损伤肾之体、用，造成肾之血脉、缠络、孙络瘀毒阻滞，邪伏于肾之膜原；强调咽喉在本病发生发展中的重要地位。慢性肾风临床表现虚实互见，肾元亏虚为本，肾封藏失职，精微外泄；肾不化气以主水，故湿浊内生；毒聚咽喉下传于肾，湿浊久困、毒自内生，都可导致湿毒为患。以湿毒证候为主，任老主张解毒渗湿，常重用土茯苓、爵床，配合佩兰、地肤子、地龙、清半夏、白豆蔻、草果仁、溪黄草、垂盆草、马鞭草、倒扣草、凤尾草、火绒草等芳香行气化湿、清热解毒利湿、通络之品，还强调要利咽解毒、祛除伏邪、"清咽保肾"。对于以正虚为主的，任老主张补虚培元、固肾涩精以助封藏之功，一般常用熟地、砂仁、巴戟天、淫羊藿、枸杞子、桑椹、黄精、白术、山茱萸、五味子、菟丝子等补而不燥之品，另外，还创制了加味鲤鱼汤以"补精持水"。

（四）提出"虚损性肾衰"病名，擅用血肉有情之品益损通络

"虚损性肾衰"这一病名为任继学教授首创，相当于西医学的"慢性肾衰竭"。肾衰前冠以虚损，一针见血地指出了本病的复杂性、难治性、顽固性和病理本质，既与该病临床病象相符合，又准确阐明了其发病机制。

任老认为治疗虚损必遵《素问·阴阳应象大论》"精不足者，补之以味"之旨，以补肾填精为要务。临床擅用血肉有情之品治疗虚损性肾衰，认为血肉有情之品，温而不燥，味咸入

肾，直达病所，其补肾填精之力远在草木之上，且血肉有情之品本身具有通络之功。肾精足则气血生，水可涵木，肝风自息，实有阴阳互化之妙。任老自创之肾衰回生散即以大队血肉有情之品组成，药用秘制大黄、海龙、西红花、鹿内肾（即腰子）、冬虫夏草、紫河车、烫水蛭、淡菜、白何首乌、海狗肾、鹿角菜、巴戟天，共研细末，每次4~5g，每天2次。各期各证皆可用。

二、临证经验

（一）解毒利咽、祛风渗湿治疗急性肾风

急性肾风与感受风寒、风热、湿热、寒湿之邪有关。

风寒证，除浮肿、尿少外，可见外感风寒表证；法宜疏风散寒，佐以渗湿之品；方用解肌渗湿汤（麻黄10g，杏仁5g，桂枝5g，土茯苓200g，爵床50g，生茅根150g，藿香15g，生姜3片，大枣3枚。水煎服）；表邪毒邪已解者，方用渗湿治肾汤（土茯苓200g，爵床50g，生茅根100g，生槐花50g，白豆蔻15g，女贞子50g。水煎服）。

风热证，除浮肿、腰痛之外，伴发热、咽赤肿痛等症；法宜疏风清热，佐以渗解之品；方用疏清渗解汤（前胡15g，羌活15g，牛蒡子15g，蝉蜕15g，大青叶25g，土茯苓200g，爵床50g，茜草15g，生茅根100g，藿香15g。水煎服）；风热表邪已解，改用益肾清浊饮（女贞子50g，覆盆子15g，土茯苓200g，生槐花50g，爵床50g，白豆蔻15g，茜草15g。水煎服）。

湿热证，除尿少短涩而黄、颜面周身浮肿外，还可见头重如裹、胸闷不饥、身热不扬等湿热表现；法宜清热渗湿，佐以化浊之品；方用清渗养肾汤（白蔻皮15g，藿香15g，土茯苓200g，佩兰15g，黄芩15g，黄柏15g，苍术15g，爵床50g，生茅根100g，女贞子50g。水煎服）；湿清热解者改用健肾化浊汤（白豆蔻15g，白术15g，女贞子50g，芡实20g，山茱萸15g，土茯苓200g，爵床50g，鸡冠花15g，茜草15g，生茅根100g。水煎服）。

寒湿证，除颜面浮肿、尿少色白外，还可见头重眩晕、胸闷不饥、畏寒肢冷、便溏等寒湿之象；法宜通阳化湿，佐以温运之品；方用复肾壮阳汤（仙茅15g，淫羊藿15g，韭子15g，白豆蔻15g，土茯苓200g，爵床50g，白术20g，生茅根100g，九香虫15g）。

如有喉肾相关证候，可加用紫金肾安方；若见咽喉红赤日久不退者，可加穿山甲珠5g、肉桂3g、三棱5g、莪术5g、防风3g、细辛3g、桔梗5g治之。其中穿山甲、三棱、莪术能加强化瘀通络散结之力，穿山甲以虫类血肉有情之品，更能治下清上，直达病所；肉桂、细辛虽然性质温热，但少量应用能入肾经，起少阴之气，对于病程较长，咽喉部色泽浅淡晦暗、肿痛不显者，用之效果较好。咽喉红肿疼痛者，可加入金莲花25g，金果榄15g；也可采用中成药治疗，如：用紫金锭1~2锭内服，每日2次，或六神丸，每次3~6粒，每日1次含服；肿痛不消者，可用棉签蘸八宝红灵丹细末适量涂于咽喉内肿大之喉核上。

（二）补虚培元、解毒渗湿治疗慢性肾风

慢性肾风以脾肾亏虚为本、湿毒内蕴为标，治疗当补虚培元、解毒渗湿。

脾肾阳虚证，临床见浮肿畏寒、水气内停；法宜益火健脾，佐以舒络；方用益肾健中饮（仙茅15g，菟丝子15g，土茯苓200g，爵床50g，白术15g，鹿角胶15g，砂仁15g，茜草15g，黄芪50g。水煎服）。

脾肾阴虚证，见干、燥、内热；法宜滋阴理脾为主，佐以治络；方用理阴和中汤（淡菜

15g，龟胶 10g，枸杞子 20g，女贞子 50g，土茯苓 200g，爵床 50g，白术 15g，石斛 25g，白豆蔻 10g，熟地 15g，茜草 15g，黄精 15g。水煎服）。

肾气失固证，见气虚浮肿、易感冒、动则气喘；法宜补肾固精，佐以通络；方用补肾固精煎 [芡实 30g，山茱萸 20g，紫河车粉（冲）10g，覆盆子 20g，土茯苓 200g，爵床 50g，巴戟天 20g，砂仁 15g，茜草 15g，鹿内肾粉（冲）15g。水煎服]。

肝肾阴虚证，见头晕胀痛、阴虚阳亢；法宜滋阴养肝，佐以疏达；方用滋水养肝饮（熟地 15g，女贞子 50g，土茯苓 200g，爵床 50g，黄精 15g，龟胶 15g，淡菜 20g，生决明 50g，茜草 15g，沉香 10g，藿香 10g，木贼 25g。水煎服）。

肺肾失助证，易感冒；法宜培金济肾为主，佐以调卫之品；方用益肺助肾汤 [炙黄芪 25g，白术 15g，防风 5g，爵床 50g，光燕菜粉（冲）15g，土茯苓 200g，砂仁 10g，山茱萸 25g，鹿角胶 10g，龟胶 15g，炙甘草 15g。水煎服]。

对于水湿肿满证，用鲤鱼汤"补精持水"：鲤鱼一尾（活者，重约半斤，去头、鳞、内脏），胡椒 5g，茶叶 15g，大蒜 1 头，桂枝 15g，生白术 15g，泽泻 15g，陈皮 15g，大腹皮 15g，砂仁 15g，生姜皮 10g。水煎服，吃鱼喝汤。血压高者，以"降压汤"（炮附子 15g、吴茱萸 15g、透骨草 50g、罗布麻 15g、芫蔚子 15g 等）水煎泡脚，早晨 20 分钟，晚上 30 分钟。

（三）益损通络、化浊排毒治疗虚损性肾衰

虚损性肾衰病变早期，治以病在下取之于上，即清宣利咽，佐以固肾之品；发展至中期之证，重则晚期之候，治宜宣通三焦、通络降浊为主。勿峻补，以免留邪，瘀浊水毒不去；勿大泻，泻则易伤真气而病变难复；并慎用毒性害肾之药。

早期有乳蛾伤肾证。症见：咽喉长期红赤或淡红，喉核肿大或不肿，喉痒、咳嗽，咽喉有异物感，颜面苍黄色暗，口中黏腻，倦怠乏力，纳呆，腰酸；舌质红、体胖大、两侧有齿痕，苔厚腻色白；脉多缓滑，或沉弦，或弦紧。治宜清咽解郁、活络益肾。方药：金荞麦、桔梗、穿山甲片（炒珠用量少许）、郁金、马勃、地龙（咽喉淡红者加细辛）、女贞子、何首乌、红景天、当归、酒制巴戟天。早期证还可见气血逆变证，浊毒内逆。可见：胸脘痞满，晨起恶心，口中淡腻，口干欲饮，呼吸有轻度尿味，或浮肿，小便时多时少，大便时干时溏，喜卧；舌体肥厚、质红、苔厚腻色白；脉多虚弦，或缓滑。治应宣达气血、透毒散邪。方药：香橼、炮干姜、法半夏、紫草、秘制大黄、何首乌、丹参、巴戟天、姜厚朴、白豆蔻、茯苓。

中期证可见阴虚瘀浊证。症见：颜面色红而不泽、内淡黄外罩淡青，头晕而胀，口干咽干，心烦，寐而多梦，纳呆，脘腹不舒，呃逆，呕吐，腰酸膝软，心悸而烦，手足心热，口唇红干，两目暗黑；舌红，舌腹面络脉粗、色黑紫，苔根部厚中淡黄、前部白色欠润；脉多弦数，或虚数，时有沉结促象。治应育阴潜阳、活血化腐。方药：酒制生地黄、生龟甲、赤芍、炒麦冬、何首乌、地龙、秘制大黄、半夏、白豆蔻、巴戟天、荷梗、稆豆衣。中期还可见阳虚络瘀证。症见：面色㿠白而暗、虚浮，畏寒，四肢欠温，腰部寒冷，气短，乏力，口中淡，纳呆，腹胀，精神不振，喜热，恶心呕吐或泛酸，甚则头晕而胀，尿少，浮肿，或有夜尿多，或闭目自觉身轻浮；舌体胖嫩、两侧有齿痕、质淡红，苔薄白；脉多沉弦而迟，或沉缓而濡。治应温阳散寒、活络透浊。方药：炮附子、肉桂、砂仁、龟甲、法半夏、秘制大黄、姜厚朴、巴戟天、烫水蛭、何首乌、佩兰、白豆蔻。

晚期证是肾衰发展至肾内真气损极、真精涸竭、命火衰微、相火欲熄、瘀毒浊气肆虐、厥逆四起之恶候。症见：颜面色灰白少华，眼睑内缘淡红无华，鼻头色白微黄，口唇淡红少

华，爪甲苍白，皮肤干涩，脘腹胀、不矢气，纳食不甘，恶心呕吐，甚者吐血或便血；时有头眩痛，视物不清，少言，神志昏愦，四肢抽动，呢喃而语，妄想；时有鼻齿衄血，或心悸气短，甚则全身浮肿、腹水、胸水、心包络积饮，四肢厥冷，尿少或无尿，大便不畅；舌体胖大、苍白，苔黄白厚、少津；脉多沉弦而芤，或虚大。治法：宣达三焦、透络解毒。方药：生白术、法半夏、枇杷叶（炙）、橘络、大豆卷、紫草、丹参、芦根、姜厚朴、九香虫、焦栀子。体现了"至虚有盛候"及"轻可去实"的应用。

临床权变法：若化验检查见尿素氮、肌酐增高者，各证方药内皆可用昆布（水浸去咸味）、醋炙牡蛎、秘制大黄；高血压者用"降压汤"泡足；呕吐不止、不能服药者，用吴茱萸、法半夏，并研细末，加入少许麝香，用蜂蜜调和，敷两足涌泉穴；低蛋白血症，高度浮肿、胸腹水、脐不突者，可用"鲤鱼汤"；神志昏愦，重则昏迷者（危症），药用醒脑静注射液静脉滴注，内服紫金散；吐血、便血者，加白及、降香、生地黄炭；心力衰竭，四肢厥冷、色紫暗、脉沉伏而数疾者，药用炮附子、干姜、童子尿、人工牛黄、葱白（白通加猪胆汁汤），亦可用炮附子、生晒人参、麦冬、五味子等水煎服，同时亦可用参附注射液，或生脉注射液静脉滴注；便秘、腹胀者，药用秘制大黄、蜣螂、姜厚朴、炒枳实、桃仁、当归、苦杏仁，水煎服；咳嗽、胸痛、恶寒、发热、关节酸痛、咽喉肿痛者，药用金荞麦、僵蚕、蝉蜕、金莲花、荆芥穗、羌活、防风、生石膏、牛蒡子、大青叶、芦根、鸭跖草，水煎服；小便短少，或无尿、小腹急者，药用通草、蟋蟀、蝼蛄、肉桂、黄柏、知母、地肤子、威灵仙、瞿麦穗、竹叶、乌药等，水煎服，同时用利尿膏（白商陆、醋甘遂，共研细末，加入麝香少许，用蜂蜜调和）敷神阙穴；血极，可用大黄䗪虫丸，引用牛骨髓、大枣、西洋参、黄精，水煎服；消渴肾引发肾衰竭、餐前血糖高者，药用酒制黄连、肉桂、炒玄参、苍术、血竭、马齿苋、秘制大黄、猪胰脏（焙干）、生白术，共研细末，每次服4g；蛋白尿，药用姜汁拌土茯苓；镜下血尿，或潜血者，药用琥珀、珍珠（用豆腐煮20分钟）、穿山甲珠（少许），共研细末，每次服4~5g，随汤药送服。

（张守琳　刘艳华整理）

刘宝厚

刘宝厚（1932—），毕业于西安医学院，拜师甘肃近代名宿柯与参先生门下。享受国务院政府特殊津贴专家，第一批中医药传承博士生导师，第二、五、六批全国老中医药专家学术经验继承工作指导老师，甘肃省名中医，甘肃中医药大学终身教授，首届全国名中医。曾任中华中医药学会肾病分会第一、第二届副主任委员，中国中西医结合学会第一、第二届肾病专业委员会副主任委员，西北五省中西医结合肾病学术组组长，甘肃省中西医结合学会副理事长，《中国中西医结合肾病杂志》编委等职。现任国家食品药品监督管理局药品审评委员。先后主编临床专著 7 部，核心期刊发表论文 60 余篇。主持完成多项科研课题，获国家和省级奖 6 项。

一、中西医结合诊治肾脏疾病的学术思想及经验

（一）中西融会贯通：建"中西医双重诊断，中西药有机结合"诊疗模式

刘教授认为，正确的诊断及辨证是拟定治疗方案及提高临床疗效的前提。他通过临床实践，总结提出了适用于肾脏疾病的中西医结合诊疗模式，并在全国推广应用。刘老主张临证时要把中医的辨证与西医学的诊断结合起来，即利用现代仪器设备的检查方法，先诊断清楚是什么病（包括病理诊断、分期、分级），然后按中医辨证的思维辨明是何证何型，在明确了病与证的基础上病证相参结合，进一步优化组合中西药治疗方案，使有机结合，发挥各自优势，使增效减毒，取长补短。这就是刘教授创立的中西医结合临床诊疗模式——中西医双重诊断、中西药有机结合的内涵。

鉴于中、西药"合用"在治疗上的混乱，如：有采用中西药混合治疗的，即在西医常规治疗的基础上，盲目加用中药，形成了中、西药物的叠加堆砌；有采用西医常规治疗联合中药专方、专药治疗者；有采用以中药为主、西药为辅者；有使用中成药不辨证用药，而是辨病用药；等等，不仅治疗靶向不明确，疗效欠佳，而且加大了医疗成本和病人的经济负担，因此，刘教授在 90 年代率先提出"中西药有机结合"的学术观点。有机结合，即取长补短、优势互补、优化组合。具体就是说，根据该疾病当前西医在治疗上的最新进展和最有效药物，结合中医在该疾病辨治的最有效经验，以最大限度提高疗效、缩短病程、延缓肾脏疾病进程确定中、西药最佳治疗方案，形成西医精确诊断和中医整体观念的中西整合医学观，在临床实践中取得较好疗效。刘教授特别强调：中西药有机结合不是"中药＋西药"的单纯、盲目堆砌，其关键在于找准"结合点"，结合点找准了，就能创最佳疗效。

刘教授基于上述学术观点，在临床上提出了颇有疗效的中西药有机结合"切入点"。如"菌毒并治"，由于内毒素的释放，细菌感染性疾病在使用敏感抗生素治疗时，虽然感染得到控制，炎症明显消退，化验血象趋于正常，但病人却常常存留一些不被显而易见的"中毒"症状，如咽干不爽、咽痛不适、小溲黄赤、痤疮疖肿等，此阶段再用西药（抗生素）却无指

征，而以清热解毒或清热利湿等中药为主，则细菌内毒素得清，"菌毒并治"显效，利于临床症状改善；又如治疗病毒性感染疾患，西药仅限于有限的抗病毒药物，且疗效有限，此时以中药辨证为主施治，辅以西药对症治疗，可以获得理想疗效；再如中药益气活血、养血活血、活血化瘀在预防冠心病介入治疗术后的再狭窄已经获得显效；还如慢性支气管炎急性发作期，选择合适的敏感抗生素、镇咳祛痰类药物来消炎解痉治疗，辅以中药止咳、降逆、平喘等急则治其标，缓解期主用中药补肾纳气、宣肺平喘、止咳化痰等法缓则治其本；还有治疗恶性高血压、1型糖尿病则首先必须以西药降压、降糖药物为主，配合中药调理气血、活血通络为辅，如此不仅血压、血糖控制得理想，而且病人的自觉症状、精神情绪也会快速得到改善。鉴于以上实践基础，刘老悉心观察研究，率先在原发性慢性肾小球肾炎（以下简称"慢性肾炎"）的治疗上，总结推出以中医辨证论治为主、辅以西药对症为辅的中西医结合治疗方案。

1. 中西药有机结合分期论治慢性肾炎的临床应用

在慢性肾炎（慢性肾脏病 1~3 期）时，以"辨证施治（祛风利湿、活血通络等）中药和（或）降压药（ACEI 或 ARB 或 CCB 等）+ 合理优质蛋白饮食"治疗，以缓解症状，减少蛋白尿血尿，减缓肾病进展；慢性肾炎（慢性肾脏病 4 期）时，"以辨证施治（益气养阴益肾、祛瘀通络等）中药 + 降压药（ACEI 或 ARB 或 CCB 等）+ 他汀类调脂药 + 合理优质限量蛋白饮食"治疗，以缓解症状，减少蛋白尿血尿，延缓肾病进展，降低并发症发生风险；慢性肾炎（慢性肾脏病 5 期）时，以"肾脏替代治疗（血液透析或腹膜透析）+ 降压药（CCB 或 ACEI 或 ARB 等）+ 辨证施治（益气养血、补脾益肾、利湿解毒等）中药和（或）降压药对症治疗 + 优质限量蛋白饮食"治疗，以降低心脑血管并发症发生风险为主，以减轻症状，纠正肾性贫血，提高生存质量。此为中西药有机结合"切入点"。

2. 中西药有机结合分阶段论治肾病综合征的临床应用

刘老指出，在肾病综合征足量激素治疗阶段（首始治疗阶段），因肾上腺皮质激素属燥热阳刚之品，长期使用极易伤阴助火，变生热毒。所以，在大剂量激素首始治疗阶段，部分病人常出现阴虚火旺的证候，如兴奋失眠、怕热多汗、满月脸、手足心热、口干咽燥、血压升高、舌红少津、脉数等。此阶段治宜滋阴降火为主，方选养阴健肾方（经验方），药用生地20g、玄参 15g、牡丹皮 10g、地骨皮 15g、女贞子 15g、旱莲草 15g、黄柏 10g、知母 15g、益母草 30g 等，既能拮抗外源性激素对丘脑 - 垂体 - 肾上腺轴的反馈抑制，又能减轻激素不良反应，具有"壮水之主，以制阳光"之理。另一方面，也有部分病人，在激素足量治疗一定阶段（4~6 周）后，阳虚证候持续存在，且并未出现阴虚火旺证候，这类病人常常对激素不敏感或仅部分敏感，此时，需配以温补脾肾之阳的中药，如白术、茯苓、菟丝子、肉桂、锁阳等，常常能够提高病人对激素的敏感性，促进尿蛋白的消除。

在第二阶段减量激素治疗阶段（激素减量阶段），由于大量激素以"壮火食气"，对人体正气的耗损非常严重，病人常由阴虚火旺转变为气阴两虚证，表现出不同程度的激素撤减综合征，如疲乏无力、腰酸腿软、头晕耳鸣、手足心热、口干咽燥、舌淡苔薄，脉细微数等，此时治宜益气养阴为主，方选益气健肾方（经验方），药用生黄芪 30~60g、太子参 15g、生地20g、女贞子 15g、旱莲草 15g、当归 20g 等，既可防止激素撤减综合征，又可防止疾病复发。

第三阶段是激素维持治疗阶段（撤减激素阶段），此阶段激素已接近人体生理剂量，不良反应减少，病人久病逐渐出现脾肾气（阳）虚证候，如疲乏无力、腰酸腿软、食欲欠佳、少气懒言、怕冷甚至畏寒肢冷、舌苔白、脉沉细等，此时治宜温肾健脾为主，方选温阳健肾方

刘宝厚

（经验方），药用红景天 15g、盐锁阳 15g、肉苁蓉 15g、白术 15g、茯苓 15g、女贞子 15g 等，以"益火之源以消阴翳"，如此可有效地巩固疗效，防止复发，以助激素的顺利撤退。

（二）倡导肾脏病中医诊治三大原则

1. 标本兼治，祛邪安正

刘教授认为，慢性肾小球疾病的中医病机都是本虚标实。本虚主要表现在肺、脾、肝、肾四脏不同程度的虚损，其中以脾、肾虚损尤为重要，是形成这类疾病的主要病机。标实是指一些致病因素和病理产物，如风、寒、湿、热、血瘀和浊毒，其中以风邪、血瘀、湿热的危害最大，往往是病变持续发展、迁延不愈及肾功能进行性减退的重要因素。因此，刘教授在治疗这类疾病时主张采用标本兼治、扶正祛邪或祛邪以安正的治疗原则。

刘教授强调，治本以固肾气为要，因为本虚之根本在于肾气之虚损。他常用参芪地黄汤，该方以六味地黄汤滋阴补肾，参、芪益气升阳、化气生机，两者相合，而阳中蕴阴、阴中涵阳，以促肾气之生生不息。但在临证时，是"扶正祛邪"为主还是"祛邪安正"为主，刘教授认为，以祛邪安正尤为重要。这是因为肾小球肾炎是一种免疫性疾病，其发病始动因素是由抗原和抗体结合形成免疫复合物，沉积到肾小球内，通过炎性介质导致肾小球损伤，产生一系列临床症状。为此，首先清除抗原是治疗的关键。清除外源性抗原以清热利湿为主，消除肾本身的抗原以活血通络为主。所以，他强调在临证时：①应以祛邪为主，兼以扶正为原则。一方面，由于病邪易较快去除；另一方面，实邪是病变持续发展、迁延不愈的主要病理环节。②邪去则正自安。③本虚非一日之寒，故扶正非一日之功，须循序渐进，过急则虚不受补。

2. 湿热不除，蛋白难消

源于多年临床观察及实践经验，刘教授指出：湿热（相当于西医学的显性或隐性感染）不仅是导致蛋白尿产生、加重及反复的诱发因素，也是肾病缠绵不愈、尿蛋白萦绕难消的根源之一。他对 574 例慢性肾炎和肾病综合征病人本证与标证的关系进行了分析，结果显示，在 365 例慢性肾炎中有湿热证者 209 例，占 57.26%；209 例肾病综合征中有湿热证者 147 例，占 70.33%，足见湿热证在肾脏病中的普遍存在。为此，他认为，肾脏病病人若有湿热证存在，治疗必须根据湿热的轻重缓急，采取标本兼治或急则治标的方法，彻底清除湿热，才能收到好的疗效。否则湿热留恋或未净，过早应用温补之品，势必造成闭门留寇之弊，导致病人长时间蛋白尿缠绵难消。由此可见，刘教授"湿热不除，蛋白难消"之真识灼见，实属经验之谈。

基于上述学术观点，刘教授针对肾脏病常见的上焦湿热，如急慢性咽炎、扁桃体炎等，及下焦湿热，如急慢性尿路感染、盆腔炎、前列腺炎等，自拟肾复康 1 号颗粒（白花蛇舌草 30g，半枝莲 30g，石韦 30g，龙葵 15g，蝉蜕 10g，白茅根 30g，青风藤 30g，等等）及清热通淋方［忍冬藤 30g，萹蓄 15g，瞿麦 15g，土茯苓 30g，海金沙（包煎）15g，生地榆 20g，益智仁 15g，等等］，分别用于治疗上、下焦湿热证，疗效甚著。

3. 瘀血不去，肾气难复

经多年临床观察及实验研究，刘教授认为：血瘀不仅在肾脏病病程中自始至终存在，只是程度轻重不等，而且血瘀是本病持续发展和肾功能进行性减退的重要病理基础之一，其病机与肾脏病本虚为主丝丝相扣。气虚则不能推动血液运行，血行瘀陈；阳虚则寒，血遇寒则凝；阴虚则热，煎熬阴液，阴液亏耗，不能载血运行，致血行不畅而凝滞。而血瘀又影响正气的化生、水液的运行及脉络的通畅，如此成为重要的致病因素。此与西医学认为肾脏病病人存在高凝、高黏状态完全吻合。在此基础上，刘教授提出了"瘀血不去，肾气难复"的学术观点，并主张肾脏病治疗务必在辨证基础上加用活血化瘀药物，以改善肾脏微循环、促进肾脏的正常生理功能恢复，即恢复中医学之"肾气"。同时，他结合多年的临床实践经验，创新性提出了气虚血瘀、阳虚寒瘀、阴虚热瘀、气阴两虚瘀阻4种血瘀证的本证，及风邪兼血瘀、水湿兼血瘀、湿浊兼血瘀、湿热兼血瘀等血瘀之兼证。在肾脏病临床实践中，他根据血瘀证不同本证及其兼证，常配伍不同的活血化瘀药。

（1）气虚血瘀　治以益气化瘀，选方补阳还五汤合化瘀药加减。药用生黄芪 30~60g，党参 15g，赤芍 10g，川芎 10g，当归 15g，益母草 30g，泽兰叶 10g，蝉蜕 10g，等等。

（2）阳虚寒瘀　治以温阳化瘀，选方济生肾气汤合化瘀药化裁。药用生黄芪 30~60g，党参 15g，山茱萸 10g，泽泻 15g，茯苓 20g，车前子（包煎）10g，怀牛膝 15g，巴戟天 10g，丹参 20g，水蛭粉（冲）6g，等等。

（3）阴虚热瘀　治以养阴化瘀，选方知柏地黄汤合化瘀药加减。药用知母 10g，黄柏 10g，生地黄 15g，女贞子 10g，牡丹皮 10g，牛膝 15g，野菊花 10g，钩藤 15g，川红花 10g，赤芍 10g，丹参 25g，益母草 30g，泽兰叶 10g，等等。

（4）气阴两虚瘀阻　治以益气养阴化瘀，选方参芪地黄汤合化瘀药加减。药用生黄芪 30g，太子参 15g，生地黄 15g，山茱萸 10g，山药 10g，泽泻 10g，茯苓 10g，牡丹皮 10g，川红花 10g，川芎 10g，赤芍 15g，丹参 15g，益母草 30g，泽兰叶 10g，等等。

（5）湿热兼血瘀　治以清利解毒、活血化瘀，选方益肾汤加减。药用紫花地丁 15g，连翘 15g，蒲公英 15g，板蓝根 10g，白茅根 30g，赤芍 15g，川芎 10g，全当归 15g，川红花 10g，桃仁 10g，益母草 25g，泽兰叶 10g，丹参 20g，等等。

（6）水阻兼血瘀　治以利水消肿、活血化瘀，选方当归芍药散加味。药用生白术 30g，茯苓 30g，泽泻 30g，车前子 15g，陈葫芦皮 10g，椒目 10g，益母草 30g，泽兰叶 15g，赤芍 15g，川芎 10g，水蛭粉（冲）10g，等等。

（7）湿浊兼血瘀　治以化湿降浊、活血化瘀，选方复方大黄煎剂。药用生大黄（后下）15~30g，附子（先煎）10~20g，川红花 15g，丹参 30g，生牡蛎（先煎）20g。水煎 2 次，浓缩至 150~200 mL，保留灌肠，每日 1~2 次，10 日为 1 个疗程。同时用黄连温胆汤加减口服：炒黄连 10g，炒吴茱萸 10g，姜半夏 10g，茯苓 10g，陈皮 10g，炒枳壳 10g，炒竹茹 10g，藿香 10g，佩兰 10g，石菖蒲 10g，生姜 10g，厚朴 10g，炒薏苡仁 10g，等等。

（三）制订慢性肾炎中医辨证分型全国方案

刘教授从 20 世纪 70 年代中期开始，致力于对慢性肾炎的中医辨证分型规律的探讨。通过对 130 例慢性肾炎的临床观察，结合 13 项实验室指标，对慢性肾炎的中医辨证分型规律作了深入的探讨，最后提出了四个本证（肺肾气虚、脾肾阳虚、肝肾阴虚、气阴两虚）和五个标证（风邪、水湿、湿热、血瘀、湿浊）相结合的辨证分型方案。此方案在 1985 年南京第二次全国中医肾病学术会议上采纳修订为全国试行方案；2006 年再次修订为全国试行方案，并由卫生部收入《中药新药临床研究指导原则》，对指导慢性肾炎的诊治起到了良好的效应。

（四）开拓微观辨证思维

刘教授在国内率先将血液流变学检测运用于肾脏病血瘀证的辨证及疗效评估上，从实验指标方面证明了血瘀证在肾小球疾病中的广泛存在，从而为活血化瘀法的应用提供了理论依

刘宝厚

据，为肾脏病血瘀证提供了一种简便易行的检测方法及微观辨证客观指标，开创了肾脏病中医微观辨证的先河。其有关论文在国内被广泛引用。

辨证论治是中医学的特色，然而在肾脏疾病的某些阶段，有些病人仅凭四诊所获得的信息进行宏观辨证，往往证据不足，甚至无证可辨。如隐匿性肾小球疾病、慢性肾炎的病情缓解阶段，有些病人常常自觉无任何不适，仅表现为尿检异常，如轻度蛋白尿或镜下血尿。再如急性肾炎，起病急骤，症状体征明显，但经正确治疗，绝大部分病人可在4周左右浮肿消退、血压下降，诸症消失，此时宏观辨证已无"证"可辨，但部分病人尿检查异常可迁延较长时间，甚至演变为慢性肾炎。所以，刘教授认为，在治疗肾小球疾病的过程中，不仅要注重宏观辨证候的辨证论治，还应借鉴西医学实验室、影像学及病理学等检查，谨察疾病变化的微观指标，进行微观辨证论治；微观辨证应被视为宏观辨证的补充和发展，是与四诊具有相同意义的诊法。他同时强调，进行微观辨证，必须将微观指标赋予中医理论的内涵，才能达到审证求因。如血液中的各种蛋白，乃属水谷精微物质，来源于中焦脾土，受肾之封藏。所以，低蛋白血症，或因化源不足，或由封藏失司；而蛋白尿属于精关不固或肾脏瘀阻，导致精气外泄之病理状态。这些微观指标都是脏腑功能状态的反映，是疾病早期病变或潜在病变的先兆。如血瘀证，宏观辨证多从面色灰暗、刺痛或肢体麻木、肌肤甲错、舌暗或有瘀斑瘀点、脉象沉细涩等方面辨证，但肾小球疾病病人往往上述证候不明显，甚至缺无，尤其在发病初期，从宏观上很难找出血瘀证的指征，若此时结合血液流变学这一微观辨证指标的检测，便可以防微杜渐，防患于未然，将病邪消灭于萌芽状态。

二、创立"病位病性辨证法"，促进中医诊断学的标准规范发展

历经40余年对中医学"证"之内涵、中医辨证之思维原理的探究，以及对中医传统八种辨证方法（六经辨证、脏腑辨证、经络辨证、八纲辨证、气血津液辨证、六淫辨证、卫气营血辨证和三焦辨证）共性特征及局限性的系统剖析，刘教授创新性提出了完整统一、规范标准的中医辨证新体系——病位病性辨证法。这种辨证新体系的最大亮点是：将复杂的证候辨证内容高度概括，删繁就简地分解为病位辨证及病性辨证两大要素，然后位性合参定证名；紧扣中医基本理论（阴阳五行学说、藏象学说、经络学说等）界定病位及病性辨证的内容；囊括了传统八种辨证方法之核心内容；体现了中医学"证"的实质，符合中医辨证的思维原理。

病位病性辨证是刘教授中医辨证学术思想在继承基础上与时俱进的产物，为学习中医提供了一种简明扼要的辨证方法，具有提纲挈领、标准规范，一种方法、临床通用，易于掌握、便于推广的实用价值，对中医临床、科研、教学及促进中医药国际间的交流具有重要的现实及理论意义。正如陈可冀教授所言：（病位病性辨证法）是中医学术上的一大创新与发展。

病位病性辨证法涵盖了中医传统八种辨证方法的核心内容，既体现了中医辨证思维方法，又有规律可循，临证时先定病位，后定病性，能提高辨证的准确性、规范性和可重复性。病位病性辨证法是在中医学理论的指导下，综合四诊所收集的临床资料，加以分析，确定疾病的病变部位（病位）和病变性质（病性）的一种方法。所以，中医学理论体系和基本理论，如阴阳五行学说、藏象学说、经络学说、病因学、气血津液理论等是构成病位病性辨证法的理论基础。

确定疾病当前的病位和病性是中医辨证的核心，刘老认为辨证的核心目的，不外是识别疾病的病变部位（病位）和病变性质（病性）两大要素，辨证可以揭示个体气血阴阳的特殊

性，又可正确反映机体在不同发病阶段的征象，临证时先辨病位、后辨病性，抓住病变的局部和整体主症，根据病位和病性进行辨别分析，让病位与病性有机合参，以便把握疾病现阶段的主次矛盾，提高辨证的准确性、规范性和可操作性。如不典型证候的尿潜血、肉眼血尿，虽然可以在用药后部分缓解，但仍应及时通过西医学的检查方法、病理活检等尽早确立病名（诊断），不可掉以轻心贻漏病情。这与主张"中西医双重诊断"的诊疗思维有异曲同工之妙，弥补单纯中医辨证和西医辨病之不足，是继承与创新并举的结晶。

　　总之，刘教授推行整体与局部相结合的"病位病性辨证法"，其立论反映出辨证（病性）寓于辨病（病位）的构思新意；而临证强调辨证之要，首重辨病，位性合参，即在辨病之中又须注重辨病与辨证二者的相关性，是明辨本证与标证之轻重缓急、标本与虚实之孰轻孰重，以"审证求因"定"理法方药"，也使"中西医双重诊断，中西药有机结合"的临床医学模式成为可行，是谓辨证与论治的内涵。

（许筠整理）

孙郁芝

孙郁芝（1930—），毕业于大连医学院。首批全国老中医药专家学术经验继承工作指导老师，国家名老中医。曾任山西省中西结合学会委员、山西省中西结合肾病专业委员会主任委员、山西省医学会内科专业委员会委员、山西省老年学会骨质疏松委员会常务委员。曾获全国"三八红旗手"荣誉称号。孙老对血尿及过敏性紫癜性肾炎的治疗具有独特经验，研制成纯中药制剂"血尿停胶囊"。撰写学术论文 20 余篇，并获科研成果奖 3 项。

一、学术特点

（一）中西结合，融会贯通

孙老在临床诊断治疗疾病时，运用西医学明确西医诊断，同时又要依据中医理论精确辨证分型。这样，既有利于对该病变本质的认识，又有利于把握疾病演变过程的总规律。治疗时辨病与辨证相结合，同时将病理诊断与辨证分型相结合，如：系膜增生性肾小球肾炎、局灶节段硬化性肾小球肾炎、IgA 肾病等，辨证多属气阴两虚和肝肾阴虚；微小病变型以脾肾气虚为多见，而弥漫增生硬化型肾病以脾肾气虚、湿热瘀阻为多见；单一以气虚为主的证型，其病理损害较阴虚或气阴两虚或虚实夹杂的要轻。治疗上中西药共用，取长补短。如：对于病情反复发作、缠绵不愈的病人，往往多因感冒或合并上呼吸道感染等因素所致，临床表现多为湿热证，如口干、口苦、口黏、纳呆、胸闷等，故在辨证用药中重用"清热解毒利湿"之品，这样既有利于缓解病情，又有利于预防、治疗感冒。

（二）提出"肾病多瘀论"

孙老认为肾病瘀血的产生，往往缘由气虚（气虚血滞而瘀）、阳虚（阳虚寒凝而瘀）、阴虚（阴虚血热而瘀）等原因所致，"浓、黏、凝、聚"是肾脏疾病血液表现的四大特征。故在治疗肾病瘀血时，应在"补虚与泻实"相结合的原则下，灵活辨证论治，提高疗效。例如：对于阴虚、阳虚、气虚引起的瘀血，治疗时活血化瘀必须与养阴、温阳、补气法相结合，从扶正的角度达到祛除积瘀；由水湿、湿浊引起的瘀血表现，因湿浊与瘀血留着互结，则治疗时活血与利水、化湿、泄浊等法相结合；用药配伍时须注意证候的寒热表现，选择偏温或偏凉药以助活血化瘀药，寒证的配以桂枝、附子以温运，热证的配以大黄、虎杖以消散之；因气虚的，补气药配以生血之品，如熟地、阿胶等以达到补气生血、补血消瘀的目的。根据瘀血早晚选药，早期多选红花、丹参、当归等取其调畅血行；瘀血晚期，则多选用水蛭、炮穿山甲、地龙等逐瘀、消癥之药；肾脏疾患选用牛膝、桑寄生、杜仲等引药入肾经。肾脏病在应用激素的早期、慢性肾功能不全的，以及继发性肾病，如狼疮性肾炎、紫癜性肾炎等，辨证属湿热结瘀者，用益肾汤加减。

（三）湿热与肾病关系密切

孙老认为，肾脏疾患多涉及肺、脾、肾三脏，水液代谢失常，水湿化热，湿热相合，蕴结不解，最终形成湿热证候。上焦湿热常见有急慢性咽炎、咽峡炎、扁桃体炎、皮肤疖肿等，症状有咽痛、口苦、口干、咳嗽等；中焦湿热多有急慢性胃肠炎、胆囊炎等，症状有口苦、胸闷、胃脘胁肋不适等；下焦湿热常合并有尿路感染、前列腺炎、盆腔炎，症状有尿急、尿频、尿痛、大便秘结、下肢疼痛等。湿热之邪易伤阴耗气，常与瘀血兼夹并存，湿热毒邪深蕴于肾，湿热与热毒兼夹为患，湿热不去，蛋白难消、血尿不止。

治疗湿热之邪，首辨外感与内生，然后辨湿热之轻重与部位。治疗总则不忘调畅气机为本、通畅三焦为要。外感多因久雨连绵，体虚之人，湿热所中，治疗当芳香化浊，方用藿朴夏苓汤；若病邪缠绵不解，或素体虚弱，湿热内生，治疗当健脾益气、清热利湿，方用甘露消毒饮合四君子汤加减。湿、热孰轻孰重，用药有别。若热重于湿可用黄连汤，适当加入燥脾湿之品，如苍术；湿重于热者可用胃苓汤，少佐栀子、黄芩等清热；湿热蕴结上焦者，可予银翘散或导赤散合用；湿热蕴结中焦者，常见于肾炎用激素的病人，可予藿香正气散合用；湿热蕴结下焦，可见于泌尿系炎症所引起的血尿，合用八正散或小蓟饮子；湿热蕴结大肠的，治疗当清热泄浊、通大便，方用藿香正气散加减，酌配大黄；湿热弥漫三焦的，治疗则当用三仁汤，调畅气机，使湿热之邪从三焦而去。肾病病程较长，长期应用清热解毒利湿之品，易致苦寒伤胃，必要时佐以茯苓、砂仁等顾护胃气，达到祛邪不伤正的目的。

二、临证经验

（一）养阴清热、凉血活血治疗肾性血尿

孙老认为"热、瘀、虚"是血尿的基本病机，肾阴亏损是血尿的主要内在病因，治疗上当以"养阴清热、凉血活血"为治则。自拟血尿停方（生地、牡丹皮、赤芍、川芎、小蓟、女贞子、旱莲草、白茅根、三七粉），在此基础上，结合原发病及临床表现辨证分型，加减治疗。若感受热邪，加用金银花、连翘、黄芩等疏风清热；若湿热盛于下焦，则重用清热利湿之品，如栀子、蒲公英、白茅根、土茯苓、车前子等，直折亢盛之焰，使火灭血安，尿血乃止；阴虚内热多见于原发性或继发性肾小球肾炎、IgA肾病、过敏性紫癜性肾炎、肾结核、隐匿性肾炎，治以养阴清热止血，方用六味地黄汤加减；若虚火妄动的，可加用知柏地黄汤加减；气阴两虚，用四君子汤合二至丸加减；脾肾两虚证多见于慢性肾炎久病病人，或IgA肾病伴有贫血者，或紫癜性肾炎久病不愈，方用补中益气汤合二至丸加减。孙老在治疗血尿过程中，强调瘀血辨证，巧用活血化瘀。因热致瘀的，每多加以桃仁、丹参、赤芍；气虚致瘀，加以黄芪、当归、川芎；阴虚致瘀，加以当归尾、地黄、丹参等。三七在血尿中应用很广，特别对肉眼血尿的，临床可用粉剂冲服配用于辨证方中，则效果更佳。三七粉具有祛瘀止血、消肿止痛之功效，并有止血不留瘀、祛瘀不伤正之所长。

（二）标本兼顾治疗肾性贫血

孙老认为，肾性贫血的根本原因是肾气虚衰、脏腑功能低下，特别是脾肾功能减退，使气血生成减少，同时体内水湿、湿热、瘀血等病理产物滞留，伐伤气血而致血虚；其病机特点是"虚、瘀、湿"，虚是指脾肾两虚，瘀即瘀血阻滞，湿有水湿、湿热、湿毒之分。因此，

治疗上益气助阳为先，以助肾之本元。选用人参大补元气。借血肉有情之品鹿角胶或紫河车等补肾填精助阳，以鼓命门生化之机。其次，补肾填精，精充血生，培肾气之基。方剂或选用六味地黄丸、左归丸加减。第三，健脾和胃，资血液来源。可选用补益脾胃之气黄芪、白术等，同时注意调畅中焦气机，选用砂仁、陈皮等，使脾胃气机畅达、升降协调，又能防止补益之品滋腻留邪，呆滞中焦伤及胃气。第四，祛瘀泄浊、推陈致新。肾性贫血本虚虽是疾病的本质，"邪实"也不得疏忽，以"益气助阳、健脾补肾、祛瘀泄浊"为基本治则。临床上用药多选用大黄、丹参、鸡血藤等。孙老自拟肾血康方，选用人参、黄芪、当归、熟地、鹿角胶、鸡血藤、砂仁、大黄、丹参、白术等为主组成，制成胶囊制剂，寓泻于补、通补开合，对肾性贫血有很好疗效。

（三）分期论治急性肾小球肾炎

孙老认为急性肾小球肾炎的发病特点常为外邪风、寒、暑、湿、热或热毒之邪上受，或疮毒之邪内侵，外邪首先犯肺，肺失宣降，以致三焦水道不利，同时影响肺脾肾的运化、气化功能，使气化紊乱、气机阻滞、水道受阻、水液潴留，气血津液化生失常。然表邪虽易解，但常因失治、误治，病邪又可深入，遏郁而逐渐化热，最终致湿热蕴结于内，病情缠绵不愈。久之，湿热耗伤正气，而成正气虚弱、余热不尽之证。概而言之，此病多因外邪而起。初起，病邪在表在肺；中期，病证演变发展由表入里、由上而下，侵其中、下二焦，病位在脾在肾，湿热蕴结为其主要病机；病至后期，邪毒渐去，但正气已伤，余热未尽，成为此期的病机特点。

上呼吸道感染或皮肤感染与肾炎的发生、复发或迁延不愈有着密切的关系，需中西医结合进行治疗，尤其在早期，适当加入抗生素以及免疫抑制药物；病至中期或后期，则以中医治疗为主。在辨证治疗时，大致分为3期，即初期、缓解期和恢复期。①初期：一般在发病的1~4周，以疏风解表、清热解毒、凉营透达等法治疗为主，使风邪外透、湿从下渗、热毒得以清解，用药方面重用风药。根据外邪寒热的不同，分别选用麻黄汤和银翘散加减治疗。常用药有荆芥、防风、金银花、连翘、蝉蜕、石韦、白茅根、茯苓、薏苡仁、枇杷叶、薄荷、白术、小蓟等。因风能胜湿，风能开郁，风能调畅气机、宣畅肺气，使气机畅达、营卫调和，外邪自去，疾病自愈。②中期即缓解期：多在发病的4周~6个月，以清热解毒利湿为主，佐以顾护脾胃，以防邪伤正气。选用藿香正气散加减，用药多选用藿香、苍术、白术、陈皮、半夏、薏苡仁、砂仁、焦三仙、神曲、甘草等之类。③后期即恢复期：在发病的6个月~1年，以扶助正气为主，使正气充、邪自去，但不忘清解余热。临床无明显症状及体征，而常以尿检是否正常为诊断依据。尿检红细胞较多者为下焦余热未尽、肾阴已虚，治以滋肾凉血，方用知柏地黄汤加减，加用藕节、白茅根、旱莲草、女贞子等药。若尿中以持续尿蛋白不消者为下焦不固。一般分两种情况：一种是脾虚不摄，治以健脾益气，方用熟地、山药、茯苓、黄芪、党参、炒白术、陈皮、甘草等，或四君子汤加减；一种是脾肾两虚，治以健脾补肾，选用黄芪、党参、白术、熟地、山茱萸、女贞子、旱莲草、石韦、薏苡仁等，或用六味地黄汤和四君子汤加减。

治疗急性肾小球肾炎经验用药：①急性肾炎Ⅰ方（生地、牡丹皮、白术、赤芍、小蓟、白茅根、石韦、藕节、砂仁、茯苓、女贞子、旱莲草）。治则：清热利湿。适应证：急性肾炎恢复期和缓解期，口咽干燥，潮热盗汗，五心烦热，腰背酸困，大便干，小便色黄，舌红，少苔或苔薄黄，脉细数。②急性肾炎Ⅱ方（金银花、连翘、桔梗、薄荷、竹叶、鱼腥草、黄苓、芦根、薏苡仁、小蓟、白茅根、车前子、石韦）。治则：疏风清热，宣肺利水。适应证：突然眼睑、面部水肿，发热恶风，咳嗽，咽喉肿痛，口干而渴，小便短赤，舌边尖红，苔薄黄，脉浮数，肉眼血尿或镜下血尿。多在急性肾炎初期。③急性肾炎Ⅲ方（生熟地、山茱萸、山药、丹参、茯苓、小蓟、白茅根、党参、黄芪、黄柏、当归、砂仁、车前子）。治则：滋肾益气，凉血止血。适应证：神疲乏力，精神欠佳，面色苍白，腰膝酸困，纳差，颜面、下肢水肿，脉沉细，尿化验潜血时有时无。即急性肾炎恢复期。

（四）分阶段治疗过敏性紫癜性肾炎

孙老认为该病的发病往往缘由先天禀赋不足（多为阴虚质燥，营血之中已有伏火），复感外邪（风、热、湿、毒，或药物、食物，或上呼吸道感染）。此病初期，热伤血络、迫血妄行，或热毒壅盛、灼炼其血，血黏血稠，滞于脉中，是为瘀血，其病程较长；中期热毒渐消，但正虚邪恋，瘀血仍阻于脉络，瘀血不去；病至后期，久病入络，或脾肾气虚、血统无权、血溢脉外，或阴虚血少、脉涩不利、血脉瘀滞，瘀血再度出现。由此可见3个阶段虽病机有变，但瘀血贯穿始终。总而言之，"热、毒、虚、瘀"是紫癜性肾炎的主要病机所在，本虚标实是紫癜性肾炎的病机特点。本虚为气虚、阴虚，标实为热毒、血瘀。治疗当分期辨证论治。初期热毒深重，清热解毒为当务之急，从肺论治的偏用祛风之剂，如金银花、连翘、蝉蜕等；从脾胃论治的偏用清热解毒利湿之品，如黄连、黄柏等，并加用透热凉血之剂，如生地、牡丹皮、赤芍等使邪力争从表而去。中期正虚邪恋、瘀血阻络，治疗应在清热解毒、活血化瘀同时，注重加用调护脾胃的扶正之品。后期，病久邪毒渐去，气阴耗伤，治疗以益气养阴，佐以清热解毒之品。活血化瘀治疗当贯穿始终。常见证型及治法如下。

（1）热夹瘀型　针对风热毒邪袭表、里热内蕴成毒、血热妄行成瘀、卫营同病而设，适用于紫癜性肾炎的早期。以清热解毒、祛风活血为法，方药选银翘散合消风散加减（金银花、连翘、薄荷、生地、赤芍、紫草、小蓟、荆芥、蝉蜕、茯苓、丹参等。血尿者加三七粉）。

（2）热夹瘀型　多为食入异物，或鱼虾类过敏，或药物过敏等，起病急。以清胃降火、凉血活血解毒为法，方药选三黄汤加减（大黄、黄连、槐花、地榆、生地、金银花、白芍、小蓟、紫草、赤芍、陈皮、藿香、牡丹皮、蒲公英）。

（3）毒瘀结型　针对里热炽盛、血热妄行、血溢成斑、气营同病，兼血瘀而设。以清热解毒、凉血化斑为法。方药选清营汤、犀角地黄汤加减（生地、牡丹皮、赤芍、紫草、黄芩、连翘、金银花、白茅根、小蓟、茜草、麦冬）。

（4）湿瘀结型　针对紫癜性肾炎临床表现为肾病综合征而设。以利水消肿、活血解毒为法，方药用五苓散合桃红四物汤加减（猪苓、茯苓、泽泻、薏苡仁、陈皮、丹参、桃仁、当归、川芎、冬瓜皮、白术、车前子、黄芪、白茅根）。

（5）气虚血瘀型　针对素体气虚、毒邪留恋、日久耗伤正气而设，临床适应于紫癜性肾炎中后期。以益气活血解毒为法，方药选四君子汤合桃红四物汤加减（黄芪、党参、白术、茯苓、陈皮、丹参、当归、川芎、白茅根、桃仁、生地、砂仁）。

（6）阴虚内热血瘀型　针对紫癜性肾炎，毒邪留恋、灼伤阴液、肾阴亏虚、阴虚内热、络伤血瘀病机而设，适用于此病后期。以滋阴清热、活血解毒为法，方药选六味地黄汤加减（生熟地、山茱萸、牡丹皮、女贞子、旱莲草、丹参、知母、黄柏、金银花、连翘、麦冬、小蓟、丹参、桃仁）。

（7）气阴两虚、湿热夹瘀型　以益气养阴、活血解毒为法，方药为四君子汤合六味地黄汤加减（黄芪、党参、生地、牡丹皮、山茱萸、石韦、金银花、白茅根、旱莲草、赤芍、女贞子、紫草、当归、麦冬、乌梅炭、丹参）。

（8）肾阴虚、湿毒夹瘀型　多伴有高血压、尿检蛋白及镜下血尿，肾功能轻中度受损，或合并贫血。以滋肾养肝、活血解毒为法，方药为玉女煎加减（生熟地、牡丹皮、赤芍、女贞子、丹参、半夏、陈皮、枸杞子、当归、牛膝、菊花、鸡血藤、炮穿山甲、生姜、石韦、薏苡仁、生龙牡）。

（五）灵活使用大黄治疗慢性肾功能不全

临床上慢性肾功能不全病人有明显的四肢水肿、恶心呕吐、胸闷、口干、口黏、口苦、大便秘结、小便黄、舌质瘀斑、脉弦滑、舌苔黄腻等"湿浊瘀毒内蕴"的标实证时，治疗当祛邪为主，辨证用药应灵活使用大黄。①水湿泛溢证，用五苓散、五皮饮加减，配酒大黄3~6g以利湿解毒。②湿浊犯胃证，寒化者用二陈汤、吴茱萸汤加减，配酒大黄6~9g以温中和胃、化湿解毒；若湿浊热化者用黄连温胆汤、半夏泻心汤加减，配生大黄6~9g以清热解毒、和胃降逆。③脏气不利、热结便秘，以大承气汤为主，取生大黄9~12g后下，以通腑泄浊解毒；冷热便秘，用大黄附子汤、温脾汤加减，取酒制大黄3~6g以温中通腑、化浊解毒。④瘀血内停者，用血府逐瘀汤、补阳还五汤加减，配酒大黄6~9g以活血祛瘀解毒。

（钱雅玉　王世荣整理）

杜雨茂

杜雨茂（1932—2013），曾任陕西中医学院院长、教授、主任医师。享受国务院政府特殊津贴专家，陕西省名老中医，全国名老中医药专家学术经验继承工作指导老师。善于应用经方合用时方治疗慢性肾脏病、各种非内科疑难杂症。先后撰写学术论文、医案医话90余篇，并在国内外期刊杂志发表。主编并出版了著作15部。

一、学术思想

对慢性肾脏病的认识，中医学疾病分类众多，病因庞杂，大多数医家认为相当于中医学"水肿""尿浊""关格"等。从其病变部位分析，杜雨茂教授认为：慢性肾脏病中医病机属性定位与肾、脾、肺相关，病久涉及肝、胆、三焦、心、膀胱等诸多脏腑、经络。然而如何更好地准确定位慢性肾脏病病机属性、病机变化与中医学临证思维的关联，杜雨茂教授根据自身学术特征研究归纳，宗古人之论"原夫仲景六经为百病立法，非专为伤寒一科耳""六经钤百病""医之学问，全在明伤寒之理，伤寒明理，则万病皆通"，把慢性肾脏病与中医学"六经辨识"和"三焦辨识"关系进行了准确的偶联分析，创造性地将慢性肾脏病与《伤寒杂病论》六经辨识与吴鞠通《温病条辨》三焦辨证融通结合，形成了"辨慢性肾脏病六经辨识为主、融通三焦辨证为要"的中医治肾学术特征经验体系内涵，为中医学经典的学习应用树立了典范。

（一）创建慢性肾脏病六经辨识体系

杜雨茂教授精通《伤寒杂病论》，特别善于六经辨识慢性肾脏病，特别喜爱清代医家柯韵伯之言："仲景约法，能合百病，兼赅于六经而不能逃六经之外，只有在六经上求根本，不在诸病名目上寻枝叶""仲景之六经为百病立法，不专为伤寒一科；伤寒杂病，治无二理，咸归六经之节制，六经各有伤寒，非伤寒中独有六经"。杜老认为，慢性肾脏病早期与感受外邪密切相关，如慢性肾脏病无论是外感引发还是外感诱发，或外感加剧，其病变属性都遵照由表入里、由经入腑、经由三阳经到三阴经慢性肾脏病逐步加剧、病情变化逐步加重的六经传变规律，在认知慢性肾脏病过程中，其慢性肾脏病证候不越伤寒，辨识可依据《伤寒论》六经之法，"六经钤百病"。创造性建立了杜雨茂教授慢性肾脏病六经辨识体系。

（二）融通慢性肾脏病三焦辨识经验

回顾性研究杜老经验或者诊治慢性肾脏病医案发现，杜雨茂教授特别善于六经辨识慢性肾脏病，而在慢性肾脏病疾病属性定位过程中，往往从三焦定位入手，分析其病机属性变化，有机性融合六经辨识与三焦辨证中医学思维，作为慢性肾脏病中医学辨识定性定位的有效融通，促使临证辨识慢性肾脏病简约化、程式化。正如张景岳所言："上焦不治则水泛高原；中焦不治则水留中脘；下焦不治则水乱二便。三焦气治则脉络通而水道利"。陕西中医药大学董正华教授释义学习杜老体会："三焦虽分各部，各有所司，但是功能互相配合，病理学相互影响，如心、肺同居上焦，均依赖中焦脾胃之气上输水谷精微，化生气血供奉上焦，否则不仅造成上焦心肺功能衰退，而中焦脾胃功能衰退，陈腐浊气上逆胸中，肺气不降出现嗳气……肾、膀胱、小肠皆属于下焦，出现水肿、夜尿增多、尿浊如蛋白尿，或者二便失常之疾。"李建民教授临证体验学习：杜老融合六经辨识与三焦辨识慢性肾脏病经验，更加密切结合慢性肾脏病中医学病机属性变化，准确简约定性定位慢性肾脏病证候学之病机属性，临证体验更加确信中医学辨识慢性肾脏病治疗认知规律简约化、程式化，有利于经典《伤寒论》学习与名家经验融合诊治慢性肾脏病的中医学临证体系建设。

二、临证经验

杜雨茂教授治疗慢性肾脏病，遵照慢性肾脏病分类进行诊治，回顾性研究杜老治疗各种慢性肾脏病医案总结、学术思想探讨、经验汇总分析发现：慢性肾脏病中医学辨识以六经辨识为定性主体，以少阴肾经病变为核心，根据临床证候特点，三焦定位功能分司，准确定位慢性肾脏病所展示的全部临证证候学，以蛋白尿、血尿、蛋白尿伴有血尿、血清肌酐升高四种临证指标为线索，以中医学临证证候学六经和三焦分布特征属性分析为主体，结合西医学肾内科不同肾脏病理学疾病诊断，进行中医学经典思维融通贯穿，仔细定性定位，确定慢性肾脏病中医学病机属性、病机变化特征。或重视西医诊断清楚疾病的个体中医学定性定位属性，或结合西医学肾病诊断清楚形成的个体中医学临证特征，分别归纳按照"水肿""尿浊""尿血""关格"中医学经方思维模式分析定位定性，以足少阴经阴阳气血变化为本虚辨识的主体，以水湿、湿浊、瘀血、气滞等诸多"标实"临证证候学准确辨识分析为依据，分析慢性肾脏病中医学"本虚标实轻重多寡"之病机偏移，准确进行慢性肾脏病临证理、法、方、药、量、效一体化内涵认知，形成了"治慢性肾脏病经方时方为主、善经验方变化为体"的中医学治疗临证体系。

（一）以三阳经为主的三焦定位定性认知，多偏重在上、中二焦

三阳经中足太阳膀胱经主人体肌表腠理的营卫之气，故称"六经之藩篱"，经脉循行于体表之头、项、背、腰及四肢后侧，内联小肠、膀胱，并络心、肾，构成体表与内脏、表里经脉与脏腑密切偶联，运化水谷精微和水湿之物。对于慢性肾脏病急性发作、外感引发、外感复发，或水肿以眼睑、上肢为主体浮肿等临证审因，可以参考太阳经病变，分为经证和腑证。对于风寒外袭，杜老常常选用麻黄汤类合五苓散，或桂枝去芍药加麻黄附子细辛汤类合五苓散加减变化（杜老经验方之麻杏五皮饮：麻黄10g，杏仁10g，紫苏叶10g，桂枝8g，防风10g，荆芥10g，茯苓皮15g，桑白皮15g，大腹皮15g，生姜皮15g，陈皮10g，车前子15g）；风热型选用越婢汤，或麻黄连翘赤小豆汤（杜老经验方：麻黄10g，生石膏25g，白术12g，连翘15g，桔梗10g，生甘草6g，桑白皮15g，板蓝根15g，赤小豆25g），或时方如清凉解毒汤加减（杜老经验方之表里双解方：连翘15g，金银花20g，荆芥穗10g，牡丹皮15g，赤芍12g，生地黄15g，紫草6g，槐花15g，蝉蜕10g，大小蓟各15g，白茅根30g，猪苓15g。儿童酌情减量），也可以选择银翘散和五苓散加减变化。上述两型若伴有汗出、恶风、怕冷、下肢水肿明显选用防己黄芪汤，也可以合用后世玉屏风散加减。对于太阳腑证大多数选用五苓散加减，或合后世之五皮饮加减。

少阳经为主枢之经，出入表里犹如门户，手少阳三焦为水液代谢、水火游离之通道，三焦气治则脉络通而水道利，故曰"决渎之官"。邪犯少阳、枢机不利、三焦失畅，常常出现

小便不利、水肿，伴有口苦、咽干而痛，水湿停留中脘出现恶心呕吐、脘腹胀满不适等。仲景云："但见一证便是，不必悉具。"经证选小柴胡汤，常常合用五苓散、猪苓汤或时方三仁汤［杜老经验方之小柴胡汤合三仁汤变化方：柴胡 18g，黄芩 15g，生甘草 6g，姜半夏 12g，党参 15g，薏苡仁 30g，白豆蔻 6g，滑石（包）15g，淡竹叶 12g，车前草 15g，杏仁 12g，怀牛膝 15g，虎杖 15g］；腑证选用大柴胡汤加郁金、栀子、茯苓、当归、白芍、生地黄等，灵活加减。而疏利少阳是杜老应用经方治疗慢性肾脏病的一个特征性经验［杜老经验方之疏利降浊汤：黄芪 50g，太子参 15g，生地黄 15g，女贞子 15g，柴胡 15g，黄芩 12g，茯苓 15g，泽泻 12g，姜半夏 12g，虎杖 15g，丹参 20g，川芎 12g，酒大黄（后下）8g，砂仁（后下）10g］，如治疗慢性肾衰竭早中期出现面部浮肿、口苦咽干、小便不利、大便不畅等，伴有血清肌酐增高，常常选用大小柴胡汤、胃苓汤、大黄附子汤等合方治疗，或柴苓汤合大黄附子汤加减变化。

阳明经为两阳合明，阳气旺盛所主胃肠。若小便不利、浮肿，伴有大便异常，首选白虎汤合用猪苓汤加减。阳明腑证三承气汤以治之。太阴胃经以伤阴气耗之不同，灵活合方加减，伴有胃肠水肿常常用调味承气汤合己椒苈黄丸加减。

对于中上二焦慢性肾脏病症状治疗，杜老认为以宣肺解表、调理少阳、清理阳明三法为主，特别情况下，灵活辨识，认证识证抓住核心病机转换更为关键。对于湿热并重、累及关节疼痛，如尿酸性肾病，急则治其标，以清利湿热为关键，先去湿热，后根据伤阴耗气之核心病机变化特征，再续变化或合方或加减。首选用八正散类、三妙散、四妙散等合方加减变化（杜老经验方之消风蠲痛汤：萹蓄 30g，瞿麦 30g，车前草 20g，苍术 12g，黄柏 12g，泽泻 12g，绵萆薢 18g，秦艽 10g，威灵仙 15g，秦皮 15g，丹参 20g，莪术 12g，延胡索 12g，怀牛膝 15g，生地黄 15g）。若热毒炽盛、波及营血之分，如狼疮肾之疾，杜老常常选用犀角地黄汤，或凉血解毒汤（杜老经验方之清气凉营解毒汤：知母 15g，炒黄芩 12g，栀子 10g，生地黄 18g，赤芍 12g，连翘 15g，金银花 20g，生甘草 6g，紫草 10g），或解毒活血汤，或清热解毒汤合六味地黄汤加减变化（杜老经验方：升麻 15g，黄连 5g，栀子 12g，黄柏 12g，赤芍 12g，连翘 15g，生甘草 6g，生地黄 15g，牡丹皮 12g，山茱萸 12g，茯苓 15g，泽泻 12g，白术 12g）。

（二）以三阴经为主的三焦定位定性认知，多偏重在中、下二焦

杜雨茂教授治疗慢性肾脏病特别注重本虚与脏腑、六经、三焦辨识关系，始终把调理太阴经、少阴经之脾肾之气、脾肾之阳、脾肾之阴作为治疗慢性肾脏病之主旋律，定性定位定方，以三阴经经方合用时方为主体，脾肾脏腑、经脉之变各有偏重，融合时方各有偏移为主要临证思路。慢性肾脏病经历外感诱发、急性加重后逐步恢复后，反复出现蛋白尿、血尿、双下肢水肿或眼睑浮肿，或者伴随血清肌酐升高等问题，逐步从三阳经病变转变为三阴经病变。如《内经》云："三阴结谓之水。"《医门法律·水肿》云："三阴者，手足太阴脾肺二脏也。胃为水谷之海，水病莫不本之于胃，经乃以之属脾肺者，何耶？使足太阴脾足以转输水精于上，手太阴肺足以通调水道于下，海不扬波矣。惟脾肺二脏之气，结而不行，后乃胃中之水日蓄，浸灌表里，无所不到也，是则脾肺之权，可不伸耶。然其权尤重于肾。肾者，胃之关也。肾司开阖，肾气从阳则开，阳太盛则关门大开，水直下而为消；肾气从阴则阖，阴太盛则关门常阖，水不通而为肿。经又以肾本肺标，相输俱受为言，然则水病，以脾肺肾为三纲矣。"《景岳全书·肿胀》所云："凡水肿等证，乃肺脾肾三脏相干之病。盖水为至阴，故其本

在肾；水化于气，故其标在肺；水唯畏土，故其制在脾。今肺虚则气不化精而化水，脾虚则土不制水而反克，肾虚则水无所主而妄行。"

结合历代医家水肿之认知，杜老独具慧眼发现：足太阴脾经、足少阴肾经之经证与脏证在水肿肿胀过程中具有重要地位。慢性肾脏病中医学辨识以六经辨识为主体，以少阴肾经病变为核心，根据临床证候特点，根据三焦定位功能分司，涉及足太阴脾经、手太阴肺经、手少阳三焦经等，三阳经腑辨识标实为主体、三阴经经脏辨识以本虚为主体，共同参与慢性肾脏病水湿代谢整个"阳化气，阴成形"的发病过程。

临证治疗慢性肾脏病出现食后腹胀、恶心呕吐、食欲不振、纳差乏力、舌体胖大齿痕、舌质淡、脉弱无力等，选用桂枝人参汤合黄芪桂枝五物汤或后世参苓白术散，偏阳虚者理中丸加减；中焦腹水明显用五苓散合五皮饮，或选用后世时方实脾饮变化。

对于脾肾气阴两虚偏脾虚之候，用四君子汤合二至丸，或再合增液汤（杜老经验方：女贞子 15g，旱莲草 15g，党参 15g，白术 12g，茯苓 15g，炙甘草 6g，黄芪 35g，山茱萸 12g，石韦 15g，益母草 25g）。若蛋白尿持续不消者加水陆二仙丹类如金樱子 20g、芡实 30g、菟丝子 20g 强化补肾益脾固涩之功；或用参芪汤合水陆二仙丹加减（杜老经验方：太子参 15g，黄芪 50g，天花粉 15g，五味子 12g，金樱子 20g，芡实 30g，炒白术 12g，生地黄 15g，山茱萸 12g，丹参 18g，川芎 12g，黄连 4g，益母草 30g，石韦 15g）。

对于少阴寒化证出现水肿日渐加重、蛋白尿持续不消、畏寒肢冷、腰膝冷痛、小便不利或小便清长、夜尿增多等，多采用真武汤加桑寄生、川续断、山茱萸；水肿严重合用五苓散，时而选择济生肾气丸合五苓散［杜老经验方之温肾降浊汤：西洋参 8g，茯苓 15g，制附子（先煎）10g，白芍 10g，泽泻 15g，生姜 12g，怀牛膝 15g，猪苓 15g，黄连 4.5g，紫苏叶 10g，丹参 20g，川芎 12g，淫羊藿 18g，积雪草 30g］。

对于少阴肾经脾肾气阴两虚偏肾虚之候，参芪地黄汤加减，或者四君子汤合六味地黄汤加减［杜老经验方：生地黄 15g，山茱萸 12g，山药 20g，牡丹皮 12g，山茱萸 12g，茯苓 15g，泽泻 12g，白术 12g，泽泻 10g，西洋参 8g，黄芪 30g，冬虫夏草 4g（研磨冲服），胡芦巴 18g］。

若出现肝肾阴虚、水湿内阻者，用六味地黄汤合猪苓汤加减，小便涩痛加石韦、血尿加白茅根；肾阴亏虚、热毒滞留为主，选用知柏地黄汤、二至丸合小蓟饮子之义变化处方（杜老经验方之壮水通关饮：生地黄 18g，山药 20g，山茱萸 12g，女贞子 15g，旱莲草 15g，牡丹皮 15g，知母 12g，黄柏 10g，茯苓 15g，白茅根 30g，大小蓟各 15g，茜草 15g）。伴有瘀血内结者，丹参、川芎、川牛膝，三焦病证不同用量各有偏重，此三味药物合用，活血化瘀通络、通彻三焦气血。

后世时方杜老最喜爱经方肾气丸变化出来的方剂如地黄汤类，恰恰说明杜老重视少阴肾经为中心的治肾学术思想。

（李建民整理）

时振声

时振声（1930—1998），江苏镇江人，当代著名中医学家，中医肾病泰斗。毕业于山东大学医学院医疗系。享受国务院政府特殊津贴专家。生前曾任中国中医科学院研究生部副主任、教授、主任医师、中医内科博士研究生导师、国务院学位委员会第二届学科评议组成员、中国中医科学院专家委员会及学位评定委员会委员、中国中医药学会内科肾病专业委员会副主任委员及老年病肾虚证专业委员会副主任委员、中国中西医结合学会肾病专业委员会委员、北京中医学会理事及内科专业学会委员等职。

一、学术特点

（一）坚持以中医为主导的中西医结合，注重经典传承与理论研究

时振声教授出身于中医世家，幼承庭训，家学渊源，自 1949 年起即跟随其父，我国著名中医学家时逸人教授侍诊，并就读于前中央国医馆附设中国医学专修科（后改为南京市中医进修学校），于 1951 年毕业。1952 年他在南京考试合格后取得中医师资格，遂正式在南京开始行医。1953 年遵从父命，又奔赴山东大学医学院医疗系，系统学习西医 5 年，于 1958 年毕业，毕业后留该院附属医院内科工作。并于 1959 年由原卫生部调至中医研究院从事中医临床医疗、科研、教学工作。他先后在西苑医院传染病组、消化组、肾病组从事临床科研工作，并师从岳美中等中医大师。

时老尤以对伤寒及温病学说的研究和肾病的研究颇具独到之处。时老认为从广义的范畴而言，伤寒、温病所研究的各体是统一的，都是外感热病。六经、三焦、卫气营血等辨证体系，是临床医家在不同的条件下，从不同角度对同一各体进行考察、分析、归纳乃至科学抽象的结果。时老对学习《伤寒论》有两点要求：一是不赞成纠缠字句之争、条文之辩，而主张紧密结合临床实践，从宏观角度和动态转化的观点进行考察和研究；二是运用西医学知识，与中医同类疾病进行类比和验证。因此，能跳出古人窠臼，独辟蹊径，对《伤寒论》六经辨证及其传变，尤其对厥阴病的实质作出了客观阐释，认为厥阴病的关键在于一个"厥"字。从西医学微观理论来看，所谓"厥"，实际上是多种感染性疾病发展到感染性休克阶段所导致的微循环障碍的一种临床表现。感染性休克又分为两种类型，即高动力型休克（暖休克）和低动力型休克（冷休克）。一般认为暖休克是感染性休克的早期阶段，类似厥阴病的热厥；冷休克为晚期阶段，类似寒厥。如果高动力型休克转化为低动力型休克，是厥多于热；反之，则为热多于厥。至于厥阴病提到的"必发痈脓""其喉为痹"，以及"必便脓血"等症，分别相当于西医学的败血症、中毒性肺炎和中毒型痢疾等病，都是容易出现感染性休克的急性传染病或感染性疾病。另外，《伤寒论》阳明腑实、少阴热结和厥阴热厥都是下法，貌似相同，其病理机转则有质的差别。从阳明病、少阴病的无肢厥发展到厥阴病的肢厥，是质的变化。从微观上看，前者没有循环性障碍，后者则有之。

（二）强调辨病与辨证相结合，重视证的动态变化和把握正邪关系

对慢性肾脏病的治疗，时老强调辨病与辨证相结合，重视证的动态变化。时老认为每种疾病都有其特殊性，而证则是一般的。因此，必须辨病与辨证相结合。根据病的发展规律，证是在不断地变动，因此对慢性肾脏病的辨证论治要重视证的动态变化，这样才能体现治疗个体化的特点，体现中医辨证论治的优势。如在诊治慢性肾小球肾炎的过程中发现，脾肾气虚证或肝肾阴虚证都可以转化为气阴两虚证。时老于1980年首先提出慢性肾脏病气阴两虚证的证型机制和证治，得到了愈来愈多同道的公认。这不仅是对慢性肾炎的中医辨证规律的进一步深化，而且也提高了临床疗效，并指导了我们开展糖尿病肾病的研究。

在慢性肾脏病的诊治中，时老强调把握正邪关系，特别是正虚邪实比较明显的疾病，如：慢性肾衰竭在病情稳定时以扶正为主，但也要兼顾祛邪；在邪实突出、病情有波动时，则以祛邪为主。慢性肾衰竭邪实在多数情况下是属于可逆性的加剧因素，如湿热、水湿、风寒、风热等，控制这些实邪，常可使病情转危为安。对于顽固性肾病综合征的水肿，长期不消者，时老强调审证求因，注重调理气、血、水三者之间的关系，不同意朱丹溪所谓脾虚水肿者，只要脾气得实，水肿自消；亦不同意张景岳所谓"温补即所以化气"。时老认为水肿严重时，邪不去则正气难复，应权衡虚实、分析标本，有时是邪去正安，有时是扶正祛邪，不能一概以健脾或温补限定眼目，否则，肿胀不但不消，反徒增病人痛苦。时老强调在治疗中要注意"虚邪之至，害必归阴；五脏之伤，穷必及肾"，慢性病久治不愈时要注意从肾论治的问题。时老在《肾命学说的发展及临床应用》一文中设补肾十三法，即温肾补气、温肾纳气、温肾利水、温肾固涩、温肾补督、回阳救逆、滋养肾阴、滋肾降火、滋肾息风、滋肾润肺、滋肾填精、滋肾通淋、阴阳双补，补肾大法于此，可一览无遗。

（三）创立肾脏病辨证方案和治肾十三法，注重传承精华与理论创新

关于中医学的发展前景，时老认为中医现代化是历史发展的必然趋势。科学发展的动力在于不断地变革自身，中医学亦是如此。中医学的发展既要遵循自身的固有规律，又要与现代自然科学（包括西医学）的长河相沟通。在运用中医辨证论治的理论同时，发挥西医对疾病诊断的长处，逐步形成辨病与辨证相结合、宏观辨证与微观辨病相结合的思维体系。临证则利用现代科学的先进技术并借鉴其分析方法对疾病加以微观辨病，同时按照中医理论对疾病进行全面分析，既可观察到疾病过程中的动态变化，又不忽视局部的病理改变。以辨证唯物主义思想为指导，继承中医传统理论，吸取西医学精华，密切联系临床实践，不断前进，不断发展。在肾病研究方面，时老根据自己的临床经验提出以正虚为主、邪实作为兼夹处理的辨证分型方案，被采纳为全国统一的辨证方案和疗效判断标准，经实践证实比较符合临床实际。时老在临床实践的基础上，提出急、慢性肾脏病的治疗方法，即疏风宣肺、健脾益气、健脾固肾、温补脾肾、滋养肾阴、气阴双补、阴阳双补、清热解毒、活血化瘀、通利三焦、渗利水湿、祛风胜湿、攻泻逐水，共十三法。他在临床过程中灵活运用，或一法单用，或数法合用，对急、慢性肾炎及肾病综合征在辨证论治中提高疗效有极大裨益，亦为世人所重视。20世纪90年代初期有的省、市、地区在晋升中医主治医师考试时，亦曾有"时氏治肾十三法"的命题。时老主持的国家"七五"攻关项目"慢性肾炎肾虚证的临床与实验研究"发现，气阴双补方有保护和恢复肾功能的作用，促使蛋白尿减轻或消失；滋肾化瘀方有治疗和消除肾炎血尿的作用。其研制的"保肾冲剂""滋肾止血片""肾炎Ⅱ号冲剂""肾衰胶囊""益肾

祛浊口服液"等系列中药复方对于慢性肾炎、慢性肾衰竭均有显著的临床疗效。

二、临证经验

时老治学严谨，熟读经典，用方得当，章法分明，疗效显著，曾在西苑医院内科为病人最多的医生。在肾脏病治疗上，时老善用经典名方，不断创新发展，形成自身的治疗体系。现将时振声教授针对肾系疾病，辨证论治 17 法、创研 21 方临证应用总结如下。

（一）疏风宣肺法

（1）针对急性肾炎或慢性肾炎急性发作，属风水寒证者，如面目浮肿或面目及全身浮肿、小便不利、畏寒恶风、脉浮、苔薄白等症，时老采用宣散风寒、渗利水湿的方法。在麻黄汤合五皮饮加减的基础上，时老组方，麻桂五皮饮：麻黄 9g，桂枝 9g，杏仁 12g，陈皮 9g，茯苓皮 30g，桑白皮 15g，大腹皮 15g，牛膝 9g，车前子（包煎）30g。方中以麻黄、桂枝、杏仁宣散风寒，桑白皮降肺利水，陈皮、大腹皮行气利湿，牛膝活血导湿，茯苓皮、车前子渗利水湿，加强肺的宣散，促使通利水道。

（2）针对急性肾炎或慢性肾炎急性发作，属风水热证者，如面目浮肿或面目及全身浮肿、小便不利、发热口渴、脉浮、苔薄黄等症，时老采用宣散风热、渗利水湿法。在越婢汤合五皮饮化裁的基础上，时老组方，越婢五皮饮：麻黄 9g，生石膏 30g，杏仁 12g，陈皮 9g，茯苓皮 30g，桑白皮 15g，大腹皮 15g，牛膝 9g，车前子（包煎）30g。方中以麻黄、石膏、杏仁宣散风热，桑白皮降肺利水，陈皮、大腹皮行气利湿，牛膝活血导湿，茯苓、车前子渗利水湿，亦为宣肺利水之剂。

（3）时老认为外感证，风寒宜辛温解表、风热宜辛凉解表，此乃一般之常法，但临床上有不典型者，或风寒、风热辨证不清者。肾炎病人合并外感，时老组方，荆防银翘汤：荆芥 9g，防风 9g，紫苏叶 9g，金银花 15g，连翘 9g，淡竹叶 9g，茯苓 15g，陈皮 6g。全方共奏解表发汗、理气祛湿之功效。

（4）针对慢性肾炎病人外感风热，咽喉肿痛、口燥咽干，或有发热、脉象浮数、舌苔薄黄、舌质较红者，时老组方，加味银翘汤：金银花 30g，连翘 9g，淡竹叶 9g，生地 9g，麦冬 12g，生甘草 6g，桔梗 6g，薄荷（后下）6g。全方共奏辛凉宣散、养阴清热之效。

（二）健脾固肾法

（1）针对脾肾气虚的蛋白尿病人，或老年脾肾气虚病人，如腰酸腿软、气短乏力、夜尿频多、阳痿早泄等症。时老组方，参芪五子衍宗丸：党参 15g，生黄芪 15g，菟丝子 15g，沙苑蒺藜 9g，枸杞子 9g，覆盆子 15g，车前子（包煎）15g。《证治准绳》的五子衍宗丸由菟丝子、五味子、枸杞子、覆盆子、车前子组成，为补肾固涩之剂，用于肾虚遗精。方中去五味子、加沙苑蒺藜（沙苑子）则加强固肾的作用。全方以参、芪健脾，菟丝子、枸杞子、沙苑子、覆盆子固肾，车前子利湿以减少因固涩而导致水湿潴留的不良反应，合而为健脾固肾之剂。

（3）针对慢性肾炎、隐匿性肾炎蛋白尿长期不消，中医辨证属脾肾气虚偏脾气虚为主者，时老组方，加减参苓白术散：党参 15g，茯苓 15g，白术 9g，莲子肉 9g，莲须 9g，扁豆 15g，薏苡仁 15g，陈皮 9g，山药 9g，砂仁 9g，金樱子 30g，芡实 9g，菟丝子 15g，玉米须 30~60g。本方为参苓白术散去桔梗、甘草合水陆二仙丹，再加菟丝子、莲须、玉米须组成。参苓白术散用于脾虚，本方去桔梗者，因使作用主要在脾及肾；全方以人参、白术、茯苓、扁豆、山药、薏苡仁甘淡健脾为主，配金樱子、菟丝子之固肾，莲肉、莲须、芡实之甘涩，砂仁之辛香，共奏健脾固肾之效；为避免固肾使尿量减少，故入玉米须，以增强渗利作用。

（三）温补脾肾法

时老认为，脾肾阳虚水肿严重者，可用真武汤、实脾饮。无明显水肿者，慢性肾炎蛋白尿长期不消，中医辨证属脾肾阳虚，症见畏寒肢冷、腰脊冷痛、气短乏力、纳差腹胀、下肢发沉或微肿、大便溏泄、小便清长、舌体胖大淡嫩有齿痕、脉象沉弱者，时老组方，参芪二仙汤：党参15g，生黄芪15g，仙茅15g，淫羊藿15g，狗脊15g，川牛膝10g，茯苓15g，菟丝子15g，补骨脂9g，鹿角霜9g，车前子（包煎）30g，砂蔻仁各9g。本方以党参、黄芪甘温健脾，砂仁、蔻仁辛香醒脾，二仙、补骨脂、鹿角霜温补肾阳，狗脊、牛膝温壮腰膝，再加茯苓、车前子甘淡渗湿，共奏健脾利湿、温补肾阳之效。

（四）益气滋肾法

针对慢性肾炎或慢性肾衰竭，中医辨证属气阴两虚，既有脾虚、气虚表现，又有肾阴不足征象者，时老组方，加味参芪地黄汤：党参15g，生黄芪15g，生地9g，山茱萸9g，山药9g，牡丹皮9g，茯苓15g，泽泻15g，丹参30g，泽兰9g，牛膝9g，车前子（包煎）30g。本方为六味地黄汤加参、芪，再加丹参、泽兰、牛膝、车前子，以参芪地黄汤益气滋肾，丹参、泽兰、牛膝活血，车前子、茯苓、泽泻利湿组成。时老认为慢性肾炎或慢性肾衰竭病程较久，多兼夹瘀血、水湿，故在益气滋肾的基础上配以活血渗利之品，其效尤佳。

（五）滋阴利水法

对于肾炎合并尿路感染，急性肾盂肾炎或慢性肾盂肾炎急性发作而有尿频、尿急、尿痛、尿热等症，时老组方，知柏猪苓汤：知母9g，黄柏9g，猪苓15g，茯苓15g，泽泻15g，滑石15g，阿胶珠9g，白芍30g，生甘草6g，牛膝9g，王不留行30g，车前草30g。本方为猪苓汤加味，以知母、黄柏苦寒清热为君，配猪苓汤育阴利水为臣，芍药甘草汤酸甘化阴为佐，牛膝、车前草、王不留行引导水湿下行为使，对阴虚兼夹下焦湿热有较好的养阴清热、利水通淋之效。

（六）清热解毒法

对于肾病综合征病人由于大量激素的应用，常常有热毒炽盛的表现，时老常用清热解毒法，减轻激素的不良反应，又合并痤疮感染、丹毒、腹膜炎者时老亦用此法。时老组方，清热解毒汤：金银花30g，蒲公英30g，紫花地丁15g，天葵子15g，野菊花15g，蚤休10g，玄参15g，生地10g。本方为《医宗金鉴》五味消毒饮的加味方。五味消毒饮为清热解毒方剂，可用于痈疮疖肿、局部红肿热痛。本方加蚤休清热解毒，加生地、玄参凉血解毒，清解功效较五味消毒饮尤捷。对于肾炎有因皮肤感染而诱发，出现大量蛋白尿及水肿者，亦可针对皮肤感染，时老用本方合五皮饮治之，可使皮肤感染迅速痊愈，蛋白尿及水肿亦可消失。

（七）清肝胆实热法

对于急性肾盂肾炎或慢性肾盂肾炎急性发作，下焦湿热显著者，或妇女湿热带下，或头痛目赤、胁痛口苦、耳聋耳肿等肝胆实火上扰者，时老组方，加减龙胆泻肝汤：龙胆草 6g，黄芩 9g，生地 12g，牡丹皮 9g，车前子（包煎）15g，泽泻 9g，柴胡 9g，炒栀子 9g，生甘草 6g。本方为《兰室秘藏》龙胆泻肝汤去木通、当归，加牡丹皮、炒栀子、黄芩、生甘草组成。方以龙胆草苦寒泻火为君；黄芩、栀子清热，泽泻、车前子利湿为臣；生地、牡丹皮凉血为佐，避免苦寒化燥及利湿伤阴；柴胡为使，以引诸药入肝胆；甘草则调和诸药。方中泻中有补、利中有滋，使肝胆实火得泻、下焦湿热得清。唯本方大苦大寒，不宜久服，以免伤害脾胃。

（八）清肺化痰法

对于慢性肾炎或慢性肾衰竭合并肺部感染，或外感风热、外感风寒化热，痰热蕴肺者，时老组方，加味杏仁滑石汤：杏仁 9g，滑石 15g，黄芩 9g，黄连 6g，橘红 9g，广郁金 9g，厚朴 9g，半夏 9g，通草 3g，贝母 9g，瓜蒌皮 15g。杏仁滑石汤为《温病条辨》中焦篇方，用于暑温伏暑、三焦均受、舌灰白、胸痞闷、潮热呕恶、烦渴自汗、汗出溺短者，以杏仁、滑石、通草宣肺利湿，厚朴苦温以泻湿满，橘红、半夏化痰止呕，黄芩、黄连清热燥湿，郁金芳香而开闭，使湿热之邪一并而去。本方则在原方基础上加贝母、瓜蒌以加强化痰作用，使全方变为清肺化痰之剂。因痰热蕴肺、气机不畅，郁金、厚朴则可调理气机、开闭降气；因痰热结胸、呼吸不利，黄连、半夏、瓜蒌则辛开苦降、开结通闭；因湿热内阻、小便不利，滑石、通草淡渗利湿、通利水道。诸药合而为清肺、化痰、利湿之剂。

（九）养阴清热凉血法

对于慢性肾炎病程中反复咽痛，每因咽痛可使尿中蛋白、红细胞增多，时老用加减竹叶石膏汤，可使咽痛不致反复发生，并可改善尿的变化。慢性肾炎合并外感的恢复期余热未尽者，亦可选用此方治之，可使体温恢复正常、虚烦不寐、气逆欲呕等症消失。时老加减竹叶石膏汤：淡竹叶 9g，生石膏 30g，太子参 15g，法半夏 9g，麦冬 15g，生甘草 6g，桔梗 6g，牡丹皮 9g，炒栀子 9g，益母草 30g，白茅根 30g。竹叶石膏汤为《伤寒论》方，原方主治"伤寒解后，虚羸少气"之证，以竹叶、石膏之辛寒以散余热，人参、甘草、麦冬、粳米之甘平以益肺安胃、补虚生津，半夏之辛温以豁痰止呕，全方祛热而不损其真、导逆而能益其气，故广泛用于热病后气津两伤、余热未尽。方中去粳米，加桔梗、牡丹皮、栀子、益母草、白茅根，目的是加强清热凉血的作用，并有利咽之效。

（十）滋阴清热利湿法

对于慢性肾炎、慢性肾盂肾炎有湿热者，或急性肾炎恢复期湿热未清者，症见口苦口黏、口干饮水不多、腰膝酸软、尿黄浑浊、舌红苔薄腻或黄腻、脉象弦细或沉细等，时老用滋肾清热利湿汤：女贞子 9g，旱莲草 9g，苍术 6g，黄柏 9g，白花蛇舌草 30g，石韦 15g，萆薢 15g，牛膝 9g，车前草 30g。本方为二至丸合三妙散，加白花蛇舌草、石韦、萆薢、牛膝、车前草组成。方以女贞子、旱莲草滋养肝肾为主药；三妙散清热燥湿为辅；白花蛇舌草、石韦、萆薢、车前草清热利湿，加强三妙散的作用，是为佐使，共奏滋养肝肾、清热利湿之效。又乙型肝炎病毒相关性肾炎属阴虚夹湿热者为多，时老于本方加半枝莲 15g、半边莲 15g、虎杖 15g 治之；有瘀血者，酌加丹参、益母草之类，效果较好。

（十一）清胃滋阴法

对于慢性肾炎、慢性肾盂肾炎病人属阴虚内热者，经常可见胃热上炎，而有牙龈肿痛、牙龈出血、头痛烦渴等症，时老用加味玉女煎：知母 9g，生石膏 30g，生地 9g，麦冬 15g，牛膝 9g，黄连 9g，升麻 9g。玉女煎为张景岳方，原方用于"少阴不足，阳明有余"，指胃热阴虚而言。阳明经脉上行头面，胃热循经上攻，则有头痛、齿痛；热迫血溢，则牙龈出血；烦热干渴、舌红苔干、消谷善饥，总由胃热阴伤所致。方以知母、石膏清泻胃火为主，生地、麦冬甘寒养阴为辅，更佐牛膝引火下行。时老加上黄连清胃、升麻解毒，使胃火得清、阴液得存。

（十二）滋阴潜阳法

针对慢性肾炎、慢性肾盂肾炎病人阴虚阳亢者，多有头目眩晕、目胀耳鸣、视物模糊等症，时老组方，加减建瓴汤：生石决明 30g，草决明 6g，生山药 9g，生地 9g，生杭芍 15g，生龙牡各 15g，怀牛膝 9g。张锡纯的建瓴汤为生赭石、生龙牡、生山药、生地、生杭芍、怀牛膝、柏子仁，用于肝阳上亢、心神不宁，为镇肝息风、滋阴安神之剂。本方去生赭石、柏子仁，加生石决明、草决明，为镇肝息风、滋阴明目之剂。方以生石决明、生龙牡镇肝息风，生地、杭芍、山药滋肾养肝，草决明清肝明目，牛膝引血下行，共奏镇肝息风、滋阴明目之效。

（十三）活血利水法

针对肾病水肿，瘀血突出者，或肾性高血压有属脾虚气虚、水湿上扰者，时老组方，加味当归芍药散：当归 9g，赤芍 15g，川芎 9g，白术 9g，茯苓 15g，泽泻 10g，牛膝 30g，车前子（包煎）30g，丹参 30g，泽兰 9g，肉桂 6g，猪苓 15g。本方由当归芍药散合五苓散，再加丹参、泽兰、牛膝、车前子组成。当归芍药散为《金匮要略》方，原治"妇人怀妊，腹中疠痛"，病机为肝脾不和、湿瘀交阻，方以当归、芍药养肝，白术、茯苓健脾，川芎活血，泽泻利湿，诸药合用，方简意深，对血、水有较好的调节作用。五苓散为《伤寒论》方，乃化气利水、健脾祛湿之剂，与当归芍药散合用，再加丹参、泽兰、牛膝、车前子加强了活血利水的作用，对瘀血水肿有较好疗效。

（十四）滋肾化瘀清利法

针对肾炎血尿，不论肉眼或镜下，中医辨证属肝肾阴虚、阴虚内热、血热妄行者，时老组方，滋肾化瘀清利汤：女贞子 9g，旱莲草 9g，生侧柏叶 30g，马鞭草 30g，白花蛇舌草 30g，石韦 15g，益母草 30g，白茅根 30g，大小蓟各 15g。本方以二至丸（女贞子、旱莲草）滋养肝肾为主，侧柏叶、马鞭草、白茅根、大蓟、小蓟、益母草活血凉血为辅，再合清热利湿之白花蛇舌草、石韦，共奏滋肾化瘀、清热凉血之效。凡属气虚阳虚出血者，本方忌用。

（十五）益气化瘀止血法

针对肾炎血尿，不论肉眼或镜下，中医辨证属脾虚气虚、气不摄血者，时老组方，益气化瘀止血汤：党参 15g，生黄芪 15g，桂枝 6g，茯苓 15g，赤芍 15g，牡丹皮 6g，桃仁 9g，刘寄奴 15g，阿胶珠 9g。本方以《金匮要略》桂枝茯苓丸加味组成。桂枝茯苓丸原治妇人癥病，方以桂枝、赤芍通调血脉，牡丹皮、桃仁活血化瘀，茯苓健脾利湿，全方既能活血，又能利水。本方有参、芪以加强健脾益气功能，又有阿胶、刘寄奴以增强活血止血作用，故为益气健脾、活血止血之剂。

（十六）和解清利法

对于慢性肾炎或慢性肾衰竭，外感湿热见身热无汗、浮肿尿少、舌苔黄腻者，时老组方，加味蒿芩清胆汤：青蒿 15g，黄芩 9g，陈皮 9g，法半夏 9g，茯苓 15g，碧玉散 9g，枳实 6g，竹茹 6g，牛膝 9g，车前子（包煎）30g，砂仁 6g。本方为俞根初蒿芩清胆汤加牛膝、车前子、砂仁组成。原方用于三焦湿热，身热无汗、胸脘痞闷、痰多尿少，以青蒿清芳透达祛邪外出，黄芩苦寒清热兼能燥湿，枳实、竹茹、陈皮、半夏化痰浊、破滞气，碧玉散、茯苓清热利湿，使三焦湿热得清、气机通顺畅达、体温下降，诸症悉除。本方再加牛膝、车前子使尿量增加，有利于水湿的排除；加砂仁以燥湿开胃，使食欲亦可迅速恢复。

（十七）和解清利法

针对慢性肾炎、慢性肾衰竭合并外感，见寒热往来者，时老组方，加味小柴胡汤：柴胡 30g，黄芩 15g，太子参 15g，法半夏 9g，甘草 6g，生姜 3 片，大枣 4 枚，茯苓 30g。《伤寒论》小柴胡汤为少阳病主方，用于寒热往来，为扶正祛邪、和解表里之剂，原方有小便不利去黄芩加茯苓。本方的特点在于不去黄芩，再加茯苓，使兼有清热利湿之功效。

（李平　李丹丹　申正日整理）

邹燕勤

邹燕勤（1933—），生物学、中医学双学士。中医传承博士后导师，江苏省中医院肾科学术带头人。第三届国医大师，享受国务院政府特殊津贴专家，江苏省首批名中医，第二、三、四、五、六批全国老中医药专家学术经验继承工作指导老师，第一、二、三、四批全国优秀中医临床人才指导老师。国家中医药管理局邹燕勤名老中医药专家学术传承工作室专家，江苏中医药新闻人物，获聘健康南京公益形象大使。

一、学术特点

（一）秉承父学，立足肾气，治病求本保肾元

邹老父亲邹云翔教授是我国中医肾病奠基人，著名中医学家，全国首批中医学博士生导师。邹老师承其父，卒尽其学，治疗肾病立足肾气不足的发病之本，重视保肾元、维护肾气，治病求本。

1. 肾气不足，发病之本

邹师认为，肾气即肾元，就是肾阳肾阴（包括肾精），包括了肾的功能。肾气是人体生命活动的基础，是人体生长发育的根本。肾的主水、气化功能是以肾气（肾元）为物质基础的。肾气不足，则脏腑功能虚弱，抗御肾病发生的能力受损；水液代谢失常，发生水肿；水谷精微不能正常转化，而变生蛋白尿、血尿，甚则氮质废物等。故肾气不足是肾脏疾病发生的最根本的内在因素。

2. 补益肾元，治病求本

邹老在肾病治疗中处处强调维护肾气、补益肾元，这是治病求本之法。在辨证治疗时常伍以川续断、桑寄生、杜仲、枸杞子、生地黄等补益肾中元气。以补益肾元、平调阴阳为组方原则，常用药为制何首乌、菟丝子、枸杞子、女贞子、制黄精、生地黄、山茱萸、淫羊藿、巴戟天等，阴中生阳、阳中生阴，而起补益肾元、平调阴阳之功。处方补气不滞、滋肾不腻、温阳不燥，不妄投过于苦寒、辛热、阴凝之品，以免戕伤肾中元阴元阳。若使用苦寒、辛凉之剂，剂量宜小，中病即止，并适当配伍温药以缓其性。若用温燥之品，亦短期使用，配伍阴药以制其燥。

3. 以肾为本，兼顾五脏

邹老认为，人体是以五脏为中心的整体，"五脏之气，皆相贯通"，肾与其他脏器在生理上息息相关，在病理上亦相互影响。肾脏患病后，常累及他脏；而"五脏之伤，穷必及肾"，肾脏疾患往往由他脏累及或致加重。邹老继承其父的学术观点，认为肾脏病非特肾脏有病，提倡治肾而不泥于肾，在治疗肾脏病时以肾为主、兼顾他脏，根据病情常常从脾、从肺、从肝、从心论治，多脏器同治，辨证论治，整体调摄。

4. 疏滞泄浊，维护肾气

邹老从父亲邹云翔教授运用越鞠丸加减治疗肾病综合征取效而得到启发，总结临床难治

性肾病的蛋白尿、水肿，尤其是使用西药激素、免疫抑制剂等，出现药物性库欣综合征、女子闭经等不良反应，而难见效者，此类病证病机为气血痰湿瘀阻，以疏滞泄浊法治疗，疏其气血、泄其湿浊痰瘀，使体内失常的升降出入功能得以恢复，从而维护肾脏的气化功能。常用药：苍术、生薏苡仁、制香附、广郁金、合欢皮、法半夏、广陈皮、川芎、当归、神曲、茯苓等。常结合辨证运用。

5. 病情缓解，巩固治疗

邹师认为，慢性肾脏病在病情缓解阶段，肾气耗伤，余邪留恋，故仍需注重保肾气、补肾元、调治虚损之脏腑，兼祛余邪。病情长期稳定者，可以丸剂进治以求长久巩固。对于病情稳定的慢性肾脏病缓解期的病人，由于肾气与冬气相应，邹师每于冬季予膏方进治调理，强调以肾为本，首重补肾，平调气血阴阳，在辨证基础上整体调治。

（二）源自孟河，和法缓治，平淡之中见神奇

邹老乃"孟河医派"名医费伯雄的第四代传人。费伯雄在《医醇賸义》自序曰："不足者补之以复其正，有余者去之以归于平，即和法也，缓治也。……天下无神奇之法，只有平淡之法，平淡之极，乃为神奇。"在孟河费氏和缓治法的影响下，邹老对慢性肾脏病治宗和缓。

1. 平补平泻，药尚轻灵

治疗肾脏病，邹老注意平补平泻，缓缓而治。补益肾元用平补之法，而不用峻补之剂，常以甘平之剂，温而不燥，滋而不腻，补而不滞之品，缓缓图治。祛邪亦用缓攻平泻之法，祛邪而不伤正气，以达维护肾气的目的。邹老用药崇尚轻灵、平淡和缓。补益肾气，常遣川续断、桑寄生、十大功劳叶、制狗脊、杜仲等平补之品；补气健脾，常用太子参、生黄芪、党参、白术、怀山药之属，甘淡平缓；肾阳虚者，多用菟丝子、淫羊藿、仙茅等平补肾阳之品，甘温而不过热；肾阴虚者，多用生地黄、山茱萸、制何首乌、枸杞子、女贞子等平补肾阴之类，甘凉而不滋腻。方中一般较少使用桂、附等辛温大热之品，亦不用人参、鹿茸等峻补之药。除水湿，常用茯苓、薏苡仁、泽泻、车前子等甘淡渗利之品，以防燥湿伤阴；祛瘀血，喜用丹参、赤芍、川芎、当归等活血和络，养血而不破血；治湿热，亦注意清利而不伤阴；理气喜用合欢皮、绿萼梅、香橼皮、佛手片等性质平和之品，避免辛香温燥。

2. 轻药重投，缓消水肿

邹老治疗肾病水肿，淡渗利水法为各型证候必参入之法，在益肾健脾补气，或补气养阴，或温阳的基础上运用。淡渗利水的药物取自《伤寒论》五苓散，习用茯苓皮、生薏苡仁、猪苓、泽兰、泽泻、车前子、薏苡仁根、冬瓜皮、白茅根、芦根、玉米须、葫芦瓢等药物。此类药物性平味淡，渗湿利水的作用平缓，但作用持久，能起缓消其水的作用。同时与益肾健脾的药物配伍，并佐以当归、红花、桃仁、丹参等活血和络，使气血周流，水邪得除。对于肿势明显的病人，邹老将淡渗利水之轻药投以重剂，即"轻药重投"法，治疗肾病水肿亦能起到肿消水退之效果，并且顾护肾气，祛邪而不伤正。

3. 病程始终，提倡和络

"和"者，调和也，"和络"之法即通过"不足者补之""有余者去之"的方法，使络脉中运行之血气通行畅达，气血冲则百病不生。邹老认为，慢性肾脏病病人病程日久，肾气不足，无力推动气血运行；气化失司，则变生水湿痰浊瘀毒诸邪，停聚于经络，更损肾气。故提出"久病必和络"，并贯穿病程始终。对于瘀血证较轻者，常用当归、赤芍、牡丹皮、丹参、鸡血藤、泽兰等活血和络的药物，每在辨证基础上参入各证型中运用。对于病程久，有

邹燕勤

瘀血症状者，则施以活血化瘀，选用桃仁、红花、三棱、莪术、川芎、三七、益母草、茺蔚子、怀牛膝、川牛膝等药物。对于肾病顽疾，如顽固性蛋白尿、水肿，常用虫类药祛风活血逐瘀，如制僵蚕、蝉蜕、全蝎、地龙、水蛭、䗪虫、蜈蚣等，亦用成药大黄䗪虫丸等。

（三）本虚标实，分清主次，扶正祛邪总治则

邹老认为，慢性肾脏病大多是正虚邪实、虚实错杂证候，纯虚纯实者少。故治疗原则总不离扶正祛邪。但要根据正虚邪实的轻重主次与病情之轻重、原发疾病之不同、病程之长短、个体差异等因素，而灵活掌握。若病之初或病情稳定时，以正虚为主，邪实较轻，则以扶正补虚为主，少兼祛邪；若正虚与邪实俱盛，则扶正祛邪并重；若以标实之证突出，则急则治其标，待标实证候缓解，再转扶正祛邪之法。总之，缓则治本为主，急则治标为要；治本不忘祛邪，祛邪不忘顾本。在病期的不同阶段，治疗的重点主次不同。如有的病人在治疗初期反复感冒、腹泻便溏，邹师治疗时首重益气固卫、疏风利咽、健脾化湿，以使病人体质增强、脾胃健运，经治疗病人感冒减少、大便成形，再拟降蛋白尿为主攻克。又如：肾病水肿期，以利水消肿为第一要务，一般先侧重治其肿，以益肾健脾、淡渗利水为大法；非水肿期则调治脏腑虚损，治疗蛋白尿，并保护肾功能为主。

（四）未病先防，既病防变，致恶因素早处理

邹师对于先天肾气不充之人、肾脏病的易感人群，尤其重视顾护肾气，同时亦注意调理脾胃，颐养后天，脾肾并举，调摄养生，先安未受邪之地。邹师提出预防肾脏病，须慎防药毒伤肾，其他疾病治疗时慎防误补、攻逐，以及过用苦寒、辛热等戕伐肾气、伤败胃气。体质虚弱或年老体衰之人，入冬予以膏方调补亦是预防肾病、却病延年的一项措施。此外，还需注意饮食适度，心情愉悦，顺应四时的起居调摄，以防外感和过劳。

肾脏病发生后，需注意防止传变，保护肾功能，延缓肾脏病的进展，也就是在疾病早期，截止其病理的进一步变化，阻断疾病发展的进程。邹老还指出，要防止慢性肾脏病的传变，需尽早发现、及时处理病程中导致病情恶化的因素。如感受外邪、肺卫失和是导致本病病情进展的主要因素之一，邹老往往从咽、从肺论治，专以清肺利咽，并兼益肾渗利，截止病情传变。

（五）药浴灌敷，综合治疗，施治给药多途径

邹老认为慢性肾脏病，尤其在慢性肾衰竭阶段，病机虚实错综，病情多易变化，常规口服辨证方药，仅凭一法一方，有时很难控制临床多变的病情。邹老常在口服辨证方药为主的基础上，使用剂型不一、给药途径多样的方法综合治疗。如治疗慢性肾衰竭，邹老在临证中总结出中药口服汤剂、保留灌肠、静脉滴注配合药浴、穴位贴敷等多途径综合治疗的方法，临床疗效明显提高。亦常在口服辨证方药的基础上，采用泡饮、吹喉、坐浴、足浴等其他疗法辅助治疗，或以汤剂配合丸、散、膏、丹诸剂型，促进慢性肾脏病病情恢复和巩固，取得较好效果。

二、临证经验

（一）慢性肾炎辨治经验

邹老认为，慢性肾炎的发病以肾气不足为其根本内因，脾肾虚损是慢性肾炎发病的病理

基础，其中尤以气化功能虚弱最为关键。强调脾肾气虚乃慢性肾炎发病的基本病机，应抓住脾肾气虚阶段，积极治疗，防止其病变向气阴两虚、肝肾阴虚、脾肾阳虚，甚或阴阳两虚阶段演变。慢性肾炎在脾肾气虚为主的病机基础上，常易感受风邪，又可变生水湿、湿热、湿浊、瘀血等种种病理产物，成为慢性肾炎病情反复、加重、恶化的致病因素。

慢性肾炎的辨证，需抓主症以辨本证之病位病性，识病邪以别兼夹之标证，并重视咽喉的诊查及舌脉辨证。治疗上以益肾健脾补气为治本之大法，邹老提出"补肾必健脾，健脾必补气"。益肾健脾补气法，取四君子汤或参苓白术散之义，常用药有川续断、桑寄生、太子参、生黄芪、炒白术、茯苓、生薏苡仁等等。慢性肾炎的治疗不拘泥于肾，常根据辨证多脏器同治，包括肺肾同治，肝肾同治、心肾同治等。慢性肾炎水肿，无论轻重、病程新久，总以健脾益肾、淡渗利水为主法。根据病情、脾肾虚证的不同，具体运用补脾肾之气、补脾肾气阴或温脾肾之阳的方法，涉及心、肝、肺的虚损，常应顾及，而淡渗利水之法为必用之法。对于水肿肿势明显的阴水病人，采用"轻药重投"的方法，不伤正气，利水不伤阴液，增强了体质，也可起到快速利水消肿之效果。清热利湿贯穿于病程始终，根据三焦湿热部位、兼夹及临床表现等遣方用药。"久病必和络"，根据瘀血程度的不同而分层次运用活血和络、活血化瘀、逐瘀破血的方法。运用祛除风邪法以增疗效。祛风利咽法，适用于风湿热毒壅结咽喉，咽喉不利者，常用药有玄参、射干、桔梗、牛蒡子、制僵蚕、蝉蜕等，热重加黄芩、炒栀子；祛风除湿法，适用于风湿痹阻而见关节疼痛等，常用药有青风藤、雷公藤、鸡血藤、桑枝、片姜黄等；祛风通络法，适用于顽固性蛋白尿、水肿，常用药如全蝎、蜈蚣、水蛭、䗪虫等虫类药，有抑制肾脏免疫反应、抗炎、降低尿蛋白的作用。护咽固卫，防止外感，祛除外邪，是稳定肾炎病情的重要环节，也是维护肾气的重要措施。肺肾气虚，卫表不固，易反复外感者，注意补气固卫，参入玉屏风散进治，以防外感；若感受外邪，风热壅结咽喉，出现咽喉红肿疼痛者，常选玄麦甘桔汤和银翘散加减以清热利咽；外邪入里，肺经热盛者，则选桑白皮汤以清肺解毒；外感后期或有慢性咽炎者，常感咽喉隐痛，咽部暗红，则用麦味地黄汤养肺滋肾，并参以利咽渗利法以清除余邪。

（二）慢性肾衰竭辨治经验

邹老认为，慢性肾衰竭的发生以肾元衰竭为本，最根本的是肾的气化功能受损，肾之阴阳俱衰，致当升不升、当降不降、当藏不藏、当泄不泄，浊毒之邪潴留体内，形成正虚邪实的危重证候。病变之本是肾元衰竭，维护肾元乃治病求本。维护肾元的措施最主要的就是通过补益肾元、平调阴阳，以达到增一分元阳、长一分真阴的目的，使肾衰竭病人的肾阴肾阳达到相对平衡而祛邪外出，从而提高肾功能，稳定病情。补益肾元邹老喜用川续断、桑寄生、制狗脊、厚杜仲、怀牛膝、制何首乌、菟丝子、枸杞子、女贞子、制黄精、生地黄、山茱萸、淫羊藿等平补肾阴肾阳，而不用或少用龟甲、鳖甲等滋阴滞腻之品，以及附子、肉桂等辛热温燥之药，更不用人参、鹿茸等温补峻剂。根据阴阳虚衰的侧重而选择补肾气、温肾阳、滋肾阴、填肾精。同时运用太子参、生黄芪等补气健脾之品，通过强后天以养先天，亦为补益肾元之法。"补药必兼泻邪"，在扶正的同时运用缓攻缓泻之法以祛邪，亦是维护肾元、不伤肾气的重要措施。

慢性肾衰竭病人常表现为纳差、恶心、呕吐、腹泻、便结等浊毒中阻、胃失和降的症状。脾胃症状的轻重与肾衰竭的病程及血清尿素氮等毒素水平、酸中毒情况等相关，而脾胃功能的状况直接影响肾衰竭病情的预后。所以调治脾胃在慢性肾衰竭的治疗中非常重要。通过调

邹燕勤

治脾胃，可改善人体升清降浊的功能，又可强后天而养先天，使病人可获肾衰竭病情的缓解。肾衰竭病人中脾肾同治者多，如健脾益肾补气法、温补脾肾法、补气养阴法、健脾补肾法等均是脾肾同治之法。

慢性肾衰竭病情复杂，常累及他脏，除脾胃外，其他如肺、心、肝及各种腑病都能出现，而其他脏腑疾病亦常致肾病，所以邹老认为治疗慢性肾衰竭不能拘泥于治肾，要强调整体辨证治疗，需根据临床实际情况而治肺、治肝、治心、治各种腑病，甚则要顾及多脏、多腑，复法复方同治才能见效。

慢性肾衰竭是本虚标实之病，浊毒潴留是发病之标。浊毒亦称湿浊、湿毒，是肾功能衰竭的病理产物，又是导致病程发展的重要病理因素；而本病最终的病理改变为肾络瘀阻。所以，邹老认为泄浊解毒、活血和络要贯穿慢性肾衰竭治疗的始终。常用利水泄浊法、化湿泄浊法、解毒泄浊法、和络泄浊法、通腑泄浊法、祛风泄浊法等，根据不同病人的病情，常多法综合运用，从而延缓肾衰竭病程的进展，延缓病人的生命。

慢性肾衰竭病情进展的诱发因素包括外感、高血压、劳累等。感受外邪、肺卫失和是导致慢性肾衰竭病情进展的最常见的主要因素，需从咽、从肺论治，不可忽视，以祛邪为重，兼顾扶正。伴有高血压者，亦重视予中、西药物，内服及外治的方法控制血压，以防阳亢动风，加重病情。诊病之时必交代病人注意休息、避免劳累，以防伤及肾气，使病情恶化。

慢性肾衰竭由多种慢性肾脏疾患所导致。因原发病证不同，病机特点亦各有侧重，原发的肾脏疾患影响慢性肾衰竭的预后和转归，故邹老临证注重原发病患的治疗，在辨证的同时又结合辨病。

邹老在辨证施治的基础上，还采用饮食疗法、中药保留灌肠、中药药浴、中药外敷、心理疏导等多种方法多种途径综合治疗，以增强疗效，稳定病情。

（易岚　孙伟整理）

张　琪

张琪（1922—2019），河北乐亭人，九三学社社员，中共党员，博士研究生导师。首届国医大师，白求恩奖章及全国中医药杰出贡献奖获得者。国务院首批享受政府特殊津贴专家，首批全国老中医药专家学术经验继承工作指导老师，全国优秀中医临床人才培养项目优秀指导老师，中华中医药学会终身理事。曾当选第五、第六届全国人民代表大会代表。主持国家"七五"攻关课题及省部级课题 10 余项，获省部级科技进步奖 10 余项。培养医学博士 40 名、医学硕士 8 名、博士后 4 名、学术继承人 15 名。出版著作 8 部，发表论文近百篇。

一、学术特点

（一）擅从脾肾论治慢性肾脏病

张老根据多年临床经验，提出从脾肾论治慢性肾脏病的理论。他认为，肾病水肿、蛋白尿、慢性肾衰竭均与脾肾相关，其病机关键为脾肾功能失调、三焦气化失司，脾肾阴阳失调贯穿疾病的始终。蛋白质属人体精微物质，由脾运化之水谷精微与肾藏之精气化生。脾气虚弱，湿热内生困脾，脾运化之精微下注，或清阳不升、浊阴不降，清浊混淆，酿成湿浊而成蛋白尿，所谓"中气不足，溲便为之变"；肾主封藏，受五脏六腑之精而藏之，若肾气亏虚，肾失封藏、精关不固，精微下泄亦可形成蛋白尿；若脾虚失于运化水湿，肾虚失于化气行水，水湿内停，溢于肌肤，则发为水肿；脾主四肢，脾虚四肢失养，则现倦怠乏力等虚劳征象；腰为肾府，肾虚则见腰酸膝软。水液代谢障碍，势必耗伤肾气，精微遗泄日久，更耗肾之阴阳。肾虚温煦滋养失职，脾气匮乏，脾虚化生不足，无力充养先天，二者相互为患，导致水肿、蛋白尿发生。慢性肾衰竭由多种慢性肾脏病日久发展而来，其病机特点是以虚为主，虚实夹杂；病机的核心是脾肾两虚为本，湿浊瘀血内停为标；脾肾两虚贯穿其始终。张老提出治疗时当以健脾补肾为基本治法，根据不同阶段正虚邪实的轻重不同，采用扶正与祛邪同治的方法。

张老从脾肾论治慢性肾脏病水肿时，脾肾阳虚者，温肾健脾；湿热中阻者，和中分消；肺热肾寒者，清肺健脾温肾。从脾肾论治蛋白尿时，脾胃虚弱者，用升阳益胃汤化裁；肾气不固者，用参芪地黄汤化裁。从脾肾论治尿血时，肾阴虚内热，则补肾益气清热；肾虚热瘀，则滋阴收敛止血；肾阴虚气虚，则补肾益气固摄；脾虚失统，则健脾益气。从脾肾论治慢性肾衰竭时，脾虚生湿，则化湿醒脾；湿热蕴脾，则清热化湿；脾胃虚弱，则健脾和中；脾肾两虚，则健脾补肾。

（二）善用大方复治法治疗疑难肾脏病

张老善用大方复治法治疗疑难肾脏病。他总结出慢性肾脏病的病机以脾肾两虚为本，因脾肾虚弱，功能失调，又产生了水湿、湿热、血瘀、热毒等病理产物。治疗一方面要补肾健脾，调整脾肾功能；另一方面要祛湿、解毒、活血、化浊、清利湿热。因此，他认为如此寒热虚实、错综复杂之病机，非一元化理论能阐明，更非一方一法所能奏效，遣方用药必须与之相应，多元化、多靶点治疗慢性肾脏病，补正不碍邪、祛邪不伤正，能切中病机，取得良好疗效。在此基础上创制了补脾肾、化湿泄浊、解毒活血法，并根据此法研制出治疗慢性肾衰竭的院内制剂参地补肾胶囊。

张老在大方复治法的运用中体现了"辩证法"思想，即在一个方中使用作用相反或性质对立的药物以应对其复杂的发病机制，如：散与敛、寒与温并用，消与补兼施；气与血、阴与阳互补，扶正祛邪。多法合用也体现了他多元化的思想。如他自拟治疗尿毒症期湿热痰浊中阻之化浊饮，方中大黄、黄连、黄芩苦寒泄热药与砂仁、藿香、草果仁、苍术等辛香开散祛湿药共用，两类药相互调济，既不致苦寒伤胃，又无辛燥耗阴之弊，使湿浊毒热得以蠲除，体现了寒温并用的特点。

张老认为若想得心应手运用大方复治法，需有深厚的医学功底，尤其要辨证准确，对药性有精准透彻的把握，权衡药物配伍是关键，否则不仅有堆砌之嫌，用之不当，反会有害而无益。如大黄具有清解血分热毒的特点，使血中氮质潴留得以改善，他在治疗慢性肾衰竭时，常用此药泄浊祛瘀，但他指出，大黄虽为治疗慢性肾衰竭之有效药物，必须结合辨证，合理用之。属湿热毒邪蕴结成痰热瘀血者方为适宜，使大便保持每日 1~2 次，不可使之过度，以期既能排出肠内毒素、清洁肠道，又可清解血分热毒，并常与活血祛瘀、芳化湿浊之品共用，使毒邪瘀浊从大便排泄而出。但脾气虚肾阳衰微者大便溏，虽有湿浊内阻，亦不可用大黄，用之加重脾肾阳气虚衰，化源匮乏，促使病情恶化。此外，大黄性寒，易伤脾阳，他常配以草果仁温脾化湿，既起到化浊的作用，又防止大黄苦寒伤脾。因此必须掌握大方复治法的精髓，方能起到疗效。

（三）倡导"辨证与辨病相结合"治疗慢性肾脏病

张老认为病证结合的病，既包括中医的病又包括西医的病。比如慢性肾衰竭辨证为脾肾两虚、湿毒瘀血证就是按西医疾病的发展规律进行证的诊断。但病证结合不是西化，而是将现代医学的一些现代科学仪器检查及实验结果纳入到中医的辨证之中，既有利于疾病的早期发现和早期诊断，也有利于拓展临床思路，甚至能在一些疾病无"证"可辨的情况下，通过西医的检查手段发现阳性体征而为中医辨证提供依据，弥补中医辨证的不足。但此种意义上的辨证与辨病相结合，绝非抛开中医理论、中医辨证论治，按西医的诊断去应用中药，而是中医、西医的有机结合，不是混合，可以开阔辨证论治、立方遣药的思路，且能相互协同作用，发挥两者之长，将会对中医辨证大大提高。例如一个肾炎病人水肿消退没有明显的证候，只有尿蛋白不消失，就必须对尿蛋白辨证施治，那么气阴两虚兼有湿热，肾气不足、固摄失司、精微外泄、湿热毒邪蕴结下焦、精微外泄，均是其临床常用的中医辨治经验。慢性肾炎及慢性肾衰竭即使无明显的血瘀证的表现，加入活血药可以增强疗效，活血化瘀贯穿治疗的始终，亦是张老兼顾西医学的研究以及肾活检病理诊断的结果。当然在强调中西医辨证和辨病相结合的同时，并不意味着贬低中医辨证论治的特色，相反的却是补充辨证论治的不足、在于提高临床疗效，是发展了辨证论治。

（四）师古不泥，创制新方治疗肾系疾病

1. 古方新用

张老在继承的基础上不断创新，扩展了古方的应用范围。张老仿张锡纯用海螵蛸、茜草

治崩漏之法治疗顽固性血尿；用理血汤化裁治疗慢性肾小球肾炎、慢性肾盂肾炎之血尿；用麻辛附子桂甘姜枣汤治疗急性肾炎、肾病综合征之水肿；用李东垣中满分消汤治疗慢性肾脏病顽固性水肿、腹水等属寒湿中阻者；用栝楼瞿麦汤加味治疗慢性肾炎、肾病综合征久治不愈，或屡用肾上腺皮质激素而见寒热错杂、上热下寒之水肿证等；用甘露饮加减治疗慢性肾衰竭脾胃湿热之恶心呕吐、纳差腹胀者；用《医林改错》解毒活血汤治疗急、慢性肾衰竭之恶心呕吐、五心烦热、搅闹不宁、舌紫有瘀斑等，辨证属毒邪壅滞、气血凝结者。

2. 化裁古方，创制新方

"师其法而不泥其方"是张老应用古方的特色。同时又非原方不变，而是随证有所加减化裁变通。张老用益气养阴摄血合剂治疗血尿；用桃核承气汤去芒硝加凉血止血之剂以泄热逐瘀、凉血止血法自拟桃黄止血汤，治疗肾病尿血属于热壅下焦、瘀热结滞、血不归经者；用藻朴合剂治疗肾病综合征重度水肿等；坤芍利水汤，以益母草为主药活血祛瘀、利水消肿，配合其他活血利水之药，治疗慢性肾脏病水肿、日久不消，伴有瘀血见症者；利湿解毒饮，以土茯苓、草薢等治疗湿热毒邪蕴结下焦、精微外泄之慢性肾脏病日久、尿蛋白不消失者；化浊饮治疗慢性肾衰竭等。

二、临证经验

（一）益气养阴法治疗肾系疾病

1. 益气养阴、清热利湿法治疗肾小球肾炎、糖尿病肾病蛋白尿

张老认为肾小球肾炎蛋白尿病位主要责之于脾、肾，气阴两虚常见，究其原因：慢性肾小球肾炎、肾病综合征初起阶段多属气虚、阳虚，日久演变则转化为气虚阴虚，为本病的发展规律。本病开始大多水肿迁延不消，多数脾肾阳虚气虚，日久演变为气虚阴虚，以阴阳互根，阳伤日久必然损及阴液，所谓"阳损及阴"；二则此病大多用肾上腺皮质激素且用量大、用日久，糖皮质激素为阳刚之剂，用日久则耗伤气阴出现气阴两伤证候。脾气虚统摄无力，肾气亏虚、精关不固，蛋白精微失守而下泄尿中；蛋白精微丢失必损阴精，导致脾肾气阴益虚，病情加重。化验：尿蛋白阳性，血浆白蛋白或正常或偏低。临床常见：周身乏力，腰酸腰痛，面色㿠白，头晕心烦，无水肿或有轻度水肿，手足心热，口干咽干，舌质红或舌尖红，舌苔白，脉象滑或兼有数象。病以气阴两虚为本，多或轻或重的兼有湿热之邪，因而治疗一面要顾及气虚，一面又要顾及阴虚，以补气养阴为治疗大法。益气养阴为治疗肾小球肾炎蛋白尿的常法，方拟清心莲子饮加味。药物组成：黄芪30~50g，党参30g，地骨皮20g，麦冬20g，茯苓20g，柴胡15g，黄芩15g，车前子20g，石莲子15g，白花蛇舌草30g，益母草30g。

张老认为，糖尿病病理变化多责之于阴虚和燥热，气阴两虚贯穿始终。有的病位在肺，有的在肾，有的肺、肾同时存在。治疗必须有针对性，以益气、滋阴、顾肺、补肾为原则，或以益气滋阴顾肺为主，或以益气滋阴补肾为主，或多法合用。糖尿病病程日久，必损及肾脏，肾阴亏耗，"穷必及肾"，尤其糖尿病肾病早期，致使肾阴亏耗、气阴两伤更为多见。症见：头晕，心悸，腰酸膝软，性欲减退，气短乏力，口渴，舌干，脉象虚数。用参芪地黄汤加味益气补肾阴。方药组成：人参15g，黄芪30g，熟地黄30g，山茱萸15g，山药20g，茯苓15g，牡丹皮15g，泽泻15g，玉竹20g，何首乌20g，枸杞子20g，五味子15g，菟丝子15g。"肾为气之根"，"肾藏真精，为脏腑阴液之根"，为元气之所系。肾为水火之脏，肾阴亏耗日

张琪

久多损及阳，如张景岳所谓"善补阴者必于阳中求阴"，故于滋补肾阴之品中常辅以助阳之品而获效。

2. 益气养阴、摄血止血法治疗 IgA 肾病、过敏性紫癜性肾炎血尿

肾小球肾炎血尿的特点多缠绵不愈，反复发作。血乃水谷精微所化生，血尿迁延日久必气虚体弱，精血下泄日久必耗气伤阴，气虚失于固摄，气不统血而血溢脉外；阴伤"阴虚则热"，加重火热灼伤脉络。气阴损伤是影响疾病向愈的重要方面，在病程中成为内因。张琪教授通过大量的临床病例观察到，血尿日久迁延不愈者临床常见气阴两虚的证候表现。因此在血尿的发病中，气阴两虚是发病过程乃至伴随血尿全程的病变基础和必然结果。慢性肾小球肾炎以血尿为主者，无论是 IgA 肾病血尿，还是过敏性紫癜性肾炎以血尿为主者，辨证重点在于血尿迁延不愈、周身乏力、气短心悸、腰酸膝软、咽干口燥、手足心热、舌淡、脉沉数或细数无力，属于气阴两虚之证。张老用益气养阴、摄血止血法治疗，方用益气养阴摄血合剂：侧柏叶炭 20g，大黄炭 10g，阿胶 15g，蒲黄炭 15g，生地 25g，熟地 25g，黄芪 30g，党参 20g，血余炭 15g，地榆炭 20g，小蓟 30g。

3. 益气养阴、清热利湿解毒法治疗再发性尿路感染属气阴两虚、膀胱湿热者

再发性尿路感染具有反复发作、病程较长、缠绵难愈、遇劳加重或诱发等特点，归为"劳淋"范畴。张老认为劳淋是正虚于内、虚实夹杂的疾病，其病机复杂，以气阴两虚、膀胱湿热证者最为常见，主要原因，一是湿热之邪日久易耗气伤阴；二是治不得法，如清利太过、苦寒伤中、脾气亏虚；三是失治病久不愈，热羁伤阴，湿邪困脾耗气。气阴两虚、湿热留恋，更易导致劳淋反复发作。临床症见：尿频、尿色黄赤，小腹不适，倦怠乏力，手足心热，遇劳加重或复发，舌质红、少津，脉沉细或弦数或滑数。治以益气养阴，清热利湿解毒。方用清心莲子饮化裁：黄芪 30g，党参 20g，石莲子 15g，茯苓 15g，麦冬 15g，车前子 15g，柴胡 15g，地骨皮 15g，蒲公英 50g，白花蛇舌草 50g，白茅根 30g，甘草 10g。

（二）慢性肾衰竭治疗经验

1. 慢性肾衰竭中医辨证分型及治疗

张老将慢性肾衰竭按中医辨证分为五型。

（1）湿热内蕴证　症见：呕恶，脘腹胀满不欲饮食，口气秽味，大便秘结或不爽，或兼肢体虚肿，舌苔厚腻稍黄、少津，脉弦滑。方用化浊饮：醋炙大黄 10g，黄芩 10g，黄连 10g，草果仁 15g，藿香 15g，苍术 10g，紫苏 10g，陈皮 10g，半夏 15g，砂仁 10g，甘草 10g。

（2）瘀血内停证　症见：头痛少寐，五心烦热，搅闹不宁，恶心呕吐，舌紫少苔或舌有瘀斑、舌下静脉紫暗，面色青晦不泽，脉弦或弦数。表现为血瘀见症。宜清热解毒、活血化瘀治疗。方用加味活血解毒汤：连翘 20g，桃仁 15g，红花 15g，当归 15g，枳壳 15g，葛根 20g，赤芍 15g，生地 20g，丹参 20g，柴胡 20g，甘草 15g。

（3）湿热伤阴证　症见：恶心呕吐，口干或咽干，脘腹胀满，食少纳呆，口中黏腻，舌质干、少津，脉沉细数。方用加味甘露饮：生地 15g，熟地 15g，茵陈 15g，黄芩 10g，枳壳 15g，枇杷叶 15g，石斛 15g，天冬 15g，麦冬 15g，沙参 15g，天花粉 15g，芦根 20g，大黄 10g。

（4）脾肾气血亏虚证　症见：倦怠乏力，气短懒言，面色少华，胃脘胀满，腹胀便溏，食少纳呆，舌润口和，或舌淡苔白润，脉象沉弱。方用归芍六君子汤：人参 15g，或党参 20g，白术 20g，茯苓 15g，甘草 10g，半夏 15g，陈皮 10g，白芍 15g，当归 15g，黄芪 30g，熟地 20g，山茱萸 20g，山药 20g，菟丝子 20g，甘草 15g。

（5）脾肾两虚、湿浊瘀血证　症见：倦怠乏力，气短懒言，恶心呕吐，面色晦暗，腰膝酸软，脘腹胀满，食少纳呆，肌肤甲错，舌苔厚腻，舌质紫暗或有瘀点瘀斑。方用肾衰保肾方：党参 15g，白术 15g，茯苓 20g，熟地 20g，菟丝子 20g，淫羊藿叶 15g，大黄 10g，黄连 15g，草果仁 15g，半夏 15g，丹参 15g，赤芍 15g，桃仁 15g，红花 15g，甘草 15g。

2. 调理脾胃法在慢性肾衰竭治疗中的应用

张老认为，在慢性肾衰竭的治疗过程中，通过调理脾胃使胃纳脾运的功能得以恢复，可以后天补先天，促进脾肾功能的恢复，而且脾胃功能正常，可使气血生化有源，使贫血状况得以改善，同时脾胃健也能够更充分地发挥药效，为慢性肾衰竭治疗提供重要保证；另外，通过和胃降浊使尿素氮、肌酐得以下降，病人恶心呕吐等临床症状缓解，为进一步治疗提供时机。临证常用甘露饮加减、归芍六君子汤、半夏泻心汤治疗。

（刘娜　张佩清整理）

张大宁

张大宁（1944—），毕业于天津中医学院（现为天津中医药大学）。主任医师、教授、博导、博士后导师，首批享受国务院政府特殊津贴专家，第二届国医大师，中央文史研究馆馆员，国际欧亚科学院院士。20 世纪 90 年代至今，张大宁连续担任中央保健医生，负责中央领导的医疗保健工作，被中央授予优秀保健医生。现任天津市中医药研究院名誉院长、首席专家、天津市中医肾病研究所所长、国家中医药管理局中医药改革发展专家咨询会委员。

一、学术特点

（一）"心－肾轴心系统"学说

1. "心－肾轴心系统"学说的提出

中医学认为，心、肾二脏均为人体重要的脏器，在人体生命活动中起着重要的作用。而心、肾之间的相互协调关系，在维持人体的生命活动中更是起到重要的主导作用，唐代医家孙思邈曾引用道家理念，将心、肾之间的相互协调关系，概括为"心肾相交，水火既济"，意思是说心在上属火，肾在下属水，此两脏相互联系、相互协调，"水升火降"维持心肾水火的相对平衡，保证人体的健康。为了更好地说明心、肾之间的关系及其在人体生命活动中的重要性，结合西医学理论，张大宁教授提出了"心－肾轴心系统"学说，使中医传统的心肾相交之说得到理论上的突破。"心－肾系统"表示在以心为主导的条件下，心肾之间相互促进、相互制约的相对平衡关系。"轴心"表示此系统在人体的生理活动与病理变化中起着重要的轴心作用。

2. "心－肾轴心系统"学说的西医学剖析

中医藏象学说认为，"心者，君主之官，神明出焉"，心主神明，为思维意识的中心。西医学认为大脑皮质为人体思维意识的中心，皮层及其下中枢调节着机体一切生理活动，因此这一点应包括在中医学"心"的功能之中，而根据临床研究及有关文献报道表明"肾"的概念包含了现代内分泌系统的功能，特别是肾与"下丘脑－垂体－肾上腺皮质轴""下丘脑－垂体－性腺轴"以及"下丘脑－垂体－甲状腺轴"的关系，应是中医学"肾"的主要内容。因此，张大宁教授认为"心肾相交"理论应指大脑皮层通过下丘脑对垂体、肾上腺皮质、性腺、甲状腺等的控制，即：

$$\text{大脑皮层－下丘脑－垂体－}\begin{cases}\text{肾上腺皮质}\\\text{性腺系统}\\\text{甲状腺}\end{cases}$$

其中"心火下降，下交于肾"是指神经中枢对垂体、肾上腺皮质、性腺、甲状腺的调节机制，而"肾水上升，上达于心"，则是指肾上腺皮质、性腺或甲状腺通过垂体或直接作用于神经中枢的机制即所谓"反馈机制"。

西医学十分重视神经与内分泌的作用。巴甫洛夫学说十分重视神经系统，尤其是大脑皮质的作用；近代塞里应激学说把内分泌系统，尤其是垂体－皮质系统提高到了很高的位置。但他们各有长处和短处，前者重视了大脑皮层却忽略了内分泌系统；后者重视了内分泌却低估了神经系统。目前西医学注意到这两个学说各有偏执，了解到神经与内分泌是紧密联系不可分割的，并开始形成了"神经－内分泌"学说。张大宁教授根据中医学"心肾关系"的论述而提出的"心－肾轴心系统"学说实际上是朴素地综合了以上两种学说的长处，并有效地指导了临床。

3."心－肾轴心系统"学说在发病学中的作用

任何一种致病因子作用于机体而发病时，都会引起两种不同的反应。一种是由于致病因子及机体体质等因素的不同，而表现不同的疾病；另一种是不同的致病因子、不同的疾病，在发病的某一阶段，会出现相同的机体反应，所谓疾病的共性。西医学越来越重视疾病的共性即非特异性反应，巴甫洛夫、塞里等学说实际上都是从不同角度论证了疾病的共性。而中医学的"心－肾系统"实际上在疾病的发病共性之中，正好起着重要的轴心作用。张大宁教授在几十年的临床实践中发现，中医的所谓扶正培本（特别是补肾益气等）实际上是通过对"心－肾轴心系统"的调节，促使疾病的个性转化。中医学"异病同治"的内容固然很多，但掌握了"心－肾轴心系统"这一理论，施以同治则抓住了疾病共性的根本。这对于提高中医疗效，改善机体体质，以至延年益寿，都将起到重要的作用。

（二）"肾虚血瘀论"与"补肾活血法"的提出

张大宁教授在长期的临床实践中发现，不同的致病因子所导致的不同疾病，发展到某一阶段，都会出现相同的病理改变即"肾虚血瘀"。"肾虚"与"血瘀"几千年来一直作为独立的病因病机指导着中医临床，始终未能将"肾虚"与"血瘀"完整、有机地统一起来。张教授认为临床上出现的肾虚与血瘀不是孤立存在的，肾虚必兼血瘀。肾虚是本，血瘀是标；肾虚为因，血瘀为果。反过来血瘀又构成新的致病因素，从多方面加重肾虚的程度，形成恶性循环，而产生各类疾病。肾虚血瘀作为一种病理改变是产生多种疾病的根本病理基础，是疾病的非特异性表现，是疾病的共性。因此就形成了"肾虚血瘀论"。肾虚血瘀是导致多种慢性疾病发生的根本病理机制：肾虚血瘀是气血功能失调的结果，中医气血关系的理论又为解释肾虚血瘀的机制提供了依据；肾虚血瘀是人体衰老的生理特性及病理基础，"虚－瘀－衰老"将是人体衰老模式的重要组成部分；肾虚血瘀是"久病及肾"和"久病多瘀"的结果，也就是说肾虚血瘀是各类慢性病的某一特定阶段的病理基础。

补肾活血法是建立在"肾虚血瘀论"基础上，针对"肾虚血瘀论"的病理机制提出的治疗大法，针对疾病的非特异性治疗的一种治疗方法。临床研究发现，该方法对不同种疾病都有着很好的疗效。补肾活血法不是"补肾法"与"活血法"的简单、机械地叠加或同用，而是将补肾法与活血法有机结合、高度统一，通过补肾促进活血，应用活血加强补肾，两者相互协同，达到改善肾虚血瘀病理变化，使机体阴阳平衡、邪去正存的一种新的治疗大法。"补肾活血法"的作用原理，应是通过调节机体的神经－内分泌系统（特别是下丘脑－垂体－内分泌腺三个轴的功能），调节机体自主神经系统、免疫系统功能，改善微循环等一系列综合作用的结果。

在"补肾活血法"基础上，通过调查发现不同疾病及病证中都存在"肾虚血瘀"的共性，而且随病程延长、病情加重、年龄增长和腑气不通，"浊毒内蕴"也成为普遍存在的病理基础。

因此张大宁教授提出了"补肾活血通腑排毒三合一"的新概念。"补肾－活血－排毒"的思路贯穿于各类肾病治疗的始终。

二、临证经验

（一）"补肾活血法"治疗慢性肾衰竭

慢性肾衰竭主要由各种肾脏病日久发展而来。张老认为其发病主要有内外两方面的因素，内因主要为肾气不足，外因多为各种邪气，侵犯肾脏；肾病病久及脾，致使脾肾阳衰，气化不利，升清降浊的功能受到破坏，不能及时疏导转输、运化水液及排泄毒物，因而造成湿浊、湿热、瘀血和尿毒潴留，形成因虚致实、虚中夹实的复杂病证。其证型复杂多样，临床以脾肾阳虚、肝肾阴虚、湿毒内停、气滞血瘀、肝风内动等证较为多见。张老提出临床辨证须紧抓三个主要病机，即肾虚、血瘀与湿毒。故其治法以"补肾活血法"为大法，临床治以补肾活血、排毒降浊相结合。常用自拟方：生黄芪90g，土茯苓30g，丹参30g，川芎60g，莪术30g，大黄炭60g，蒲黄炭30g，五灵脂30g，砂仁30g，茵陈60g，白术30g，升麻10g，金樱子60g，五味子60g，青蒿60g，蒲公英60g。水煎服，浓缩1800mL，3日1剂，日2次。

（二）"补肾活血化湿浊"治疗糖尿病肾病

中医对糖尿病肾病的辨证论治中，一般地说，早期多表现为阴虚燥热证，治宜养阴清热，方如玉女煎加减等；中期表现为气阴两虚证，治宜益气健脾、养阴滋肾，用方如六味地黄丸、补中益气汤加减等；后期脾肾阳虚证，治宜补肾健脾、温阳利水、降逆排毒，方如金匮肾气丸、补中益气汤、温脾汤加减等。张老在长期的临床实践中总结其病因病机主要是长期过食肥甘厚腻，损伤脾胃，脾失健运，胃失和降，中焦积热，消谷耗津而为消渴。脾胃受损，脏腑经络失于濡养，肾脏受累，发为脾肾亏虚，脾气亏虚则精微物质不能升华，滞留血中则血糖升高；肾气亏虚，肾之开阖失司、固摄失权，则水谷精微直趋而下则从小便排出体外，故尿多味甜，或出现蛋白尿；肾气虚而见腰膝酸软乏力；肾气虚衰，不能蒸化水液，水液潴留而成浮肿。张老认为"肾虚血瘀湿浊"是本病贯穿始终的根本病机所在。故治疗大法应以补肾活血化湿浊为主，自拟方：生黄芪60g，丹参30g，赤芍30g，川芎30g，蒲公英30g，败酱草30g，三棱30g，益智仁30g，芡实30g，补骨脂30g，煅牡蛎30g，苍术30g，白术30g，石斛30g，苦丁茶30g，地骨皮30g。水煎浓缩1800mL，每次服300mL，每日2次，3日1剂。

（三）从"虚、瘀、湿、风"论治膜性肾病

张老认为膜性肾病的病因是先天禀赋不足、劳欲过度、久病体虚、外邪内侵、损伤正气等，属本虚标实。"风邪"是膜性肾病的主要致病因素，也是疾病反复发生、病情复杂的一个重要因素。风邪分为内风、外风，外风主要为外感风邪，内风主要为阴虚生风、血虚生风。风为百病之长，善行而数变，风邪犯肾，则为肾风，肾风走窜经络，耗气伤津，导致肾虚；风邪善变，可化为寒、火、浊、湿等多种病邪，侵袭肾脏，所以病情复杂多变。"肾虚、血瘀、湿毒"是慢性肾脏病进展最重要的三个因素，贯穿疾病的发生和发展。总之，张老认为治疗膜性肾病当从"虚、瘀、湿、风"论治，"补肾活血"依然为治疗膜性肾病的基本大法。自拟方：生黄芪120g，土茯苓、荠菜花、丹参、三棱、莪术、太子参、炒白术、石斛、覆盆子、沙苑子、茯苓、砂仁各30g，川芎、五味子、金樱子各60g，升麻15g，鬼箭羽10g。以上方

剂水煎浓缩 1800mL，3 日 1 剂，日 2 次，早晚分服。

（四）从"热、瘀、虚"三方面论治肾性血尿

肾性血尿是指由原发或继发肾小球疾病引起的肉眼或镜下血尿。张老在其长期的临床实践中将其病机概括为热、瘀、虚三方面。①热炎下焦，迫血妄行：下焦热盛为肾性血尿常见原因。风邪袭肺，风邪化热，循经入里，直中少阴，病发血尿；或因心肝火旺，湿热久羁，热移下焦，注于膀胱，尿血不止。②瘀阻肾络，血不归经：因湿热久恋、相火内动等暗耗阴血，血液黏稠而成瘀；或由脾肾两虚，生化乏源，脉道不充，血行无力而成瘀；瘀血既是病理产物，又是加重肾性血尿进展的重要因素，贯穿整个病程始终。③脾肾亏虚，统摄无权：肾为先天之本，生命之源，藏真阴而育元阳；脾为后天之本，气血生化之源。脾肾两亏，脾不统摄，肾失封藏，血不循经，溢于脉外，流入膀胱，随小便出。综上，张老认为在治疗肾性血尿中，中医治法当从"热、瘀、虚"三方面辨证灵活掌握，随证应用。自拟方：生黄芪 90g，党参 30g，茯苓 30g，炒白术 30g，女贞子 30g，旱莲草 30g，杜仲 30g，槲寄生 30g，土茯苓 30g，荠菜花 30g，清半夏 30g，黄连 15g，薏苡仁 60g，丹参 60g，川芎 60g，三七片 30g，茜草炭 60g，仙鹤草 60g，鹿衔草 30g，酸枣仁 30g，合欢皮 30g，升麻 15g。将上述药物水煎浓缩成 1800mL 药汁，3 日 1 剂，日 2 次分服。

（卢建东整理）

张炳厚

张炳厚（1937—），毕业于北京中医药大学。首都国医名师，全国中医药传承博士后合作导师，全国第二、三、四批老中医药专家学术经验继承工作指导老师。先后担任北京中医药学会会长，中华中医药学会常务理事，中国中医科学院学术委员会委员，全国老教授学会医药委员会常务理事，第二届全国高等中医药教育教材建设指导委员会顾问，全国高等中医药教材评审委员会顾问，《北京中医药》杂志副总编，北京同仁堂集团中医大师。国家中医药管理局设张炳厚名医传承工作室，北京中医药管理局设张炳厚名医传承工作站。著有多部专著，发表论文 80 余篇。多次获得国家中医药管理局中医药科学技术进步奖、北京市科学技术进步奖等奖项。

一、学术特点

（一）以"补法"为主，总结补肾八法

张老认为肾为先天之本，其病以虚证居多，故在治疗中十分强调补肾法。张老师参考前贤经验，主张"善补阴者必于阳中求阴，善补阳者必于阴中求阳"，提出"顺其性即为补，补其正即为顺"的治疗原则，尤其在补法中最为常用。总结补肾有八法，分别为：缓补法、峻补法、清补法、温补法、涩补法、通补法、双补法及间接补法，并将补肾方剂按八法进行分类。

（二）擅用类方，自创地龟汤及加味地龟汤类方

1. 擅用类方，执简驭繁

类方是指在药物组成上具有一定相似性的方剂的集合，是针对常见病证而形成的一群方剂。张炳厚教授擅用类方治疗疾病，认为类方辨证简洁，便于记忆和掌握，将类方分为基础方和加减方。基础方多为成方或自拟经验方，治疗疾病的共性；加减方则针对不同病因病机及辨证而灵活化裁，治疗疾病的个性。根据基础方不同，分为基础方治本：指用类方中的基础方治疗疾病之本或主症，加减方针对疾病之标或兼症；基础方治标：指用类方中的基础方针对疾病之标或兼症，加减方治疗疾病之本或主症；基础方引经：指以基础方引经直达病所，以提高疗效，加减方针对疾病之本。张老创出众多类方和通用方，执简驭繁。在用药方面，无寒温攻补门户之偏，权衡临床而应用；擅用虫蚁之品、毒麻之剂，常奏意外之功。药物剂量主次分明，有时取其"量大力宏"，有时用其"轻可去实"。讲究引经报使，用方新颖，选药奇特，独树一帜，充分体现中医辨证论治的特色。

2. 自创地龟汤类方

地龟汤是张老根据多年临床经验，从朱丹溪大补阴丸化裁而来，是张老治疗肾虚证的经验方和基本方。地龟汤基础方组成：熟地、龟甲、黄芪、当归、泽泻。方中以熟地为君药，补肾阴、生肾血，得阴气最全；龟甲补肾阴、敛虚火潜阳，得阴气最厚，滋阴力最强，为臣

药，二者相辅相成；当归补血活血，为血中之气药，也是血病之要药，既能补血又能活血，可攻可补，亦为臣药；黄芪益气升阳行阳以实表，泽泻利水道清湿热，二者共为佐药。当归补阴血可助熟地生精血之力，黄芪伍熟地能大补气精，黄芪配当归为旺气生血，即当归补血汤之意；黄芪又能助阳通阳，使全方补而不滞，泽泻安五脏，伍地黄增强补肾之功，佐地黄补而不腻，清相火而利尿，取其通也。全方共奏补肾阴、益气通阳之功。并以地龟汤配合其补肾八法，衍化出地龟汤类方。

（1）缓补地龟汤　地龟汤基础方加山茱萸、生地。主治：腰膝酸软、头晕、目眩等肾虚轻证，也适宜于证属肾阴虚的泌尿系感染、肾盂肾炎恢复期和善后处理。

（2）峻补地龟汤　地龟汤基础方加人参、鹿角胶（鹿角镑）。主治：真阴精血亏损的虚损百病，尤其是肾劳，也适宜于慢性肾炎、肾衰竭、糖尿病肾病。峻补地龟汤多用于气精两虚，张景岳云："以精气分阴阳，则阴阳不可分离。"实为气精双补而制。

（3）清补地龟汤　地龟汤基础方加黄柏、知母。主治：肾虚火旺所致潮热、自汗、癃闭、淋浊、咳嗽、咳血等证，也适宜于慢性肾炎、肾衰竭、泌尿系感染等病。

（4）温补地龟汤　地龟汤基础方加肉桂、附子、补骨脂。主治：命门火衰、脾肾虚寒等引起的阳痿、精寒、脐腹疼痛、五更泄、妇人经迟血少等证，亦适于慢性肾炎、肾衰竭、肾病综合征等病。

（5）涩补地龟汤　地龟汤基础方加沙苑子、莲须、莲肉、金樱子、芡实。主治：肾虚滑精、心肾不交、白浊、消渴等病证，亦适合于肾炎蛋白尿、劳淋等病。

（6）通补地龟汤　地龟汤基础方加车前子、茯苓、牛膝并且重用。主治：肾脾俱虚不能制水，以致肚腹胀大、四肢浮肿、小便不利等病证。亦适用于水肿、慢性肾炎、肾盂肾炎、泌尿系感染等病。

（7）双补地龟汤　地龟汤基础方加附子、肉桂。方剂组成与温补龟地汤相似，但桂、附用量较温补地龟汤量小，取其阴阳双补。双补地龟汤主治中风喑痱、足废不能行、阳痿、早泄等病证，亦适用于慢性肾炎、肾病综合征、肾衰竭等病。

（8）间接补地龟汤　又称一贯地龟汤，地龟汤基础方合一贯煎。取其肝肾同源，木水同治。

（9）四君地龟汤　地龟汤基础方合四君子汤。脾肾为化精之源，补脾治肾，乃治精之化源也。

3. 加味地龟汤类方治疗慢性肾脏病

张炳厚教授认为慢性肾脏病的病机特点为虚实夹杂，以本虚为主。本虚证包括肾阴虚、肾阴阳两虚、肝肾阴虚、脾肾气虚、脾肾阳虚，以肾阴虚、脾肾两虚（脾肾气虚、脾肾阳虚）最为常见；标实证包括下焦湿热、水湿内停、瘀血阻滞、浊毒内蕴、风邪浸淫等，以下焦湿热最为常见。在治疗慢性肾脏病除应注重补肾外，还应重视湿热、血瘀、风邪等标实的干扰，这些标实证就相当于慢性肾脏病的各种诱发或加重因素，所以，张炳厚教授针对慢性肾脏病虚实夹杂的病机特点，提出在补肾的基础上，一定要兼顾清热利湿、祛风、活血化瘀，尤重清热利湿。故在地龟汤基础方去当归、泽泻，加入大剂量土茯苓甘淡渗利、解毒化湿，土大黄清热解毒、凉血，石韦利尿通淋、凉血止血，化裁而成为滋补肾阴、补气活血、清热利湿的加味地龟汤基础方，更切合慢性肾脏病的病机特点；再根据慢性肾脏病兼夹证的不同，衍化出清利加味地龟汤、温阳加味地龟汤、利水加味地龟汤、凉血加味地龟汤、活血加味地龟汤、平肝加味地龟汤、涩精加味地龟汤。相比而言，地龟汤适合于肾虚为主，无兼夹实邪或实邪较轻者；若病情复杂，证属虚实夹杂时，应选用加味地龟汤。

（1）健脾加味地龟汤　加味地龟汤基础方加入炒白术、山药、莲子、莲须等健脾益气之品。治疗兼有脾气虚者，尤以蛋白尿为主要表现的慢性肾脏病。慢性肾脏病中常见的乏力、气短、食少、便溏等脾气虚证，多与肾阴虚并见，故张老重用炒白术、山药、莲子等药物，其中山药、莲子既能健脾益气，又能补肾固涩。脾气健运、清气得升、统摄有权，则可减少蛋白尿的漏出，减轻血尿。

（2）清利加味地龟汤　加味地龟汤基础方加瞿麦、萹蓄、滑石、盐黄柏，加强清热利湿之功。用于反复泌尿系感染迁延不愈者，既补肾以培本，又清利湿热以治标，标本同治。

（3）温阳加味地龟汤　加味地龟汤加附子、桂枝、淫羊藿等温阳药，组成温阳加味地龟汤。张老认为附子能温补一身之阳、通行十二经，补而兼通；桂枝温阳化气，兼利小便；二药合用，走而不守，以助肾阳。

（4）利水加味地龟汤　加味地龟汤基础方加茯苓、茯苓皮、车前子、抽葫芦、泽泻；如兼有脾虚者，加炒白术、山药、炙甘草健脾。水肿是慢性肾脏病较为常见的临床表现，其发生主要责之于肺、脾、肾三脏，张老遵照"腰以上肿宜发汗，腰以下肿宜利小便"的原则，对腰以上肿或严重水肿，常加用炙麻黄、紫苏叶、杏仁等宣肺药，提壶揭盖，加强利水之功。

（5）凉血加味地龟汤　加味地龟汤基础方加入白茅根、炒黄柏、生地、小蓟，具有滋阴清热、凉血止血之功。对 IgA 肾病、紫癜性肾炎、慢性肾炎等以血尿为主要表现者，多见肾阴虚生内热、热迫血行，轻者为镜下血尿，重者可见肉眼血尿，同时伴有尿黄、尿热等内热炽盛之象。

（6）活血加味地龟汤　加味地龟汤基础方加赤芍、莪术、郁金、怀牛膝，即为"活血加味地龟汤"。治疗慢性肾脏病日久兼有血瘀者，特别是膜性肾病、糖尿病肾病等合并肾络瘀滞者。张老认为，莪术、郁金不但能活血化瘀，还能通畅全身气机；怀牛膝活血化瘀，兼能补肝肾、强筋骨。皆为其治疗慢性肾脏病血瘀证的常用药。

（7）平肝加味地龟汤　加味地龟汤基础方加生石决明平肝潜阳；怀牛膝增强补肝肾之功，并能引血下行，助生石决明降上亢之肝阳；白芍柔肝养血、平抑肝阳，合称为"平肝加味地龟汤"。治疗慢性肾脏病合并难治性高血压，以延缓肾脏病的进展。

（8）涩精加味地龟汤　加味地龟汤基础方加覆盆子、菟丝子、莲子、莲须，组方为涩精加味地龟汤。主要治疗以蛋白尿为主要表现的慢性肾脏病，包括激素依赖、抵抗及频复发的难治性肾病综合征，以及膜性肾病的中后期调养等。

（三）"顺其性即为补，补其正即为顺"治疗慢性肾脏病

张炳厚教授在治疗上独创性提出"顺其性即为补，补其正即为顺"的原则，并将其广泛用于治疗八法中，尤其在补法中最为常用。顺即指顺应各脏腑主要的功能运动，"顺其性即为补"即指在大队的补药中，加上一两味符合该脏腑正常气机运动规律的药物，这样不但无碍于补，反而可加重其补益的力量。"补其正即为顺"，是指在大队行气药中，加入一两味补正之品，不仅可防止理气药辛香容易伤正之弊，又可以加强行气药的作用。张老是从钻研中医升降出入理论而总结出此治疗原则的。

1. 顺应肾脏的特性

张老认为肾为先天之本，为水火之脏，内含真阴真阳，肾主藏精，肾之精气只可保养，而不可使之匮乏。慢性肾脏病发生的病机基础就是各种致病因素损及肾脏，引起肾精的亏虚，

所以，总治疗原则为"培其不足，不可伐其有余"，基本治疗原则"培补真阴"是顺应"肾主藏精"这一功能特性的。此外，肾还具有"肾恶燥，阴常虚，精易损，火宜藏"的特性。在慢性肾脏病的治疗中，张老处处顺应肾的这些特点：肾恶燥，提倡辛润补肾之法，反对泛用、滥用桂附辛燥补肾；阴常虚，精易损，提出肾病的治疗大法为"培补真阴"；火宜藏，张老师认为引火归原，宜选温热下行之品，如肉桂、沉香之类，而不宜选用升浮走窜、温散不守之附子，否则可能使肾水不能包藏肾火，贻害更大，处处注意顾护肾之阴精。

2. 顺应慢性肾脏病的病机特性

慢性肾脏病的病机特点为虚实夹杂，以虚证为主。本虚是慢性肾脏病发生发展的始动因素和主要因素，故张老认为其治则以"补法"为主，兼祛实邪，并总结八种补肾方法。另外，肾为水火之脏，补虚必须兼顾补水与补火，基于阴阳互根的理论，张老主张"善补阴者必阳中求阴，善补阳者必于阴中求阳"，提倡"培补真阴，育阴涵阳，阴中求阳"的治疗原则，体现了张老补肾治则中的阴阳观和整体观。也就是说，补肾重视真阴、以真阴为本，但补肾阴要注意涵阳，补阴不可太过与不及，太过则会抑制阳气之生机，不及则达不到涵阳的要求而阳气有离越之势。温补肾阳，是以填精补髓、滋养阴精的药物为主，配合温阳化气之品，而不是单纯地温补肾阳，以防单用温燥之药而劫伤真阴。

张炳厚教授"顺其性即为补"的学术思想在"地龟汤"制方原理中有充分体现。方中以熟地补肾精、龟甲补肾阴、当归补血、黄芪益气大补气精，均为补药，只有泽泻利水道清湿热，既能泻肾经之虚火，又能清膀胱之热，不惧泽泻利水清热损其正，而用其泄热利水使其活，此为"顺其性即为补"。

3. 顺应肾脏的气化功能

张炳厚老师在慢性肾脏病的治疗中，也非常重视肾的气化功能。气化在中医学中占有非常重要的地位，狭义上将气机运行的升降出入称作气化。人体生命活动依赖于气化作用，脏腑是气化作用的核心；而肾的气化，又是脏腑气化的重心。肾主气化是肾脏生理功能的高度概括，肾的气化运动，体现了精气的相互依存、相互促进的关系。肾的气化包含了肾藏精的功能和肾气之升降。在肾气之升降方面，肾之降即肾之潜藏，包括封藏肾精、潜蛰元阳、主纳气。肾之升即肾之蒸腾，肾阳蒸化肾阴产生肾气，肾气主升，肾气蒸腾肾之精气上达化髓充脑、濡养耳窍；肾气蒸腾水液，以维持正常的水液代谢平衡。在慢性肾脏病水肿的治疗中，张老均会加入附子、肉桂，振奋肾阳，加强肾的气化功能，促进水液代谢，减轻水肿。

总之，"顺其性即为补，补其正即为顺"的学术思想体现了张老处方用药"升降相因，散收结合，寒热兼顾，动静相宜"的特点，在慢性肾脏病治疗中更是广泛应用，使其处方丰满而灵动，补虚而不呆腻。

二、临证经验

（一）"培补真阴，育阴涵阳"治疗糖尿病肾病

张老认为糖尿病肾病（DN）有其独特的证候传变规律，不同于糖尿病和其他慢性肾脏病，其临床表现和证候特点随着病程的进展而改变，病证复杂，属本虚标实之证。按照 Mongensen 分期标准，DN Ⅰ、Ⅱ期无明显临床表现，当病人出现微量蛋白尿、临床确诊 DN 时，病程已进入Ⅲ期阶段。自糖尿病肾病Ⅲ期以后，其证候演变出现一定规律，DN Ⅲ期多表现为乏力、口渴、多饮、多尿、尿中泡沫增多、消瘦、视物模糊、肢体麻木、疼痛等气阴

两虚夹血瘀证表现，尿中泡沫增多表明肾精亏虚、真阴受损，可见糖尿病肾病是在消渴病气阴两虚的病机基础上发展而来。DN IV期除乏力、口渴、多饮、多尿、视物模糊、肢体麻木、疼痛等症状外，还表现为尿中泡沫增多、水肿等肾之气阴两虚、膀胱气化失常兼有血瘀、湿热、湿浊等表现。DN V期除表现为上述肾气阴两虚、血瘀表现外，还出现食欲不振、恶心、头晕、胸闷、喘憋等浊毒蕴阻表现，及水肿加重、畏寒肢冷、面色㿠白等阳虚表现，提示蛋白尿漏出后肾中阴精的外泄程度更加严重，真阴亏虚进一步引起元气、元阳的亏虚，辨证以肾之阴阳两虚、膀胱气化失常、浊毒蕴阻为主。

张老受张景岳"阳非有余，阴常不足"理论影响，认为DN的核心病机为消渴病气阴两虚的基础上出现真阴亏虚，进一步引起元气、元阳的亏虚，因虚致实。"培补真阴，育阴涵阳，阴中求阳"是张老治疗慢性肾脏病的基本治疗原则，也非常切合DN的核心病机。因此，张老认为糖尿病肾病的基本治则为培补真阴，注重补气生精、益肾固精、祛邪固本、阴中求阳。其临证特点为：培补真阴喜用熟地，补气生精重用黄芪，益肾固精擅用涩补，祛邪固本注重利湿，阴中求阳酌用桂附。

（二）分期辨治膜性肾病

张老认为膜性肾病病机多为本虚标实，本虚以脾气虚、肾阴阳两虚为主，标实则多表现为水湿、湿热、瘀血等病邪。本病虽以脾肾虚损为主，但水湿、湿热、瘀血等既是病变过程中的病理产物，亦为促使病情加重、病程迁延及合并其他病证的重要因素。

对于膜性肾病的中医治疗，张炳厚老师提倡分期辨治，初期宜快速消退水肿，后期以减少蛋白尿、保护肾功能为目标。在中医药治疗膜性肾病过程中，会先后出现水肿消退、血白蛋白上升、蛋白尿减少，病情向愈的特征性过程，不同于微小病变等其他肾病。对于膜性肾病水肿的治疗，张老注重肾的气化作用及三焦的通调，非常推崇北京中医医院肾病科奠基人姚正平教授的"肾病三焦气化功能障碍学说"。张老认为治疗膜性肾病的水肿一定要注重肾的气化作用及三焦的通调作用，多在治疗水肿方中酌加附子、肉桂、补骨脂等药物温补肾阳，以助气化、蒸腾水液。对于辨证为肾阴虚为主的水肿，张老也会加小量的桂、附，一般5~9g，来生肾火，以化气行水。

另外，张老在水肿治疗中，又十分注重顾护肾阴，利水而不伤阴。因湿为阴邪，而肾居下焦，为阴脏，同气相求，湿邪日久易化热伤肾阴，加之临床大剂量利尿剂及利水渗湿中药的使用，每有伤阴之弊。组方中多选用生地、熟地、龟甲等填补真阴药物为君药，取"阴中求阳"之意；利水药多选利水而不伤阴的芍药、猪苓、泽泻、白茅根等。尤其是芍药，张老认为其有滋敛养阴之功，为阴虚小便不利者之主药；芍药又为血分药，故用于"血不利则为水"之水湿之邪内停诸证，最为适宜。

对于膜性肾病水肿消退后，脾肾两虚及气血失调仍未复，应及时补益脾肾，减少蛋白尿的漏出。蛋白是人体内一种精微物质，由脾化生，由肾封藏。脾虚不能升清化浊，则精微下注；肾虚封藏失职，则精微下泄。蛋白尿因肾气不固、脾气不足，不能固摄所致，最终导致肾精亏虚、真阴匮乏，而主要责于肾。治疗提倡脾肾兼治为宜，重在培补肾精，常用滋阴助阳、健脾固肾益气之法，方选其四君加味地龟汤为主，并配合覆盆子、菟丝子、莲子、莲须等涩补药物，以益肾固精。此外，张炳厚教授的消蛋白九法：健脾补气法、阴阳双补法、温脾补肾法、气血双补法、滋肾养阴法、清热利湿法、固肾涩精法、虫类药消蛋白法及活血化瘀法，也常有使用。

（三）擅用补法治疗慢性肾衰竭

张老认为慢性肾衰竭的病因主要有先天不足、后天失养、劳倦过度、七情所伤或年老肾气衰败等。病机为正虚邪实、虚实夹杂之证，以本虚为主。张老认为，肾为水火之脏，内育真阴真阳，为先天之本。肾的精气可分为肾阴、肾阳两方面，二者相互依存、相互制约，维持人体的动态平衡。肾虚可分为肾阴虚和肾阳虚两大类，补肾法在中医治疗中占有极其重要的地位。张炳厚教授从"阴阳互根"理论出发，重视补肾，尤重滋补肾阴为本，认为肾病多存在肾之阴阳两虚，不过轻重不同而已，治疗肾病主张"培补真阴，育阴涵阳，阴中求阳"的原则：阴虚为主者，治以滋补肾阴；阳虚为主者，在滋阴的基础上酌加补阳之品。认为补肾皆以熟地为君药。在治疗上，提出补肾八法，并自创地龟汤类方、加味地龟汤类方治疗各种肾病，效果明显。

张老地龟汤中合入当归补血汤治疗慢性肾衰竭实有深意。其义有六：第一，慢性肾衰竭病人多兼有血虚，以本方补血；第二，慢性肾衰竭病人多有虚热，用本方扶阳存真阴，补气生血，则阴平阳秘，虚热自止；第三，重用黄芪，大补肺气，取其通调水道，下达膀胱；第四，重用黄芪，大补脾气，取其健脾化湿，小便自利；第五，慢性肾衰竭病人易外感，而外感又加重慢性肾衰竭的病情，重用黄芪，取其益气固表而御风寒；第六，脾胃虚弱、食少便溏者，非大补阴丸所宜，重用黄芪大补脾胃之气，可杜其弊。张老治疗阴虚火旺的肾衰竭，不仅用黄芪，还常并用少量附子、肉桂，以助气化，这也是他强调的"顺其性即为补"。由此可见，张老用方之妙、遣药之精、顾及之全，令人赞叹。

（赵文景整理）

陈以平

陈以平（1938—），毕业于上海中医学院（现上海中医药大学），师从医界宗师丁甘仁之嫡孙——内科名医丁济民教授，及中医肾病研究之先驱徐嵩年教授。上海中医药大学附属龙华医院终身教授，上海市名中医，上海市文献馆馆员，全国名老中医药专家传承工作室指导老师，第五、六批全国老中医药专家学术经验继承工作指导老师，中国中西医结合肾脏疾病专业委员会名誉主任委员。曾任中国中西医结合学会第三届肾脏疾病专业委员会主任委员。主持完成国家"十一五"攻关计划项目等 30 项国家及部、市级项目资助，获得国家级发明专利授权 5 项，转让新药成果 2 项，获国家和省级科技进步奖 10 项。

一、学术特点

（一）中西融会，和而不同

陈老坚持主张中西医要达到真正的融会贯通，必须实现认识观与方法论上的结合。她始终极力倡导寻求中、西医学理论之间的内在联系，在朴素而抽象的中医学思想与客观而具体的西医学理论之间架建桥梁，各取所长，既要充分发挥中医整体观的优势，又要突出体现西医微观论的长处。她主张融会中西，当察中、西医学理论之同以求二者内在联系；辨复杂中医理论之异以期更好应用；以同统异，寓异于同，以期达到融会中西、和而不同的最高境界。如在对肾病性水肿的诊治思辨中，一方面她紧抓"蛋白质的生成与丢失"这一中西医关于水肿发病病机理论中的"相同"认识：西医认为大量蛋白自尿中丢失导致的低蛋白血症是肾病性水肿发生与发展的重要病因之一；蛋白质当属中医学理论中的精微物质，由脾胃运化而来，依赖脾之升清转输，方能条达四布、供养全身，脾失健运，必致蛋白产生减少而排出增多，最终导致水肿的发生。据此，陈老总结出临床中凡以低蛋白血症为主因所致的肾病性水肿，强健脾运是为关键，脾气旺则运化行而清浊分、水自消。选方用药以实脾饮加减，更有自制的"黑料豆丸"治疗由低蛋白血症所致之水肿，从而明确了"壅土治水"法则的具体应用。另一方面，她在不断地学习与实践中发现，中医所谓"肾阳之化气行水"的理论与西医"肾脏排钠利水"的学说之间存在着近"同"的关联。现代药理学研究亦表明，温阳利水药可以减少肾小管重吸收，由此导致水钠的大量排泄，继而促进肾小球滤过率与肾有效血流量的增加，代表方剂如真武汤、济生肾气丸等。由此，陈老归纳总结出"温阳利水"法则的具体应用原则为针对以"水钠潴留"为主要病因的肾病性水肿。

（二）微宏互参，病证结合

肾脏病种类繁多，病因复杂，病理分型多样，而临床表现却又有许多共同之处，如水肿、蛋白尿、高血压等。为了提高中医肾病的诊疗水平，陈老从 20 世纪 80 年代起就开始致力于肾脏病理与中医辨证关系的研究，并于 1985 年、1992 年分别在《中医杂志》以及《上海中医药杂志》上发表相关学术论文，成为国内该领域的最早研究之一。她认为微宏互参、病证结合才能更好地把握慢性肾脏病的发展规律，更深刻地认识其发病的中西医病理机转，更有效地截断病变的发展从而延缓疾病进程。

陈老提倡以"辨病论治为纲、辨证论治为目"的病证合参之治疗原则，并生动而形象地把"病"比作戏曲之全部，把"证"比作戏曲之一幕。她认为："辨病与辨证是中医学从不同角度对疾病本质进行认识的方法。辨病是寻求疾病的共性及其变化的普遍规律，而辨证则是寻求疾病的个性及其变化的特殊规律。普遍规律反映了疾病的本质性和共性；复杂规律则反映了疾病的多样性和特殊性。辨病在诊断思维上可起到提纲挈领的作用，有助于提高辨证的预见性、简捷性，重点在全过程；辨证则反映了中医学的动态思辨观，有助于辨病的具体化、针对性，重点在现阶段。"可见，基于辨病基础上的宏观辨证与微观辨证是对疾病进行多层次、多角度、全方位的动态观察与全面认识，是辨证与辨病有机结合的具体体现。两者结合则可加深我们对疾病的认识，在此基础上制定治法和方药，方能更为准确和有效。

通过多年的临床实践，陈老将中医辨证引入病理分型肾病之中，并努力探索两者之间的内在联系。她认为，强调"宏观辨证"，即从病理分型肾病临床表现、中医辨证特点为着眼点，研究病理分型肾病的发展、分型（期）与中医辨证分型的关系，是研究动态的改变；强调"微观辨证"，即从具体的病理环节入手，研究病理改变或表现与中医辨证分型的关系，是研究静态的改变。

陈老认为可将免疫介导所致的肾脏细胞增殖、间质炎症细胞浸润与大/小细胞性新月体形成等病理改变辨证为外邪扰络，当以祛风化湿、清热解毒为主要治则；将肾小球毛细血管内微血栓和血栓样物质的形成、基底膜断裂、毛细血管袢的闭塞或扩张等纳入"肾络瘀痹"，当以活血化瘀、疏利气机为主要治则；将球囊粘连、肾内瘢痕形成、细胞外基质积聚于肾小球节段硬化等纳入"肾微癥积"，当以软坚破积为治则；而由于病理上组织肾单位的减少而出现肾气亏虚、肾阴不足，进而阴阳两虚，此时又应以扶正为要旨，以调整脏腑阴阳平衡为贯穿肾病治疗之主轴。

通过临床实践和研究，陈老认为，病理分型肾病与中医临床分型既有联系又不是僵化的关系，而是一种变化中的联系；有其基本规律的一面，但又不是一种简单的规律，这是一种变动中的复杂规律，需要不断深入研究和掌握。

（三）"斡旋三焦"治肾新法

由于慢性肾脏病进展机制纷繁复杂，中医辨证认识难于统一，中西医临床诊治不规范，极大限制了临床疗效的发挥。陈老积极发挥中医"治未病"优势，从20世纪80年代开始，率先将中医药防治肾病的重心放在常见肾脏疾病的早期干预上，带领团队累计完成3247例系列临床研究，创造性地将"三焦辨证"融入慢性肾脏病的临床实践，形成独具特色的"斡旋三焦"治肾理论及技术体系，创建了系列专方专药，极大地提高了难治性肾病的临床疗效。

根据慢性肾脏病发生、发展和演变过程中三焦及其所属脏腑出现的水火失调、气化失常、气机郁滞的基本病理，以及由此而导致的外感、内生之湿热毒邪弥漫于上、中、下三焦所引起的临床证候，陈老首创"斡旋三焦"辨治慢性肾脏病之治疗法度。斡旋者，治理、调节之意。它包括了基于慢性肾脏病三焦证候的基本病机所制定的燮理水火、疏调气机、助推气化等治法内容，同时，又内含针对湿热毒邪弥漫于上、中、下三焦所采用的补泻同施、辛苦通降、分消走泄等治疗方法，从而成为慢性肾脏病中医辨证论治的重要方法之一。具体体现如下。

1. 膜性肾病（MN）

陈老将中医经典理论与现代微观病理认识紧密融合，制定了"益气活血化湿"之补泻同施治法，强调治脾肾气虚重在补脾以复中焦气化，从而收病下（焦）治中（焦）、土封肾藏之效；治湿热当取分消走泄之法，以渗湿于热下，从而获湿去热孤、孤热易除之功；同时配合活血化瘀法，除微络之癥瘕、复血脉之畅通。诸法兼施确能破解 MN 之大量蛋白尿、严重低蛋白血症、顽固性高凝高黏状态等临床难题。在此理论指导下，形成参芪膜肾方、黑料豆经验方等专方，临床疗效十分显著，研究成果得到国际认可，确立了中医药在治疗难治性肾病中的重要地位。

2. IgA 肾病（IgAN）

陈老高度凝炼 IgAN 的中医发病病机，认为三焦及其所隶属脏腑的水火失调参与 IgAN 发生和发展全过程，其病机变化遵循早期上、中二焦脾肺气虚，渐至气伤及阴之气阴两虚；病深者入下焦，导致肝肾阴虚，终至阴伤及阳而表现为脾肾阳虚或阴阳两虚的发展规律。除本虚证外，风热客于上焦，湿热蕴于中焦、阻滞于下焦也是病机中标实证的重要内容。鉴此，首创"疏利三焦"之法，形成肾平方、肾安方等系列专方，显著提高临床疗效。

3. 糖尿病肾病（DN）

陈老结合中西医 DN 发病机制，率先提出分期论治 DN 的诊治理念，以三焦水火失调为 DN 核心病机，以"始上焦，终下焦"为 DN 病机传变规律。早期病位在上焦，病机表现为水亏火旺，阴虚热炽，治疗重在清利上焦，重用清热养阴；中、晚期病位在中、下焦，病机表现为上焦证久延不愈，累及中、下二焦，导致脾肾气虚或阳虚，治当调和中、下二焦，尤需温补脾肾；益气活血贯穿始终。在此基础上开发了特色鲜明的系列方药——黄芪牛蒡子葛根系列方。研究成果为开发防治早中期糖尿病肾病、延缓中晚期糖尿病肾病进展的新型中药制剂奠定了坚实的基础。

二、临证经验

（一）补脾以复中焦气化，健脾益气、活血化湿以治膜性肾病

从 20 世纪 80 年代开始，陈老就致力于肾脏病理与中医辨证关系的研究，成功地将肾脏病理诊断引入中医辨证论治中，在国内率先提出"膜性肾病肾小球基膜上皮细胞下弥漫的免疫复合物沉着当属中医理论中湿热胶着成瘀"的创新思维，并结合"诸水肿满皆属于脾""土为水之制""湿易困脾"等中医经典理论，提出了以益气活血化湿法为主治疗膜性肾病的创新理念。陈老先后以小样本临床研究、动物实验及 170 例长随访的临床观察证实该方案临床可重复性强、疗效巩固持久。

在此基础上，陈老获得国家"十一五"科技支撑项目的资助，联合多家医院开展参芪膜肾颗粒治疗膜性肾病的随机、对照、多中心临床研究。治疗组（给予参芪膜肾颗粒）和对照组（给予激素加环磷酰胺方案）各 95 例，完成 48 周的治疗。研究结果证明，参芪膜肾颗粒与西药经典治疗方案一年的疗效相当，但具有不良反应小、可改善肾功能的优势。该成果发表于美国肾脏病杂志（AJKD，2013，IF 5.294），这是国内首篇在国际肾病权威杂志发表的中药复方治疗慢性肾脏病的临床研究报告，具有划时代的深远意义，为中医药治疗难治性肾病获得国际认可作出了重大贡献。

（二）"疏利三焦"诊治 IgA 肾病

陈老首创"疏利三焦"法辨治中重症 IgA 肾病，她提出 IgAN 病变机制总关上、中、下三焦功能紊乱，上下、内外邪毒弥漫，正邪、虚实交错混杂；治当调和各方、转利枢机、燮理水火、平衡阴阳，方可化解僵局，拨乱反正，以归正途。是以创造性地提出"疏利三焦"之理论——根据疾病的不同时期分别施以补泻同施、辛散凉清、辛开苦降、分消走泄等标本兼治之法。创立系列专方，通过多项临床研究，累计观察 IgA 肾病病人 858 例，显著提高临床疗效，为促进中重症 IgA 肾病的新药开发奠定了坚实的基础。临床研究证实中西医结合治疗（陈氏系列方联合激素及免疫抑制剂）对于肾脏病理表现为活动性病变及慢性病变的 IgAN 病人均具有疗效；对于西药无法干预治疗的重症型 IgAN 病人，单纯中药（陈氏系列方）辨证治疗临床治疗总有效率仍有 60.7%。

（三）"早期宜清热化湿活血，晚期宜健脾补肾泄浊"诊治新月体性肾炎

陈老认为，该病的病因在于在正虚的基础上，风、湿、热、毒等外邪由口或皮毛侵入人体，首先犯肺，继而直中脾肾，导致肺、脾、肾三脏气化失调。肺失通调，水道不利，泛溢肌肤，则颜面或全身水肿；热毒炽盛，窒阻气机，伤及血络，则出现尿血、咯血。中医学认为"客风易散，湿热难除"，湿热内停，困阻脾肾阳气，二者互为因果，致使病情进展；浊毒内蕴、留恋不去、停留三焦，进一步损伤脾肾阳气，升降开合失司、清浊不分，出现水湿内停，水肿不消或加重。该病进展快速，细胞增生明显，产生较多细胞因子、炎症因子如肿瘤坏死因子、白介素 –2 等，同时在新月体性肾炎早中期往往应用大剂量糖皮质激素治疗，存在湿热因素，病情突出表现为进展快，舌红苔黄腻、脉滑数表现为湿热。据此临床辨证可辨为湿热交阻，兼夹瘀血。在疾病晚期，因湿邪损伤阳气，病人也可出现脾肾阳虚、浊毒内滞的表现。

陈老认为新月体性肾炎的治疗应根据其症状、病程，分阶段辨证治疗，早期应配合大剂量糖皮质激素的使用，用药宜用大量的清热之品如紫花地丁、白花蛇舌草、忍冬藤、紫花地丁等，同时宜用适量的活血药如赤芍、生地、丹参、制大黄等，如苔黄腻者可加藿香、槟榔、木瓜等，可加些顾护正气之品如黄精、党参等。而在新月体性肾炎的中晚期则应以健脾补肾泄浊为治疗原则，用药多为黄芪、当归、黄精、杜仲、枸杞子、白术、党参、茯苓、葛根、川芎、丹参、制大黄、六月雪等。

（四）倡导分期论治，创建特色方药诊治糖尿病肾病

陈老参合糖尿病肾病中、西医病理机转，认为糖尿病肾病早中期属水亏火旺、阴虚热炽，兼夹血瘀；病变至Ⅳ期、Ⅴ期则转为脾肾阳虚、瘀阻脉络。陈老率先提出 DN 当以分期论治："早期重在清热养阴，重在清利上焦；中晚期尤需温补脾肾；益气活血贯穿始终"。并在前人应用单味黄芪或牛蒡子治疗 DN 的经验基础上，创造性地将两药合用，确立了特色鲜明的系列方药——黄芪牛蒡子葛根系列方。

（1）系列方之黄芪牛蒡子合剂　黄芪、牛蒡子治疗糖尿病及糖尿病肾病见有个案报道，但将二者合而为剂、配伍使用确属首创。两药合用，一阴一阳，一补一清，相反相成，方小而力专，药轻然效宏，共奏健脾益气、清热养阴之效。对 DN，尤其是早中期的肺脾燥热、气阴亏耗所出现的各种症状有良好的治疗作用。系列研究证实，该合剂能够显著减少Ⅲ期、Ⅳ

陈以平

期 DN 病人的 24 小时 UTP；动物实验证实该合剂通过抗氧化应激的机制，延缓了糖尿病肾病的发展。黄芪牛蒡子方之配伍规律探索：通过正交试验发现，病程早期以牛蒡子高剂量为主的配伍组合对改善糖脂代谢的作用较好；中晚期时二药配伍在减少 24 小时 UTP 及系膜基质积聚方面随黄芪剂量的增加而作用明显。研究结果从药证相应的角度验证了 DN "早期阴虚内热炽盛治宜清热养阴，晚期脾肾阳气俱虚治当温补为要"的指导理念。

（2）系列方之陈氏糖肾方　该方是用治中晚期 DN 的主要方剂。根据 DN 分期论治理论，Ⅳ期至Ⅴ期当治以温补脾肾、益气活血之法。故而方中重用黄芪力专补气；黄精、灵芝、山茱萸等滋肾补精；葛根升清，引诸药畅行；牛蒡子疏散郁热、解毒消肿；桂枝、附子温肾壮阳，助气化以行血脉；对于阳虚水泛重症，更喜用鹿角片或鹿角胶以壮肾阳、益精血。通过前瞻性队列研究发现，陈氏糖肾方联合西医常规治疗可明显降低病人尿蛋白定量、改善肾功能、提高血浆白蛋白水平，上述作用均优于单纯西医常规治疗。该项研究结果提示中医药在中晚期 DN 治疗中亦可以发挥重要作用。

（五）中西医结合序贯疗法，治疗儿童肾病综合征

陈老多年来治疗激素依赖／频繁复发儿童肾病综合征，认为脾肾两虚、湿瘀交阻是其久病不愈之核心病机，治当健脾益肾、活血化湿，方用六味地黄丸合四君子汤加减化裁。在激素用量较大时予以自拟"陈氏儿童肾病Ⅰ号方"以滋阴健脾补肾；长期、大剂量使用激素导致血清皮质醇水平降低，如在此时撤减激素，必将导致蛋白尿反跳或复发，因此陈老提出必须在提升血皮质醇水平的前提下才能减量或停服激素，此时改用温补肾阳之"陈氏儿童肾病Ⅱ号方"，促进血皮质醇水平的提高，当血皮质醇恢复正常后就能顺利撤减激素，从而极大改善了此类患儿的预后。

通过回顾性分析、自身前后对照研究显示，陈氏儿童肾病方可减少复发危险，减少复发时的激素用量以及减少免疫抑制剂的使用。儿童肾病综合征激素治疗同时加用中药的目的，一方面是减轻激素的不良反应，一方面是纠正或减轻病人的免疫失衡状态，从而使撤减激素过程中不易复发，达到长期缓解的目的。在患儿达到长期缓解后，为防止复发，予"陈氏儿童肾病膏方"治疗，每年服用一料，可明显稳定病情，减少复发。发作期中药联合激素治疗，稳定期膏方预防，此即中药序贯疗法。

（六）率先应用冬虫夏草治疗慢性肾衰竭，开创蝉花治肾新用途

冬虫夏草于清代见载于本草书，获得许多医家的重视，认为其可治"诸虚百损"，但首次将冬虫夏草明确用于"慢性肾衰竭"属陈老首创。陈老带领团队自 1981 年开始使用冬虫夏草治疗"尿毒症"，研究成果于 1984 年发表。此后先后开展了 241 例临床研究，证实其有效性，由此奠定了冬虫夏草在治疗慢性肾脏病领域的重要地位。并通过动物实验证实，冬虫夏草制剂延缓慢性肾衰竭进展的机制可能与降低中分子物质、纠正脂质代谢紊乱、改善贫血有关。

金蝉花最早见于南北朝时期的《雷公炮炙论》，然考历代古籍，未见有治疗水肿、癃闭、关格等类似西医学肾系疾病之记载。陈老根据其生长性质及药理成分均与冬虫夏草相似的特性，"蝉花治肾"的科学设想应运而生。她带领团队展开了系统的临床与基础研究，研究结果证实金蝉花改善肾功能、延缓肾衰竭进展的作用与冬虫夏草相当，从此开辟了蝉花药用新领域——慢性肾脏病的防治，为我国现代中医药和保健食品的开发，提供了新的重要原料。在此基础上，开发了以金蝉花为主药的金蝉补肾方，用于治疗 CIN，通过临床观察发现，金蝉

补肾方能有效提高病人尿渗透压、升高血红蛋白水平、改善肾功能，具有延缓肾脏纤维化之功效。金蝉补肾胶囊已经获得新药转让证书。

应用天然蝉花治疗慢性肾脏病取得了良好的临床疗效，为缩短蝉花生产周期，扩大药物来源，研发其人工替代品是势在必行。通过系列实验研究，证实了人工培养蝉花菌丝在改善肾衰竭大鼠肾功能、减缓肾纤维化进程等方面与天然蝉花作用相似；筛选出人工蝉花菌丝的最佳培养方式——固体培养蝉花菌丝优于液体培养蝉花菌丝；初步确定了人工蝉花菌丝中蝉花菌丝总提物、蝉花菌丝乙酸乙酯部位、蝉花麦角甾醇过氧化物等为其有效部位与组分；揭示了蝉花菌丝延缓肾脏纤维化进展的作用机制可能与减少肾组织内细胞外基质成分堆积，下调 TGF-β_1、CTGF 蛋白及其 mRNA 的表达，以及调节肾组织中 uPA/PAI-1 蛋白及 mRNA 的表达紊乱有关。

（王琳　张先闻整理）

陈以平

邵朝弟

邵朝弟（1937—2020），毕业于湖北中医药大学。二级教授，全国名老中医药专家学术经验继承工作指导老师，优秀中医临床人才指导老师，名医传承工作室指导老师，湖北省首届中医名师。多次获湖北省"群众满意的医务人员"、武汉市"我心目中的好医生"等荣誉称号。曾任中华中医药学会肾病分会副主任委员、湖北省中医药学会肾病分会主任委员。主持科研课题17项，获省部级科技进步二、三等奖7项。

一、学术特点

（一）谨察阴阳所在而调之，以肾阴为化源

对各种慢性肾脏病的发病机制，邵老依据"邪之所凑，其气必虚"的理论，指出正虚是肾病发生的根本原因，外邪侵袭是发病的诱发因素，而阴阳失衡是疾病发生发展过程中的重要环节。邵老强调在调节阴阳平衡过程中，除了注意扶阳气，亦要兼顾固护阴血。正如张景岳所谓："人知气化为精，而不知精化为气也。"其病之本在脾肾，湿、浊、瘀、毒等为标，在病情演变过程中，多种原因均可导致津液耗损、营血亏虚，甚至肾阴（精）受损。如病初表现虽责之脾肾阳虚，然日久必损及阴，而致营阴亏虚；或湿、浊、瘀、毒郁久化热，日久伤津，以致津液耗损、营阴亏虚；或病程反复难愈，久病致虚，阴阳俱虚，乃至出现阳脱阴竭之候。

肾脏疾病的病程中，虽然阳虚生水湿，应当扶阳气，但在病程中，虽发病之初，阴虚者少，而阳虚导致阴虚，或治疗不当损伤阴液，病之后期出现阴阳两虚，甚至阳脱阴竭之候，临床并不少见。

邵老认为肾脏疾病阴虚之病因主要有以下几个方面。①体质：因禀赋不足或后天失调，以致机体处于阴血偏虚的状态，病水之后，固然有水湿内盛的某些证候，其阴虚的脉症，必然从不同程度上反映出来。②受邪：外感六淫中以风、暑、燥、热（火）最易伤人阴液。清代石寿棠在《医原》中论到："邪气伤人，因人而化，阴虚体质最易化燥……湿亦化为燥。"③劳伤：《内经》认为"生病起于过用"。《丹溪心法》明确指出"房劳致虚，脾土之阴受伤，转运之官失职……遂成胀满"。劳欲太过，伤阴伤精，尤为重要。④情志：情志活动是脏腑气血功能的外在表现，太过则伤及脏腑精气阴阳气血。⑤饮食：饮食偏嗜，饥饱失时，水谷摄入减少，可致脏腑气血亏虚，阴液（精）的化生不足。⑥药物：糖皮质激素为"纯阳"之药，易助阳生热；抗生素为苦寒之品，易化燥伤阴；过用渗利小便之剂，损伤阴液；妄投温补之剂，导致阴虚。⑦流失：肾病病人，肾之封藏失司，长期蛋白尿、血尿，精微物质流失，必然导致肾精不足。⑧失治与转化：素体阳虚病水，必然是阳虚阴盛，当予温药，以其邪去正复，如久用过用温燥之品，则易伤阴；发汗、利尿、攻下三法，若失其度，阴液耗伤，出现阴虚。同时，阳虚到一定程度，常损及阴液（阴精），而致阴虚。

邵老亦阐述了肾脏疾病阴虚之机制。①阳损及阴：阳与阴在生理上相互滋生、相互转化，

在病理上相互影响。若阳气虚弱，阴寒之气内盛，脏腑气化失调，肾失温化开合，则水谷代谢障碍，产生水湿浊邪，潴留体内而病水。日久不愈，阴液（精）的生成不足，必然向阴虚转化。肾脏疾病的后期常见面色萎黄，头晕心慌，腰膝酸软疼痛，舌淡少苔或无苔，脉沉细数，或遗精，以及经少经闭等阴血亏虚之象，甚则从小便短少到点滴不通之候等，是阳损及阴病理变化的结果。②阴虚及气：肾精可以转化为气，为人体元气之根，精盈则气盛，脏腑得到精血的滋养；如肾阴（精）虚弱，无以化气主水，开合失度，可致小便不利，积成水肿。利小便为常规治疗，或温肾利水，或健脾利水，则肿消，日后复肿如前，或愈治愈甚。究其原因，如温肾阳过度，必损肾阴；如温脾阳过度，必耗胃阴；利水之品，阴伤更甚，肾气更损。阴虚无以化气，气虚无以行水，形成顽固性水肿。邵老指出在肾脏疾病发展的不同阶段，其阴液（精）的虚损变化，表现出一定的层次性，即阶段性，有营血受损者，有肾阴（精）亏损者，甚至阳脱阴竭、难以挽救者，说明肾病在发生、发展变化的不同阶段，"阴虚"是辨证中的重要环节，以肾阴为化源。

（二）百病皆由脾胃衰而生，以脾胃升降出入为枢纽

邵老认为慢性肾脏病虽病本在肾，但脾胃与肾密切相关，"百病皆由脾胃衰而生也"，尤以脾胃升降出入为枢纽。机体新陈代谢和生命活动主要靠气机的升、降、出、入来维持。《素问·六微旨大论》谓："出入废则神机化灭，升降息则气立孤危。故非出入，则无以生长壮老已；非升降，则无以生长化收藏。是以升降出入，无器不有。"脾胃居于中焦，为气机升降出入之枢纽。脾胃脏腑升降相因、纳运相合、燥湿相济，营养物质得以运化吸收、脏腑得以滋养调和，则机体抵抗力增强，不易受外邪侵袭。脾体阴而用阳，主健运升清；胃体阳而用阴，主受纳降浊。脾升胃降是一个有机的统一体，二者必须协调统一，方能促进清升浊降，人体脏腑、经络等才能各自发挥其作用。

邵老认为慢性肾脏病发病机制是升降出入失常，水湿、浊毒潴留，即清阳不升、浊阴不能出下窍所致。病机多属本虚标实，病本为肾阳虚衰，不能温煦脾阳，而致脾肾俱虚，终至清阳不升；随着病情进展，产生湿浊、溺毒等病理产物，进一步影响脾胃之升降，即由脾及胃。以胃失和降，出现脘腹饱胀、纳呆便溏、恶心呕吐等症状；湿浊、浊毒困脾，则脾不升清、胃不降浊，清浊混杂，浊阴上逆，而见神疲乏力、食少便溏、恶心呕吐、口中尿臭、身重水肿；清浊升降颠倒，浊邪壅滞三焦，水道闭阻，浊毒不能排出体外，导致出入代谢障碍，血中尿素、肌酐和尿酸等水平升高；脾失健运，升降失常，则水液泛滥而为水肿；清气不升，精微不固而下泄，成尿蛋白；水谷精微不足，日久气血生化无源，则出现贫血。由此可见脾胃升降功能失调与慢性肾脏病密切相关，故调理脾胃升降出入尤为重要。治疗上常采用健运脾胃、斡旋中焦，以调理升降之机；通腑降浊，以加快有毒物质排泄，使病人血肌酐、尿素下降。

（三）久病入络，以气血调和为枢机

慢性肾脏病病程缠绵，久病入络，在疾病的发生发展过程中瘀血是主要的病理产物之一，并影响疾病的进展与转归。邵老认为慢性肾脏病瘀血的产生有因实与因虚之别，实有气滞、湿热致瘀，虚有气虚、血虚、阴虚、阳虚致瘀。

（1）因实致瘀 ①气滞血瘀：因气为血帅，气行则血行，如气机不利，血行不畅，则导致瘀血的产生；血溢脉外，不循常道，形成瘀血；反之瘀血亦可阻滞气机，络脉瘀阻，出现

"瘀血不去，新血不生"，导致新的瘀血产生。②湿热致瘀：水湿之邪，阻遏气机，气行不畅而成血瘀；水湿困阻脉络，络脉不利，血行不畅，可导致瘀血；另湿热伤津耗气，伤津则血黏凝滞，气耗则血行不畅，亦可导致瘀血产生。

（2）因虚致瘀　①气虚致瘀：元气亏虚，血运无力，则血行缓慢，停留而瘀。②阳虚致瘀：肾阳不足，虚寒内生，寒凝气滞，瘀血内生；或阳虚水湿内停，阻遏气机，导致瘀血。③阴血亏虚致瘀：肾病日久，血虚则血液黏滞，肾络失养，导致瘀血的产生；阴虚则热，血受热则煎熬成块，血行不畅，瘀血乃生。

邵老认为瘀血既是病理产物又是致病因素：肾病可以导致瘀血的形成，瘀血又可使肾病加重或缠绵难愈。另外，瘀血常与湿热、痰浊等并见，使疾病表现复杂，病势缠绵。临证时瘀血须分有形与无形之别，有形之瘀临证可见面色黧黑或晦暗，肌肤甲错，四肢麻木，腰痛固定或呈刺痛，或腰痛静则加重动则减轻，舌质紫暗或有瘀斑、瘀点，脉细涩；无形之瘀包括病久不愈者，即"久病必瘀"。因气为百病之长，血为百病之始，气滞血瘀是疾病发生的重要因素，故气血调和对于慢性肾脏病的进展十分重要。

二、临证经验

（一）养阴八法治疗慢性肾脏病

邵老认为阴虚可致水肿、血尿、蛋白尿。病人先天禀赋不足或饮食不节、劳倦内伤，又复感外邪，致肾阴亏虚，肾阴虚致三焦气化功能失常、开阖失司，水液不能循行其道，泛溢周身而发水肿；《医学入门》说："肾纳气，收血，化精，为封藏之本"，肾精亏虚，则封藏失职、固摄无力，精血不循其道，溢于脉外，渗于水道，而成尿血与蛋白尿；腰为肾之府，有诸内必形诸外，肾精亏虚在外则表现腰痛是也。

邵老临证时常运用以下八种养阴之法治疗慢性肾脏病。①养阴利水法：常用猪苓汤加减。常用药物：阿胶、生地、山药、女贞子、麦冬、茯苓、泽泻、旱莲草、车前子、白茅根、滑石、白芍等。猪苓汤可用于水热互结而阴伤的肾炎、肾结核、肾盂肾炎、肾结石、肾积水等病。②滋补肝肾法：常用杞菊地黄丸、麦味地黄丸、二至丸、一贯煎等加减。常用药物：枸杞子、山茱萸、地黄、女贞子、旱莲草、龟甲、何首乌、白芍、木瓜、沙参、麦冬等。③滋养肾阴法：常用六味地黄丸、左归丸、左归饮、知柏地黄丸、大补阴丸等加减。常用药物：地黄、山茱萸、枸杞子、女贞子、旱莲草、龟甲、玄参、鳖甲、五味子等。④滋阴清热法：常用知柏地黄汤、大补元煎合银翘散、五味消毒饮或龙胆泻肝汤等加减。常用药物：生地、山茱萸、山药、茯苓、牡丹皮、泽泻、知母、黄柏、金银花、连翘、黄芩、赤芍、白芍、野菊花、玄参、枸杞子、龟甲、旱莲草、白花蛇舌草等。在多种免疫介导的慢性肾脏病，因长期、大剂量皮质激素治疗，常会出现颜面潮红、多汗、兴奋、五心烦热、失眠、多毛、痤疮等，即为阴虚火旺现象，采用知柏地黄汤滋阴清热，以减轻其阴虚火旺之症状。⑤滋肾固精法：常用金锁固精丸、封髓丹等加减。常用药物：金樱子、菟丝子、山茱萸、枸杞子、女贞子、莲子、莲须、芡实、白蒺藜等。金锁固精丸，原本于肾虚精关不固所致遗精、滑精所设，此处借以补益肾精、固摄精微，治疗肾气不固之尿蛋白、尿血。对肾小管间质病变或肾小球病变波及肾小管间质，而致浓缩功能减退出现多尿，特别是夜尿量多者，也常选用该法，或在辨证方中酌加滋肾固精之品。以大量金樱子及菟丝子、怀山药等治疗多尿，每可获效。也可配合生黄芪、党参、炒白术等补气健脾、固摄精微。在滋阴补肾的基础上加用莲子、芡实等固肾，莲须、龙骨、牡蛎等涩精。⑥滋肾潜阳法：常用杞菊地黄丸、大定风珠、镇肝息风汤、羚角钩藤汤等加减。常用药物：钩藤、白芍、地黄、枸杞子、何首乌、菊花、天冬、桑叶、白蒺藜、龟甲、鳖甲、珍珠母、石决明、龙骨、牡蛎等。⑦益气养阴法：常用生脉散、参芪地黄汤、七味都气丸。常用药物：人参、西洋参、太子参、沙参、黄芪、怀山药、麦冬、生地、玉竹、枸杞子、山茱萸、五味子等。临床上，有的病人气阴两虚偏气虚为多，有的偏阴虚为多，也有二者大致相等，这些都要辨别清楚，在选方用药上也因之有所差别。⑧阴阳双补法：常用金匮肾气丸、地黄饮子、二仙汤、补天大造丸等加减。常用药物：熟地黄、枸杞子、女贞子、山茱萸、五味子、何首乌、麦冬、当归、附子、肉桂、淫羊藿、仙茅、补骨脂、杜仲、巴戟天、菟丝子、鹿角胶等。

邵老临证时重视滋补阴精，认为虽或有阴虚不显之候者，补阴可预防疾病伤阴的发展，补阴亦为补阳，乃"阴中求阳，阳中求阴"之理。清利湿热时亦加入滋阴之品，以免"热未清，先伤阴"。补阳药中邵老一般不主张使用附子等辛燥有毒之品，认为附子温里祛寒效佳，然补肾之性不足，而且有小毒，邵老习用淫羊藿、巴戟天、补骨脂等辛温之品，温而不燥，补而不腻。

（二）从脾胃论治慢性肾脏病

邵老认为慢性肾衰竭主要是肾病及脾，或脾肾同病，其本在肾，但与脾胃关系密切。慢性肾衰竭病人肾气衰败、命门火衰，脾阳不能得到温煦，复加湿、浊、毒、瘀停聚中焦、壅滞三焦，脾胃之气损伤更甚，脾运胃纳功能失司、升清降浊失常，水液及精微不能转输，谷不生精、气血生化乏源而致气血阴阳俱虚，诸脏失养，变证丛生。此时，欲补肾虚，益气之品容易壅塞气机，养阴之药则滋腻碍胃，多虚不受补，故调理脾胃对于慢性肾衰竭的治疗有着重要的意义。在补肾的同时加以健脾益气、调理脾胃之品可使纳化常、出入调、清气升、浊者降，湿浊得以运化，生化有源，精微化而气血生，阴精内藏，此更有利于助肾之气化能力。慢性肾衰竭总的治则为补虚泻实，然而补则有闭门留寇之嫌，泻则有损伤正气之虞，因此，在攻补兼施的同时，邵老强调调理脾胃，升降之枢得复，气机调畅，脾主升，胃主降，一升一降保持机体出入动态平衡，从而改善临床症状，提高消化吸收功能，促进有毒物质的排出。《灵枢·玉机真脏论》云："五脏者皆禀气于胃，胃者，五脏之本也。"说明胃气的强弱直接决定着疾病的转归，胃气之盛衰直接关系到人体的生命活动。另外，肾中精气亦有赖于水谷精微补充才能不断充足，因此，邵老在辨证论治的同时注重顾护胃气，常用健脾益气、和胃降逆、辛开苦降等法。

邵老常用草果知母汤加减辨治慢性肾衰竭。诸多医家认为，慢性肾衰竭病人脾肾虚衰与湿浊瘀滞常相兼出现。邵老指出，治疗时不能纯补脾肾，而要注重其气机升降，疏畅气机，以化湿浊，从而改善临床症状，促进有毒物质的排出，对缓解临床症状、延缓病程进展具有显著疗效。草果知母汤功可清浊化湿，协调脏腑气机，甚合其旨，临床可广泛应用于慢性肾衰竭治疗中。运用时，邵老在草果知母汤基础上去天花粉、乌梅、姜汁，并加茯苓，取其健脾淡渗利湿，助草果、知母调理脾之阴阳，并可利水渗湿；黄芩清热燥湿，既可助知母坚脾之阴，又可清热燥湿，使原方变得更适合于脾胃亏虚、湿热内阻之病机。邵老认为治疗慢性肾衰竭的关键是在扶助正气、健脾补肾的基础上祛湿泄浊，恢复脾胃气机转枢，使出入调、清气升、浊者降，湿浊得以运化，生化有源，精微化而气血生，阴精内藏，此更有利于助肾之气化能力。临证中见病人舌苔白厚，或黄白相兼而厚、满布舌面、干如积粉，或黏腻、舌质红赤者，即可考虑用此方。运用时也应注意祛湿泄浊之法当中病即止，使邪去正安，切不可太过，以防伤正。

（三）从瘀论治慢性肾脏病

邵老认为慢性肾脏病病程冗长，瘀血既是慢性肾脏病的病理产物，也是影响疾病进展的重要因素。因此，主张将活血化瘀法贯穿于慢性肾脏病治疗始终。邵老根据病因将其分为气虚血瘀、阴虚血瘀、阳虚血瘀、气滞血瘀、痰浊血瘀、湿热血瘀等证型。其中，阴虚血瘀、湿热血瘀两种证型尤为常见。

（1）阴虚血瘀证　多见于肾病综合征及其他肾脏疾病应用大剂量激素治疗后，或病人多嗜食辛辣肥甘、烟酒之物，热盛伤阴灼络，导致肾阴亏损，虚火伤络，阴虚生热与血瘀互结，使病情错综复杂。临床常见面色潮红，五心烦热，口干多饮，舌暗红有瘀点或瘀斑、苔薄黄、脉弦细。尿常规可见血尿或蛋白尿。治疗宜滋阴清热、活血化瘀，方用六味地黄丸、二至丸合小蓟饮子加减，药用生黄芪、生地黄、山药、女贞子、旱莲草、小蓟、滑石、淡竹叶、当归、牡丹皮、栀子、白茅根、甘草等。

（2）湿热血瘀证　湿热是慢性肾脏病的标实证之一，亦贯穿于慢性肾脏病始终，一般多见于病情迁延、反复不愈时期。湿郁化热，湿热胶着，黏滞难化，血行受阻而致瘀，临床常见水肿、蛋白尿、血尿。对偏于湿邪夹瘀者，邵老常选用三仁汤加活血祛瘀药，药如生薏苡仁、杏仁、白蔻仁、滑石、淡竹叶、厚朴、半夏、白通草、当归、川芎、泽兰、白茅根、甘草等；偏于热邪夹瘀者，常用八正散加活血化瘀药，药如瞿麦、萹蓄、蒲公英、滑石、栀子、车前子、大黄、丹参、赤芍、甘草等。

邵老临证时常根据病情灵活选用活血化瘀药，血瘀伴热象者予凉血活血之品，如生地黄、赤芍、牡丹皮；伴寒象者予川芎、红花、鸡血藤、淫羊藿温阳活血；气郁血瘀者，予郁金、延胡索行气开郁、活血止痛；伴血虚者，予当归、赤芍养血活血；伴水肿者予活血利水之品，如泽兰、益母草等；如血尿时选用牡丹皮、蒲黄、赤芍、地榆，既能活血祛瘀又能凉血止血；高血压或水肿常用益母草、牛膝、桑寄生、赤小豆等，既可活血通络，又可利水降压。紫癜性肾炎皮肤紫癜者，常用丹参、赤芍、牡丹皮、三七等活血止血之品，而破血之品慎用，要做到活血而不伤血、止血而不滞血。

（郭向东　王小琴整理）

郑 新

郑新（1925—），毕业于四川大学华西临床医学院。第二届国医大师，第三批全国老中医药专家学术经验继承工作指导老师。2010 年在重庆市中医院建立全国名老中医药专家传承郑新工作室，2014 年被中华医学会授予"终身成就奖"称号，2016 年聘为重庆市"首席医学专家"，2019 年获全国中医药杰出贡献奖。曾任《新医学文摘（卡片）》中医分册编委、《中医研究》首届编委及顾问等职，《中国中医急症》杂志创刊人之一。开展科研 26 项，获得科技成果奖 14 项。

一、学术特点

（一）肾病三因论

"肾病三因论"理论以肾脏病为纲，《黄帝内经》中医脏腑经典理论为基础，涵盖了与肾脏病密切相关的肺、脾之生理、病理、相互关系、辨证施治以及理、法、方、药等在内的一整套理论体系。为中医肾脏病领域的肺气虚、脾肾气虚、脾肾阳虚等证型的提出和治疗，提供了理论和临床依据。

（二）肾病多瘀论

郑老认为肾脏病在发生、发展、演变过程中皆可致瘀。"肾病多瘀论"是中医学"久病及肾""久病多瘀"在肾脏病领域中的发展，郑老认为瘀血不单是肾脏疾病的基本病因病机之一，而且是肾脏疾病持续发展、肾功能进行性减退的重要环节，而活血化瘀则是治疗肾脏疾病的重要手段。

（三）丰富和发展了温病卫气营血的理论

1. 创新了高热的"热毒学说"

它是对中医温病理论的发展和丰富，阐明、概括了高热的病因、病机、治则、转归、预后和发展过程，还研制出了"清气解毒针"等治疗各种感染性高热，收到良好疗效。

2. 开展了温热病防传杜变临床及机制研究

郑老等一批老专家针对内科热病属温热者，提出了"截断疗法"，提出退热是所有温病需予以重点处理的共同目标，是对温病辨治理论的新发展；针对"温病的截断疗法"还开发出了"解热灵""降热宝"等中药新药，在临床中得到了广泛应用。

3. 提出了"三关"（高热、伤阴、厥脱）学说

郑老等一批老专家将"三关"（高热、伤阴、厥脱）学说作为中医急症的突破口，三者之间关系密切，是很多急症的关键，抓住了这一环节，有利于中医急症的入手和升华。

（四）提出"益气养心"治疗休克、冠心病、心律不齐

郑老针对休克、冠心病、心律不齐，提出益气养心的治疗总则，突出了中医药治疗危重

疾病的优势。参麦针（参麦注射液）则由郑老等一批老专家首先研制开发，同时，还成功地研制出金槐冠心片，临床疗效显著。

二、临证经验

（一）从肺脾肾论治肾病

"肾病三因论"是以肾脏病为纲，中医脏腑经典理论为基础，涵盖了与肾脏病密切相关脏器肺、脾、肾之生理、病理、相互关系、辨证施治以及理、法、方、药等在内的一整套理论体系，是中医脏腑学解释肾脏病相关联系并用以指导临证诊疗的创新性中医理论学说，多年来，在指导肾脏的急慢性肾炎、肾病综合征、慢性肾衰竭等疾病的辨证施治中起到了良好的作用。郑老在长期的临床工作中发现，诸多肾脏疾病的发生与发展大多与肺、脾、肾三脏相关。它们或相互影响，或互为因果，或由此及彼，在疾病的演绎进程中起着至关重要作用。

1. 因肺

肺为华盖，主一身之气，外合皮毛，为水之上源。肺又为娇脏，易受六淫邪气侵袭。风为六淫邪气之首，多兼夹寒、湿、热、毒合而为患。表气虚则卫外不固，腠理疏松，风等邪气每易乘虚而袭。风寒外束，风热上受，均可导致肺气闭塞，气失宣畅，通调失司，水液不能敷布及下注于肾，水湿、湿浊更甚，水液运行逆乱，泛于肌肤乃成肤肿；风邪犯肺，肺气闭郁，治节失司，气机升降失调，水道通调不利，水精不能敷布，则精微与浊物下流膀胱发生蛋白尿；风热毒邪壅肺、入肾伤络，血不循常道故尿血。反之，慢性肾脏病病人由于长期大量的精微物质泄于体外，肾虚脾弱，精血耗伤，卫气不固，机体免疫功能下降，又可招致风寒湿热外邪的侵袭。因此须审证求因，分清标本、虚实，择其法而治之。郑老常采用益肺、宣肺、清肺、润肺四法治疗因肺所致的肾脏疾病。①益肺法：对于肺气亏虚，容易外感，导致肾病反复发作、加重、病情进展的病人，选用玉屏风散治疗，药用：黄芪、防风、白术。②宣肺法：对于已经感受外邪，出现肺失宣降的病人，郑老多选用宣肺祛邪法。如属外感风寒，则予辛温解表，多用荆防败毒散、参苏饮等；若是外感风热，多以银翘散。③清肺法：外感风热或风寒化热，病情进一步发展，以致热毒蕴肺，治宜清肺解毒，多用五味消毒饮。④润肺法：慢性肾脏病属肺肾阴虚者，经常出现反复咽干、咽痛、咽红，当属阴虚肺燥，多用自拟利咽汤：玄参、板蓝根、鱼腥草、蝉蜕、牛蒡子。

2. 因脾

中医学认为脾为后天之本，气血生化之源，主运化。脾虚，则运化失职，水湿不化沦为水肿；脾气亏虚，生化无源，中气下陷，致蛋白等精微物质下泄；脾虚，水湿不运，水湿、尿素氮、肌酐等浊毒内蕴，故有"诸湿肿满皆生于脾"之说；另风邪夹湿最易困遏脾阳，导致脾失健运，不能升清降浊，以致水液泛滥、湿瘀交阻。郑老认为脾为制水之脏，脾虚土不制水而反克。难治性肾病病程长，病根沉痼，病情反复发作，加之长期、大量使用激素和细胞毒药物，中药雷公藤、清热解毒药物都可影响脾胃功能，引起胃肠功能失调，胃炎、胃及十二指肠溃疡；脾失健运则水液泛滥而加重水肿；清气不升，精微下泄，加重蛋白尿。脾虚又有脾气虚和脾阳虚之分，表现又可以虚为主或虚实夹杂。其主要治法有：①脾虚气滞：治宜理气和中、健脾利湿，方选香砂六君子汤合五苓散加黄芪。②脾虚湿滞：治宜健脾燥湿、行气利水，方选胃苓汤加薏苡仁、怀山药、芡实、砂仁等。③脾胃虚寒：治以温中散寒、健脾利湿，方选理苓汤加吴茱萸、广木香、延胡索、台乌药等。④脾阳虚衰：治宜温阳健脾、行气利水，方选实脾饮合五苓散加砂仁、焦三仙、黄芪、党参等。

3. 因肾

肾主水，司开阖，主二便，主藏精。肾精充肾气足，气化得当，开阖有度，人体水液平衡得以维持。肾虚，肾不藏精则蛋白、精液等精微物质外泄；气滞寒凝、虚火扰肾都可以导致血不循经，产生尿血；肾阳亏虚，阳不化气，开阖失灵则水湿浊毒内停，造成水肿、尿素氮、肌酐、尿酸等代谢产物增高。①肾阴虚：治以滋阴降火、凉血止血。方选知柏地黄汤合二至丸加减，另加大小蓟、白茅根、阿胶、三七、大黄等。②肾阳虚：治以温肾益气。常用济生肾气丸加当归、黄芪、菟丝子、金樱子等；③肾阴阳两虚：治以阴阳双补。用济生肾气汤合补血汤，或大补元煎加二至丸、牡丹皮、菟丝子、金樱子、淫羊藿等。

（二）祛邪扶正并重

郑老在急、慢性肾炎及肾病综合征等疾病诊治过程中，常发现病人伴有咽喉肿痛或咳嗽等症状，且不少病例就因咽喉肿痛、咳嗽发病或使病情加重。深究其源，咽喉肿痛为外感邪毒经口鼻而入，结于咽喉所致；痰热咳嗽则为风热邪毒犯肺，热邪壅结所致。《内经》中对水肿的产生早有记载，认为与风、湿等外邪乘虚侵袭有关。《素问·水热穴论》说："勇而劳甚，则肾汗出，逢于风，内不得入于脏腑，外不得越于肌肤，客于六腑，行于皮里，传为跗肿，本之于肾名曰风水。"慢性肾脏病病人由于长期大量的精微物质泄于体外，肾虚脾弱，精血耗伤，卫气不固，抗体免疫功能下降，招致风寒湿热外邪的侵袭。外邪伤肾多见于急性肾炎和慢性肾炎、肾病综合征、肾衰竭合并感染等情况。外邪伤肾，终致肺脾肾三脏受损、水液代谢失调；而肺脾肾俱虚，卫外失固，更易复感风邪，而致病情反复，迁延难愈。因此，预防感染、控制感染又是防止其反复发作的前提。治病必求其本，正本方可清源。因此，郑老在肾脏病诊治过程中十分注重标本虚实。在临证中郑老每诊必看咽喉，必问有无咽喉不适或咳嗽，必听肺部有无病变。在辨证施治中又注重祛邪扶正并重。疏风清热解毒常选利咽汤、桑杏汤，常用的药物为玄参、蝉蜕、鱼腥草、板蓝根、蒲公英、黄芩、黄柏、射干、马勃等以增强疏风、清热解毒之功效。扶正固本则常用二至丸、归芪地黄汤或参芪地黄汤等临证化裁。并重并非无重点，郑老在思辨过程中，又常根据病人标本虚实的不同灵活变通，取得极好的治疗效果。

（三）活血化瘀贯全程

急、慢性肾脏病以蛋白尿、血尿、高血压、水肿以及肾功能损害为其主要临床表现特征。郑老在临证中发现病人在病变过程中时有血瘀发生，而血瘀又直接影响着肾脏病的发展变化。究其原因非虚即实：慢性肾脏病其病机多为本虚标实。本虚主要责之于肺、脾、肾三脏的功能虚损。肾虚则元气亏虚，无力推动血液，所谓"元气既虚，必不能达于血管，血管无气必停留而为瘀"，肾气亏虚，而气为血帅，气行则血行，气虚则血滞。中医"久病及肾""久病多瘀"是对于这种病理状态的最好概括。肾病脾肾阳虚者，可因寒从内生，寒凝经脉则涩滞不畅而成血瘀；若肾病病人阴亏水乏，相火偏亢，煎熬阴液，则血液凝聚，阻而成瘀。实邪致瘀则大多与湿密切相关。水湿为肾病的常见致病因素，由于湿性黏滞、重着，最易阻遏气机、妨碍血行，而成血瘀。

在临证中也可看到慢性肾脏病血瘀与水肿、蛋白尿、血尿及尿素氮、肌酐之关系。水肿与瘀血有互为因果关系，水肿日久，肾阳衰微、阳气虚损，鼓动无力，血行受阻，血为之瘀结；反之，瘀阻血脉，"血不利则为水"，加重水肿病情。慢性肾脏病之蛋白尿终守健脾补肾固摄之法往往难以消除，因血瘀肾络，精气不能流通，精微下注可形成蛋白尿。这种顽固性蛋白尿宜从瘀论治。慢性肾脏病之血尿，多为阴虚火旺迫血妄行、气虚不摄、血不归经所致，但也有血阻肾络、血不循经所致。这种顽固性血尿可从瘀而治。慢性肾脏病后期，部分病人肾功能差，表现为尿素氮、肌酐增高，所致之因多为湿热郁阻、瘀血阻络。用补益脾肾之法改善肾功能反助湿生热、闭门留寇，致尿素氮、肌酐难以降低；而清热利湿与活血化瘀并用，使邪有去路，肾功能可得到改善。在临床研究中发现活血化瘀药物可改善病人血液高凝状态，改善肾脏微循环，增加肾脏入球动脉和出球动脉的血液供应，对减少尿蛋白、改善肾功能有很好的疗效。西医学病理检查发现慢性肾炎的肾小球病理损害多为增生型、硬化型病损，肾小球有微血栓形成，微循环有明显淤血，也证明了血瘀存在的客观性。故郑老在辨证的基础上，常加用活血利水的益母草，养血行瘀之丹参、当归，温经活血之川芎、红花，破血通瘀之桃仁、姜黄、莪术、水蛭，清热活血之大黄，通络活血之全虫、地龙等；中成药制剂则用保肾康、丹参滴丸、川芎注射液等，其结果是法彰效显。

（四）衷中参西为我用

中医学博大精深、源远流长，但它也和其他自然科学一样，要发展才能生存，只有发展才能进步。对一个疾病的认识已经远远不只是停留在望、闻、问、切四诊所获得的信息上。郑老在吸取西医学科学知识，为我所用、为肾脏病的临床研究、治疗所用方面作了大量探索和许多有益的工作。比如：脾虚不能散精所造成的精微下泄在尿蛋白阳性中得到验证，而补益脾肾佐以活血化瘀可使尿蛋白明显降低或消失；部分表现为湿浊郁滞、瘀血阻络的慢性肾炎晚期病人，其尿素氮、肌酐多会增高而与湿浊内蕴相关，通过清利湿浊、活血化瘀，湿浊减轻，尿素氮、肌酐也随之降低。西医学认为慢性肾炎的肾脏以增生与变性为主，肾小球毛细血管内皮细胞增生，肾小球细胞亦增生，继而变性，转为纤维组织，与此同时，肾小管亦显著变性，肾小动脉出现闭塞性末梢动脉炎、动脉壁肌层增厚、小动脉硬化等。郑老认为这些变化都是围绕中医血液瘀滞所发生的病理改变。使用活血化瘀的药物减轻了肾脏反应性炎症，降低了肾小球毛细血管通透性，增强了肾小球排泄功能，改善了肾血流，对肾脏病变起到良好的恢复作用。

（熊维建整理）

赵玉庸

赵玉庸（1940—），享受国务院政府特殊津贴专家，河北省首届十二大名中医。曾兼任中华中医药学会理事、中华中医药学会内科专业委员会委员、中华中医药学会肾病专业委员会顾问、世界中医药学会联合会肾脏病专业委员会学术顾问、河北省中医药学会副会长、河北省中医药学会内科专业委员会主任委员、河北省中医肾病专业委员会主任委员。全国第二、三、四、五批老中医药专家学术经验继承工作指导教师，并荣获中华中医药学会首届中医药传承特别贡献奖。

一、学术特点

（一）提出慢性肾脏病"肾络瘀阻"共有病机学说，倡导"通肾络"治法贯穿疾病始终

慢性肾脏病病程长，病情复杂，不同阶段病性、病位不同，但其发病、发展及演变有一定的规律。赵玉庸教授在多年临证经验的基础上，提出"肾络瘀阻"为慢性肾脏病的共有病机观点，疏通"肾络"为治疗关键，倡导"通肾络"治法贯穿疾病始终。

络脉是内外之邪侵袭的通路与途径，邪气犯络或久病入络，损伤络脉，可出现血行不畅、络脉失养及气滞、湿阻、痰结、热毒蕴结等病理变化，肾络细小，且全身气血皆流经肾络，极易导致"肾络瘀阻"，可阻碍全身气化功能，进一步则可以导致肾体受损、肾用失司，出现肾脏主藏精、主水、主气化等一系列功能的失调，脏腑相关，进而可出现肺、脾、肝、膀胱等功能失常。所以，"肾络瘀阻"在慢性肾脏病发病、发展及演变起着重要作用，为多种肾脏疾病发生、发展、转归必经途径，"肾络瘀阻"可视为慢性肾脏病共有病机。

"肾络瘀阻"不仅指瘀血阻络，还应包含气滞、津凝、痰结、湿热、浊毒等病邪蕴结。而瘀血阻络是"肾络瘀阻"的病变核心，正虚、气滞、湿浊毒邪等多种因素可形成瘀血，瘀血也可致虚、酿生湿浊毒邪等病理产物，互为因果，共同致病。瘀血成因有：①虚可致瘀。气为血之帅，正气不足，气虚推动无力，血行不畅而瘀滞。正如《读医随笔·虚实补泻论》谓："叶天士谓久病必治络，病久气血推行不利，血络之中必有瘀凝……"。②气滞可致瘀。气为血之帅，气行则血行，气滞无以推动血液运行，而致血瘀。《直指附遗方论》谓："气有一息之不运，则血有一息之不行。"③湿可致瘀。水湿泛滥，气机阻滞，水道运行不利，血行缓而成瘀，如《血证论》有"病水者未尝不病血"之说。④湿浊毒邪入络，与血相搏，血液因邪毒蕴遏滞而为瘀；毒邪耗气，气虚血瘀，以致毒瘀互结，瘀毒阻络，气血运行不畅而成瘀。此外，阳虚寒凝、热盛津亏也可致瘀。

赵老应用"肾络瘀阻"共有病机学说指导慢性肾脏病的中医临床实践，提示我们在益气、活血、祛湿、清热等常规治法基础上，重视化瘀通络类药的应用，以虫类药为主，形成了通肾络经验方"芪苓通络方"，由黄芪、云茯苓、焦白术、土茯苓、蝉蜕、僵蚕、地龙、龟甲、乌梢蛇、灯盏花、翻白草、金雀根等药组成。临床用于慢性肾脏病，其中以慢性肾小球肾炎、

肾病综合征最为常用，肾活检表现为微小病变、系膜增生性肾小球肾炎、膜性肾病、局灶节段性肾小球硬化、IgA 肾病等均可使用，此外临床上治疗糖尿病肾病、狼疮性肾炎、紫癜性肾炎等亦有满意的效果。

（二）大方复治，攻补兼施

慢性肾脏病病因不外内外两因，外因有风、寒、湿、热、疮毒等不同，内因有内伤七情、饮食失调、妊娠劳伤、房劳伤肾等因素。外因常是发病与复发的主要因素，内因则为导致脏腑功能失调、正气亏虚的基础。脏腑虚损，邪气乘虚内侵，发为本病，且外因常通过内因起作用。故慢性肾脏病多为本虚标实之证。本虚不外气血阴阳的亏虚，病变以脾肾为主，可伴有肺、肝、膀胱、三焦等脏腑功能失常；标实不外气血津液的病变，常以湿浊毒邪、瘀血为主，兼夹水邪、湿热、气滞、痰凝、外邪等病理因素。本虚和标实相互影响，互为因果，共同致病，循环往复，导致慢性肾脏病缠绵难愈，不断进展。不同病理阶段标本虚实、轻重缓急不同，往往气血水同病、寒热并见、虚实夹杂，加之其病邪深痼，单一治法或小方难以奏效。肾病的诊治应处理好本虚证与标实证的关系，在全面兼顾的基础上突出重点，把握治疗关键。故赵老临床遣方用药常集数法于一方，熔攻补于一炉，气血水同治、寒热兼施、通补结合，健脾、益肺、补肾、益气、补血、利水、祛湿、活血、清热、温阳、通腑、和胃等治法有机组合。

（三）扶正培本，尤重后天

慢性肾脏病主病之脏在肾，肾为先天之本，为人体元阴元阳之所在，肾为水脏，具有主持水液的功能；若肾不主水，水液泛溢肌肤而生水肿；肾失开阖，肾关不开，则浊毒内蕴，血肌酐、尿素氮等毒素潴留体内；肾关不阖，则精微物质不固，随小便出而成蛋白尿。所以，临床治疗法当以固本培元、固护肾元为主，但赵老临床用药常重健脾轻补肾，赵老认为肾病必累及脾，往往脾肾同病。脾为后天之本，脾与肾生理上相互资助、相互充养，病理上相互影响、互为因果。若脾失健运，水液不循常道，则出现水肿；脾失升清，机体精微物质下泄，出现蛋白尿；脾虚失运，水湿内停，久蕴亦可成浊成毒，脾虚运化失职，水谷精微不能正常吸收输布，气血生化乏源，浊毒不化，致使贫血和营养不良等症状加重，机体免疫功能下降，极易感受外邪而使病情加重。

肾脏亏虚有虚、损、劳、衰之别，肾病到了肾衰阶段，肾之真脏元气已衰，肾体受损，肾用失司。培补肾元已不能恢复肾之体用，补肾如妄用滋腻可壅滞气机，过用温补易耗液伤津，应少用生熟地、阿胶、鹿角胶、附子、肉桂、仙茅、淫羊藿、巴戟天等滋阴温阳峻补之品，常用杜仲、桑寄生、川续断、菟丝子等性平质和之品。基于补后天养先天的思路，多用黄芪、茯苓、焦白术、猪苓、炒山药、当归等健脾利水、益气生血之品，使脾运得健，气血生化有源，后天得充，则先天得养。肾衰阶段如出现呕恶，采用二陈汤、砂仁、晚蚕沙、炒枳壳、熟大黄、乌贼骨等药，上和胃降逆、下通腑泄浊，使胃气得降、腑气以通，改善纳差、呕恶、大便不通等胃肠症状。脾胃同治，可使清升浊降，一则有益于补气生血，二则有助于湿浊毒邪的祛除，减轻浊毒害肾。

二、临证经验

（一）健脾补肾、化瘀通络法治疗膜性肾病

赵老基于"肾络瘀阻"病机学说，以健脾补肾、化瘀通络为基本治法，选用通肾络经验方"芪苓通络方"为主方加减治疗膜性肾病。方中以黄芪、云茯苓、焦白术健脾益气，意在使后天运化有权。土茯苓甘、淡、平，有解毒、除湿之功，《本草正义》中言土茯苓可以利湿祛热，能入络，搜剔湿热之蕴毒，渗利下导为务，深入百络，故可清肾络中湿热瘀毒，更助健脾通络之力。蝉蜕、僵蚕、地龙、龟甲、乌梢蛇等血肉有情之品，滋阴活血、清透瘀热、搜剔瘀血，具有畅通肾络的功效。灯盏花、金雀根、翻白草分别具有祛湿活络、活血通脉、清热解毒的功效，此三药为赵老常用来降低蛋白尿的经验用药，现代药理研究表明：灯盏花能够明显地扩张肾脏微血管，有效增加肾小球滤过率和肾血流量，从而改善肾脏的微循环，调整肾组织的代谢，改善蛋白尿；金雀根有明显的免疫抑制作用，能有效防止免疫复合物在微细血管的堆积；翻白草亦对肾脏损害有明显的改善作用。脾气虚甚者可重用黄芪，以期补气健脾；湿重者可重用云茯苓，加强健脾渗湿之功；有血尿者可加侧柏叶、地锦草、地榆、槐花等凉血止血；水肿者加猪苓、冬瓜皮、椒目、车前子等利水消肿；高血脂者加红曲、绞股蓝、大荷叶等升清降浊；肾虚见腰痛者加桑寄生、续断、杜仲等益肾强腰；易外感者加防风，合焦白术、黄芪取玉屏风散之意；若外感、流清涕者加荆芥、辛夷宣风通窍；咽痛者用金银花、玄参、连翘、板蓝根等清热解毒；咳嗽者加杏仁、前胡、枇杷叶宣肺止咳；痰多者加大贝母、海浮石等软坚化痰。针对顽固性蛋白尿赵玉庸教授常采用以下三种方法以收效：①加用藤类通络药物，例如青风藤、海风藤、雷公藤、络石藤等；②加用软坚散结药物，例如夏枯草、三棱、莪术、鳖甲等；③加重虫类通络药物的使用，例如水蛭、全蝎、地龙、土鳖虫等。

（二）化瘀涤痰、搜剔通络法治疗局灶节段性肾小球硬化

针对局灶节段性肾小球硬化病人病程长、反复发作、缠绵难愈的胶着特点及临床表现，结合小球硬化的肾脏病理，赵玉庸教授认为肾络瘀阻、血瘀痰凝为发病关键，属本虚标实、虚实夹杂之证，脾肾亏虚为本，湿、热、痰、瘀为标。发病初期以邪实为主，多由外感风热、湿热之邪，下移膀胱，热伤血络，或湿热内聚，阻滞下焦所致；若病延日久，反复发作，以正虚为主，可致脾肾气虚、气阴两虚、肝肾阴虚。治疗上大多采用化瘀涤痰、搜剔通络之法，用药喜虫蛇壳甲等虫类药，与草木之品相比，虫类药多味咸，咸可软坚，故通络搜剔的力量更专，能除络之瘀结、脏之癥瘕，并能平肝潜阳息风。具体应用时，在辨证论治的基础上，还常配伍蝉蜕、地龙、龟甲、鳖甲、牡蛎、水蛭、穿山甲、蜈蚣、全蝎、乌梢蛇等，瘀去痰消则症减，络通脉和则体安。

临床以蛋白尿为主者，精微外泄除了脾肾亏虚、失于统摄封藏外，血瘀痰阻、脉络不通，精微外溢下泄更为重要。治疗上以化瘀通络为主，辅以健脾益肾，以"芪苓通络方"为主方，补益脾肾，瘀消痰化、络通脉畅、脾肾得固则精微归于常道、不溢脉外。

临床表现为血尿为主者，根据病人病程、临床表现的不同，分为血热内扰和肾络瘀阻两类。血热内扰者，多为肾阴不足，虚热内扰，灼伤脉络所致；肾络瘀阻者则由瘀阻脉络，血不循经而行，故外溢脉外。对于肾络瘀阻者，以"通因通用"为治则，在"芪苓通络方"的

基础上加入止血化瘀之三七粉、花蕊石、茜草、蒲黄等，瘀通则血止。对于血热内扰者，则以自拟方"止血方"（小蓟 15g，白茅根 15g，茜草 15g，海螵蛸 15g，地榆 12g，槐花 10g，花蕊石 15g）加减，具体应用时，结合尿的酸碱度调整方中的药物，当尿 pH 值 < 6.0，可增加海螵蛸的量至 30g；尿 pH 值 > 6.0，暂减海螵蛸。临证时还可酌情配伍土大黄清利凉血、止血通便，生地黄、牡丹皮、地骨皮清虚热、凉血止血。血尿者宜先清后止，久病者应结合祛瘀。对于病程短，或近期内因咽喉或肠道感染而致血尿加重或反复者，又当清热解毒，加入黄芩、金银花、连翘等。

部分病人表现为大量蛋白尿服用糖皮质激素，以及激素依赖性病人，根据激素的用量采用分阶段辨证用药。第 1 阶段为大剂量激素治疗时期，由于激素类似中药的"纯阳之品"，大剂量应用病人往往出现"阴虚内热"之证，采用滋清热、活血化瘀通络为主，用自拟方"慢肾消"（玄参 15g，金银花 15g，土茯苓 20g，熟地黄 15g，山茱萸 12g，炒山药 15g，牡丹皮 10g）合"芪苓通络方"加减，使用激素时，由于免疫力的下降会出现感染，而感染可加重病情或引起复发，中药应适当配合清热解毒药物，可选用鱼腥草、连翘、白花蛇舌草等。应用免疫抑制剂治疗时，针对其肝损伤及胃肠道反应，常配合疏肝健脾和胃之品，可以明显减轻免疫抑制剂的不良反应，提高疗效。

（三）急则治其标，泄浊解毒法治疗慢性肾衰竭

慢性肾衰竭病机较复杂，脾肾虚衰、瘀血阻络、湿浊毒邪内蕴是病机的关键。脾肾虚衰可致浊毒内生；浊毒内蕴进一步可损伤肾元，耗气伤血，可加重肾元虚损；浊毒困阻中焦，脾胃升降失司，出现纳差、呕恶、大便不通等胃肠症状，加重损伤脾胃。本虚与标实互为因果，共同致病。遵循《证治准绳》"治主当缓，治客当急"治疗原则，对慢性肾衰竭之本脾肾亏虚，治疗以缓，长期缓慢调补脾肾；对慢性肾衰竭之标湿浊毒邪，治疗当急，以泄浊解毒为要务。泄浊解毒可减少毒素的潴留，缓解病情，降低血清肌酐、尿素氮等肾功能指标。故在标本同治、攻补兼施、祛邪不伤正的前提下，多重用泄浊解毒之品。常用的泄浊解毒的方法有：①通利二便。慢性肾衰竭病人，由于脾肾衰败，气化无权，二便失司，临床不仅可见小便不利，亦可出现大便秘结。二便不利，浊阴难以从下窍而出，遂潴留体内，形成湿浊毒邪，致生他变，可造成病情危笃的局面。通利二便，给湿浊毒邪以出路，祛邪则正安，不仅短期可缓解小便不利、浮肿、呕恶、便干等症状，降低血肌酐、尿素氮等肾功能指标，而且有助于肾元的恢复，延缓肾病进展。临床常用四苓散去泽泻（因报道有肾脏毒性）加车前子、冬瓜皮、椒目等利小便，生、熟大黄通大便。"腑以通为用"，常配伍炒枳壳、陈皮、大腹皮等药以助通利腑气。②解毒。解毒可以促使毒素转化，由大毒变为小毒，控制病情发展。常在辨证基础上加用水牛角丝、土茯苓、积雪草、六月雪、倒扣草等清热解毒、化湿解毒之品。

（丁英钧整理）

骆继杰

骆继杰（1937—2012），毕业于广州中医药大学，广东省名中医，全国名老中医药专家学术经验继承工作指导老师。历任中华中医药学会内科学会理事、内科肾病专业委员会委员、中南六省中医肾病专业委员会主任委员、广东省中医药学会肾病专业委员会首任主任委员、深圳市中医药学会副会长等职。主持多项省部级科研课题，曾获湖南省教委科技成果三等奖。

一、学术特点

（一）提出"平衡观"思想

骆老在继承中医辨证论治的基础上，结合近50年的中医肾病临床实践提出了"平衡观"理论，认为人体的正常生理活动是阴阳两个方面保持对立统一的有序协调关系，是阴阳处于动态平衡的结果。人体阴阳平衡与西医学的人体自稳态理论——内环境的稳定性及其稳定性调节的认识是一致的，人体阴阳平衡是人体在复杂系统中的最佳自稳态。"平衡观"的提出有利于中西医沟通，帮助确定中医对自身的定位以及确立中医现代化的目标，对揭示人体生命现象的本来面目、促进健康、认识及防治疾病具有重大意义。

（二）提出"和法"是中医调节人体内稳态的基本治法

"和法"是调整阴阳之大法，是治疗疾病的总则，是中医辨证论治的主导思想。骆老治病辨证论治，十分强调调整阴阳。骆老认为中医治疗疾病成功与否，关键是辨证论治是否正确。整个辨证论治的思维过程均在"和"的主导下完成，即辨证就是要辨出人体正常生理失"和"的因果状态，辨证是为了施治，施治是为了让人体阴阳复"和"，辨证施治越准确，人体阴阳越趋于"和"，祛病越快，反之，则使阴阳更加失"和"，病情难愈或加重。骆老指出，为了提高辨证的全面准确性，收集四诊资料必须注意：①辨证思维的全面整体性，如重视体质、天气、地区、心理、年龄、性别、检查结果等与证候的密切关系；②辨证思维的系统恒动性，强调对疾病的发展和病情衍变过程中在机体上出现症状的改变，通过系统综合分析进行证候确定，随病情变化调整治疗方案，以病机演变为主，突出动态性辨证。骆老认为，中医辨证论治宗旨是治疗疾病、恢复人体阴阳平衡即内稳态协调，是"和法"在临床实践中的运用，"和法"其目标是复"和"，即调和阴阳，恢复人体阴阳的动态平衡，达到人体内环境的稳定、协调和统一。在医疗实践中，作为中医学重要思想原则的"和"，体现于中医认识和治疗疾病的理、法、方、药全过程，目标都是指向保持和恢复人体的自身调节机制和阴阳平衡，使阴阳、营卫、气血、津液、脏腑等系统功能协调而维持正常的生理活动。"和"则安康，不"和"则病，病来"和"之，治求达"和"，达"和"则寿。

（三）补肾法是"和法"在肾病治疗中的体现

骆老认为肾虚是肾病发病的病理基础，补肾法是补肾之精、气、阴、阳不足，是消除因其引起的一切衰弱症状的一种治疗方法，分补阴、补阳两大类。根据症状不同，补阳之中又有温补肾阳、固摄肾气、补肾纳气、温阳化水的不同；补阴之中又有滋养肾阴、滋阴降火的差别。从生理上来说，肾阴、肾阳都是以肾的精气作为物质基础的，代表了肾功能活动时对立统一的两个方面，两者相互依存、互相制约，维持着人体阴阳平衡，达到"和"的状态。根据阴阳互根统一学说，临床除有单纯的肾阴虚或肾阳虚，还可见阳损及阴或阴损及阳成为气阴两虚或阴阳两虚之证，此时治疗应根据张景岳提出的或于阴中求阳，或于阳中求阴，或阴阳互补，滋阴与扶阳兼顾，以促其互生互化之机。故骆老治疗肾病遵循先天（命门）水火唯一关系，形成以益气养阴、阴阳双补之法，常以六味地黄丸为基础方进行治疗的辨证施治。选药方面，多选温柔之品，温以通阳、柔以养阴，温柔相合、刚柔相济、阴阳互生。补肾阴常用熟地黄、山茱萸、山药、女贞子、金樱子、芡实、枸杞子等药，补肾阳常用肉苁蓉、补骨脂、益智仁、淫羊藿、胡芦巴等药。

二、临证经验

（一）益母地黄益肾汤治疗慢性肾炎

益母地黄益肾汤，简称益肾汤，乃骆老在长期的医疗实践中总结出来的治疗慢性肾炎的有效经验方，其基本组成：益母草 15~30g，半边莲 15~30g，黄芪 15~30g，熟地黄 15~30g，怀山药 10g，紫苏叶 15~30g，山茱萸 10g，牡丹皮 10g，茯苓 10g，泽泻 10g，即由六味地黄汤加益母草、半边莲、紫苏叶及黄芪组成。骆老认为，慢性肾炎乃肾气不足、固摄无权则精微下泄，蒸化失职则水液不行，气机阻滞则瘀血内生，水湿瘀阻，胶着为病。每遇风邪扰肾或湿邪伤肾而加重，而瘀血的产生促使肾病进展。大部分病人有不同程度的水肿，系由脾肾气（阳）虚所致，常规治疗本病多从温补脾肾、温化水湿之法入手，方有真武汤、实脾饮、苓桂术甘汤等方剂。但由于久病阳损及阴，或素体阴虚，可致肝肾阴虚、阴虚阳亢或气阴两虚之证，症见水肿逐渐消退或无水肿，出现腰酸、头晕、耳鸣、乏力、口干、尿少或尿频、面色萎黄或白或黧黑、舌质淡嫩红或舌红干苔少或无苔等一系列症状。究其原因，第一，脾阳不足，不能升清降浊，出现呕吐、泄泻或利水太过而致失液伤阴；第二，由于脾不升清，肾不固藏而发生蛋白尿，久之则精微流失而使体内阴精进一步减少，从而加重了肾阴不足；第三，一味温阳，或过服激素等燥烈伤阴之品，或素体阴虚，以致肾阴不足。因此，益肾汤其立法是以"和法"——调和阴阳为总则，以补肾法为根本，以达"和"为目的。补阳（气）寓于"阴中求阳"，促其阴阳互生互化，正如张景岳所说"善补阳者，必于阴中求阳，则阳得阴助而生化无穷"。即使肾阳虚者，亦只在补阴的基础上同时补阳，《医宗金鉴》称为"……意不在补火，而在微微生火，即生肾气也"。

益肾汤正是以六味地黄汤为主滋养肾阴，兼以益气健脾、活血利湿。其中六味地黄汤配黄芪益气养阴、益肾健脾以扶正复"和"；茯苓、泽泻配半边莲利水湿以祛邪复"和"；牡丹皮配益母草活血化瘀以和络；紫苏叶则行气消滞、宣通气机以和中，紫苏叶得熟地黄而不解表，熟地黄得紫苏叶而不碍脾，两药相得以缓"和"。凡慢性肾炎尤其出现腰腿酸软、头晕耳鸣、神疲乏力易外感、口干舌燥，或兼有面目及下肢轻度浮肿等气阴两虚之症时，皆可应用本方治疗，或随证加减，以冀阴阳平衡，病情缓解。若肾阳虚明显者，加胡芦巴、淫羊藿或合附桂八味丸加减治疗；脾阳虚明显者，加炒白术或合理中丸加减；肝阳上亢者，加怀牛膝、杜仲、石决明并加重黄芪用量，或合天麻钩藤饮加减；咽喉疼痛者，加连翘、蝉蜕、板蓝根等；瘀血表现明显者加丹参；水肿明显者，可加重茯苓、泽泻用量，或合五苓散加减，共达扶正祛邪、调整阴阳之平衡。

（二）肾衰汤治疗慢性肾衰竭

骆老基于中医学对慢性肾衰竭的认识，并结合自己长期临床实践经验，在"平衡观"思想指导下创立了肾衰汤，肾衰汤组成：黄芪 15~30g，法夏 10g，制附子 5~10g，陈皮 6g，茯苓 10g，益母草 15g，半边莲 15~30g，丹参 10~15g，枳实 10g，熟大黄 10~15g，泽泻 10g，甘草 5g。本病之本为脾肾阳衰，病变部位在肾，故温补脾肾之阳为治本之道。但肾阳非一日可复，不能用大剂量峻补药物，应长期调理，还应该用滋肾药物育阴补阳；阳虚者多兼气虚，故应配合补气药同用；气虚日久，必致气虚血滞，故还当兼用活血化瘀之品。本方以附子温阳，黄芪益气，茯苓健脾，合而补益脾肾，补益复"和"；法半夏、陈皮化浊止呕，大黄、枳实泄浊，合而泄浊通腑，健脏复"和"；丹参、益母草活血化瘀，以和肾络；半边莲协同泽泻、茯苓利湿，祛邪复"和"。诸药合用，共奏温补脾肾、降逆泄浊佐以活血利湿之功，以调整阴阳之平衡。

骆老认为，慢性肾衰竭是由于多种慢性肾脏病发展到晚期，肾实质损害引起慢性肾功能严重损害，体内氮质及其他代谢产物大量潴留，不能维持体内水、电解质、酸碱平衡，而引起各种临床症状，属中医学"虚劳""关格"等范畴，乃水肿、癃闭、淋证等病晚期病证，出现肾阳衰微、浊毒瘀结、三焦不行。在疾病的发展过程中，由于肾阳不足、命门火衰不能温煦脾阳可使脾阳更亏，脾肾阳亏，气不化水行血，阳不化浊生毒，湿、瘀、浊、毒互结，正气不得升降，而致三焦通道不利。若病情得不到有效控制，进一步发展，可累及心、肺、肝功能失调，形成本虚标实、虚实夹杂之证。病至末期，可出现肾气衰败，湿、瘀、浊、毒壅塞脏腑，弥漫三焦，阻滞气机，浊不得下泄、毒不得外排，变证多端、坏证并起直至机体正不敌邪、回"和"无力、"阴阳离决"而死亡。病程中邪正相争力量的消长对比，决定着机体失和的轻重和病情的转归。肾阳衰微、脾阳亏损是本病之本；浊毒瘀结，三焦不行，侵犯脾、肾、心、肺、肝等脏腑是本病之标。本病是补泻两难的疾病，根据本病的病程演变，在脾肾阳虚阶段以补为先，兼以化浊利水；在浊邪壅塞三焦阶段，应补中有泻、补泻并重，或先泻后补。

骆老对本病的治疗还注意结合以下几法以提高疗效。①通腑降浊法的应用：临床以大黄为主药通腑泄浊，主要适应以邪实为主，或虚实夹杂、正虚不明显、大便干结或正常者。大黄有生熟之不同，生者有同煎与后下之别，一般以生大黄后下的泻下作用最强，骆老多用熟大黄，常用量为 10~30g，可根据病人病情、体质、耐受情况选用及增减剂量，总的原则是大便保持每日 3 次左右为宜。②活血化瘀法的应用：长期阳气虚弱必然引起机体气血失调而产生血瘀，一般血瘀贯穿于病程始终，晚期为甚。骆老认为不应等病出现明显血瘀之证才用活血化瘀药，应早期应用，效果更好。常用药物有益母草 15~30g、丹参 15~30g。③扶正祛邪法的应用：健脾补肾是治疗慢性肾衰竭的重要法则，黄芪是必用之药。命门火衰，脾土失暖，温补肾阳是有效的措施。骆老认为本病的治疗应以扶正为主，扶正以祛邪，邪实是由正虚而生，不扶正则祛不了邪。④发汗解毒法即"开鬼门"之法的应用：骆老善用麻黄加入所用方药中，认为可增加非显性出汗，对降低血尿素氮有一定帮助。

（三）三金三川汤治疗尿路结石

三金三川汤，由金钱草 60g、海金沙（包煎）30g、鸡内金 15g、川牛膝 30g、川红花 10g、川楝子 10g 组成，是骆老治疗尿路结石的经验方。骆老认为，尿路结石的中医基本病机为"肾虚膀胱热"，肾阴阳失衡，尿路环境失"和"，自稳态破坏，因虚致实而成。乃肾气不足，湿热蕴结下焦、煎熬尿液结为砂石。其病因有：①肾气亏虚。肾气充足，膀胱气化功能正常，虽感受湿热之邪，能及时通利，排出体外，而不致成结石。若肾气不足，膀胱气化不行，湿热之邪留滞膀胱，煎熬尿液，日积月累，尿中杂质结为砂石。②饮食、气候、地方水质的关系。饮食不节、过食肥甘，损伤脾胃，内生湿热；或长夏多湿，湿与热结，所以本病八九月份发病多；或高温下工作，感受湿热，我国北方干燥，而南方多湿热，所以结石病南方比北方更高发。③肝气郁滞，失于疏泄，久则脉络瘀阻；或郁久化火，瘀火郁于下焦，而致膀胱气化不利，热与水结而成湿热。在平衡观思想指导下，骆老治疗尿路结石强调常中有变，辨证论治，分清标本缓急；强调要从整体出发，调和阴阳，顾护肾气，使"正气存内，邪不可干"，实现机体"和"态，维护尿路环境的平稳性，杜绝湿热滋生；预防结石发生和复发，生活中也特别强调饮和食的平衡。

（四）柏凤汤治疗尿路感染

柏凤汤：黄柏10g，凤尾草30g，滑石30g，（包煎），车前子30g，白茅根30g，生地黄15g，黄芩10g，甘草3g。该方是骆老治疗尿路感染的经验方。尿路感染是以小便频数短涩、滴沥刺痛、欲出未尽、小腹拘急或痛引腰腹为主症的病证，属中医学"淋证"等范畴。其病因常见于：①膀胱湿热。多食辛热肥甘之品，或嗜酒太过，酿成湿热；或下阴不洁，秽浊之邪侵入膀胱，酿成湿热；或外感风寒湿邪入里化热，下注膀胱；或病属他脏传入，如心移热于小肠，致分清泌浊功能紊乱而传入膀胱；肝胆湿热下注，或胃肠积热等传入膀胱；或七情郁结，房劳过度，精竭火动，相火偏亢，湿热蕴结于膀胱，气化失司，水道不利，故发为本病。②肝郁气滞。少腹乃是厥阴肝经循行之处，情志忧郁，肝失条达，气机郁结，水道通调受阻，疏泄不利，膀胱气化不利，亦发为淋证而见小便涩滞、淋沥不尽、少腹满痛。③脾肾亏虚。年老脾肾亏虚；或因消渴、水肿等病伤及脾肾；或疲劳过度、房事不节等原因耗伤脾肾；或热淋病延日久，耗气伤阳，均可导致脾肾亏虚，脾失健运，中气不足，气虚下陷，肾气不固，膀胱气化失司，故发为本病。④肾阴不足。淋病日久，伤及肾阴；或月经、妊娠、产褥、房劳等因素耗伤肾阴；或渗湿利尿太过，伤及肾阴，阴虚而湿热留恋，膀胱气化不利，故发为本病。

尿路感染的病机骆老推崇《诸病源候论》所说"诸淋者，由肾虚膀胱热故也。膀胱与肾为表里，俱主水。水入小肠，下于胞，行于阴，为溲便也。肾气通于阴，阴，津液下流之道也。若饮食不节，喜怒不时，虚实不调，则腑脏不和，致肾虚而膀胱热也……肾虚则小便数，膀胱热则水下涩，数而且涩，则淋沥不宣"。说明病位在肾与膀胱，病机乃肾虚膀胱热，以肾虚为本、膀胱热为标，热与水结形成下焦湿热之证。由于肾与膀胱相表里，肾主水液，膀胱主尿液的蓄存与排泄。若阴阳失衡，肾虚不能通调水道，则水道不利，湿热蓄于膀胱；如膀胱气化失常，则湿热内蕴，熏蒸于肾。热邪常是本病起始致病因子，但热邪之为病，常以炎上为其特征，而本病之病位在于下焦，故热邪导致本病的条件必须是热在下焦，正如《金匮要略·五脏风寒积聚病脉证并治》认为淋证是"热在下焦"，由此其常与湿邪相伴随，因湿性趋下。盖膀胱系州都之官，乃水聚之处，气化则能出。热邪注入下焦，膀胱气化不利，热与水结，酿致湿热内聚。骆老认为尿路感染即阴阳失衡，肾虚膀胱热。治疗应调和阴阳，恢复尿路自稳态。骆老结合自己多年的临床经验，立清热利湿通淋之法，以柏凤汤治疗急性尿路感染和慢性尿路感染急性发作。方中黄柏、凤尾草清热利湿为主药；滑石、车前子利尿通淋，兼清湿热；白茅根清热凉血止血；生地黄清热凉血养阴；黄芩清热解毒；甘草既可清热，又可调和诸药。诸药合用，共奏清热利湿、凉血解毒之功效。

（易无庸整理）

聂莉芳

聂莉芳（1947—），毕业于北京中医药大学。师从王绵之国医大师。享受国务院政府特殊津贴专家。为第四、五批全国老中医药专家学术经验继承工作指导老师、"首都国医名师"。曾任中国中西医结合学会肾病专业委员会副主任委员、中华中医药学会肾病专业委员会副主任委员。曾承担国家"七五""十五"攻关课题，为"十五"攻关"IgA肾病"课题组长。先后主持完成国家级、省部级科研课题10余项，获国家和省级科技进步奖5项。

一、学术特点

（一）扶正为主，兼以祛邪

聂教授认为正虚在慢性肾脏病的发病及病程迁延中起主导作用。尤其在慢性迁延期，其病机多为本虚标实，邪实多因虚而致，其核心病机为正气虚损。针对慢性肾脏病常见的临床表现：血尿、蛋白尿、水肿、血肌酐上升。血尿主要因脾肾亏虚，统血无权所致；蛋白尿主要因脾肾虚损，升清摄精无权所致；水肿则多因脾失健运、肾失气化，致使水湿内停、泛溢内外所致；血肌酐上升则多因脾肾衰败，气、血、阴、阳俱虚，脏腑功能失司，浊毒内蕴所致。聂教授认为辨证时需要区分气、血、阴、阳何者虚损，结合脏腑定位，精准辨证。临床中观察到气阴两虚最为多见，包括脾肾、心脾肾、肺脾肾、肝脾肾等气阴两虚，此外还可见肝肾阴虚、肺脾气虚、脾肾阳虚。临床擅用生脉散、参苓白术散、香砂六君子汤、参芪地黄汤、济生肾气汤等补益方治疗慢性肾脏病。邪实要分清外邪、痰湿、瘀血、水停、湿热、腑实是哪一种邪气，最终的辨证结果为正虚为主，兼夹邪实，如气阴两虚，兼夹湿浊。即使在慢性肾脏病的急性发作期，当急则治其标，以祛邪为首务，但也应中病即止，以防伤正。总之，在慢性肾脏病治疗的全过程应时时顾护正气。

（二）注重调理脾胃

脾胃为气血化生之源，气机升降之枢。调理脾胃法常用于肾病综合征水湿内停、胃失和降以及慢性肾衰竭出现关格期的病人，聂教授认为临床中脾胃既有联系，又有区别，因此运用调理脾胃法既重视脾胃之间的协同作用，某些情况下也有所侧重。聂教授运用调理脾胃法的关键在于把握病证特点，恢复人体脾胃正常生理功能，从而发挥其后天之本的作用。病人呕恶症状突出者，聂教授常辨证选用香砂六君子汤、小半夏加茯苓汤、旋覆代赭汤、黄连温胆汤、苏叶黄连汤、橘皮竹茹汤、竹叶石膏汤等方和胃降逆，并非常注重煎服法，常嘱病人浓煎频频呷服，以恢复胃气。如果腹泻症状突出者，常抓主症辨证选方参苓白术散加减化裁健脾渗湿、升清止泻，常加车前子利小便以实大便；胃寒喜热饮或食冷则泻者，常加干姜温中止泻，以复脾运。

临床如以水肿为突出症状，聂教授以"诸湿肿满，皆属于脾""水唯畏土，故其制在脾"为据，认为此类病人除四肢水肿、尿少外，常易出现胃肠道水肿，导致功能紊乱，其病机为脾不制水，湿困脾土，脾胃升降失司，分清泌浊无权。治宜从中焦入手，健脾和胃、利水消肿。两者并行不悖，相辅相成，调理脾胃有利于运化水湿，而渗湿利水又可使脾土不被湿困，恢复其健运功能。选用方剂应据辨证而定，若尿少、水肿兼呕恶纳少、舌苔白腻者，常选香砂六君子汤合五皮饮；若尿少色黄、水肿、口干、呕恶纳少、苔黄腻者，常选橘皮竹茹汤合猪苓汤；若尿少、水肿兼腹泻者，常选参苓白术散合五皮饮；若尿少、水肿兼手足不温、胸腹胀满、舌苔白腻、脉沉迟者，宜暖脾温阳、行气利水，常选实脾饮。聂教授认为健脾运水非一日之功，欲速则不达，宜守法守方，不可更方过频；再者在尿量渐增、水肿渐退的过程中，应随之减少利水渗湿药的比例，过用则易伤阴津；而健脾和胃药连续用一段时间则有利于巩固疗效，使水肿不易反复。

（三）主张平补、清补，慎用温补

中医学认为人与大自然相适应，聂教授认为，因于全球变暖，加之现在社会节奏较快，嗜食辛辣肥甘厚味，体内易蕴热耗气伤阴，故其运用补法主张以平补、清补为主，慎用温补。平补意义有二：补益气血或气阴或阴阳之虚；用药平和，剂量不宜大。清补：因兼夹内热之证较多，故用药偏于甘寒之品。慎用温补：因阳虚证较少，故而用温补法的频率不高，若滥用温补则有耗气伤阴助热之弊。故其临床用药，补气药善用太子参益气养阴生津，补而不燥；滋阴药很少用熟地，善用生地，喜其补而不若熟地之温、滋而不若熟地之腻；且常在补益方药基础上配伍金银花、淡竹叶、生石膏等散热、透热外出。临床若病人确有畏寒等阳虚症状者，聂教授认为"气为阳之渐"，且慢性肾脏病病人常需长期服药，此时常用党参、炙黄芪以补气温阳，或用淫羊藿、巴戟天等温润之品。因病情确需用补阳药者，亦主张小剂量应用，如制附子 3~10g，避免大量应用以伤阴。

二、临证经验

（一）益气滋肾法治疗 IgA 肾病

聂教授认为 IgA 肾病临床表现变化多端，但大多数病人表现为血尿，镜下血尿与肉眼血尿只是量的不同，没有本质区别，其中医病名应当以尿血较为恰当。其病因病机为本虚标实、虚实夹杂。临床根据其发病和病程演变特点，分为急性发作期和慢性迁延期。

急性发作期病机以邪实为主，常见证型为风热犯肺证和下焦湿热证。风热犯肺证以发热、咽痛为主症者，常选方银翘散加减；以咳嗽为主症者，常选方桑菊饮加减。若病人表现为尿频、尿急、尿灼热等下焦湿热证者，常选自拟方加味导赤散加减清热通淋、凉血止血。

慢性迁延期病机以正虚为主，证候有气阴两虚、肝肾阴虚、脾肾气虚，其中又以气阴两虚证最为多见。据理立法，聂教授认为 IgA 肾病慢性迁延期的治疗要高度重视益气滋肾法。益气滋肾汤（太子参、生黄芪、生地、丹参、当归、白芍等）、参芪地黄汤和生脉饮均为习用、常用之方。太子参、生黄芪、生地为常用之药，其中太子参的使用频率最高，聂教授认为太子参甘苦而平，补气而无助热之弊，生津实有养阴之良能，最符合 IgA 肾病气阴两虚证之病机。在此基础上加生黄芪、生地以加强益气养阴的作用。聂教授在辨治气阴两虚证时，常注重抓主症选方，如参芪地黄汤证和益气滋肾汤证虽均针对气阴两虚而设，但参芪地黄汤证偏重于虚；而益气滋肾汤证则虚中夹实，常为气阴两虚兼夹风热、湿热之邪。故 IgA 肾病气阴两虚证病人若见神疲乏力、腰膝酸软、畏寒、舌淡、苔白，则为参芪地黄汤的应用指征；若气阴两虚证病人若见神疲乏力、咽干肿痛或咽部充血、舌红、苔薄黄或黄腻、脉细数，则为益气滋肾汤的应用指征。若在上述两证的基础上伴见心悸和（或）气短者，常加入麦冬、五味子，即生脉散义；若在上述两证基础上伴见烦热、口渴、多汗中之一症者，常加生石膏、知母（白虎汤义）以清气分之热。此外，针对气阴两虚证，聂教授强调扶正补虚、益气养阴，但同时认为人体气血贵在通调，故非一味蛮补，常补中有通、补泻结合，以使补而不滞，常在益气养阴方中加入金银花，认为金银花可疏散上焦风热，解毒利咽，可预防风热外感；同时，IgA肾病浊瘀内阻日久，必然郁而化热，故常喜用金银花、竹叶清透郁热，注意给邪以出路。

（二）能中不西，分阶段治疗肾病综合征

聂教授认为肾病综合征根据其临床表现，中医学病名归属于"水气病""虚损病"范畴，病因与脾肾素虚、过劳所伤、外邪久羁密切相关，脾肾虚损是其病机重心。脾肾运化功能失司则发为水肿；若脾失升清、统摄，肾失封藏，精微物质下泄则发为蛋白尿。同时主张水肿日久，注意协调气、血、水三者之间的关系。水停可以引起肺、脾之气的壅滞；水病及血还可导致瘀血内停；反之血不利则病水，可使水肿缠绵难愈。

聂教授治疗肾病综合征，提出了"能中不西""先治水肿，后治蛋白尿"的思路与程序。主张能够单纯用中药治疗取效的病例，就不加用西药。对于水肿症状突出者，聂教授常注重以下几个方面。①严格低盐甚至无盐饮食。②调理脾胃法：肾病综合征病人常四肢、全身水肿，甚则胸水、腹水，且因于低白蛋白血症，胃肠道亦呈现水肿，致使功能紊乱，纳食减少，呕恶、腹泻频作。此时当调理脾胃运化水湿，常选用香砂六君子汤合五皮饮加减，尤其重视茯苓、冬瓜皮等淡渗利湿药。③活血利水法：肾病综合征由于长期的高脂及低蛋白血症以至高凝、高黏血症，易伴发血栓栓塞性疾病。此外临床上还可见女性病人月经量少或闭经，病人双下肢水肿程度不对称，或面唇发暗、舌淡暗或有瘀斑等表现。其中医病机多为水病及血，《金匮要略》说"血不利则为水"，针对血瘀水停，应运用活血利水法，常用方剂为当归芍药散加川牛膝、益母草、丹参等。④食疗经验方：在前人经验基础上自制食疗方——黄芪鲤鱼汤。鲤鱼或鲫鱼250g（1尾），黄芪30g，赤小豆30g，砂仁10g，芡实30g，冬瓜皮30g，白术20g，生姜10g。前药布包，鱼药同煎，不入盐，煎沸后用文火炖之，以30分钟为宜。吃鱼喝汤，每周1~2次。适宜于肾病综合征水肿证属脾肾气阴两虚、水湿内停者。经长期临床实践证实，病人配合食疗方后利水退肿的效果显著，且肿退后不易反复。

蛋白尿持续阶段，指的是病人水肿不突出，而以蛋白尿为主的阶段。聂教授此时注重健脾补肾。具体包括：①健脾益气以升清。聂教授认为蛋白尿属于机体的精微物质，不应流失。"脾能运化水谷精微""脾主升清"，机体精微物质的化生与敷布主要依赖脾的生理功能。另外从临床上观察到大量蛋白尿的病人常出现乏力、神疲、身倦、脉弱诸脾气虚症，由此佐证蛋白尿的病机与脾气亏虚、升清摄精无权密切相关。常用方为参苓白术散加黄芪、芡实。②益气滋肾以固精。"肾藏精"，蛋白从尿中流失，中医病机可责之于肾失封藏。益气滋肾法适宜于气阴两虚的病人，其临床表现为神疲乏力、腰膝酸痛、手足心热、耳鸣如蝉、大便溏薄或干结、舌淡或红、苔薄白或苔少而干、脉细弱。常用方剂为参芪地黄汤加紫河车、菟丝子、芡实、金樱子等。

（三）分期论治慢性肾衰竭

聂教授认为慢性肾衰竭的中医学病名以关格较为恰当，其病因分为主因和诱因，主因多

为禀赋不足、脾肾虚弱、饮食不节、情志失调，诱因多与过劳、外邪等相关。其中医病机的特点可以概括为：病位广泛、寒热错杂、正虚邪实。临床中应抓住正虚邪实这一对主要矛盾，而且要注意观察整个病程中正邪的消长情况，才能执简驭繁。

鉴于慢性肾衰竭的中医病机为正虚邪实，而且在病程中有虚实主次及标本缓急之异，聂教授在 1984 年提出了关格病（慢性肾衰竭）分为虚损期、关格期两期的学术观点，提出了辨病、辨病期与辨证相结合的辨证体系。

虚损期病人临床表现以一派虚损症状为主，病机特点以正气虚衰为主，辨治时，当辨清具体属气、血、阴、阳何者虚损，而采用相应的益气、补血、养阴、助阳之法。证属脾肾气虚、阳虚者，常用方为补中益气汤、保元汤、金匮肾气丸。证属肝肾阴虚者常用方为六味地黄汤加味，如夹湿热可用知柏地黄汤；如病人常伴有舌燥、咽干痛、咽红之症，则以麦味地黄汤加忍冬藤，以增润肺解毒之力。肝肾阴虚兼肝阳上亢者，常以麻菊地黄汤收功。证属肾阴阳两虚者，常用方为金匮肾气丸、济生肾气汤。气阴两虚型在慢性肾衰虚损期中最为多见，其辨证要点是气虚证与阴虚证并见，常用方为参芪地黄汤。在气阴两虚的程度方面又可细分为气阴两虚偏于气虚、气阴两虚偏于阴虚、气阴两虚并重三种情况。若偏于气虚者以党参易太子参，气虚重者可加人参；若偏于阴虚者生地增量，参、芪减量；若气阴两虚并重者加西洋参。同时在运用补益之法时，应注意护养胃气，常于补益剂中酌加少量理气醒胃之品，如陈皮、砂仁、白蔻仁之属。

关格期是后期阶段，病机特点为因虚致实。关格期注重调理脾胃，常用温胃降浊法和清胃降浊法。慢性肾衰竭病人，若证属脾胃气虚，兼夹寒湿而现恶心呕吐、纳差便溏、神疲乏力等症，同时见舌淡胖润、边有齿痕、苔白腻，此时运用温胃降浊法，常用方为香砂六君子汤。方中木香的用量为 10g 以下，过量易伤气，且于便溏不利；半夏以姜半夏为佳。慢性肾衰竭病人，若证属湿热中阻，表现为呕恶、纳呆、口苦口黏、便干等症，同时见舌苔黄腻、脉滑数，此时运用清胃降浊法，方如黄连温胆汤、苏叶黄连汤等。方中的黄连用量为 3~10g，应注意中病即止，以防损伤胃气。值得注意的是，临床中病人如呕恶频作、药难受纳时，煎服法也相当重要，应以少量浓煎频频呷服，常显奇功。

（四）清热化斑、益气养阴法治疗紫癜性肾炎

聂教授认为紫癜性肾炎发病之始，其病机多为实热证，由于风热壅肺、阳明胃热壅盛，热迫血妄行，发于皮毛肌肉则为肌衄；热扰肾络则迫血下行，发为尿血。紫癜性肾炎常病程迁延缠绵，久病多虚，此时的中医病机多责之脾肾虚损，脾虚则统血无权，肾虚则藏精失职，因精血同源异名。亦有因肝肾阴虚，虚热内生，伤及血络而致迁延不愈者。

聂教授于紫癜急性发作期注重清肺胃之热及凉血化斑。因"紫斑""肌衄"为皮肤肌肉间病变，中医学认为"肺主皮毛""脾（胃）主肌肉"，"斑发于阳明""血热妄行"；其病机系肺胃热盛，迫血妄行，致血溢脉外、外发于肌肤而为紫斑。基于上述理论指导，聂教授控制紫癜注重清肺胃之热及凉血化斑，常选用炒栀子通泻三焦之火、清热凉血止血，导火热下行，使之从小便而去，给邪以出路；常加生石膏 30~60g 清阳明气分之热、黄芩炭清肺热并止血；若有阳明腑实，可加生大黄以荡涤实热、釜底抽薪；若无腑实，可予熟大黄推陈出新、引热下行。

迁延期的治疗特点在于改善过敏体质和清补。①改善过敏体质。聂教授常在辨证选方的基础上合入过敏煎加减以改善过敏体质。过敏煎系民间验方，原治荨麻疹，药物组成为柴胡、

乌梅、五味子、防风、生甘草。聂教授以银柴胡易柴胡，并将地龙加入其中，取其既能清解肺热、又能利尿通淋之效。②平补、清补为主，慎用温药。鉴于紫癜性肾炎有皮肤紫癜反复发作的表现，无论肾脏损害表现的单纯血尿还是血尿伴蛋白尿，通过临床观察到其病机特点或为气阴两虚偏于阴虚，或为阴虚者居多，因而补虚宜平补或清补为主。所谓平补是指在益气养阴时，益气之品量不宜大；清补指的是养阴清热治法。聂教授常用太子参、生黄芪益气，生地、旱莲草、炒栀子养阴清热、凉血止血，金银花清透郁热，当归、白芍和血。若紫癜仍时有发作，则合入控制紫癜的专用药物，标本兼治。

（徐建龙整理）

聂莉芳

聂惠民

聂惠民（1935—），毕业于北京中医学院，师承秦伯未、陈慎吾、刘渡舟、宋向元等中医伤寒学名医大家，总结出了六经辨证理法方药的运用规律，形成了独创的学术思想。首届全国名中医，首都国医名师，全国第二、三、四批名老中医药专家学术继承工作指导教师，北京中医药大学首届师承博士后指导教师，北京市级中医药专家学术继承工作指导老师。编写专著27部，发表论文100余篇。

一、学术特点

（一）注重六经辨证体系，创立"六经八纲结合辨证法"

聂老认为，六经辨证是《伤寒论》辨证施治的独特体系，临证应以六经病的主症为依据辨识疾病，辨证立法施治。六经病的主症反映了六经所属经络、脏腑、气血的病变特征，同时也贯穿了阴阳、表里、虚实、寒热的基本特性。六经辨证的体系离不开八纲辨证的基本框架，因此，聂老主张在运用六经辨证方法时，应结合八纲辨证，才能更加准确、立体、全面地认识疾病，做到辨证精确、立法施治更加恰当。

（二）注重宣畅气机，畅调气机以利水

聂教授治疗肾病时十分重视肝的疏泄功能，认为肝的疏泄条达对于三焦气化十分重要。她认为气行则水行，若肝气郁结，气机不畅，三焦气化不利，津液不行，故病水肿、小便不利。故治疗时重视调肝疏肝、畅达气机。聂老治疗肾病、水肿类疾病时，擅用柴胡剂如小柴胡汤等为基础，加减化裁，灵活应用。聂老认为，小柴胡汤不仅具有和解少阳的功效，更有转枢开郁、通达三焦、解郁利水之功能。如：某某，女，46岁，素体健壮，时值更年期将至，渐起两下肢浮肿，呈凹陷性，腰围增长，小便不利，尿量为少，经服用西药利尿剂，药后肿消，时过浮肿依旧。伴有心烦悸而急躁，胸胁满闷，时有窜痛，腹胀不适，大便尚可。查体：下肢浮肿腹部微胀，无振水声，脉沉弦细，舌苔薄白。尿常规无异常。此乃肝胆气郁，枢机不利，三焦气化不行。故宗仲景之旨，本条"……或心下悸，小便不利，小柴胡汤主之"。据此取小柴胡汤与五苓散合方治之。以小柴胡汤主于解郁，五苓散化气行水，二方相合，尤水陆二军，各有专治，异道夹攻，一举取胜。7剂药服后，浮肿渐消。宗方调治2周，肿消病愈，此后十余年病未复发。

此外，聂教授认为治疗肾病不能仅仅从肾治疗，还需要疏肝。肾病大多病程较长，对病人的情绪造成不良影响，故容易产生抑郁情绪，因此治疗时需要配伍疏肝解郁之药，如柴胡、黄芩等。选方多在小柴胡汤等柴胡剂的基础上加减治疗。聂老在治疗其他疑难杂症时，也非常重视疏肝解郁，善用柴胡剂加减化裁，治疗多种疑难杂病，如发热类疾病、脾胃疾病、妇科疾病、精神疾病等。

（三）宗"开鬼门"治则，重宣表散邪

聂老临证擅长运用六经辨证方法。足太阳膀胱经主一身之表，聂老认为若外邪闭于肌表，腠理不开，致气化不利，水津不得敷布而致水肿，治疗当宗内经中"开鬼门"之治则。对于急性肾炎而致水肿，多因邪犯肌表，腠理开合失司，水液溢于肌肤，证属阳水兼风寒表实证者，聂老常用麻黄汤加桑白皮、大腹皮、生姜皮，服药后大多会有微汗出、小便增多的表现。对于急性肾炎或慢性肾炎的急性发作期，聂老还会从宣散腠理、发散表邪的角度，来选用越婢汤、桂枝二越婢一汤。对于阳虚兼表的急慢性肾炎，聂老还常用麻黄细辛附子汤和麻黄附子甘草汤来治疗。对于急性肾炎或尿路感染，症见恶寒咳嗽、鼻塞流清涕、小便不利、面浮肢肿、舌苔白润、脉浮数者，聂老常用麻黄连翘赤小豆汤改生姜为生姜皮，去大枣加白茅根、益母草、瞿麦、萹蓄等；若小便化验红细胞偏多或红细胞不减，可重用连翘15~30g；对于内热较重，咽痛而烦躁者可以加生石膏30g，或以越婢汤加减治疗。

（四）重调和脾胃，顾护后天之本

聂老认为，脾胃为中焦枢纽，起着上下转输的作用，气、血、津液全赖脾胃的化生转输，方能输布周身、滋养百脉，就连肺宣发布散津液、肾阳蒸腾气化水液，也必须依赖于脾胃的化生输布功能正常。对慢性肾脏病的治疗，聂教授尤其重视脾胃，认为人体精血的化生、正气的充盛均来源于脾，脾胃功能旺盛，正气才能强壮，正气强壮就能战胜邪气。因为慢性肾脏病发展至后期，常会出现脾胃虚弱的表现，而脾胃不足、气血乏源，又会影响疾病的康复，使慢性肾脏病更加难愈。"内伤脾胃，百病由生"，因此聂老在治疗肾病时大多由脾入手，使用补脾祛湿之品"补后天以养先天"。若治疗不顾脾胃功能的调理，则饮食少进、气血不足，正气日渐衰弱，不利于病邪的祛除和身体的康复。

（五）重膀胱气化

聂教授在治疗肾病水肿时，认为膀胱气化不利是其主要病机，故常有"小便不利"见症。治法则重视加强膀胱气化功能，偏于阳虚者，多用五苓散以温阳化气利水；偏于阴虚者，方用猪苓汤，育阴利水。聂老认为小便的正常与否对肾病的辨治有着重要的意义。她认为小便来源于体液，其生成和排泄与肺、脾、肾、三焦、膀胱等脏腑功能直接相关，通过小便的通利与否，来判断脏腑的盛衰、证候的寒热、正邪的虚实，对指导临床实践具有十分重要的意义。可以用来审病机、察病位、辨病性、定治法、明禁忌、观疗效、断预后。组方时，根据病机证候灵活化裁，温阳化气时桂枝用量多不超过10g，以防助热；滋阴多不用阿胶，防其恋邪。对于有浮肿、小便不利、心悸、气短乏力等症之风湿性心脏病病人，聂老师认为病机关键在于水饮内停、水气凌心，故立化气行水法，常以《医方集解》之春泽煎为主方进行化裁。聂老师认为春泽煎实为五苓散之化裁方，即五苓散加党参。春泽煎比五苓散更适宜于浮肿之风湿性心脏病病人，因而增加了益气行水之党参。对于急慢性肾炎、泌尿系感染、浮肿等证属膀胱气化不利，水不下输、津不上布的水液代谢失常，聂老常用五苓散加大腹皮、车前子、黄芪、山药、金银花等。

聂老对于泌尿系疾病证属阴虚（或津伤）水热互结之小便不利、微热或低热、舌红少苔或少津、脉细等临床表现者，常用猪苓汤加减治疗。若水聚明显而少腹胀满、小便不利者，常加炒薏苡仁、车前子等淡渗利湿之剂；若阴虚明显而见腰酸潮热、舌红少苔者，常加知柏

地黄丸；若阴虚有热明显者，常加车前子、竹叶、甘草等，或合导赤散；气虚者加黄芪、党参；腰痛者，加延胡索、续断。聂老还会结合西医理化诊断，采取辨证与辨病相结合的方法加减治疗。如：血尿明显或尿液检查红细胞不退者，常加墨旱莲、生地、二蓟、藕节、白茅根、三七粉等；小便有热感或尿液检查有白细胞、脓细胞者，常加黄柏、淡竹叶、金银花等清热解毒药；肾结核者，常加百合、鱼腥草、百部；肾结石者，常加鸡内金、金钱草；若阴虚较重者，常加麦冬、天花粉、沙参、玉竹；若呕重者，去阿胶加竹茹。

（六）重活血化瘀、通利泄浊

慢性肾脏病由于病程长、病情反复发作，属于中医学的"久病入络""久病必瘀"，聂老因此在治疗时常配伍活血化瘀药，常用丹参、赤芍等。此外，她还根据"血不利则为水""瘀血化水，亦发水肿，是血病而兼水也"，针对一些顽固性水肿的病人，配以活血利水之品，常用泽兰、益母草等。在针对湿热久积、酿生痰浊，形成湿热、痰浊互结之水肿、小便不利时，聂老常取法于牡蛎泽泻散，用牡蛎软坚散结、清热利湿、痰水同治，配合泽泻泄热、通利小便。针对部分病人血清肌酐居高不下，多认为浊邪阻滞，聂老常用酒大黄通利大便、泄浊排毒。此外，若大便不通的同时伴有恶心呕吐者，聂老常在辨证施治方中加黄连、紫苏叶等降逆止呕。

二、临证经验

（一）擅用经方，提倡合方应用治疗疑难杂症

聂惠民教授是伤寒大家，她深研仲景学术、钻研经方数十载，擅长运用经方，认为经方是经典、是精华，是仲景医圣留给后人的宝贵财富。她临证运用经方，师古而不泥古，擅长合方运用。合方的理论根据来源于《素问·至真要大论》"奇之不去则偶之，是谓重方"，张仲景上承《内经》重方之理论，结合其丰富的医疗经验，首开合方应用之先河，如《伤寒论》所载合方桂枝麻黄各半汤、桂枝二麻黄一汤等。

聂老倡导合方应用，力畅合方运用的优势与合方运用的法则。她认为，准确地应用合方，可以更好地体现辨证的整体观和恒动观，突出抓主症为先，兼顾次症。经方，抑或实方，皆是前人智慧的结晶，经亘古流传，在于其自身经受了长期的临床考验。合方可以扬长避短，可以产生功效的累加或协同，或者新的功效。一首行之有效的方剂，是前人智慧与经验的结晶，又经过历代医家的实践检验，常胜不衰。合方应用，能借鉴前人的经验，是将前贤的已有成果直接用于实践，远比以药物自组方剂要来得更捷简、更速效。例如，临床中她常用小柴胡汤与五苓散等合方治疗肾脏疾病。

（二）擅用黄芪

聂惠民教授认为肾病迁延日久不愈致脾肾亏虚、肾络损伤，造成湿邪、痰饮、瘀血、浊毒留滞于体内，"五脏所伤，穷必及肾"，肾病涉及五脏六腑，病性多为本虚标实。聂教授常用大剂量（60g左右）的黄芪大补元气、利水消肿，减轻肾性水肿、消除蛋白尿。

（三）用药平和，不惧猛药

慢性肾脏病病人因病情反复发作，病程迁延，多正气受伤，如长期大量服用八正散等清

利之品，多出现少腹冷、小便频等膀胱虚冷之症，或见胃脘冷痛、腹泻便溏等中焦虚寒证候。聂教授临证时重视顾护正气，用药多为猪苓、茯苓、泽泻等甘平淡渗之品，少用苦寒戕伐胃气。用药轻灵、轻清宣透，因势利导，常用药有白蔻仁、芦根、滑石等。用白蔻仁、芦根宣通气机、开肺气，"提壶揭盖"，开水之上源；滑石甘寒、竹叶甘淡，引膀胱湿热自小便而去，且不伤阴。如用黄柏、栀子等苦寒之品，常加甘草顾护胃气，且中病即止。扶正则喜用山药，聂教授认为其补脾固肾又无温燥滋腻之弊，常配伍茯苓、泽泻等，培元固本又不恋邪。但聂老在病人病情危笃时也擅于使用峻剂，常用十枣汤加减治疗急性肾炎、慢性肾炎之水肿明显者，但她认为具体应用时要分清虚实，属虚证者先攻后补或寓攻于补，随证而变。如聂老在1961年的医疗队中曾用十枣汤治疗高度浮肿多人，病人表现为高度浮肿，腹水量大，腹围大多在100cm以上，经腹腔穿刺，腹水排出又复生者，聂老遵仲景十枣汤之原方配伍、服药方法，在扶正祛邪的原则下，采用攻补兼施的治法，据不同病例，有先攻后补者，或先补后攻者，或一攻一补、一攻二补等灵活多变的方法，结果多数病人收到良好效果。

（四）寒温并用，注重温阳

慢性肾脏病病人因病程日久常呈寒热错杂之局面，聂教授认为治疗关键是掌握寒热之转化，如一味地清利，则阳气益损，气化不行，势必难愈；如过用补涩，则湿热未净，易犯实实之戒。故用药多寒温并进，如黄柏、栀子等清热利湿药中加桂枝、白术温阳健脾，顾护阳气，俾使邪去正不伤。对于肾阳亏虚而见腰膝冷痛者，杜仲、淫羊藿等温补之品中不忘酌加茯苓、泽泻等淡渗之药。对于慢性肾炎、肾积水等肾性水肿证属脾肾阳虚、水气上冲之面目浮肿者，聂老常用温化水饮的苓桂术甘汤来治疗，根据聂老经验，兼有高血压者，可加牛膝、红花、茜草；兼见脉结代者，去白术加五味子；兼见面热、心烦者，聂老认为此属阳气与水气相持的虚热表现，可加白薇。聂老认为此方偏于辛温，阴虚火旺者应慎用，同时中满者甘草的用量宜减少，因"甘令中满"。对于尿量不多、浮肿明显，证属阳虚水泛的急慢性肾炎、肾病综合征等泌尿系疾病，聂老常用真武汤加人参、泽兰叶等以温阳化气以行水。对于慢性肾炎证属肾阳虚弱、日久不愈，四肢清冷、浮肿尿少者，常用四逆汤合五苓散化裁。

（张宁整理）

黄文政

黄文政（1941—），毕业于天津中医学院，曾师从津门名医柴彭年、董晓初、哈荔田。享受国务院政府特殊津贴专家，第二、四、五、六批全国老中医药专家学术经验继承工作指导老师，"天津名中医"，"首届全国名中医"。曾任天津中医学院第一附属医院副院长、内科主任、中医肾病学重点学科学术带头人，中华中医药学会肾脏病专业委员会副主任委员，世界中医药联合会内科肾病专业委员会会长、名誉会长。主持完成国家及省部级科研项目8项，获省部级科技进步奖8项。发表学术论文146篇，参与编写专著5部。

一、学术特点

（一）提出肾主藏精又主泄浊、肾主虚证亦有实证

黄文政教授总结多年临床经验，提出了"肾主藏精，又主泄浊"学术观点，确立以扶肾泄浊法治疗慢性肾衰的学术体系。肾的藏与泄，概括了肾脏储藏精气、排除浊气的既相互对立又相互联系的两个方面，反映了肾脏生理功能的动态平衡。黄老认为，肾脏有虚有实，只是虚多实少，虚占主导地位，实占次要地位，因而提出补肾泻肾理论。黄老引邹澍《本经疏证》"肾故藏精泄浊之总汇也"来概括肾脏的生理特性。肾藏精意义有二，一为五脏六腑之精，来源于水谷精微，称后天之精；二为肾气与天癸作用产生的精，即男女媾和之精气，称先天之精。先天之精赖后天之精的充养，后天之精靠先天之精的生化，两者相互为用，相互影响。精藏于肾，气化生于精，所以肾精气的盛衰对人的生殖能力和生长发育起着决定性的作用。肾主泄浊，浊是人体内代谢后的产物，肾主泄浊是指肾的气化作用能升清降浊，即将精微藏于肾，供人体生命活动之需要；而将代谢后的废物从大小便排出体外，因肾开窍于二阴，也即"浊阴出下窍"之意。肾有藏精泄浊才能保持人体新陈代谢的动态平衡。不仅肾藏精与泄浊是这样，就是肾藏精本身也是如此。肾既能贮藏精气，也能输泄精气给五脏六腑，肾的藏精与泄浊是相互对立又相互联系的。

黄老受此启发，认为肾脏病的治疗应当虚实兼顾，补虚泻实、固肾泄浊、灵活变通。虚者表现为阴、阳、精、气之虚，实者表现为湿浊、瘀血之滞。临床上，我们应当根据辨证，通过补肾泻肾，使虚实平衡协调，从而使疾病向愈。前人重视肾主封藏，而忽视了肾的输泄。实际上临床上常用的降火、利水、泄浊诸法，都是针对肾之实证、热证而采取的清法和泻法。

（二）认为三焦——一个复杂的网络组织

黄文政教授率先提出"少阳三焦枢机不利"是慢性肾炎的关键病机，创立了"疏利少阳"的治疗大法，在中医肾脏病领域有一定影响。《内经》云："少阳属肾，上连于肺，故将两脏。"提示少阳枢机功能对于肾之气化、肺之宣降，以致于对一身气、火、水的升降出入来说，都具有重要意义。少阳枢机不利，气、火、水都为之而郁，则可致脏腑功能失调、三焦水道不利，水肿、淋浊、尿血、关格，变证丛生。黄老深入研究三焦理论，认为三焦为一膜状网络

组织，是脏腑功能调节和物质输送的主要通路；三焦具有腐熟水谷、温煦开发和决渎水道的气化功能；三焦与肾密切相关。黄老提出肺、脾、肾是三焦的水液系统，心、肝、肾是三焦的相火系统。三焦作为人体庞大复杂的网络组织和三焦主导的三大功能系统，其联系的根本均在于肾。三焦对于气机升降出入运动起到了重要的调节作用，是人体正常生理活动的根本保证，体现了"少阳三焦网络调节功能"：心之行血、肝之疏泄、肺之敷布、脾之运化、肾之蒸腾气化、正常水液代谢、血液运行无不依赖少阳三焦这种网络调节功能，若少阳三焦枢机不利，则气化功能受阻，肺、脾、肾三脏功能失司，脏腑升降功能失常，水液代谢障碍，导致输布与排泄不利、清浊不分、水液潴留、精微物质外泄、血运迟缓等系列病理改变。

黄老在治疗慢性肾脏病方面非常重视疏利少阳，在应用健脾补肾、清利湿热、活血化瘀的基础上，提出了"疏利少阳三焦"的大法。主张在治疗中应重点发挥少阳三焦的整体疏导调节作用，通过疏利少阳三焦，使气机得以枢转、脏腑功能得以协调，从而恢复人体内环境动态平衡。故以疏利少阳三焦为主，融益气养阴、清热利湿、解毒泄浊、活血化瘀为一体，创立了"疏利少阳，标本兼治"的治疗原则，研制了肾康宁、肾疏宁、肾络宁等系列方药，临床疗效显著。这些方中柴胡轻清升散，善于疏肝、解少阳气郁，同时柴胡能"主心腹肠胃结气"；黄芩苦寒清降，与柴胡配伍，一升一降，使少阳之气得以条达舒畅，疏利少阳、清解郁热、畅达三焦、枢转气机，恢复三焦的网络调节功能；生黄芪补肺脾之气；女贞子、山茱萸补肝肾之阴，二者相伍，益气养阴，治病求本；丹参、鬼箭羽、白花蛇舌草、益母草、萹蓄活血化瘀、清热利湿解毒，清除体内久蕴之湿热（毒）、瘀血、水湿等病理产物，恢复机体的正常代谢功能，是针对标实而设。诸药合用，标本兼治，既有整体调节，又有对因治疗，从不同侧面，增强或恢复脏腑的气化功能，从而达到控制疾病进展的目的。

（三）气血升降失调是病因病机的基本要素

气血和谐则能温养脏腑，使之行使生理功能，气血失和则可引起各种疾病。而气血活动的主要方式即为"出入升降"，人体气机升降的废止和息灭是导致疾病危重甚至死亡的根本病机，气血升降失调是中医病因病机的基本要素。气机升降存在于五脏六腑的功能之中，升降失调则生病变，其中又有升降不及、升降太过和当升不升、当降不降之别。升降不及系由脏腑虚亏而致，如：脾虚清气不升而眩晕，肺虚不能肃降则气逆而喘，大肠少津则传导失司而为便秘。升降太过系因脏气有余而致，如：肝主升发疏泄，太过则肝气横逆上冲、肝阳化风；六腑以通为顺，太过则泄泻、尿频、遗尿。当升不升、当降不降亦为反常，当升不升反而下陷，如中气下陷之脱肛阴挺；当降不降则气逆于上，如胃气上逆而作呕恶、嗳气等。凡此种种皆当分清气机升降标本缓急，总以调理气机、恢复正常之气机升降为目的。

朱丹溪云："气血冲和，万病不生，一有怫郁，诸病生焉。故人身诸病多生于郁。"倡导气血湿热痰食六郁之说，创制越鞠丸、六郁汤，认为气血之郁是六郁总纲。黄老临床应用越鞠丸治疗肾病综合征应用激素引起的满月脸、水牛肩等不良反应疗效显著。

（四）久病入络则需活血通络，重视虫类药的应用

多种疾病久延不愈，则会影响阴阳之根本，累及于肾，导致肾脏病变，故肾常为诸脏腑疾病的最终转归。络脉渗灌气血津液具有双向调节作用，既可使经脉中的气血流溢于络脉，并通过络脉散布于脏腑腠理之中，又可以汇聚散布脏腑腠理之中的气血渗入络脉而入经脉。正是由于络脉是沟通表里内外的桥梁，又是气血运行汇聚之处，从而也成为外邪入侵的通路

和传变途径。故此，顽疾痼疾，经久不愈，延及脏腑肌肉，损伤络脉，导致络脉的生理功能失常，不能"内灌脏腑，外濡腠理"，即所谓"久病入络""久病入肾"。络脉受损，肾不得补，不通与不荣并存，互为因果。

黄老临床将虫类药分为以下两类：一为祛瘀通络药，常用如水蛭、土鳖虫、穿山甲、蛴螬、蛴螂等。运用于络脉瘀阻，即久病气机郁滞，血行不畅，顽痰死血阻于络脉。常见于肾病综合征见明显水肿、大量蛋白尿、顽固性血尿，病理上往往合并静脉微血栓形成或局灶性肾小球硬化、肾间质纤维化等。黄老认为一般活血化瘀药如丹参、川芎之属只能溶解微血栓之表面，而不能达到核心部位，唯有虫类祛瘀通络搜剔之药方能深达微血栓核心部位而溶解之，其主导作用在于促进纤溶系统。诚如叶天士所言"久则邪正浑处其间，草木不能见效，当以虫蚁药疏通诸邪"。二为息风解痉通络药，常用如蝉蜕、僵蚕、地龙、全蝎、蜈蚣、乌梢蛇、蛇蜕、白花蛇等。运用于脉络绌急，即久病内风萌动，脉络绌急挛缩。常见于原发性或继发性肾小球疾病见顽固性蛋白尿、浮肿减退而蛋白尿长期不减，血压升高、波动较大，无浮肿或仅轻度浮肿，临床上此类病人常存在小血管痉挛、内皮素升高、一氧化氮降低，符合久病入络、内风萌动、脉络绌急之病机。

黄老临床重视虫类药的应用，积累了丰富的用药经验。如对慢性肾脏病久病入络，出现的脉络瘀阻和脉络绌急的病机改变，是在脾肾亏损、气血不足、气阴两虚等正虚基础上产生的，故应用虫类药时黄老主张必须配合健脾补肾、补气养血、益气养阴、滋补肝肾之药合并使用，方可奏效。不可单独使用，以免克伐太过，徒伤正气。其应用上也应衡量病情轻重缓急，用量由小逐渐增大，取效后又应逐渐减量，直至停用。黄老提出应用虫类药当分轻重，轻者用僵蚕、地龙，中度加全蝎，重度再加蜈蚣、乌梢蛇，以循序渐进，不可过猛，以免耗伤气阴。

二、临证经验

（一）慢性肾炎的治疗经验

黄老认为，慢性肾炎的发病是以脾肾虚损为内因，以风寒湿邪侵袭为外因，诱因则与饮食失调、劳倦过度、房室所伤有密切关系；其病机为正虚邪实；正虚以脾肾阴阳气血亏损为主，邪实则以水湿、热毒、瘀血为主。根据本虚邪实的病机，辨证分为本证四型和标证五型。本证四型即肺肾气虚、脾肾阳虚、肝肾阴虚、气阴两虚。标证五型即外感、水湿、湿热、血瘀、湿浊。黄老总结多年临床经验，提出治疗慢性肾炎十法，即淡渗利水法、健脾益气法、补肾益精法、收涩固精法、清热解毒法、清热利湿法、祛风胜湿法、活血化瘀法、疏利少阳法、虫蚁搜剔法。另外，黄老结合前人治疗慢性肾炎的经验，提出本病在正虚的基础之上，兼有瘀血、湿热、水湿，在扶正祛邪的原则上，提出了"疏利少阳"的大法，意在疏利少阳、斡旋三焦、调理枢机，借以连接健脾补肾、清利湿热、活血化瘀诸法，以期达到恢复正气、祛除病邪、防止复发、全面缓解的目的。研制出"肾炎3号方"（生黄芪、丹参、柴胡、黄芩、党参、山茱萸、金银花、益母草、萹蓄、白花蛇舌草等），临床疗效显著。

黄教授提倡脉学鉴别，以便于临床医生的掌握。尤其是儿童病人，尿中镜检少量红细胞之外，无症可辨，迁延难愈，但黄老察其脉，常为两寸脉弱而左尺脉滑大，辨为卫表不固、阴虚火旺，用玉屏风散合知柏地黄汤加减，每获良效。

（二）肾病综合征的治疗经验

黄老认为肾病综合征发病总由外邪侵袭、内伤脾肾，肺脾肾功能失调，三焦气化失司，而发水肿；水肿消退后或无水肿者，多为气阴耗伤、脾肾亏损。水肿期：脾肾阳虚证，治以温阳利水，方用真武汤合五苓散、济生肾气汤、肾水散（经验方）化裁（制附子12g，白术12g，茯苓30g，生姜10g，泽泻15g，肉桂10g，猪苓15g，胡芦巴10g，仙茅10g）；脾虚湿困证，治以益气健脾燥湿利水，方用防己茯苓汤合参苓白术散、胃苓汤；风邪犯肺证，治以疏风宣肺利水，方用越婢加术汤合五虎饮、麻黄连翘赤小豆汤；气滞水停证，治以行气利水，方用大橘皮汤、木香流气饮；瘀水交阻证，治以活血化瘀利水，方用当归芍药散；湿热蕴结证，治以清热祛湿散结，方用萆薢分清饮、五味消毒饮。无水肿期：脾肾气虚证，治以健脾补肾，方用参苓白术散、五子衍宗丸化裁；肝肾阴虚证，治以滋补肝肾，方用知柏地黄汤、建瓴汤；气阴两虚证，治以益气养阴，方用参芪地黄汤、大补元煎。在肾病综合征的水肿中医特色治疗方面，黄老擅用攻泻逐水法（十枣汤、舟车丸）、宣肺发汗法（越婢加术汤、麻黄加术汤）、渗湿利水法（五苓散）、温肾利水法（真武汤、济生肾气丸）、健脾利水法（防己黄芪汤、胃苓汤）、行气利水法（通利三焦法，肾炎3号方）、活血利水法（桂枝茯苓丸、当归芍药散）。在蛋白尿的治疗上，黄老根据辨证擅用健脾法、补肾法、固精法、祛湿法、清热法、化瘀法。肾病综合征高度水肿、大量蛋白尿或镜下血尿，往往合并肾静脉微血栓形成或局灶性肾小球硬化，符合久病入络、血络瘀租之病机，应用健脾补肾、温阳利水配合祛瘀通络之虫类药，如水蛭、土鳖虫、炮穿山甲等，取得良好的疗效。

肾病综合征病人大多是受激素及环磷酰胺等药物反复治疗，因激素类药物为温肾助阳之品，服用时间过长，会出现一系列阴虚阳亢症状。同时由于长期寻医，所用药物甚多，人为地破坏了机体的阴阳平衡。因此在肾病的治疗中黄老强调掌握好肾阴肾阳的平衡尤其重要。黄老善用中药结合平衡人体的肾阴肾阳，秉承"无阳则阴无以生，无阴则阳无以化"的原则。温补肾阳药有助于减少机体对激素的依赖，防止症状反弹。补阳的同时仍不忘滋阴，常配伍熟地、枸杞子、山茱萸等药，以达到阳中求阴、阴中求阳。激素治疗存在阴虚火旺，宜滋阴降火，方用大补阴丸、二至丸、知柏地黄丸；或可见湿热蕴结或湿毒壅盛之证，又当清利湿热或清热解毒，方用萆薢分清饮、五味消毒饮。激素撤减阶段，容易出现不同程度的复发或反跳，病人常表现为脾虚气弱或肾阳不足，治以益气健脾或温阳补肾，方用四君子汤合金匮肾气丸。

（三）慢性肾衰竭的治疗经验

黄老认为，脾肾虚损、阴阳气血不足，气化升降功能失常而致浊邪潴留、壅塞三焦为慢性肾衰竭总病机，扶正祛邪是其总的治则，调理脾胃是其权宜之计，通腑泄浊、活血化瘀为祛邪关键。慢性肾衰竭辨证分型治疗，重点突出正虚，临床常见脾肾阳虚、脾肾阴阳俱虚、肝肾阴虚等证型；邪实主要有湿热壅盛、湿热互结、湿热内蕴、水湿泛滥等型。治疗上擅用扶正祛邪、调理脾胃、通腑泄浊、活血化瘀通络四法。其中调理脾胃法又具体细分为和胃降逆、益气健脾、辛开苦降、寒热并调、升脾止泻和通腑降浊法（大黄及其复方）。其中活血化瘀法的使用上，黄老认为，丹参、当归、川芎、桃仁、红花等仅适合于瘀血的早期和中期，根据久病入络理论，黄老经验是对于瘀血晚期还可以酌情使用辛润通络法（旋覆花汤）、虫类搜剔透络法、软坚散结法（海藻、昆布、夏枯草、牡蛎等）。黄老确立了"扶肾泄浊"法治疗慢性肾衰竭，研究出扶肾液 1 号和 2 号系列方药，扶肾液 1 号侧重和胃降浊、斡旋中气（由半夏、陈皮、枳壳、竹茹、土茯苓、吴茱萸、川黄连等组成）；扶肾液 2 号扶肾补虚、泄浊化瘀，为气血阴阳兼顾、湿浊瘀血缓消之剂（由太子参、玉竹、淫羊藿、丹参、海藻、酒大黄等组成）。

另外，黄老注重对慢性肾衰竭可逆因素的治疗。①感染因素的治疗：痰热壅肺，治以泻肺清热、化痰解毒，方以泻白散合葶苈大枣泻肺汤，重用桑白皮、葶苈子各 15~30g；泌尿系感染，急性多为热淋，治以清热利湿通淋，方用柴苓汤；慢性多属劳淋，气阴不足、湿热下注、脾肾阳虚三者并存，治疗则以益气养阴、清热利湿、温补脾肾三法并进，方用清心莲子饮加附子、肉桂、小茴香、狗脊；胃肠道感染，以慢性胃炎、萎缩性胃炎伴幽门螺杆菌感染为多，此时脾胃亏虚、寒热失调，治以辛开苦降、甘补并用、寒热共调，方以半夏泻心汤为主。②有效血容量不足的治疗：属中医"急性伤阴"，初、中期以甘寒养阴为主，方用益胃汤、增液承气汤；晚期肝肾阴伤，以咸寒育阴为主，方用复脉汤、三甲复脉汤。③高血压及心力衰竭：高血压早期为肝阳上亢，可用天麻钩藤饮、镇肝息风汤，以平肝潜阳、息风镇痉；晚期为肾气亏虚、阴阳失调、络脉瘀阻，方用二仙汤合大黄䗪虫丸。④前列腺肥大和慢性前列腺炎：属下焦瘀热或老年气阴耗伤者，当用攻逐下焦瘀热之法，方用桃仁承气汤加味。⑤肾毒性药物也是引起肾功能急剧恶化的又一可逆性因素，应忌用或慎用肾毒性药物，必须使用时也要规范用量，注意中病即止。

（四）泌尿系感染的治疗经验

黄老治疗泌尿系感染（淋证）提出清利湿热、调理三焦和扶正补虚三法。①清利湿热：以八正散为主，常加白花蛇舌草、金线重楼、红藤、败酱草、马齿苋、白头翁；血尿加大蓟、小蓟、凤尾草、生地榆、马鞭草。②调理三焦：症见寒热往来、口苦咽干、排尿涩痛，乃湿热内郁、邪犯少阳三焦，治以小柴胡汤合八正散，重用柴胡 15~30g。③扶正补虚：肾阴不足、湿热未尽，应滋阴补肾兼清利湿热，方用滋水清肝饮；脾虚中气下陷，应益气升陷，方用补中益气汤加味；脾肾气阴两虚，宜健脾补肾、益气养阴，方用参芪地黄汤加萆薢、红藤、凤尾草等清利之品。

（王耀光　黄建新　高玉萍整理）

方剂索引

中成药索引

缩略语中英文对照表

缩写词	英文全称	中文全称
A		
AAV	ANCA associated vasculitis	ANCA 相关性小血管炎
ABD	Adynamic bone disease	无动力骨病
ABPM	Ambulatory blood-pressure monitoring	动态血压监测
AC	Adenylate cyclase	腺苷酸环化酶
ACEI	Angiotensin converting enzyme inhibitors	血管紧张素转化酶抑制剂
ACR	American college of radiology	美国风湿病学会
ACTH	Adrenocorticotropic hormone	促肾上腺皮质激素
ADH	Antidiuretic hormone	抗利尿激素
ADHF	Acute decompensated heart failure	急性失代偿性心力衰竭
ADPKD	Autosomal dominant polycystic kidney disease	常染色体显性多囊肾病
AGEs	Advanced glycation end Products	晚期糖基化终末产物
AGT	Angiotensinogen	血管紧张素原
AIDs	Acquired immune deficiency syndrome	艾滋病
AIF	Apoptosis-inducing factor	凋亡诱导因子
AIN	Acute interstitial nephritis	急性间质性肾炎
AJKD	American journal of kidney disease	美国肾脏病杂志
AKA	Anti-keratin antibody	抗角质蛋白抗体
AKI	Acute kidney injury	急性肾损伤
ALP	Alkaline phosphatase	碱性磷酸酶
ALT	Alanine aminotransferase	丙氨酸氨基转移酶
ANA	Antinuclear antibody	抗核抗体
ANCA	Anti-neutrophil cytoplasmic antibodies	抗中性粒细胞胞浆抗体
ANP	Atrial natriuretic peptide	心钠肽
APF	Antiperinuclear factor	抗核周因子
ApoA	Apolipoprotein A	载脂蛋白 A
APSGN	Acute poststreptococcal glomerulonephritis	急性链球菌感染后肾小球肾炎
APTT	Activated partial thromboplastion time	部分活化凝血酶原时间

现代中医肾脏病学

缩写词	英文全称	中文全称
AR	Aldose reductase	醛糖还原酶
ARAS	Atherosclerotic renal artery stenosis	肾动脉粥样硬化性动脉狭窄
ARDS	Acute respiratory distress syndrome	急性呼吸窘迫综合征
ARF	Acute renal failure	急性肾衰竭
ARPDK	Autosomal recessive polycystic kidney disease	常染色体隐性多囊肾病
ASCT	Autologous stem cell transplantation	自体造血干细胞移植
ASO	Antistreptolysin "O"	抗链球菌溶血素"O"
ASP	Acylation stimulating protein	酰化刺激蛋白
AST	Aspartate aminotransferase	门冬氨酸氨基转移酶
ATIN	Acute tubulointerstitial nephritis	急性肾小管间质性肾炎
ATN	Acute renal tubular necrosis	急性肾小管坏死
ATP	Adenosine triphosphate	三磷酸腺苷
AVPR2	Arginine vasopressin receptor2	精氨酸加压素受体 2
AZA	Azatharaprine	硫唑嘌呤

B

BAP	Bone-alkaline phosphatase	骨特异性碱性磷酸酶
BFR	Bone formation rate	骨形成率
BGP	Bone glaprotein	骨钙素
BMP-7	Bone morphogenetic protein-7	骨形态发生蛋白 -7
BP	Blood pressure	血压
BTP	β-trace protein	β- 痕迹蛋白
BUN	Blood urea nitrogen	血尿素氮

C

C_3	Complement C_3	补体 C_3
C_3NF	C_3 nephritic factor	C_3 肾炎因子
CA2	Carbonic anhydrase2	碳酸酐酶 II
CCB	Calcium channel blockers	钙通道阻滞剂
CCP	Cyclocitrulline polypeptide	环瓜氨酸多肽
Ccr	Creatinine clearance rate	肌酐清除率
CD_4	Cluster of differentiation 4	CD_4 淋巴细胞
CD_8	Cluster of differentiation 8	CD_8 淋巴细胞
CG	Cockcroft-gault formula	Cockcroft-Gault 公式

缩写词	英文全称	中文全称
CGN	Crescentic glomerulonephritis	新月体性肾炎
CGN	Chronic glomerulonephritis	慢性肾小球肾炎
CHOL	Cholesterol	胆固醇
CIC	Circulating immunocomplex	循环免疫复合物
Cin	Inulin clearance	菊粉清除率
CIN	Chronic interstitial nephritis	慢性间质性肾炎
CK	Creatine kinase	肌酸激酶
CKD	Chronic kidney disease	慢性肾脏病
CK-MB	Creatine kinase isoenzymes	肌酸激酶同工酶
CO_2-CP	Carbon dioxide combining power	二氧化碳结合力
CNI	Calcineurin inhibitor	钙神经蛋白抑制剂
COX	Cyclooxygenase	环氧合酶
COX-2	Cyclooxygenase 2	环氧酶 -2
Cr	Creatinine	肌酐
CRF	Chronic renal failure	慢性肾衰竭
CRP	C-reactive protein	C 反应蛋白
CRRT	Continuous renal replacement treatment	连续性肾脏替代治疗
CRS	Cardiorenal syndromes	心肾综合征
CsA	Cyclosporin A	环孢素 A
CSRKT	China scientific registry of kidney transplantation	中国肾移植科学登记系统
CSS	Churg-strauss syndrome	Churg-strauss 综合征
CTD	Connective tissue disease	结缔组织病
CTGF	Connective tissue growth factor	结缔组织生长因子
CTIN	Chronic tubulointerstitial nephritis	慢性肾小管间质性肾炎
CTL	Cytotoxic T lymphocyte	杀伤性 T 细胞
CTX	Cyclophosphamide	环磷酰胺
CVD	Cardiovascular disease	心血管疾病
CVVH	Continuous veno-venous hemofiltration	持续静脉 – 静脉血液滤过
CysC	Cystatin C	胱抑素 C

D

DBCD	Donation after brain death awaiting cardiac death	脑 – 心双死亡标准器官捐献
DBP	Diastolic blood pressure	舒张压

缩写词	英文全称	中文全称
DCD	Donation after citizen death	公民逝世后器官捐献
DDAVP	1-Deamino-8-dextral-arginine vasopressin	1- 去氨基 -8- 右旋—精氨酸加压素
DDD	Dense deposit disease	致密物沉积病
DFO	Desferoxamine	去铁敏
DGF	Delayed graft function	移植肾功能延迟恢复
D-HUS	Diarrhea negative hemolytic uremic syndrome	无腹泻溶血性尿毒综合征
DIC	Disseminated intravascular coagulation	弥漫性血管内凝血
DKD	Diabetic kidney disease	糖尿病肾脏疾病
DMARDs	Disease- modifying anti-rheumatic drugs	改善病情抗风湿药物
DN	Diabetic nephropathy	糖尿病肾病
DNA	Deoxyribonucleic acid	脱氧核糖核酸
DNFB	Dinitrofluorobenzene	二硝基氟苯
DR	Diabetic retinopathy	糖尿病视网膜病变
DSA	Digital subtraction angiography	数字减影血管造影
DSA	Donor specific antibody	供体特异性抗体
DTH	Delayed type hypersensitivity	迟发型变态反应
DUS	Duplex ultrasonogrphy	双功能超声检查
E		
E_2	Estradiol	雌二醇
ECM	Extracelluar matrix	细胞外基质
EGPA	Eosinophilic granulomatosis with polyangiitis	嗜酸细胞性肉芽肿性血管炎
EHEC	Enterohemorrhagic escherichia coli	肠出血性大肠埃希菌
EHF	Epidemic hemorrhagic fever	流行性出血热
ELISA	Enzyme linked immunosorbent assay	酶联免疫吸附测定法
ENA	Extractable nuclear antigen	可提取性核抗原
EPGN	Endocapillary proliferative glomerulonephritis	毛细血管内增生性肾炎
EPO	Erythropoietin	促红细胞生成素
ERK	Extracellularly regulated protein kinase	胞外调节蛋白激酶
ERPF	Effective renal plasma flow	有效肾血浆流量
ERT	Enzyme replacement therapy	酶替代治疗
ESBLs	Extended spectrum β lactamase	超广谱 β- 内酰胺酶

缩写词	英文全称	中文全称
ESRD	End stage renal disease	终末期肾脏病
ET	Endothelin	内皮素
EULAR	European league against rheumatism	欧洲抗风湿联盟
EUVAS	European vasculitis study group	欧洲血管炎研究组
F		
FBG	Fasting blood glucose	空腹血糖
FD	Fabry disease	Fabry 病
FDP	Fibrin degradation products	尿纤维蛋白降解产物
FENa	Filtered sodium excretion fraction	滤过钠排泄分数
FGF23	Fibroblast growth factor 23	成纤维细胞生长因子 –23
FIB	Fibrinogen	纤维蛋白原
FSGS	Focal segmental glomerulosclerosis	局灶节段硬化性肾小球硬化
G		
GAG	Glycosaminoglycan	糖胺聚糖
Gb3	Ceramide trihexyl glycoside	神经酰胺三己糖苷
GBM	Glomerular basement membrane	肾小球基底膜
GC	Glucocorticoid	糖皮质激素
GFR	Glomerular filtration rate	肾小球滤过率
GGT	G glutamyl transpeptidaseg	谷氨酰转肽酶
GI	Glycemic index	血糖指数
GL	Glycemic load	血糖负荷
GLOB	Globulin	球蛋白
GMC	Glomerular mesangial cells	肾小球系膜细胞
GPA	Granulomatosis with polyangiitis	肉芽肿性多血管炎
GPx	Glutathione peroxidase	谷胱甘肽过氧化物酶
GS	Glomerular sclerosis	肾小球硬化
GSH	Glutathione	还原型谷胱甘肽
GSH –Px	Glutathione peroxidase	谷胱甘肽过氧化酶
H		
Hb	Hemoglobin	血红蛋白
HBcAg	Hepatitis B virus core antigen	乙肝病毒核心抗原

（续表）

缩写词	英文全称	中文全称
HBeAg	Hepatitis B virus E antigen	乙肝病毒 e 抗原
HBsAG	Hepatitis Bvirus Surface antigen	乙肝病毒表面抗原
HBV	Hepatitis B virus	乙型肝炎病毒
HBV-GN	Hepatitis B virus associated-glomerulonephritis	乙型肝炎病毒相关性肾炎
Hct	Haematocrit	血细胞比容
HD	Hemodialysis	血液透析
HDL	High density lipoprotein	高密度脂蛋白
HDM-ASCT	High dose of melphalan-autologous stem cell transplantation	大剂量美法仑联合自体干细胞移植
HELLP	Hemolytic anemia, elevated liver function and low platelet count syndrome	HELLP 综合征
HGPRT	Hypoxanthine - guanine phosphoribose converting enzyme	次黄嘌呤 - 鸟嘌呤磷酸核糖转换酶
HIV	Human immunodeficiency virus	人类免疫缺陷病毒
HKC	human renal tubular epithelial cell	人肾小管上皮细胞
HLA	Human leucocyte antigen	人类白细胞抗原
HPA	Hypothalamic-pituitary-adrenal	下丘脑 - 垂体 - 肾上腺
HRM	High Resolution Melting	高分辨熔解曲线分析技术
HRS	Hepatorenal syndrome	肝肾综合征
HSP	Heat shock protein	热休克蛋白
HSPN	Henoch-Schonlein purpura nephritis	过敏性紫癜性肾炎
HUS	Hemolytic uremic syndrome	溶血尿毒症综合征
I		
I/R	Ischemia/reperfusion	缺血再灌注
ICA	International club of ascites	国际腹水协会
ICTP	Procollagen Type I Cross-Linked C-Terminal Telopeptide	I 型胶原羧基吡啶并啉肽
IDH	Intradialytic hypotension	血液透析相关低血压
IFG	Impaired fasting glycaemia	空腹血糖受损
IFN	Interferon	干扰素
IgAN	IgA nephropathy	IgA 肾病
IGT	Impaired glucose tolerance	糖耐量异常状态
IIF	Indirect immunofluorescent assay	间接免疫荧光法
IL	Interleukin	白细胞介素

缩写词	英文全称	中文全称
IL-2RA	Interleukin-2 receptor antagonist	白细胞介素-2 受体拮抗剂
IMN	Idiopathic membranous nephropathy	特发性膜性肾病
INR	International normalized ratio	国际标准化比值
IR	Index of resistance	阻力指数
IRMA	Immunoradiometric assay	放射免疫定量测定法
IRR	Intrarenal reflux	肾内反流
ISKDC	International of kidney diseasein study	国际儿童肾脏病研究协作组
ISRNM	International society of renal nutrition and metabolism	国际肾脏营养和代谢协会
ITP	Idiopathic thrombocytopenic purpura	特发性血小板减少性紫癜
IVP	Intravenous pyelography	静脉肾盂造影
IVU	Intraudio videoenous urography	静脉尿路造影

J

JNPHP-MCKD	Juvenile nephronophthisis- medullary cystic kidney disease	幼年肾单位-髓质囊肾病

K

K/DOQI	Kidney disease outcome quality initiative	肾脏病预后质量指南
KDIGO	Kidney disease improving global outcomes	改善全球肾脏病预后组织
KFB	Kidney fibroblast	肾成纤维细胞
KIM-1	Kidney injury molecule 1	肾损伤分子-1
KUB	Kidneys，ureters and bladder	肾-输尿管-膀胱

L

LBTD	Low turnover bone disease	低转运骨病
LC	Light chain	轻链
LCDD	Light chain deposition disease	轻链沉积病
LDH	Lactate dehydrogenase	乳酸脱氢酶
LDL	Low density lipoprotein	低密度脂蛋白
LDL-C	Low-density lipoprotein cholesterol	低密度脂蛋白胆固醇
Lev	Levomisole	左旋咪唑
LN	Lupus nephritis	狼疮性肾炎
LM	Light microscope	光镜

（续表）

缩写词	英文全称	中文全称
LPD	Low protein diet	低蛋白饮食
LPO	Plasma lipid peroxides	血浆脂质过氧化物

M

MARS	Molecular absorbent recirculating system	分子吸附再循环系统
MC	Mesangial cell	系膜细胞
MCD	Minimal change disease	微小病变
MCP-1	Monocyte chemotactic protein 1	单核细胞趋化因子 -1
MCTD	Mixed connective tissue disease	混合性结缔组织病
MDA	Malonic dialdehyde	丙二醇
MICS	Malnutrition inflammation complex syndrome	营养不良 - 炎症综合征
MN	Membranous nephropathy	膜性肾病
MM	Multiple myeloma	多发性骨髓瘤
MMF	Mycophenolate mofetil	吗替麦考酚酯
MMP-2	Matrix metalloproteinase-2	基质金属蛋白酶 -2
MODS	Multiple organ dysfunction syndrome	多器官功能障碍综合征
MPA	Microscopic polyangiitis	显微型多动脉炎
MPGN	Membranoproliferative glomemLonephritis	膜增殖性肾小球肾炎
MPO	Myeloperoxidase	髓过氧化物酶
miRNA	Micro RNA	微小核糖核酸
MRA	Mrangiography	磁共振血管成像
MRI	Magnetic resonance imaging	磁共振成像
mRNA	Messenger RNA	信使核糖核酸
MsPGN	Mesangial proliferative glomerulonnephritis	系膜增生性肾小球肾炎
mTOR	Mammalian target of rapamycin	哺乳动物雷帕霉素靶蛋白
MTX	Methotrexate	甲氨蝶呤

N

NAG	N-Acetyl glucosamine	N- 乙酰葡萄糖氨
NAPLr	Nephritis-associated plasmin receptor	肾炎相关纤溶酶受体
NCP	Nut-cracker phenomenon	胡桃夹现象
NDI	Nephrogenic diabetes insipidus	肾性尿崩症
NDRD	Non diabetic renal disease	非糖尿病肾脏疾病

缩写词	英文全称	中文全称
NF-κB	Nuclear factor-kappa B	核转录因子
NGAL	Neutrophil gelatinaseassociated Lipocalin	中性粒细胞明胶相关载脂蛋白
NGS	Next generation sequencing	第二代测序技术
NS	Nephrotic syndrome	肾病综合征
NSAIDs	Nonsteroidal anti-inflammatory drugs	非甾体抗炎药
NT-pro BNP	N-terminal pronatriuretic peptide	N末端脑钠肽前体
N-tPTX	Near total parathyroidectomy	近乎全切的甲状旁腺次全切除术
O		
OGTT	Oral glucose tolerance test	葡萄糖耐量试验
ORG	Obesity-related glomerulopathy	肥胖相关性肾小球肾病
P		
PAH	Pulmonary arterial hypertension	肺动脉高压
PAH	Para-aminohippuric acid	对氨马尿酸
PAI-1	Type 1 plasminogen activator inhibitor	1型纤溶酶原激活物抑制物
pANCA	Perinuclear ANCA	环核型ANCA
PC1	Polycystic-1	多囊蛋白1
PC2	Polycystic-2	多囊蛋白2
PCR	Polymerase chain reaction	聚合酶链反应
PCR	Protein creatinine ratio	尿蛋白/肌酐比值
PD	Peritoneal dialysis	腹膜透析
PEW	Protein-energy wasting	蛋白能量消耗
PDGF	Platelet derived growth factor	血小板衍生生长因子
PGC	Glomerular capillary pressure	肾小球毛细血管内压
PGI_2	Prostaglandin I_2	前列腺素 I_2
PHA	Pseudohypoaldosterone	醛固酮耐受（假性低醛固酮血症）
PICP	Procollagen type-I C-terminal peptide	Ⅰ型前胶原C端肽
PINP	Procollagen type-I N-terminal peptide	Ⅰ型前胶原N端肽
PKA	Protein kinase A	蛋白激酶A
PKD1	Polycystic kidney disease gene 1	1型多囊肾病基因
PKD2	Polycystic kidney disease gene 2	2型多囊肾病基因
PLA_2R	Phospholipase A2 receptor	磷脂酶 A_2 受体

缩写词	英文全称	中文全称
PLMD	Periodic limb movement disorder	周期性肢体运动障碍
PLZF	Promyelocytic leukemia zinc finger protein	早幼粒细胞白血病锌指蛋白
PM/DM	Polymyositis/dermatomyositis	多发性肌炎 / 皮肌炎
PR3	Proteinase 3	蛋白酶 3
PRPP	Phosphoribosylpyrophosphate	磷酸核糖焦磷酸
pSS	Primary sjogren's syndrome	原发性干燥综合征
PT	Prothrombin time	凝血酶原时间
PTRA	Percutaneous transluminal renal angioplasty	经皮腔内肾动脉扩张术
PTRAS	Percutaneous transluminal renal artery stenting	经皮腔内肾动脉支架植入术
PTH	Parathyroid hormone	甲状旁腺素
PTX	Parathyroidectomy	甲状旁腺切除术
PTX+AT	Parathyroidectomy+autotransplantation	甲状旁腺切除术 + 自体移植
PTU	Propylthiouracil	丙基硫氧嘧啶
PUFA	Polyvalent unsaturated fatty acid	多价不饱和脂肪酸
R		
RA	Rheumatoid arthritis	类风湿关节炎
RAAS	Renin–angiotensin–aldosterone system	肾素 – 血管紧张素 – 醛固酮系统
RAGE	Receptor of advanced glycation end products	晚期糖基化终产物受体
RAS	Renal artery stenosis	肾动脉狭窄
RASi	Renin angiotensin system inhibitors	肾素血管紧张素系统抑制剂
RBP	Retinol binding protein	视黄醇结合蛋白
RCT	Randomized controlled trial	随机对照试验
RF	Rheumatoid factor	类风湿因子
rhEPO	Recombinant human erythropoietin	重组人红细胞生成素
RLS	Restless legs syndrome	不宁腿综合征
RN	Reflux nephropathy	反流性肾病
RNA	Ribonucleic acid	核糖核酸
ROD	Renal osteodystrophy	肾性骨营养不良
ROS	Reactive oxygen species	活性氧族
RPGN	Rapidly progressive glomerulonephritis	急进性肾小球肾炎
rRNP	Anti–ribosomal p protein	抗核糖体 P 蛋白

缩写词	英文全称	中文全称
RRT	Renal replacement therapy	肾脏替代治疗
RTA	Renal tubular acidosis	肾小管性酸中毒
RTX	Rituximab	利妥昔单抗
S		
SAA	Serum amyloid A	血清淀粉样蛋白 A
SAP	Serum amyloid P component	血清淀粉样 P 成分
SBP	Systolic blood pressure	收缩压
Scr	Serum creatinine	血清肌酐
SDNS	Steroid-dependent nephrotic syndrome	激素依赖型肾病综合征
SGK	Serum and glucocorticoid-regulated protein kinase	血清和糖皮质激素诱导蛋白激酶
SGLT2	Sodium glucose-linked transporter 2	钠 – 葡萄糖协同转运蛋白 2
SHPT	Secondary hyperparathyroidism	继发性甲状旁腺功能亢进症
SHR	Spontaneously hypertensive rat	自发性高血压大鼠
SLE	Systemic lupus erythematosus	系统性红斑狼疮
SMA	Superior mesenteric artery	肠系膜上动脉
SOCS-3	Suppressor of cytokine signaling-3	细胞因子信号抑制因子 –3
SOD	Superoxide dismutase	超氧化物歧化酶
Spe-B	Streptococcal pyrogenic exotoxin B	链球菌致热原外毒素 B
SphK 1 - S1P	Sphingosine kinase-1-sphingosine Monophosphate	鞘氨醇激酶 –1– 一磷酸鞘氨醇
sPTX	Subtotal parathyroidectomy	甲状旁腺次全切除术
SS	Sjogren's syndrome	干燥综合征
SSc	Systemic sclerosis	系统性硬化病
SSd	Saikosaponin-d	柴胡皂苷 –d
ss-DNA	Single stranded deoxyribonucleic acid	单链脱氧核糖核酸
STZ	Streptozotocin	链脲佐菌素
T		
T2DM	Type 2 diabetes mellitus	2 型糖尿病
TA	Titratable acid	可滴定酸
TAC	Tacrolimus	他克莫司
T-AOC	Total antioxidant capacity	组织总抗氧化能力
TBM	Tubular basement membrane	肾小管基底膜

缩写词	英文全称	中文全称
TC	Total cholesterol	总胆固醇
Tc-DMSA	Technetium dimercaptosuccinate	锝-二巯丁二酸
TCR	T cell receptor	T 细胞受体
TG	Triglyeride	甘油三酯
TGF	Transforming growth factor	转化生长因子
Th	T helper cells	T 辅助细胞
THSD7A	Thrombospondin Type-1 Domaincontaining 7A	1 型血小板反应蛋白 7A 域
TINUS	Tubulointerstitial nephritis-uveitis syndrome	肾小管间质性肾炎-眼色素膜炎综合征
TIPS	Transjugular intrahepatic portosystemic shunts	经颈静脉肝内门体静脉分流术
TLR-4	Toll-like receptor 4	Toll 样受体 4
TMA	Thrombotic microangiopathy	血栓性微血管病
TSC	Tuberous sclerosis complex	结节硬化症
TNF	Tumor necrosis factor	肿瘤坏死因子
TP	Total protein	总蛋白
TRF	Transferrin	转铁蛋白
TTP	Thrombocytopenic purpura	血栓性血小板减少性紫癜
TMPAH	Tubular maximal para-aminohippurate excretory capacity	对氨马尿酸最大排泄量
U		
UA	Uric acid	尿酸
UACR	Urinary albumin/ creatinine ratio	尿白蛋白 / 肌酐比值
UAE	Urinary albumin excretion	尿白蛋白排泄率
UAN	Uric acid nephropathy	尿酸性肾病
URAT1	Uric acid transporter1	尿酸转运蛋白 -1
US	Urethral syndrome	尿道综合征
USC	Uinary system calculi	泌尿系结石
UTI	Urinary tract infection	尿路感染
UTP	Urinary total protein	尿总蛋白
UUO	Unilateral ureteral obstruction	单侧输尿管结扎
V		
VEGF	Vascular endothelial growth factor	血管内皮生长因子
VitD	Vitamin D	维生素 D

缩写词	英文全称	中文全称
VLDL	Very low density lipoprotein	极低密度脂蛋白
VUR	Vesicoureteral reflux	膀胱输尿管反流
W		
WBC	White blood cell	白细胞
WG	Wegeners granulomatosis	韦格肉芽肿
WHO	World health organization	世界公共卫生组织
wPTH	Whole parathyroid hormone	整分子甲状旁腺激素
X		
XO	Xanthine oxidase	黄嘌呤氧化酶